W0263169

Handbuch der inneren Medizin

Begründet von L. Mohr und R. Staehelin

Herausgegeben von
H. Schwiegk

Dritter Band: Verdauungsorgane

Fünfte, völlig neu bearbeitete und erweiterte Auflage

Teil 2

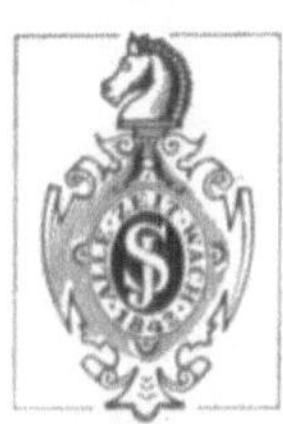

Springer-Verlag Berlin Heidelberg New York 1974

Magen

Bearbeitet von

H. Berndt H. Bünte M. Classen L. Demling W. Domschke
H. Fahrländer E. H. Farthmann W. Frommhold R. Herzer H. Kinzlmeier
H. Koch K. A. Koelsch K. Krentz H. Kulenkampff
H. Leonhardt J. Phillip M. Rehner G. Rettenmaier K. Richter
W. Rösch H. W. Schreiber K.-Fr. Sewing
O. Stadelmann G. P. Wildner S. Witte P. F. Ziegler

Herausgegeben von

Ludwig Demling

Mit 332 zum Teil farbigen Abbildungen

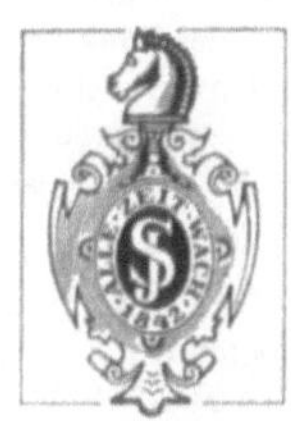

Springer-Verlag Berlin Heidelberg New York 1974

ISBN-13: 978-3-642-65882-2   e-ISBN-13: 978-3-642-65881-5
DOI: 10.1007/978-3-642-65881-5

Softcover reprint of the hardcover 5th edition 1974

Library of Congress Cataloging in Publication Data. Main entry under title: Magen. (Handbuch der inneren Medizin, Bd. 3: Verdauungsorgane, T. 2) Bibliography: p. 1. Stomach-Diseases. I, Berndt, H. II. Demling, Ludwig, 1921 — ed. III. Series. RC41.H342 Bd. 3, T 2 [RC816] 616′.026′08s [616,3′3] 74-13994.

Vorwort

Die neue Auflage des Handbuches der inneren Medizin, Band III/2 „Magen“, ist durch Erkenntnisse charakterisiert, welche im Laufe der letzten 20 Jahre gewonnen wurden. Zwei Dinge haben unseren Horizont wesentlich erweitert, einmal die Möglichkeit, den Magen durch die Kombination von moderner Endoskopie, Biopsie und Cytologie in vivo diagnostisch nahezu vollständig zu erfassen, zum anderen die Tatsache, daß eine Reihe wichtiger Polypeptidhormone aus dem oberen Magen-Darmtrakt entdeckt, strukturell aufgeklärt, synthetisiert und im lebenden Organismus nachweisbar wurden. Das bedeutet, mehr zu wissen über die Wertigkeit der Gastritis, über die Entstehung gutartiger Läsionen der Magenschleimhaut und die Technik der Carcinom-Früherkennung. Es bedeutet aber auch, mehr Kenntnis darüber zu besitzen, wie sich der Magen und seine Sphincteren motorisch verhalten, wodurch die Sekretion des fakultativ pathogen wirkenden Magensaftes stimuliert und wodurch sie gehemmt wird. Abgesehen von dem an sich befriedigenden Faktum, neue Zusammenhänge zwischen Morphologie und Funktion, zwischen normalen und pathologischen Verhältnissen klarer zu sehen als bisher, sind die jüngeren und jüngsten, an vielen Stellen der Erde erarbeiteten Befunde von eminent praktischer Bedeutung. Gefährdete Personengruppen lassen sich besser als früher erkennen, Magenkrebs ist immer seltener zu einem Befund geworden, welcher zur Resignation Anlaß gibt. Die Zahl der operativ Geheilten nähert sich in manchen Gegenden der Welt der 90%-Grenze. Die Therapie des peptischen Geschwürs, einer der häufigsten Krankheiten überhaupt, verläßt allmählich das Fahrwasser pharmakologischer Adjuvantien und dürfte bald über die nunmehr greifbaren Schalthebel hormonal gesteuerter physiologischer Abläufe zu beherrschen sein. Wenn es richtig ist, daß die innere Medizin im Laufe der letzten 2 Jahrzehnte wesentliche Fortschritte gemacht hat, dann gilt das in besonderem Maße für die Erforschung des Magens und seiner Krankheiten. Noch befinden wir uns vorzugsweise im Stadium des Erkennens neuer Zusammenhänge und der Frühdiagnostik pathologischer Vorgänge. Die Schwelle zur therapeutischen Konsequenz ist jedoch bereits überschritten. Die Erfolge werden nicht auf sich warten lassen. Die Fülle unseres Wissens wächst von Jahr zu Jahr. Unübersichtlichkeit ist der scheinbare Preis. Dieses Dilemma zu überwinden, ist eine Aufgabe, welche sich die Autoren dieses Werkes gestellt haben. Sie konnten nicht mehr, wie früher in einem Handbuch, alle Fakten vollständig präsentieren. Das Wesentliche jedoch in der Fülle erkannt, herausgegriffen und verständlich dargelegt zu haben, dürfte ihnen gelungen sein. Den Autoren gilt an dieser Stelle der herzliche Dank des Herausgebers. Eine nahezu 4jährige intensive Arbeit war notwendig, um dieses Buch zu schreiben. Abende, Feiertage und Urlaube wurden geopfert. In diesen Jahren, da man dem bedarfsweise mündigen Bürger ein Mehr an Lebensqualität verspricht und ihn zu einem Weniger an Arbeit ermuntert, erscheint ein solches Verhalten paradox. Doch sollte man bedenken, daß auch das, was man verschenken will, zuvor erarbeitet werden muß, und sei es von einer Minderheit.

Der Verlag hat durch Geduld, materielle Unterstützung, hervorragende Ausstattung wesentlich dazu beigetragen, daß dieses Buch zustande kam und die Chance hat, ein Erfolg zu werden. Ihm sei hier ein besonderes Wort des Dankes und der Anerkennung ausgesprochen.

Erlangen im November 1974   L. DEMLING

Mitarbeiterverzeichnis

BERNDT, H., Prof. Dr., Forschungszentrum für Molekularbiologie und Medizin, Zentralinstitut für Krebsforschung, Lindenberger Weg 80, DDR-1115 Berlin-Buch

BÜNTE, H., Prof. Dr., Chirurgische Universitätsklinik, Jungeblodtplatz 1, D-4400 Münster (Westf.)

CLASSEN, M., Privatdozent Dr., Allgemeines Krankenhaus Barmbek, Rübenkamp 148. D-2000 Hamburg 60

DEMLING, L., Prof. Dr., Medizinische Universitätsklinik und Poliklinik, Krankenhausstraße 12, D-8520 Erlangen

DOMSCHKE, W., Privatdozent Dr., Medizinische Universitätsklinik und Poliklinik, Krankenhausstraße 12, D-8520 Erlangen

FAHRLÄNDER, H., Prof. Dr., Arnold Böcklin-Straße 38, CH-4051 Basel

FARTHMANN, E. H., Privatdozent Dr., Chirurgische Universitätsklinik, Abteilung für Allgemeinchirurgie, Martinistraße 52, D-2000 Hamburg 20

FROMMHOLD, W., Prof. Dr., Medizinisches Strahleninstitut der Universität, Röntgenweg 11, D-7400 Tübingen

HERZER, R., Dr., Medizinisches Strahleninstitut der Universität, Röntgenweg 11, D-7400 Tübingen

KINZLMEIER, H., Prof. Dr., St. Rochus-Krankenhaus, Wachbacher Straße 60, D-6990 Bad Mergentheim

KOCH, H., Privatdozent Dr., Medizinische Universitätsklinik und Poliklinik, Krankenhausstraße 12, D-8520 Erlangen

KOELSCH, K. A., Prof. Dr., Krankenhaus Magdeburg-Altstadt, Medizinische Klinik, Otto Nuschke-Straße 5, DDR-3010 Magdeburg

KRENTZ, K., Prof. Dr., Luisenhospital, Innere Abteilung, Boxgraben 99, D-5100 Aachen

KULENKAMPFF, H., Prof. Dr., Institut für Anatomie der Universität des Saarlandes, D-6650 Homburg (Saar)

LEONHARDT, H., Prof. Dr., Anatomisches Institut der Neuen Universität, Olshausener Straße, D-2300 Kiel

PHILLIP, J., Dr., Medizinische Universitätsklinik mit Poliklinik, Krankenhausstraße 12, D-8520 Erlangen

REHNER, M., Dr., Chirurgische Universitätsklinik, Abteilung für Allgemeinchirurgie, Martinistraße 52, D-2000 Hamburg 20

RETTENMAIER, G., Privatdozent Dr., Kreiskrankenhaus, Innere Abteilung, D-7030 Böblingen

RICHTER, K. H., Prof. Dr., 1. med. Klinik Charité, Röntgenabteilung, Schumannstraße 20—21, DDR-104 Berlin

RÖSCH, W., Privatdozent Dr., Medizinische Universitätsklinik und Poliklinik, Krankenhausstraße 12, D-8520 Erlangen

SCHREIBER, H. W., Prof. Dr., Chirurgische Universitätsklinik, Abteilung für Allgemeinchirurgie, Martinistraße 52, D-2000 Hamburg 20

SEWING, K.-Fr., Prof. Dr., Pharmakologisches Institut der Universität, Wilhelmstraße 56, D-7400 Tübingen

STADELMANN, O., Privatdozent Dr., Städtische Krankenanstalten, Medizinische Abteilung, Jakob-Henle-Straße 1, D-8510 Fürth

WILDNER, G. P., Dr., Forschungszentrum für Molekularbiologie und Medizin, Zentralinstitut für Krebsforschung, Lindenberger Weg 80, DDR-1115 Berlin-Buch

WITTE, S., Prof. Dr., Krankenhaus der Evangelischen Diakonissenanstalt, Medizinische Abteilung, Diakonissenstraße 1, D-7500 Karlsruhe 51

ZIEGLER, P. F., Prof. Dr., 1. med. Klinik Charité, Röntgenabteilung, Schumannstraße 20—21, DDR-104 Berlin

Inhaltsverzeichnis

I. Entwicklungsgeschichte und Anatomie

Entwicklungsgeschichte und Anatomie. H. Kulenkampff und H. Leonhardt. Mit 35 Abbildungen 3

   I. Embryologie 3

   II. Bezeichnungsweisen der Magengestalt 5

   III. Topographie 7

   IV. Bau des Magens 9

      A. Tunica Serosa 10

      B. Tunica muscularis 11

        1. Pars cardiaca, Fundus und Corpus ventriculi 11

        2. Pars pylorica 13

      C. Tunica mucosa 14

        1. Magendrüsen, Glandulae gastricae 16

          a) Glandulae gastricae (propriae), Fundus- und Korpusdrüsen 16

          b) Glandulae cardiacae, Kardiadrüsen 23

          c) Glandulae pyloricae, Pylorusdrüsen 24

          d) Regeneration 28

          e) Hormonwirkung auf die Epithelien der Magenschleimhaut 29

        2. Lamina propria mucosae 29

      D. Tunica muscularis mucosae und das Bindegewebe der Submucosa 30

      E. Oesophagogastraler Verschluß 31

        1. Druckverhältnisse der kardiooesophagealen Region 31

        2. Muskulatur der kardiooesophagealen Region 32

        3. Schleimhaut der kardiooesophagealen Region 34

        4. Befestigung der kardiooesophagealen Region im Hiatus oesophageus 35

   V. Blut- und Lymphgefäße des Magens 38

   VI. Nerven des Magens 42

      Literatur 45

II. Physiologie

Physiologie. L. Demling. Mit 12 Abbildungen 57

   I. Sekretion des Magens 57

      A. Das Magensekret 57

        1. Elektrolyte 57

        2. Eiweißkörper 58

        3. Gastrone 60

        4. Intrinsic factor 60

      B. Die Bildung des Magensaftes 61

C. Die Zusammensetzung des Magensaftes 62

D. Wie kann sich die ionale Zusammensetzung des Magensaftes ändern? 63
    1. Theorien zur wechselnden Zusammensetzung des Magensaftes 63
      a) Die Zweikomponententheorie nach PAVLOV-HOLLANDER 63
      b) Die Theorie von ROSEMANN 64
      c) Die Theorie von HIRSCHOWITZ 64
      d) Die Theorie von TEORELL 65
    2. Kritische Betrachtung der Theorien 65

E. Die Sekretion des Pepsinogens 67

F. Stimuli für die Säure- und Pepsinsekretion 68

G. Intrinsic factor 71

H. Gastrin 72

I. Neurale und hormonale Steuerung der Magensäureproduktion 74

J. Die Verdauungsphasen 74
    1. Basalperiode 76
    2. Cephalische, cephaloneurale (psychische) Phase 76
    3. Gastrale (antrale) Phase 77
      a) Vagovagale Reflexe 77
      b) Lokale Reflexe des Korpus 77
      c) Lokale Reflexe des Pyloruskanals (Antrum) 77
      d) Nahrung als Säurestimulans 78
    4. Die intestinale Phase 79
    5. Cephalohumorale Phase 80

K. Histamin 81

L. Zusammenwirken einzelner Stimuli 82

M. Regulation der Gastrinfreisetzung durch die Ansäuerung des Antrums 82

N. Freisetzung einer Hemmsubstanz durch Säure? 84

O. Reflektorische Hemmung antralen Ursprungs 84

P. Hemmung vom Duodenum aus 85
    1. Duodenale Hemmung, hervorgerufen durch Säure 85
    2. Duodenale Inhibition, hervorgerufen durch Fett 86
    3. Die Bedeutung von Secretin und Cholecystokinin-Pankreozymin für die
      vom Duodenum ausgehende Inhibierung 87
    4. Duodenale Inhibition durch hypertonische Lösungen. Enteraler Einfluß
      auf die Magensekretion 88

Q. Elektrolyte 89

R. Prostaglandine (PG) 89

S. Biotelemetrie 90

T. Übersicht über die gastrointestinalen Hormone 90
    1. Gastrin 90
    2. Secretin 90
    3. Bulbogastrone 91
    4. Enterogastrone 92
    5. Gastric Inhibitory Polypeptide (GIP) 92
    6. Cholecystokinin-Pankreozymin 92
    7. Caerulein 93
    8. Glucagon 93
    9. Motilin 94
    10. Vasoactive Intestinal Peptide (VIP) 94

U. Die Rolle des cyclischen Adenosin-3′,5′-Monophosphat bei der
    Säuresekretion 95

II. Motorik 98
   A. Motorische Aufgaben des Magens 98
   B. Eigenschaften der glatten Muskelzelle 99
   C. Elektrische Aktivität der Magenmuskulatur 100
   D. Innervation des Magens 101
     1. Mageneigene „intrinsische" Innervation 101
     2. Äußere „extrinsische" Innervation und zentrale Repräsentanz 102
   E. Reflexphänomene 103
     1. „Intrinsische" Reflexe 103
     2. „Extrinsische" Reflexe 103
     3. „Enterogastrischer" Reflex 104
   F. Arten der Magenmotilität, Meßmethoden 104
   G. Die Steuerung der Magenentleerung 106
   H. Beeinflußbarkeit der Magenmotilität durch Hormone oder hormonartige Substanzen 109
   I. Prostaglandine 110
   J. Sonstiges 110
III. Die Durchblutung des Magens 111
   A. Methoden zur Durchblutungsmessung der gastrointestinalen Schleimhaut .. 112
IV. Die Physiologie der „Oberbaucheinheit" 116
   A. Sekretion 116
   B. Motorik 117
   C. Ablauf der Verdauung im oberen Gastrointestinaltrakt ... 118
   Literatur 119

III. Pharmakologie

Pharmakologie der Magensekretion und Magenmotorik. K.-Fr. Sewing. Mit 5 Abbildungen 137
   I. Einleitung 137
   II. Antacida 137
   III. Carbenoxolon-Natrium 139
   IV. Histamin-H_2-Receptor-Antagonisten 140
   V. Cholinergika 141
   VI. Anticholinergika 142
   VII. Metoclopramid und Sulpirid 142
   VIII. Adrenerge Mechanismen 143
   IX. Methylxanthine 144
   X. Reserpin 145
   XI. Antiphlogistika 145
   XII. Nikotin (Rauchen) 146
   XIII. Alkohol 147
   Literatur 148

IV. Diagnostik

Anamnese. H. Koch 155

    I. Magenschmerz 155

    II. Appetit 157

    III. Gewichtsabnahme 158

    IV. Erbrechen 158

    V. Hämatemesis und Melaena 158

    VI. Allgemeinuntersuchung des Patienten 158

    Literatur 159

Diagnostik von Magenerkrankungen — Prüfung der sekretorischen Funktion. M. Classen und W. Domschke. Mit 2 Abbildungen 161

    I. Prüfung der sekretorischen Funktion 161

        A. Salzsäuresekretion 161

            1. Historisches 161

            2. Qualitative Messungen der Salzsäure des Magens 162

                a) Renale Exkretion von Farbstoffen 162

                b) Intragastrale pH-Messung 162

                c) Intragastrale pH-Telemetrie 163

            3. Quantitative Magensekretionsanalyse 164

                a) Exogene Stimulation — Methodik 164

                 b) Messung der H-Ionenkonzentration (pH, titrierbare Acidität) 165

                c) Stimuli der Magensäuresekretion 165

                d) Endogene Stimulation 170

                e) Bewertung der quantitativen Sekretionsanalysen 170

            4. Radioimmunologische Bestimmung von Gastrin 172

                 a) Prinzip 172

                 b) Methodik 173

            5. Biologische Gastrinbestimmungen 174

        B. Pepsin und Pepsinogen 175

        C. Intrinsic factor (IF) 176

            1. Sekretion von IF 176

            2. Messung des IF 176

        D. Methoden zur Magenschleimuntersuchung 177

    Literatur 178

Röntgenuntersuchung des Magens. W. Frommhold und R. Herzer. Mit 70 Abbildungen 183

    I. Radiologische Untersuchungsmethoden des Magens 183

        A. Darstellung mit oralen Kontrastmitteln 183

            1. Zusammenarbeit zwischen Radiologe und zuweisendem Arzt 183

            2. Vorbereitung des Patienten 184

            3. Orale Kontrastmittel — Zubereitung und Anwendung 184

            4. Belichtungstechnik 185

            5. Durchleuchtung 186

            6. Leeraufnahme, dünne Schicht (Faltenrelief), Prallfüllung, Doppelkontrast 187

            7. Palpation und Kompression 188

            8. Taktik der röntgenologischen Magenuntersuchung 189

            9. Anwendung zusätzlicher technisch-apparativer Möglichkeiten 194

10. Strahlenschutzprobleme 195
   a) Strahlenexposition des Patienten 195
   b) Strahlenexposition des Untersuchers 196
B. Die röntgenologische Notfalluntersuchung des Magens 196
C. Die Pharmakoradiographie 197
D. Die Angiographie 198
E. Die Parietographie 199
F. Seltene und experimentelle Untersuchungsverfahren 201
G. Magenuntersuchung mit Radionucliden 201

II. Der „normale" Magen und seine Variationen im Röntgenbild 202

III. Angeborene und erworbene Lageanomalien und Fehlbildungen 204
A. Impressionen und Verlagerungen des Magens durch normale und
   pathologisch veränderte Nachbarschaftsorgane 204
B. Hernien mit Magenbeteiligung 207
C. Kaskade, Volvulus und Situs inversus 211
D. Divertikel, Duplikation, Septen 214
E. Pylorushypertrophie, Pylorusstenose 217
F. Varicen 222
G. Morbus Ménétrier und Riesenfalten 223
H. Schleimhautprolaps und Invagination am intakten Magen 225

IV. Unspezifische und spezifische entzündliche Veränderungen der Mageninnenwand   228
A. Unspezifische Gastritis und ihre Sonderformen 228
B. Seltene und spezifische entzündliche Magenveränderungen 233

V. Ulcus ventriculi 236
A. Allgemeine Kriterien 236
B. Besondere Charakteristika des Ulcus ventriculi und ihre Wertigkeit beim
   Benignitätsnachweis im Röntgenbild 236
C. Spezielle Darstellungstechnik 243
D. Spezielle Ulcusformen 245

VI. Magenveränderungen durch Chemikalien 246

VII. Fremdkörper und Bezoare 247

VIII. Magenbeteiligung bei Erkrankungen der Haut und des Bindegewebes 250

IX. Tumoren und tumorsimulierende Erkrankungen des Magens 250
A. Benigne Tumoren und Pseudotumoren 250
B. Carcinoid 256
C. Carcinom 257
D. Sarkom 269
E. Metastasen 273
F. „Pseudomaligne" Systemerkrankungen mit Magenbeteiligung 275

X. Der operierte Magen 279
A. Röntgenmorphologie einiger typischer Operationsverfahren 280
B. Prolaps, Invagination und Bezoarbildung am operierten Magen. Gastro-
   ileostomie 286
C. Funktionelle, operativ bedingte Besonderheiten 289
D. Die postoperative Gastritis 290
E. Das postoperative Ulcus 290
F. Das Carcinom des operierten Magens 292

G. Allgemeine Regeln für die röntgenologische Magenuntersuchung nach Operation 294

XI. Bulbus duodeni 295

    A. Fehlbildungen 295

    B. Hyperplasie von Glandulae duodenales und Lymphfollikeln 296

    C. Entzündliche Veränderungen 297

    D. Ulcus duodeni 298

    E. Tumoren des Bulbus duodeni 301

    F. Beeinflussung des Bulbus duodeni durch Nachbarschaftsprozesse 303

    Literatur 305

Endoskopie und Biopsie von Magen und Duodenum. H. KOCH. Mit 1 Textabbildung und 4 Farbtafeln 323

  I. Geschichtliche Entwicklung 323

  II. Blinde Saugbiopsie des Magens 324

    A. Instrumente 324

    B. Technik 324

    C. Indikationen 324

    D. Wertigkeit 325

  III. Gastrokamera 325

    A. Instrumente 325

    B. Technik 326

    C. Indikation 327

    D. Wertigkeit 327

  IV. Gastroskopie 328

    A. Instrumente 328

    B. Methodik 329

    C. Indikation 330

    D. Sonderformen der Gastroskopie 331

    E. Befunde 334

  V. Dünndarmbiopsie 340

    A. Instrumente 340

    B. Technik 341

    C. Indikation 341

  VI. Duodenoskopie 341

    A. Einteilung 342

    B. Instrumente 342

    C. Technik 342

    D. Indikation 343

    E. Sonderformen der Duodenoskopie 343

    F. Befunde 343

    G. Wertigkeit der Gastroduodenoskopie 345

    Literatur 351

Cytologie des Magens. S. WITTE. Mit 7 Abbildungen 355

  I. Methoden der Materialgewinnung 355

    A. Ungezielte Entnahmetechniken 355

1. Spülmethoden 355
2. Abrasivmethoden 356
B. Gezielte Entnahmetechniken 357
II. Vorbereitung des Kranken 358
III. Verarbeitung des Zellmaterials 359
IV. Mikroskopische Untersuchungsverfahren 359
A. Nativverfahren 359
B. Färbeverfahren 361
V. Benigne Zellbefunde 362
VI. Zellbefunde bei Malignität 366
VII. Die Bedeutung der Cytodiagnostik bei benignen Magenkrankheiten 368
VIII. Die Bedeutung der Cytodiagnostik bei Magentumoren 372
IX. Vergleich der diagnostischen Leistungsfähigkeit gegenüber anderen Methoden 375
Literatur 377

V. Pathologie

Anomalien der Magenwand. K. A. KOELSCH. Mit 5 Abbildungen 383

I. Entwicklungsanomalien 383
A. Agenesie 383
B. Situs inversus 383
C. Atresien 383
D. Mikrogastrie 383
E. Magenduplikaturen und Cysten 384

II. Form- und Lageänderungen 386
A. Allgemeine Form- und Lageveränderungen 386
B. Kaskadenmagen 387
C. Zwerchfellbedingte Form- und Lageveränderungen 389
D. Hiatushernien 394
E. Kardiofundale Fehlanlagen 404
F. Thoraxmagen 404
G. Sonstige Hernien, in denen Magen gefunden werden kann 405
H. Magenvolvulus 406

III. Magendivertikel 411
A. Definition und Häufigkeit 411
B. Einteilung der Divertikel 412
C. Ätiologie 413
D. Größe und Lokalisation der Divertikel 413
E. Klinisches Bild 414
F. Therapie 415

IV. Verengungen im Antrum-Pylorus-Kanal 416
A. Pylorusstenose 416
B. Präpylorisches Septum (Diaphragme muqueux antro-pylorique) 420
C. Kongenitale hypertrophische Pylorusstenose (des Säuglings) 420
D. Pylorushypertrophie des Erwachsenen 422

V. Intussuszeptionen bzw. Invaginationen des Magens 425
  A. Begriffsbestimmung und Pathogenese 425
  B. Intussuszeptionen (in den Magen) 425
  C. Invaginationen (des Magens) 427
  D. Schleimhautprolapse 428

  Literatur 430

Störungen der Magensekretion. M. CLASSEN und W. DOMSCHKE. Mit 9 Abbildungen 449
  I. Allgemeine Aspekte 449
  II. Spezieller Teil 451
    A. Störungen von Säure- und Pepsinproduktion 451
      1. Gastrointestinale Schleimhauthormone 451
      2. Histamin 454
      3. Prostaglandine 454
      4. Elektrolyte 455
      5. Vitamine 455
      6. Hormone 455
        a) Hypophyse 455
        b) Nebenniere 456
        c) Schilddrüse 457
        d) Geschlechtshormone 457
        e) Pankreatisches Inselorgan 459
        f) Epithelkörperchen 459
      7. Psychische und neurale Einflüsse 459
      8. Medikamentöse Beeinträchtigung der Magensekretion 461
      9. Nahrungs- und Genußmittel 464
    B. Störungen der gastralen Schleimproduktion 466

  Literatur 467

Störungen der gastralen Motorik. M. CLASSEN und J. PHILLIP. Mit 5 Abbildungen 473
  A. Anatomische und physiologische Grundlagen 473
  B. Spezielle Pathophysiologie 474
    1. Lokale Ursachen gestörter Motorik 474
    2. Neoplasien 476
    3. Psychische und nervale Störungen 477
    4. Humorale Einflüsse 477
    5. Sonstige Ursachen einer gestörten Magenmotorik 478
  C. Pharmakologische Beeinflussung der Magenmotilität 479
  D. Motilitätsstörungen nach operativen Eingriffen 480

  Literatur 483

Erbrechen. G. RETTENMAIER. Mit 1 Abbildung 487
  I. Definition 487
  II. Pathophysiologie 487
    A. Brechzentrum 487
    B. Afferente Bahnen 488
    C. Efferente Bahnen 489
    D. Brechakt 489

III. Klinische Differenzierung 490
    A. Neigung zum Erbrechen 490
    B. Abhängigkeit vom Lebensalter 490
    C. Übelkeit 491
    D. Zeitliche Zusammenhänge 491
    E. Beschaffenheit des Erbrochenen 492
    F. Zusammenhang mit Nahrungsaufnahme 493
    G. Zusammenhang mit Schmerzen 493
    H. Psychogenes Erbrechen 494
    I. Willkürliches Erbrechen 494
IV. Differentialdiagnostik des Erbrechens 494
    A. Erbrechen bei primär abdominellen Ursachen 494
    B. Erbrechen bei Stoffwechselstörungen und Intoxikationen 498
    C. Infektionskrankheiten 499
    D. Cerebrale Krankheiten 499
V. Folgen des Erbrechens 499
VI. Therapie 500
    Literatur 501

Hämatemesis und Melaena. H. KINZLMEIER. Mit 2 Abbildungen 503
    I. Vorbemerkungen. Klinische und pathophysiologische Aspekte 503
    II. Ursachen von Hämatemesis und Melaena 505
        A. Statistik 505
        B. Blutungen aus Mundhöhle und Nasen-Rachenraum 507
        C. Blutungen aus der Speiseröhre 507
        D. Blutungen aus dem Magen und Duodenum 507
        E. Blutungen im Bereich des distalen Verdauungstraktes 511
        F. Blutung und Medikamente 513
    III. Diagnostische Probleme bei gastrointestinaler Blutung 514
    IV. Therapeutische Probleme bei gastrointestinaler Blutung 516
    V. Prognose 520
    Literatur 521

Gastritis. K. KRENTZ. Mit 9 Abbildungen 529
    A. Akute Gastritis 532
        1. Symptomatik der akuten exogenen Gastritis 538
        2. Therapie der akuten exogenen Gastritis 539
        3. Akute endogene Gastritis 542
    B. Chronische Gastritis 543
        1. Ätiologie 552
        2. Gastritis und Endokrinium 555
        3. Symptome und klinisches Bild der chronischen Gastritis 558
        4. Behandlung der chronischen Gastritis 563
    C. Sonderformen der Gastritis 564
    D. Die chronische Gastritis als Begleiterkrankung anderer organischer Erkrankungen 567
    Literatur 571

Duodenitis. H. Koch und M. Classen 579

   I. Anatomie 579

   II. Zellkinetik 580

   III. Chronische unspezifische Duodenitis 580

      A. Histologischer Befund und Klassifikation 580

      B. Endoskopischer Befund 581

      C. Röntgenologischer Aspekt 582

      D. Cytologischer Befund 582

      E. Klinisches Bild und Verlauf 583

      F. Pathogenese 584

      G. Häufigkeit 584

      H. Duodenitis bei Erkrankung der Nachbarorgane 584

         1. Chronisch atrophische Gastritis 584
         2. Magensäure 585
         3. Hepatitis und Duodenitis 586
         4. Cholangio-Cholecystitis und Duodenitis 586
         5. Pankreatitis und Duodenitis 587
         6. Divertikel und Duodenitis 587
         7. Postoperative Zustände und Duodenitis 587
         8. Infektionskrankheiten und Duodenitis 587
         9. Parasitäre Erkrankungen und Duodenitis 588

            a) Giardiasis (Lambliasis) 588

            b) Ancylostomasis (Hakenwurm) 588

            c) Strongiloidosis 589

      I. Seltene Formen der Duodenitis 589

         1. Hämorrhagische Duodenitis 589
         2. Phlegmonöse Duodenitis 589
         3. Granulomatöse Duodenitis 589
         4. Diffuse Schädigungen der Dünndarmschleimhaut 589

   IV. Zusammenfassung 590

     Literatur 590

Schleimhauthyperplasie des Magens. O. Stadelmann. Mit 24 Abbildungen 593

   I. Begriffsbestimmung 593

   II. Anatomische und physiologische Vorbemerkungen 593

      A. Schleimhautdicke 594

      B. Schleimhautfalten 594

      C. Zellkinetik 595

   III. Grundformen der Schleimhauthyperplasie 596

   IV. Geschichtliches und Terminologie 597

   V. Pathologische Anatomie 598

      A. Foveoläre Hyperplasie 598

      B. Glanduläre Hyperplasie 608
         1. Belegzellhyperplasie 609
         2. Flächenhafte Hyperplasie 610

   VI. Riesenfaltengastropathie mit foveolärer Hyperplasie — Makroskopische Anatomie, Pathophysiologie, Klinik 611

      A. Makroskopisches Bild und Lokalisation 613

B. Pathophysiologie 615
  1. HCl-Produktion 615
  2. Eiweißverlust 616
    a) Enterales Eiweißverlustsyndrom 617
    b) Bestimmungsmethoden 617
C. Häufigkeit, Geschlechts- und Altersverteilung 618
D. Klinische Symptome 619
E. Ätiologie 620
F. Diagnostik 620
  1. Röntgenbefunde 620
  2. Gastroskopie 623
  3. Biopsie 625
    a) Schlingenbiopsie 625
G. Therapie und Prognose 628

VII. Glanduläre Hyperplasie — Pathogenese, Klinik und Therapie 630
A. Experimentelle Untersuchungen 630
  1. Pylorusstenose 630
  2. Einfluß von Gastrin 630
  3. Einfluß von Histamin 631
  4. Einfluß von Cortison, ACTH und Wachstumshormon 631
B. Diagnose und Klinik der glandulären Schleimhauthyperplasie 632
  1. Hypertrophische hypersekretorische Gastropathie (h. h. G.) 632
C. Medikamentöse Reduktion der Belegzellmasse 633

Literatur 633

Erosionen des Magens. W. RÖSCH. Mit 8 Abbildungen 639
  I. Definition 639

  II. Geschichtlicher Überblick 639

  III. Pathologische Anatomie 640
    A. Makroskopischer Aspekt 640
    B. Histologie der Schleimhauterosionen 642
    C. Pathogenese 643
    D. Ätiologie 644
      1. Endogene Faktoren 644
      2. Exogene Faktoren 644
      3. Experimentelle Provokation von Erosionen 646

  IV. Vorkommen und Häufigkeit 646

  V. Klinik der Magenerosionen 647
    A. Symptome 647
    B. Diagnostik 648
      1. Röntgenuntersuchungen 648
      2. Endoskopischer Nachweis der Erosionen — Routinediagnostik 650
      3. Notfallendoskopie 651
      4. Saugbiopsie und gastroskopische Biopsie bei Magenerosionen 652
      5. Differentialdiagnose 654

  VI. Therapie der Erosionen 654

  VII. Prognose der Magenerosionen 655

  Literatur 655

Peptisches Ulcus. L. DEMLING und W. RÖSCH. Mit 46 Abbildungen 659

   I. Ätiologie des peptischen Geschwürs 659

      A. Defensive Schleimhautfaktoren 660

      B. Aggressive Faktoren 663

      C. Das Stressulcus 664

      D. Inkretorik und peptisches Ulcus 666

      E. Syntropie der Ulcuskrankheit 668

      F. Das medikamentös bedingte Ulcus 669

      G. Das experimentelle Ulcus 673

      H. Psychosomatische und hereditäre Faktoren 676

      I. Pathophysiologie des Ulcus — Versuch einer Synopsis 678

  II. Pathologische Anatomie des peptischen Ulcus 681

      1. Erosionen und akutes Ulcus 681

      2. Das chronische peptische Ulcus 682

         a) Ulcus und Gastritis 684

         b) Größe des peptischen Ulcus 687

         c) Lokalisation des peptischen Ulcus 688

         d) Multiple Ulcera 689

         e) Die Ulcusheilung 690

         f) Die Narbenbildung 691

 III. Klinik des unkomplizierten chronischen peptischen Geschwürs 691

      A. Epidemiologie 691

      B. Beschwerden 695

      C. Körperliche Untersuchung 696

      D. Röntgendiagnose des peptischen Geschwürs 697

         1. Magengeschwür 697

         2. Duodenalgeschwür 704

      E. Endoskopische Diagnostik des peptischen Geschwürs 707

         1. Gastroskopie 707

            a) Gastroskopische Biopsie und Cytologie 711

            b) Endoskopische Differentialdiagnose zwischen benignem und malignem
               Ulcus 712

         2. Bulboskopie 713

         3. Notfallendoskopie 713

      F. Magensekretionsanalyse 714

         1. Ulcus ventriculi 714

         2. Ulcus duodeni 715

         3. Zollinger-Ellison-Syndrom 715

         4. Anastomosenulcus 716

      G. Serumgastrinbestimmung beim peptischen Geschwür 716

      H. Labordiagnostik 717

      I. Ulcus und andere Krankheiten 717

      J. Differentialdiagnose des peptischen Geschwürs 718

  IV. Konservative Therapie des peptischen Geschwürs 722

      A. Diätetische Behandlung des peptischen Geschwürs 723

      B. Antacida 727

         1. Natriumbicarbonat 728

         2. Calciumcarbonat 728

         3. Magnesiumsalze 728

         4. Aluminiumhydroxyd 729

         5. Das ideale Antacidum 729

         6. Dosierung der Antacida 730

C. Anticholinergika ... 730

D. Weitere sekretionshemmende Substanzen ... 732

E. Antipepsine ... 733

F. Gastrointestinale Hormone ... 734

G. Carbenoxolon-Natrium ... 734

H. Allgemeine Maßnahmen ... 736

V. Komplikationen des peptischen Geschwürs ... 738

A. Ulcuspenetration (gedeckte Perforation) ... 738

B. Die akute freie Perforation des peptischen Ulcus ... 740

1. Klinik der Perforation ... 741
2. Körperliche Untersuchung ... 742
3. Diagnostik des perforierten Ulcus ... 742
4. Therapie der Ulcusperforation ... 743

C. Pylorusstenose ... 744
1. Klinik ... 745
2. Diagnose ... 745
3. Differentialdiagnose der Magenausgangsstenose ... 745
4. Therapie ... 747

D. Der Sanduhrmagen ... 748

E. Die Ulcusblutung ... 748

1. Klinik der Ulcusblutung ... 750
2. Diagnostik der Ulcusblutung ... 750
   a) Notfallendoskopie ... 750
   b) Röntgenuntersuchung ... 751
   c) Arteriographie ... 752
3. Ausmaß der Blutung ... 752
4. Therapie ... 752
5. Komplikationen nach einer Ulcusblutung ... 754

Literatur ... 754

Chirurgische Therapie des peptischen Ulcus. E. FARTHMANN, M. REHNER und H. W. SCHREIBER. Mit 7 Abbildungen ... 773

I. Allgemeines, Aufgabenstellung ... 773

II. Indikationsstellung ... 773

III. Absolute Indikationen ... 774

A. Ulcusblutung ... 774

1. Definition, pathologische Anatomie ... 774
2. Frequenz ... 774
3. Indikationsstellung ... 774
4. Operative Taktik ... 775
5. Operationswahl, Optimierungsproblem ... 776
6. Ergebnisse, Leistungsvergleich, Trendanalyse ... 777

B. Ulcusperforation ... 778

1. Definition, pathologische Anatomie ... 778
2. Frequenz, Prognose ... 778
3. Indikationsstellung ... 779
4. Operative Taktik ... 780
5. Verfahrenswahl ... 780
6. Ergebnisse ... 780

C. Pylorusstenose mit kompletter Passagebehinderung 782
   1. Definition, pathologische Anatomie 782
   2. Indikationsstellung 782
   3. Operative Taktik 782
   4. Operationswahl und Ergebnisse 782
D. Intraluminäre Perforationen in Darm und Gallenwege 784
   1. Definition und Indikationsstellung 784
   2. Operative Taktik 784

IV. Relative Indikationen 785
  A. Chronisches unkompliziertes Ulcus duodeni 785
     1. Allgemeines 785
     2. Operationsziele 785
     3. Operative Taktik 785
     4. Ergebnisse, Leistungsvergleich 790
  B. Chronisches unkompliziertes Ulcus ventriculi 792
     1. Chirurgische Aufgaben und Angriffspunkte 792
     2. Indikationsstellung 792
     3. Operative Taktik 792
     4. Operationswahl 793
     5. Ergebnisse 793

V. Wiederholungseingriffe am operierten Ulcusmagen 794
  A. Allgemeines 794
  B. Indikationsstellung 794
     1. Allgemeines... 794
     2. Dumping-Syndrom 794
     3. Schlingensyndrom 796
     4. Gastroenterostomie 796
     5. Ulcus im Billroth-II-Magen 796
     6. Ulcus im Billroth-I-Magen 797
     7. Ulcus nach Vagotomie 798
     8. Magenstumpfcarcinom 798

Literatur 798

Der operierte Magen. K. Krentz. Mit 7 Abbildungen 801

  A. Der resezierte Magen 801
     1. Stumpfgastritis 806
     2. Der zu kleine Resektionsmagen 807
     3. Anastomosenulcus und Ulcus pepticum jejuni 807
       a) Subjektive Beschwerden 810
     4. Jejunitis 811
     5. Invagination des Jejunums in den Magenstumpf 812
     6. Das Dumping-Syndrom 812
     7. Das postprandiale Spätsyndrom 817
     8. Postoperative Diarrhoen 817
  B. Postoperative Störungen und Beschwerden nach Vagotomie 818
  C. Beschwerden nach Gastrektomie 818
  D. Spätsyndrome nach Magenresektion 819
     1. Ernährungsstörungen 819
     2. Atrophie des Magenstumpfes 821
     3. Eisenmangelanämien nach Resektionen 822
     4. Vitamin B-12-Mangel 823
     5. Folsäuremangel 824

6. Eiweißmangel 824
7. Sonstige Resorptionsstörungen im Sinne von Spätkomplikationen nach
   Magenresektionen 825

Literatur 825

Gutartige Geschwülste des Magens. H. BERNDT. Mit 7 Abbildungen 829

    I. Allgemeines 829

   II. Häufigkeit 830

  III. Pathologie (von G. P. WILDNER) 831

   IV. Diagnose und Differentialdiagnose 836

    V. Röntgenbefunde bei gutartigen Magengeschwülsten (von K. RICHTER und P. F.
      ZIEGLER) 837
      A. Die gutartigen epithelialen Tumoren 837
      B. Die gutartigen nichtepithelialen Tumoren 840
      C. Vorgetäuschte Tumorbefunde (Pseudotumoren) 844

   VI. Epitheliale Geschwülste (Adenome) 847
      A. Häufigkeit 847
      B. Klinik 848
      C. Solitäre und multiple Adenome 849
      D. Diffuse Polypose und spezielle Syndrome 850
      E. Polypen und Magencarcinom 851
      F. Therapie 853
      G. Prognose 854

  VII. Carcinoid 854

 VIII. Leiomyoblastom 854

   IX. Neurogene Geschwülste 855
      A. Neurilemmon 855
      B. Neurofibrom 856

    X. Lipom 856

   XI. Hämangiom, Hämangiopericytom 856

  XII. Glomustumor 856

 XIII. Teratom 857

 XIV. Hamartom 857

  XV. Choristom 857

 XVI. Magencysten 857

XVII. Pankreasheterotopie 857
      A. Pathogenese und Pathologie 858
      B. Häufigkeit 858
      C. Symptomatik 858
      D. Diagnose 858
      E. Behandlung 859
      F. Funktionell aktive Pankreasheterotopie 859

XVIII. Eosinophiles Granulom und Xanthofibrom 859

Literatur 860

Bösartige Geschwülste. H. BERNDT. Mit 28 Abbildungen 871

   I. Epidemiologie 871

      A. Häufigkeit, Alters- und Geschlechtsverteilung 872

      B. Genetische Faktoren 874

      C. Perniziöse Anämie 875

      D. Hormonale Einflüsse 877

      E. Ionisierende Strahlen 877

      F. Geburtsmonat 877

      G. Geographische Pathologie 877

      H. Abnahme der Häufigkeit des Magenkrebses 877

      I. Untersuchungen an Auswanderern und ethnischen Gruppen 878

      J. Soziale Schichten 880

      K. Ernährung 881

      L. Magengeschwür 883

      M. Gastritis 883

      N. Gutartige Geschwülste 885

      O. Versuch einer Synthese 886

  II. Pathologie (G. P. WILDNER) 886

 III. Experimentell erzeugter Magenkrebs 894

 IV. Symptomatologie des Magenkrebses 895

      A. Vorgeschichte 895

      B. Dauer der Vorgeschichte 895

      C. Symptome 897

   V. Röntgenbefunde (K. H. RICHTER und P. F. ZIEGLER) 899

      A. Klassifikation der Röntgenbefunde bei Magencarcinom 899

      B. Röntgenbefunde bei fortgeschrittenem Magencarcinom 902
         1. Das polypös wachsende Magencarcinom 902
         2. Das schlüsselförmig ulcerierend wachsende Magencarcinom (Ringwall-
           carcinom) 906
         3. Das infiltrativ ulcerierend wachsende Magencarcinom 909
         4. Das infiltrativ wachsende Carcinom mit starker Schrumpfungsneigung 914

      C. Röntgenbefunde bei kleinem Magencarcinom 914

      D. Ergebnisse der Röntgendiagnostik bei der Früherkennung des Magen-
        carcinoms 921

      E. Röntgenbefunde bei Carcinom des operierten Magens 923

      F. Röntgenbefunde bei Magensarkom 924

      G. Röntgenbefunde bei seltenen malignen Erkrankungen des Magens 925

  VI. Gastroskopie und Biopsie 928

      A. Indikationen 928

      B. Leistungsfähigkeit 929

      C. Gastroskopische Befunde bei vorgeschrittenem Magenkrebs 930

      D. Gastroskopische Befunde beim Schleimhautkrebs 932

 VII. Cytologische Untersuchung des Magensaftes 935

VIII. Untersuchung des Magensaftes 937

IX. Nuclearmedizinische Diagnostik 939
   A. Radiophosphor 939
   B. Radiojod 940
   C. Radiotechnetium 940
   D. Kolloidales Radiogold 940
X. Laboratoriumsbefunde 940
   A. Blutbild 940
   B. Serumprotein 943
XI. Die Früherkennung des Magenkrebses 943
   A. Rechtzeitige Diagnostik von Magenbeschwerden 944
   B. Früherkennung durch Vorsorgeuntersuchung 945
      1. Röntgenreihenuntersuchung 946
      2. Gastrokamera 948
      3. Cytologie 948
      4. Magensaftuntersuchung 948
   C. Perspektiven 948
XII. Beurteilung der Ausdehnung des Tumors 949
   A. Laboratoriumsmethoden 950
   B. Scintigraphie der Leber 950
   C. Echographie der Leber 952
   D. Laparoskopie 952
   E. Leberbiopsie 952
   F. Röntgenuntersuchungen 952
   G. Vergleichende Beurteilung 953
   H. Mediastinoskopie 953
XIII. Stadieneinteilung 954
   A. Regeln für die Klassifikation 954
   B. TNM-Klassifikation 954
   C. Zusammenfassung zu Stadien 955
XIV. Schleimhautcarcinom 957
   A. Symptome 958
   B. Diagnose 959
   C. Therapie 960
XV. Magencarcinom und Ulcus ventriculi (Zusammenhang und Differentialdiagnose) 961
   A. Ulcuscarcinom 961
   B. Das ulcusförmige (ulcerös wachsende) Magencarcinom — Klinische Bedeutung der Wuchsform nach BORRMANN 963
   C. Differentialdiagnose zwischen ulcerösem Carcinom und Ulcus ventriculi ... 965
XVI. Das Kardiacarcinom 968
XVII. Klinische Besonderheiten in Abhängigkeit von der Lokalisation 971
XVIII. Klinische Bedeutung des histologischen Typs 971
XIX. Multizentrisches Magencarcinom 973
XX. Das Carcinom nach Magenoperation 974
XXI. Besonderheiten des Magenkrebses in Abhängigkeit vom Alter 976

XXII. Operative Therapie 978

    A. Indikationen 980

    B. Operabilität und Resektionsraten 980

    C. Operative Verfahren 981

XXIII. Strahlentherapie 983

XXIV. Chemotherapie 984

XXV. Unspezifische palliative und symptomatische Therapie 985

XXVI. Endergebnisse und Prognose 988

    A. Endergebnisse 988

    B. Verlauf des unbehandelten Magenkrebses 989

    C. Prognostische Faktoren 989

XXVII. Sarkom des Magens 993

    A. Häufigkeit 993

    B. Allgemeines zur Diagnostik 997

    C. Malignes Lymphom — lymphoreticuläre Geschwülste 997

        1. Symptome 998

        2. Gastroskopie 999

        3. Besondere Formen 999

        4. Differentialdiagnose 1001

        5. Therapie und Prognose 1003

    D. Leiomyosarkom 1004

    Literatur 1005

Traumatische Verletzungen des Magens und Duodenum. H. BÜNTE. Mit 10 Abbildungen . 1037

    I. Spezielle Anatomie und Physiologie des Magens 1037

    A. Instrumentelle Verletzungen des Magens 1039

    B. Ruptur durch stumpfe und lokalisierte Bauchtraumen 1040

    C. Ruptur durch Überdehnung der Magenwand 1041

    D. Ruptur des Magens durch Gasexplosionen 1042

    E. Ruptur des Magens in traumatischen Zwerchfellhernien 1042

    F. Spontanruptur des Magens 1042

    G. Symptomatik der traumatischen Verletzungen des Magens und Duodenums 1044

    H. Therapie der traumatischen Verletzungen des Magens und Duodenums 1045

    II. Verätzung des Magens 1047

    A. Therapie 1048

    Literatur 1049

VI. Magenbeschwerden ohne organischen Befund

Magenbeschwerden ohne organischen Befund. H. FAHRLÄNDER. 1055

    A. Einleitung 1055

    B. Die visceralen, die ausstrahlenden und die somatischen Schmerzen 1055

    C. Der rein psychogene, nicht mit Motilitätsstörungen vergesellschaftete abdominelle Schmerz 1058

    D. Experimentelle Untersuchungen zur Lokalisation visceral ausgelöster Schmerzen beim Menschen 1059

E. Magenschmerzen und Magenmotilität 1060
F. Hunger, Appetit, Sättigung, Nausea und Erbrechen in ihrer Beziehung zum
  Magen 1061
G. Das Luftschlucken oder die Aerophagie 1063
H. Der Reizmagen 1064
 I. Nahrungsmittelintoleranz und Magen 1065

Literatur 1067

Sachverzeichnis 1071

I. Entwicklungsgeschichte und Anatomie

Anatomie und Entwicklungsgeschichte des Magens

H. KULENKAMPFF und H. LEONHARDT, Homburg (Saar)

Mit 35 Abbildungen

I. Embryologie

Morphogenese. In zahlreichen Lehrbüchern wird die auf JOHANNES MÜLLER (1830) zurückgehende Vorstellung vertreten, daß sich Form und Lage des Magens im Zusammenhang mit einer mechanischen Drehung der Magenanlage und Senkung der Zwerchfellanlage entwickeln, wobei auch Bursa omentalis und Omentum majus entstehen. Dieser Ansicht haben sich spätere Untersucher zwar grundsätzlich angeschlossen (TANDLER, 1902; BROMAN, 1904; LEWIS, 1912; PERNKOPF, 1922; SCOTT, 1929; weitere Literatur bei LIEBERMANN-MEFFERT, 1969), doch sind auch Beobachtungen bekannt geworden, die dieses Konzept zu simplifiziert erscheinen lassen (PERNKOPF, 1922; KANAGASUNTHERAM, 1957; MIETE, 1960 u. a.). Nach Untersuchungen von LIEBERMANN-MEFFERT [1969 (1)] und unter Berücksichtigung der Arbeiten von HIS (1880), LEWIS (1912), ELZE (1919), KANAGASUNTHERAM (1957) und MIETE (1960) entwickeln sich Form und Lage des menschlichen Magens folgendermaßen:

Beim 3 bis 6 mm langen Embryo (das jeweilige Entwicklungsalter läßt sich nicht streng auf eine bestimmte Scheitel-Steißlänge beziehen) entsteht im oberen Abschnitt des Entodermrohres zwischen dorsalem und ventralem Gekröse eine spindelförmige, beiderseits abgeplattete Erweiterung, die erste als Magenanlage erkennbare Differenzierung. Diese Magenanlage ist cranial in der Zwerchfellanlage (Septum transversum), caudal durch das Duodenum fixiert, eine „Drehung" also unmöglich. Sie wird dadurch vorgetäuscht, daß die rechte Seite des Magens gegenüber der linken im weiteren Wachstum zurückbleibt, wodurch große und kleine Kurvatur sowie Vorder- und Rückfläche des Magens entstehen. Der mesoduodenale Pankreasgefäßstiel ‚fixiert' den Magenausgang etwas rechts von der Wirbelsäule, der Magen steht schräg im Bauchraum. Das Mesogastrium dorsale ist ursprünglich an der Mitte der Magenrückfläche befestigt. Erst durch das ungleichmäßige Flächenwachstum des Magens und die Verlagerung der Milz in den linken Oberbauch wandert der Ursprung des Mesogastrium dorsale nach links und nähert sich der großen Kurvatur, die Bursa omentalis wird ausgebildet. Durch lokal begrenztes Wachstum der Magenwand entsteht der Fornix. Er entfaltet sich unter dem Zwerchfell nach oben und hinten und verlagert die Oesophagusmündung nach links. In diesem Stadium eilen Magen und Leber der Entwicklung der übrigen Baucheingeweide voraus, die Darmschlingen treten vorübergehend ins extraembryonale Coelom („physiologischer Nabelbruch"). Durch das später einsetzende Wachstum der Rumpfwand werden sie in die Bauchhöhle reponiert; der Magen wird dabei in eine mehr transversale Stellung gehoben. In dieser Zeit wächst das Omentum majus als selbständige Bildung von der großen Kurvatur aus nach unten [LIEBERMANN-MEFFERT, 1969 (1), 1970]. Beim 45 bis 60 mm langen Embryo sind diese Vorgänge abgeschlossen, der Magen wächst proportioniert gleichmäßig weiter, seine Lage ändert sich nicht mehr wesentlich.

Histogenese. Die Wand der menschlichen Magenanlage besteht beim 3 mm langen Embryo zunächst aus dem epithelialen Entodermschlauch, dem außen, später von diesem durch Mesenchym getrennt, das Coelomepithel aufliegt. Coelomepithel und Mesenchym bilden auch dorsales und ventrales Mesogastrium. Die ersten Zeichen einer histogenetischen Differenzierung der Wandschichten werden bemerkbar, wenn sich der Magen seiner endgültigen Form und Lage bereits nähert, bei 10 bis 20 mm großen Embryonen. Das Epithel des Magens ist beim 10 bis 12 mm langen Keimling deutlich dicker als das der Oesophagusanlage, bei 16 mm Länge tritt als Matrix zunächst der Ringmuskulatur eine Mesenchymverdichtung auf und bei 23 mm sind die ersten Anzeichen einer Tunica propria bemerkbar (vgl. hierzu LEWIS, 1911; WELCH, 1923; PLENK, 1932). Mit der weiteren Epithel- und Mesenchymdifferenzierung geht die Ausgestaltung der Schleimhaut mit der von Krypten und Drüsen einher. Diese Entwicklung steht besonders in den letzten zwei Fetalmonaten im Vordergrund und setzt sich noch postfetal mit Unterbrechungen fort (SCOTT, 1925). Die Hauptdrüsen entstehen früher als die Pylorusdrüsen, deren Entwicklung erst postfetal abgeschlossen wird (PLENCK, 1931). Dabei erfährt die innere Oberfläche des Magens vom 6. Monat bis zur Geburt eine Vergrößerung auf etwa das 54fache. Von der Geburt bis zum Wachstumsabschluß nimmt die Oberfläche noch einmal um das 13fache zu, mit einem starken Wachstumsschub in den ersten drei postfetalen Monaten [SCOTT, 1929 (1, 2); hier weitere Literatur]. Die Entwicklung der Schleimhaut wurde bis in die jüngste Zeit mit histologischer, histochemischer und elektronenmikroskopischer Technik weiter untersucht. Es ergab sich Folgendes:

Nach SALENIUS (1962) entstehen die Drüsengrübchen in der 6. bis 9. Woche zuerst an der kleinen Kurvatur, in der 8. bis 9. Woche erstrecken sie sich auf die ganze Korpusregion, in der 10. Woche auch auf Kardia und Pylorus. Die ersten Drüsenzellen werden in der 11. Woche erkennbar, es sind Belegzellen. Doch tritt bereits in einem 9 Wochen alten Embryo eine starke Succinodehydrogenaseaktivität am Grund des Grübchen auf — vermutlich in prospektiven Belegzellen, deren enzymatische Aktivität also vor ihrer morphologischen Differenzierung nachweisbar wird. Eine schwache Reaktion zeigt zu diesem Zeitpunkt auch das Oberflächenepithel, doch verschwindet sie hier wieder im Laufe der weiteren Entwicklung. Ab der 12. Woche werden die Hauptzellen zahlreicher. Pepsinogen kann erst nach der Geburt und dann zunächst auch nur in geringer Menge nachgewiesen werden. Die mukösen Zellen des Drüsenhalses differenzieren sich in der 11. bis 12. Woche, das Oberflächenepithel der kleinen Kurvatur in der 11., das der großen Kurvatur in der 13. bis 15. Woche. Um diese Zeit erhalten auch die Pylorusdrüsen ihr endgültiges Aussehen. Vorübergehend kann inselartig Darmepithel mit Becherzellen auftreten.

Nach NOMURA (1966) bestehen beim Menschen bereits zu den genannten Zeiten *elektronenmikroskopisch* nachweisbare Unterschiede zu den postfetalen Strukturen: Das glatte endoplasmatische Reticulum der Belegzellen besitzt noch flache Zisternen, die vereinzelt mit der Zelloberfläche kommunizieren. Die Mitochondrien der Belegzellen enthalten noch keine Granula und werden erst gegen Ende der Fetalzeit zahlreicher. Die Invagination des intracellulären Sekretröhrchensystems beginnt im 5. Monat und entwickelt sich nur langsam. Eine elektronenmikroskopisch sichtbare Differenzierung der Hauptzellen ist bei 62 mm Länge erkennbar (TODD, DUNN und BAGSHAW, 1970).

Die *Muskelschichten* des menschlichen Magens beginnen sich beim Embryo von 16 mm zu differenzieren und sind beim 45 mm langen Embryo vollständig ausgebildet; sie zeigen bereits die endgültige Anordnung [LIEBERMANN-MEFFERT, 1968, 1969 (2)].

II. Bezeichnungsweisen der Magengestalt

Der Wechsel der Magengestalt in Abhängigkeit von Füllungszustand, Innervation (d. h. Kontraktion und Peristaltik) und Körperlage sowie topographische und physiologische Gesichtspunkte und klinische, hauptsächlich röntgenologische Erfahrungen haben zu uneinheitlichen Bezeichnungen der Magengestalt geführt. Die offizielle internationale anatomische Nomenklatur — die Pariser Nomina anatomica, PNA, in der Verbesserung von 1965 (vgl. FENEIS, 1970) — trägt den praktischen Bedürfnissen nicht völlig Rechnung, dient aber allgemein als Grundlage der

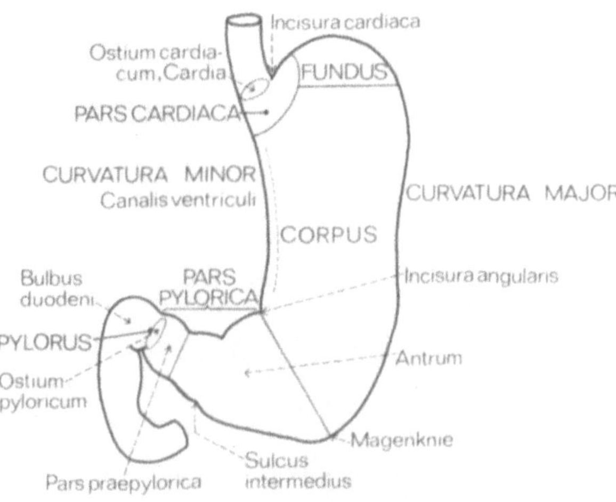

Abb. 1. Bezeichnungen der Magengestalt, anatomische Nomenklatur (PNA in der Verbesserung von 1965). Kursiv: Inoffizielle Bezeichnungen. Schema

Bezeichnungsweise und wird, um einige Begriffe aus der gastroskopischen und röntgenologischen Gastrologie bereichert (vgl. hierzu auch FRIK, 1969; NAGY, 1965; GROSSMAN, 1958), im folgenden angewandt. Die Begriffe sollen zuerst definiert werden (vgl. Abb. 1). Sie lassen sich am besten an einem Röntgenbild des gesunden Magens erläutern (Abb. 2).

Der Magen des Menschen ist asymmetrisch und hat, wie alle Säugermägen, einen „kardialen Blindsack" — eine Ausstülpung unter die linke Zwerchfellkuppel. Die Pars abdominalis des Oesophagus endet mit dem *Vestibulum gastrooesophageale*, die Öffnung zum Magen ist das *Ostium cardiacum*, die Magenwand im Ostium heißt *Pars cardiaca ventriculi*, kurz Kardia genannt. Die scharfe, gezackte Grenze zwischen Oesophagus- und Magenschleimhaut liegt nicht immer genau im Ostium cardiacum. Die Vorder- und Rückfläche des Magens, *Paries anterior* und *posterior* reichen jederseits vom Ansatz des Omentum minus bis zum Abgang des Omentum majus. Die kleine Kurvatur, *Curvatura ventriculi minor*, ist durch den Ansatz des kleinen Netzes charakterisiert, die große Kurvatur, *Curvatura ventriculi major*, liegt etwa in der Gegend des Abgangs des großen Netzes und seiner Teile, *Lig. gastrocolicum, Lig. gastrolienale, Lig. gastrophrenicum;* nicht selten entspringt das große Netz dorsal von der großen Kurvatur. Der Magen wird von der kleinen Kurvatur aus unterteilt. Zieht man von der *Incisura cardiaca*, dem spitzen Winkel zwischen Oesophagusende und Magenwand, im aufrechten Stand eine horizontale Linie senkrecht zur großen Kurvatur, so erhebt sich darüber der *Fundus ventriculi* (der „Fornix ventriculi" von Groedel, 1912; Forssell, 1913; Elze, 1919), darunter liegt das *Corpus ventriculi*. Längsfalten des Korpus im Bereich der kleinen

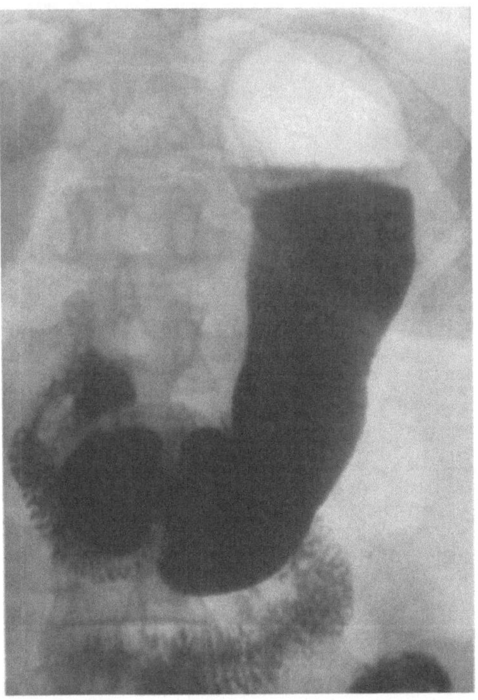

Abb. 2. Normaler, schlanker Magen von gutem Tonus bei einer 28jährigen Frau (Prallfüllung). (Aus: Katsch, G., Pickert, H.: Handbuch der inneren Medizin, Bd. III, 1. Teil, 4. Aufl. Berlin-Göttingen-Heidelberg: Springer 1953)

Kurvatur bilden den *Canalis ventriculi* (die „Magenstraße", Waldeyer, 1908; K. H. Bauer, 1923 u. a.). Das Korpus reicht bis zu einer Linie, die von der Incisura angularis der kleinen Kurvatur senkrecht zur großen Kurvatur verlaufend gedacht wird. Hier beginnt die *Pars pylorica ventriculi*. Ihr Anfangsteil, das *Antrum pyloricum*, kann durch Peristaltik gegen den übrigen Magen abgegrenzt sein, der letzte Endabschnitt der Pars pylorica heißt *Canalis pyloricus* (auch *Pars praepylorica ventriculi*). An seinem Ende ist die Muskelschicht des Magens zum Magenpförtner, *Pylorus*, verdickt. Hier liegt die Öffnung zum Dünndarm, das *Ostium pyloricum*. Weitere, in der Literatur gebräuchliche Namen vgl. Plenk (1932). Ein geschichtlicher Überblick zur Namensgebung findet sich bei Lewis (1912).

Eine unveränderliche anatomische Grundform des Magens gibt es nicht. Die mit den genannten Begriffen bezeichneten Teile des Magens variieren unter den Bedingungen des Lebens erheblich im Maße ihrer Ausbildung, ihrer Lage zueinander und zu den umliegenden Organen. Die gesamte Magengestalt wird deshalb hauptsächlich im Röntgenbild am Lebenden geschildert (vgl. FRIK, 1969). Bei stehender Körperhaltung und sagittalem Strahlengang ist eine „Hakenform" typisch. Beide Kurvaturen laufen annähernd parallel abwärts, die Incisura angularis ist stark ausgebildet, die Pars pylorica steil nach rechts oben gerichtet. Der Fundus ventriculi liegt hinten unter der linken Zwerchfellkuppel. Bei Volumenzunahme der übrigen Baucheingeweide oder bei Anspannung der Bauchdecken kann der Magen gehoben, seine große Kurvatur nach vorne gerichtet werden, im sagit-

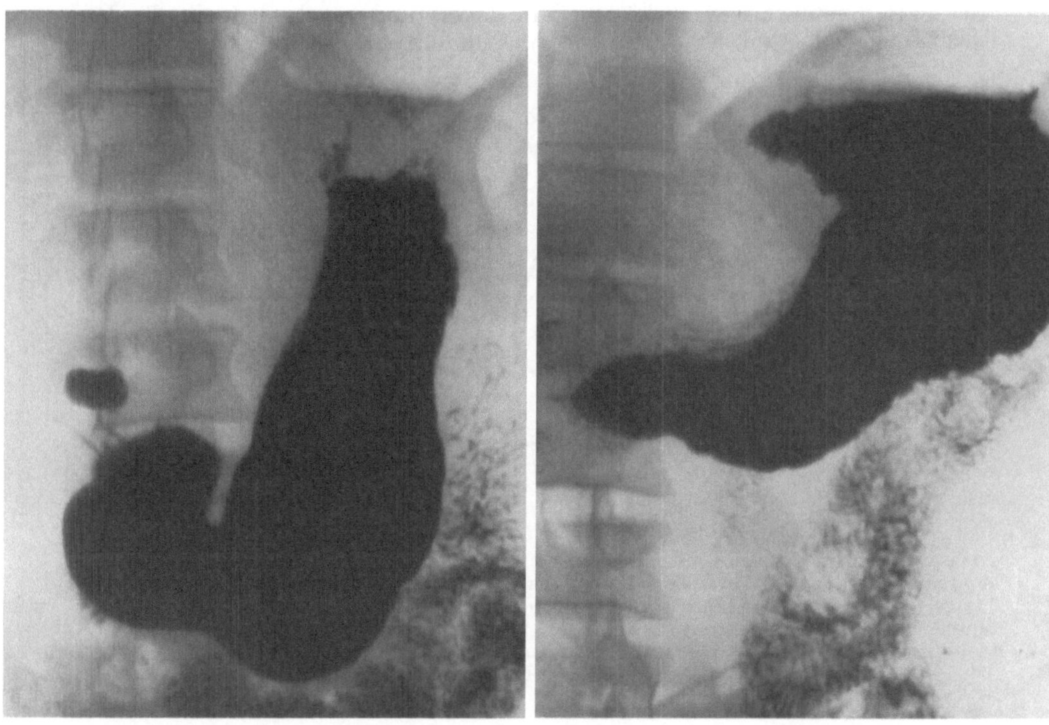

a   b

Abb. 3 a u. b. Angelhakenform und Stierhornform des Magens. Übergang vom Haken- zum Stierhornmagen durch Anspannen der Bauchdecken. a) Angelhakenform (bei entspannten Bauchdecken); b) Stierhornform (bei eingezogenem Bauch). (Aus: FRIK, W.: Handbuch der medizinischen Radiologie, Bd. XI, 1. Teil. Berlin-Heidelberg-New York: Springer 1969)

talen Strahlengang entsteht vorübergehend die „Stierhornform". Auch Änderung der Körperhaltung wirkt sich auf die Gesamtform des Magens aus (vgl. GROEDEL, 1912; ELZE, 1919; HASSELWANDER, BÜTHE u. LEONHARDT, 1950; FRIK u. HESSE, 1960; TÖNDURY, 1970) (Abb. 3).

III. Topographie

Im Zusammenhang mit der starken Veränderlichkeit der Magenform ändert sich auch die Lage des Magens zum Skelet, zu den umliegenden Organen und zur Rumpfwand.

Fixierungen. Relativ stabil bleibt die Beziehung zwischen Pars cardiaca, die an ihrer Hinterfläche keinen Peritonealüberzug hat, und Zwerchfell; beide sind bindegewebig verbunden (s. S. 36). Die Pars cardiaca liegt etwa in Höhe der Grenze zwischen 11. und 12. Brustwirbel (TÖNDURY, 1970) und ist mit der Atmung geringfügig verschieblich (REICH, 1927). Beweglicher ist die Pars pylorica. Sie liegt in Höhe des 1. bis 3. Lendenwirbels rechts von der Wirbelsäule und verschiebt sich bei Änderung der Körperhaltung vom Stehen zum Liegen und bei starker Atemexkursion um ein Segment. Das kleine Netz, das von der kleinen Kurvatur zur Leber (Fissura ligamenti venosi hepatis) zieht, ist in seinem oberen, kardianahen Abschnitt verstärkt und verkürzt (Pars densa) und zügelt dadurch die Pars cardiaca zur Leber hin. Unten setzt sich das im übrigen sehr dünne (Pars flaccida)

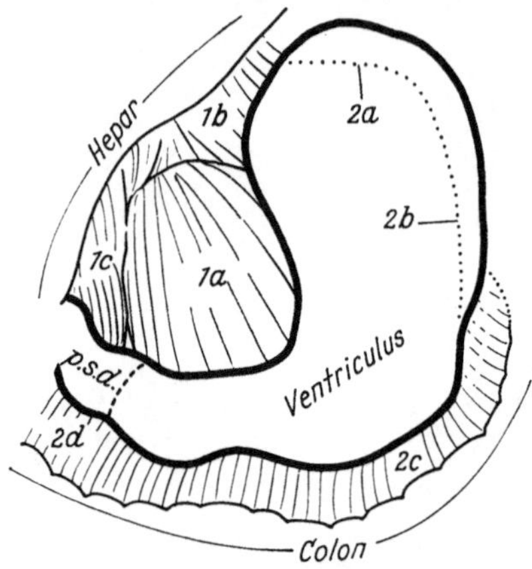

Abb. 4. Ansicht des Magens mit Gekrösen von vorn (halbschematisch nach PERNKOPF [4]). 1. Omentum minus; a) Pars flaccida des Ligamentum hepatogastricum; b) Pars densa des Ligamentum hepatogastricum; c) Ligamentum hepatoduodenale; 2. a) Ligamentum gastrophrenicum; 2. b) Ligamentum gastrolienale; 2. c) Ligamentum gastrocolicum; 2. d) Ligamentum duodenocolicum. (Aus: FRIK, W.: Handbuch der medizinischen Radiologie, Bd. XI, 1. Teil. Berlin-Heidelberg-New York: Springer 1969)

kleine Netz in das straffe Lig. hepatoduodenale fort, in dem Ductus choledochus, V. portae und A. hepatica propria verlaufen und das die Pars pylorica ebenfalls nach Art eines Zügels an die Leber fixiert (Abb. 4). Wesentlich geringere Wirkung üben die Zügel, die an die große Kurvatur herantreten, auf die Magenfixierung aus, das Lig. gastrolienale, Lig. gastrophrenicum und Lig. gastrocolicum.

Nachbarschaftsbeziehungen. Der Fundus liegt unter der linken Zwerchfellkuppel z. T. noch im Bereich des Centrum tendineum unter dem Herzen. An seiner medialen Fläche fehlt der Peritonealüberzug, dieser Teil ist relativ stabil bindegewebig mit dem Zwerchfell verbunden. Die Vorderwand des Corpus ventriculi projiziert sich auf vordere Brust- und Bauchwand. Der Brustwandteil liegt unter dem vorderen Teil der Pars costalis des Zwerchfells und damit noch im Bereich des Recessus costodiaphragmaticus, der zwischen Parasternallinie und Medioclavicularlinie bis zum 7. Intercostalraum herunterreicht (Traubescher Raum). Die Größe des Bauchwandteils (Facies epigastrica) wechselt mit der Magenfüllung, sein Umfang wird von der Thoraxform mitbestimmt. Von der kleinen Kurvatur her bedeckt die Leber etwa ein Drittel der Magenvorderfläche. Die Hinterwand des Magens bildet mit der rückwärtigen Rumpfwand die Bursa omentalis. Durch diesen Verschiebespalt vom Magen getrennt, berühren Pankreas, rechte Niere und Nebenniere sowie die Milz die Hinterwand des Magens in wechselndem Ausmaß (vgl. F. W. MÜLLER, 1923, 1929; PERNKOPF, 1922; HASSELWANDER, BÜTHE u. LEONHARDT, 1950) (Abb. 5).

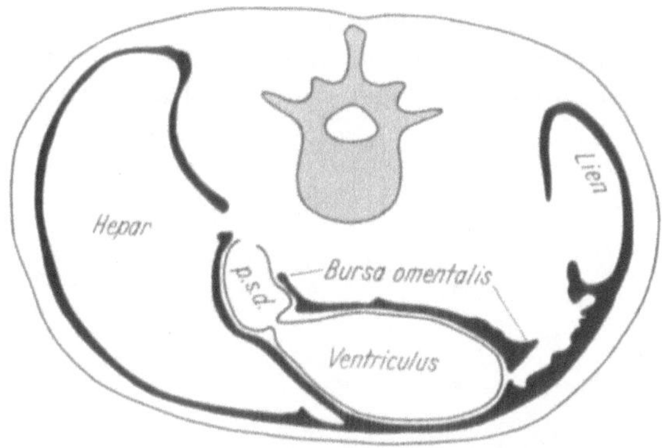

Abb. 5.: Querschnitt durch das Abdomen in Höhe des Pylorus (halbschematisch nach PERN-KOPF [4]). Die peritonealen Spalträume sind schwarz eingezeichnet, retroperitoneale Organe nicht eingezeichnet. Die Bursa omentalis reicht nach rechts nicht nur bis zum Pylorus, sondern auch noch hinter die Pars superior duodeni. (P. s. d.). (Aus: FRIK, W.: Handbuch der medizinischen Radiologie, Bd. XI, 1. Teil. Berlin-Heidelberg-New York: Springer 1969)

IV. Bau des Magens

Der gesamte Magen-Darmtrakt vom Oesophagus bis zum Anus ist einheitlich aus mehreren Gewebsschichten aufgebaut, von denen jede für bestimmte Funktionen spezialisiert ist. In den einzelnen Abschnitten des Verdauungskanals kommen Unterschiede im Feinbau vor.

Die anatomischen und funktionellen Besonderheiten des Magens ergeben sich aus seiner Lage am Anfang des Darmes. Er speichert die Nahrung, bereitet sie chemisch und mechanisch auf die Darmverdauung vor und gibt sie dann in geeigneten Portionen an den Darm weiter. Die chemischen Wirkungen einschließlich Infektabwehr sind an die Tätigkeit der Schleimhaut gebunden, die mechanischen Aufgaben (Speicher- und Entleerungsfunktion) erfüllt hauptsächlich die Muskelwand des Magens. Zwischen beiden liegt als Verschiebeschicht die lockere Tela submucosa; sie führt die Nerven und Gefäßstämme, deren Äste die Schleimhaut versorgen. Speicherung und dosierte Entleerung erfordern Verschlußmechanismen am oberen und unteren Ende des Magens. Die Bewegungen des Magens und sein wechselnder Füllungszustand erzeugen Verschiebungen gegen die Nachbarorgane, die der spiegelndglatte Peritonealüberzug der Baucheingeweide gewährleistet. Im Einzelnen ergibt sich folgender Bau der Magenwand:

1. Serosa (*Tunica serosa*, Peritonealüberzug mit bindegewebiger Unterlage, Tela subserosa): Gleitfähiger Magenüberzug.

2. Muscularis *(Tunica muscularis)* mit innerer Schräg-, Ring- und äußerer Längsmuskelschicht: Schicht der motorischen Funktionen.

3. Submucosa *(Tela submucosa)* mit Gefäßen und Nerven: Schicht der Leitungen, Verschiebeschicht, Stabilisierung.

4. Mucosa (*Tunica mucosa*, Schleimhaut) mit Epithel *(Lamina epithelialis)*, zellreichem Bindegewebe *(Lamina propria mucosae)* und Schleimhautmuskulatur

(Lamina muscularis mucosae): Schicht der chemischen Funktionen einschließlich der Infektabwehr.

A. Tunica Serosa

Das Peritonaeum überzieht den Magen nahezu vollständig. An großer und kleiner Kurvatur bilden vorderer und hinterer Peritonealüberzug eine Peritoneal- duplikatur: Omentum majus und minus, die als „Meso" der Gefäß- und teilweise auch der Nervenversorgung des Magens dienen. Das Peritonealmesothel zeigt,

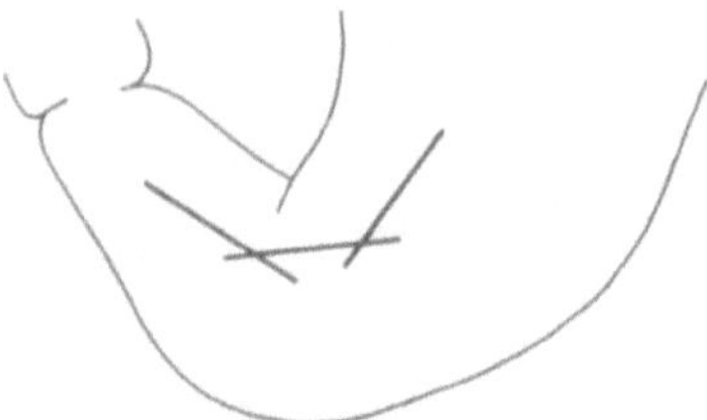

Abb. 6. Ligamentum ventriculi, Schema. [Aus: Elze, C.: S.-B. Akad. Wiss., Heidelberg, math.-nat. Kl. B, **10**, 1—63 (1969)]

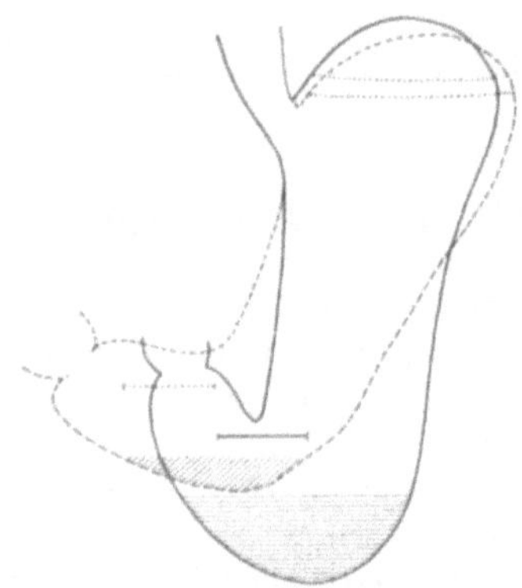

Abb. 7. Vorderes Ligamentum ventriculi. Schema. Ausgangsstellung des fast leeren Magens punktiert. Belasteter Magen mit ausgezogenem Kontur. Man denke sich den Magen am Magenmund aufgehängt (Lig. gastrophrenicum). Sein unterer Pol verschiebt sich bei Belastung nach der linken Körperseite und wird zum „Knie" ausgesackt. (Aus: Braus, H., Elze, C.: Anatomie des Menschen, Bd. II, 3. Aufl. Berlin-Göttingen-Heidelberg: Springer 1956)

wie in den übrigen Teilen der Bauchhöhle auch, elektronenmikroskopisch Micro- villi. Im subserösen Bindegewebe lassen sich zwei Systeme von Fasern unterschei- den. Das eine liegt als bindegewebiger Kern im Omentum minus, ist mit diesem verschieblich und umfaßt als bindegewebiger Zügel etwa ein Drittel der Vorder- und Rückfläche des Magens. Das andere besteht aus hauptsächlich in der Magen- achse verlaufenden Faserzügen, die den Magenkörper subserös überziehen, fest mit der Muskelwand verbunden; sie sind an der großen, besonders aber an der kleinen Kurvatur stark ausgebildet, am Fundus dagegen schwach entwickelt. Im Pylorus- bereich liegen auf Vorder- und Rückseite längsgerichtete, gebündelte Muskelzüge, von Kollagenfaserzügen der Subserosa verstärkt, die *„Ligamenta ventriculi"*. Sie sollen bei Füllung des Magens die Krümmung des unteren Korpusbereiches

(„Magenknie") erzwingen (ELZE, 1919). Vorstellungen über eine Wirkung von Muskel- und subserösem Bandapparat geben die Abb. 6 und 7 (ELZE, 1919).

B. Tunica muscularis

Die Kenntnisse über den Bau der Muskelwand des menschlichen Magens gehen hauptsächlich auf die älteren Untersuchungen von AUFSCHNAITER (1894), KAUFMANN (1907), SCHWALBE (1912), FORSSELL (1923) u. a. zurück. Sie sind in jüngster Zeit ergänzt worden durch LIEBERMANN-MEFFERT [1966, 1968, 1969 (2)], G. MÜLLER (1962) und TORGERSEN (1968).

1. Pars cardiaca, Fundus und Corpus ventriculi

1. Die *Längsmuskulatur, Stratum longitudinale*, des Oesophagus setzt sich fort in die außen gelegene Längsmuskelschicht des Magens, Stratum longitudinale. Die

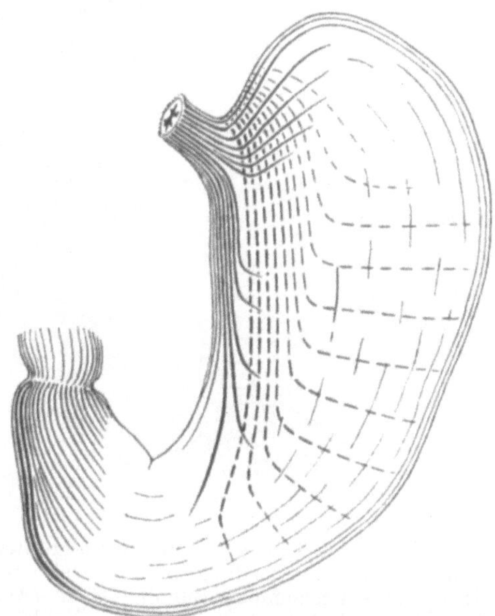

Abb. 8. Schematische Darstellung der Längsmuskelsysteme des Corpus und Canalis. Fibrae longitudinales ausgezogen, Fibrae obliquae gestrichelt. Der Magen ist nicht genau im Profil gesehen, sondern so nach links gedreht, daß man schräg auf die kleine Kurvatur und die auf ihr gelegene mittelste Fibra longitudinalis sieht. [Aus: ELZE, C.: S.-B. Akad. Wiss. Heidelberg, math.-nat. Kl. B, 10, 1—63 (1969)]

Muskulatur verteilt sich in dünner Lage fächerförmig über Korpus und Fundus und gewinnt in der Tiefe Anschluß an die Ringmuskelschicht. An großer und kleiner Kurvatur verlaufen die Längsmuskelzüge dagegen gebündelt als Muskelband — an der kleinen Kurvatur als dicker Muskelzug, der aber nur bis zur Incisura gastrica reicht. Im Unterschied hierzu ist die Pars pylorica jenseits der Incisura gastrica von einer geschlossenen, gleichmäßig starken Längsmuskulatur umgeben (Abb. 8).

2. Die mittlere *Ringmuskelschicht, Stratum circulare*, bildet besonders in Korpus und Pars pylorica eine annähernd geschlossene Muskellage. Gegen Ende der Pars

pylorica nimmt sie allmählich an Dicke zu. Ringförmig um die Funduskuppe verlaufende Muskelfasern scheren aus den seitlichen Längsmuskelfasern des Oesophagus aus. Zu diesen gesellen sich Teile der Fibrae obliquae [Liebermann-Meffert, 1969 (2)]. Die Fasern der Ringschicht überkreuzen einander, in der Regio pylorica sollen sie ein Scherengitter bilden, in das auch Fasern der Längsschicht einstrahlen. Bei gedehntem Magen divergieren die Ringmuskelbündel gegen die große Kurvatur.

3. Die innere *schräge Muskelschicht, Fibrae obliquae*, entspringt der ursprünglichen Ringmuskulatur des Verdauungstraktes. Es sind Züge, die gebündelt in der

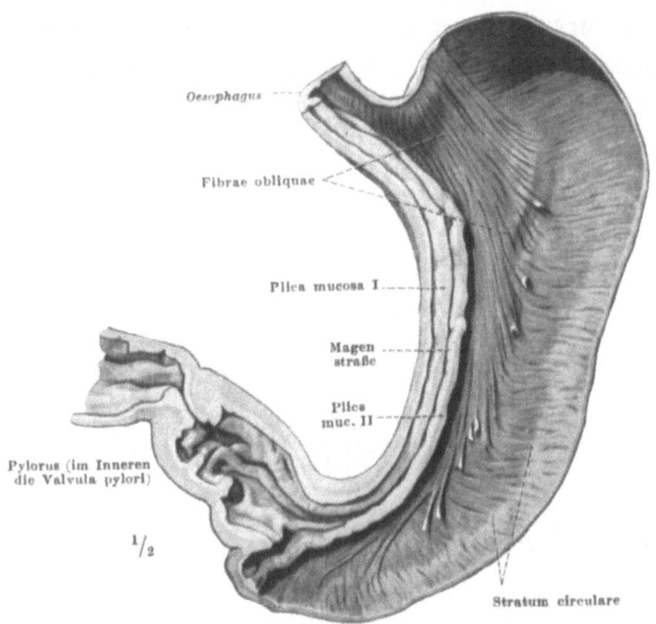

Abb. 9. Mäßig kontrahierter Magen. Die Schleimhaut wurde im größten Teil des Körpers und im Fornix entfernt, Muskulatur von innen her freigelegt. Die frei herausragenden Enden der Fibrae obliquae dringen in die hier weggenommene Submucosa ein. (Aus: Braus, H., Elze, C.: Anatomie des Menschen, Bd. II, 3. Aufl. Berlin-Göttingen-Heidelberg: Springer 1956)

Plica cardiaca verlaufen und von hier aus divergierend an Vorder- und Hinterwand des Magens absteigen, wobei einige Muskelbündchen nach kurzem parallelem Verlauf mit der kleinen Kurvatur zur großen Kurvatur gelangen. Andere ziehen direkt zur großen Kurvatur oder umgeben ringförmig den unteren Bereich des Fundus. Die Fibrae obliquae bilden gemeinsam mit Fasern aus der Längsmuskulatur eine zirkuläre Eigenmuskulatur des Fundus [Liebermann-Meffert, 1966, 1969 (2)]. Kleine Kurvatur und Pars pylorica bleiben frei von ihnen. Die Fibrae obliquae strahlen großenteils in die Ringmuskellage ein (Abb. 9). Die Fibrae obliquae teilen einen Magenkanal, Canalis ventriculi („Magenstraße") an der kleinen Kurvatur von einem Magensack an der großen Kurvatur — der erstere mehr dem Transport des Mageninhalts, der letztere mehr der Verdauung dienend (Kaufmann, 1907; Torgersen, 1968; vgl. hiermit die ältere Diskussion um die „Magenstraße": Waldeyer, 1908; Katsch u. v. Friedrich; H. K. Bauer, 1923).

2. Pars pylorica

Im Canalis pyloricus ist die Ringmuskulatur besonders konstruiert. Die zirkulären Muskelfasern sind oben, auf der Seite der kleinen Kurvatur, durch Diagonal-
fasern zu einer Muskelplatte verbunden. Am Beginn und Ende des Canalis pyloricus

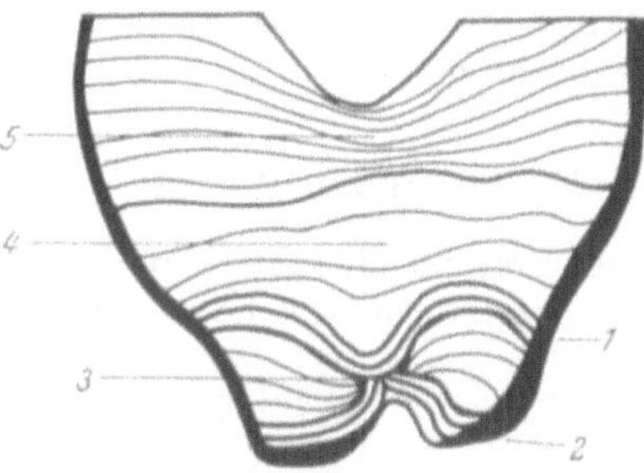

Abb. 10. a) Aufsicht auf ein Muskelpräparat der Pars pylorica des Hundes. Das Präparat ist
an der großen Kurvatur aufgeschnitten (halbschematisch nach TORGERSEN). 1. Linke Canalisschlinge; 2. rechte Canalisschlinge (Musculus sphincter pylori); 3. präpylorischer Muskelwulst
an der kleinen Kurvatur. b) Muskelpräparat der Pars pylorica des Menschen (halbschematisch
nach TORGERSEN). 1.—3. wie in a). 4. muskuläre Intermediärzone; 5. Ringmuskulatur des
Sinusgebietes. (Aus: FRIK, W.: Handbuch der medizinischen Radiologie, Bd. XI, 1. Teil.
Berlin-Heidelberg-New York: Springer 1969)

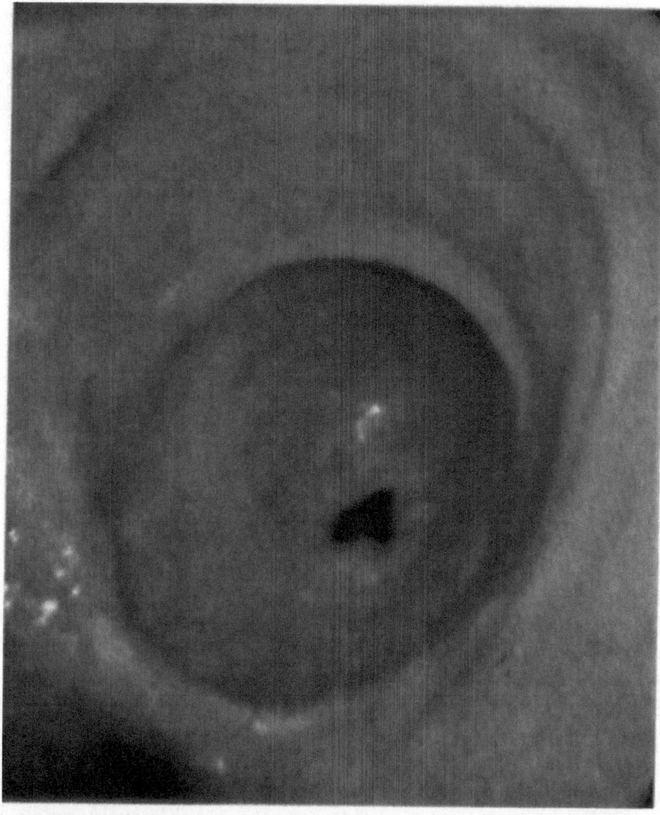

Abb. 11. Blick in den Pyloruskanal. Eine peristaltische Welle bewegt sich auf den leicht
klaffenden Pylorus zu. Aufnahme Prof. Dr. L. DEMLING, Erlangen

geht von dieser Muskelplatte eine stärkere zirkuläre Muskelschlinge aus, die „linke und rechte Canalisschlinge" (Torgersen, 1942, 1968), die rechte als „Pylorus" besonders hervorgehoben (Abb. 10). In diese Ringmuskulatur strahlen Fasern aus der Längsmuskelschicht ein, die durch ihren Zug den Sphincter öffnen (Forssell, 1913) (Abb. 11).

Pars cardiaca. Die Muskulatur der Pars cardiaca wird mit dem oesophageogastralen Verschluß, S. 32ff, besprochen.

C. Tunica mucosa

Übersicht. Die meisten neueren morphologischen Untersuchungen des Magens betreffen die Mucosa. Die Schleimhautoberfläche ist durch ein Faltenrelief grober

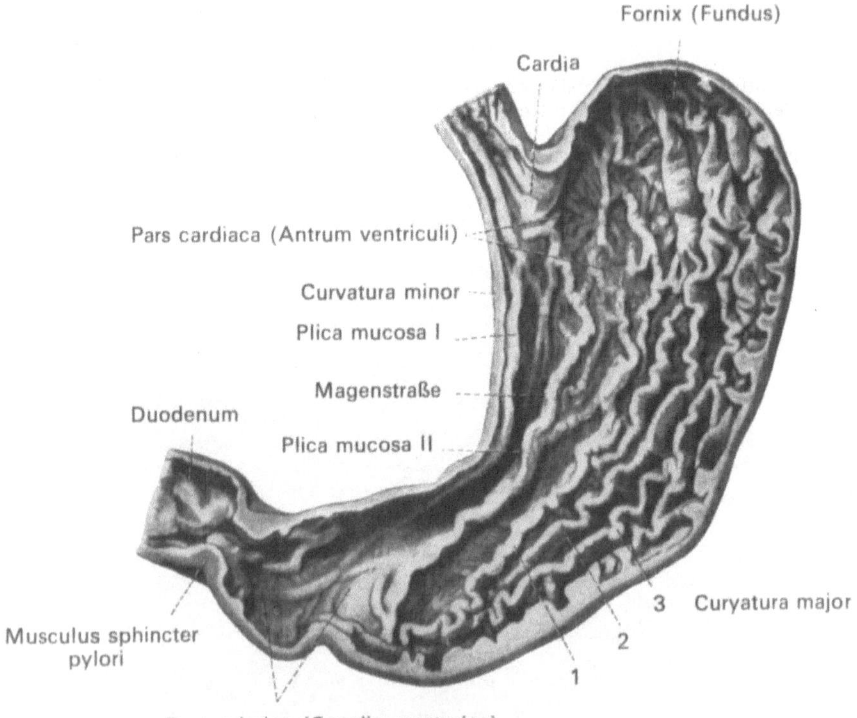

Abb. 12. Schleimhautfaltung. (Aus: Braus, H., Elze, C.: Anatomie des Menschen, Bd. II, 3. Aufl. Berlin-Göttingen-Heidelberg: Springer 1956)

Reservefalten, *Plica gastricae*, vergrößert; sie sind anatomisch präformiert, verstreichen aber weitgehend bei Dehnung der Magenwand. An ihrer Bildung sind Tunica mucosa und Tela submucosa beteiligt. Längsfalten beginnen in der Nähe der Pars cardiaca und ziehen bis in die Pars pylorica. Im Bereich der kleinen Kurvatur sind sie gestreckt und bilden eine Rinne zwischen sich, den Canalis ventriculi („Magenstraße", Waldeyer, 1908) (Abb. 12). Er reicht bis etwa zur Incisura angularis und mündet in den Canalis pyloricus. Im übrigen Korpusgebiet gegen die große Kurvatur zu sind die Längsfalten mehr geschlängelt; nach Darstellung von Lotzin (1935) folgen sie dem Verlauf größerer submuköser Arterien. Zwischen den geschlängelten Falten verlaufen kürzere, etwas niedrigere Querfalten. Dadurch entstehen Nischen, Gestationskammern, in denen grobe Nahrungsstücke festgehalten werden können. Im Fornix sind die Querfalten stark ausgeprägt. Die Höhe der Falten wechselt und wird außer vom Kontraktionszustand der Muskelwand auch durch den der Muscularis mucosae bestimmt (Abb. 13). Auf den Falten sieht man mit unbewaffnetem Auge die wenige Millimeter großen netzförmigen angeordneten Magenfelder, *Areae gastricae*. Mit der Lupe erkennt man kleine punkt- und schlitzförmige Magengrübchen, *Foveolae gastricae*.

Bei starker Dehnung der Schleimhaut werden diese teilweise in die Schleimhautoberfläche einbezogen. In jede Foveola gastrica münden, mikroskopisch sichtbar, zwei bis vier Magendrüsen, *Glandulae gastricae*. Im Antrum anastomosieren benachbarte Foveolae häufig miteinander zu sternförmigen Lücken. Im Korpus münden die Drüsen oft direkt an der Oberfläche (GOLDSTEIN, BROTHERS u. DAVIS, 1969) (Abb. 14).

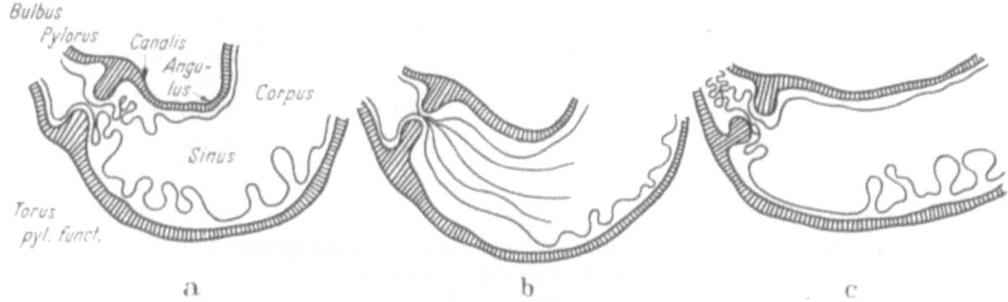

Abb. 13. a)—c). Wechselndes Schleimhautrelief nach Röntgenuntersuchungen am menschlichen Magen von FORSSELL. a) Digestionskammern an der großen Kurvatur. Die Magenausgangspartie ist durch ein kompliziertes Relief geschlossen. b) Die Längsfaltung im Canalisgebiet bildet ein Sieb für den Mageninhalt. c) Glattwandiges Canalislumen bei starker Kontraktion der Muskelhaut. (Aus: KATSCH, G., PICKERT, H.: Handbuch der inneren Medizin, Bd. III, 1. Teil, 4. Aufl. Berlin-Göttingen-Heidelberg: Springer 1953)

Die rötliche Magenschleimhaut ist von einschichtigem, hochprismatischen Epithel bedeckt. Am Mageneingang beginnt sie mit scharfer, meist gezackter Grenze gegen die blasse Schleimhaut des Oesophagus, die mit mehrschichtigem, unverhornten Plattenepithel überzogen ist.

Die Grenze zwischen Korpus und Antrum läßt sich durch pH-Farbstoffindicatoren darstellen und durch Tuscheinjektionen der Gefäße markieren (OTTENJANN, PETERS u. ELSTER, 1967). Der größte Teil der Magenschleimhaut trägt „Fundus- und Korpusdrüsen", Glandulae gastricae propriae. Die Magendrüsen in Pars cardiaca, „Kardiadrüsen", und Pars pylorica, „Pylorusdrüsen", unterscheiden sich von diesen. Die Drüsen der pars cardiaca nehmen nur einen schmalen, etwa 1 cm breiten Streifen ein, die der Pars pylorica beginnen im Bereich der kleinen Kurvatur 5 bis 12 cm vor dem Pylorus, im Bereich der großen Kurvatur reichen sie meist nicht so weit nach oben (ELSTER, DUSCHEK u. HEINKEL, 1959). Das Propriabindegewebe kann Lymphfollikel, Folliculi lymphatici gastrici, und andere Zellen des Immunsystems enthalten und wird von den dicht gestellten tubulären Magendrüsen durchsetzt, die bis zur Muscularis mucosae reichen.

Die *Dicke* der normalen Magenschleimhaut (Biopsiematerial) gibt PALMER (1952) nach Fixierung einschließlich Muscularis mucosae pauschal mit 0,60 bis 1,14 mm, im Mittel 0,91 mm an. WOLFF (1967) findet einen Mittelwert für normale Mucosa ohne Muscularis mucosae mit 0,67 mm. Nach BILLENKAMP (1929) ist die

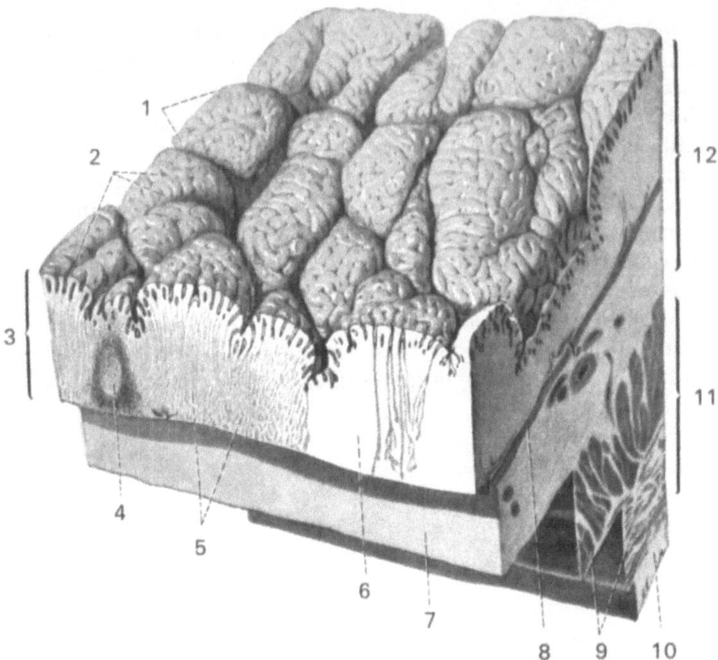

1 Area gastrica (aus gewundenen Leistchen zusammengesetzt)
2 Foveolae gastricae (feine spaltförmige Öffnungen)
3 Tunica mucosa (im engeren Sinn)
4 Solitärknötchen
5 Glandulae gastricae (in typischer Dichte)
6 Tunica propria (hier nur einzelne Glandulae gastricae eingetragen, schematisch)
7 Tela submucosa
8 Muscularis mucosae mit einzelnen aufsteigenden Abzweigungen in die Mucosa hinein
9 Ring- und Längsschicht der Tunica muscularis
10 Tela subserosa
11 Muskelhaut
12 Schleimhaut (im weiteren Sinn)

Abb. 14. Schleimhautoberfläche bei Betrachtung mit dem stereoskopischen Mikroskop (Schnittflächen schematisiert). Auf der vorderen Schnittfläche rechts vom Beschauer nur einige Drüsen gezeichnet, die übrigen weggelassen; links vom Beschauer Drüsen in typischer Dichte. Drüsen grau, Grübchen (Rinnen) schwarz. (Aus: Braus, H., Elze, C.: Anatomie des Menschen, Bd. II, 3. Aufl. Berlin-Göttingen-Heidelberg: Springer 1956)

Schleimhaut im Canalis ventriculi niedriger als im übrigen Magen; hieraus wird auf relativ geringere Sekretionsleistung im Canalis ventriculi geschlossen (vgl. Cooke u. Cooke, 1968). Im Fundus messen Heinkel, Tomat u. Henning (1960) im Mittel 0,72 mm bei einer durch die histologische Verarbeitung bedingten Streuung der Werte von ± 5%. Im Korpus findet Krentz (1965) eine durchschnittliche Schleimhautdicke von 0,93 mm. Der durch die histologische Technik bedingte „mittlere Fehler betrug durchschnittlich 4% des arithmetischen Mittels der Schleimhautdicke".

1. Magendrüsen, Glandulae gastricae

a) Glandulae gastricae (propriae), Fundus- und Korpusdrüsen

Die Magendrüsen von Fundus und Korpus sind folgendermaßen beschaffen. Die verzweigten tubulösen Drüsen liegen gestreckt und annähernd parallel dicht gedrängt im Propriabindegewebe und reichen von der Muscularis mucosae bis zu den Foveolae gastricae, in die jeweils zwei bis vier Drüsen einmünden. Während die Schleimhautoberfläche einschließlich der Foveolae gastricae von einem einschichtigen hochprismatischen, den Magenschleim bildenden Epithel (PAS positiv) überzogen sind, das in den Foveolae von den Oberflächenzellen geringfügig differiert, werden die Drüsenschläuche aus anderen Zellarten zusammengesetzt, die

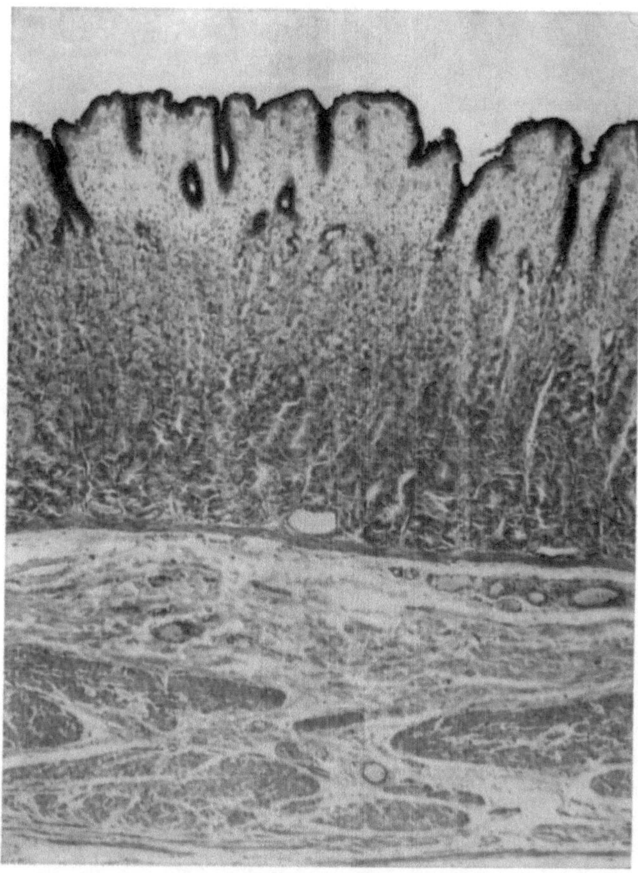

Abb. 15. Fundusschleimhaut, Mensch. Färbung: PAS-Hämatoxylin (EHRLICH) — Naphtholgelb S nach SPECHT. 56:1. Beachte die lockere, zellarme Propria unter der freien Oberfläche. Oberflächen- und Grübchenzellen dunkelrot, Nebenzellen hellrot, Belegzellen gelb, Hauptzellen graublau

man als Hauptzellen, Belegzellen, Nebenzellen und basalgekörnte Zellen bezeichnet und die unterschiedlich auf Drüsenhals, Mittelstück und Drüsengrund verteilt sind. Die simultane lichtmikroskopische, differenzierte Darstellung der Zelltypen war neuerdings wiederholt Gegenstand von Untersuchungen (VAN HOECKE u. SEBRUYNS, 1952; MARKS u. DRYSDALE, 1957; SCHIEBLER u. BEHR, 1960; LUDWIG, 1961) (Abb. 15—18).

Hauptzellen (Cymogen cells). Drüsengrund und Mittelstück jedes Drüsenschlauches werden vorwiegend von den zylindrischen Hauptzellen gebildet. Ihnen wird die Produktion von Pepsinogen zugeschrieben. Ausdruck dieser Tätigkeit

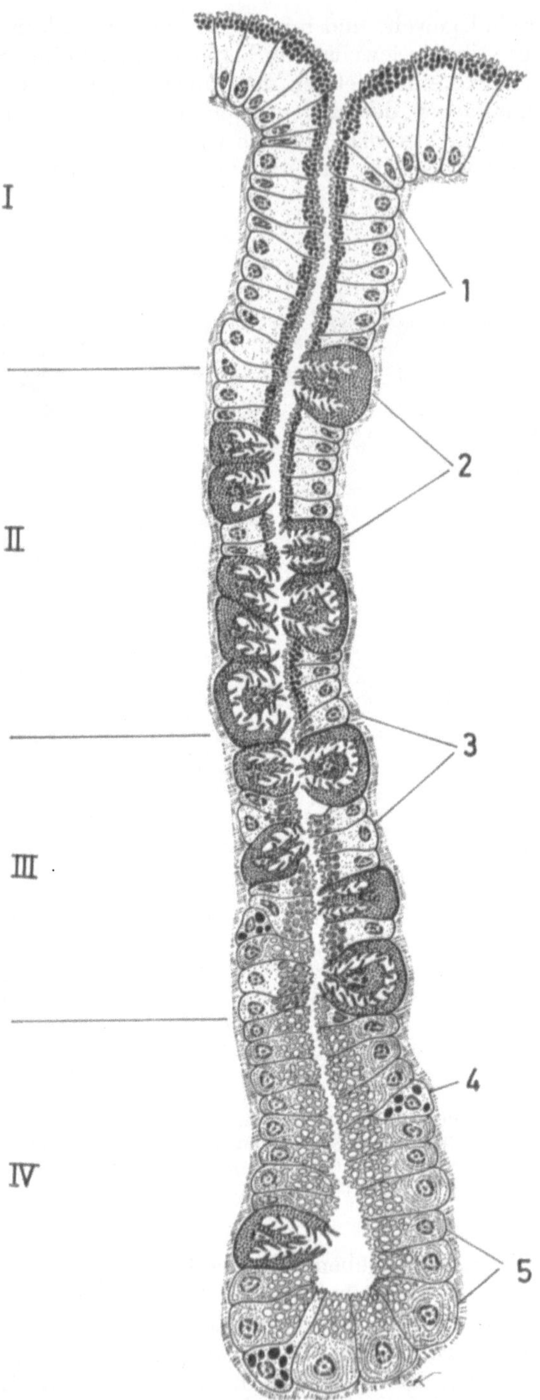

Abb. 16. Magendrüse des Corpusbereiches. I = Magengrübchen, II = Isthmus, III = Hals, IV = Basis; 1 = Schleimzellen der Oberfläche, 2 = Belegzellen, 3 = Schleimzellen des Halses (Nebenzellen), 4 = argentaffine Zelle, 5 = Hauptzellen. Elektronenmikroskopisches Schema. [Aus: Ito, S., Winchester, R. Z.: J. Cell Biol. 16, 541—578 (1963)]

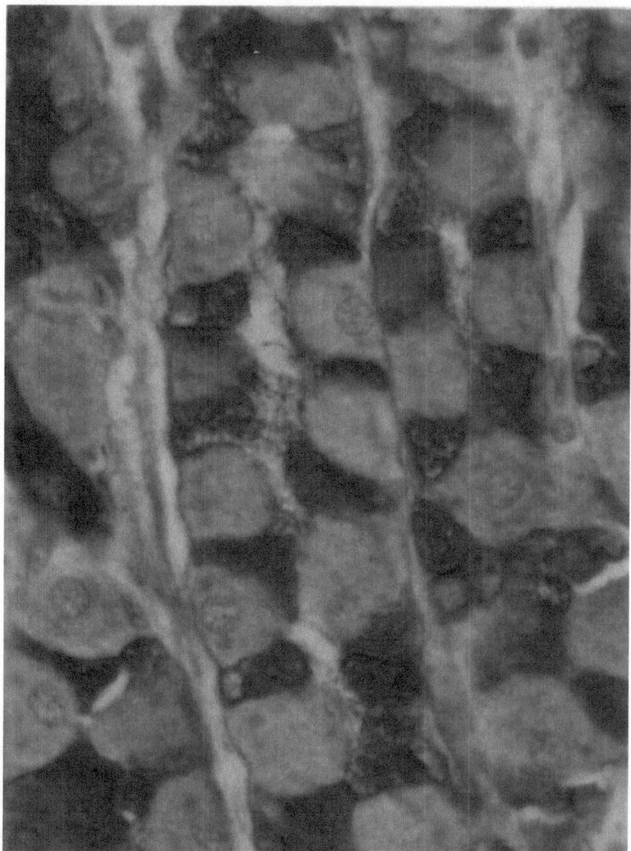

Abb. 17. Drüsenschlauch aus der Fundusschleimhaut des Menschen im Längsschnitt. Färbung nach SPECHT u. STOBER. 800:1. Hauptzellen olivgrün, Belegzellen gelb, Nebenzellen rot

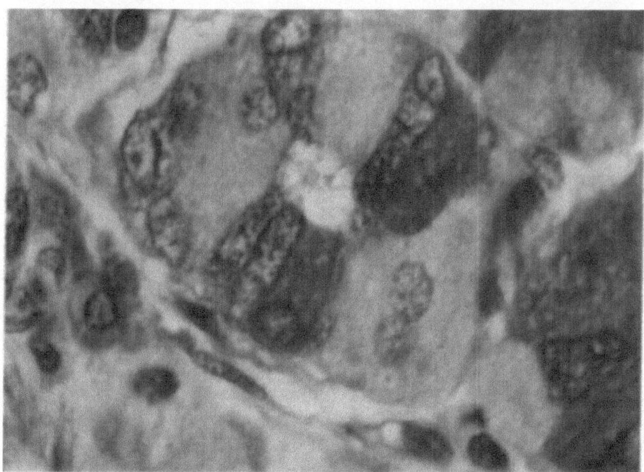

Abb. 18. Drüsenschlauch aus der Fundusschleimhaut des Menschen im Querschnitt. Färbung nach SPECHT u. STOBER. 1000:1. Hauptzellen rotviolett, Belegzellen zartrötlich, Nebenzellen blau

sind bei lichtmikroskopischer Untersuchung die starke Basophilie, die auf ein ausgedehntes Ergastoplasma (granuliertes endoplasmatisches Reticulum) zurückgeht
(Weber, 1958) und ihre wabige und körnige Beschaffenheit (vgl. dazu Lillie,

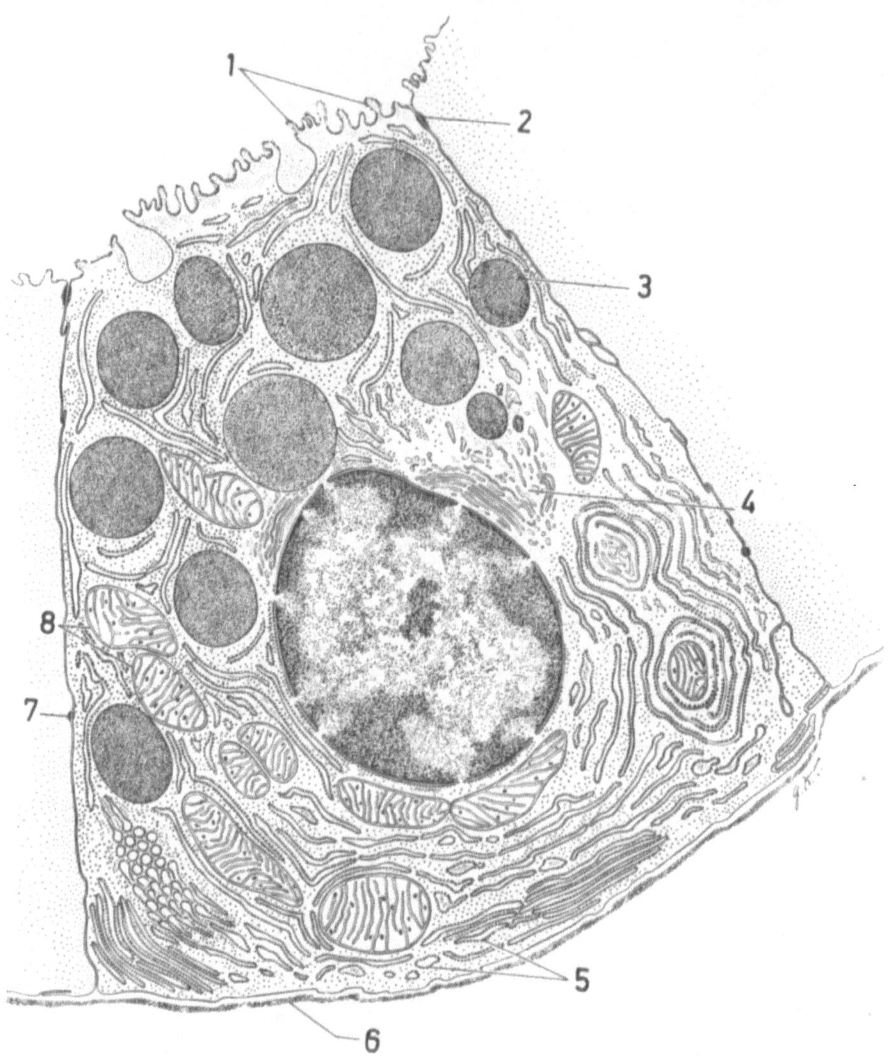

Abb. 19. Hauptzelle. 1 = Microvilli, 2 = Macula adhaerens, 3 = Zymogengranulum, 4 = Golgi-
Komplex, 5 = granuliertes endoplasmatisches Reticulum, 6 = Basalmembran, 7 = Desmosom,
8 = Mitochondrien. Elektronenmikroskopisches Schema. [Aus: Ito, S., Winchester, R. Z.:
J. Cell Biol. **16**, 541—578 (1963)]

1958), in der sich ein umfangreicher Golgi-Komplex zu erkennen gibt, wie die
elektronenmikroskopische Untersuchung der Hauptzellen zeigt (Meriel, Darnand,
Denard, Moreau, Voisin u. Combes, 1961; Helander, 1968; Rubin, Ross,
Sleisenger u. Jeffries, 1968; vgl. auch Glass, 1968; Van den Brink, 1969)
(Abb. 19).

Belegzellen (Parietal cells, Oxyntic cells). Die runden Belegzellen können im Drüsenhals am Aufbau des Tubulus selbst teilnehmen, im Mittelstück und Drüsengrund sitzen sie dem Tubulus außen auf und geben ihr Sekret durch intercelluläre Sekretcapillaren zwischen den Tubulusepithelzellen ins Drüsenlumen (Abb. 20). Belegzellen scheinen bei Färbung mit sauren Farbstoffen gegenüber den basophilen Hauptzellen lediglich acidophil zu sein (GRAUMANN, 1965). Die Belegzellen des Menschen sind *elektronenmikroskopisch* wiederholt untersucht worden (Abb. 21). Man findet hauptsächlich folgende Strukturen: Das Plasmalemm der lumennahen Oberfläche ist in Form intracellulärer Kanälchen in die Zelle eingestülpt und trägt

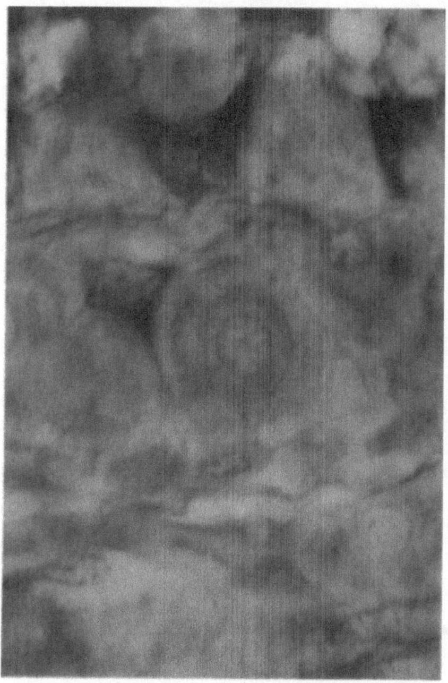

Abb. 20. Belegzelle aus der Fundusschleimhaut des Menschen. Färbung: Perjodsäure-Bisulfit-Aldehydthionin-Kernechtrubin nach SPECHT. 1000:1. Beachte die intracellulären Sekretkanälchen, deren Darstellung auf der Anfärbung der Glykokalyx beruht

Microvilli. Im Zellinnern finden sich in der Nähe dieser Kanälchen ausgedehnte glattwandige Vacuolen (glattes endoplasmatisches Reticulum) und sehr zahlreiche Mitochondrien mit elektronendichten Partikeln, die mit den vorgenannten Strukturen offenbar eine Funktionseinheit bilden (GUSEK, 1961). Im Cytoplasma kommen ferner noch lamellär transformierte, osmiophile Mitochondrien (durch die Carboanhydrase verursacht? GUSEK, 1961), Golgi-Komplex, granuläre und lamelläre Cytosomen und ein schwach entwickeltes, granuliertes, endoplasmatisches Reticulum vor (vgl. ITO, 1961; HELANDER, 1968; RUBIN, ROSS, MARVIN, SLEISENGER, JEFFRIES, 1968; u. a.). Mehrfach ist neuerdings wieder eine Korrelation zwischen der Anzahl von Belegzellen und der Produktion von Magensäure nachgewiesen worden (TONGEN, 1950; HEINKEL, LANDGRAF, ELSTER, HENNING u. CONINX, 1960; POLACEK u. ELLISON, 1966; CARD, 1968; DESAI, BORKAR u. JEEJECBHOY, 1968; MYREN, 1968).

Nebenzellen (Mucous neck cells). Die prismatischen mukösen Nebenzellen bilden hauptsächlich im Drüsenhals den Tubulus. Sie enthalten Ergastoplasma und

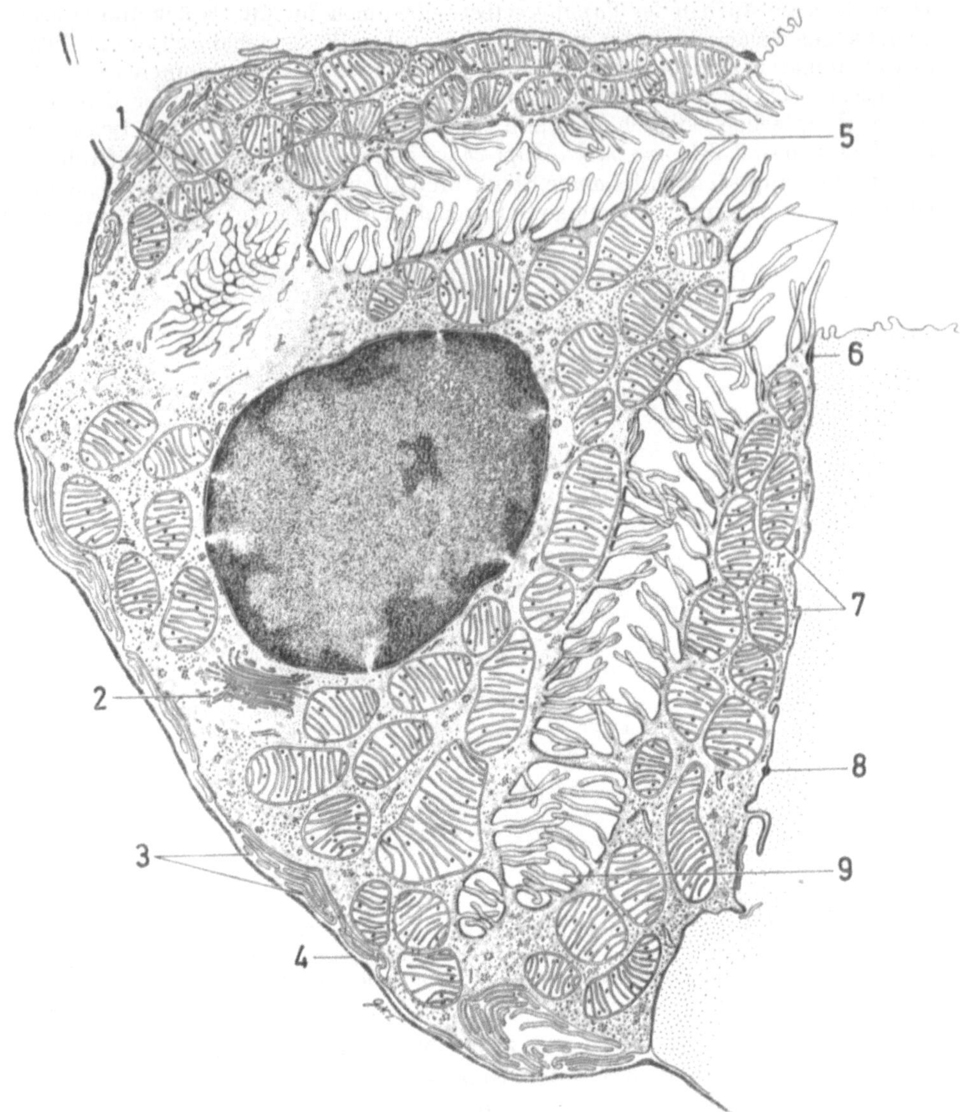

Abb. 21. Belegzelle. 1 = glattes endoplasmatisches Reticulum, 2 = Golgi-Komplex, 3 = basale Einfaltungen, 4 = Basalmembran, 5 = Sekretkanälchen, 6 = Macula adhaerens, 7 = Mitochondrien, 8 = Desmosom, 9 = Sekretkanälchen. Elektronenmikroskopisches Schema. [Aus: Ito, S., Winchester, R. Z.: J. Cell Biol. 16, 541—578 (1963)]

produzieren ein PAS-positives schleimiges Sekret, ein neutrales Glykoproteid, wodurch der Kern zur Zellbasis gedrängt werden kann. *Elektronenmikroskopisch* findet man hauptsächlich Mitochondrien, granuliertes endoplasmatisches Reticulum, vor allem aber einen großen Golgi-Komplex und apikal zahlreiche Vacuolen, die Schleimsubstanzen enthalten (Ito u. Winchester, 1963; Rubin, Ross, Sleisenger u. Jeffries, 1968) (Abb. 22). Weniger stark differenzierte Zellen dieser Art werden für Vorläufer von Beleg- und Nebenzellen gehalten (JOHNSON u. YOUNG, 1968). Gelegentlich werden die undifferenzierten „Halszellen" begrifflich von den differenzierten, schleimbildenden Nebenzellen unterschieden.

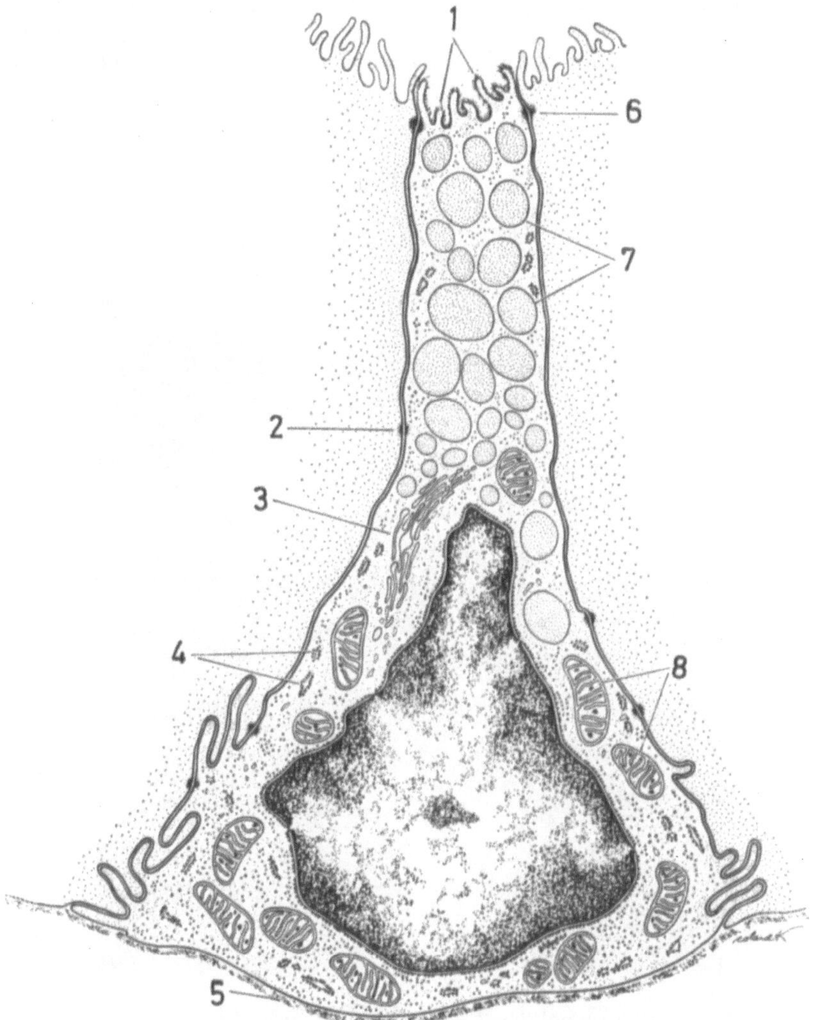

Abb. 22. Schleimdrüse des Halses (Nebenzelle). 1 = Microvilli, 2 = Desmosom, 3 = Golgi-Komplex, 4 = granuliertes endoplasmatisches Reticulum, 5 = Basalmembran, 6 = Macula adhaerens, 7 = Schleimgranula, 8 = Mitochondrien. Elektronenmikroskopisches Schema. [Aus: ITO, S., WINCHESTER, R. Z.: J. Cell. Biol. **16**, 541—578 (1963)]

b) Glandulae cardiacae, Kardiadrüsen

Die Drüsenschläuche stellen eine schmale Übergangszone zu den Fundusdrüsen dar (vgl. S. 24). Sie unterscheiden sich in folgendem von den Fundus-Korpusdrüsen. Die relativ langen Tubuli sind stärker verzweigt, liegen lockerer und haben ein weiteres Lumen. Sie werden nur von einer Zellart, „mucoiden" Zellen, zusammengesetzt — Schleimzellen, die Magenschleim, ein neutrales Glykoproteid, produzieren (Abb. 23).

c) Glandulae pyloricae, Pylorusdrüsen

Die Pylorusdrüsen, variabel in ihrer Ausdehnung (vgl. S. 15), sind, gemessen an den Korpusdrüsen, relativ kurz, stark gewunden und verzweigt, haben ein weiteres Lumen und münden in tiefe Magengrübchen. Sie bestehen einerseits aus

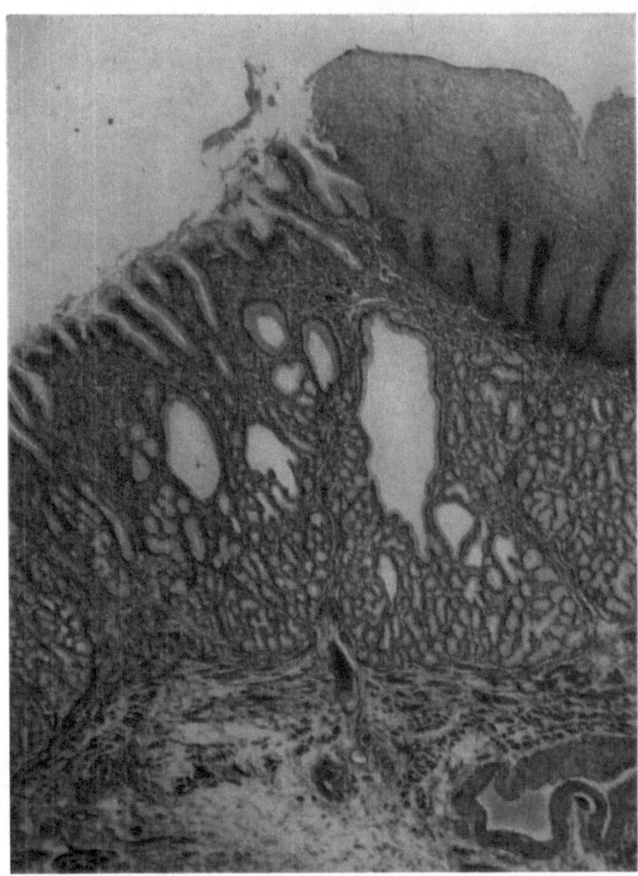

Abb. 23. Cardia, Mensch. Färbung: Azan. 40:1

„mucoiden" Schleimzellen, andererseits enthalten die Pylorusdrüsen den Hauptanteil aller basalgekörnten Zellen des Magens. An der Grenze von Korpus- und Fundusdrüsen findet sich eine etwa 1 cm breite Zone mit Übergangsformen von Korpus- und Polyrusdrüsen. In dem, besonders zwischen den Drüsenhälsen reichlichen, Propriabindegewebe liegen Zellen des Immunsystems, nicht selten Lymphfollikel. Es ist nicht hinreichend geklärt, ob die verschiedenen „mucoiden" Zellen der Magenschleimhaut (in Kardiadrüsen, Drüsenhälsen der Fundus-Korpusdrüsen und in Pylorusdrüsen) identisch sind (Abb. 24).

Basalgekörnte Zellen (Enterochromaffin cells and enterochromaffinlike cells; argentaffine und argyrophile, nichtargentaffine Zellen; gastrale APUD-Zellen). Problematisch sind die „basalgekörnten Zellen". Sie treten spärlich in Pars cardiaca, vereinzelt in Fundus und Korpus auf und nehmen vom Antrum zum Pylorus zu, in der Pars pylorica kommen sie gehäuft vor. Sie zeichnen sich durch typisch färbbare kleine Granula aus, die nicht ausschließlich basal zu liegen brauchen. Diese sind eosinophil und nach Chromfixierung leuchtend gelb, bei Diazoreaktion rotbraun und nach Versilberung schwarz gefärbt. Es handelt sich um keinen einheitlichen Zelltyp. So lassen sich bei Versilberung *argentaffine Zellen* (die selbst Silbersalze reduzieren und damit Schwärzung erzeugen) und *argyrophile, nichtargentaffine Zellen* (die auf andere Weise Silbersalze festhalten und erst durch deren Reduktion

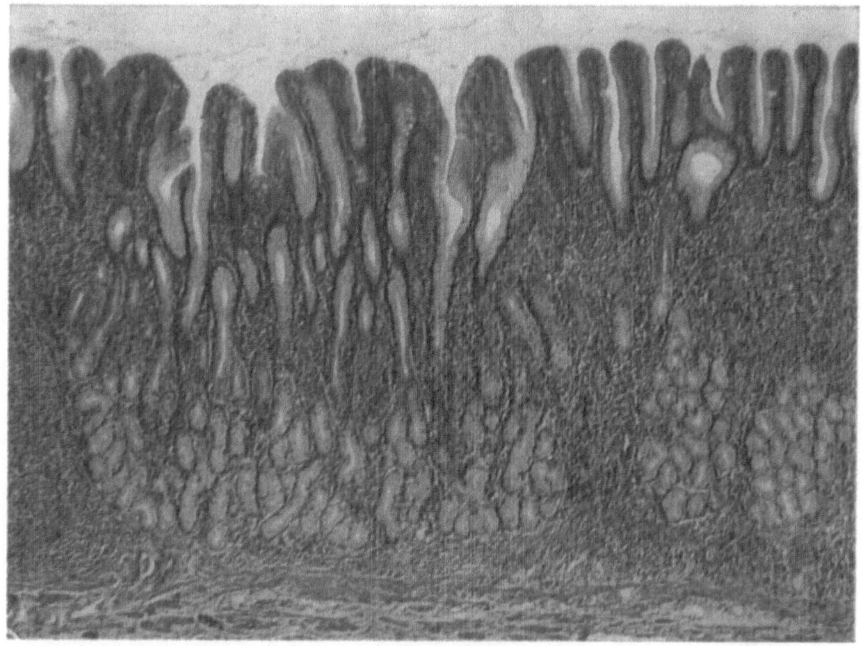

Abb. 24. Pylorusschleimhaut, Mensch. Färbung: H.E. 60:1. Starke Rundzellinfiltration in der Propria

mit Reagenzien geschwärzt werden) unterscheiden. Die „basalgekörnten" Zellen wurden wohl zu Unrecht für exokrine Drüsenzellen gehalten (vgl. FRESEN u. HOLZKI. 1968), zahlreiche neue, hauptsächlich fluorescenzmikroskopische Arbeiten führen zu folgenden Vorstellungen:

Nach den Untersuchungen von HÅKANSON, LILJA u. OWMAN (1969; hier weitere Literatur!) ist in den *argentaffinen Zellen* (enterochromaffinen Zellen) 5-Hydroxytryptamin lokalisiert; sie fluorescieren gelb. Man findet diese Zellen hauptsächlich im Drüsengrund. In den *argyrophilen, nichtargentaffinen Zellen* (enterochromaffinähnlichen Zellen) entsteht nach Inkubation mit L-DOPA eine formaldehydinduzierte grüne Fluorescenz. Diese Zellen sollen Aryläthylamine (z. B. Dopamin) produzieren und speichern. Sie liegen hauptsächlich im Drüsenhals und Mittelteil. Inhalt und Verteilung der basalgekörnten Zellen des Magen-Darmtraktes variieren stark zwischen den einzelnen Species, so daß Tieruntersuchungen nicht oder nicht ohne weiteres auf den Menschen übertragen werden können. PEARSE (1968) erwägt, ob diese Zellgruppe zu den APUD (= amine and precursor uptake and decarboxylation)-Zellen gerechnet werden müssen (in einer Reihe mit den α- und β-Zellen der Inseln und den C-Zellen der Schilddrüse) und vermutet, daß in ihnen ebenfalls Polypeptide (Gastrin!) gebildet werden. Hierfür könnte auch folgende Untersuchung von McGuigan (1968) sprechen. Die Identifizierung von Gastrin in Form von cytoplasmatischen Granula gelingt mit Hilfe der Immunfluorescenz-

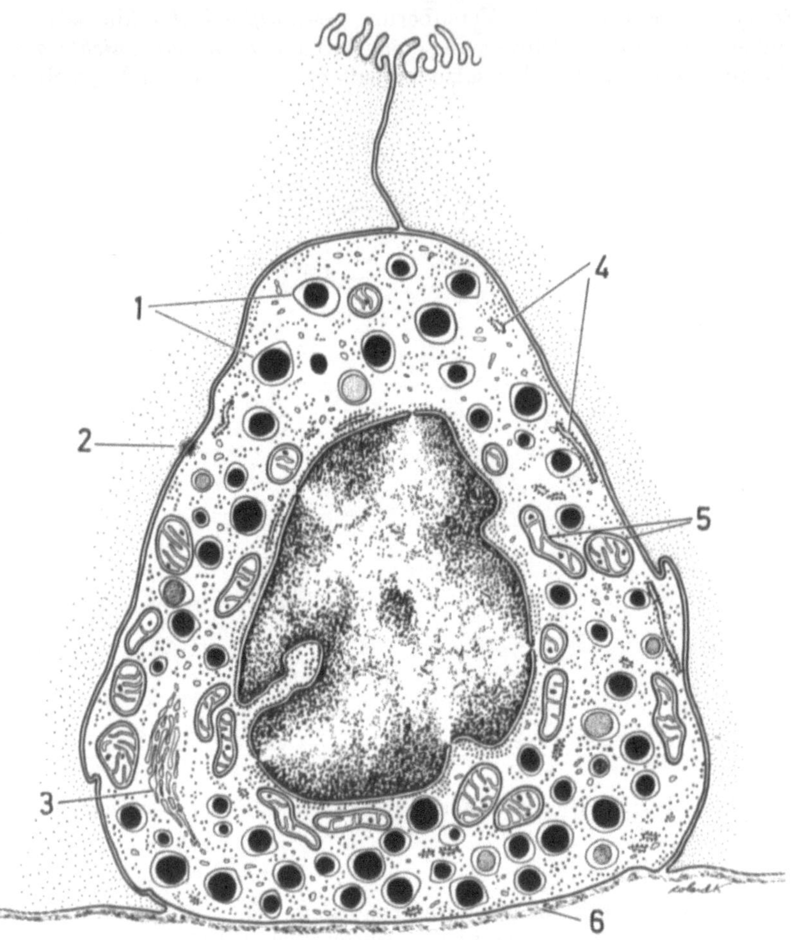

Abb. 25. Argentaffine Zelle. 1 = argentaffine Granula, 2 = Desmosom, 3 = Golgi-Komplex, 4 = granuliertes endoplasmatisches Reticulum, 5 = Mitochondrien, 6 = Basalmembran. Elektronenmikroskopisches Schema. [Aus: Ito, S., Winchester, R. Z.: J. Cell Biol. **16**, 541—578 (1963)]

methoden. Gastrin kommt hauptsächlich in einzelnen Epithelzellen der Pars pylorica vor. Die Verteilung der Zellen läßt an argyrophile Zellen denken, doch gelingt eine Identifizierung nicht. Es besteht eine sehr gute Korrelation zwischen dem Gastringehalt von Extrakten der Antrum- bzw. Korpusmucosa und der jeweiligen Zahl von immunfluorescierenden Zellen. Einen färberischen Nachweis von Gastrin auf Grund von Carboxylgruppen versuchte Coalson (1969).

Sehr gute elektronenmikroskopische Untersuchungen liegen über tierische basalgekörnte Zellen vor (Abb. 25). Aus Mangel an ausreichenden Erfahrungen beim Menschen seien sie hier zitiert. Die elektronenmikroskopische Aufnahme einer agyrophilen Zelle aus dem Magen der Ratte bildet HELANDER (1968) ab. Bei ITO und WINCHESTER (1963) findet sich ein instruktives halbschematisches elektronenmikroskopisches Bild einer argentaffinen Zelle. Auffallendster Bestandteil der Zelle sind Vesikel mit substanzdichtem Kern. Es besteht ein Golgi-Komplex. Das endoplasmatische Reticulum ist schwach entwickelt, die Mitochondrien sind klein. Nur ausnahmsweise erreicht die basalgekörnte Zelle das Drüsenlumen. FORSSMANN, ORCI, PICTET, RENOLD u. ROUILLER (1969; hier weitere Literatur!) machen bei der Katze einen Cyclus gastrinproduzierender Zellen wahrscheinlich, in dessen Verlauf während des Fastens die substanzdichten Granula gebildet und bei der Nahrungsaufnahme ausgeschieden werden. CAPELLA, SOLCIA u. VASSALLO (1969; hier weitere Literatur!) unterscheiden auf Grund des licht- und elektronenmikroskopischen Bildes beim Kaninchen sechs Typen von endokrinen Zellen im Gastrointestinaltrakt. Ferner werden neuerdings bei Tieren bisher unbekannte Zellarten beschrieben, die wahrscheinlich auch zu den „basalgekörnten" oder „hellen" Zellen (FEYRTER, 1953) gerechnet werden müssen (PFEIFFER u. WEIBEL, 1969 Frettchen; KATAOKA, 1969 Maus).

Becherzellen (Goblet cells). Becherzellen in der Magenschleimhaut gelten allgemein als pathologisch. Sie nehmen im Alter zu. Am häufigsten findet man sie bei atrophischer Gastritis. Doch sollen sie, wenn auch selten, bei normaler Magenschleimhaut vorkommen (HEINKEL, LANDGRAF, ELSTER, HENNING u. CONINX, 1960).

Schleim. Das Oberflächenepithel der Magenschleimhaut produziert ein saures Mucopolysaccharid, die Halszellen und Nebenzellen der Drüsen stellen ein neutrales Mucopolysaccharid her. Nach CAMMEO DAIENELLI (1968) sind die Pylorusdrüsen in Hals, Mittelstück und Drüsengrund PAS-positiv, aber Alcianblau-negativ. SINITZINA (1968) findet im Oberflächenepithel und in Hauptzellen sowohl neutrale als auch sulfatierte Mucopolysaccharide. Über die Beschaffenheit des Schleimes selbst vgl. SEMB u. MYREN (1968).

Enzyme. Mit Hilfe cytochemischer Methoden konnten in der Magenschleimhaut etwa 20 Enzyme lokalisiert werden (vgl. PEARSE, 1968). Eine Zusammenstellung über die Verteilung und Farbintensität einiger histochemisch darstellbarer Enzyme im menschlichen Magen-Darmtrakt haben KLEIN, DRUBE u. HANSEN (1967; hier umfangreiche Literatur!) aus eigenen Untersuchungen und aus der Literatur angefertigt und auf die jeweils als Enzymträger wirkenden Zellorganellen bezogen. Der den Magen betreffende Teil ist in Tabelle 1 abgebildet. Da die basalgekörnten Zellen des Magens nicht besonders berücksichtigt wurden, sind in der Tabelle die des Dünndarms mit aufgeführt. Die Aufstellung zeigt, daß die Belegzellen besonders starke Enzymaktivitäten haben, wohl im Zusammenhang mit der energiefordernden Bildung von HCl und in Übereinstimmung mit dem Mitochondrienreichtum. „Die cytochemische Charakterisierung von Fermentverteilung und Zellorganellen ist in Zukunft möglicherweise zur Erkennung spezifischer Schleimhautepithelveränderungen bei Magen- und Dünndarmerkrankungen geeignet" (KLEIN, DRUBE u. HANSEN, 1967).

Intrinsic factor. HOEDEMACKER, ABELS, WACHTERS, ARENDS u. NIEWEG (1964) gelang mit Hilfe von markiertem Vitamin B_{12} der Nachweis, daß beim Menschen die Belegzellen eine starke Affinität zu Vitamin B_{12} besitzen. Die Aufnahme des markierten Vitamins wurde verhindert, wenn die frische Schleimhaut vorher mit „Anti-intrinsic factor-Globulin" behandelt worden war. Der Castlesche Intrinsic factor muß demnach beim Menschen in den Belegzellen gesucht werden. Diese Vorstellung stimmt überein mit dem Ergebnis einer Untersuchung, die WRIGHT, WHITEHEAD, WANGEL, SALEM und SCHILLER (1966) an 150 Patienten bioptisch durchführten. Sie fanden Belegzellantikörper selten bei normalem Schleimhautbild. Mit dem Auftreten von Belegzellantikörper ging eine Gastritis und immer eine perniziöse Anämie einher. Bei allen mit derselben Methode bisher untersuchten Tieren waren andere und unterschiedliche Zellen Träger des Intrinsic factors (Hoedemacker, Abels, Wachters, Arends u. Nieweg, 1966).

d) Regeneration

Die Magenschleimhaut unterliegt einem raschen Wechsel ihrer Epithelien (Myhre, 1968). Mitosen kommen hauptsächlich im Drüsenhals, aber auch am

Tabelle 1. Nach Klein, Drube u. Hansen (1967)

	Magen (Fundus)			Duodenum, Jejunum
	Beleg-zellen	Haupt-zellen	Neben-zellen	Basalgekörnte Zellen
Membranenzyme				
Alkalische Phosphatase (e)	∅	∅	∅	∅
Leucinaminopeptidase (e)	∅	∅	∅	∅
Adenosintriphosphatase (e)	∅	∅	∅	∅
Disaccharidasen (e)	∅	∅	∅	∅
Mitochondriale Enzyme				
Succinodehydrogenase (e)	+ + +	+	(+)	+
Lactatdehydrogenase (e)	+ + +	+	+ + +	+
NAD-Diaphorase	+ + +	+	+	+ +
β-hydroxybutyratdehydrogenase	+ + +	+	+ + +	+
Glucose-6-phosphatdehydrogenase	(+)	(+)	(+)	
α-glycerophosphatdehydrogenase	+ + +	+	(+)	
Cytochromoxydasen	+ + +			
Isocitronensäuredehydrogenase	∅	∅	∅	+
Mikrosomale Enzyme				
unspezifische Esterasen (e)	+ + +	+	+ + +	+ +
Lysosomale Enzyme	+ (38, 42, e)	+ + (38, 42, e)	∅ − (+)	+ − + + +
saure Phosphatase (e)	+ + (8)	+ (8)		
Golgi-Enzym				
Thiaminpyrophosphatase (e)	∅	(+)	+	+

Drüsengrund vor (Imai, Shibata u. Mineda, 1967; Myrhe, 1968; Winaver u. Lipkin, 1969). Die „Stammzellen", von denen die Regeneration ausgeht, sollen die wenig differenzierten „Halszellen" sein (vgl. Helander, 1968). Doch werden bei der Ratte Mitosen auch in Belegzellen beobachtet (Kulenkampff, 1970), und Finckh und Milton (1960) sehen beim Hund, und Hunt u. Hunt (1962) bei der Ratte nach experimentellen Schleimhautläsionen eine Regeneration auch von Haupt- und Belegzellen ausgehen. Demgegenüber glauben Ragins, Wincze, Liu u. Dittbrenner (1968), bei der Maus Mitosen in Belegzellen ausschließen zu können. Vgl. hierzu auch Townsend (1961) und Trudinger u. Wilhelm (1969). Bei Ratten, gehalten unter Standardbedingungen, folgt die Mitoseaktivität einer Zirkadianperiodik. Bei Belichtung von 6 bis 18 Uhr wird die größte Aktivität zwischen 4 und 10 Uhr und die geringste um 24 Uhr (Clark u. Baker, 1963) gefunden.

e) Hormonwirkung auf die Epithelien der Magenschleimhaut

Hypophysektomie verursacht bei Ratten eine schwere Involution der Hauptzellen des Magens und eine Reduktion der Pepsinogensekretion. Die Veränderung tritt in weniger als 3 Tagen nach der Operation auf (BAKER u. ABRAMS, 1954; vgl. auch CREAN, 1963 — hier weitere Literatur!; CREAN, 1968). Die Belegzellen werden weniger stark verkleinert (BAKER u. CLARK, 1961). *Elektronenmikroskopisch* findet man hauptsächlich eine Verringerung der proteinbildenden und ausscheidenden Strukturen (Ergastoplasma, Golgi-Komplex, Prosekretgranula). Die Veränderungen an den Belegzellen sind geringer (CORPRON, 1966). Dagegen haben die Entfernung der Schilddrüse oder der Gonaden keinen Einfluß auf das cytologische Bild der Magenschleimhaut, doch wird durch Thyreoidektomie und Adrenalektomie das Volumen des Magensaftes verringert, durch Adrenalektomie die peptische Aktivität vermindert (ABRAMS u. BAKER, 1954). Gaben von Somatropin 16 Tage nach Hypophysektomie lassen die Mitoseaktivität in den Magendrüsen der Ratten auf mehr als das Doppelte ansteigen (Autoradiographische Untersuchung, BELANGER, 1960). Im übrigen wird die Zirkadianperiodik der Proliferation bei Ratten durch Hypophysektomie gestört (CLARK u. BAKER, 1963). Nach hohen Dosen von Cortison und ACTH werden die Aktivitäten von β-Glucuronidase und β-Galactosidase in den Fundus- und Pylorusdrüsen der Ratte vermindert (KOZLOWSKA, 1968). Beim Hund kommt es nach fortgesetzten Cortisongaben in den ersten Tagen in einigen Fundusbezirken zur intra- und extracellulären Anreicherung von Schleim. Um den 12. Tag entsteht eine Desquamation; zahlreiche Hauptzellen der Fundusdrüsen verlieren ihr Chondroitinsulfat (WILLEMS u. GERARD, 1969).

Durch Histamin wird bei Untersuchungen am Menschen die (bioptische lichtmikroskopische) Magenschleimhautdiagnostik nicht beeinträchtigt (KENZLER, HEINKEL, HENNING, LANDGRAF u. ELSTER, 1962). Doch findet man *elektronenmikroskopisch* nach Sekretionsreizen an Ratten und Hunden (Histamin bzw. gastrinanaloges Heptapeptid über 3 Std) bei beiden Species gleichartige Veränderungen. Die Hauptzellen erleiden eine Verringerung ihrer Zymogengranula und ihres Gesamtdurchmessers, die Zisternen des Golgi-Komplexes werden größer, Sekret erscheint in den Drüsenlumina. In den Belegzellen werden die intracellulären Kanälchen stark erweitert, die Microvilli zahlreicher und länger, die intracellulären Vesikel dagegen weniger zahlreich (LICK, HALARIS, BALSER, HART u. KLEMPA, 1969; hier weitere Literatur!) Unter Atropinwirkung wird bei der Ratte Pepsinogen in den Hauptzellen gestapelt (WESTMAN u. HELANDER, 1969).

2. Lamina propria mucosae

Das Bindegewebe der Schleimhaut, in das die Schleimhautdrüsen eingebettet sind, reicht bis zur Muscularis mucosae. Es ist ein zellreiches reticuläres Bindegewebe. In seinen Maschen finden sich Lymphocyten, Plasmazellen, Mastzellen und eosinophile Granulocyten: Zellen des immunologischen Systems. Das Propriabindegewebe der Schleimhaut ist Bestandteil des Propriabindegewebes des gesamten Magen-Darmtraktes, das zugleich der umfangreichste Teil des immunologischen Systems des menschlichen Körpers ist. Das Schleimhautbindegewebe des Magens kann nur in diesem Zusammenhang erschöpfend behandelt werden. In der vorliegenden Darstellung kommen lediglich Teilaspekte zur Sprache.

Das Propriabindegewebe enthält ein Geflecht von Retikulinfäserchen, die sich an der Epithelbindegewebsgrenze zu einer Gitterfasermembran verdichten, die in die epitheliale Basalmembran übergeht. Ferner wird das Gewebe von einem Netz aus elastischen Fasern durchzogen; es ist in der Nähe der Muscularis mucosae am stärksten ausgebildet. Arterien aus der Submucosa, die die Muscularis mucosae durchbrechen, speisen Capillarnetze um die Drüsenschläuche. Venenplexus sammeln das Blut und führen es durch die Muscularis mucosae in die Submucosa. Auch ein Lymphgefäßnetz ist vorhanden. Axone vegetativer Nerven gelangen bis unter das Epithel (s. S. 44). Aus der Muscularis mucosae strahlen einzelne glatte Muskelzellen in das Bindegewebe der Schleimhaut ein.

Freie Zellen in der Tunica propria. Unter den freien Zellen des Propriabindegewebes erregen im Rahmen von fluorescenzmikroskopischen Untersuchungen die Mastzellen besonderes Interesse. Gastritisches Histamin ist beim Menschen ausschließlich an Mastzellen gebunden, die die gesamte Mucosa und Submucosa durchsetzen (Håkanson, Lilja u. Owman, 1969; vergleichende und physiologisch-chemische Untersuchung und Literatur s. Håkanson, 1970; Häkanson, Owman, Sjöberg u. Sporrong, 1970). Auch den Plasmazellen der menschlichen Magenschleimhaut wird im Zusammenhang mit immunbiologischen Fragen in jüngster Zeit vermehrte Aufmerksamkeit geschenkt. In der normalen Magenschleimhaut findet man nur eine geringe Menge von ihnen. Ihre Zahl nimmt bei chronisch atrophischer Gastritis erheblich zu, gleichzeitig treten vermehrt Rundzellinfiltrate auf (Brus, Siegel, Yamaguchi u. Glass, 1968). Crabbé u. Heremans (1966) finden in den Plasmazellen der menschlichen Magenschleimhaut Immunglobuline hauptsächlich vom γ-A-Typ, ähnlich wie in der Dünn- und Dickdarmschleimhaut (Crabbé, Carbonara u. Heremans, 1965). Immunglobuline vom γ-A-Typ stehen zu denen vom -M-Typ etwa im Verhältnis 16:1, im Gegensatz zu den Verhältnissen in lymphatischen Organen und in Übereinstimmung mit anderen Bindegewebsbezirken um exokrine Drüsen. Doch kommen stellenweise (in einem Fall sogar dominierend) in der Lamina propria auch γ-G-Zellen vor (Fjellanger, Brandtzaeg u. Torgersen, 1967). Lymphocyten finden sich regelmäßig im Propriabindegewebe. Auch kleine Lymphocytenansammlungen werden, besonders in der Pars pylorica, für normal gehalten (vgl. Helander, 1968).

D. Tunica muscularis mucosae und das Bindegewebe der Submucosa

Über den Aufbau der Muscularis mucosae sind in jüngster Zeit keine Untersuchungen bekannt geworden. Es herrscht insoweit Einigkeit, als allgemein angenommen wird, daß sie bei der Ausbildung des Grob- und Feinreliefs der Schleimhaut mitwirkt. Doch sind der feinere Aufbau der Muscularis mucosae und die Art ihrer Mitwirkung nicht hinreichend geklärt und damit umstritten. Die Ergebnisse von Untersuchungen, die am Magen des Schweines durchgeführt wurden (H. Schmidt, 1939), haben sich an der Muscularis mucosae des Menschen nicht bestätigen lassen (Schellhaass, 1940; Weber, 1942, vgl. auch Goerttler, 1939). Versucht man, die im Einzelnen beim Menschen beschriebenen Eigentümlichkeiten der Muscularis mucosae des Magens in ein Bild von ihrem Bau und ihrer Funktion zu bringen, so ergibt sich Folgendes (Abb. 26).

Die Muscularis mucosae des menschlichen Magens ist aus zwei Muskellagen aufgebaut, die etwa senkrecht zueinander verlaufen, einer äußeren Längsschicht und einer inneren Ringschicht (vgl. Plenk, 1932; Weber, 1942). Zwischen beiden liegt eine Zone, in der die Muscularis mucosae gelockert und insgesamt verbreitert erscheinen kann, woraus sich örtliche Unterschiede in ihrer Dicke ergeben. So findet Palmer (1952) Dickenwerte für die Muscularis mucosae zwischen 0,03 und 0,21 mm. Da für sicher gelten kann, daß bei der Ausbildung des groben Faltenreliefs auch die Tunica muscularis propria, die Muskelwand des Magens, eine entscheidende Rolle spielt, muß nach dem Mechanismus des Zusammenspiels der Tunica muscularis und der Muscularis mucosae gefragt werden. Die Antwort hierauf ergibt sich aus der Faserstruktur der Submucosa. Die Kollagenfasern steigen z. T. aus der Muskelwand, z. T. aus äußeren Schichten der Submucosa in schraubenförmigen Zügen, einander überkreuzend, in innere Schichten der Submucosa bis in die Muscularis mucosae, teilweise bis in das Propriabindegewebe (G. MÜLLER, 1962). Sie werden von Netzen elastischer Fasern begleitet. Bei Kontraktion der Muskelwand lockern sich die Bindegewebszügel an der Stelle der Kontraktion, die Schleimhaut kann hier ins Magenlumen vortreten und eine Falte bilden. Der aktive Faktor bei der Faltenbildung ist demnach die Tunica muscularis propria; die Muscularis mucosae bleibt eher passiv, indem sie durch ihren Tonus die Falten aussteift. Dabei wirkt sie antagonistisch zur Tunica muscularis propria (SCHELLHAASS, 1940). Das schließt nicht aus, daß die Muscularis mucosae bei örtlicher Reizung durch spitze Fremdkörper (vgl. EXNER, 1902), zu einer lokalen Kontraktion befähigt ist. Ferner ist wahrscheinlich, daß Fasern der Muscularis mucosae in die Wandmuskulatur von

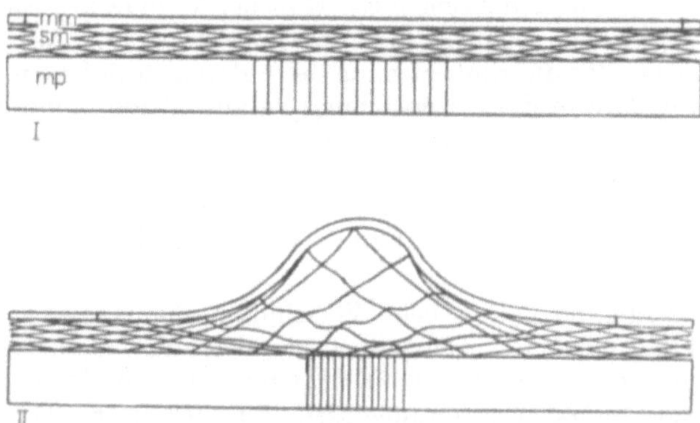

Abb. 26. Schematischer Querschnitt durch die Magenwand mit Ausnahme der Drüsenschicht. Durch eine Kontraktion des schraffierten Teiles der Muscularis propria (Schema I) werden die in diesem Bereich inserierenden Submucosafasern gelockert (Schema II), so daß sich die darüber befindliche Schleimhaut zu einer Falte abheben kann. mm = Muscularis mucosae; sm = Submucosa; mp = Muscularis propria. [Aus: SCHMIDT, H.: Gegenbaurs morph. Jb. 83, 495—516 (1939)]

Blutgefäßen einstrahlen und umgekehrt, so daß die Muscularis mucosae auch auf diesem Weg Einfluß auf die Schleimhautdurchblutung nehmen kann (GOERTTLER, 1939).

E. Oesophagogastraler Verschluß

Der kardiooesophageale Verschlußmechanismus ist in letzter Zeit im Hinblick sowohl auf seine physiologischen als auch auf seine anatomischen Faktoren untersucht worden. Die Ergebnisse lassen sich nicht völlig zur Deckung bringen.

1. Druckverhältnisse der kardiooesophagealen Region

Mit Hilfe der simultanen Druckregistrierung im Oesophagus oberhalb und unterhalb des Zwerchfells und in der Kardia läßt sich ein gastrooesophagealer Druckgradient zwischen Kardia und terminalem (abdominalem) Oesophagus feststellen. Der Druck liegt im terminalen Oesophagus konstant höher als in der Kardia (CRAEMER, HARRISON u. PIERCE, 1959; WOLF, HEITMANN u. COHEN) und ist positiv (Kardia + 4 / + 8 Hg; STÜCKER, 1968), im thorakalen Oesophagus dagegen negativ (− 2 / − 8; STÜCKER, 1968). Bei Druckanstieg im Bauchraum steigt der Druck im terminalen Oesophagus und in der Kardia, doch bleibt der Druckunterschied zwischen beiden etwa in gleicher Höhe erhalten. Hierdurch entsteht ein Verschlußmechanismus (funktioneller Kardiasphincter), dessen Voraussetzung der intraabdominale Verlauf des terminalen Oesophagus ist. Zum Ausgleich zusätzlicher Druckbelastung aus dem Magen ist lediglich noch eine geringe Sphincterleistung der oesophaguseigenen Muskulatur erforderlich, die vom N. vagus veranlaßt wird (Castell, 1970; Cohen u. Lipschütz, 1970). Nach diesen Untersuchungen soll die Verminderung der Druckdifferenz zwischen Kardia und terminalem Oesophagus bei der Hiatushernie die Hauptursache des gastrooesophagealen Refluxes sein (Stücker, 1970).

2. Muskulatur der kardiooesophagealen Region

Die älteren Vorstellungen über die anatomischen Sphincterstrukturen — Schlinge des rechten Zwerchfellschenkels, Hisscher Winkel zwischen Kardia und terminalem Oesophagus — sind heute verlassen. Ein Verständnis der Strukturen des Mageneingangs setzt die Einbeziehung des unteren (terminalen, abdominalen) Oesophagusabschnittes in die Untersuchung voraus. Beide, unterer Oesophagusabschnitt und Mageneingang, bilden ein zusammengehöriges System, an dessen Funktion auch der Hiatus oesophageus des Zwerchfells und die hier liegenden Fascien teilhaben sollen. Diese Region ist in jüngster Zeit mehrfach untersucht worden, hauptsächlich im Hinblick auf den Oesophagus-Kardiaverschluß und auf die hier vorkommenden Hernien.

An einem muskulären Faktor beim Verschlußmechanismus ist, auch im Hinblick auf den „funktionellen Kardiasphincter", nicht zu zweifeln. Zur Problematik dieser Strukturen vgl. Schwarz (1967), Harrison (1968), Ingelfinger (1970). Als verschließende Strukturen kommen grundsätzlich in Frage: 1. die Mucosa (vgl. Muller Botha, 1958; Friedland, Melcher, Berridge u. Gesham, 1966), 2. die Muscularis der kardiooesophagealen Region (vgl. Mann, Greenwood u. Ellis, 1964; Di Molfetta, 1967; Johnson, 1968; Lierse u. Stelzner, 1968), 3. der Hiatus oesophageus (vgl. Reich, 1927). Inzwischen besteht Einigkeit darüber, daß Schleimhaut oder Hiatus oesophageus allein diesen anatomischen Verschluß nicht bewirken können, die Muskulatur der kardiooesophagealen Region ist neben funktionellen Faktoren (Druckdifferenz zwischen Kardia und terminalem Oesophagus) beim Verschluß beteiligt. Die Untersuchungen von Lierse u. Stelzner (1967), Kaufmann, Lierse, Stark u. Stelzner (1968), Stelzner (1968), Stelzner u. Lierse (1968) haben den Muskelbau der kardiooesophagealen Region weitgehend geklärt. Danach ist die muskuläre Grundlage des oesophagogastralen Verschlusses folgendermaßen gebaut:

Die Tunica muscularis des Oesophagus hat an ihrem abdominalen Ende ein „Verschlußsegment". Seiner Konstruktion liegen die Schichten der Oesophagusmuskulatur, modifiziert durch eine Verdrehung des abdominalen Endes, zugrunde. Die Oesophagusmuskulatur besteht aus einer äußeren Längs- und einer inneren Ringmuskulatur. Beide hängen miteinander zusammen, die äußeren Längsmuskelfasern biegen in einen flacheren schraubenförmigen Verlauf ein und werden so zur inneren Ringmuskelschicht. Die Ebenen dieser Schrauben stehen schräg zur Längsachse des Oesophagus. Im abdominalen Ende des Oesophagus ist diese Konstruktion in einer Weise geändert, wie sie durch Rechtsdrehung dieses Endes im Modell erzeugt werden könnte. Bei der Drehung nehmen die äußeren Längsfasern einen schräg nach rechts absteigenden Verlauf, die Ebenen der inneren Ringfasern (eigentlich „Schraubenfasern") werden mehr horizontal gestellt. Die Ringfasern bilden wegen ihres Zusammenhangs mit der äußeren Längsmuskelschicht keinen (nur ringförmig verlaufenden) Sphincter, sondern einen „Wringverschluß", Dehnverschluß. Kardiawärts von diesem oesophagogastralen Wringverschluß verhalten sich äußere und innere Oesophagusmuskulatur weiterhin so, wie bereits S. 9 geschildert. Voraussetzung für das Funktionieren des Wringverschlusses soll die normalerweise bestehende Längsspannung des Oesophagus sein (LIERSE u. STELZNER, 1968; KAUFMANN, LIERSE, STARK u. STELZNER, 1968). Die Autoren diskutieren folgenden Funktionsmechanismus bei der Öffnung des oesophagogastralen

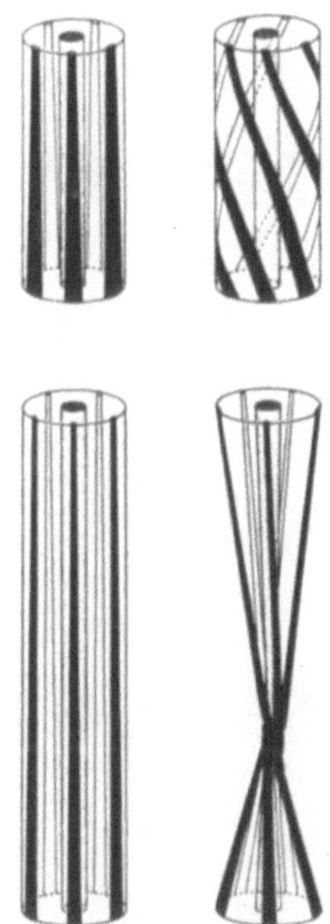

Abb. 27. Schema der Arbeitsweise eines Dehnverschlusses, wie er im terminalen Oesophagus vorliegt. Links: Hier wird ein elastisches Rohr, dessen dehnbare Fasermasse genau axial ausgerichtet ist und die nach unten immer mächtiger wird, gestreckt. Dabei bleibt das Lumen nahezu unverändert. Rechts dagegen ist die gleich angelegte Fasermasse schraubig verdreht. Kommt in diesem Fall eine Dehnung hinzu, so schließt sich das Rohr ab. Da die Muskelmasse in dem Modell unten mächtiger ist, so stellt sich der Verschluß weiter distal ein. Dieses Verhalten entspricht in etwa dem Verschluß im Bereich der distalen Speiseröhre. [Aus: STELZNER, F.: Dtsch. med. Wschr. **93**, 1679—1685 (1968)]

Verschlusses im Schluckakt. „Während des Schluckaktes wird der Magen etwas angehoben und der Oesophagus verkürzt. Das bedeutet, daß das Punktum fixum des Oesophagus" unter Zwischenschaltung des Pharynx mit seiner bindegewebigen Raphe „an der Schädelbasis liegt und daß während der Verkürzung das Verschlußsegment sich öffnet". Der Verschluß des abdominalen Verschlußsegmentes hängt dagegen nach diesen Vorstellungen von der Längsspannung des Oesophagus ab; bei andauernder Verkürzung wird der Verschluß insuffizient (LIERSE u. STELZNER, 1968). Dieser Mechanismus wird noch durch Zwerchfellkontraktion (v. HAYEK, 1933) und durch Venenpolster unterstützt, so daß schließlich ein angiomuskulärer Verschluß resultiert. Die bei der Zwerchfell-Hiatushernie auftretende Insuffizienz des Verschlußsegmentes erklärt sich nach diesen Vorstellungen daraus, daß mit der Verlagerung der Pars cardiaca in den Thorax die nötige Längsspannung des Oesophagus verlorengeht.

3. Schleimhaut der kardiooesophagealen Region

Die Schleimhaut der Regio cardiaca besitzt zwar die gleichen Schichten wie die Fundus-Korpusschleimhaut, zeigt aber außerdem einige, z. T. auch für den Verschlußmechanismus wichtige Besonderheiten.

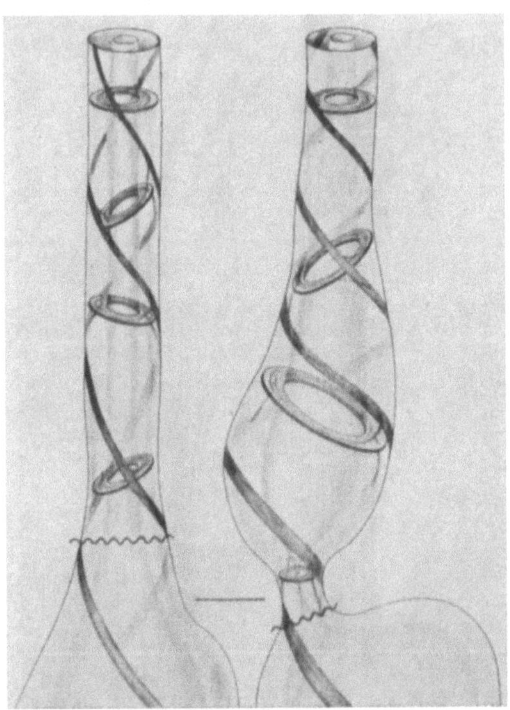

Abb. 28. Das linke Bild zeigt das Verhalten des Dehnverschlusses bei einer Hiatushernie. Das Zwerchfell ist durch (—) markiert. Die Speiseröhre ist entspannt, deshalb der Verschluß offen (⌇ Magenepithelgrenze). Das rechte Bild zeigt eine gelähmte Speiseröhre mit einem „Resttonus" bei der Öffnungslähmung. Dieser Oesophagus ist zu lang, der Dehnverschluß bleibt deshalb geschlossen. [Aus: Stelzner, F.: Dtsch. med. Wschr. 93, 1679—1685 (1968)]

Schleimhautgrenze. Die hellrote Magenschleimhaut grenzt mit scharfer und in der Regel gezackter Linie an die gelbrosa gefärbte Oesophagusschleimhaut. Diese Schleimhautgrenze variiert stark und liegt häufig nicht im oesophagogastralen Verschluß (vgl. Savary, 1968). Epitheliale Heterotopien des unteren Oesophagusabschnittes werden häufig beobachtet (vgl. Monti, Fasel u. Savary, 1969).

Kardiadrüsen. Die Drüsen der Pars cardiaca entsprechen in ihrer Form den Fundus-Korpusdrüsen, doch sind sie aus nur einer Art von Drüsenepithelien, schleimbildenden („mucoiden") Zellen aufgebaut, s. S. 24. Diese „Kardiadrüsen"-Zone macht nur einen schmalen, zentimeterbreiten Streifen am Anfang der Magenschleimhaut aus (vgl. Plenk, 1932)

Blutgefäße. Für den Verschlußmechanismus wie für Pathologie und Klinik wichtig ist der Verlauf der Schleimhautvenen in der kardiooesophagealen Zone.

Während die größeren Schleimhautvenen sowohl im Oesophagus als auch im Magen submukös, d. h. unter der Muscularis mucosae verlaufen, treten sie unterhalb und oberhalb der Schleimhautgrenze durch die Muscularis mucosae hindurch ins Propriabindegewebe, sie verlaufen hier parallel und dicht gelagert und bilden auf diese Weise eine venöse Manschette, die zum Verschluß des oesophagogastralen Sphincters beiträgt (FERRAZ DE CARVALHO, 1966; STELZNER, 1968). Diese muköse Venenmanschette ist gleichzeitig eine portokavale Verbindung — über den Magen haben die Gefäße Verbindung zur V. portae, über den Oesophagus zur V. cava superior — und erlangt hierdurch spezielles klinisches Interesse. Die nahezu ausschließliche Blutungsgefahr im unteren Oesophagus bei portaler Hypertension ergibt sich aus dieser Situation (BURGMANN, 1965) (Abb. 29).

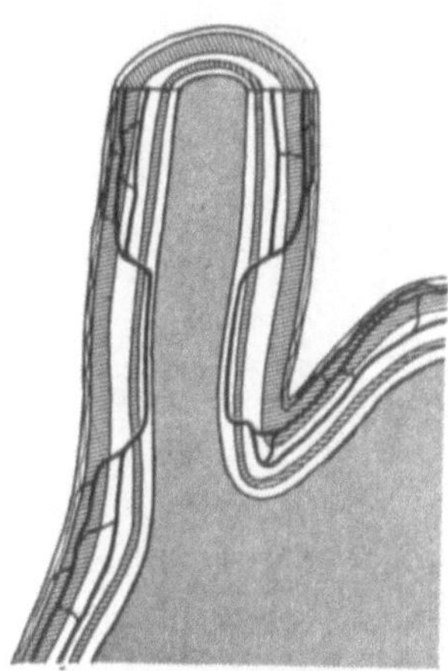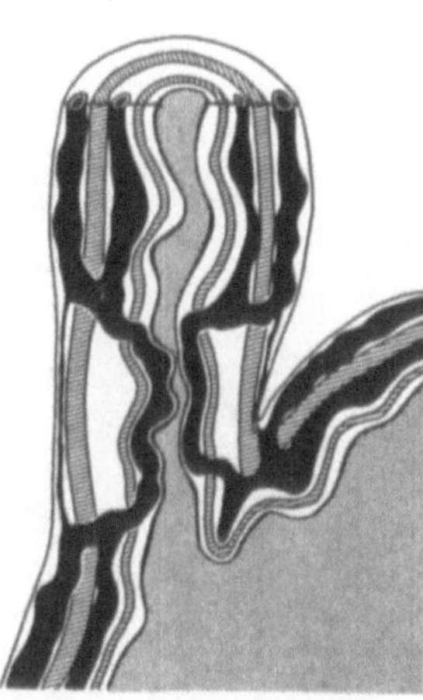

Abb. 29. Schema des Venenverlaufes in der terminalen Speiseröhre. Das linke Bild zeigt ein Venenareal im Bereich des Abschlußsegmentes, das subepithelial verläuft. Oberhalb und unterhalb dieses Abschnittes verlaufen die großen Venen unter der Muscularis mucosae: „submukös". Das rechte Bild zeigt die Venen beim portalen Hochdruck. Die subepithelialen Blutadern haben keine transmuskulären Ausweichwege. Sie sind deshalb blutungsdisponiert. Beide Blutaderareale verformen aber das Relief im Röntgenbild, welches Areal blutungsdisponiert ist. [Aus: STELZNER, F.: Dtsch. med. Wschr. **93**, 1679—1685 (1968)]

Schleimhautfalten. Wiederholt sind kulissen- oder klappenförmige Schleimhautfalten in der kardiooesophagealen Zone als für den Verschlußmechanismus wichtig angesehen worden. Nach den Untersuchungen von MULLER BOTHA (1958) darf angenommen werden, daß sie in Einzelfällen vorkommen, aber nicht zu den obligaten Einrichtungen dieser Region gehören. Auch Längsfalten des unteren Oesophagusbezirkes werden als Hilfseinrichtungen des Verschlusses betrachtet (vgl. FRIEDLAND, MELCHER, BERRIDGE u. GESHAM, 1966) — sie liegen im Bereich der in der Schleimhaut gelegenen Venenmanschette.

4. Befestigung der kardiooesophagealen Region im Hiatus oesophageus

Die hier in Rede stehende kardiooesophageale Zone liegt im Hiatus oesophageus des Zwerchfells und ist hier bei geringer Verschieblichkeit befestigt.

Zwerchfell. Der Hiatus oesophageus liegt dorsal vom Centrum tendineum, unterhalb der Zwerchfellkuppel, nahezu immer links von der Medianebene und in der Regel auch links oberhalb vom Hiatus aorticus. Die ihn begrenzenden Muskelbündel der Pars lumbalis des Zwerchfells variieren in ihrem Verlauf sehr stark (Stadtmüller u. Stenzel, 1926; v. Hayek, 1933). Sehr häufig entspringen linker und rechter Schenkel aus der rechten Pars lumbalis (Gegend des Hiatus aorticus), wobei der linke stärker gebogene Schenkel weiter rechts entspringt, als der rechte und deshalb diesen dorsal vom Oesophagus kreuzt (Collis, Kelly u. Wiley, 1954; Schlegel, 1957; hier weitere Literatur!). Der Hiatus wird hierdurch meist etwas schräg nach rechts hinten gerichtet. Die Zwerchfellschenkel sind am Hiatusrand verdickt. Hierdurch wie auch durch die Schrägstellung des Schlitzes und durch die

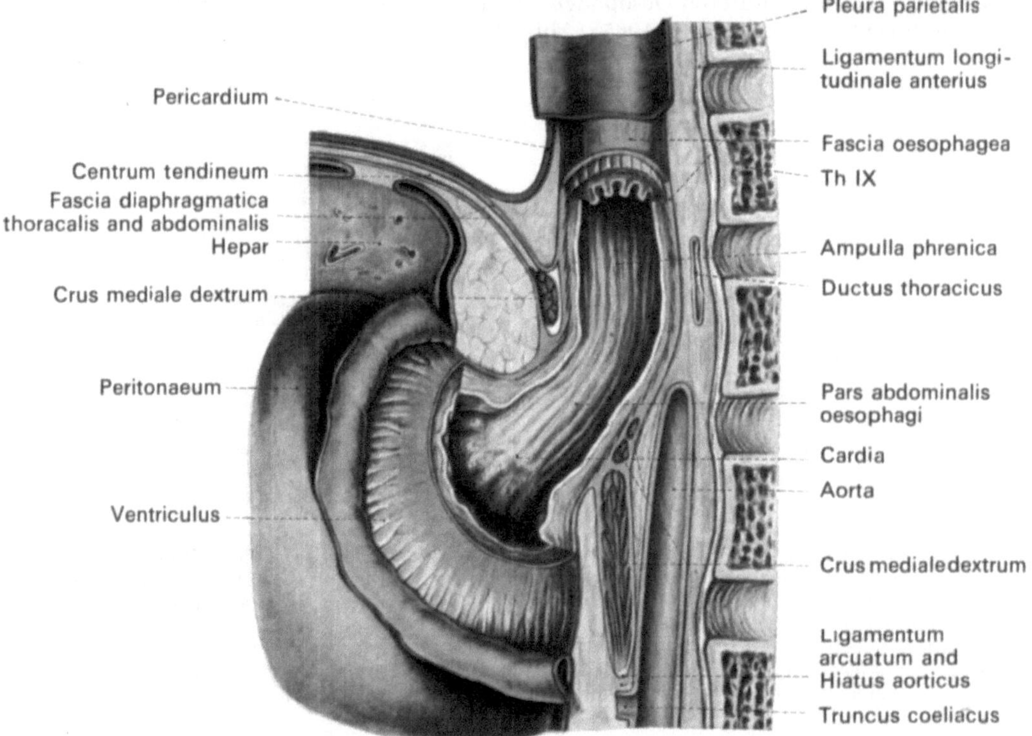

Abb. 30. Schematische Darstellung des Hiatus oesophageus, des Oesophagus, des Magens und der Fascienverhältnisse von lateral. [Aus: Schlegel, J. J.: Ergebn. Chir. Orthop. 41, 350—427 (1957)]

steil zur Wirbelsäule abfallende Ebene des Hiatus entsteht ein etwa 1 cm langer Kanal, durch den der Oesophagus von rechts hinten oben nach links vorne unten tritt (Pratje, 1926) (Abb. 30).

Innervation des Zwerchfells am Hiatus oesophageus. Der rechte N. phrenicus versorgt die rechte Hälfte des rechten lumbalen Zwerchfellschenkels, der linke N. phrenicus die linke Hälfte des rechten Schenkels, die den Hiatus oesophageus von links umschließt, und den linken lumbalen Zwerchfellschenkel, der meist keine Beziehung zum Hiatus hat (Collis, Satchwell u. Abrams, 1954).

Peritonaeum. Pars abdominalis des Oesophagus und rechter Umfang des Fundus sind individuell verschieden stark dorsal mit dem Zwerchfell verwachsen (Elze, 1919). Die Verwachsungsstelle setzt sich auf die kleine Kurvatur fort. Im übrigen

liegt das Peritonaeum dem Oesophagus und Fundus nur locker auf. Die Peritoneal-
blätter von Vorder- und Hinterwand bilden von hier aus nach dorsal und ventral
Duplikaturen, Lig. gastrophrenicum und den oberen Teil des Omentum minus.
In diesem liegen Blut-, Lymphgefäße und Nerven, eingebettet in Fett. Die Bauch-
fellüberkleidung der vorderen Teile von Oesophagus und Fundus haftet so locker,
daß Bewegungen der Organe gegen das Zwerchfell möglich sind.

Membrana phrenicooesophagealis. Das Zwerchfell ist oben und unten von einer
starken und elastischen Fascie überzogen, beide gehen am Hiatus oesophageus

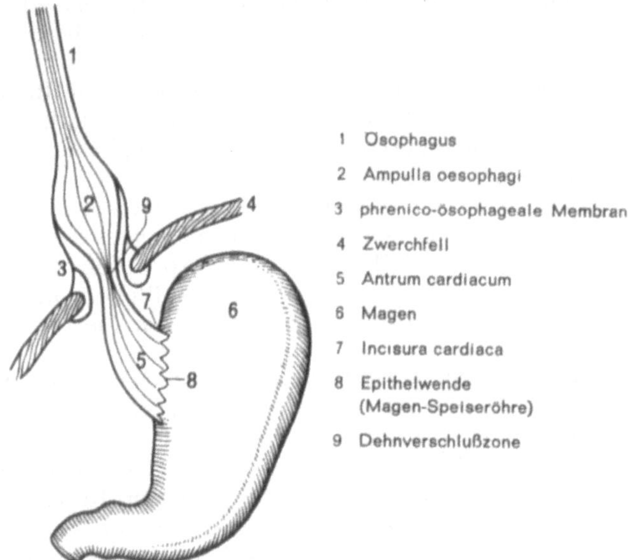

Abb. 31. Topographie der gastrooesophagealen Übergangszone (unter Benutzung einer Abbildung von SCHWARZ. 1 = Oesophagus, 2 = Ampulla oesophagi, 3 = phrenico-oesophageale
Membran, 4 = Zwerchfell, 5 = Antrum cardiacum, 6 = Magen, 7 = Incisura cardiaca, 8 = Epi-
thelwende (Magen-Speiseröhre), 9 = Dehnverschlußzone. [Aus: STELZNER, F.: Dtsch. med.
Wschr. **93**, 1679—1685 (1968)]

ineinander über, indem sie einen starken elastischen Ring bilden, der aber gegen
den muskulären Rand des Hiatus verschieblich bleibt. Von diesem Ring zieht eine
kräftige, stark dehnbare elastische Bindegewebsmembran, zeltartig aufsteigend,
zur Wand des Oesophagus (LAIMER, 1883), *Membrana phrenicooesophagealis*. Sie ist
mit adventitiellem Bindegewebe und Muscularis des Oesophagus fest verbunden
(CICERI, 1929; v. HAYEK, 1933) und läßt lediglich Öffnungen für den Durchtritt
der Nn. vagi frei. Die Membran fixiert das abdominale Oesophagusende elastisch
im Hiatus oesophageus und verhindert, daß etwa bei tiefer Inspiration der
Oesophagus den Magen durch den Hiatus in den Brustraum zieht. Experimentelle
Untersuchungen am Hund (ANDERSON, MAY, STEINMETZ, OFSTUN, HARRISON,
LEYSE u. DILLARD, 1967) zeigen die Bedeutung der Membrana phrenicooesophagealis für die vermutliche Funktion des oesophageogastralen Verschlusses: Sie hält
die für den Verschluß wichtig erachtete Längsspannung aufrecht (Abb. 31).

Gleichwohl erlaubt die Membran eine geringe vertikale Verschieblichkeit des
Oesophagus von 1 bis 2 cm im Hiatus, gemessen an der Leiche (MELCHER, 1969),
rechts stärker als links (v. HAYEK, 1933). Diese Stelle stellt einen Locus minoris

resistentiae dar (vgl. Schlegel, 1957). Die Membrana phrenicooesophagealis ist ihrer klinischen Bedeutung wegen, besonders im Hinblick auf das Verständnis der Hiatushernien, in neuerer Zeit wiederholt untersucht worden (Allison, 1951; Byrnes u. Pisko-Dubienski, 1963; Bombeck, Dillard u. Nyhus, 1966; Mounier-Kuhn, Gaillard, Charachon u. Neidhart, 1966; Strasberg u. Silver, 1968).

V. Blut- und Lymphgefäße des Magens

Bei der Besprechung der Blut- und Lymphgefäße des Magens sollen die zu- und abführenden Gefäße mit ihren wichtigsten Varietäten und die „intramuralen" Gefäße zur Sprache kommen.

Arterien. Der Magen ist stark vascularisiert. Experimente am Hund zeigen, daß zwar akuter Verschluß der A. coeliaca zu hämorrhagischen Infarkten führt, langsame Kompression aber keine funktionellen oder morphologischen Veränderungen am Magen hervorruft (Koikkalainen, Harjola, Lanstela u. Teppo, 1968). Herkunft und Verlauf der Magenarterien mit ihren zahlreichen Varietäten sind bis in die neueste Zeit wiederholt beschrieben worden (Bentley u. Barlow, 1952; Barlow, Bentley u. Walder, 1951; Di Bartolomeo u. Gioffre, 1966; u. a.). Es sei besonders auf die erschöpfende Darstellung der Blutversorgung und Anatomie der Oberbauchorgane von Michels (1955) verwiesen, die auch eine umfangreiche Bibliographie enthält.

Der Magen wird in etwa 82% der Fälle ausschließlich von den Ästen der A. coeliaca mit Blut versorgt, in etwa 18% beteiligt sich auch die A. mesenterica superior daran (Abb. 32). Der wichtigste Kollateralweg bei Verschlüssen großer Äste der A. coeliaca für die Gefäßversorgung des Magens ist die A. gastroduodenalis (Koikkalainen, Harjola, Lanstela u. Teppo, 1968). Im Regelfall verläuft an der großen und kleinen Kurvatur je ein Gefäßbogen, der von beiden Enden der Kurvaturen her gespeist wird und von dem aus Gefäße zur Magenwand ziehen. Die Gefäßbögen liegen im lockeren adventiellen Bindegewebe des Ansatzes von großem und kleinem Netz. Sie passen sich durch Schlängelung den Volumenschwankungen des Magens an und können bei starker Kontraktion des Magens in die Peritonealduplikatur des jeweiligen Netzes eintreten. Damit ändert sich, abhängig vom Füllungszustand des Magens, ihr Abstand zu diesem. *Große Kurvatur:* In 37,2% der Fälle anastomosiert die A. gastroepiploica sinistra aus der A. lienalis mit der A. gastroepiploica dextra aus der A. gastroduodenalis durch starke Gefäße, in 27,8% durch dünne Ästchen, bei 35% fehlt diese Gefäßverbindung (Levasseur u. Couinaud, 1968); Delteil, Laffont u. Le Guyader (1967) geben 46%, 37,6% und 16,4% bei neugeborenen Afrikanern an. *Kleine Kurvatur:* Dieselben Autoren finden an der kleinen Kurvatur zwischen A. gastrica sinistra und dextra in 60% einen einfachen, in 24% einen doppelten Gefäßbogen, in 16% anastomosieren beide Gefäße nicht. Die Arterienäste an der kleinen Kurvatur laufen mit den Vagusästen schräg über die vordere und hintere Magenwand. Über weitere Varietäten der Magenarterien und der Arteria coeliaca s. Tandler (1904), Rossi u. Cova (1904), Helm (1915), Lippert (1967, 1968).

Intramurale Arterienverzweigungen. Unsere Kenntnis von der feineren Aufzweigung der Arterien innerhalb der Magenwand geht zum großen Teil auf ältere Arbeiten zurück. Die von Disse (1904) und später von Helm (1915) für die Vasa gastrica brevia vertretene Meinung, die Schleimhautarterien seien Endarterien, die allein durch Vermittlung eines Capillarnetzes miteinander in Verbindung ständen, trifft, wie Djørup (1922), und später Barlow, Bentley u. Walder (1951) zeigten, nicht zu.

Aus den Arterienbögen von großer und kleiner Kurvatur entspringen schräg oder senkrecht zum Verlauf des Arterienbogens acht bis 15 Hauptäste, Rami primarii, zur Vorder- und Hinterwand des Magens. Sie treten durch die Schichten der Magenwand und bilden durch Abzweigung kleinkalibriger Äste drei Plexus, einen subserösen, muskulären und submukösen arteriellen Plexus. In dem maschenförmigen, unregelmäßigen subserösen Plexus kommen arterielle Verbindungen vor, „indem die drei bis vier größten Zweige der Kurvaturarterien in einer Entfernung von 3 bis 6 cm von den Kurvaturen sich dichotomisch teilen und Anastomosen mit den Nachbararterien aufnehmen" (DJØRUP, 1922). Der muskuläre Plexus paßt sich

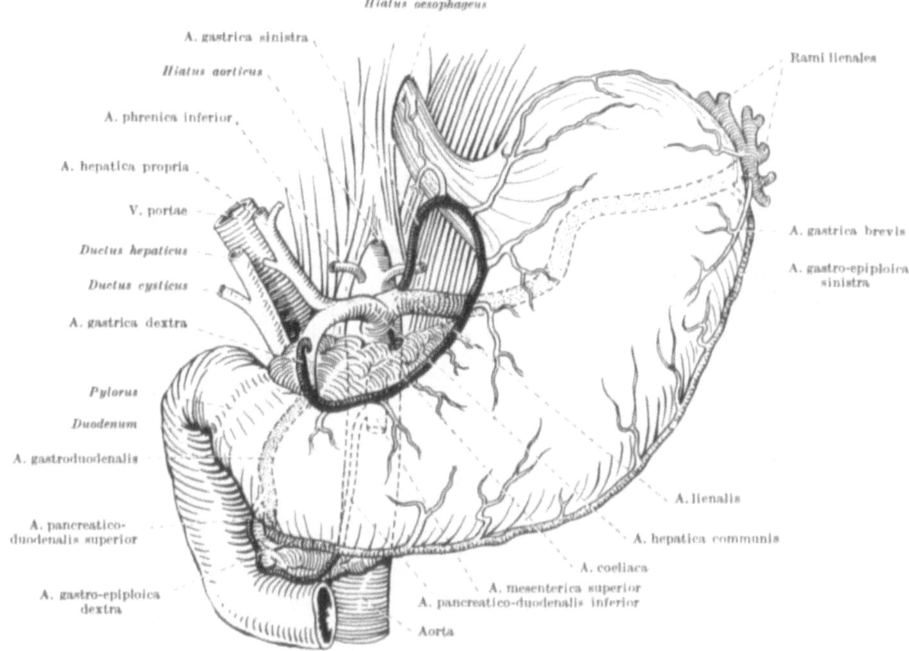

Abb. 32. Arteria coeliaca und die drei Arterienbögen an Magen und Duodenum. (Aus BRAUS, H., ELZE, C.: Anatomie des Menschen, Bd. II, 3. Aufl. Berlin-Göttingen-Heidelberg: Springer 1956)

ohne lokale Besonderheiten dem Verlauf der Muskelbündel an. Schließlich treten die Rami primarii in einer Linie im Abstand von 3 bis 4 cm von der jeweiligen Kurvatur, nach 1 bis 2 cm langem schrägen Verlauf durch die Muskelschicht in die Submucosa (VOTH, 1962). Dadurch entstehen an Vorder- und Rückwand zwei je 1 bis 2 cm breite, parallel zu den Kurvaturen verlaufende Streifen verstärkter Submucosavascularisation (Abb. 33). Die Gefäße haben ein Kaliber von etwa 0,5 mm (DJØRUP, 1922; FORSSELL, 1935; VOTH, 1962); 1,5 mm gelten als krankhaft (SCHEIDEGGER, 1933; CORNELIUS, 1952). VOTH (1962) macht in diesem Zusammenhang darauf aufmerksam, daß etwa 20% aller Magenulcera bluten (WERTHEMANN u. HUBER, 1957) und daß ein ebenso großer Prozentsatz aller Ulcera im Bereich dieser stark vascularisierten Streifen liegt. Aus dem grobmaschigen submukösen Plexus treten in gewundenem Verlauf kleinere Arterien durch die Muscularis mucosae ins Propriabindegewebe, wo Capillaren die Drüsenschläuche netzartig umgeben und unter der Schleimhautoberfläche einen postcapillaren Plexus bilden

(Djørup, 1922; Barlow, Bentley u. Walder, 1951; Voth, 1962) (Abb. 34).
Nach den Beobachtungen von Djørup (1922) entspringen die Mucosaarterien der
kleinen Kurvatur schon außerhalb der Magenwand aus der linken und rechten
A. gastrica. Hier fehlt ein submuköser Gefäßplexus. Auch in der Pylorusgegend
fehlen Anastomosen zwischen den hier gestreckt verlaufenden Arterien (Djørup,

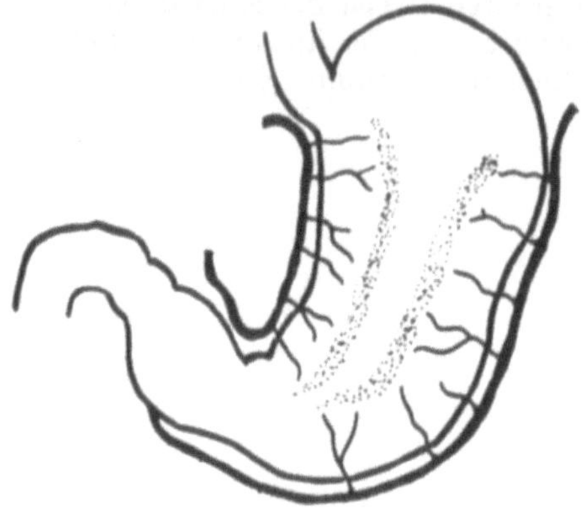

Abb. 33. Verteilung der Arterien in der Submucosa. Punktiert angegeben sind die Areale der
Tunica submucosa, in denen die stärksten arteriellen Gefäße lokalisiert sind. [Aus: Voth, D.:
Z. Kreisl.-Forsch. 51, 808—812 (1962)]

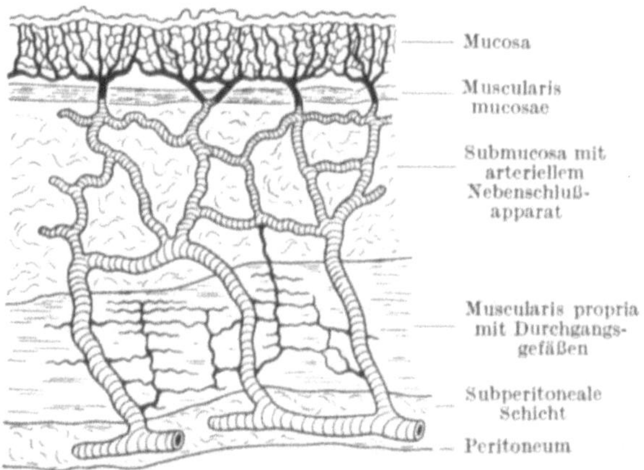

Abb. 34. Gefäßversorgung der Magenwand nach A. E. Barclay (1949) auf Grund mikro-
radiologischer Technik unter Injektion der Arterien mit kolloidaler Silberlösung. (Aus:
Katsch, G., Pickert, H.: Handbuch der inneren Medizin, Bd. III, 1. Teil, 4. Aufl. Berlin-
Göttingen-Heidelberg: Springer 1953)

1922). Williams (1928) findet hier einen „incomplete block in the anastomosis of
intramural arteries across the pyloric sphincter". Andere Autoren legen besonderen
Wert auf die Feststellung, daß die „Magenstraße" und der Oberrand des Bulbus
duodeni weniger stark mit Blut versorgt werden als Korpus und Fundus; das gilt
besonders für die Stelle der Anastomose von A. gastrica sinistra und dextra an der
kleinen Kurvatur. Auch die Magenhinterwand ist gegenüber der Vorderwand in
der Blutversorgung benachteiligt (Jatrou, 1920; Hoffmann u. Nather, 1921;

NATHER, 1923; KEY, 1950; HERZOG, 1954; u. a.). Im Bereich der Magenstraße sollen auf Grund erschwerter Strömungsverhältnisse Thrombosen häufiger sein als in anderen Teilen des Magens (REEVES, 1919). Über die regionale Beteiligung der einzelnen, an die Kurvaturen herantretenden Arterien an der Vascularisation des Magens geben die Untersuchungen von E. MAYER (1921) und LEVASSEUR u. COUINAUD (1968) Auskunft, vgl. auch LIPPERT (1968). In vivo-Beobachtungen des submukösen Plexus beim Hund finden sich bei PIASECKI (1969). Arteriovenöse Anastomosen in der Submucosa mit einem maximalen Durchmesser von 140 μm be-

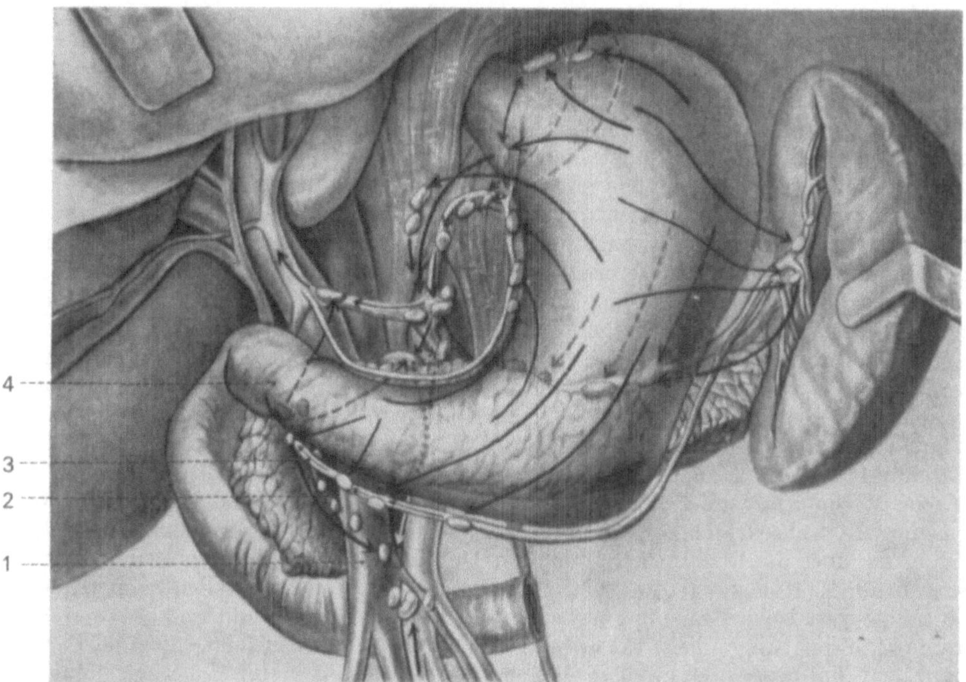

Abb. 35. Schematische Darstellung der abführenden Lymphgefäße und regionären Lymphknoten des Magens. Die Knoten wurden zum Zweck der größeren Übersichtlichkeit kleiner als normal dargestellt. Die strichlierten Linien (----) geben die Richtung von Lymphbahnen an der Hinterwand des Magens an, die punktierten (.....) dagegen zeigen die Stromrichtung von Lymphgefäßen an, welche dorsal vom Pankreas laufen. 1 = V. mesenterica sup.; 2 = V. gastroepiploica dext.; 3 = A. gastroepiploica dext.; 4 = Pylorus. [Aus: REIFFENSTUHL, G.: Z. Anat. Entwickl.-Gesch. 118 (1954)]

schreiben BARLOW (1951), BARLOW, BENTLEY u. WALDER (1951) u. a.; die Anwesenheit von Sperr- und Polsterarterien wird von STAUBESAND (1955) bestritten.

Venen. Das venöse Blut aus den Wandschichten des Magens wird in Plexus gesammelt, die in Lage und Anordnung den arteriellen Plexus entsprechen, und zur kleinen Kurvatur (V. gastrica dextra et sinistra) und großen Kurvatur (V. gastroepiploica dextra et sinistra) geleitet. In diesen Venen können Klappen vorkommen (HOCHSTETTER, 1887). Das Blut nimmt den Weg über die Pfortader. Deren variable Zuflüsse wurden in jüngster Zeit wiederholt untersucht (DOUGLASS, BAGGENSTOSS u. HOLLINSHEAD, 1950; DOEHNER, RUZICKA u. HOFFMANN, 1955; JACOBSON, 1969). Die besonderen Verhältnisse der Venen in der karsdiooeophagealen Zone sind auf S. 35 geschildert. Über den portokavalen Weg des Venenblutes aus dem Magen über den unteren Oesophagus s. Doehner, Ruzicka u. Hoffmann (1955), Domini (1968), Lenz (1969).

Lymphgefäße. Die Kenntnisse über die Lymphgefäße des menschlichen Magens gehen z. T. auf Disse (1911) und ältere Untersucher zurück. Lymphgefäße entspringen aus perivasculären Lymphscheiden des Propriabindegewebes. Sie bilden einen mukösen Plexus mit besonderen Verdichtungen im Bereich der Drüsenhälse und im subglandulären Bereich (Domini, 1955). Dieser Plexus steht mit einem submukösen Lymphgefäßplexus in enger Verbindung, dessen Gefäßkaliber 0,23 bis 0,45 mm betragen soll (Loven, 1873). Bei Farbstoffinjektionen in die Submucosa der Antrumschleimhaut des Hundes erscheint der Farbstoff nach 10 bis 15 min im Propriabindegewebe der distalen Korpusschleimhaut (Reynolds, 1967). Es wird angenommen, daß dieser Weg durch Lymphgefäße präformiert ist und einem „intrinsic gastric mechanism for secretory control" dient. Größere Lymphgefäße leiten die Lymphe aus dem submukösen Plexus in subseröse Lymphbahnen. Insgesamt sind nach den Untersuchungen von Ottaviani (1933) und Donini (1955) zwei Plexus von Lymphgefäßen vorhanden, ein mukös-submuköser und ein muskulär-subseröser. In dieser Richtung strömt auch die Lymphe in der Magenwand (Bartels, 1909; Pataky, Kubik, Karacsonyi u. Tömböl, 1959 — Untersuchungen am Hund). Von den subserösen Lymphgefäßen nimmt die Lymphe ihren Weg zu den regionären Lymphknoten. Wichtigste Station, hauptsächlich von der kleinen Kurvatur her, sind nach Reiffenstuhl (1954) die Nodi lymphatici coeliaci am Oberrand des Pankreas (Abb. 35). Von hier aus gelangt die Lymphe dorsal vom Pankreas zu Lymphknoten an der Mesenterialwurzel, Nodi lymphatici mesenterici superiores. Ein ebenfalls betroffener Strang von Lymphknoten läuft „auf der Ventralseite des Pankreaskopfes längs der V. gastroepiploica dextra bis zu ihrer Einmündung in die V. mesenterica sup. nach abwärts ... und somit vom Pylorus bis zur Mesenterialwurzel". Auch die Kardia ist von Lymphknoten umgeben. „Die gesamte Lymphe des Magens sammelt sich schließlich an der Mesenterialwurzel, bevor sie über die Cisterna chyli in den Ductus thoracicus gelangt" (Reiffenstuhl, 1954). Pataky, Kubik, Kavacsonyi u. Tömböl (1959) stellen beim Hund eine topographische Beziehung zwischen Arealen der Magenwand und regionären Lymphknotengruppen her, drei entlang der kleinen Kurvatur (einschließlich Pars cardiaca) und drei entlang der großen Kurvatur gelegen. Beim Menschen identifiziert Revasov (1968) sieben Regionen. Vgl. auch Jossifow (1930), Rouviere (1932), Gray (1937).

VI. Nerven des Magens

Die Anatomie der Innervation des menschlichen Magens ist makroskopisch-präparatorisch, im Lupenbereich, mikroskopisch-färberisch und fluorescenzmikroskopisch weitgehend untersucht. Der Magen erhält Efferenzen für Motorik, Sekretomotorik und Vasomotorik aus dem Truncus symphaticus und N. vagus. Afferenzen aus dem Magen werden auf denselben Wegen geleitet.

Nervus vagus. Mit dem Oesophagus treten ein „vorderer Vagus", *Truncus vagalis anterior*, und „hinterer Vagus", *Truncus vagalis posterior*, durch den Hiatus oesophageus. Jeder von ihnen enthält Fasern aus dem linken und rechten Vagus, doch wird der „vordere Vagus" hauptsächlich aus dem linken, der „hintere Vagus" überwiegend aus dem rechten Nerven gebildet (Jackson, 1949). In ihrem Verlauf am Oesophagus zwischen Plexus pulmonalis und Diaphragma formieren sich in der überwiegenden Zahl der Fälle vorderer und hinterer Vagus vorübergehend zu je einem Nervenstrang, Truncus vagalis, um derart gebündelt durch das Zwerchfell zu treten und sich erst in der Regio cardiaca und an der kleinen Kurvatur erneut

und variabel aufzusplittern (CHAMBERLIN u. WINSHIP, 1947; JACKSON, 1948).
In einer geringen Zahl der Fälle bleibt die Bündelung aus oder wird schon vor dem
Zwerchfelldurchtritt wieder aufgegeben. Die Lage des vorderen Truncus am
Oesophagus beim Zwerchfelldurchtritt variiert um die Medianebene, der hintere
Truncus liegt meist rechts von der Medianebene (Zahlenangaben bei JACKSON,
1948, 1949; KØSTER, 1968). Leberäste des vorderen Vagus können bereits oberhalb
des Zwerchfells den Vagus verlassen, auf eigenem Weg durch das Zwerchfell ziehen
und durch das Ligamentum hepatogastricum einen Ast zur Regio pylorica des
Magens schicken, der bei regelrechtem Verlauf immer direkt aus dem vorderen
Vagus kommt und unterhalb des Zwerchfells durch das Lig. hepatogastricum verläuft (MITCHELL, 1940; BURGE, 1968), doch erhält das Antrum grundsätzlich Äste
des ventralen und dorsalen Vagus (LOEWENECK, 1967). Im übrigen teilt sich der
vordere Vagus nach Abgabe von Rami hepatici (McCREA, 1926; STIEMENS, 1934),
die auch die genannten Fasern für den Pylorus enthalten, und Rami cardiaci entlang der kleinen Kurvatur, in vier bis sechs oder mehr Magenäste fächerförmig auf,
die Fundus und Korpus versorgen (BRANDT, 1920; STIEMENS, 1934). Der hintere
Vagus gibt Rami cardiaci, einen starken Ast zum Plexus coeliacus und mehrere
Äste zur rückwärtigen Magenfläche nahe der kleinen Kurvatur ab. Die Magenäste
von vorderem und hinterem Vagus sollen in der Regel nicht den Pylorus erreichen
(LATARJET, 1922; BURGE, 1968; weitere Einzelheiten der Aufteilung s. PERMAN,
1916; BRANDT, 1920; MITCHELL, 1940; CHAMBERLIN u. WINSHIP, 1947; KOTHE u.
DORN, 1967; LOEWENECK, 1970).

Truncus sympathicus. Die zum Magen ziehenden postganglionären Sympathicusfasern stammen hauptsächlich aus dem Plexus coeliacus. Die Fasern verlaufen großenteils mit den Magenarterien und ihren Ästen. Andere inkonstante
Fasern kommen vom linken N. phrenicus, den linken Nn. splanchnici und den
thorakalen und lumbalen Teilen des linken Truncus sympathicus. Auch aus dem
Plexus lienalis können Fasern zum Magen ziehen (MITCHELL, 1940). Auf der Magenwand können sich Vagus- und Sympathicusfasern einander soweit nähern, daß sie
präparatorisch nicht mehr zu trennen sind (BRANDT, 1920).

Inneres Nervensystem des Magens, Plexus gastrici. In der älteren Literatur
(vgl. PERMAN, 1916; STÖHR, 1957) wird die Frage diskutiert, ob Vagus und Sympathicus jeder für sich oder beide miteinander einen „Plexus gastricus" anterior et
posterior" bilden. Die Elektronenmikroskopie hat diese Frage dahin geklärt, daß
Netzbildungen von Axonen nicht vorkommen. Vegetative „Plexus" werden aber
in allen Vergrößerungsbereichen durch das Binde- oder Gliagewebe hervorgerufen,
das Axonbündel in wechselnder Stärke und Zusammensetzung begleitet. Durch
Supravitalfärbung mit Eisenverbindungen untersucht KONDRATJEW (1928, 1929)
im Lupenbereich, durch Silberimprägnation STÖHR (1957; hier weitere Literatur!)
im mikroskopischen Bereich die nervösen Plexus des Magens.

Plexus subserosus. Ein im Lupenbereich darstellbarer Plexus subserosus
(KONDRATJEW, 1928, 1929, vgl. STÖHR, 1928) kommt durch die fortschreitende
Aufteilung der in die Magenwand eintretenden vegetativen Nervenfasern zustande.
Seine morphologische Darstellung ist lediglich ein technisches Problem. Neuerdings
werden auf Grund von histologischen Versilberungspräparaten (Meerschweinchen,
Hamster, Maus) im Bereich dieses Geflechts Strukturen wahrscheinlich gemacht,
die an Pressoreceptoren denken lassen, sowie kleinste Nervenzellansammlungen,
die teils für visceralafferente, teils für postganglionäre efferente Neurone gehalten
werden (FERRI u. OTTAVIANI, 1966).

Plexus myentericus (Auerbachscher Plexus). Der ausgedehnte Plexus myentericus, zwischen Längs- und Ringmuskelschicht des Magens gelegen, enthält zahlreiche, in Gruppen liegende Nervenzellen — nach allgemeiner Auffassung post-

ganglionäre Neurone des N. vagus. Ihre Neuriten enden in der Muscularis des Magens und steuern offenbar die Magenmotorik (Mason, Eigenbrodt u. Oberhelman, 1965).

Plexus submucosus (Meißnerscher Plexus). Schwächer entwickelt und mit weniger Nervenzellen durchsetzt ist der submuköse Plexus. Auch hier handelt es sich wahrscheinlich um postganglionäre Neurone des N. vagus, deren Neuriten zur Muscularis mucosae ziehen sowie als sekretomotorische Fasern das Drüsenepithel erreichen.

„*Intramurales Nervensystem*". Ausgehend von der heute als irrig erwiesenen Voraussetzung, daß ein „nervöses Terminalreticulum" existiere, wurden anhand von lichtmikroskopischen Versilberungspräparaten Vorstellungen über den Feinbau eines besonderen, „intramuralen Nervensystems" entwickelt (vgl. Jabonero, 1951; Stöhr, 1957, hier weitere Literatur!), die einer erneuten Überprüfung mit anderen Methoden bedürfen. Es wird deshalb davon abgesehen, die im Versilberungspräparat nur auf Grund ihrer Gestalt unterscheidbaren nervösen Elemente besonders aufzuführen. Wichtig erscheint aber, daß nach diesen Untersuchungen mit Neuronen zu rechnen ist, die besonders in der Submucosa der Koordination dienen (vgl. Jabonero, 1951). Neuere physiologische Untersuchungen haben gezeigt, daß das traditionelle Konzept von Sympathicus und Parasympathicus auch für den Magen nicht mehr uneingeschränkt zutrifft; so werden adrenerge postganglionäre „parasympathische" Neurone im Plexus myentericus beschrieben, die eine Entspannung der glatten Muskulatur verursachen (Edwards, 1964) sollen. Man wird also zunächst die neueren fluorescenzmikroskopischen (und elektronenmikroskopischen) Ergebnisse unabhängig von älteren Vorstellungen betrachten müssen. Ein neues Konzept über die Mageninnervation ist derzeit noch nicht greifbar.

Einen interessanten Aspekt gibt der Vergleich des *Nervenzellvorkommens* (Plexus myentericus u. submucosus) in den einzelnen Abschnitten des menschlichen Magen-Darmtraktes. Die Anzahl der Nervenzellen nimmt vom Oesophagus zur Kardia hin zu. „Im beginnenden Magenfundus sind die Nervenzellgruppen dann kleiner und liegen in größeren Abständen voneinander entfernt. Die Nervenzellen des Plexus submucosus sind in dem ganzen Präparat seltener anzutreffen als in anderen Darmabschnitten ... Im Pylorusbereich herrschen ähnliche Verhältnisse ... Die Nervenzellen ... liegen wieder in kleinen Gruppen in der Wand des Magens und nehmen auch an Zahl zum Pylorus hin zu. Im Duodenum liegen die Zellgruppen des Plexus myentericus etwas weiter auseinander. Der Plexus submucosus ist überall in etwa gleicher Verteilung vorhanden" (Holstein, 1967). Beim Fehlen oder bei Zerstörung des Auerbachschen Plexus im Oesophagus-Kardiabereich kommt es zur Achalasie, zur Schluckunfähigkeit (vgl. Demling, 1967).

Mit fluorescenzmikroskopischen Methoden lassen sich *katecholaminhaltige Nervenfasern* nachweisen, die mit den Blutgefäßen in die menschliche Magenwand eintreten und zwischen den Muskelschichten und den Nervenzellen des Plexus myentericus und submucosus verlaufen. In Magen und Dünndarm treten nur wenige fluorescierende Fasern in Kontakt mit glatten Muskelzellen. Katecholaminhaltige Nervenzellen wurden nicht beobachtet (Baumgarten, 1967). Endausläufer adrenerger Nervenfasern der Submucosa ziehen in die Mucosa und verlaufen dicht unter dem Epithel (Håkanson, Lilja u. Owman, 1969). Mehrere Untersucher wiesen auch im Tiermagen adrenerge Neverfasern nach (Costa u. Gabella, 1967 — Meerschweinchen; Gabella u. Costa, 1969 — Meerschweinchen, Kaninchen, Ratte; vgl. Read u. Burnstock, 1968 — Meerschweinchen, Eidechse, Kröte, Aal, Forelle; Bennett, 1969 — Huhn, Taube). Physiologische Untersuchungen über die topographische Verteilung sekretomotorischer Vagusfasern wurden am Hundemagen vorgenommen (PRITCHARD, GRIFFITH u. HARKINS, 1968). Elektronenmikroskopisch werden in der Magenschleimhaut marklose Nervenfasern beschrieben (LICK, HALARIS, BALSER, HART u. KLEMPA, 1969).

Literatur

ABRAMS, G. D., BAKER, B. L.: Cytology and secretory activity of gastric zymogenic cells after ablation of ductless glands (with special reference to pepsin). Gastroenterology 27, 462—468 (1954)

ALLISON, P. R.: Reflux esophagitis, sliding hernia and the anatomy of repair. Surg. Gynec. Obstet. 92, 419—431 (1951)

ANDERSON, H. N., MAY, K. J., STEINMETZ, G. M., OFSTUN, M., HARRISON, H. G., LEYSE, R. M., DILLARD, D. H.: The lower esophageal intrinsic sphincter and the mechanism of reflux: Experimental observations supporting a new concept. Ann. Surg. 166, 102—108 (1967)

AUFSCHNAITER, O. V.: Die Muskelhaut des menschlichen Magens. S.-B. Akad. Wiss. Wien, math.-nat. Kl. III, 103, 75—96 (1894)

BAKER, B. L., ABRAMS, G. D.: Effect of hypophysectomy on cytology of fundic glands and on secretion of pepsin. Amer. J. Physiol. 177, 409—412 (1954)

BAKER, B. L., CLARK, R. H.: Influence of hypophysectomy on oxidative enzymes and size of parietal cells in gastric mucosa. Proc. Soc. exp. Biol. (N. Y.) 106, 65—67 (1961)

BARLOW, T. E.: Arterio-venous anastomoses in the human stomach. J. Anat. (Lond.) 85, 1—5 (1951)

BARLOW, T. E., BENTLEY, F. H., WALDER, D. N.: Arteries, veins and arteriovenous anastomoses in the human stomach. Surg. Gynec. Obstet. 93, 657—671 (1951)

BARTELS, P.: Das Lymphgefäßsystem. In: Handb. der Anatomie des Menschen, Bd. 3, Abt. 4. Jena: G. Fischer 1909

BARTOLOMEO, A. DI, GIOFFRÈ, L.: Aspetti anatomo-radiografici dell'irrogazione dello stomaco di interesse chirurgico. Contributo alla conoscenza del circolo collaterale arterioso extraparietale gastrico in rapporto allo impiego dello stomaco per usi plastici. Ann. ital. Chir. 42, 920—942 (1966)

BAUER, K. H.: Über das Wesen der Magenstraße. Langenbecks Arch. klin. Chir. 124, 565—629 (1923)

BAUMGARTEN, H. G.: Über die Verteilung von Catecholaminen im Darm des Menschen. Z. Zellforsch. 83, 133—146 (1967)

BELANGER, L. F.: Increased mitotic activity in the glandular stomach of the rat following hypophysectomy. Endocrinology 66, 886—888 (1960)

BENNETT, T.: Studies on the avian gizzard histochemical analysis of the extrinsic and intrinsic innervation. Z. Zellforsch. 98, 188—201 (1969)

BENTLEY, P. H., BARLOW, T. E.: L'anatomie des vaisseaux de l'estomac chez l'homme. Mém. Acad. Chir. 78, 457—465 (1952)

BILLENKAMP, H.: Zur vergleichenden Histologie der Magenstraße. Beitr. path. Anat. 82, 475—484 (1929)

BOMBECK, C. T., DILLARD, D. H., NYHUS, L. M.: Muscular anatomy of the gastrooesophageal junction and role of phrenoesophageal ligament, autopsy study of sphincter mechanism. Ann. Surg. 164. 643—654 (1966)

BRANDT, W.: Die Innervation des Magens. Z. angew. Anat. 5, 302—326 (1920)

BRINK, F. G., VAN DEN: Regulatie van de maagsapsecretie en de invloed van pharmacaca. Ned. T. Geneesk. 113, 1544—1556 (1969)

BROMAN, J.: Die Entwicklungsgeschichte der Bursa omentalis und ähnlicher Recessbildungen bei den Wirbeltieren. Wiesbaden: Bergmann 1904

BRUS, I., SIEGEL, H., YAMAGUCHI, N., GLASS, G. B. J.: Immunoglobulins IgA and IgC in gastric mucosa. Circulating parietal cell- and intrinsic factor antibodies and output of intrinsic factor in the gastric juice in patients with atrophic gastritis and pernicious anemia. A correlative study. In: The physiology of gastric secretion (SEMB, S., MYREN, J., Eds.). P. 120—123. Oslo and Baltimore: The Williams and Wilkins Co. 1968

BURGE, H.: The anatomy of the abdominal vagus with special reference to bilateral selective nerve section. In: The physiology of gastric secretion (SEMB, S., MYREN, J., Eds.). P. 27—35. Oslo and Baltimore: The Williams and Wilkins Co. 1968

BURGMANN, W.: Die wechselnde Füllung der Oesophagusvarizen. Med. Welt 1965, 1507—1512

BYRNES, C. K., PISKO-DUBIENSKI, Z. A.: An anatomical sphincter of the oesophago-gastric junction. Bull. Soc. int. Chir. 22, 62—68 (1963)

CAMMEO DAINELLI, A.: Osservazioni sulle ghiandole piloriche in alcuni ordini di mammiferi. Boll. Soc. ital. Biol. Sper. 44, 237—238 (1968)

Capella, C., Solcia, E., Vasallo, G.: Identification of six types of endocrine cells in the gastrointestinal mucosa of the rabbit. Arch. hist. jap. **30**, 479—495 (1969)

Card, W. I.: Relationship between morphology of gastric mucosa, tissue drug concentration, and gastric acid secretion. In: The physiology of gastric secretion (Semb, S., Myren, J., Eds.). P. 152—158. Oslo and Baltimore: The Williams and Wilkins Co. 1968

Castell, D. O.: Changes in lower esophageal sphincter pressure during insulin induced hypoglycemia; evidence for vagogastrin release in man. Gastroenterology **58**, 933 (1970)

Chamberlin, A. J., Winship, T.: Anatomic variation of the vagus nervus — their significance in vagus neurectomy. Surgery **22**, 1—19 (1947)

Ciceri, C.: Morfologia e struttura della membrana diafrommaticoesofagea. Monit. zool. ital. **40**, 501—505 (1929)

Clark, R. H., Baker, B. L.: Effect of hypophysectomy on mitotic proliferation in gastric epithelium. Amer. J. Physiol. **204**, 1018—1022 (1963)

Coalson, R. E.: Localization of carboxyl groups in gastric mucosa as possible sites of gastrin. Z. Zellforsch. **101**, 241—253 (1969).

Cohen, S., Lipschutz, W.: Hormonal control of lower esophageal sphincter competence; interaction of gastrin and secretin. Gastroenterology **58**, 937 (1970)

Collis, I. L., Satchwell, L. M., Abrams, L. D.: Nerve supply to the crura of the diaphragm. Thorax **9**, 22—25 (1954)

Cooke, H. J., Cooke, A. R.: Correlation between the weight of gastric mucosa and maximal acid secretion. Digestion **1**, 209—212 (1968)

Cornelius, H.-V.: Zur Pathogenese der sogenannten akuten solitären Magenerosionen (Dieulafoy). Frankfurt. Z. Path. **63**, 582—588 (1952)

Corpron, R. E.: The ultrastructure of the gastric mucosa in normal and hypophysectomized rats. Amer. J. Anat. **118**, 53—90 (1966)

Costa, M., Gabella, G.: L'innervation adrénergique du canal alimentaire. Bull. Ass. Anat. (Nancy) **52**, 351—356 (1967)

Crabbé, P. A., Carbonara, A. O., Heremans, J. I.: The normal human intestinal mucosa as a major source of plasma cells containing γ-A-immunoglobulin. Lab. Invest. **14**, 235—248 (1965)

Crabbé, P. A., Heremans, J. I.: The distribution of immunoglobulin-containing cells along the human gastrointestinal tract. Gastroenterology **51**, 305—316 (1966)

Craemer, B., Harrison, G. K., Pierce, J. W.: Further observations on the gastroesophageal junction. Thorax **14**, 132 (1959)

Crean, G. P.: The endocrine system and the stomach. Vitam. u. Horm. **21**, 215—280 (1963)

Crean, G. P.: Effect of hypophysectomy on the gastric mucosa of the rat. Gut **9**, 332—342 (1968)

Collis, J. L., Kelly, T. D., Wiley, A. M.: Anatomy of the crura of the diaphragma and surgery of hiatus hernia. Thorax **9**, 175—189 (1954)

Delteil, C., Laffont, J., Le Guyader, A.: Vascularisation artérielle de l'estomac du nouveauné Africain. Bull. Soc. Méd. Afr. noire Langue franc. **12**, 851—857 (1967)

Demling, L.: Physiologie und Pathophysiologie der Speiseröhre und des Magens. In: Speiseröhre — Magen (Boecker, W., Hrsg.), S. 28—36. Stuttgart: Thieme 1967

Desai, H. G., Borkar, A. V., Jeejeebhoy, K. N.: Correlation between gastric acid secretion and histology in indian subjects. Scand. J. Gastroent. **3**, 509—512 (1968)

Disse, J.: Über die Blutgefäße der menschlichen Magenschleimhaut besonders über die Arterien derselben. Arch. mikr. Anat. **63**, 512—531 (1904)

Disse, J.: Die Lymphbahnen der menschlichen Magenschleimhaut. Arch. mikr. Anat. **78**, 74—102 (1911)

Djørup, F.: Untersuchungen über die feinere topographische Verteilung der Arterien in den verschiedenen Schichten des menschlichen Magens. Z. Anat. Entwickl.-Gesch. **64**, 279—347 (1922)

Doehner, G. A., Ruzicka, F. F., Hoffmann, G.: The portal venous system: Its roentgen anatomy. Radiology **64**, 675—688 (1955)

Domini, R.: Fisiopatologia dell emodinamica del plesso venoso esofageo. Arch. ital. Mal. Appar. dig. **35**, 415—420 (1968)

Donini, I.: Sur la fine distribution des vaisseaux lymphatiques dans l'estomac humaine. Acta anat. (Basel) **23**, 289—311 (1955)

Douglass, B. E., Baggenstoss, A. H., Hollinshead, W. H.: The anatomy of the portal vein and its tributaries. Surg. Gynec. Obstet. **91**, 562—576 (1950)

Edwards, D. A. W.: The nervous control of intestinal motility and its relation to the mechanism of the cardiac sphincter. 7ème Congrès International de Gastroentérologie, Bruxelles 1964, Vol. II, 52—65

ELSTER, K., DUSCHEK, P., HEINKEL, K.: Ein Beitrag zur Histologie der menschlichen Magenschleimhaut (Meßergebnisse über den Verlauf der Fundus-Antrum-Grenze). Verh. dtsch. Ges. inn. Med. 14, 728—732 (1959)

ELZE, C.: Über Form und Bau des menschlichen Magens. S.-B. Akad. Wiss. Heidelberg, math.-nat. Kl. B. 10, 1—63 (1919)

EXNER, A.: Wie schützt sich der Verdauungstrakt vor Verletzungen durch spitze Fremdkörper? Pflügers Arch. ges. Physiol. 89, 253—280 (1902)

FENEIS, H.: Anatomisches Bildwörterbuch der internationalen Nomenklatur, 2. Aufl. Stuttgart: Thieme 1970

FERRAZ DE CARVALHO, C. A.: Consideraçoes sôbre caraterísticas hidrodinâmicas das veias intramurais do segmento de transiçao esofagogástrica nos casos de corrente ascendente e sua participaçao na formaçao de varizes esofagianas. Hospital (Rio de J.) 70, 1541—1561 (1966)

FERRI, E., G. OTTAVIANI, G.: Osservazioni istoanatomiche sopra il plesso nervoso sottosieroso delle stomaco. Acta neuroveg. (Wien) 28, 339—352 (1966)

FEYRTER, F.: Über die peripheren endokrinen (parakrinen) Drüsen des Menschen. Wien: W. Maudrich 1953

FINCKH, E. S., MILTON, G. W.: Regeneration of gastric mucosa from differentiented cells. J. Path. Bact. 80, 143—145 (1960)

FJDLANGER, I., BRANDTZAEG, P., TORGERSEN, O.: Eine immunhistochemische Studie der Plasmazellen humaner Magenschleimhaut. Acta histochem. (Jena) Suppl. VII, 379—382 (1967)

FORSSELL, G.: Über die Beziehung der Röntgenbilder des Magens zu seinem anatomischen Bau. Hamburg: Lucas Gräfe u. Sillern 1913

FORSSELL, G.: Studies of the mechanism of movement of the mucous membrane of digestive tract. Amer. J. Roentgenol. 10, 87—103 (1923)

FORSELL, G.: Ein Beitrag zur Kenntnis der Verteilung der Arterien der Submucosa und der Mucosa des Magens im Verhältnis zum Schleimhautrelief. Fortschr. Röntgenstr. 51, 338—341 (1935)

FORSSMANN, W. G., ORCI, L., PICTET, R., RENOLD, A. E., ROUILLER, C.: The endocrine cells in the epithelium of the gastrointestinal mucosa of the rat. An electron microscope study. J. Cell Biol. 40, 692—715 (1969)

FRESEN, O., HOLZKI, J.: Morphologie, Lokalisation und Verhalten der basalgekörnten Zellen in der Schleimhaut von Magen und Duodenum des Menschen. Z. Zellforsch. 90, 296—319 (1968)

FRIEDLAND, G. W., MELCHER, D. H., BERRIDGE, F. R., GRESHAM, G. A.: Debatable points in the anatomy of the lower oesophagus. Thorax 21, 487—498 (1966)

FRIK, W.: Anatomische und entwicklungsgeschichtliche Vorbemerkungen zur Röntgendiagnostik des Magens. In: Handbuch der Medizinischen Radiologie (DIETHELM, L., OLSSON, O., STRUAD, F., VIETEN, H., ZUPPINGER, A., Hrsg.), Bd. XI/1, S. 179—222. Berlin-Heidelberg-New York: Springer 1969

FRIK, W., HESSE, R.: Stierhornmagen, Magentonus und Bauchdeckenspannung. Fortschr. Röntgenstr. 93, 187—193 (1960)

GABELLA, G., COSTA, M.: Adrenergic innervation of the intestinal smooth musculature. Experientia (Basel) 25, 395—396 (1969)

GLASS, G. B. J.: Progress in Gastroenterology, Vol. I. New York and London: Grune and Stratton 1968

GOERTTLER, K.: Bau der Muscularis mucosae des Magens. S.-B. Akad. Wiss. Heidelberg, math.-nat. Kl. 3. Abhandlg., S. 1—7 (1939)

GOLDSTEIN, A. M. B., BROTHERS, M. R., DAVIS, E. A., Jr.: The architecture of the superficial layer of the gastric mucosa. J. Anat. (Lond.) 104, 539—551 (1969)

GRAUMANN, W.: Über die angebliche Acidophilie der Belegzellen. Histochemie 5, 437—440 (1965)

GRAY, J. H.: The lymphatics of the stomach. J. Anat. (Lond.) 71, 492—496 (1937)

GROEDEL, F. M.: Die Magenbewegungen. Fortschr. Röntgenstr. Erg. Bd. 27 (1912)

GROSSMAN, M. I.: The names of the parts of the stomach. Gastroenterology 34, 1159—1162 (1958)

GUSEK, W.: Zur ultramikroskopischen Cytologie der Belegzellen in der Magenschleimhaut des Menschen. Z. Zellforsch. 55, 790—809 (1961)

HÅKANSON, R.: New aspects of the formation and function of histamine, 5-Hydroxytryptamine and dopamine in gastric mucosa. Acta physiol. scand. Suppl. 340, 1—134 (1970)

HÅKANSON, R., LILJA, B., OWMAN, C.: Cellular localization of histamine and monoamines in the gastric mucosa of man. Histochemie 18, 74—86 (1969)

HÅKANSON, R., OWMAN, C., SJÖBERG, N.-O., SPORRONG, B.: Amine mechanisms in enterochromaffin and enterochromaffin-like cells of gastric mucosa in various mammals. Histochemie 21, 189—220 (1970)
HARRISON, C. P.: Where is the gastroesophageal junction. Canad. med. Ass. J. 99, 867—868
(1968)
HASSELWANDER, A., BÜTHE, F., LEONHARDT, H.: Die Massenverteilung im Rumpfraum unter
den wechselnden Bedingungen des Lebens beim Menschen. Z. Anat. Entwickl.-Gesch. 115,
411—435 (1951)
HAYEK, H. V.: Die Cardia und der Hiatus oesophageus des Zwechfells. Z. Anat. Entwickl.-
Gesch. 100, 218—255 (1933)
HEINKEL, K., LANDGRAF, J., ELSTER, K., HENNING, N., CONINX, G.: Häufigkeit und Bedeutung von Becherzellen in der menschlichen Magenschleimhaut. Ergebnisse klinischer und
bioptisch-morphologischer Untersuchungen. Gastroenterologia (Basel) 93, 269—287 (1960)
HEINKEL, K., TOMAT, E., HENNING, N.: Meßergebnisse über die Dicke der Magenfundus-
schleimhaut im bioptischen Material. Klin. Wschr. 1960, 1032—1037
HELANDER, H. F.: Light and electron microscopy of the gastric mucosa ... In: The physiology
of gastric secretion (SEMB, S., MYREN, J., Eds.), P. 58—70. Oslo and Baltimore: The Wil-
liams and Wilkins Co. 1968
HELM, H. M.: The gastric vasa brevia. Anat. Rec. 9, 637—645 (1915)
HERZOG, W.: Gefäßveränderungen beim Ulcus ventriculi und duodeni. Bruns Beitr. klin.
Chir. 188, 236—246 (1954)
HOCHSTETTER, F.: Über das normale Vorkommen von Klappen in den Magenverzweigungen
der Pfortader beim Menschen und einigen Säugetieren. Arch. Anat. 1887, 137—142
HOECKE, R. VAN, SEBRUYNS, M.: Differential staining of gastric glandular cells. Stain Technol.
27, 263—265 (1952)
HOEDEMACKER, P. J., ABELS, J., WACHTERS, J. J., ARENDS, A., NIEWEG, H. O.: Investigations
about the site of production of Castle's gastric intrinsic factor. Lab. Invest. 13, 1394—1399
(1964)
HOEDEMACKER, P. J., ABELS, J., WACHTERS, J. J., ARENDS, A., NIEWEG, H. O.: Further
investigations about the site of production of Castle's gastric intrinsic factor. Lab. Invest.
15, 1163—1173 (1966)
HOFFMANN, L., NATHER, K.: Zur Anatomie der Magenarterien. Ein Beitrag zur Ätiologie des
chronischen Magengeschwürs und seiner chirurgischen Behandlung. Langenbecks Arch.
klin. Chir. 115, 650—671 (1921)
HOLSTEIN, A. F.: Zur Nervenzellverteilung in glattmuskeligen Sphinkteren. Anat. Anz. 120,
Erg. H., 269—275 (1967)
HUNT, T. E., HUNT, E. A.: Radioautographic study of proliferation in the stomach of the rat
using thymidine-H³ and compound 48/80. Anat. Rec. 142, 505—511 (1962)
IMAI, M., SHIBATA, T., MINEDA, T.: Histological and histochemical investigations on the
stomachs in man, Japanese monkey (Macaca fuscata yakul) and some other kinds of
animals. I. Cell-divisions on the gastric glands in man, Japanese monkey and dog. Okajimas
Folia anat. jap. 43, 73—85 (1967)
INGELFINGER, F. J.: Enigma of the gastroesophageal junction. Calif. Med. 112, 80—81 (1970)
ITO, S.: The endoplasmic reticulum of gastric parietal cells. J. biophys. biochem. Cytol. 11,
333—347 (1961)
ITO, S., WINCHESTER, R. J.: The fine structure of the gastric mucosa in the bat. J. Cell. Biol.
16, 541—578 (1963)
JABONERO, V.: Études sur le système neurovégétativ périphérique. III. Innervation de
l'estomac humain. Acta anat. (Basel) 11, 490—532 (1951)
JACKSON, R. G.: Anatomic study of the vagus nerves. Arch. Surg. 57, 333—352 (1948)
JACKSON, R. G.: Anatomy of the vagus nerves in the region of lower oesophagus and the sto-
mach. Anat. Rec. 103, 1—18 (1949)
JACOBSON, E. D.: The blood supply of the stomach. Surg. Clin. N. Amer. 49, 559—564 (1969)
JATROU, ST.: Über die arterielle Versorgung des Magens und ihre Beziehung zum Ulcus
ventriculi. Dtsch. Z. Chir. 159, 196—223 (1920)
JOHNSON, H. D.: The cardia and hiatus hernia. London: William Heinemann Medical Books
1968
JOHNSON, F. R., YOUNG, B. A.: Undifferentiated cells in gastric mucosa. J. Anat. (Lond.)
102, 541—551 (1968)
JOSSIFOW, G. A.: Das Lymphgefäßsystem des Menschen. Jena: Gustav Fischer 1930
KANAGASUNTHERAM, R.: Development of the human lesser sac. J. Anat. (Lond.) 91, 118—206
(1957)
KATAOKA, K.: Electron microscopic observations on a new cell type in the fundus mucosa of
the mouse stomach. Z. Zellforsch. 100, 93—100 (1969)

KATSCH, G., v. FRIEDRICH, L.: Über die funktionelle Bedeutung der Magenstraße. Mitt. Grenzgeb. Med. Chir. **34**, 343—361 (1921)

KAUFMANN, R.: Anatomisch-experimentelle Studien über die Magenmuskulatur. (Über die Rinnenbildung an der kleinen Kurvatur.) Z. Heilk. Abt. path. Anat. **28**, 203 (1907)

KAUFMANN, P., LIERSE, W., STARK, J., STELZNER, F.: Die Muskelanordnung in der Speiseröhre (Mensch, Rhesusaffe, Kaninchen, Maus, Ratte, Seehund). Ergebn. Anat. Entwickl.-Gesch. **40**, Heft 3, 1—34 (1968)

KENZLER, W., HEINKEL, K., HENNING, N., LANDGRAF, J., ELSTER, K.: Bioptisch-morphologische Befunde an der menschlichen Magenschleimhaut während der Sekretionsphase. Med. Welt **1962**, 1065—1068

KEY, J.: Blood vessels of a gastric ulcer. Brit. med. J. **1950**, 1464—1465

KLEIN, U. E., DRUBE, H. CH., HANSEN, H. TH.: Untersuchungen über Muster und Verteilung von Enzymen in der Schleimhaut des menschlichen Gastrointestinaltraktes. II. Mitteilung. Histochemische und ergänzende Isoenzymuntersuchungen. Klin. Wschr. **45**, 95—101 (1967)

KØSTER, K. H.: Distribution of vagus nerve branches in the region between the hiatus and the cardia ... In: The physiology of gastric secretion (SEMB, S., MYREN, J., Eds.), P. 37—40. Oslo and Baltimore: The Williams and Wilkins Co. 1968

KOIKKALAINEN, K., HARJOLA, P.-T., LAUSKLA, E., TEPPO, L.: Functional and morphologic effects of coeliac axis compression on the affected organs. Ann. Chir. Gynaec. Fenn. **57**, 239—243 (1968)

KONDRATJEW, N.: Zur Lehre von der Mageninnervation beim Menschen. I. Mitteilung. Z. Anat. Entwickl.-Gesch. **86**, 320—347 (1928)

KONDRATJEW, N.: Zur Lehre von der Mageninnervation beim Menschen. II. Mitteilung. Z. Anat. Entwickl.-Gesch. **89**, 328—343 (1929)

KOTHE, W., DORN, A.: Die Vagotomie des Magens — ein topographisch-anatomisches Problem. Zbl. Chir. **92**, 2163—2167 (1967)

KOZLOWSKA, K.: The effect of cortisone and ACTH on behaviour of β-glucuronidase and β-galactosidase in stomach mucosa of white rat. Acta histochem. (Jena) **30**, 380—385 (1968)

KRENTZ, K.: Ergebnisse der Dickenmessung der Magencorpusschleimhaut nach saugbioptischer Gewebsentnahme. Gastroenterologia (Basel) **104**, 272—288 (1965)

KULENKAMPFF, H.: Unveröffentlicht.

LAIMER, E.: Beitrag zur Anatomie des Oesophagus. Med. Jahrb. (Wien) **1883**, 333—388

LATARJET, A.: Résection des nerfs de l'estomac. Technique operatoire. Resultats chirurgiques. Bull. Acad. Méd. Paris 87, 681—691 (1922)

LENZ, T. R.: Gastric varices. A case report. Rocky Mtn. med. J. **66**, 51—53 (1969)

LEVASSEUR, J. C., COUINAUD, C.: Étude de la distribution des artères gastriques. J. Chir. (Paris) **95**, 57—78, 161—176 (1968)

LEWIS, F. T.: Die Entwicklung des Magens. In: KEIBEL u. MALL: Handb. der Entwicklungsgeschichte des Menschen, Bd. 2, S. 356—369. Leipzig: S. Hirzel 1911

LEWIS, F. T.: The form of the stomach in human embryos with notes upon the nomenclature of the mammalian stomach. Amer. J. Anat. **13**, 477—503 (1912)

LICK, R. F., HALARIS, A., BALSER, D., HART, W.. KLEMPA, I.: Ultrastruktur der Magenschleimhaut nach spezifischer Stimulation. Med. Klin. **64**, 1649—1654 (1969)

LIEBERMANN, D.: Die Muskelarchitektur der Magenwand des menschlichen Föten im Vergleich zum Aufbau der Magenwand des Erwachsenen. Gegenbaurs morph. Jb. **108**, 391—400 (1960)

LIEBERMANN-MEFFERT, D.: Die Muskelarchitektur der Magenwand menschlicher Föten mit besonderer Berücksichtigung von Kardia und Pars pylorica. Anat. Anz. **121**, Erg. H., 483—485 (1968)

LIEBERMANN-MEFFERT, D.: (1) Form und Lageentwicklung des menschlichen Magens und seiner Mesenterien. Acta anat. (Basel) **72**, 376—410 (1969)

LIEBERMANN-MEFFERT, D.: (2) Über das Muskelgefüge in Cardia und Pars pylorica menschlicher Foetenmägen. Zugleich ein Versuch zur funktionellen Deutung der Myoarchitektur. Gegenbaurs morph. Jb. **113**, 1—12 (1969)

LIEBERMANN-MEFFERT, D.: Die Entwicklung der Mesenterien des menschlichen Oberbauches unter neuen Gesichtspunkten. Acta anat. (Basel) **75**, 373—395 (1970)

LIERSE, W., STELZNER, F.: Die Konstruktionsanalyse für die Operation des Oesophagus. Anat. Anz. **121**, Erg.-H., 437—439 (1968)

LILLIE, R. D.: The Nile blue reaction of peptic gland zymogen granules: the effect of methylation and alkali demethylation. J. Histochem. Cytochem. **6**, 130—132 (1958)

LIPPERT, H.: Arterienvarietäten. Klinische Tabelle, Tafel 18—20 als Beilage zu Medizinische Klinik 52 (1967), 2 und 4 (1968). München-Berlin-Wien: Urban u. Schwarzenberg

LOEWENECK, H.: Über die parasympathische Innervation des Magens. Münch. med. Wschr. **1967**, 399—400

Lotzin, R.: Über das Faltensystem des Magens und seine Beziehung zum Gefäßsystem. Fortschr. Röntgenstr. **51**, 329—338 (1935)

Lovèn, Ch.: Über Lymphbahnen der Magenschleimhaut. Nord. med. Ark. **1873**, H. 26, 1—26

Ludwig, K. S.: Eine neue Färbung zur differenzierten Darstellung der Drüsenzellen in der Magenschleimhaut. Z. wiss. Mikr. **65**, 22—25 (1961)

Mann, Ch. V., Greenwood, R. K., Ellis, F. H.: The esophagogastric junction. Surg. Gynec. Obstet. **118**, 853—862 (1964)

Marks, I. N., Drysdale, K. M.: A modification of Zimmermann's method for differential staining of gastric mucosa. Stain Technol. **32**, 48 (1957)

Mason, G. R., Eigenbrodt, E. H., Oberhalman, H. A.: The role of intrinsic neural plexuses in release of gastric antral gastrin. Arch. Surg. **90**, 895—898 (1965)

Mayer, E.: Die Gefäßversorgung des Magens nach Röntgenphotographien der einzeln injizierten Magenarterien. Med. Inaug.-Diss., Frankfurt a. M. 1921

McCrea, E. D.: The nerves of the stomach and their relation to surgery. Brit. J. Surg. **13**, 621—648 (1926)

McGuigan, J. E.: Gastric mucosal intracellular localization of gastrin by immunofluorescence. Gastroenterology **55**, 315—327 (1968)

Melcher, D. H.: Some anatomical considerations in sliding hiatus hernia. Brit. J. Surg. **56**, 904—906 (1969)

Meriel, P., Darnand, Ch., Denard, Y., Moreau, G., Voisin, R., Combes, P.: Ultrastructure de la muqueuse gastrique chez le cobaye et chez l'homme. Path. et Biol. **9**, 1273—1290 (1961)

Michels, N. A.: Blood supply and anatomy of the upper abdominal organs. Philadelphia: Lippincott 1955

Miete, M.: Enkele aspecten van de embryonale ontwikkeling van de menselijke maag. Med. Diss., Leiden 1960

Mitchell, G. A. G.: A macroscopic study of the nerve supply of the stomach. J. Anat. (Lond.) **75**, 50—63 (1940)

Molfetta, N. di: Sulla presenza, nell'uomo, di un muscolo dilatatore del cardias. Arch. Sci. med. **123**, 261—285 (1967)

Monti, M., Fasel, J., Savary, M.: Le problème histologique des hétérotopies épithéliales étendues du bas-oesophage. Ann. Oto-laryng. (Paris) **86**, 380—385 (1969)

Mounier-Kuhn, P., Gaillard, J., Charachon, R., Neidhart, J. H.: Constatations anatomiques sur les moyes de contention et de continence de la jonction oeso-gastrique. J. franc. Oto-rhino-laryng. **15**, 609—628 (1966)

Müller, F. W.: Untersuchungen über die Topographie der Rumpfeingeweide bei verschiedenen Stellungen des Körpers. Z. Anat. Entwickl.-Gesch. **67**, 1—189 (1923); 88, 265—376 (1929)

Müller, G.: Die funktionelle Anatomie des Magens. Anat. Anz. **111**, Erg.-H., 298—311 (1962)

Müller, J.: Über den Ursprung der Netze und ihr Verhältnis zu den Peritonealsäcken beim Menschen aus anatomischen Untersuchungen an Embryonen. Arch. Anat. Physiol. wiss. Med. **3**, 395—411 (1830)

Muller Botha, G. S.: Mucosal folds at the cardia as a component of the gastro-oesophageal dosing mechanism. Brit. J. Surg. **45**, 569—580 (1958)

Myhre, E.: Regeneration of gastric mucosa. In: The physiology of gastric secretion. (Semb, S., Myren, J., Eds.), P. 75—79. Oslo and Baltimore: The Williams and Wilkins Co. 1968

Myren, J., Semb, L. S.: Relationship between the number of parietal cells and gastric secretion of acid. In: The physiology of gastric secretion (Semb, S., Myren, J., Eds.), P. 159—163. Oslo and Baltimore: The Williams and Wilkins Co. 1968

Nagy, D.: Röntgenanatomie. Budapest: Akadémiai Kiadó 1965

Nather, K.: Zur Gefäßanatomie der Magenstraße. Klin. Wschr. **2**, 1454—1455 (1923)

Nomina anatomica 1964. Excerpta Medica Foundation. Amsterdam 1964

Nomura, Y.: On the submicroscopic morphogenesis of parietal cells in the gastric gland of the human fetus. Z. Anat. Entwickl.-Gesch. **125**, 316—356 (1966)

Ottaviani, G.: Ricerche comparative sulla topografia e sulla morfologia della reti sangui fere e linfatiche dello stomaco, dell'intestino tenue, dell'intestino crasso e confronto tra le reti. Tipografia del Seminario, Padova 1933

Ottenjann, R., Peters, H., Elster, K.: Gastroskopische Markierung der Antrum-Korpusgrenze. Klin. Wschr. **45**, 1006—1008 (1967)

Palmer, E. D.: Histology of normal gastric mucosa: an investigation into the state of normalcy of the stomachs of persons without upper gastrointestinal complaints. Gastroenterology **21**, 12—23 (1952)

Pataky, Z., Kubik, J., Karacsonyi, S., Tömböl, T.: Über den Lymphkreislauf des Magens und seine klinischen Beziehungen. Anat. Anz. **107**, 1—8 (1959)

PEARSE, A. G. E.: Gastric enzyme cytochemistry, with special reference to amine precursor uptake and the secretion of polypeptides. In: The physiology of gastric secretion (SEMB, S., MYREN, J., Eds.), P. 92—96. Oslo and Baltimore: The Williams and Wilkins Co. 1968

PERMAN, F., Über die Verteilung und den Verlauf der Vagusäste in dem menschlichen Magen. Ark. Zool. Stockh. 10, 1—37 (1916)

PERNKOPF, E.: Die Entwicklung der Form des Magendarmkanales beim Menschen. Z. Anat. Entwickl.-Gesch. 64, 96—275 (1922)

PFEIFFER, C. J., WEIBEL, J.: The antral clear cell — a new cell type discovered in the pyloric-antral mucosa of the ferret. J. Ultrastruct. Res. 29, 550—562 (1969)

PIASECKI, C.: In vivo transillumination of the submucous plexus of vessels in the dog's stomach. J. Anat. (London) 105, 210 (1969)

PLENK, H.: Zur Entwicklung des menschlichen Magens. Z. mikr.-anat. Forsch. 26, 547—645 (1931)

PLENK, H.: Handbuch der mikroskopischen Anatomie des Menschen (v. MÖLLENDORFF, W., Hrsg.), Bd. 5, Verdauungsapparat, Teil 2: Magen, S. 1—234. Berlin: Springer 1932

POLACEK, M. A., ELLISON E. H.: Gastric acid secretion and parietal cell mass in the stomach of a newborn infant. Amer. J. Surg. 111, 777—781 (1966)

PRATJE. A.: Form und Lage der Speiseröhre des lebenden Menschen. Z. Anat. Entwickl.-Gesch. 81, 269—358 (1927)

PRITCHARD, G. R., GRIFFITH, CH. A., HARKINS, H. H.: A physiologic demonstration of the anatomic distribution of the stomach. Surg. Gynec. Obstet. 126, 791—798 (1968)

RAGINS, H., WINCZE, F., LIU, S. M., DITTBRENNER, M.: The origin and survival of gastric parietal cells in the mouse. Anat. Rec. 162, 99—110 (1968)

READ, J. B., BURNSTOCK, G.: Fluorescent histochemical studies on the mucosa of the vertebrate gastrointestinal tract. Histochemie (Berl.) 16, 324—332 (1968)

REEVES, T. B.: A study of the arteries supplying the stomach and duodenum and their relation to ulcera. Collected papers of the Mayo Clinic 11, 3—22 (1919)

REICH, L.: Über die Lokalisation der Kardia. Mitt. Grenzgeb. Med. Chir. 40, 481—503 (1927)

REIFFENSTUHL, G.: Die Lymphgefäße und regionären Lymphknoten des Magens. Z. Anat. Entwickl.-Gesch. 118, 28—34 (1954)

REVASOV, V. S.: Anatomy and topography of lymphatic vessels and nodes of the stomach in adult humans and their relationship with arteries and veins. Arkh. Anat. Histol. Embriol. 55, 34—44 (1968)

REYNOLDS, B. L.: Stimulation of secreting cell mass by submucosal lymph from gastric antrum in dogs. Amer. Surg. 33, 352—358 (1967)

ROSSI, G., COVA, E.: Studio morfologico delle arterie del stomaca. Arch. ital. Anat. Embriol. 3, 485—524, 566—657 (1904)

ROUVIÈRE, H.: Anatomie des lymphatiques de l'homme. Paris: Masson & Cie. 1932

RUBIN, W., ROSS, L. L., SLEISENGER, M. H., JEFFRIES, G. H.: The normal human gastric epithelia. A fine structural study. Lab. Invest. 19, 598—626 (1968)

SALENIUS, P.: On the ontogenesis of the human gastric epithelial cells. A histologic and histochemical study. Acta anat. (Basel) 50, (Suppl. 46) 1—76 (1962)

SAVARY. M.: L'aspect endoscopique de vestibule gastrooesophagien. Pract. oto-rhino-laryng. (Basel) 30, 134—148 (1968)

SCHEIDEGGER, S.: Über zwei seltene Formen von Blutungen aus Speiseröhre und Magen. Frankfurt. Z. Path. 44, 527—539 (1933)

SCHELLHAAS, H.: Über die Muscularis mucosae des Magens. Z. Zellforsch. 30, 463—482 (1940)

SCHIEBLER, T. H., BEHR, I.: Differentialfärbung zur Darstellung der verschiedenen Zelltypen in der menschlichen und tierischen Magenschleimhaut. Acta histochem. (Jena) 9, 7—10 (1960)

SCHLEGEL, J. J.: Hiatus oesophageus, Hiatushernie und ihre chirurgische Behandlung. Ergebn. Chir. Orthop. 41, 350—427 (1957)

SCHMIDT, H.: Der funktionelle Bau der Schleimhautmuskulatur des Magens (Schwein). Gegenbaurs morph. Jb. 83, 495—516 (1939)

SCHWALBE, G.: Beiträge zur Kenntnis des menschlichen Magens. Z. Morph. Anthrop. 1912, Sonderh. II. Festschrift für G. Retzius, 1—58

SCHWARZ, G. S.: Historical aspects of the anatcmy of the cardia with special reference to hiatus hernia. Bull. N. Y. Acad. Med. 43, 112—125 (1967)

SCOTT, G. H.: Growth of crypts and glands of the human stomach. Amer. J. Dis. Child. 30, 147—173 (1925)

SCOTT, G. H.: (1) A quantitative study of the fetal growth changes in the parts of the human stomach wall. Amer. J. Anat. 44, 1—46 (1929)

SCOTT, G. H.: (2) The growth in surface area of the human gastric mucosa. Anat. Rec. 43, 131—144 (1929)

Semb, L. S., Myren, J. (Hrsg.): The physiology of the gastric secretion. Oslo: Universitets-
farlaget 1968 u. Baltimore: The Williams and Wilkins Co. 1968

Sinitzina, A.: The mucopolysaccharides of the gastric mucosa in man. (Russ.) Arkh. Anat.
Gistol. Embriol. **55**, 71—74 (1968)

Specht, W.: Unveröffentlichte Befunde

Specht, W.: Färben mit Aldehydthionin. Eine Methode für den topochemischen Nachweis
von Sulfonsäuren und Aldehyden. Demonstration 65. Vers. Anat. Ges., Würzburg 1970.

Specht, W., Stober, R.: Wasserlösliche Schwefelfarbstoffe. Ein Farbstoffsortiment für die
Licht- und Elektronenmikroskopie. Verh. Anat. Ges. Erg. H. Anat. Anz. **134**, 637—644
(1973)

Stadtmüller, F., Stenzel, K. G.: Normale Muskelbündelkreuzung der Pars lumbalis des
Zwerchfells. Anat. Anz. **62**, 145—163 (1926)

Staubesand, J.: Zur Problematik der sogenannten Polsterarterien in der Magenwand. Bruns
Beitr. klin. Chir. **190**, 367—374 (1955)

Stelzner, F.: Der Verschluß der terminalen Speiseröhre. Dtsch. med. Wschr. **93**, 1679—1685
(1968)

Stelzner, F., Lierse, W.: Der angiomuskuläre Dehnverschluß der terminalen Speiseröhre.
Langenbecks Arch. klin. Chir. **321**, 35—64 (1968)

Stiemens: Verh. Kon. Akad. Wetensch. Afd. Natuurkunde, tweede sectie, 2, Amsterdam
1934; zit. nach Loeweneck, 1967

Stöhr, Ph., Jr.: Die peripherischen Anteile des vegetativen Nervensystems. Verdauungsapparat. In: Handb. der mikroskopischen Anatomie des Menschen. (v. Möllendorff, W.,
Hrsg.), Bd. IV/1, S. 339—372. Berlin: Springer 1928

Stöhr, Ph., Jr.: Mikroskopische Anatomie des vegetativen Nervensystems. Die Innervation
des Magens. In: Handb. der mikroskopischen Anatomie des Menschen, (Bargmann, W.,
Hrsg.), Bd. IV/5, S. 334—359. Berlin-Göttingen-Heidelberg: Springer 1957

Strasberg, S. M., Silver, M. D.: The phrenoesophageal membrane. Surg. Forum **19**, 294—296
(1968)

Stücker, F. J.: Funktionelle Gesichtspunkte in der Diagnostik und operativen Behandlung
der Kardiainsuffizienz. Langenbecks Arch. klin. Chir. **322**, 411—416 (1968)

Stücker, F. J.: Manometrie des distalen Ösophagus zur Differentialdiagnose und Beurteilung
der operativen Behandlung ösophagogastrischer Hernien. Münch. med. Wschr. **112**,
799—802 (1970)

Tandler, J.: Zur Entwicklungsgeschichte des menschlichen Duodenums in frühen Embryonalstadien. Morph. Jb. **29**, 187—216 (1902)

Tandler, J.: Über die Varietäten der Arteria coeliaca und deren Entwicklung. Anat. Hefte,
Abtl. 1, **25**, 472—499 (1904)

Todd, M. E., Dunn, J. S., Bagshaw, V.: The fine structure of human foetal tissues. J. Anat.
(Lond.) **106**, 188—189 (1970)

Töndury, G.: Lehrbuch der topographischen und angewandten Anatomie, 4. Aufl. Stuttgart:
Thieme 1970

Tongen, L. A.: Quantitative relationship between parietal cells and gastric acidity. Part I.
Studies on the quantitative relationship between parietal cells and gastric acidity in human
stomachs. Surgery **28**, 1009—1015 (1950)

Torgersen, J.: The muscular build and movements of the stomach and duodenal bulb.
Acta radiol. (Stockh.) Suppl. **XLV** (1942)

Torgersen, J.: Comparative anatomy of the stomach. In: The physiology of gastric secretion
(Semb, S., Myren, J., Eds.), P. 10—14. Oslo and Baltimore: The Williams and Wilkins Co.
1968

Townsend, S. F.: Regeneration of gastric mucosa in rats. Amer. J. Anat. **109**, 133—141 (1961)

Trudinger, B. J., Wilhelm, D. L.: Regeneration of gastric mucosa at the squamo-columnar
junction in the rat. J. Path. Bact. **97**, 105—113 (1969)

Voth, D.: Zur Architektur und Pathomorphologie des Magengefäßsystems. Z. Kreisl.-Forsch.
51, 808—821 (1962)

Waldeyer, W., Die Magenstraße. S.-B. Akad. Wiss. Berlin **1908**, 595—606

Weber, J.: The basophile substance of the gastric chief cells and its relation to the process of
secretion. Acta anat. (Basel) **33**, (Suppl. 1) 1—78 (1958)

Weber, W. F.: Über den Bau der Muscularis mucosae im Verdauungsschlauch des Menschen.
Z. mikr.-anat. Forsch. **52**, 480—502 (1942)

Welch, E. H.: Development of the musculature of the stomach with special reference to its
condition in the newborn child and the premature infant. Papers Majo-foundation f. med.
educ. a. res. a. the med. school 2, 3—23 (1923)

Werthemann, A., Huber, I.: Das Ulcus ventriculi et duodeni auf Grund der schweizerischen
Enquête 1956. Schweiz. Z. allg. Path. **20**, 690—696 (1957)

Westman, A. G., Helander, H. F.: Morphometric studies on gastric zymogen granules in atropinized rats. J. Ultrastruct. Res. **29**, 576 (1969)

Willems, G., Gerard, A.: Études histochimiques des modifications de la muqueuse gastrique chez le chien soumis a lactation de la cortisone. C. R. Soc. Biol. (Paris) **163**, 218—221 (1969)

Williams, Th. B.: Vascular studies on the pylorus. Anat. Rec. **38**, 273—291 (1928)

Winawer, S. J., Lipkin, M.: Cell proliferation kinetics in the gastrointestinal tract of man. IV. Cell renewal in the intestinalized gastric mucosa. J. nat. Cancer Inst. **42**, 9—17 (1969)

Wolf, B. S., Heitmann, P., Cohen, B. R.: The inferior esophageal sphincter, the manometric high pressure zone and hiatal incompetence. Amer. J. Roentgenol. **103**, 251—276 (1968)

Wolff, G.: Über die Höhe der Magenschleimhaut im Biopsie-Material. Gastroenterologia (Basel) **107**, 235—241 (1967)

Wright, R., Whitehead, R., Wangel, A. G., Salem, S. N., Schiller, K. F. R.: Autoantibodies and microscopic appearance of gastric mucosa. Lancet **1966 I**, 618—621

II. Physiologie

Physiologie

L. Demling, Erlangen

Mit 12 Abbildungen

I. Sekretion des Magens

A. Das Magensekret

Das Magensekret ist eine wäßrige Flüssigkeit. Der Mensch produziert täglich 1,5 bis 3 l. Wenn nicht besondere Maßnahmen angewendet werden, ist das Magensekret meist vermischt mit Speichel und Duodenalinhalt. Beigemengte Speisereste noch 12 Std nach der letzten Nahrungsaufnahme sprechen für eine Entleerungsstörung. Das Magensekret hat in der Regel die gleiche Osmolarität wie das Serum (289 mosm/kg H_2O) (Documenta Geigy, Wiss. Tabellen, 1968), jedoch sind vorübergehende Abweichungen nach oben und unten möglich. Der Magensaft besteht aus Wasser, Elektrolyten und Makromolekülen. Letztere befinden sich teils in Lösung, teils in einer mehr oder weniger stabilen Suspension. Große Moleküle des Magensekretes sind Enzyme, Schleimsubstanzen, Serumproteine, Peptide, Produkte des enzymatischen Abbaues von Proteinen und Mucoproteinen, Blutgruppensubstanzen und anderes biologisch aktives Material, wie der Intrinsic factor, weitere Vitamin B_{12}-Binder und die sog. Gastrone. Daneben können Antigene und Antikörper nachgewiesen werden (GLASS, 1968).

Man kann sich das Magensekret aus zwei Komponenten bestehend denken, die bis zu einem gewissen Grade voneinander abgetrennt werden können. Die eine ist wesentlich durch den Gehalt an Salzsäure, die andere durch den an Natrium und Pepsinen charakterisiert. Diese Zweikomponententheorie stammt von PAVLOV (1910) sowie HOLLANDER (1932, 1952). Man unterscheidet hierbei den Parietalzellenanteil des Magensekretes (leicht hyperosmotisch gegenüber dem Serum) vom Nichtparietalzellenanteil (leicht hypoosmotisch). Parietalzellen sind identisch mit den Belegzellen. Sie produzieren Salzsäure. Der Parietalzellenanteil des Magensaftes kommt aus einer morphologisch einheitlichen cellulären Quelle. Der Nichtparietalzellenanteil hingegen umfaßt neben dem Produkt der Hauptzellen, speziell den Pepsinen, auch die Sekrete der Drüsenhalszellen des Korpus und der Nebenzellen, der Drüsen in Kardia- und Pylorusregion sowie der Oberflächenzellen der Magenschleimhaut. Ob daneben noch Flüssigkeit durch Intercellularräume in das Magenlumen quillt, ist unklar.

1. Elektrolyte

Geht man von der Zweikomponententheorie aus, so ist beim gesunden Menschen nach Stimulation folgende ionale Zusammensetzung der beiden Anteile in mval/l anzunehmen (TAMARIT-TORRES et al., 1960, 1961). Parietal: H^+ 153, K^+ 12, Cl^- 165, nicht parietal: Na^+ 150, K^+ 12, Ca^{++} 2,7, PO_4^{3-} 6,3, Cl^- 117, HCO_3^- 42. Zum Nichtparietalsekret gehört vermutlich auch Mg^{++}. Schließlich lassen sich im menschlichen Magen zwischen 1,32 und 5,5 mval/l Ammoniumionen nachweisen, deren Konzentration sich unter Histaminstimulation nicht ändert (VAGNE et al.,

1965). Die meisten, aber nicht alle (Makhlouf, 1965) Autoren stimmen darin überein, daß der Kaliumgehalt beider Sekrete etwa gleich ist und das Doppelte der Serumkonzentration beträgt. Die parietale Chloridkonzentration ist praktisch identisch mit der Summe aller Kationen, vor allem Wasserstoff und Kalium. Die Summe der nichtparietalen Anionen, Chlor und Bicarbonat, ist etwa gleich der Summe der nichtparietalen Kationen, vor allem Natrium und Kalium. Der H-Ionen-output trägt zur Steigerung der H-Ionenkonzentration nur insoweit bei, als er nicht durch Bicarbonat neutralisiert wird. Calcium kommt vor als ionisiertes Calcium, als „löslicher diffusibler Calciumkomplex", als Calcium, gebunden an Albumin oder gebunden an Pepsin (Moore u. Makhlouf, 1968).

2. Eiweißkörper

Die ersten Beobachtungen einer verdauenden Funktion des Magensaftes gehen zurück auf Spallanzani (1773) und Steven (1778). Schwann (1836) beschrieb 1836 ein Ferment im Magensaft, das ohne Säure inaktiv war, das durch Alkali und Erhitzen zerstört werden konnte und welches die Eigenschaft hatte, festes Eiklar zu verdauen. Es war weniger aktiv gegen rohes Fleisch als gegen gekochtes. Schwann nannte das Ferment *Pepsin*. Pepsin entsteht aus Pepsinogen unter dem Einfluß von Säure. Pepsinogen wird in Form von Granula in den Hauptzellen gespeichert. Sein Molekulargewicht beträgt 42500. Es wurde erstmals aus der Magenschleimhaut von Herriott (1938) kristallisiert. Pepsinogen ist relativ resistent gegen Erhitzen und Alkalisieren. Pepsin dagegen wird irreversibel denaturiert bei einem pH, das höher ist als 7 und bei Temperaturen von mehr als 70 °C (Northop et al., 1948). Pepsin entsteht dadurch, daß bei einem pH unter 5,4 von dem Protein Pepsinogen eine Peptidkette abgespalten wird. Sie wirkt inhibitorisch, solange sie am Pepsinmolekül hängt. Nach ihrer Abspaltung wird sie selbst bei einem pH von 3,5 bis 4 von dem freigesetzten Pepsin abgebaut. Der Inhibitor hat ein Molekulargewicht von 3100. Es gibt sowohl Pepsinogene als auch die aus ihnen entstehenden Pepsine in der Mehrzahl (Samloff, 1969). Die Pepsinogene führen in der Reihenfolge ihrer Wanderungsgeschwindigkeit die Zahlen I—VII (Samloff, 1971). Im Magensaft gibt es neben den sieben Pepsinogenen noch eine weitere proteolytisch aktive Substanz. Es wurden sogar bis zu insgesamt elf proteolytisch aktive Fraktionen im Magensaft gefunden; das mag aber mit der Art der Präparation zusammenhängen. Möglicherweise entstehen hier Artefakte. Die Pepsinogene kann man in die Gruppen I und II unterteilen. Die Gruppe I kommt in der Korpusschleimhaut vor, und zwar dort in den Haupt- und Drüsenhalszellen. Die Drüsenhalszellen können als Vorläufer der Hauptzellen angesehen werden. Der Ursprung der Gruppe II ist noch nicht gesichert. Sie läßt sich sowohl in der Schleimhaut des Korpus als auch des Antrums und des proximalen Duodenums nachweisen. Die Gruppen I und II unterscheiden sich in der Fähigkeit, differente Peptidverbindungen zu hydrolysieren. Gruppe II ist außerdem weniger resistent gegen Hitze, jedoch widerstandsfähiger gegen Alkali. Sie hat ein höheres pH-Optimum. Das Gastricsin (Tang et al., 1967) ist wahrscheinlich mit Pepsin I (Seijffers et al., 1963) identisch. Neben den proteolytischen Fermenten enthält der Magensaft, jedenfalls bei Hunden (Engstrom et al., 1968) und bei Ratten (Barrowman u. Darnton, 1970; Helander u. Olivecrona, 1970), Lipase. Der Magen ist bei säugenden Ratten fähig, Fett zu absorbieren (Helander u. Olivecrona, 1970). Neuerdings wurden jedoch Zweifel laut, ob es sich bei der Magenlipase tatsächlich um ein Enzym handelt, das diesen Namen verdient. Angeblich ist die Lipase des Magens im Gegensatz zu derjenigen der Bauchspeicheldrüse nicht fähig, an der Grenzfläche zwischen Wasser und emulgiertem Substrat ihre katalytische Aktivität auszuüben. Sie stellt sich vielmehr als unspezifische Esterase dar, welche ihr Substrat nur in gelöster Form hydrolisiert (SZAFRAN u. POPIELA, 1973).

Der Magensaft beherbergt in geringen Mengen *Serumproteine*, von denen das Albumin in anaziden Magensäften elektrophoretisch am leichtesten gefunden werden kann (HENNING et al., 1953). Die Darstellung von Albumin im sauren Magensaft ist wegen der sofort einsetzenden Verdauung nur schwer möglich. Unter normalen Umständen beträgt die Albuminkonzentration im Magensaft weniger als 20 mg-%. Neben Albumin ließen sich in neuerer Zeit mit immunologischen Techniken noch Serumglobuline nachweisen (TENOROVA et al., 1961; GÖTZ et al., 1962). Der Magensaft enthält ferner *mageneigene Proteine*. Eines von ihnen hat die Wanderungsgeschwindigkeit des Serum-β_2-Globulins. Als weitere Eiweißbestandteile des Magensaftes entdeckte man Schleimsubstanzen, Gastrone, den Intrinsic factor sowie eine Reihe von Immunglobulinen und Blutgruppensubstanzen. Personen, bei denen letztere nicht vorhanden sind, bezeichnet man als Nonsecretoren. Sie haben meist hohe Säurewerte und neigen zum Ulcus duodeni-Leiden (FISCHERMANN et al., 1967).

Interessant ist die Gruppe der *Schleimsubstanzen* im Magensaft. Man kennt:

1. Mucopolysaccharide, die in sulfatierter oder nicht sulfatierter Form vorliegen können und auf Grund ihres fakultativen Gehaltes an Schwefelsäureresten und ihres obligaten Gehaltes an Glucuronsäure stark sauer reagieren. Mucopolysaccharide kommen frei vor oder sind mit einer Peptidkette verbunden. Im Gesamtmolekül überwiegt jedoch immer der Kohlenhydratanteil. Saure Mucopolysaccharide finden sich auch in der Grundsubstanz des Binde- und Stützgewebes, sind Gleitmittel in der Synovialflüssigkeit (Hyaluronsäure) und hemmen als Heparin die Blutgerinnung.

2. Glykoproteine, bei denen — anders als bei den Mucopolysacchariden — das Kernstück des Moleküls aus einer Polypeptidkette besteht. An sie ist der Kohlenhydratanteil in Form von Oligosaccharidseitenketten O- oder N-glykosidisch gebunden. Diese Seitenketten sind aus 10 bis 15 Monosaccharideinheiten (u. a. Glucose, Galaktose, Mannose, N-Acetylhexosamin, N-Acetylneuraminsäure, Fucose) aufgebaut. Nach dem jeweiligen Gehalt an sauren Gruppen lassen sich unterscheiden:

a) Neutrale Glykoproteine, welche die Fucomucine einschließen (= fucosehaltige Glykoproteine, die auch als Blutgruppenantigene Bedeutung haben). Außerdem gehören in diese Gruppe Glykoproteine vom Dihexose-Hexosamintyp: Sie sind mit den Serumglykoproteinen verwandt (BLIX, 1957).

b) Saure Glykoproteine, zu denen die Sialomucine (Sialoproteine) und die sulfatierten Glykoproteine zu rechnen sind. Der saure Charakter der Sialomucine wird vor allem durch ihren Gehalt an N-Acetylneuraminsäure, einer Sialinsäure, bedingt. Der Gehalt an Sialoproteinen verleiht dem Sekret eine besonders ausgeprägte Zähflüssigkeit. Der zweite Typ der sauren Glykoproteine sind die sulfatierten Glykoproteine. Sie finden sich im Schleim in größerer Menge, besonders nach cholinerger Stimulation. Die biochemische Analyse dieser Verbindungen erlaubte ihre Klassifizierung als sulfatierte Sialofucomucine. Sialomucine kommen sonst im Körper noch in den submandibulären Speicheldrüsen vor.

Im menschlichen Magen machen die neutralen und die Sialinsäure enthaltenden Glykoproteine die Hauptmenge der Schleimsubstanzen aus. Die sulfatierten Mucopolysaccharide und die sulfatierten Glykoproteine stehen — verglichen mit dem Magensaft des Hundes — beim Menschen mengenmäßig im Hintergrund oder fehlen völlig.

Daß der Magenschleim die Mucosa gegen mechanische und proteolytische Läsionen schützt, ist wahrscheinlich (KOWALEWSKI u. SCHIER, 1970). Man weiß aber nicht, auf welchen speziellen chemischen und physikalischen Eigenschaften diese Schutzwirkung beruht. Es gibt jedoch Vermutungen. So nimmt Schrager (1970) an, daß es besonders die sulfatierten und die sialinhaltigen sauren Glykoproteine sind, welche ein festes Netzwerk über der Mucosa bilden. Es verlangsamt den Rückstrom von Pepsin und wird wegen seiner starken negativen Ladung durch einströmende positiv geladene H-Ionen weniger als andere Schleimsubstanzen in seiner elektrischen Ladung und damit in der Festigkeit seiner Textur beeinflußt. Darüberhinaus könnte auch die vielleicht schädlich auf die Magenmucosa wirkende Rückdiffusion von H-Ionen aus dem Magenlumen gebremst werden. Bei Patienten mit Magengeschwüren fanden sich weniger sialinhaltige Glykoproteine als bei gesunden Personen (Domschke et al., 1972). Die Schleimsekretion wird durch Histamin gehemmt, dagegen durch cholinerge Stimulation ebenso wie die Bildung von Pepsin und HCl gesteigert (Ley et al., 1969).

3. Gastrone

Bei diesen Substanzen handelt es sich um Depressoren der Magensekretion. Sie wurden zuerst im anaziden Magensaft von Patienten mit perniziöser Anämie und Magenkrebs vor über 30 Jahren gefunden (Brunschwig et al., 1939). Sie haben den Namen Gastrone von Code (1958) bekommen (Chalone = Hemmsubstanzen von chalao, griech. ich lasse nach). Man fand Gastrone, wenngleich in geringerer Konzentration, auch im Speichel (Sialogastrone) und im sauren Magensaft. Heute nimmt man an, daß im menschlichen Magensaft zwei Arten von Gastronen vorkommen. Gastrone A, auch im Speichel vorhanden, ist widerstandsfähig gegen peptische Verdauung und schwächer wirksam. Gastrone B ist ein sehr viel stärkerer Inhibitor. Es bewegt sich elektrophoretisch mit den Gammaglobulinen. Immunoelektrophoretisch hat es weder mit dem IgG- noch IgA-Globulin etwas zu tun. Im Magengastrone B beträgt die Kohlenhydrat-Proteinrelation 1:10. Es ist ein Glykoprotein mit einem geschätzten Molekulargewicht zwischen 10.000 und 40.000. Obwohl beide Gastrone wirksam sind, wenn man sie bei Hunden intravenös gibt, ist man sich über ihre physiologische Bedeutung beim Menschen nicht im klaren (Glass, 1968). Andersson u. Uvnäs stellten das sog. Bulbogastrone vor (Andersson u. Uvnäs, 1961; Andersson et al., 1967, 1972). Es findet sich, wie der Name sagt, in der Schleimhaut des Bulbus duodeni und soll, da es die Magensäure hemmt, ohne die Pankreassekretion wesentlich zu steigern, mit dem Secretin nicht identisch sein (Lit. in Johnson u. Grossman, 1971). Eine weitere ungeklärte Frage ist die nach dem Zusammenhang zwischen den Magen- und Enterogastronen.

4. Intrinsic factor

Der Intrinsic factor (I.F.) ist ein biologisch wichtiges Glykoprotein, das vom Magen sezerniert wird. Vor über 40 Jahren von Castle postuliert, konnte es erst 30 Jahre später gereinigt werden (Gräsbeck et al., 1962). Das Molekulargewicht des menschlichen I.F. liegt bei 119.000. Die Aufgabe des I.F. ist es, Vitamin B_{12} zu binden und an die Receptoren der Schleimhautzellmembranen des Ileums zu bringen. Der I.F. wird beim Menschen, beim Rhesusaffen, bei Katze, Kaninchen, Meerschweinchen und Kuh in den Paritalzellen gebildet. Bei Ratte und Maus findet er sich in den Hauptzellen, beim Schwein in der Schleimhaut des Pyloruskanals und im Duodenum (Hoedemaker, 1965). Der I.F. (Lit. in Jeffries, 1967) hat eine so große Affinität zum Vitamin B_{12}, daß er dies aus anderen Komplexen freisetzt. Er wird zerstört durch Erhitzen und langsam inaktiviert durch peptische und chymotryptische Verdauung. Der Vitamin B_{12}-I.F.-Komplex dagegen ist sehr resistent gegen Proteolyse und Hitzedenaturierung. Seine Sekretion wird durch all die Substanzen stimuliert, welche die Magensäureproduktion erhöhen, so durch

Gastrin, Insulin, Histamin und Betazol. Bei jedem Stimulus geht die I.F.-Sekretion derjenigen der Säure voraus. Das läßt vermuten, daß der I.F. in fertiger Form bereits in der Zelle gespeichert ist. Neben dem I.F. (GLASS, 1968) gibt es noch einen sekundären und einen tertiären Vitamin B_{12}-Binder. Der sekundäre Binder ist wahrscheinlich ein Produkt des proteolytischen Abbaues des I.F. Der tertiäre ist ein Schleimstoff und zeigt keine Verwandtschaft mit den vorgenannten Substanzen. Er ist elektrophoretisch schneller beweglich als die beiden anderen. Der tertiäre Binder wird auch bei Anazidität gefunden. Die gesamte Vitamin B_{12}-Bindungskapazität ist das Resultat des kumulativen Effektes der drei genannten Substanzen.

Bei Neugeborenen ist die Produktion von Salzsäure, I.F. und Pepsin sehr gering, jedoch besteht keine Achlorhydrie. Allmählich nehmen die drei Komponenten zu. Eine gute Korrelation kann beobachtet werden zwischen dem output von Salzsäure und dem I.F. nach Betazolstimulation. Die Korrelation ist etwas schwächer zwischen I.F. und Pepsin. Berechnet auf das Körpergewicht, ist die Produktion von I.F. bei Kindern zwischen 2 und 3 Monaten bereits vergleichbar mit derjenigen älterer Kinder und Erwachsener. Die Bildung von Pepsin ist demgegenüber noch deutlich geringer, diejenige von Salzsäure nur leicht erniedrigt (AGUNOD et al., 1969).

B. Die Bildung des Magensaftes

Die Magenschleimhaut ist etwa 1 mm dick, ihre Oberfläche wird von einer einreihigen Schicht schleimbildender Epithelzellen überzogen. Zahlreiche Grübchen sind, unterteilt in areae gastricae, über die Mucosa gleichmäßig verteilt. In diese Grübchen münden die für jede Magenregion typischen Drüsenschläuche. Die Regionen sind Fornix, Kardia, Korpus (= Fundus[1]) und Pyloruskanal (= Antrum). Der Magensaft ist keine gleichbleibend zusammengesetzte Flüssigkeit. Er ändert seinen Gehalt an Elektrolyten, Enzymen, Schleimsubstanzen, anderen Proteinen und Eiweißbruchstücken je nach dem Funktionszustand der Magenschleimhaut. Ausgangswert ist die sog. Basalsekretion, d.h. die Sekretbildung während der interdigestiven Phase. In dieser Zeit ruht die Salzsäureproduktion fast vollständig. Die Basalsekretion ist interindividuell deutlich verschieden und zeigt aber intraindividuell eine bemerkenswerte Konstanz. So konnten MAKHLOUF et al. (1966) in jahrelangen Selbstversuchen feststellen, daß ein Proband 0,88 mval $\pm$ 0,34/h HCl und ein zweiter 1,35 mval $\pm$ 0,25/h HCl produzierte. Die hervorstechendste Eigenschaft des Magensekretes ist es, daß seine H-Ionenkonzentration während der Verdauungsphase auf Werte ansteigen kann, die man sonst nirgends im Körper findet. Der Konzentrationsunterschied zum Blut ist erstaunlich. Die H-Ionenkonzentration im Plasma beträgt 0,00005 mval/l, im Magensaft bis zu 160 mval/l. Dieser Vorgang verbraucht Energie, und zwar mindestens 1,532 Calorien pro Liter sezernierten Magensaftes (DAVENPORT, 1961). Die Energie stammt aus dem oxydativen Stoffwechsel der Schleimhautzellen und aus aerober Glykolyse. Ein Mol Sauerstoff kann 14 Mol H-Ionen in das Lumen transportieren. Die H-Ionen entstehen wahrscheinlich aus der Dissoziation des Wassers in der Zelle (Lit. in RUCH-PATTON, 1965). Die früher in Verbindung mit dem Ferment Carboanhydrase als H^+- Quelle angenommene H_2CO_3 (DAVENPORT, 1961) findet in der neueren Literatur nur noch wenig Erwähnung. Unabhängig davon, wie nun H-Ionen entstehen und transportiert werden, läßt die Sekretion eines Mols von H^+ ein Mol von OH^- in der Zelle zurück. Kohlenstoffdioxyd, das aus dem Zellstoffwechsel und dem hindurchfließenden Blut stammt, neutralisiert OH^-. Die Reaktion ist:

$$OH^- + CO_2 \rightleftharpoons HCO^-_3 \, .$$

---

[1] Von manchen Autoren auch als Synonym von Fornix gebraucht.

HCO$^-_3$, das auf diese Weise entsteht, muß ins Blut gelangen. Tatsächlich nimmt die HCO$^-_3$-Konzentration im Blut, und damit die Alkalität, nach einer kräftigen Mahlzeit meßbar zu. Sie wird, wenn in großem Überschuß vorhanden, über die Niere ausgeschieden. Die Carboanhydrase, welche sich in hoher Konzentration in der Magenschleimhaut findet, dürfte die oben angegebene Reaktion beschleunigen. Experimentelle Untersuchungen haben ergeben, daß der Sauerstoffverbrauch von Magenzellsuspensionen des Hundes direkt proportional ihrem Gehalt an Parietalzellen ist. Intracelluläre Elektrolytmessungen der Parietalzellen ergaben Werte von 108 mval Natrium und 122 mval Kalium/l intracellulären Wassers. Das Innere der Parietalzellen hat damit einen höheren Gehalt an Natrium als die Muskelzelle und ist mit 7,28 pH alkalischer als diese (Croft u. Ingelfinger, 1969).

Die H-Ionensekretion in das Magenlumen kann nicht durch das elektrische Potential erklärt werden, das zwischen der Serosa- und der Lumenseite der Schleimhaut herrscht. Diese Potentialdifferenz beträgt (bei negativer Lumenseite) 35 (Antrum) — 45 (Korpus) mV. Zum Transport der H-Ionen in der tatsächlichen Größenordnung wäre eine Potentialdifferenz von mindestens 400 mV notwendig. Es kann sich also nicht um eine bloß passive Ausscheidung von H-Ionen handeln, sie werden vielmehr durch die Zellen aktiv hindurch gepumpt. Auch bei den Cl-Ionen ist eine aktive Sekretion beteiligt. Daneben finden Austauschdiffusion und passives Durchsickern statt (Forte, 1969; Davenport, 1961). Chlor wird ebenfalls aktiv in das Lumen des Magens transportiert. Dieser Vorgang wird ergänzt durch einen carrier-Mechanismus. Grundsätzlich sind Chlor- und H-Ionentransport voneinander unabhängig. Der basale Cl$^-$-Transport kann inhibiert werden, ohne die Säuresekretion zu beeinflussen, und die Säuresekretion kann gehemmt werden, ohne den basalen Cl$^-$-Transport zu stören (Davenport, 1961). Allerdings besteht de facto doch eine positive Korrelation zwischen der Ausscheidung von H- und Cl-Ionen, wahrscheinlich deswegen, weil gewisse metabolische Vorgänge, welche die H-Ionensekretion fördern, dies auch für die Cl-Ionen tun (Forte, 1969).

C. Die Zusammensetzung des Magensaftes

Der H-Ionenauswurf ist bei kräftiger Stimulation proportional der Gesamtzahl der Parietalzellen (Card u. Marks, 1960). Die sog. Parietalzellmasse kann so in vivo auch beim Menschen an der Leistung gemessen werden („chemische Biopsie"), eine Möglichkeit, die bei anderen Geweben nicht existiert oder noch nicht genützt wurde. 1 ml Korpusmucosa kann pro Stunde 1 mval Wasserstoffionen produzieren. Eine Milliarde Parietalzellen — die Zahl entspricht etwa der Norm — bringen beim Menschen eine maximale Sekretionsleistung von 20 bis 25 mval/Std zustande. Die enge Beziehung von Funktion und Struktur ließ sich am Hund bestätigen. Er hat übrigens nach Histamin einen mittleren maximalen Säure-output pro Stunde von etwa 30 mval und kommt damit den menschlichen Verhältnissen nahe. Dies rührt daher, daß der Hund einen, bezogen auf das Körpergewicht, größeren Magen hat, als der Mensch. Die Verhältnisse werden aber insofern wieder etwas komplizierter, als bereits die Entfernung des parietalzellenfreien, Gastrin produzierenden Antrums zu einem Abfall des maximalen Säure-outputs nach Stimulation führt. Offenbar wirkt Gastrin ebenso wie der Vagus „konditionierend".

Die Beschaffenheit des Magensaftes hängt von dem Funktionszustand der Mucosa und den Eigenschaften der verschiedenen Zellen ab. Es wäre ideal, exakt zu wissen, was jede Zelle produziert. Unsere Kenntnisse hierüber sind jedoch nur bruchstückhaft. Um etwas über die Herkunft der einzelnen Magensaftkomponenten zu erfahren, bedient man sich folgender Technik. Man trägt die Konzentration einzelner Bestandteile des Magensaftes auf und versucht nach Möglichkeit eine einzige Zellsorte zu stimulieren. Das gemeinsame Ansteigen oder Abfallen der Konzentration von zwei Magensaftbestandteilen, insbesondere von Ionen, wird dabei als Beweis für die gemeinsame Quelle in einer bestimmten Zellpopulation angesehen, ein inverses Verhalten der Konzentration dagegen als Beweis dafür, daß ihre Ursprungsorte verschieden sind. Dieses Vorgehen hat, so indirekt es auch sein mag, eine gewisse Klarheit gebracht (Lit. in HUNT u. WAN, 1967). So weiß man, daß die Parietalzellen H-Ionen, die Hauptzellen Pepsinogen bilden. Die maximale Säurekonzentration des Magensaftes liegt zwischen 140 und 160 mval/l. Das hauptsächliche Anion ist Chlorid. H^+ und Na^+ sind die wichtigsten Kationen. Bei Konzentrationsänderungen verhalten sie sich zueinander spiegelbildlich. Soweit man heute weiß, sind die Parietalzellen die ausschließlichen Produzenten der H-Ionen, daneben scheiden sie wie auch andere Zellen Chlor, Kalium und Wasser aus. Natrium dagegen wird von den Belegzellen nicht oder nur in geringem Maße abgegeben.

D. Wie kann sich die ionale Zusammensetzung des Magensaftes ändern?

Der Gehalt des Magensaftes an einzelnen Bestandteilen ist wechselnd. Die größte Variationsbreite zeigt die H-Ionenkonzentration von pH 7 bis 0,8. Geringere Leistungsänderungen sind von den schleimbildenden Zellen bekannt. Insgesamt schwankt jeder Bestandteil innerhalb bestimmter Produktions- und Konzentrationsgrenzen. Man sollte aber nicht nur an unterschiedliches Verhalten der Sekretion denken. Der Magen sezerniert in erster Linie lumenwärts, es besteht aber auch die Möglichkeit, daß er bestimmte Stoffe wieder reabsorbiert oder, daß eine rückläufige Diffusion entsprechend dem Konzentrationsgradienten stattfindet. Besonders diskutiert in dieser Hinsicht werden verständlicherweise die H-Ionen.

Setzt man voraus, daß morphologisch gleiche Zellen auch ein gleichartiges Produkt zum Magensaft beitragen, so entsteht die Frage:

Wie kommt es zu unterschiedlicher Konzentration eines bestimmten Produktes, z. B. der H-Ionen, im Partialsekret?

Drei verschiedene Erklärungen sind für das Hervortreten eines bestimmten Sekretanteils möglich:

1. Höhere Konzentration des Produktes im Sekret der einzelnen Zelle.
2. ,,Aufwachen" ruhender Zellen.
3. Eine pro Zelle gesteigerte Quantität des qualitativ gleichbleibenden Sekretes.

Die Tatsache, daß bei Stimulation der Parietalzellen das Magensaftvolumen und der H-Ionen-output zunehmen, macht die dritte Möglichkeit wahrscheinlich, schließt aber die zweite nicht aus. Gegen Möglichkeit 1. spricht, daß die H-Ionenproduktion bei maximaler Stimulation von der Gesamtzahl der Parietalzellen abhängt.

1. Theorien zur wechselnden Zusammensetzung des Magensaftes
(Lit. in HUNT u. WAN, 1967)

a) Die Zweikomponententheorie nach Pavlov-Hollander

Bis zum Ende des 19. Jahrhunderts diskutierte man die Frage, ob die Acidität des Magensaftes nur durch HCl oder auch durch andere organische Säuren verursacht würde (SCHÄFER, 1898). Es wurde klar, daß die HCl die einzige Säure von Bedeutung war (PAVLOV, 1910). PAVLOV interessierte sich sodann für die Konzentration der Säure im Magensaft. Er stellte eine Theorie auf, für deren Richtigkeit gerade heute wieder Beweise vorliegen. Er vertrat folgende Ansicht:

Das aus den Korpusdrüsen ausgeschiedene Sekret hat immer die gleiche Säurekonzentration. Man kann es aber nicht rein gewinnen, weil es über die alkalische, gleichmäßig sezernierende Magenschleimhaut fließend, unvermeidlich teilweise neutralisiert wird. Je höher die Sekretionsrate der Korpusdrüsen ist, desto saurer wird der gesamte Saft.

Pavlov (1910) war somit der Meinung, daß es einen sauren Anteil des Magensaftes gäbe, dessen „Durchschlagskraft" im Gesamtmagensaft gegenüber dem neutralen oder alkalischen Sekret von seiner Menge abhinge. Hierauf stützt sich die spätere, von Hollander (1932, 1952) sog. Zweikomponententheorie. Sie besagt:

1. Der Magensaft besteht aus einem sauren und einem leicht alkalischen Anteil. Der saure Teil wird von den Parietalzellen, der alkalische von den übrigen Elementen der Magenschleimhaut produziert.

2. Es gibt eine maximale Säurekonzentration, die im Magensaft nur näherungsweise erreicht wird. Sie entspricht den Verhältnissen im reinen Parietalzellensekret.

3. Wenn die Sekretion von Magensaft insgesamt zunimmt, so ist dies hauptsächlich auf einen Anstieg des Parietalzellenanteiles zurückzuführen. Es kommt also zu einer relativen Verminderung des alkalischen Anteils, die H-Ionenkonzentration im Magen nimmt zu. Da der Natriumgehalt des Magensaftes nahezu oder völlig auf das alkalische Sekret zurückgeht, verhält sich die Konzentration dieses Ions umgekehrt proportional zur H-Ionenkonzentration.

4. Zusammen mit der H-Ionenkonzentration steigt auch die Konzentration von Chlorid an, allerdings langsamer. Die Ursache dafür ist, daß die Chloridkonzentration in der alkalischen Komponente maximal etwa 100 bis 120 mval/l, in der sauren Komponente aber etwa 170 mval/l beträgt. In diesen Grenzen schwankt daher auch die Chloridkonzentration.

b) Die Theorie von Rosemann

Rosemann (1907) behauptete zu Beginn dieses Jahrhunderts, daß die Konzentration von Chlorid im Magensaft nicht mit der Acidität schwanke. Er vertrat die Auffassung, daß die Magendrüsen aus dem Plasma eine Natriumchloridlösung konstanter Konzentration herausholten. Diese Natriumchloridlösung würde dann intracellulär in wechselnden Anteilen zu Salzsäure verwandelt. Die Chloridkonzentration im Magensaft wurde dementsprechend als gleichbleibend angenommen. Rosemann gewann seine Auffassung durch 25 Experimente an einer einzigen Hündin. Er bediente sich der Scheinfütterung. Der Magen war innerviert, der Pylorus intakt. Der Autor beobachtete, daß der Magensaft grundsätzlich gegenüber dem venösen Blut hyperosmotisch sein könne. Osmolarität und Gefrierpunktserniedrigung waren dem Sekretionsvolumen proportional. Die Gefrierpunktserniedrigung erklärte Rosemann fast ganz mit dem Gehalt des Magensaftes an Elektrolyten, unter denen er auch Kalium und Ammoniumionen fand.

c) Die Theorie von Hirschowitz

Hirschowitz (1960) berücksichtigt bei seiner Theorie den anatomischen Aufbau der im Magenkorpus und Fundus vorhandenen Drüsen. Die an der Basis der Magendrüsen reichlich vorhandenen, Pepsin sezernierenden Zellen (Hauptzellen) scheiden eine Lösung aus, welche Natrium- und Chlorionen enthält. Sie fließt auf ihrem Wege zum Magenlumen an den Teilen des Drüsentubulus vorbei, in das reichlich Parietalzellen einmünden. Ein variabler Anteil von Natriumionen soll dort gegen H-Ionen ausgetauscht werden. Dieser Vorgang ist vergleichbar mit der Absorption von Natrium im proximalen Tubulus des Nephrons. Hirschowitz spricht daher auch von einem „Gastron". Die bei den Parietalzellen deutlich ausgeprägten intracellulären, mit Mikrovilli (kleinsten Zotten) versehenen Kanälchen sollen nach der Auffassung von HIRSCHOWITZ der Ort des Austausches von Natrium gegen H-Ionen sein.

d) Die Theorie von Teorell

TEORELL (1939, 1947) veröffentlichte eine Hypothese, die später von HEINZ u. ÖBRINK (1954) aufgegriffen wurde. Kernpunkt dieser Hypothese ist, daß das Primärsekret, eine dem Plasma isoosmotische Lösung, Salzsäure enthält und eine ziemlich konstante Kaliumkonzentration hat. Es wird angenommen, daß noch während der Sekretion von HCl in das Magenlumen sogleich wieder eine transcelluläre Rückdiffusion in das Plasma entsprechend dem Konzentrationsgefälle stattfindet. Bei niedriger Sekretionsrate übertrifft die Rückdiffusion von H-Ionen diejenige der Chlorionen. Als Ersatz für H^+, um den Kationenmangel auszugleichen, strömt Natrium vom Plasma ins Lumen. Die Natriumkonzentration verhält sich daher ebenso wie bei der HOLLANDERschen Zweikomponententheorie spiegelbildlich zur H-Ionenkonzentration. Allerdings ist der zu erwartende Kurvenverlauf nicht direkt proportional im Gegensatz zu dem direkt proportionalen Verlauf bei HOLLANDER. Tatsächlich hat diese Theorie etwas Bestechendes. Wegen des erheblichen Konzentrationsgefälles liegt die Annahme einer Rückdiffusion von H-Ionen vom Lumen in das Plasma nahe. Da die Diffusion von H-Ionen schneller geschieht als diejenige von Chlorionen, ist der sekundäre Einstrom von Natrium aus dem Plasma in das Lumen auf Grund von „elektrischen Kräften" anzunehmen. So einleuchtend aber die Theorie von der Rückdiffusion auch klingt, man weiß noch zu wenig über Ausmaß und physiologische Bedeutung des Vorganges.

2. Kritische Betrachtung der Theorien

Die Zweikomponententheorie nach PAVLOV u. HOLLANDER ist einfach und verständlich. Für ihre Gültigkeit ist jedoch Voraussetzung, daß sich Wasserstoff- und Chlorausscheidung direkt proportional verhalten. Dem widerspricht der Befund von ROSEMANN, daß die Chlorkonzentration bei wechselnder H-Ionenkonzentration unverändert bleibt. COOKE u. GROSSMAN (1965) stellten an normalen und adrenalektomierten Hunden fest, daß bis etwa zu einer H-Ionenkonzentration von 110 mval/l die Chlorkonzentration unverändert bleibt und dann aber linear mit der Säure ansteigt. Ein weiterer wichtiger Punkt ist das Verhalten des Natriums, verglichen mit dem des Wasserstoffs. Die Zweikomponententheorie sieht vor, daß sich beide Ionen umgekehrt proportional verhalten. Nach der TEORELLschen Hypothese von der Rückdiffusion der H-Ionen und dem Einströmen der Natriumionen dürften sich die Konzentrationen beider Ionen nicht umgekehrt proportional verhalten. Experimente zeigen jedoch, daß selbst bei artifiziell gesteigerter Durchlässigkeit der Magenmucosa für H^+ und Na^+ durch das Detergens Eugenol® die Natriumkonzentration proportional mit steigender H-Ionenkonzentration abfällt. Offenbar überwiegt die sekretorische Aktivität über die Rückdiffusion auch dann noch stark. Die HIRSCHOWITZ-Theorie ist interessant, sie wurde jedoch bis zum heutigen Tage weder exakt bewiesen, noch widerlegt. Dem Nachweis des Vorhandenseins eines Nichtparietalsekretes ist eine Reihe von Arbeiten gewidmet (ALTAMIRO, 1963; PEVSNER u. GROSSMAN, 1955). HOLLANDER (1963) kam auf Grund experimenteller Untersuchungen zu dem Schluß, daß das Elektrolytmuster des nichtstimulierten Magensaftes ohne H-Ionen beim Hund demjenigen der interstitiellen Flüssigkeit gleicht. Ganz ähnlich sind auch die Resultate von CODER u. MCILRATH (1969). Beim Hund wurden innervierte subcutane, zunächst verschlossene Magentaschen angelegt. Die Zusammensetzung des Magensekretes war, wie man es von der Korpusschleimhaut erwarten konnte (s. Elektrolyte). Wurden diese Magentaschen nach außen eröffnet, so schwanden die Parietalzellen nach 2 bis 4 Wochen völlig. Es war möglich, nach dieser Zeit aus dem Explantat ein Sekret zu gewinnen, das frei war vom Parietalzellenanteil. Seine ionale Zusammensetzung näherte sich tatsächlich der interstitiellen Flüssigkeit und dem Serum.

In 20monatigen Selbstversuchen wollten MAKHLOUF u. McMANUS (1966) über die Richtigkeit der Zweikomponententheorie Klarheit schaffen, um diese gegen die Hypothese der Rückdiffusion von TEORELL abzuwägen. In der ersten Versuchsserie, die sich über 12 Monate erstreckte, wurde Gastrin kontinuierlich infundiert, von 0,2 bis 90 Microgramm/Std ansteigend. In einer zweiten Serie wurde Gastrin subcutan oder als intravenöse Einzelinjektion entweder allein oder in Kombination mit Histamin oder einem Cholinergicum gegeben. Desweiteren wurde mit Insulin und Histalog stimuliert. Man achtete besonders darauf, daß eine Verunreinigung des Magensekretes durch Speichel unterblieb. Die Spontansekretion (Basalsekretion) war interindividuell etwas verschieden, aber intraindividuell sehr konstant. Bei den Untersuchungen wurden die Konzentration der Ionen in mval/l, ihr output in mval/Zeiteinheit und das Saftvolumen gemessen. Der auffälligste Befund ist, daß sich die Konzentrationen von H- und Natriumionen spiegelbildlich verhalten, d. h. ein Anstieg der H-Ionenkonzentration führt zu einem Abfall der Natriumionenkonzentration und umgekehrt. Grund dafür ist die Tatsache, daß unter Gastrininfusion der Natrium-output nur geringfügig gesteigert werden kann. Er erreicht sein Maximum und Plateau bei etwa 40 mval/Std. Der Ausstoß von Wasserstoff- und Chlorionen steigt jedoch, dosisabhängig von Gastrin, immer weiter an. Kalium zeigt zwar auch einen dosisabhängigen Anstieg. Er ist aber wesentlich geringer als derjenige von Wasserstoff und Chlor. Auffällig ist, daß schon zu Beginn der Stimulation Kalium-output und Kaliumkonzentration einen Gipfel zeigen, der jedoch nach etwa 50 min wieder abfällt. Dies läßt darauf schließen, daß bereits in den Magenzellen vorhandenes Kalium sofort zusätzlich mobilisiert wurde. Das Sekretvolumen steigt unter Gastrin dosisabhängig an. Bezogen auf die ionale Zusammensetzung heißt dies, daß im gastrinstimulierten Anteil des Magensaftes vor allen Dingen H-Ionen, Chlorionen und in geringerem Maße Kaliumionen vorhanden sind. Natriumionen sind offensichtlich kaum oder gar nicht enthalten, denn ihre Konzentration sinkt bei Gastrinstimulation im Magensaft deutlich ab. Aus diesem Befund kann geschlossen werden, daß die Anregung der Magensekretion durch Gastrin oder Histamin eine Magensaftkomponente quantitativ in den Vordergrund rückt, die reich ist an HCl. Wasserstoff- und Chlorionen kommen nach dieser Stimulation sichtlich aus einer Quelle. Die Autoren kommen zu dem Resultat, daß Kalium sowohl im parietalen als auch im nichtparietalen Sekretanteil enthalten ist. Auch Chlor findet sich, wie übrigens alle Anionen, im nichtparietalen Sekret. Jedoch ist dort seine Konzentration relativ gering. Wenn die Rückdiffusionstheorie richtig wäre, dann müßte, abgesehen von der zu fordernden nicht linearen Beziehung zwischen H^+ und Na^+ der Natriumoutput bei steigenden Sekretionsraten zunehmen, weil Säure zurückdiffundiert. Er bleibt jedoch konstant, und die Konzentration sinkt sogar ab. Das spricht gegen die Theorie der Rückdiffusion unter physiologischen Umständen. Die Zweikomponententheorie wird durch die Ergebnisse der Untersuchungen von MAKHLOUF u. McMANUS gestützt: Eine lineare Relation ist, unabhängig von der Art der Stimulation, zwischen den Konzentrationen der verschiedenen Ionen vorhanden. Der Natriumausstoß ist ein genauer Indicator für den Anteil des nichtparietalen Sekretes am Gesamtmagensaft. Das Nichtparietalsekret hat eine ionale Zusammensetzung, die derjenigen der interstitiellen Flüssigkeit entspricht. Veränderungen der Magen-

saftqualität bei zunehmendem Sekretionsvolumen sind ein Effekt der Zumischung
von Parietalsekret zu dem in konstanter Weise hinzufließenden Nichtparietalsekret.
Alle Ionen sind offenbar doppelten Ursprungs, mit den wichtigen Ausnahmen von
Wasserstoff (parietal) und Natrium (nichtparietal). Natrium, Calcium, Magnesium
und anorganisches Phosphat sollen sich übrigens im wesentlichen gleichsinnig verhalten (HOLLANDER, 1952). PEVSNER u. GROSSMAN (1955) infundierten intraarteriell
Acetylcholin. Zunächst wurde Säure ausgeschieden, bei höherer Acetylcholingabe
wurde der Saft jedoch säurefrei, aber die Sekretionsmenge nahm nicht ab. Große
Dosen von Acetylcholin inhibieren die Sekretion der Parietalzellen und aktivieren
die nichtparietalen Elemente. LICK et al. (1968) haben in vagal denervierten
Heidenhain-Taschen beim Hund isotone Lösungen von HCl mit 155 mval/l eingebracht. Sie fanden einen Schwund von H-Ionen, der nicht durch den Einstrom
von Flüssigkeit erklärt werden konnte. Sie deuten ihre Ergebnisse im Sinne der
TEORELLschen Rückdiffusionshypothese. MERTZ et al. (1968) kommen auf Grund
ihrer Untersuchungen am Menschen zu dem Schluß, daß die Zweikomponententheorie von HOLLANDER richtig ist, nicht jedoch die Auffassung, daß die Elektrolyt-
zusammensetzung des Nichtparietalsekretes mit der interstitiellen Flüssigkeit
identisch sei. Die Zweikomponententheorie wird auch unterstützt durch die Untersuchungsergebnisse von OTTENJANN et al. (1968). Atropin mindert den output von
Natrium bei Histamin- und Gastrin-stimulierter Sekretion und reduziert das Ge-
samtvolumen mit dem angeblichen Resultat einer Steigerung der Acidität. Das
Umgekehrte bewirken Cholinergica (MAKHLOUF et al., 1966). Der Befund, daß
Anticholinergica nur das Volumen des Nichtparietalsekretes reduzieren, nicht aber
die Säureproduktion, macht eine Überprüfung dieser Stoffe für die Ulcustherapie
notwendig. Allerdings steht diese Beobachtung im Widerspruch zu anderen Untersuchungsergebnissen (WYLLIE et al., 1968; HIRSCHOWITZ u. SACHS, 1969; KON-
TUREK u. OLEKSY, 1969; ROWLANDS et al., 1969).

E. Die Sekretion des Pepsinogens

Das Ferment Pepsin ist ein wichtiger Bestandteil des Magensaftes. Es wird
unabhängig von den Elektrolyten sezerniert. Ein gleichsinniger Anstieg oder Abfall
findet sich zwar beim Menschen, ist jedoch nicht obligat. Pepsinogen entsteht in
den Hauptzellen (vgl. S. 58). Synthese, Speicherung und Sekretion des Pepsinogens sind drei Faktoren, welche für den Pepsinogengehalt des Magensaftes von
Bedeutung sind. Bezogen auf die Zweikomponententheorie von HOLLANDER
gehören die Produkte der Hauptzelle zum nichtparietalen Anteil. Sie haben aber
mit der parietalen Komponente die Eigenschaft des „aktiv Sezerniertwerdens"
gemeinsam. Es ist weniger darüber bekannt, wieweit die Hauptzellen zum Elektrolytgehalt des Magensaftes beitragen.

Als Produktionsstätte von Enzymeiweiß sehen die Hauptzellen elektronen-
optisch ähnlich aus wie die Zellen des exokrinen Pankreas und der Speicheldrüse.
Die peptische Zelle ist reich an endoplasmatischem Reticulum, das in Form von
parallelen Schläuchen sichtbar wird. Nur die Säuger haben getrennte Stätten für
die Sekretion von Elektrolyten, vor allem der H-Ionen und Pepsin. Die anderen
Vertebraten, Vögel, Fische, Reptilien und Amphibien haben nur eine Zellsorte
für Pepsin und Säure (Lit. in HIRSCHOWITZ, 1967). Ebenso selten wie bei den Parietalzellen findet man bei den Hauptzellen Mitosen. Unter der Heilung traumatischer
Ulcera bei Hunden konnte man beobachten (FERGUSON, 1928), daß sich die Hauptzellen entdifferenzieren, um Drüsenhalszellen zu bilden. Diese wiederum nehmen
eine noch primitivere Form an, überziehen den Defekt und formen Grübchen.
Wenn solche entstanden sind, differenzieren sich die Elemente wieder zu Haupt-

und Belegzellen zurück. Die Parietalzellen erscheinen dabei zuerst. Die Drüsenhalszellen bilden auch unter normalen Umständen die Regenerationszone für
Haupt- und Belegzellen. Das in der Zelle gebildete Pepsin wird als sog. Überlauf
auch während der interdigestiven Phase sezerniert. Überlauf und Synthese halten
einander die Waage, gleichgültig, ob die Zelle unbeeinflußt bleibt oder durch
Atropin partiell gehemmt wird. Bei Stimulation werden die akkumulierten Pep-
sinogengranula in großer Menge lumenwärts entleert. Dieser Prozeß beginnt, bevor
noch Wasser- und Elektrolytsekretion voll in Gang gekommen sind. Hieraus
resultiert eine hohe Pepsinogen- und Pepsinkonzentration im Magensaft unmittelbar nach Stimulation. Dieses Phänomen des plötzlichen Ausstoßes wird in der
angloamerikanischen Literatur als wash-out bezeichnet. Der Verlust von Granula
wiederum stimuliert die Synthese im Sinne einer positiven Rückkopplung.

F. Stimuli für die Säure- und Pepsinsekretion

Gastrin, Acetylcholin und Histamin sind die hauptsächlichen Förderer der
H-Ionenbildung. Insulin erzeugt indirekt über die hypoglykämisch bedingte Vagusreizung eine Acetylcholinfreisetzung. Eine nicht vagale Wirkung ist jedoch nicht
sicher auszuschließen (Grossman, pers. Mitt.). Unter den Stimuli für die Pepsinsekretion findet man solche, welche die Abscheidung von Pepsin und wäßriger
Elektrolytlösung einschließlich der H-Ionen in nahezu gleicher Weise fördern und
solche, deren Wirkung auf die genannten Faktoren ganz oder teilweise dissoziiert ist
(Abb. 1a u. b).

Der kräftigste gemeinsame Stimulator ist der Nervus vagus, z. B. über die
Scheinfütterung (Olbe et al., 1968). Vagale Reizung des Magens kann man beim
intakten Lebewesen am sichersten durch Hypoglykämie, z.B. mittels Insulin
(Bachrach, 1953) oder mit 2-Desoxy-D-Glucose (2-DG) erreichen, welche die
Glucoseverwertung in der Zelle blockiert (Hirschowitz u. Sachs, 1965). Bei
Mensch und Hund stimuliert 2-DG Säure- und Pepsinsekretion. Die Magenmotilität zeigt ein gleichsinniges Verhalten. Die Befunde entsprechen völlig denen,
welche durch elektrische Stimulation des Vagus erzeugt werden. Atropin stoppt
beim Hund in einem Zeitraum von weniger als 15 sec alle Vaguseffekte. Während
der Insulinwirkung korreliert der output von Pepsin in negativem Sinne gut mit
dem Logarithmus der Blutzuckerkonzentration. Die Injektion von 1 g Glucose
pro kg KG, 30 bis 90 min nach Insulingabe, kann jedoch die Sekretion nicht mehr
stoppen (Hirschowitz, 1967). Atropin dagegen bremst noch nach 90 min innerhalb
von 15 sec. Die durch den Vagus vermittelte Steigerung der gastralen Sekretion
und Motorik kann durch Hypoglykämien in Gang gesetzt werden. Nur Mannose
und Glucose können bei rechtzeitiger Gabe diesen Vorgang rückgängig machen.
Galaktose, Fructose und 3-O-methyl-Glucose sind unwirksam. Die beiden zuletzt
genannten Zucker können sogar das System aktivieren, wahrscheinlich deswegen,
weil sie die Wirkung von Glucose im Gehirn kompetitiv hemmen. Andere Stimuli
regen ebenfalls Säure- und Pepsinsekretion gleichzeitig an. Hier aber sind Speciesunterschiede zu beachten. Doppelt stimulierend wirkt Gastrin bei Mensch und
Hund, Histamin nur beim Menschen. Bei Hund und Katze stimuliert Histamin
die Elektrolytsekretion maximal, nicht aber die Abscheidung von Pepsinogen
(Linde, 1950). Umgekehrt kann bei der Katze die Pepsinogensekretion, nicht aber
die Säuresekretion, durch große Dosen von Acetylcholin angeregt werden (Stavraky, 1943; Uvnäs, 1948). Dieser Effekt ist durch Atropin hemmbar. Die Arbeitsgruppe um Grossman teilte 1969 mit [Stening et al., 1969 (1)], daß Secretin in
Dosen, welche beim Hund die Säuresekretion maximal hemmen, gleichzeitig sowohl
beim Hund als auch bei der Katze die Pepsinsekretion kräftig stimuliert. Wenige

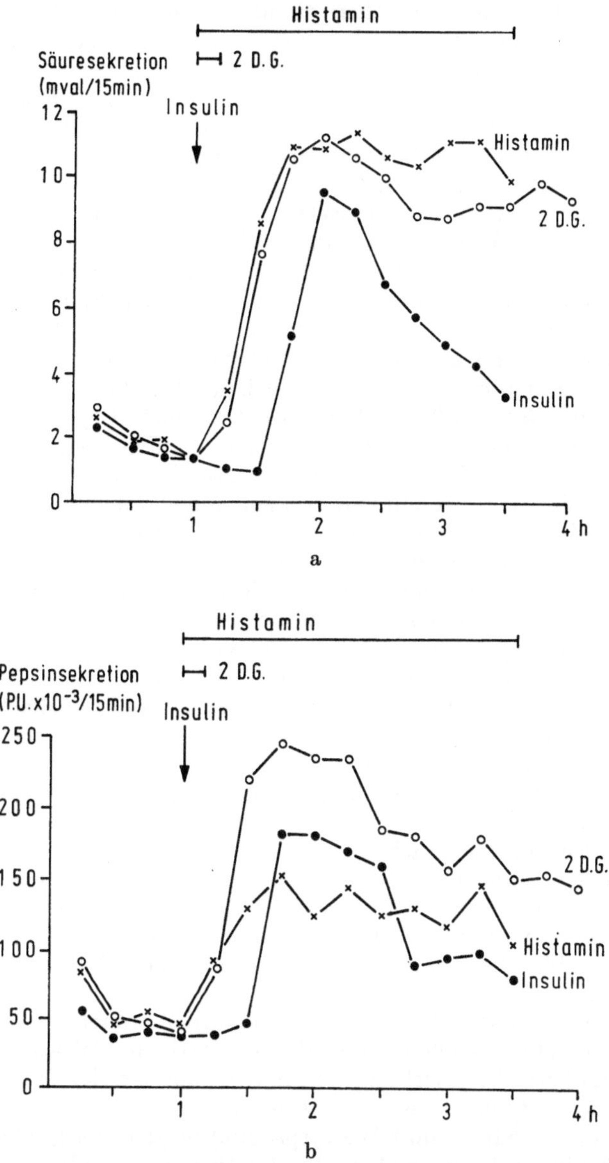

Abb. 1 a u. b. Säure- und Pepsinproduktion bei neun Probanden mit Duodenalgeschwür. Folgende Dosen wurden verabreicht: Insulin 0,2 Einheiten/kg KG, 2-Desoxy-D-Glucose 50 mg/kg KG und eine kontinuierliche Histamininfusion, 20 Mikrogramm Histaminbase/kg KG und Stunde (DUKE et al., 1967)

Monate später (BROOKS et al., 1969) kam aus dem gleichen Labor die Mitteilung, daß auch beim Menschen das als Salzsäurehemmer bekannte Secretin erhebliche pepsinstimulierende Wirkung hat. Dies gilt sowohl für injiziertes exogenes Secretin als auch für endogenes durch duodenale Säuerung freigesetztes Secretin. Das strukturell ähnlich gebaute Glucagon zeigt dagegen in dieser Hinsicht keinen Effekt. Auch beim Hund wirkt Secretin pepsinstimulierend (NAKAJIMA et al., 1969).

Bei Hunden mit Heidenhain-Taschen stimulieren cholinergische Substanzen den output von Pepsin, Säure, von Chondroitinsulfat und einem zum Schleim gehörenden Glykoprotein (Ley et al., 1969).

Kombinierte Wirkungen. Insulin, in Dosen von höher als 0,4 E/kg KG während einer Histamininfusion beim Hund gegeben, stimuliert über die entstehende Hypoglykämie die peptischen Zellen, während es direkt, bei ausgeschaltetem Vagus, nur die Elektrolytsekretion hemmt. Die Kombination von Stimuli läßt die Unabhängigkeit der Hauptzelle von der Parietalzelle erkennen. Wenn 2-DG oder eine cholinergische Substanz beim Hund während kontinuierlicher Histaminstimulation injiziert werden, dann kommt es zu einem steilen Anstieg des Pepsinogenauswurfes ohne Veränderung des ohnehin schon maximalen Säure-outputs. Dieser Vorgang läßt sich durch Atropin blockieren, ohne die Elektrolytsekretion wesentlich zu beeinflussen. Wenn andererseits die peptische Sekretion vagal stimuliert ist und der Säurestimulator Histamin zusätzlich gegeben wird, dann sinkt die peptische Sekretion um 25 bis 50% ab (Hirschowitz, 1967). Cholinerge Substanzen, Gastrin und bei manchen Species Histamin und Coffein, beim Menschen auch Reserpin und Hyperventilation, können die Sekretion von Pepsinogen stimulieren. Jedoch nur die cholinergen Stimuli und Gastrin sind atropinempfindlich. Gastrin, Secretin und vagale Stimulation kommen besonders beim Menschen als Stimulatoren für die Pepsinogenproduktion in Betracht. Histamin ist in dieser Hinsicht vor allem bei einer Reihe von Versuchstieren weniger oder sogar im negativen Sinne wirksam. Das steht im Gegensatz zu seiner starken säurestimulierenden Wirkung. Allgemein kann man sagen, daß in Abhängigkeit von der Art des Stimulus der Pepsinausstoß positiv, negativ oder überhaupt nicht mit der HCl-Sekretion korreliert ist. Die unterschiedliche Wirkung einzelner Stimuli auf die Parietal- und die Hauptzellen kann man durch das Verhältnis von Pepsin- zu Säurekonzentration zueinander und dessen Änderung ausdrücken (Hirschowitz et al., 1963; Hirschowitz, 1967). Im Selbstversuch prüfte Makhlouf die Sekretion von Pepsin unter dem Einfluß steigender Dosen von Gastrin und Histamin [Makhlouf et al., 1968 (1)]. Beide Substanzen brachten sowohl für Pepsin als auch für die Säure einen etwa gleichen, nämlich maximalen output zustande: Gastrin: Säure 28,3 mval/h; Pepsin 250 mg/h; Histamin: Säure 29,3 mval/h; Pepsin 262 mg/h. Bei ansteigenden Dosen wird zunächst die Säureproduktion in Gang gesetzt, in höheren Bereichen folgt die Pepsinproduktion, während die Säurebildung nur noch schwer zu steigern ist.

Zwei Modelle der Ausscheidung von Pepsin wurden erdacht:

1. Hauptzellen und Belegzellen werden durch Gastrin und Histamin unabhängig voneinander stimuliert. Die Wirkung ist ähnlich, nur bei der Säure früher einsetzend, dafür auch eher nicht mehr zu steigern.

2. Es wird nur die Säure- und Wasserproduktion der Belegzellen stimuliert. Diese Flüssigkeit nimmt dann, den Tubulus der Drüsen durchfließend, das Pepsin aus den Hauptzellen im Vorbeiströmen mit.

Auf Grund der gefundenen Kurven und theoretischer Überlegungen wären beide Modelle möglich. Die Tatsache aber, daß 1969 von Brooks et al. (1969) gefunden wurde, daß Secretin die Säuresekretion hemmt und die Pepsinsekretion stimuliert, macht das zweite Modell unwahrscheinlich (Makhlouf, 1970).

Glucagon hat in einer Dosierung von 25 Mikrogramm/kg i.v. beim Menschen keinen Einfluß auf die Pepsinsekretion (Brooks et al., 1969). Calcium i.v. steigert den Pepsin-output beim Menschen (Smallwood, 1967; Barreras u. Donaldson, 1967). Induzierte Hypermagnesiämie mindert den Pepsin-output und zwar den unstimulierten ebenso wie den calciumstimulierten. Es bestehen gleiche Verhältnisse wie bei der Säure. Unter den Inhibitoren bereits sezernierten Pepsins haben

Chondroitinsulfat, Heparin und Carbenoxolon besondere Beachtung gefunden. Merkwürdigerweise aber beschleunigen Heparin und Chondroitinschwefelsäure sowie eine sulfatierte Glykoproteinfraktion im menschlichen Magensaft unter besonderen Umständen, nämlich bei geringer Konzentration und pH 4, die Umwandlung von Pepsinogen in Pepsin (SAMLOFF, 1971). Eine Theorie geht dahin, daß im Falle gesteigerter Durchlässigkeit des Magenschleimes infolge verminderter Konzentration der sulfatierten Mucopolysaccharide oder reduzierter N-Acetylneuraminsäure (DOMSCHKE et al., 1972) es durch rückdiffundierte H-Ionen zu einer intracellulären Pepsinogenaktivierung käme. Hierdurch könne die Magenschleimhaut geschädigt werden. Man hat diesen Vorgang besonders für die diffuse hämorrhagische Gastritis in Anspruch genommen (SAMLOFF, 1971; KOCH et al., 1970). Eigene Untersuchungen (KOCH et al., 1970) ergaben, daß Pentagastrininduzierte Ulcera bei der Katze unter zusätzlicher Heparinapplikation in ihrer Flächenausdehnung signifikant kleiner ausfielen. Möglicherweise beruht diese Erscheinung u. a. auch auf einer Pepsinhemmung.

Patienten mit Duodenalgeschwür sezernieren etwa 1,5mal so viel Pepsinogen wie Gesunde (HIRSCHOWITZ, 1967). Die Parallele zur Säureproduktion ist unverkennbar. Bei Patienten mit perniziöser Anämie ist die Pepsinproduktion ebenso wie diejenige der Säure und des Intrinsic factors (IHRE, 1938) erloschen. Pepsinogen ist in kleinen, noch meßbaren Mengen auch im Blut vorhanden, etwa 10 bis 20 Mikrogramm/100 ml Plasma. Es verschwindet nach totaler Gastrektomie, steigt dagegen bei Niereninsuffizienz an. Anders als die Hepatitis durch Transaminasenerhöhung, gibt sich eine chronische Beeinträchtigung der Hauptzellen nicht durch einen Anstieg des Pepsinogenspiegels im Serum zu erkennen. Nur bei schweren, akuten Schädigungen, wie operativem Eingriff, Röntgenbestrahlung und toxischen Dosen von Histamin, kann man einen steilen vorübergehenden Anstieg sehen. Die rasche Ausscheidung über die Niere macht aber die diagnostische Bedeutung gering. Nahrung und die übliche Magenstimulation, welche die Pepsinogenfreisetzung in das Magenlumen begünstigen, führen nicht zu einer Steigerung des Serumpepsinogens. Normalerweise geht also das Pepsin in das Magenlumen. DRITSAS u. KOWALEWSKI (1968) stellten bei Kaninchen eine inverse Relation zwischen Pepsinogen im Serum und im Magenlumen fest. Der Blutspiegel des Pepsinogens sinkt ab, wenn Pepsinogen in den Magen ausgeschieden wird. Bei ruhendem Magen findet anscheinend ein teilweiser Überlauf von Pepsinogen in das Blut statt. In der Verdauungsphase richtet sich dagegen der ganze Strom in das Lumen. Die Konzentration des Serumpepsinogens wird in Analogie zur Relation Parietalzellmasse/HCl auf die Hauptzellmasse bezogen. Hieraus kann man schließen, daß Patienten mit Duodenalulcus 1,5mal soviel Hauptzellen besitzen wie Normalpersonen. Bezüglich des im Harn erscheinenden Uropepsins ist zu sagen, daß in mittleren Bereichen keine besonders gute Korrelation zur Magenpepsinsekretion besteht. Ausgenommen davon sind die beiden Extreme, nämlich Personen, die entweder überhaupt kein Pepsinogen bilden und die Patienten mit Duodenalulcus. Dieser Mangel setzt die Bedeutung der Uropepsinausscheidung als Maßstab für die aktuelle Magensekretion herab (HIRSCHOWITZ, 1967). Eingehendere Darstellungen von Urin- und Blutpepsinogen bei HIRSCHOWITZ (1957, 1964).

G. Intrinsic factor

Der Intrinsic factor wird kontinuierlich auch ohne Stimulation sezerniert (ARDEMAN et al., 1964; IRVINE, 1965; JEFFRIES u. SLEISENGER, 1965). Die Basalsekretion des Intrinsic factors überschreitet den Minimalbedarf erheblich. Intrinsic factor, sezerniert während einer 60-min-Periode, bindet mehr als ein Mikrogramm

Vitamin B$_{12}$ (Ardeman et al., 1964; Jeffries u. Sleisenger, 1965) und deckt damit fast schon den Tagesbedarf eines Menschen.

Die Sekretion des Intrinsic factors beim Menschen wird durch Agenzien stimuliert, welche auch die Magensäureproduktion anregen (Ardeman et al., 1964; Irvine, 1965; Jeffries u. Sleisenger, 1965; Wangel u. Callender, 1965): Gastrin, Insulin, Histamin und Betazol. Bei jeder Stimulation ist der Maximalauswurf von Vitamin B$_{12}$ früher zu verzeichnen als derjenige von Säure. Das läßt vermuten, daß der Intrinsic factor in den Zellen der Magenschleimhaut gespeichert und initial ausgeschwemmt wird wie Kalium und Pepsin.

Mangel an Intrinsic factor herrscht bei der perniziösen Anämie. Man kennt des weiteren eine kleine Gruppe jugendlicher Patienten, deren Schleimhaut histologisch normal ist, die aber dennoch keinen Intrinsic factor bildet (McIntyre et al., 1965).

H. Gastrin

Gastrin, bereits 1906 von Edkins postuliert, ist im letzten Jahrzehnt in den Mittelpunkt des Interesses gerückt (Grossman, 1968). Es ist die einzige bisher bekannte, analysierte hormonartige Substanz, die aus der Magenmucosa stammt. Die höchste Gastrinaktivität findet sich in der Antrumschleimhaut. Hier können auch mit der Immunofluorescenzmethode gastrinhaltige Zellen nachgewiesen werden (McGuigan, 1968). Die Gastrinbildung ist aber nicht auf den Magen beschränkt, sie findet auch im oberen Dünndarm statt. Strukturanalyse und Synthese des aus einer Sequenz von 17 Aminosäuren bestehenden Gastrins gelang 1964 dem englischen Physiologen Gregory und seinen Mitarbeitern (Gregory u. Tracy, 1964). Das Molekulargewicht beträgt etwa 2.100. Man unterscheidet bei Mensch und Tier Gastrin I und Gastrin II. Gastrin II hat eine Sulfatgruppe als Thyrosylsulfat, Gastrin I nicht. Die letzten vier Aminosäuren enthalten das ganze, wenn auch quantitativ reduzierte Wirkungsspektrum des gesamten Gastrinmoleküls. Zur Stimulation der Magensekretion werden zunehmend Gastrin oder Pentagastrin an Stelle von Histamin und Betazol verwendet. Die Gastrinwirkung zeigt Abb. 2. Diese physiologischen Effekte entstehen dann, wenn Gastrin endogen freigesetzt wird, *lokal* durch Kontakt der Antrumschleimhaut mit Nahrung, mit Acetylcholin, Alkohol oder Glykokoll sowie durch Dehnung des Antrums; *vagal* durch Insulingabe (Hypoglykämie) oder Scheinfütterung; *zentral* durch 2-Desoxy-D-Glucose (funktionelle Hypoglykämie an Hirnzellen durch Verdrängung der „normalen" Glucose). Eine physiologische Wirkung erzielt man auch durch die Dauerinfusion relativ kleiner Mengen von Gastrin. Die schnelle intravenöse Injektion großer Gastrinmengen erzeugt den entgegengesetzten, nämlich einen Säure hemmenden Effekt. Die Pepsinproduktion wird durch Gastrin stimuliert, wenn auch geringer als auf vagalem Wege oder durch Secretin. Falls jedoch gleichzeitig eine starke vagale Reizung erfolgt, wird seine Bildung nicht gefördert, sondern gebremst. Im allgemeinen jedoch kooperieren Gastrin und cholinergisches System. Neben dem bekannten Heptadecapeptid gibt es auch eine großmolekulare Form des Gastrins (big Gastrin) mit einem Molekulargewicht von 7.000 (Yalow u. Berson, 1971; Berson u. Yalow, 1971). Diese besteht aus dem Heptadecapeptid und einer basischen, kovalent gebundenen Peptidkomponente. Im Antrumextrakt herrscht die Heptadecapeptidform vor, während im Duodenum und Jejunum das sog. big Gastrin überwiegt. Inzwischen unterscheidet man vom „normalen" Gastrin mit 17 Aminosäuren die Formen mini (13 Aminosäuren) big (33 Aminosäuren) und big big[1]. Über die physiologische Bedeutung der big Gastrine hat man noch keine klare Vorstellung. Gastrin hat nicht nur eine funktionelle, die Säure

---

[1] Big big Gastrin hat ein Molekulargewicht von über 20000. Er ist biologisch inaktiv.

steigernde Wirkung. Wird, wie z. B. beim Zollinger-Ellison-Syndrom, über lange Zeit viel Gastrin produziert, so nimmt hierdurch die Zahl der Belegzellen erheblich zu. Das geschieht sowohl im Bereich der Korpusschleimhaut, welche höher werden kann, als auch im Antrum, in das sich die Belegzellen enthaltende Mucosa pyloruswärts vorschiebt. Sogar im oberen Dünndarm wurden derartige Metaplasien gesehen. Der Vorgang, der durch Gastrin induzierten Belegzellenzunahme läßt sich auch tierexperimentell nachahmen. Gastrin vermag in nahezu unvorstellbaren Verdünnungen seine Wirkung auszuüben. Es ist im Serum daher lange Zeit schwer faßbar gewesen. Man kann es im Lebendversuch (Bio-Assay) an der Ratte nachweisen. Die Säureproduktion des Magens wird unter dem Einfluß des zu prüfenden Serums (kontinuierliche i.v.-Gabe) gemessen. Exakter und empfindlicher ist der

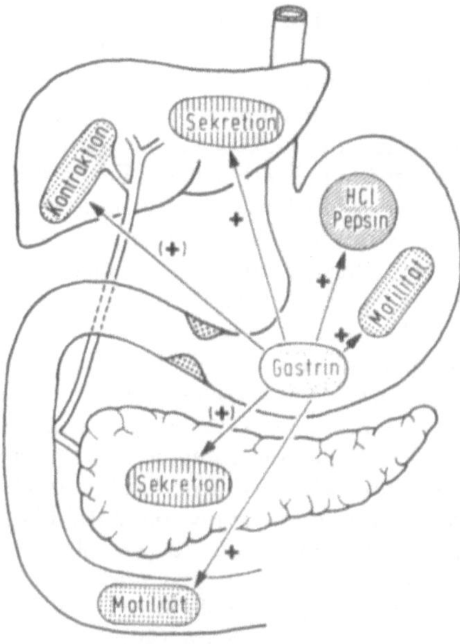

Abb. 2. Die Wirkungen von Gastrin auf Magen und andere Oberbauchorgane; + = Stimulation

Radioimmuno-Assay. Das Prinzip der Methode beruht darauf, daß man das auf seinen Gastringehalt zu testende Serum in vitro mit Antigastrin vom Kaninchen und dann mit einer definierten Menge radioaktiv markierten Gastrins zusammenbringt. Je weniger radioaktiv markiertes Gastrin an Antigastrin gebunden wird, desto höher ist der Gastringehalt der Testlösung. Der Komplex radioaktives Gastrin + Antigastrin (vom Kaninchen) kann nach Fällung mit Antikaninchenserum von der Ziege (Anti-Antigastrin) quantitativ erfaßt werden. Mit dem Radioimmuno-Assay, der zuerst zur Insulinbestimmung angewendet worden war, gelingt es, Quantitäten bis in den Pikogrammbereich (10 bis 15 pg) zu erfassen. Normalwert: 50 bis 150 pg/ml Serum. So kann man ein Zollinger-Ellison-Syndrom mit stark erhöhtem Gastrinserumgehalt unmittelbar nachweisen. Für das einfache Ulcus duodeni-Leiden und die postprandiale Phase liegen entsprechende Befunde schon vor. Bemerkenswert ist, daß der Perniciosakranke mit Atrophie der Korpusschleimhaut (nicht jedoch der Antrummucosa) einen besonders hohen Gastrinspiegel im Serum hat. Hier fehlt die Säurebremse gegenüber dem Gastrin.

I. Neurale und hormonale Steuerung der Magensäureproduktion
(Grossman, 1967)

Die Säureproduktion in den Parietalzellen wird durch eine Reihe von Faktoren beeinflußt. Sie können die Säurebildung fördern oder hemmen. Es wäre interessant zu wissen, wie sich die menschliche Säureproduktion unter normalen Umständen, d. h. nach Einführen von Speisen in den Magen, tatsächlich verhält. Das aber klarzustellen, ist kaum möglich, da die Nahrung reich an Puffersubstanzen ist und selbst nicht frei von H-Ionen. Aus diesem Grunde wurden seinerzeit zur Magenfunktionsdiagnostik auch der Alkoholprobetrunk, später von Katsch u. Kalk der Coffeinprobetrunk eingeführt. Diese Substanzen locken Säure, ohne später bei der Titration des Mageninhaltes zu stören. Sieht man von der Methode Runes (1968) ab, so gibt es kein gängiges Verfahren, welches erlaubt, sich über die Säuresekretion bei der Aufnahme von echten Mahlzeiten zu orientieren. Runes Methode ist indirekt. Sie setzt voraus, daß der Säureverlust im Magen einen meßbaren Basenüberschuß im Blute zurücklassen muß, der sich spiegelbildlich zur Säuresekretion verhält. Eine weitere Verbreitung hat diese Methode jedoch nicht gefunden. Man begnügt sich beim Menschen mit der Gabe von parenteralen Stimulantien, um das Verhalten der Sekretion zu prüfen. Eindeutigere Verhältnisse kann man sich im Tierversuch verschaffen. Hierbei werden Teile des Organs als sog. Taschen in einer Weise abgetrennt, daß sie zwar mit Futter nicht in Berührung kommen und dadurch ein reines Sekret liefern, andererseits aber den gleichen Einflüssen neuraler und humoraler Art ausgesetzt sind wie der Hauptmagen. Man nimmt noch heute an, daß, wie es der Schüler von Pavlov, Kishin, ausgedrückt hat, die Tasche ein Spiegel des Magens sei (Pavlov, 1910). Zwei Hauptarten von Magentaschen werden verwendet, die Pavlovsche, welche die ursprüngliche vagale Innervation besitzt, und die Heidenhainsche, die vagal denerviert ist. Hinzu kommt, daß für manche Versuchsanordnungen das Antrum in situ oder nach Verpflanzung als Tasche benützt wird, weniger um hieraus Saft zu gewinnen, sondern um seinen Einfluß auf eine zweite Pavlov- oder Heidenhain-Tasche zu prüfen. Ferner kann man an dem in situ belassenen Magen selbst, mit oder ohne Abtrennung von Taschen, eine Fistelöffnung anlegen und Sekret gewinnen, allerdings nicht bei einer normalen Fütterung. Zur Scheinfütterung legt man eine oesophageale Fistel an, so daß die Nahrung nach Kauen und Verschlucken die Speiseröhre nach außen wieder verläßt, ohne in den Magen gelangt zu sein. Bei all diesen Versuchsanordnungen ist nicht zu übersehen, daß keine natürlichen Verhältnisse existieren. So weiß man z. B., daß eine Heidenhain-Tasche nach Reduktion der Parietalzellen im Hauptmagen durch Mahlzeiten in den Hauptmagen mehr stimuliert wird als ohne Reduktion. Das geschieht wahrscheinlich deswegen, weil die im Hauptmagen nunmehr geringere Säureproduktion die Gastrinfreisetzung aus dem Antrum weniger bremst. Ferner ist die vagale Innervation der Pavlov-Tasche nicht völlig identisch mit derjenigen in situ, und schließlich wird eine Tasche auch dem Dehnungsreiz durch die Nahrung selbst entzogen.

J. Die Verdauungsphasen

Man unterscheidet die interdigestive Phase, in der das Basalsekret abgeschieden wird, von der digestiven Phase, in welcher eine Stimulation durch die Nahrung stattfindet. Die dem Essen kurz vorausgehende Zeit muß bereits der digestiven Phase zugerechnet werden, da Erwartung, Vorstellung, Anblick, Geruch der Nahrung anregend wirken. Die digestive Periode wird herkömmlicherweise in drei Phasen eingeteilt, in die cephalische (psychische), gastrale und intestinale. Die *cephalische Phase* wird gleichgesetzt mit dem Zeitabschnitt der vagalstimulierten

Magensekretion. Das ist insoweit richtig, als psychische Stimuli, wie gebahnte Reflexe, z. B. die regelmäßige Ankündigung des Essens durch akustische Reize, ausschließlich am Gehirn wirken, und von dort Impulse über den Vagus zum Magen übertragen werden. Nicht richtig wäre es aber anzunehmen, daß der vagale Reiz im Magen nur an den Parietalzellen und dort nur direkt wirksam würde. Man weiß heute vielmehr sicher, daß der Nervus vagus auf zwei Wegen die Sekretion fördert, nämlich durch unmittelbaren Angriff an den säurebildenden Zellen und über eine cholinerge Freisetzung von Gastrin via lokale Plexus aus der Mucosa des Pyloruskanals. In gleicher Weise kann man von einer *gastralen Phase* sprechen, wenn man damit meint, die Stimuli wirkten vorwiegend unmittelbar am Magen. Falsch wäre es dagegen zu implizieren, die gastrale Phase würde nur über das Hormon Gastrin zustande kommen, oder Gastrin würde nur in der gastralen Phase wirksam werden. Gastrin und vagales System, zusammen mit den intramuralen Plexus, sind in ihren Aktionen eng miteinander verknüpft. Sie lassen sich nicht klar voneinander trennen und sind auch nicht nur additiv wirksam. Die Sekretion einer Pavlov-Tasche nach Fütterung kann um mehr als 80% herabgedrückt werden, sowohl durch Ausschaltung des Vagus als auch durch Resektion des Antrums. Offensichtlich würde es aber unlogisch sein zu behaupten, jeder dieser Mechanismen (vagal und antral) würde 80% zur Gesamtreaktion auf eine Mahlzeit beitragen (GROSSMAN, 1967). Dementsprechend kann die Reduktion der postprandialen Saftproduktion durch Vagotomie nicht einfach als der vagale Anteil an der Sekretion betrachtet werden. Es handelt sich dabei vielmehr um einen zusammengesetzten Effekt:

1. Ausschaltung der cephalischen Phase,

2. Ausschaltung des Anteiles der gastralen Phase, der über vagale Gastrinliberation geht,

3. Herabsetzung der Effektivität des antralen Gastrins, das an vagal versorgten Parietalzellen eine bessere Wirkung entfaltet.

Die Vagotomie vermag darüber hinaus noch die histaminstimulierte Sekretion zu reduzieren (PAYNE et al., 1967). Einen Beitrag zur engen Verflechtung der vagalen und antralen Phase vermag auch die Pharmakologie zu geben. Atropin kann sowohl die insulinstimulierte, d. h. vorwiegend vagal vermittelte Magensekretion, als auch die (penta)gastrinstimulierte Magensekretion hemmen. Am deutlichsten wird allerdings der Pepsin-output gesenkt. Die Elektrolytsekretion bleibt, abgesehen von den Wasserstoffionen, unverändert (HIRSCHOWITZ u. SACHS, 1969; WYLLIE et al., 1968; ROWLANDS et al., 1969; KONTUREK u. OLEKSY, 1969). Es verdient festgehalten zu werden, daß Atropin endogenes und exogenes Gastrin hemmt. Gastrin hat entweder keinen unmittelbaren Zutritt zur Parietalzelle, d. h. es wirkt unter Vermittlung der lokalen atropinsensiblen Plexus oder das von diesen produzierte, durch Atropin hemmbare, Acetylcholin konditioniert die Belegzellen entsprechend seiner Konzentration für Gastrin. Man kennt drei körpereigene Substanzen, welche an den Parietalzellen angreifen:

1. Gastrin (über lokale Plexus und/oder Acetylcholin?),

2. Acetylcholin,

3. Histamin.

Die ersten beiden Substanzen sind ganz sicher physiologischerweise in die Regulation der Säurebildung eingeschaltet. Die Bedeutung des Histamins ist jedenfalls beim Menschen, im Gegensatz zur Ratte, noch ungewiß[1]. Gastrin wurde sowohl von der Pylorusschleimhaut als auch der Schleimhaut des oberen Dünndarmes extrahiert, dort allerdings in geringeren Mengen. Mit Hilfe der Immunofluorescenz gelang es McGUIGAN festzustellen, daß Gastrin in Form von Granula

---

[1] Die säurehemmende Wirkung des Histamin H_2-Receptorblockers Metiamid beim Menschen spricht neuerdings für eine physiologische Rolle des Histamins.

in einer Reihe von Zellen der Pylorusdrüsen enthalten ist. Diese Zellen gleichen in ihrer Größe, Form und Verteilung der Klasse der Argyrophilen, sind jedoch nicht mit ihnen identisch. Sie lassen sich nur immunchemisch nachweisen (McGuigan, 1968, 1971). Acetylcholin ist die cholinerge Überträgersubstanz und damit die „Hand des Vagus". Es setzt darüber hinaus auch, in das Magenlumen gebracht, Gastrin frei.

1. Basalperiode

Während der interdigestiven Phase werden pro Stunde beim Menschen etwa 25 ml Magensaft mit 1 bis 4 mval HCl ausgeschieden. Es bestehen nicht unerhebliche interindividuelle Differenzen, die intraindividuelle Schwankung ist jedoch klein (Makhlouf et al., 1966). Das Vorhandensein einer basalen Sekretion kann nach völliger Entleerung des Magens während der Nachtruhe sowie in der Zeit kurz nach dem Erwachen angenommen werden. Die Basalsekretion wird sowohl beim Hund (Antia et al., 1951) als auch beim Menschen (Gillespie et al., 1960) durch Vagotomie reduziert, nicht aber völlig zum Erlöschen gebracht. Das tritt z. B. beim Hund erst dann ein, wenn zusätzlich das Gastrin produzierende Antrum entfernt wird.

2. Cephalische, cephaloneurale (psychische) Phase

Die cephalische Phase heißt auch psychische Phase. Man denkt dabei an einen nur kleinen Ausschnitt seelischer Einflüsse auf die Magensekretion, nämlich Vorstellung, Anblick und Geruch von Speisen. Es dürfte aber kein Zweifel sein, daß die Magensekretion auch durch nahrungsferne lust- oder unlustbedingte Gefühle beeinflußt werden kann. Die zentrale Repräsentanz der Sekretion des Magens (Einzelheiten s. Brooks, 1962) dürfte ähnlich sein wie die der Motilität (s. dort). Pathogene psychische Reize, möglicherweise bedeutsam bei der Ulcusentstehung, wirken wahrscheinlich sowohl auf Sekretion als auch auf Motorik und Durchblutung der Magenmucosa. Die cephalische Phase der Magensekretion wird durch psychische und sensorische Reize in Gang gesetzt und vagal vermittelt. Hierher gehört auch die Scheinfütterung. Der Säureauswurf kommt mit einer Latenz von 6,4 und der Pepsinauswurf nach 5,9 min in Gang (Preshaw, 1967). Das Scheintrinken von Wasser bleibt dagegen ohne Wirkung (Pavlov, 1910). Durch einen anderen, wenig bekannten Stoff, 5-Dimethylallyl-5-acetyl-Barbitursäure, wird ebenfalls die cephalische Phase stimuliert (Antia et al., 1951). Ein intakter Vagus vermittelt die sekretionssteigernde Wirkung der Hypoglykämie, welche durch Insulin oder durch Tolbutamid hervorgerufen werden kann. Der stimulierend wirkende Zucker 2-Desoxy-D-Glucose erzeugt keine Hypoglykämie, hemmt jedoch kompetitiv die Glucoseutilisation in der Zelle (Hirschowitz u. Sachs, 1965). Der Vagus mit seinen Ausläufern bedient sich zweier Wege, um die Säuresekretion in Gang zu setzen. Einmal wirkt er direkt auf die Parietalzellen, die er zur Säureexkretion veranlaßt und „tonisiert" oder konditioniert. Dadurch macht er sie für andere Stimuli, z. B. Gastrin, empfänglicher. Zum anderen setzt er, wie schon erwähnt, Gastrin frei. Dieser Zusammenhang war lange Zeit nicht klar. Es gelang, ihn durch folgende Versuchsanordnungen zu beweisen. Es ist bekannt, daß Ansäuerung des Antrums die Gastrinliberation vollständig blockiert. Präpariert man Hunde in der Weise, daß sie eine vagal innervierte Tasche, bestehend aus dem gesamten Antrum, sowie eine denervierte parietalzellenhaltige Heidenhain-Tasche haben, und nimmt eine Scheinfütterung vor, dann sezerniert die Heidenhain-Tasche. Diese Reaktion auf Scheinfütterung kann aber unterbunden werden, entweder durch Ansäuerung des Antrumbeutels, d. h. durch Blockierung der Gastrinfreisetzung, oder durch Denervierung der Antrumtasche, ein Vorgang, der offensichtlich ebenfalls die Gastrinliberation behindert. Auch für die isolierte Bedeutung des Vagus in der cephalischen Phase läßt sich ein weiterer klarer Beweis erbringen. PEVSNER u. GROSSMAN (1955) entfernten das Antrum und dazu den gesamten Dünndarm als mögliche Gastrinquelle und zeigten, daß Insulinhypoglykämie die Säureproduktion dennoch in Gang setzte. Diese Versuchsanordnung zeigte deutlich, daß vagale Stimulation zur Säurebildung führt, auch dann, wenn jegliche Gastrinquelle entfernt ist.

3. Gastrale (antrale) Phase

Die gastrale Phase enthält die gleichen zwei Komponenten wie die cephalische, wenn auch mit unterschiedlichem, diesmal humoralem Schwerpunkt, nämlich die Stimulation der gastrinbildenden Zellen, in diesem Fall durch Nahrungsbestandteile infolge Kontaktes und Dehnung, sowie eine nervale Anregung der Parietalzellen im Sinne der Tonisierung. Beide Vorgänge können vermutlich sowohl über lange vagovagale als auch über kurze lokale Reflexe mittels intramuraler oder submuköser Plexus in Gang gesetzt werden.

a) Vagovagale Reflexe

Die Dehnung des säuresezernierenden Anteils des Magens erzeugt auch nach Resektion der gastrinproduzierenden Anteile eine Sekretionssteigerung von Säure und Pepsin (GROSSMAN, 1962). Die Tatsache, daß gerade das cholinerg besonders stimulierbare Pepsin in hoher Konzentration ausgeschieden wird, macht die Wirkung vagovagaler Reflexe wahrscheinlich. Daß es derartiges gibt, wird durch eine weitere Versuchsanordnung wahrscheinlich gemacht. Durchschneidet man den einen Vagus und reizt den zentripetalen Anteil, so resultiert daraus eine Säurepepsinsekretion, vorausgesetzt, daß der zweite nunmehr efferent wirkende Vagus noch intakt ist (HARPER et al., 1959). Die vagovagalen Reflexe durch Distension, wahrscheinlich aber auch durch chemische Substanzen, wirken vermutlich sowohl unmittelbar auf die Parietalzellen, als auch über die Freisetzung von Gastrin. Neueste Nachrichten (GROSSMAN 1974, persönliche Mitteilung): Nahrung kann die Beleg-Zellen direkt stimulieren, dazu vom Korpus aus die Gastrinfreisetzung durch Dehnung fördern (oxyuto-pylorischer Reflex). Antrumdehnung stimuliert die Belegzellen auch ohne Vermittlung von Gastrin (pyloro-oxyutischer Reflex).

b) Lokale Reflexe des Korpus

Die Dehnung des Magenkorpus kann auch dann noch zum Säureanstieg führen, wenn die vagale Innervation unterbrochen ist, aber der Erfolg dieser Dehnung ist sehr viel geringer. So erzeugt z. B. die Distension einer Heidenhain-Tasche mit Wasser für sich alleine eine geringe Stimulation der Säuresekretion. Der Effekt ist dagegen viel größer, wenn eine Gastrin- oder Histamin stimulierte Sekretion der Tasche dazu kommt. Atropin macht diese dehnungsbedingte Zunahme wieder völlig rückgängig. Dies und die Tatsache, daß durch Dehnung die Pepsinsekretion stark stimuliert wird, spricht für einen lokalen Reflex über die ortsständigen Plexus.

c) Lokale Reflexe des Pyloruskanals (Antrum)

Mechanische und chemische Stimuli sind beim Auslösen dieser Reflexe wirksam. Die einzig physiologische Form der mechanischen Reizung ist die Dehnung. Der Umstand, daß bei Scheinfütterung das Antrum in Ruhe bleibt und dennoch Gastrin freigesetzt wird, weist darauf hin, daß die Gastrinliberation nicht notwendigerweise mit motorischer Aktivität des Antrums zusammenhängt (OLBE u. JACOBSON, 1963). Abgesehen von wäßrigen Fleisch- und Leberextrakten, die biochemisch nicht genau definiert sind, können Alkohol und bestimmte Aminosäuren die H-Ionenproduktion steigern. Die Wirksamkeit von Alkoholen hängt mit ihrer Kettenlänge zusammen. Methanol mit einem Kohlenstoffatom ist unwirksam. Äthanol mit zwei und Propanol mit drei Kohlenstoffatomen sind etwa gleich kräftig wirksam, während Butanol mit vier Kohlenstoffatomen einen nur geringen Effekt hat. Unter den Aminosäuren sind Glycin und β-Alanin die stärksten Stimulatoren. Der kräftigste chemische Säurelocker ist bei lokaler Anwendung das Acetylcholin (Grossman et al., 1948). Die örtliche Applikation von Anästhetica kann die Freisetzung von Gastrin durch vagale Stimulation oder durch mechanische Agentien verhindern (Elwin u. Uvnäs, 1966; Schofield, 1966). Acetylcholin als Endglied kann jedoch durch lokale Anästhetica nicht gebremst werden (Elwin u. Uvnäs, 1966; Redford u. Schofield, 1965; Schofield, 1966). Man kann daraus schließen, daß Lokalanästhetica die neuralen Zellen inaktivieren, welche Acetylcholin freisetzen, aber nicht die Wirksamkeit von Acetylcholin auf die Gastrin produzierenden Zellen hemmen. Procain hat eine sowohl anästhetische als auch eine anticholinergische Wirkung. Es blockiert daher auch die Aktion von Acetylcholin (Schofield, 1966). Bringt man auf die antrale Mucosa Atropin, so hemmt es die Wirkung nicht nur lokaler, mechanischer und chemischer sowie vagaler Reize, sondern auch die des Acetylcholins. Das Benetzen der Antrumschleimhaut mit Säure wirkt ebenfalls gegen jeglichen Mechanismus zur Freisetzung von Gastrin einschließlich des Acetylcholineffektes. Es wird angenommen, daß die Säure über einen nicht neuralen Mechanismus das Acetylcholin davon abhält, Gastrin freizusetzen.

d) Nahrung als Säurestimulans

Der lokale Säureeffekt ist ein wichtiger Regulator der H-Ionenproduktion (Williams et al., 1968). Man verfütterte an Hunde Nahrung, versetzt mit verschiedenen Mengen von Puffer. Eine Steigerung der Neutralisationskapazität hebt auch den Säureauswurf in Heidenhain- und Pavlov-Taschen. Dieses Resultat besagt, daß die Pufferkapazität eines Futters, unabhängig von seinem Proteingehalt, ein wichtiger Faktor für dessen Fähigkeit ist, die Säuresekretion zu stimulieren. Anders verhielt sich die Pepsinausscheidung im Heidenhain-Beutel. Der Puffergehalt hatte keinen Einfluß. Bei Hunden mit Pavlov-Taschen erzeugte Fleisch einen signifikant höheren Pepsin-output gegenüber Kartoffeln. In der denervierten Heidenhain-Tasche zeigte sich demgegenüber kein Unterschied. Hunden mit Pavlov-Taschen wurden äquicalorische und äquivolumetrische Mahlzeiten gegeben und zwar jeweils bestehend aus magerem Fleisch, reinem Eiweiß (Lactalbumin, Gluten, Milchcasein, Eiklar, Gelatine), Rohrzucker und Olivenöl. Setzt man den Säure-output nach Fleisch mit 100% an, dann haben die anderen Nahrungsmittel folgenden Effekt: Lactalbumin 92%, Gluten 89%, Casein 86% und Gelatine 69%, Eiklar 42%, Olivenöl 40% und Rohrzucker 25%. Mit Ausnahme des Eiklars war die Quantität der sezernierten Säure korreliert mit der Pufferungsfähigkeit der Nahrungsmittel, gemessen an der Säuremenge, die notwendig war, um das pH auf 2 zu reduzieren. Es fand sich kein Hinweis auf eine besondere, die Säureproduktion stimulierende Fähigkeit des Fleisches (Kotrba u. Code, 1969). Der Magen titriert offenbar seinen Inhalt in einen die Proteolyse fördernden pH-Bereich. Auch Saftvolumina wurden bei Hunden mit Pavlov-Taschen unter dem Einfluß verschiedener Nahrungsmittel mit gleichem Proteingehalt gemessen. Die größten Volumina wurden erzeugt durch Eigelb, dann durch Fleisch und Fisch, schließlich durch Eiklar und Milchprotein. Die Sekretion von Säure und Pepsin hatte die gleiche Richtung (Storozhuk, 1968).

Bei der Gastrinfreisetzung beeinflussen sich gegenseitig folgende Faktoren im Rahmen der Phase I und II:

a) Vagale Stimulation,

b) chemische Stimulation und Distension des Magens, welche lokal an den Pylorusdrüsen wirken und

c) die Hemmung der Gastrinfreisetzung durch Benetzung der Antrummucosa mit der gebildeten Säure.

Wenn das pH im Antrum unter 2 absinkt, dann wird jeglicher Stimulus blokkiert. Umgekehrt wird ein pH-Anstieg im Antrum nur dann im Sinne der Gastrinfreisetzung wirksam, wenn positive Stimuli vagaler oder lokaler Natur wirksam sind. Er wirkt entblockierend. Es ist nicht bekannt, ob die vagalen Stimuli sich mit den lokalen nur addieren oder potenzieren. Vagale Denervation wiederum läßt die Pentagastrinwirkung bei Katzenversuchen fast völlig verschwinden, während die histaminbedingte Sekretion weniger beeinträchtigt wird (KONTUREK u. MOCZURAD, 1968).

Zusammenfassend läßt sich sagen: Cephalische und gastrale Phase der Magensäuresekretion werden cholinerg vermittelt. Beide Male sind diese Vorgänge zweierlei Art:

1. direkte cholinerge Stimulation der Belegzellen und

2. cholinerge Freisetzung von Gastrin aus spezifischen Zellen derPylorusdrüsen, den sog. G-Zellen.

Freisetzung von antralem Gastrin geschieht unter cholinerger Kontrolle sowohl in der cephalischen als auch in der gastralen Phase. Gastrin ist das hormonale Glied in einer neuralen Kette. Es muß jedoch offen bleiben, ob der Vagus bei diesem Vorgang in jedem Falle impliziert sein muß. So soll Hypoglykämie auch bei Vagotomierten Gastrin freisetzend wirken[1]. In der cephalischen Phase laufen die Reflexe über die Vagi. In der gastralen Phase werden die sekretionsfördernden Impulse über vagovagale Reflexe und durch lokale intramurale Plexus vermittelt. Dagegen wirkt eine hohe H-Ionenkonzentration im Antrum unmittelbar auf die gastrinproduzierenden Zellen, und zwar hemmend.

Interessant ist noch folgende Beobachtung (BEDI et al., 1971), welche die Kenntnis der gastralen Phase ergänzt. Hunde mit vagal innervierten Taschen der Pylorusdrüsenregion reagierten auf die lokale Applikation einer Mixtur von Natriumtaurocholat und Natriumglykocholat mit einer Gastrinliberation. Diese Gallensalze potenzieren die Gastrin freisetzende Wirkung von lokaler Acetylcholingabe. Wenn man aber Gallensalze durch Laurylsulfat ersetzte, eine Substanz, welche als Detergens bekannt ist, und in dieser Hinsicht den Gallensalzen gleicht, sah man keinen Effekt auf die Freisetzung von Gastrin. Gallensalze wirken offensichtlich nicht einfach unspezifisch auf die Pylorusschleimhaut. Menschliche Gallensäuren schädigen, besonders in hoher Konzentration und bei niedrigem pH (Optimum 2) die Magenschleimhaut in Heidenhain-Taschen des Hundes. Es kommt in Abhängigkeit von der Konzentration der Gallensäuren und dem pH-Wert zu einer Rückdiffusion von H-Ionen und einem Einstrom von Natriumionen in das Magenlumen. Die Potentialdifferenz der Magenschleimhaut sinkt dementsprechend deutlich ab. Der Gallenreflux ist bei Ulcus ventriculi möglicherweise eine Krankheitsursache. Wie weit der biliäre Reflux physiologischerweise vorkommt, ist unbekannt (BLACK et al., 1971). Der Endoskopiker sieht ihn häufig auch bei Patienten ohne Ulcus und ohne Ulcusanamnese.

4. Die intestinale Phase

Es muß angenommen werden, daß humorale Faktoren aus dem Dünndarm auf die Säurebildung des Magens Einfluß nehmen (BABKIN, 1950; GREGORY, 1962).

[1] Atropin soll sogar bei Insulinhypoglykämie die Gastrinfreisetzung fördern (GROSSMAN 1974, pers. Mitteilung).

Der Effekt kommt auch am denervierten Magen zustande. Dieser humorale Mechanismus könnte entweder durch die enterale Absorption chemischer Sekretagoga aus der Nahrung entstehen, welche auf dem Blutwege den Magen erreichen, oder die fragliche körpereigene Substanz wird aus der Darmwand freigesetzt. Gegen die erste Vermutung spricht, daß Leberextrakte, intraenteral gegeben, die Magensekretion anregen, nicht aber bei intravenösen Applikationen (Butler et al., 1943). Umgekehrt konnte Sircus (1953) nachweisen, daß eine Distension des Dünndarms die Magensekretion humoral stimuliert. Man hat für dieses hypothetische stimulierende Hormon den Ausdruck intestinales Gastrin geprägt. Bezügl. weiterer Aspekte s. Abschnitt Oberbaucheinheit. Sircus hat Hunde mit Heidenhain-Taschen und Thiry-Vella-Schlingen (oral und aboral verschlossene Dünndarmschlingen mit cutaner Fistel nach außen) des distalen Duodenums und des oberen Jejunums verwendet. Die Darmschlingen waren völlig denerviert. Ansäuerung und Dehnung der Schlinge erzeugten Magensekretion, die durch lokale Anwendung von Procain auf die Schleimhaut der Schlinge gehemmt werden konnte. Auch die Freisetzung des enteralen Gastrins scheint lokal über neurale Plexus übertragen zu werden[1].

5. Cephalohumorale Phase

Schließlich glaubte man, in der cephalohumoralen Phase noch einen vierten Weg erkannt zu haben, auf dem die gastrale Sekretion angeregt wird (Shay, 1959). Wie die cephalische (psychische) Phase beginnt auch die cephalohumorale Phase an der Großhirnrinde und im Zwischenhirn. Während aber im ersten Falle die Magendrüsen über den Nervus vagus stimuliert werden, geschieht es im zweiten über die Blutbahn. Gelangen Impulse vom Großhirn z. B. in einer Stress-Situation zum hinteren Hypothalamus oder wird diese Stelle direkt gereizt, so erreichen hypothalamische, noch nicht näher definierte Substanzen auf dem Gefäßweg die Hypophyse. Hier soll ACTH freigesetzt werden, das in der Nebennierenrinde eine vermehrte Abgabe von Glucocorticoiden bewirkt. Diese fördern die Säure- und Pepsinsekretion der Magenmucosa. Die cephalohumorale Phase hat jedoch nur bei intaktem Vagus Gewicht. Soweit sich die Dinge bisher überblicken lassen, hat nur eine länger dauernde Wirkung von Corticoiden Einfluß (Strickland et al., 1969). Die Zahl der Belegzellen nimmt zu und damit auch die Produktionsfähigkeit für Salzsäure. Bei Hundeversuchen zeigte es sich, daß tägliche ACTH-Gabe (40 E i.m.) über längere Zeit die Säureproduktion erheblich gegenüber den früheren Basalwerten ansteigen ließ. Die Pepsinproduktion blieb dagegen unverändert. Die nach Sun (1969) festzustellende Herabsetzung der Mucopolysaccharide im Magensaft unter ACTH kann durch die Viscositätsminderung zu einer Schwächung der Schleimbarriere führen. Eine mäßige aber signifikante Zunahme der stimulierten Magensäuresekretion beim Menschen konnte nach einmonatiger Gabe von täglich 20 mg Prednisolon beobachtet werden. Die Steigerung des H-Ionenauswurfs kam durch eine Zunahme der Konzentration zustande. Das stimulierte Volumen war nicht signifikant verändert (Strickland et al., 1969). Dieser Vorgang ist bemerkenswert. Entweder stimmt die Beobachtung nicht, daß eine Zunahme der H-Ionenkonzentration durch einen Anstieg des Parietalzellensekretvolumens zustande kommt oder Prednison mindert den ansonsten gleichmäßigen Zustrom von Nichtparietalzellensekret. Aldosteron, ebenfalls ein Produkt der Nebennierenrinde, fördert nach Beobachtungen von Ferlito (1968) geringfügig, aber signifikant Säuresekretion und Pepsinaktivität. Baddeley et al. (1969) dagegen konnten feststellen, daß bei Heidenhain-Hunden im chronischen Versuch ein Effekt auf

---

[1] Vom Darm könnte auch eine völlig unbekannte Substanz freigesetzt werden, welche die Wirkung des Magengastrins nur verstärkt, ohne selbst direkt zu stimulieren.

Säure- und Pepsinsekretion nicht zu verzeichnen war. Dagegen sank die Natrium-
sekretion signifikant ab. Es wird der Schluß gezogen, daß Aldosteron die Säure-
und Pepsinsekretion beim Menschen mit Wahrscheinlichkeit nicht beeinflußt,
dagegen hat es die Fähigkeit, das Nichtparietalsekret und damit die Natriumaus-
scheidung in den Magen zu vermindern (BADDELEY et al., 1969).

Doppelseitige Adrenalektomie reduziert den Effekt von Histamin auf die
Magensekretion bei Heidenhain-Hunden um 50%. Die Wirkung von Schweine-
gastrin blieb beim Heidenhain-Hund jedoch unbeeinflußt (COOKE et al., 1967).
Die Pentagastrinwirkung bei der doppelseitig adrenalektomierten Ratte ist jedoch
reduziert (DOMSCHKE et al., 1972). Das für den Elektrolyt- und Wasserhaushalt
ebenfalls wichtige antidiuretische Hormon (ADH) reduziert beim Hund das Volumen der Magensekretion in dosisabhängiger Weise. Die Konzentration der Säure
und des Pepsins bleiben konstant (SCHAPIRO et al., 1968). Das würde bedeuten,
daß ADH Parietal- und Nichtparietalsekretion bremst.

K. Histamin

Die Vagotomie beeinträchtigt die Säuresekretion nach Insulinstimulation, nicht
aber die nach Histamingabe. Was die Bedeutung des Histamins beim Menschen
betrifft, so muß sie als hypothetisch angesehen werden (JOHNSON, 1971). Bei der
Ratte wird die Sekretion begleitet von Änderungen des Histamingehaltes und der
Histaminproduktion in der Magenschleimhaut. Aber auch hier ist ein kausaler
Zusammenhang noch offen. Bei anderen Species besteht kein sicherer Anhalt dafür,
daß Histamin bei der Stimulation der Magensekretion natürlicherweise eine direkte
Rolle spielt. Bemerkenswert ist jedoch, daß es kürzlich gelang, mit H_2-Receptor-
histaminantagonisten die Säuresekretion auch beim Menschen erheblich zu reduzieren (WYLLIE, 1973). Man hat mehrfach geprüft, ob die Gabe von Histamin
ebenso oder stärker auf die HCl-Sekretion wirksam sei, wie die Zufuhr von Pentagastrin und ob sich beide Substanzen potenzieren. Pentagastrin wirkt beim Menschen auf Säure- und Pepsinsekretion schneller als Histamin (SCHMIDT, 1971).
Davon abgesehen, ergibt sich jedoch ein einheitliches Muster (AUBRY u. FORREST,
1970). Im Gegensatz zum Hund (BROOKS et al., 1970) bringt die Kombination von
Histamin und Pentagastrin beim Menschen bei maximaler Stimulation keine
höheren Säurewerte als dann, wenn jedes Agens für sich alleine gegeben worden
wäre (BROOKS et al., 1970). Die Untersuchung an einer anderen Gruppe ergab, daß
der Säure-output nach 6 Mikrogramm/kg/h Pentagastrin die gleiche Höhe erreichte
wie nach maximalen Histamindosen. Dehnung plus Pentagastrin vermochte jedoch
den Säureauswurf noch zu steigern (COOKE, 1970). Auch bei Patienten mit Duodenalgeschwür lieferten Betazol und Pentagastrin bei maximaler Stimulation
gleiche Werte, nämlich rund 48 mval/h vor und rund 14 mval/h 9 Monate nach
einer Vagotomie (JEPSON u. JOHNSTON, 1968). Auch AAGARD (1968) fand keinen
statistisch faßbaren Unterschied zwischen Histamin und Pentagastrin in der Wirkung auf die Säuresekretion des Menschen. Die Infusion von Histamin, Pentagastrin und Gastrin ließ erkennen, daß durch alle drei Agenzien in entsprechender
Dosierung eine identische maximale Sekretionsrate erreicht werden kann. Äquivalent sind Histamindihydrochlorid 40 Mikrogramm/kg, Pentagastrin 1,5 Mikro-
gramm/kg, Gastrin 4 Leo-Einheiten/kg/h i.v. Die Dosiswirkungskurve des Histamins und Gastrins ist gegenüber der des Pentagastrins verschoben. Mit einem Fünftel der maximalen Dosis werden von Pentagastrin schon 80%, von Gastrin und Histamin 40% der maximalen Sekretion erreicht (SCHMIDT, 1971). Die histaminstimulierte
Magensekretion bei Ratten kann durch Glucosegabe gebremst werden. Es wurde
eine inverse logarithmische Beziehung zwischen histaminstimulierter Säuresekretion und Blutzuckerspiegel festgestellt (VOUKYDIS, 1969). Pentagastrin hat dann

einen paradoxen Effekt, nämlich den der Inhibierung, wenn es bei Hunden mit Heidenhain-Taschen in Dosen von 10 Mikrogramm schnell i.v. injiziert wird. Eine vorbestehende kontinuierliche Histaminstimulation wird auch dann jedesmal gehemmt, wenn Pentagastrin in der beschriebenen Weise dreimal verabreicht wird (Master et al., 1969).

L. Zusammenwirken einzelner Stimuli

Zwei Stimuli können sich in ihrer Wirkung verstärken. Es erhebt sich die Frage, ob nur eine Addition oder eine Potenzierung eintritt. Die Potenzierung wird von Grossman, wie folgt, definiert:

a) Zusammen gegeben, überschreitet die Wirkung beider Mittel in bestimmter Menge den Effekt, welche die doppelte Dosis eines jeden einzelnen Mittels haben würde, oder

b) die Kombination übertrifft den Maximaleffekt, der mit jedem einzelnen Mittel überhaupt zu erreichen ist. — So gesehen, findet bei Hunden eine Potenzierung zwischen Gastrin und Bethanechol (Urecholin®, ein Parasympathicomimeticum) sowie zwischen Histamin und Bethanechol statt. Der Eintritt einer potenzierenden Wirkung ist nicht selten speciesabhängig. Interessant ist, daß manche Agenzien für sich alleine nichts bewirken, den Effekt eines anderen aber steigern.

M. Regulation der Gastrinfreisetzung durch die Ansäuerung des Antrums

Die Arbeitsgruppe um Dragstedt vertrat die Auffassung, daß die Gastrinfreisetzung durch die Ansäuerung der Antrummucosa wesentlich gemindert würde (Oberhelman et al., 1952). Die intragastrale Hemmung ist an Säure, nicht aber spezifisch an die Salzsäure gebunden. Sie hängt vielmehr mit der Anwesenheit von Wasserstoffionen (Wilhelmj et al., 1933, 1936, 1937) zusammen. Die Säurehemmung ist meistens komplett, wenn in den leeren Magen eine 0,1 normale Salzsäurelösung eingebracht wird. Durch Verpflanzung des Antrums in das Colon fällt die ständige Säurebenetzung dieses Magenteiles aus. Eine Heidenhain-Tasche zeigt unter diesen Umständen eine bemerkenswerte Hypersekretion (Dragstedt et al., 1951). Dieses Ereignis tritt jedoch nicht ein, solange das verpflanzte Antrum proximal noch eine Manschette säuresezernierender Zellen trägt. Wenn man das Antrum dehnt oder mit Leberextrakt bespült, so entsteht in einer Pavlov-Tasche eine Säuresekretion. Dieser Effekt wird unterdrückt, wenn man im Antrum gleichzeitig einen niedrigen pH-Wert erzeugt. Die Ansäuerung des Antrums ist aber nicht imstande, den Effekt von Histamin zu hemmen, welches ohne Vermittlung von Gastrin direkt an der Belegzelle angreift. Man gelangte zu der Auffassung, daß die Freisetzung von Gastrin aus dem Antrum durch Ansäuerung behindert würde. Bei Hunden mit Pavlov- und Heidenhain-Taschen wurde der Einfluß der antralen Säuerung auf cephale (vagale) Stimulation wie Scheinfütterung und Insulinhypoglykämie getestet (Abb. 3). Es zeigte sich auch hier immer erwartungsgemäß eine kräftige Inhibition, da Gastrin auch an Phase I der Verdauung beteiligt ist. Man kann daraus schließen, daß der Kontakt der Antrumschleimhaut mit Säure ein kräftiger Inhibitor der Gastrinfreisetzung ist, unabhängig davon, wodurch diese erfolgt.

Die meisten chemischen Substanzen, welche aus der Antrumschleimhaut Gastrin freisetzen, können in ihrer Wirkung durch lokale Anästhesie geblockt werden, nicht dagegen Acetylcholin selbst. Es kann daraus geschlossen werden,

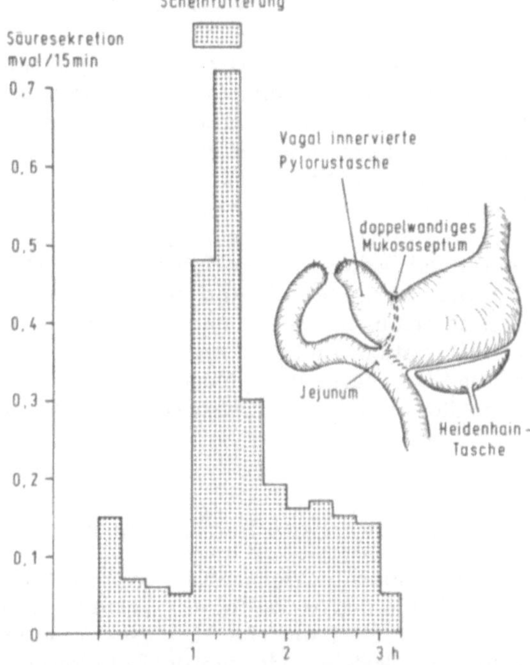

Abb. 3. Säureproduktion in einer vagal denervierten Heidenhain-Tasche nach Scheinfütterung. Das Versuchstier, ein Hund, hatte auch eine vagal innervierte Antrumtasche. Der Effekt der Scheinfütterung wurde verhindert durch Ansäuerung der Pylorustasche oder deren vagale Denervation. Der Versuch beweist die enge Verflechtung der Wirkungen von Vagus und Gastrin (PE THEIN u. SCHOFIELD, 1959)

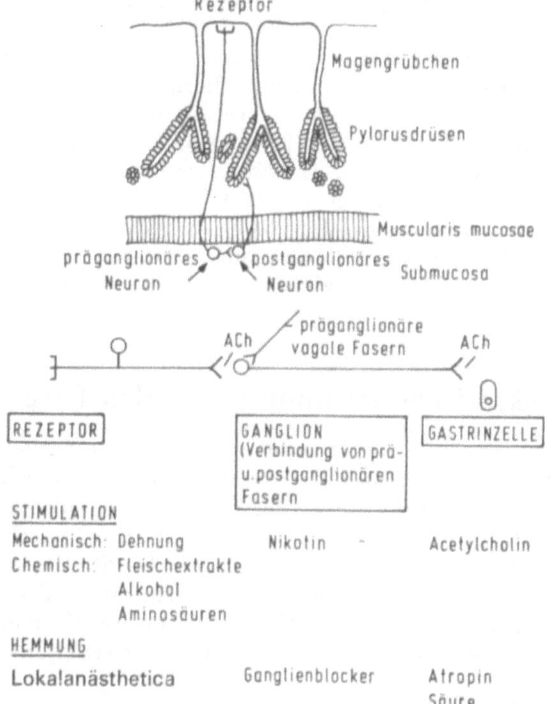

Abb. 4. Vermutlicher Mechanismus der Gastrinfreisetzung und seine Beeinflußbarkeit (GROSS-MAN, 1967)

daß chemische Stimuli Acetylcholin erst aus nervösen Strukturen freisetzen, ein Vorgang, der durch Lokalanästhetica hemmbar ist. Acetylcholin wirkt direkt auf die Gastrin enthaltenden oder produzierenden Zellen. Der Acetylcholineffekt seinerseits kann aber durch Ansäuerung verhindert werden (Redford u. Scho-field, 1965). Ansäuern wirkt eine Stufe tiefer, entweder direkt auf die gastrin-produzierenden Zellen, oder macht Substanzen unwirksam (z. B. Acetylcholin), welche Gastrin freisetzen (Abb. 4). Genaueres hierüber weiß man nicht. Eine etwa 30%ige Hemmung der vagal bedingten Gastrinfreisetzung erfolgt bei einem pH von 2 im Antrum. Ein pH von 1,0 bis 1,5 inhibiert vollständig. Um die Alkohol-stimulation des Magens zu hemmen, braucht man ebensoviel Säure wie zur Unter-drückung der vagalen Stimulation. Im Gegensatz dazu hemmt Säure in der Speise-röhre nicht nur nicht die Säuresekretion im Magen, sondern stimuliert sie, beson-ders bei Patienten mit Ulcus duodeni, Hiatushernie und Oesophagitis (Giles et al., 1968).

N. Freisetzung einer Hemmsubstanz durch Säure?

Harrison et al. (1956) machten folgendes Experiment: Bei Hunden mit Heidenhain-Taschen wurde die distale Hälfte des Antrums ins Colon verpflanzt, der Rest blieb in situ. Das Resultat war eine Hypersekretion in der Heidenhain-Tasche durch die ungehemmte Gastrinproduktion des im Colon befindlichen nicht an-gesäuerten Antrumanteils. Wenn aber der proximale, in situ verbliebene Anteil des Antrums exstirpiert wurde, dann stieg die Säureproduktion noch mehr an. Daraus wurde auf eine Hemmsubstanz geschlossen, welche in dem angesäuerten Antrum freigesetzt wird. Jordan u. Sand (1957) bildeten eine Zwillingstasche aus dem Antrum. Die Sekretion von Heidenhain-Taschen nach Stimulation des einen Antrumanteils durch Äthanol wurde durch Ansäuerung der anderen Hälfte gehemmt. Es wurde allerdings eingewendet, daß die Länge des Versuchs selbst zu einem Abfall der Säureproduktion im Magen hätte führen können. Wenn man bei Hunden mit Heidenhain-Taschen nach vorheriger superselektiver Vagotomie die geschonten antralen Äste stimuliert, so wird die durch Gastrin hervorgerufene Magensekretion gehemmt (Hart et al., 1968). Das könnte im Sinne eines antralen Hemmstoffes gedeutet werden. Über antrale Hemmsubstanzen („Chalone")[1] ist viel diskutiert worden (Dragstedt et al., 1959; Longhi et al., 1957; Woodward et al., 1958). Einen klaren Beweis dafür hat man bisher jedoch nicht. Gewichtig dagegen spricht die Tatsache, daß die Ansäuerung der Antrummucosa exogenes Gastrin in seiner Wirkung auf die Fundusdrüsen nicht hemmen konnte (Gillespie u. Grossman, 1962).

O. Reflektorische Hemmung antralen Ursprungs

In der Antrummucosa dürften pH-sensitive Receptoren vorhanden sein (Iggo, 1957). Ob sie bei inhibitorischen Reflexbögen mitwirken, ist ungeklärt. Köster u. Rune (1963) säuerten die antrale Mucosa des Menschen an, ohne daß die Duodenal-schleimhaut davon berührt wurde. Die basale Sekretion verschwand auf diese Weise. Das geschah auch bei vagotomierten Mägen. Da die Basalsekretion sowohl vagal als auch durch eine Restinkretion von Gastrin unterhalten wird (s. S. 76), besagt die völlige Hemmung der Basalsekretion, daß beide Mechanismen gebremst werden. Die Histaminstimulation blieb in ihrem Effekt erhalten.

---

[1] chalao griech. ich lasse nach.

P. Hemmung vom Duodenum aus

Daß vom Duodenum hemmende Einflüsse auf die Magensekretion ausgehen, wurde von BRACKNEY et al. (1955) experimentell festgestellt. Er fand eine Zunahme des Säure-outputs nach Mahlzeiten, wenn man zuvor das Duodenum entfernt oder es weiter unten in den Dünndarm eingepflanzt hatte.

1. Duodenale Hemmung, hervorgerufen durch Säure

PINCUS et al. (1944) wiesen eine Korrelation zwischen dem Grad der Inhibierung und dem Grad der intraduodenalen Acidität nach. Die sekretorische Reaktion von Pavlov-Taschen auf Fütterung wurde bei einem duodenalen pH von 2,5 auf 50 % reduziert. Fiel das pH auf 2,0, dann trat eine totale Inhibition auf. CODE et al. (1955) bestätigten diese Befunde. Sie nahmen an, daß eine vagale Innervation der Fundustaschen für die Hemmung notwendig sei, denn in Heidenhain-Taschen trat bei ihnen die Hemmung nicht auf. Bekanntlich wird durch duodenales Ansäuern das Dünndarmhormon Secretin physiologischerweise freigesetzt. CODE u. WATKINSON (1955) sahen nun, daß die histaminstimulierte Sekretion in Pavlov-Taschen durch die Injektion von Secretin gehemmt wurde, nicht aber die Sekretion in Heidenhain-Taschen. Abgesehen von diesen Befunden mehren sich jedoch die Beweise zugunsten einer humoralen Übertragung der duodenalen Inhibition. So wurde nunmehr wohl schlüssig festgestellt, daß die Säureinhibierung auch für Heidenhain-Taschen zutrifft (JONES u. HARKINS, 1959; ANDERSSON, 1960; WORMSLEY u. GROSSMAN, 1964), und daß der Vagus keine Rolle spielen muß. Vor allem die bulbäre Ansäuerung hemmt die gastrinstimulierte Magensekretion (nicht die histaminstimulierte), eine Ansäuerung im distalen Duodenum ist wenig wirksam (ANDERSSON et al., 1967). Die Inhibierung wird nicht geändert durch sympathische Denervierung gastrinstimulierter Heidenhain-Taschen (ANDERSSON, 1963).

Zusammenfassend gewinnt man den Eindruck, daß ein Hemmechanismus durch die Freisetzung einer inhibitorischen Substanz aus der Duodenalmucosa wirksam wird. Duodenale Ansäuerung hemmt übrigens auch die Reaktion auf exogenes Gastrin (ANDERSSON, 1960; WORMSLEY u. GROSSMAN, 1964). Das macht deutlich, daß der duodenale Inhibitor wenigstens teilweise direkt auf die Parietalzellen wirkt und nicht etwa nur die Gastrinfreisetzung stört. Da die Sekretion nach exogener Gastringabe durch hohe intraduodenale Acidität stark reduziert wird, ist zu erwarten, daß auch alle Arten von Stimulantien, welche endogenes Gastrin freisetzen, durch duodenale Mechanismen antagonisiert werden. Dies trifft z. B. für Insulinhypoglykämie und Testmahlzeiten zu. Im Gegensatz dazu ist die Inhibierung einer histamininduzierten Säureproduktion wesentlich unsicherer. Eine Hemmwirkung auf die histaminstimulierte Sekretion wurde von einigen Autoren gesehen (CODE u. WATKINSON, 1955; WORMSLEY u. GROSSMAN, 1964), während andere diese Beobachtung nicht machen konnten (ANDERSSON, 1960; ANDERSSON et al., 1965). Die duodenale Ansäuerung beim antrektomierten Heidenhain-Hund ist ohne Effekt auf die Histamin vermittelte Sekretion (SIRCUS, 1958). Der Auslösungsmechanismus der Duodenalinhibition ist nicht sicher bekannt. Die Tatsache aber, daß Anästhesie der duodenalen Schleimhaut den inhibitorischen Effekt von Säure aufhebt, legt die Vermutung nahe, daß ein vermittelnder lokaler nervöser Mechanismus, ähnlich wie beim Magengastrin, vorgeschaltet ist (SIRCUS, 1958). KONTUREK u. GROSSMAN (1965) haben die Auffassung vertreten, daß der Grad der Inhibition der Absorptionsrate von Säure parallel läuft. ANDERSSON u. UVNÄS (1961) fanden an Hunden, daß eine sehr kräftige Inhibition von der Bulbusmucosa ausging, ohne daß das Pankreas zur Sekretion angeregt wurde. Sie schlossen daraus, daß der pH-sensitive Mechanismus im Bulbus duodeni lokalisiert ist und nicht über eine Freisetzung von Secretin wirksam wird. Dagegen zeigt sich, daß die Säureperfusion von Schlingen aus dem unteren Duodenum eine geringe (KONTUREK u. GROSSMAN, 1965) oder keine (ANDERSSON et al., 1965) Hemmung auf die exogene gastrinstimulierte Magensekretion erzeugten. Es kann als sicher angenommen werden, daß der ausströmende Mageninhalt, gemessen mit im Bulbus liegenden pH-Elektroden, Werte zwischen pH 1 und 2 sowohl beim Menschen als auch beim Hund erzeugt (HENNING et al., 1954; KLOPPER, 1955; TOMENIUS u. WILLIAMS, 1960; ROVELSTAD u. MAHER, 1962) und somit als Auslöser pH-sensitiver Hemmechanismen wirken kann. Auf der anderen Seite sind die Befunde der intraduodenalen Aciditätsmessung etwas widersprüchlich. Das mag damit zusammenhängen, daß die Lage der Elektrode so dicht am Pylorus nicht immer exakt bestimmt werden konnte. Ein entsprechendes Verfahren, über die Messung der Potentialdifferenz (Mucosa/Serosa) zur genauen Lokalisation einer pH-sensitiven Elektrode zu gelangen, stammt von ANDERSSON u. GROSSMAN (1965). Die Potentialdifferenz beträgt beim Menschen im Antrum etwa 35 mV, im Bulbus abrupt nur etwa 7 mV. Das pH im postbulbären Anteil ist nach Zufluß des Pankreassekretes deutlich höher als im bulbären Duodenum. Der Mittelwert beträgt hier 5,66 $\pm$ 0,79 (DEMLING u. SCHMIDT, 1960).

2. Duodenale Inhibition, hervorgerufen durch Fett

Der Name Enterogastrone[1] wurde 1926 einer hypothetischen inhibitorischen Substanz gegeben, die von der intestinalen Mucosa durch Fett oder Fettsäuren freigesetzt wird und die gastrale Motilität hemmen sollte (FARREL u. IVY, 1926). Ein humoraler Mechanismus wurde vermutet. Drei Jahre später fanden FENG et al. (1929), daß auch die Magensekretion durch intraduodenale Gabe von Fett gehemmt werden konnte. Gibt man Erdnußöl in den Dünndarm, dann sinkt die pentagastrinstimulierte Säure- und Pepsinproduktion. Die Dauer der Inhibition beträgt mindestens 40 min, die Reduktion selbst etwa 70% bei einer Ulcus duodeni-Gruppe und 59% bei einer Kontrollgruppe (WINDSOR, 1969). Während Glucose i.v. die Säurebildung hemmt (VOUKYDIS, 1969) und Aminosäuren i.v. die H-Ionenproduktion steigern (CLASSEN et al., 1970), haben die intravenöse Applikation von Lymphe aus dem Ductus thoracicus oder, nach eigenen Erfahrungen, parenterale Ernährung mit Fettemulsion keinen inhibitorischen Effekt. Das zeigt an, daß nicht das Fett oder Fettsäuren selbst die Hemmung unmittelbar verursachten. Da auch Galle nicht in diesem Sinne wirksam ist, mußte angenommen werden, daß eine Substanz aus der Darmwand durch Fett freigesetzt wird. Intravenöse Gaben von Duodenalmucosaextrakten hemmten tatsächlich die Reaktion von Heidenhain-Taschen auf Mahlzeiten in den Hauptmagen und auf Histamin (KOSAKA u. LIM, 1930). Bemerkenswert ist, daß die histaminstimulierte Sekretion besonders gut nach Gabe von parenteral appliziertem Enterogastroneextrakt gestoppt wurde. Die Bemühungen, Enterogastrone zu reinigen und zu standardisieren, rissen zunächst nicht ab. In den 40er Jahren stellte man die Versuche im wesentlichen ein. Es blieb aber nach wie vor unbestritten, daß Magensekretion und Motilität nach enteraler Aufnahme von Fett gehemmt werden. Das Fett muß allerdings in absorbierbarer, d. h. gespaltener Form vorhanden sein (SIRCUS, 1958). Die Inhibition durch eine Fettinfusion in den Darm (Duodenum) gelingt nämlich nur dann, wenn auf dieses Fett vorher Pankaressaft eingewirkt hat. Fettsäuren dürften das wirksame Agens sein. Vorgänge, welche die Fettabsorption stören, wie Ableitung von Galle und Pankreassaft, mindern daher auch die inhibitorische Kraft des Fettes (MENGUY, 1960;

---

[1] (griech. *Enteron Gaster Chalon*).

LONG u. BROOKS, 1965). LONG u. BROOKS verwendeten C14-markierte Ölsäure und Triolein. Sie fanden eine Korrelation zwischen Dauer der Inhibition und der Absorptionszeit der Fette. Je länger die Absorption dauerte, desto nachhaltiger war die Inhibition. KONTUREK u. GROSSMAN (1965) fanden, daß der Grad der Hemmung von der absorbierten Quantität abhängt. Die Inhibition konnte von allen Ebenen des Dünndarms aus erzeugt werden, war jedoch am größten von den Jejunumschlingen aus, entsprechend mit der hier am intensivsten stattfindenden Absorption. Da die Inhibition gegen die nahrungsbedingte Sekretion sicherer wirkt als gegen die histaminstimulierte, wurde angenommen (GREGORY, 1962), daß Enterogastrone irgendwie hemmend in den Gastrinmechanismus eingreift. Man fand tatsächlich, daß fettinduziertes Enterogastrone ebenso wie Atropin auch exogenes Gastrin inhibiert (KONTUREK u. GROSSMAN, 1965). Das ist ein wesentlicher Unterschied gegenüber der Ansäuerung des Antrums, die nicht gegen exogenes Gastrin wirkt. Ein weiterer Unterschied besteht gegenüber der duodenalen Inhibition durch Säure. Die vom Fett ausgehende Inhibition ist vom ganzen Dünndarm aus wirksam, während sich der Effekt der Säure im wesentlichen auf das Duodenum beschränkt.

Bei Heidenhain-Hunden reduziert die intraduodenale Gabe von Fett die histaminstimulierte Magensekretion nach 45 min um 50%. Dieser Effekt konnte durch physiologische Dosen von gereinigtem Secretin oder Cholecystokinin nicht nachgeahmt werden (JOHNSON u. GROSSMAN, 1969). Die Instillation von HCl in den Dünndarm inhibiert die Magensekretion beim Menschen um etwa 50%, das aber nur, wenn die Säure in das Duodenum kam, während die Instillation von micellarem Fett oder mechanische Dehnung die Magensekretion um 30 bis 40% in jedem Abschnitt des Dünndarms hemmen. Der Dünndarm kontrolliert die Magensekretion also über zwei verschiedene Mechanismen. Der eine ist die Ansäuerung des Duodenums, die andere die Einwirkung von Fett(säuren) und mechanische Dehnung in jeder Höhe (KONTUREK, 1969).

3. Die Bedeutung von Secretin und Cholecystokinin-Pankreozymin für die vom Duodenum ausgehende Inhibierung

KOSAKA u. LIM (1930) fanden, daß ein Cholecystokininpräparat von IVY, Hunden intravenös gegeben, die Sekretion des Magensaftes hemmt. Damals dachte man an eine Verunreinigung mit Enterogastrone. Vermutlich war es eine Beimengung von Gastric Inhibitory Polypeptide (GIP), wie man heute annimmt. Jahrzehnte später injizierten GREENLEE et al. (1957) Secretin intravenös bei Heidenhain-Hunden, die durch Bespülen des Antrums mit Leberbrühe (= Gastrinfreisetzung) stimuliert waren. 25 Einheiten von Secretin hemmten deutlich. Secretin war aber nicht wirksam gegen die histaminstimulierte Sekretion. Die Hemmwirkung reinen Secretins wurde in der folgenden Zeit bestätigt (GILLESPIE u. GROSSMAN, 1964; MC ILRATH u. HALLENBECK, 1964; WORMSLEY u. GROSSMAN, 1964). Bei Hunden senkt die intraduodenale Gabe von HCl über das damit freigesetzte Secretin die gastrinstimulierte Sekretion in Heidenhain-Taschen um 85%. Exogenes Secretin bewirkt sogar eine völlige Hemmung. Endogen durch Ansäuern freigesetztes Secretin liegt quantitativ sicher unter dem, was zu einem maximalen Effekt nötig wäre und was sich durch exogenes Secretin an Magen und Pankreas erreichen läßt. Die tatsächliche endogene Produktion liegt schätzungsweise bei 30 bis 50% der voll effizienten Dosis. Daß die histaminstimulierte Sekretion des Magens mit Secretin nicht wesentlich gehemmt werden kann, wurde bestätigt (JOHNSON u. GROSSMAN, 1968). Jejunale Säuerung beeinflußt die Magensekretion nicht, läßt aber die Pankreassekretion mit reichlich Bicarbonatausschüttung ansteigen (Konturek, 1970). Am Magen könnten sich ein Hemm- und ein Stimulationsmechanismus überlagern (s. u.). Nur das proximale Duodenum zeigt bei Hunden physiologischerweise ein so niedriges pH, daß Secretin freigesetzt werden kann (Brooks u. Grossman, 1970). Secretin hat beim Hund nach vorausgegangener Gastrinstimulation eine stärkere, mit geringeren Dosen erreichbare mageninhibitorische als pankreasstimulatorische Wirkung (Johnson u. Grossman, 1969). Secretin wurde mit dem alten Enterogastrone von Farrel u. Ivy für identisch gehalten (Johnson u. Grossman, 1968). Ein nicht zu übersehender Unterschied ist jedoch, daß Secretin durch HCl, das klassische Enterogastrone jedoch durch Fettsäuren freigesetzt wird und auch die histaminstimulierte Sekretion hemmt. Bei innervierten Magentaschen des Hundes mindert Secretin (3 E/kg KG/h) die postprandiale Säuresekretion um 30%, außerdem wird Bicarbonat aus dem Pankreas ausgeschüttet (eine Eigenschaft, die dem fettinduzierten Enterogastrone auch nicht zukommt). Beide Vorgänge lassen das pH im oberen Duodenum ansteigen (Brooks u. Grossman, 1970). Beim Menschen reduzieren zwei Einheiten exogenes Secretin pro kg KG den pentagastrinstimulierten Säureauswurf um 21%. Die Pepsinproduktion wird dagegen um 35% gesteigert.

Cholecystokinin-Pankreozymin (CCK), freigesetzt durch die lokale Einwirkung von Amino- und Fettsäuren, gering auch durch H-Ionen, hemmt die gastrinstimulierte Säureproduktion. Es besteht dagegen kein fördernder Einfluß auf den Pepsinoutput (Brooks u. Grossman, 1970). Bei Heidenhain-Hunden hemmt es die gastrinstimulierte Sekretion und steigert die Sekretion unter mittleren Dosen von Histamin (Stening et al., 1969). In der Hemmwirkung gegen Gastrin verstärken sich CCK und Secretin (Lit. in Demling, 1972). Auf die basale Sekretion wirkt CCK stimulierend, aber schwächer als Gastrin.

4. Duodenale Inhibition durch hypertonische Lösungen. Enteraler Einfluß auf die Magensekretion

Hypertonische Lösungen hemmen, wahrscheinlich auf humoralem Wege (Sircus, 1958; Shay et al., 1939, 1942), vom Darmlumen aus die Magensekretion vermutlich über Osmoreceptoren. Diese Hemmung bleibt aber, wie auch bei der Motilität der Fall, hinter derjenigen durch Fett und Säure zurück (Andersson et al., 1965). Es ist eine offene Frage, ob Osmoreceptoren eine physiologische Rolle spielen. Im Experiment sind sie jedenfalls deutlich wirksam bei vagaler Stimulation durch Scheinfütterung, nur geringfügig jedoch nach Histamin. Beachtung bezüglich seiner Wirkung auf die Magensekretion hat nicht nur das Duodenum, sondern der gesamte Dünndarm gefunden. Die Resultate verschiedener Forschergruppen sind nicht ganz einheitlich. So fand Lai (1964) an Operationspräparaten des Menschen in der Dünndarmschleimhaut eine gastrinähnliche Aktivität, welche an diejenige des Antrums herankam (Lai, 1964). Konturek u. Grossman (1965) sahen bei Hunden mit Heidenhain-Taschen, daß die H-Ionenproduktion bei Durchspülung einer Jejunalschlinge mit Säure gefördert werden konnte, daß aber Säure, beschränkt auf das Duodenum, immer einen hemmenden Effekt hatte. Vom Ileum aus war eine Wirkung nicht zu erzielen. Andere Experimente am Hund besagen, daß die Säureproduktion im Magen umso mehr zunimmt, je größere Teile des Dünndarms operativ ausgeschaltet werden (Frederick et al., 1965). Eines scheint jedoch ziemlich sicher zu sein, daß für den Hemmeffekt in erster Linie der obere Teil des Dünndarms zuständig ist (Copeland et al., 1968; Konturek et al., 1965). Bezüglich des distalen Abschnittes, insbesondere des Ileums, herrscht weitgehend Unklarheit (Isakhanov, 1968; Konturek u. Grossman, 1965). Daß hier eine Quelle stimulierender Substanzen besteht, ist nicht endgültig bestätigt, erscheint aber möglich. Die intestinale Phase der Magensekretionsstimulation hätte dann eine Lokalisation gefunden. Dehnung des Jejunums produziert einen Anstieg der Magensäure und des pankreatischen Protein-outputs (CHUNG et al., 1970).

Q. Elektrolyte

Antagonistisch verhalten sich der Einfluß von infundiertem Calcium und Magnesium auf die Magensekretion und den H-Ionen-output beim Menschen. Magnesium wirkt hemmend, Calcium wirkt fördernd (Lit. in BARRERAS, 1973). Magnesium und Calcium können ihre Wirkung gegenseitig aufheben (DEYHLE et al., 1970; OTTENJANN et al., 1969). Die durch Calcium stimulierte HCl-Sekretion wird durch Glucagon gehemmt (OTTENJANN et al., 1969, 1970). Akute Hypersiderinämie erhöht die Sekretion des Magens beim Menschen nicht, auch wenn der Eisenspiegel vorher erniedrigt war (MIEDERER et al., 1969).

R. Prostaglandine (PG)

Besonderes Interesse fand auch in der Gastroenterologie die Stoffgruppe der Prostaglandine (ROBERT et al., 1967, 1968; CLASSEN et al., 1970). Es handelt sich um ungesättigte Hydroxysäuren (Abb. 5), die beim Menschen nach Lokalisation

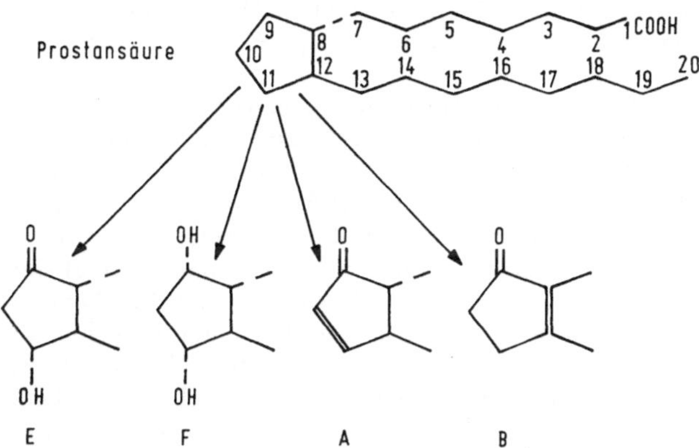

Abb. 5. Prostaglandine sind unmittelbare Abkömmlinge der Prostansäure. Die Nomenklatur wird bestimmt durch die Substituenten am Fünferring: PGE, F, A oder B

und Funktion als ubiquitäre Gewebshormone angesehen werden dürfen. Man unterscheidet vier Hauptgruppen:
PGE, PGF, PGA und PGB.

In der menschlichen Magenschleimhaut wurde Prostaglandin E_2 nachgewiesen. Prostaglandine beeinflussen die Magensekretion. PGE_1 und PGE_2 hemmen die durch Nahrung und Histamin stimulierte Säureproduktion beim Hund (ROBERT et al., 1967). PGE_1 verhindert die Bildung von Stress- und Steroidulcera bei der Ratte (ROBERT et al., 1968). In eigenen erstmals am Menschen vorgenommenen Untersuchungen (die Probanden erhielten nach Messen der basalen Säuresekretion des Magens 4 bis 5 Mikrogramm/kg KG PGE_1 in 250 ml Infusionsflüssigkeit i.v. innerhalb 30 min) konnte festgestellt werden, daß Prostaglandin E_1 auch beim Menschen die Säuresekretion in signifikanter Weise hemmt. Die bei diesen Personen auftretenden Nebenwirkungen wurden zwar von den als Probanden wirkenden

Kollegen als tolerabel bezeichnet, insgesamt gewinnt man jedoch den Eindruck, daß PGE_1 nicht als routinemäßiger Säurehemmer verwendet werden kann.

S. Biotelemetrie

Die Leistungsfähigkeit des menschlichen Magens wird in der Regel unter Laboratoriumsbedingungen getestet. Die Biotelemetrie ist eine Methode, mit deren Hilfe die durch Fühler erfaßten Meßdaten über größere Strecken auf ein Meßgerät übertragen werden können. Hierdurch wird es möglich, den Probanden in eine natürliche oder im Labor nicht simulierbare Situation zu bringen. Bisher ist es allerdings, was die Sekretion betrifft, nur möglich, pH-Werte zu messen. Dies kann dann am Arbeitsplatz, während des Spazierengehens, beim Autofahren, beim Fliegen und in der Sauna geschehen. Die Methode, die Meßwerte einer Glaselektrode über Hunderte von Metern zu übertragen, wurde 1968 beschrieben (Demling et al., 1968; Demling u. Classen, 1970). Die Möglichkeiten dieser Methode sind noch keineswegs ausgeschöpft.

T. Übersicht über die gastrointestinalen Hormone

1. Gastrin

Gastrin (Edkins, Lit. in Gregory u. Tracy, 1964) ist ein Peptid mit 17 Aminosäuren — Glu - Gly - Pro - Try - Met - (Glu)$_5$ - Ala - Tyr - Gly - Try - Met - Asp - Phe - NH$_2$.

Strukturaufklärung und Synthese gelangen Gregory u. Tracy (1964). Das endständige Pentapeptid ist identisch mit dem des Cholecystokinins (CCK) und des Caeruleins. Es findet sich beim Menschen und bei einer Reihe von Säugetieren in der Form I und II. Gastrin II hat eine Sulfatgruppe als Thyrosulfat, Gastrin I nicht. Molekulargewicht: menschliches Gastrin I 2298, Gastrin II 2176. Schon in der Ära des Gastrinnachweises im biologischen Versuch nach Extraktion aus verschiedenen Abschnitten des Magen-Darmkanals war man sich darüber einig, daß Gastrin hauptsächlich im Magenantrum (Pyloruskanal) gebildet wird (Lit. in Seelig, 1971). Mc Guigan u. Greider (1971) gelang es dann 1968, die gastrinbildenden Zellen immunhistologisch nachzuweisen. Auch hier fand sich die höchste Aktivität im Antrum. Lokale Stimuli sind Acetylcholin, Alkohol, Glycin und Kontakt der Antrummucosa mit Nahrung sowie vagale Reizung. Gastrinwirkung: Stimulation der Belegzellen (HCl-Produktion) und im allgemeinen der Pepsinproduktion in den Hauptzellen. Hohe, schnell verabreichte Dosen von Gastrin können einen paradoxen Effekt mit Hemmung der Säureproduktion haben (Master et al., 1969).

Neben der Sekretion wird die Motilität des Magens angeregt (Lit. in Demling u. Ottenjann, 1969). Gastrin wirkt im positiven Sinne auch auf die Sekretion der Leber und der Bauchspeicheldrüse sowie auf die Motilität des Darmes und schwach auch der Gallenblase (Lit. in Demling, 1970).

2. Secretin

Secretin (Bayliss u. Starling, Lit. in Johnson u. Grossman, 1968) besteht aus 27 Aminosäuren in folgender Reihe: His - Ser - Asp - Gly - Thr - Phe - Thr - Ser - Glu - Leu - Ser - Arg - Leu - Arg - Asp - Ser - Ala - Arg - Leu - Gln - Arg- Leu - Leu - Gln - Gly - Leu - Val - NH$_2$.

Seine Struktur wurde aufgeklärt von Mutt u. Jorpes (1966). Die Synthese gelang Bodanszky et al. (1966). Es besteht Ähnlichkeit mit Glucagon (Lit. in Hubel, 1972). Molekulargewicht: 3055.

Secretin ist in der Dünndarmschleimhaut ziemlich gleichmäßig in den ersten 90 cm, dann abnehmend nachweisbar. Es wird vermutlich von den Epithelzellen der Villi gebildet. Lokale Stimuli: am stärksten wirken Wasserstoffionen, Fettsäuren dagegen nur schwach, Aminosäuren bleiben wirkungslos. Die Schwelle für Secretinfreisetzung ist ein duodenales pH von 4,5 abnehmend bis pH 3. Unterhalb von pH 3 spielt die Säuremenge, und nicht mehr die Konzentration, eine Rolle. Je mehr Dünndarmfläche angesäuert wird, desto mehr Secretin wird freigesetzt (MEYER u. GROSSMAN, 1972).

In vivo spielt der proximale, oberhalb der Papille gelegene Anteil des Duodenums als Secretinquelle die größte Rolle, da hier das pH am niedrigsten ist [BROOKS et al., 1970 (1)]. Sicher ist aber auch Secretin aus dem unteren Duodenum freisetzbar (JOHNSTON u. DUTHIE, 1965). Durch die Alkalisierung des distalen Duodenums durch das Pankreas auch beim Menschen (DEMLING u. SCHMIDT, 1961) dürften hier Secretinreserven brach liegen (JOHNSTON u. DUTHIE, 1965). Dieser Umstand ist wohl auch an der Tatsache beteiligt, daß exogene Zufuhr die Wirkung des endogen freigesetzten Enterohormons steigern kann [BROOKS et al., 1970 (3)].

Die säurebedingte Secretinfreisetzung scheint ebenso wie die Gastrinliberation über einen lokalen, nervösen, cholinergen Mechanismus zu erfolgen (SIRCUS, 1958), denn sie ist ebenfalls durch Lokalanästhetica hemmbar. Durch Secretin wird sowohl endogenes als auch exogenes [WORMSLEY u. GROSSMAN, 1964; ANDERSSON, 1960 (1, 2, 3)] Gastrin gehemmt, nicht jedoch cholinerge Stimuli und Histamin. Die Pepsinproduktion wird durch Secretin bei Hund, Katze und Mensch gesteigert (Lit. in HUBEL, 1972). Die Magenmotilität wird, wenn auch nicht sicher, durch Secretin gemindert (Lit. in HUBEL, 1972). Die Hemmwirkung des Secretins gegenüber dem Gastrin scheint nicht kompetitiv zu sein. Secretin ist ein stärkerer Magenhemmer als Pankreasstimulator. Die Möglichkeit, daß die Secretinfreisetzung aus dem Dünndarm oder die Ansprechbarkeit der Bauchspeicheldrüse bei Ulcus duodeni-Kranken vermindert sei, wurde mehrfach diskutiert (SHAY et al., 1942; DEMLING, 1964; DEMLING et al., 1964).

Tatsächlich wurde später gefunden, daß bei Patienten mit Ulcus duodeni die Neutralisationskapazität im Duodenum auf duodenalen Säurereiz hin geringer als bei Normalen ist. Störung der Secretinfreisetzung und der Ansprechbarkeit des Pankreas werden angenommen (WORMSLEY, 1959, 1960). Die histaminstimulierte Säureproduktion soll beim Ulcus duodeni-Kranken durch endogenes Secretin schwächer gehemmt werden als beim Normalen (JOHNSTON u. DUTHIE, 1965). Die gleichen Autoren (JOHNSTON u. DUTHIE, 1965) fanden andererseits, daß die gastrinstimulierte Sekretion durch Ansäuerung des Duodenums ebenso gehemmt werden konnte wie beim Gesunden. Sie schließen daraus, daß ein defekter duodenaler Hemmechanismus im Magen nicht an einem Ulcus schuld sein kann. Beim Menschen wurde eine signifikante positive Korrelation gefunden zwischen Säure-output auf maximalen Reiz (Histamin) und Bicarbonat-output auf submaximale Dosen von Secretin, eine schwache Korrelation zwischen der Konzentration von Säure und Bicarbonat. Bei allen Probanden lag die Bicarbonatsekretion etwas über der Säureproduktion (DEMLING et al., 1964; PETERSEN, 1969). Patienten mit chronischer Pankreatitis und Duodenalulcus dagegen hatten mehr Säure auf Histamin als Bicarbonat auf Secretin.

3. Bulbogastrone

ANDERSSON u. UVNÄS (1961) fanden an Hunden eine sehr kräftige Inhibition der gastrinstimulierten Magensekretion (ANDERSSON et al., 1973), welche von der Bulbusmucosa ausgeht, ohne daß das Pankreas zur Sekretion angeregt wurde.

Aus diesem Grunde wurde ein besonderes, vom Secretin unterscheidbares Bulbogastrone angenommen. Seine Struktur ist unbekannt, es findet sich ganz überwiegend im Bulbus. Es wird durch Säure freigesetzt.

4. Enterogastrone

Die erste Beobachtung, welche in dieser Hinsicht bedeutungsvoll sein sollte,
wurde von Ewald u. Boas (1886) im Jahre 1886 gemacht. Sie beobachteten, daß
Olivenöl mit Stärkemehl beim Menschen eine Hemmung sowohl der Sekretion als
auch der Entleerung des Magens bewirkt. Durch Untersuchungen von Sokolov
(1904) sowie später von Farrel u. Ivy (1926) wurde klar, daß ein humoraler
Mechanismus vom Dünndarm aus hemmend wirken mußte. Der zu vermutenden
Substanz wurde der Name Enterogastrone gegeben (Kosaka u. Lim, 1930). Die
Bezeichnung Enterogastrone wurde später auch in Anspruch genommen für jegliche Hemmsubstanz, die vom Dünndarm ausgeht, z. B. für Secretin und Cholecystokinin (Johnson, 1971; Johnson u. Grossman, 1971; Wormsley, 1971). Die
Struktur des Enterogastrone ist, wenn man sie nicht mit der des GIP gleichsetzen
will, bisher unbekannt. Enterogastrone wird, soweit bekannt, vorwiegend im oberen
Dünndarm freigesetzt, als Stimulus sind Fette nach ihrer Spaltung, d. h. Fettsäuren,
anzusehen. Charakteristisch ist, daß es nicht nur die gastrin- und insulinstimulierte,
sondern auch die histaminstimulierte Magensekretion blockiert und gleichzeitig die
Motilität des Magens hemmt. Es liegt kein Hinweis dafür vor, daß es, ähnlich wie
Secretin, die Pepsinsekretion anregen würde.

5. Gastric Inhibitory Polypeptide (GIP)

GIP ist in seiner Struktur nunmehr bekannt (Pederson u. Brown, 1972), die
Synthese ist 1974 noch nicht gelungen. Es enthält 43 Aminosäuren: Tyr - Ala -
Glu - Gly - Thr - Phe - Ile - Ser - Asp - Tyr - Ser - Ile - Ala - Met - Asp - Lys - Ile
Arg - Gln - Gln - Asp - Phe - Val - Asn - Trp - Leu - Leu - Ala - Gln - Gln - Lys
Gly - Lys - Lys - Ser - Asp - Trp - Lys - His - Asn - Ile - Thr - Gln.

Die Struktur weicht von Secretin und CCK deutlich ab. Prolin fehlt. Molekulargewicht: 5164. Man muß annehmen, daß GIP aus dem oberen Dünndarm stammt
und nicht nur aus dem Bulbus, denn es wurde aus einer nur teilweise gereinigten
CCK-Fraktion gewonnen. Als Stimulatoren kennt man Fett oder Fettsäuren. GIP
hat eine Hemmwirkung sowohl auf die gastrin-, insulin- und histamininduzierte
Magensekretion beim Hund. Auch der Pepsinauswurf wird im Gegensatz zum
Secretin gebremst. Die Hemmung auch der histaminstimulierten Sekretion und
das Vorkommen offenbar in größeren Dünndarmabschnitten lassen es als möglich
erscheinen, daß GIP identisch ist mit dem alten fettinduzierten Enterogastrone.
GIP hat keinen sicheren Effekt auf Gallenblasenkontraktion und Pankreassekretion (Brown et al., 1969).

6. Cholecystokinin-Pankreozymin

Lange Zeit dachte man, daß Cholecystokinin (CCK) und Pankreozymin (PZ)
verschiedene Dünndarmhormone seien. Die Wirkungsidentität von CCK und
Pankreozymin wurde dann von Jorpes u. Mutt (1966) festgestellt. Es wurde vorgeschlagen, der Einfachheit halber nur noch von CCK zu sprechen. Mit Ausnahme
der Aufeinanderfolge von einigen Aminosäuren ist die Struktur von CCK bekannt
(Jorpes et al., 1964; Jorpes, 1968; Ondetti et al., 1970).

Es sind 33 Aminosäuren: Lys - Ala - Pro - Ser - Gly - Arg - Val - Ser - Met - Ile - Lys - Asn - Leu - Gln - Ser - Leu - Asp - Pro - Ser - His - Arg - Ile - Ser - Asp - Arg - Asp - Tyr (SO$_3$H) - Met - Gly - Trp - Met - Asp - Phe - NH$_2$. Molekulargewicht: 3919.

Bemerkenswert ist, daß das C-terminale Oktapeptid weitgehende Ähnlichkeit mit dem noch zu erwähnenden Caerulein hat und das terminale Pentapeptid identisch ist mit demjenigen des Humangastrins (Gly - Trp - Met - Asp - Phe - NH$_2$). Lokaler Stimulus: CCK wird liberiert durch Fettsäuren mit einer Kettenlänge von mehr als 10 C-Atomen und durch bestimmte L-Aminosäuren, z. B. L-Phenylalanin. Aminosäuren setzen mehr CCK frei als z. B. Natriumoleat (WANG et al., 1951). H-Ionen sind ein schwacher Stimulator. Wie bei Secretin ist die Menge des freigesetzten CCK eine Funktion der stimulierten Dünndarmfläche. Innerhalb der ersten 90 cm findet sich kein sicherer Abfall der Aktivität. In kleinen Dosen alleine gegeben, wirkt CCK als schwacher Stimulator der Magensekretion. Läßt man es dagegen auf die gastrinstimulierte Magensekretion einwirken, dann wirkt CCK als Inhibitor. CCK hemmt endogenes und exogenes Gastrin. Man nimmt an, daß diese Hemmung auf kompetitivem Wege zustande kommt. Der schwache Stimulator CCK wird zum Hemmer, wenn er mit einem starken Stimulator wetteifert und diesen von seinem Receptor verdrängt. Große Gastrinmengen können die CCK-Wirkung, anders als den Secretineffekt, wiederum aufheben. CCK scheint, ähnlich dem Secretin ein kräftigerer Gastrinantagonist zu sein als ein Agonist für die pankreatische Sekretion. Cholecystokinin und Secretin hemmen die histaminstimulierte Magensekretion dann nicht, wenn sie in reiner Form vorliegen (LUCIEN et al., 1970). Zusammen mit submaximalen Dosen von Histamin steigert CCK sogar die Magensekretion. Im Gegensatz zu Secretin hemmt CCK die Pepsinproduktion [JOHNSON u. GROSSMAN, 1971 (2)].

Cecekin (CCK) steigert die Wirkung von Methacholin, hemmt dagegen die Gastrinwirkung (LUCAS et al., 1968). Ob reines CCK die Magenmotilität bremst, ist noch nicht sicher. Bei früheren Untersuchungen muß man mit einer Verunreinigung durch GIP rechnen. Secretin dagegen hemmt die Magenmotilität (s. Abschnitt Motilität). Es scheint so zu sein, daß sich vom Secretin das Bulbogastrone und vom Cecekin das GIP abtrennt. Das sind zwei weitere Kandidaten, insgesamt also vier für das alte fettinduzierte Enterogastrone. Am nächsten kommt ihm das GIP.

7. Caerulein

Es ist ein Polypeptid, das nicht als gastrointestinales Hormon im eigentlichen Sinne bezeichnet werden kann. Seine Beziehungen zu dieser Stoffgruppe sind jedoch sehr eng. Caerulein wurde aus der Haut des Frosches — Hyla caerulea — isoliert und in seiner Struktur aufgeklärt (ANASTASI et al., 1967) und synthetisiert (BERNARDI et al., 1967).

Zusammensetzung: Pyr - Gln - Asp - Tyr - (SO$_3$H) - Thr - Gly - Trp - Met - Asp - Phe - NH$_2$. Molekulargewicht: 1258.

Die Aminosäurensequenz des carboxylterminalen Oktapeptids ist nahezu gleich mit derjenigen des CCK, diejenige des terminalen Pentapeptids ist völlig identisch mit der terminalen Gruppe von CCK und Gastrin. Caerulein stimuliert die Magensäure, die Gallenblasenkontraktion und die Pankreassekretion hinsichtlich des Volumens und des Enzyms.

8. Glucagon

Glucagon hat folgenden Aufbau: His - Ser - Gln - Gly - Thr - Phe - Thr - Ser - Asp - Tyr - Ser - Lys - Tyr - Leu - Asp - Ser - Arg - Arg - Ala - Gln - Asp - Phe Val - Gln - Trp - Leu - Met - Asp - Thr.

CAERULEIN

‾Glu·Gln· Asp·Tyr(SO₃H)·Thr· Gly·Try· Met·Asp· Phe–NH₂

C-TERMINALES OKTAPEPTID von
CHOLEZYSTOKININ-PANKREOZYMIN

Asp·Tyr(SO₃H)·Met· Gly·Try· Met·Asp· Phe–NH₂

HUMANGASTRIN II

‾Glu·Gly·Pro·Try·Leu·Glu(5)·Ala·Tyr(SO₃H)· Gly·Try· Met·Asp· Phe–NH₂

Abb. 6. Aminosäuresequenz von Caerulein, dem carboxylterminalen Oktapeptid von Cholecystokinin und Humangastrin II. Die gestrichelten Bezirke sind allen drei Peptiden gemeinsam. Die punktierten Bereiche sind identisch mit Caerulein und Cholecystokinin (McGuigan, 1969)

Molekulargewicht: 3483. Die Strukturanalyse erfolgte durch Bromer et al. (1957), die Synthese durch Wünsch et al. (1968). Die Ähnlichkeit mit Secretin ist groß. 14 Aminosäuren nehmen bei beiden Hormonen den gleichen Platz ein. Glucagon senkt die gastrinstimulierte Sekretion des Magensaftes und dabei sowohl die Konzentration als auch den output von Säure beim Hund und Menschen (Nakamura et al., 1968; Lin u. Spray, 1968; Dotevall et al., 1969; Lin u. Werrick, 1971). Der Angriff dürfte direkt an der Zelle erfolgen und nicht etwa über eine Minderung der Durchblutung gehen. Die Hemmwirkung des Glucagons ist auch abhängig von seiner Wirkung auf den Blutzucker. Der endgültige Angriffsort des Glucagons ist unbekannt (Miederer et al., 1970). Für therapeutische Zwecke wurde Glucagon in Kombination mit Secretin ins Auge gefaßt (Miederer et al., 1970).

9. Motilin
(s. auch Kapitel Motilität, S. 110)

Dieses Hormon fördert den Pepsin-output. Seine wesentliche Wirkung bezieht sich jedoch auf die Motilität des Magen-Darmkanals.

10. Vasoactive Intestinal Peptide (VIP)

Kürzlich wurde ein neues Hormon aus dem Dünndarm von Schweinen isoliert (Piper et al., 1970; Said u. Mutt, 1970). Es handelt sich um ein Polypeptid, das aus einer Sequenz von 28 Aminosäuren besteht. Dieses Dünndarmhormon zeichnet sich durch hohe biologische Aktivität aus. Insbesondere wirkt es auf die intestinale Durchblutung. Es erweitert die Gefäße. Weitere Wirkungen sind Senkung des Blutdruckes, Zunahme des Herzminutenvolumens und der Kontraktilität des Myokards, Erschlaffung der glatten Muskulatur an Trachea, Magen und Galle. Das Hormon zeigt enge strukturelle Verwandschaft mit Glucagon, Secretin und GIP. Die nunmehr eruierte Zusammensetzung lautet wie folgt (Bodanszky et al., 1973): His - Ser - Asp - Ala - Val - Phe - Thr - Asp - Asn - Tyr - Thr - Arg - Leu

Arg - Lys - Gln - Met - Ala - Val - Lys - Lys - Tyr - Leu - Asn - Ser - Ile -Leu
Asn - NH_2.

Molekulargewicht: 3326. Eine weitgehende Synthese ist gelungen.

Injiziert man VIP in die A. mesenterica superior, dann steigt die Durchblutung in diesem Bereich, ohne daß die Nierendurchströmung sich wesentlich ändert. Die Infusion eines Peptids in die A. femoralis (40 ng/kg KG) steigert die Durchblutung der unteren Extremität um 50%. Bei intravenöser Injektion fällt der mittlere arterielle Blutdruck ab, das Herzminutenvolumen steigt an. Die intravenöse Injektion hat daneben einen Blutzuckeranstieg zur Folge, der etwa 30% dessen beträgt nach Glucagon. Das Polypeptid enteralen Ursprungs beeinflußt mit Wahrscheinlichkeit die Durchblutung der Verdauungsorgane. In der Leber wird es

Tabelle 1. Synopsis der Wirkung gastrointestinaler Hormone auf die Magensekretion. Die Zusammenstellung spiegelt den Stand vom Herbst 1973 wieder[1]

	(Penta-)Gastrin	Secretin	Bulb-gastrone	Entero-gastrone	GIP	CCK	VIP	Motilin	Glucagon
HCl-Sekretion, basal	+	−	−	−	−	(+)	?	?	−
HCl-Sekretion, gastrin-stimuliert		−	−	−	−	−	?	?	−
HCl-Sekretion, Histamin-stimuliert	+1 −2	∅	∅	−	−	+3 −	?	?	−
Pepsinsekretion	+	+	∅	−	−	?	− ?	+	− ?
Motilität	+	−	?	−	−	+	−	+	−
Mucosadurchblutung	+	+	?	?	?	+	+	?	−
HCO_3^--Sekretion, Pankreas	(+)	+	∅	∅	∅	(+)	+	?	−
Enzymsekretion, Pankreas	(+)	(+)	∅	∅	∅	+	?	?	−

[1] Eine Unterscheidung zwischen der Wirkung physiologischer (meist geringer und kontinuierlicher) und pharmakologischer Dosierung ist hier nicht gemacht.
+ = Förderung (+) schwache Stimulation
− = Hemmung
∅ = keine Wirkung
? = noch nichts Sicheres bekannt oder widersprüchliche Resultate
1. bei nicht maximaler Histaminstimulation
2. bei schneller intravenöser Injektion großer Pentagastrindosen
3. Wirkung species- und dosisabhängig

vermutlich inaktiviert und kann so normalerweise den großen Kreislauf nicht beeinflussen. Eine Reihe von vasomotorischen Erscheinungen bei der Lebercirrhose könnte mit einer verminderten Inaktivierung von VIP zusammenhängen. So findet man bei chronisch Leberkranken eine periphere Vasodilatation, eine Verminderung der Nierenrindendurchblutung (das Blut versackt in andere Bereiche infolge mangelnden Gefäßtonus) und ein erhöhtes Herzminutenvolumen. Hinzu kommt eine abnormale Glucosetoleranz.

U. Die Rolle des cyclischen Adenosin-3',5'-monophosphat bei der Säuresekretion

(unter Mitarbeit von W. DOMSCHKE, Erlangen)

Die Bedeutung des cyclischen Adenosin-3',5'-monophosphat (cAMP) als intracellulärer Modulator von Stoffwechselfunktionen wurde erstmals von SUTHERLAND

u. Rall (1957) und Rall et al. (1957) am Beispiel des phosphorylytischen Glyko-
genabbaus demonstriert; dabei wird die Aktivierung der Phosphorylase durch
Glucagon oder Adrenalin über die vorgeschaltete Bildung von cyclischem AMP
reguliert. Inzwischen ist erwiesen, daß das cyclische AMP auch für zahlreiche
andere Hormone der intracelluläre Informationsüberträger ist (Jost u. Rickenberg, 1971). Diese Hormone (z. B. ACTH, Prostaglandine, Vasopressin) gelangen
als „first messengers" vom Entstehungsort auf dem Blutweg zu ihrem jeweiligen
Zielorgan und heften sich dort an Receptoren der Zellmembran, die mit der ebenfalls in den Membranen lokalisierten Adenylcyclase räumlich und funktionell in
Beziehung stehen. Aktivierung der Adenylcyclase führt zur vermehrten intracellulären Bildung von cyclischem AMP, das als „second messenger" die Funktion der
Hormone übernimmt und deren Wirkungen vorwiegend durch allosterische Enzym-
regulation realisiert. Durch eine spezifische Phosphodiesterase wird cyclisches
AMP zu AMP abgebaut. Dieses Enzym ist nur zum kleineren Teil membranständig,
im wesentlichen aber gelöst im Cytoplasma. Der Gehalt der Zellen an cyclischem
AMP wird durch die Geschwindigkeit bestimmt, mit der Bildung und Abbau des
Nucleotids erfolgen. Demnach sind sowohl die Adenylcyclase als auch die Phospho-
diesterase mögliche Angriffspunkte für hormonale Regulationen.

Ob bei einer bestimmten Hormonwirkung cyclisches AMP als intracellulärer
Vermittler fungiert, läßt sich nach folgenden Kriterien beurteilen (Sutherland
et al., 1965):

1. Das Hormon sollte konzentrationsabhängig den intracellulären Gehalt an
cyclischem AMP erhöhen. Dabei sollte eine quantitative Korrelation bestehen
zwischen den Hormonkonzentrationen, die den Zellgehalt an cyclischem AMP
beeinflussen und denen, die für die Organreaktion erforderlich sind.

2. Nach Applikation des Hormons sollte der Anstieg des intracellulären cyclischen AMP gleichzeitig mit der physiologischen Hormonwirkung erfolgen oder
dieser vorausgehen.

3. Exogen appliziertes cyclisches AMP sollte dieselben physiologischen Wirkungen hervorrufen wie das Hormon selbst.

4. Die Reaktion des Organs auf das Hormon sollte durch Zusatz eines Phospho-
diesterasehemmstoffs, z. B. Methylxanthin, verstärkt werden.

Auf die Bedeutung des cyclischen AMP bei der Magensekretion haben als erste
Harris u. Alonso (1965) hingewiesen (s. auch Alonso et al., 1968; Nigon u.
Harris, 1968). Diese Autoren konnten zeigen, daß bei bestimmten Froscharten
die Säuresekretion der Magenschleimhaut durch exogen appliziertes cyclisches
AMP stimulierbar ist. Darüberhinaus ließ sich nachweisen, daß Methylxanthine
(z. B. Theophyllin) den Schleimhautgehalt an cyclischem AMP erhöhen, bevor die
Säuresekretion ansteigt (Harris et al., 1969). Da methylierte Xanthinderivate
bei verschiedenen Tieren und auch beim Menschen die Histamin-stimulierte Magensekretion noch weiter steigern (Robertson et al., 1950; Roth u. Ivy, 1944), kann
man annehmen, daß auch Histamin seine Wirkung auf die Magensekretion über
das cyclische AMP als intracellulären Vermittler ausübt. Diese Annahme wird
gestützt durch Untersuchungen an der Magenschleimhaut des Meerschweinchens
(Perrier u. Laster, 1969) und des Frosches Necturus maculosus (Nakajima et al.,
1971); dabei wurde eine Stimulation der Aktivität der Adenylcyclase durch Histamin gefunden. Im Gegensatz dazu konnten Mao et al. (1971) eine solche Wirkung
des Histamin an der Magenschleimhaut des Hundes nicht demonstrieren: weder
wurde die Adenylcyclase stimuliert noch die Aktivität der Phosphodiesterase
reduziert (Mao et al., 1972). Demnach ist eine „second messenger"-Rolle des cyclischen AMP bei der Histamin-stimulierten Magensekretion des Hundes wenig
wahrscheinlich.

Bei der Ratte hingegen scheint cyclisches AMP in den Prozeß der Säuresekretion des Magens eingeschaltet zu sein. Schon der gleichsinnige Tag-Nachtrhythmus von Säuresekretion und cAMP-Gehalt der Magenschleimhaut mit Gipfelwerten um Mitternacht und niedrigsten Werten um Mittag hatte auf eine mögliche Beteiligung des Nucleotids am Sekretionsmechanismus hingewiesen [DOMSCHKE et al., 1971, 1972 (1)]. Ferner konnte gezeigt werden, daß Histamin in der Magenschleimhaut der Ratte dosisabhängig den Gehalt an cyclischem AMP erhöht, wobei dieser Anstieg mit einer entsprechenden Zunahme der H^+-Ionensekretion korreliert ist [DOMSCHKE et al., 1972 (2)]. Um die zeitlichen Zusammenhänge zwischen der Histaminwirkung auf den cAMP-Spiegel und die Magensekretion zu erhellen, wurde Histamin intravenös appliziert: der cAMP-Gehalt der Magenschleimhaut stieg nach Histamininjektion innerhalb 1 min nahezu bis zum Gipfelwert an, während die Magensekretion erst nach etwa 4 min mit einer Zunahme reagierte [DOMSCHKE et al., 1972 (3), 1973]. Diese Sequenz der Vorgänge ist mit einer kausalen Beziehung zwischen Gewebskonzentration von cAMP und Säuresekretion des Magens vereinbar.

Glucocorticoide haben auf die Magensekretion einen permissiven Effekt (COOKE et al., 1966), d. h. sie sind notwendig, um die normale Magensekretion aufrechtzuerhalten, nicht dagegen in der Lage, die Säureproduktion zu stimulieren. Auch auf den cAMP-Gehalt der Magenschleimhaut haben Glucocorticoide eine permissive Wirkung [DOMSCHKE et al., 1972 (4)]: bei adrenalektomierten Ratten ist der cAMP-Spiegel im Vergleich zu Normalratten um etwa 60% reduziert; Substitutionstherapie mit Dexamethason verhindert diesen Abfall des cyclischen Nucleotids. Dagegen hat Dexamethason bei intakten Ratten keinen Einfluß auf den Gewebsgehalt an cAMP. Auf Grund dieser Ergebnisse ist es naheliegend anzunehmen, daß die Glucocorticoide ihre permissive Funktion bei der Magensekretion über eine permissive Wirkung auf die Nettoproduktion von cAMP in der Magenschleimhaut ausüben [DOMSCHKE et al., 1972 (5)].

Ob bei der Gastrinwirkung auf die Magensekretion cAMP als „second messenger" eine Rolle spielt, ist bisher noch nicht endgültig entschieden. Jedenfalls konnten PERRIER u. LASTER (1969) einen stimulierenden Effekt von Pentagastrin auf die Adenylcyclaseaktivität der Magenschleimhaut des Meerschweinchens nicht nachweisen. Außerdem ließ sich am Modell der Magenschleimhaut des Necturus ein spezifischer Effekt des Pentagastrin auf die Aktivität der Phosphodiesterase ausschließen (NAKAJIMA et al., 1970). Dagegen fand sich im Magensaft menschlicher Probanden nach Pentagastrinstimulation eine deutliche Zunahme des cAMP-output (BIECK et al., 1973), nicht jedoch der cAMP-Konzentration (LEVINE u. WASHINGTON, 1973).

Eine wesentliche Bedeutung des cyclischen AMP bei der Magensekretion des Menschen ist wenig wahrscheinlich. Untersuchungen von MERTZ et al. (1971) ergaben, daß intravenös infundiertes cAMP (1,0 bis 1,5 mg/kg KG/min) die basale Magensekretion des Menschen steigert. Dagegen hat nach LEVINE et al. (1966) die schnelle intravenöse Injektion von cyclischem AMP (6 bis 8 mg/kg) keinen signifikanten Einfluß auf die basale und eine inhibitorische Wirkung auf die Histamin-stimulierte Magensekretion. Untersuchungen an „Heidenhain pouch"-Hunden erbrachten vergleichbare Ergebnisse und machten wahrscheinlich, daß die Hemmung der Magensekretion durch cyclisches AMP mit einer Verminderung der Magenschleimhautdurchblutung in Zusammenhang steht (WILSON u. LEVINE, 1969) und daher als unspezifisch anzusehen ist. Überhaupt ist in derartigen Versuchen die Verwendung von exogenem cyclischem AMP problematisch, da die mit Phosphodiesteraseaktivität bestückten Plasmamembranen der Zellen im allgemeinen das Nucleotid nicht intakt ins Zellinnere permeieren lassen (MICHAL et al., 1971) und daher die physiologische Situation nicht adäquat imitiert wird. Direkte Bestimmungen des endogenen cAMP in der Magenschleimhaut haben gezeigt, daß die mit Pentagastrin maximal stimulierte Magensekretion des Menschen nicht von einer Zunahme des cAMP-Gehalts der Magenschleimhaut begleitet wird (Domschke et al., 1974). Allerdings schließen diese Befunde eine Beteiligung des cyclischen AMP am Sekretionsvorgang nicht endgültig aus, da eine mögliche Pentagastrin-induzierte Steigerung der Phosphodiesteraseaktivität die vermehrte Bereitstellung von intracellulärem cAMP maskieren könnte. Sollte sich erweisen, daß das cAMP bei der Säuresekretion als „second messenger" fungiert, wäre es sinnvoll, die Adenylcyclase und die Phosphodiesterase aus der Magenmucosa zu isolieren und die Eigenschaften dieser Enzyme zu charakterisieren. Ein solches Vorgehen würde wesentliche Einblicke geben in den Modus der Hormonwirkung auf den intracellulären Gehalt an cyclischem AMP. Allerdings geht bei den bisher bekannten Verfahren zur Anreicherung der Adenylcyclase ausnahmslos die Ansprechbarkeit des Enzyms auf hormonale Stimuli verloren (Levey, 1971), was vermuten läßt, daß die Receptoren für die Hormone physikalische Komponenten der Zellmembranen sind und nicht in der Adenylcyclase selbst lokalisiert sind.

Auf welchem Wege könnte das intracelluläre cyclische AMP die Säuresekretion des Magens beeinflussen? Neuerdings wird diskutiert, daß eine wesentliche Rolle des cAMP die Mobilisierung von Ca^{++} aus intracellulären „pools" sei (Rasmussen, 1970); inwieweit jedoch dem intracellulären Ca^{++} bei der Magensekretion eine „messenger"-Funktion zukommt, werden erst noch systematische Untersuchungen erweisen müssen.

II. Motorik

A. Motorische Aufgaben des Magens

Der Magen hat die Aufgabe, die aus dem Munde über die Speiseröhre kommenden Nahrungsbestandteile aufzunehmen. Im nüchternen Zustand liegen die Magenwände eng aneinander. Das Organ enthält lediglich eine meist geringe Menge Basalsekret und verschluckten Speichel. Die einzelnen Portionen einer Mahlzeit werden im Magen geschichtet. Der erste Teil bildet den Kern, die weiteren jeweils einen neuen Mantel. Eine Durchmischung findet später statt. An einem Medizinstudenten konnten Nielson u. Christiansen 1932 röntgenologisch nachweisen, daß die Schichtung noch etwa 1 Std postcoenal nachweisbar war. Die zunehmende Füllung hat bis zu einem kritischen Volumen nur eine geringe intragastrale Druckerhöhung zur Folge. Der basale Magendruck entspricht dem intraabdominellen Wert von etwa 60 bis 90 mm Wasser (Demling et al., 1957). Trinkt man 250 ml Flüssigkeit, so steigt er nur um 25 mm H_2O an. Die Injektion von 500 ml Luft hat eine Druckzunahme von weniger als 60 mm H_2O zur Folge. Ursache für dieses Verhalten ist die sog. rezeptive Relaxation der Magenwand (Cannon u. Lieb, 1911). Die Erschlaffung des Magens, an welcher sich in erster Linie Fornix und Korpus beteiligen, entspricht sinngemäß der peristaltisch wandernden Relaxation der Speiseröhre beim Schluckakt. Der rezeptiven Relaxation geht ein kurzfristiger Stillstand der Magenperistaltik voraus (Davenport, 1961). Hinzu kommt noch eine Minderung des Tonus der Bauchmuskulatur bei Zunahme des Mageninhaltes. Wird allerdings der Magen zu schnell aufgefüllt, dann kann er mit einer kräftigen Kontraktion reagieren. Das spezifische Gewicht der Eingeweide entspricht ungefähr demjenigen des Wassers. Im Bauchraum relativ mobil, üben sie auf den Magen einen hydrostatischen Druck entsprechend ihrer Höhe aus (Demling et al., 1957). Der Magen gleicht so etwa einem mit Wasser gefüllten Ballon, der seinerseits in

Wasser aufgehängt ist. Die Nahrungsmittel sinken im Magen, von peristaltischen Einwirkungen abgesehen, durch ihr Gewicht nach unten. Dieses Absinken ist, da die meisten ein nur wenig höheres spezifisches Gewicht haben als Wasser, wesentlich langsamer als dasjenige des Bariumbreies, dessen Dichte etwa 4,5mal größer als diejenige der Nahrung ist. Die Röntgenuntersuchung vermittelt insofern kein zutreffendes Bild. Die Reservoirfunktion des Magens ist für die gesamte Verdauung wichtig, wie man an den lästigen, nach Magenresektion vorkommenden, Dumpingsyndromen (I und II) erkennen kann. Postcoenaler Abfall des Blutvolumens mit Kollapserscheinungen (I) und Hypoglykämie (II) sind die wichtigsten möglichen Folgen einer reduzierten Speicherfunktion des Magens. Rascher Einstrom von Flüssigkeit in den mit hyperosmotischer Nahrung sich füllenden Darm (I) und überschießende Insulinproduktion (II) bilden die vermutlichen Ursachen für das Dumpingsyndrom I und II.

Der Magen dient aber, motorisch gesehen, nicht nur als Reservoir, er hat auch die Aufgabe der Durchmischung seines Inhalts. Das geschieht durch rhythmische peristaltische Wellen verschiedener Intensität sowie durch Zu- und Abnahme des Tonus der Magenwand. Die Durchmischung des Mageninhaltes ist mit der Propulsion und Austreibung durch den Pylorus eng verbunden. Die peristaltischen Wellen beginnen, endoskopisch und röntgenologisch schwach sichtbar, unterhalb der Kardia, um dann kräftiger am Angulus, immer tiefer ringförmig durchschnürend, über den Pyloruskanal zum Pförtner zu rollen. Da der dem Magenausgang zustrebende Kontraktionsring enger und enger wird, und der Pylorus selbst sich mit herankommender Peristaltik mehr und mehr schließt, entleeren sich Nahrungspartikel von mehr als 10 mm Durchmesser kaum in das Duodenum. Sie prallen am Magenausgang ab und gleiten wieder in das Korpus zurück. Die Propulsion knetet den Mageninhalt, trägt zu seiner Homogenisierung bei und treibt ihn schließlich durch den düsenförmigen Pförtner. Die Motilität erleichtert so die spätere chemische Verdauung. Während die Kardia, außer beim Schluckakt, physiologischerweise stets verschlossen ist und sich allenfalls bei Luftaufstoßen oder Erbrechen öffnet, klafft der Pylorus in der Regel um einige Millimeter und schließt sich erst dann rosettenförmig, wenn er von einer peristaltischen Welle erreicht wird. Gelegentlich beobachtet man einen bereits präpylorischen Schluß bei Heranrollen der Peristaltik. Der Kardiaverschluß wird durch das spitzwinkelige Einmünden der Speiseröhre in den Magen, die Zwerchfellzwinge, den erhöhten Tonus des terminalen Oesophagus sowie durch den im Abdomen, gegenüber dem Thoraxraum, höheren Druck hervorgerufen. Eine Sphincterfunktion in diesem Sinne hat der Pylorus nicht. Für ihn fallen auch die auf die Kardia einwirkenden äußeren Faktoren weg. Der Pylorus ist, anatomisch gesehen, nur das aborale Ende der gegenüber dem übrigen Magen besonders kräftig ausgebildeten Muskulatur des Pyloruskanals. Zwischen ihm und den Muskelfasern des Duodenums besteht keine Kontinuität. Es existiert nur eine bindegewebige Brücke.

B. Eigenschaften der glatten Muskelzelle

Will man die motorischen Funktionen des Magens verstehen, so muß man die anatomischen Strukturen kennen, an welchen die Funktion der Motilität abläuft. Unterste Stufe und primitivster Bestandteil ist die nicht innervierte glatte Muskelzelle. Sie hat im Zentrum einen Durchmesser von 4 bis 8 μ und ist etwa 20 bis 200 μ lang. Sie besteht aus dünnen und dicken Myofilamenten. Die Zelle enthält neben etwa 5% Lipiden und Mineralien etwa 75% Wasser; 20% beträgt der Anteil der Eiweißkörper, hiervon sind die Hälfte kontraktile Proteine, vorwiegend Myosin und Actin. Sie verbinden sich zu Actomyosin. In den glatten Muskelzellen findet sich daneben noch Tropomyosin. Die Konzentration der kontraktilen Proteine ist in der glatten Muskulatur geringer als in der quergestreiften. Das gleiche gilt für die Adenosintriphosphataseaktivität. Actomyosin hat die Fähigkeit, bei Anwesenheit von Ca^{++} und von Mg^{++}, ATP zu spalten und sich dabei zu kontrahieren. Zu diesem energieverbrauchenden Prozeß wird Sauerstoff benötigt. Die glatte Muskelzelle ist von einer Membran umgeben. An ihr entsteht das Ruhepotential. Hierbei wird das Innere der Muskelzelle negativ gegenüber der Membranoberfläche. Das Potential bildet sich dadurch, daß die Membran für Kalium wesentlich besser durchlässig ist als für alle anderen Ionen, speziell Natrium. Kalium findet sich in der Muskelzelle in einer 20- bis 40mal höheren Konzentration als in der umgebenden Flüssigkeit. Kalium wird von intracellulären Anionen festgehalten. Entsprechend dem Konzentrationsgefälle möchte das Kalium aber in die extracelluläre Flüssigkeit zurückdiffundieren. Daran wird es „auf halbem Wege" von den intracellulären Anionen gehindert. Kaliumionen mit positiver Ladung gelangen so nur bis zur Außenfläche der Membran und werden dort fixiert. Auf diese Weise kommt eine Potentialdifferenz zustande. Anders als bei der quergestreiften Muskulatur ist die Potentialdifferenz beim glatten Muskel nicht konstant. Sie schwankt spontan in Abständen von etwa 0,5 sec zwischen etwa 30 und 70 mV. Werden die Schwankungen größer, dann kann ein sog. Aktionspotential entstehen. Bestimmte Reize, wie z. B. Dehnung oder die lokale Anwendung von Acetylcholin, machen die Membran auch für andere Ionen, z. B. Natrium, leichter durchlässig. Das Membranpotential bricht zusammen. Eine Potentialänderung kann als lokale Antwort örtlich begrenzt sein. Dies ist dann der Fall, wenn der Reiz einen Depolarisierungsgrad unterhalb des kritischen Grenzwertes erzeugt. Wird dieser Grenzwert jedoch überschritten, dann kommt es durch fortschreitende Depolarisierung zum Auftreten eines fortgeleiteten Aktionspotentials. Dieses pflanzt sich explosionsartig in den betroffenen und auf die benachbarten Muskelzellen fort, welche, durch intracelluläre Brücken verbunden, ein Syncytium bilden. Aktionspotentiale sind mit einer Muskelkontraktion verknüpft. Der unmittelbare adäquate und physiologische Reiz für die glatte Muskelzelle ist die Dehnung. Man kann die Zelle geradezu als Dehnungsreceptor bezeichnen. Allerdings antwortet sie, wie die rezeptive Relaxation beweist, auf allmähliche Dehnung keineswegs immer mit Aktionspotential und Kontraktion. Die Kontraktion des glatten Muskels geht langsam vonstatten. Er kann für lange Zeit eine Spannung entwickeln und braucht dazu wenig Energie. Die glatte Muskulatur besitzt eine gewisse Plastizität (Brecht, 1967). Eine motorische Phänomene einleitende Schrittmacherfunktion ist grundsätzlich nicht auf bestimmte Zellen beschränkt. Sie läßt sich vielmehr durch Dehnung überall erreichen. Es kann jedoch angenommen werden, daß es im Magen einzelne Zellen oder Zellgruppen gibt, bei denen das Membranpotential auch spontan zusammenbricht. Sie wirken als Schrittmacherzellen im engeren Sinn und sorgen für rhythmische elektrische Aktivität, die jedoch (s. unten) nicht immer von mechanischer Aktion gefolgt sein muß (Lit. in Ruch-Patton, 1965).

C. Elektrische Aktivität der Magenmuskulatur

Die elektrische Aktivität der Magenmuskulatur hat enge Beziehungen zum Kontraktionsablauf (Daniel u. Chapman, 1963). Beim Menschen entstehen maximal dreimal pro Minute peristaltische Wellen, welche zum Pylorus rollen. Hiermit verknüpft ist eine elektrische Aktivität gleicher Frequenz. Diese sog. initialen Potentialschwankungen (15 bis 50 mV bei intracellulärer, einige mV bei extracellulärer Messung) sind jedoch auch dann vorhanden, wenn sie nicht von einer Kontraktion gefolgt werden. Das Initialpotential schreitet unabhängig von der

Inhibierung der mechanischen Kontraktion fort. Nach operativen Eingriffen allerdings wird es am Magen in seiner Ausbreitung behindert (SUGAWARA, 1964). Vorzeitig einfallende Initialpotentiale hinterlassen eine Refraktärperiode mit kompensatorischer Pause. Die initiale Potentialschwankung entspringt unterhalb der Kardia, ohne daß man dort anatomisch Schrittmacherzellen hätte feststellen können. Sie wandert in Richtung auf den Pylorus und verebbt etwa 15 bis 20 mm vor dem Pförtner. Ihre Geschwindigkeit beträgt zunächst 0,1 bis 0,2 cm/sec und nimmt schnell auf 1,5 bis 4 cm zu (DANIEL u. CHAPMAN, 1963; DANIEL, 1965). Neben dem genannten basalen 20 sec-Rhythmus der initialen Potentialschwankung gibt es das wichtige Sekundärpotential. Dieses wird in jedem Falle von der Initialschwankung mit einer Latenzzeit bis zu 8 sec angestoßen. Umgekehrt müssen jedoch die initialen primären Phänomene nicht von sekundären Potentialschwankungen gefolgt sein. Sekundärpotential ist gleichbedeutend mit Aktionspotential. Es besteht in einer etwa 4 bis 8 sec dauernden negativen Potentialschwankung, die entweder homogen erscheint oder aus einer Serie von Spitzen besteht. Diese Potentialschwankungen gleichen in der Größenordnung etwa denen der initialen Form. Das Aktionspotential geht jeweils mit einer Kontraktionswelle der Muskulatur einher und breitet sich mit dieser aus (DANIEL u. IRWING, 1968; CARLSON et al., 1966). Acetylcholin kann eine sekundäre Potentialschwankung auslösen. Im Gegensatz dazu sind Katecholamine (intraarteriell) imstande, Sekundärpotentiale zu reduzieren oder auszulöschen.

Initialpotentiale werden dagegen von niedrigen Katecholamindosen nicht beeinträchtigt (DANIEL, 1965). Die anatomische Struktur der nur bindegewebigen Brücke macht es unwahrscheinlich, daß die elektrische Aktivität vom Magen auf das Duodenum übergreift. Dennoch wurde die Behauptung aufgestellt, daß dies der Fall sei (BORTOFF u. WEG, 1965). Der duodenale Rhythmus verhält sich zu demjenigen des Magens etwa wie 3:1 oder wie 4:1. Dehnt man das Duodenum oder das Jejunum, dann entwickelt sich an Ort und Stelle bald eine lebhafte Kontraktionstätigkeit. Mit einer Latenz von etwa 12 bis 17 sec nimmt dann die Frequenz der Magenmotilität ab. Eigentümlicherweise ist diese Form der Aktivitätsabnahme nicht immer von einer Reduktion der Sekundärpotentiale begleitet. Schließlich wurde ein chemischer, enterogastrisch inhibitorisch wirkender Vorgang beschrieben. In diesem Falle nimmt die Höhe der gastralen Amplituden ab, ohne daß sich die Frequenz verändert (LOUCKES et al., 1960; QUIGLEY, 1943; QUIGLEY u. LOUCKES, 1962; QUIGLEY et al., 1942; THOMAS, 1957; THOMAS et al., 1934; YOUMANS, 1949). Diese Hemmung wird bei Hunden und Katzen durch Fett und verdünnte Säure ausgelöst. Die chemische enterogastrische Inhibition wird durch Vagotomie verzögert, ist aber ungestört nach Durchschneidung des Splanchnicusnerven (QUIGLEY, 1943; QUIGLEY u. LOUCKES, 1962; QUIGLEY et al., 1942; THOMAS, 1957; THOMAS et al., 1934; YOUMANS, 1949). Das legt den Schluß nahe, daß vagale Fasern neben humoralen Faktoren beteiligt sind. Die Art der Auslösbarkeit der humoralen Faktoren läßt an Enterogastrone bzw. Gastric Inhibitory Polypeptide (Fett/Fettsäuren) und Secretin (Säure) denken.

D. Innervation des Magens

1. Mageneigene „intrinsische" Innervation

Die glatte Muskulatur wird von autonomen postganglionären Fasern innerviert, die meistens nicht myelinisiert sind. Sie bilden im Muskel feine Netze, deren wichtigste der intramurale und der submuköse Plexus sind. Ohne diese Strukturen ist eine nervöse Beeinflussung des Organes wahrscheinlich nicht möglich. Sie verleihen dem Magen die Fähigkeit zu koordinierter motorischer Tätigkeit auch ohne die Wirkung von außen herantretender parasympathischer (vorwiegend vagaler) und sympathischer Fasern. Es läßt sich allerdings nicht ganz sicher ausschließen, daß einige postganglionäre sympathische Fasern ohne Vermittlung der Plexus wirksam sind. Im wesentlichen dürfte jedoch sowohl die Efferenz als auch die Afferenz über die Plexus gehen. Ihre Zerstörung im unteren Oesophagus z. B. führt zur Achalasie, d. h. zur mangelnden rezeptiven Erschlaffung des terminalen Oesophagus und der Kardia. Eine artifizielle Achalasie (KRAMER et al., 1956) erreicht man mit einer hohen lateralen Durchtrennung des Vagus (ZELLER u. BRUGET, 1937). Die Folgen der Durchtrennung des Vagus werden aber nach einer gewissen Zeit überwunden, und dann scheint der intramurale Plexus eine entsprechende Funktion wieder herzustellen. Die neuromuskuläre Übertragung auf den glatten Muskel geschieht wie bei der Skeletmuskulatur durch Acetylcholin (Stimulation) sowie durch Noradrenalin oder möglicherweise auch Adrenalin (Hemmung). Vielleicht spielen physiologischerweise noch andere Hormone eine Rolle. Cholinerge und adrenerge Innervation haben einen antagonistischen Effekt. Acetylcholin depolarisiert wie beim Skeletmuskel die Membran. Das macht sie vor allem für Natrium durchlässig. Die glatten Muskelzellen sind im Gegensatz zur Skeletmuskulatur an ihrer gesamten Oberfläche für neurale Transmittersubstanzen empfindlich (bezüglich hormonaler Beeinflussung der Magenmuskulatur s. S. 109). Die Afferenz beginnt mit einer Reihe von Receptoren. Sie sind empfindlich gegen Druck, Dehnung und Änderung der H-Ionenkonzentration. Diesen Receptoren entsprechende anatomische Strukturen konnten bisher nicht nachgewiesen werden. Die Bedeutung der mageneigenen Plexus wird vor allem dann klar, wenn die von außen kommende nervöse Versorgung, speziell der Vagus, ausgeschaltet ist. Zu dieser Erkenntnis kam bereits CANNON (1911). Nach Vagotomie unterbleibt zunächst die durch Nahrungsaufnahme ausgelöste Peristaltik. Innerhalb einiger Wochen oder Monate stellt sie sich jedoch wieder ein, und man hat Grund, anzunehmen, daß nun lokale Reflexe über die Plexus die Aufgabe des Vagus übernommen haben (THOMAS u. v. BALDWIN, 1965). Ebenfalls von CANNON (1939) stammt der Befund, daß der denervierte Muskel gegen Parasympathicomimetica, wie z. B. Carbamoylchlorid (Doryl®) überempfindlich wird. Bei vagotomierten Menschen und Versuchstieren wird die Magenentleerung unter Doryl® erheblich beschleunigt (TINKER et al., 1970). Bezüglich des Magentonus wurden unterschiedliche Befunde erhoben. AUNE (1969) teilte mit, daß der Druck im Magen nach Vagotomie beim Menschen ansteigt. SUGAWARA et al. [1969 (1)] fanden dagegen bei Hunden eine Reduktion des Tonus und eine Minderung der peristaltischen Frequenz. Die Geschwindigkeit der Peristaltik war dagegen unverändert.

2. Äußere „extrinsische" Innervation und zentrale Repräsentanz

Die wichtigste äußere Innervation erfolgt über den Vagus. Daneben hat der Sympathicus geringere Bedeutung. Wenngleich im großen und ganzen der Vagus stimulierend und der Sympathicus hemmend wirkt, ist doch zu vermerken, daß beide Systeme efferent sowohl stimulierende als auch inhibierende Fasern führen. Die Stimulation ist, gleichgültig ob sie über den Vagus oder den Sympathicus läuft, cholinerg. Die hemmenden Fasern setzen an ihren intramuskulären Endigungen Noradrenalin frei. Über den Wirkungsmechanismus vagal inhibitorischer Fasern weiß man nichts Näheres. In jüngster Zeit fand man, vorläufig noch ohne anatomisches Korrelat, einen zweiten neuralen Inhibitor am Magen-Darmkanal. Elektrische Stimulation extrinsischer und intrinsischer Nerven kann eine Inhibition der glatten Muskulatur bewirken, die weder durch cholinerge noch durch adrenerge

Antagonisten verhindert werden kann. Das gelingt jedoch durch das vom japanischen Kugelfisch stammende Nervengift Tetrodotoxin (CHRISTENSEN, 1971). — Über den Vagus laufen zentripetale Nachrichten aus den Mechanoreceptoren. So hat man Grund anzunehmen (DAVENPORT, 1961), daß ein Druckanstieg im Magen Impulse über den Vagus ins Zentralnervensystem bringt. Andere Mechanoreceptoren reagieren nicht auf Drucksteigerung sondern auf Dehnung. Die Impulse gelangen zu verschiedenen Etagen des Zentralnervensystems: Rückenmark, Medulla oblongata (mit Kern des Nervus vagus), Zwischenhirn (mit Thalamus und Hypothalamus), Mittelhirn, Subcortex und limbischem System (Nucleus amygdalae, Hippocampus) und orbitalem Cortex. Hier werden Impulse verarbeitet und integriert. Es resultieren efferente Impulse, welche ebenfalls über den Vagus laufen. Sie können die Magenmotilität fördern oder hemmen. In Tierversuchen hat man am Großhirn eine Reihe von Orten festgestellt, von denen aus es gelingt, die Motilität des Magens oder auch die Sekretion im positiven oder negativen Sinne zu beeinflussen (THOMAS u. v. BALDWIN, 1965). Hierzu gehören die orbitale Oberfläche des Stirnhirns, die Umgebung des Genu corporis callosi und der Gyrus cinguli. Beim Menschen erzeugte man Wirkungen am Magen durch elektrische Stimulation im Bereiche der Insel und der Fissura SYLVII (IGGO, 1955). Wenn man bei Versuchstieren das Hirn von den höheren Einheiten zu den niedrigeren sukzessive abträgt, so ist jede Minderung der Substanz von einer Zunahme der Motilität begleitet. Zentripetale Impulse über die sympathischen Nervi splanchnici werden auf die somatosensorischen Abschnitte des Cortex projiziert und haben von dort aus Verbindungen zur Formatio reticularis. Die sympathischen Fasern leiten Schmerzreize zum Zentrum, von wo aus in umgekehrter Richtung die Magenmotilität, aber auch Blutdruck und Tonus der quergestreiften Muskulatur beeinflußt werden. Die zentrifugale motorische Wirkung der sympathischen Fasern ist unter physiologischen Umständen wahrscheinlich derart, daß sie den Tonus der Muskulatur auf ein mittleres Niveau einstellen (CARLSON et al., 1922). Ihr Einfluß modifiziert so die parasympathische Wirkung. Bemerkenswert ist, daß Magenschmerzen durch Dissektion sensibler sympathischer Fasern in der Regel (vorübergehend) unterbrochen werden können (YOUMANS et al., 1941). Hauptursache für Gastralgien sind Distension oder scharfe Kontraktion der Magenwand. Der Geschwürsschmerz wird wahrscheinlich dadurch hervorgerufen, daß Salzsäure freie Nervenendigungen am Ende des Kraters benetzt.

E. Reflexphänomene

1. „Intrinsische" Reflexe

Muskulatur und Plexus im Magen-Darmkanal vermögen ein reflektorisches Geschehen in Gang zu setzen. Adäquater Reiz ist die Dehnung. Die Magenwand antwortet mit einer peristaltischen Welle. Am Darm kommt es nacheinander zur Verkürzung zunächst der Längs- und später der Ringmuskulatur. Auch hier bildet sich eine propulsive Motorik aus.

2. „Extrinsische" Reflexe

Hierbei ist die extragastrale vegetative Innervation, in besonderen Fällen vielleicht auch ein hormonaler Mechanismus wirksam. Es ist wahrscheinlich, daß es auch einen motorischen cephaloneuralen Reflex gibt, welcher der sekretorischen, cephaloneuralen Phase entspricht. Geruch, Anblick oder Vorstellung von Speisen können bei Menschen Hungerkontraktionen auslösen. Zwar muß das Hungergefühl nicht in jedem Falle zu einer gesteigerten motorischen Aktivität des Magens führen, statistisch gesehen, ist dies jedoch der Fall (Stunkard et.al., 1970).

3. „Enterogastrischer" Reflex

Die Magenmotilität wird gehemmt auf dem Reflexwege und/oder durch die Freisetzung von Enterogastrone und vermutlich auch Secretin aus der Darmwand, wenn im oberen Dünndarm HCl, Fettsäuren, Aminosäuren, Zucker, Mineralsäuren, Alkohol, hypertonische oder hypotonische Lösungen vorhanden sind, aber auch dann, wenn der intraenterale Druck gesteigert wird. Die intestinalen Orte, von denen aus man die Motilitätshemmung in dieser Weise auslösen kann, sind bei einzelnen Tierarten unterschiedlich [Quigley et al., 1941 (1); Quigley u. Phelps, 1934; Thomas u. Crider, 1939; Thomas et al., 1934]. Die Inhibition läßt nach, wenn der Vagus durchtrennt ist. Fettsäuren hemmen jedoch die Motilität auch in denervierten Magentaschen, was für einen humoralen Mechanismus spricht (Thomas u. v. Baldwin, 1965). Dehnung des Dünn- oder Dickdarms hemmt die Magenmotilität solange die Splanchnici intakt sind. Inhibitorisch wirken auch starke Schmerzreize.

F. Arten der Magenmotilität, Meßmethoden

Im Magen unterscheidet man
1. flache peristaltische Wellen (Typ I),
2. tief durchschnürende peristaltische Wellen (Typ II) und
3. Tonusänderungen (Typ III), welche größere Magenabschnitte, vor allem den Pyloruskanal, ergreifen.

Die motorische Aktivität des menschlichen Magens kann unter Verwendung von Bariumbrei röntgenologisch und bei leerem Magen endoskopisch beobachtet werden. Derartige Methoden haben den Vorteil der Anschaulichkeit. Morphologische Verfahren vermitteln aber keine meßbaren physikalischen Größen, wenn man von der Tiefe der peristaltischen Einschnürungen absieht. Diese aber ist z. B. röntgenologisch nur zweidimensional erfaßbar und endoskopisch überhaupt nicht in Zahlen auszudrücken. Interessanter sind in diesem Zusammenhange Druckschwankungen. Man kann sie messen. Früher verwendete man hierzu mit Luft oder Wasser prall gefüllte Gummiballons von erheblicher Größe. Ihr Gehalt betrug 100 bis 200 ml. Sie hatten eine wurst- bis eiförmige Gestalt. Nachteil dieser Anordnung war es, daß mehrere Kontraktionswellen gleichzeitig über den Ballon ablaufen konnten und zusammen registriert wurden. Eine andere Unzulänglichkeit bildete die Tatsache, daß der Meßfühler die Meßgröße, nämlich die Motilität, durch Dehnung der Magenwand in unzulässiger Weise beeinflußte, indem er stimulierend wirkte. Als brauchbar für die Messung der Motilität haben sich dagegen kleinere Ballons erwiesen. Sie fassen etwa 20 ml Flüssigkeit und haben einen Durchmesser von 2 bis 4 cm. Verwendet wurden auch noch kleinere Ballons, welche vor die Öffnung von Kathetern gebunden und durch einen Metallkäfig vor direkten Druckwirkungen der Magenwand geschützt waren (Demling et al., 1957). Bei den beiden zuletzt genannten Methoden ist es wichtig, daß die Ballons nicht prall gefüllt sind, da sonst die Eigenspannung des Gummis in den Meßwert mit eingeht.

Reine Druckmessungen erhält man mit dem sog. open-tip-Katheter. Bei ihm bleibt die vordere Öffnung unbedeckt, das Lumen ist mit Wasser gefüllt. Die Wassersäule überträgt Magendrucke auf ein außerhalb des Magens gelegenes Statham-Element. Die Entwicklung geht dahin, daß Statham-Elemente an der Spitze der Sonde angebracht werden. Mißt man absolute Drucke, so sind mageneigene Schwankungen nur dann zu erwarten, wenn der Magen oder Teile davon sich nach oben und unten, evtl. unter Einschluß des Bulbus duodeni, völlig abschließen und so eine Kompartimentierung um die Katheterspitze eintritt. Wählt man dagegen nicht zu kleine Ballons, so kann man auch die Größe lokaler peristaltischer Wandveränderungen, z. B. eine rollende peristaltische Welle, erfassen, welche den Ballon deformiert, und — wenn auch relativ — quantifizieren. Derartige Meßresultate können nur dann verglichen werden, wenn die angewendeten Methoden etwa vom gleichen Modell ausgehen. Druckmessungen dagegen sind, wenn sie nur im Prinzip übereinstimmen, ohne weiteres komparabel. Druckmessungen mit frequenzmodulierten verschluckbaren Kapseln (SILVERSTONE et al., 1968) werden kaum noch vorgenommen.

Sphinctermechanismen können durch eine photoelektrische Methode messend erfaßt werden. Dies geschieht durch Abschwächung eines durch den unterschiedlich weit geöffneten Sphincter auf eine Photozelle fallenden Lichtstrahles (KOCH et al., 1968). Gastrointestinale Druckkurven lassen sich digitalisieren und dann mit Hilfe des Computers auswerten (BECK et al., 1971). Etwas einfacher ist die Errechnung von Motilitätsindices, in welche Dauer und Höhe des Druckanstieges innerhalb eines bestimmten Zeitraumes eingehen. Mit Hilfe der Indices ist ein statistischer Vergleich der Motilitätsaktivität z. B. vor und nach Gabe bestimmter Medikamente möglich (DEMLING u. OTTENJANN, 1971). Von Interesse sind biotelemetrische Untersuchungsmethoden mit Statham-Elementen über größere Entfernung hinweg, da der Proband außerhalb des Labors, z. B. an seinem Arbeitsplatz, beobachtet werden kann (CLASSEN et al., 1968). Motilitätsmessungen am Magen-Darmkanal des Hundes lassen sich durch extraluminär in die verschiedenen Muskelschichten eingepflanzte Dehnungsmeßstreifen vornehmen. Auf diese Weise bekommt man ein differenziertes Bild über das Verhalten der verschiedenen Muskellagen (ANDERSSON et al., 1968).

Die Einteilung in Motilitätstypen beruht ursprünglich auf Messungen mit kleinen Ballons (HIGHTOWER u. CODE, 1950). Sie lassen sich aber auch mit reinen Druckmeßmethoden darstellen. Die Amplitude des Typs I bleibt unter 50 mm Wassersäule, die Amplitude des Typs II überschreitet diesen Grenzwert. Die Ausschläge kehren jeweils innerhalb von Sekunden zur Basislinie zurück. Das ist der wesentliche Unterschied zum Typ III. Hierbei hebt sich die Kurve für eine oder mehrere Minuten von der Basislinie ab, und zwar im Durchschnitt um etwa 25 bis 47 mm H_2O (GARRETT et al., 1966; HIGHTOWER u. CODE, 1950; SMITH u. CODE, 1958). Diese Anhebung ist überlagert von Wellen des Typs I oder Typs II. Typ I und II dagegen überlagern sich so gut wie nie. Typ III beruht nicht wie Typ I und II auf einer durchschnürenden und fortwandernden peristaltischen Welle, welche das Magenlumen ringförmig einengt, sondern auf einer lokalen, einige Zentimeter ausgedehnten Tonuszunahme der Magenwand. Diese Tonuszunahme bleibt ortsständig und wird nicht propagiert. Ihr entspricht kein elektrisch meßbares Phänomen. Dem Typ I und II liegt dagegen ein solches zugrunde. Es ist das oben erwähnte Aktionspotential, welches seinerseits durch die initiale Potentialschwankung angestoßen wird. Dementsprechend ist das Frequenzmaximum der Wellen vom Typ I und II beim Menschen 3/min. Es ist der bekannte 20 sec-Rhythmus von A. J. CARLSON (1916). Beim Hund dagegen beträgt die höchste Frequenz 4 bis 5/min (CARLSON et al., 1966; LIND et al., 1961). Der Typ III mit Anhebung der Kurvenbasis kommt vor allem im Pyloruskanal vor und entspricht dort der sog. terminalen antralen Kontraktion. Er besteht in einer kräftigen Zusammenziehung des Pyloruskanals (CARLSON et al., 1966). Röntgenologisch und endoskopisch ist die wesentliche Komponente des Typs III nicht oder nur schwierig auszumachen. Der 20 sec-Rhythmus des Typs I und II wird im allgemeinen durch die Art der aufgenommenen Nahrung nicht oder nur mäßig verändert (Duthie et al., 1971). Bei vollem Magen herrscht zunächst der Typ I und geht später vorwiegend in den Typ II über. Der leere Magen zeigt eine Motilität vom Typ I bis III. Hierbei kann die Intensität von I und II nach III zunehmen, um plötzlich vorübergehend zu verstummen. Nach eigenen Beobachtungen entsprechen schmerzhaft fühlbare Hungerkontraktionen kräftigen Ausschlägen (Demling et al., 1957). Hungerkontraktionen können durch Aufnahme von Nahrungsmitteln, aber auch von Wasser, zum Verschwinden gebracht werden. Nahrungsaufnahme reduziert vor allem den Typ II. Beim Genuß eines fettreichen Frühstücks kehrt der Typ II sehr viel später wieder als nach einem normalen Gericht dieser Art [Brink et al., 1965; Quigley et al., 1941 (1); Smith u. Code, 1958]. Dementsprechend ist auch die Magenentleerung langsamer. Wahrscheinlich werden hier der Enterogastrone-mechanismus oder der enterogastrische Reflex wirksam. Die peristaltischen Wellen werden umso intensiver, je stärker die Magenfüllung abnimmt und je weiter sie sich von der Kardia weg zum Pylorus hin bewegt. Es besteht keine feste Beziehung zwischen den peristaltischen Wellen des Magens und denen des Duodenums (vgl. oben), obwohl neuerdings doch angenommen wird, daß sich der basale 20 sec-Rhythmus (initiale Potentialschwankungen) des menschlichen Magens auf das Duodenum fortpflanzt (Duthie et al., 1971). Die duodenalen peristaltischen Wellen haben beim Menschen eine duodenoskopisch gut zu beobachtende Frequenz von ungefähr 8 bis 9/min. Es kommt häufig vor, daß der Bulbus des Duodenums erschlafft ist, wenn die peristaltische Welle den Pylorus erreicht. Auf diese Weise wird der Weitertransport der Nahrung gefördert (Davenport, 1961). Der meist geöffnete, nur im Falle der ankommenden Kontraktionswelle verschlossene Pylorus erklärt, warum normalerweise zwischen dem Bulbus duodeni und dem Magen kein Druckunterschied besteht (Andersson u. Grossman, 1965). Die Bulbusspitze erscheint endoskopisch häufig gegen die Pars descendens verschlossen.

G. Die Steuerung der Magenentleerung

Die Dehnung ist der physiologische Stimulus für den als Pumpe wirkenden motorisch aktiven Magen. Je mehr er gedehnt wird, desto mehr versucht er, seinen Inhalt in das Duodenum zu entleeren. Die Entleerungstätigkeit wird aber vom oberen Dünndarm aus in verschiedener Weise und wechselnd intensiv gebremst. Dieser Steuerungsvorgang geschieht über nervale und humorale Wege. Auslösend ist in quantitativer wie in qualitativer Hinsicht der in den Darm gelangende Magen-inhalt (Hunt u. Knox, 1968).

Wenn eine kräftige peristaltische Welle den Pyloruskanal erreicht, dann steigt der Druck dort um 200 bis maximal 400 mm H_2O. Voraussetzung ist, daß der Pylorus sich vorübergehend verschließt. Die Drucksteigerung wird durch die peristaltische Welle und weniger durch eine Tonuserhöhung der Wand hervorgerufen. Während der letzten 3 bis 4 sec vor der Kontraktion des Pylorusringes ist der Druck im Antrum an der Stirn der heranrollenden peristaltischen Welle höher als im Bulbus duodeni. Aus diesem Grunde fließt während dieses Zeitraumes Chymus in den Bulbus. Die Entleerung wird aktiv bewerkstelligt und ist von der Schwerkraft und der Körperposition (Chang et al., 1968) nur in geringem Maße abhängig. Flüssige Mahlzeiten werden rascher entleert als feste. Die peristaltische Frequenz beträgt, wie aus dem Verhalten von Initialschwankung und Aktionspotential zu erwarten, 3/min. Die Entleerung des Magens erfolgt, bezogen auf den Inhalt, exponentiell. Eine derartige Kurve kommt zustande, wenn man das jeweils im Magen verbleibende Volumen (Ordinate) gegen die Zeit (Abszisse) aufträgt (Abb. 7). Nimmt man jedoch den Logarithmus des Volumens, dann wird die Kurve gestreckt. Nach Gabe großer Mahlzeiten fand man beim Menschen, daß eine Gerade auch dann zustande kommt, wenn die Quadratwurzel und nicht der Logarithmus des im Magen verbleibenden Restes aufgetragen wird (HUNT u. KNOX, 1968). Eine Entleerung, deren quantitatives Verhalten eine Funktion des Mageninhaltes ist, deutet darauf hin, daß Dehnungsreceptoren in der Magenwand den Vorgang steuern (HUNT u. SPURRELL, 1951; HUNT u. McDONALD, 1954). Ein Rückfluß von Mageninhalt aus dem Bulbus in das Antrum wird nicht selten beobachtet.

Die Magenentleerung kann man in groben Zügen röntgenologisch mit Kontrastmittel studieren[1]. Um exakte, für wissenschaftliche Zwecke geeignete Zahlen zu

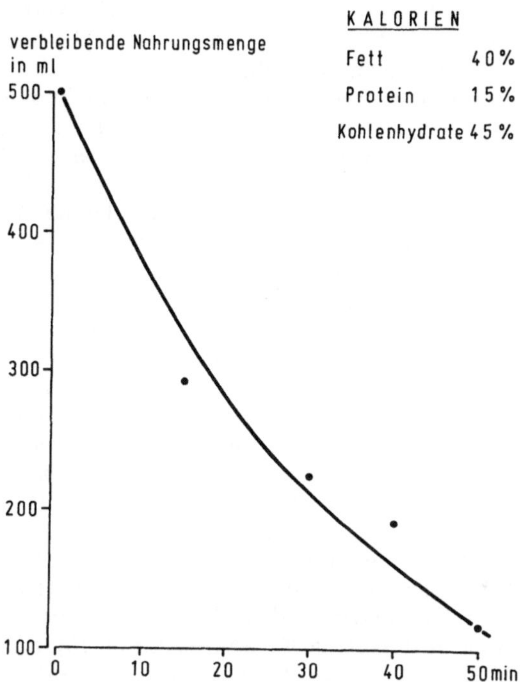

Abb. 7. Die Entleerung des Magens erfolgt exponentiell in Abhängigkeit von der gastralen Füllung (Umgezeichnet nach HUNT u. KNOX, 1968)

bekommen, verwendet man folgendes Verfahren. Eine definierte Testmahlzeit wird gegeben. Nach bestimmten Zeitintervallen wird beim selben Individuum der im Magen verbliebene Rest gemessen und verworfen. Das wiederholt man an verschiedenen Tagen zu unterschiedlichen Zeitpunkten nach der Nahrungsaufnahme. Meist wird der Testmahlzeit noch eine Markierungssubstanz zugesetzt, um mögliche Verdünnungen durch Magensaft festzustellen (ANNEGERS u. IVY, 1947; GRIFFITH et al., 1966; HOLLANDER u. PENNER, 1939; DE SALAMANCA, 1950). Bei Kindern versuchte man auch (VENDEL, 1946), den durch eine Sonde abgesaugten Mageninhalt jeweils wieder zurück zu instillieren. Es ist jedoch nicht auszuschließen, daß dieses Verfahren den Meßwert in unzulänglicher Weise beeinflußt.

Die physikalische und chemische Beschaffenheit des Chymus kann dazu beitragen, daß die Magenentleerung verändert wird. Am schnellsten verlassen Flüssigkeiten den Magen. Bereits nach 20 min ist die Hälfte einer derartigen 500 ml-Mahl-

---

[1] Semiquantitative Resultate lassen sich durch Messungen über dem Magen nach „Isotopenmahlzeiten" gewinnen.

zeit entleert (Hopkins, 1966; Hunt, 1959). Gibt man die gleiche Menge fester Nahrung, so beträgt die Entleerungsquote in der 1. Std nur etwa ein Drittel (Davenport, 1961). Am besten geht die Entleerung dann vonstatten, wenn der osmotische Druck der Mahlzeit etwa 200 mOsmol/l beträgt (Davenport, 1961). Ist die Osmolarität niedriger, handelt es sich z. B. um reines Wasser, so wird die Entleerung kaum verzögert. Dies ist hingegen der Fall, wenn höherosmolare Lösungen gegeben werden. Interessant ist das Verhalten der Zucker (Elias et al., 1968; Tripp, 1965). Während Fructose erst dann eine Entleerungsverzögerung erzeugt, wenn ihre Konzentration im Magen über der Osmolarität des Serumwassers (290 mOsmol/kg) liegt, wirken Glucose, Saccharose (Rohrzucker) oder ein Gemisch aus Glucose und Fructose schon bei niedrigeren Werten konzentrationsproportional inhibitorisch. Wahrscheinlich ist auch der Anstieg des Blutzuckerspiegels ein Hemmfaktor (Elias et al., 1968).

Es ist anzunehmen, daß Osmoreceptoren im Duodenum und im oberen Jejunum vorhanden sind. Sie haben bezüglich der Motilität die geringste Sensibilität. Aminosäuren verzögern ebenso wie übrigens auch Kohlenhydrate, abhängig von ihrer osmolaren Konzentration, die Entleerung des Magens (Cooke u. Moulang, 1972). Es gibt daneben noch Säurereceptoren. Wenn der pK-Wert unter 5 liegt, d. h. wenn es sich um relativ starke Säuren handelt, dann entscheidet nicht der pH-Wert, sondern die Größe des Anions. In abfallender Reihe hemmen folgende Säuren die Entleerung: Salzsäure, Essigsäure, Milchsäure, Phosphorsäure, Weinsäure und Citronensäure (Hunt u. Knox, 1968). Die Säuren hemmen umgekehrt proportional zur Wurzel ihres Molekulargewichts (Hunt u. Knox, 1968). Je höher das Molekulargewicht, desto geringer die Bremswirkung. Die Fettlöslichkeit der Säuren spielt dabei keine Rolle. Von der Salzsäure ist bekannt, daß sie im Duodenum außerdem noch Secretin freisetzt, welches die Motilität und die Sekretion am Magen hemmt. Gleichzeitig nimmt der Tonus des Pylorus zu (Fisher u. Cohen, 1973). Auch die Abbauprodukte von Proteinen sind nicht nur osmotisch sondern auch noch dadurch wirksam, daß sie aus der Duodenalschleimhaut Cholecystokinin-Pankreozymin (CCK) liberieren. Während Triglyceride selbst sowohl im Magen als auch im Dünndarm unwirksam sind, besitzen Fettsäuren die empfindlichsten Receptoren im Dünndarm und die kräftigste inhibitorische Wirkung[1]. Den größten Effekt haben mittelkettige Fettsäuren (C 8 bis 10), z. B. in Kokos-Öl, vor den längerkettigen (C 12 bis 18), z. B. Olivenöl (Skala u. Pirk, 1968). An der Entleerungsbremsung durch Fettsäuren scheinen sowohl vor allem das „alte" fettinduzierbare Enterogastrone und vielleicht auch freigesetztes CCK und der Vagus im Sinne des enterogastrischen Reflexes beteiligt zu sein, denn der inhibierende Effekt der Fettsäuren ist nach Vagotomie zwar vermindert, bleibt jedoch grundsätzlich erhalten (Cooke u. Moulang, 1972). Inzwischen ist es gelungen, aus einer noch unreinen Präparation von CCK-Pankreozymin eine Substanz zu isolieren, die als Gastric Inhibitory Polypeptide (GIP) bezeichnet wird (Pederson u. Brown, 1972). Sie ist möglicherweise mit dem alten Enterogastrone identisch. Die Minderung über Magenmotilität durch Fettsäuren geschieht formal dadurch, daß der Typ II der Wellen zugunsten des Types I reduziert wird. Insgesamt entsteht eine Amplitudenverminderung.

Gallensäuren, welche in den Magen zurückfließen, vermindern bei der Ratte die Magenentleerung. Dabei sind unkonjugierte Säuren 5 bis 10mal wirksamer als konjungierte (Feldman u. Gibaldi, 1968). Biotelemetrische Untersuchungen zeigten, daß heißer Kaffee, anders als heißes oder kaltes Wasser, die gastrale

---

[1] Formal, vermutlich nicht kausal, entleert sich der Magen etwa aequikalorisch pro Zeiteinheit, d. h. Wasser gelangt am schnellsten, Fett am langsamsten ins Duodenum (Hunt, 1973, pers. Mitteilung).

Motilität stimuliert (CLASSEN et al., 1968; DEMLING u. CLASSEN, 1970). Der enterogastrische inhibitorische Reflex wird angeblich ausgelöst durch Flüssigkeiten mit einem pH-Wert unter 3,5, durch hypertonische Lösungen, durch 10%igen Äthylalkohol und durch intraluminäre Drucksteigerungen von 150 bis 200 mm H_2O. Dieser Reflex geht wahrscheinlich sowohl über extrinsische als auch intrinsische Bahnen. Eine Beteiligung humoraler Faktoren ist nicht auszuschließen.

H. Beeinflußbarkeit der Magenmotilität durch Hormone oder hormonartige Substanzen

Wie bereits ausgeführt, stimuliert *Acetylcholin* als parasympathischer Überträgerstoff die Motilität des Magens. Die *Katecholamine* üben als adrenerge Überträgerstoffe eine Hemmwirkung aus. Daneben gibt es eine Reihe anderer Hormone oder hormonartiger Substanzen, welche die Magenmotilität beeinflussen. Dazu gehören die Dünndarmhormone.

Das C-terminale Oktapeptid von Cholecystokinin senkt den Tonus des terminalen Oesophagussphincters ebenso wie Secretin, Glucagon und Caerulein, während Gastrin einen Druckanstieg bewirkt (CASTELL u. HARRIS, 1970; COHEN u. LIPSHUTZ, 1971; RESIN et al., 1973). Glucagon senkt auch den Tonus des Pylorusringes (FISHER u. COHEN, 1973). Gastrin stimuliert Sekretion und Motorik möglicherweise über die Freisetzung von Acetylcholin (VIZI et al., 1973).

Secretin mindert einheitlich die Magenmotilität. In Hundeversuchen konnte festgestellt werden, daß sowohl der Hauptmagen als auch die Heidenhain-Tasche motorisch von Secretin vollständig oder teilweise gehemmt werden (LORBER et al., 1965). Andere Autoren kamen zu gleichsinnigen Resultaten (CHEY et al., 1969; VAGNE u. ANDRE, 1971). Auch die Duodenalmotilität wird von Secretin herabgesetzt (LEWI et al., 1965). Das Nachlassen der Bewegung wird begleitet bzw. ausgelöst von einer Reduktion der myoelektrischen Aktivität (KELLY et al., 1969).

Die Beobachtungen über das *CCK* im Tierversuch divergieren dagegen. Manchesmal zeigt sich kein Effekt (KELLY et al., 1969). Bisweilen reduziert es ebenso wie Secretin Frequenz und Amplitude der Kontraktionen einer isolierten vagal innervierten Pylorustasche (SAGUWARA et al., 1969). JOHNSON et al. (JOHNSON u. MAGEE, 1965; JOHNSON et al., 1966) fanden früher, daß CCK beim Menschen und beim nicht anästhesierten Hund eine Hemmung der Motilität verursacht. Es ließ sich allerdings eine Verunreinigung des Präparates durch Enterogastrone nicht sicher ausschließen. Heute ist an eine Beimischung von GIP zu denken. Interessant sind in vitro-Untersuchungen, die mit Hilfe von Muskelstreifen aus menschlichen Operationspräparaten angestellt wurden (CAMERON et al., 1970). Benetzt man Muskelstreifen mit Dünndarmhormonen, so kann man unterschiedliche Wirkungen beobachten. Zunächst fanden sich spontane rhythmische Kontraktionen und zwar 3,25/min im Antrum und 3,41/min im Magenkorpus.

Menschliches CCK sowie Gastrin erzeugten eine signifikante Steigerung der Amplitude. In Ruhe blieb die Streifenlänge unverändert. Secretin hingegen führte zu einer Abnahme der Amplitude und in Ruhe zu einer Verlängerung des Streifens, d. h. Tonusabnahme. Keines der Hormone änderte die Frequenz der Kontraktion. Glucagon hatte keinen Effekt.

Enterogastrone ist eine motilitätshemmende, aus der Dünndarmmucosa stammende Substanz, die bisher synthetisch noch nicht hergestellt werden kann. Sie wird durch Fettsäuren freigesetzt, nicht durch Triglyceride selbst. Secretin inhibiert den Magen motorisch und sekretorisch ebenfalls, stimuliert aber gleichzeitig die Pankreassekretion und wird durch HCl liberiert (MEYER u. GROSSMAN, 1972). Diese Tatsache spricht gegen eine Identität von Secretin und Enterogastrone.

Fettsäuren im Darm hemmen sowohl den innervierten als auch den denervierten Magen. Vorherige Behandlung der Darmschleimhaut mit Cocain verhindert die Magenhemmung durch Fettsäuren (Quigley u. Meschan, 1937). Der Effekt ist offensichtlich humoral, nimmt jedoch bei Vagusdurchschneidung ab, so daß auch hier wieder eine Verflechtung von neuralen und humoralen Mechanismen angenommen werden muß. In jüngster Zeit wurden bei Sekretionsversuchen Hinweise dafür gewonnen, daß Enterogastrone eine selbständige Substanz ist (Lucien et al., 1970). Ein gereinigtes Enterogastronepräparat wurde zur Hemmung einer submaximalen, mit Histamin stimulierten Magensekretion erfolgreich eingesetzt. Man weiß bis heute noch nicht sicher, ob es sich dabei um eine einheitliche Substanz handelt oder die parallele bzw. synergetische Wirkung mehrerer Dünndarmhormone. Grossman und seine Schule (Johnson u. Grossman, 1971) neigen derzeit dazu, von „Enterogastronen" zu sprechen. Dazu gehören Secretin, Cholecystokinin und andere Stoffe, darunter auch das „alte" fettinduzierte Enterogastrone, welches mit dem Gastric Inhibitory Polypeptide von Pederson u. Brown identisch sein könnte. *Gastrin* stimuliert die Magenmotilität[1] (Gregory u. Tracy, 1964; Tracy u. Gregory, 1964). Ausgehend von der Beobachtung, daß Alkalisierung des Duodenums die motorische Aktivität transplantierter Fundus-Magentaschen kräftig stimuliert, konnte man in jüngster Zeit *Motilin*, ein Polypeptid, von der Mucosa des oberen Dünndarms (Schwein) gewinnen und reinigen. Das Polypeptid Motilin enthält 22 Aminosäuren (Arg 2, Asn/Asp 1, Gln/Glu 6, Gly 2, Ile 1, Leu 1, Lys 2, Met 1, Phe 2, Pro 1, Thr 1, Tyr 1, Val 1). Die komplette Strukturaufklärung erfolgte 1972 durch Brown et al. (1972). Die Synthese eines wirksamen Analogons erfolgte 1973 durch Wünsch et al. (1973). Motilin hat ein errechnetes Molekulargewicht von 2700. Motilin ist chemisch wesentlich unterschiedlich von allen bisher identifizierten gastrointestinalen Polypeptidhormonen (Bennett et al., 1966).

I. Prostaglandine

Prostaglandine (PG) sind Abkömmlinge ungesättigter Fettsäuren (Linol- und Arachidonsäure). Sie kommen im Körper ubiquitär vor und haben unter anderem einen Effekt auf die glatte Muskulatur. Man kennt die Prostaglandine E, F, A und B, welche ihrerseits noch verschiedene Untergruppen haben. Im Magen-Darmkanal sind wirksam die Typen E und F. Am Magenkorpus setzt PGE den Tonus der zirkulären Muskulatur herab. Die longitudinale Muskulatur kontrahiert sich dagegen. Im Pyloruskanal wurde eine unterschiedliche Wirkung von PGE beobachtet (Bennett et al., 1970). Es wurde u. a. festgestellt, daß PGE die antrale Magenmotilität nach vorheriger vagaler Stimulation durch 2-Desoxy-D-Glucose beim Hund kräftig hemmt (Chawla u. Eisenberg, 1969; Bennett et al., 1966). Der untere Oesophagussphincter (Opossum) zeigt einen Druckanstieg nach PGF_2 und einen Abfall nach PGE_1 (Waller, 1973).

J. Sonstiges

Eine durch *Insulin* verursachte Hypoglykämie steigert die Motilität des Magens und fördert seine Entleerung sowohl beim Menschen als auch beim Versuchstier (Quigley et al., 1929). Beschrieben werden Zunahme des Magentonus und der Peristaltik. Der Motilitätsanstieg nach Insulin hat eine Latenz von etwa 20 min. 3 min nach einer Glucoseinjektion findet sich ein deutlicher Rückgang der Amplituden (Garrett et al., 1968). Vagotomie verhindert den motorisch positiven Effekt des Insulins (Quigley u. Templeton, 1930) völlig. Nach Vagotomie tritt unter

---

[1] Daß die Magenentleerung gefördert wird, ist nicht allgemein anerkannt (Hunt, pers. Mitteilung)

Insulin sogar eine Hemmung der Motorik ein. Es wird daraus geschlossen, daß Insulin lokal am Magen eine bremsende Wirkung ausübt. SHARMA et al. (1961) nehmen an, daß eine Erhöhung des Blutzuckerspiegels spezifische Zellen in der Gegend des Sättigungszentrums aktiviert, ein Vorgang, der über den Vagus zur Hemmung der Magenkontraktionen führt. Den entgegengesetzten Effekt hat die *2-Desoxy-D-Glucose*. Sie hemmt kompetitiv den Eintritt von Glucose in bestimmte Zellen des Gehirns. Obwohl der Blutzucker ansteigt, verarmen diese Elemente an Glucose und stimulieren über den Vagus die Magenmotilität (GRAHAME et al., 1968). Die periodische Magentätigkeit wird durch *Adrenalin* und schwächer durch *Noradrenalin* gehemmt (BYVSUK, 1963). *Histamin* steigert Motilität und Tonus im Magenfornix mehr als im Antrum (TEXTER, 1968). *Serotonin* wirkt angeblich über den Plexus myentericus (GERSHON, 1968). Sein Effekt auf den Magen-Darmkanal ist nicht einheitlich. Im Magen überwiegt die Relaxation (TEXTER, 1968). Bringt man in das Duodenum von Hunden alkalischen Puffer oder Pankreassaft, dann steigt die Motilität in denervierten Fundustaschen an. Atropin parenteral steigert diesen Effekt. Es wird daraus der Schluß gezogen, daß Alkalisierung des Duodenums entweder eine stimulierende Substanz freisetzt (Motilin) (BROWN et al., 1972) oder eine inhibierende hemmt (BROWN et al., 1966).

III. Die Durchblutung des Magens

Als physiologische Größe hat die Durchblutung des Magens schon immer Beachtung gefunden. In der Pathophysiologie dachte man daran, daß größere Gefäße, welche von außen an Submucosa und Mucosa herantreten, durch Tonuserhöhungen

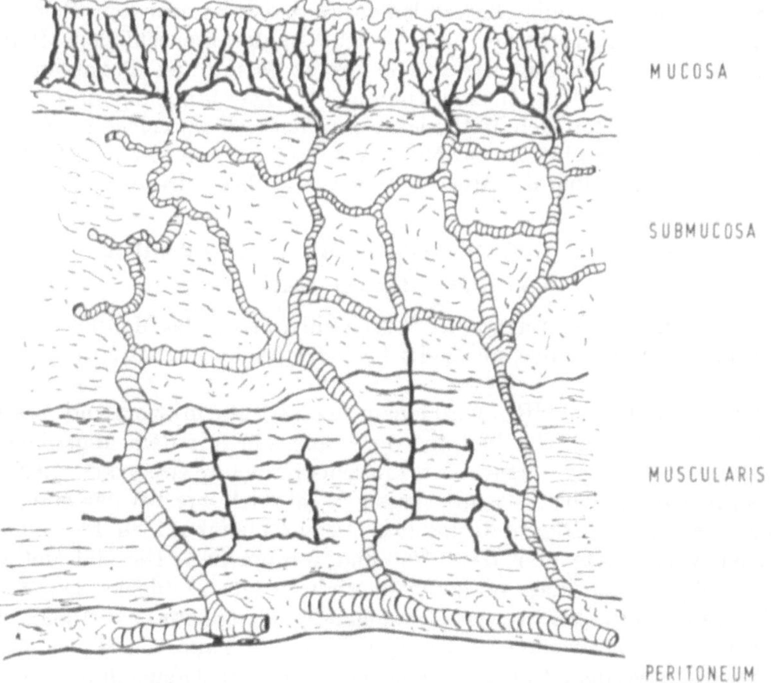

Abb. 8. Arterielle Gefäßversorgung der Magenwand. Durch Kontraktion präcapillärer Arteriolen kann die Mucosa weitgehend aus dem Kreislauf ausgeschlossen werden (Aus BARCLAY u. BENTLEY, 1949)

der Magenmuskulatur abgeklemmt werden können (Abb. 8). Eine Störung der Blutversorgung mit möglicher Defektbildung der dem proteolytisch aktiven Magensekret ausgesetzten Schleimhaut wäre die Folge.

Ein wichtiger Befund ist, daß das zum Magen strömende Blut sich unterschiedlich auf die einzelnen Regionen verteilt. So fanden Delaney u. Grim (1965), daß 80% des arteriellen Blutes zum Korpus und 20% zum Antrum fließen. Intramural verteilte es sich wie folgt: Mucosa 72%, Submucosa 13% und Muskulatur mit Serosa 15% (Delaney u. Grim, 1956, 1964). Verschiebungen der Blutzufuhr in den einzelnen Regionen lassen sich jedoch nicht erfassen, wenn man den Blutzufluß an den großen Magenarterien summarisch mißt. Barclay u. Bentley (1949) sowie Barlow et al. (1951) konnten mikroarteriographisch nachweisen, daß Kurzschlußmechanismen an der Grenze zwischen der Submucosa und der Mucosa der Magenschleimhaut bestehen. Die Durchblutung der Mucosa kann so weitgehend gedrosselt werden (Barcley u. Bentley, 1949; Barlow et al., 1951). Aus dem Dargelegten geht hervor, daß die Verhältnisse der Magendurchströmung nicht ganz unkompliziert sind. Die Durchblutung der Magenschleimhaut und ihre Messung ist jedoch aus zwei Gründen wichtig geblieben. Einmal ist der Zusammenhang zwischen Schleimhautdurchblutung und Säureproduktion für die Frage des Zusammenhanges von Durchblutung und Sekretion interessant, zum anderen würde man gerne wissen, ob Durchblutungsstörungen in der Pathophysiologie des Magengeschwürs tatsächlich eine Rolle spielen. Auf die zweite Frage kann mangels geeigneter Meßmethoden noch keine sichere Antwort gegeben werden, denn lokale Durchblutungsstörungen lassen sich, wegen des notwendigen Vergleiches mit der Umgebung, nicht erfassen. Bei einer Globalmessung andererseits kann eine örtliche Minderdurchblutung völlig verborgen bleiben. Natürlich gelingt es, durch Gefäßverschlüsse Ulcerationen entstehen zu lassen. Dies aber ist noch kein Beweis dafür, daß es Durchblutungsstörungen sind, welche in der menschlichen Pathologie Schleimhautdefekte erzeugen. Etwas anderes ist es mit der Beantwortung der ersten Frage, nämlich dem Zusammenhang von Durchblutung und Sekretion. Hierzu muß man sich mit den Methoden vertraut machen, welche heute für Messungen der Magendurchblutung zur Verfügung stehen. Von besonderem Interesse ist dabei die Durchblutung der Mucosa, welche die Magendrüsen beherbergt.

A. Methoden zur Durchblutungsmessung der gastrointestinalen Schleimhaut

Die Durchblutungsmessung an der Magenschleimhaut des Menschen ohne operativen Eingriff bietet einige methodische Schwierigkeiten. Drei Wege wurden beschritten:

1. Ein Isotop (^{42}K oder ^{86}Rb) wird einem Versuchstier injiziert und dieses dann innerhalb 1 min getötet. Die Isotopenverteilung soll mit dem augenblicklichen Durchblutungszustand des Organismus übereinstimmen (Sapirstein, 1956, 1967).

2. Clearancemethoden: Es wurde versucht, ähnlich wie bei der Niere, durch Clearancemethoden die Durchblutung der Magenschleimhaut zu bestimmen. Im wesentlichen verwendete man dazu ^{131}J und Aminopyrin. Die ^{131}J-Methode ist verhältnismäßig einfach, das Aminopyrinverfahren umständlicher. Die Resultate beider Clearancemethoden weichen voneinander ab (Jacobsen, 1968). Aminopyrin wirkt in den notwendigen Dosen toxisch und kann daher bei Menschen nicht angewendet werden. Zudem ist seine Sekretion in das Magenlumen von einem dort herrschenden niedrigen pH-Wert abhängig. Es ist ferner nicht ganz auszuschließen, daß die Aminopyrinclearance nicht nur durch die Durchblutung der Magenschleimhaut sondern auch durch die Zelleistung beeinflußt wird.

3. Die Messung der Wärmescheinleitfähigkeit eines Gewebes ist, wie GRAYSON (1951, 1952), HENSEL (1956) und HENSEL et al. (1964) nachweisen konnten, abhängig von der Durchblutung und nicht von der Blutfülle, wie irrtümlich immer wieder angenommen wird. Seit 1957 (DEMLING u. GROMOTKA, 1957; DEMLING, 1958) verwendete unsere Arbeitsgruppe das Verfahren zur Durchblutungsmessung

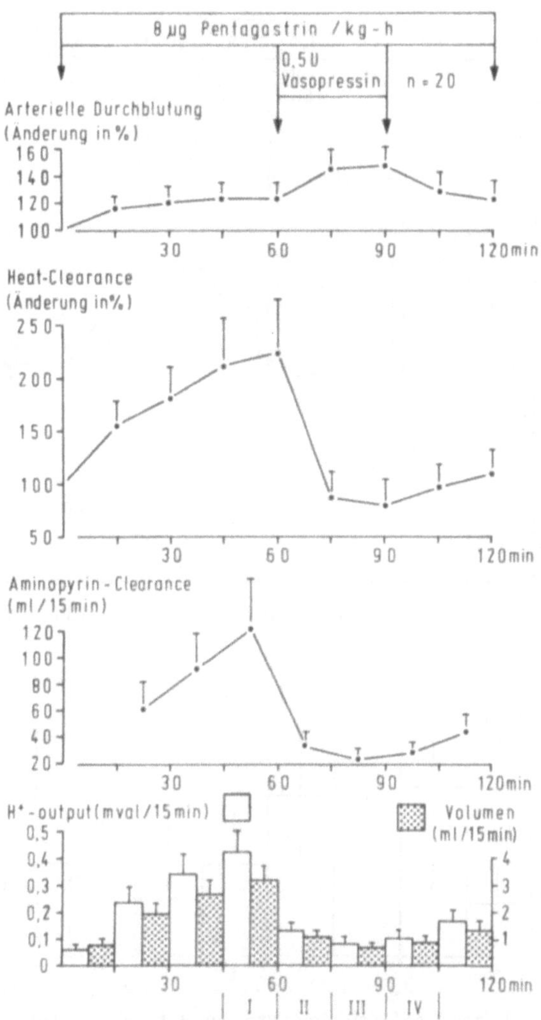

Abb. 9. Einfluß von Vasopressin auf die Durchströmung der Arteria coeliaca, die Schleimhautdurchblutung und die Säuresekretion (H+-output) des Magens. Die mit der Wärmeleitsonde („heat Clearance") und der Aminopyrin-Clearance gemessenen Werte der Schleimhautdurchblutung korrelieren hochsignifikant

am Dickdarm. Bis 1961 war eine Messung der Magenschleimhautdurchblutung nur beim Tier möglich. Damals wurde ein Meßkopf für den Magen konstruiert (DEMLING u. WACHSMANN, 1961; DEMLING u. OTTENJANN, 1963). Das Prinzip der Methode beruht darauf, daß zwei Lötstellen eines Thermoelementes, etwa 1 cm auseinanderliegend, in einem Meßkopf fixiert sind. Eine Lötstelle wird mit konstanter Leistung aufgeheizt. Sie wird daher gegenüber der anderen Lötstelle wärmer. Kommen beide Lötstellen mit Gewebe, z. B. der Magenschleimhaut, in Kontakt, dann wird dieser Temperaturunterschied um so geringer werden, je besser die Durchblutung der Schleimhaut ist und je mehr dadurch an der beheizten Lötstelle zugeführte Calorien durch den Blutstrom wieder abfließen. Kleine Spannungsdifferenz zwischen den Thermolötstellen bedeutet gute, große Span-

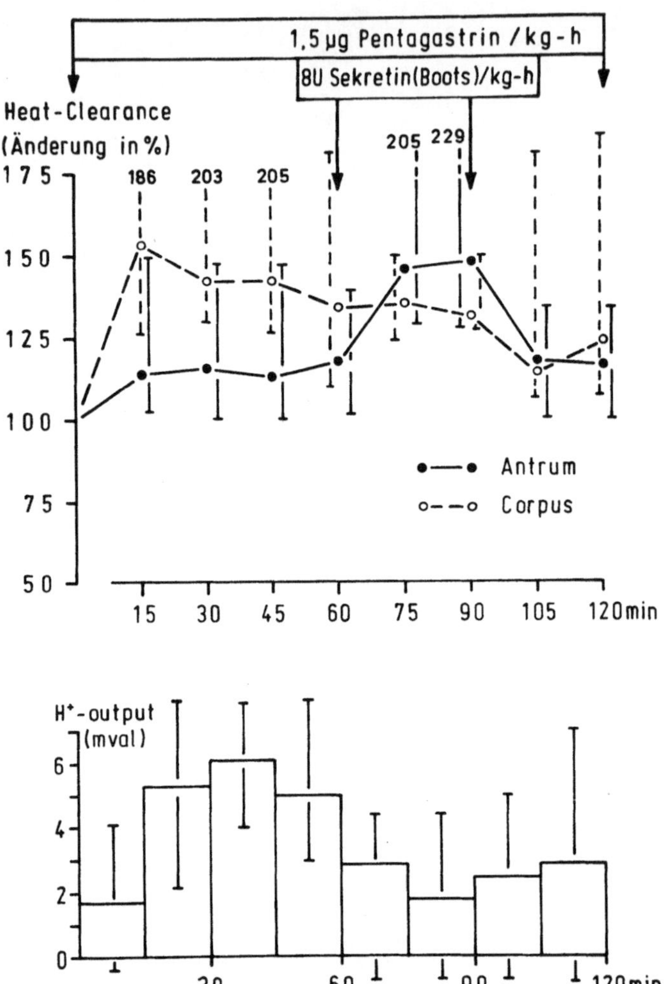

Abb. 10. Einfluß von Secretin auf Schleimhautdurchblutung von Antrum und Korpus des Magens sowie die Säuresekretion. Unter Secretin erfolgt ein signifikanter Anstieg der Schleimhautdurchblutung im Antrum, während diese im Korpusbereich unverändert bleibt. Gleichzeitig kommt es zu einer signifikanten Reduktion der Säuresekretion. Durchblutung und Sekretion verhalten sich nicht gleichsinnig

nungsdifferenz schlechte Durchblutung. Die Potentialdifferenz kann fortlaufend gemessen werden. Das Prinzip wurde mehrfach ausführlich beschrieben (Demling u. Gromotka, 1957; Demling u. Wachsmann, 1961). Die Vorteile der Methode sind, daß sie am Menschen anwendbar ist und daß mit ihr kontinuierlich Durchblutungsänderungen gemessen werden können. Als Nachteile lassen sich anführen, daß der Meßbezirk verhältnismäßig klein ist und nicht immer sicher ausgeschlossen werden kann, daß auch ein Teil der Submucosadurchblutung mitgemessen wird. Der Nachteil der kleinen Meßfläche wird jedoch eliminiert, wenn bei einer größeren Zahl von Versuchen mit dem gleichen Mittel an verschiedenen Probanden stets das gleiche Resultat, z. B. Durchblutungsanstieg oder -abfall, erzielt wird. Inzwischen konnte durch Simultanmessung im Magen von Katzen ein gleichsinniges Verhalten der Durchblutung der Korpusmucosa bewiesen werden (KOCH, 1973). Versuche mit Vasopressin schließlich zeigten, daß die Magendurchblutung, gemessen an der A. coeliaca, zunimmt, während die mit Aminopyrin- und Wärmeclearance gemessene Schleimhautdurchblutung abnimmt (Abb. 9). Das läßt auf eine selektive Erfassung der Schleimhautdurchströmung schließen (DEMLING u. KOCH, 1972). Auch Modellversuchen entsprechend, wird die Durchblutung der Magenschleimhaut mit der Wärmeclearance durchschnittlich bis in eine Tiefe von 0,85 mm gemessen. Das kommt der Dicke der Magenmucosa nahe. Das Verfahren wurde ohne prinzipielle Änderung 1968 von den englischen Autoren BELL u. SHELLEY (1968) übernommen.

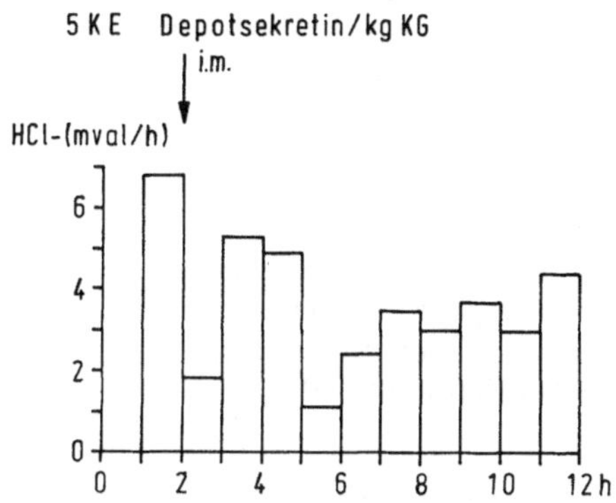

Abb. 11. Depotsecretin i. m. senkt beim Menschen die basale Säuresekretion nachhaltig

Es zeigte sich, daß Histamin, Gastrin und Insulin sowohl die Durchblutung als auch die H-Ionenproduktion fördern. Secretin steigert die Durchblutung oder ändert sie nicht bei gleichzeitig abfallender H-Ionenbildung (Abb. 10). Auch Orciprenalin (Alupent®) steigert die Durchblutung, nicht aber die Säurebildung. Zusammen mit einem Anticholinergicum kann sogar gleichzeitig ein Säureabfall erzielt werden (DEMLING et al., 1964). Es bleibt festzuhalten, daß Säureproduktion innerhalb eines weiten Bereiches nicht von der Durchblutung abhängig ist. Natürlich erlischt die H-Ionenproduktion des Magens, wenn die Durchblutung völlig gedrosselt wird. Histamin und Gastrin steigern Durchblutung und Säuresekretion. Auf der anderen Seite sind, wie am Beispiel des Secretins gezeigt werden kann, beide Funktionen grundsätzlich unabhängig voneinander. Diese Auffassung (DEMLING et al., 1964) blieb jedoch nicht ohne Widerspruch. JACOBSEN (1967) behauptete, daß stets eine positive Korrelation zwischen Schleimhautdurchblutung und Säureproduktion bestehe. 1968 (JACOBSEN, 1968) wird jedoch eine Dissoziation zwischen Sekretion von HCl und Aminopyrinclearance (der Durchblutung) grundsätzlich eingeräumt. Die Möglichkeit, die Durchblutung der Magenschleimhaut zu steigern und gleichzeitig die Säuresekretion zu reduzieren, scheint einen therapeutisch interessanten Aspekt zu bieten (DEMLING u. GROMOTKA, 1963; DEMLING et al., 1964). Die Heilung peptischer Ulcera ließe sich hiermit durch Stärkung eines defensiven und Reduktion eines aggressiven Faktors vielleicht beschleunigen. Secretin wurde in diesem Zusammenhang 1964 in Untersuchungen am Menschen geprüft und seine

Bedeutung hervorgehoben (Demling et al., 1964). Die Wirkung des Secretins auf den aggressiven Faktor Magensaft ist im übrigen zweifach. Einmal wird die alkalische Sekretion der Bauchspeicheldrüse angeregt und hierdurch die aus dem Magen kommende Salzsäure im Duodenum neutralisiert. Zum anderen wird die Magensäurebildung unmittelbar an der Parietalzelle gehemmt (Abb. 11), allerdings dabei die Pepsinsekretion stimuliert. 1966 schlug Grossman (1966) die Anwendung von Secretin zur Behandlung des peptischen Geschwürs vor. Es mußten allerdings Depotpräparate von längerer Wirkungsdauer entwickelt werden. Erste entsprechende eigene Erfahrungen liegen vor.

IV. Die Physiologie der „Oberbaucheinheit"
Versuch einer Synopsis

Das Zusammenspiel der gastrointestinalen Hormone hat mit den wachsenden Kenntnissen auf diesem Gebiet zunehmendes Interesse gefunden. Wir kennen folgende, aus dem oberen Verdauungstrakt stammende und an den Verdauungsorganen wirkende Polypeptide:

1. Gastrin,
2. Secretin,
3. Bulbogastrone,
4. Enterogastrone, vielleicht identisch mit
5. Gastric Inhibitory Polypeptide (GIP),
6. Cholecystokinin (CCK = Pankreozymin),
7. Vasoactive Intestinal Peptide (VIP),
8. Motilin,
9. Glucagon.

Insulin entfaltet neben seiner inkretorischen Hauptwirkung Effekte auch an Sekretion und Motorik der Oberbauchorgane. Eng verflochten mit den Wirkungen der gastrointestinalen Hormone sind das vegetative Nervensystem, vor allem der N. vagus und die intramuralen Plexus. Sowohl die gastrointestinalen Hormone als auch das vegetative Nervensystem zeigen hinsichtlich der sekretorischen und motorischen Aktivität der Oberbauchorgane eine teils fördernde und eine teils hemmende Wirkung. Bei den aus Organen gewonnenen, nicht synthetisch hergestellten Hormonen waren Verunreinigungen unterschiedlichen Grades nicht auszuschließen. Widersprüchliche Resultate haben hierin zum Teil ihre Ursache. So war CCK mit GIP, Secretin möglicherweise mit VIP vergesellschaftet. Einzelne Hormone können eine Doppelfunktion haben, je nach Ort und Umstand. Durch das Zusammenwirken der genannten Faktoren, zum Teil in Form von Regelkreisen, kommt eine ausgewogene digestive Tätigkeit der Oberbauchorgane zustande, deren Beeinträchtigung durch das Fehlen oder Überwiegen der einen oder anderen Komponente zu pathologischen Veränderungen führen kann.

A. Sekretion

Gastrin wird hauptsächlich im Antrum, in geringerem Umfang auch im Dünndarm gebildet. Es ist ein kräftiger Stimulator der Magensekretion und der gastralen Schleimhautdurchblutung. Seine Wirkung wird durch den Einfluß des Vagus und der intramuralen Plexus, d. h. auf cholinergem Wege, gesteigert. Umgekehrt fördert Gastrin die Aktionen cholinerger Elemente. Gastrin hat viele Gegenspieler, die aus dem (oberen) Dünndarm stammen. Einer der prominentesten ist das Secretin, welches sowohl die Freisetzung von endogenem als auch die Wirkung von exogenem Gastrin auf die Parietalzellen hemmt. Secretin stimuliert andererseits die pankreatische Bicarbonatsekretion und schafft so günstige Voraussetzungen für eine Herabsetzung der H-Ionenkonzentration nicht nur im Magen, sondern vor allem im Duodenum. Die Gabe von Depotsecretin als Ulcustherapeuticum erscheint daher erfolgversprechend (DEMLING et al., 1973). Ferner steigert Secretin, wenn auch nur vorübergehend, die Magenschleimhautdurchblutung und stärkt damit einen defensiven Faktor. Die Pepsinabscheidung wird bemerkenswerterweise von Secretin gefördert. Bulbogastrone, das, wie der Name sagt, aus der Schleimhaut des Bulbus extrahiert wurde, inhibiert wie Secretin die HCl-Bildung, soll aber im Gegensatz zu diesem die Pankreassekretion nicht stimulieren. Enterogastrone wiederum vermag im Unterschied zu Secretin und Bulbogastrone auch die histaminstimulierte Magensekretion zu hemmen. In dieser Eigenschaft steht dem Enterogastrone das GIP nahe. Letzteres wurde aus nicht vollständig gereinigtem Cholecystokinin gewonnen. Anders als Secretin hemmt GIP auch die Pepsinsekretion. Auf Gallenblasenkontraktion und Pankreassekretion hat es dagegen keinen sicheren Einfluß. Das galletreibende Cholecystokinin, Stimulator der pankreatischen Fermentabgabe, galt lange Zeit als kräftiger Hemmer der Magensekretion. Möglicherweise spielte hier die Verunreinigung mit GIP eine Rolle. In der Zwischenzeit weiß man, daß Cholecystokinin alleine die Magensekretion mäßig anregt. Es bremst jedoch als schwacher Stimulator die gastrininduzierte Sekretion der Haupt- und Parietalzellen des Magens kompetitiv. Dieser Effekt kommt dadurch zustande, daß Cholecystokinin und Gastrin in ihrer C-terminalen Pentapeptidgruppe identisch sind und offenbar den gleichen Receptor an der Belegzelle besetzen. Secretin dagegen, strukturell zusammen mit GIP und VIP ein Mitglied der Glucagonfamilie, hat einen ganz anderen Bau. Die Hemmung, welche durch dieses Peptid auf die gastrinstimulierte Säuresekretion ausgeübt wird, ist dementsprechend nicht kompetitiv, d. h. seine Wirkung kann nicht durch große Gastrindosen aufgehoben werden. Der CCK-Effekt auf die Pepsinabscheidung wird unterschiedlich beurteilt (PETERSEN u. BERSTAD, 1973). Das kürzlich entdeckte VIP wurde aus dem Dünndarm von Schweinen isoliert. Es wirkt relaxierend auf die glatte Muskulatur und erweitert bei intravasaler Injektion die Gefäße. Man nimmt an, daß es physiologischerweise auf die Durchblutung der Mesenterialarterien Einfluß hat, nicht jedoch auf den großen Kreislauf, weil es in der gesunden Leber inaktiviert wird. Bei Lebercirrhose soll es, ungenügend abgebaut, für die dabei bekannten Gefäß- und Kreislaufphänomene verantwortlich sein. Das dem Secretin vom Aufbau her ähnliche Glucagon hemmt ebenso wie dieses die Magensäuresekretion, und zwar unabhängig von der Blutzuckerkonzentration, unter direktem Angriff an der Belegzelle und durch Hemmung der Gastrinfreisetzung. Die Existenz eines nicht pankreatischen Enteroglucagons kann als gesichert gelten, nicht jedoch seine biologische Wirksamkeit, da es vermutlich als Doppelmolekül vorliegt (WÜNSCH, pers. Mitt.). Insulin erzeugt über einen hypoglykämischen Zustand eine Reizung des N. vagus und hierdurch eine vermehrte Ausschüttung von H-Ionen und Pepsin. Insulin gehört im engeren Sinne nicht zu den gastrointestinalen Hormonen.

B. Motorik

Die Motorik des Magen-Darmkanals wird im allgemeinen in der gleichen Weise wie die Sekretion des Magens beeinflußt, d. h. sekretionsfördernde Substanzen wie Gastrin und CCK steigern auch die motorische Aktivität, Hemmsubstanzen wie Secretin, Enterogastrone und GIP mindern sie. Speziell zu nennen ist in diesem Abschnitt das Motilin, welches, durch Alkalisierung aus dem Dünndarm freigesetzt, die motorische Aktivität des Magen-Darmkanals stimuliert. Unter seiner Wirkung nimmt auch die Sekretion des Pepsins, nicht aber die der Säure zu. Einen Überblick über die verschiedenen Wirkungen der gastrointestinalen Hormone gibt Abb. 12.

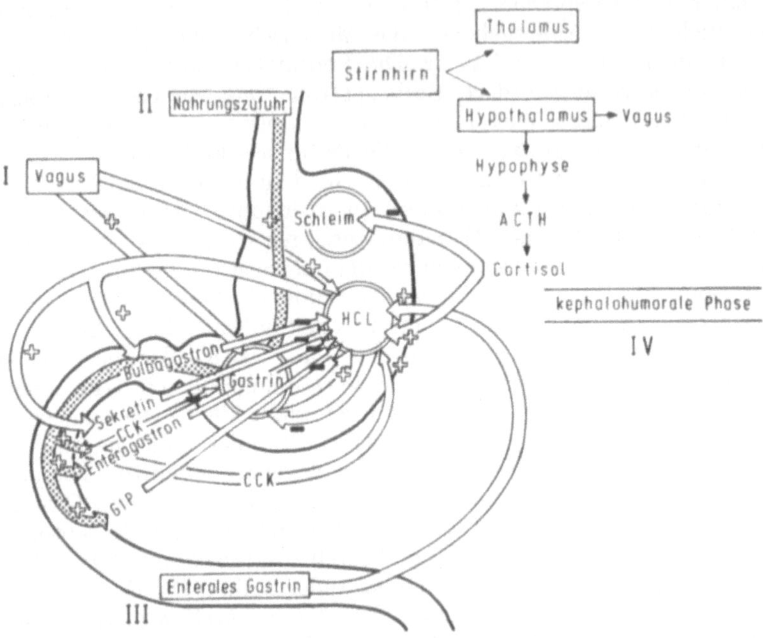

Abb. 12. Wirkung der wichtigsten gastrointestinalen Hormone auf die Magensekretion. VIP, Motilin und Glucagon sind aus Gründen der Übersicht weggelassen. CCK hat eine Doppelwirkung (s. Text). Die bekannten Verdauungsphasen sind mit I, II, III und IV gekennzeichnet. Die Phase IV ist von untergeordneter Bedeutung. Sie scheint eine Rolle bei Dauerstreßsituationen zu spielen. + = Förderung, − = Hemmung

C. Ablauf der Verdauung im oberen Gastrointestinaltrakt

Die Fülle der erwähnten, den oberen Magen-Darmkanal, das Pankreas und die Gallenwege beeinflussenden Faktoren ist etwas verwirrend, obwohl die Aufzählung nicht vollständig war. Es sei versucht, am Beispiel einer gemischten Mahlzeit den Ablauf des Verdauungsvorganges im oberen Gastrointestinaltrakt darzustellen. Vorstellung, Anblick oder Geruch von Speisen lösen die *erste, psychische, vagal vermittelte Phase* der Verdauung aus. Der N. vagus regt die Parietalzellen unmittelbar zur Sekretion an, setzt aber auch bereits Gastrin aus der Antrumschleimhaut frei. In der *zweiten, gastralen oder antralen Phase* rufen antraler Nahrungskontakt und antrale Dehnung den Höhepunkt der Gastrinausschüttung hervor. Die Wirkungen des Gastrins und der Kette N. vagus—lokale Plexus verstärken sich dabei gegenseitig, d. h. die vagale Stimulation der Belegzellen würde nach Entfernen des Gastrin produzierenden Antrums weniger wirksam sein und umgekehrt nähme der durch Nahrungskontakt und Dehnung des Antrums erzeugte Gastrineffekt nach vorausgegangener Vagotomie ab. Bereits vom Magen aus wird die Säurebildung in Grenzen gehalten. Ein Absinken des pH-Wertes im Antrum gegen 2 reduziert die Gastrinfreisetzung. Der Speisebrei wird inzwischen peristaltisch durchgemischt und durch den Pylorus ausgetrieben. Dehnung der Magenwand mit Retraktion der glatten Muskelzellen, aktivierte lokale Plexus, N. vagus und motorisch förderndes Gastrin sind die treibenden Kräfte. Die Entleerung des Speisebreies ist jedoch nicht ein Diktat des Magens an den Dünndarm. Bulbus und übriges Duodenum halten motorische und sekretorische, auf den Magen rückwirkende *Hemmechanismen* bereit. Der saure Mageninhalt setzt Bulbogastrone und Secretin frei. Die Wirkung von Gastrin wird dadurch weiter gebremst und die Peristaltik vermindert. Fettsäuren führen zur Ausschüttung von Enterogastrone und GIP, welche in gleicher Weise wirksam sind. Cholecystokinin, durch Peptone, Fett- und Aminosäuren, gering auch durch Salzsäure, freigesetzt, veranlaßt die Bauchspeicheldrüse zur Ausschüttung fermentreichen Sekretes in das Duodenum und wirkt galletreibend. Secretin sorgt gleichzeitig für den wäßrigen Anteil des Bauchspeichels und das notwendige alkalische Milieu. Die Wirkung von Secretin auf das Pankreas wird durch CCK verstärkt. Vermutlich ist auch das Umgekehrte der Fall. Spätestens zu dieser Zeit müßte auch das durchblutungsfördernde VIP ins Spiel kommen. Noch ist der Auslösemechanismus hierfür unbekannt. Der inzwischen gebremste Magen wird so alkalischer und motorisch ruhiger. Neu aufgenommene Nahrung benetzt und dehnt jetzt das Antrum. Der Erfolg ist ein Wiederaufleben der Gastrinausschüttung. Hinzu kommt enterales Gastrin oder intestinales säurestimulierendes Hormon (CHANDLER et al., 1973) aus dem tiefen Dünndarm, welches im Rahmen der *dritten, der enteralen Verdauungsphase* abgegeben wird. Die secretinbedingte pankreatische Bicarbonatausschüttung und der durch Minderung von gastraler Sekretion und Motorik ansteigende duodenale pH-Wert schwächen zudem die Hemmechanismen ab. Auch Motilin würde nun durch alkalischen Darminhalt freigesetzt. Das Spiel kann von neuem beginnen (ANDERSSON, 1973). Wenn man bedenkt, daß gastrointestinale Hormone, z. B. GIP, auch die Insulinausschüttung verstärken, Insulin aber seinerseits die absorbierte Glucose aus dem Blut ins Gewebe einschleust und durch Blutzuckerabfall die Magensekretion vagal anregt, dann beginnt man etwas von dem komplizierten, doch wohlausgewogenen Mechanismus zu begreifen, der in Gang gesetzt wird, wenn man an die nächste Mahlzeit denkt. Ja sogar der gastroileale und gastrokolische „Reflex" werden, in Anbetracht der Freisetzung von Gastrin und Motilin, erklärlich. Welche Rolle, vom Vagus abgesehen, lokale, plexusgebundene (intrinsische) neurale Hemm- und Fördermechanismen spielen, ist nicht völlig bekannt. Man weiß jedoch einiges, so z. B., daß eine Dehnung des Dünndarms die Magenmotorik rasch, wenn auch vorübergehend, bremst. Die Physiologie der sog. Oberbaucheinheit dient, um sich finalistisch auszudrücken, dem Zweck, die Nahrung nicht zu schnell, aber auch nicht zu langsam weiterzugeben, an jeder Station ihres Transportes optimal zu bearbeiten und die eingesetzten Mittel, d. h. Sekretion und motorische Aktivität, ökonomisch zu nützen. Versagt an einer Stelle die Regulation oder wird sie durch anatomische Ereignisse, wie Bildung hormonaktiver Tumoren, grob durchbrochen, dann sind, wie beim Zollinger-Ellison-Syndrom, pathologische Veränderungen die Folge.

Literatur

Sekretion des Magens

AAGAARD, P.: A comparison between the effect of peptavlon and histamine on gastric acid secretion in man after surgical vagotomy. Scand. J. Gastroent. **3**, 476—480 (1968)

AGUNOD, M., YAMAGUCHI, N., LOPEZ, R., LUHBY, A. L. , GLASS, G. B. J.: Correlative study of hydrochloric acid, pepsin and intrinsic factor secretion in newborns and infants. Amer. J. dig. Dis. **14**, 400—414 (1969)

ALONSO, D., PARK, O. H., HARRIS, J. B.: Adenosine monophosphates and glycogenolysis in frog gastric mucosa. Amer. J. Physiol. **215**, 1305—1309 (1968)

ALTAMIRO, M.: Alkaline secretion produced by intraarterial acetylcholine. J. Physiol. (Lond.) **168**, 787—803 (1963)

Anastasi, A., Erspamer, V., Endean, R.: Isolation and structure of caerulein, an active decapeptide from the skins of Hyla caerulea. Experientia (Basel) **23**, 699 (1969)

Andersson, S.: Inhibitory effects of hydrocloric acid in antrum and duodenum on gastric secretory responses to test meal in Pavlov and Heidenhain pouch dogs. Acta physiol. scand. **49**, 231—241 (1960)

Andersson, S.: Inhibitory effects of hydrochloric acid in the duodenum on gastrin-stimulated gastric secretion in Heidenhain pouch dogs. Acta physiol. scand. **50**, 105—112 (1960)

Andersson, S.: Inhibitory effects of hydrochloric acid in antrum and duodenum on histamine-stimulated gastric secretion in Pavlov and Heidenhain pouch dogs. Acta physiol. scand. **50**, 186—196 (1960)

Andersson, S.: Inhibition of gastric secretion by duodenal acidification before and after sympathetic denervation of Heidenhain pouches. Gastroenterology **45**, 752 (1963)

Andersson, S.: Gastric and duodenal mechanisms inhibitory gastric secretion of acid. In: Code, C. F.: Handbook of physiology, Sect. 6, Vol. II: Secretion, Chapt. 48. Baltimore: Williams and Wilkins 1967

Andersson, S.: Inhibitory mechanisms in duodenal control of gastric acid secretion. Gastro-enterology **61**, 778—780 (1971)

Andersson, S., Grossman, M. I.: Profile of pH, pressure and potential difference at gastro-duodenal junction in man. Gastroenterology **49**, 364 (1965)

Andersson, S., Nilsson, G., Sjodin, L.: Mechanism of duodenal inhibition of gastric acid secretion. Nobel Symposium, XVI. Frontiers in Gastrointestinal Hormone Research (Andersson, S., Ed.). Stockholm: Almquist and Wiksell (1973)

Andersson, S., Nilsson, G., Uvnäs, B.: Inhibition of gastric secretion by acid in proximal and distal duodenal pouches. Acta physiol. scand. **65**, 191—192 (1965)

Andersson, S., Nilsson, G., Uvnäs, B.: Effect of acid in proximal and distal duodenal pouches on gastric secretory responses to gastrin and histamine. Acta physiol. scand. **71**, 368—378 (1967)

Andersson, S., Uvnäs, B.: Inhibition of postprandial gastric secretion in Pavlov pouches by instillation of hydrochloric acid into the duodenal bulb. Gastroenterology **41**, 486—490 (1961)

Antia, F., Rosiere, C. E., Robertson, C., Grossman, M. I.: Effect of vagotomy on gastric secretion and emptying time in dogs. Amer. J. Physiol. **166**, 470—479 (1951)

Ardeman, S., Chanarin, I., Doyle, J. C.: Studies on secretion of gastric intrinsic factor in man. Brit. med. J. **1964 II**, 600—603

Aubry, D. A., Forrest, A. P. M.: Effects of histamine acid phosphate and pentagastrin on gastric secretion in normal human subjects. Gut **11**, 395—404 (1970)

Babkin, B. P.: Secretory mechanism of the digestive glands, 2nd. ed. New York: Paul B. Hoeber, Inc. 1950

Bachrach, W. H.: Action of insulin hypoglycemia on motor secretory functions of the digestive tract. Physiol. Rev. **33**, 566—592 (1953)

Baddeley, R. M., Evans, J., Griffin, J. A.: Influence of hyperaldosteronism upon gastric secretion. Gut **10**, 143—145 (1969)

Barreras, R. F.: Calcium and gastric secretion. Gastroenterology **64**, 1168—1184 (1973)

Barreras, R. F., Donaldson, R. M.: Effects of induced hypercalcemia on human gastric secretion. Gastroenterology **52**, 670—675 (1967)

Barrowman, J. A., Darnton, S. J.: The lipase of rat gastric mucosa. A histochemical demon-stration of the enzymatic activity against a medium chain triglyceride. Gastroenterology **59**, 13—21 (1970)

Bedi, B. S., Debas, H. T., Gillespie, G., Gillespie, I. E.: Effect of bile salts on antral gastrin release. Gastroenterology **60**, 256—262 (1971)

Bernardi, L. Bosisio, G., de Castiglione, R., Goffredo, O.: Synthesis of Caerulein. Experientia **23**, 700—704 (1967)

Berson, S. A., Yalow, R. S.: Nature of immunoreactive gastrin extractet from tissues of gastrointestinal tract. Gastroenterology **60**, 215—222 (1971)

Bertaccini, G., Endean, R., Erspamer, V., Impicciatore, M.: The actions of caerulein on gastric secretion of the dog and the rat. Brit. J. Pharmacol. **34**, 311—329 (1968)

Bieck, P. R.: Role of cyclic AMP in the regulation of gastric secretion in dogs and humans. Advanc. Cyclic Nucl. Res. 1, (1972) (in press)

Black, R. B., Hole, D., Rhodes, J.: Bile damage to the gastric mucosal barrier: The influence of pH and bile acid concentration. Gastroenterology **61**, 178—184 (1971)

Blix, G.: Mucopolysaccharides and glycoproteins. Scand. J. clin. Lab. Invest. **10**, 128—134 (1957)

Bodanszky, M., Klausner, Y. S., Said, S. J.: Biblogical activities of synthetic peptide corresponding to fragments of and to the entive sequence of the vagoactive intestinal peptide. Proc. nat. Acad. Sci. (Wash.) **70**, 382—384 (1973)

Bodanszky, M., Ondetti, M. A., Levine, S. D.: Synthesis of a heptacosapeptide amide with the hormonal activity of secretin. Chem. Industr. 42, 1757—1758 (1966)

Brackney, E. L., Thal, A. P., Wangensteen, O. H.: Role of duodenum in the control of gastric secretion. Proc. Soc. exp. Biol. (N. Y.) 88, 302—306 (1955)

Brooks, A. M., Grossman, M. I.: Postprandial pH and neutralizing capacity of the proximal duodenum in dogs. Gastroenterology 59, 85—89 (1970)

Brooks, A. M., Grossman, M. I.: Effect of secretin on fasting and postprandial pH of the duodenal bulb in dogs. Gastroenterology 59, 90—94 (1970)

Brooks, A. M., Grossman, M. I.: Effect of secretin and cholecystokinin on pentagastrin-stimulated gastric secretion in man. Gastroenterology 59, 114—119 (1970)

Brooks, A. M., Johnson, L. R., Grossman, M. I.: Effect of combinations of histamine and pentagastrin on gastric secretion in man and dog. Gastroenterology 58, 470—475 (1970)

Brooks, A. M., Isenberg, J., Grossman, M. I.: The effect of secretin, glucagon and duodenal acidification on pepsin secretion in man. Gastroenterology 57, 159—162 (1969)

Brooks, F. A.: Central neural control of acid secretion. In: Code, C. F.: Handbook of physiology, Sect. 6, Vol. II, Secretion, Chapt. 45. Baltimore: Williams and Wilkins 1967

Brown, J. C., Mutt, V., Pederson, R. A.: Further purification of a polypeptide demonstrating enterogastrone activity. J. Physiol. (Lond.) 209, 57—64 (1970)

Brown, J. C., Pederson, R. A., Jorpes, E.: Preparation of highly active enterogastrone. Canad. J. Physiol. Pharmacol. 47, 113—114 (1969)

Brunschwig, A., Van Prohaska, J., Clarke, T. H., Kandel, E. V.: A secretory depressant in gastric juice of patients with pernicious anemia. J. clin. Invest. 18, 415—422 (1939)

Butler, D. B., Hands, A. P., Ivy, A. C.: Potency of liver extract in stimulating gastric secretion by intravenous injection and by direct lavage. Amer. J. Physiol. 139, 325—328 (1943)

Card, W. I., Marks, I. N.: The relationship between acid output of the stomach following "maximal" histamine stimulation and the parietal cell mass. Clin. Sci. 19, 147—163 (1960)

Chung, R. S. K., Fromm, D., Trencis, L., Silen, W.: Gastric and pancreatic responses to jejunal distention. Gastroenterology 59, 387—395 (1970)

Clarke, S. D., Neill, D. W., Welbourn, R. B.: The effects of corticotrophin and corticoids on secretion from denervated gastric pouches in dogs. Gut 1, 36—43 (1960)

Classen, M., Koch, H., Deyhle, P., Weidenhiller, S., Demling, L.: Wirkung von Prostaglandin E_1 auf die basale Magensekretion des Menschen. Klin. Wschr. 48, 876—878 (1970)

Classen, M., Koch, H., Takebe, T., Berg, G., Demling, L.: Steigerung der Magensekretion durch intravenös verabfolgte Aminosäuren. Med. u. Ernähr. 11, 153—155 (1970)

Code, C. F.: Discussion. Gastroenterology 34, 216 (1958)

Code, C. F., Watkinson, G.: Importance of vagal innervation in the regulatory effect of acid in the duodenum on gastric secretion of acid. J. Physiol. (Lond.) 130, 233—252 (1955)

Coder, D. M., McIlrath, D. C.: Composition of parietal and nonparietal components of canine gastric secretion. Amer. J. dig. Dis. N. S. 14, 324—331 (1969)

Cooke, A. R.: Potentiation of acid output in man by a distention stimulus. Gastroenterology 58, 633—637 (1970)

Cooke, A. R., Grossman, M. I.: Electrolytes in gastric juice after adrenalectomy and glucocorticoid administration. Physiologist 8, 139 (1965)

Cooke, A. R., Nahrwold, D. L., Grossman, M. I.: Effect of bilateral adrenalectomy on gastric acid and pepsin secretion from gastric fistulas and Heidenhain pouches in dogs. Gastroenterology 52, 488—493 (1967)

Cooke, A. R., Preshaw, R. M., Grossman, M. I.: Effect of adrenalectomy and glucocorticoids on the secretion and absorption of hydrogen ion. Gastroenterology 50, 761—767 (1966)

Copeland, E. M., Miller, L. D., Smith, G. P.: The complex nature of small bowel control of gastric secretion. Ann. Surg. 168, 36—46 (1968)

Creamer, B., Shorter, R. G., Bamforth, J.: The turnover and shedding of epithelial cells. Gut 2, 110—116 (1961)

Croft, D. N., Ingelfinger, F. J.: Isolated gastric parietal cells: oxygen consumption, electrolyte content and intracellular pH. Clin. Sci. 37, 491—501 (1969)

Davenport, H. W.: Physiology of the digestive tract. Chicago: Year Book Medical Publ., Inc. 1961

Debas, H. T., Bedi, B. S., Gillespie, G., Gillespie, I. E.: Mechanism by which fat in the upper small intestine inhibits gastric acid. Gastroenterology 56, 483—487 (1969)

Demand, H. A., Gross, H. U., Berg, G.: Effects of continuous insulin infusions on unstimulated human gastric secretion. II. Quantitative changes of the gastric juice pattern. Gastroenterology 54, 1043—1049 (1968)

Demling, L.: Diskussion. In: Heinkel, K., Schön, H., Hrsg.: Pathogenese, Diagnostik, Klinik und Therapie des exokrinen Pankreas. Europäisches Pankreassymposium 1963. Stuttgart: Schattauer 1964

DEMLING, L.: Der kranke Magen. München-Berlin-Wien: Urban u. Schwarzenberg 1970

DEMLING, L.: Gastrointestinal hormones. International Symposium at Erlangen, 1971. Stuttgart: Thieme 1972

DEMLING, L., CLASSEN, M.: Biotelemetrische Messungen von pH und Druckwerten im menschlichen Magen-Darm-Trakt. Dtsch. Z. Verdau-. u. Stoffwechselkr. **30**, 135 (1970)

DEMLING, L., CLASSEN, M., THEBIS, J.: Telemetrie der gastralen H-Ionen-Konzentration mit der Glaselektrode. In: Biotelemetrie-Symposium, Erlangen 1968. Stuttgart: Thieme 1970

DEMLING, L., OTTENJANN, R.: Non-insulin-producing tumors of the pancreas. International Symposium at Erlangen 1968. Stuttgart: Thieme 1969

DEMLING, L., OTTENJANN, R., GEBHARDT, H.: Pankreas und peptisches Geschwür. Gastroenterologia (Basel) **102**, 129 (1964)

DEMLING, L., SCHMIDT, H. J.: pH-Messungen im menschlichen Dünndarm mit der Glaselektrode. Verh. dtsch. Ges. inn. Med. 1960. München: Bergmann 1961

DEYHLE, P., MIEDERER, S. E., OTTENJANN, R.: Der Einfluß akuter Hypercalcämie auf die durch Hypermagnesiämie gehemmte Magensekretion. Klin. Wschr. **48**, 384—385 (1970)

DOCUMENTA GEIGY, Wiss. Tabellen, 7. Aufl. Basel: J. G. Geigy AG Pharma 1968

DOMSCHKE, W., DOMSCHKE, S., CLASSEN, M., DEMLING, L.: Cyclisches Adenosin-3',5'-monophosphat und die Magensekretion. Naturwissenschaften **58**, 628 (1971)

DOMSCHKE, W., CLASSEN, M., DEMLING, L.: Circadian rhythmicity of gastric secretion and cyclic 3',5'-adenosine monophosphate contents of gastric mucosa in rats. Scand. J. Gastroent. **7**, 39—41 (1972)

DOMSCHKE, W., DOMSCHKE, S., CLASSEN, M., DEMLING, L.: Some properties of mucus in patients with gastric ulcer: Effect of treatment with carbenoxolone sodium. Scand. J. Gastroent. **7**, 647—651 (1972)

DOMSCHKE, W., DOMSCHKE, S., CLASSEN, M., DEMLING, L.: Cyclic AMP and the stimulation of gastric secretion by histamine in rats. Gastroenterology **62**, 744 (1972)

DOMSCHKE, W., DOMSCHKE, S., CLASSEN, M., DEMLING, L.: Histamine and cyclic 3',5'-AMP in gastric acid secretion. Nature (Lond.) **241**, 454—455 (1972)

DOMSCHKE, W., DOMSCHKE, S., RÖSCH, W., CLASSEN, M., DEMLING, L.: Failure of pentagastrin to stimulate cyclic AMP accumulation in human gastric mucosa. Scand. J. Gastroent. **9**, 467—471 (1974)

DOMSCHKE, W., DOMSCHKE, S., CLASSEN, M., DEMLING, L.: Glucocorticoids and gastric secretion: the role of cyclic adenosine-3',5'-monophosphate. Gastroenterology **63**, 252—256 (1972)

DOMSCHKE, W., DOMSCHKE, S., CLASSEN, M., DEMLING, L.: N-Acetylneuraminic acid in gastric mucus: a possible mediator of carbenoxolone action in gastric ulcer patients. Acta hepato-gastroent. **19**, 204—205 (1972)

DOMSCHKE, W., DOMSCHKE, S., CLASSEN, M., DEMLING, L.: Cyclic 3',5'-AMP and gastric secretion in the rat: Effect of adrenalectomy and glucocorticoids. Horm. Metab. Res. **4**, 226—227 (1972)

DOMSCHKE, W., DOMSCHKE, S., CLASSEN, M., DEMLING, L.: Histamine and glucocorticoids in gastric secretion: The role of cyclic 3',5'-AMP. Proceedings of the 5th International Congress on Pharmacology, San Francisco (USA), 59 (1972)

DOTEVALL, G., KOCK, M. G., WALAN, A.: Inhibition of pentagastrin-induced gastric acid secretion in man by glucagon given intravenously. Scand. J. Gastroent. **4**, 713—716 (1969)

DRAGSTEDT, L. R., KOHATZU, S., GWALTNEY, J., NAGANO, K., GREENLEE, H. B.: Further studies on the question of an inhibitory hormone from the gastric antrum. Arch. Surg. **79**, 10—21 (1959)

DRAGSTEDT, L. R., WOODWARD, E. R., OBERHELMAN, H. A., Jr., STORER, E. H., SMITH, C. A.: Effect of transplantation of antrum of stomach on gastric secretion in experimental animals. Amer. J. Physiol. **165**, 386—398 (1951)

DRITSAS, K. G., KOWALEWSKI, K.: The mechanism of pepsin secretion in the isolated perfused canine stomach. Canad. J. Surg. **11**, 85—92 (1968)

DUKE, W. W., HIRSCHOWITZ, B. I., SACHS, G.: Vagal stimulation of gastric secretion in man by 2-deoxy-D-glucose. In: CODE, C. F.: Handbook of physiology, Sect. 6, Vol. II: Secretion, Chapt. 50. Baltimore: Williams and Wilkins 1967

ELWIN, C. E., UVNÄS, B.: Distribution and local release of gastrin: In: Gastrin: Proceedings of a Conference. (GROSSMAN, M. I., Ed.). Los Angeles: Univ. Calif. Press 1966

ENGSTROM, J. F., RYBAK, J. J., DUBER, M., GREENBERGER, N. J.: Evidence for a lipase system in canine gastric juice. Amer. J. med. Sci. **256**, 346—351 (1968)

Enterogastrone (s): Anonyme Übersicht in Lancet **12**, 1224—1225 (1971)

ETHERINGTON, D. J., TAYLOR, W. H.: The pepsin of normal human gastric juice. Biochem. J. **113**, 663—668 (1969)

EWALD, C. A., BOAS, J.: Beiträge zur Physiologie und Pathologie der Verdauung. Virchows Arch. path. Anat. **104**, 271—305 (1886)

FARELL, J. I., IVY, A. C.: Studies on the motility of the transplanted gastric pouch. Amer. J. Physiol. **76**, 227—228 (1926)

FENG, T. P., HOU, H. C., LIM, R. K. S.: On the mechanism of the inhibition of gastric secretion by fat. Chin. J. Physiol. **3**, 371—378 (1929)

FERGUSON, A. N.: A cytological study of the regeneration of gastric glands following the experimental removal of large areas of mucosa. Amer. J. Anat. **42**, 403—435 (1928)

FERLITO, S., ROMANO, F.: The effect of aldosterone on human gastric secretion. Riv. Gastroent. **20**, 86—96 (1968)

FISCHERMANN, K., ANDERSEN, J., PETERSEN, P. H., RØDBRO, P.: Gastric function tests correlated to ABH blood group substances in gastric juice. Scand. J. clin. Lab. Invest. **20**, 202—206 (1967)

FORTE, J. G.: Three components of Cl⁻ flux across isolated bullfrog gastric mucosa. Amer. J. Physiol. **216**, 167—174 (1969)

FREDERICK, P. L., SIZER, J. S., ODBORNE, M. P.: Relation of massive bowel resection to gastric secretion. New Engl. J. Med. **272**, 509—514 (1965)

GILES, G. R., CLARK, C. G., BUCHAN, R.: Effect of esophageal perfusion with acid on basal gastric secretion. Gut **9**, 52—56 (1968)

GILLESPIE, I. E., CLARK, D. H., KAY, A. W., TANKEL, H. J.: Effect of antrectomy, vagotomy with gastro-jejunostomy and antrectomy with vagotomy on the spontaneous and maximal gastric acid output in man. Gastroenterology **38**, 361 (1960)

GILLESPIE, I. E., GROSSMAN, M. I.: Effect of acid in pyloric pouch on response of fundic pouch to injected gastrin. Amer. J. Physiol. **203**, 557—559 (1962)

GILLESPIE, I. E., GROSSMAN, M. I.: Inhibitory effect of secretion and cholecystokinin on Heidenhain pouch responses to gastrin extract and histamine. Gut **5**, 342—345 (1964)

GLASS, G. B. J.: Proteins in gastric secretion. In: The physiology of gastric secretion (SEMB, L. S., MYREN, J., Eds.). Oslo: Universitetsforlaget 1968

GÖTZ, H., SCHEIFFARTH, F., DUBELER, I.: Vergleichende elektrophoretische und immuno-elektrophoretische Studien an Organextrakten des menschlichen Magens. Gastroenterologia (Basel) **98**, 30—47 (1962)

GRÄSBECK, R., SIMONS, K., SINKKONEN, I.: Purification of intrinsic factor and Vitamin B_{12} binders from human gastric juice. Ann. Med. exp. Fenn. **40**, 1024 (1962)

GREENLEE, H. B., LONGHI, E. H., GUERRERO, J. D., NELSEN, T. S., EL-BERDI, A. L., DRAGSTEDT, L. R.: Inhibitory effect of pancreatic secretin on gastric secretion. Amer. J. Physiol. **190**, 396—402 (1957)

GREGORY, R. A.: Secretory mechanisms of the gastro-intestinal tract. London: Edward Arnold Ltd. 1962

GREGORY, R. A., TRACY, H. J.: The constitution and properties of two gastrins extracted from hog antral mucosa. Gut **5**, 103—117 (1964)

GROSSMAN, M. I.: Secretion of acid and pepsin in response to distention of vagally innervated fundic gland area in dogs. Gastroenterology **42**, 718 (1962)

GROSSMAN, M. I.: Neural and humoral stimulation of gastric secretion of acid. In: CODE, C. F.: Handbook of physiology, Sect. 6, Vol. II, Secretion, Chapt. 47. Baltimore: Williams and Wilkins 1967

GROSSMAN, M. I.: Gastrin. Los Angeles: Univ. Calif. Press 1968

GROSSMAN, M. I., ROBERTSON, C. R., IVY, A. C.: The proof of a hormonal mechanism for gastric secretion — the humoral transmission of the distention stimulus. Amer. J. Physiol. **153**. 1—9 (1948)

HARPER, A. A., KIDD, C., SCHRATCHERDT, T.: Vago-vasal reflex effects on gastric and pancreatic secretion and gastrointestinal motility. J. Physiol. (Lond.) **148**, 417—436 (1959)

HARRIS, J. B., ALONSO, D.: Stimulation of the gastric mucosa by adenosine-3',5'-monophosphate. Fed. Proc. **24**, 1368—1376 (1965)

HARRIS, J. B., NIGON, K., ALONSO, D.: Adenosine-3',5'-monophosphate: Intracellular mediator for methyl xanthine stimulation of gastric secretion. Gastroenterology **57**, 377—384 (1969)

HARRISON, R. C., LAKEY, W. H., HYDE, H. A.: The production of an acid inhibitor by the gastric antrum. Ann. Surg. **144**, 441—447 (1956)

HART, W., WELSCH, K. H., KLEMPA, J., SCHÜTZLER, W.: Demonstration of the vagal-antral inhibition of the gastrin mechanism in animal experiments. Z. Gastroent. **6**, 257—265 (1968)

HEINZ, E., ÖBRINK, K. J.: Acid formation and acidity control in the stomach. Physiol. Rev. **34**, 643—673 (1954)

HELANDER, H. F., OLIVECRONA, T.: Lipolysis and lipid absorption in the stomach of the suckling rat. Gastroenterology **59**, 22—35 (1970)

HENNING, N., KINZLMEIER, H., DEMLING, L.: Über die elektrophoretisch darstellbaren Proteine normaler und pathologischer Magensäfte. Münch. med. Wschr. **95**, 423—426 (1953)

HENNING, N., KINZLMEIER, H., KIMBEL, H.: Die H-Ionenkonzentration im Magen während der Verdauung. Gastroenterologia (Basel) 81, 284—292 (1954)
HERRIOTT, R. M.: Isolation, crystallization and properties of swine pepsinogen. J. gen. Physiol. 21, 501—540 (1938)
HIRSCHOWITZ, B. I.: Pepsinogen: its origins, secretion and excretion. Physiol. Rev. 37, 475—511 (1957)
HIRSCHOWITZ, B. I.: Gastric osmolar clearance and ionic barrier. Two mechanisms of electrolyte secretions by the human stomach. J. appl. Physiol. 15, 933—938 (1960)
HIRSCHOWITZ, B. I.: The physiology of pepsinogen. In: Pathophysiology of peptic ulcer (SKORYNA, S., Ed.). Montreal: McGill Univ. Press 1964
HIRSCHOWITZ, B. I.: Secretion of pepsinogen. In: CODE, C. F.: Handbook of physiology, Sect. 6, Vol. II, Secretion, Chapt. 50. Baltimore: Williams and Wilkins 1967
HIRSCHOWITZ, B. I., SACHS, G.: Vagal gastric secretory stimulation by deoxy-D-glucose. Amer. J. Physiol. 209, 452—460 (1965)
HIRSCHOWITZ, B. I., SACHS, G.: Atropine inhibition of insulin-, histamine- and pentagastrin-stimulated gastric electrolyte and pepsin secretion in the dog. Gastroenterology 56, 693—702 (1969)
HIRSCHOWITZ, B. I., SCHENKER, S., BOYETT, D. D.: A highly active gastric secretagogue extracted from a metastasis of a Zollinger-Ellison tumor. Amer. J. dig. Dis. N. S. 8, 499—508 (1963)
HOEDEMAKER, P. J.: Investigations on the site of production of Castle's gastric intrinsic factor (Doctoral dissertation) Groningen, the Netherlands: Univ. of Groningen 1965
HOLLANDER, F.: Studies in gastric secretion. Variations in chloride content of gastric juice and their significance. J. biol. Chem. 97, 585—604 (1932)
HOLLANDER, F.: Gastric secretion of electrolytes. Fed. Proc. 11, 706—714 (1952)
HOLLANDER, F.: The electrolyte patterns of gastric mucinous secretions: its implication for gastric fibrosis. Ann. N. Y. Acad. Sci. 106, 757—766 (1963)
HUBEL, K. A.: Progress in gastroenterology. Secretin: a long progress note. Gastroenterology 62, 318—341 (1972)
HUNT, J. N., WAN, B.: Electrolytes of mammalian gastric juice. In: CODE, C. F.: Handbook of physiology, Sect. 6, Vol. II: Secretion. Baltimore: Williams and Wilkins 1967
IGGO, A.: Gastric mucosal chemoreceptors with vagal afferent fibres in the cat. Quart. J. exp. Physiol. 42, 398—409 (1957)
IHRE, B. J.: Human gastric secretion. Acta med. scand. Suppl. 95, 1—226 (1938)
IRVINE, W. J.: Effect of gastrin I and II on secretion of intrinsic factor. Lancet 1965 I, 736—737
ISAKHANOV, G. I.: The effect of resecting the small intestine at differents levels on the secretory function of the stomach. Fiziol. Zh. (Mosk.) 54, 1094—1101 (1968)
JEFFRIES, G. H.: Gastric secretion of intrinsic factor. In: CODE, C. F.: Handbook of physiology, Sect. 6, Vol. II: Secretion, Chapt. 51. Baltimore: Williams and Wilkins 1967
JEFFRIES, G. H., SLEISENGER, M. H.: The pharmacology of intrinsic factor secretion in man. Gastroenterology 48, 444 (1965)
JEPSON, K., JOHNSTON, D.: Effect of vagotomy on human gastric acid secretion stimulated by gastrin pentapeptide and by histalog. Gastroenterology 55, 665—669 (1968)
JOHNSON, L. R.: Control of gastric secretion: no room for histamine? Gastroenterology 61, 106—118 (1971)
JOHNSON, L. R., GROSSMAN, M. I.: Secretin: The enterogastrone released by acid in the duodenum. Amer. J. Physiol. 215, 885—888 (1968)
JOHNSON, L. R., GROSSMAN, M. I.: (1) Effects of fat, secretin and cholecystokinin on histamine stimulated gastric secretion. Amer. J. Physiol. 216, 1176—1179 (1969)
JOHNSON, L. R., GROSSMAN, M. I.: (2) Characteristic of inhibition of gastric secretion by secretin. Amer. J. Physiol. 217, 1401—1404 (1969)
JOHNSON, L. R., GROSSMAN, M. I.: Progress in gastroenterology. Intestinal hormones as inhibitors of gastric secretion. Gastroenterology 60, 120—144 (1971)
JOHNSTON, D., DUTHIE, H. L.: Effect of acid in the duodenum on histamine stimulated gastric secretion in man. Gut 5, 573—580 (1964)
JOHNSTON, D., DUTHIE, H. L.: Inhibition of gastrin secretion in the human stomach. Effect of acid in the duodenum. Lancet 1965 II, 1032—1035
JONES, T. W., HARKINS, H. N.: The mechanism of inhibition of gastric acid secretion by the duodenum. Gastroenterology 37, 81—86 (1959)
JORDAN, P. H., Jr., SAND, B. F.: A study of the gastric antrum as an inhibitor of gastric juice production. Surgery 42, 40—49 (1957)
JORPES, J. E.: The isolation and chemistry of secretin and cholecystokinin. Gastroenterology 55, 157—164 (1968)
JORPES, J. E., MUTT, V., TOCZKO, K.: Further purification of cholecystokinin and pancreozymin. Acta chem. scand. 18, 2408—2410 (1964)

Jorpes, J. E., Mutt, V.: Cholecystokinin and pankreozymin one single hormone? Acta physiol. scand. **66**, 196—202 (1966)

Jost, J.-P., Rickenberg, H. V.: Cyclic AMP. Ann. Rev. Biochem. **40**, 741—774 (1971)

Klopper, P. J.: Les variations du pH de l'estomac pendant la phase cephalique de la sécrétion du suc gastrique chez le chien. J. Physiol. (Paris) **47**, 621—631 (1955)

Koch, H., Ohnhaus, E. E., Deyhle, P., Classen, M., Demling, L.: Der Einfluß von Heparin auf pentagastrininduzierte Ulcera duodeni bei der Katze. Therapiewoche **35**, 1774—1777 (1970)

Konturek, S. J.: The role of the intestines in the regulation of gastric secretion. Pol. Tyg. lek. **24**, 267—270 (1969)

Konturek, S. J.: Effect of secretin and jejunal acidification on gastric and pancreatic secretion in man. Gut **11**, 158—162 (1970)

Konturek, S. J., Grossman, M. I.: Effect of perfusion of intestinal loops with acid, fat or dextrose on gastric secretion. Gastroenterology **49**, 481 (1965)

Konturek, S. J., Johnson, L. R.: Evidence for an enterogastric reflex for the inhibition of acid secretion. Gastroenterology **61**, 667—674 (1971)

Konturek, S. J., Moczurad, K.: The effect of gastrin analogs on HCl secretion from vagally innervated and denervated portions of the stomach. Acta physiol. pol. **19**, 635—643 (1968)

Konturek, S. J., Oleksy, J.: The effect of cholinergic and adrenergic blockage on basal and pentagastrin-induced acid secretion. Scand. J. Gastroent. **4**, 13—16 (1969)

Kosaka, T., Lim, R. K. S.: Demonstration of the humoral agent in fat inhibition of gastric secretion. Proc. Soc. exp. Biol. (N. Y.) **27**, 890—891 (1930)

Köster, K. H., Rune, S. J.: Antral control of gastric acid secretion. Lancet **1963 II**, 1183 to 1187

Kotrba, C., Code, C. F.: Gastric acid secretory responses to some purified foods and to additions of sucrose or olive oil. Amer. J. dig. Dis. **14**, 1—8 (1969)

Kowalewski, K., Schier, J. F.: Experimental peptic ulcer in dogs following the induced deficiency of gastric "mucus barrier". Biochemical and histopathological study. In: 4th world congress of gastroenterology, Kopenhagen 12.—18. July, 1970. Advance abstracts (Riis, P., Anthonisen, P., Baden, H., Eds.) 1970

Lai, K. S.: Studies on gastrin. Part I. A method of biological assay of gastrin. Part II. Quantitative study of the distribution of gastrin-like activity along the gut. Part III. Gastrin-like activity in stomachs of patients with peptic ulceration and gastric carcinoma. Gut **5**, 327—341 (1964)

Leblond, C. P., Walker, B. E.: Renewal of cell populations. Physiol. Rev. **36**, 255—276 (1956)

Levey, G. S.: Solubilization of myocardial adenyl cyclase: Loss of hormone responsiveness and activation by phospholipide. Ann. N. Y. Acad. Sci. **185**, 449—457 (1971)

Levine, R. A., Cafferata, E. P., McNally, E. F.: Inhibitory effect of adenosine-3',5'-monophosphate on gastric secretion and intestinal motility in man. Clin. Res. **14**, 301 (1966)

Ley, R., Bremen, J., Verbeustel, S., Woussen-Colle, M. C., De Graef, J.: Physiology of the secretion of acid, pepsin, sulfated polysaccharides. Digestion **2**, 113—123 (1969)

Lick, R. F., Hart, W., Hildenbrand, G., Balser, D., Riffelmacher, F.: Partielle Neutralisation von Salzsäurelösung in Heidenhaintaschen. Z. Gastroent. **6**, 271—278 (1968)

Lin, T. M., Spray, G. F.: Effect of glucagon on gastric HCl-secretion. Gastroenterology **54**, 1254 (1968)

Lin, T. M., Warrick, M. W.: Effect of glucagon on pentagastrin-induced acid secretion and mucosal blood flow in the dog. Gastroenterology **61**, 328—331 (1971)

Linde, S.: Studies on the stimulation mechanism of gastric secretion. Acta physiol. scand. Suppl. **74**, 3—92 (1950)

Lipkin, P., Sherlock, P., Bell, B.: Cell population kinetics in the gastrointestinal tract of man. 2. Cell renewal in stomach, ileum and rectum. Gastroenterology **45**, 721 (1963)

Long, J. F., Brooks, F. P.: Relation between inhibition of gastric secretion and absorption of fatty acids. Amer. J. Physiol. **209**, 447—451 (1965)

Longhi, E. H., Greenlee, H. B., Bravo, J. L., Guerrero, J. D., Dragstedt, L. R.: Question of an inhibitory hormone from the gastric antrum. Amer. J. Physiol. **191**, 64—70 (1957)

Lucas, K., Magee, D. F., Nakajima, S., Veith, M.: Pancreozymin/cholecystokinin, a physiological mediator of gastric secretory inhibition of duodenal origin. Experientia (Basel) **24**, 570—571 (1968)

Lucien, H. W., Itoh, Z., Schally, A. V.: Inhibitory effects of a purified enterogastrone, secretion and cholecystokinin on histamine — stimulated gastric acid secretion. Gastroenterology **59**, 707—711 (1970)

Makhlouf, G. M.: The action of gastrin II on gastric secretion. Edinburgh, Scotland: Edinburgh University 1965

Makhlouf, G. M.: Models for the secretion of pepsin in man. Gastroenterology **58**, 123 (1970)

Makhlouf, G. M., McManus, J. P. A., Card, W. I.: A quantitative statement of the two-component hypothesis of gastric secretion. Gastroenterology 51, 149 (1966)

Makhlouf, G. M., McManus, J. P. A., Knill, J. R.: Quantitative aspects of synergism and inhibition of gastric acid secretion. Gastroenterology 54, 532—537 (1968)

Makhlouf, G. M., Moore, E. W., Blum, A. L.: Models for the "Secretion" of pepsin and other proteins by the human stomach. Gastroenterology 55, 457—464 (1968)

Mao, C. C., Shanbour, L. L., Hodgins, D. S., Jacobson, E. D.: Cyclic AMP and gastric secretion. J. Lab. clin. Med. 78, 830 (1971)

Mao, C. C., Shanbour, L. L., Jacobson, E. D.: Effects of secretagogues upon canine gastric mucosal adenyl cyclase (AC) and phosphodiesterase (PDase). Gastroenterology 62, 781 (1972)

Master, S. P., Bedi, B. S., De Sousa, A. P., Gillespie, I. E.: Sustained inhibition of gastric secretion by repeated rapid intravenous injections of gastrin. Gastroenterology 56, 875—881 (1969)

McGuigan, J. E.: Gastric mucosal intracellular localization of gastrin by immunofluorescence. Gastroenterology 55, 315—327 (1968)

McGuigan, J. E.: Binding of caerulein by antibodies to human gastrin, I. Gastroenterology 56, 858—861 (1969)

McGuigan, J. E., Greider, M. H.: Correlative immunochemical and light microscope studies of the gastrin cell of the antral mucosa. Gastroenterology 60, 223—236 (1971)

McIlrath, D. C., Hallenbeck, G. A.: Comparison of gastric inhibitory properties of two secretin preparation. Amer. J. Physiol. 206, 1077—1080 (1964)

McIntyre, O. R., Sullivan, L. W., Jeffries, G. H., Silver, R.: Pernicious anemia in childhood. New Engl. J. Med. 272, 981—986 (1965)

Menguy, R.: Studies on the role of pancreatic and biliary secretions on the mechanism of gastric inhibition by fat. Surgery 48, 195—200 (1960)

Mertz, D. P., Mann, K., Jahr, R.: Wirkung von Adenosin-3′,5′-cyclischem Monophosphat auf die basale Säuresekretion des menschlichen Magens. Klin. Wschr. 49, 936—939 (1971)

Mertz, D. P., Poppe, W., Poser, G.: The maximal osmotic concentration of the gastric juice: A contribution to the problem of the mechanism of gastric secretion. Klin. Wschr. 46, 85—93 (1968)

Meyer, J. H., Grossman, M. I.: Release of secretin and cholecystokinin in: Gastrointestinal Hormones (Demling, L., Ed.). Stuttgart: Thieme 1972

Michal, G., Woschee, M., Wunderwald, P.: Cyclophosphates. IV. Penetration studies with A-3′,5′-MP in the rat liver. Life Sci. 10, II, 841—853 (1971)

Miederer, S. E., Deyhle, P., Bodien, K., Ottenjann, R.: Akute Hypersiderinämie und Magensekretion. Klin. Wschr. 47, 1288—1289 (1969)

Miederer, S. E., Deyhle, P., Ottenjann, R.: Glucagon und Magensekretion. Dtsch. med. Wschr. 95, 1497—1498 (1970)

Miederer, S. E., Deyhle, P., Ottenjann, R.: Der gegenseitige Einfluß intestinaler Hormone auf die Magensekretion. Med. Klin. 1970

Moore, E. W., Makhlouf, G. M.: Calcium in normal human gastric juice: a four-component model with speculation on the relation of calcium to pepsin secretion. Gastroenterology 55, 465—480 (1968)

Mutt, V., Jorpes, J. E.: Secretin: isolation and determination of structure (Abstr.). Proceedings of the Fourth International Symposium on the Chemistry of Natural Products, Stockholm 1966

Nakajima, S., Hirschowitz, B. I., Sachs, G.: Studies on adenyl cyclase in nectures gastric mucosa. Arch. Biochem. Biophys. 143, 123—126 (1971)

Nakajima, S., Nakamura, M., Magee, D. F.: Effect of secretin on gastric acid and pepsin secretion in response to various stimuli. Amer. J. Physiol. 216, 87—91 (1969)

Nakajima, S., Shoemaker, R. L., Hirschowitz, B. I.: Comparison of actions of aminophylline and pentagastrin on necturus gastric mucosa. Amer. J. Physiol. 219, 1259—1262 (1970)

Nakamura, M., Nakajima, S., Magee, D. F.: Action of pancreozymin preparations on gastric acid secretion. Gut 9, 405—410 (1968)

Nigon, K., Harris, J. B.: Adenosine monophosphates and phosphorylase in frog stomachs. Amer. J. Physiol. 215, 1299—1304 (1968)

Northop, J. H., Kunitz, M., Herriott, R. M.: Crystalline enzymes, 2nd Ed. New York: Columbia 1948

Oberhelman, H. A., Jr., Woodward, E. R., Zubiran, J. M., Dragstedt, L. R.: Physiology of the gastric antrum. Amer. J. Physiol. 169, 738—748 (1952)

Olbe, L., Jacobsen, B.: Intraluminal pressure waves of the stomach in dogs studied by endoradiosondes. Gastroenterology 44, 787 (1963)

Olbe, L., Ridley, P. T., Uvnäs, B.: Effects of gastrin and histamine an vagally induced acid and pepsin secretion in antrectomized dogs. Acta physiol. scand. 72, 492—497 (1968)

Ondetti, M. A., Rubin, B., Engel, S. L., Pluscec, J., Sheehan, J. T.: Cholecystokinin-Pancreozymin: Recent developments. Amer. J. dig. Dis. 15, 149—156 (1973)

Ottenjann, R., Demand, H., Link, E.: Studies on the two-component theory of gastric secretion. Digestion 1, 81—84 (1968)

Ottenjann, R., Deyhle, P., Schaller, K. H., Stadelmann, O.: Über den Einfluß akuter Hypermagnesiämie auf die durch Hypercalcämie stimulierte Magensekretion. Klin. Wschr. 47, 1204—1206 (1969)

Ottenjann, R., Deyhle, P., Paul, F.: Über den Einfluß von Glukagon auf die gastrale Sekretion bei synchroner Calcium-Infusion. Klin. Wschr. 47, 724—725 (1969)

Ottenjann, R., Nitzsche, R., Miederer, S. E., Deyhle, P.: Über den Einfluß von exogenem Glukagon auf die Magensekretion bei akuter Hypercalcämie. Klin. Wschr. 48, 1005—1006 (1970)

Pavlov, I. P.: The work of the digestive glands, 2nd Ed., translated by W. H. Thompson. London: Charles Griffin 1910

Payne, R. A., Cox, A. G., Spencer, J., Cheng, F. C. Y.: Effect of vagotomy on gastric acid secretion stimulated by pentagastrin and histamine. Brit. med. J. 4, 456—457 (1967)

Pederson, R. A., Brown, J. C.: Inhibition of histamine-, pentagastrin- and insulin-stimulated canine gastric secretion by pure "gastric inhibitory polypeptide". Gastroenterology 62, 393—400 (1972)

Perrier, C. V., Laster, L.: Adenyl cyclase activity of guinea-pig gastric mucosa. Clin. Res. 17, 596 (1969)

Petersen, H.: The relationship between the gastric and pancreatic secretion in man. Scand. J. Gastroent. 4, 345—351 (1969)

Pe Thein, M., Schofield, B.: Release of gastrin from the pyloric antrum following vagal stimulation by sham feeding in dogs. J. Physiol. (Lond.) 148, 291—305 (1959)

Pevsner, L., Grossman, M. I.: The mechanism of vagal stimulation of gastric acid secretion. Gastroenterology 28, 493 (1955)

Pincus, I. J., Friedman, M. H. F., Thomas, J. E., Rehfuss, M. E.: A quantitative study of the inhibitory effect of acid in the intestine on gastric secretion. Amer. J. dig. Dis. 11, 205—208 (1944)

Piper, P. J., Said, S. I., Vane, J. R.: Effects on smooth muscle preparations of unidentified vasoactive peptides from intestine and lung. Nature (Lond.) 225, 1444 (1970)

Preshaw, R. M.: Latency of the gastric secretory response to sham feeding in the dog. Canad. J. Physiol. Pharmacol. 45, 633—641 (1967)

Rall, T. W., Sutherland, E. W., Berthet, J.: The relationship of epinephrine and glucagon to liver phosphorylase. IV. Effect of epinephrine and glucagon on the reactivation of phosphorylase in liver homogenates. J. biol. Chem. 224, 463—475 (1957)

Rasmussen, H.: Cell communication, calcium ion, and cyclic adenosine monophosphate. Science 170, 404—412 (1970)

Redford, M., Schofield, B.: The effect of local anesthesia of the pyloric antral mucosa on acid inhibition of gastrinmediated acid secretion. J. Physiol. (Lond.) 180, 304—320 (1965)

Reid, N. C., Hackett, R. M., Welbourn, R. B.: The influence of cortisone on the parietal cell population of the stomach in the dog. Gut 2, 119—122 (1961)

Robert, A., Nezamis, J. E., Phillips, J. P.: Inhibition of gastric secretion by prostaglandins. Amer. J. dig. Dis. N. S. 12, 1073—1076 (1967)

Robert, A., Nezamis, J. E., Phillips, J. P.: Effect of prostaglandin E_1 on gastric secretion and ulcer formation in the rat. Gastroenterology 55, 481—487 (1968)

Robertson, C. R., Rosiere, C. E., Blickenstaff, D., Grossman, M. I.: Potentiating action of certain xanthine derivatives on gastric acid secretory responses in dog. J. Pharmacol. exp. Ther. 99, 362—365 (1950)

Rosemann, R.: Contribution to the physiology of digestion. The properties and composition of the dogs gastric juice, obtained by sham feeding. Arch. ges. Physiol. 118, 467—524 (1907)

Roth, J. A., Ivy, A. C.: Synergistic effect of coffeine upon histamine in relation to gastric secretion. Amer. J. Physiol. 142, 107—113 (1944)

Rovelstad, R. A., Maher, F. T.: Problems associated with assessment of the effects of diet, antacids and anticholinergic agents on gastric and duodenal acidity, as measured by the glass electrode in situ. Gastroenterology 42, 588—594 (1962)

Rowlands, C., Temperley, J. H., Wyllie, J. H.: Pentagastrin-infusion test after atropine or vagotomy. Lancet 1969 II, 348—349

Ruch, Th. C., Patton, H. D.: Physiology and biophysics. Philadelphia and London: W. B. Saunders Comp. 1965

Rune, S. J.: Gastric acid secretion after ingestion of solid food. A comparative study of gastric acid secretory capacity in response to solid food and histamine. Scand. J. Gastroent. 3, Suppl. 1 (1968)

Said, S. J., Mutt, V.: Polypeptide with broad biological activity: isolation from small intestine. Science 169, 1217 (1970)

Said, S. J., Mutt, V.: Potent peripheral and splanchnic vasodilator peptide from normal gut. Nature (Lond.) 225, 863 (1970)

Samloff, I. M.: Progress in gastroenterology. Pepsinogens, pepsins and pepsin inhibitors. Gastroenterology 60, 586—604 (1971)

Samloff, I. M.: Slow moving protease and the seven pepsinogens. Electrophoretic demonstration of the existence of eight proteolytic fractions in human gastric mucosa. Gastroenterology 57, 659—669 (1969)

Schäfer, E. A.: Textbook of physiology, Vol. I. Edinburgh, London: Pentland 1898

Schapiro, H., Storer, E. H., Britt, L. G.: Action of antidiuretic hormone on food stimulated gastric section. Amer. Surg. 34, 315—316 (1968)

Schmidt. H. A.: Die Bestimmung der maximalen Magensekretion im sogenannten Stufentest nach Infusion von Histamin, Pentagastrin und Gastrin. Dtsch. med. Wschr. 96, 5—8 (1971)

Schofield, B.: Inhibition by acid of gastrin release. In: Gastrin (Grossman, M. I., Ed.). UCLA Forum Med. Sci. No. 5, Los Angeles: Univ. Calif. Press 1966

Schrager, J.: The isolation of the principle gastric glycoprotein and its physiological function. In: 4th world congress of gastroenterology, Kopenhagen, 12.—18. July, 1970. Advance Abstracts (Riis, P., Anthonisen, P., Baden, H., Eds.) 1971

Schwann, T. L.: Über das Wesen des Verdauungsprozesses. Poggendorf Ann. Phys. Chem. 38, 358—364 (1836)

Seelig, H. P.: Gastrin. Inaktivierung und Abbau. Stuttgart: Thieme 1972

Seijffers, M. J., Segal, H. L., Miller, L. L.: Separation of pepsin I, pepsin II A, pepsin II B and pepsin III from human gastric mucosa. Amer. J. Physiol. 205, 1106—1112 (1963)

Shay, H.: Emotional stress and parietal cell mass. Amer. J. dig. Dis. N. S. 4, 846—870 (1959)

Shay, H., Gershon-Cohen, J., Fels, S. S.: The role of upper small intestine in the control of gastric secretion; the effect of neutral fat, fatty acid and soaps; the phase of gastric secretion influenced and the relative importance of the psychic and chemical phases. Ann. intern. Med. 13, 294—307 (1939)

Shay, H., Gershon-Cohen, J., Fels, S. S.: A self regulatory duodenal mechanism for gastric acid control and an explanation for the pathologic gastric physiology in uncomplicated duodenal ulcer. Amer. J. dig. Dis. 9, 124—128 (1942)

Sircus, W.: The intestinal phase of gastric secretion. Quart. J. exp. Physiol. 38, 91—100 (1953)

Sircus, W.: Studies on the mechanisms in the duodenum inhibiting gastric secretion. Quart. J. exp. Physiol. 43, 114—133 (1958)

Smallwood, R. A.: Effect of intravenous calcium administration on gastric secretion of acid and pepsin in man. Gut 8, 592—598 (1967)

Sokolov, A. P.: Thesis St. Petersburg 1904. Quoted by Babkin, B. P.: Secretory mechanisms of the digestive glands. New York: Paul B. Hoeber, Harper and Row, 1950

Stavraky, G. W.: Some aspects of gastric secretion induced by mecholyl. Rev. canad. Biol. 2, 59—71 (1943)

Stening, G. F., Johnson, L. R., Grossman, M. I.: Effect of secretin on acid and pepsin secretion in cat and dog. Gastroenterology 56, 468 (1969)

Stening, G. F., Johnson, L. R., Grossman, M. I.: Effect of cholecystokinin and caerulein on gastrin and histamine — evoked gastric secretion. Gastroenterology 57, 44—50 (1969)

Storozhuk, P. G.: The effect of protein products on gastric secretion in dogs. Vop. Pitan. 27, 50—55 (1968)

Strickland, R. G., Fisher, J. M., Taylor, K. B.: Effect of prednisolone on gastric function and structure in man. Gastroenterology 56, 675—686 (1969)

Sun, D. C. H.: Effect of corticotropin on gastric acid, pepsin and mucus secretion in dogs with fistulas. Amer. J. dig. Dis. 14, 107—112 (1969)

Sutherland, E. W., Øye, J., Butcher, R. W.: The action of epinephrine and the role of the adenyl cyclase system in hormone action. Recent Progr. Hormone Res. 21, 623—642 (1965)

Sutherland, E. W., Rall, T. W.: The properties of an adenine ribonucleotide produced with cellular particles, ATP, Mg^{++}, and epinephrine or glucagon. J. Amer. chem. Soc. 79, 3608 (1957)

Svensson, S. O., Emås, S.: Effect of cholecystokinin on histamine — and pentagastrin — stimulated acid secretion in conscious cats. Scand. J. Gastroent. 6, 371—376 (1971)

Szafran, H., Popiela, T.: Correspondence: Identity and properties of gastric lipase. Gastroenterology 64, 140—141 (1973)

Tamarit-Torres, J., Hunt, J. N., Bock, D., Kirsner, J. B.: Estudio sobre la composición del jugo gastrico basal en normales. Arch. Med. Exp. (Madr.) **23**, 137—150 (1960)

Tamarit-Torres, J., Hunt, J. N., Bock, D., Kirsner, J. B.: Estudio sobre la composición del jugo gástrico basaö en ulcerosos gastricos y duodenales. An. Inst. Farmacol. esp. **8**, 229—240 (1961)

Tang, J., Mills, J., Chiang, L.: Comparative studies on the structure and specifity of human gástricsin pepsin and zymogen. Ann. N. Y. Acad. Sci. **140**, 688—696 (1967)

Tenorova, M., Stuchlikova, E., Korinek, J.: Proteins of gastric juice; electrophoresis on agar and immunoelectrophoresis. Sborn. lék. **63**, 211—218 (1961)

Teorell, T.: On the permeability of the stomach mucosa for acids and some other substances. J. gen. Physiol. **23**, 263—274 (1939)

Teorell, T.: Electrolyte diffusion in relation to the acidity regulation of the gastric juice. Gastroenterology **9**, 425 (1947)

Tomenius, J., Williams, G.: Continuously recorded pH of gastric and duodenal contents in situ with evaluation of the efficiancy of some antacids in vivo. Acta med. scand. **166**, 25—34 (1960)

Uvnäs, B.: The effect of atropine, acetylcholine, eserine and Di-isopropyl fluorophosphate on gastric secretion in cat. Acta physiol. scand. **15**, 427—437 (1948)

Vagne, M., Cille, Y., Martin, F., Lambert, R.: L'ammonium dans le suc gastrique humain. C. R. Soc. Biol. (Paris) **159**, 380—383 (1965)

Voukydis, P. C.: The effect of blood sugar level on the histamine-stimulated gastric secretion in shay-rats. Arch. int. Pharmacodyn. **179**, 364—371 (1969)

Wang, C. C., Grossman, M. I.: Physiological determination of the release of secretin and pancreozymin from intestine of dogs with transplanted pancreas. Amer. J. Physiol. **165**, 527—545 (1951)

Wangel, A. G., Callender, S. T.: Effect of gastrin I and II on the secretion of intrinsic factor. Brit. med. J. **1965 I**, 1409—1411

Wilhelmj, C. M., McCarthy, H. H., Hill, F. C.: Acid inhibition of the intestinal and intragastric chemical phases of gastric secretion. Amer. J. Physiol. **118**, 766—774 (1937)

Wilhelmj, C. M., McCarthy, H. H., Hill, F. C.: Acid inhibition and the sephalic (psychic) phase of gastric secretion. Amer. J. Physiol. **120**, 619—623 (1937)

Wilhelmj, C. M., Neigus, I., Hill, F. C.: Studies on the regulation of gastric acidity. Amer. J. Physiol. **106**, 381—397 (1933)

Wilhelmj, C. M., O'Brien, F. T., Hill, F. C.: The inhibitory influence of the acidity of the gastric contents on the secretion of acid by the stomach. Amer. J. Physiol. **115**, 429—440 (1936)

Williams, C. B., Forrest, A. P. M., Campell, H.: Buffering capacity of food in relation to stimulation of gastric secretion. Gastroenterology **55**, 567—574 (1968)

Wilson, D. E., Levine, R. A.: Decreased canine gastric mucosal blood flow induced by prostaglandine E_1: A mechanism for its inhibitory effect on gastric secretion. Gastroenterology **56**, 1268 (1969)

Windsor, C. W. O., Cockel, R., Lee, M. J. R.: Inhibition of gastric secretion in man by intestinal fat infusion. Gut **10**, 135—142 (1969)

Woodward, E. R., Trumbull, W. E., Schapiro, H., Towne, I.: Does the gastric antrum elaborate an antisecretory hormone? Amer. J. dig. Dis. N. S. **3**, 204—213 (1958)

Wormsley, K. G.: The response to duodenal acidification in man. Gut **10**, 1050 (1959)

Wormsley, K. G.: Response to duodenal acidification in man. I. Electrolyte changes in the duodenal aspirate. Scand. J. Gastroent. **4**, 717—726 (1969)

Wormsley, K. G.: Reactions to acid in the intestine in health and disease. Gut **12**, 67—84 (1971)

Wormsley, K. G.: Inhibition of gastric acid secretion. Gastroenterology **62**, 156 (1972)

Wormsley, K. G., Grossman, M. I.: Inhibition of gastric secretion by secretin and by endogenous acid in the duodenum. Gastroenterology **47**, 72 (1964)

Wünsch, E., Jaeger, E., Scharf, R.: Reindarstellung des synthetischen Glucagons. Chem. Ber. **101**, 3664—3670 (1968)

Wyllie, J. H., Limbosch, J. M., Nyhus, L. M.: The effect of atropine on gastric secretion in dog. Scand. J. Gastroent. **3**, 18—22 (1968)

Wyllie, J. H., Wendy, D. P., Ealding, Hesselbo, T., Plack, J. W.: Inhibition of gastric secretion in man by metiamide: a new, orally active histamine H_2-receptor antagonist. Gut **14**, 424 (1973)

Yalow, R. S., Berson, S. A.: Further studies on the nature of immunoreactive gastrin in human plasma. Gastroenterology **60**, 203—214 (1971)

Motorik

Anderson, S., Grossman, M. I.: Profile of pH pressure and potential difference in gastroduodenal junction in man. Gastroenterology **49**, 364—371 (1965)

Andersson, J. J., Bolt, R. J., Ullman, B. M., Bass, P.: Differential response to various stimulants in the body and antrum of the canine stomach. Amer. J. dig. Dis. N. S. 13, 147—157 (1968)

Annegers, J. H., Ivy, A. C.: The effect of dietary fat upon gastric evacuation in normal subjects. Amer. J. Physiol. 150, 461—465 (1947)

Aune, S.: Intragastric pressure after vagotomy in man. Scand. J. Gastroent. 4, 447—452 (1969)

Beck, I., Szivek, J., Fox, J. E.: Computerized analysis of motility and transmural potential difference changes at the level of the gastroesophageal junction, body of the esophagus and upper sphincter in health and disease. In: Demling, L., Ottenjann, R.: Gastrointestinal motility. Stuttgart: Thieme 1971

Bennett, M. R., Burnstock, G., Holman, M. E.: Transmission from intramural inhibitory nerves to the stomach muscle of the guinea pig taenia-coli. J. Physiol. (Lond.) 182, 541—558 (1966)

Bennett, A., Fleshler, B.: Progress in gastroenterology: Prostaglandins and the gastrointestinal tract. Gastroenterology 59, 790—800 (1970)

Bortoff, A., Weg, N.: Transmission of electrical activity through the gastroduodenal junction. Amer. J. Physiol. 208, 531—536 (1965)

Brecht, K.: Muskelphysiologie. In: Keidel, W. D.: Lehrbuch der Physiologie. Stuttgart: Thieme 1970

Brink, B. M., Schlegel, J. F., Code, C. F.: The pressure profile of the gastroduodenal junctional zone in dogs. Gut 6, 163—171 (1965)

Brown, J. C., Johnson, L. P., Magee, D. F.: Effect of duodenal alkalinization on gastric motility. Gastroenterology 50, 333—339 (1966)

Brown, J. C., Cook, M. A., Dryburgh, J. R.: Motilin, a gastric motor activity-stimulating polypeptide: Final purification, amino acid composition and C-terminal residues. Gastroenterology 62, 401—404 (1972)

Brown, J. C., Cook, M. A., Dryburgh, J. R.: Motilin, a gastric motor activity stimulating polypeptide: the complete amino acid sequence. Canad. J. Biochem. 51, 533—537 (1973)

Byvsuk, N. S.: Vergleichsuntersuchungen des Einflusses von Adrenalin und Noradrenalin auf die motorische und Entleerungsfunktion des Magens. Farmakol. i. Toksikol. 26, 678—684 (1963)

Cameron, A. J., Phillips, S. F., Summerskill, W. H.: Comparison of effects of gastrin, cholecystokinin-pankreozymin, secretin and glucagon on human stomach muscle in vitro. Gastroenterology 59, 539—545 (1970)

Cannon, W. B.: The mechanical factors of digestion. London: Arnold 1911

Cannon, W. B.: A law of denervation. Amer. J. med. Sci. 198, 737—750 (1939)

Cannon, W. B., Lieb, C. W.: The receptive relaxation of the stomach. Amer. J. Physiol. 29, 267—273 (1911)

Carlson, A. J.: The control of hunger in health and disease. Chicago: Univ. of Chicago Press 1916

Carlson, A. J., Boyd, T. E., Pearcy, J. F.: Studies on the visceral sensory nervous system. XIII. The innervation of the cardia and the lower end of the esophagus in mammals. Amer. J. Physiol. 61, 14—41 (1922)

Carlson, H. C., Code, C. F., Nelson, R. A.: Motor action of the canine gastroduodenal junction. A cineradiography, pressure and electric study. Amer. J. dig. Dis. 11, 155—172 (1966)

Castell, H. C., Code, C. F., Nelson, R. A.: Hormonal control of gastroesophageal sphincter strength. New Engl. J. Med. 282, 886 (1970)

Chang, C. A., McKenna, R. D., Beck, I. T.: Gastric emptying rate of the water and fat phases of a mixed test meal in man. Gut 9, 420—424 (1968)

Chawla, R. C., Eisenberg, M. M.: Prostaglandin inhibition of innervated antral motility in dogs. Proc. Soc. exp. Biol. (N. Y.) 132, 1081—1086 (1969)

Chey, W. Y., Kosay, S., Hendricks, J., Braverman, S., Lorber, H.: Effect of secretin on motor activity of stomach and Heidenhain pouch in dogs. Amer. J. Physiol. 217, 848—852 (1969)

Christensen, J.: A new neural inhibitor in the gut. Gastroenterology 60, 1130 (1971)

Classen, M., Neuwirth, R., Demling, L.: Telemetrie der gastrointestinalen Motilität mit besonderer Berücksichtigung des Magens. In: Demling, L., Bachmann, K.: Biotelemetrie (Symposium am 29./30. November 1968) Stuttgart: Thieme 1970

Cohen, S., Lipshutz, W.: Hormonal regulation of human lower esophageal sphincter competence: interaction of gastrin and secretin. J. clin. Invest. 50, 449 (1971)

Cooke, A. R., Moulang, J.: Control of gastric emptying by amino acids. Gastroenterology 62, 528—532 (1972)

DANIEL, E. E.: The electrical and contractile activity of the pyloric region in dogs and the effects of drugs. Gastroenterology 49, 403—418 (1965)

DANIEL, E. E., CHAPMAN, K. M.: Electrical activity of the gastrointestinal tract as an indication of mechanical activity. Amer. J. dig. Dis. N. S. 8, 54—102 (1963)

DANIEL, E. E., IRWING, J.: Electrical activity of gastric musculature. In: CODE, CH. F.: Handbook of physiology, Sect. 6, Vol. IV, Motility, Chapt. 94. Baltimore: Williams and Wilkins 1968

DAVENPORT, H. W.: Physiology of the digestive tract. Chicago: Yearbook Medical Publ. Inc. 1961

DEMLING, L.: The motility of the gastro-intestinal tract. Digestion 2, 362—368 (1969)

DEMLING, L., CLASSEN, M.: Biotelemetrische Messungen von pH und Druckwerten im menschlichen Magendarmtrakt. Sonderdruck aus Dtsch. Z. Verdau.- u. Stoffwechselkr. 30, Heft 1/2 (1970)

DEMLING, L., OTTENJANN, R.: Gastrointestinal motility. International symposium on motility of the gastrointestinal tract. (15./16. Juli 1969). Stuttgart: Thieme 1971

DEMLING, L., WACHSMANN, F., BÜNTE, H.: Über eine Methode zur kontinuierlichen Motilitäts- und Druckregistrierung im Verdauungskanal mit Hilfe von Dehnungsmeßstreifen. Klin. Wschr. 35, 586—590 (1957)

DUTHIE, H. J., KWONG, N. K., BROWN, B. H., WHITTAKER, G. E.: Pace setter potential of the human gastroduodenal junction. Gut 12, 250—256 (1971)

ELIAS, E., GIBSON, G. J., GREENWOOD, L. F., HUNT, J. N., TRIPP, J. H.: The slowing of gastric emptying by monosaccharides and disaccharides in test meals. J. Physiol. (Lond.) 194, 317—326 (1968)

FELDMAN, S., GIBALDI, M.: Effect of bile salts on gastric emptying and intestinal transit in the rat. Gastroenterology 54, 918—921 (1968)

FISHER, R. S., COHEN, S.: Physiologic characteristics of the human pyloric sphincter. Gastroenterology 64, 67 (1973)

GARRETT, J. M., GODWIN, D. H., HIRSCHOWITZ, B. I.: Differential stimulation of gastric motility and secretion in the fistula dog by insulin hypoglycemia. Gastroenterology 54, 1235 (1968)

GARRETT, J. M., SUMMERSKILL, W. H. J., CODE, C. F.: Antral motility in patients with gastric ulcer. Amer. J. dig. Dis. N. S. 11, 780—789 (1966)

GERSHON, M. D.: Serotonin and the motility of the gastrointestinal tract. Gastroenterology 54, 453—456 (1968)

GRAHAME, G. R., GARRETT, J. M., HIRSCHOWITZ, B. I.: 2-Deoxy-glucose and histamine effects on gastric motility and secretion in dog. Amer. J. Physiol. 215, 243—248 (1968)

GREGORY, R. A., TRACY, H. J.: The constitution and properties of two extracted from hog antral mucosa. Gut 5, 103—117 (1964)

GRIFFITH, G. H., OWEN, G. M., KIRKMAN, S., SHIELDS, R.: Measurement of rate of gastric emptying using chromium 51. Lancet 1966 I, 1244—1245

HIGHTOWER, N. C., Jr., CODE, C. F.: The quantitative analysis of antral gastric motility records in normal human beings, with a study of the effects of neostigmine. Proc. Mayo Clin. 25, 697—704 (1950)

HOLLANDER, F., PENNER, A.: History and development of gastric analysis procedure. Amer. J. dig. Dis. 5, 22—25, 739—743, 786—791 (1939)

HOPKINS. A.: The pattern of gastric emptying. J. Physiol. (Lond.) 182, 144—149 (1966)

HUNT, J. N.: Gastric emptying and secretion in man. Physiol. Rev. 39, 491—533 (1959)

HUNT, J. N., McDONALD, I.: The influence of volume on gastric emptying. J. Physiol. (Lond.) 126, 459—474 (1954)

HUNT, J. N., KNOX, M. T.: Regulation of gastric emptying. In: CODE, C. F.: Handbook of physiology, Sect. 6, Vol. IV, Motility, Chapt. 94. Baltimore: Williams and Wilkins 1968

HUNT, J. N., SPURRELL, W. R.: The pattern of emptying of the human stomach. J. Physiol. (Lond.) 113, 157—168 (1951)

IGGO, A.: Intragastric pressure and frequency of discharge in goat afferent fiber. J. Physiol. (Lond.) 128, 593—607 (1955); In: DAVENPORT, H. W.: Physiology of the digestive tract. Chicago: Yearbook Medical Publ. Inc. 1961

JOHNSON, L. R., BROWN, J. C., MAGEE, D. F.: Effect of secretin and cholecystokinin-pankreozymin extracts on gastric motility in man. Gut 7, 52—57 (1966)

JOHNSON, L. R., GROSSMAN, M. I.: Progress in gastroenterology. Intestinal hormones as inhibitors of gastric secretion. Gastroenterology 60, 120—144 (1971)

JOHNSON, L. R., MAGEE, D. F.: Cholecystokinin-pankreozymin extracts and gastric motility. Surg. Gynec. Obstet. 121, 557—562 (1965)

KELLY, K. A., WOODWARD, E. R., CODE, C. F.: Effect of secretin and cholecystokinin on canine gastric electrical activity. Proc. Soc. exp. Biol. (N. Y.) 130, 1060—1063 (1969)

Koch, N. G., Berger, T., Rosenberger, B.: The gastroduodenal junction in man studied with a photoelectrical technique and pressure recordings. In: Semb, L. S., Myren, J.: The physiology of gastric secretion. Oslo: Universitätsforlaget 1968

Kramer, P., Ingelfinger, F. J., Atkinson, M.: The motility and pharmacology of the esophagus in cardiospasm. Gastroenterology **30**, 174 (1956)

Lewi, Z., Chey, W. Y., Lorber, S. H.: The effect of secretin on motor activity. Clin. Res. **13**, 257 (1965)

Lind, J. F., Duthie, H. L., Schlegel, J. F., Code, C. F.: Motility of the gastric fundus. Amer. J. Physiol. **201**, 197—202 (1961)

Lorber, S. H., Chey, W. Y., Lewi, Z.: Effect of secretin on motor activity in the main stomach and Heidenhain pouch of dogs. Gastroenterology **48**, 866 (1965)

Louckes, H. S., Quigley, J. P., Kersey, J.: Inductograph method for recording muscle activity, especially pyloric sphincter physiology. Amer. J. Physiol. **199**, 301—310 (1960)

Lucien, H. W., Itoh, Z., Schally, A. V.: Inhibitory effects of a purified enterogastrone, secretin and cholecystokinin on histamine — stimulated gastric acid secretion. Gastroenterology **59**, 707—711 (1970)

Meyer, J. H., Grossman, M. I.: Release of secretin and cholecystokinin. In: Demling, L.: Gastrointestinal hormones. Int. Sympos. at Erlangen, August 1971. Stuttgart: Thieme 1972

Nielsen, N. A., Christiansen, H.: Tracings of x-ray photographs of the stomach of a young man. Acta radiol. (Stockh.) **13**, 678—685 (1932); In: Davenport, H. W.: Physiology of the digestive tract. Chicago: Yearbook Medical Publ. Inc. 1961

Pederson, R. A., Brown, J. C.: Inhibition of histamine-, pentagastrin-, and insulin-stimulated canine gastric secretion by pure "gastric inhibitory polypeptide". Gastroenterology **62**, 393—400 (1972)

Quigley, J. P.: A modern explanation of the gastric emptying mechanism. Amer. J. dig. Dis. **10**, 418—421 (1943)

Quigley, J. P., Johnson, V., Solomon, E. I.: Action of insulin on the motility of the gastrointestinal tract. Amer. J. Physiol. **90**, 89—98 (1929)

Quigley, J. P., Louckes, H. S.: Gastric emptying. Amer. J. dig. Dis., N. S. **7**, 672—676 (1962)

Quigley, J. P., Meschan, I.: The gastric evacuation of fats with especial reference to the pyloric sphincter activity. Rev. Gastroent. **4**, 272—275 (1937)

Quigley, J. P., Meschan, I.: Inhibition of the pyloric sphincter region by the digestion products of fat. Amer. J. Physiol. **134**, 803—807 (1941)

Quigley, J. P., Phelps, K. R.: The mechanism of gastric motor inhibition from ingested carbohydrate. Amer. J. Physiol. **109**, 133—138 (1934)

Quigley, J. P., Read, M. R., Radzow, K. H., Meschan, I., Werle, J. M.: The effect of hydrochloric acid on the pyloric sphincter, the adjacent portions of the digestive tract and on the process of gastric evacuation. Amer. J. Physiol. **137**, 153—159 (1942)

Quigley, J. P., Templeton, R. D.: Action of insulin on the motility of the gastrointestinal tract. Amer. J. Physiol. **91**, 475—495 (1930)

Quigley, J. P., Werle, J. M., Ligon, E. E., Jr., Read, M. R., Radzow, K. H., Meschan, I.: The influence of fats on the motor activity of the pyloric sphincter and on the process of gastric evacuation studied by the balloon-water manometer and by the optical manometer-fluoroscopic technics. Amer. J. Physiol. **134**, 132—140 (1941)

Resin, H., Stern, D. H., Sturdevant, R. A. L., Isenberg, J.: Effect of the C-terminal octapeptide of cholecystokinin on lower oesophageal sphincter pressure in man. Gastroenterology **64**, 946—949 (1973)

Ruch, Th. C., Patton, H. D.: Physiology and biophysics. Philadelphia and London: W. B. Saunders Comp. 1965

Salamanca de, F. E., Jr.: Las technicas de exploración funcional gástrica aplicadas al estudio de la fisiologia del perro. Medicina **18**, 2—29 (1950)

Sharma, K. N., Anand, B. K., Dua, S., Singh, B.: Role of stomach in regulation of activities of hypothalamic feeding centers. Amer. J. Physiol. **201**, 593—598 (1961)

Silverstone, J. T., Smith, G. P., Stunkard, A. J.: Gastric pressures recorded by a telemetering capsule. Amer. J. dig. Dis., N. S. **13**, 615—618 (1968)

Skala, I., Pirk, F.: X-ray study of gastrointestinal motility after administration of medium-chain triglycerides and olive oil. Cs. Gastroent. Výž. **22**, 174—179 (1968)

Smith, A. W. M., Code, C. F.: The effect of an ordinary and of an excessively fatty breakfast on human gastric antral motility. Gastroenterology **35**, 398—405 (1958)

Stunkard, A. J., Bloom, P. B., Filion, R. D. L., Fox, S., Stellar, E.: Gastric and duodenal motility, food intake and hunger measured in man during a 24-hr period. Amer. J. dig. Dis., N. S. **15**, 719—725 (1970)

Sugawara, K.: An electromyographic study on the motility of canine stomach after transection and end-to-end anastomosis. Tohoku J. exp. Med. **84**, 113—124 (1964)

Sugawara, K., Isaza, J., Curt, J., Woodward, E. R.: Effect of secretin and cholecystokinin on gastric motility. Amer. J. Physiol. **217**, 1633—1638 (1969)

Sugawara, K., Isaza, J., Curt, J., Woodward, E. R.: The effect of pentagastrin on gastric motility following vagotomy. J. Surg. Res. **10**, 73—80 (1970)

Sugawara, K., Isaza, J., Woodward, E. R., Dragstedt, L. R.: The short-term effect of vagotomy on gastric motility. Arch Surg **99**, 1—5 (1969)

Texter, E. C., Jr.: Pressure and transit in the small intestine: The concept of propulsion and peripheral resistance in the alimentary canal. Amer. J. dig. Dis., N. S. **13**, 443—454 (1968)

Thomas, J. E.: Mechanics and regulation of gastric emptying. Physiol. Rev. **37**, 453—474 (1957)

Thomas, J. E., v. Baldwin, M.: Pathways and mechanisms of regulation of gastric motility. In: Code, C. F.: Handbook of physiology, Sect. 6, Vol. IV, Motility, Chapt. 95. Baltimore: Williams and Wilkins 1968

Thomas, J. E., Crider, J. O.: Inhibition of gastric motility associated with the presence of products of protein hydrolysis in the upper small intestine. Amer. J. Physiol. **126**, 28—38 (1939)

Thomas, J. E., Crider, J. O., Morgan, C. J.: A study of reflexes involving the pyloric sphincter and antrum and their role in gastric evacuation. Amer. J. Physiol. **108**, 683—700 (1934)

Tinker, J., Kocak, N., Jones, T., Glass, H. I., Cox, A. G.: Supersensitivity and gastric emptying after vagotomy. Gut **11**, 502—505 (1970)

Tracy, H. J., Gregory, R. A.: Physiological properties of a series of synthetic peptides structurally related to gastrin I. Nature (Lond.) **204**, 935—938 (1964)

Tripp, J. H.: Location of an alimentary osmoreceptor. J. Physiol. (Lond.) **180**, 28 (1965)

Vagne, M., Andre, C.: The effect of secretin on gastric emptying in man. Gastroenterology **60**, 421—424 (1971)

Vendel, S.: Evacuation of stomach in infants and prematures. Acta physiol. scand. **11**, 380—385 (1946)

Vizi, S. E., Bertaccini, G., Impicciatore, M., Knoll, J.: Evidence that acetylcholine released by gastrin and related polypeptides contributes to their effect on gastrointestinal motility. Gastroenterology **64**, 268—277 (1973)

Waller, S. L.: Progress report. Prostaglandine and the gastrointestinal tract. Gut **14**, 402—417 (1973)

Wünsch, E., Brown, J. C., Deimer, K. H., Drees, F., Jaeger, E., Musiol, J., Scharf, R., Stocker, H.: Zur Synthese von Norleucin-13-Motilin. Z. Naturforsch. **28**, 235—240 (1973)

Youmans, W. B.: Extrinsic intestino-gastric reflexes elicited by mechanical stimuli. In: Nervous and neuro-humoral regulation of intestinal motility. New York: Interscience 1949

Youmans, W. B., Karstens, A. O., Aumann, K. W.: Nervous pathways for reflex regulation of intestinal pressure. Amer. J. Physiol. **135**, 619—627 (1941)

Zeller, W., Burget, G. E.: A study of the cardia. Amer. J. dig. Dis. **4**, 113 (1937)

Die Durchblutung des Magens

Barclay, A. E., Bentley, F. H.: The vascularisation of the human stomach. A preliminary note on the shunting effect of trauma. Brit. J. Radiol. **22**, 62 (1969)

Barlow, T. E., Bentley, F. H., Walder, D. N.: Arteries, veins and arteriovenous anastomoses in the human stomach. Surg. Gynec. Obstet. **93**, 657 (1951)

Bell, P. R. F., Shelley, T.: Gastric mucosal blood flow and acid secretion in conscious animals measured by heat clearance. Amer. J. dig. Dis., N. S. **13**, 685—696 (1968)

Delaney, P., Grim, E.: Canine gastric blood flow and its distribution. Amer. J. Physiol. **207**, 1195—1202 (1964)

Delaney, P., Grim, E.: Experimentally induced variations in canine gastric blood flow and its distribution. Amer. J. Physiol. **208**, 353—358 (1965)

Demling, L.: Erste Erfahrungen mit einer neuen Methode zur fortlaufenden Bestimmung der enteroportalen Durchblutung. Gastroenterologia (Basel) Suppl. **90**, 52 (1958)

Demling, L., Gromotka, R.: Über eine unblutige kalorimetrische Methode zur fortlaufenden Bestimmung der enteroportalen Durchblutung. Dtsch. med. Wschr. **82**, 1826 (1957)

Demling, L., Koch, H.: Durchblutung der Magenschleimhaut und Säureproduktion bei der Katze. XIV. Congressus Gastroenterologicus, Prag 1972 (im Druck)

Demling, L., Ottenjann, R.: Gleichzeitige Durchblutungs- und pH-Messung an der menschlichen Magenschleimhaut. II. Weltkongreß für Gastroenterologie, München 1962, Vol. II. Basel: Karger 1963

Demling, L., Ottenjann, R., Gebhardt, H.: Pankreas und peptisches Geschwür. Gastroenterologia (Basel) **102**, 129 (1964)

Demling, L., Ottenjann, R., Wachsmann, F.: Method for measurement of blood flow and acidity in the human stomach. Amer. J. dig. Dis., N. S. **9**, 517—524 (1964)

DEMLING, L., WACHSMANN, F.: Neue Methode zur Messung von Durchblutungsänderungen
    an der Magenschleimhaut. Dtsch. med. Wschr. **86**, 944 (1961)
GRAYSON, J.: The measurement of intestinal blood flow in man. J. Physiol. (Lond.) **14**, 419
    (1951)
GRAYSON, J.: Internal calormetry in the determination of terminal conductivity and blood
    flow. J. Physiol. (Lond.) **118**, 54 (1952)
GROSSMAN, M. I.: Treatment of duodenal ulcer with secretin: a speculative proposal. Gastro-
    enterology **50**, 912 (1966)
HENSEL, H.: Kritische Betrachtungen zur Messung der Hautdurchblutung mit thermischen
    Methoden. Klin. Wschr. **34**, 1273 (1956)
HENSEL, H., RUFF, J., GOLENHOFEN, K.: Fortlaufende Registrierung der Muskeldurchblutung
    am Menschen mit einer Kalorimetersonde. Pflügers Arch. ges. Physiol. **259**, 267 (1964)
JACOBSEN, E. D.: Progress in gastroenterology: The circulation of the gastrointestinal tract.
    Gastroenterology **52**, 98—112 (1967)
JACOBSEN, E. D.: Clearance of the gastric mucosa. Gastroenterology **54**, 434 (1968)
KOCH, H.: Tierexperimentelle Untersuchungen zur Messung der Schleimhautdurchblutung
    des Magens mit der Wärmeleitsonde. Habilitationsschrift, Erlangen 1973
SAPIRSTEIN, L. A.: Fractionation of the cardiac of rats with isotopic potassium. Circulat. Res.
    4, 689 (1956)
SAPIRSTEIN, L. A.: The indicator fractionation technique for the study of regional blood flow.
    Gastroenterology **52**, 365—371 (1967)

Die Physiologie der „Oberbaucheinheit"

ANDERSSON, S.: Secretion of gastrointestinal hormones. Ann. Rev. Physiol. **35**, 431—452 (1973)
CHANDLER, J. G., ROSEN, H., KESTER, R. C., ORLOFF, M. J.: Extraction of the hormone
    responsible for the intestinal phase of gastric secretion from the intestinal mucosa of the pig.
    Gastroenterology (Abstr.) **64**, 707 (1973)
DEMLING, L., CLASSEN, M., KOCH, H., DOMSCHKE, W.: The effect of an new depot secretin on
    the gastric and pancreatic secretions in humans. Acta hepato-gastroent. **20**, 234—330 (1973)
DEMLING, L.: Physiologie der Oberbaucheinheit. Dtsch. med. Wschr. **99**, 1029—1032 (1974)
JORPES, J. E., MUTT, V. (Eds.): Secretin, cholecystokinin, pancreozymin and gastrin. Berlin-
    Heidelberg-New York: Springer 1973
PETERSEN, H., BERSTAD, A.: Effect of commercial cholecystokinin (CCK-PZ) on acid and
    pepsin secretion in man. Acta hepato-gastroent. **20**, 330—337 (1973)
WÜNSCH, E.: Pers. Mitteilung

III. Pharmakologie

Pharmakologie der Magensekretion und Magenmotorik

K.-Fr. Sewing, Tübingen

Mit 5 Abbildungen

I. Einleitung

Die Pharmakologie des Magens ist unter zwei Gesichtspunkten interessant: 1. als Beeinflussung des Funktionszustandes, um Krankheiten zu behandeln oder zu erkennen und 2. unter dem Aspekt der Wirkungen von Pharmaka, die wegen Erkrankungen anderer Organe eingenommen werden, und von Genußmitteln.

Während früher zur Prüfung der sekretorischen Magenfunktion das Probefrühstück und/oder der Coffeinprobetrunk verwendet wurden, ist man seit einigen Jahren dazu übergegangen, zu diesem Zweck je nach Indikation Derivate des physiologischen Antrumhormons Gastrin, Histamin (oder dessen Analoges Betazol) oder Insulin zu verwenden. Diese hochwirksamen Substanzen kommen im Organismus vor, und bei der Vielzahl von Veröffentlichungen über die Wirkung dieser Stoffe am Magen ist es außerordentlich schwierig, deren Effekte im einzelnen als „physiologisch" oder „pharmakologisch" zu identifizieren. Daher soll auf diese Substanzen im Zusammenhang mit der Pharmakologie des Magens nicht eingegangen werden. Es wird dazu auf das Kapitel „Physiologie des Magens" verwiesen.

Eine große Anzahl von Substanzen, die im Tierversuch eine Wirkung auf den Magen zeigten, sind spätestens im Stadium der klinischen Erprobung steckengeblieben und haben nie den Grad eines Routinemedikaments oder gar den eines „Mittels der Wahl" erreicht. Hier sollen nur solche Pharmaka besprochen werden, die therapeutisch verwendet werden oder potentiell dafür in Frage kommen.

Viele Arzneimittel, die wegen anderer Erkrankungen verwendet werden, haben Wirkungen am Magen, sei es durch direkten, lokalen Kontakt mit diesem Organ, sei es als systemischer Effekt. Dabei konzentriert sich das Interesse naturgemäß auf die Frage nach der Schleimhautschädigung, insbesondere nach der Ulcusentstehung, durch solche Pharmaka. Daß dabei die gängigsten Genußmittel Coffein, Nicotin und Alkohol nicht außer acht gelassen werden dürfen, versteht sich von selbst.

II. Antacida

Bis heute steht uns kein Mittel zur Verfügung, das, therapeutisch eingesetzt, in der Lage ist, die Sekretion von Salzsäure wirksam zu hemmen. Wir sind bei einer Hyperacidität darauf angewiesen, die zu viel sezernierten H^+-Ionen zu neutralisieren. Das geschieht mit Hilfe der Antacida. Im wesentlichen sind zwei Gruppen zu unterscheiden: 1. solche, deren kationischer Teil im Darm unlösliche basische Substanzen bildet, die nicht resorbiert werden („nichtsystemisch") und 2. solche, deren kationischer Teil keine unlöslichen Substanzen bildet und die deshalb resorbiert werden und den Säurebasenhaushalt stören können („systemisch"). Die wichtigsten Antacida sind in Tabelle 1 zusammengestellt.

Aluminiumhydroxidgel (Aludrox®) ist von seiner säurebindenden Kapazität her kein sehr potentes Antacidum. Außerdem weist es große Unterschiede in der Neutralisierungsrate auf. Brody u. Bachrach (1959) untersuchten vier käufliche Präparate und fanden, daß von 0,1 N HCl-Lösung pro Stunde 16 bis 33% des Antacidums neutralisiert wurden. Schneller und besser als Aluminiumhydroxidgel scheint Aluminiumhydroxid-Hexitol-Magnesiumhydroxid zu wirken (Riese, 1968). Aluminiumhydroxidgel interferiert mit der Resorption von Tetracyclinen (Waisbren u. Hueckel, 1950) und Atropin (Grote u. Woods, 1953). Es bilden sich ferner unlösliche Aluminiumphosphate, die mit den Faeces ausgeschieden werden, woraus eine mangelhafte Phosphatresorption resultiert (Harvey, 1970). Eine leichte obstipierende Wirkung kann durch die gelegentliche Abwechslung mit einem leicht abführenden Antacidum (z. B. einem Mg-haltigen) ausgeglichen werden.

Calciumcarbonat wirkt bei guter Säurebindungskapazität schnell und lange und hat pepsinantagonistische Wirkungen (Fordtran u. Collyns, 1966). Ein gewisser Nachteil liegt in der reaktiven Hyperacidität („acid rebound"), die auf eine Gastrinfreisetzung zurückzuführen ist (Levant et al., 1973), und in einer

Tabelle 1. Neutralisierende Kapazität (pro g Substanz) der wichtigsten Antacida

Nichtsystemisch:	
Aluminiumhydroxidgel $Al(OH)_3$	1,2—2,5 mÄq H^+
Calciumcarbonat $CaCO_3$	21 mÄq H^+
Magnesiumcarbonat $MgCO_3$	20 mÄq H^+
Magnesiumhydroxid $Mg(OH)_2$	33,8 mÄq H^+
Dimagnesiumtrisilicathydrat $Mg_2Si_3O_8 \cdot nH_2O$	1 mÄq H^+
Natriumhydrogencarbonat $NaHCO_3$	12 mÄq H^+

obstipierenden Wirkung. Obwohl Calciumcarbonat zu den nichtsystemischen Antacida zählt, kommt es doch gelegentlich zu einer Hypercalcämie mit Alkalose.

Dem klinischen Wert von Calciumcarbonat steht das Magnesiumcarbonat nicht viel nach, allerdings läuft die neutralisierende Reaktion langsamer ab als bei Calciumcarbonat. Es wirkt im Gegensatz zu Calciumcarbonat laxierend.

Magnesiumhydroxid verbleibt, da es unlöslich ist, so lange im Magen, bis die Gesamtmenge in die Reaktion $Mg(OH)_2 + 2\ HCl \rightarrow MgCl_2 + 2\ H_2O$ eingegangen ist. Daraus resultiert eine relativ lange Wirkungsdauer. Störend wird von den Patienten die abführende Wirkung empfunden, die darauf beruht, daß das gebildete Magnesiumchlorid nicht nennenswert resorbiert wird und daher wie die salinischen Abführmittel osmotisch Wasser im Darmlumen retiniert.

Dimagnesiumtrisilicathydrat (Masigel®) hat eine sehr langsam einsetzende Wirkung. Ferner ist die säurebindende Kapazität nicht sehr groß. Nach Piper u. Fenton (1964) ist 1 g Pulver nur in der Lage 1 mÄq H^+ zu neutralisieren. Damit läßt sich auch erklären, warum 2 g/Std das pH des Magensaftes nicht über 2,5 zu heben vermögen.

Natriumhydrogencarbonat ist wasserlöslich und wirkt daher im Magen sofort. Die säurebindende Kapazität von 12 mÄq H^+/g ist als relativ gut anzusehen. Ein etwaiger Überschuß der Substanz gelangt in den Dünndarm und kann von dort resorbiert werden und eine Alkalose bewirken. Bei der neutralisierenden Reaktion $HCl + NaHCO_3 \rightarrow NaCl + H_2CO_3 \rightarrow H_2O + CO_2$ entweichen große Mengen CO_2, die den Magen dehnen und dadurch eventuell vorhandene Magenulcera zur Perforation bringen können. Unter all diesen Gesichtspunkten ist Natriumhydrogencarbonat nur mit größter Vorsicht zu verwenden.

Probleme der Behandlung des peptischen Ulcus mit Antacida

Es gibt bisher keine Untersuchung, in der nachgewiesen wurde, daß eine antacide Therapie zur Heilung von peptischen Ulcera beiträgt, allerdings lindert sie den Schmerz (Lawrence, 1952; Doll et al., 1956). Wenn man überhaupt Erfolge erwarten will, dann muß man folgende Faktoren berücksichtigen:

1. Wahl des richtigen Präparates,
2. ausreichende Dosierung und
3. ausreichend kurze therapeutische Intervalle.

Die Wahl sollte auf ein effizientes Antacidum mit großer Säurebindungskapazität fallen, wobei das äußerst schwierige Ziel erreicht werden sollte, den pH-Wert des Magensaftes für längere Zeit auf Werte über 4 anzuheben, um tatsächlich mit einer Wirkung rechnen zu können (Kirsner u. Palmer, 1960). Die Schwierigkeit geht aus folgenden Daten hervor: nach Myhill u. Piper (1964) müssen stündlich etwa 50 mÄq des Antacidums vorhanden sein, um bei Patienten mit einem Ulcus duodeni 90% des Magensaftes zu neutralisieren. 30 ml/Std Aluminiumhydroxidgel waren nicht in der Lage, das Magen-pH auf Werte über 3,4 ansteigen zu lassen (Kirsner u. Palmer, 1940). Das pH sollte auch während der interdigestiven Phase hoch sein, d. h. die therapeutischen Intervalle müssen kurz genug gewählt werden. Aluminiumhydroxidgel müßte stündlich in einer Menge von 715 (in Worten: siebenhundertundfünfzehn) ml gegeben werden, um effektiv zu sein (Piper u. Fenton, 1964). Als therapeutische Richtlinie beim akuten Ulcusschub empfiehlt sich eine stündliche Gabe von 75 mÄq eines geeigneten Antacidums am Tage und abends und 150 mÄq vorm Zubettgehen. Die Wirkungsdauer eines angemessen dosierten Antacidums kann dadurch verlängert werden, daß es nach den Mahlzeiten gegeben wird.

III. Carbenoxolon-Natrium

1962 wurde erstmals über eine Substanz berichtet (Doll et al., 1962), der man einen therapeutischen Erfolg beim peptischen Ulcus nachsagte. Es handelte sich dabei um das Natriumsalz des Bernsteinsäureesters der Glycyrrhetinsäure = Carbenoxolon-Na (Abb. 1). In dieser Doppelblindstudie wurde der Effekt von 300 mg/die Carbenoxolon-Na auf dessen Heileffekt beim Ulcus ventriculi untersucht. Dabei wurden in der behandelten Gruppe 11 von 30 Patienten als geheilt registriert, in der Placebogruppe nur 1 von 20. Seit dieser Zeit wird darüber gestritten, ob Carbenoxolon-Na beim Ulcus ventriculi und/oder duodeni einen therapeutischen Wert besitzt oder nicht. Auf die zahlreichen Berichte über die Anwendung von Carbenoxolon-Na beim Ulcus ventriculi und duodeni soll hier nicht näher eingegangen werden. Dazu sei auf eine einschlägige Übersicht (Sircus, 1972) und das Kapitel „Peptisches Ulcus" verwiesen. Die derzeitige Auffassung geht dahin, daß Carbenoxolon-Na bei ambulanten Patienten mit einem Magenulcus die Heilung beschleunigt.

Die pharmakologischen Eigenschaften von Carbenoxolon-Na sind im wesentlichen in Tierversuchen ermittelt worden. Im Magen verlängern 6 bis 10 mg/kg Carbenoxolon-Na, 2 Wochen lang verabreicht, die Lebensspanne von Epithelzellen um etwa 50% (Lipkin, 1970). In Heidenhain-Taschen von Hunden steigert es die Schleimsekretion beträchtlich (Cross et al., 1972). Dieser Befund konnte allerdings an Patienten mit einer Gastritis oder einem Magenulcus nicht bestätigt werden (Maiwald u. Weicker, 1972). Dagegen gibt es verschiedene Hinweise dafür, daß die Zusammensetzung des Magenschleims unter dem Einfluß von Carbenoxolon-Na verändert ist (Gheorghiu et al., 1971; Domschke et al., 1972; Schrager u. Sircus, 1972, unveröffentlicht). Dabei muß aber die Frage diskutiert werden, ob dem Magenschleim überhaupt eine protektive Funktion für die Schleimhaut zukommt (Cooke, 1967; s. auch Abschnitt „Antiphlogistika"). Außerdem konnte sowohl im Tierversuch als auch beim Menschen eine antipeptische Aktivität von Carbenoxolon-Na nachgewiesen werden (Henman, 1970; Berstad, 1972).

Bei der Therapie mit Carbenoxolon-Na können drei Nebenwirkungen auftreten: Natriumretention, Hypokaliämie und Myoglobinurie. Die Substanz scheint einen direkten fördernden Einfluß auf die Na-Rückresorption am Nephron zu haben (Werning et al., 1972). Ferner wurde eine gesteigerte K-Ausscheidung nachgewiesen (Baron et al., 1970). Der Häufigkeitsgrad dieser Nebenwirkungen wird unterschiedlich beziffert. Er scheint allerdings zumindest für die Begleiterscheinungen einer Na-Retention nicht sehr gering zu sein (Fraser et al., 1972). Ohne Wirkungseinbuße können die durch Na-Retention bedingten Nebenwirkungen durch gleichzeitige Gabe eines Diuretikums vom Typ der Benzothiadiazine

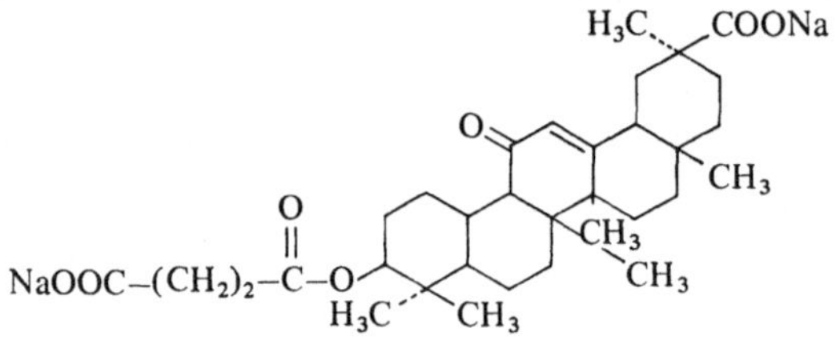

Carbenoxolon–Natrium
(Biogastrone[R])

Abb. 1

gering gehalten werden. Über das Auftreten einer Myoglobinurie im Gefolge einer Carbenoxolon-Na-Behandlung liegen bisher nur vereinzelte Berichte vor (Barnes u. Leonard, 1971; Mitchell, 1971). Die Ursachen dafür sind noch nicht bekannt.

IV. Histamin-H_2-Receptor-Antagonisten

Es ist seit langem bekannt, daß die von Bovet u. Staub (1937) erstmals beschriebenen Antihistaminica nicht in der Lage sind, die Magensekretion zu hemmen. 1972 wurde eine Substanz mit dem Namen Burimamid beschrieben, die als sog. „Histamin-H_2-Receptor-Antagonist" die Histamin-stimulierte Magensekretion blockieren kann (Black et al., 1972) (Abb. 2). Burimamid reduziert beim Menschen sowohl die Histamin- als auch die Pentagastrin-stimulierte Säuresekretion mit einer eindeutigen Korrelation zwischen dem Grad der Hemmung und dem Burimamidspiegel im Plasma (Wyllie et al., 1972).

Eine gute Chance, in die Therapie eingeführt zu werden, hat ein Derivat des Burimamid, das Metiamid 1972) (Abb. 3). Metiamid ist per os wirksam, zeigt im Tierversuch nicht die subjektiven Nebenwirkungen wie Burimamid und besitzt dennoch alle Charakteristika eines Histamin-H_2-Receptorantagonisten (Black et al., 1973) und hemmt die Säuresekretion auch beim Menschen (Wyllie, 1973). Die pharmakologischen Eigenschaften machen das Metiamid zu einem Pharmakon, das potentiell in der Behandlung des peptischen Ulcus eingesetzt werden kann. Die klinischen Untersuchungen werden zeigen müssen, ob hier tatsächlich nicht nur ein brauchbares pharmakologisches, sondern auch therapeutisches Prinzip vorliegt. Erste Befunde haben gezeigt, daß die nächtliche Nüchternsekretion von Patienten mit einem Duodenalulcus durch Metiamid deutlich reduziert wird (MILTON-THOMPSON et al., 1974).

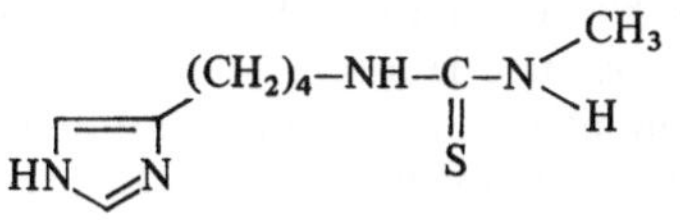

Burimamid

Abb. 2

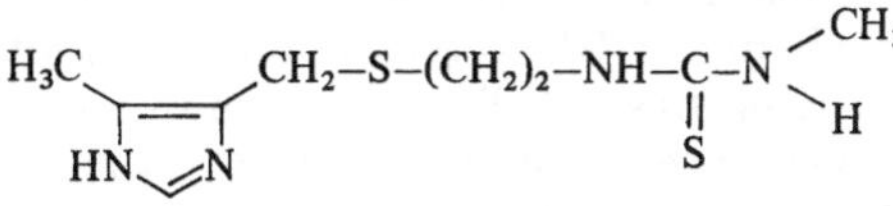

Metiamid

Abb.3

V. Cholinergika

Der Einfluß sämtlicher cholinerg wirkender Pharmaka auf den Magen spiegelt nur die Wirkung physiologischer cholinerger Reize wider und läßt sich daher als eine verlängerte und u. U. verstärkte Wirkung der physiologischen Überträgersubstanz Acetylcholin ansehen. Therapeutisch spielen — wenn überhaupt — nur die stabilen Cholinester eine Rolle. Ihre Wirkungen am Magen sind gekennzeichnet

Tabelle 2. Verschiedene Charakteristika der wichtigsten stabilen Cholinester im Vergleich zu Acetylcholin. (Nach KOELLE, 1970)

	Abbau durch Cholinesterase	Kardiovasculäre Wirkungen	Gastrointestinale Wirkungen	Antagonismus durch Atropin
Acetylcholin	+ + +	+ +	+ +	+ + +
Methacholin	+	+ + +	+ +	+ + +
Carbachol	−	+	+ + +	+
Bethanechol	−	±	+ + +	+ + +

durch Tonusanstieg, Vergrößerung der Kontraktionsamplitude, verstärkte peristaltische Aktivität und Steigerung der H^+- und Pepsinsekretion. Die Unterschiede der einzelnen stabilen Cholinester sind in Tabelle 2 dargestellt. Der therapeutische Einsatz der Cholinergika bei Erkrankungen des Magens ist beschränkt auf atonische Zustände (z. B. nach Vagotomie). Wegen der in jedem Fall vorhandenen Wirkungen auf Herz und Kreislauf sowie die tieferen Abschnitte des Gastrointestinaltraktes werden sie nur selten verwendet.

VI. Anticholinergika

Die Wirkung der Anticholinergika beruht auf einer Blockade der cholinergen Receptoren im Bereich des Parasympathicus, wodurch vagale Impulse unwirksam werden. Am Magen wirkt sich das im Prinzip folgendermaßen aus: Hemmung der Säure- und Pepsinsekretion, Hemmung von Tonus und Motilität und Herabsetzung des Tonus des Sphincter pylori. Die Hemmung der motorischen Funktion führt zu einer Verzögerung der Magenentleerung. Wenn man den therapeutischen Wert der Anticholinergika beim peptischen Ulcus diskutiert, dann muß man die summarischen Effekte etwas differenzierter betrachten. Aus mehreren Studien ergibt sich die unbestreitbare Tatsache, daß beim peptischen Ulcus die basale Sekretion von H^+ und Pepsin durch Anticholinergika vermindert wird (Mitchell et al., 1962; Bitsch u. Kristensen, 1966; Walan, 1969; Berstad u. Myren, 1971). Die anticholinerge Wirkung auf die stimulierte Sekretion hängt zumindest teilweise von der Art des Stimulus ab. Die maximale Wirkung von Pentagastrin wird weder durch Atropin, Scopolamin noch durch Glycopyrronium gehemmt (Konturek et al., 1968; Kaye et al., 1969; Roberts, 1969). Demgegenüber läßt sich in nahezu allen Studien mit Ausnahme der Untersuchung von Konturek et al. (1968) eine mehr oder weniger starke Hemmung der Histamin- oder Betazol-stimulierten Säuresekretion nachweisen (Roberts, 1969; Walan, 1969; Bennett u. Glass, 1970). Durch die hemmende Wirkung auf Tonus und Motilität des Magens wird die Magenentleerung deutlich verzögert (Brömster et al., 1969; Bennett u. Glass, 1970). Die Vermutung, daß durch die anticholinerg verzögerte Magenentleerung eine Gastrinfreisetzung angekurbelt wird (Fenster u. Weser, 1972), hat sich als nicht richtig erwiesen (Walsh et al., 1971). Allerdings wird unter dem Einfluß von Atropin nach Nahrungsaufnahme vermehrt Gastrin freigesetzt (Walsh et al., 1971).

Für den Kliniker ist natürlich die Frage interessant, ob eine anticholinerge Therapie bei der Behandlung des peptischen Ulcus erfolgreich ist. In den meisten sorgfältig durchgeführten Studien sind bestenfalls zweifelhafte, in der Regel jedoch keine Erfolge beschrieben (Bachrach, 1958; Ingelfinger, 1963; Kirsner, 1964; Mahon, 1965; Roberts, 1967; Sodeman et al., 1969; Kaye et al., 1970; Norgaard et al., 1970). Trotz einiger positiver Berichte (Sun, 1964; Piper, 1967) muß man sich wohl der Auffassung des Herausgeberkollegiums von Lancet (1970) anschließen, "that anticholinergic drugs probably have little or no value either in shortterm symptomatic treatment of duodenal ulcer or as long-term suppressors of acid output: infact, they might be called logical placebos". Sie scheinen von einem gewissen Wert zu sein bei Patienten, die unter nächtlichen Ulcusbeschwerden leiden.

VII. Metoclopramid und Sulpirid

Hinsichtlich ihrer Wirkungen auf die Magenmotorik sind zwei Substanzen zu erwähnen, die sich in keines der gängigen Schemata einordnen lassen. Es handelt sich um das Metoclopramid und das auch als Neuroleptikum verwendete Sulpirid (Abb. 4). Metoclopramid steigert die Peristaltik des Magens und führt zu einer Erweiterung des Sphincter pylori und des Dünndarms. Durch diese Eigenschaften wird eine gesteigerte Magenentleerung erreicht. Die Wirkung läßt sich durch Anticholinergika und Morphin, nicht dagegen durch Ganglienblockade oder Vagotomie hemmen. Als Ursache für die Wirkungen von Metoclopramid wird folgender Mechanismus diskutiert: Aktivierung von intramuralen, cholinergen Neuronen, die die Magenmotorik, nicht jedoch die Säuresekretion beeinflussen, entweder durch direkte Stimulierung oder durch Aufhebung hemmender Einflüsse. Die basale

Säuresekretion von Hunden wird nicht beeinflußt (JACOBY u. BRODIE, 1967; EISNER, 1968; HOWELLS et al., 1971).

Dem Metoclopramid pharmakologisch ähnlich ist Sulpirid. Es steigert die Stärke der rhythmischen Kontraktionen des Magens (STADAAS u. AUNE, 1972). Außerdem hemmt es die Pentagastrin-stimulierte Magensekretion (AUNE u. STADAAS. 1972).

Da beim Patienten mit einem Magenulcus die Magenentleerung langsamer abläuft als beim Gesunden (BRÖMSTER, 1969) und eine gestörte Magenentleerung einen wesentlichen pathogenetischen Faktor bei der Entstehung peptischer Ulcera darstellt (DRAGSTEDT u. WOODWARD, 1970), kann diesen Substanzen durchaus eine unterstützende Rolle in der Therapie des Magenulcus zukommen. Allerdings liegen darüber noch keine richtungweisenden Untersuchungen vor.

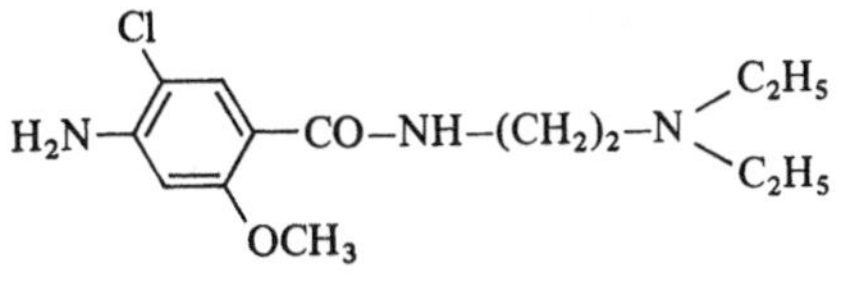

Metoclopramid

(Paspertin^R)

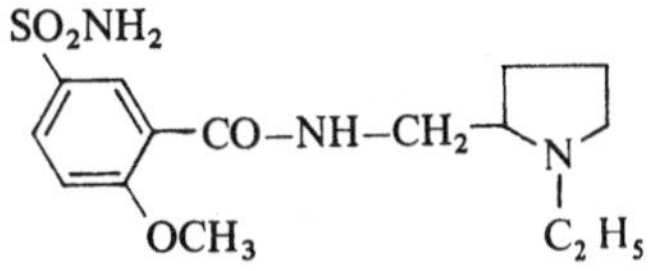

Sulpirid

(Dogmatil^R)

Abb. 4

VIII. Adrenerge Mechanismen

Über den Einfluß von adrenergen Substanzen und über die Auswirkungen einer α- und/oder β-Receptorblockade auf die Säuresekretion des Magens gibt es eine Vielzahl von Befunden, ohne daß bisher eine eindeutige Stellungnahme möglich wäre (Lit. s. bei JACOBSON, 1965). Um ein einheitliches Bild zu erhalten, lassen sich vielleicht die folgenden generellen Prinzipien herausarbeiten. Wenn adrenerge Substanzen in einer solchen Dosis verabreicht werden, daß sie die Durchblutung der Magenschleimhaut vermindern, dann führen sie in der Regel auch zu einer Verminderung der Sekretion, unabhängig davon, ob es sich um überwiegend α- oder β-Receptorstimulantien handelt. Wenn adrenerge Substanzen — und dabei handelt es sich vorwiegend um solche mit einer beträchtlichen β-Receptor-stimulierenden Komponente — in Dosen verabreicht werden, die die Durchblutung der Magenschleimhaut unverändert lassen oder gar steigern, dann ist mit einem wesentlichen Einfluß auf die Sekretion nicht zu rechnen. Im Einzelfall, wie z. B. nach Buphenin (Abb. 5), einer Substanz mit besonders starker gefäßerweiternder Wirkung, kommt es sogar zu einem Anstieg der Sekretion (GEUMEI et al., 1969).

Noch schwieriger wird es, den Einfluß einer adrenergen Blockade unter einheitlichen Gesichtspunkten zusammenzufassen. Bei der Gruppe der α-Receptorenblocker hängt die Wirkung im wesentlichen von der Struktur, nicht von der α-Receptor-blockierenden Eigenschaft ab. Die Imidazolinderivate Tolazolin (Priscol®) und Phentolamin (Regitin®) mögen als Beispiel dafür dienen. Tolazolin steigert die Sekretion von Säure und Pepsin (Nickerson, 1970), während Phentolamin zumindest im Tierversuch die Säuresekretion hemmt (Curwain u. Holton, 1972; Albinus u. Sewing, 1973, unveröffentlicht). Das Haloalkylamin Phenoxybenzamin hat keinen wesentlichen Einfluß auf die Sekretion. Der einzige β-Receptorblocker, über den Untersuchungen vorliegen, ist Propranolol (Dociton®). Sowohl beim Menschen (Geumei et al., 1969) als auch im Tierversuch (Curwain u. Holton, 1972) hemmt Propranolol die Magensekretion.

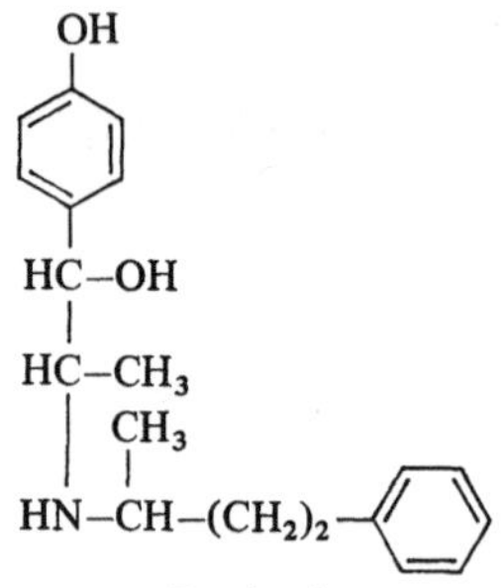

OH

HC—OH

HC—CH$_3$

CH$_3$

HN—CH—(CH$_2$)$_2$—

Buphenin

(Dilatol^R)

Abb. 5

Der Einfluß adrenerg wirkender Pharmaka auf die Motilität des Magens spielt unter therapeutischen Gesichtspunkten nur eine untergeordnete Rolle. Es kommt zwar zu einer Abnahme von Tonus und Motilität der Magenmuskulatur bei gleichzeitiger Steigerung des Tonus des Sphincter pylori, allerdings sind dazu bei parenteraler Gabe Dosen erforderlich, die schon beträchtliche Herz- und Kreislaufwirkungen verursachen. Interessanter werden die Wirkungen schon, wenn bei der Behandlung der Hypotonie Sympathomimetika mit vorwiegend die α-Receptoren stimulierender Aktivität per os verabreicht werden. Dann wird die Magenpassage so verlangsamt, daß immer nur verschwindend geringe Mengen schubweise in den Dünndarm, den Ort der Resorption, gelangen. Das hat bei den meisten oral verabreichten Sympathomimetika zur Folge, daß zusätzlich zu der schlechten Resorption (wegen der bereits in der Darmwand ablaufenden Inaktivierung durch die Monoaminoxidase) noch die Transporthemmung kommt, so daß bei oraler Gabe von Sympathomimetika zur Behandlung der Hypotonie kaum mit einer therapeutischen Wirkung zu rechnen ist. Auf diese Zusammenhänge wurde von Enders (1952) hingewiesen.

IX. Methylxanthine

Der stimulierende Effekt von Coffein und Theophyllin auf die Sekretion von Säure und Pepsin ist schon seit langem durch Untersuchungen aus der Gruppe um Ivy bekannt [Roth u. Ivy, 1944 (1, 2); Grossman et al., 1945; Krasnow u.

GROSSMAN, 1949]. Auf diesen Untersuchungen beruhte der jetzt als obsolet geltende „Coffeinprobetrunk" zur Prüfung der sekretorischen Magenfunktion. Diese alten Befunde wurden in jüngster Zeit wieder aufgegriffen unter dem Gesichtspunkt, daß Methylxanthine, insbesondere Theophyllin, die Phosphodiesterase hemmen (BUTCHER u. SUTHERLAND, 1962) und daß die Hemmung der Phosphodiesterase zu einer intracellulären Akkumulation von cyclischem Adenosin-3',5'-Monophosphat führt (HARRIS et al., 1969), das als „second messenger" auch für die Magensekretion diskutiert wird (SCRATCHERD u. CASE, 1969; BIECK et al., 1973). Auch die neueren Befunde haben den fördernden Einfluß der Methylxanthine auf die basale und stimulierte Magensekretion bestätigt (MERTZ, 1969; MIEDERER et al., 1970; COHEN et al., 1971; OTTENJANN et al., 1971).

X. Reserpin

Das in der Behandlung der Hypertonie häufig verwendete und in zahlreichen Kombinationspräparaten vorkommende Reserpin, das Hauptalkaloid aus Rauwolfia serpentina, hat auch Wirkungen auf den Magen. In Tagesdosen von mehr als 0,25 mg verursacht es eine deutliche Steigerung der Magensekretion (LIEBOWITZ u. CARBONE, 1957; BACHRACH, 1959). Über den Wirkungsmechanismus ist in zahlreichen tierexperimentellen Untersuchungen spekuliert worden, jedoch ist bis heute noch kein endgültiges Urteil darüber möglich. Trotz der unbestrittenen Potenz von Reserpin, die Säuresekretion zu stimulieren, ist ein Kausalzusammenhang zwischen Reserpin und peptischem Ulcus oder gastrointestinalen Blutungen bis heute noch nicht bewiesen.

XI. Antiphlogistika

Entzündungshemmende Pharmaka (Salicylate, Phenylbutazon, Indomethacin, Corticosteroide) haben die Eigenschaft, daß sie auch die Magenschleimhaut schädigen (KIRSNER u. FORD, 1955; KERN et al., 1957; ROBERT u. NEZEMIS, 1958; SALTER, 1968; TAYLOR et al., 1968), so daß nicht auszuschließen ist, daß die Ursache für die Schleimhautschädigung sehr eng mit dem Mechanismus der Entzündungshemmung verknüpft ist. Die große Anzahl von Theorien über die Ätiologie der Schleimhautdefekte wurde in den vergangenen Jahren aufgestellt und teilweise wieder verworfen. Dabei hat sich das Interesse im wesentlichen auf den Einfluß „ulcerogener" Antiphlogistika auf die Säuresekretion [KIRSNER u. FORD, 1955 (1, 2); COOKE, 1967 (1); NICOLOFF, 1968; STRICKLAND et al., 1969], die Schleimsekretion [ROBERT u. NEZEMIS, 1958; ZAIDA et al., 1961; MENGUY u. MASTERS, 1963; GERARD, 1965; MENGUY u. DESBAILLETS, 1967 (1, 2)] und insbesondere bei den Salicylaten auf die Zellerneuerungsrate (CROFT, 1966; MENGUY, 1970) und die Schleimhautbarriere (Lit. s. bei CHVASTA u. COOKE, 1972) konzentriert. Aus all diesen Untersuchungen ergibt sich kein einheitliches Bild über die Ursachen der ulcerogenen Wirkung. Bei den Salicylaten scheint die Schädigung der Schleimhaut darauf zu beruhen, daß Epithelzellen der Magenschleimhaut vermehrt zugrundegehen, ohne daß gleichzeitig die Zellerneuerungsrate erhöht ist (CROFT, 1966; MENGUY, 1970). Offenbar ist die Rolle der Magensäure bei dieser Wirkung der Salicylate noch ungeklärt, denn einerseits scheint die HCl nötig zu sein für das Auftreten von Magenirritationen durch Salicylate (BRODIE u. CHASE, 1967, 1969), andererseits reduzieren Salicylate beim Menschen die Säuresekretion in Menge und

Konzentration (Rubin et al., 1959). Die veränderte Permeabilität der Schleimhaut für Ionen konnte nur für Acetylsalicylsäure und Indomethacin, nicht dagegen für Phenylbutazon und Corticosteroide nachgewiesen werden (Chvasta u. Cooke, 1972), so daß sie als gemeinsames Wirkungsprinzip ausfällt. Es ist noch Gegenstand der Diskussion, ob dem Magenschleim überhaupt eine und gegebenenfalls welche protektive Funktion für die Magenschleimhaut zukommt [Cooke, 1967 (2); s. auch Abschnitt „Carbenoxolon-Natrium"], so daß alle beschriebenen Einflüsse der ulcerogenen Substanzen auf den Magenschleim unter diesem Gesichtspunkt gesehen werden müssen. Die Wirkungen auf die Säuresekretion sind zu uneinheitlich, als daß sie als gemeinsame Ursache für Schleimhauterosionen und -ulcera angesehen werden können.

XII. Nicotin (Rauchen)

Die Vermutung, daß Rauchen bei der Entstehung des peptischen Ulcus eine wichtige Rolle spielt, wurde von Barnett (1927) erstmalig geäußert und in der Folgezeit immer wieder aufgegriffen (Doll et al., 1958; Monson, 1970). Wenn man die toxischen Effekte der anderen Substanzen im Zigarettenrauch (flüchtige Säuren, Teerprodukte, Phenole) außer acht läßt, dann wird der Einfluß des Rauchens auf die Magensekretion unterschiedlich beurteilt. In einigen Untersuchungen hatte Rauchen bei Patienten mit einem peptischen Ulcus einen stimulierenden Einfluß auf die basale Magensekretion (Gray, 1929; Ehrenfeld u. Sturtevant, 1941; Steigman et al., 1954). Novis et al. (1973) konnten zeigen, daß bei jungen, gesunden Medizinstudenten die basale Säuresekretion positiv mit der Anzahl der pro Tag gerauchten Zigaretten korreliert ist. Als Ursache dafür wird entweder eine Vagusstimulierung oder eine gesteigerte basale Gastrinsekretion diskutiert. Allerdings liegen auch Befunde vor, nach denen Rauchen bei Patienten mit einem peptischen Ulcus keinen Einfluß auf die basale Säuresekretion hat (Schnedorf u. Ivy, 1939; Cooper u. Knight, 1956). Ähnlich uneinheitlich sind die Befunde bei der stimulierten Magensekretion (Piper u. Raine, 1959; Konturek, 1971; Debas et al., 1972). Selbst wenn ein stimulierender Einfluß des Rauchens auf die Magensekretion vorliegen sollte, sind die Effekte so gering, daß man ihnen allein keine ätiologische oder unterhaltende Funktion beim peptischen Ulcus beimessen kann. Unter diesem Aspekt bekommen Untersuchungen über den Einfluß von Nicotin auf die Pankreassekretion Bedeutung. Zwar hatten frühere Befunde gezeigt, daß Rauchen oder Nicotin auf die Pankreassekretion keinen Einfluß hatten (Packard, 1960; Schnedorf u. Ivy, 1939), jedoch ließ sich in neueren Untersuchungen nachweisen, daß im Tierversuch die Sekretin-stimulierte Pankreassekretion durch intravenöse Nicotinmengen, die etwa der resorbierten Nicotinmenge von bis zu vier Zigaretten entspricht, dosisabhängig gehemmt wird, ohne daß gleichzeitig die Magensekretion beeinflußt wird (Konturek et al., 1971). Beim Menschen hemmt Rauchen die Sekretin-stimulierte Pankreassekretion ebenfalls (Konturek, 1971; Bynum et al., 1972). Aus diesen Bausteinen läßt sich nun eine mögliche Erklärung für die Auswirkung des Nicotins auf die Entstehung oder Unterhaltung des peptischen Ulcus konstruieren: Durch Nicotin wird das Pankreas daran gehindert, ausreichende Mengen alkalischen Pankreassaftes zu sezernieren, um die normale (oder vermehrte?) Magensäure im Duodenum hinreichend zu neutralisieren, wodurch das Duodenum der in jedem Falle relativ vermehrten Säure ausgesetzt und dadurch nicht mehr vor der Ulcusentstehung geschützt ist (Konturek, 1972). Ob diese Erklärung die einzige oder richtige ist, bedarf noch eingehender Untersuchungen.

XIII. Alkohol

Die Wirkung von Alkohol auf den Magen betrifft die Morphologie der Schleimhaut, die sekretorische Funktion und die Motorik. Dabei ist zumindest für den ersten Punkt wichtig, zwischen akuter Wirkung und Veränderungen beim chronischen Alkoholismus zu unterscheiden.

Seit der Jahrhundertwende ist die stimulierende Wirkung von Alkohol auf die Magensaftsekretion bekannt (CHITTENDEN et al., 1898). Dabei ist es, wie in zahlreichen Untersuchungen nachgewiesen wurde, gleichgültig, ob der Alkohol per os, rectal oder parenteral zugeführt wurde. Der unter dem Einfluß von Alkohol sezernierte Magensaft ist reich an Säure und weist einen geringen Pepsingehalt auf. Erst bei chronischer Intoxikation nimmt der Pepsingehalt zu (KRUEGER u. MAC-INTOSH, 1937). Die Ursache für die Stimulierung der Magensekretion durch Alkohol ist seit langem Gegenstand der Untersuchungen. DRAGSTEDT et al. (1940) nahmen an, daß dieser Effekt durch eine Freisetzung von Histamin zustandekommt. Demgegenüber steht eine Reihe neuerer Befunde, die durch Alkohol freigesetztem Gastrin die Rolle des Mediators zuschreiben (HIRSCHOWITZ et al., 1956; WOODWARD et al., 1957; IRVINE et al., 1960; DAVES et al., 1965; ELWIN, 1969). Dabei handelt es sich ausschließlich um tierexperimentelle Untersuchungen. Beim Menschen stimuliert Alkohol die Säuresekretion nicht (GROSSMAN, pers. Mitteilung). Dem entspricht auch der außerordentlich geringe Anstieg des Serumgastrinspiegels nach Alkohol (BECKER et al., 1973). Ferner sind biochemische Untersuchungen über den Einfluß von Alkohol auf die Magenschleimhaut von Bedeutung, die auf die Überlegung hinauslaufen, daß durch den Stoffwechsel von Alkohol in der Magenschleimhaut vermehrt reduziertes Nicotinamidadenindinucleotid ($NADH_2$) gebildet wird, das in die Kette einer verstärkten Bildung und Sekretion von H^+-Ionen eingeschaltet werden kann (DE SAINT-BLANQUAT u. DERACHE, 1972).

Der Einfluß von per os aufgenommenem Alkohol auf die Magenmotorik wird nicht einheitlich beurteilt. Der Genuß von Wein und Bier verursacht eine Verzögerung der Magenentleerung (FRANZEN, 1928; PIHKANEN, 1957). Whisky und Brandy — im Vergleich zu Wein und Bier höher konzentriert — steigern oder hemmen die Magenentleerung oder lassen sie unbeeinflußt (PIHKANEN, 1957; BREWSTER et al., 1966; BARBORIAK u. MEADE, 1970).

Alkohol im Magen beeinflußt die Schleimhautbarriere in der Form, daß er die Diffusion von H^+-Ionen vom Lumen in die Schleimhaut und die von Natrium und Kalium in umgekehrter Richtung erleichtert (DAVENPORT, 1967). Der Abfall der Potentialdifferenz in der Magenwand nach Alkohol spiegelt diese Ionenverschiebungen wider (GEALL et al., 1970).

Die Wirkung des akuten Alkoholgenusses auf die Morphologie der Schleimhaut wirkt sich nach PALMER (1954) folgendermaßen aus: Bei 30 von 34 gesunden Probanden traten nach einmaligem, starkem Alkoholgenuß eine Hyperämie, Erosionen, Petechien und Exsudationen auf. Im Biopsiematerial von 70 chronischen Alkoholikern fand sich bei 62% im Antrum und bei 50% im Korpus eine oberflächliche Gastritis (DINOSO et al., zit. bei IBER, 1971). Die Angaben in der Literatur über das Vorkommen einer chronischen Gastritis bei Alkoholikern schwanken zwischen 43 und 100% (JOSKE et al., 1955; CHEY et al., 1968). Die direkten Folgen des chronischen Alkoholismus auf die morphologische Integrität der Magenschleimhaut sind schwierig zu beurteilen, da die Sekundärerscheinungen des Alkoholismus, wie z. B. mangelhafte Ernährung und Schädigung der Leberfunktion Auswirkungen auf die Magenschleimhaut haben können (LEEVY et al., 1971). ROBERTS (1972) konnte allerdings zeigen, daß Alkohol die Ursache einer chronischen Gastritis sein kann, daß der Grad der Schleimhautschädigung direkt

mit der Zeitdauer des übermäßigen Alkoholgenusses korreliert ist und daß das
Entstehen einer chronischen Gastritis ein direkter Alkoholeffekt auf die Schleimhaut ist und nicht durch Sekundärerscheinungen des Alkoholismus bedingt ist.

Literatur

Aune, S., Stadaas, J. O.: The inhibitory effect of sulpiride on pentagastrin-stimulated gastric
secretion. Scand. J. Gastroent. 7, 713—715 (1972)

Bachrach, W. H.: Anticholinergic drugs. Amer. J. dig. Dis. 3, 743—799 (1958)

Bachrach, W. H.: Reserpine, gastric secretion, and peptic ulcer. Amer. J. dig. Dis. 4, 117—124
(1959)

Barboriak, J. J., Meade, R. C.: Effect of alcohol on gastric emptying in man. Amer. J. clin.
Nutr. 23, 1151—1153 (1970)

Barlow, O. W., Beams, A. J., Goldblatt, H.: Studies on the pharmacology of ethyl alcohol.
J. Pharmacol. exp. Ther. 56, 117—146 (1936)

Barnes, P. C., Leonard, J. H. C.: Hypokalaemic myopathy and myoglobinuria due to
carbenoxolone sodium. Postgrad. med. J. 47, 813—814 (1971)

Barnett, C. W.: Tobacco smoking as a factor in the production of peptic ulcer and gastric
neurosis. Boston med. surg. J. 197, 457—459 (1927)

Baron, J. H., Elkeles, R. S., Lloyd-Mostyn, R. H., Watts, I.: The effect of carbenoxolone
sodium on carbohydrate metabolism. In: Baron, J. H., Sullivan, F. M. (Eds.): Carbenoxolone sodium, p. 19—31. London: Butterworths 1970

Becker, H. D., Reeder, D. D., Thompson, J. C.: Release of gastrin by alcohol in man and
dogs. The Physiologist 16, 263 (1973)

Bennett, R., Glass, G. B. J.: Effect of heteronium bromide on gastric acid secretion after
histamine and on gastric emptying measured by radio-vitamin B_{12} as an indicator. Amer. J.
Gastroent. 53, 330—338 (1970)

Berstad, A.: Inhibition of peptic activity in man by carbenoxolone sodium. Scand. J.
Gastroent. 7, 129—135 (1972)

Berstad, A., Myren, J.: Effect of oxyphencyclimine hydrochloride on basal secretion of
acid and pepsin in man. Scand. J. Gastroent. 6, 155—159 (1971)

Bieck, P. R., Oates, J. A., Robison, G. A., Adkins, R. B.: Cyclic AMP in the regulation of
gastric secretion in dogs and humans. Amer. J. Physiol. 224, 158—164 (1973)

Bitsch, V., Kristensen, M.: Determination of peptic activity and acid in the gastric juice of
patients with peptic disease before and after administration of glycopyrrolate. Acta med.
scand. 180, 385—393 (1966)

Black, J. W., Duncan, W. A. M., Durant, C. J., Ganellin, C. R., Parsons, E. M.: Definition
and antagonism of histamine H_2-receptors. Nature (Lond.) 236, 385—390 (1972)

Black, J. W., Duncan, W. A. M., Emmett, J. C., Ganellin, C. R., Hesselbo, T., Parsons,
M. E., Wyllie, J. H.: Metiamide — an orally active histamine H_2-receptor antagonist.
Agents and Actions 3, 133—137 (1973)

Bovet, D., Staub, A.-M.: Action protectrice des éthers phénoliques au cours de l'intoxication
histaminique. C. R. Séanc. Soc. Biol. 124, 547—549 (1937)

Brewster, A. C., Lankford, H. G., Schwartz, M. G., Sullivan, J. F.: Ethanol and alimentary lipemia. Amer. J. clin. Nutr. 19, 225—228 (1966)

Brodie, D. A., Chase, B. J.: The role of gastric acid in aspirin induced gastric irritation in the
rat. Gastroenterology 53, 604—610 (1967)

Brodie, D. A., Chase, B. J.: Evaluation of gastric acid as a factor in drug induced gastric
hemorrhage in the rat. Gastroenterology 56, 206—213 (1969)

Brody, M., Bachrach, W. H.: Antacids. I. Comparative biochemical and economic considerations. Amer. J. dig. Dis. 4, 435—460 (1959)

Brömster, D.: Gastric emptying rate in gastric and duodenal ulceration. Scand. J. Gastroent.
4, 193—201 (1969)

Brömster, D., Carlberger, G., Lundh, G., Möller, J., Rosén, A.: The effect of some oral
anticholinergics on gastric emptying, pH and osmolarity in man. Scand. J. Gastroent. 4,
185—192 (1969)

Butcher, R. W., Sutherland, E. W.: Adenosine-3':5'-phosphate in biological materials:
I. Purification and properties of cyclic-3':5'-nucleotide phosphodiesterase and use of this
enzyme to characterize adenosine-3':5'-phosphate in human urine. J. biol. Chem. 237,
1244—1250 (1962)

Bynum, T. E., Solomon, T. E., Johnson, L. R., Jacobson, E. D.: Inhibition of pancreatic
secretion in man by cigarette smoking. Gut 13, 361—365 (1972)

Chey, W. Y., Kusakcioglu, O., Dinoso, V., Lorber, S. H.: Gastric secretion in patients with
chronic pancreatitis and in chronic alcoholics. Arch. intern. Med. 122, 399—403 (1968)

CHITTENDEN, R. H., MENDEL, L. B., JACKSON, H. C.: A further study of the influence of alcohol and alcoholic drinks upon digestion, with special reference to secretion. Amer. J. Physiol. 1, 164—209 (1898)

CHVASTA, T. E., COOKE, A. R.: The effect of ulcerogenic drugs on the canine gastric mucosal barrier. J. Lab. clin. Med. 79, 302—315 (1972)

COHEN, M. M., DEBAS, H. T., HOLUBITSKY, I. B., HARRISON, R. C.: Caffeine and pentagastrin stimulation of human gastric secretion. Gastroenterology 61, 440—444 (1971)

COOKE, A. R.: (1) Role of adrenocortical steroids in the regulation of gastric secretion. Gastroenterology 52, 272—281 (1967)

COOKE, A. R.: (2) Mucosal resistance and corticosteroids (comment). Gastroenterology 53, 506 (1967)

COOPER, P., KNIGHT, J. B.: Effect of cigarette smoking on gastric secretions in patients with duodenal ulcer. New Engl. J. Med. 255, 17—21 (1956)

CROFT, D. N.: The action of analgesic substances on the gastric mucosa. J. Pharm. Pharmacol. 18, 354—361 (1966)

CROSS, S., RHODES, J., HOLE, D.: Carbenoxolone: its protective action on gastric mucosa. Proc. 9th Internat. Congr. Gastroenterol., Paris 1972, S. 568 c

CURWAIN, B. P., HOLTON, P.: The effects of isoprenaline and noradrenaline on pentagastrin-stimulated gastric acid secretion and mucosal blood flow in the dog. Brit. J. Pharmacol. 46, 225—233 (1972)

DAVENPORT, H. W.: Ethanol damage to canine oxyntic glandular mucosa. Proc. Soc. exp. Biol. Med. 126, 657—662 (1967)

DAVES, I. A., MILLER, J. H., LEMMI, C. A. E., THOMPSON, J. C.: Mechanism and inhibition of alcohol stimulant gastric secretion. Surg. Forum 16, 305—307 (1965)

DEBAS, H. T., COHEN, M. M. HOLUBITSKI, I. B., HARRISON, R. C.: Effect of cigarette smoking on human gastric secretion. Gut 12, 93—96 (1971)

DINOSO, V. P., CHEY, W. Y., LORBER, S. H.: Zit. bei IBER, F. L.: Alcohol and the gastro-intestinal tract. Gastroenterology 61, 120—123 (1971)

DOLL, R., HILL, I. D., HUTTON, C. F., UNDERWOOD, D. J.: Clinical trial of a triterpenoid liquorice compound in gastric and duodenal ulcer. Lancet 1962 II, 793—796

DOLL, R., JONES, F. A., PYGOTT, F.: Effect of smoking on the production and maintenance of gastric and duodenal ulcers. Lancet 1958 I, 657—662

DOLL, R., PRICE, A. V., PYGOTT, F., SANDERSON, P. H.: Continuous intragastric milk drip in the treatment of uncomplicated gastric ulcer. Lancet 1962 II, 70—73

DOMSCHKE, W., DOMSCHKE, S., CLASSEN, M., DEMLING, L.: Some properties of mucus in patients with gastric ulcer: the effect of treatment with carbenoxolone sodium. Scand. J. Gastroenterol. 7, 647—651 (1972)

DRAGSTEDT, C. A., GRAY, J. S., LAWTON, A. H., DE ARELLANO, M. R.: Does alcohol stimulate gastric secretion by liberating histamine? Proc. Soc. exp. Biol. Med. 43, 26—28 (1940)

DRAGSTEDT, L. R., WOODWARD, E. R.: Gastric stasis, a cause of gastric ulcer. Scand. J. Gastroent. 5, Suppl. 6 (1970)

EDITORIAL: Anticholinergics and duodenal ulcer. Lancet 1970 II, 1173

EHRENFELD, I., STURTEVANT, M.: Effect of tobacco smoking on gastric acidity. Amer. J. med. Sci. 201, 81—86 (1941)

EISNER, M.: Gastrointestinal effects of metoclopramide in man. In vitro experiments with human smooth muscle preparations. Brit. med. J. 4, 679—680 (1968)

ELWIN, C. E.: Some factors influencing the stimulatory effect of ethanol on gastric acid secretion during antrum application. Acta physiol. scand. 75, 12—27 (1969)

ENDERS, A.: Die Blutdruckwirkung von Phenylalkylderivaten nach oraler Applikation. Arzneimittel-Forsch. 2, 288—298 (1952)

FENSTER, L. F., WESER, E.: Gastrointestinal disorders. In: MELMON, K. L., MORELLI, H. F. (Eds.): Clinical pharmacology, p. 109—141. New York: Macmillan 1972

FORDTRAN, J. S., COLLYNS, J. A. H.: Antacid pharmacology in duodenal ulcer: effect of antacids on postcibal gastric acidity and peptic activity. New Engl. J. Med. 274, 921—927 (1966)

FRANZEN, G.: Untersuchungen über Alkohol. VII. Mitteilung: Alkoholwirkungen auf die Magenverdauung. Naunyn-Schmiedebergs Arch. exp. Path. Pharmak. 134, 129—141 (1928)

FRASER, P. M., DOLL, R., LANGMAN, M. J. S., MISIEWICZ, J. J., SHAWDON, H. H.: Clinical trial of a new carbenoxolene analogue (BX24), zink sulphate, and vitamin A in the treatment of gastric ulcer. Gut 13, 459—463 (1972)

GEALL, M. G., PHILLIPS, S. F., SUMMERSKILL, W. H. J.: Profile of gastric potential difference in man: effects of aspirin, alcohol, bile, and endogenous acid. Gastroenterology 58, 437—443 (1970)

GERARD, A.: Histochemical studies of the fundic mucosa of the stomach in dogs treated by ulcerogenic drugs. C. R. Soc. Biol. (Paris) 159, 1473 (1965)

Geumei, A., Issa, I., El-Gindi, M., Abd-el-Samie, Y.: Beta-adrenergic receptors and gastric acid secretion. Surgery 66, 663—668 (1969)

Gheorghiu, T., Frotz, H., Klein, H. J.: Experimentelle und klinische Untersuchungen zum Mechanismus der Carbenoxolon-Wirkung. Verh. dtsch. Ges. inn. Med. 19, 22 (1971)

Gray, I.: Gastric response to tobacco smoking. Amer. J. Surg. 7, 489—493 (1929)

Grossman, M. I., Roth, J. A., Ivy, A. C.: Pepsin secretion in response to caffeine. Gastroenterology 4, 251—256 (1945)

Grote, I. W., Woods, M.: Studies on antacids. IV. Adsorption effects of various aluminium antacids upon simultaneously administered anticholinergic drugs. J. Amer. pharm. Ass., sci. Ed. 42, 319—320 (1953)

Harris, J. B., Nigon, K., Alonso, D.: Adenosine-3'.5'-monophosphate: intracellular mediator for methyl-xanthine stimulation of gastric secretion. Gastroenterology 57, 377—384 (1969)

Harvey, S. C.: Gastric antacids and digestants. In: Goodman, L. S., Gilman, A. (Eds.): The pharmacological basis of therapeutics, 4th ed., p. 1002—1019. New York: Macmillan 1970

Henman, F. D.: Inhibition of peptic activity by carbenoxolone and glycyrrhetinic acid. Gut 11, 344—351 (1970)

Hirschowitz, B. I., Pollard, H. M., Hartwell, S. W., London, J.: The action of ethyl alcohol on gastric acid secretion. Gastroenterology 30, 244—256 (1956)

Howells, T. H., Khanam, T., Kreel, L., Seymour, C., Oliver, B., Davies, J. A. H.: Pharmacological emptying of the stomach with metoclopramide. Brit. med. J. 1971 2, 558—560

Ingelfinger, F. J.: Anticholinergic therapy of gastrointestinal disorders. New Engl. J. Med. 268, 1454—1457 (1963)

Irvine, W. T., Watkin, D. B., Williams, E. S.: Mechanism by which alcohol stimulates acid secretion. Gastroenterology 39, 41—47 (1960)

Jacobson, E. D.: The circulation of the stomach. Gastroenterology 48, 85—109 (1965)

Jacoby, H. I., Brodie, D. A.: Gastrointestinal actions of metoclopramide. Gastroenterology 52, 676—684 (1967)

Joske, R. A., Finckh, E. S., Wood, I. J.: Gastric biopsy: study of 1000 consecutive successful gastric biopsies. Quart. J. Med. 24, 269—294 (1955)

Kaye, M. D., Beck, P., Rhodes, J., Sweetnam, P. M.: Gastric acid secretion in patients with duodenal ulcer treated for one year with anticholinergic drugs. Gut 10, 774—778 (1969)

Kaye, M. D., Rhodes, J., Beck, P., Sweetnam, P. M., Davies, G. T., Evans, K. T.: A controlled trial on glycopyrronium and l-hyoscyamine in the long-term treatment of duodenal ulcer. Gut 11, 559—566 (1970)

Kern, F., Clark, G. M., Lukens, J. G.: Peptic ulceration occurring during therapy for rheumatoid arthritis. Gastroenterology 33, 25—33 (1957)

Kirsner, J. B.: Facts and fallacies in the current medical therapy for uncomplicated duodenal ulcer. J. Amer. med. Ass. 187, 423—428 (1964)

Kirsner, J. B., Ford, H.: (1) Phenylbutazone (butazolidin) studies on the stimulation of gastric secretion and formation of peptic ulcer in man. Gastroenterology 29, 1—17 (1955)

Kirsner, J. B., Ford, H.: (2) Phenylbutazone (butazolidin) effect on basal gastric secretion and the production of gastroduodenal ulcerations in dogs. Gastroenterology 29, 18—23 (1955)

Kirsner, J. B., Palmer, W. L.: The effect of various antacids upon hydrogen ion concentration in the gastric contents. Amer. J. dig. Dis. 7, 85—93 (1940)

Kirsner, J. B., Palmer, W. L.: Treatment of peptic ulcer: current concepts. Amer. J. Med. 13, 615—639 (1952)

Koelle, G. B.: Parasympathomimetic agents. In: Goodman, L. S., Gilman, A. (Eds.): The pharmacological basis of therapeutics, 4th ed., p. 466—477. New York: Macmillan 1970

Konturek, S. J.: Nicotine and peptic ulcer. Pol. med. J. 46, 1765—1769 (1971)

Konturek, S. J.: Nicotine and gastro-intestinal secretions. Acta Hepato-Gastroent. 19, 413—417 (1972)

Konturek, S. J., Oleksy, J., Wysocki, A.: Effect of atropine on gastric acid response to graded doses of pentagastrin and histamine in duodenal ulcer patients before and after vagotomy. Amer. J. dig. Dis. 13, 792—800 (1968)

Konturek, S. J., Solomon, T. E., McCreight, W. G., Johnson, L. R., Jacobson, E. D.: Effects of nicotine on gastrointestinal secretions. Gastroenterology 60, 1098—1105 (1971)

Krasnow, S., Grossman, M. I.: Stimulation of gastric secretion in man by theophylline ethylenediamine. Proc. Soc. exp. Biol. Med. 71, 335—337 (1949)

Krueger, L., MacIntosh, F. C.: Alcohols as a stomachic. Amer. J. dig. Dis. 4, 104—107 (1937)

Lawrence, J. S.: Dietetic and other methods in the treatment of peptic ulcer. Lancet 1952 I, 482—485

Leevy, C. M., Valdellon, E., Smith, F.: Nutritional factors in alcoholism and its complications. In: Israel, Y., Mardones, J. (Eds.): Biological basis of alcoholism, p. 365—382. New York, London, Sidney, Toronto: John Wiley & Sons 1971

Levant, J. A., Walsh, J. H., Isenberg, J. I.: Stimulation of gastric secretion and gastrin release by single oral doses of calcium carbonate in man. New Engl. J. Med. 289, 555—558 (1973)

Liebowitz, D., Carbone, J. V.: Effect of varying doses of reserpine on gastric secretion. New Engl. J. Med. 257, 227—228 (1957)

Lipkin, M.: Carbenoxolone sodium and the rate of extrusion of gastric epithelial cells. In: Baron, J. H., Sullivan, F. M. (Eds.): Carbenoxolone sodium, p. 11—17. London: Butterworths 1970

Mahon, W. A.: Gut antispasmodics. Canad. med. Ass. J. 93, 121—122 (1965)

Maiwald, L., Weicker, U.: Veränderte Zusammensetzung des Magenschleims nach Carbenoxolonbehandlung. Z. Gastroent. 10, 17—21 (1972)

Max, M., Menguy, R.: Influence of adrenocorticotropin, cortisone, aspirin, and phenylbutazone on the rate of exfoliation and the rate of renewal of gastric mucosal cells. Gastroenterology 58, 329—336 (1970)

Menguy, R., Desbaillets, L.: (1) Role of inhibition of gastric mucous secretion in the phenomenon of gastric mucosal injury by indomethacin. Amer. J. dig. Dis. 12, 862—866 (1967)

Menguy, R., Desbaillets, L.: (2) Influence of phenylbutazone on gastric secretion of mucus. Proc. Soc. exp. Biol. Med. 125, 1108—1111 (1967)

Menguy, R., Masters, Y. F.: Effect of cortisone on mucoprotein secretion by gastric antrum of dogs. Pathogenesis of steroid ulcer. Surgery 54, 19—27 (1963)

Mertz, D. P.: Effect of theophylline on acid secretion of stimulated gastric mucosa. Experientia (Basel) 25, 269—270 (1969)

Miederer, S. E., Deyhle, P., Stadie, H., Klenk, M., Ottenjann, R.: Der Einfluß von Glucagon auf die durch Methylxanthine (Theophyllin) stimulierte Säure-, Elektrolyt- und Pepsinogensekretion des menschlichen Magens. Klin. Wschr. 48, 1339—1343 (1970)

Milton-Thompson, G. J., Williams, J. G., Jenkins, D. J. A., Misiewicz, J. J.: Inhibition of nocturnal acid secretion in duodenal ulcer by one oral dose of Metiamide. Lancet 1974 I, 693—694

Mitchell, A. B. S.: Duogastrone-induced hypokalaemic nephropathy and myopathy with myoglobinuria. Postgrad. med. J. 47, 807—813 (1971)

Mitchell, R. D., Hunt, J. N., Grossman, M. I.: Inhibition of basal and postprandial gastric secretion by poldine and atropine in patients with peptic ulcer. Gastroenterology 43, 400—406 (1962)

Monson, R. R.: Cigarette smoking and body form in peptic ulcer. Gastroenterology 58, 337—344 (1970)

Myhill, J., Piper, D. W.: Antacid therapy of peptic ulcer. Part I. A mathematical definition of an adequate dose. Gut 5, 581—584 (1964)

Nickerson, M.: Drugs inhibiting adrenergic nerves and structures innervated by them. In: Goodman, L. S., Gilman, A. (Eds.): The pharmacological basis of therapeutics, 4th ed., p. 549—584. New York: Macmillan 1970

Nicoloff, D. M.: Indomethacin effect on gastric secretion, parietal cell population and ulcer provocation in the dog. Arch. Surg. 97, 809—815 (1968)

Norgaard, R. P., Polter, D. E., Wheeler, J. W., Fordtran, J. S.: Effect of long term anticholinergic therapy on gastric acid secretion, with observations on the serial measurement of peak histalog response. Gastroenterology 58, 750—755 (1970)

Novis, B. H., Marks, I. N., Bank, S., Sloan, A. W.: The relation between gastric acid secretion and body habitus, blood groups, smoking, and the subsequent development of dyspepsia and duodenal ulcer. Gut 14, 107—112 (1973)

Ottenjann, R., Nitsche, R., Rösch, W.: Über den Einfluß von Theophyllin auf die durch Pentagastrin submaximal stimulierte gastrale Säuresekretion. Klin. Wschr. 49, 56—57 (1971)

Packard, R. S.: Smoking and the alimentary tract. A review. Gut 1, 171—176 (1960)

Palmer, E. D.: Gastritis: revaluation. Medicine (Baltimore) 33, 199—290 (1954)

Pihkanen, T. A.: Neurological and physiological studies on distilled and brewed beverages. Ann. Med. exp. Fenn. 35, Suppl. 9 (1957)

Piper, D. W.: Antacid and cholinergic drug therapy of peptic ulcer. Gastroenterology 52, 1009—1018 (1967)

Piper, D. W., Fenton, B. H.: Antacid therapy of peptic ulcer. Part II. An evaluation of antacids in vitro. Gut 5, 585—589 (1964)

Piper, D. W., Raine, J. M.: Effect of smoking on gastric secretion. Lancet 1959 I, 696—698

Riese, J. A.: Clinical trial of Win Gel tablets, an aluminium hydroxide-hexitol-magnesium hydroxide antacid. Curr. ther. Res. 10, 260—264 (1968)

Robert, A., Nezemis, J. E.: Ulcerogenic property of steroids. Proc. Soc. exp. Biol. Med. 99, 443—447 (1958)

Roberts, D. M.: Treatment of peptic ulcer by high doses of propantheline bromide. Amer. J. Gastroent. 47, 124—133 (1967)

Roberts, D. M.: The effect of atropine on gastric secretory patterns in response to pentagastrin, histalog and insulin. Amer. J. Gastroent. 52, 334—344 (1969)

Roberts, D. M.: Chronic gastritis, alcohol, and non-ulcer dyspepsia. Gut 13, 768—774 (1972)

Roth, J. A., Ivy, A. C.: (1) The effect of caffeine upon gastric secretion in the dog, cat and man. Amer. J. Physiol. 141, 454—461 (1944)

Roth, J. A., Ivy, A. C.: (2) The synergistic effect of caffeine upon histamine in relation to gastric secretion. Amer. J. Physiol. 142, 107—113 (1944)

Rubin, R., Pelikan, E. W., Kensler, C. J.: Effect of un-buffered and buffered acetylsalicylic acid on intragastric pH. New Engl. J. Med. 261, 1208—1212 (1959)

De Saint-Blanquat, G., Derache, R.: Action de l'éthanol sur la physiologie gastrique. Arch. Mal. Appar. dig. 61, Suppl. 1, 97—108 (1972)

Salter, R. H.: Aspirin and gastrointestinal bleeding. Amer. J. dig. Dis. 13, 38—58 (1968)

Schnedorf, J. G., Ivy, A. C.: Effect of tobacco smoking on the alimentary tract: an experimental study of man and animals. J. Amer. med. Ass. 112, 898—904 (1939)

Scratcherd, T., Case, R. M.: The role of cyclic adenosine-3'.5'-monophosphate (AMP) in gastrointestinal secretion. Gut 10, 957—961 (1969)

Sircus, W.: Carbenoxolone sodium. Gut 13, 816—824 (1972)

Sodeman, W. A., Augne, N. A., Pollard, H. M.: Physiology and pharmacology of belladonna therapy in acid-peptic disease. Med. Clin. N. Amer. 53, 1379—1388 (1969)

Stadaas, J. O., Aune, S.: The effect of sulpiride on gastric motility. Scand. J. Gastroent. 7, 717—721 (1972)

Steigman, F., Dolehide, R. H., Kaminski, L.: Effect of smoking tobacco on gastric acidity and motility of hospital controls and patients with peptic ulcer. Amer. J. Gastroent. 22, 399—409 (1954)

Strickland, R. J., Fisher, J. M., Taylor, K. B.: Effect of prednisolone on gastric structure and function in man. Gastroenterology 56, 675—686 (1969)

Sun, D. C. H.: Long-term anticholinergic therapy for prevention of recurrences in duodenal ulcer. Amer. J. dig. Dis. 9, 706—716 (1964)

Taylor, R. T., Huskisson, E. C., Whitehouse, G. H., Hart, F. D., Trapnell, D. H.: Gastric ulceration occurring during indomethacin therapy. Brit. med. J. 1968 4, 734—737

Waisbren, B. A., Hueckel, J. S.: Reduced absorption of aureomycin caused by aluminium hydroxide gel (Amphojel). Proc. Soc. exp. Biol. Med. 73, 73—74 (1950)

Walan, A.: The effect of l-hyoscyamine on gastric secretion of acid and pepsin in man. Scand. J. Gastroent. 4, 157—167 (1969)

Walsh, J. H., Yalow, R. S., Berson, S. A.: The effect of atropine on plasma gastrin response to feeding. Gastroenterology 60, 16—21 (1971)

Werning, C., Bayer, J. M., Fischer, N., Schweikert, H. U., Siegenthaler, W.: Die Wirkung von Carbenoxolon-Natrium auf den Blutdruck, die Plasma-Renin-Aktivität und die Serumelektrolyte bei adrenalektomierten Patienten. Dtsch. med. Wschr. 97, 91—92 (1972)

Woodward, E. R., Robertson, C., Ruttenberg, H., Schapiro, H.: Alcohol as a gastric secretory stimulant. Gastroenterology 32, 727—737 (1957)

Wyllie, J. H., Hesselbo, T.: Inhibition of gastric secretion in man by metiamide. In: Wood, C. J., Simkins, M. A. (Eds.): International symposium on histamine H$_2$-receptor antagonists, p. 371—382. Welwyn Garden City: Smith Kline & French Laboratories Ltd. 1973

Wyllie, J. H., Hesselbo, T., Black, J. W.: Effects in man of histamine H$_2$-receptor blockade by burimamide. Lancet 1972 II, 1117—1120

Zaidi, S. H., Songh, G. B., Bajpal, R. P.: Mucous barrier in experimental phenylbutazone peptic ulceration. Indian. J. med. Res. 49, 16 (1961)

IV. Diagnostik

Anamnese

H. Koch, Erlangen

I. Anamnese

Trotz der vielen zur Verfügung stehenden modernen gastroenterologischen Untersuchungsmethoden ist die sorgfältige Erhebung der Anamnese des Magenkranken auch heute noch von wesentlicher Bedeutung, da es in der Regel erst die Beschwerden sind, die die Aufmerksamkeit des behandelnden Arztes auf den Magen lenken und zur Durchführung entsprechender Untersuchungen Anlaß geben.

Die Ausbeute der Anamnese wird umso ergiebiger sein, je mehr Zeit sich der Arzt für seinen Patienten zu nehmen bereit und imstande ist. Sie hängt außerdem von der Fähigkeit des Arztes ab, gezielte Fragen zu stellen, die auch dem weniger intelligenten Patienten verständlich sind und aus den Antworten entsprechende Schlüsse zu ziehen. Besondere Schwierigkeiten können sich dann ergeben, wenn Sprachschwierigkeiten eine genaue Anamnese unmöglich machen.

Im normalen Fall wird man den Patienten zunächst befragen, welche Gründe ihn zum Arzt geführt haben und ihm nach dieser Frage Zeit lassen, seine Beschwerden zu schildern. Man kann dann beginnen, selbst die Initiative zu ergreifen und den Patienten befragen, welche Beschwerden ihn gegenwärtig am meisten belästigen und wie lange diese bereits bestehen. Weiterhin sollte man sich informieren, ob wegen dieser Beschwerden bereits ein anderer Arzt konsultiert wurde, welche Diagnose dem Patienten dabei mitgeteilt wurde, und welche medikamentösen oder gar operativen Behandlungsmaßnahmen bereits erfolgten. Bei länger bestehenden Beschwerden kann die Beantwortung der Frage, ob der Charakter der Beschwerden unverändert geblieben sei, oder sich im Verlauf der Erkrankung geändert habe, einen Hinweis geben, ob der Patient an einer chronischen Erkrankung leidet oder ob es sich zum Zeitpunkt der jetzigen Konsultation um ein anderes akutes Krankheitsbild handelt. Rezidivierend auftretende, jahreszeitlich etwa an Frühjahr und Herbst gebundene Beschwerden, Inappetenz, Unverträglichkeit oder Widerwillen gegenüber bestimmten Speisen und Gewichtsabnahme können anamnestisch einen Hinweis auf die Art des Leidens geben. Alter, Geschlecht und Beruf des Patienten müssen ebenso in die Anamnese eingehen wie Eß-, Trink- und Rauchgewohnheiten, familiäre Verhältnisse und andere Umwelteinflüsse. Für die Magenanamnese ist schließlich nicht zuletzt die Familienvorgeschichte von Bedeutung, da das Ulcusleiden und Magencarcinome familiär gehäuft auftreten können.

II. Magenschmerz

Der Schmerz gehört bei Magenerkrankungen zu den Hauptsymptomen. Einzelne Magenerkrankungen können jedoch ohne jegliche Schmerzen einhergehen, während andererseits anscheinend „typische" Magenbeschwerden in keinerlei Zusammenhang mit dem Magen stehen.

Die sensible Versorgung des Abdomens erfolgt auf drei Wegen:

1. Schmerzimpulse der Haut, der Bauchwand und des parietalen Peritoneums werden über afferente cerebrospinale Fasern zum Thalamus und von da zum Cortex geleitet, wo der Schmerz identifiziert, geortet wird und eine individuell unterschiedlich gefärbte Empfindung erfährt.

2. Impulse von den Eingeweiden und dem visceralen Peritoneum gelangen über afferente viscerale Fasern des sympathischen und parasympathischen Nervensystems schließlich auf dem selben Weg wie die somatischen Nerven zum Thalamus und Cortex. Der Sympathicus ist dabei ausschließlich für die Übermittlung der Schmerzempfindung verantwortlich, während die parasympathischen Fasern Mißempfindungen wie Übelkeit und Erbrechen vermitteln.

3. Schmerzreize aus dem Bereich von Serosa der Leber, der Gallenblase, der Milz und des Magens sowie des Zwerchfells werden über cerebrospinal verlaufende sensible Fasern des Nervus phrenicus nach zentral übertragen.

1893 kartographierte Head systematisch Hautareale, die bei bestimmten Erkrankungen der Eingeweide schmerzempfindlich sind. Diese Hautareale sind als „Headsche Zonen" bekannt geworden. Im gleichen Jahr beschrieb Mackenzie bei verschiedenen abdominellen Erkrankungen zugeordnete Druckempfindlichkeit und Verspannungen in bestimmten Muskelzonen.

Untersuchungen von Wolff u. Wolf (1948) zeigten, daß die Schleimhaut des Magens gegenüber Berührung, leichtem Druck, Temperaturveränderungen und faradischem Strom unempfindlich ist. Daraus wurde geschlossen, daß es keinen eigentlichen visceralen Schmerz gebe. Leriche hatte demgegenüber bereits 1939 beobachtet, daß spastische Darmkontraktionen zu heftigen abdominellen Schmerzen führten. Heute ist bekannt, daß neben Spastik vor allem abrupt auftretende Dehnungsreize von Magen oder Darm zu heftigen visceralen Schmerzen führen können.

Die Eingeweide haben dieselbe Art von Nervenfasern, die auch die Schmerzimpulse der Haut übertragen. Diese Fasern sind jedoch zahlenmäßig weniger und von dünnerem Kaliber. Außerdem sind sie primär nicht an dieselben Schmerztypen wie die Haut gewöhnt. Dies besagt, daß sich die Eingeweide wegen der fehlenden Schmerzexposition beim Auftreten von Erkrankungen erst an die verschiedenen schmerzauslösenden Impulse adaptieren müssen, und daß der Schmerzreiz größer als an der Haut sein muß, um in gleicher Stärke bemerkt zu werden.

Reine viscerale Schmerzen gehen nicht mit Schmerzüberempfindlichkeit in den Headschen Zonen oder mit zugeordneten muskulären Mißempfindungen und Verspannungen einher. Sie werden häufig als diffuse drückende, bohrende, teils brennende Schmerzen in der Tiefe des Abdomens empfunden. Die Sympathektomie führt zum Verschwinden reiner visceraler Schmerzen.

Der Schmerz im Bereich der Headschen Zonen kommt dadurch zustande, daß die sensiblen visceralen Fasern in gleicher Höhe wie die cerebrospinalen Fasern ins Rückenmark münden, sich beide Fasertypen nach ihrem Eintritt ins Rückenmark vermischen und gemeinsam dasselbe Sekundärneuron zum Thalamus benutzen (Ruch, 1946). Da die cerebrospinalen Fasern in der Schmerzübertragung größere Erfahrung haben, wird der eigentlich im visceralen Bereich lokalisierte Reiz zentral fehllokalisiert und vom Patienten subjektiv als Schmerz im Bereich der Haut empfunden.

Die cerebrospinalen Fasern versorgen Haut, Bauchwand und parietales Peritoneum, während das viscerale Peritoneum der Organe des oberen Abdomens seine sensible Versorgung über Fasern des Nervus phrenicus erfährt.

Prozesse, die von den Eingeweiden auf viscerales und parietales Peritoneum übergreifen, führen somit zu einer Stimulation beider Fasersysteme. Der in diesen

Fällen meist heftige Schmerz wird als oberflächlich gelegen und brennend beschrieben und ist im allgemeinen im Gegensatz zum reinen visceralen Schmerz gut lokalisierbar.

In die Anamnese bei Magenerkrankungen müssen Intensität, Lokalisation, zeitliches Auftreten, Abhängigkeit von der Art der aufgenommenen Nahrungsmittel, Qualität des Schmerzes, Beeinflußbarkeit des Schmerzes und Periodizität eingehen. Die Intensität des Schmerzes ist bei Magenerkrankungen nicht so ausgeprägt wie bei Gallenstein- oder Nierenkoliken und bei echten Pankreatitisschüben. Das unkomplizierte peptische Magengeschwür verursacht leichte bis mittelschwere, drückende und bohrende, gelegentlich brennende Schmerzen sowie Übelkeit und Erbrechen. Es handelt sich also um Beschwerden, die über die visceralen Fasern zum Bewußtsein kommen. Der teils krampfartige Charakter der Beschwerden wird beim Magenulcus durch Spasmen in der Ulcusumgebung oder bei präpylorischen Ulcera und Ulcera duodeni durch Stenosen ausgelöst. Kommt es zur Ulcusperforation oder Penetration treten die Zeichen der Peritonitis hinzu. Dies bedeutet, daß die Schmerzimpulse jetzt auch über den Nervus phrenicus sowie die cerebrospinalen Fasern nach zentral geleitet werden und sich somit auch die Schmerzintensität ändert.

Der Schmerz wird häufig als plötzlich auftretend und äußerst heftig angegeben. Mit der Schmerzintensität ändert sich auch die Lokalisation. Während beim unkomplizierten Magenulcus die Beschwerden diffus im Oberbauch angegeben werden, sind sie jetzt an umschriebener Stelle lokalisierbar. Bei Penetration ins Pankreas kommt vielfach eine Ausstrahlung des Schmerzes in den linken Rücken hinzu. Schmerzen unter dem rechten Rippenbogen können auf das Ulcus duodeni aber auch Gallenerkrankungen hinweisen.

Das zeitliche Auftreten der Beschwerden kann beim Ulcus diagnostische Hinweise auf seine Lokalisation geben. Je früher nach der Nahrungsaufnahme die Beschwerden auftreten, umso höher ist in der Regel das Ulcus im Magen lokalisiert. Präpylorische Ulcera oder Ulcera duodeni gehen mit Nüchternschmerzen und Schmerzen einher, die sich etwa $1^1/_2$ bis 2 Std nach Nahrungsaufnahme bemerkbar machen.

Die beim Ulcus duodeni auftretenden Nüchternschmerzen bessern sich spontan nach Nahrungszufuhr. Einige Schlucke warmer Milch können dazu ausreichen. Eiweißreiche Mahlzeiten und nicht erhitztes Fett werden vom Ulcus duodeni-Patienten gut vertragen. Dagegen verursachen saure Speisen, scharfe Gewürze, Süßigkeiten oder Weißweine beim Patienten mit präpylorischem Ulcus oder Ulcus duodeni Beschwerden. Unverträglichkeit von schweren gebratenen Speisen werden nicht nur von Ulcuspatienten angegeben und sind deswegen bei der Anamnese von Magenkranken nur bedingt verwertbar.

Magencarcinome sind in ihrem Frühstadium nur von uncharakteristischen Beschwerden begleitet, weswegen sie häufig zu spät diagnostiziert werden.

III. Appetit

Störungen des Appetits werden sowohl vom Ulcuskranken als auch vom Patienten mit Carcinom angegeben. Bei subtiler Erhebung der Anamnese stellt sich jedoch meist heraus, daß die vom Ulcuspatienten beschriebenen Appetitstörungen weniger auf echter Inappetenz beruhen, als auf der Tatsache, daß gegenüber bestimmten Speisen Unverträglichkeit besteht. Ausgesprochene Inappetenz mit Widerwillen gegen Fleisch- und Wurstwaren findet sich dagegen in vielen Fällen von Magencarcinom.

IV. Gewichtsabnahme

Reduktion des Gewichts wird sowohl beim Ulcus als auch beim Neoplasma gefunden. Sie ist beim Ulcuskranken dadurch bedingt, daß dem Patienten häufig eine nicht notwendige, einschneidende Diät verordnet wird, oder daß sich die Patienten wegen bestimmter Nahrungsmittelunverträglichkeit selbst eine solche Diät auferlegen.

Ausgeprägte Gewichtsabnahmen bei annähernd normaler Nahrungszufuhr können dagegen Hinweis auf einen konsumierenden Prozeß sein.

V. Erbrechen

Brechreiz und Erbrechen sind keineswegs stets auf gastrointestinale Ursachen zurückzuführen.

Präpylorische Ulcera duodeni und Magencarcinome können jedoch zu zunehmender Stenosierung des Magenausgangs führen. Erbrechen angedauter, saurer Nahrungsmittelreste ist die Folge. Für das präpylorische Ulcus ist in diesen Fällen die Angabe des Patienten typisch, daß es nach dem Erbrechen zum Abklingen der Beschwerden kommt.

VI. Hämatemesis und Melaena

Erbrechen frischen Blutes oder kaffeesatzartiger Flüssigkeit und Teerstühle sind in der Regel Zeichen einer Blutung aus dem oberen Gastrointestinaltrakt. Neben Oesophagusvaricen und Entzündungen der Speiseröhre sind Ulcera und Erosionen von Magen und Duodenum die mit Abstand häufigsten Blutungsquellen. Blutungen beim Magencarcinom treten vergleichsweise seltener auf.

VII. Allgemeinuntersuchung des Patienten

Kachektischer Allgemeinzustand kann auf den ersten Blick den Verdacht auf ein neoplastisches Geschehen auch des Magens erwecken. Anämische Gesichtsfarbe vermag diesen Eindruck zu vertiefen. Blasse Conjunktiven und blasse Haut können darüber hinaus auch auf okkulte Magenblutungen hinweisen oder Ausdruck einer perniziösen Anämie bei chronisch atrophischer Gastritis sein. Ausgeprägte Nasolabialfalten bei insgesamt asthenischem Habitus fallen häufig bei Patienten mit Ulcusleiden auf. Im akuten Fall kann die Facies hippocratica — der Patient zeigt einen ängstlichen Gesichtsausdruck bei insgesamt verfallenem Aussehen mit spitzer Nase, eingesunkenen Augen und kaltem Schweiß — Folge einer Ulcusperforation sein.

Die Inspektion des Abdomens bringt bei Magenerkrankungen keine diagnostisch verwertbaren Hinweise.

Die physikalische Allgemeinuntersuchung umfaßt auch bei Verdacht auf Magenerkrankungen alle Schritte, wie sie bei der üblichen internistischen Untersuchung erfolgen.

Insgesamt ist die Ausbeute der körperlichen Untersuchung in diesen Fällen jedoch gering.

Ein vergrößerter einzelner Lymphknoten oder ein Lymphknotenpaket hinter dem Schlüsselbeinansatz des linken Musculus sternocleidomastoideus — die sog.

Virchowsche Drüse — erweckt den Verdacht auf das Vorliegen eines Magencarcinoms. Die Virchowsche Drüse kann jedoch auch bei Neoplasmen der Pleura, der Lungen, des Oesophagus, der Leber oder der Gallenblase tastbar sein.

Palpatorisch findet sich beim Ulcus ventriculi ein leichter bis mittelstarker diffuser Druckschmerz im Epigastrium, während sich beim Patienten mit Ulcus duodeni häufig zwischen Nabel und Mitte des rechten unteren Rippenbogens eine umschriebene druckschmerzhafte Region feststellen läßt. Plätschergeräusche bei Palpation des Oberbauches können Hinweis auf eine Pylorusstenose sein, sind jedoch meist durch ein irritables Colon bedingt.

Beim ausgedehnten Magencarcinom kann der Tumor durch die Bauchdecke getastet werden. In fortgeschrittenen Fällen findet sich zusätzlich als Ausdruck der Metastasierung eine stark vergrößerte höckrige Leber.

Weitere, durch die Allgemeinuntersuchung zu erhebende, für die Diagnose verwertbare Befunde sind bei Magenerkrankungen nicht zu erwarten.

Literatur

DEMLING, L.: Gastroenterologische Anamnese. In: Klinische Gastroenterologie, S. 2. Stuttgart: Thieme 1973

HEAD, H.: On disturbances of sensation with especial reference to the pain of visceral disease. Brain **13**, 1 (1893)

LERICHE, R.: The surgery of pain, p. 434. London: Tindall and Cox 1939

MACKENZIE, J.: Some points bearing on the association of sensory disorders and visceral disease. Brain **13**, 321 (1893)

ROTH, J. L. A.: The examination of the patient. In: BOCKUS: Gastroenterology, p. 3. Philadelphia and London: Saunders 1966

RUCH, T. C.: Howells textbook of physiology, p. 399. Philadelphia: Saunders 1946

WOLFF, H. G., WOLF, S.: Pain. Springfield: C. C. Thomas, Publishers, 1948

Diagnostik von Magenerkrankungen
Prüfung der sekretorischen Funktion

M. Classen und W. Domschke, Hamburg und Erlangen

Mit 2 Abbildungen

I. Prüfung der sekretorischen Funktion

A. Salzsäuresekretion

Der Enthusiasmus vergangener Jahre, mit dem Sekretionsanalysen des Magens betrieben und bewertet wurden, ist einer nüchternen Einschätzung des Verfahrens gewichen. Dies beruht einerseits darauf, daß mit Endoskopie und Morphologie die Existenz von Gastroduodenalerkrankungen wesentlich genauer nachgewiesen werden kann als durch den Nachweis einer pathologisch veränderten Säureproduktion. Andererseits haben sich die Erwartungen auf eine „maßgeschneiderte" Magenoperation auf dem Boden der Sekretionsanalyse noch nicht erfüllt (Baron, 1970). Eine gewisse klinische Bedeutung hat die Sekretionsanalyse dagegen zur Feststellung einer Achlorhydrie bei der atrophischen Gastritis oder einer exzessiv gesteigerten Magensekretion im Rahmen des Zollinger-Ellison-Syndroms.

1. Historisches

Das Probefrühstück nach Ewald u. Boas (1885), bestehend aus 400 bis 500 ccm Tee und 35 g Weißbrot, stimuliert die Magensekretion nur gering, die Ergebnisse sind nicht reproduzierbar. Für zahlreiche andere Probemahlzeiten, z. B. nach Sahli, Curschmann, de Salamanca, und für Alkohol- und Coffeinreizlösungen (0,2 coffeinum purum in 300 ml Aqua destillata), die einen verhältnismäßig geringen Sekretionsreiz für den Magen darstellen, trifft das gleiche zu. Die Kombination von Coffein und Alkohol vermag ebenfalls keine maximale oder wiederholbare Belegzellfunktion zu stimulieren. Coffein stimuliert sowohl bei peroraler als auch bei intravenöser Gabe die Magensekretion. Mit 15 mg/kg KG Coffein intravenös erzielt man etwa 30% der nach maximaler Stimulation mit Pentagastrin produzierten Säure (Cohen et al., 1971). 1926 wurde von Katsch u. Kalk die Histaminprobe mit 0,5 mg Histamindihydrochlorid (Imido-Roche®) eingeführt. Nach Absaugung des Nüchternsaftes über 10 min wurde die Leersekretion über 30 min gemessen, dann ein Coffeinprobetrunk verabreicht, 10 min später wurde mit der kontinuierlichen Absaugung über 2 Std begonnen und bei Ausbleiben der Magensekretion Histamin subcutan injiziert. Ihre (1947) verbesserte diesen Test durch individuelle Anpassung der Histamindosis an das Körpergewicht, die er mit 0,01 mg/kg KG ansetzte. Bei dieser fraktionierten Magensekretionsanalyse beschränkte man sich auf die Bestimmung der titrierbaren Acidität (Säurekonzentration) und die Messung des sezernierten Volumens unter der Vorstellung, daß sich Magenerkrankungen in einer veränderten Säurekonzentration manifestierten. Die Belegzelle des Magens scheidet jedoch nach heutigen Vorstellungen ihr salzsaures Sekret „starr" in einer bestimmten Konzentration, die etwa bei 150 bis 160 mval/l liegt, ab. Messungen der titrierbaren Acidität des Magens geben also keinen quantitativen Hinweis auf die Sekretionskapazität. Die heute üblichen Methoden der quantitativen Sekretionsanalyse gehen auf den von Kay (1953) beschriebenen „augmented histamine test" zurück, bei dem die tatsächlich produzierten Säuremengen (mval) gemessen werden.

2. Qualitative Messungen der Salzsäure des Magens

a) Renale Exkretion von Farbstoffen

Dieses Verfahren beruht auf dem Prinzip, daß ein Indicatorfarbstoff sich bei einem pH 3,5 im Magen auflöst. Der Farbstoff wird dann absorbiert und renal ausgeschieden. Die Überprüfung von Azuresin, einem Kationenaustauscherharz, bei 420 Patienten ergab, daß bei 8% der Patienten mit Achlorhydrie falsch positive Resultate, bei 30% der säuresezernierenden Personen falsch negative Ergebnisse gewonnen wurden und in 11% der Test plus/minus verlief (Christiansen, 1966). Es bestand zwar eine Korrelation zwischen der Menge an ausgeschiedenem Farbstoff und der Säureproduktion nach maximaler Stimulation, der Schätzungsirrtum betrug jedoch 59% (Marks et al., 1960). Diese Tests sind unverläßlich und nicht zu empfehlen.

b) Intragastrale pH-Messung

Genaue pH-Messungen im oberen Verdauungstrakt werden mit Antimon- oder Glaselektroden, welche direkt mit Meß- und Registrierinstrumenten verbunden sind, erzielt (Kinzlmaier et al., 1951; Hofstetter, 1947; McClendon, 1915).

Tabelle 1. Korrespondierende Werte für pH und Säurekonzentration (mval/l) im Magensaft
(nach E. W. Moore)

pH	mval HCl/l	pH	mval HCl/l	pH	mval HCl/l	pH	mval HCl/l
1,00 = 129,7		1,42 = 47,8		1,84 = 17,8		2,26 = 6,70	
1,02 = 123,7		1,44 = 45,6		1,86 = 17,0		2,28 = 6,39	
1,04 = 118,0		1,46 = 43,5		1,88 = 16,2		2,30 = 6,10	
1,06 = 112,5		1,48 = 41,5		1,90 = 15,4		2,32 = 5,83	
1,08 = 107,3		1,50 = 39,6		1,92 = 14,7		2,34 = 5,56	
1,10 = 102,4		1,52 = 37,8		1,94 = 14,1		2,36 = 5,30	
1,12 = 97,6		1,54 = 36,0		1,96 = 13,4		2,38 = 5,07	
1,14 = 93,1		1,56 = 34,3		1,98 = 12,8		2,40 = 4,84	
1,16 = 88,7		1,58 = 32,8		2,00 = 12,2		2,42 = 4,62	
1,18 = 84,5		1,60 = 31,2		2,02 = 11,7		2,44 = 4,41	
1,20 = 80,6		1,62 = 29,8		2,04 = 11,1		2,46 = 4,22	
1,22 = 76,9		1,64 = 28,4		2,06 = 10,6		2,48 = 4,02	
1,24 = 73,3		1,66 = 27,1		2,08 = 10,2		2,5 = 3,83	
1,26 = 69,9		1,68 = 25,8		2,10 = 9,69		2,6 = 3,05	
1,28 = 66,7		1,70 = 24,7		2,12 = 9,27		2,7 = 2,42	
1,30 = 63,6		1,72 = 23,5		2,14 = 8,83		2,8 = 1,92	
1,32 = 60,6		1,74 = 22,5		2,16 = 8,44		2,9 = 1,52	
1,34 = 57,8		1,76 = 21,4		2,18 = 8,06		3,0 = 1,21	
1,36 = 55,1		1,78 = 20,4		2,20 = 7,68		3,5 = 0,39	
1,38 = 52,6		1,80 = 19,5		2,22 = 7,34		4,0 = 0,12	
1,40 = 50,1		1,82 = 18,6		2,24 = 7,00		5,0 = 0,01	

Moore u. Scarlata wiesen 1965 nach, daß die Wasserstoffionenkonzentration des Magensaftes mit den von der Glaselektrode gemessenen pH-Werten präzise und reproduzierbar gemessen werden kann, wenn (Na + K) oder Cl bekannt sind. Eine Tabelle für die Übertragung von pH-Werten in Wasserstoffionenkonzentrationen wurde vorgelegt. In einer späteren Mitteilung wies Moore (1968) nach, daß die Pufferlösungen zur Eichung der Elektrode bei pH-Werten unter pH 2 exakter als die meisten handelsüblichen Lösungen sein müssen.

Bis heute ist unklar, ob man mit pH-Elektroden die Wasserstoffionenkonzentration, die Wasserstoffionenaktivität oder keines von beiden mißt. Nach Ansicht von MAC INNES (1948) wird jedoch der Nutzen dieser Methode dadurch keineswegs beeinträchtigt, da sie uns eine „praktische Skala der Acidität" vermittelt. Die intragastrale pH-Messung ist nicht nur für solche Untersuchungen in der Humanmedizin von Bedeutung, bei denen nur pH-Werte oder H-Ionenkonzentration bzw. -aktivität, aber nicht das Volumen des Magensaftes bestimmt werden kann. Die größere Pufferkapazität eiweißreicher Mahlzeiten, die Vermeidung von „Säurespitzen" im pH-Tagesprofil durch zahlreiche kleine Mahlzeiten und sonstige diätetische und medikamentöse Aspekte für die Ulcustherapie wurden derart ermittelt (CLASSEN, 1971; LENNARD-JONES et al., 1965; MARCUSSEN, 1968).

c) Intragastrale pH-Telemetrie

Die Endoradiosonde ist ein Nebenprodukt der Raumfahrtforschung. Bereits 1955 hatten KNOLL u. VON ARDENNE, 1956 NÖLLER einen Miniatursender beschrieben, der, als Kapsel verschluckt, die Acidität des Magensaftes auf einen extragastralen Empfänger drahtlos zu übertragen vermochte. Die handelsübliche „Heidelberger Kapsel" mit einer Länge von 18 mm und einem Durchmesser von 8 mm ist leicht verschluckbar. Sie enthält einen Miniatursender, dessen Oscillatorfrequenz vom pH des Magensekretes gesteuert wird. Eine ringförmige Antimonelektrode an der Kapsel dient als pH-Fühler. Eine Minibatterie spendet die notwendige Energie, allerdings nur für wenige Stunden. Die Sendersignale werden von einer Gürtelantenne, die um den Leib des Patienten gelegt wird, aufgenommen, an einen Empfänger weitergeleitet und hier von einem Punktschreiber registriert (NÖLLER, 1962; OTTENJANN, 1968).

Untersuchungsmethode: Nach Aktivierung der Kapsel erfolgt die Eichung in Lösungen mit bekannten pH-Werten, z. B. pH 2 und pH 7, bei einer Temperatur von 38 °C. Nunmehr verschluckt der nüchterne Patient die an einem Faden befestigte Kapsel zusammen mit etwas Wasser. Eine Röntgenkontrolle der Kapselposition ist empfehlenswert, wenn pH-Werte über 4 gemessen werden. Bei exakter Lokalisation und Vorhandensein von HCl sollten Werte zwischen pH 1 und pH 2 erzielt werden. Geschieht dies unter basalen Bedingungen nicht, so sollte maximal mit Ametazol (Betazol 2 mg/kg KG) oder Pentagastrin (Gastrodiagnost 6 µg/kg KG) subcutan oder intramuskulär stimuliert werden.

Nach Angaben von OTTENJANN (1970) kann eine Hypochlorhydrie angenommen werden, wenn auch nach maximaler Stimulation die Meßwerte zwischen 2 und 4 liegen, eine Achlorhydrie dann, wenn das pH nicht unter 4 abfällt (WILLIAMSON et al., 1969). Eine annähernd quantitative Messung der Säureproduktion erzielt man durch endogastrale Titration mit alkalischen Lösungen (CONNEL et al., 1964; STAVNEY et al., 1966; DEYHLE et al., 1970). Als besonders geeignet wird eine 1molare Lösung von Kaliumbicarbonat bezeichnet, da Kalium die Magenentleerung verzögern soll. Nach vollständiger Pufferung des Magensekretes mit Kaliumbicarbonat bis pH 7 werden 6 µg Pentagastrin/kg KG subcutan als maximaler Stimulus injiziert. Fällt das pH auf 3 ab, so verabreicht man 3 bis 6 ml Kaliumbicarbonat der 1molaren Lösung und wiederholt dies über 1 Std, immer dann, wenn das pH auf 3 abfällt. Die verbrauchte Menge an Kaliumbicarbonat soll der in dieser Zeit produzierten Salzsäure (mval) entsprechen. DEYHLE konnte eine positive lineare Korrelation zwischen der durch Absaugung direkt gemessenen Säureproduktion nach maximaler Stimulation und der endogastralen Titration im individuellen Vergleich nachweisen. Bei der klinisch-pharmakologischen Prüfung von Antacida kann prinzipiell in der gleichen Weise vorgegangen werden (Tomatis et al., 1970). Messung der bei der Titration verbrauchten Base ergibt ein genaueres Bild der Sekretionskapazität als die von Nöller (1962) vorgeschlagene Alkalitestzeit. Kürzlich wurde von Fordtran u. Walsh nachgewiesen, daß auch die Beeinflussung der Magensekretion durch Nahrung beim Menschen quantitativ gemessen werden kann. Diese Autoren haben vor, während und nach der Mahlzeit kleine Mengen an Mageninhalt abgesaugt und in Abhängigkeit vom aktuellen pH-Wert alkalische Pufferlösung in den Magen instilliert. Diese Prozedur kann man natürlich durch kontinuierliche intragastrale pH-Messung vereinfachen (Konturek, 1973). Die ersten Untersuchungen legen nahe, daß es sich hier um ein bedeutsames Verfahren für die Messung säuresekretorischer Vorgänge im menschlichen Magen handelt.

Ferntelemetrie des intragastralen pH. Die mit der Heidelberger Kapsel gemessenen pH-Werte besitzen einen Fehlerbereich von $\pm$ 0,5 pH-Einheiten. Genauere Werte liefert eine Mikroglaselektrode von 25 mm Länge und 9 mm Durchmesser der japanischen Firma National. Überdies kann dieses Instrument im Gegensatz zur Heidelberger Kapsel immer wieder verwendet werden, da es mit einer austauschbaren Minibatterie versehen ist (Demling et al., 1970).

3. Quantitative Magensekretionsanalyse

a) Exogene Stimulation — Methodik

Beim nüchternen Patienten wird eine kräftige Magensonde mit einem Durchmesser von 9 bis 16 mm und mehreren Öffnungen nahe an der Spitze durch die Nase oder den Mund in den Magen geführt. Spezialsonden für Magen- und Pankreassekretionsanalysen besitzen zwei Kanäle, einen für die Aspiration des Sekretes, den anderen für die Insufflation von Luft, um das Anliegen der Sonde an der Schleimhaut zu verhindern (Williams et al., 1965). Durch eine kurze Durchleuchtungskontrolle kann man sich davon überzeugen, daß die Sonde an der großen Kurvatur entlang geglitten ist und das aborale Ende im Antrum liegt. Ist eine Röntgenkontrolle nicht möglich, so kann man durch Instillation von 100 ml Wasser und sofortige Absaugung die geeignete Position der Sonde überprüfen. Mindestens 90 % des instillierten Wassers müssen zurückgewonnen werden. Nunmehr wird das gesamte im Magen befindliche Sekret (Nüchternsaft) abgesaugt und verworfen. Die Aspiration kann von Hand erfolgen, geeignete Absaugpumpen erzielen jedoch ein für klinische Bedürfnisse nahezu identisches Quantum abgesaugten Sekretes (z. B. Gastrovac, Fa. Hirtz & Co., Köln; Gastromat, Fa. Oehler und Braun, Stuttgart). Der Magensaft wird nunmehr über 1 Std kontinuierlich abgesaugt und in vier 15 min-Perioden gesammelt. Dann wird das entsprechende Stimulans der Magensekretion verabfolgt. Vom Applikationsweg und der Art des Stimulus ist die Dauer der nun folgenden Untersuchungsphase abhängig. In der Regel beträgt diese 90 bis 120 min. Das Magensekret wird in dieser Zeit wiederum in 15 min-Portionen gesammelt.

Für die Gewinnung und Untersuchung des Magensekrets sind folgende Hinweise von Bedeutung: Der Patient sollte auf der linken Seite liegen, um den Abfluß des Sekrets durch den Pylorus zu verhindern. Andere halten es für günstiger, den Patienten in einem bequemen Sessel sitzen zu lassen, damit sich der Magensaft am Antrumboden sammelt (Hassan et al., 1970). In der Aspirationsphase darf der bicarbonatreiche Speichel nicht verschluckt, sondern muß ausgespuckt oder abgesaugt werden. Es versteht sich von selbst, daß Medikamente, welche die Magensekretion beeinflussen, insbesondere Anticholinergika, mindestens 24 Std vor der Untersuchung nicht mehr gegeben werden.

b) Messung der H-Ionenkonzentration (pH, titrierbare Acidität)

Die titrierbare Acidität in den Magensaftportionen wird durch Titration mit 0,1 n NaOH unter Verwendung eines Farbstoffindicators, wie z. B. Phenolrot, das am Neutralpunkt von gelb nach rot umschlägt, bestimmt. Als titrierbare Acidität bezeichnet man die Summe aus H-Ionenkonzentration und nichtionisierter H-Ionenkonzentration. Statt des Indicators kann auch eine Glaselektrode bei der Titration bis pH 7 verwendet werden. Die alte Nomenklatur „freie" und „gebundene" Säure ist chemisch nicht haltbar und klinisch bedeutungslos. Nachdem die Volumina der einzelnen Portionen (ml) registriert und notiert worden sind, nimmt man 10 ml Magensaft von jeder Probe und setzt einige Tropfen Phenolrot zu. Bis zum Farbumschlag wird nunmehr n/10-Natronlauge aus einer Bürette eingetropft. Die verbrauchte Menge an NaOH (ml), welche auf 100 ml Magensaft umgerechnet wird, gibt die titrierbare Acidität in mval/l an. Aus dem Produkt von Magensaftvolumen in ml und der Säurekonzentration (mval/l) wird die Säuremenge/15 min errechnet. DRAGSTEDT (1967) besteht auf der Messung des Basalsekrets in der interdigestiven Phase über 12 Std oder zumindest über 2 Std. CUMMINS (1967) und GILLESPIE et al. (1972) wiesen jedoch nach, daß es gleichgültig ist, ob die Basalsekretion über 1, 2 oder 12 Std gemessen wird.

c) Stimuli der Magensäuresekretion

Histamin. Es ist das Verdienst von KAY, mit dem 1953 eingeführten „augmented histamine test" die Messung der Säureproduktion des Magens zu einer quantitativen Methode gemacht zu haben. Eine individuell dosierte Menge von 0,04 mg Histaminphosphat/kg KG ruft eine nahezu maximale reproduzierbare sekretorische Leistung der Parietalzellen hervor. Bei subcutaner Applikation dieser Dosis steigt die Säureproduktion innerhalb von 15 bis 30 min an und fällt nach der 45. min langsam wieder ab. 90 bis 120 min nach der Histamingabe werden die basalen Werte wieder erreicht. Die Gipfelproduktion an Säure findet zwischen der 15. und 45. min, stets jedoch in der 1. Std nach Stimulation statt (BARON, 1968). Bei intravenöser Infusion von Histamin (0,04 mg/kg KG/Std) wird etwa 30 bis 45 min nach Infusionsbeginn ein Sekretionsplateau erreicht. Die Säureproduktion ist bei diesem Applikationsweg höher als nach subcutaner Gabe (LAWRIE et al., 1964; DOTEVALL, 1968). Auch bei der Applikation höherer Dosen von Histamin können die Belegzellen im Vergleich zu Gastrin nicht zur Höchstleistung stimuliert werden (MAKHLOUF et al., 1964). Die Ergebnisse sind jedoch reproduzierbar und korrelieren mit der Belegzellmasse in signifikanter Weise (CARD et al., 1960; MYREN, 1968). 30 min vor der Applikation von Histamin muß jedoch ein Antihistaminicum parenteral verabreicht werden, damit Nebenwirkungen von seiten des Kreislaufs vermieden werden. Dies gelingt jedoch nicht immer, gelegentlich werden stärkere Nebenwirkungen bis hin zum Kreislaufkollaps beobachtet. Daher ist von einer maximalen Sekretionsanalyse mit Histamin bei Patienten mit kardialer, pulmonaler Insuffizienz, allergischer Diathese, Phäochromocytom, Asthma bronchiale, Hypertonie und älteren Patienten über 65 Jahren abzusehen.

Betazol (Ametazol, Histalog). Betazol ist nahezu nebenwirkungsfrei. Die zu einer reproduzierbaren Sekretionsleistung des Magens erforderliche Dosis beträgt 2 mg/kg KG. Das Präparat kann auf jedem parenteralen Applikationsweg verabreicht werden. Die oral applizierte Form von Betazol, die in einer Dosis von 100 mg der Wirkung einer intramuskulär verabreichten Dosis von 0,5 mg/kg KG entsprechen soll (Clayman et al., 1961), hat sich nicht durchgesetzt. Bei parenteraler Gabe wird der Sekretionsgipfel 45 bis 90 min nach Applikation erreicht, die Wirkung überdauert 120 min (Laudano, 1966). In der angegebenen Dosis von 2 mg/kg KG subcutan wird, gemessen am PAO (Peak acid output), mehr Säure produziert als nach subcutan appliziertem Histamin. Die Säureproduktion nach intravenöser Infusion von Histamin ist allerdings identisch mit der nach Betazol (Johnson et al., 1967). Das prolongierte Sekretionsplateau erleichtert überdies die Berechnung der Gipfelsekretion. Kreislaufnebenwirkungen sind zwar selten, jedoch prinzipiell möglich. Die vorherige Gabe eines Antihistaminicums ist daher angebracht (Ottenjann, 1968).

Gastrin. In zahlreichen Untersuchungen wurde nachgewiesen, daß Gastrin I und II kräftigere Stimuli der Magensekretion darstellen als Histamin oder Histalog. Gastrin I und II sind etwa gleich wirksam. Eine Dosis von 2 µg Gastrin II/kg KG steigert die Leistung der Parietalzellen stärker als 0,04 mg Histamin. Nach subcutaner Injektion wird der Sekretionsgipfel 10 bis 30 min post injectionem erreicht. Personen mit geringer Säureproduktion reagieren verzögert, der Sekretionsgipfel wird hier 30 bis 60 min nach Applikation beobachtet (Makhlouf et al., 1964). Der stimulierende Effekt von 2 µg Gastrin II/kg KG subcutan ist um etwa 10% höher als derjenige von 0,04 mg Histamin. Gibt man die Effektivität beider Substanzen auf einer Gewichtsbasis an, dann ist Gastrin 30mal wirksamer, auf einer molaren Basis sogar 500mal wirksamer als Histamin (Makhlouf et al., 1964).

Neben dem als Heptadekapeptid vorkommenden Gastrin wurden kürzlich klein- und großmolekulare Formen (Minigastrin, big Gastrin = BG) und big big Gastrin (BBG) nachgewiesen. Abschließende Untersuchungen über deren Wirksamkeit als Stimulans der Magensekretion liegen noch nicht vor.

Bei intravenöser Infusion von Gastrin kommt es gegen Ende der 1. Std nach Infusionsbeginn zu einem kontinuierlichen Abfall der Säureproduktion. Grossman hat dieses Phänomen „fading" genannt, eine andere Bezeichnung ist Tachyphylaxie. Obwohl Gastrin auch bei intravenöser Infusion ein nahezu nebenwirkungsfreies Stimulans darstellt, muß vor der intravenösen Injektion im Schuß gewarnt werden. Höhere Dosen als 0,1 µg/kg KG können bereits zu einem deutlichen Blutdruckabfall führen (Makhlouf, 1968).

Pentagastrin. Die Isolierung und Synthese von Gastrin durch Gregory u. Tracy im Jahre 1961 war gefolgt von der Herstellung und Untersuchung zahlreicher synthetischer Polypeptide (Morley et al., 1965). Es zeigte sich, daß das C-terminale Tetrapeptid qualitativ die gleiche Wirksamkeit wie Gastrin, allerdings mit geringem quantitativen Unterschied aufweist. Das handelsübliche Gastrinfragment mit dem C-terminalen Tetrapeptid wird daher als Pentagastrin (Gastrodiagnost, Merck) bezeichnet. Die Magensekretion wird nach Gabe von 6 µg Pentagastrin/kg KG subcutan oder durch 1, 2 und bis 6 µg/kgStd als kontinuierliche intravenöse Infusion „maximal" stimuliert (Multicentre pilot study, 1967; Konturek, 1967; Wormsley et al., 1966) (Tabelle 2). Die Reproduzierbarkeit der gastralen H^+-Produktion mit den angegebenen Dosen ist gut, die intraindividuelle Differenz bei Doppelversuchen beträgt 7,5%. Das Pentagastrin ist etwa 3mal wirksamer als Histamin auf Gewichtsbasis und 8mal wirksamer bei einem Vergleich auf molarer Basis. 40 µg Histamin/kg KG stimulieren jedoch beim Menschen die Magensekretion genau so stark wie 6 µg Pentagastrin/kg KG (Multicentre pilot study, 1967) oder sogar um 10% stärker (Makhlouf et al., 1968). Nach subcutaner Applikation von Pentagastrin tritt der Sekretionsgipfel 20 bis 40 min nach Injektion (Makhlouf et al., 1968), 10 bis 30 min nach intramuskulärer Injektion auf (Johnston et al., 1967). Auch bei intravenöser Applikation tritt der Sekretionsgipfel zumeist 20 bis 40 min nach Infusionsbeginn auf. Nach Angaben von Worms-

LEY (1972) ist jedoch eine genaue Vorhersage über den Zeitpunkt des Sekretionsgipfels nach Pentagastrinstimulation nicht möglich (Abb. 1). Diese Einschränkung ist jedoch für die Anwendung eines Kurztests in der Praxis von geringer Bedeutung. Auch unter der Pentagastrininfusion ist ein „fading" zu beobachten.

Tabelle 2. Gastrin und Pentagastrin. MAO (Maximal acid output, PAO (Peak acid output) und Stimulationsdauer (mod. nach J. H. BARON, 1970)

	subcutan (µg/kgKG)	intramuskulär (µg/kgKG)	intravenös (µg/kgKG)	intravenöse Infusion (µg/kgKG)	Autoren
Gastrin					
Höchste Säureproduktion	2	1	0,6	0,8	MAKHLOUF et al., 1964
Dauer (min)	120		45		MAKHLOUF et al., 1964
Zeitpunkt des PAO (min)	30—40		5—25	20—60	MAKHLOUF et al., 1964
Pentagastrin					
Höchste Säureproduktion				0,66—6	WORMSLEY et al., 1966
				2	KONTUREK u. KROL, 1966
	6			5—6	Multicentre pilot study
				6	MAKHLOUF et al., 1966
		6			JOHNSTON u. JEPSON, 1967
Dauer (min)	80				MAKHLOUF et al., 1966
	90				Multicentre pilot study
		60			JOHNSTON u. JEPSON, 1967
Zeitpunkt des PAO (min)	20—40				MAKHLOUF, 1968
	30—60				EMAS et al., 1969
	10—40				CLASSEN u. DEYHLE, 1970
		10—30			JOHNSTON u. JEPSON, 1967
		10—60			BARON, 1969

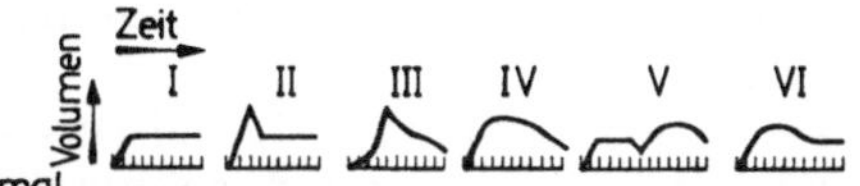

Zeit
Volumen
I   II   III   IV   V   VI
Normal
(140)   54   9   4   11   13   9
DU (114)   53   4   4   20   12   7
Vagotomie
(44)   46   7   0   27   18   2
GU (26)   23   30   0   23   15   8

Abb. 1. Unterschiedliche Sekretionsmengen nach Pentagastrininjektion (DU = Ulcus duodeni, GU = Ulcus ventriculi)

Schnupfen von Pentagastrin (Snuff). WORMSLEY hat auf einen sehr interessanten Applikationsweg, der die Injektion von Pentagastrin überflüssig macht, aufmerksam gemacht (WORMSLEY, 1968). 1 mg Pentagastrin wird in Abständen von 10 min über 1 Std inhaliert oder geschnupft. Dadurch wird die gastrale Säuresekretion genauso stark angeregt, wie durch eine kontinuierliche intravenöse Infusion von Pentagastrin, welche eine maximale Säureproduktion bewirkt. Ungefähr 5mal soviel Pentagastrin muß pro einzelner Inhalation oder einzelnen Einschnupfens gegeben werden, um die Magensekretion wie durch eine submaximale Dosis subcutan applizierten Pentagastrins zu steigern. Wenn Pentagastrin sublingual als Pudertablette, Lösung oder als Perfusat über die Mundschleimhaut appliziert wird, reagiert der Magen nicht. Wormsley glaubt, daß das Schnupfen von Pentagastrin ein therapeutisches Konzept als trophisches Stimulans der Magenschleimhaut bei Gastritis darstellen könnte.

Schnelltests mit Pentagastrin. Johnston u. Jepson (1967), Classen u. Deyhle (1972) haben Pentagastrinschnelltests zur Prüfung der Magensäureproduktion angegeben. Diese basieren auf der Beobachtung, daß der Sekretionsgipfel bei intramuskulärer Applikation von Pentagastrin in der Regel innerhalb von 30 min nach der intramuskulären Injektion und innerhalb von 10 bis 40 min nach subcutaner Applikation liegt. Bei diesen Kurztests wird nur die Gipfelproduktion (peak acid output = PAO) bestimmt. Diese ergibt mit einem hohen Maße an Wahrscheinlichkeit ein repräsentatives Bild der Leistungsfähigkeit des Magens. Bei dem von uns vorgeschlagenen Test wird auf die Messung der Basalsekretion verzichtet, wenn nicht Verdacht auf ein Zollinger-Ellison-Syndrom bzw. Hyperparathyreoidismus vorliegt. Nach subcutaner Applikation von 6 μg Pentagastrin/ kg KG wird eine Sonde in den Magen eingeführt und das Sekret abgesogen und verworfen. 10 min nach der Injektion wird mit der Kollektion des Magensekretes in drei 10 min-Portionen begonnen. In 80 % der Fälle findet sich hier der Sekretionsgipfel, der aus den beiden höchsten benachbarten 10 min-Portionen abgelesen wird. Die Messung der übrigen Sekretionsphasen in einem Zeitraum von 60 min nach Pentagastrin liefert keine zusätzliche Information, wenn es um die Feststellung einer Hypo-, Normo- oder Achlorhydrie geht. Für wissenschaftliche Zwecke ist dieses Verfahren natürlich ungeeignet. Die subcutane Applikation von Pentagastrin hat gegenüber der intramuskulären Gabe den Vorteil der langsamen Resorption aus dem Gewebe. Damit wird die Zahl der Nebenwirkungen auf ein Mindestmaß reduziert. Dieser Test reicht für eine nahezu quantitative Sekretionsanalyse in der Praxis vollkommen aus.

Insulin. Mit dem Insulintest wird die Vollständigkeit einer Vagotomie geprüft. Hypoglykämiebedingte Nebenwirkungen treten nach Tolbutamid, das von Stempien (1968) als Ersatz für Insulin vorgeschlagen worden ist, ebenfalls auf. Überdies ist der Insulintest auf einer breiteren Basis untersucht und die Ergebnisse sind besser interpretierbar.

Nach Untersuchungen von Cummins (1967) und Demand et al. (1968) muß der Blutzucker nach Insulin unter 50 mg-% absinken, um den Nervus vagus adäquat zu reizen. Baron et al. (1972) haben kürzlich nachgewiesen, daß man mit 0,21 E Alt-Insulin/kg KG die Magensekretion (PAO) stärker stimulieren kann als mit 0,4 E/kg KG. Dagegen sank die Blutzuckerkonzentration nach der höheren Dosis von Insulin stärker ab. Baron (1972) schließt daraus, daß die insulinstimulierte Magensekretion dosisabhängig reagiert, und nicht, wie von Grossman (1966) angenommen, nach dem Alles-oder-Nichts-Gesetz. Baron definierte die optimale Insulindosis als die Dosis, die bei den meisten Personen den Blutzuckerspiegel soweit senkt, daß eine nahezu maximale vagale Stimulation entsteht. Zu diesem Zweck muß der Blutzuckerspiegel nicht, wie früher angenommen, auf Werte um 50 mg-%, sondern wahrscheinlich auf 15 bis 25 mg-% gesenkt werden (Baron et al., 1972). Eine fixierte Dosis von Insulin erzielt nicht immer eine nahezu maximale Säureproduktion, wie dies bei 6 μg Pentagastrin oder 40 μg Histamin/kg KG der Fall ist. Insulin wirkt über den Blutzuckerspiegel, dessen Reaktion nicht exakt vorhersehbar ist, auf den Magen. Praktisch geht man so vor, daß neben der oben beschriebenen Methodik für die quantitative Magensekretionsanalyse 30, 60, 90 und 120 min nach intravenöser Gabe von 0,2 E Altinsulin pro kg KG der Blutzuckerspiegel bestimmt wird. Der Magensaft wird dann über insgesamt 3 Std abgesaugt, die Säurebestimmung erfolgt in der üblichen Weise. Der Insulintest ist mit dem Namen von FRANKLIN HOLLANDER verbunden, der, ausgehend von den Beobachtungen anderer Autoren, 1942 gemeinsam mit JEMERIN u. WEINSTEIN die wegweisende Arbeit begonnen hat (HOLLANDER, 1946).

Die Bewertung des Insulintestes für die Vollständigkeit der operativen Vagotomie scheint noch nicht völlig klar zu sein. HOLLANDER hat gefordert, daß die Säurekonzentration des Magensaftes nach Insulingabe nicht höher als 10 mval/l bei vollständiger Achlorhydrie des Basalsekrets ansteigen dürfe. Werte über 20 mval/l nach Insulinstimulation wertete er als Hinweis auf eine inkomplette Denervation. Nach KAY (1967) und BANK et al. (1967) werden bei etwa einem Drittel der Patienten nach truncaler Vagotomie positive, d. h. pathologische Insulintests gefunden, die eine inkomplette Vagotomie und große Rezidivgefahr anzeigen und somit ein starkes Argument gegen diese Operationsmethode bilden würden. HOLLANDERS Kriterien wurden von KAY zwar als physiologisch begründet, aber klinisch zu streng angesehen. Er hat in der Zwischenzeit einige Alternativen angeboten, die jedoch nur Veränderungen der Magensäurekonzentration oder des sezernierten Volumens nach Insulin bewerteten.

KAY et al. haben überdies zur Vorhersage von Rezidivulcera nach Vagotomie eine Beurteilung von fünf Kriterien des Insulintests mittels Computeranalyse eingeführt (KAY, 1967), die jedoch zu kompliziert für eine Verbreitung war. CUMMINS bezeichnet eine Vagotomie als komplett, wenn basal weniger als 2 mval HCl/Std sezerniert werden und die Sekretion nach Insulin um weniger als 1 mval/Std ansteigt. Steigt nach Insulin der Säure-output um 1 bis 5 mval/Std an, so handelt es sich um eine inkomplette, jedoch zur Verhütung von Rezidivulcera ausreichende vagale Denervation. Werte über 5 mval/Std gelten als ungenügend. GILLESPIE et al. haben in einer jüngeren Studie unterstrichen, daß Anstiege der Magensäurekonzentration nach Insulin schon auf Grund der enormen Schwankungen unter basalen Bedingungen ein schlechterer Parameter für die Beurteilung einer Vagotomie sind als die Bewertung der Säureproduktion (mval/Zeiteinheit). Nach ihren Untersuchungen kann mit einer Vertrauensgrenze von 99% ein Anstieg der insulinstimulierten Säuresekretion um das Dreifache und mehr gegenüber dem Mittelwert der basalen Säuresekretion als positiv pathologisch bewertet werden (GILLESPIE et al., 1972). Dies gilt auch für Patienten mit einer basalen Achlorhydrie nach Vagotomie, wenn man theoretisch für diese eine mittlere Basalsekretion von 0,1 mval/15 min annimmt (GILLESPIE et al., 1972). HOLLANDER hat in seiner Erstbeschreibung des Insulintests vor der Interpretation eines einzelnen negativen Ergebnisses gewarnt. Er zeigte bereits, daß ein negativer Insulintest bei späterer Wiederholung von einem positiven Ergebnis abgelöst werden kann. SMITH et al. haben 52 Patienten nach Vagotomie über 1 Jahr verfolgt und in Abständen von 2 Monaten einen Insulintest durchgeführt. Obwohl alle Patienten nach der Operation einen negativen Insulintest nach den Kriterien von GILLESPIE aufwiesen, wurde das Ergebnis bei 21 (40%) später pathologisch. Wenn dieser Befund der funktionelle Ausdruck einer Regeneration des Nervus vagus ist, dann wäre dies ein weiteres Argument gegen die Vagotomie.

Der „medizinische Vagotomietest". Die Gruppe von KAY (1967) versuchte eine experimentelle Voraussage über die Eignung von Ulcuspatienten für Vagotomie oder Resektion mit dem Insulintest. Dabei wurde zunächst durch eine kombinierte Injektion von Hexamethoniumbromid und Atropinsulfat der Vagus gehemmt und anschließend ein maximaler humoraler Stimulus gesetzt. Es zeigte sich jedoch, daß auch durch Austausch der Anticholinergika und sonstige Modifikationen des Tests eine exakte Vorhersage über den Effekt der Operation auf die Säuresekretion nicht möglich war. Außerdem gelang es nicht, mit vertretbaren Dosen von Anticholinergika den Vagus in einer der operativen Vagotomie adäquaten Weise zu hemmen.

2-Desoxy-D-Glucose (2 DG). Diese Substanz bewirkt primär keine Hypoglykämie, sondern hemmt den Glucoseabbau in der Zelle kompetitiv. Im Tierversuch wurde daher 2 DG ebenfalls für die Prüfung der Vollständigkeit einer Vagotomie verwendet (Hirschowitz et al., 1965; Mignon et al., 1973). Hyperglykämie nach Infusion von Glucose oder bei Alloxandiabetes macht gewöhnliche Dosen von 2 DG als Magensäurestimulus unwirksam. Die Dosierung von 2 DG muß also individuell in Abhängigkeit vom aktuellen Blutzuckerspiegel gesteuert werden. Dies bedeutet aber auch, daß bei Personen mit niedrigem Blutzuckerspiegel durch eine gesteigerte Affinität der Bluthirnschranke gegenüber 2 DG die Hirnfunktion durch diesen Enzyminhibitor erheblich beeinträchtigt werden könnte. Im Tierexperiment mußten die Blutzuckerspiegel gelegentlich bis auf 2500 mg-% angehoben werden, um die Wirkung von 2 DG zu beseitigen. Vermutungen über die Hepatotoxizität der Substanz, Nebenwirkungen von seiten des Herzkreislaufsystems und die oben beschriebenen Befunde von Himsworth et al. (1969) erwecken Zweifel, daß diese vielversprechende Substanz klinisch anwendbar sein wird.

d) Endogene Stimulation

Auf S. 164 wurde auf die kürzlich beschriebene Magensekretionsprüfung durch „endogene" Stimulation nach Nahrungszufuhr hingewiesen (Fordtran u. Walsh, 1973). Nach oraler Einnahme von Steak, Toast mit Butter und Wasser wurden häufig kleine Mengen von Mageninhalt abgesaugt, der pH gemessen und wieder in den Magen instilliert. Durch Instillation adäquater Mengen von 0,3 n NaHCO$_3$ wurde der pH auf 5,5 eingestellt. Die Bicarbonatmenge entsprach der Säureproduktion des Magens. Die endogene Stimulation bewirkte bei Ulcus duodeni-Kranken eine höhere (116%), bei Gesunden eine etwas geringere Säuresekretion (86%) als nach Histaminstimulation. Von diesem Verfahren sind wichtige Erkenntnisse über physiologische und pathophysiologische Vorgänge bei der menschlichen Magensekretion zu erwarten.

e) Bewertung der quantitativen Sekretionsanalysen

Begriffsbestimmung. Die Menge der gebildeten Salzsäure pro Zeiteinheit ist abhängig von der Zahl der sezernierenden Belegzellen. 50 Millionen Belegzellen bilden in 60 min etwa 1 mval Salzsäure. Bei maximaler Stimulation kann anhand der Säuresekretionsrate (mval HCl/Std) die Zahl der säurebildenden Zellen geschätzt werden. Die unter Ruhebedingungen gemessene Basalsekretion gibt dagegen einen Hinweis auf die Intensität der endogenen Stimuli, nämlich des Nervus vagus und von Gastrin, die sich in einer pathologisch gesteigerten Säuresekretion in der interdigestiven Phase niederschlagen kann. Die Zahl der Belegzellen ist bei Frauen geringer als bei Männern, sie nimmt mit zunehmendem Alter auch ohne Vorhandensein einer Gastritis ab.

Basalsekretion (Basal acid output = BAO). Das Basalsekret wird aus der Summe der vier Einzelportionen (mval/15 min) bestimmt. Die obere Grenze der Basalsekretion beträgt 3 mval/Std für Männer, für Frauen 2 mval/Std. Werte über 5 mval/Std gelten als Hinweis auf ein Ulcus duodeni-Leiden. Eine Säuremenge von mehr als 15 mval/Std muß Verdacht auf ein Zollinger-Ellison-Syndrom wecken. Rezidivulcera in Resektionsmägen wegen belassenem Antrumrest sind bisweilen mit einer erhöhten Basalsekretion vergesellschaftet. Niedrigere Werte sind kein Gegenbeweis, da eine exakte Sekretionsanalyse bei reseziertem Magen wegen des galligen Refluxes technisch schwierig ist. Der bioptische Nachweis von Antrumschleimhaut in der zuführenden Schlinge ist entscheidend (POHL et al., 1972). Zu denken ist bei erhöhter Basalsekretion auch an einen primären Hyperparathyreoidismus (BARRERAS et al., 1967).

Stimulierte Sekretion (Maximal acid output = MAO; Peak acid output = PAO). Nach Einführung des maximalen Histamintests durch KAY wurden drei verschiedene Methoden angewendet, die Resultate zu verwerten. KAY (1953) selbst bewertete besonders hoch die 30 min-Periode, die 15 min nach der Histamininjektion begann und bezeichnete sie als maximale Histaminreaktion (AHR = augmented histamine response). CARD u. MARKS legten mehr Wert auf die Säureproduktion während der 1. Std unmittelbar nach der Injektion und bezeichneten diese als maximale Säureproduktion (maximal acid output = MAO). BARON schlug vor, vor allem die maximal höchste 30 min-Sekretion, die zu verschiedenen Zeiten nach der Histamininjektion einsetzt und die aus den beiden höchsten benachbarten 15 min-Perioden zusammengesetzt ist, als Gipfelproduktion (peak acid output = PAO) zu bewerten. Diesem Vorschlag lag die Beobachtung zugrunde, daß der Sekretionsgipfel abhängig von Stimulans und Individuum zu verschiedenen Zeiten einsetzt. Inzwischen wurde jedoch klargelegt, daß bei Verwendung des gleichen Stimulus alle drei Verfahren, sowohl am intakten Magen als auch nach Vagotomie, qualitativ die gleiche Aussage vermitteln. Wir berechnen sowohl die maximale Säureproduktion (MAO) wie die Gipfelproduktion (PAO). Indessen genügt es in der Praxis vollauf, die Gipfelproduktion in dem von uns vorgeschlagenen Kurztest zu ermitteln.

Die „maximale" Stimulation. Der Begriff „maximale" Magensekretion hat sich eingebürgert, obwohl über die Deutung dieses Begriffes „akademische Uneinigkeit" besteht. GROSSMAN (1966) versteht darunter die höchste Sekretionsrate an Magensäure, die auch durch Verdoppelung der Stimulusmenge nicht weiter gesteigert werden kann. MAKHLOUF (1968) stellt die Reproduzierbarkeit des Ergebnisses vor die Messung der absoluten Kapazität des Magens zu sezernieren. Mit 0,14 mg Histaminbase/kg KG subcutan wurde beispielsweise ein höherer Säure-output als mit 6 µg Pentagastrin/kg KG subcutan erzielt (MAKHLOUF et al., 1966). Mit Pentagastrin werden nur 70 bis 75% des geschätzten Maximums der Säuresekretion erreicht. Dieses geschätzte Maximum der H-Ionenproduktion wird definitionsgemäß nie erreicht (MAKHLOUF, 1968). Für die Bewertung der Sekretionsanalyse spielt es keine Rolle, ob Histamin, Betazol, Gastrin oder Pentagastrin appliziert wird, da die Sekretionsmengen zwar quantitative Unterschiede aufweisen, jedoch miteinander sehr eng korrelieren. Der Begriff maximale Sekretion sollte reserviert werden für den Wert, der nach intravenöser Applikation des Stimulus auf der Dosiswirkungskurve die höchste Sekretionsleistung auslöst.

Wahl des Stimulans. Die Frage nach dem geeigneten Stimulans ist bereits oben teilweise beantwortet worden. Für die Prüfung der kompletten Vagotomie ist Insulin als das geeignete Agens anzusehen. Die übrigen Stimuli der Säuresekretion des Magens müssen nach folgenden Kriterien gewertet werden: Nebenwirkungen und Kosten. Daran gemessen ist Pentagastrin (Gastrodiagnost Merck®) heute als sicheres und preisgünstiges Stimulans anzusehen.

Applikationsmodus. Auf mögliche Unterschiede der Säureproduktion in Abhängigkeit vom Applikationsweg wurde oben bereits hingewiesen (LAWRIE et al., 1964; KONTUREK, 1967). Diese Differenzen vor allem bei Vergleich der intravenösen mit der subcutanen Applikation müssen möglicherweise der Kumulation im Gewebe bei der subcutanen Gabe zugeschrieben werden.

Nordgren erweckte Zweifel, daß eine uniforme Dosis von 6 µg Pentagastrin/kg KG stets eine maximale Säureproduktion auslöst. Durch intravenöse Infusion von Pentagastrin löste er bei einigen Personen bereits mit 1 µg Pentagastrin/kg KG die höchste Sekretionsleistung des Magens aus. Höhere Dosen führten dagegen zu einer Hemmung der Säureproduktion. Bei subcutaner oder intramuskulärer Injektion des Stimulus wäre ein solcher Effekt innerhalb des Versuches nur schwer feststellbar. Für exakte Untersuchungen wäre demnach die kontinuierliche intravenöse Infusion der beste Applikationsweg, wobei man sich durch langsame Steigerung der Pentagastrin-Dosis an das individuelle Wirkungsoptimum herantasten kann. Bei der Bewertung von Sekretionsanalysen nach intravenöser Infusion von Pentagastrin ist ferner zu berücksichtigen, daß bei etwa der Hälfte der Fälle ein „abnormes Sekretionsmuster" beobachtet wird, d. h., daß sich kein konstantes Plateau, sondern frühe oder späte Gipfel und sonstige Abweichungen vom Sekretionsplateau zeigen. Diese Abweichungen sind bei dem betreffenden Individuum reproduzierbar und treten bei Gabe von Betazol nicht auf. Man schreibt diese Unterschiede daher dem Pentagastrin und nicht dem Sekretionsverhalten des Individuums zu (Wormsley, 1972). Inwieweit durch diese Befunde die Aussagefähigkeit der Kurztests berührt wird, bedarf weiterer Untersuchungen.

Hinweise für das praktische Vorgehen. Für Untersuchungen der gastralen Säureproduktion in Klinik und Praxis ist Pentagastrin das derzeit optimale Stimulans. Bei Studien physiologischer oder pathophysiologischer Funktionen des sezernierenden Magens wird man die intravenöse Applikationsform wählen, wobei die individuelle Dosierung und das Sekretionsmuster zu berücksichtigen sind (Nordgren, 1971; Wormsley, 1972). Will man die Magensekretionsanalyse dagegen in der Praxis zur Unterscheidung zwischen gesunden Personen und Magenkranken einsetzen, dann reicht die Berechnung der Gipfelproduktion (PAO) bei Durchführung des von uns beschriebenen Kurztests aus.

Der Wert der Magensekretionsanalyse für die klinische Diagnostik beruht nach heutigen Erkenntnissen allenfalls darauf, Patienten mit fehlender Magensäureproduktion, die als Risikopatienten für das Magencarcinom gelten sollen, und solche mit gesteigerter Sekretion, die verdächtig auf ein Zollinger-Ellison-Syndrom oder einen Hyperparathyreoidismus sind, herauszufinden. Bei der Diagnostik des Zwölffingerdarmgeschwürs ist die Endoskopie der Röntgenologie und vermutlich auch den Ergebnissen von Funktionsanalyse plus Röntgenologie überlegen. Die Magensekretionsanalyse eignet sich auch nicht als Screening-Test für das Magencarcinom, da 20 bis 25% der Patienten mit Magencarcinom normale oder sogar erhöhte Sekretionswerte aufweisen (Shearman et al., 1967). Auch haben sich die Hoffnungen auf Magenoperationen, die nach den Ergebnissen der Funktionsprüfung des Magens „maßgeschneidert" werden sollen, bislang noch nicht erfüllt.

4. Radioimmunologische Bestimmung von Gastrin

a) Prinzip

Nach Art des von Yalow u. Berson (1959) eingeführten Radioimmunoassays für Insulin gelang es zunächst Trudeau u. McGuigan (1971) eine Bestimmungsmethode für Gastrin aufzustellen.

Das Prinzip radioimmunologischer Bestimmungsmethoden beruht auf der Bindung eines markierten Antigens (z. B. 125-J-Gastrin) an seinen spezifischen Antikörper und der kompetitiven Hemmung dieser Reaktion durch ein unmarkiertes Antigen. Es resultiert eine Änderung des Verhältnisses von gebundenem zu freiem markierten Antigen bei Zusatz von steigenden Mengen von Gastrin.

b) Methodik

Antikörperproduktion: Antikörper gegen Gastrin können durch Immunisierung von Meerschweinchen (YALOW u. BERSON, 1970) oder Kaninchen (McGUIGAN) gewonnen werden. Das Verfahren nach McGUIGAN scheint sich durchzusetzen. Dabei wird synthetisches Gastrin I (SHG I) zur Verbesserung der Antigenität an Rinderalbumin gekoppelt. Der resultierende Gastrin-Albuminkomplex wird mit Freundschem Adjuvans im Verhältnis 1:1 gemischt und Kaninchen subcutan geimpft. 14 Tage später wird der Antikörpertiter kontrolliert. Eine Boosterung erfolgt nach 2 Monaten in gleicher Weise. Es werden 2 mg Gastrin pro Tier und Impfung verwendet.

Herstellung von Jod-125-Gastrin. Synthetisches Humangastrin I (ICI) wird mit 125-J mit der Chloramin-T-Technik markiert (HUNTER u. GREENWOOD, 1962). Die Trennung des markierten Peptids vom freien Jodid erfolgt durch Säulenchromato-

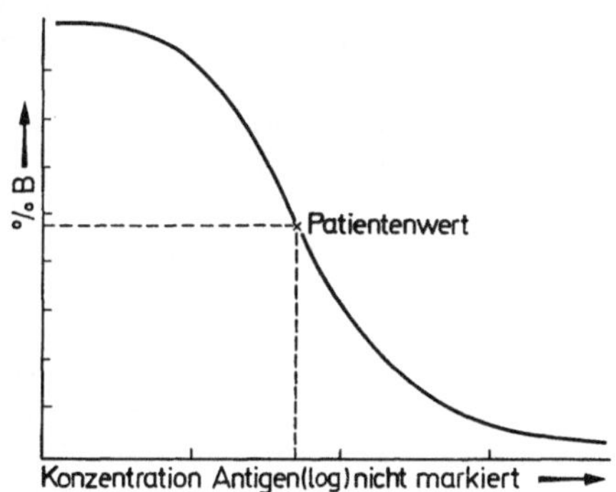

Abb. 2. Standardkurve zur Bestimmung einer unbekannten Gastrinmenge im Serum. Im Diagramm ist der Prozentsatz des gebundenen radioaktiven Antigens (B) gegen die hinzugefügte Menge der nicht radioaktiven Substanz (bekanntes Antigen) aufgetragen. Unbekannte Mengen können im steilen Bereich der Bindungskurve bestimmt werden

graphie (Sephadex G 10) oder mit Hilfe der Stärkeelektrophorese (SMITHIES, 1959; YALOW u. BERSON, 1959). Die resultierende Aktivität beträgt 300 bis 500 μc/μg Gastrin.

Inkubation. Der Radioimmunoassay wird durchgeführt in einer Gesamtmenge von 2,5 ml oder 1,0 ml. Die Serumverdünnung beträgt 1:10, sämtliche zugesetzte Lösungen werden im Standardpuffer (Veronal pH 8,4, Humanalbumin 10 mg/ml 1%iges Meerschweinchenserum) angesetzt. Zur Eichkurve wird gastrinfreies Serum (nach Extraktion mit Kohle) zugesetzt. Die Inkubation erfolgt bei 4 °C für die Dauer von 4 bis 6 Tagen.

Trennung. Nach Abschluß der Inkubation wird gebundenes und freies markiertes Gastrin mit Aktivkohle (eventuell mit Dextran beschichtet) oder Amberlite versetzt, zentrifugiert und der Überstand im γ-Scintillationszähler gemessen.

Spezifität. Die Spezifität des verwendeten Antikörpers muß gegenüber den natürlich vorkommenden gastrointestinalen Hormonen (Secretin, Cholecystokinin) geprüft werden (FEURLE et al., 1972).

Normalwerte. Die in der Literatur angegebenen Normalwerte schwanken zwischen 30 pg/ml (YALOW), 165 pg/ml (McGUIGAN) und 400 pg/ml (YOUNG, 1969). Die etwas höheren Normalwerte von McGUIGAN, verglichen mit denen von YALOW u. BERSON, beruhen darauf, daß durch einige hohe Werte bei Probanden ihrer Gruppe der Mittelwert nach oben verschoben wurde. Ein weiterer Grund mag das

Alter der Probanden sein, denn Trudeau u. McGuigan haben gezeigt, daß der Serumgastrinspiegel mit zunehmendem Alter ansteigt. Zwischen 60 und 79 Jahren ist er im Durchschnitt 3mal so hoch wie zwischen 20 und 39 Jahren. Darüberhinaus steht der Plasmagastrinspiegel in einer inversen Relation zur basalen und stimulierten Magensäuresekretion. Patienten mit perniziöser Anämie und Zollinger-Ellison-Syndrom, weisen extrem erhöhte Gastrinspiegel im Serum zwischen 300 Picogramm/ml bis zu 300 ng/ml. Im Gegensatz zu Normalpersonen steigt der Serumgastrinspiegel bei Zollinger-Ellison-Patienten nach einer Mahlzeit nicht an. Patienten mit perniziöser Anämie, die ebenfalls stark erhöhte Serumgastrinspiegel aufweisen, reagieren jedoch auf eine Mahlzeit mit deutlichem Anstieg. Einige Patienten mit Ulcus duodeni und mäßiger Hyperchlorhydrie, jedoch ausgeprägter Hypergastrinämie wie beim Zollinger-Ellison-Syndrom scheinen sich von Personen mit echtem Zollinger-Ellison-Syndrom dadurch zu unterscheiden, daß auch ihr Serumgastrinspiegel nach einer Testmahlzeit ansteigt (Berson, 1972). Die Verhältnisse beim Ulcus duodeni sind noch nicht ganz klar. Die Mehrheit der Autoren beschrieb höhere basale Plasmagastrinspiegel, die in der postzönalen Phase stärker ansteigen als bei Normalpersonen, während Trudeau u. McGuigan keinen Unterschied zu Normalpersonen fanden. Feurle et al. haben den Tages- und Nachtspiegel der Serumgastrinkonzentration bei Ulcus duodeni-Patienten und Normalpersonen untersucht. Die nächtliche Serumgastrinkonzentration bei Patienten mit Ulcus duodeni war signifikant höher als bei der Kontrollgruppe. Bislang unerklärlich ist die Beobachtung, daß mit Atropin ein postzönaler Anstieg des Serumgastrins beim Menschen nicht verhindert werden kann. Die von Barreras u. Ottenjann beschriebene Beeinflussung der Magensekretion durch Calcium ist wahrscheinlich gastrinabhängig. Ein Anstieg des Serumcalciumspiegels im Rahmen eines Hyperparathyreoidismus oder durch intravenöse Calciuminfusion wird gefolgt von einem Anstieg des Serumgastrins und umgekehrt.

Big Gastrin (BG). Immunoreaktives Gastrin: Nach Yalow u. Berson besteht das immunoreaktive Gastrin im Plasma und in Gewebsextrakten aus mehreren Fraktionen. Big Gastrin (BG) ist ein größeres und basischeres Peptid als das von Gregory u. Tracy ursprünglich gereinigte und dargestellte Heptadekapeptid. „Big big" Gastrin stellt eine weitere immunoreaktive Fraktion, die vorwiegend im Duodenum und oberen Jejunum vorkommt. Mit Trypsin kann vom Big und Big big Gastrin eine immunoreaktive Fraktion ähnlich der des Heptadekapeptids abgespalten werden. Das Molekulargewicht von Big Gastrin liegt etwa bei 7000, während Big big Gastrin in seinem Molekulargewicht etwa dem Albumin entspricht. Das immunoreaktive Gastrin zeigt hier ein ähnliches Verhalten wie Insulin, Parathormon, Glucagon, Wachstumshormon und ACTH.

5. Biologische Gastrinbestimmungen
(Methoden von Ghosh u. Schild, Shay, sowie Borella u. Herr)

Die ursprünglich von Ghosh u. Schild beschriebene Methode bedient sich der Ratte als Versuchstier. Ratten mit einem Gewicht von 200 bis 250 g werden mit Urethan anästhesiert. Nach Anlegen eines Tracheostomas wird eine periphere Vene sondiert. Katheter werden in die Kardia und durch das proximale Duodenum in das Antrum ventriculi eingeführt. Der Magen wird nunmehr gespült und anschließend kontinuierlich mit Kochsalzlösung, 5%iger Glucose oder einer Pufferlösung perfundiert. Die Substanzen, deren Einfluß auf die Magensekretion überprüft werden soll, werden sodann intravenös injiziert und die Wirkung auf die Säuresekretion entweder durch Titration des Magenperfusates oder durch kontinuierliche pH-Messung bestimmt.

Ein Nachteil dieser Methode ist, daß die intraindividuellen Schwankungen der Magensekretion so groß sind, daß man die Säureproduktion nicht an einer Dosis-Wirkungs-Kurve, welche für alle Tiere gültig ist, messen kann. Die Wirkung der Testsubstanz muß vielmehr nach Untersuchungen unserer Gruppe am Sekretionsverhalten des jeweiligen Tieres auf zwei bekannte Dosen eines Stimulus, z. B. Pentagastrin, abgeschätzt werden (FISCHER, 1973). Möglicherweise ist hierfür die Urethananästhesie verantwortlich, welche die Magensekretion der Ratte erheblich reduziert. Dieses Problem kann offensichtlich mit der Technik von BORELLA u. HERR beseitigt werden. Die Perfusionssonden werden hier chronisch implantiert und der Magen wird ohne Narkose perfundiert.

PSU-Test (Pouvoir Secretagogue Urinaire). Eine Modifikation der Präparation von SHAY wurde von BONFILS et al. eingeführt. Sie fanden, daß Urin von Zollinger-Ellison-Patienten die Magensäuresekretion stimuliert. Nach Entfernung des gastrinproduzierenden Tumors war dieser Effekt nicht mehr nachweisbar. Mit der PSU-Methode wurde ein Zollinger-Ellison-Syndrom bei 13 Patienten diagnostiziert und operativ bestätigt. Jedoch verursachten einige Patienten mit Ulcus duodeni ohne tumorbedingte Hypergastrinämie falsch positive Resultate.

Methode nach Halter u. Smith. Bei diesem Test wird ebenfalls der Magen anästhesierter Ratten perfundiert. Magensekret und Spülflüssigkeit werden kontinuierlich reperfundiert und statt des pH's die Konduktivität des Perfusates gemessen. Hierdurch werden die Linearität und die Verläßlichkeit der Messungen erheblich verbessert. Die Dauer des Experiments konnte erheblich verkürzt werden, da der Totraum des Magens durch eine spezielle Sonde erheblich verkleinert wurde. Mit diesem System können Gastrinmengen in einer Größenordnung von 10 ng gemessen werden.

Die mit dem Bioassay gemessenen Gastrinwerte liegen um eine Zehnerpotenz höher als immunologisch gemessene. Möglicherweise werden biologisch Gastrinfraktionen erfaßt, die der immunologischen Bestimmung entgehen.

B. Pepsin und Pepsinogen

Die proteolytischen Enzyme machen den Hauptanteil des Proteins im Magensaft aus (GLASS, 1968). ETHERINGTON u. TAYLOR (1969) konnten mit Hilfe der Agargel-Elektrophorese acht proteolytisch aktive Fraktionen unterscheiden. Nach neueren Untersuchungen lassen sich sogar elf verschiedene Pepsine darstellen (SAMLOFF, 1971). Diesen elf Pepsinen des Magensaftes stehen nur sieben Pepsinogene der menschlichen Magenschleimhaut gegenüber (SAMLOFF, 1969), was auf eine Heterogenität der beschriebenen Pepsinogenfraktionen hinweist. Unterschieden wird zwischen Pepsinogenen, die ausschließlich in der Fundusschleimhaut vorkommen (Pepsinogen = Pg 1-5), und solchen, die sich auch in der Mucosa des Antrums und proximalen Duodenums nachweisen lassen (Pg 6, 7). Im sauren Milieu werden diese Pepsinogene zu den proteolytisch aktiven Pepsinen. Die von TANG et al. (1967) beschriebenen Enzyme Pepsin und Gastrin sind nicht einheitlich und lassen sich in verschiedene peptische Aktivitäten auftrennen. Die elektrophoretische Differenzierung der einzelnen Pepsine erlaubt bisher keine klinisch relevante Aussage. Daher genügt im allgemeinen die Bestimmung der Summe aller peptischen Aktivitäten (im folgenden Pepsin genannt) des Magensaftes. Die Substratspezifität des Pepsins ist gering. Bevorzugt werden Peptidbindungen zwischen aromatischen Aminosäuren (Tyrosin, Phenylalanin, Tryptophan) gespalten. Daneben hat Pepsin auch esteratische Wirkungen (LOKSHINA et al., 1964). Dementsprechend haben sich folgende Bestimmungsverfahren eingeführt und bewährt:

Von Anson (1939) wurde Hämoglobin als Pepsinsubstrat angegeben. Die durch Pepsinwirkung freigesetzten Tyrosin- und Tryptophan-haltigen Spaltprodukte werden entweder durch Farbkomplexbildung mit dem Phenolreagens nach Folin u. Ciocalteu oder direkt durch Messung der UV-Absorption bei 280 nm nachgewiesen. Als synthetisches Pepsinsubstrat eignet sich N-Acetyl-L-phenylalanyl-L-3,5-dijodtyrosin (APDT; 5). Die abgespaltenen L-3,5-Dijodtyrosinreste lassen sich mit Ninhydrin umsetzen und bestimmen. Schließlich kann die Pepsinaktivität auch mit dem Ester p-Nitrophenylsulfit als Substrat gemessen werden (Robinson u. White, 1970).

C. Intrinsic factor (IF)

Castle et al. postulierten bereits 1930 die Existenz eines Intrinsic factors im Magensaft, der von der Magenschleimhaut sezerniert wird und dessen Fehlen zur mangelnden Absorption von Extrinsic factor (Vitamin B_{12}) und konsekutiv zur perniziösen Anämie führt. Die Richtigkeit dieser Annahme ist in den letzten 40 Jahren vielfach bestätigt worden. Die biologische Eigenschaft des Intrinsic factors besteht in der Bindung von Vitamin B_{12}, zu dem es eine starke Affinität besitzt. Ferner ermöglicht der IF die Absorption des Vitamin B_{12} im distalen Dünndarm. Chemisch handelt es sich um ein Mucoproteid mit einem Molekulargewicht von 55.000, welches von den Belegzellen des Magens sezerniert wird. Die Aktivität und parallel dazu die Bindung an Vitamin B_{12} wird durch Pepsin und Chymotrypsin langsam reduziert, während der Komplex von Vitamin B_{12} und IF gegen Proteolyse resistenter ist (Abels, 1963).

1. Die Sekretion von IF

Bereits die unter basalen Bedingungen kontinuierlich sezernierte Menge von IF übersteigt das für die geregelte Absorption von Vitamin B_{12} erforderliche Minimum (Ardeman, 1964; Jeffries, 1967). Alle Stimuli der gastralen Säureproduktion fördern auch die Produktion von IF durch die Belegzellen. Glass u. Castro-Curel (1963) fanden keine Korrelation der Gipfelaktivität von IF mit dem gastralen pH. Neuere Untersuchungen von Rodbro u. Christiansen (1967) ergaben jedoch nach maximaler Stimulation der Magensekretion mit Histamin eine gute Korrelation. Irvine (1965) sowie Jeffries et al. (1962) bestätigten den letzteren Befund. Die Gipfelproduktion von IF erfolgt jedoch früher und ist von kürzerer Dauer als die Säureproduktion. Glass betrachtet daher diesen Vorgang eher als „washing-out" als eine Produktion durch die Belegzelle.

2. Messung des IF

Messungen des IF erfolgen mit Hilfe des Radioimmunoassay. Taylor (1959) und Schwartz (1960) fanden unabhängig voneinander, daß Sera von Patienten mit perniziöser Anämie die intestinale Absorption von IF-B_{12} bei oraler Gabe hemmten. Diese Antikörper inaktivieren den IF-B_{12}-Komplex, sie blockieren ferner die Bindung von Vitamin B_{12} an den IF-Antikörperkomplex. Ein weiteres wesentliches Charakteristikum ist, daß sie sich nicht mit sonstigen Substanzen verbinden, die ebenfalls Vitamin B_{12} im menschlichen Magen binden. Bei der Messung des IF geht man praktisch so vor, daß man die Differenz zwischen der totalen Vitamin B_{12}-Bindungskapazität und der Vitamin B_{12}-Bindungskapazität nach kompletter Blockierung der IF-B_{12}-Bindungskapazität mit einem Antiserum mißt. Der IF-Gehalt des Magensaftes kann ausgedrückt werden als die Menge von Vitamin B_{12}, die pro Einheit Magensaft an den IF gebunden worden ist (Jeffries, 1967).

D. Methoden zur Magenschleimuntersuchung

Ein vertieftes Verständnis der biologischen Funktion des Magenschleims setzt die Kenntnis der molekularen Zusammensetzung der Schleimsubstanzen voraus. Chemisch sind die Schleimsubstanzen — abhängig vom quantitativen Verhältnis der in ihnen enthaltenen Kohlenhydrate und Peptide — entweder Mucopolysaccharide oder Glykoproteine (GLASS, 1968). Neutrale Glykoproteine enthalten als Kohlenhydratseitenketten Fucose bzw. eine Dihexose-Hexosaminsequenz. Der saure Charakter der sauren Glykoproteine ist auf ihren Gehalt an Sialinsäuren, vor allem N-Acetylneuraminsäure, oder an Schwefelsäureresten zu beziehen. Die Magenschleimstoffe lassen sich im Magensaft und in der Magenschleimhaut selbst nachweisen.

Die Verfahren zur Aufarbeitung des Magenschleims sind nicht einheitlich. Im allgemeinen wird der über eine Magensonde gewonnene Magensaft zur Entfernung niedermolekularer Substanzen dialysiert (z. B. gegen 0,05 N NaCl) und anschließend zentrifugiert: Niederschlag und auf der Oberfläche flottierendes Material werden als wasserunlöslicher oder sichtbarer Schleim bezeichnet, der im Überstand enthaltene Anteil entspricht dem löslichen Schleim. Gewichtsmäßig macht der unlösliche Schleim etwa 80 %, der lösliche Schleim etwa 20 % des gesamten Magenschleims aus (SNARY u. ALLEN, 1972).

Der wasserlösliche Schleim wird von kontaminierenden Proteinen befreit, entweder durch Dichtegradientenzentrifugation (Caesiumchloridgradient), wobei die schwereren Mucoproteine weiter in den Gradienten eindringen als die leichteren Proteine (CREETH u. DENBOROUGH, 1970; STARKRY et al., 1972) oder durch Inkubation der Proben mit proteolytischen Enzymen: dabei verwenden SCHRAGER u. OATES (1971) das Pepsin (48 Std bei 37 °C, pH 1,5), während DE GRAEF u. GLASS (1968) eine Inkubation der Proben mit Papain bei pH 5,6 vorziehen, da Pepsin die Sialinsäurereste von den Schleimmolekülen abspaltet und so dem Nachweis entzieht (GLASS et al., 1969). Nach dieser Vorbehandlung lassen sich die in den Proben enthaltenen löslichen Mucosubstanzen auf Grund unterschiedlicher Molekülgröße an Sephadex G 150 (SCHRAGER, 1969) bzw. Bio-gel 150 (SCHRAGER u. OATES, 1971) weiter auftrennen. Eine zusätzliche Aufgliederung der Schleimfraktionen in Untereinheiten wird durch Zugabe von N-Acetylcystein oder Mercaptoäthanol erreicht; diese Reagentien spalten intermolekulare Disulfidbrücken (SNARY et al., 1970).

Die chemische Zusammensetzung der einzelnen Schleimfraktionen wird im Prinzip folgendermaßen analysiert: Die Kohlenhydratkomponenten der hydrolysierten (3 N HCl, 100 °C, 3 Std; 4, bzw. 2 N HCl, 100 °C, 18 Std) Proben werden gaschromatographisch bestimmt (SCHRAGER u. OATES, 1968). Papierchromatographische Analysen (SCHRAGER, 1964) sind unüblich geworden. Die Aminosäuren des Polypeptidanteils der Schleimmoleküle werden durch saure Hydrolyse der Proben (4 N HCl, 100 °C, 18 Std; 10, bzw. 6 N HCl, 111 °C, 24 Std) freigesetzt und anschließend durch Ionenaustauschchromatographie identifiziert. Sialinsäurereste (z. B. N-Acetylneuraminsäurereste) werden bei 80 °C in 0,1 N H_2SO_4 vom Schleimmolekül abgespalten (WARREN, 1959). Dabei werden die Sialinsäuren selbst nicht alteriert (WARREN, 1959). Die freien Sialinsäuren lassen sich dann mit der Thiobarbitursäuremethode (AMINOFF, 1961) quantitativ erfassen.

Der wasserunlösliche Schleim muß solubilisiert werden, ehe seine Zusammensetzung analysiert werden kann. Dies wird durch Zusatz von Harnstoff (8 M, 24 Std) oder Desoxycholsäure erreicht. Gleichermaßen oder durch Inkubation mit proteolytischen Enzymen, insbesondere Pronase, lassen sich die Mucoproteine aus der Magenschleimhaut freisetzen (HOUGH u. JONES, 1972). Die anschließende Bestimmung der Schleimbestandteile erfolgt, wie bereits für die löslichen Mucosubstanzen beschrieben. Die chemische Zusammensetzung der löslichen und der nicht löslichen Schleimfraktionen zeigt nach den Untersuchungen von Schrager u. Oates (1971) keine Unterschiede.

Literatur

A. Salzsäuresekretion

Anson, M. L., Mursky, A. E.: The estimation of pepsin with hemoglobin. J. gen. Physiol. 16, 59 (1932)

Ardenne, M. v., Sprung, H. B.: Über den verschluckbaren Intestinalsender für pH-Wertsignalisierung. Naturwissenschaften 45, 564 (1958)

Bank, S., Marks, I. N., Louw, J. H.: Histamine and insulin stimulated gastric acid secretion after selective and truncal vagotomy. Gut 8, 36—41 (1967)

Baron, J. H.: Is the augmented histamine test obsolete? Gastroenterology 54, 133—134 (1968)

Baron, J. H.: The clinical use of gastric function tests. Scand. J. Gastroent., Suppl. 6, 9—46 (1970)

Baron, J. H., Cawley, D. J., Gutierrez, L. V., Iweze, F. I., Spencer, J., Tinker, J.: Dose response of gastric acid to insulin in patients with duodenal ulcer. Gastroenterology 62, 203—20 6 (1972)

Barreras, R. P., Donaldson, R. H.: Role of calcium in gastric hypersecretion, parathyroid adenoma and peptic ulcer. New Engl. J. Med. 276, 1122 (1967)

Berson, S. A., Yalow, R. S.: Radioimmunoassay in gastroenterology. Gastroenterology 62, 1061 (1972)

Bonfils, S., Bader, J. P., Dubrasquet, M., Lambling, A.: Dépistage dans les urines humaines de substances excitant la sécrétion gastrique du rat. C. R. Soc. Biol. (Paris) 157, 259—263 (1969)

Borella, L. E., Herr, F.: A new method for measuring gastric acid secretion in unaesthetized rats. Gastroenterology 61, 345—456 (1971)

Card, W. J., Marks, I. N.: The relationship between the acid output of the stomach following "maximal" histamine stimulation and the parietal cell mass. Clin. Sci. 19, 147—163 (1960)

Christiansen, P. M.: The Azur-A-method as a screening test of gastric acid secretion. Scand. J. Gastroent. 1, 9—20 (1966)

Classen, M.: Neubewertung der herkömmlichen Behandlung des unkomplizierten Ulcus duodeni-Leidens. Med. Ernährung 12, 1—5, 30—36 (1971)

Classen, M., Deyhle, P.: Die diagnostische Bedeutung gastrointestinaler Schleimhauthormone. Fortschr. Med. 90, 143—144 (1972)

Clayman, C. B., Kirsner, J. B., Ford, H.: A simple oral gastric secretory stimulant (Betazolehydrochloride). J. Amer. med. Ass. 175, 908—909 (1961)

Cohen, M. M., Debas, H. T., Holubitski, I. B., Harrison, R. C.: Coffeine and pentagastrin stimulation of human gastric secretion. Gastroenterology 61, 440—444 (1971)

Connels, A. M., Waters, T. E.: Assessment of gastric function by pH telemetring capsule. Lancet 1964 II, 227—230

Creutzfeldt, W., Arnold, R., Creutzfeldt, C., Feurle, G., Ketterer, H.: Gastrin and G-cells in the antral mucosa of patients with pernicious anemia acromegalie and hyperparathyreoidism and in a Zollinger-Ellison tumor of the pancreas. Europ. J. clin. Invest. 1, 461—479 (1971)

Cummins, A. J.: Gastric analysis. Methods and interpretation. In: The Stomach. (Thompson, Ch. M., Berkovitz, D., Polish, E., Eds.). New York-London: Grune & Stratton 1967

Demand, H. A., Gross, H. U., Berg, G.: Effects of continous insulin infusions on unstimulated human gastrin secretion. Gastroenterology 54, 1038—1043 (1968)

Demling, L., Classen, M., Thebis, J.: Telemetrie der gastralen H-Ionenkonzentration mit der Glaselektrode. In: Biotelemetrie. (Demling, L., Bachmann, K., Hrsg.). Stuttgart: Thieme 1970

Deyhle, P., Stadelmann, O.: Heidelberger Kapsel. In: Biotelemetrie. (Demling, L., Bachmann, K., Hrsg.). Stuttgart: Thieme 1970

Dotevall, G.: Gastric secretion of acid in man during intravenous infusion of histamine in large doses. In: Physiology of gastric secretion. (Semb, L. S., Myren, J., Eds.). Oslo: Universitetsforlaget 1968

Dragstedt, L. R.: Gastric secretion tests. Gastroenterology 52, 587—589 (1967)

Emås, S., Lilja, B., Borg, I.: Comparison of the effect of histamine and pentagastrin on gastric secretion in ulcer patients. Scand. J. Gastroent. 4, 151—156 (1969)

Feurle, G., Ketterer, H., Becker, H. D., Creutzfeldt, W.: Circadian serum gastrin concentrations in control persons and in patients with ulcer disease. Scand. J. Gastroent. 7, 177—183 (1972)

FISCHER, F. R.: Biologische Messung der Gastrinaktivität der menschlichen Magenantrum-schleimhaut. Dissertationsschrift, Erlangen 1973
FORDTRAN, J. S., WALSH, J. H.: Gastric acid secretion rate and buffer content of the stomach after eating. Results in normal subjects and in patients with duodenal ulcer. J. clin. Invest. 52, 645—657 (1973)
GROSH, M. N., SCHILD, H. O.: Continous recording of acid gastric secretion in the rat. Brit. J. Pharmacol. 13, 54—61 (1958)
GILLESPIE, G., ELDER, J. B., SMITH, I. S., KENNEDY, F., GILLESPIE, I. E., KAY, A. W., CAMP-BELL, E. H. G.: Analysis of basal acid secretion and its relation to the insulin response in normal and duodenal ulcer subjects. Gastroenterology 62, 903—911 (1972)
GREGORY, R. A., TRACY, H. J.: The preparation and properties of gastrin. J. Physiol. (Lond.) 156, 523—543 (1961)
GROSSMAN, M. I.: Synthetic pentapeptide as a gastric secretory stimulant in man. Gastro-enterology 51, 579—580 (1966)
HALTER, F.: Habilitationsschrift, Bern 1971
HASSAN, M. A., HOBSLEY, M.: Positioning of subject and of nasogastric tube during a gastric secretion study. Brit. med. J. 1970 I, 458—460
HIMSWORTH, R. L., COLIN-JONES, D. G.: Factors which determine the gastric secretory response to 2-deoxy-D-Glucose. Gut 10, 1015—1019 (1969)
HIRSCHOWITZ, B. I., SACHS, G.: Vagal gastric secretory stimulation by 2-deoxy-D-glucose. Amer. J. Physiol. 209, 452—460 (1965)
HOFSTETTER, F.: pH-Messungen mit der Glaselektrode im Magensaft. Gastroenterologia (Basel) 72, 201 (1947)
HOLLANDER, F.: The insulin test for the presence of intact nerve fibers after vagal operations for peptic ulcers. Gastroenterology 7, 607—614 (1946)
HUNTER, W. M., GREENWOOD, F. C.: A radioimmuno electrophoretic assay for human growth hormone. Biochem. J. 85, 39—40 (1962)
IHRE, B.: Studies in gastric secretion with an improved histamin test. Acta med. scand. (Suppl.) 196, 322 (1947)
JOHNSON, D., ROBINSON, D. W.: The maximal histalog test of gastric secretion. A comparison with the histamine infusion test in man. Brit. J. Surg. 54, 207—210 (1967)
JOHNSTON, D., JEPSON, K.: Use of pentagastrin in a test of gastric acid secretion. Lancet 1967 II, 585—588
KATSCH, G., KALK, H.: Zum Ausbau der kinetischen Methode für die Untersuchung des Magenchemismus. Klin. Wschr. 1, 1119 (1926)
KATSCH, G., PICKERT, H.: Die Krankheiten des Magens. Handbuch Inn. Med. (Verdauungs-organe I). Berlin-Göttingen-Heidelberg: Springer 1953
KAY, A. W.: Effect of large doses of histamine on gastric secretion of HCl. Brit. med. J. 1953 II, 77—80
KAY, A. W.: Memorial lecture: An evaluation of gastric secretion tests. Gastroenterology 53, 834—844 (1967)
KINZLMAIER, H., HENNING, N., DEMLING, L.: Über die fortlaufende intragastrale elektro-metrische pH-Messung mit Hilfe der Antimonelektrode. Klin. Wschr. 29, 468—471 (1951)
KONTUREK, S. J.: Gastrin-like pentapeptide I. C. I. 50 123: A potent gastric stimulant in man. Amer. J. dig. Dis. 12, 285—292 (1967)
KONTUREK, S. J.: Pers. Mitteilung 1973
KONTUREK, S. J., KROL, W.: The influence of gastrin-related peptides on HCl secretion in man and cats with gastric fistulas and Heidenhainpouches. Gastroenterologia (Basel) 106, 281—294 (1966)
LAUDANO, O. M.: Comparison between histalog and histamine as stimulants of maximal gastric secretion in man. Gastroenterology 50, 653—656 (1966)
LAWRIE, J. H., SMITH, M. R., FORREST, A. P. M.: The histamine infusion test. Lancet 1964 II, 270
LENNARD-JONES, J. E., BABOURIS, N.: Effect of different foods on the acidity of the gastric contents in patients with duodenal ulcer. Gut 6, 113—117 (1965)
MAC INNEZ, D. A.: Criticism of a definition of pH. Science 108, 693 (1948)
MAKHLOUF, G. M.: Measures of gastric acid secretion in man. Gastroenterology 55, 423—429 (1968)
MAUHLOUF, G. M., MCMANUS, J. P. A., CARD, W. I.: Dose-response curres for the effect of gastrin II on acid secretion in man. Gut 5, 379—384 (1964)
MAKHLOUF, G. M., MCMANUS, J. P. A., CARD, W. I.: The action of gastrin II on gastric acid secretion in man. Comparison of the "maximal" secretory response to gastrin II and histamine. Lancet 1964 II, 585
MAKHLOUF, G. M., MCMANUS, J. P. A., CARD, W. I.: Action of pentapeptide I. C. 1. 50.123 on gastric secretion in man. Gastroenterology 51, 455—458 (1966)

Marcussen, J. M.: Intragastric pH Measurement. In: Physiology of gastric secretion. (Semb, L. S., Myrek, J., Eds.). Oslo: Universitetsforlaget 1968

Marks, I. N., Shay, H.: Augmented histamine test, Ewald test and diagnex test. Amer. J. dig. Dis. 5, 1—23 (1960)

McClendon, J. F.: New hydrogen electrodes and rapid methods of determining hydrogen ion concentration. Amer. J. Physiol. 38, 180 (1915)

Mignon, M., Varro, V., Vatier, J., Bonfils, S.: 2 DDG stimulation of gastric acid and pepsin secretion in dogs. Acta hepatogastroent. 19, 464—469 (1973)

Moore, E. W.: Determination of pH by the glass electrode: pH meter calibration for gastric analysis. Gastroeneterology 54, 501—507 (1968)

Moore, E. W., Scarlata, R. W.: The determination of gastric activity by the glass electrode. Gastroenterology 49, 178—188 (1965)

Morley, J. S., Tracy, H. J., Gregory, R. A.: Structure-function relationship in the active C-terminal tetrapeptide sequence of gastrin. Nature (Lond.) 207, 1356 (1965)

Multicentre Pilot Study. Pentagastrin as a stimulant of maximal gastric acid response in man. Lancet 1967 I, 291—295

Myren, J.: Gastric secretion following stimulation with histamine, histalog and gastrin in man. In: Physiology of gastric secretion. (Semb, L. S., Myren, J., Eds.). Oslo: Universitetsforlaget 1969

Nöller, H. G.: Ergebnisse der Magenfunktionsermittlung mit der Endoradiokapsel, einem Hilfsmittel der Magendiagnostik. Fortschr. Med. 80, 351—355 (1962)

Nordgren, B.: Aspects on the use of a gastrin pentapeptide for evaluation of gastric secretion. Scand. J. Gastroent. 6, 287—289 (1971)

Ottenjann, R.: Endogastrale Aziditätsmessung mit der Endoradiosonde. Fortschr. Med. 84, 373—375 (1966)

Ottenjann, R.: Moderne Sekretionsanalysen des Magens. Fortschr. Med. 86, 1087—1090 (1968)

Ottenjann, R.: Spezielle Untersuchungsmethoden. In: Der kranke Magen. (Demling, L., Hrsg.). München-Berlin-Wien: Urban u. Schwarzenberg 1970

Pohl, W., Flachsenberg, E., Elster, K.: Endoscopic bioptical diagnosis of antral mucosa within the duodenal stump. Endoscopy 4, 162—163 (1972)

Schaffhauser, R.: Gastringehalt der Magenschleimhaut. Dissertationsschrift, Erlangen 1972

Shay, H., Sun, D. C. H., Grunenstein, M.: A quantitative method for measuring spontaneous gastric secretion in the rat. Gastroenterology 26, 906—913 (1954)

Shearman, D. J. C., Fulayson, N. D. C., Wilson, R.: Gastric function in patients with gastric carcinoma. Lancet 1967 I, 343—346

Smith, I. S., Gillespie, G., Elder, J. B., Gillespie, I. E., Kay, A. W.: Time of conversion of insulin response after vagotomy. Gastroenterology 62, 912—917 (1972)

Smithies, O.: Zone electrophoresis in starch gels and its application to studies of serum proteins. Advanc. Protein Chem. 114, 65—113 (1959)

Stavney, L. S., Hamilton, S. T., Sircus, W., Smith, A. N.: Evaluation of the pH sensitive telemetring capsule in the estimation of gastric secretion capacity. Amer. J. dig. Dis. 11, 753—760 (1966)

Stempien, S. J., Lee, E. R., Dagradi, A. E., Tolbutamide gastric analysis. Amer. J. dig. Dis. 13, 643—655 (1968)

Tomatis, H. L., Gumrich, H.: Eine neue Methode zur langdauernden Bindung überschüssiger Magensäure. Med. Welt 21, 1411—1415 (1970)

Trudeau, W. L., McGuigan, J. E.: Relations between serum gastrin levels and rates of hydrochloric acid secretion. New Engl. J. Med. 284, 408—412 (1971)

Williams, J. A., Benn, A.: A gastric sampling tube. Lancet 1965 I, 1309

Williamson, J. M., Russel, R. I., Goldberg, A.: A screening technique for the detection of achlorhydria using the Heidelberg capsule. Scand. J. Gastroent. 4, 369—375 (1969)

Wormsley, K. G.: Pentagastrin snuff. Lancet 1968 I, 57—58

Wormsley, K. G.: Response to pentagastrin in man. I. Rate of secretion of gastric juice. Acta hepatogastroent. 19, 120—128 (1972)

Wormsley, K. G., Mahoney, M. P., Ng, Margaret: Effects of a gastrin-like pentapeptide (I.C.I., 50.123) on stomach and pancreas. Lancet 1966 I, 993—996

Yalow, R. S., Berson, S. A.: Assay of plasma insulin in human subjects by immunologic methods. Nature (Lond.) 184, 1648 (1959)

Yalow, R. S., Berson, S. A.: Radioimmunoassay of gastrin. Gastroenterology 58, 1—14 (1970)

Young, J. D., Byrnes, D. J., Chisholm, D. J.: Radioimmunoassay of gastrin in human serum using antiserum against pentagastrin. J. nucl. Med. 10, 746—748 (1969)

B. Pepsin und Pepsinogen

Anson, M. L.: The estimation of pepsin, trypsin, papain, and cathepsin with hemoglobin. J. gen. Physiol. 22, 79—89 (1939)

ETHERINGTON, D. J., TAYLOR, W. H.: The pepsins of normal human gastric juice. Biochem. J. **113**, 663—668 (1969)

GLASS, G. B. J.: Proteins in gastric secretion. In: Physiology of gastric secretion. (SEMB, L. S., MYREN, J., Eds.). Oslo: Universitetsforlaget 1968

INOUY, K., FRUTON, J. S.: Studies on the specificity of pepsin. Biochemistry **6**, 1765—1777 (1967)

JACKSON, W. T., SCHLAMOWITZ, M., SHAW, A.: The effect of pH on the kinetic constants of peptic substrate and inhibitors. Arch. Biochem. Biophys. **131**, 374—385 (1969)

LOKSHINA, L. A., OREKHOVICH, V. N., SKLYANKINA, V. A.: Esterase activity of pepsin. Nature (Lond.) **204**, 580 (1964)

ROBINSON, L. A., WHITE, T. T.: A spectrophotometric method for the analysis of pepsin. Gastroenterology **58**, 798—800 (1970)

SAMLOFF, I. M.: Slow moving protease and the seven pepsinogens. Electrophoretic demonstration of the existence of eight proteolytic fractions in human gastric mucosa. Gastroenterology **57**, 659—669 (1969)

SAMLOFF, I. M.: Pepsinogens, pepsins, and pepsin inhibitors. Gastroenterology **60**, 586—604 (1971)

TANG, J., MILLS, J., CHIANG, L., DE CHIANG, L.: Comparative studies on the structure and specificity of human gastricsin, pepsin and zymogen. Ann. N. Y. Acad. Sci. **140**, 688—696 (1967)

C. Intrinsic Factor (IF)

ABELS, J., BOUMA, W., NIEWEG, H. O.: Assay of intrinsic factor with antiintrinsic factor serum in vitro. Biochem. biophys. Acta (Amst.) **71**, 227 (1963)

ABELS, J., BOUMA, W., JANSZ, A., WORLDRING, M. G., BAKKER, A., NIEWEG, H. O.: Experiments on the Intrinsic factor in serum from patients with pernicious anemia. J. Lab. clin. Med. **61**, 893 (1963)

ARDEMAN, S., CHANARIN, J., DOYLE, J. C.: Studies on secretion of gastric intrinsic factor in man. Brit. med. J. **1964 II**, 600

CASTLE, W. B., TOWNSEND, W. C.: Observations on etiologic relationships of achylia gastrica to pernicious anemia. II. Effect of administration to patietens with pernicious anemia of beef muscle after incubation with normal human gastric juice. Amer. J. med. Sci. **178**, 764 (1929); III. Amer. J. med. Sci. **180**, 305 (1930)

GLASS, G. B. J.: Intrinsic factor and its function in the metabolism of Vitamin B 12. Physiol. Rev. **43**, 529—849 (1963)

GLASS, G. B. J., CASTRO-CUREL, Z.: Assay of intrinsic factor activity in on guinea pig intestinal mucosa homogenate. Proc. 9th. Congr. Europ.-Soc. Hemat. II/2, 1470. Basel: Karger 1963

IRVINE, W. J.: Effect of gastrin I and II on secretion of intrinsic factor. Lancet **1965 I**, 736

JEFFRIES, G. H.: Gastric secretion of intrinsic factor. In: Handbook of Physiology, Sect. 6. Alimentary Canal, Vol. II. Secretion (CODE, C. F., Ed.). Washington: Amer. Physiol. Soc. 1957

JEFFRIES, G. H., HOSKINS, D. W., SLEISENGER, M. H.: Antibody to intrinsic factor in serum from patients with pernicious anaemia. J. clin. Invest. **41**, 1106 (1962)

RØDBRO, P., CHRISTIANSEN, P. M.: Quantitative determination of gastric intrinsic factor after large histamine doses in healthy persons. Scand. J. clin. Lab. Invest. **19**, 186 (1967)

SCHWARTZ, M.: Intrinsic factor antibody in serum from patients with pernicious anemia. Lancet **1960 II**, 1263

TAYLOR, K. B.: Inhibition of intrinsic factor by pernicious anemia sera. Lancet **1959 II**, 106

D. Methoden zur Magenschleimuntersuchung

AMINOFF, D.: Methods for the quantitative estimation of N-acetylneuraminic acid and their application to hydrolysates of sialomucoids. Biochem. J. **81**, 384—392 (1961)

CREETH, J. M., DENBOROUGH, M. A.: The use of equilibriumdensity-gradient methods for the preparation and characterization of blood-group-specific glycoproteins. Biochem. J. **117**, 879—891 (1970)

DE GRAEF, J., GLASS, G. B. J.: Chondroitin sulfate A and sulfated glycoproteins in dog gastric secretion from the fundus. I. Electrophoretic and chemical characterization. Gastroenterology **55**, 584—593 (1968)

GHEORGHIU, TH., FROTZ, H., KLEIN, H. J.: Experimentelle und klinische Untersuchungen zum Mechanismus der Carbenoxolonwirkung. I. Einfluß von Carbenoxolon auf die Magensaft-Mucus-Sekretion der Ratte. Verh. dtsch. Ges. inn. Med. **77**, 511—515 (1971)

GLASS, G. B. J.: Proteins in gastric secretion. In: Physiology of gastric secretion. (SEMB, L. S., MYREN, J., Eds.). Oslo: Universitetsforlaget 1968

GLASS, G. B. J., MORI, H., PAMER, T.: Measurement of sulfated and non-sulfated glycoproteins in human gastric juice under fasting conditions and following stimulation with histamine, pentagastrin and insulin. Digestion **2**, 124—143 (1969)

HOUGH, L., JONES, J. V. S.: Human gastric mucosa. Part I. The preparation of a glycopolypeptide and some aspects of its structure. Carbohyd. Res. **23**, 1—16 (1972)

SCHRAGER, J.: Chromatographic studies of the carbohydrate components of gastric and salivary mucopolysaccharides. Gut **5**, 166—169 (1964)

SCHRAGER, J., OATES, M. D. G.: The carbohydrate components of hydrolysates of gastric secretion and extracts from mucous glands of the gastric body mucosa and antrum. Biochem. J. **106**, 523—529 (1968)

SCHRAGER, J.: The composition and some structural features of the principal gastric glycoprotein. Digestion **2**, 73—89 (1969)

SCHRAGER, J., OATES, M. D. G.: The isolation and partial characterization of the principal gastric glycoprotein of "visible" mucus. Digestion **4**, 1—12 (1971)

SNARY, D., ALLEN, A., PAIN, R. H.: Structural studies on gastric mucoproteins: lowering of molecular weight after reduction with 2-mercaptoethanol. Biochem. biophys. Res. Commun. **40**, 844—851 (1970)

SNARY, D., ALLEN, A.: Studies on gastric mucoproteins: the production of radioactive mucoproteins by pig gastric mucosal scrapings in vitro. Biochem. J. **127**, 577—587 (1972)

STARKEY, B. J., SNARY, D., ALLEN, A.: Fractionation of watersoluble pig mucus by equilibrium density gradient centrifugation in caesium chloride. Biochem. J. **128**, 123P (1972)

WARREN, L.: The thiobarbituric acid assay of sialic acids. J. biol. Chem. **234**, 1971—1975 (1959)

WARREN, L.: Sialic acid in human semen and in the male genital tract. J. clin. Invest. **38**, 755—761 (1959)

Röntgenuntersuchung des Magens

W. Frommhold und R. Herzer, Tübingen

Mit 70 Abbildungen

I. Radiologische Untersuchungsmethoden des Magens

A. Darstellung mit oralen Kontrastmitteln

1. Zusammenarbeit zwischen Radiologe und zuweisendem Arzt

Jede Röntgenuntersuchung des Magens hat eine *klare* und *gezielte Indikation* zur Voraussetzung. Während die Indikation in der Regel vom zuweisenden Arzt gestellt wird, entscheidet der Radiologe über Art und Ablauf der Untersuchung und trägt damit eine klar abgegrenzte Mitverantwortung. Die Durchführung einer röntgenologischen Magenuntersuchung als routinemäßige „Vorsorgeuntersuchung" oder als „screening-test" kann besonders nach Erlaß der „Verordnung über den Schutz vor Schäden durch Röntgenstrahlen" (Röntgenverordnung — RöV) vom 1. 3. 1973 kaum noch verantwortet werden. Ausnahmen sind gewisse Befunde, die auch ohne klinischen Anlaß eine regelmäßige Kontrolle erfordern (sog. „Präcancerosen" des Magens: chronisch-atrophische Gastritis bei perniziöser Anämie; gutartige, nicht operierte Magentumoren; chronische Ulcera, postoperative Zustände). Um dem Röntgenologen die Arbeit zu erleichtern und die Untersuchung zu einem optimalen Ergebnis zu führen, müssen einige Voraussetzungen von seiten des zuweisenden Arztes erfüllt sein:

1. Unterrichtung des Patienten über Art und Notwendigkeit der Röntgenuntersuchung.

2. Ausreichend ausgefüllter Überweisungsschein. Hierzu gehören:

a) Anamnese und wichtigste klinische Daten in Stichworten.

b) Mitteilung vorausgegangener Operationen oder Verletzungen des Magens und seiner Umgebung.

c) Klare Fragestellung mit Angabe von Schwerpunkten, die sich aus dem klinischen Bild ergeben (z. B. „Verdacht auf Hiatushernie, Pylorusstenose, Ulcus duodeni" usw.). Grundsätzlich ist in jede „Magenuntersuchung" die Beurteilung der Duodenalschlinge eingeschlossen, da hier eine funktionelle Einheit besteht. Der Ausdruck „Magen-Darmpassage" (MDP) sollte daher nur Verwendung finden, wenn auch der Dünndarm untersucht werden soll. Zur Vermeidung von Mißverständnissen empfiehlt sich jedoch auch in einem solchen Fall die Anforderung einer „Magen- und Dünndarmuntersuchung".

3. Besteht von klinischer Seite der dringende Verdacht auf ein schweres Magenleiden (z. B. maligner Tumor), oder ist eine derartige Diagnose bereits bekannt, so sollte der Radiologe nach Möglichkeit mündlich davon unterrichtet werden, sofern dem Kranken die Art der Erkrankung nicht oder noch nicht mitgeteilt wurde.

4. Erfolgt die Zuweisung innerhalb des Klinikbereiches, so ist Sorge zu tragen für eine ausreichende Bekleidung des Patienten (Unterbekleidung, leichte Fußbekleidung).

5. Für jede, auch die orientierende Untersuchung des Magens, muß der Patient nüchtern sein. Auch das Rauchen vor der Untersuchung ist nicht erlaubt. Es kann ebenso wie der Gebrauch intensiver Mundwässer zur Mundpflege zur störenden Vermehrung des Nüchternsekretes führen. Wenig sinnvoll ist es, den Patienten nach Durchführung anderer Laboruntersuchungen erst am späten Vormittag zur Magenuntersuchung zu schicken, da dann das Ergebnis durch zunehmende Nüchternsekretion verfälscht sein kann.

6. Jeder Radiologe ist dem zuweisenden Kollegen dankbar, wenn er über Ergebnisse späterer Zusatzuntersuchungen (Endoskopie, Operation, Autopsie) zur Kontrolle seiner Befunde unterrichtet wird.

Der Röntgenologe seinerseits ist verpflichtet, die Ergebnisse seiner Untersuchungen in einem *übersichtlichen Bericht* zu dokumentieren und an den zuweisenden Arzt weiterzuleiten. Die Mitteilung schwerwiegender pathologischer Befunde, die rasches ärztliches Handeln erfordern, sollte zusätzlich im Voraus mündlich bzw. fernmündlich erfolgen.

Die schriftliche Befundung muß folgende Fakten enthalten:

1. *Beschreibung* des Magensitus samt eventueller pathologischer Befunde. Beim operierten Magen ist einer deskriptiven Benennung des Operationstyps gegenüber Eigennamen der Vorzug zu geben — es sei denn, es handelt sich um allgemein bekannte, weitverbreitete Bezeichnungen (Billroth I, Billroth II usw.).

2. *Kurze Zusammenfassung* der wesentlichsten Befunde. Differentialdiagnostische Erwägungen sind wertvoll und häufig notwendig, ein „Zuviel" an Information dient jedoch eher dazu, den Röntgenbefund zu „verwässern" und erschwert dem zuweisenden Arzt die Orientierung. Wesentlich ist daher bei unklaren Fällen das Abwägen von Wahrscheinlichkeitsfaktoren.

2. Vorbereitung des Patienten

Die Vorbereitung des Patienten zur Röntgenuntersuchung des Magens ist, in gewissem Gegensatz zu anderen Kontrastmitteluntersuchungen, einfach. Am Abend vor der Untersuchung sollte lediglich eine leichte, schlackenarme, nicht blähende Mahlzeit eingenommen werden (z. B. Suppen, mageres Fleisch, Kartoffeln, Reis, Teigwaren, Karotten. Fettgebackenes, alle Kohlarten und Hülsenfrüchte sind nicht gestattet). Rauchen und Alkohol ist bereits zu diesem Zeitpunkt zu vermeiden. Am Morgen der Untersuchung ist absolute Nüchternheit Grundvoraussetzung jeder Magenuntersuchung.

Wird es z. B. bei klinischem Verdacht auf eine Magenausgangsstenose notwendig, flüssigen Mageninhalt über eine Sonde abzusaugen, so muß dies zweckmäßigerweise unmittelbar vor der Untersuchung unter Durchleuchtungskontrolle erfolgen.

3. Orale Kontrastmittel — Zubereitung und Anwendung

Neben der gelegentlichen Benutzung der normalerweise im Verdauungstrakt vorhandenen *Luft* als *natürlichem* negativem *Kontrastmittel* werden seit den ersten Versuchen von Rieder (1904) (Bismutum subnitricum — Rieder-Kontrastmahlzeit) kontrastgebende Substanzen *(positive Kontrastmittel)* auf oralem Weg appliziert und zur röntgenologischen Darstellung des Magenlumens verwendet. Wichtigstes und am meisten verbreitetes Kontrastmittel ist heute das *Bariumsulfat.* Es ist nicht resorbierbar und kommt mit stabilisierenden Kolloidzusätzen und z. T. Geschmackskorrigentien versetzt, in zahlreichen Präparaten in den Handel (Unibaryt, Barium-Wander, Neobar u. a.). Die Zubereitung erfolgt nach der jeweiligen

Gebrauchsanweisung; meist werden zwei Teile Trockensubstanz mit einem Teil Wasser versetzt. Um eine möglichst stabile Konsistenz der Bariumsuspension zu erhalten, sollte das Kontrastmittel wenigstens einige Stunden, besser am Abend vor der Untersuchung, angesetzt werden. Bei der Verwendung von Mixgeräten ist darauf zu achten, daß eine zu starke Luftuntermischung vermieden wird. Die Wassertemperatur sollte 60 °C während der Zubereitung nicht überschreiten, der Brei selbst zur Untersuchungszeit etwa Körpertemperatur aufweisen. Wesentlich ist die stets *gleichbleibende Konsistenz* des Kontrastbreis. Sie läßt sich durch Verwendung geeichter Meßgefäße erreichen.

Zahlreiche Untersucher bevorzugen zur Magenuntersuchung zwei oder mehr Kontrastmittelqualitäten unterschiedlicher Konsistenz. Während eine relativ dünne Charge („sahnige Konsistenz") zur Prallfüllung des Magens dient, wird eine dickere — durch einfachen Zusatz von Trockensubstanz gewonnen — für die Darstellung von Oesophagus, kleinen Hiatushernien, sowie Falten- und Feinrelief des Magens verwendet. Entsprechende Präparate — geeignet insbesondere für die Untersuchung der Speiseröhre — sind gebrauchsfertig im Handel zu erhalten (Microtrast). In bestimmten Situationen (z. B. Perforationsgefahr) sind Bariumkontrastmittel nur mit Einschränkung anwendbar oder völlig kontraindiziert. An ihre Stelle treten *jodhaltige wasserlösliche Substanzen*, die vom Verdauungstrakt voll resorbiert werden können (Gastrografin, Visotrast u. a.) (LOWMAN u. DAVIS, 1958; STECKEN et al., 1961 u. a.). Ihre Nachteile gegenüber den Bariumpräparaten sind schlechte Schleimhauthaftung, schnelle Vermischung mit dem Magensekret und daher mangelhafter Kontrast sowie eine relativ rasche Passage. Wasserlösliche Kontrastmittel werden im wesentlichen unter folgenden Indikationen eingesetzt (modifiziert nach BAUDISCH in RICHTER et al., 1969):

a) Verdacht auf Perforation,
b) Stenosen im Verdauungstrakt,
c) Ileus oder Ileusverdacht,
d) Magenblutung (auch Barium möglich),
e) Untersuchungen unmittelbar vor operativen Eingriffen,
f) Komplikationen in der frühen postoperativen Phase.

Soll am operierten Magen die Entleerungsfunktion geprüft werden, so kann dem Kontrastmittel eine „Probemahlzeit" beigegeben werden (Weißbrot, Milch usw.; siehe auch „Der operierte Magen"). Auch durch Beimischung von dünndarmlöslichen Bariumgranula zum Kontrastmittel (HORTON et al., 1965) läßt sich die Entleerungszeit vorteilhaft untersuchen.

4. Belichtungstechnik

Bei der Untersuchung des Magen-Darmtraktes wird heute weitgehend der *Hartstrahltechnik* (100 bis 150 kV) der Vorzug gegeben. Die Vorteile gegenüber niedrigeren Röhrenspannungen liegen in der erheblich geringeren Expositionszeit. Bei Verwendung einer Universalfolie werden im Normalfall bei 105 bis 110 kV Werte von etwa 10 mAs (250 mA, 40 ms) erreicht. Durch Reduzierung der Bewegungsunschärfe gewinnen die Aufnahmen an Detailerkennbarkeit und damit an Information. Eine gewisse Kontrastminderung durch Abflachung des Schwärzungsreliefs infolge der Verminderung der Absorptionsunterschiede zwischen Weichteil und Knochen wird in Kauf genommen. Die Hartstrahltechnik hat zweifellos wesentlich zur Verbesserung der Magendiagnostik beigetragen, nicht zuletzt zur Früherkennung des Magencarcinoms. Übersichtsaufnahmen zur Dokumentation abdomineller Verkalkungen werden abweichend vom Hartstrahlverfahren mit konventionellen Strahlenqualitäten (60 bis 70 kV) angefertigt.

5. Durchleuchtung

Die *Durchleuchtung* bildet gemeinsam mit dem *Aufnahmeprogramm* eine *untrennbare Einheit* bei der Röntgenuntersuchung des Magens. Nur die kombinierte Anwendung beider Verfahren kann ein optimales Ergebnis der Magenuntersuchung garantieren.

Die wesentlichsten Aufgaben der Durchleuchtung können wie folgt zusammengefaßt werden:

1. Optimale Bildgestaltung von Übersichts- und Zielaufnahmen.

2. Ergänzung eines praxisbezogenen, knapp gehaltenen Aufnahmeprogramms.

3. Gewinnung von Informationen, die aus den Aufnahmen allein nicht oder nur unvollständig entnommen werden können (Funktionsablauf, räumliche Zuordnung von Befunden u. a.).

4. Erfassung von Untersuchungspositionen, die routinemäßig nicht durch Aufnahmen belegt werden (rotierende Durchleuchtung der Fornixregion, Prüfung des Hiatus oesophageus, Retrogastralraum u. a.).

Stets geht der eigentlichen Magenuntersuchung die *orientierende Durchleuchtung von Thorax und Abdomen* voraus.

Die Durchleuchtung des Thorax hat *Stand* und *Beweglichkeit* der *Zwerchfelle* besonders zu beachten (Zwerchfellparese, Durchwanderungsprozesse, Thoraxmagen, Zwerchfellhernien u. a.). Größere, meist paraoesophageale *Hiatushernien* können hier bereits erkannt werden. Im hinteren, unteren Thoraxbereich gelegen, projizieren sie sich im sagittalen Strahlengang als Aufhellungsfigur mit oder ohne Spiegelbildung in den Herzschatten (Spiegelbildung durch Succusansammlung in dem in den Thoraxraum getretenen Magenanteil). Erkrankungen im Brustraum (z. B. Ergußbildungen, Herzinfarkt) können im klinischen Erscheinungsbild durchaus einen Prozeß im Abdominalraum vortäuschen.

Die sog. ,,Leerdurchleuchtung des Abdomens" gibt wichtige Hinweise durch die *Verteilung* der *Luft* innerhalb und/oder außerhalb des Gastrointestinaltraktes.

Ein Fehlen der luftgefüllten *Magenblase* an normaler Stelle unter dem linken Zwerchfell kann eine Normvariante darstellen, ebenso jedoch für eine teilweise oder totale Verlagerung des Magens (Hernie, Volvulus) oder einen kardianah gelegenen Magentumor sprechen. *Freie Luft im Abdomen* (Luftsichel unter den Zwerchfellkuppeln) ist wichtiges Zeichen einer Magenperforation, wenn ein kurzzeitig vorausgegangener abdomineller Eingriff (Operation, Laparaskopie o. ä.) ausgeschlossen werden kann. Liegt ein derartiger Befund vor, so sind für die anschließende Kontrastmitteluntersuchung an Stelle von Barium wasserlösliche, resorbierbare Substanzen (Gastrografin) indiziert. Ähnlich verhält es sich beim Nachweis von *Spiegelbildungen* innerhalb luftgefüllter Darmschlingen (Ileus oder Subileus). Nichtresorbierbare Kontrastmittel können einen beginnenden Ileus verstärken und den eventuell notwendigen chirurgischen Eingriff komplizieren. Neben Veränderungen des Luftgehaltes läßt die Leerdurchleuchtung des Abdomens größere *Verkalkungen* rechtzeitig erkennen und erleichtert ihre spätere Differenzierung.

Sind im Thorax- oder Abdomenraum pathologische Befunde unter Durchleuchtung zu erkennen oder zu vermuten, so muß deren Dokumentation durch Übersichts- bzw. Zielaufnahmen noch *vor* der eigentlichen Magenuntersuchung erfolgen. Soweit die Befunde der Durchleuchtungsuntersuchung nicht durch Aufnahmen festgehalten sind, sollten sie vom Untersucher unmittelbar anschließend schriftlich fixiert werden.

6. Leeraufnahme, dünne Schicht (Faltenrelief), Prallfüllung und Doppelkontrast

Das Aufnahmeprogramm der röntgenologischen Magenuntersuchung beinhaltet verschiedene *Aufnahmetypen* mit jeweils unterschiedlicher Aufgabenstellung und Aussagekraft.

Die *Leeraufnahme* (Abdomenübersichtsaufnahme) gehört nicht zum eigentlichen Basisprogramm. Sie wird lediglich dann der Kontrastmitteluntersuchung vorangestellt, wenn bestimmte Befunde dies erfordern (freie Luft im Abdomen, Ileuszeichen, Verkalkungen wie z. B. Gallensteine usw.) und Überlagerungseffekte vermieden werden sollen.

Die Aufnahme mit *dünner Kontrastmittelschicht* dient der Darstellung der Schleimhautoberfläche bzw. des Faltenreliefs. Eine *kleine Kontrastmittelmenge* (ein bis zwei Schluck dünnen oder besser mitteldicken Breis) wird durch Umlagern am liegenden Patienten regelmäßig auf die Magenwandungen verteilt. Die Aufnahme erfolgt nach Durchtritt des Kontrastmittels in den Bulbus im Liegen oder Stehen und in *Exspiration*, um die Faltenkonfiguration übersichtlich zu gestalten. Die Aufnahme gelingt in der Regel gut bei jungen und schlanken Personen, fällt bei Adipösen häufig unbefriedigend aus (Querlagerung des Magens) und läßt zumeist völlig im Stich, wenn der Magen reichlich Sekret enthält (Kontrastmittel „fällt" klumpig ins Antrum).

Die Schleimhautdarstellung ist zweifellos die entbehrlichste Aufnahme eines Basisprogramms und wird hinreichend durch die Doppelkontrasttechnik ersetzt.

Als *Prallfüllung* wird der röntgenologische Aspekt des Magens nach Trinken von etwa 250 ml Kontrastbrei bezeichnet. Die Menge ist nicht ausreichend, den Magen wirklich „prall" zu füllen, genügt jedoch zur Entfaltung aller Magenbereiche. Die entsprechende Aufnahme wird im sagittalen Strahlengang am stehenden Patienten durchgeführt, wobei Korpus, Antrum, Pylorus und Bulbus duodeni sich in Prallfüllung darstellen. Eine Prallfüllung der Fornixregion wird in Rückenlage des Patienten erzielt.

Wesentlichste Aufgaben der Prallfüllung sind die Darstellung der Magenform, die Kontrolle der Wandkonturen sowie die Prüfung der motorischen Funktion.

Als einfache und überall durchführbare Methode zur Überprüfung der peristaltischen Funktion steht die *Polygraphie* zur Verfügung. Unter gleichen Einstellbedingungen wie die Übersichtsaufnahme wird jedoch nur ein Drittel der Zeit exponiert und bei Atemstillstand drei bis vier Expositionen auf den gleichen Film vorgenommen. Es empfiehlt sich vor den Aufnahmen das Atemhaltevermögen des Kranken zu prüfen und dann unter Umständen die Zwischenräume etwas länger zu wählen, so daß eine Gesamtaufnahmezeit von etwa 15 bis 20 sec resultiert. Die in dieser Zeit durch die Peristaltik veränderten Umrisse des Magens lassen eine gute Beurteilung der Verformbarkeit der Magenwandung zu. Unterbrechungen der Bewegungsabläufe bei Ulcusnarben, Infiltrationen oder Tumoren sind darstellbar (Abb. 1).

Unter *Doppelkontrast* versteht man die gleichsam plastische Darstellung der von einer dünnen Kontrastmittelschicht bedeckten inneren Magenoberfläche zwischen zwei weniger dichten Medien (Magenluft, Weichteilumgebung des Magens). Nach Gabe von ausreichend Kontrastmittel und gleichmäßiger Verteilung gelingt die Doppelkontrastdarstellung der cranialen Magenbereiche im Stehen, der caudalen in meist leicht rechts angehobener Rückenlage. Die günstigste Position zur Erfassung des Bulbus duodeni ist die linke oder halblinke Seitenlage. Genügt die natürliche Magenluft für einen befriedigenden Doppelkontrast nicht, so kann Luft von außen über eine Sonde zugeführt werden oder es kommen gasbildende Zusätze zur Anwendung (z. B. 2,5 g Na-Bicarbonicum und 2,5 g Acidum tartaricum nacheinander mit etwas Wasser getrunken).

Die Doppelkontrastdarstellung ist der wichtigste und aussagekräftigste Teil des Aufnahmeprogramms. Zahlreiche Veröffentlichungen haben die Bedeutung dieser, insbesondere in Japan weiter entwickelten Methodik hervorgehoben (Chucker u. Finestone, 1960; Solanke et al., 1969; Gelfand u. Hachiya, 1969; Shirakabe et al., 1969; Kawai et al., 1970; Shirakabe, 1972 u. a.).

Der wesentlichste Vorteil der Doppelkontrasttechnik liegt in der plastischen Darstellung der inneren Oberfläche des Magens. Auf diese Weise können selbst

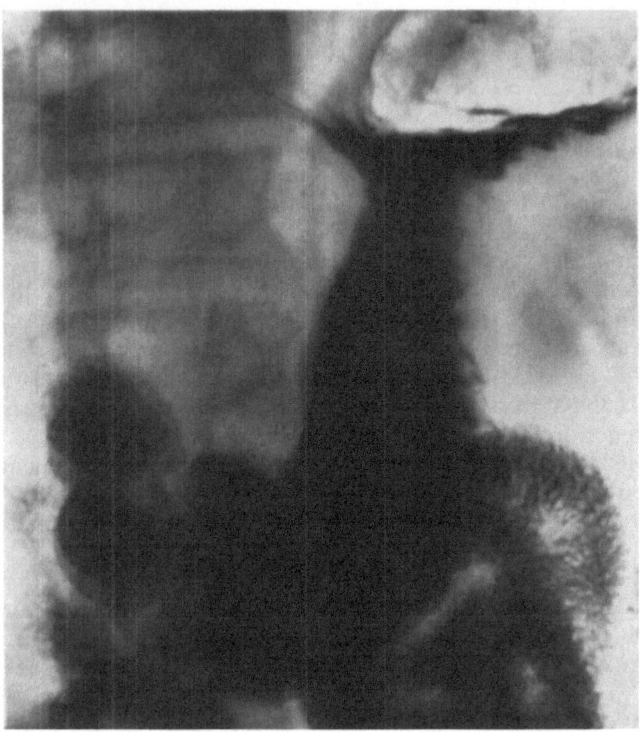

Abb. 1. Polygraphie des Magens. Man beachte die sich überlappenden peristaltischen Wellen besonders im Antrumgebiet

kleinste Schleimhautveränderungen im Röntgenbild sichtbar gemacht werden; ein Umstand, der vor allem in der Früherkennung des Magencarcinoms erhebliche Forschritte gebracht hat.

7. Palpation und Kompression

Beide Verfahren dienen gleichermaßen der Prüfung der Plastizität und der Verformungsmöglichkeit der Magenwandungen von außen. Während die Palpation manuell durch die mit einem Bleigummihandschuh geschützte Hand erfolgt, bedient sich die mechanische Kompression eines am Röntgengerät angebrachten Tubus. Beide Verfahren werden angewendet, um Details in einzelnen Magenbereichen unter Durchleuchtung besser beurteilen zu können, sowie zur Prüfung von Konsistenz und Beschaffenheit des Faltenreliefs. Die sog. dosierte Kompression mittels Tubus dient gleichzeitig der Gewinnung von Zielaufnahmen nach teilweiser Verdrängung des Kontrastmittels. Die cranialen Magenbereiche sind infolge Überdeckung durch den Rippenbogen der Kompression nicht oder nur eingeschränkt zugänglich (cave Rippenfraktur!). Aus Strahlenschutzgründen sollte die mechanische Kompression der manuellen Palpation vorgezogen werden.

8. Taktik der röntgenologischen Magenuntersuchung

(1) Die routinemäßige Röntgenuntersuchung des Magens beginnt mit der Erhebung einer kurzen *Anamnese*. Das Gespräch mit dem Patienten hat die Aufgaben, die schriftlich oder mündlich vom zuweisenden Arzt übermittelten klinischen Befunde zu ergänzen sowie durch Aufnahme eines *persönlichen Kontaktes* Angst oder Vorbehalte des Patienten gegenüber der Untersuchung abzubauen und Verkrampfungen zu lösen. Die Unterhaltung hat weiterhin zu klären, ob der Patient *nüchtern* geblieben ist. Immer sollte im noch erleuchteten Raum eine gründliche *Inspektion* erfolgen (ausreichende Entkleidung, Operationsnarben im Bereich des Abdomens). Sind *Voraufnahmen* vorhanden, so müssen diese vor Beginn der Untersuchung eingesehen werden.

(2) Es folgt eine kurze *orientierende Durchleuchtung* von *Thorax und Abdomen*. Pathologische Befunde werden — soweit nicht bereits bekannt und dokumentiert — auf Übersichts- oder Zielaufnahmen festgehalten (s. „Durchleuchtung").

(3) Die eigentliche Kontrastmitteluntersuchung beginnt mit der Inspektion des *Oesophagus* unter Durchleuchtung. Die Passage von ein bis zwei Schlucken Kontrastbrei durch die Speiseröhre wird am stehenden Patienten im ersten (rechte Körperseite nach vorn gedreht: „Fechterstellung") seltener im zweiten (linke Körperseite nach vorn gedreht: „Boxerstellung") schrägen Durchmesser beobachtet. Drehen in Schrägstellung empfiehlt sich, um den Oesophagus aus den Verschattungen von Herz und Wirbelsäule freizuprojezieren. Die Dokumentation pathologischer Oesophagusbefunde wird am Ende der Magenuntersuchung angeschlossen.

(4) Die geringe, zur Speiseröhrenkontrolle geschluckte Kontrastmittelmenge dient anschließend der Untersuchung des *Magenfaltenreliefs*. Die Aufnahme (Format: 18/24 oder 24/30 hoch) erfolgt — im Liegen oder Stehen — in *Exspiration*, um eine übersichtliche Darstellung der Magenfalten zu gewährleisten. Eine gleichmäßige Benetzung aller Magenbereiche wird durch langsame Rotation des Patienten im Liegen erreicht. Zum Zeitpunkt der Aufnahme sollte Kontrastmittel im Bulbus duodeni angelangt sein. Ist eine Füllung des Bulbus innerhalb weniger Minuten nicht möglich, so kann die Passage durch vertieftes Atmen, rechte Seitenlage, Rumpfbeugen oder Palpation beschleunigt werden (Abb. 2).

Die Schleimhautaufnahme ist u. E. die entbehrlichste des Routineprogramms, da die Darstellung des Faltenreliefs durch die folgende Aufnahme gleich gut oder besser gelingt.

(5) Nach Trinken von etwa 100 ml dünnen Kontrastbreis und Durchtritt desselben ins untere Duodenum folgt die *erste Übersichtsaufnahme* in Rückenlage mit geringer Kopftieflagerung, evtl. unter leichter Drehung des Patienten nach links (Format: 24/30 hoch). Durch Übertreten der Magenluft in die distalen Magenpartien zeigen sich *Antrum* und Teile des *Korpus* im *Doppelkontrast*, während sich die *Fornix* durch das nach oben fließende Barium in *Prallfüllung* darstellt. Häufig wird mit jeder Kontrastmittelportion zusätzliche Luft geschluckt, so daß die Aufnahme auch zu einem späteren Zeitpunkt nachgeholt werden kann (Abb. 3).

Die Prallfüllung der cranialen Magenabschnitte wird im gleichen Untersuchungsgang zu einer *rotierenden Inspektion der Fornix* genutzt.

Die erste wie auch die folgende zweite Übersichtsaufnahme werden zweckmäßigerweise so eingestellt, daß Bulbus und C-Schlinge mitdargestellt sind. Bleibt
die Füllung des Duodenums aus, so helfen Lagerung auf die rechte Seite, Palpation
oder passagebeschleunigende Substanzen (Paspertin).

(6) Nach Aufrichten des Patienten und Trinken weiterer 100 bis 150 ml dünnen
Bariumbreis folgt im Stehen die *zweite Übersichtsaufnahme* (Format: 24/30 hoch).
Projezieren sich Bulbus duodeni und C-Schlinge spontan frei, so wird im streng
sagittalen Strahlengang aufgenommen; meist muß der Patient leicht in einen der

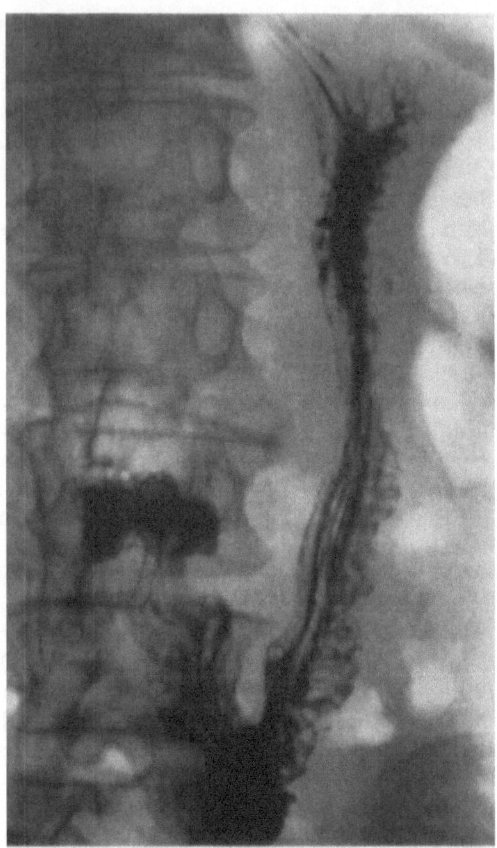

Abb. 2. Normaler Magen: Darstellung des Faltenreliefs der Hinterwand

beiden schrägen Durchmesser gedreht werden. Die Aufnahme zeigt *Fornix* und
oberes Korpus im *Doppelkontrast, Antrum* und *unteres Korpus* in *Prallfüllung*. In
gleicher Position wird die Distanz zwischen oberer Magenbegrenzung und Zwerchfell beurteilt sowie der Ablauf der Peristaltik überprüft. Eine Inspektion des
Retrogastralraums im frontalen Strahlengang darf nicht vergessen werden. Zur
meßtechnischen Erfassung des Retrogastralraums (Diagnostik retroperitonealer
Tumoren) sind zahlreiche Methoden angegeben worden (Schultz, 1965; Poole,
1970 u. a.). Ryan (1968) empfiehlt zur besseren Übersicht von Kardia- und Fornixbereich die Untersuchung der oberen Magenanteile bei maximaler Rumpfbeugung
(„head-toe position") im frontalen Strahlengang unter gleichzeitiger Blähung des
Magens mit Gas (Abb. 4).

(7) Der Übersicht im Stehen schließen sich *Zielaufnahmen des Bulbus duodeni* an (Format: 18/24 oder 24/30 quer, vier Einzelaufnahmen). Die ersten beiden Expositionen sollten im Stehen erfolgen und dokumentieren den Bulbus *prallgefüllt* im ersten und zweiten schrägen Durchmesser. Je nach Wahl erfolgen die Aufnahmen mit oder ohne *Kompression*. Gelingt bei Querlagerung des Magens oder atypischem Verlauf des Bulbus die Darstellung im zweiten schrägen Durchmesser nicht, so kann der Patient solange nach rechts weitergedreht werden, bis der Bulbus an der Seite der großen Kurvatur erscheint (sog. überdrehter zweiter schräger Durchmesser). Der dritte Zielschuß dient der Aufnahme des Bulbus im *Doppelkontrast*.

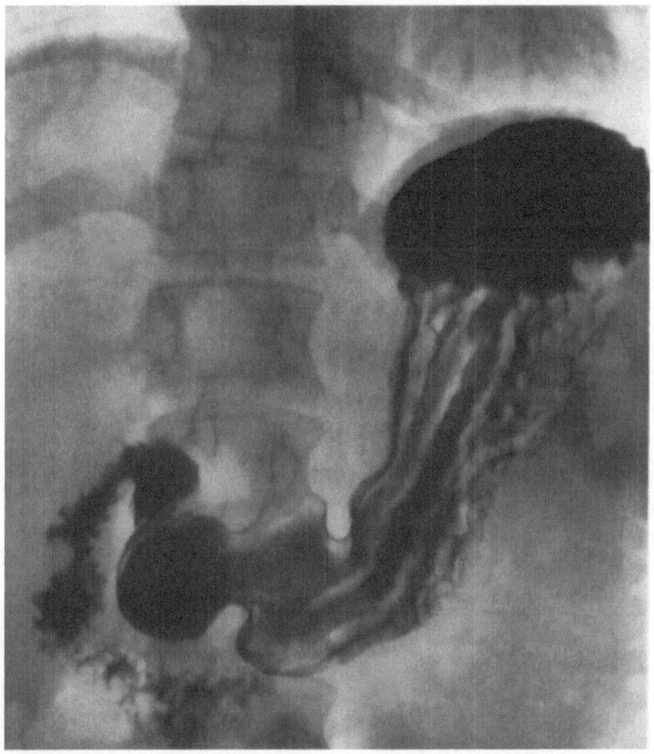

Abb. 3. Normaler Magen: Darstellung der Schleimhaut im Doppelkontrast in Kopftieflage

Der Untersucher drückt den Patienten aus der linken Seitenlage langsam auf den Rücken, bis die günstigste Aufnahmeposition bei ausreichender Luftfüllung erreicht ist. Bei ungenügendem Kontrastmittelbeschlag muß eine vorübergehende Umlagerung auf die rechte Seite erfolgen.

Die vierte Aufnahme steht anschließend zur freien Verfügung und wird meist einer zusätzlichen Doppelkontrastdarstellung des Bulbus dienen (Abb. 5).

(8) Noch im Liegen erfolgt nach Drehung des Patienten auf den Bauch die Prüfung des *Hiatus oesophagei*. In links angehobener Kopftieflage wird eine kleine Menge dicken Kontrastbreis geschluckt. Hat dieser die Kardia erreicht, so kann eine eventuell vorhandene Hiatushernie durch Anspannen der Bauchpresse und zusätzlichem Druck auf den Korpusbereich des Magens mittels eines untergeschobenen Kompressionskissens (sog. „Trendelenburgsche" Position) zum Durch-

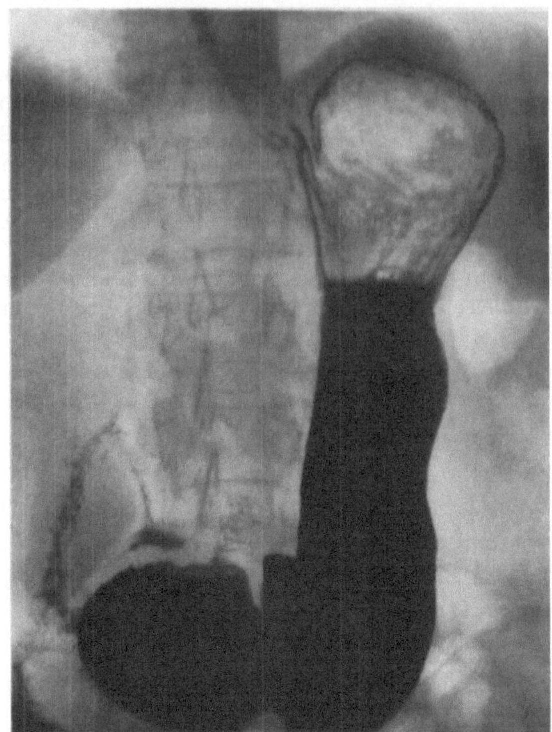

Abb. 4. Normaler Magen: Prallfüllung im Stehen

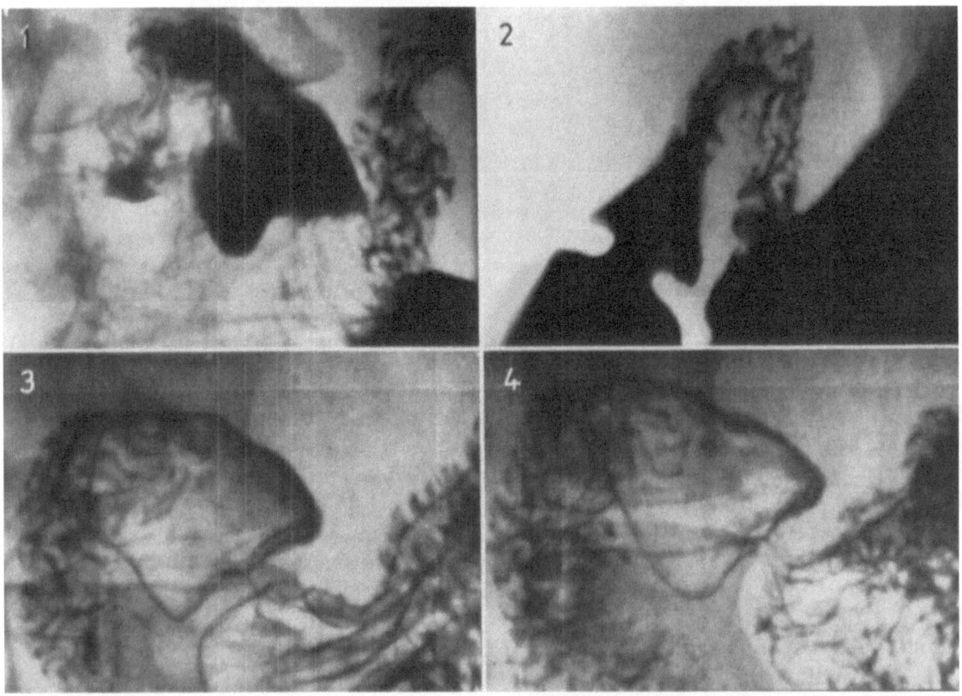

Abb. 5. Normaler Magen: Zielaufnahmen des Bulbus duodeni. 1 Darstellung Prallfüllung
1. schräger Durchmesser, 2 Darstellung Prallfüllung 2. schräger Durchmesser, 3 und 4 Darstellung Doppelkontrast 1. schräger Durchmesser

tritt in den Thoraxraum gebracht werden. Genügt die Prallfüllung des unteren Oesophagusabschnittes für eine sichere Diagnose nicht oder läßt sich eine kleine axiale Hernie nicht von einer geblähten epiphrenischen Ampulle differenzieren, so kann durch Nachschlucken von Wasser eine *Doppelkontrastdarstellung* angeschlossen werden (s. „Hiatushernien"). Läßt sich unter Durchleuchtung eine

Taktik der röntgenologischen Magenuntersuchung

Kurze Anamnese

Orientierende Durchleuchtung von Thorax und Abdomen

Trinken von zwei bis drei Schluck *mitteldicken* Kontrastbreis

Orientierende Durchleuchtung des Oesophagus im schrägen Strahlengang

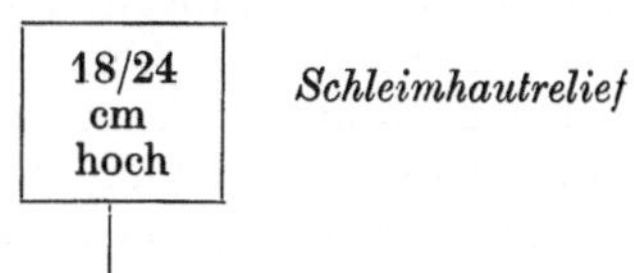

Nach Durchtritt des Kontrastmittels in den Bulbus duodeni Aufnahme stehend oder liegend in Exspiration. Evtl. Rotation im Liegen zur besseren Kontrastmittelverteilung.

18/24 cm hoch

Schleimhautrelief

Trinken von etwa 100 ml *dünnen* Kontrastbreis
im Stehen oder in Schräglage
Kippen des Patienten in die Horizontale.

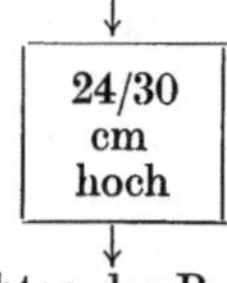

Aufnahme in Rückenlage, evtl. rechte Seite leicht angehoben. Durchleuchtung der Fornix unter Rotation.

24/30 cm hoch

Antrum und Teile des Korpus im *Doppelkontrast*, Fornix in *Prallfüllung*. Bulbus und C-Schlinge mit dargestellt.

Aufrichten des Patienten.
Trinken weiterer 100 bis 150 ml *dünnen* Kontrastbreis.

Aufnahme im Stehen, sagittaler Strahlengang oder leicht gedreht.

24/30 cm hoch

Antrum und Korpus in *Prallfüllung*, Fornix in *Doppelkontrast*. Bulbus und C-Schlinge mit dargestellt.

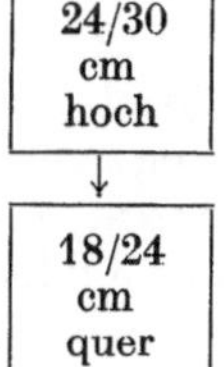

Vier Aufnahmen. Aufnahme 1 und 2 im Stehen, Aufnahme 3 und evtl. 4 im Liegen.

18/24 cm quer

Aufnahme 1 und 2: Bulbus in *Prallfüllung* (1. und 2. schrägen Durchmesser, mit oder ohne Kompression); Aufnahme 3: Bulbus im *Doppelkontrast*; Aufnahme 4: zur freien Verfügung.

Prüfung des Hiatus oesophagei unter Durchleuchtung, evtl. Aufnahmen,
Zusatzaufnahmen bzw. Zielaufnahmen pathologischer Befunde,
abschließende rotierende Durchleuchtung mit Palpation.

Tafel 1

Hernie erkennen oder vermuten, erfolgt die Dokumentation des Befundes durch Aufnahmen (Format: 18/24 quer, halbiert. Erste Hälfte: Prallfüllung, zweite Hälfte: Doppelkontrast).

(9) Der Prüfung des Hiatus können — falls erforderlich — ergänzende *Zusatzaufnahmen* von Oesophagus, Magen oder Duodenum folgen. Ebenfalls kann jetzt eine *Dünndarmpassage* angeschlossen werden.

(10) Die Röntgenuntersuchung des Magens wird mit einer nochmaligen kurzen Durchleuchtung des Patienten unter Rotation abgeschlossen.

9. Anwendung zusätzlicher technisch-apparativer Möglichkeiten

Die Vorteile der modernen *Bildverstärkeranlagen* mit *Fernsehkette* gegenüber der konventionellen Durchleuchtung sind inzwischen allgemein anerkannt und bedürfen keiner besonderen Diskussion.

Eine wesentliche Hilfe bei der Röntgenuntersuchung des Verdauungstraktes stellt die Bildbandspeicherung dar. Ausschnitte oder der gesamte Untersuchungsgang können vom Magnetband jederzeit erneut abgerufen werden. Dabei ergeben sich folgende Vorteile:

1. Bildliche Dokumentation wichtiger oder unklarer Befunde zur sofortigen Kontrolle oder späteren Auswertung.

2. Studium von Bewegungsabläufen am Verdauungstrakt.

3. Beliebige Wiederholung des Abspielvorgangs.

4. Konservierung von Untersuchungsmaterial für Vorlesung und Unterricht.

5. Registrierung ohne Dosismehrbedarf, nahezu gleiche Bildgüte wie die Originaldurchleuchtung, keine Filmentwicklung oder Kopierarbeit.

Darüber hinaus erlaubt die Anwendung des Bandspeichers eine Herabsetzung der Patientendosis während der Durchleuchtung, wenn im sog. „Pulsbetrieb" nur wenige Einzelbilder pro Sekunde erzeugt werden. Es erfolgt eine Speicherung dieser Einzelbilder, die durch eine entsprechend gesteuerte Zeitschaltung in den jeweils strahlungsfreien Intervallen auf dem Fernsehschirm angeboten werden (DOCKER u. ASTLEY, 1969). Das dosissparende Verfahren ist besonders für die Untersuchung ausreichend kontrastreicher, langsam ablaufender Vorgänge geeignet.

Die *Röntgenkinematographie* auf 25 mm Film durch Anschluß einer Filmkamera (Arriflex) an den Ausgang eines Bildverstärkers (Kinofluorographie, Bildverstärkerkinematographie) erlaubt zwar ohne wesentliche zusätzliche Strahlenbelastung für den Patienten diagnostische Aussagen, die etwa denen der konventionellen Großbildaufnahmen vergleichbar sind [LILJEDAHL et al., 1959; JORGENS et al., 1960; KAUDE, 1967 (1, 2) u. a.], wird jedoch mehr und mehr durch die günstigere Bandspeichertechnik ersetzt.

Die Bildverstärkerphotographie (Einzel- bzw. Serienaufnahmen mit der 70 mm-Kamera) an Stelle von Großformaten verspricht bei etwa gleichem Informationsgehalt einige Vorteile (RIEMANN, 1969). Unter Verwendung der üblichen Belichtungsautomatik sind Einzelbilder und Serien bis sechs Aufnahmen pro Sekunde möglich. Die Patientendosis ist — gegenüber Röntgenfilm mit Universalfolie — auf etwa 1/10 reduziert. Das Auflösungsvermögen ist freilich mit etwa zwei Perioden/mm geringer als das der Großaufnahmen. Verbesserungen, insbesondere der Detailerkennbarkeit, können erzielt werden durch die Verwendung optimierter Bildverstärkersysteme durch Wahl eines kleinen Brennflecks, Vergrößerungstechniken sowie Verwendung eines Streustrahlenrasters. Die Verarbeitung des Filmmaterials (Schirmbildfilm) kann in langsam laufenden Röntgenentwicklungsmaschinen erfolgen. Das Verfahren eignet sich vor allem zur Erfassung rasch ablaufender Bewegungsvorgänge. Es ist darüberhinaus die Aufnahmemethode der Wahl bei vollautomatischen *ferngesteuerten Untersuchungseinheiten*.

Ob von der unverzögerten Wiedergabe von fernsehtechnisch mitgespeicherten Zielaufnahmen (Memospot-Technik) weitere diagnostische Vorteile bei der Magenuntersuchung zu erwarten sind, läßt sich noch nicht endgültig entscheiden. Zweifellos aber kann durch die unmittelbare Kontrolle der Zielaufnahmen am Fernsehmonitor eine Einsparung von Zusatzaufnahmen erzielt werden, da sofort entschieden werden kann, ob z. B. die richtige Funktionsphase bei schnellen Bewegungsabläufen erfaßt worden ist (FUCHS et al., 1973). Die viel Erfahrung und fundierte medizinische Kenntnisse erfordernde Röntgenuntersuchung des Magens von entsprechend ausgebildetem technischem Hilfspersonal durchführen zu lassen (CAMPBELL et al., 1969), halten wir für bedenklich.

10. Strahlenschutzprobleme

Nach größeren Statistiken zählt die Röntgenuntersuchung des Magens zu den am häufigsten durchgeführten radiologischen Untersuchungsverfahren (SEELEN-TAG, 1957). Die mit ihr zwangsläufig verbundene Strahlenbelastung von Patient und Untersucher ist zwar im Vergleich zu den zulässigen Höchstwerten sehr gering, darf jedoch keinesfalls vernachlässigt werden. Die Strahlenbelastung steigt mit zunehmender Zahl der Aufnahmen (Norm: 4 bis 6), insbesondere jedoch mit zunehmender Untersuchungszeit (Norm: 7 bis 10 min). Von wesentlichem Einfluß auf die Dosishöhe sind weiterhin die verwendete Strahlenqualität, apparative Ausrüstung, Untersuchungstechnik und Ausbildungsstand des Untersuchers.

a) Strahlenexposition des Patienten

Messungen an Phantomen und unmittelbar am Patienten haben gezeigt, daß das somatische und genetische Schädigungsrisiko bei der röntgenologischen Magenuntersuchung als äußerst gering einzuschätzen ist. Zweifellos steht die geringe Strahlenbelastung in keinem Verhältnis zum diagnostischen Gewinn, vorausgesetzt allerdings, es liegt eine *gezielte* und ausreichend *begründete Indikation* für die Untersuchung vor. SCHULTE-BRINKMANN u. LINDNER (1970) errechneten aus Messungen an 100 Magen-Darmpassagen folgende mittlere Werte: Oberflächendosis 52 R, Flächeneinfalldosis 4.359 R cm², Integraldosis 31,1 rad × kg, männliche Gonadendosis 8,37 mR. Wie sehr solche Werte beeinflußt werden durch Methode und Technik, durch den Ausbildungsstand des Untersuchers und in ganz besonderem Maß durch die Subtilität der Untersuchung geht aus dem Bericht des Kommitees der Vereinten Nationen über die Wirkung der Atomstrahlung (UNSCEAR Report 1972) hervor.

Für die Deutsche Bundesrepublik werden für die Magen-Darmuntersuchung Gonadendosen von 30 mrem (Schwankungsbreite 5 bis 230 mrem) für männliche und 340 mrem (Schwankungsbreite 60 bis 830 mrem) für weibliche Patienten angegeben.

Aufgabe des untersuchenden Röntgenologen muß es sein, das Durchleuchtungs- und Aufnahmeprogramm möglichst ökonomisch zu gestalten, um *über ein Minimum an Strahlenbelastung ein Maximum diagnostischer Aussage* zu erhalten. Da der Hauptteil — bis zu 80% — der eingestrahlten Dosis auf die Durchleuchtung entfällt (SEIDL, 1961; ZIELER, 1961; BUNDE u. PYCHLAU, 1964; SCHULTE-BRINKMANN u. LINDNER, 1970 u. a.), muß das Schwergewicht des Strahlenschutzes für den Patienten auf deren möglichst sparsamer Anwendung liegen. Einblenden über der untersuchten Körperregion, Abschalten der Durchleuchtung während kurzer Wartezeiten und nach Möglichkeit Abstand des Durchleuchtungsfeldes vom Gonadenbereich sind hier nützliche Maßnahmen. Bei bekannter *Gravidität* darf nach § 22 und 23 der Röntgenverordnung vom 1. 3. 1973 (RöV) eine röntgenologische Magenuntersuchung nur bei absolut zwingender Indikation durchgeführt werden. Frauen und Mädchen im generationsfähigen Alter sollten innerhalb der ersten 14 Tage post menstrum untersucht werden.

Auch bei Untersuchungen von Säuglingen, Kindern und Jugendlichen sind besondere Vorsichtsmaßregeln zu beachten (RöV § 28). Durch die Aufzeichnungspflicht (RöV § 29), die vor jeder Röntgenuntersuchung die Frage nach früheren Anwendungen von ionisierenden Strahlen fordert und schriftliche Aufzeichnungen über Zeitpunkt, Untersuchungsart und alle Daten verlangt, aus denen die Größe der Strahlenexposition errechnet werden kann, sollen überflüssige Untersuchungen vermieden und die Strahlenbelastung des Einzelnen auf ein Minimum reduziert werden.

b) Strahlenexposition des Untersuchers

Im Gegensatz zu vielen anderen Röntgenuntersuchungen (Lunge, Nieren, Knochen u. a.) muß die Magenuntersuchung vom Arzt selbst am Patienten durchgeführt werden. Auf diese Weise ist eine gewisse Strahlenbelastung für den Untersucher nicht zu vermeiden. Schulte-Brinkmann u. Magdsick (1969) errechneten aus Personendosismessungen bei 70 Magen-Darmpassagen folgende mittlere Belastungswerte (0,25 mm-Bleischürze): Thorax 92 µR, Unterbauchregion 150 µR, Sprunggelenk 972 µR. Nach den Berechnungen der Autoren liegt die jährliche Ganzkörperbelastung des einzelnen Arztes bei mehr als 1000 Untersuchungen pro Jahr unter 2% der maximal zulässigen Dosis. Die Strahlenbelastung ist höher bei horizontaler als bei vertikaler Gerätestellung. Mitbeobachter und helfendes Pflegepersonal sind meist einer höheren Strahlenbelastung ausgesetzt als der Untersucher selbst. Da die Intensität der Streustrahlung in der vierten Potenz der Entfernung vom Objekt abnimmt, ist neben der obligatorischen, jedoch nur etwa 90% der Streustrahlung abfangenden Bleigummischürze ein *genügender Abstand der beste Schutz*. Der Untersucher selbst wird zusätzlich durch die apparative Abschirmung geschützt. Auch hier tragen ökonomischer Untersuchungsablauf und sparsamer Umgang mit der Durchleuchtung wesentlich zur Reduzierung der Strahlenbelastung bei. Die für die Magenuntersuchung überaus wichtige *Palpation* darf nie ohne Schutz durch einen *bleigummiunterlegten Handschuh* durchgeführt werden. Die Exposition der Hand im direkten Strahlengang ist auf ein unbedingt notwendiges Minimum zu reduzieren. Wenn immer es möglich ist, wird die manuelle Palpation durch die Kompression mit dem Tubus ersetzt. In § 40 RöV sind für alle Personen, die sich beruflich im sog. „Kontrollbereich", d. h. dem Untersuchungsraum während der Durchleuchtung aufhalten, Messungen der Personendosis unter der Schutzkleidung nach zwei voneinander unabhängigen Meßverfahren vorgeschrieben, um die Überschreitung einer bestimmten höchstzulässigen Dosis zu verhindern. Belehrungen der im Kontrollbereich beruflich tätigen Personen über die Arbeitsmethoden, die möglichen Gefahren und die anzuwendenden Schutzmaßnahmen sind regelmäßig durchzuführen (§ 41 RöV).

B. Die röntgenologische Notfalluntersuchung des Magens

Eine Notfalluntersuchung des Magens — mit oder ohne Kontrastmittel — ist im wesentlichen in zwei Situationen indiziert:

a) beim Verdacht auf *Perforation eines Magen- oder Duodenalulcus*,

b) bei der *akuten Magenblutung*, meist hervorgerufen durch ein Geschwür von Magen oder Duodenum.

Bis zu 80% aller Magen- und Duodenalperforationen lassen sich durch *Übersichtsaufnahmen im Stehen* nachweisen. Aus dem Verdauungstrakt in die freie Bauchhöhle übergetretene Luft zeigt sich als *Luftsichel unter den Zwerchfellen*, beim Ulcus duodeni meist rechts, beim Ulcus ventriculi links oder beidseits (Wenz, 1967). Gelingt bei dringendem Verdacht auf Perforation die Darstellung von freier, subdiaphragmaler Luft nicht, so kann eine zusätzliche *Aufnahme in linker Seitenlage* (10- bis 15minütige Seitenlagerung vor der Aufnahme!) im ventrodorsalen Strahlengang (sog. „durchgeschossene Aufnahme") zum Erfolg führen: Luft im freien Bauchraum läßt sich so zwischen Bauchwand und Weichteilschatten der Leber besser erkennen. Luftinsufflation in den Magen bei Perforationsverdacht (Baker u. Beahrs, 1961) hat sich als Routinemethode nicht durchgesetzt.

Soweit als möglich sollten bereits die Übersichtsaufnahmen auf dem Durchleuchtungstisch erfolgen, um dem in der Regel schwerkranken Patienten unnötige Umlagerungen zu ersparen. Überdies ist das Aufrichten des Patienten mit Unterstützung durch Hilfspersonal auf dem Kipptisch des Durchleuchtungsgerätes leichter und schonender.

Soll zur genaueren Lokalisation der Perforationsstelle eine Kontrastmitteluntersuchung angeschlossen werden, so müssen ausschließlich *wasserlösliche, resorbierbare Kontrastmittel* Verwendung finden (Gastrografin). Sie sind meist geschmacksintensiver als Bariumkontrastmittel und können deshalb gelegentlich durch starken Brechreiz eine Hämatemesis provozieren (WENZ, 1969). Die Untersuchung erfolgt am liegenden oder durch Kippen des Tisches leicht aufgerichteten Patienten. Die Perforationsöffnung zeigt sich durch Austritt von Kontrastmittel in die freie Bauchhöhle. Ein bis zwei Übersichtsaufnahmen dürften meist zur Dokumentation des Befundes ausreichen.

Mehr als die Hälfte aller akuten Blutungen aus dem oberen Verdauungstrakt haben als Ursache Geschwüre des Magens oder Duodenums (WENZ, 1969). Sind Blutungsschock und Kollaps durch Kreislaufstabilisation behoben, kann in der Regel umgehend mit der röntgenologischen Suche nach der Blutungsquelle begonnen werden. Wird zu lange gewartet, so bleibt ein hoher Prozentsatz der Blutungsursache unentdeckt (SCHATZKI u. BLADE, 1958), da gar nicht allzu selten die Ulcusnische mit Blutcoagula ausgefüllt wird. Haben sich im Magen größere Succusmengen angesammelt, so müssen diese über einen Magenschlauch abgesaugt werden. Über die liegende Sonde kann anschließend die Applikation des Kontrastmittels erfolgen. Untersucht wird soweit als möglich im Liegen, Kompression und unnötige Manipulationen am Patienten sind zu vermeiden.

Auch die Notfalluntersuchung beginnt mit einer kurzen, orientierenden Durchleuchtung von Thorax und Abdomen. Anschließend wird die Kontrastmittelpassage durch die Speiseröhre beobachtet, um Oesophagusvaricen als Blutungsquelle erkennen oder ausschließen zu können. Gleichzeitig muß geprüft werden, ob eine Hiatushernie vorliegt.

Übersichts- und Zielaufnahmen des Magens erfolgen im sagittalen Strahlengang und in beiden schrägen Durchmessern unter vorsichtigem Umlagern des Patienten. Zahl und Art der Aufnahmen richten sich prinzipiell nach dem Zustand des Patienten und dem jeweils vorliegenden Befund. Durch die orale Kontrastmittelpassage lassen sich etwa 90% der Blutungsquellen des oberen Verdauungstraktes erkennen [PRÉVÔT u. LASSRICH, 1959; CANTWELL, 1960; WENZ, 1969 (1) u. a.]. Bleibt der Erfolg aus, so kann eine *Angiographie* (selektive Arteriographie von Arteria coeliaca und/oder mesenterica cranialis) angeschlossen werden (WENZ, et al. 1969; s. a. „Angiographie"). Beweisend für die Blutung ist der Austritt von Kontrastmittel aus dem Gefäßsystem in das Magenlumen. Die Angiographie bleibt allerdings Kliniken mit entsprechender Einrichtung und ausgebildetem Personal vorbehalten, so daß die orale Kontrastdarstellung im Vordergrund der Diagnostik des blutenden Magens steht.

C. Die Pharmakoradiographie

Unter dem Begriff der *Pharmakoradiographie* wird eine auf röntgenologische Belange ausgerichtete, pharmakologische Beeinflussung von Funktionen des Magens verstanden.

Während noch vor einigen Jahrzehnten mit einer großen Zahl der verschiedensten Substanzen experimentiert und deren Bedeutung für die funktionelle und morphologische Diagnostik hervorgehoben wurde (VELDE, 1933; ALBOT u. MARQUIS, 1947 u. a.), hat sich das allgemeine Interesse in jüngerer Zeit auf einige wenige Pharmaka konzentriert, die sich in der röntgenologischen Routinediagnostik des Magens bewährt haben. In der Regel wird durch ihre Verabreichung eine Anregung der Magenmotilität mit Steigerung des Tonus und Beschleunigung bzw. Vertiefung der Peristaltik bezweckt. Indikationen sind durch Hypo- oder Atonie bedingte Entleerungsstörungen, funktionelle Stenosen, mangelhafte Füllung und Darstellung der distalen Magenbereiche sowie des Bulbus duodeni und — seltener — differentialdiagnostische Klärung fraglich infiltrierter, starrer Bezirke der Magenwand.

Folgende Substanzen finden Verwendung:

1. *Metoclopramid* (Paspertin) (James u. Melrose, 1969; Kreel, 1970; Vido et al., 1970; Howells et al., 1971 u. a.). Die Verabreichung erfolgt intravenös oder oral (10 bis 20 mg). Metoclopramid führt — neben seiner antiemetischen Wirkung — zu einer starken Zunahme der peristaltischen Aktivität. Gleichzeitig erweitern sich meist Pyloruskanal und Bulbus duodeni, wodurch eine rasche Entleerung des Magens auch bei Atonie, Spasmen oder funktionell-organischen Stenosen des Pylorusbereiches erreicht wird. Die gleichzeitige Beschleunigung der Dünndarmpassage dient der Zeitersparnis bei kombinierten Magen-Dünndarmuntersuchungen.

2. *Morphin* (Morphium hydrochloricum, 0,01 bis 0,02 g subcutan). Morphium führt zu einer Hyperkinesie der Magenmuskulatur und damit zu gesteigerter peristaltischer Aktivität und beschleunigter Entleerung. Die Wirkung tritt bereits nach wenigen Minuten ein, ist inkonstant und nach etwa 1 Std abgeklungen. Während oder kurz nach einer akuten Blutung ist die Gabe von Morphium kontraindiziert.

3. Eine ähnliche Wirkung wie Metoclopramid und Morphin zeigen der Ganglienblocker *Tetraäthylammoniumbromid* (TEAB) (Foti, 1953), Insulin, Acetylcholin u. a. Sie werden jedoch in der Praxis nur selten benutzt.

Die Wirkung einer Reihe von Pharmaka auf das Faltenrelief des Magens (Pilocarpin, Physostigmin, Atropin, Adrenalin u. a.) mögen hier nur am Rande Erwähnung finden. Sie sind kaum von praktischem Interesse und gehören in den experimentellen Bereich der Pharmakoradiographie.

D. Die Angiographie

Im Rahmen der großen Fortschritte, welche die Techniken der röntgenologischen Gefäßuntersuchung gerade in den letzten Jahren gemacht haben, nimmt die *Angiographie des Magens* einen festen Platz ein. Dies weniger im Hinblick auf die Klärung differentialdiagnostischer Schwierigkeiten bei pathologischen Magenveränderungen als vielmehr bei der Suche nach unklaren Blutungsquellen. Ulcera von Magen und Duodenum stehen eindeutig an der Spitze aller Blutungsursachen im oberen Gastrointestinaltrakt. Wenn die Blutungsquelle mit den konventionellen röntgenologischen Methoden nicht gefunden werden kann, erlangt die Arteriographie der den Magen versorgenden Gefäße besondere Bedeutung. Sie kann zum Nachweis der Blutungsquelle führen und damit die Möglichkeit eines gezielten operativen Vorgehens eröffnen [Nusbaum et al., 1965; Wenz et al., 1969; Koehler, 1969 (1) u. a.]. Neuerdings ist es sogar gelungen, durch die Infusion gefäßverengender Pharmaka, z. B. Vasopressin in den Blutungsbereich einen therapeutischen Effekt unmittelbar über die Gefäßdarstellung zu erzielen (Baum u. Nusbaum, 1971; Rösch et al., 1971).

Die *Arteriographie* der den Magen versorgenden Gefäße wird möglichst durch *selektive Darstellung* der Arteria coeliaca und ihrer Verzweigungen via Arteria femoralis in Lokalanästhesie erfolgen.

Die Technik der selektiven Arteriographie soll im folgenden kurz beschrieben werden (Einzelheiten siehe bei BOIJSEN u. OLIN, 1964, sowie WELLAUER in SCHINZ et al., 1965):

Nach Sedierung des Patienten und Lokalanästhesie wird üblicherweise eine der beiden Aa. femorales mit einer speziellen Kanüle punktiert. Nach der Seldinger-Methode wird unter Bildverstärker-Fernsehkontrolle über einen Führungsdraht ein an der Spitze hakenförmig gebogener, sog. Oedmann-Katheter in die Aorta vorgeschoben. Meist gelingt es relativ rasch, die Spitze des schattendichten Katheters in das gewünschte Gefäß einzuführen. Eine Kontrolle erfolgt durch manuelle Injektion von wenigen ml Kontrastmittel. Per Hand oder Druckmaschine werden dann bei richtiger Katheterlage etwa 20—40 ml eines geeigneten Kontrastmittels injiziert, während gleichzeitig mittels automatischem Kassettenwechsler eine Aufnahmeserie angefertigt wird. Da der gesamte Magen ausschließlich über Äste des Truncus coeliacus arteriell versorgt wird, ist die Darstellung dieses Gefäßbereichs zur Klärung von auf den Magen beschränkten Prozessen ausreichend. Wird zusätzlich die Angiographie auch der A. mesenterica cranialis notwendig, so können beide Arterien gleichzeitig über zwei oder nacheinander über einen Katheter dargestellt werden. Das letztere Verfahren vermeidet ungünstige Überlagerungseffekte. Gelingt die selektive Gefäßfüllung nicht, kann im gleichen Arbeitsgang — nach Wechsel des Katheters — eine *Übersichtsaortographie* angeschlossen werden.

Voraussetzung zur angiographischen Erkennung einer gastrointestinalen Blutung ist eine Blutungsstärke von wenigstens 0,5 ml/min (BAUM et al., 1967). Stets muß auch die *venöse Phase* der Gefäßdarstellung beachtet werden, da in der arteriellen Phase die Blutungsquelle häufig noch nicht abzugrenzen ist (KITTREDGE et al., 1969).

Wird die selektive Arteriographie von einem erfahrenen Untersuchungsteam durchgeführt, so bestehen entgegen früheren Ansichten auch in Notfallsituationen keine wesentlichen Kontraindikationen. Bei ernsteren Blutungen müssen allerdings Schockbekämpfung und Volumenregulation den diagnostischen Maßnahmen vorangehen.

Eine wichtige diagnostische Bereicherung ist die Arteriographie beim sog. Mallory-Weiss-Syndrom (diffuse Blutungen aus Rissen der Schleimhaut, meist bei Alkoholikern mit bevorzugter Lokalisation im Fornixbereich), welches der oralen Kontrastuntersuchung und der Gastroskopie meist entgeht [SPARBERG, 1968; KOEHLER, 1969 (2)]. Zur Differentialdiagnose der Magentumoren und anderer pathologischer Magenveränderungen konnte die Arteriographie bisher keinen befriedigenden Beitrag leisten (BOIJSEN et al., 1966; REUTER et al., 1970). Sie ist hier, von Einzelfällen und speziellen Fragestellungen abgesehen, den Methoden der oralen Kontrastdarstellung unterlegen.

Zur röntgenologischen Verifizierung von Magenvaricen kann gelegentlich eine *Splenoportographie* (Darstellung des Strombahnsystems der Vena portae) indiziert sein (s. DÜX in SCHINZ et al., 1965).

E. Die Parietographie

Die Parietographie wurde zu Anfang der fünfziger Jahre durch RACCHIUSA (1951) und PORCHER (1952) in die Magendiagnostik eingeführt. Ihr Prinzip ist die Darstellung der im Nativbild infolge mangelnder Dichteunterschiede zur Umgebung nicht erkennbaren Magenwand zwischen zwei vermehrt transparenten Luftschichten.

Durchführung: Anlegen eines *Pneumoperitoneum* durch Insufflation von 1000 bis 1500 ml Luft, O_2 oder CO_2 in die Bauchhöhle (Eingehen 6 bis 8 cm links und

3 bis 5 cm unterhalb des Bauchnabels). CO_2 scheint im Hinblick auf eine mögliche Gasembolie am besten geeignet. Die applizierte Gasmenge ist in der Regel nach etwa 1 Std resorbiert. Gleichzeitig mit dem Pneumoperitoneum werden über eine Sonde mehrere hundert ml Luft in den Magen gegeben; nach Möglichkeit unter Durchleuchtungskontrolle, um eine Überdehnung des Organs zu vermeiden. Statt Luft von außen können auch gasbildende Substanzen oral verabreicht werden.

Ist die Luft- bzw. Gasfüllung innerhalb und außerhalb des Magens ausreichend, werden Aufnahmen in verschiedenen Positionen, möglichst jedoch eine Tomographie durchgeführt. Um die störende Magenperistaltik weitgehend auszuschalten, empfiehlt sich das Simultanschichtverfahren. Zwischenfälle oder Komplikationen sind bei sachgemäßer Durchführung der relativ einfachen Untersuchung kaum zu fürchten.

Als *Indikationen* für die Durchführung einer Parietographie können gelten:

1. Umschriebene rigide Bereiche und unregelmäßige Konturen unklarer Genese der Magenwand.

2. Abgrenzung der wirklichen Größe eines Magentumors, Klärung seiner Beziehungen zur Magenwand.

3. Darstellung der exogastrischen Ausdehnung eines Magentumors.

4. Festlegung der genauen Ausdehnung eines infiltrativen Prozesses der Magenwand.

5. Klärung der Beziehung von Nachbarschaftsprozessen zum Magen.

Maligne Wandveränderungen imponieren in der Parietographie als starre, unregelmäßige Verdickungen (normale Breite der Magenwand: 5 bis 10 mm), die durch unterschiedliche Gasmengen im Magenlumen nicht beeinflußt werden. Normale Aussackungen der Magenwand und peristaltische Wellen können einen pathologischen Befund vortäuschen, sind jedoch inkonstant und in Zweifelsfällen durch zusätzliche Gasgaben bzw. Wiederholung der Tomographie zu differenzieren. Ebenso pflegen sich tumorsimulierende Varicen unter erhöhtem intraluminalem Druck zu entleeren.

Nur bedingt für die Parietographie geeignet sind die caudalen Bereiche des Magens auf Grund ihrer verstärkten Peristaltik. In der Differentialdiagnostik des Magenulcus bringt die Methode keine nennenswerten Vorteile gegenüber der konventionellen Kontrastmitteluntersuchung (Koehler, 1965).

Kontraindikationen sind: sehr schlechter Allgemeinzustand des Kranken, Entzündungsprozesse des Peritoneum, erheblich blutende Magenprozesse, Perforationsverdacht sowie bestimmte kardiale Erkrankungen, wie Angina pectoris oder ein anamnestisch bekannter Herzinfarkt. Bei Oesophagusvaricen ist besondere Vorsicht beim Einführen der Magensonde geboten. Liegt ein stärkerer Ascites vor, so wird ohne entsprechende Absaugung die Untersuchung unbefriedigend bleiben.

Die Parietographie kann nur *Ergänzung, nicht Ersatz* der *Kontrastmitteluntersuchung* des Magens sein. Wird sie als solche verstanden und gezielt eingesetzt, kann sie mit hoher Treffsicherheit einen wichtigen Beitrag zur Differentialdiagnostik von Wandprozessen des Magens leisten (Fridmann-Dahl u. Traetteberg, 1962; Antonovitch, 1963; Galluzzi, 1964; Moldenhauer u. Reinck, 1964; Koehler, 1965; Porta u. Verrengia, 1966 u. a.).

Kisseler et al. (1969) beschrieben ein einfaches Verfahren zur Darstellung der Magenwand ohne Pneumoperitoneum. Das Magenlumen wird durch ein CO_2-haltiges Getränk gebläht und anschließend in Rückenlage des Patienten eine Tomographie durchgeführt. Eine intravenöse Injektion oder besser Infusion von Kontrastmittel und die gleichzeitige Gabe von Histamin sollen den Kontrast der Magenwand durch die Imprägnation mit dem Kontrastmittel um rund 30% verstärken. Der Informationsgehalt dieses Verfahrens ist nach Meinung der Autoren dem der regulären Parietographie gleichwertig.

F. Seltene und experimentelle Untersuchungsverfahren

Pneumogastrogramm (BAKER u. BEAHRS, 1961). Bis zu 80% aller Magenperforationen zeigen am stehenden Patienten freie Luft im Abdomen (Luftsichel unter den Zwerchfellen). Durch Insufflation von 200 bis 500 ccm Luft über eine Magensonde konnten die Autoren in mehreren zunächst negativen Fällen eine subdiaphragmale Luftsichel provozieren und damit die Perforation nachweisen.

Die Eignung dieses Verfahrens als Routinemethode bei dringendem Verdacht auf Perforation ohne spontanen Nachweis freier Luft muß allerdings fraglich bleiben.

Spraytechnik (FOTI, 1960, 1963; BÜCHNER, 1966). Das Prinzip des Verfahrens besteht in der selektiven Darstellung einzelner Magenabschnitte mittels Kontrastmittelspray und Luft (Doppelkontrast). Über eine an ihrer Spitze mit einer perforierten Olive versehenen Sonde wird der Magen zunächst durch Insufflation von Luft gedehnt. Anschließend wird gezielt Kontrastmittel über den gewünschten Schleimhautbereich gesprüht. Die Vorteile der Methode gegenüber den Routinetechniken liegen nach Meinung der Autoren in einer besseren Detailerkennbarkeit, insbesondere bei der Klärung fraglicher, auf konventionellem Wege nicht sicher erfaßbarer Veränderungen.

Schleimhautdiagnostik mit *Tantalstaub* (DODDS et al., 1970). Staubfeines Tantalpuder wird über eine Magensonde auf die Mucosa geblasen und führt zu einer ausgezeichneten Darstellung der Schleimhautoberfläche. Hohe Röntgendichte, guter Kontrast selbst bei kleinen Mengen, gute Schleimhauthaftung, chemisch neutrales Verhalten und fehlende Resorption im Verdauungstrakt machen Tantal nach Meinung der Autoren zu einem hervorragend für Magenuntersuchungen geeigneten Kontrastmittel. Bisher wurde Tantal nur in der tierexperimentellen Magendiagnostik erprobt. Sollte es sich künftig auch am Menschen bewähren, könnte das Verfahren eine nützliche Hilfe bei der Früherkennung pathologischer Mucosaveränderungen bedeuten.

G. Magenuntersuchung mit Radionucliden

Die Untersuchung des Magens mit radioaktiven Substanzen (Szintigramm, Funktionsdiagnostik) hat die anfänglich in diese Methodik gesetzten Erwartungen, insbesondere im Hinblick auf die differentialdiagnostisch-morphologischen Magenveränderungen nicht erfüllen können. In der klinischen Routine spielt die Magenszintigraphie auf Grund ihrer sehr eingeschränkten Aussagekraft nur eine untergeordnete Rolle. Ihre Bedeutung liegt weniger im Ersatz der bewährten klinischen und radiologischen Methoden als vielmehr in deren *gelegentlichen Ergänzung.* Technik des Magenszintigramms (Einzelheiten s. bei FEINE u. ZUM WINKEL, 1969; EMRICH, 1971): ^{131}J und ^{99m}Tc sind die hauptsächlich zur Magenszintigraphie verwendeten Isotope. Sie werden in Mengen von 1 bis 2 mCi intravenös — oder seltener — peroral verabreicht. Bereits 10 bis 20 min später kann ein Szintigramm geschrieben werden. Nennenswerte Nebenwirkungen sind nicht zu erwarten. Die Methode besticht durch ihre leichte Handhabung, die geringe Belästigung für den Patienten und die vergleichsweise niedrige Strahlenbelastung. ^{99m}Tc wird wegen seiner günstigen physikalischen Eigenschaften bevorzugt.

Die besondere Aufmerksamkeit bei der klinischen Erprobung des Magenszintigramms galt naturgemäß der differentialdiagnostischen Problematik von Tumoren.

Versuche einer direkten Anfärbung von Magentumoren mit [32]P (Otto et al., 1964) erfordern eine komplizierte Technik, da zur Messung der Betastrahlung Sonden in den Magen eingeführt werden müssen. Nachteilig ist die relativ hohe Strahlenbelastung. Neuerdings ist über Untersuchungen mit ^{67}Ga-Citrat berichtet worden. Auch hier hat sich gezeigt, daß sich Magencarcinome nur in einem Teil der Fälle durch eine erhöhte Affinität nachweisen lassen (Higasi u. Nakayama, 1972).

Pathologische Veränderungen der Magenmorphologie können sich prinzipiell durch Bereiche verminderter bzw. fehlender oder auch vermehrter Aktivität im Szintigramm dokumentieren. Diese Reaktionen sind weitgehend unspezifisch und geben in der Regel keinerlei Hinweise auf die Art der betreffenden Veränderung. Aussagen über Ausdehnung und Lage eines pathologischen Prozesses sind jedoch möglich. Ebenso lassen sich Größe, Form und Lage des Magens selbst und seine Beziehungen zu Nachbarorganen gut beurteilen.

Optimistische Mitteilungen der Literatur, die die differentialdiagnostischen Fähigkeiten des Magenszintigramms denen der Kontrastmittelmethoden gleichstellen, sind selten (Locher et al., 1970: 134 Magenszintigramme, nur 9% falschpositive und 5% falsch-negative Diagnosen, Mikolajkow u. Chomicki, 1970).

Durch die Kombination der Szintigraphie mit einer Funktionsdiagnostik scheint eine gewisse Unterscheidung zwischen entzündlichen Prozessen und einem Ulcus auf der einen Seite und neoplastischen Prozessen andererseits möglich [Fridrich et al., 1970 (1, 2)]. Ausgenützt wird dabei die Tatsache, daß die Belegzellen des Magens das intravenös applizierte ^{99m}Tc speichern und ausscheiden. Die Aktivitätsanreicherung verläuft offenbar parallel der Magensaftsekretion. Dementsprechend dokumentieren sich entzündliche Prozesse durch Hypersekretion, Carcinomgewebe soll sich bei Hyposekretion in Form von Speicherungsdefekten der Magenwand auszeichnen.

Diagnostische Möglichkeiten sollen sich mit dieser Funktionsuntersuchung auch beim operierten Magen ergeben, dessen Speicherverhalten offenbar gut mit seinem funktionellen Verhalten korreliert werden kann. Bei gut funktionierendem Restmagen findet sich eine gute Speicherung ohne Anfärbung von Duodenum und Dünndarm, Patienten mit schlechter Speicherung und rascher Aktivitätsverschiebung zum Darm klagen meist über Beschwerden (Zita, 1972).

II. Der „normale" Magen und seine Variationen im Röntgenbild

Der normale Magen stellt sich nach Kontrastfüllung im Röntgenbild als links der Wirbelsäule gelegenes, sack- oder wurstförmiges Gebilde dar. Seine Längenausdehnung im Stehen reicht etwa vom 12. Brust- bis zum 4. Lendenwirbel, sein größter Querdurchmesser liegt im Fundusbereich. Während beide Kurvaturen des Magens cranial annähernd parallel zueinander und zur Wirbelsäule verlaufen, zeigen sie im caudalen Anteil eine mehr oder weniger scharfe Knickbildung nach rechts und cranial, mit Bildung eines spitzen Winkels an der kleinen Kurvatur (Angulus). Auf diese Weise entsteht die typische Form des sog. *Hakenmagens*, der mit individuellen Abweichungen in der überwiegenden Mehrzahl der Röntgenuntersuchungen im Stehen gefunden wird. Der Magenfundus zeigt am stehenden Patienten in der Regel eine Luftansammlung unterschiedlicher Größe (Magenblase), beide Kurvaturen lassen, entsprechend der jeweiligen Peristaltik, symmetrische Einschnürungen erkennen.

Bei der Beurteilung der Magenform im Röntgenbild sind zahlreiche Faktoren von Bedeutung. Neben der allgemeinen Konstitution spielen Tonus der Magenmuskulatur, Füllungs- und Umgebungsdruck, Beziehung zu umgebenden Organen, psychische Situation und vieles andere eine wichtige Rolle. Der Aspekt des kontrastmittelgefüllten Magens wechselt je nach Position des Patienten. Im Liegen treten Antrum- und Pylorusbereich nach oben, so daß eine angedeutete Querlagerung entsteht. Die Luftblase des Fundus entweicht entsprechend der Schwerkraft in die unteren Magenanteile. Wechselnde Konfigurationen ergeben sich bei Rotation des Patienten im Stehen und Liegen, abhängig von den Organteilen, die gerade in der Blickrichtung liegen.

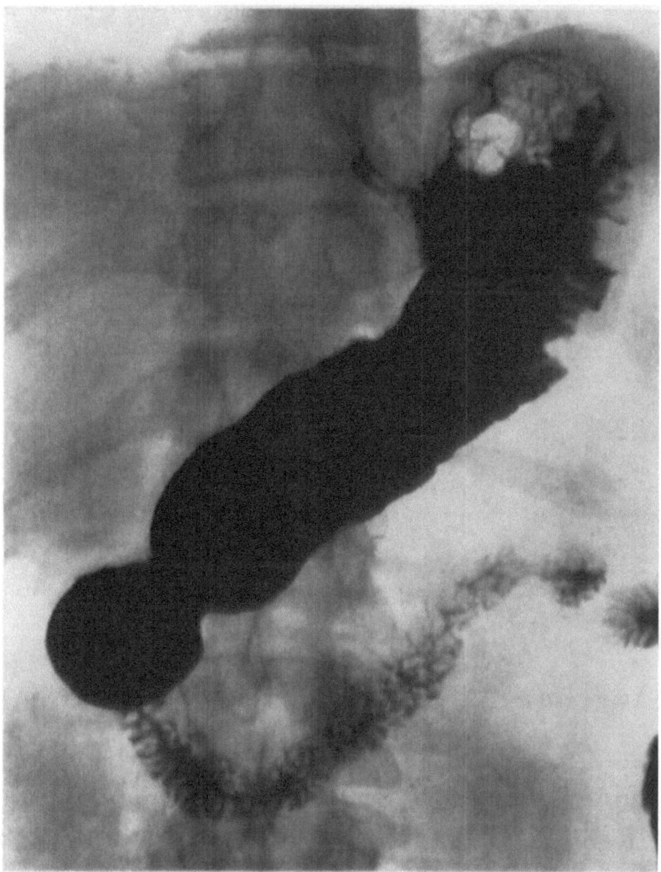

Abb. 6. Normaler Magen: Stierhornform

Folgende Varianten der typischen Angelhakenform werden häufig beobachtet:

a) Der *Stierhornmagen*. Er findet sich meist bei adipösen Personen. Der spitze Winkel zwischen proximalem und distalem Magenteil ist aufgehoben oder verbreitert, der ganze Magen mehr oder weniger quergelagert. Der caudale Magenpol tritt nach oben und liegt etwa beim 2. Lendenwirbelkörper, die große Kurvatur ist nach ventral gedreht. Eine ähnliche Magenform wird durch Anspannen der Bauchdecken mit Steigerung des intraabdominellen Druckes erreicht (Abb. 6).

b) Der *Langmagen*. Ein in die Länge gezogener Hakenmagen findet sich nicht selten bei Asthenikern, häufiger bei Frauen als bei Männern. Der caudale Magenpol kann dabei bis ins kleine Becken hinabreichen (Abb. 7).

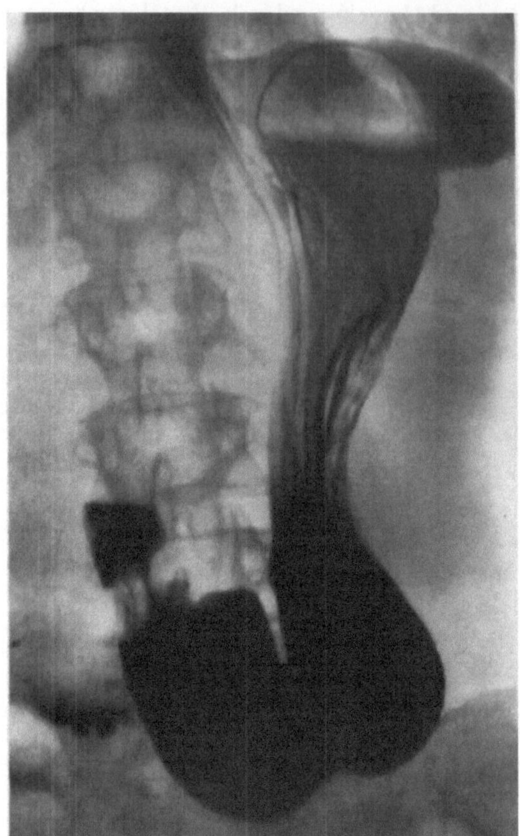

Abb. 7. Normaler Magen: Langmagen

III. Angeborene und erworbene Lageanomalien und Fehlbildungen

A. Impressionen und Verlagerungen des Magens durch normale und pathologisch veränderte Nachbarschaftsorgane

1. Physiologische Impressionen und Verlagerungen. Einige Organe aus der unmittelbaren Nachbarschaft des Magens können unter bestimmten Bedingungen zu nicht krankhaften, physiologischen Impressionen und Verdrängungserscheinungen am Magen führen. Die *Milz* zeigt gelegentlich einen derartigen Impressionseffekt im oberen, äußeren, hinteren Bereich des Magenfundus, insbesondere bei schräger oder ektopischer Lagerung des Organs (Font et al., 1970) (Abb. 8). Auch das *Herz* kann die Fornix von cranial imprimieren. Atypische Konfiguration oder zusätzliche Lappen der *Leber* sind hin und wieder Ursache von Muldenbildungen der großen oder kleinen Kurvatur bzw. einer Verdrängung des Magens nach ventral (Meyers u. Jacobson, 1958). Die spezielle Darstellung von Milz und Leber durch geeignete Röntgenaufnahmen, Szintigramm oder selektive Arteriographie der Arteria coeliaca erlauben die sichere Differenzierung von anderen Veränderungen des Magens und seiner Umgebung. Das *Colon transversum* führt sehr häufig im

Stehen zu einer flachen, unscharf begrenzten Impression an der Seite der großen Kurvatur, im Liegen bei schlanken Personen zu einer bandförmigen Imprimierung der Korpusgegend. Ist der Magen nur schwach mit Kontrastmittel gefüllt, so „reitet" er nicht selten auf dem durch starke Gasmengen geblähten Quercolon. In seltenen Fällen entsteht auf diese Weise eine Fornixkaskade. Ebenfalls bei sehr schlanken Personen, häufig bei bestehender Kyphoskoliose der Wirbelsäule, können der *untere Rippenbogen* von ventral sowie die *Wirbelsäule* von dorsal die Magenwand eindellen.

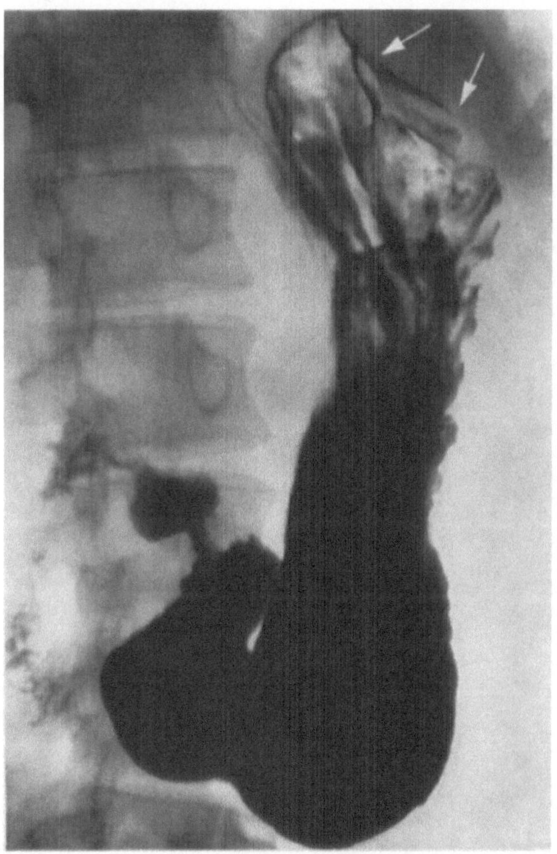

Abb. 8. Normaler Magen: Impression durch die Milz im cranialen lateralen Fundusbereich

Gemeinsam mit kleinen axialen Hiatushernien wurden von verschiedenen Autoren halbmondförmige Impressionen hoch an der Hinterwand der kleinen Kurvatur gesehen (ISARD, 1968; KALOKERINOS, 1969, s. Hiatushernien). Ihre Ursache ist bisher nicht sicher geklärt.

2. Pathologische Impressionen und Verlagerungen. Krankhafte Veränderungen der den Magen umgebenden Organe zeigen besonders im oberen und mittleren Magenbereich Impressionseffekte, die mitunter sehr schwer von malignen Tumoren des Magens selbst abzugrenzen sind (SOKOLOW u. ANTONOWITSCH, 1961; TOTH et al., 1962 u. a.). Pathologische Vergrößerung von Milz und Leber, Pankreasveränderungen (chronische Pankreatitis, Cysten, Tumoren), retroperitoneale Tumoren jeglicher Art (Lymphknotentumoren, Nierentumoren u. a.) sind die

wesentlichsten Differentialdiagnosen. Auch ein Aneurysma der Aorta abdominalis kann die Magenform beeinträchtigen. Sondheimer u. Steinberg (1964) fanden unter 100 Aneurysmen in 30 Fällen einen Befund im Bereich des Gastrointestinaltraktes; am Magen meist eine Impression der großen Kurvatur. Aneurysmen lassen sich häufig bereits auf Leeraufnahmen durch ihre Wandverkalkungen erkennen. In Zweifelsfällen klärt eine Aortographie den Befund (Abb. 9 und 10).

In vielen Fällen ist die Kontrastdarstellung des Magens allein nicht ausreichend für die einwandfreie Identifizierung der jeweiligen Ursache einer Impression oder

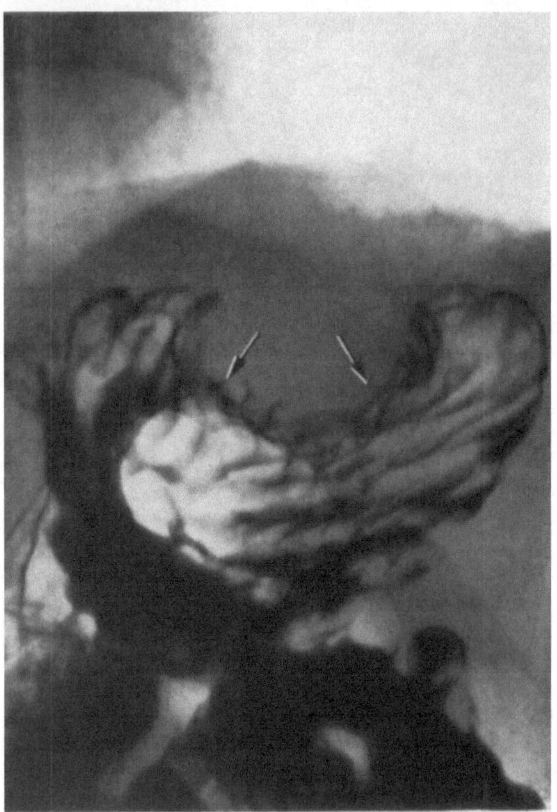

Abb. 9. Impression am Fundus subdiaphragmatical durch einen Absceß auf dem Boden einer chronischen Pankreatitis

Verlagerung. Hier müssen Parietographie, Tomographie, Szintigraphie, Angiographie, Pneumoperitoneum und Endoskopie zur Erarbeitung zusätzlicher Informationen herangezogen werden. Auf gleiche Weise sind exogastrisch wachsende, gut- und bösartige Magentumoren von Veränderungen der Magenumgebung abzugrenzen (Herlinger, 1966, s. auch Magentumoren).

Zu impressionsähnlichen Effekten und Imitation maligner Magentumoren führen nicht selten auch *perigastrische Adhäsionen* nach abdominellen Eingriffen (Geffen u. Feldman, 1961; Shopfner, 1963; Schwarz u. Vaubel, 1972). Meist sind kleine Kurvatur und Antrum nach Gallenblasen- und Ulcusoperationen mit Gallenbett, Leber oder Pankreas verwachsen. Ist der Antrumbereich durch narbige Adhäsionen angehoben und fixiert, so kann sich im Stehen durch Ansammlung von

Luft innerhalb der zipfligen Ausziehung ein charakteristisches Bild ergeben („trapped air sign" nach SHOPFNER, 1963). Um die differentialdiagnostische Unterscheidung insbesondere vom Magencarcinom zu erleichtern, sollte auch nach Operation im Gallenbereich eine röntgenologische Magenuntersuchung durchgeführt werden. Die dokumentierten Veränderungen erleichtern wesentlich die korrekte Deutung späterer Befunde.

Impressionen des Bulbus duodeni siehe im entsprechenden Kapitel.

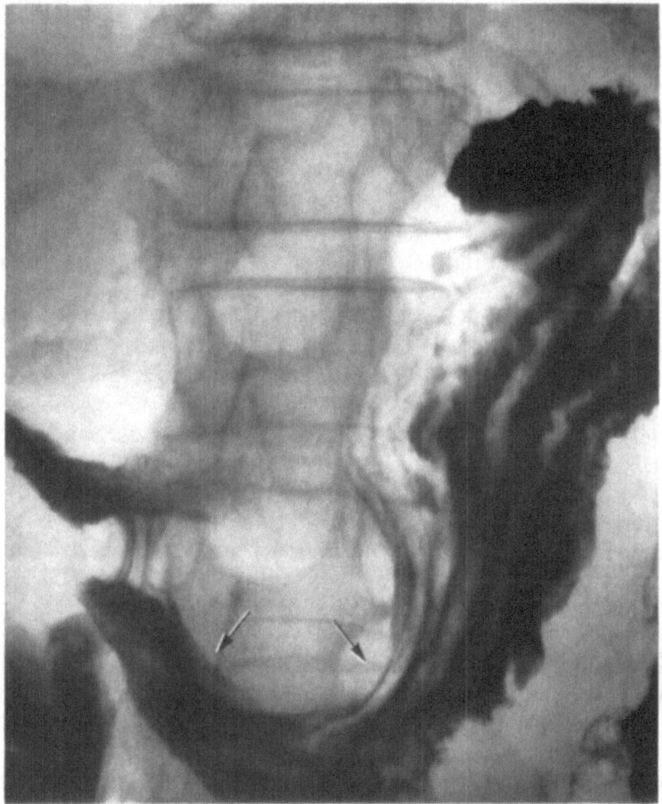

Abb. 10. Impression im Angulus- bzw. Antrumgebiet durch Lymphknotenmetastasen eines Ovarialcarcinoms

B. Hernien mit Magenbeteiligung

1. Hiatushernien. Unter einer Hiatushernie versteht man den passageren oder dauernden Übertritt von Teilen des Magens in den Thoraxraum über den Hiatus oesophagei, der natürlichen Durchtrittspforte der Speiseröhre am Zwerchfell. Unberücksichtigt bleibt bei dieser auf rein praktisch-radiologische Belange ausgerichteten Definition — und dies gilt gleichermaßen für alle anderen Brüche mit gelegentlicher Magenbeteiligung — die Frage, ob es sich im Einzelfall um eine „echte" oder „falsche" Hernie handelt bzw. ob ein Bruchsack vorliegt oder nicht. Unter den verschiedenen Klassifizierungsversuchen (ÅKERLUND, 1926; TUMEN et al., 1960 u. a.) hat sich für den Röntgenologen folgende Einteilung bewährt:

a) *Axialer Typ.* Vestibulum gastrooesophageale und ein cranialer Magenteil unterschiedlicher Größe finden sich zeitweise oder dauernd oberhalb des Hiatus im Thoraxraum. Oesophagus und herniierter Magenteil bilden eine gemeinsame Achse.

b) *Paraoesophagealer Typ.* Ein Teil des cranialen Magens tritt *neben* dem unteren Oesophagus durch den Hiatus in den Thoraxraum, Vestibulum bzw. Ostium cardiacum können hierbei ober- oder unterhalb des Hiatus oesophagei gelegen sein.

c) *Gemischter Typ.*

Die sog. *Hiatusinsuffizienz* (Berg, 1931) mit zeitweiser oder dauernder Lokalisation des gesamten Vestibulum gastrooesophageale oberhalb des Hiatus soll als mögliche Vorstufe einer manifesten Hernie hier nur am Rande Erwähnung finden. Ihre sichere röntgenologische Darstellung bzw. Abgrenzung von einer kleinen axialen Hernie dürfte nur selten gelingen.

Axiale Hiatushernien zählen zweifellos, unabhängig von ihrer noch weitgehend umstrittenen klinischen Wertigkeit, zu den häufigsten radiologischen Befunden am Magen. Die in der umfangreichen Literatur angegebenen Zahlen (s. Herzer et al., 1969) schwanken beträchtlich. Unter Benutzung spezieller Untersuchungstechniken scheint eine Häufigkeit zwischen 10 und 20% am unausgewählten Krankengut der Wirklichkeit am nächsten [Hafter, 1958 (1), 1961; Gremmel et al., 1966 u. a.]. Werte, die diese Angaben wesentlich überschreiten (Stein u. Finkelstein, 1960: 50 bis 80%; Vestby u. Aakhus, 1966: bis 100%) haben ihre Ursachen in der unterschiedlichen Darstellungstechnik und Definition des Hernienbegriffs, der Verwechslung kleiner Hernien mit der epiphrenischen Ampulle des Oesophagus und der jeweiligen Zusammensetzung des Krankengutes (starker Anstieg der Hernienhäufigkeit im Alter, Herzer et al., 1969).

Für eine adäquate *Darstellung* der Hernie im Röntgenbild stellt Hafter (1970) folgende Forderungen:

1. Terminaler Oesophagus und Kardiabereich müssen zum Zeitpunkt der Aufnahme mit Kontrastbrei gefüllt sein.

2. Die Untersuchung muß in Horizontallage erfolgen, nach Möglichkeit sollte eine Prallfüllung des Magens vorausgehen.

3. Kleine Hernien müssen durch spezielle Lagerung — Rücken-, Links-, Kopftief- oder Bauchlage mit Steigerung des intraabdominalen Drucks (evtl. Unterlegen eines Kompressoriums) — zum Durchtreten durch den Hiatus gebracht werden.

4. Um Verwechslungen mit der epiphrenischen Ampulle zu vermeiden, sollten die Aufnahmen in Exspiration erfolgen.

In weitgehender Übereinstimmung wird in der jüngeren Literatur die links angehobene Bauch-Kopftieflage mit oder ohne Kompression als die geeignetste Untersuchungsposition bezeichnet [Hafter, 1958 (2); Tumen et al., 1960; Sim, 1964 u. a.]. Während größere Hernien auf diese Weise kaum je der Entdeckung entgehen — nicht selten lassen bereits die ersten Bariumschlucke im Liegen oder gar Stehen ihre Existenz vermuten — können kleine axiale Brüche insbesondere durch Verwechslung mit einer erweiterten epiphrenischen Ampulle zu differentialdiagnostischen Schwierigkeiten führen. Hier ist die *Doppelkontrastdarstellung* des oesophagogastralen Übergangs durch Nachtrinken von ein bis zwei Schluck Wasser mitunter eine wertvolle Hilfe (Herzer u. Helle, 1969). Drei ringförmige Strukturen lassen sich auf diese Weise plastisch abgrenzen:

a) ein *oberer Ring*, der als Einschnürung den tubulären Oesophagus von der epiphrenischen Ampulle bzw. dem Vestibulum oesophagogastricum trennt.

b) ein *mittlerer Ring* (sog. Schatzkischer Ring, Ingelfinger u. Kramer, 1953) als Grenzlinie zwischen epiphrenischer Ampulle und herniiertem Magenteil. Ob diese Einschnürung exakt die Schleimhautgrenze zwischen Magen und Speiseröhre markiert, ist umstritten (BOCK, 1969).

c) ein *unterer Ring* schließlich entsteht durch Abschnürung des aus dem Bauchraum nach oben getretenen Magenteils im inspiratorisch verschlossenen Hiatus.

Im Gegensatz zur herkömmlichen Technik werden die Doppelkontrastaufnahmen zweckmäßigerweise in *Inspiration* angefertigt, um den oesophagogastralen Übergangsbereich unter zusätzlicher Drucksteigerung maximal zu entfalten. Die geblähte Ampulle sitzt dann als glattberandete Kappe dem herniierten Magenteil auf. Die einwandfreie Darstellung der beschriebenen Strukturen, insbesondere des

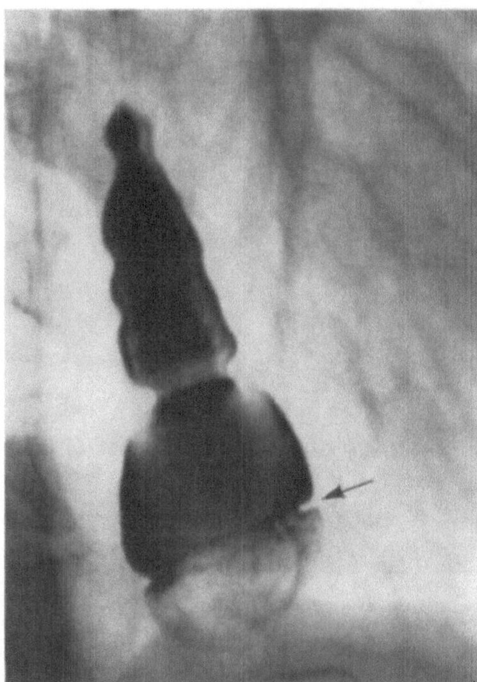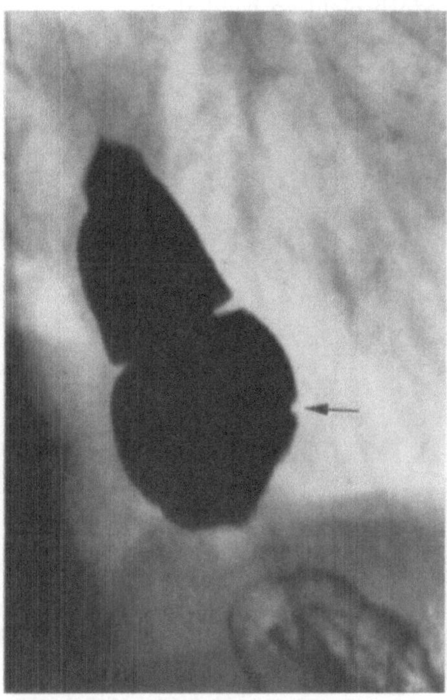

Abb. 11. Kleine Hiatushernie vom axialen Typ. Darstellung in Prallfüllung und Doppelkontrast. Gute Erkennbarkeit des mittleren Ringes (Grenze zwischen epiphrenischer Ampulle und herniierten Magenanteil)

mittleren Ringes, oberhalb des Zwerchfells sind beweisend für die Existenz einer kleinen axialen Hiatushernie. Meist sind Magen- und Oesophagusfalten, durch die mittlere Einschnürung getrennt, klar zu unterscheiden (Abb. 11).

Neben den direkten können auch einige *indirekte Zeichen* eine Hiatushernie vermuten lassen (JOHNSON et al., 1961), von denen die „Kräuselung" des unteren Oesophagus („Etagenspasmen"), ein halbmond- oder kerbenförmiger Defekt im hinteren Fundusbereich (ISARD, 1968; KALOKERINOS, 1969) sowie der Reflux von Mageninhalt in die Speiseröhre erwähnt werden sollen. Ein Reflux scheint zwar beim Vorliegen einer Hernie besonders häufig, ist jedoch keineswegs obligatorisch oder beweisend (CONWAY-HUGHES, 1956; GAHAGAN, 1967; SCHOEN, 1968). Läßt sich ein Reflux erkennen — die Dokumentation erfolgt am besten kinematographisch — so sollte gleichzeitig nach den Röntgenzeichen der akuten oder chronischen Refluxoesophagitis gefahndet werden.

In der *Differentialdiagnose* stellen die axialen Hiatushernien keine wesentlichen Probleme. Möglichkeiten, der noch immer häufigen Verwechslung mit einer erweiterten epiphrenischen Ampulle vorzubeugen, wurden oben beschrieben. Gelegentlich sind tiefsitzende Divertikel oder Varicen schwierig abzugrenzen oder ein gastrooesophagealer Schleimhautprolaps — zweifellos eine Rarität — täuscht eine Hernie vor (DE LORIMIER u. WARREN, 1960; FAGAN u. PALMER, 1963). In diesen Fällen ist die Endoskopie eine wertvolle Ergänzung der Röntgenuntersuchung.

Über Ulcera (OCHSNER, 1961) sowie Polypen und Carcinome (PATTINSON et al., 1955; VAN DE LOO u. RAMM, 1971; JANSON, 1971) in Hiatushernien ist berichtet worden, eine besondere Disposition für beide Leiden scheint die Hiatushernie jedoch nicht zu beinhalten.

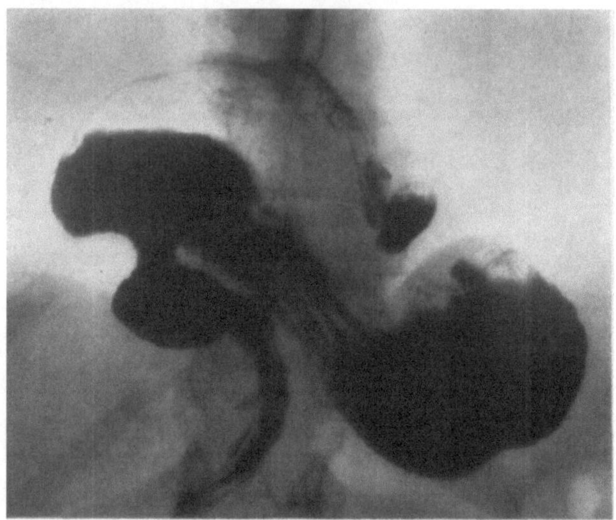

Abb. 12. Ausgeprägte paraoesophagiale Hernie mit zusätzlichem Volvulus des Magens vom mesenterioaxialen Typ

Die *paraoesophagealen Hiatushernien* sind in der Regel größer und etwa zehnmal seltener als der axiale Typ. Auch sie lassen sich am günstigsten in Horizontallage darstellen. Häufig zeigen bereits Übersichtsaufnahmen der Thorax-Zwerchfellregion im Bereich des hinteren unteren Mediastinums und den Herzschatten überlagernd den herniierten Magenteil mit Spiegelbildung und Luftblase. Der Magen tritt *neben* der Speiseröhre in den Thoraxraum ein, der Oesophagus mündet an regelrechter Stelle. Allerdings kann sich das Ostium cardiacum sowohl ober- wie auch unterhalb des Hiatus lokalisieren. Von wesentlicher Bedeutung für eventuelle therapeutische Maßnahmen ist die Darstellung der Hernie in ihrem größten Umfang durch Steigerung des intraabdominellen Druckes sowie die Prüfung ihrer Reversibilität und der autonomen Sphincterfunktion des Vestibulum gastrooesophageale (FRIK, 1965) (Abb. 12).

Unter den *Operationsverfahren* werden die transabdominale *Fundoplicatio* (axiale Hernie) und die *Gastropexie* (paraoesophageale Hernie) überwiegend angewendet (NISSEN u. ROSETTI, 1962). Röntgenologisch zeigt sich die Fundoplicatio als Einengung der Fornix, die den distalen Oesophagus manschettenförmig umgibt und die Gastropexie als durch die ventrale Fixation straff gespannte kleine Kurvatur bei frei über den terminalen Oesophagus gleitendem Hiatus (HAFTER, 1963).

2. Andere Hernien mit gelegentlicher Magenbeteiligung. Durch einige lediglich fasciengedeckte Muskellücken des Zwerchfells (posterolateral: Bochdaleksches Dreieck, retrosternal: Larreysche Spalte, Foramen Morgagni) können Teile der Baucheingeweide und gelegentlich auch des Magens als sog. *Zwerchfellhernien* in den Thoraxraum übertreten (BROWN et al., 1956; BOYD u. WOOLDRIDGE, 1957; BINGHAM, 1959; SUGG et al., 1964 u. a.). Bochdaleksche Hernien sind häufiger links als rechts und machen sich meist bereits unmittelbar nach der Geburt klinisch bemerkbar. Röntgenaufnahmen zeigen eine Weichteilverschattung im hinteren Thoraxraum; häufig sind gasgefüllte Anteile des Magen-Darmtraktes zu erkennen.

Retrosternale Zwerchfellhernien sind in der Mehrzahl der Fälle auf der rechten Seite zu beobachten. Sie projizieren sich in den Bereich des rechten Herz-Zwerchfellwinkels und können, falls sich überwiegend Teile des Omentum im Bruchsack befinden, von anderen pathologischen Veränderungen dieser Region wie Tumoren oder Cysten schwer abzugrenzen sein. Immer muß zur Klärung eine Kontrastdarstellung des Gastrointestinaltraktes, zweckmäßigerweise mit Aufnahmen in Horizontal- bzw. Kopftieflage unter Rotation des Patienten erfolgen.

In ähnlicher Weise führen ausgedehnte *angeborene Defekte des Zwerchfelles* außerhalb der angelegten Spaltbildungen oder Fehlen einer kompletten Hälfte des Diaphragmas zur Verlagerung des Magens in den Thoraxraum. Derartige Fehlbildungen sind meist mit dem Leben nicht vereinbar, ihre Diagnose ist nur röntgenologisch zu stellen (Nomenklatur und Einteilung des sog. „*Thoraxmagens*" s. bei HAASTERT, 1964).

Traumatische Zwerchfellhernien durch stumpfe Bauchtraumen mit abrupter Steigerung des intraabdominellen Druckes und Zerreißung des Diaphragma betreffen vorwiegend die linke Seite, da rechts die Leber als „Puffer" offensichtlich eine Schutzfunktion ausübt (BRUNNER, 1956; KEATS, 1960). Auch hier kann der Magen ganz oder teilweise in den Thoraxraum übertreten. Strangulation mit Gangränisierung des herniierten Magens gehören sowohl bei den traumatischen wie auch den angeborenen Zwerchfellhernien zu den zwar seltenen aber am meisten gefürchteten Komplikationen (BRASYLOW et al., 1960).

Vereinzelt wurde auch ein kompletter Volvulus in einer Zwerchfellhernie beobachtet (DICK, 1963). Übersichtsaufnahmen und, wenn möglich eine schonende Kontrastmittelfüllung, klären in der Regel die Verhältnisse.

Äußerst selten finden sich Teile des Magens in einem größeren postoperativen Narbenbruch oder einer Leistenhernie (SHIP et al., 1960). Auf Zwerchfellhernien nach transthorakalen Magenoperationen (NISSEN, 1963) sowie gehäuftes Auftreten von Hiatushernien nach intraabdominellen Magenresektionen (FRIK, 1965) soll hingewiesen werden.

C. Kaskade, Volvulus und Situs inversus

Unter der *Kaskade* wird röntgenologisch eine Lagevariante des Magens verstanden, bei der der Fornix ventriculi nach hinten und unten gekippt ist. Im Gegensatz zum Volvulus behalten die anderen Magenanteile, insbesondere der Pylorus, ihre normale Lage bei. Verabreichtes Kontrastmittel sammelt sich im Stehen zunächst im sackförmigen Reservoir des Fundus, um erst nach Erreichen eines bestimmten Niveaus oder nach Lageänderung wasserfallartig in die unteren Magenbereiche überzutreten (Abb. 13 und 14).

Der Kaskadenmagen ist in der Regel eine erworbene, keine angeborene Lageanomalie. Als mögliche Ursachen kommen Veränderungen in der Topik der Magenumgebung durch Tumoren, entzündliche oder narbige Prozesse ebenso in Frage wie ein ausgeprägter Colonmeteorismus (Toygar, 1948). Auch Spasmen der Magenhinterwand wurden ursächlich vermutet.

Die *Röntgenuntersuchung* beim Vorliegen einer Kaskade sollte vorwiegend im *Stehen* erfolgen. Durch Drehung des Patienten in verschiedene schräge Ebenen bis zur totalseitlichen Stellung läßt sich der nach dorsal abgekippte Fornix befriedigend darstellen. Besondere Beachtung verdient der knickartige Übergang der Kaskade in das Korpus. Hier liegen mit Vorliebe die beim Kaskadenmagen vermehrt beobachteten Ulcera (Naumann, 1953). Der Kaskadenmagen selbst ist nur

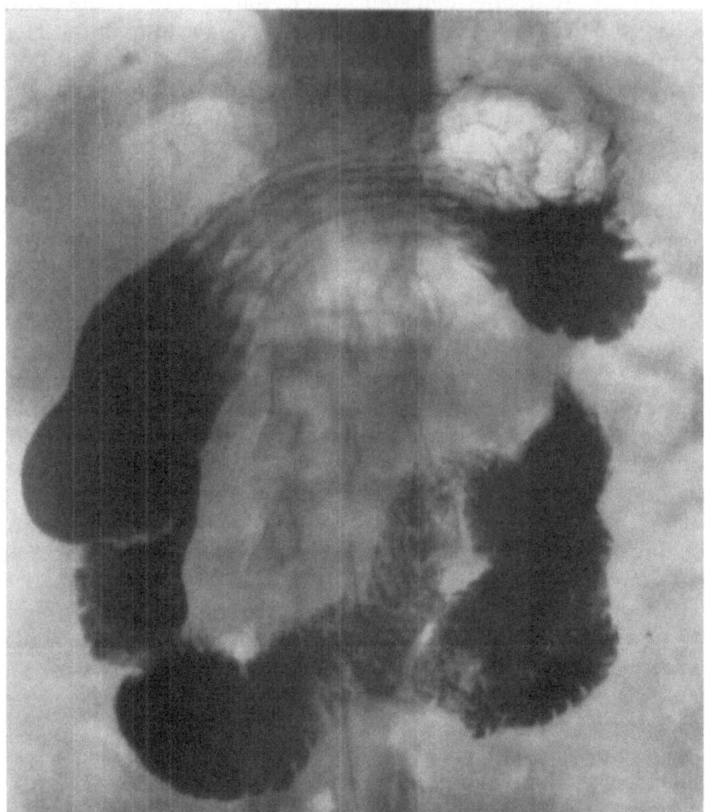

Abb. 13. Ausgeprägte Kaskade des Magens infolge Colonmeteorismus

selten Ursache klinischer Beschwerden. Nach Gabe einer ausreichenden Kontrastmittelmenge gleicht sich die Kaskade oft zu einer normalen Magenform aus; ein Zeichen ihrer Reversibilität. Eine der Kaskade ähnliche Magenform wird nicht selten bei sehr adipösen Personen oder nach Betätigung der Bauchpresse gefunden.

Beim *Volvulus* hat sich — im Gegensatz zur Kaskade — der *gesamte Magen* um seine Fixpunkte an Kardia und Pylorus gedreht. Beim kompletten Volvulus beträgt die Drehung mehr als 180°, deutlich geringere Drehungen werden als *Torsion* bezeichnet. Nach der *Richtung* der Magendrehung können folgende Hauptformen des Volvulus unterschieden werden (v. Haberer, 1912):

1. Organoaxialer Volvulus (Drehung um die Längsachse),
2. Mesenterioaxialer Volvulus (Drehung um die Querachse).

Daneben kann noch eine *akute* von einer *chronischen* Form des Volvulus getrennt werden (PISTOCCHI, 1966; CIRLA u. VECCHI, 1966; CAMPBELL et al., 1972).

Der *organoaxiale* Volvulus wird häufiger als der mesenterioaxiale beobachtet. Er charakterisiert sich durch eine Drehung der großen Kurvatur nach rechts, parallel der Verbindungsachse Kardia—Pylorus. Die Drehung erfolgt meist über die vordere (GOTTLIEB et al., 1954), selten über die hintere Bauchwand. Beim *mesenterioaxialen* Volvulus liegt die Drehachse in Richtung des Omentum minus quer durch den Magen. Der Pylorusbereich tritt über die vordere Bauchwand nach oben, der Fundus mit der Kardia entsprechend nach hinten und unten.

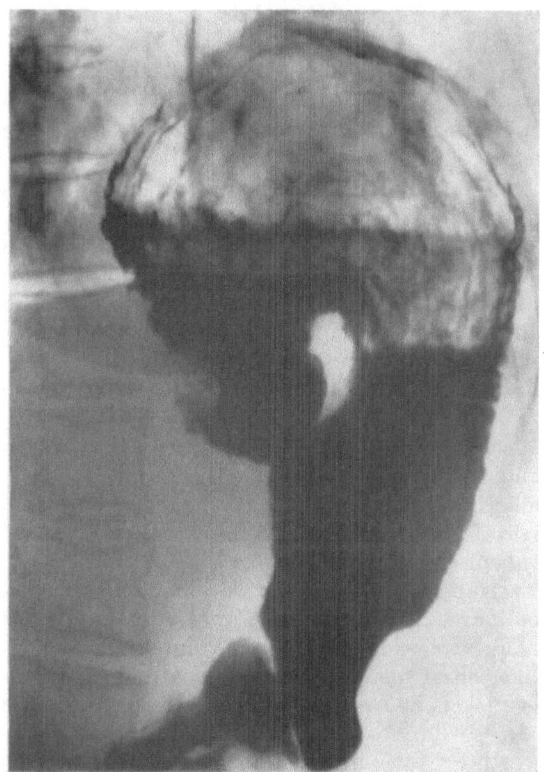

Abb. 14. Ausgeprägte hintere Kaskade als Folge einer Phrenicusexhairese mit dadurch bedingtem Zwerchfellhochstand bei Lungentuberkulose

Chronische, meist inkomplette Formen des Volvulus werden gelegentlich als Zufallsbefunde bei einer Röntgenuntersuchung entdeckt, ohne daß jemals wesentliche Beschwerden bestanden hätten. Nicht selten kann ein chronischer symptomloser Volvulus plötzlich in einen akuten übergehen unter den Zeichen eines schweren akuten Abdomens. Eine röntgenologische Darstellung des verdrehten Magens ist in diesem Stadium nicht möglich, die Kardia bleibt durch die Torquierung verschlossen. Pathognomonisch ist die stehende Kontrastmittelsäule im Oesophagus mit entsprechender Regurgitation und die Demonstration der verdrehten Schleimhautfalten am oesophagogastralen Übergang (JENKINSON u. BATE, 1953). Eine ähnliche Faltenüberkreuzung findet sich bei partiellem Volvulus im unteren Magenbereich.

Gelegentlich kann die Diagnose des akuten Volvulus bereits aus der *Leerauf-nahme* gestellt werden (Figiel u. Figiel, 1963). Charakteristisch sind zwei *Flüssig-keitsspiegel;* ein kleinerer, cranial gelegener, der dem Pylorusbereich und ein größerer, caudaler, der der Kardiaregion entspricht.

Es wurden Fälle beschrieben, in denen ein akuter Volvulus intermittierend über Jahre auftrat und sich immer wieder spontan zurückbildete (Hardin u. Agnew, 1960). Auch die Entstehung eines Volvulus durch Trauma ist möglich (Alslev, 1953).

Der Übergang zwischen Kaskadenmagen, inkomplettem und komplettem Volvulus ist fließend. Der Einzelfall erfordert daher eine genaue Beschreibung der topographischen Gegebenheiten auf Grund der genauen röntgenologischen Untersuchung.

D. Divertikel, Duplikation, Septen

Divertikel steht als Sammelbegriff für *umschriebene Ausstülpungen der Wand des Verdauungstraktes* vom Oesophagus bis zum distalen Colon. Im Gegensatz zu Dickdarm und Duodenum werden Divertikel am Magen relativ selten beobachtet (0,1 bis 0,65 % aller Magenuntersuchungen nach Markoff, 1954). Meist handelt es sich um röntgenologische Zufallsbefunde, nur selten sind Beschwerden durch das Divertikel selbst, wie Blutung oder Entzündung, Anlaß der Untersuchung. Ob es sich im Einzelfall um ein angeborenes (häufig) oder ein erworbenes (selten) Magendivertikel handelt, ist für den Radiologen ohne Belang, da entsprechende Unterschiede röntgenologisch nicht darzustellen sind.

Folgende, an der Lokalisation orientierte Einteilung hat sich in der Praxis bewährt:

    I. Divertikel des Magenfornix.
       a) Magenspitzendivertikel,
       b) kardianahe Divertikel.
    II. Divertikel des Pylorusbereiches.
    III. Divertikel atypischer Lokalisation.

Im *Röntgenbild* zeigen sich Magendivertikel meist als pilz- oder birnenförmige Gebilde. Sie können klar vom Magenlumen abgesetzt sein und stehen mit diesem durch einen schmalen Stiel oder eine breite Kommunikation in Verbindung. Ihr Durchmesser beträgt selten mehr als wenige Zentimeter. Erstrebenswert ist die Darstellung des Divertikels in *Prallfüllung*, um Größe, Ausdehnung und Konfiguration zu bestimmen, sowie die Demonstration der *Schleimhautverhältnisse* nach Entleerung des Divertikels, evtl. mit Hilfe der Kompression. Neben dem Studium der *Beweglichkeit* und *Verformung* des Divertikels unter Durchleuchtung sind in die Ausstülpung hineinlaufende Falten (sog. „Schleimhautschiene") sicherstes differentialdiagnostisches Merkmal gegenüber einem Ulcus oder Tumor.

Magenspitzendivertikel (Barsony u. Koppenstein, 1932) finden sich als unmittelbare Fortsetzung des dorsalen Anteils des Magenfornix. Sie zeigen fast immer einen deutlichen Stiel und lassen sich günstig unter seitlicher Drehung des Patienten in Kopftieflage prallgefüllt darstellen. Gelegentlich kann eine sphincterartige Kontraktion des Stiels die Füllung behindern; sie gelingt jedoch in der Regel nach Betätigung der Bauchpresse.

Die eigentlichen *kardianahen* bzw. *subkardialen Divertikel* lassen seltener eine Hals- oder Stielbildung erkennen. Sie liegen meist an der Magenhinterwand, zur kleinen Kurvatur hin gerichtet, und zeigen sich als unterschiedlich große, rund oder polycyclisch begrenzte Vorwölbungen der Magenwand. Ähnlich den Spitzendivertikeln sind sie in Rücken- bzw. Seitenlage gut prallgefüllt darzustellen und lassen nach Entleerung bzw. im Stehen Schleimhautfalten im Inneren erkennen.

Die differentialdiagnostische Abgrenzung gegenüber einem Ulcus kann mitunter sehr schwierig sein (Abb. 15).

Divertikel der unteren Magenbereiche werden sehr selten beobachtet. Sie sind vorwiegend in der näheren Umgebung des *Pylorus* lokalisiert und repräsentieren meist eine Pankreasheterotopie (Divertikel = Ausführungsgang des Nebenpankreas, RIVERS et al., 1935). Pylorusdivertikel sind auf Grund ihrer sehr variablen und uncharakteristischen Formen oft schwer als solche zu erkennen. Häufig ist eine sichere Unterscheidung von einem Ulcus oder Tumor röntgenologisch nicht möglich und die definitive Diagnose bleibt dem Chirurgen bzw. Pathologen überlassen. Bewegungsstudien der nischenförmigen Ausstülpung können differentialdiagnostisch ebenso hilfreich sein wie Verlaufskontrollen.

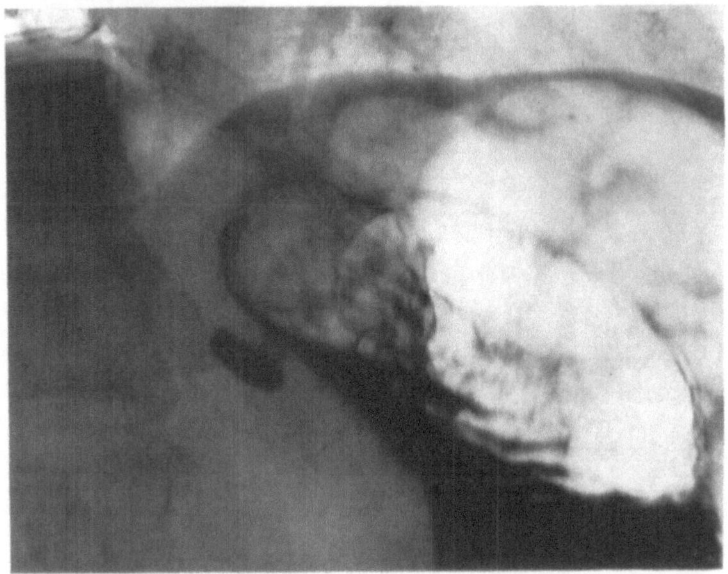

Abb. 15. Typisches kirschgroßes subcardiales Divertikel des Magens

Vereinzelt wurden *atypisch lokalisierte Divertikel* beschrieben, die sich in die Gruppen der häufigeren Ausstülpungen des Kardia- und Pylorusbereiches nicht einordnen lassen. Sie können entlang der kleinen oder großen Magenkurvatur auftreten (MARKOFF, 1954; PUDWITZ, 1961 u. a.).

Da Magendivertikel erfahrungsgemäß nur selten für eine klinische Symptomatik verantwortlich sind (SOMMER u. GOODRICH, 1953: Operative Korrektur in rund 10% der Fälle notwendig), darf über einem zufällig gefundenen Divertikel die Suche nach anderen pathologischen Magenveränderungen nicht vernachlässigt werden.

Ähnlich den meisten Divertikeln sind *Duplikaturen des Magens* angeborene Fehlbildungen. Sie werden am Magen wesentlich seltener beobachtet als an anderen Abschnitten des Verdauungstraktes (Ileum) und können sowohl mit dem Magenlumen kommunizieren (Ausstülpung mit freier Öffnung) als auch geschlossen in der Magenwand liegen (Cyste) (YOUNG, 1965). Liegt eine freie Verbindung vor, gestaltet sich ihre röntgenologische Darstellung entsprechend der beim Divertikel. Duplikaturen in der Magenwand ohne Kommunikation sind in der Regel von anderen cystischen Veränderungen bzw. Tumoren nicht zu differenzieren (Abb. 16).

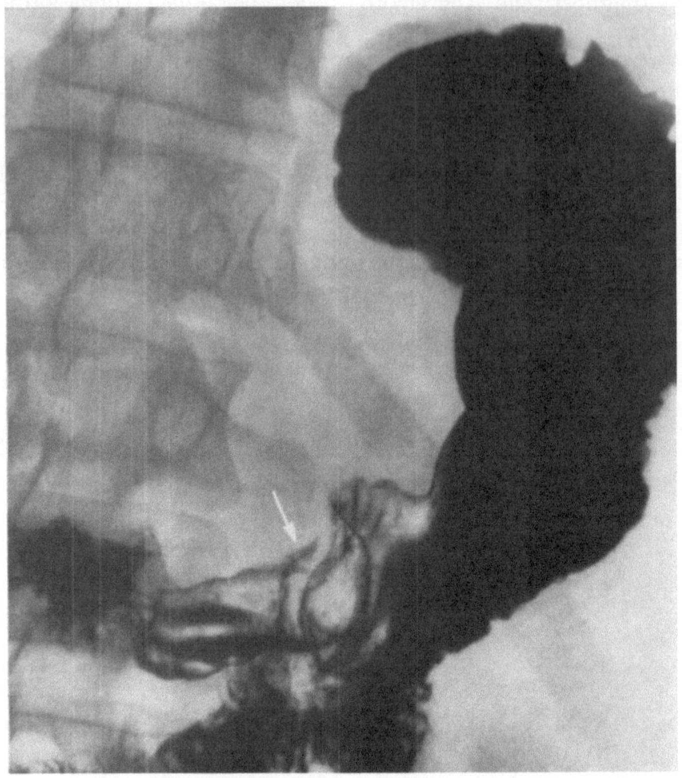

a

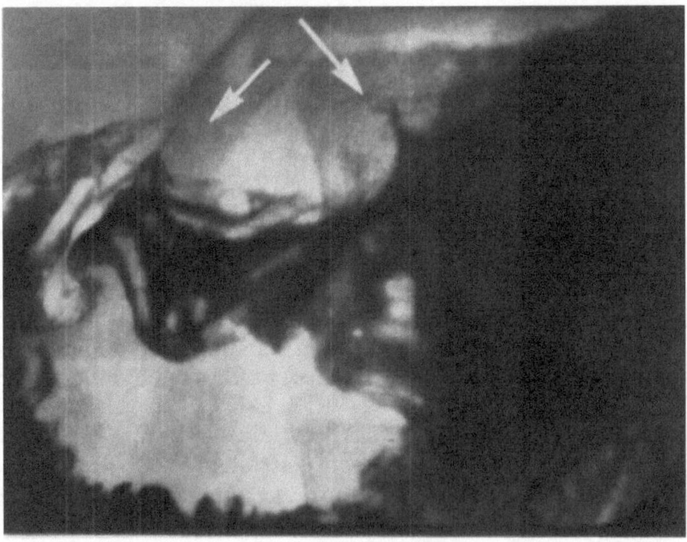

b

Abb. 16. Verdacht auf extragastralen Tumor im Antrumbereich bei Faltenabbrüchen und Pelotteneffekt. Endoskopisch und operativ wurde eine Magencyste (Enterocystom) gesichert

Septen als Zeichen einer in der Entwicklungsphase unvollständigen Rekanalisierung des Verdauungsrohres finden sich am Magen als seltener Röntgenbefund meist im pylorischen oder präpylorischen Bereich. Bis 1969 waren rund 35 Fälle in der Weltliteratur beschrieben (FELSON et al., 1969). Röntgenologisch zeigt sich ein konstanter, band- oder strichförmiger Füllungsdefekt (ROWLING, 1959; FELSON et al., 1969). Die Septen weisen eine zentrisch oder auch exzentrisch gelegene Öffnung auf, über die das verabreichte Kontrastmittel meist ohne Behinderung in den Bulbus duodeni übertritt. Ist die Öffnung eng, so kann auf Grund einer verzögerten Passage der Eindruck eines „doppelten Bulbus" entstehen (FELSON et al., 1969).

E. Pylorushypertrophie — Pylorusstenose

Die sog. benigne Pylorushypertrophie des Erwachsenen (PH) wird — nach zahlreichen Publikationen der letzten Jahre mit teilweise beachtlichen Beobachtungsserien — (ALBOT u. MAGNIER, 1953; CRAVER, 1957; SEAMAN, 1963; WIESER et al., 1963; LARSON et al., 1967; HAJDU et al., 1968; BATESON et al., 1969 u. a.) — zunehmend mehr beachtet und dementsprechend häufiger diagnostiziert. Sie bevorzugt eindeutig das männliche Geschlecht und wird meist um das 50. Lebensjahr klinisch manifest (KNIGHT, 1961).

Pathologisch-anatomisch handelt es sich um eine diffuse Hypertrophie und Hyperplasie der glatten Pylorusmuskulatur, die mehr als das Doppelte ihrer normalen Dicke (4 bis 8 mm) erreichen kann. Die Muskelverbreiterung endet gewöhnlich abrupt am Übergang zum Bulbus duodeni, während sie sich zum Antrum hin fließend verjüngt (SEAMAN, 1963; BATESON et al., 1969). Entzündungszeichen konnten, bis auf gelegentlich beschriebene Fibrosen in der Submucosa, nicht gefunden werden (CRAVER, 1957; SEAMAN, 1963 u. a.). BATESON wies 1969 in der Mehrzahl seiner untersuchten 17 Fälle fibrotische Veränderungen zwischen den hypertrophierten Muskelschichten nach. Seine von der Mehrheit einschlägiger Mitteilungen abweichenden Befunde versucht der Autor mit dem Einfluß rassischer Momente seiner afrikanischen Patienten zu erklären.

Die *Ätiologie* der benignen Pylorushypertrophie ist noch weitgehend unbekannt. Diskutiert werden induzierende Einflüsse der häufig gleichzeitig bestehenden Antrumgastritis (GOLDEN, 1937), abnormer Aufbau und Verhalten der Pylorusmuskulatur bzw. der sie versorgenden Nervenplexus (BELDING u. KERNOHAN, 1953), Ulcus ad pylorum et duodeni (SKORYNA et al., 1959).

Möglich erscheint auch die Persistenz milder Formen der kindlichen PH mit Manifestation im Erwachsenenalter (CRAVER, 1957; LUMSDEN u. TRUELOVE, 1958; CIMMINO, 1962). Auch über ein familiär gehäuftes Auftreten bei Eltern und Kindern wurde berichtet (WOO-MING, 1961). *Klinisch* stehen uncharakteristische Schmerzen im Oberbauch, Übelkeit und Erbrechen im Vordergrund. Nicht selten jedoch bleibt die Pylorushypertrophie stumm und wird als Zweitbefund neben einem Ulcus ventriculi oder anderen Magenveränderungen entdeckt.

Nach SKORYNA et al. (1959) hat sich folgende *Einteilung* der benignen Pylorushypertrophie bewährt:

I. Primäre Pylorushypertrophie.

    1. umschriebene Form,

    2. diffuse Form mit proximal gelegenen Magenveränderungen (Ulcus, Gastritis),

    3. diffuse Form ohne proximale Magenveränderungen.

II. Sekundäre Pylorushypertrophie mit distalen obstruktiven Veränderungen.

Die Trennung in eine primäre und eine sekundäre Form der benignen PH setzt allerdings die ätiologische Annahme voraus, daß die häufig gleichzeitig mit der histologisch reinen Muskelhypertrophie gefundenen Magenulcera und Gastritiden (bei Seaman, 1963, in 74 bzw. 54% seiner 27 Patienten) eher *Ursache* als *Folge* der Hypertrophie sind (Greenfield, 1951; Seaman, 1963). Der Nachweis signifikanter fibrotischer Umbauvorgänge in der verdickten Magenwand würde im Sinne einer chronischen Entzündung die primäre Form der PH ausschließen (Skoryna et al., 1959).

Die umschriebene Form der Pylorushypertrophie findet sich meist auf der Seite der kleinen Kurvatur im Bereich des „Torus", der Verbindungsstelle der beiden den Pylorusbereich umgreifenden Muskelschlingen (Torgersen, 1954). Bis 1966 waren rund 30 solcher Torushypertrophien in der Weltliteratur beschrieben (Seaman, 1966). Nur selten dürfte eine röntgenologische Abgrenzung dieses Muskelknotens gelingen. Seaman sah bei einigen seiner Fälle eine asymmetrische Aufweitung des Pyloruskanals, die Asymmetrie egalisierte sich während der Kontraktion. Auch eine tumorverdächtige Einziehung kann vorgetäuscht werden. Neben umschriebenen Muskelverdickungen des Pylorus sind auch solche mehr proximal gelegener Anteile des Antrums beschrieben worden (Heidenblut, 1961; Dochez u. van Grootenbril, 1968). Auch hier kann röntgenologisch die Abgrenzung von einer malignen Infiltration oder einer Ulcusnische größte differentialdiagnostische Schwierigkeiten bereiten.

Die *röntgenologische Darstellung* der benignen Pylorushypertrophie zeigt eine deutliche Diskrepanz zwischen dem von vielen Autoren als „typisch" angesehenen Erscheinungsbild und der im Einzelfall gegebenen Problematik seiner Abgrenzung insbesondere von malignen Prozessen.

Folgende *Röntgenzeichen* sprechen, zumindest wenn mehrere von ihnen gleichzeitig vorhanden sind, für eine benigne Pylorushypertrophie (Prevot, 1957; Seaman, 1963; Bürkle u. Frommhold, 1972 u. a.).

1. In die Länge gezogener und eingeengter Pyloruskanal. Elongation und Stenosierung des normalerweise 0,5 bis 1 cm langen Pyloruskanals sind die konstantesten Merkmale der benignen PH. Der eingeengte Bereich kann konische oder stundenglasähnliche Formen aufweisen, er kann in leichtem Bogen oder geknickt verlaufen (Wieser et al., 1963). Aufweitung des Magens und Retention von Mageninhalt werden nicht häufig beobachtet. Ihr Auftreten hängt naturgemäß vom Ausmaß der Stenose ab (Abb. 17).

2. Formvariables — meist dreieckförmiges — Kontrastmitteldepot im mittleren Pylorusbereich. Ein meist dreieckförmiges, nischenartiges Kontrastmitteldepot im mittleren Anteil des stenosierten Pylorus gehört zu den charakteristischen Zeichen, wird jedoch nur relativ selten beobachtet (Seaman, 1963). Es liegt meist an der großen Kurvatur und scheint den Trennungsbereich zwischen der Muskulatur von Pylorus und Antrum zu markieren. Die Verformbarkeit des Kontrastmitteldepots erleichtert die Unterscheidung von einer Ulcusnische.

3. Impression des steifen, röhrenförmigen Pylorusabschnittes in die Bulbusbasis, seltener ins proximal gelegene Antrum. Auch dieses Zeichen ist nur als sehr inkonstant nachweisbare diagnostische Hilfe anzusehen (Kirklin u. Harris, 1933) (Abb. 18).

4. Partiell erhaltene Flexibilität und Kontraktilität des eingeengten Pyloruskanals.

Abb. 17. a) Konstante Darstellung einer wandstarren, stark eingeengten Pars pylorica. Wegen anhaltender Magenbeschwerden bei Entleerungsstörungen Magenresektion; b) Pathologisch anatomisch: erhebliche Verdickung der Lamina muscularis propria. Chronische Antrumgastritis

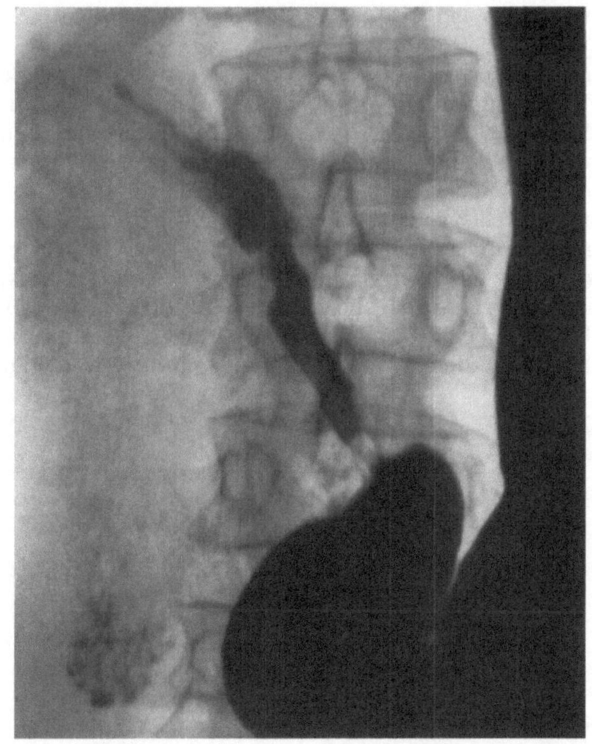

a

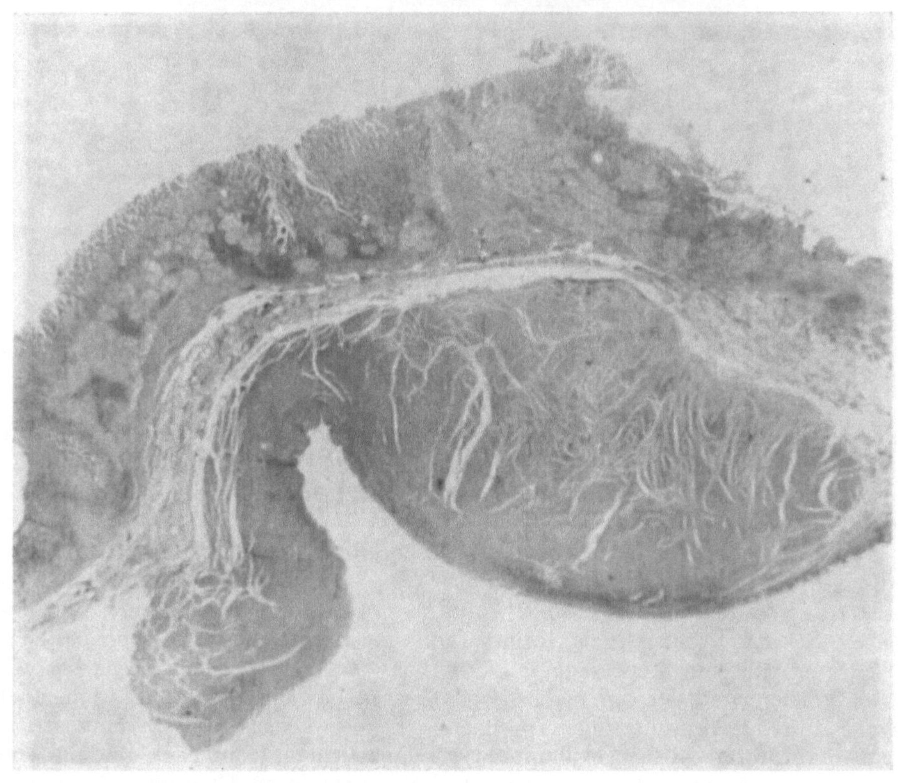

b

Abb. 17a und b

Die Beobachtung einer erhaltenen Verformbarkeit des Pyloruskanals kann für die Abgrenzung der benignen PH vom stenosierend wachsenden Carcinom wertvoll sein (Albot u. Magnier, 1953; Skoryna et al., 1959). Besonders bei milden Formen der stenosierenden Hypertrophie können Reste systolischer und diastolischer Flexibilität erhalten bleiben. Eine besondere Bedeutung kommt in diesem Zusammenhang muskulären *Spasmen* zu, die bei vielerlei pathologischen Magenveränderungen angetroffen werden, und oft wesentlich zur uniformen Präsentation unterschiedlichster Prozesse im Pylorusbereich beitragen (Seaman, 1963). Unterstützt wird diese Annahme durch die häufige Diskrepanz zwischen röntgenologischem und pathologischem Befund sowie die Tatsache, daß erhebliche Hypertrophien bei völlig unauffälligem Röntgenbefund gefunden werden und umgekehrt.

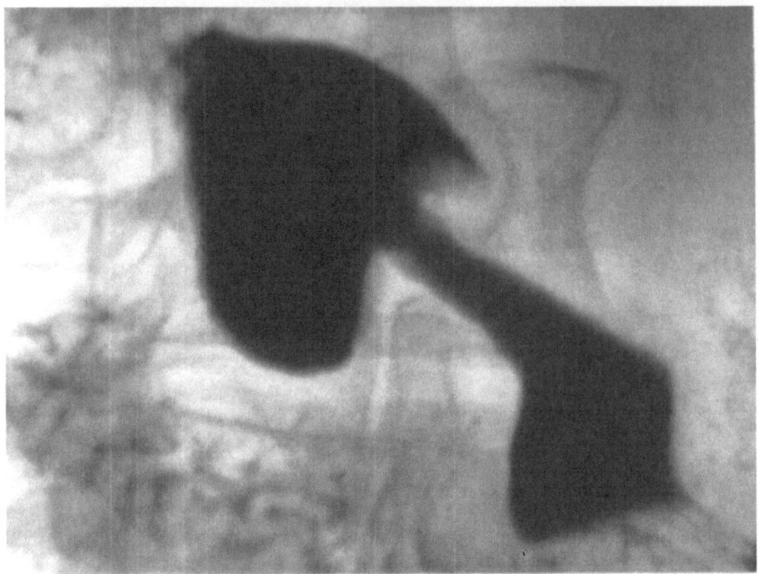

Abb. 18. Röhrenförmig eingeengte und verlängerte Pars pylorica mit halbmondförmiger Einbuchtung der Bulbusbasis. Histologisch benigne hypertrophische Pylorusstenose

5. Schmale, regelmäßige und parallel verlaufende Schleimhautfalten im Pyloruskanal.

Die Beurteilung des Schleimhautreliefs im Pyloruskanal ist für die Diagnose wenig verläßlich, da auch konzentrisch wachsende Carcinome die Schleimhaut nicht tangieren müssen, und zum anderen die benigne PH häufig mit entzündlichen oder atrophischen Veränderungen der Mucosa vergesellschaftet ist (Wieser et al., 1963) (Abb. 19).

Als zusätzliches Zeichen bei Kindern beschreibt Shopfner (1964) eine Spornbildung an der Seite der kleinen Kurvatur („pyloric tit"). Durch die intensivere Peristaltik vor dem stenosierten Pylorus entsteht eine zipflige Tasche, die über mehrere Sekunden persistieren kann. Shopfner konnte dieses Zeichen bei rund 90% seiner Fälle mit stenosierenden Pylorushypertrophien nachweisen.

Im Vordergrund der *differentialdiagnostischen* Erwägungen steht, wenn auch gewisse gutartige Veränderungen (perigastrische Verwachsungen, Antrumgastritis, Schleimhautprolaps, benigne Tumoren) gelegentlich ein ähnliches Bild hervorrufen können, eindeutig das stenosierende Antrumcarcinom (Craver, 1957; Mack,

1969; KNIGHT, 1961; JAQUEMET u. MESTRALLET, 1966 u. a.). Im Gegensatz zu vielen optimistischen Meinungen der Literatur muß festgestellt werden, daß eine einigermaßen sichere Unterscheidung im Einzelfall kaum je möglich ist. Sie ist vollends ausgeschlossen, wenn eine komplette Stenose vorliegt. In der überwiegenden Mehrzahl der Fälle wird ein operativer Eingriff nicht zu umgehen sein. Selbst das makroskopische Präparat läßt oft Zweifel offen, ob eine gut- oder bösartige Stenose vorliegt, so daß die letzte Entscheidung bei der histologischen Untersuchung liegen muß.

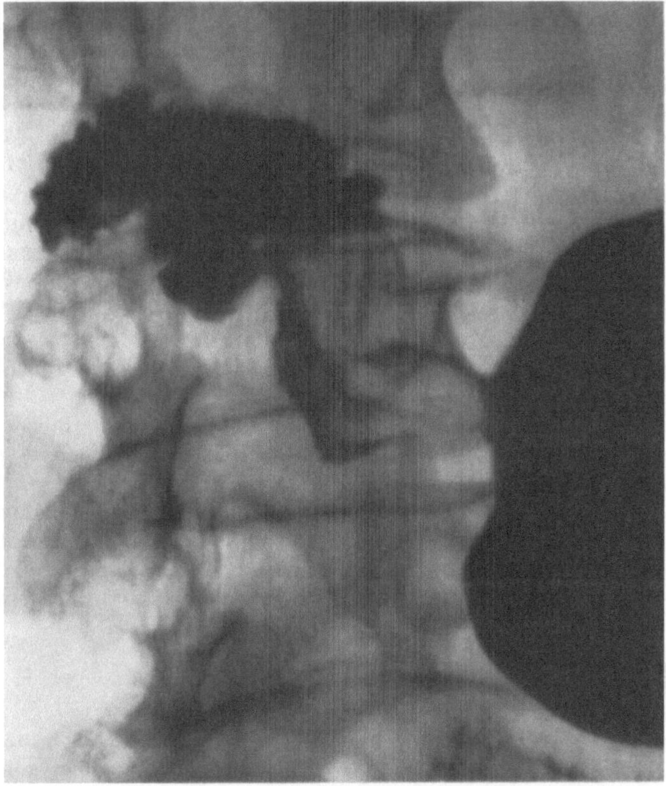

Abb. 19. Erhaltenes Schleimhautrelief im verengten antropylorischen Bereich. Pathologisch anatomisch: in die Submucosa infiltrierendes Adenocarcinom

Die röntgenologische *Untersuchungstechnik* unterscheidet sich in der Regel nicht wesentlich vom normalen Vorgehen. Wichtig ist die sichere Dokumentation des stenosierenden Pylorusprozesses, welcher Ätiologie er auch sein mag. Hierzu dienen am besten eine größere Anzahl von *Zielaufnahmen* des Pylorusbereiches, die unter Durchleuchtungskontrolle verschiedene Phasen der Kontraktion und Dilatation in unterschiedlichen Projektionsebenen erfassen. Zum Ausschluß von Spasmen der Muskulatur, die sich über die organischen Veränderungen projizieren können, trägt die *Pharmakoradiographie* bei (Buscopan i.v., Morphin, s.c.). Gelegentlich kann auf diese Weise auch bei sonst komplettem Verschluß die Kontrastmittelpassage durch die Stenose erzwungen werden. *Filmaufnahmen* sind hervorragend geeignet, die Funktionsabläufe im Pylorusgebiet zu beurteilen und zu dokumentieren.

F. Varicen

Entgegen einer auch heute noch weitverbreiteten Ansicht sind Varicen im Magen keineswegs selten. Ihr im Vergleich zu den Venenerweiterungen der Speiseröhre schwieriger Nachweis sowie die oft erheblichen differentialdiagnostischen Probleme mögen zu dieser Fehleinschätzung beigetragen haben.

In den letzten Jahren wurde wiederholt auf den hohen Prozentsatz von Magenvaricen bei Patienten mit portaler Hypertension hingewiesen (Karr u. Wohl, 1960 u. a.). Meist kommt es gleichzeitig zur Entwicklung von Venenerweiterung in Oesophagus *und* Fornixbereich des Magens. So konnten Evans u. Delany (1953) dieses Verhalten in 65% ihrer Patienten mit Oesophagusvaricen nachweisen, Gaul u. Pachwitz (1962) sogar in 90%. Allerdings sind in diesen Zahlen auch umschriebene Venenerweiterungen in der näheren Umgebung der Kardia enthalten; ausgeprägte Varicen werden nicht in dieser Häufigkeit beobachtet. Auch *isolierte Magenvaricen* ohne Oesophagusbeteiligung können vorkommen (Breckoff u. Herzog, 1953; Gaul u. Pachwitz, 1962; Belgrad et al., 1964); sie können gelegentlich Ursache einer unklaren Blutung des Verdauungstraktes sein. Über *angeborene Varicen* des Magens ist vereinzelt berichtet worden (Smookler, 1956).

Varicen können grundsätzlich in allen Bereichen des Magens auftreten. Ihre Lokalisation ist im Einzelfall abhängig vom Sitz des Blocks im Portalkreislauf. Überwiegend werden Venenerweiterungen im *Fornix* des Magens diagnostiziert. Liegt ein intra- oder suprahepatischer Block vor mit Kollateralkreislauf via Vena gastrica sinistra — oesophageale Venenplexus — Vena acygos — Vena cava superior, so sind Magenvaricen neben solchen des Oesophagus meist nur kardianahe zu erwarten. Der gesamte Fornix ist in der Regel betroffen, wenn die Venae gastricae breves am Kollateralkreislauf beteiligt sind (Abb. 20).

Seltener finden sich Varicen entlang der kleinen oder großen Magenkurvatur. Antrum und Pylorusregion können beteiligt sein, wenn die Vena gastrica dextra sowie die Venae gastroepiploicae in den Umgehungskreislauf einbezogen sind.

Röntgenologisch sind drei Methoden für die Diagnostik von Magenvaricen von Bedeutung:
1. Orale Kontrastmittelfüllung des Magens,
2. Parietographie,
3. Splenoportographie.
Der erste röntgenologische Nachweis von Magenvaricen gelang Schatzki (1931). Der Fornixbereich läßt in Rücken-, Bauch- oder Seitenlage in solchen Fällen polypöse, unregelmäßig begrenzte Füllungsdefekte, gelegentlich von geschlängelter Konfiguration in der Form wulstiger Schleimhautfalten erkennen. Die Fornixkontur ist verstärkt und unregelmäßig gezackt. Die Veränderungen können sich umschrieben in der Umgebung der Kardia zeigen oder diffus im gesamten Fornix; nicht selten sind die angrenzenden Teile der kleinen oder großen Kurvatur beteiligt. Varicen des Antrums und der Pylorusregion stellen sich ebenfalls als polypöse, glattbegrenzte Füllungsdefekte dar. Eine sichere Diagnose ist hier — im Zusammenhang mit der für Varicen ungewöhnlichen Lokalisation — kaum möglich. Differentialdiagnostisch muß an ihre Existenz gedacht werden, wenn gleichzeitig eine Hepatopathie mit portaler Hypertension bekannt ist. Die *Palpation* kann bei Varicen in den caudalen Magenanteilen durch Demonstration von Entleerung und Füllung der erweiterten Venen einen wichtigen Fingerzeig geben. Im *Doppelkontrast* treten die Wulstungen des Faltenreliefs deutlicher und plastisch hervor.

Die Verwechslungsgefahr von Magenvaricen mit einem Tumor ist groß, und nicht selten werden unter der Fehldiagnose: „Carcinom" ausgedehnte operative Eingriffe unternommen (Belgrad et al., 1964; Swischuk, 1967). Neben polypösen benignen oder malignen Tumoren müssen auch andere gutartige Veränderungen des Faltenreliefs differentialdiagnostisch beachtet werden (polypöse Gastritis, Morbus Ménétrier, idiopathische Riesenfalten usw.).

In Zweifelsfällen kann die *Parietographie* eine wertvolle Hilfe sein (FRIK, 1965). Zwischen zwei Luftschichten zeigen sich die erweiterten Venen als polycyclisch begrenzte Verbreiterung der Magenwand. Sie lassen sich durch vermehrte Luftinsufflation in den Magen auspressen.

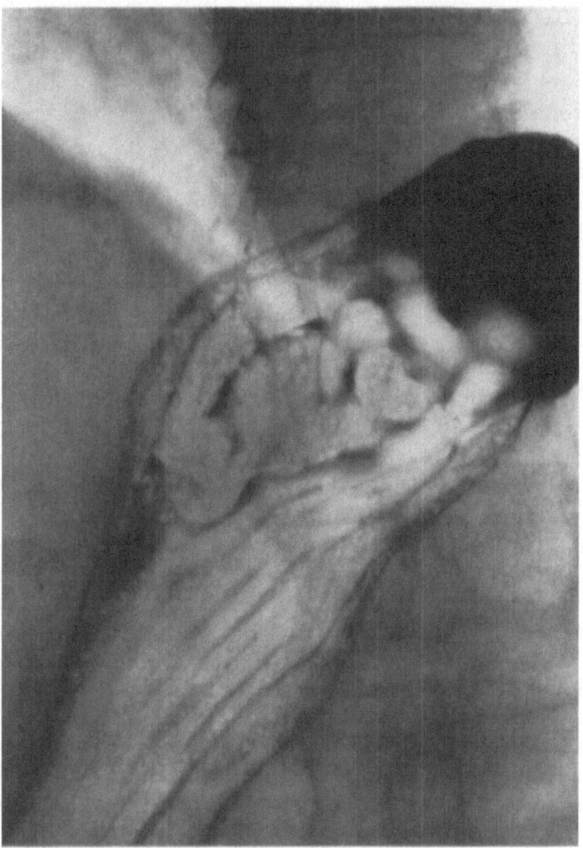

Abb. 20. Typische polypöse Schleimhautformationen im Fornixbereich durch Varicen, die auch im distalen Oesophagus nachweisbar sind

Ein weiteres differentialdiagnostisches Hilfsmittel ist die *Splenoportographie*. Nach direkter Injektion von Kontrastmittel in die Milz oder indirekt demonstrieren Serienaufnahmen die Strömungsverhältnisse im System des Portalkreislaufs.

In der Regel ist jedoch die orale Kontrastdarstellung des Magens ausreichend, um die Existenz von Magenvaricen nachzuweisen oder wahrscheinlich zu machen [BATESON, 1969 (1)].

G. Morbus Ménétrier, Riesenfalten

Dominierendes Merkmal der 1888 durch MÉNÉTRIER erstmals beschriebenen Erkrankung („polyadénome polypeaux" und „polyadénome en nappe") ist eine ausgeprägte wulstige, polypös imponierende Verplumpung der Schleimhautfalten. Die Veränderungen finden sich vorwiegend im Korpus- und Fornixbereich, nicht selten wird jedoch eine diffuse Ausbreitung über den gesamten Magen beobachtet. Mittlere Altersgruppen und das männliche Geschlecht scheinen bevorzugt (Kenney et al., 1954; Reese et al., 1962).

Vereinzelt wurden auch Erkrankungen bei Kindern beschrieben, die alle einen reversiblen Verlauf zeigten (Schuster, 1967; Burns u. Gay, 1968).

Zweifelsohne ist der Morbus Ménétrier zu den ungewöhnlichen und seltenen Magenbefunden zu rechnen. Allerdings dürfen die bis 1969 aus der Weltliteratur bekannten rund 160 Fälle (Warter et al., 1969) nicht darüber hinwegtäuschen, daß auf Grund jahrzehntelanger Schwierigkeiten in der Deutung und Einordnung der klinischen, röntgenologischen und histopathologischen Symptome eine exakte Diagnose nicht möglich war. Zahlreiche Synonyma in der Namensgebung sprechen eine deutliche Sprache (Riegel et al., 1970). Heute wird das Ménétriersche Syndrom als sicher abgrenzbare pathogenetische Einheit aufgefaßt und dem Formenkreis der *exsudativen Gastroenterpathien* zugeordnet.

Das *klinische Bild* wird meist beherrscht von einer Hypoproteinämie mit mehr oder weniger ausgeprägten Ödemen, hervorgerufen durch Eiweißsekretion in den Magen-Darmkanal. Weitere, häufig auftretende Symptome sind ulcusartige Schmerzen im Oberbauch, Gewichtsverlust, Erbrechen, Blutungsanämie und Eosinophilie (Kenney et al., 1954; Fieber, 1955; Citrin et al., 1957; Martini u. Dölle, 1961). Die Flüssigkeits- und Schleimsekretion der Magenmucosa ist — bei niedrigen Säurewerten — oft erheblich vermehrt (Riegel et al., 1970). *Histologisch* liegt eine Hypertrophie und Hyperplasie der Mucosa vor mit ödematöser Durchtränkung des Gewebes. Die Schleimhaut kann eine Dicke von 5 mm und mehr erreichen; Entzündungszeichen fehlen meist.

Das *Röntgenbild* beeindruckt durch hochgradig verbreiterte, gewulstete Falten, die im prallgefüllten Magen als wurmartige oder polypöse Füllungsdefekte erscheinen. Gelegentlich erinnert das Faltenrelief an die Gyri und Sulci des Gehirns. Die große Kurvatur zeigt oft eine ausgeprägte Zähnelung. Hier liegt eine ausgesprochene Prädilektionsstelle der verbreiterten Falten vor, während sie im Bereich von Antrum und kleiner Kurvatur seltener beobachtet werden (Reese et al., 1962). Durch Mischung des Kontrastmittels mit dem vermehrt sezernierten Schleim kann ein charakteristisches, retikuläres Schleimhautmuster entstehen (Abb. 21).

Obgleich der röntgenologische Aspekt — gemeinsam mit den klinischen Kardinalsymptomen — für den Morbus Ménétrier pathognomonische Wertigkeit besitzt, ist die *Differentialdiagnose* oft, insbesondere bei Fällen umschriebener Lokalisation, schwierig. Zu Fehldiagnosen geben vor allem generalisierte, infiltrierend wachsende Sarkome, Carcinome sowie andere, mit polypösen Faltenwulstungen einhergehende Veränderungen Anlaß (Reese et al., 1962; Warter et al., 1969; Bürkle u. Frommhold, 1971).

Eine sorgfältige *Untersuchungstechnik* sollte röntgenologisch in den meisten Fällen zumindest die Benignität der Veränderungen wahrscheinlich machen können. Neben den Routineaufnahmen tragen Kompression und Doppelkontrast zur besseren Darstellung und Differenzierung bei. Gelegentlich kann die Parietographie zur Klärung des Befundes beitragen. Wesentlich ist, das Ménétriersche Syndrom trotz der Seltenheit dieses Krankheitsbildes in differentialdiagnostische Erwägungen einzubeziehen, wenn entsprechende röntgenologische Veränderungen vorliegen.

Abzugrenzen von den Schleimhautveränderungen des Morbus Ménétrier sind banale *Riesenfalten*, die gelegentlich in den unteren Anteilen des Korpus und meist auf der Seite der großen Kurvatur gesehen werden. Sie unterscheiden sich histologisch nicht von normaler Magenmucosa und bieten in der Regel keinerlei klini-

sche Symptomatik. Trotz regelmäßiger Konfiguration und glatter Begrenzung
sowie palpatorischer Verformbarkeit ist eine sichere röntgenologische Differenzierung von malignen Magenprozessen nicht immer möglich. Von manchen Autoren
wird angenommen, daß die Riesenfalten zur Carcinomentstehung prädestinieren
(STEIGMANN et al., 1957). Die Ätiologie der Riesenfalten ist unbekannt. Wahrscheinlich handelt es sich um eine angeborene Normvariante.

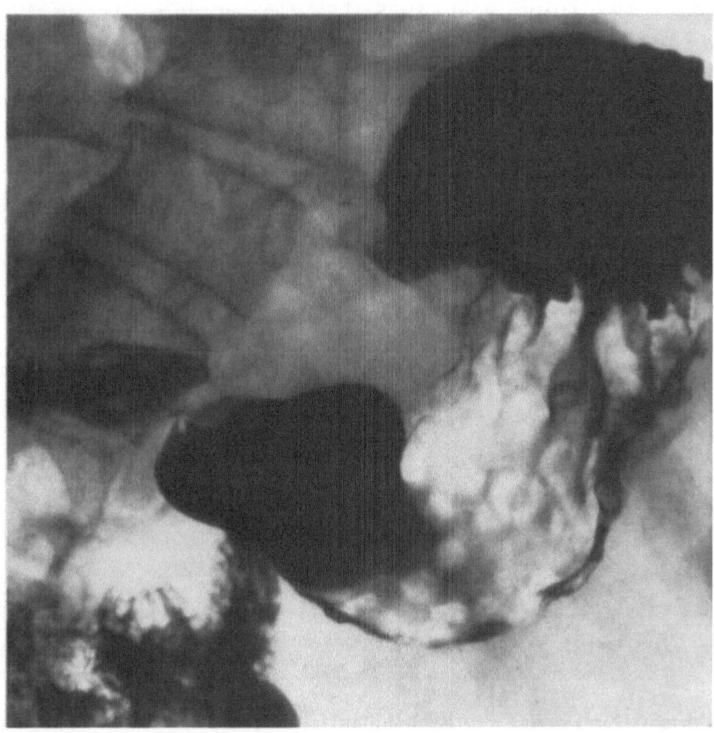

Abb. 21. Morbus Ménétrier vom Typ „Polyadénome polypeux": Faltenwulstungen im Corpus
ventriculi mit rundlichen polypoiden Aussparungen

H. Schleimhautprolaps und Invagination am intakten Magen

a) Der *transpylorische* Schleimhautprolaps wird definiert als Vorfall von
Schleimhautarealen der Pylorusregion des Magens in den Bulbus duodeni. Erstmals
wurde durch SCHMIEDEN (1911) von chirurgischer, sowie ELIASON et al. (1926) von
röntgenologischer Seite über entsprechende Veränderungen berichtet.

Je nach Umfang der ins Duodenum dislozierten Magenmucosa werden ein
partieller und ein zirkulärer, *totaler* Prolaps unterschieden. Meist handelt es sich
um ein reversibles Ereignis, nur selten wurde eine Einklemmung von prolabierten
Schleimhautfalten mit entsprechenden klinischen Erscheinungen beobachtet
(ALNOR et al., 1962). Als Ursache wird eine abnorme Verschieblichkeit der Mucosa
auf ihrer Unterlage angenommen (ALNOR, 1951, 1953), möglicherweise unterstützt
durch vermehrte Fetteinlagerungen in der Submucosa (FRANK, 1956), sowie eine
verstärkte Peristaltik. Gelegentlich können auch gestielte Tumoren durch Übertritt ins Duodenum und Zug an ihrer Basis einen Schleimhautvorfall bewirken.
Eine besondere klinische Symptomatik bietet der transpylorische Schleimhaut-

prolaps nicht. Häufig handelt es sich um einen röntgenologischen Zufallsbefund ohne Nachweis entsprechender Beschwerden. Sind Beschwerden vorhanden, so können diese meist zwanglos anderen Magenbefunden zugeordnet werden (Gastritis, Ulcus usw.), die auffällig oft gleichzeitig vorkommen (Schröder, 1951; Dines et al., 1958).

Die stark schwankenden Häufigkeitsangaben (Hawley et al., 1949: durchschnittlich 14% aller Magenuntersuchungen auf 50 Mitteilungen des Schrifttums; Frank, 1956: 1,4%; Dines et al., 1958: 1%; Grabener u. Heuck, 1961: 0,5%) werfen ein bezeichnendes Licht auf die Problematik der Prolapsdiagnostik. Die Auffassungen reichen von der vollen Anerkennung als eigenständiges Krankheitsbild (Zimmer, 1950) bis zur weitgehenden Ablehnung und Einstufung als röntgenologische Fehldiagnose (Pohlandt, 1955). Unabhängig von der noch keineswegs

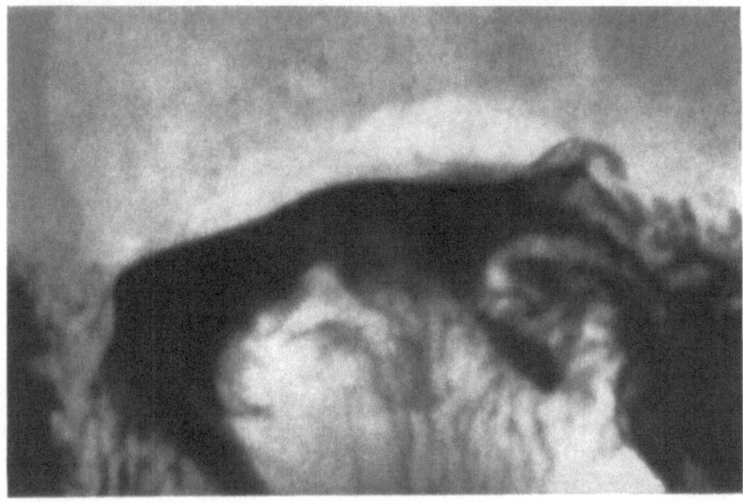

Abb. 22. Schirmartiger Prolaps von Schleimhautfalten aus dem Antrum des Magens in die Basis des Bulbus duodeni

abgeschlossenen Diskussion kann jedoch an der Existenz des transpylorischen Schleimhautprolaps nicht gezweifelt werden. Die sich mehrenden Kritiker, die vor einer falschen Einschätzung und Interpretation der sich anbietenden Röntgenbefunde warnen [Schröder, 1951; Frik, 1954 (1); Pohlandt, 1955; Frank, 1956 u. a.] können nur zur weiteren Klärung der Prolapsdiagnose beitragen.

Die *röntgenologische* Symptomatologie wurde 1946 von Scott in mehreren Punkten zusammengefaßt. Wesentlichstes Kriterium sind glatt begrenzte Aussparungen an der Basis des kontrastmittelgefüllten Bulbus duodeni, die eine regenschirm- oder blumenkohlartige Konfiguration zeigen können (Abb. 22).

Die präpylorische Faltenzeichnung geht kontinuierlich in die Bulbusbasis über, der Bulbus selbst ist weitgestellt, die Peristaltik nicht selten verstärkt. Die beobachteten Aussparungen sind im Hinblick auf die Prolapsdiagnose jedoch mit äußerster Kritik zu werten, da Untersuchungstechnik und Aufnahmeprojektion zu zahlreichen *Täuschungen* führen können. Verlaufen Pylorusregion und Bulbus duodeni annähernd vertikal bzw. plattenparallel, so projizieren sich vorderer und hinterer Rand der Bulbusbasis aufeinander. Unter diesen Umständen ist eine Differenzierung des echten Schleimhautvorfalls von anderen Veränderungen noch am

ehesten möglich. Allerdings zeigt auch in dieser Projektion die Bulbusbasis häufig
eine duodenalwärts gerichtete konvexbogige Impression, die durch Kompression
verstärkt wird und beim Vorliegen einer Pylorushypertrophie besonders deutlich
hervortritt („stempelartige Impression", SCHRÖDER, 1951; FRANK, 1956). Man
hat diese Protrusion des Pylorus in die Bulbusbasis treffend mit der Portio uteri
verglichen und als „Portio duodenalis ventriculi" bezeichnet; eine Vorstellung, die
das Verständnis der Veränderungen in diesem Bereich sehr erleichtert. Sind die in
die Portio einstrahlenden Magenfalten ödematös verbreitert und verdickt, kann
ein regenschirmartiges Bild entstehen, ohne daß ein echter Prolaps vorliegt. Noch
schwieriger gestaltet sich die Diagnose, wenn der Bulbus atypisch nach cranial-
dorsal verläuft und — ähnlich der Projektion in Bauchlage — einen Einblick in
die Bulbusbasis gestattet.

Für die Diagnose eines echten transpylorischen Schleimhautprolapses wird von
zahlreichen Autoren die Beobachtung des Vor- und Zurückgleitens der Mucosa
gefordert (MEGAY, 1955: Prolaps, Abschnürungs- oder Zwischenphase, Relaps;
GRABENER u. HEUCK, 1961). Der *Durchleuchtung*, wenn möglich kombiniert mit
Bandspeicher oder Film, kommt daher eine wesentliche Bedeutung zu. *Zielaufnahmen* sollten zur Demonstration der verschiedenen Prolapsphasen und zum
sicheren Ausschluß projektionsbedingter Täuschungen recht zahlreich in verschiedenen Ebenen und unter Einschluß von Kompression und Doppelkontrast
durchgeführt werden.

Differentialdiagnostisch müssen nahezu alle häufigeren pathologischen Prozesse
des Bulbus duodeni in Betracht gezogen werden (basisnahe Ulcera mit Falten-
schwellung, Duodenitis, Bulbusvaricen, polypöse Tumoren usw.).

Da es sich beim transpylorischen Schleimhautprolaps in der Mehrzahl der Fälle
lediglich um ein an der Grenze des Physiologischen liegendes intravitales Phänomen handelt, und ein sicheres klinisches Korrelat fehlt, sollte zumindest in den zahlreichen Zweifelsfällen die reine Beschreibung einer aufbauschenden Diagnose vorgezogen werden.

Ein *retrograder Prolaps* von Duodenalschleimhaut in den Magen wurde 1953
von SEYSS beschrieben.

b) Schleimhautprolaps am *oesophagogastralen Übergang*. Ein Schleimhautvorfall im Grenzbereich zwischen Speiseröhre und Magen ist prinzipiell sowohl in
gastrooesophagealer wie auch in *oesophagogastrischer* Richtung möglich. Der ohne
zusätzliche pathologische Veränderungen auftretende Prolaps ist selten und meist
ein röntgenologischer Zufallsbefund. In der Literatur wurden bisher etwa 20 bis
25 derartiger Fälle mitgeteilt (FAGAN u. PALMER, 1962; MILLER, 1971; RUDNICK
et al., 1972), überwiegend handelt es sich um gastrooesophageale Prolapse. Meist
wird der Mucosavorfall in Kombination mit einer Oesophagitis, einem Ulcus oder
einer Hiatushernie beobachtet, die seine Erkennung erheblich erschweren bzw.
verschleiern können (DE LORIMIER u. WARREN, 1960). Auch eine diffizile Untersuchungstechnik (Zielaufnahmen im Stehen sowie in Bauch- und Rücken-Kopf-
tieflage) erlaubt röntgenologisch nur selten eine exakte Diagnose. Neben den oben
beschriebenen Erkrankungen sind differentialdiagnostisch vor allem kardianahe
Neoplasmen, Fremdkörper und Impressionseffekte durch Prozesse der Umgebung
abzugrenzen.

c) *Invaginationen*. Im Gegensatz zum einfachen Schleimhautprolaps, bei dem
die unterliegenden Muskelschichten ihren Ort nicht verändern, versteht man unter
der *Invagination* (Intussusception) das Hineingleiten eines gastrointestinalen Seg-
mentes in vollem Umfang *(Intussusceptum)* in einen benachbarten Abschnitt
(Intussuscipiens). Invaginationen am intakten Magen sind als sehr seltenes
Ereignis anzusehen; bis 1967 konnte MEYERS 57 Fälle aus der Weltliteratur

zusammenstellen. Es handelt sich nahezu ausschließlich um *gastroduodenale* Einstülpungen, wobei die Pylorus- bzw. Antrumregion den „Kopf", das Duodenum den „Hals" darstellen. Obgleich das Intussusceptum gelegentlich bis zur Flexura duodenojejunalis in den Dünndarm vordringen kann, wurde über ein Gangrän des invaginierten Magenabschnittes bisher nicht berichtet (MEYERS, 1967). Ursache ist meist ein gestielter gutartiger Tumor der unteren Magenabschnitte, der durch die Peristaltik ins Duodenum getragen wird und seine Basis hinter sich herzieht (TESTA u. DE MICHELI, 1959). Klinisch liegt in der Regel ein akutes Geschehen vor mit heftigsten Oberbauchschmerzen und unstillbarem, oft blutigem Erbrechen.

Die *Röntgenuntersuchung* zeigt ein eingeengtes, oft geglättetes unteres Magensegment (Intussusceptum), die darüberliegenden, nicht einbezogenen Magenanteile sind verkürzt. Die teleskopartig zusammengepreßten Magenfalten innerhalb der konzentrisch angeordneten dilatierten Duodenalmucosa ergeben einen akkordeonähnlichen Effekt (POPPEL, 1962). Das Duodenum ist bis über das Ende des eingelagerten Magenteils hinaus stark aufgeweitet, oft kann am distalen Ende des Intussuscipiens ein Tumor abgegrenzt werden. Nicht selten kommt es zur völligen Reposition noch während der Untersuchung oder zwischen den kurzfristig durchzuführenden Verlaufskontrollen.

Eine *duodenogastrale* Invagination wurde bisher, bis auf einen von BROGLIO berichteten Fall (zit. n. AKEHURST, 1955) nicht beschrieben. In ähnlicher Weise beschränken sich die Mitteilungen über Invaginationen am *oesophagogastralen Übergang* auf Einzelfälle (FAGAN u. PALMER, 1963).

IV. Unspezifische und spezifische entzündliche Veränderungen der Mageninnenwand

A. Unspezifische Gastritis und ihre Sonderformen

Wohl kaum ein diagnostischer Begriff hat seit seiner Einführung in die moderne Medizin und im Verlaufe seiner Entwicklung ähnliche „Irrungen und Wirrungen" (BÜCKER, 1961) vorzuweisen wie der der Gastritis. Klinische Symptomatik, Gastroskopie und Röntgenbefund standen phasenweise im Blickpunkt des Interesses, ohne jedoch — nicht zuletzt auf Grund mangelhafter Korrelation untereinander — jemals voll befriedigen zu können (BERLIN, 1962). Die Anfang der fünfziger Jahre entwickelte Saugbiopsie (WOOD et al., 1949; HENNING et al., 1954) deutete erstmals einen Ausweg aus dem Dilemma an. Heute kann als gesichert gelten, daß die histologische Untersuchung von Magenschleimhaut der Diagnose „Gastritis" eine neue, fundierte Basis geschaffen hat. Die bioptischen Befunde haben nämlich gezeigt, daß im wesentlichen nur mit zwei Erscheinungsformen der Entzündung gerechnet werden muß, welche beide Stadien der chronischen Gastritis darstellen: die Oberflächen- und die atrophische Gastritis (HEINKEL et al., 1955; HENNING et al., 1955, 1960 u. a.). Demgegenüber sind Bezeichnungen wie „hypertrophische" oder „polypöse" Gastritis weitgehend in den Hintergrund getreten und haben im Rahmen der bioptisch-histologischen Definition der Magenschleimhautentzündung praktisch keine Bedeutung mehr.

Im Verlaufe dieser Entwicklung konnte und durfte es nicht ausbleiben, daß auch der Radiologe seinen Standpunkt zur Problematik der Gastritis einer kritischen Revision unterziehen mußte. Die histologischen Erkenntnisse haben deutlich gemacht, daß die häufig aus den Kriterien „Faltenvergrößerung", „Sekretvermehrung" und „Schummerung" kombinierte „Röntgendiagnose der Gastritis" in den meisten Fällen nicht haltbar ist. Sie stellte zweifellos häufig eine Verlegenheitsentscheidung mangels handfester organischer Veränderungen dar. Aus dieser Sachlage ergibt sich für den Radiologen die zwingende Notwendigkeit, sich auf eine vorwiegend deskriptive Fixierung seiner Befunde zu bescheiden.

Unbeeinflußt bleibt dagegen der Wert der Röntgenuntersuchung für die Diagnostik einzelner spezieller Gastritisformen. Die Darstellung des Magenfeinreliefs könnte zusätzlich neue Möglichkeiten eröffnen, in begrenztem Umfang auch die chronische Gastritis im Röntgenbild zu erfassen.

1. Wertigkeit des Faltenreliefs im Röntgenbild. Vergleichende Untersuchungen von bioptisch gewonnener Histologie und Röntgenbefund haben gezeigt, daß es eine sichere Beziehung zwischen den Veränderungen der Magenfalten im Röntgenbild und der chronischen Gastritis nicht gibt (HENNING et al., 1960; NIKOLOV u. GRUPTSCHEV, 1968). Die Gestaltung des Faltenreliefs unterliegt mannigfaltigen, noch weitgehend ungeklärten funktionellen Einflüssen, seine Beurteilung ist überdies stark von subjektiven Eindrücken des Untersuchers abhängig. Die Biopsie schließlich erfaßt nur die oberen Schleimhautschichten, die an der gesamten Faltenbreite nur zu etwa einem Drittel beteiligt sind. FRIK (1951, 1964) hat daher mit Recht mehrfach daraufhingewiesen, rein deskriptive Bezeichnungen zu verwenden (Falten höher, breiter, starrer bzw. palpatorisch schlechter verstreichbar als gewöhnlich, Kaliberschwankungen) und auf teils falsch verstandene, präjudizierende Begriffe aus Pathologie und Histologie zu verzichten, deren Übertragung auf die röntgenologische Betrachtung ohnehin fragwürdig ist. Daneben können Begriffe wie „Riesenfalten" bei besonders auffallender Breite oder „polypös imponierende Falten" für die reine Beschreibung durchaus nützlich sein, während von einem „unruhigen" oder „unregelmäßigen" Relief wegen der inhaltlichen Vieldeutigkeit nicht gesprochen werden sollte.

Faltenerhöhungen bei normaler Breite und Schlängelung scheinen vorwiegend funktionell bedingt zu sein. Sie zeigen kurzfristige Reversibilität und deutliche pharmakologische Beeinflussung (VELDE, 1933). Eine echte Faltenverbreiterung ist dagegen in der Regel ein konstanter Befund, wenngleich auch hier funktionelle Phänomene im Spiel sein dürften. Im Zusammenhang mit der chronischen Gastritis ist eine Verbreiterung von Magenfalten nur mit dem gleichzeitigen Nachweis einer Konsistenzveränderung verwertbar, der palpatorisch oder durch Luftfüllung des Magens geführt werden kann. Die wichtige Kombination dieser beiden Eigenschaften, die also die Beurteilung von Bild *und* Durchleuchtungseindruck voraussetzt, wird von FRIK als *Faltenwulstung* bezeichnet. Bestehen Falten von unterschiedlicher Breite in mehreren Magenabschnitten und über eine längere Distanz, wird von *Kaliberschwankungen* gesprochen. Beide Veränderungen sind, bei entsprechend kritischer Betrachtung ihrer Nachweiskriterien eher selten [rund 5% nach WALK, 1942 (1, 2); HENNING et al., 1960]. Solche Schleimhautveränderungen sind sicher pathologisch, stehen jedoch in keinem signifikanten Zusammenhang mit den verschiedenen Stadien der chronischen Gastritis. Sie scheinen andererseits bei der oberflächlichen und auch der akuten Form, dem meist alimentär ausgelösten sog. „akuten Magenkatarrh", häufiger aufzutreten (PRÉVÔT u. LASSRICH, 1959). Zu ähnlichen Ergebnissen kamen KENZLER u. FRIK (1961) bei ihren Untersuchungen über die faltenbedingte Zähnelung der großen Kurvatur.

Im Gegensatz zu obigen Befunden scheinen engere Beziehungen zwischen zahlenmäßiger Verminderung, Verschmälerung und Rarefizierung der Magenfalten einerseits und der ausgeprägten atrophischen Gastritis bzw. der relativ seltenen „blanden Magenatrophie" andererseits zu bestehen. Die perniziöse Anämie ist nahezu immer mit einer schweren Atrophie der Magenschleimhaut verbunden. LAWS u. PITMAN fanden 1960 bei mehr als der Hälfte ihrer Perniciosapatienten einen röntgenologischen Magenbefund, der sich durch folgende Zeichen charakte-

risierte: röhrenförmiger Magen mit verkleinertem Volumen, zahlenmäßig verminderte und verschmälerte Falten in Fundus und Korpus, teilweise an „gefaltetes
Seidenpapier" erinnernd. Martin et al. (1965) berichteten zusätzlich über eine
eigenartige „Tüpfelung" des Fundus, die sie auf die Reaktion des Kontrastmittels
auf die stark veränderten Verhältnisse der Säure- und Schleimsekretion zurückführen. Entsprechende Befunde konnten bei gesunden Vergleichspersonen nur
wesentlich seltener beobachtet werden. Untersuchungen anderer Autoren bestätigen diese Ergebnisse (Vaughan u. Pitney, 1961; Joske u. Vaughan, 1962; Bock
et al., 1963; Laws, 1966).

Die *Untersuchungstechnik* zur Beurteilung des Faltenreliefs kann sich in der
Regel auf die routinemäßig durchgeführten Schleimhaut-, Prallfüllungs- und Dop-
pelkontrastaufnahmen beschränken. Von wesentlicher Bedeutung ist allerdings die
Korrelation von Aufnahme *und* Durchleuchtung — letztere mit Palpation und
Kompression —, die alleine eine kompetente Einschätzung vermeintlich pathologi-
scher Faltenveränderungen gestattet.

2. Beziehungen zwischen Faltenrelief und Magensekretion. Ähnlich den Bemühungen, eine schlüssige Verbindung zwischen Charakteristika der Magenfalten
und dem Krankheitsbild der Gastritis zu gewinnen, wurde versucht, auch die
Säuresekretion des Magens mit dessen Faltenrelief zu korrelieren. Burns u. Laws
berichteten 1966 über einen hochsignifikanten Zusammenhang zwischen Falten-
muster und Sekretion. Bei deutlich verbreiterten und vergröberten Falten fand
sich in der Regel eine Hypersekretion, bei schmalen, rarefizierten Falten (schwere
atrophische Gastritis, Magenatrophie) eine Hyposekretion. Moghadam et al. (1967),
die an 400 Patienten nach Histalogstimulation Faltenrelief und Säuresekretion
untersuchten, sowie Chang u. Carroll (1967) berichten über ähnliche Zusammenhänge. Wenn auch unbestritten in manchen Fällen ein bestimmtes Muster der
Schleimhautfalten Rückschlüsse auf die Sekretionsverhältnisse zulassen mag — dies
gilt vorwiegend für die ausgeprägte entzündlich bedingte oder blande Atrophie der
Magenschleimhaut mit entsprechendem Faltenbild —, so ist die Annahme einzelner
Autoren, das Sekretionsverhalten unter weitgehendem Verzicht auf die Magensaftanalyse allein aus dem Faltenrelief abschätzen zu können, sicherlich nicht haltbar.
Dies gilt ganz besonders in Kenntnis der dargestellten Schwierigkeiten einer suffi-
zienten Einschätzung des Faltenreliefs aus dem Röntgenbild.

3. Wertigkeit des Feinreliefs im Röntgenbild. Die Darstellung der als Feinrelief
bezeichneten Areae gastricae und ihrer Veränderungen im Röntgenbild hat zweifellos neue Möglichkeiten in der röntgenologischen Gastritisdiagnostik eröffnet. In der
begründeten Erwartung, daß diffuse Schleimhautprozesse auch die Areae entsprechend verändern müßten, wurde ihre pathologische Vergrößerung (normalerweise 1,5 bis etwa 3 mm ⌀) schon relativ früh beschrieben und mit der Gastritis
in Zusammenhang gebracht (Hecker u. Prévôt, 1930; Bücker, 1949). Intensiv
hat sich Frik mit der Darstellung und Deutung des Feinreliefs befaßt (Frik, 1954,
1958, 1964; Frik u. Zeidner, 1953; Frik u. Houn-Ton-Wen, 1964). Bei Beherrschung der notwendigen Technik gelingt der Areaenachweis in gut 20% der Fälle.
Die röntgenologische Nachweisbarkeit ist vom jeweils vorliegenden histologischen
Befund der Schleimhaut unabhängig (Frik u. Zeidner, 1953).

Die sehr subtile *Untersuchungstechnik* erfordert höchstmögliche Konstanz in
der Kontrastmittelqualität, kürzeste Belichtungszeiten (evtl. Feinstfocus) bei
Hartstrahltechnik sowie eine optimal dosierte Kompression, da in der Regel völliges Verstreichen der Falten für die Erkennung der Areae Voraussetzung ist.

Nach Frik scheinen drei Varianten der Areae gastricae im Röntgenbild eine
sichere Beziehung zur bioptisch-histologisch definierten Gastritis aufzuweisen:

1. mittlere Areagrößen (1,5 bis 3 mm, runde bis polygonale Form),

2. unregelmäßig vergrößerte Areae (3 bis 5 mm, unregelmäßige Form),

3. körniges Arearelief (2 bis 3 mm, auffallend rund, höher als gewöhnlich imponierend, auch auf den Faltenkämmen meist erkennbar).

Der Nachweis der Areae ist nicht zuletzt wegen der notwendigen Kompression auf Pylorusbereich und Antrum beschränkt. Die für die präpylorische Region bzw. den Canalis pyloricus — und nur für diese — gültige Korrelation zwischen röntgenologisch nachgewiesenen Areae und histologischem Schleimhautbefund hat gezeigt, daß beim Nachweis unregelmäßig vergrößerter Areae in 70% der Fälle eine diffuse atrophische Gastritis vorliegt. Auch in den restlichen Fällen wird meist histologisch ein pathologischer Schleimhautbefund erhoben. Mit ähnlicher Wahrscheinlichkeit schließt umgekehrt ein Feinrelief mittlerer Areagrößen ein solches fortgeschrittenes Stadium der chronischen Gastritis aus. Das körnige Arearelief („Schrotkornaspekt") findet sich offensichtlich besonders häufig bei der Oberflächengastritis bzw. den frühen Stadien der chronischen Schleimhautentzündung. Eine ähnliche Beziehung für das Antrum konnte nicht gefunden werden. Wenige Beobachtungen von vergröberten Areae im Magenkorpus entsprechen immer einer histologisch schweren chronischen Gastritis. Verlaufsbeobachtungen (FRIK u. HOUN-TON-WEN, 1964) bestätigten obige Befunde, indem analog der histologischen Entwicklung eine Umwandlung mittlerer Areagrößen in ein unregelmäßig vergröbertes Feinrelief beim gleichen Patienten nachgewiesen werden konnte.

4. Spezielle Formen der unspezifischen Gastritis im Röntgenbild.

a) *Erosionen* der Magenschleimhaut (Gastritis erosiva). Unter der Erosion wird pathologisch-anatomisch ein kleiner, oberflächlicher Defekt der Magenschleimhaut verstanden, der im Unterschied zum Ulcus lediglich die Mucosa betrifft. Nur selten ist die Tela submucosa beteiligt.

Die Literaturangaben über die Häufigkeit von Erosionen schwanken beträchtlich. Ein aus chirurgischen Statistiken erhobener Mittelwert (WALK, 1955) spricht von 2,9%, MARTINOLI u. GANTNER (1970) fanden unter 11352 Sektionen hämorrhagische Erosionen in 6,1%. Röntgenologisch lassen sich die Schleimhautdefekte in etwa 2% eines klinischen Krankengutes nachweisen (FRIK u. HESSE, 1956). BÜCKER (1964) fand bei 582 röntgenologisch und biopitsch ausgewerteten Gastritiden Erosionen in 13%, wobei allerdings die von ihm ebenfalls als Erosionen aufgefaßten sog. pseudopolypoiden Faltenveränderungen im Pylorusbereich in seiner Angabe enthalten sind.

Die Bezeichnung „Gastritis erosiva" scheint dem Krankheitsbild nicht ganz gerecht zu werden, da sich in etwa einem Viertel der Fälle die Erosionen bei unauffälliger Korpusschleimhaut entwickeln (HENNING et al., 1958). Meist finden sie sich jedoch auf dem Boden einer chronischen Gastritis, nicht selten in Gesellschaft eines Ulcus ventriculi oder duodeni. Die Möglichkeit, daß sich der Schleimhautdefekt zu einem regelrechten Geschwür weiterentwickeln kann, wird behauptet (ABEL, 1954).

Der erste Nachweis von Erosionen im Röntgenbild gelang HENNING u. SCHATZKI (1933) nach der grundlegenden Beschreibung des Krankheitsbildes durch KONJETZNY (1930). Voraussetzung ihrer *röntgenologischen Darstellung* ist eine optimale Kompression der Antrumregion und ihrer näheren Umgebung. Hier pflegen die Veränderungen mit Vorliebe aufzutreten. Auch die Doppelkontrasttechnik ist von Vorteil (FRIK u. HESSE, 1956). Die unter Durchleuchtung nur schwer erkennbaren Mucosadefekte zeigen sich im Röntgenbild als runde bis ovale, trichter- oder streifenförmige, gelegentlich unregelmäßig-flächenhafte Aufhellungen (ödematöser Randwall) mit kleinem zentralem Breifleck (eigentliche Läsion). Oft erinnern die Veränderungen an Pockenefflorescenzen. Im Profil lassen sich die Erosionen wegen ihres flachen Charakters nur selten erkennen.

Die Schleimhautdefekte können einzeln auftreten oder zahlreich über weite
Bereiche des Magens verteilt sein. In der Regel handelt es sich um einen flüchtigen
Befund, der bereits wenige Tage nach der Entdeckung nicht mehr nachzuweisen ist.
In einzelnen Fällen sind jedoch chronische, über Monate existente Erosionen berich-
tet worden (Bücker, 1964). Der röntgenologische Aspekt der Erosionen ist derart

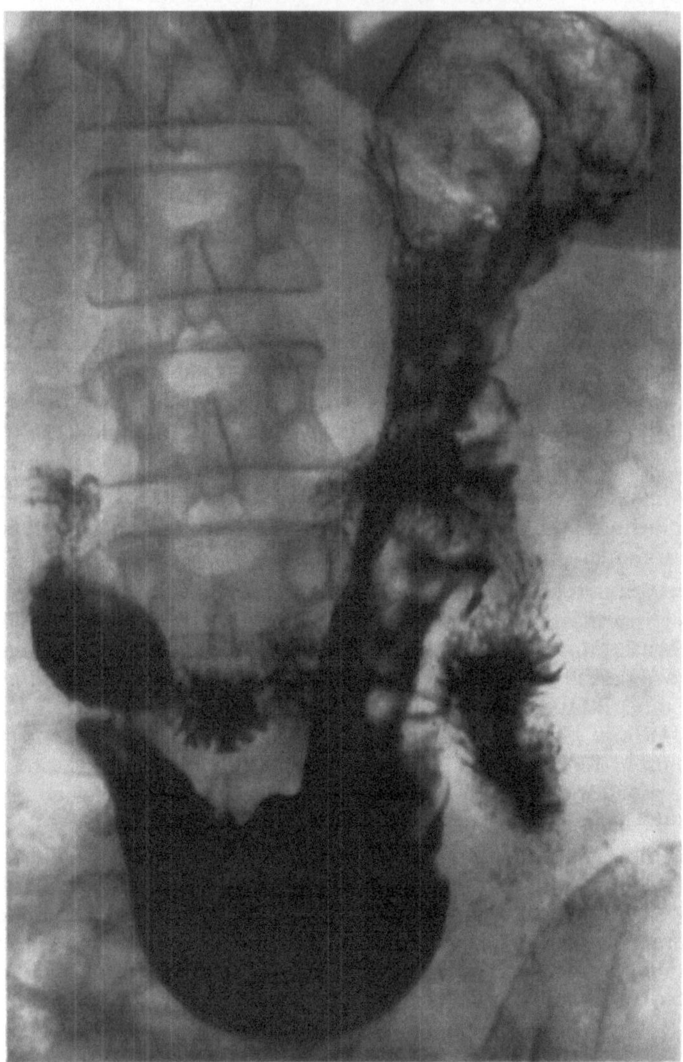

Abb. 23. Ausgeprägte Faltenwulstungen im Bereich der großen Kurvatur und der Magenhinterwand bei schwerer chronischer Gastritis

charakteristisch, daß die *Differentialdiagnose* — insbesondere gegenüber malignen
Prozessen — kaum Probleme bietet. Gelegentlich zeigen kleine benigne Tumoren
bzw. versprengte Pankreaskeime, selten einmal der Morbus Ménétrier („en nappe"-
Form) ein ähnliches Bild.

b) *Eosinophile* Gastritis. Bei der eosinophilen Gastritis handelt es sich um eine
chronische Entzündung der Magenwand, deren wesentlichstes Merkmal eine Infil-

tration mit eosinophilen Leukocyten ist. Der Prozeß kann als umschriebener polypöser Pseudotumor oder als diffuse infiltrative Wandverdickung auftreten. Bis 1967 waren rund 30 Fälle in der Weltliteratur beschrieben (CULVER et al., 1967). Die Ätiologie ist unbekannt, eine spezifische Diagnose aus dem Röntgenbild ist kaum möglich. Die diffuse Form geht meist mit Verbreiterung und Starre der Magenfalten einher, die Peristaltik kann beeinträchtigt sein, eine stenosierende Einengung des Magenlumens ist möglich. Vereinzelt wurde gleichzeitig eine Hypertrophie der Pylorusmuskulatur beobachtet (BURHENNE u. CARBONE, 1966). Der Nachweis einer allergischen Anamnese bzw. eine Bluteosinophilie kann die Diagnose erleichtern (JACOBSON, 1970). Die umschriebene Form imitiert benigne oder maligne Tumoren. Hier klären in der Regel erst Operation und Histologie den Röntgenbefund.

c) *Granulomatöse* Gastritis. Diese ebenfalls sehr seltene umschriebene Magenwandentzündung — bis 1963 waren 32 Fälle bekannt — ist vorwiegend im Antrum lokalisiert. Granulomatöse Infiltration der Schleimhaut mit Rigidität der Wand und Stenosierung führen meist zur röntgenologischen Verdachtsdiagnose maligner Tumor. Eine spezielle röntgenologische Charakteristik der granulomatösen Gastritis besteht nicht, so daß die bioptisch bzw. operativ gewonnene Histologie entscheiden muß. Eine ähnliche Symptomatik bietet die Magenbeteiligung bei der *Sarkoidose* und der *regionalen Enteritis* (Morbus Crohn), die auch histologisch von der einfachen granulomatösen Gastritis oft nicht zu trennen sind. Beide zeigen jedoch in der Regel eine gleichzeitige Beteiligung anderer Organe, dies erleichtert eine differentialdiagnostische Trennung (FAHIMI et al., 1963).

d) Die sog. *umschriebene, marginale* Gastritis. Sie wird von einzelnen Autoren (s. FRANK, 1967) als Sonderform der chronischen Gastritis aufgefaßt und findet sich vorwiegend bei sonst unauffälliger Magenschleimhaut in umschriebenen Bereichen der großen Kurvatur. Obwohl FRANK 19 Fälle unter 3747 Magenuntersuchungen fand, handelt es sich sicher um ein sehr seltenes Krankheitsbild. Erosionen im gleichen Bereich werden als charakteristisch angesehen. Differentialdiagnostisch ist auch bei der marginalen Gastritis in erster Linie ein maligner, infiltrativer Prozeß auszuschließen. Ungestörte Peristaltik, erhaltene Faltenformation, weitgehendes Fehlen einer Wandstarre sowie die Lokalisation an der großen Kurvatur in Magenmitte lassen röntgenologisch in den meisten Fällen eine benigne Veränderung annehmen. Saugbiopsie und histologische Untersuchung sind jedoch zur Klärung erforderlich (FRANK, 1967) (Abb. 23).

B. Seltene und spezifische entzündliche Magenveränderungen

1. Die Tuberkulose. Die Manifestation der Tuberkulose am Magen entsteht in der Regel auf hämatogenem Wege und ist nur noch selten zu beobachten. Das Röntgenbild der Magentuberkulose bietet keine sicheren spezifischen Charakteristika, so daß die Deutung entsprechender Veränderungen meist nur retrospektiv nach bioptischer oder operativer histologischer Sicherung möglich ist.

Dominierend sind in der Röntgenuntersuchung erosive Defekte der Schleimhaut bzw. flache Ulcerationen, die zu mehreren auftreten können und mit Vorliebe in Pylorusnähe lokalisiert sind (BIERNATH, 1921; FIESSINGER et al., 1941; BINDER et al., 1945). Die Darstellung dieser Ulcera kann wegen ihrer geringen Tiefe erhebliche Schwierigkeiten bereiten. Neben umschriebenen Defekten treten — vorwiegend entlang der kleinen Kurvatur — mehr oder weniger diffuse Infiltrate der Magenwand auf, die mit Wandstarre, Faltendeformierung und Beeinträchtigung von Peristaltik und Magenentleerung einhergehen. Ähnlich den Spätfolgen peptischer Ulcera wurde auch bei der Tuberkulose gelegentlich eine sanduhrförmige Magenkonfiguration beobachtet. Vermehrtes Auftreten von Carcinomen, gleichzeitig mit einer Magentuberkulose wurde behauptet (Clagett u. Walters, 1938; White, 1943). Wird nach bioptisch-histologischer Sicherung des Befundes eine spezifische medikamentöse Therapie eingeleitet, so können röntgenologische Verlaufskontrollen die Rückbildung der tuberkulösen Läsionen demonstrieren (Pinto et al., 1970).

Differentialdiagnostisch ist die Tuberkulose im Röntgenbild kaum je von anderen Magenprozessen abgrenzbar. Meist wird ein unspezifisches Ulcus oder ein maligner tumoröser Prozeß angenommen. Ist die röntgenologische Symptomatik für diese Veränderungen untypisch und liegt eine entsprechende Anamnese und Klinik vor, sollte auch die Tuberkulose in die differentialdiagnostischen Erwägungen des Röntgenbefundes einbezogen werden.

2. Die Lues des Magens. Die Magenbeteiligung bei Syphilis teilt seltenes Vorkommen sowie uncharakteristische klinische und röntgenologische Symptomatik mit der Tuberkulose. Ein luetischer Befall des Magens findet sich meist erst im tertiären Stadium der Erkrankung; durchschnittlich bei 0,3% aller Syphilitiker (Bockus, 1946). Männer scheinen häufiger als Frauen betroffen. Im Röntgenbild zeigt sich die *gummöse* Form als umschriebene, lokalisierte Wandverdickung. Je nach Ausdehnung kommt es zur Elastizitätsminderung der Wand mit Beeinträchtigung der regulären Peristaltik. Häufig werden in diesen Bereichen Ulcerationen gefunden (Cooley u. Childers, 1960). Die mehr diffuse, infiltrative Form kann den Magen im Sinne einer *Linitis plastica* verändern. Wie die Gummata bevorzugt auch sie den Antrumanteil des Magens. Sanduhrförmige Deformierungen bzw. Stenosen sind nicht selten (Sielman, 1956).

Für die röntgenologische *Differentialdiagnose* gelten die gleichen Unsicherheitsfaktoren wie bei der Tuberkulose. Im Einzelfall kann Klinik und Anamnese die Deutung des Röntgenbefundes erleichtern. Röntgenologische Verlaufskontrollen nach spezifischer antisyphilitischer Therapie zeigen nicht selten Rückbildung bzw. Verschwinden der Magenveränderungen.

3. Mykosen mit Magenbeteiligung. Primärer Befall oder sekundäre Beteiligung des Magens bei Pilzerkrankungen gilt als äußerst selten.

Während die *Aktinomykose* des Intestinums relativ gut bekannt ist — Appendix und Dickdarm sind vorwiegend betroffen — wurden bisher nur wenige Fälle einer Aktinomykose des Magens in der Weltliteratur beschrieben (Blain, 1933; Fuller u. Wood, 1945). Offensichtlich begünstigen vorbestehende Epitheldefekte der Schleimhaut die Infektion. Die resultierende granulomatöse Entzündung ist röntgenologisch als Tumor nachweisbar; Ulcerationen können gleichzeitig bestehen.

Auch die Aktinomykose bietet keine typischen röntgenologischen Symptome. Ein Carcinom bzw. ein maligner Magenprozeß dürfte meist nicht auszuschließen sein, die Klärung des Röntgenbefundes ist somit ohne histologische Sicherung durch Biopsie oder Operation nicht möglich. Vereinzelt wurden auch Magenveränderungen durch *Candida albicans (Soor)* beschrieben, jedoch fehlen auch hier entsprechende charakteristische Kriterien, die eine Diagnose aus dem Röntgenbild erlauben (Kunz, 1972).

4. Magenphlegmone und -absceß. Die Phlegmone als diffuse und der Absceß als umschriebene Form der eitrigen Entzündung der Magenwand gelten gleichfalls als äußerst seltene Röntgendiagnosen des Magens. Durch Infektion über einen Epitheldefekt oder auf dem Blutweg hervorgerufen, führen sie, wenn sich je Gelegenheit zur röntgenologischen Beobachtung bietet, zu wenig charakteristische Veränderungen (Olsson, 1932). Die entzündlich verdickte Magenwand kann tumorösen Charakter aufweisen und zu einer entsprechenden Kontrastmittelaussparung im Röntgenbild führen. Die Schleimhautfalten sind — je nach Ausdehnung des Prozesses und Infiltrationsgrad — starr und verbreitert oder über dem Tumor mehr oder weniger abgeflacht. Auch hier scheint der distale Magenbereich bevorzugt. Lassen nicht gleichzeitig bestehende klinische Symptome eine entzündliche Ursache der röntgenologischen Veränderungen annehmen — fast immer handelt es sich um ein schweres generalisiertes Krankheitsbild — so wird *differentialdiagnostisch* in erster Linie an ein Carcinom zu denken sein. Da nicht selten der Ausgangspunkt der phlegmonösen oder abszedierenden Magenentzündung in der unmittelbaren Umgebung des Organs zu suchen ist (FRIK, 1965), muß auf die Klärung dieser nicht selten zu Impressionseffekten am Magen führenden Veränderungen ein besonderer Augenmerk gerichtet werden. Die überwiegende Mehrzahl der eitrigen Magenentzündungen wird jedoch zweifellos erst operativ aufgedeckt. Die wichtigste Aufgabe der Röntgenuntersuchung besteht darin, die Indikation zum operativen Eingriff zu sichern.

5. **Gastritis emphysematosa-Luft in der Magenwand.** Gasansammlungen innerhalb der Magenwand können durch eine Reihe der verschiedensten Mechanismen zustande kommen (Übersicht bei NELSON, 1972).

Bei der *emphysematösen Gastritis* handelt es sich um eine — ebenfalls seltene — Variante der Magenphlegmone, hervorgerufen durch gasbildende Mikroorganismen, die über Epitheldefekte in die Mucosa und Submucosa eindringen und sich von dort oft über den gesamten Magen ausbreiten. Klinisch liegt meist, ähnlich der eitrigen phlegmonösen Entzündung, ein schweres Krankheitsbild vor. Ursachen sind nach den in der Literatur berichteten Beobachtungen vorwiegend chirurgische Eingriffe, Einnahme von Substanzen, die die Schleimhaut angreifen, Gastroenteritiden und der gastrointestinale Infarkt. Die Röntgenuntersuchung ist die einzige Möglichkeit, präoperativ zu einer Diagnose zu gelangen, obgleich die Verabreichung von Barium im akuten Stadium im Hinblick auf die Perforationsgefahr nicht ohne Risiko ist (HAN et al., 1965). Das *Röntgenbild* zeigt meist bereits auf der Übersichtsaufnahme die charakteristischen spritzerförmigen Gasbläschen, die sich cystenähnlich im Verlauf der Magenwand darstellen (HAN et al., 1965; BERENS u. MOSKOWITZ, 1968). Ihre Größe variiert von wenigen Millimetern bis zu etwa 1 cm. Die Magenwand ist oft verdickt, der Magen selbst kontrahiert. Die Gasbläschen haben auch bei Lageänderung eine konstante Beziehung zur Magenwand, was ihre differentialdiagnostische Abgrenzung von anderen Veränderungen, z. B. retinierten Nahrungsresten, erleichtert.

Ein ähnliches Bild wird hervorgerufen durch das sog. *interstitielle Magenemphysem* und die *Pneumatosis cystica*. Beide werden nicht durch Entzündungsprozesse verursacht.

Das *interstitielle Magenemphysem* wird als seltene Folge nach Eingriffen am Magen wie Operationen und Gastroskopie beobachtet (WARD, 1960; HAN et al., 1965). Der Magen ist hier, im Gegensatz zur emphysematösen Gastritis, gedehnt, die Gasansammlungen zeigen sich als mehr oder weniger kontinuierliches Aufhellungsband in der Magenwand (BERENS u. MOSKOWITZ, 1968). Das Phänomen verschwindet in der Regel nach wenigen Tagen durch spontane Resorption des Gases.

Die sog. *Pneumatosis cystica intestinalis* ist am Darm keineswegs eine Seltenheit (MUHAJED u. EVANS, 1958), am Magen jedoch eine außergewöhnliche Rarität (NELSON, 1972). Als Ursache werden Dehnungsverletzungen der Schleimhaut angenommen oder verbreiterte Lymphspalten, da die Hohlräume oft von einem Endothel ausgekleidet sind. In der Umgebung der cystischen Gebilde, die in geringerer Zahl als bei der emphysematösen Gastritis auftreten und eine Größe von mehreren Zentimetern erreichen können, findet sich nicht selten eine unspezifische Ent-

zündung (Fremdkörperreaktion ?). Die Gasansammlungen stellen sich im Röntgenbild als rundliche oder ovale, in der Magenwand gelegene Aufhellungen dar. Häufig
finden sich entsprechende Veränderungen gleichzeitig in der Darmwand und im
Mesenterium. Auffällig oft werden neben der Pneumatosis cystica andere Magenerkrankungen wie Ulcera und Stenosen gefunden (Nitch, 1924; Muhajed u. Evans,
1958).

Gasansammlungen in der Magenwand bieten auch Cysten anderer Genese sowie
cystisch degenerierte bzw. umgewandelte Tumoren. Sie werden im Kapitel der
Magentumoren besprochen.

V. Ulcus ventriculi

A. Allgemeine Kriterien

Im Gegensatz zur banalen Erosion, die sich definitionsgemäß nicht über die
oberflächlichen Schleimhautschichten hinaus ausdehnt, können beim echten Ulcus
alle Schichten der Magenwand beteiligt sein. Im Röntgenbild läßt sich ein derartiger Defekt als *Kontrastmittelausguß* darstellen und ist als solcher einzig beweisendes
röntgenologisches Zeichen für die Existenz eines Magengeschwürs. Je nach der
gewählten Aufnahmeposition zeigt sich der kontrastmittelgefüllte Krater als randständige *Nische* (tangentialer Strahlengang) oder als unterschiedlich konfiguriertes
Depot bzw. *Breifleck* „en face". Indirekte Zeichen, wie Faltenkonvergenz oder
lokaler Spasmus der Gegenseite treten gegenüber dem Nachweis einer Nische bzw.
eines Depots in den Hintergrund, können jedoch im Einzelfall zur Entdeckung
eines schwer erkennbaren Ulcus beitragen.

Das einfache benigne Magengeschwür gehört zweifellos zu den häufigsten pathologischen Diagnosen der röntgenologischen Magenuntersuchung. Seine Nachweismöglichkeit kann als sehr günstig eingeschätzt werden — einzelne Autoren sprechen von 90% und mehr. Nach Prévôt u. Lassrich (1959) ist die Ulcusdarstellung
von folgenden Faktoren abhängig (modifiziert):
Größe und Lage des eigentlichen Wanddefektes,
Umgebungsreaktion,
Autoplastik der Schleimhaut,
Maskierung des Kraters durch Füllung mit nicht-schattengebenden Substanzen
(Blutcoagula, Thromben, Nahrungsmittelrest usw.),
Motorisches und sekretorisches Verhalten des Magens.
Abgesehen von diesen, von Fall zu Fall unterschiedlichen Gegebenheiten,
spielen apparative Ausrüstung, Technik des Untersuchers sowie seine Sorgfalt und
Erfahrung eine überragende Rolle für den Ulcusnachweis und dessen Differentialdiagnose.

B. Besondere Charakteristika des Ulcus ventriculi und ihre Wertigkeit beim Benignitätsnachweis im Röntgenbild

(spezielle Kriterien des malignen Ulcus siehe im Carcinomkapitel)

a) *Lokalisation.* Die überwiegende Mehrzahl aller benignen Magenulcera findet
sich in den mittleren und distalen Anteilen der kleinen Kurvaturseite. Erkennung
und Differenzierung machen hier — bei Beachtung entsprechender Regeln — meist
keine wesentlichen Schwierigkeiten. Die Probleme können erheblich sein, wenn die
Geschwüre kardianah, präpylorisch bzw. pylorisch oder an der großen Kurvatur
gelegen sind. Die frühere Forderung vieler Autoren, Ulcera dieser Lokalisation

seien bis zum definitiven Beweis des Gegenteils zunächst immer als maligne anzusehen, ist allerdings heute nur bis zu einem gewissen Grad haltbar (ELLIOTT et al.,
1957 u. a.).

Das *juxtakardiale* Ulcus ist bekanntermaßen röntgenologisch wie auch gastroskopisch schwer darzustellen, seine Differenzierung vom Carcinom und gelegentlich auch vom Divertikel im Einzelfall überaus problematisch (JOCU, 1969). Rund
10 % aller gutartigen Magengeschwüre werden in der näheren Umgebung der

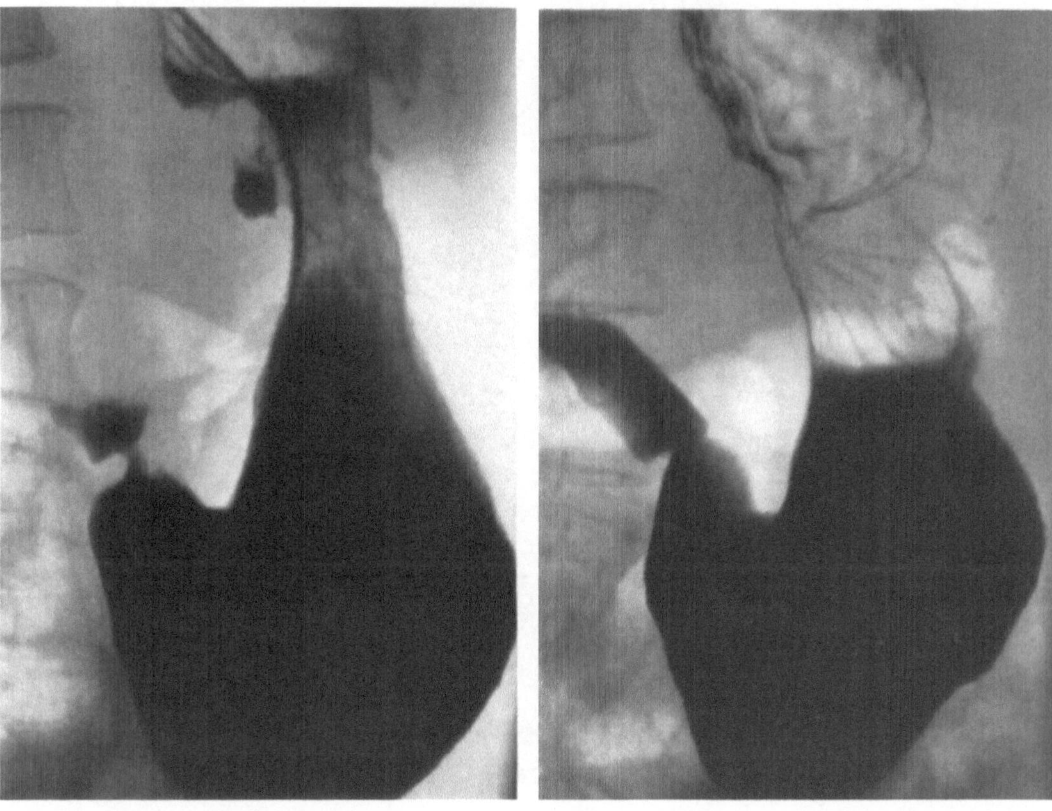

a   b

Abb. 24. a) Großes, kardianahe gelegenes benignes Ulcus ventriculi; b) Gleicher Patient,
Kontrolluntersuchung nach 4 Wochen: Abheilung des Ulcus mit Faltenkonvergenz und tiefer
Einziehung an der großen Kurvatur

Kardia angetroffen (KÄUFER et al., 1969). Benigne und maligne Defekte dürften
sich in etwa die Waage halten (Abb. 24).

Seltener werden benigne Ulcera an der *großen Kurvatur* beobachtet (AXMANN
u. SETKA, 1956 nach verschiedenen älteren Literaturangaben: 2 bis 4 %; HALBEIS
u. MARCUS, 1958: unter 0,5 %). Geschwüre an der großen Kurvatur wurden über
lange Zeit nahezu ausschließlich als maligne angesehen (LAHEY, 1945 u. a.). Neuere
Untersuchungen konnten diese Ansicht jedoch nicht bestätigen (BOUDREAU et al.,
1951: 51 % benigne; ELLIOTT et al., 1957: 50 % benigne; FINDLEY, 1961: 89 %

benigne). Die Wahrscheinlichkeit, daß ein Ulcus an der großen Kurvatur des Magens benigne ist, scheint also keineswegs geringer als in jeder anderen Lokalisation (Abb. 25).

Auch für das *pylorisch* bzw. *präpylorisch* gelegene Ulcus kann gelten, daß entgegen der auch heute noch vielfach vertretenen Ansicht entsprechende Defekte keineswegs überwiegend als maligne angesehen werden müssen (Wolf u. Bryk, 1961; Giesen u. Ochsner, 1962 u. a.). Elliott et al. (1957) fanden sogar im prä-

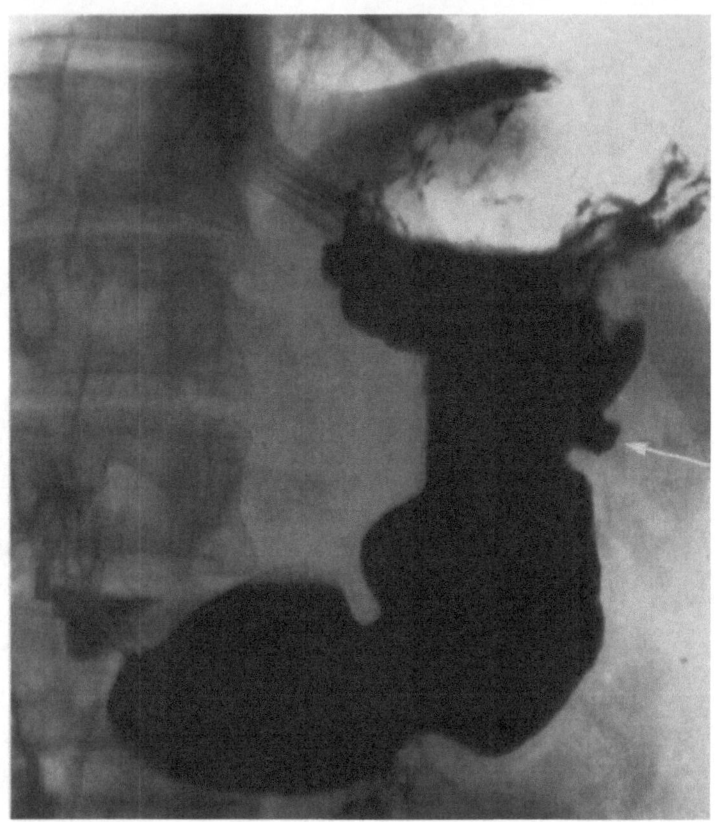

Abb. 25. Ulcus ventriculi an der großen Kurvatur. Benignität endoskopisch und histologisch gesichert

pylorischen Bereich eindeutig seltener maligne Geschwüre als in den restlichen Bereichen des Antrums und der kleinen Kurvatur (22 zu 40%) (Abb. 26).

b) *Größe*. Die Größe einer Ulcusnische wird nicht unwesentlich durch die Autoplastik der umgebenden Schleimhaut mitbestimmt. Hieraus ergibt sich neben der häufig beobachteten Diskrepanz zwischen röntgenologischem und pathologisch-anatomischem Befund die Tatsache, daß aus dem Umfang des Defektes nicht auf dessen Penetration in umgebende Organe geschlossen werden kann.

Lange Zeit galt das Überschreiten eines gewissen Durchmessers als sicheres Malignitätszeichen in der Ulcusdiagnostik (Alvarez u. McCarty, 1928: über 2,5 cm wahrscheinlich, über 4 cm sicher maligne). In der Folgezeit erschien eine ganze Reihe von Publikationen über sog. „Riesenulcera" des Magens, die die über-

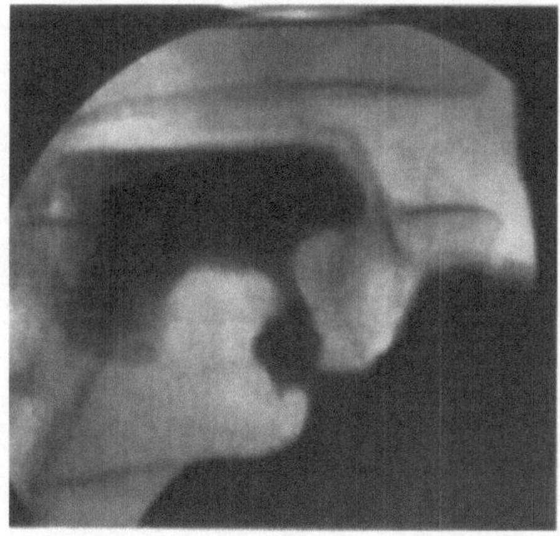

a

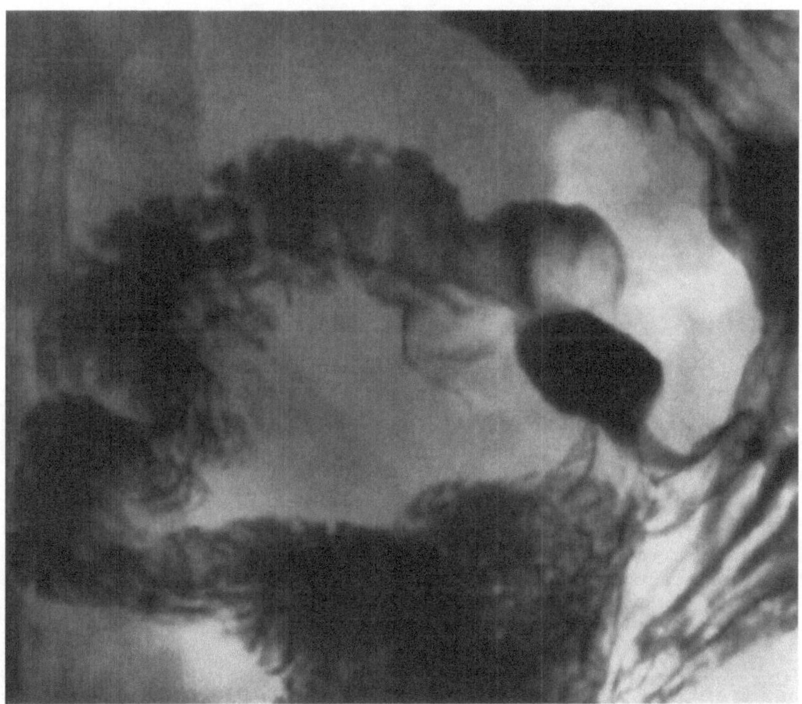

b

Abb. 26. Ulcus ad pylorum. a) Intrapylorisches Ulcus mit deutlicher Stenose; b) Riesenulcus
im Pylorusbereich ohne wesentliche Stenose

wiegende Benignität dieser großen Geschwüre nachweisen konnten (SHOULDERS u.
LISCHER, 1953; ELLIOTT et al., 1957; COHN u. SARTIN, 1958).

Größe und Lokalisation eines Ulcus sind also weder statistisch noch im Einzelfall geeignet, dem Röntgenologen wesentliche differentialdiagnostische Hilfe zu
geben.

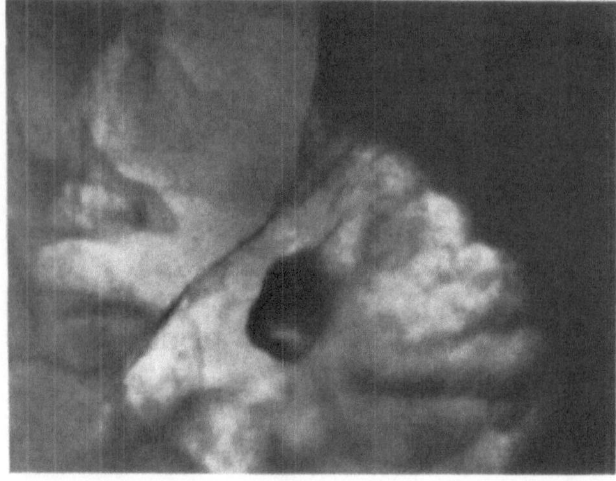

a

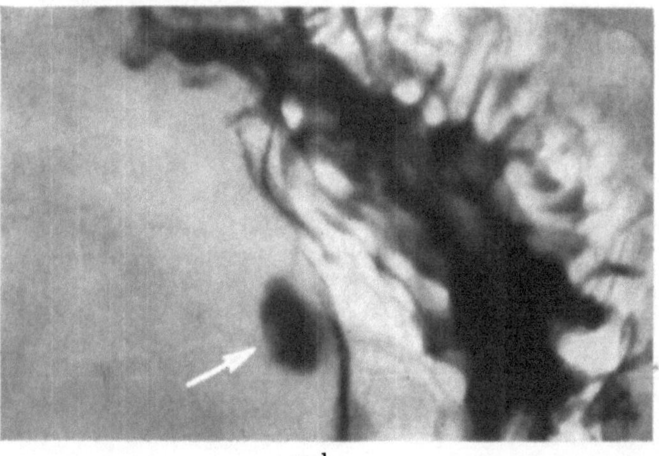

b

Abb. 27. a) Ulcus ventriculi im Angulusgebiet mit kleiner unregelmäßiger Aussparung am Ulcusgrund infolge Blutkoagula; b) Ulcus ventriculi an der kleinen Kurvatur, Aussparung am Ulcusgrund, die sich operativ als Gefäßstumpf erwies

c) *Ulcusgrund* und *Ulcusrand.* Konfiguration und Aufbau des *Ulcusgrundes* lassen sich röntgenologisch nur im tangentialen Strahlengang ausreichend beobachten. Normalerweise zeigt die Nische hier eine weitgehend glatte konvexbogige Begrenzung. Unregelmäßigkeiten sind kaum verwertbar für differentialdiagnostische Belange, da sie meist durch Blutcoagula, Granulationsgewebe oder Nahrungsmittelreste hervorgerufen werden (Potvliege et al., 1963). Von Berg (1932) und Åkerlund (1938, 1939) wurde erstmals eine kleine, zentral im Ulcusgrund gelegene bürzelförmige Aufhellung beschrieben, meist im Zusammenhang mit einer gleichzeitigen gastrointestinalen Blutung. Es handelt sich hierbei um Stümpfe arrodierter Arterien, die in die Ulcusnische hineinragen. Ihre Darstellung im Röntgenbild muß als „Alarmsymptom" einer drohenden Blutung angesehen werden, kann jedoch als äußerst selten gelten (Prévôt u. Lassrich, 1959) (Abb. 27).

Bei der Beurteilung des *Ulcusrandes* gilt das sog. Hamptonsche Zeichen als sicherster Hinweis für die Benignität einer Geschwürsnische (SHUMACHER u. HAMPTON, 1956). Im tangentialen Strahlengang, unterstützt durch dosierte Kompression, zeigt sich hierbei eine schmale Aufhellungslinie, die den Krater bandförmig umgibt oder doch zumindest an einer Seite nachgewiesen werden kann. Sie wird hervorgerufen durch die glatten, unterminierten Schleimhautsäume am Ulcusrand. Die Hampton-Linie läßt sich nicht bei jedem benignen Geschwür demonstrieren und ihr Fehlen beweist nichts. Gelegentlich wurde sie auch bei Ulcuscarcinomen beobachtet (WOLF u. MARSHAK, 1957; DODD u. NELSON, 1961; TREICHEL et al., 1973). Eine weitere, meist breitere Aufhellungslinie zwischen Nische und Magenlumen wurde beschrieben („Ulcuskragen"), die nicht mit dem Hampton-

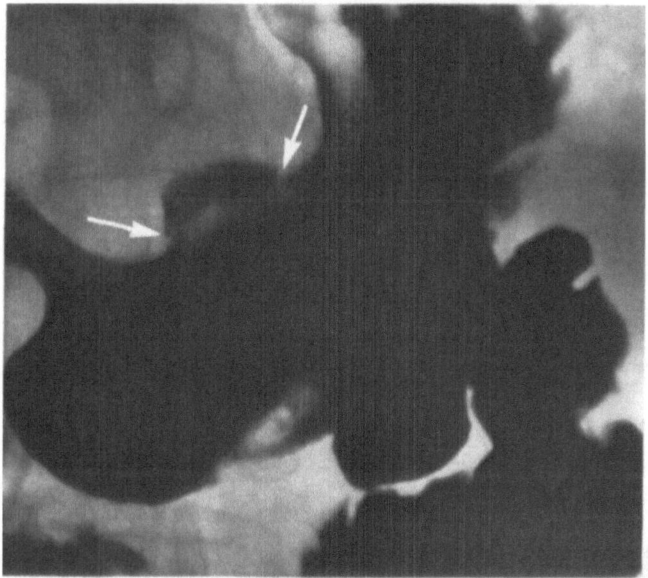

Abb. 28. Großes, benignes Ulcus ventriculi im Angulusbereich mit typischer „Hampton-line" als Hinweis für Gutartigkeit

schen Zeichen identisch sein soll (WOLF u. MARSHAK, 1957). Als Ursachen werden eine durch die entzündliche Infiltration bedingte, verminderte Dehnbarkeit in der unmittelbaren Umgebung des Ulcus sowie lokale Spasmen der Muskulatur angegeben (Abb. 28).

d) *Faltenrelief.* Die subtile Beobachtung der den Krater umgebenden Schleimhautfalten — sie ist sowohl im tangentialen Strahlengang wie auch in Aufsicht möglich — hat für die Diagnose eines benignen Ulcus wesentliche Bedeutung. Klassisch und gut bekannt ist der radiär auf die Nische ausgerichtete Faltenverlauf. Diese sternförmige Anordnung der Falten ist jedoch keineswegs obligatorisch nachweisbar, sie fehlt häufig bei frischen Geschwüren und wird in bestimmten Magenbereichen seltener gesehen (Fornix, Pylorus). Die Breite der Falten kann sehr unterschiedlich sein. Gelegentlich sind sie in der Ulcusumgebung, bedingt durch entzündliches Ödem, kissenartig angeschwollen und können so einen Tumor vortäuschen. Regelmäßige, bis an den Geschwürsrand zu verfolgende Schleimhautfalten ohne den Nachweis von Deformierung, Destruktion oder Abbruch sprechen für einen benignen Defekt.

e) *Motorik*. Die reguläre Peristaltik ist beim einfachen benignen Magenulcus in der Regel nicht wesentlich beeinträchtigt. Die umschriebene entzündliche Wandinfiltration in der unmittelbaren Geschwürsumgebung führt nur selten zu der für den malignen Defekt typischen „Starre" der Magenwand und Unterbrechung der peristaltischen Welle. Muskuläre *Spasmen* werden allerdings häufig beobachtet und gelten als indirektes Ulcuszeichen („Ulcusfinger" bei Kontraktion der einer Ulcusnische gegenüberliegenden Wandanteile). Regionale Spasmen kommen auch in der unmittelbaren Umgebung des Ulcus vor und können dann, neben einer Beeinträchtigung von Größe und Konfiguration des Kraters, auch die Abgrenzung von einem infiltrierend wachsenden Carcinom sehr erschweren (Klein u. Bradley, 1966).

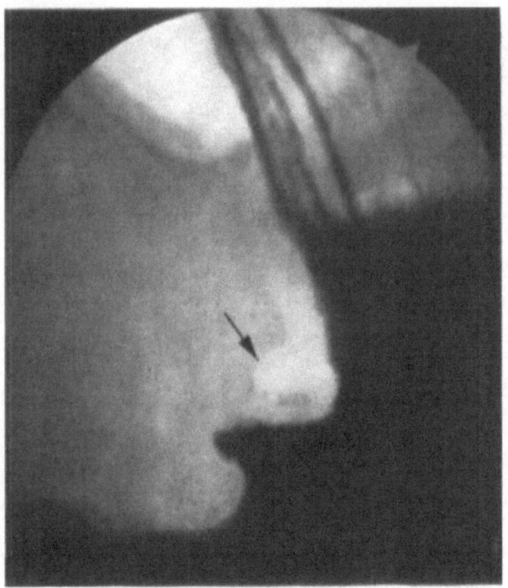

Abb. 29. Penetrierendes Ulcus im Angulusbereich. Beachte die Dreischichtung mit Luftkuppel

f) *Komplikationen, Heilung* und *Folgen*. Im Vordergrund der möglichen Komplikationen des Ulcus ventriculi stehen *Blutung, Penetration* in eines der umliegenden Organe sowie die freie *Perforation* in die Bauchhöhle.

Das Magenulcus stellt die häufigste Blutungsursache des oberen Gastrointestinaltraktes dar. Meist gelingt es, die Blutung durch eine Kontrastmitteluntersuchung oder die Angiographie nachzuweisen (s. dort). Die Penetration ist aus dem Röntgenbild nur zu vermuten, nicht aber zu beweisen, da Größe und Lokalisation des Ulcus nicht als Kriterien verwertbar sind (Abb. 29). Die Perforation schließlich zeigt sich dem Radiologen durch den Übertritt von (wasserlöslichem!) Kontrastmittel durch die Fistelöffnung in die Bauchhöhle, bzw. durch den Nachweis von freier Luft im Abdomen (Luftsichel unter dem Zwerchfell im Stehen).

Der Nachweis von *Rückbildung* bzw. *Verschwinden* der Ulcusnische im Verlauf röntgenologischer Kontrolluntersuchungen zählt zu den sichersten Kriterien für den benignen Charakter der Läsion. Kurzzeitige Verlaufsbeobachtungen zweifelhafter Veränderungen sind durchaus vertretbar (Scott et al., 1959). Jedoch ist auch die eindeutige Verkleinerung der Nische nach Therapie kein absoluter Beweis für Gutartigkeit, da ähnliches auch bei Carcinomen beobachtet wurde (Sakita et al., 1971; Hazzi et al., 1971).

Ein gutartiges Magenulcus kann nach seiner Abheilung eine auch im Röntgenbild erkennbare Narbe hinterlassen (KELLER et al., 1970; „Faltenkonvergenz ohne Nische"). Früher häufig beobachtete ausgedehnte Verziehungen mit Ausbildung eines Sanduhr- oder Beutelmagens sind allerdings — nicht zuletzt durch die erheblichen Fortschritte in Diagnostik und Therapie — selten geworden. Sie können bei Unkenntnis der Anamnese gelegentlich schwer von einem scirrhös wachsenden Carcinom abzugrenzen sein. Ähnliche Schwierigkeiten ergeben sich bei narbigen Prozessen im Antrum- und Pylorusbereich, insbesondere dann, wenn sie bereits zu einer kompletten Stenose geführt haben. Die Zusammenhänge zwischen der benignen Pylorushypertrophie und dem Magenulcus sind noch weitgehend ungeklärt.

Zusammenfassend sprechen folgende, aus der Röntgenuntersuchung zu erarbeitende Kriterien für das *Vorliegen eines gutartigen Ulcus ventriculi*. Die Wahrscheinlichkeit nimmt zu, wenn mehrere von ihnen gleichzeitig nachzuweisen sind [SHUMACHER u. HAMPTON, 1956; WOLF u. MARSHAK, 1957; ELLIOTT et al., 1957; SCOTT et al., 1959; DODD u. NELSON, 1961; NELSON, 1969 (2) u. a.].

1. Eindeutiger Nachweis einer klar über dem Randniveau der Magenwand gelegenen Ulcusnische in zwei Ebenen und unter verschiedenen Bedingungen.

2. Demonstration von in den Ulcuskrater einstrahlenden, nicht destruierten Schleimhautfalten.

3. Nachweis einer als „Hampton-Linie" oder „Ulcuskragen" bezeichneten Aufhellungslinie zwischen Nische und Magenlumen.

4. Fehlen einer eigentlichen „Wandstarre" im Nischenbereich und weitgehend regelrechter Ablauf der Peristaltik.

5. Beobachtung von Rückbildung bzw. Verschwinden des Ulcuskraters nach entsprechender Therapie in röntgenologischen Verlaufskontrollen.

Diese Aufstellung darf nicht über die Tatsache hinwegtäuschen, daß jedes dieser Zeichen auch bei einem malignen Ulcus auftreten kann. Ihre Beachtung bietet jedoch eine taugliche Basis, in einem hohen Prozentsatz der Fälle aus der Röntgenuntersuchung eine weitgehend sichere Differenzierung zu treffen. In Zweifelsfällen sollte jedoch keines dieser Kriterien dazu führen, die Endoskopie zur histologischen Klärung des Prozesses zu verzögern.

C. Spezielle Darstellungstechnik

Neben dem Umfang des Ulcus — selbst stecknadelkopfgroße Defekte können unter günstigen Umständen noch röntgenologisch erkannt werden — spielt seine Lokalisation eine wesentliche Rolle. Die nach der Häufigkeit im Vordergrund stehenden Ulcera der kleinen Kurvatur bieten nur selten diagnostische Schwierigkeiten, da das Kontrastmittel meist von selbst die Nische ausfüllt. Übersichts- und Zielaufnahmen in Schleimhaut-, Prallfüllungs- und Doppelkontrasttechnik, sowie verschiedene Positionen mit und ohne Kompression, dokumentieren den Befund und stützen die differentialdiagnostischen Erwägungen. Grundsätzlich sollte das Ulcus in mindestens zwei Ebenen abgebildet sein. Im Stehen gelingt es gelegentlich gerade bei Defekten der kleinen Kurvatur, eine *Dreischichtung* (Luft, Succus, Kontrastmittel, bei großen Ulcera Penetrationszeichen!) nachzuweisen.

Problematisch ist mitunter die Darstellung von Ulcuskratern in anderen Magenbereichen. Nischen in *Kardianähe* bzw. im *Magenfundus* lassen sich am besten in Kopftieflage unter gleichzeitiger Rotation erkennen (SCHATZKI u. GARY, 1958). Schleimhaut- und Doppelkontrastaufnahmen (natürliche Magenblase, Luftinsufflation) gelingen hier günstig im Stehen. Palpation und Kompression sind in den oberen Anteilen des Magens wegen der Behinderung durch den Rippenbogen nicht anwendbar, im Antrum und der Pylorusregion jedoch von großer diagnostischer Hilfe. Eine wesentliche Rolle spielt im *distalen Magenbereich*, insbesondere bei Nischen an der Vorder- und Hinterwand, die Doppelkontrasttechnik in Rückenlage (Abb. 30).

Eine Kombination der Röntgenuntersuchung mit den photographischen und bioptischen Methoden der *Gastroskopie* kann die Trefferquote und Differentialdiagnostik des Ulcus ventriculi entscheidend verbessern. Die enge Zusammenarbeit zwischen Radiologie und Endoskopie gewinnt gerade auf diesem Gebiet zunehmend an Bedeutung (Brünner et al., 1968; Gabrielsson, 1971; Hines et al., 1971 u. a.). Zusätzlich soll noch auf die Bedeutung der *Parietographie* bei zweifelhaften Defek-

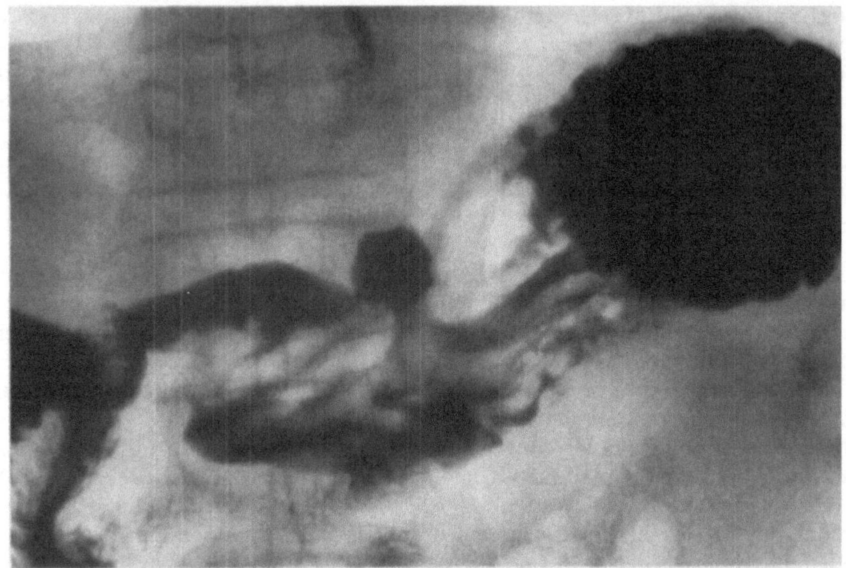

Abb. 30. Großes, benignes Ulcus ventriculi im Angulusgebiet. Bei Doppelkontrasttechnik Darstellung der einstrahlenden Schleimhautfalten

ten im Fornixbereich sowie auf die *Angiographie* bei blutenden Ulcera hingewiesen werden.

Für die Diagnose eines Ulcuskraters ist die Kenntnis einiger *Täuschungsmöglichkeiten* wichtig. Gelegentlich können Recessus zwischen Schleimhautfalten, peristaltische Spasmen oder perigastrische Adhäsionen einen „Pseudokrater" bilden und ein echtes Ulcus vortäuschen (Cosmacini u. Landini, 1966). Ebenso kann eine persistierende Ansammlung von Kontrastmittel an beiden Enden des Pyloruskanals (Cimmino, 1963) oder ein konstanter, die Pylorusöffnung markierender Breifleck mit radiärem Faltenverlauf (Keet u. Heydenreich, 1960; Keet, 1960) zur Verwechslung mit einem echten Ulcus führen. Zu einem ähnlichen Effekt führt mitunter das für die benigne Pylorushypertrophie typische, dreieckförmige Kontrastmitteldepot an der kleinen Kurvaturseite. Unter bestimmten Bedingungen (unvollständige Nischenfüllung, bloßer Kontrastmittelüberzug des Kraters und der umgebenden Mucosa wie bei der Doppelkontrasttechnik) kann ein Ulcus lediglich als Ringschatten zur Darstellung kommen (Lubert u. Krause, 1963). Eine sorgfältige Untersuchung sollte jedoch in der Regel in der Lage sein, derartige „Fallgruben" der Ulcusdiagnostik auszuschalten.

D. Spezielle Ulcusformen

Als *Steroidulcera* werden Geschwüre definiert, die unter Steroidtherapie erstmals manifest werden. Die Häufigkeit ihres Auftretens ist unmittelbar abhängig von Dosishöhe und Verabreichungsdauer (KERN et al., 1957; BULGRIN et al., 1960). Bevorzugter Magenbereich ist das Antrum. Steroidulcera unterscheiden sich von normalen Geschwüren nicht wesentlich. Ihre Größe liegt jedoch häufig über dem Durchschnitt und eine entzündliche Umgebungsreaktion fehlt. Es kann daher der Eindruck eines „ausgestanzten" Defektes mit glatten Rändern entstehen (EVANS, 1958; HARTWEG, 1963).

Das sog. *Altersulcus* bietet neben klinischen auch einige röntgenologische Besonderheiten. Magengeschwüre alter Menschen sind gewöhnlich besonders groß („Riesenulcus"), ihr Durchmesser beträgt nicht selten 5 cm und mehr. Die Größe steht oft im umgekehrten Verhältnis zu den geringen oder gar fehlenden klinischen Symptomen. Röntgenologische Verlaufskontrollen zeigen, daß die Heilungstendenz oft verzögert ist und verstärkte Neigung zu Rezidiven besteht (FRIED, 1964). Die Differentialdiagnose zwischen benignem Ulcus und Carcinom kann hier sehr problematisch sein, die Größe des Defektes allein ist jedoch kein verwertbares Kriterium. Im Vordergrund der Pathogenese des Altersulcus stehen zweifellos Durchblutungsstörungen des Magens (SPANG, 1948). Nicht selten können sogar Verkalkungen der Magenarterien im Nativbild nachweisbar sein (HOLSTEIN u. STECKEN, 1960). ELKELES (1964) fand eine direkte Korrelation zwischen dem Schweregrad röntgenologisch nachweisbarer Verkalkungen der Aorta abdominalis und der Häufigkeit von Altersulcera. Eine eher umgekehrte Relation gibt der gleiche Autor für das Magencarcinom an.

Gleichzeitiges Auftreten von Magen- *und* Duodenalulcera scheint häufig zu sein [BATESON, 1969 (2)]. Wahrscheinlich tritt das Magengeschwür sekundär auf, bedingt durch die verzögerte Magenentleerung oder einen duodenogastralen Reflux.

Magenulcera bei Kindern sind offensichtlich häufiger, als lange Zeit angenommen wurde, jedoch deutlich seltener als beim Erwachsenen (RAMOS et al., 1960; SINGLETON u. FAYKUS, 1964). Abgesehen von der nur in Einzelfällen beobachteten Malignität bieten sie weder klinisch noch röntgenologisch eine vom Ulcus des Erwachsenen abweichende Symptomatik.

Durch *Fehlfunktion endokrinsekretorischer Systeme* können Ulcera hervorgerufen oder beeinflußt werden.

Gewisse Beziehungen scheinen zwischen *Diabetes mellitus* und *Ulcus ventriculi* zu bestehen, wahrscheinlich über eine Beeinflussung der Säurereaktion durch Insulin. Wenn auch Ulcera bei Diabetikern nicht häufiger als gewöhnlich auftreten und keine besondere röntgenologische Symptomatik aufweisen (KATZ u. SPIRO, 1966; GÜNTHER, 1969), so scheinen doch Neuerkrankungen nach Manifestation eines Diabetes seltener aufzutreten. Klinische Beschwerden bei chronischen Ulcusträgern können sich beim Hinzutreten eines Diabetes verlieren. Im Vordergrund der Magenveränderungen beim Diabetes mellitus stehen *funktionelle Störungen* mit geringer oder fehlender Peristaltik, mangelhafter Entleerung und oft langzeitiger Retention des Mageninhaltes. Eine entsprechende klinische Symptomatik wird meist vermißt. Wahrscheinliche Ursachen der motorischen Veränderungen ist eine allgemeine diabetische Neuropathie („Gastroparesis diabeticorum", KASSANDER, 1958).

Inselzelladenome des Pankreas können durch Sekretion eines gastrinähnlichen Enterohormons Ulcera des Magens und Dünndarms verursachen, die einen Teil des sog. *Zollinger-Ellison-Syndroms* bilden (ZOLLINGER u. ELLISON, 1955; HARE,

1960; Amberg et al., 1964; Missakian et al., 1965; Krč et al., 1968; Nägele et al., 1968; Zboralske u. Amberg, 1968 u. a.).

Geschwüre werden in mehr als 90% der Fälle gesehen, wobei multiples Auftreten und Lokalisation im distalen Bulbusbereich sowie postbulär für ein Zollinger-Ellison-Syndrom sprechen. Der Magen selbst ist häufig atonisch und dilatiert, die Falten wulstig und verbreitert. Meist findet sich eine beträchtliche Hypersekretion. Eigentliche Magenulcera sind seltener als solche des oberen Duodenums.

Nicht unerwähnt sollen schließlich Magenulcera bleiben, die in seltenen Fällen *nach Strahlentherapie* auftreten, wenn eine bestimmte Toleranzdosis der Magenschleimhaut überschritten wird. Sie beträgt nach Sylven et al. (1969) etwa 4300 R bei fraktionierter Telekobaltbestrahlung. Histologisch zeigen sich die typischen Merkmale der Radionekrose, röntgenologisch bieten auch die radiogenen Ulcera keine Besonderheiten.

VI. Magenveränderungen durch Chemikalien

Verätzungen der Innenwand des Magens können auftreten, wenn Säuren oder Laugen — seltener Schwermetallverbindungen oder andere korrodierende Chemikalien — in suicidaler Absicht oder versehentlich getrunken werden. In Abhängigkeit von Menge und Konzentration der zugeführten Substanz bietet sich pathologisch-anatomisch ein breites Spektrum von Veränderungen, welches vom entzündlichen Ödem mit leichten Epithelschäden bis zu ausgedehnten Nekrosen und Ulcerationen reicht. Die schwersten Schäden finden sich gewöhnlich in den distalen Magenbereichen, da nach Verschluß des Pylorus die ätzende Flüssigkeit sich entlang der Magenstraße an Hinterwand und kleiner Kurvatur ausbreitet und präpylorisch länger einwirkt. Salzsäureverätzungen finden sich vorwiegend im Magen, Schädigungen durch Laugen bevorzugt im Oesophagus, da geringere Laugenmengen durch die Salzsäure des Magens neutralisiert werden (Tucker u. Gerrish, 1960; Fehervary u. Kiss, 1970; Treichel u. Macha, 1971; Bruna et al., 1972; Franken, 1973 u. a.).

Die im *akuten Stadium* durchgeführte Röntgenuntersuchung zeigt in den mit Lauge oder Säure in Kontakt gekommenen Magenbereichen Schwellung und Deformierung der Schleimhautfalten. Das Faltenödem kann bis zur völligen Verlegung des Magenausgangs führen. Die peristaltische Aktivität ist vermindert oder aufgehoben. Die Epithelnekrosen können ein körnig-granuliertes Relief hervorrufen (Prévot u. Lassrich, 1959). Besondere Beachtung verdienen die häufig entlang der kleinen Kurvatur erkennbaren fingerartigen Ätzulcera, da sie eine ausgeprägte Neigung zur Blutung und Perforation besitzen (Abb. 31).

Die *chronische Phase* wird — wiederum abhängig vom Ausmaß der akuten Schädigung — geprägt durch mehr oder weniger starke, vorwiegend im Antrum und Pylorusbereich lokalisierte narbige Veränderungen. Eine völlige restitutio ad integrum findet sich selten und nur in leichten Fällen. Die Spätfolgen reichen von einfachen narbigen Verziehungen bis zu ausgedehnten Stenosen mit Schrumpfung von Teilen oder des gesamten Magens. Der Vernarbungsprozeß wird noch unterstützt durch Thrombosierung der Gefäße, die eine Regenerierung der verletzten Regionen nicht zuläßt (Strode u. Dean, 1950). Bei fehlender Kenntnis der Anamnese kann ein scirrhöses Carcinom oder eine Magenlues vorgetäuscht werden (Koberg, 1954); ein Grund, bei unklaren Stenosen auch an ein Ätztrauma zu denken.

Untersuchungstechnik: Die Röntgenuntersuchung ist im akuten Stadium nicht völlig kontraindiziert, muß jedoch mit großer Vorsicht und Zurückhaltung erfolgen.

Die Gefahr einer akuten Blutung oder Perforation verbietet jegliche Palpation. Es sollte nur ein wasserlösliches Kontrastmittel zur Anwendung gelangen. Liegt gleichzeitig eine Verätzung des Oesophagus vor, so kommt es nicht selten während der Untersuchung durch muskuläre Spasmen zur Regurgitation, so daß auch an die Möglichkeit einer Aspiration von Kontrastmittel gedacht werden muß. Sind die Veränderungen bereits ins chronische Narbenstadium übergegangen, kann eine normale Bariumuntersuchung durchgeführt werden.

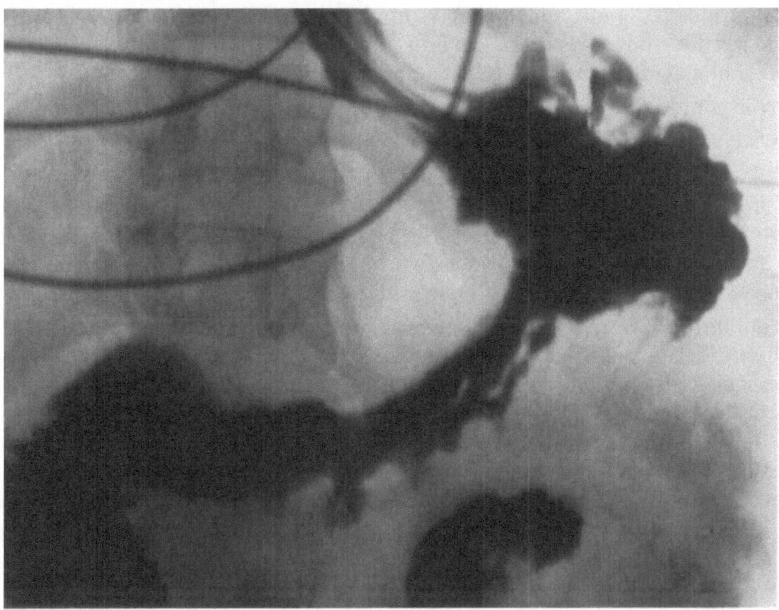

Abb. 31. Schwere Essigsäureverätzung des gesamten Magens

Eine Übersicht radiologischer Manifestationen von Arzneimittelschädigungen findet sich bei ANSELL (1969).

VII. Fremdkörper und Bezoare

Bei der Suche nach Fremdkörpern im Magen spielt die Röntgenuntersuchung eine dominierende Rolle. Von wesentlicher Bedeutung ist die vorausgehende gründliche Anamnese, die dem Untersucher wichtige Fingerzeige geben und ein gezieltes Vorgehen ermöglichen kann. In Anlehnung an FRIK (1965) ergibt sich folgende Einteilung:

    I. Oral zugeführte Gegenstände,
       a) zu Nahrungszwecken,
       b) zu medizinischen Zwecken (Medikamente, Instrumente und Instrumententeile),
       c) aus anderer Absicht oder unabsichtlich eingeführte Fremdkörper (Kinder, Gefangene, Geistesgestörte, besondere Berufsgruppen — Schneider, Schuster —).
    II. Von außen durch die Magenwand eingedrungene Gegenstände (Unfall, Verbrechen).

III. Bildung von Fremdkörpern im Magen selbst (Bezoare).

Röntgenologisch bedeutsam für die Entdeckung von Fremdkörpern im Magen ist die Schattendichte des betreffenden Materials. Gegenstände von der Dichte des Metalls sind bereits leicht während der *Durchleuchtung* zu erkennen, die stets am Anfang der Suche nach Fremdkörpern stehen sollte. Eine Dokumentation des Befundes mittels *Übersichtsaufnahmen*, evtl. in mehreren Ebenen, empfiehlt sich in jedem Fall, nicht zuletzt aus forensischen Gründen. Bleiben bei begründetem Verdacht auf das Vorliegen eines Fremdkörpers Durchleuchtung und Übersichtsaufnahme unbefriedigend oder negativ, muß eine *Kontrastmitteluntersuchung* angeschlossen werden; entweder mit Barium, oder bei Perforationsverdacht mit einem wasserlöslichen Kontrastmittel (Gastrografin).

Die röntgenologische Untersuchung soll folgende Fragen beantworten:

1. Art, Größe und Konfiguration des Fremdkörpers.
2. Lage und Beweglichkeit, Beziehungen zur Magenwand.
3. Drohende oder bereits eingetretene Verletzungen der Magenwand.

Frage 1 beinhaltet eine Beschreibung bzw. Charakterisierung des Gegenstandes und die eventuelle Beurteilung, ob sein Abgang per vias naturales wahrscheinlich ist oder die operative Entfernung notwendig wird.

Frage 2 muß klären, ob der Gegenstand sicher innerhalb des Magenlumens und in welchem Teil gelegen ist, ob benachbarte Bereiche des Intestinaltraktes mitbetroffen sind oder gar eine teilweise bzw. vollständige exogastrische Lokalisation vorliegt. Weiterhin ist durch Umlagerung bzw. vorsichtige Palpation zu prüfen, ob sich der Fremdkörper frei im Magenlumen bewegt oder an der Magenwand adhärent ist.

Frage 3 schließlich muß eine Penetration bzw. Perforation des Fremdkörpers durch die Magenwand (spitze und scharfe Gegenstände) sowie Erosionen und Ulcerationen (andere Fremdkörper, Bezoare) ausschließen.

Nahrungsmittelreste bzw. -bestandteile werden nicht selten während einer Röntgenuntersuchung im Magen gefunden. Entweder hat der Patient das Nüchterngebot vor der Untersuchung nicht beachtet, oder es liegt eine stark verzögerte Entleerungszeit vor (Ausgangsstenose, Z. n. Operation, evtl. mit Vagotomie, Kollagenosen u. a.). Auch schwer verdauliche Nahrungsmittel können lange im Magen retiniert werden. Nur selten ist die differentialdiagnostische Unterscheidung von tumorösen Veränderungen schwierig. Meist ist bereits die Anamnese für die Klärung entscheidend, Umlagerung und Palpation während der Untersuchung und die Erhebung eines für die Retention ursächlichen Befundes geben wichtige Hinweise. Nahrungsmittel sind, falls sie nicht entsprechend schattendichte Substanzen enthalten, kaum je auf Übersichtsaufnahmen zu erkennen. Nach Kontrastmittelgabe zeigen sie sich als meist in den unteren Magenpartien gelegene, einzelne oder multiple Aussparungen, deren Oberfläche rundlich und glatt begrenzt (Obstkerne, Weintrauben) oder unregelmäßig konfiguriert sein kann (schlecht zerkaute Brötchen, Wurst- oder Fleischreste usw.). Eine Wiederholungsuntersuchung nüchtern oder nach Ausheberung muß in jedem Fall erfolgen, um nicht hinter den Fremdkörpern sich verbergende pathologische Prozesse zu übersehen.

Tabletten bzw. Medikamentenbestandteile im Magen führen selten zu differentialdiagnostischen Schwierigkeiten. Enthalten sie schattendichte Substanzen — vorwiegend Metallsalze —, so können sie bereits auf einer Übersichtsaufnahme sichtbar sein. Sie lassen sich als charakteristisch geformte, glatt begrenzte Verschattungen bzw. Kontrastmittelaussparungen kaum je mit einem pathologischen Prozeß verwechseln. In Zweifelsfällen hilft auch hier die Anamnese und eine Wiederholungsuntersuchung.

Auch Instrumententeile werden gelegentlich als Fremdkörper im Magen gefunden (Sondenteile, Injektionsnadeln usw.). Meist ist das vorausgegangene Ereignis bekannt und klärt zusammen mit dem röntgenologischen Befund die Art des Fremdkörpers.

Unbeabsichtigtes Verschlucken von Fremdkörpern aller Art ist besonders häufig bei Kindern; bei Erwachsenen prädisponieren einige Berufsgruppen (Schneider, Schuster usw.). Absichtlich in den Magen eingebrachte Gegenstände finden sich vorwiegend bei psychisch alterierten Personen oder Insassen von Haftanstalten. Die bei solchen Gelegenheiten im Magen gefundenen Fremdkörper umfassen ein weites Spektrum, ihre röntgenologische Diagnostik richtet sich nach den oben genannten Kriterien. Nach FRANKE et al. (1969) muß bei spitzen Gegenständen in etwa 35% der Fälle mit einer Perforation gerechnet werden. Überschreitet der Fremdkörper eine gewisse Länge, nach RAUCH (1927) 12 cm, so ist eine Passage durch den Pyloruskanal bzw. ein spontaner Abgang kaum möglich.

Von außen durch die Wandungen in den Magen eingebrachte Gegenstände — bei Unfällen oder sonstigen Verletzungen — erfordern nur selten eine Röntgenuntersuchung, da das akute, lebensbedrohende Ereignis in der Regel den sofortigen chirurgischen Eingriff verlangt und auf diesem Weg Art und Position des Fremdkörpers geklärt werden. Röntgenologisch kommen in speziellen Fällen lediglich Übersichtsaufnahmen oder eine Untersuchung mit wasserlöslichen Kontrastmitteln in Frage.

Bezoare (nach DE BAKEY u. OCHSNER, 1938 aus dem Persischen oder Arabischen: Gegenmittel, Gegengift) sind Fremdkörper, die sich im Magen selbst bilden. Sie entstehen über Monate oder Jahre durch kontinuierliche Zufuhr unverdaulicher Substanzen, die sich zu mitunter beträchtlichen Konglomeraten vereinigen. Neben den bekannten Phytobezoaren (pflanzliche Faserreste) und Trichobezoaren (Haare bei psychopathischen Haarkauern) wurden vereinzelt Lactobezoare (falsch verabreichtes Milchpulver, WOLF u. DAVIS, 1963) und Gastrolithen (Einnahme von Wäschestärke, ALLAN u. WOODRUFF, 1963) beschrieben. Bezoare gehören zu den seltenen und ungewöhnlichen Magenbefunden. TONDREAU u. KIRKLIN (1950) konnten 400 Fälle aus der Weltliteratur sammeln. Eine übersichtliche Darstellung, insbesondere der differentialdiagnostischen Aspekte, geben BROWN u. DAVIS (1959); über Bezoarbildung im operierten Magen berichten ROGERS et al. (1973) (s. Abb. 58).

Röntgenologisch bieten die Bezoare meist ein charakteristisches Bild, welches gemeinsam mit der Anamnese eine sichere Diagnose erlaubt. Meist findet sich — übereinstimmend mit einer tastbaren Resistenz — bereits auf der Übersichtsaufnahme eine flaue Verschattung in der Magengegend. Bei großen Bezoaren kann sich das verabreichte Kontrastmittel im Stehen kappenförmig über dem Fremdkörper ansammeln mit „Straßenbildung" entlang den beiden Kurvaturen. Die Magenwände sind auseinandergedrängt. Kleinere Bezoare — nicht selten sind mehrere vorhanden — können bei Lagewechsel frei im Magenlumen flottieren. Von Bedeutung sind Spätaufnahmen, die je nach Verkittung der bezoarbildenden Substanzen durch Eindringen von Kontrastmittel in das Konglomerat ein gesprenkeltes oder netzförmiges Bild zeigen.

Nach DE BAKEY u. OCHSNER (1938, 1939), sowie SCHWARZ (1960) ist das Ulcus neben der Obstruktion die häufigste Komplikation des Bezoars (Trichobezoare in etwa 10%, Phytobezoare in etwa 24%). Nicht selten wurden auch Perforationen beschrieben. Die röntgenologische Diagnose eines Ulcus bei bestehendem Bezoar ist schwierig und gelingt selten. Verlaufskontrollen nach Entfernung des Fremdkörpers sollten daher in jedem Fall durchgeführt werden.

VIII. Magenbeteiligung bei Erkrankungen der Haut und des Bindegewebes

Verschiedene, primär an Bindegewebe und Haut lokalisierte Erkrankungen können mit radiologisch faßbaren, funktionellen oder morphologischen Veränderungen des Magens einhergehen.

Kollagenosen (Sklerodermie, Dermatomyositis, Lupus erythematodes) verursachen gelegentlich Störungen der Magenfunktion (O'Neill, 1961; Feldman u. Marshak, 1963; Ale u. Pompili, 1969). Hypo- bzw. Atonie des Magens mit verminderter oder fehlender peristaltischer Aktivität sowie mitunter erheblich verzögerter Magenentleerung sind die wesentlichsten Symptome. Das Magenlumen ist häufig dilatiert, die Magenwand durch Ödem bzw. Sklerose verdickt. Ale u. Pompili (1969) fanden derartige Veränderungen am Magen in 34,6% und am Duodenum in 32,7% ihrer 48 radiologisch untersuchten Sklerodermiepatienten. Ulcerationen können auftreten, dürften jedoch meist durch eine gleichzeitig durchgeführte Steroidtherapie hervorgerufen sein.

Eine Reihe von primären Hauterkrankungen kann gleichzeitig Veränderungen des Intestinums, speziell auch des Magens aufweisen (Übersicht bei Owens, 1971).

Die *Urticaria pigmentosa* kann durch Mastocytose der Schleimhaut des Verdauungstraktes auch am Magen röntgenologisch erkennbar werden. Faltenwulstungen und kleinknotige Infiltrate wurden beschrieben (Janower, 1962; Clemmett et al., 1968; Robbins et al., 1972).

Eine Beteiligung des Magens beim *Pseudoxanthoma elasticum* führt nicht selten zu heftigen Blutungen. Gastroskopisch zeigt sich eine Entzündung der Schleimhaut, in die den Efflorescenzen der äußeren Haut entsprechende gelbliche, bis einige Zentimeter große Prominenzen eingelagert sein können (Cocco et al., 1969). Sind die Knötchen von entsprechender Größe, lassen sie sich auch röntgenologisch nachweisen.

Zusammenhänge zwischen Haut- und Schleimhautveränderungen sowie radiologisch erkennbaren Magenläsionen bestehen bei einer größeren Zahl weiterer Erkrankungen (Magenmetastasen maligner Melanome, Peutz-Jeghers-Syndrom, Kaposi-Sarkom, eosinophiles Granulom und Gastritis, Morbus Boeck, Amyloidose u. a.). Sie werden in den einzelnen Kapiteln abgehandelt.

IX. Tumoren und tumorsimulierende Erkrankungen des Magens

A. Benigne Tumoren und Pseudotumoren

Im Vergleich mit der Häufigkeit von Malignomen sind gutartige Tumoren des Magens relativ selten. Die Zahlenangaben der Literatur sind überaus unterschiedlich in Abhängigkeit von der jeweiligen Berücksichtigung tumorähnlicher Veränderungen („Pseudotumoren" wie eosinophiles Granulom, heterotopes Pankreas, Cysten u. a.), sowie vom fachbezogenen Blickpunkt des untersuchenden Röntgenologen, Chirurgen oder Pathologen (Watson et al., 1959: 1,3%, Bücker u. Stössel, 1961: 2,1%, Moutier et al., 1961: 5%, Hügel, 1969: 11% u. a.).

Sämtliche auch in anderen Bereichen des Verdauungstraktes vorkommenden Geschwülste können am Magen beobachtet werden. Obgleich eine Artdiagnose nur in einem kleinen Prozentsatz sicher gestellt werden kann, so bieten doch einige Gruppen Besonderheiten und Charakteristika im Röntgenbild. Bewußt werden die

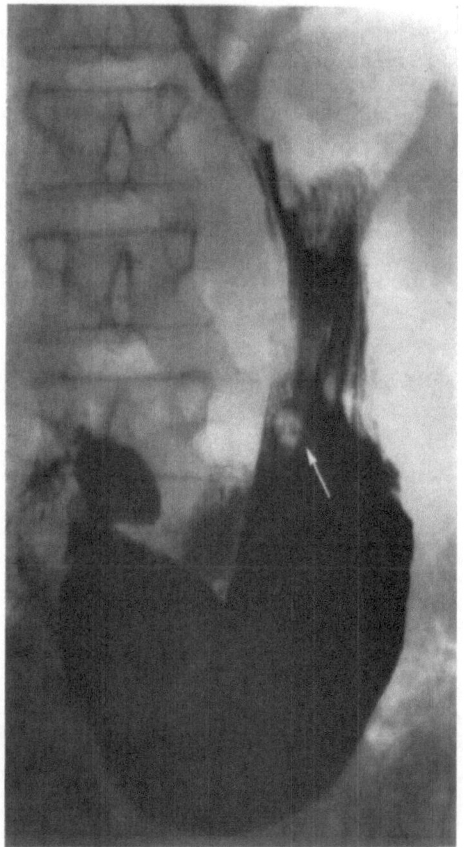

a

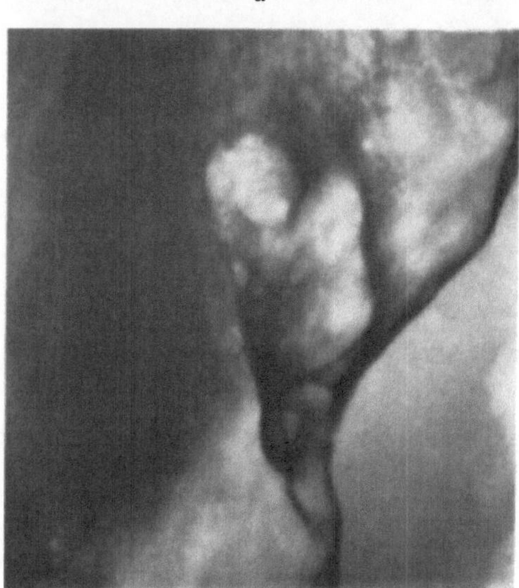

b

Abb. 32. Gelappter, benigner Polyp im Korpusbereich des Magens. a) Übersichtsaufnahme;
b) Zielaufnahme im Doppelkontrast

sog. „Pseudotumoren" gemeinsam mit den echten Neoplasien abgehandelt, da
eine sichere Differenzierung mit radiologischen Methoden allein meist nicht möglich ist.

Unter den Geschwülsten *epithelialen* Ursprungs wie auch absolut stellen die
adenomatösen Polypen den größten Anteil der gutartigen Magentumoren (Huppler
et al., 1960; Marshak u. Feldmann, 1965; Short u. Young, 1968; Kriss, 1970).
Sie sind überwiegend in den distalen Magenbereichen lokalisiert, ihre Größe variiert

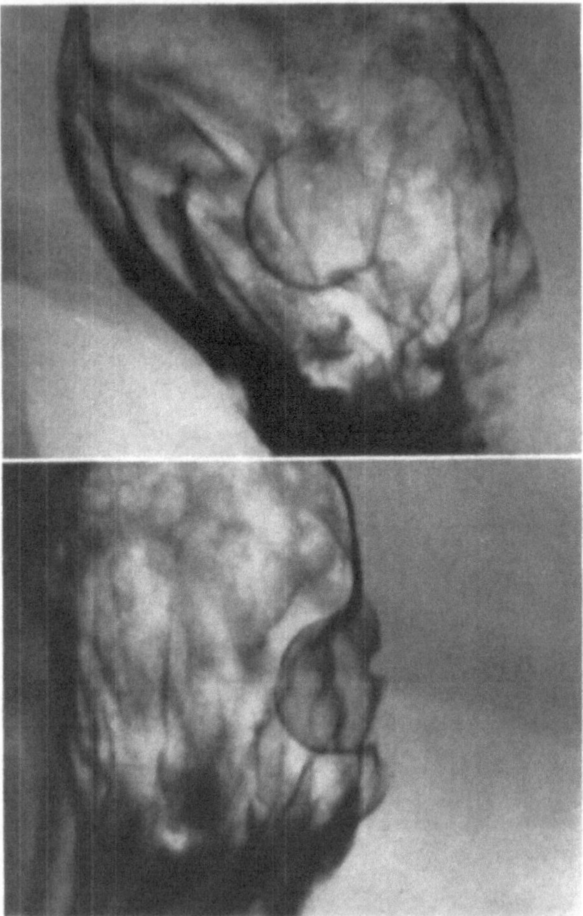

Abb. 33. Breit aufsitzender adenomatöser Polyp im Fornixbereich

zwischen wenigen Millimetern und einigen Zentimetern. Auffällig häufig werden
multiple Polypen beobachtet (Carey u. Hay, 1948; Huppler et al., 1960), so daß
das Auffinden eines Tumors immer zur Suche nach weiteren Veranlassung geben
muß. Im Röntgenbild imponieren die Polypen als meist glatt begrenzte, runde bis
ovale oder gelappte Tumoren mit überwiegend intraluminaler Wachstumstendenz.
Sie können sowohl gestielt als auch breitbasig aufsitzend zur Darstellung kommen
(Abb. 32 und 33). Auch wenn eindeutig das Erscheinungsbild eines gutartigen
Tumors vorliegt, so läßt sich gerade bei adenomatösen Polypen eine beginnende
maligne Umwandlung röntgenologisch nicht ausschließen. Multiple Tumoren, Über

schreiten eines Durchmessers von 2 cm und breitbasiges Aufsitzen an der Magenwand steigern offensichtlich die Wahrscheinlichkeit der Malignität (EKLÖF et al., 1960; EKLÖF, 1962).

Wichtigste Komplikation, die zu einer Röntgenuntersuchung und damit zur Entdeckung Veranlassung gibt, ist die Blutung. Ulcerationen sind häufig, meist jedoch zu flach, um im Röntgenbild erkannt zu werden. Bei entsprechendem Sitz im Antrum oder Pylorus können gestielte Polypen in das Duodenum prolabieren. Partieller oder totaler Verschluß, Schleimhautprolaps oder gar eine gastroduodenale Invagination können als sekundäre Folgen erhebliche Beschwerden auslösen (SHORT u. YOUNG, 1968; KEMPF et al., 1968) (Abb. 34).

Eine diffuse Polypose des Gastrointestinaltraktes mit oraler und perioraler Melanose ist als *Peutz-Jeghers-Syndrom* bekannt geworden. Der Magen kann an dieser Erkrankung in unterschiedlicher Ausprägung beteiligt sein. Obgleich die

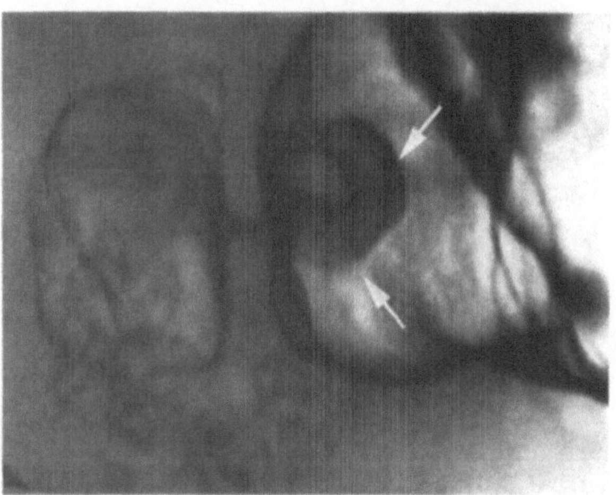

Abb. 34. Kirschgroßer, kurzgestielter, gutartiger Polyp, direkt präpylorisch

Polypose des Peutz-Jeghers-Syndroms allgemein nicht als Präcancerose betrachtet wird, sind doch Beobachtungen berichtet worden, die für eine verstärkte Tendenz zur Entwicklung gastrointestinaler Carcinome sprechen könnten (DODDS et al., 1972). Entsprechende Veränderungen finden sich bei der sog. *familiären Polypose* des Gastrointestinaltraktes (Lit. bei WEBER et al., 1973).

Papillomatöse Adenome („Zottentumoren") sind im Gegensatz zu ihrer Lokalisation im Dickdarm am Magen ausgesprochene Raritäten (ROSS, 1966; MELTZER et al., 1966). Sie neigen verstärkt zur malignen Entartung, nur wenige der in der Weltliteratur beschriebenen Fälle waren gutartig. Bei entsprechend subtiler Untersuchungstechnik ist meist eine spezifische Diagnose aus dem Röntgenbild möglich, da durch Kontrastmittelretention zwischen den Zotten ein charakteristisches retikuläres Bild entsteht.

Mischtumoren mit epithelialen und mesodermalen Anteilen wurden als *Adenomyome* vereinzelt beschrieben (GOLDBERG u. MARCULIS, 1966). Sie bietet jedoch keine von anderen gutartigen Tumoren abweichenden Röntgensymptome.

Tumoren neurogenen *(Neurinom, Neurofibrom)* und muskulären *(Leiomyom)* Ursprungs stellen mit jeweils etwa 10% den Hauptanteil der nichtepithelialen gutartigen Magengeschwülste (STOUT, 1935; MOUTIER et al., 1961). Beide Gruppen weisen eine Reihe von Gemeinsamkeiten auf, wie ja auch eine exakte histologische

Trennung nicht selten erhebliche Schwierigkeiten bereitet (Rutten, 1965). Bei vorwiegend endogastrischem Wachstum zeigen sich im Röntgenbild glattbegrenzte, rundliche bis ovale Füllungsdefekte, häufig mit zentraler Ulceration, die zu heftigen Blutungen führen kann. Liegen die Tumoren eher intramural oder gar subserös, so kommt es zu Impressionen der Magenwand oder Zeichen einer Verdrängung umliegender Organe. Subseröse Nekrosen und Stieldrehung wurden beschrieben. Seltener als bei Polypen wird multiples Auftreten beobachtet, häufiger dagegen überschreiten die Geschwülste einen mittleren Durchmesser von wenigen Zentimetern und erreichen beträchtliche Größe (Buchhorn, 1953; Markgraf et al., 1970). Polypenähnliche intraluminale Stielbildung ist selten, ebenso maligne Entartung (Canney, 1948; Perrotin et al., 1961) (Abb. 35).

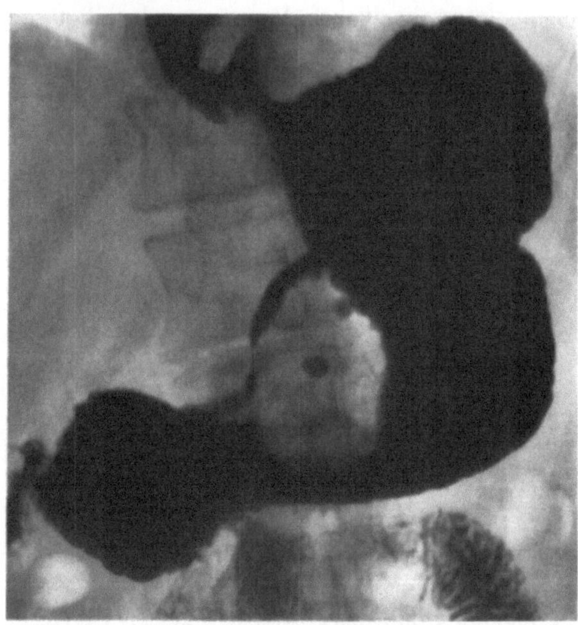

Abb. 35. Tennisballgroßer Füllungsdefekt im Angulusgebiet mit zentraler Nischenbildung. Histologisch: Leiomyom des Magens mit zentraler Ulceration

Neurofibrome können im Rahmen einer Recklinghausenschen *Neurofibromatose* multipel auch im Magen auftreten und hier als Ursache von Komplikationen entdeckt werden (Böck, 1950).

Leiomyome zeigen, im Rahmen ihrer verstärkten Neigung zu regressiven Veränderungen, gelegentlich Verkalkungen (Crummy u. Juhl, 1962). Diese sind als gesprenkelte Verdichtungen bereits auf Übersichtsaufnahmen erkennbar, jedoch keineswegs spezifisch. Neben der allgemeinen Differentialdiagnose intraabdomineller Verkalkungen ist besonders an die Calcifizierungsfreudigkeit verschleimender Adenocarcinome zu denken (s. u. Carcinom).

Reine *Fibrome* sind am Magen seltener als die beiden beschriebenen Gruppen (etwa 5% der benignen Magentumoren nach Moutier et al., 1961) und von diesen röntgenologisch in keiner Weise abzugrenzen. Einige, hin und wieder röntgenologisch nutzbare Eigenheiten weisen die *Lipome* des Magens auf (Hurwitz et al., 1967). Sie stellen etwa 3% der benignen Magengeschwülste (Eklund et al., 1961;

CULVER u. TOFFOLO, 1964; REICHENBACH u. KOBAYASHI, 1970). Sie entwickeln sich meist submukös und wachsen vorwiegend endogastrisch, so daß sie als Füllungsdefekt in runder, ovaler oder gelappter Form im Röntgenbild nachweisbar werden. Häufigste Lokalisation ist das Antrum. Sind sie auch meist von anderen Tumoren nicht abzugrenzen, so können doch folgende Symptome manchmal zu einer spezifischen Diagnose führen: starke Verformbarkeit durch Druck und Peristaltik mit Anpassung an die Konturen des Magenlumens, submuköses „Gleiten" unter der Peristaltik und besonders bei größeren Lipomen der Eindruck verstärkter Strahlentransparenz des Fettgewebes (CULVER u. TOFFOLO, 1964). Meist bleiben die Lipome symptomfrei und sind röntgenologische Zufallsbefunde, sämtliche bei den anderen Tumorformen beschriebenen Komplikationen kommen jedoch vor. *Hämangiome* und *Lymphangiome* sind Raritäten unter den gutartigen Magentumoren (PALMER, 1951; POHL, 1957). Kavernöse Hämangiome führen nicht selten zu heftigen Blutungen und werden dann röntgenologisch als Tumor nachgewiesen, ohne daß eine spezifische Diagnose gelingt. Vereinzelt zeigen Übersichtsaufnahmen *Phlebolithen* im Tumorbereich (ASHBY et al., 1968).

Als sog. „*Pseudotumoren*" werden geschwulstartige Veränderungen des Magens ohne eigentlichen neoplastischen Charakter verstanden. Hier sind an erster Stelle die *Pankreasheterotopien* zu erwähnen. Es handelt sich um Inseln versprengten Pankreasgewebes, also eigentlich eine Fehlbildung, mit bevorzugter Lokalisation in der Submucosa des unteren Magenbereichs. Erreichen diese Inseln einen gewissen Durchmesser — selten mehr als 2 bis 3 cm —, so kommen sie im Röntgenbild als breitbasig aufsitzende, runde bis ovale, polypenähnliche Tumoren zur Darstellung [EKLÖF, 1961 (1)]. Pankreasheterotopien werden im Dünndarm häufiger beobachtet, zählen jedoch auch im Magen keineswegs zu den Seltenheiten. PALMER konnte bereits 1951 215 Fälle aus der Weltliteratur zusammenstellen. Mehrfaches Auftreten wurde in einzelnen Fällen beschrieben (MARTINEZ et al., 1958). Charakteristisch ist eine zentrale, nabelartige Delle, die die Öffnung einer Ganganlage anzeigt (STONE et al., 1971). Gelegentlich markieren sich Teile des Ganges und seiner Verzweigungen mit Kontrastmittel. Gelingt diese allerdings seltene spontane Darstellung, so ist sie für eine Pankreasinsel nahezu beweisend [EKLÖF, 1961 (1)]. Meist ist jedoch die sichere Unterscheidung von einem andersartigen polypösen Tumor oder einem Ulcus nicht möglich. Auf die gelegentliche cystische Umwandlung von Pankreasinseln sowie Größenveränderungen in Abhängigkeit vom Sekretionsstadium wurde hingewiesen (v. KEISER, 1948).

Die wahrscheinlich auf dem Boden entzündlich-allergischer Vorgänge entstehenden *eosinophilen Granulome* werden ebenfalls nicht allzu selten am Magen beobachtet. Bis 1964 waren rund 150 Fälle aus der Weltliteratur bekannt (GABY u. ANDRIEUX, 1964). Ähnlich den Pankreasinseln wachsen sie vorwiegend submukös-intraluminal mit bevorzugter Lokalisation im Antrum- und Pylorusbereich. Größe und Konfiguration sind sehr variabel, knotige und polypöse Defekte wie auch infiltrierendes Wachstum (KIRCHMAIR u. SCHUBERT, 1955; KOCH et al., 1958) sowie Ulcerationen und multiple Granulome wurden beobachtet (ABELL et al., 1970). Charakteristika im Röntgenbild zur sicheren Unterscheidung von anderen gut- und auch bösartigen Tumoren existieren nicht. Gelegentlich kann die gleichzeitige Neigung zu allergischen Erkrankungen wie Asthma bronchiale, eosinophilem pulmonalem Infiltrat, Urticaria oder vasomotorischer Rhinitis gemeinsam mit einer Bluteosinophilie einen differentialdiagnostischen Fingerzeig geben.

Ähnlich dem eosinophilen Granulom können auch andere unspezifische *entzündliche Tumoren* am Magen auftreten. Fremdkörpergranulome, Bürzelbildungen und andere, tumorimitierende Veränderungen der Schleimhaut werden an anderer Stelle besprochen.

Cysten der Magenwand bieten nicht selten das Bild eines echten Tumors und sollen daher hier erwähnt werden (s. auch Kapitel: Seltene Entzündungsformen). Eine ausführliche Zusammenstellung möglicher Cysten findet sich bei Reichelt (1971). Cysten werden einzeln, mehrfach oder diffus in der Magenwand gefunden; sie können Tumoren unterschiedlichster Lokalisation, Form und Größe sowohl intra- wie auch extragastral imitieren. Ebenso kann ein maligner infiltrativer Prozeß vorgetäuscht werden. Selbst Bilder, die durch diffuse, cystische Umwandlung ganzer Magenteile an eine Polypose, einen Morbus Ménétrier oder gar ein Lymphosarkom erinnern, wurden vereinzelt beschrieben (Oberman et al., 1963; Wilson u. Pirozynski, 1965). Spezifische radiologische Charakteristika der vielgestaltigen cystischen Erscheinungsformen gibt es nicht. Meist handelt es sich um röntgenologische Zufallsbefunde, deren wahre Natur endoskopisch oder chirurgisch geklärt werden muß.

Die röntgenologische *Differentialdiagnose* innerhalb der gutartigen Tumoren stützt sich auf die bescheidenen, oben beschriebenen Möglichkeiten. Im Hinblick auf die — ohne jeden Zweifel überaus wünschenswerte — Abgrenzung gegenüber den wesentlich häufigeren malignen Geschwülsten muß festgestellt werden, daß die sichere *Tumordiagnose* per se höher als alle differentialdiagnostischen Spekulationen zu werten ist. Eine die meisten gutartigen Tumoren in unterschiedlicher Wahrscheinlichkeit belastende Möglichkeit einer malignen Entartung — oder die primär vorhandene maligne Anlage — sowie die häufig drohenden schweren Komplikationen lassen solchen Überlegungen wenig Raum und sprechen für die frühzeitige chirurgische Intervention auch bei offensichtlich eindeutig „benignen" Fällen. Auch unter zusätzlichem Einsatz gastroskopisch-bioptischer Methoden wird in den meisten Fällen nicht die Verantwortung für ein konservativ-abwartendes Verhalten zu übernehmen sein. So müssen die gemeinhin als röntgenologische Zeichen der Gutartigkeit gewerteten Kriterien: glatte Begrenzung des Tumors, reguläres Faltenrelief, normale Peristaltik, mit großer Zurückhaltung und Kritik gewertet werden, da sie eine diskrete und beginnende maligne Umwandlung nicht ausschließen können. Eine aus der Erfahrung geborene Bescheidenheit mit strenger Beachtung der Grenzen der Methode sind notwendig, um nicht durch fahrlässiges Beharren auf einem eingenommenen diagnostischen Standpunkt den günstigen Zeitpunkt für die Heilung des Patienten zu versäumen.

Die *Untersuchungstechnik* bedient sich prinzipiell sämtlicher röntgendiagnostischer Möglichkeiten. Zeigt sich im Verlauf der Routineuntersuchung eine tumorverdächtige Kontrastmittelaussparung oder Impression, so helfen Zielaufnahmen mit und ohne Kompression, in Prallfüllung und — bevorzugt — in Doppelkontrast bei der Demonstration der Oberflächenstruktur des Tumors und seiner Beziehungen zur Magenwand sowie der Veränderungen der umgebenden Schleimhaut. Wandelastizität und -verformbarkeit lassen sich durch Polygraphie oder auch durch das aufwendigere kinematographische Funktionsstudium prüfen. Auch die Anwendung pharmakoradiographischer Verfahren kann in dieser Hinsicht von Nutzen sein. In Einzelfällen wird die Parietographie und die Angiographie weiterhelfen. Stets sollte die enge Zusammenarbeit mit einem erfahrenen Endoskopiker angestrebt werden.

B. Carcinoid

Die zu den epithelialen Tumoren zählenden *Carcinoide* können als ein Brückenglied zwischen den gut- und bösartigen Geschwülsten gelten. Sie entwickeln sich aus einer speziellen, argentaffinen Zellgruppe der Lieberkühnschen Krypten und können im gesamten Gastrointestinaltrakt auftreten. Carcinoide des Magens werden relativ selten beobachtet (2 bis 3% aller Carcinoide nach Pearson u.

FITZGERALD, 1949; MACDONALD, 1956; FREDELL, 1960 u. a.). CHRISTODOULOPOULOS u. KLOTZ konnten 1961 aus der Weltliteratur 79 Fälle zusammenstellen. Verglichen mit anderen Lokalisationen scheinen Carcinoide am Magen besonders zur Metastasierung zu neigen (30% nach POCHAZEVSKY u. SHERMAN, 1959). Die Metastasen finden sich bevorzugt in den regionären Lymphknoten und der Leber.

Eine spezifische Diagnose aus dem Röntgenbild gelingt so gut wie nie, da typische Charakteristika fehlen [EKLÖF, 1961 (2)]. Meist sind die Tumoren in den unteren Magenbereichen lokalisiert. Sie treten überwiegend einzeln auf und überschreiten selten einen Durchmesser von 2 cm. Bei etwa einem Drittel der Carcinoide lassen sich röntgenologisch Ulcera nachweisen (POCHAZEVSKI u. SHERMAN, 1959). Meist werden die Carcinoide mit adenomatösen Polypen verwechselt, seltener mit einem Carcinom.

Das durch die endokrine Hormonsekretion der Carcinoide hervorgerufene typische „Carcinoidsyndrom" mit den entsprechenden klinischen Zeichen des „flush" usw. läßt sich am Magen nur in Ausnahmefällen differentialdiagnostisch verwerten (nach CHRISTODOULOPOULOS u. KLOTZ, 1962 in 5 ihrer 79 Fälle).

C. Carcinom

Das *Magencarcinom* zählt — neben dem Bronchialcarcinom — zu den häufigsten Krebserkrankungen des Menschen; in der Bundesrepublik entfallen rund 25% aller durch Carcinome verursachten Todesfälle auf den Magenkrebs (BARTELHEIMER, 1970). Da über die Hälfte aller Magenmalignome zum Zeitpunkt ihrer Entdeckung bereits inoperabel sind und die Fünfjahresheilung der operierten Fälle im Mittel nur zwischen 5 und maximal 20% beträgt, muß die Prognose des Magencarcinoms noch immer als überaus ungünstig angesehen werden (FLOOD, 1958; AMBERG, 1960; NITZSCHE u. ZSCHACHE, 1967; HAFTER, 1970; SCHMID et al., 1971 u. a.).

Die *Röntgenuntersuchung* steht zusammen mit der Endoskopie und Cytologie im Zentrum der diagnostischen Methoden zur Carcinomentdeckung. Nach größeren Statistiken kann bei Anwendung ausschließlich der radiologischen Untersuchung in etwa 80% die korrekte Diagnose einer malignen Magenläsion bzw. eines Carcinoms gestellt werden (AMBERG, 1960; NITZSCHE u. ZSCHACHE, 1967; FROMMHOLD u. HERZER, 1972). Dank wesentlicher apparate- und untersuchungstechnischer Verbesserungen gelingt es mehr und mehr, auch kleine, noch auf die Schleimhaut beschränkte Carcinome („Frühcarcinom", „early cancer") röntgenologisch darzustellen. Diese Früherkennung carcinomatöser Veränderungen mit ihrer den fortgeschrittenen Krebsstadien hochüberlegenen, günstigen Prognose (HAYASHIDA u. KIDOKORO, 1970; KOGA, 1970: 70 bis 90% Fünfjahresheilungen) steht im Mittelpunkt aller diagnostischen Bemühungen der modernen Magenröntgenologie. Im Gegensatz zu Japan mit seiner vergleichsweise höheren Morbidität des Magenkrebses werden im europäischen Raum Frühformen des Magencarcinoms nur in wenigen Prozent aller Fälle gesehen (FRIK, 1965; SCHMID et al., 1971; KRAUTHEIM et al., 1972 u. a.). Die Gründe für diese unbefriedigende Tatsache liegen unter anderem in der meist mangelhaften klinischen Symptomatik oder deren fehlerhafter Einschätzung, der Indifferenz vieler Patienten sowie der unzureichenden röntgenologischen Untersuchung mit Übersehen subtiler Röntgenzeichen. Die verstärkte Beachtung dieser Fehlerquellen gemeinsam mit röntgenologischen Vorsorge- bzw. Kontrolluntersuchungen von Patienten mit erhöhtem Carcinomrisiko (ERÄMAA u. TAPIOVAARA, 1959; HEBERER et al., 1970; STRNAD u. HARTTE, 1970: primär gutartige Tumoren mit möglicher maligner Entartung, chronische, schlecht heilende Ulcera, chronisch-atrophische Gastritis mit oder oder perniziöse Anämie, der

operierte Magen u. a.) müssen die angestrebte Früherkennung des Magencarcinoms
erheblich verbessern.

Der *Aspekt des fortgeschrittenen Magencarcinoms im Röntgenbild* ist überaus
variabel und formenreich. Dennoch lassen sich grob drei Gruppen unterscheiden
(nach Konjetzny, 1938):

    a) Typ des polypös wachsenden Carcinoms mit oder ohne zusätzliche Ulceration,

    b) Typ des Ulcuscarcinoms.

    c) Typ des diffus infiltrierenden Carcinoms.

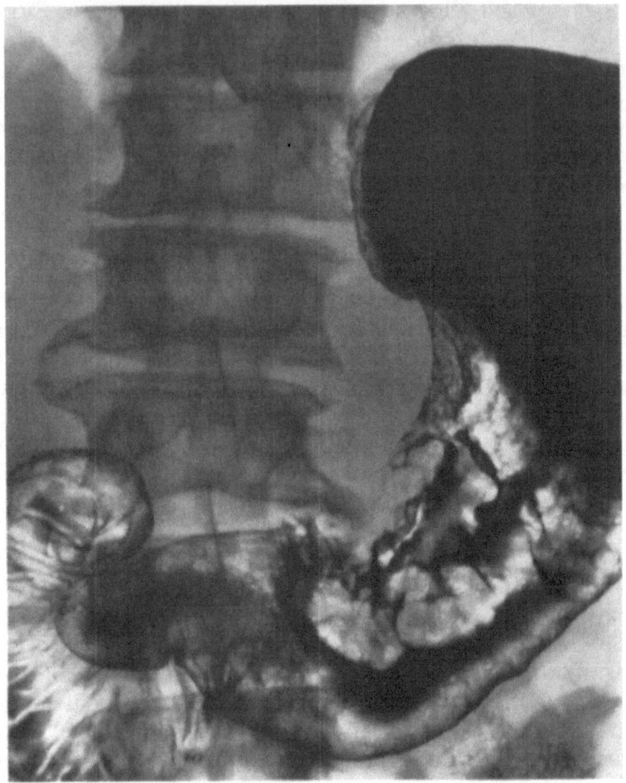

Abb. 36. Polypös wachsendes Magencarcinom im Bereich des Angulusgebietes, vorwiegend an
der kleinen Kurvatur

Führendes Röntgenzeichen des *tumorbildenden Carcinomtyps* ist der *Füllungsdefekt*, d. h. eine sich in Prallfüllung des Magens spontan oder unter dosierter Kompression darstellende, in das Lumen hineinragende Kontrastmittelaussparung
(„Tumorzapfen“). Derartige Tumoren zeigen sich in unterschiedlichster Größe,
breitbasig oder gestielt der Magenwand aufsitzend, mit gelappter, unregelmäßiger
oder auch glatter Oberfläche. Ulcerationen der bedeckenden Schleimhaut sind
häufig. Im Gegensatz zum Sarkom und einzelnen Systemerkrankungen mit Magenbeteiligung handelt es sich beim Carcinom meist um Einzeltumoren, wenn auch
Mehrfachcarcinome im gleichen Magen verschiedentlich beschrieben wurden
(Meriel et al., 1954; Irons, 1964 u. a.). Neben der Demonstration des Füllungsdefektes durch Prallfüllung und dosierte Kompression ist die Beurteilung der

näheren Tumorumgebung von besonderer Bedeutung, die durch Darstellung im Doppelkontrastverfahren besonders gut gelingt. Nicht selten zeigen sich Unregelmäßigkeiten und Zerstörungen am angrenzenden Faltenrelief als Zeichen maligner Infiltration. Darüberhinaus erlaubt die Doppelkontrasttechnik Aussagen über Oberflächenbeschaffenheit und Ausdehnung des Tumors sowie seine Beziehungen zur Magenwand (Abb. 36). Wesentlich für die Klassifikation eines Füllungsdefektes als malignitätsverdächtig ist die Beobachtung der Magenmotilität unter Durchleuchtung. Sind größere Bereiche der Magenwand carcinomatös infiltriert, so ist die Peristaltik asymmetrisch mit flachen oder gänzlich aufgehobenen Wellen im Tumorbereich. Gelegentlich zeigen sich auf der dem Carcinom gegenüberliegenden Seite verstärkte Einschnürungen. Ist die Innervation des Magens in das Tumor-

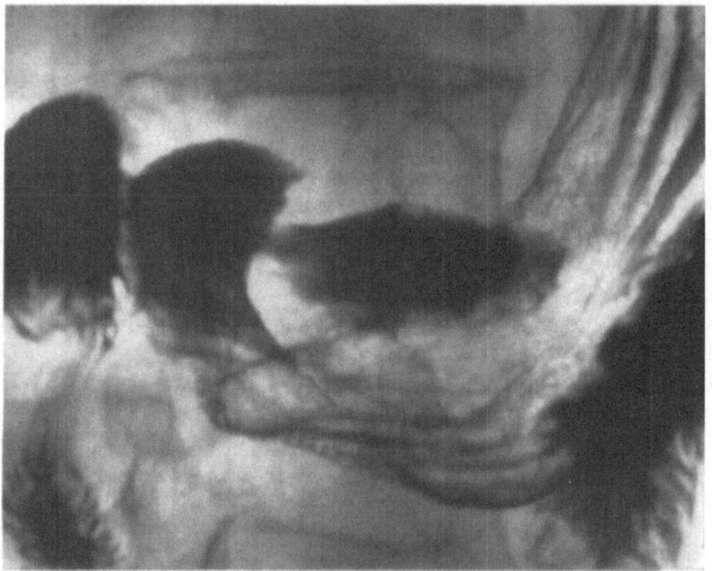

Abb. 37. Carcinom im präpylorischen Antrum mit großer Kraterbildung (Ulcuscarcinom)

geschehen einbezogen, kann die Peristaltik auch in carcinomfernen Magenbereichen vermindert sein (WILHELM u. SCHAAF, 1959). Handelt es sich um kleinere, umschrieben wachsende Carcinome, läßt sich häufig keine pathologische Veränderung der Wandelastizität nachweisen. In Zweifelsfällen sind projektionsgleiche Serien- oder Filmaufnahmen eine nützliche Hilfe.

Differentialdiagnostisch müssen von der tumorbildenden Form des Carcinoms sämtliche Magenläsionen abgegrenzt werden, die ebenfalls als „Füllungsdefekt" imponieren (benigne Tumoren und Pseudotumoren, bestimmte Formen der Sarkome und Systemerkrankungen mit Magenbeteiligung usw.). Nur in einem geringen Prozentsatz der Fälle freilich wird die Röntgenuntersuchung allein eine solche Trennung erlauben; der einzig wichtige *Tumornachweis* sollte jedoch unter Ausnutzung sämtlicher diagnostischer Möglichkeiten in den meisten Fällen gelingen. Darüber hinaus werden auch die ergänzend eingesetzten endoskopisch-bioptischen Verfahren häufig keine sichere Klärung bringen können. Es erübrigt sich daher jegliche Diskussion darüber, daß histologische Kriterien von der Röntgenuntersuchung nicht zu erwarten sind. Allenfalls kann beim — sehr seltenen — Nachweis

von Verkalkungen innerhalb eines eindeutig malignen Magentumors (Leeraufnahme!) ein schleimbildendes Adenocarcinom vorausgesagt werden (Matthews
et al., 1958; Khilnani, 1960; Gemell, 1964; Verstraeten u. De Vos, 1964;
Berezkowski, 1965 u. a.). Bisher sind etwa 15 derartige Fälle in der Weltliteratur
beschrieben.

Das *Ulcuscarcinom* wird — ähnlich dem gutartigen Geschwür — durch den
Nachweis eines Kraters oder einer Nische charakterisiert. Ist die Ulceration nicht
Bestandteil eines gleichzeitig vorhandenen Tumors, so ist das benigne Ulcus
wesentlichste und schwierigste Differentialdiagnose. Das carcinomatöse Ulcus stellt
zwischen 5 und 10% aller Magengeschwüre und bei einem etwa gleich großen
Prozentsatz ist mit differentialdiagnostischen Schwierigkeiten zu rechnen (Harper
u. Green, 1961; Frik, 1966) (Abb. 37).

Die *Größe* einer Ulceration ist im Einzelfall differentialdiagnostisch nicht zu
verwerten, obgleich große Geschwüre häufiger maligne zu sein scheinen als kleine.
Auch die jeweilige *Lokalisation* kann zur Frage der Gut- oder Bösartigkeit nur
einen geringen rein statistischen Beitrag liefern. Frik (1966) fand unter 427 benignen Ulcera und 329 kleinen Carcinomen im Bereich von Fornix und großer Kurvatur maligne Läsionen signifikant häufiger als benigne, während im Pyloruskanal
Carcinome wesentlich seltener auftraten als in anderen Abschnitten des Magens.

Wesentlich wertvoller als diese aus der großen Zahl statistisch erarbeiteten
Wahrscheinlichkeiten ist im Einzelfall die einwandfreie röntgenologische Darstellung des Ulcus und die korrekte Beurteilung der dabei demonstrierten Einzelheiten. Für die *Untersuchungstechnik* gelten die gleichen Regeln, wie sie bereits
beim gutartigen Magengeschwür beschrieben wurden. Fundamentale Forderung
ist auch hier die exakte *Darstellung des Geschwürkraters in zwei Ebenen*, also
tangential und en face. Nur beide Ebenen gemeinsam ergeben ausreichende Kriterien für eine befriedigende Differentialdiagnose.

Im tangentialen Strahlengang kann die carcinomatöse Nische wie beim gutartigen Geschwür deutlich über die laterale Magenbegrenzung hinausreichen.
Häufig überschreitet sie jedoch das Niveau der Magenwand nicht oder nur unwesentlich („versenkte Nische") mit breiter Kommunikation zum Lumen. Liegt
ein in das Magenlumen vorspringender, erhabener Krater vor, so ist der unter
dosierter Kompression geführte Nachweis des sog. *Meniskuszeichens* nach Carman
[1921 (1, 2); Wolf u. Shekow, 1957], nahezu beweisend für ein Carcinom. Man
versteht darunter eine halbmond- bzw. meniskusähnliche, im Niveau der Magenwand liegende Nische mit Lokalisation an der kleinen Kurvatur oder der angrenzenden Hinterwand. Kirklin (1934, 1942) ergänzte die Carmansche Beschreibung
zum *Meniskuskomplex* durch Hinweis auf den das carcinomatöse Ulcus umgebenden, angehobenen oder überhängenden Rand. Dieser sich en face als zirkulär verlaufende Aufhellungszone darstellende Randwall ist für die Differentialdiagnose
einer Ulceration von überragender Bedeutung. Während der Randwall beim
benignen Ulcus meist glatt und unauffällig imponiert (Hampton-Linie, Ulcuskragen), ist er beim Carcinom häufig knotig und unregelmäßig. Wesentlich ist die
exakte Beobachtung dieser Aufhellungszone unter dosierter Kompression und im
Doppelkontrast. Nicht selten lassen die Falten der näheren Kraterumgebung
Unregelmäßigkeiten, Schwellung, Erosionen und Abbrüche erkennen; alles Zeichen, die auf eine carcinomatöse Infiltration hinweisen können (Kalokerinos,
1967). Schwierigkeiten bei der Beurteilung des Faltenbildes ergeben sich bei
flachen, in Abheilung begriffenen gutartigen Ulcera und Ulcusnarben, die ähnliche
Veränderungen zeigen können. Die korrekte Einordnung entsprechender Befunde
wird entscheidend erleichtert, wenn Verlaufsuntersuchungen vorliegen oder die
Anamnese klärende Hinweise geben kann (Abb. 38 und 39).

Eines der wesentlichsten Kriterien in der Unterscheidung zwischen benignen und malignen Ulcerationen ist noch immer der „Abheilungstest", demonstriert durch röntgenologische Verlaufskontrollen. Eine eindeutige Rückbildung bzw. Abheilung des Geschwürs unter intensiver Therapie spricht gegen Malignität. Werden auch hin und wieder Verkleinerungen eindeutig carcinomatöser Ulcera bei solchem Vorgehen gesehen, so ist doch — bei kritischer Betrachtung der entsprechenden Literatur — eine komplette Abheilung eines Ulcuscarcinoms bisher nicht beobachtet worden (BACHRACH, 1962; s. auch Kapitel „Ulcus ventriculi").

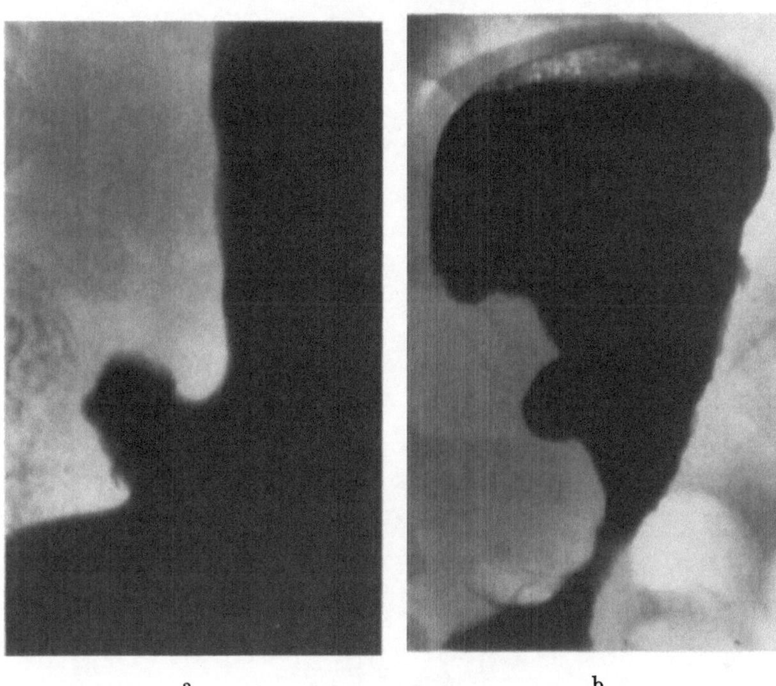

a   b

Abb. 38. Differentialdiagnose des Ulcus ventriculi. a) Der Ulcuskrater im Angulusgebiet überragt die Kontur des Magens deutlich: Hinweiszeichen für Benignität; b) „Versenkte Nische" an der kleinen Kurvatur: Hinweiszeichen für Malignität

Der Typ des *diffus infiltrierenden Carcinoms* wird im Vergleich zu den beiden oben beschriebenen Formen nur relativ selten gesehen. Es handelt sich um Carcinome mit langsamem Wachstum, geringer Virulenz und überwiegender Ausbreitung innerhalb der Magenwand. Meist nehmen sie vom Pylorusbereich ihren Ausgang und dehnen sich oralwärts aus. Röntgenologisch steht die *Verdickung der Magenwand* im Vordergrund, die sich durch eine umschriebene oder ausgedehnte Wandstarre mit Verlust der Peristaltik anzeigt. Wie bei den anderen Carcinomformen sind die Magenfalten im Tumorbereich häufig destruiert oder verschwunden. Der infiltrierend wachsende Krebs neigt zur großflächigen Ausbreitung, so daß in fortgeschrittenen Fällen der gesamte Magen betroffen sein kann. Es resultieren dann röntgenologisch gelegentlich bizarre Bilder mit hochgradiger Verkleinerung und Einengung des Magenlumens bei glatter oder auch unregelmäßiger Wandkonfiguration. Derartige Fälle werden zweckmäßigerweise als *Magenscirrhus* bezeichnet gegenüber der differentialdiagnostisch abzugrenzenden *Linitis plastica*

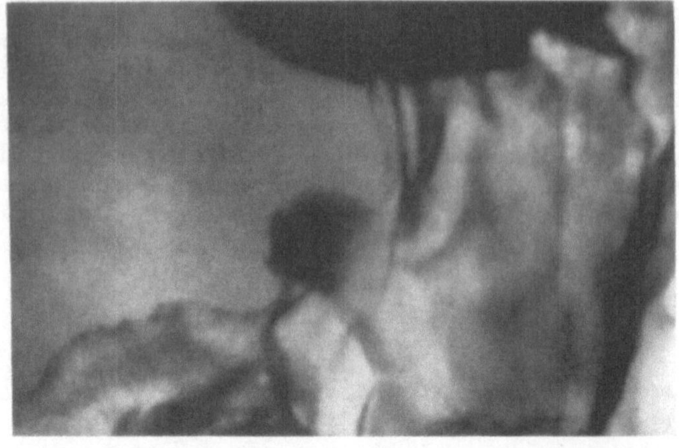

a

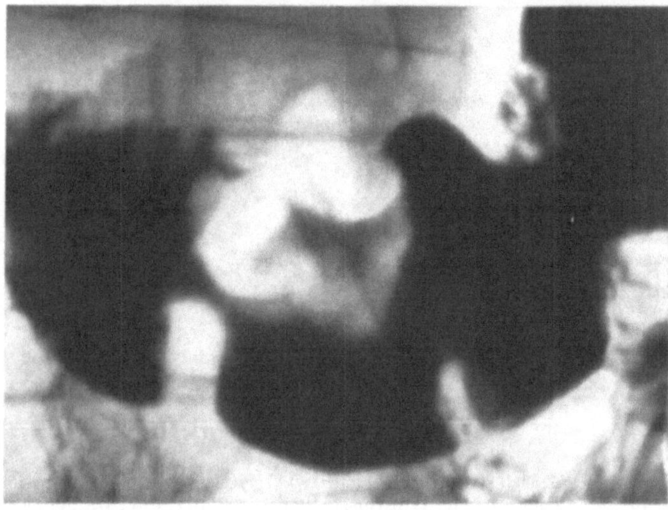

b

Abb. 39. Differentialdiagnose des Ulcus ventriculi. a) Nicht versenkte, daumennagelgroße
Nischenbildung im Angulusbereich. Nur geringfügige Faltenunregelmäßigkeiten in der näheren
Umgebung des Kraters, Randwallbildung. Histologie bei Operation: Ulcuscarcinom; b) Carci-
nomverdächtige Ulceration mit breiter Randwallbildung und angedeuteter Wandstarre präpylorisch an der kleinen Kurvatur. Histologie bei Operation: benignes Ulcus mit entzünd-
lichem Randwall

(Starre der Magenwand und Einengung des Lumens durch fibröse Umwandlung)
die bei Tuberkulose, Lues oder idiopathischer Bindegewebsvermehrung zu ähnlichen Veränderungen führen kann (Abb. 40).

Die verschiedenen Bereiche des Magens werden durchaus unterschiedlich von
Carcinomen betroffen. Teilt man den Magen in drei Regionen — oberes, mittleres
und unteres Drittel —, so verhalten sich die Häufigkeiten der diagnostizierten
Carcinome etwa wie 1:2:3; es zeigt sich also eine kontinuierliche Zunahme von
oral nach aboral (Flood et al., 1962). Während größere Läsionen des mittleren

Magendrittels in der Regel keine wesentlichen diagnostischen Probleme stellen, zeigen die des oberen und unteren Anteils einige differentialdiagnostische und auch röntgentechnische Eigenheiten, die eine gesonderte Besprechung rechtfertigen.

Carcinome der Kardia- bzw. *Fornixregion* stellen nach der Literatur zwischen 8 und 20% aller Magenkrebse (TOTH et al., 1962). Unklare, häufig über lange Zeit stumme klinische Symptomatik, überaus hoher Anteil zum Zeitpunkt ihrer Entdeckung bereits inoperabler Fälle sowie durch die anatomischen Verhältnisse vorgegebene Schwierigkeiten der operativen Technik verleihen den Fornixcarcinomen eine Sonderstellung. Es kommen hinzu die speziellen Probleme der *Röntgenuntersuchung* dieser Region, bedingt durch die fehlende Gelegenheit zur Palpation und Kompression (Lage der oberen Magenanteile unter dem Rippenbogen) sowie die zahlreichen differentialdiagnostischen Täuschungsmöglichkeiten. Erste Hinweise auf das Vorliegen eines pathologischen Fornixbefundes gibt bereits die Leerdurchleuchtung. Verkleinerung oder völliges Fehlen der normalen Magenblase können einen Tumor des Kardiabereiches anzeigen (TOTH et al., 1962). Die Magenblase wird jedoch gelegentlich auch ohne krankhafte Ursache vermißt, oder es liegt eine Hiatus- bzw. Zwerchfellhernie vor (Durchleuchtung des Thoraxraumes!). Gleichzeitig muß auf den normalerweise 5 bis 15 mm breiten Abstand zwischen Zwerchfell und oberer Magenbegrenzung geachtet werden. Dieser Zwischenraum ist bei Fornixtumoren nicht selten deutlich erweitert (WOHL u. SHORE, 1959; Differentialdiagnose der vergrößerten Zwerchfell-Magendistanz s. bei LONGIN u. SCHEHL, 1960). Wesentlich ist die Kontrolle des durch die Kardia in die oberen Magenanteile einfließenden Kontrastmittels unter Durchleuchtung. Ein tumoröser Prozeß kann sich dabei durch „Umfließen" von Kontrastmittel bzw. durch Irregularität der Schleimhautfalten im Kardiabereich anzeigen oder als Verschattung am Grund der Magenblase sichtbar werden. Ergänzend sind Aufnahmen in Bauch- und Rückenlage (Prallfüllung) unter Rotation sowie Doppelkontrastaufnahmen im Stehen durchzuführen. Ist die normalerweise im Fundus des Magens vorhandene Luft für die Doppelkontrastuntersuchung nicht ausreichend, sorgt Brausepulver für genügende Füllung und Dehnung. Wichtig ist die Rotation des Patienten im Stehen in eine seitliche Position (SOKOLOW u. ANTONOWITSCH, 1961), da sich durch die verstärkte Neigung der Magenfornix nach dorsal die vorderen und hinteren Magenabschnitte in eine zum Durchleuchtungsschirm senkrechte Ebene projezieren und somit zu Täuschungen Anlaß geben können (Abb. 41).

Differentialdiagnostisch muß eine Reihe der verschiedenartigsten Veränderungen bedacht werden: gutartige Tumoren (wesentlich seltener als Carcinome im Fornixbereich), Faltenwulstungen unterschiedlichster Ätiologie (normale Variante, Fundusvaricen, Morbus Ménétrier, Sarkom u. a.), Impressionen durch Nachbarorgane und -erkrankungen (gasgefüllte Flexura coli lienalis, Wirbelsäule, vergrößerter linker Herzventrikel, vergrößerter linker Leberlappen, Aneurysma der Aorta abdominalis, retroperitoneale Tumoren, Lymphknotenmetastasen, subphrenischer Absceß u. a.). In Zweifelsfällen tragen Zusatzuntersuchungen zur Klärung bei: *Pneumoperitoneum* zur Abgrenzung extragastraler Prozesse, *Parietographie* mit Schicht zur Demonstration von Wandveränderungen, *Splenoportographie* bei Varicen und in Einzelfällen auch die *Arteriographie.*

Ähnlich dem Fornixcarcinom hat das *Carcinom des Pylorusbereichs* seine eigene Problematik. Meist zeigt es sich als walzenförmige Stenosierung des verlängerten Pylorusbereiches und ist von der benignen Pylorushypertrophie röntgenologisch nicht abzugrenzen (s. unter Pylorushypertrophie). Nicht selten entzieht sich der carcinomatös veränderte Pylorus völlig der röntgenologischen Darstellung und es weist lediglich ein hochgradig erweiterter, mit Flüssigkeit und Speiseresten gefüllter Magen („Eimermagen") auf einen distalen Verschluß hin. Gabe von Spasmolytica

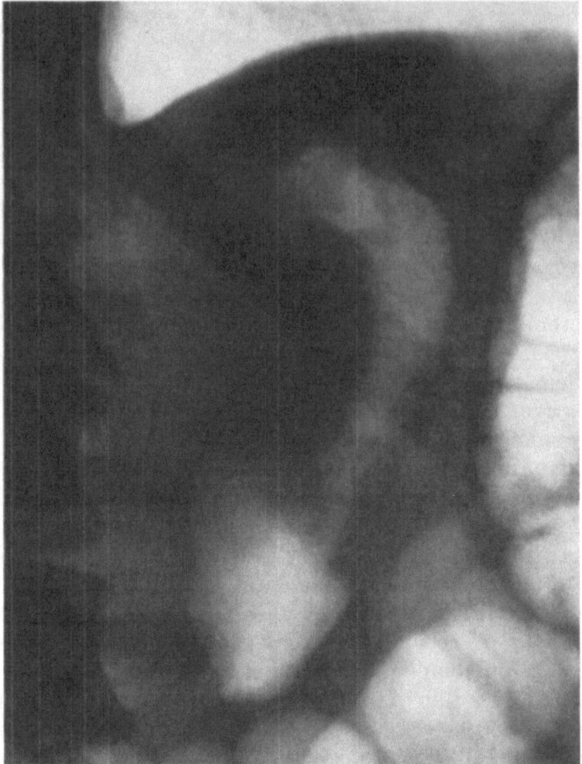

Abb. 40 a

Abb. 40. Diffus infiltrierendes Magencarcinom. a) „Leeraufnahme" des Magenbereiches bei
Durchleuchtung: man erkennt das starre eingeengte Magenlumen und die enorm verdickte
Magenwandung; b) Kontrastdarstellung: die carcinombedingte Wandstarre reicht vom Kardia-
bereich bis in das präpylorische Antrum

und gezielte Kontrastmitteldarstellung der Stenose über eine liegende Magensonde
nach Absaugen des retinierten Mageninhaltes kann in vielen Fällen ein Ulcus ad
pylorum als Ursache des Verschlusses demonstrieren. Kann abgewartet werden,
so führt eine intensive Ulcustherapie zum gleichen Ergebnis (BROWN, 1960). In den
meisten Fällen wird erst die Operation eine definitive Klärung bringen können, die
in der Regel sowohl bei der malignen wie auch der benignen Pylorusstenose notwendig wird.

Das sog. *Frühcarcinom des Magens* (early cancer, carcinoma in situ, Schleimhautcarcinom) beschränkt sich definitionsgemäß auf die Magenschleimhaut selbst
und infiltriert allenfalls die oberen Schichten der Tela submucosa. Sein Durchmesser überschreitet gewöhnlich nicht 40 mm. Carcinomformen, die bei ähnlicher
Größenordnung infiltrierend in die Tiefe reichen und bereits die Kennzeichen fortgeschrittenen Tumorwachstums aufweisen, sollten vom eigentlichen Frühcarcinom
abgegrenzt und als *Kleines Magencarcinom* bezeichnet werden (Abb. 42).

Mit den frühen Entwicklungsstadien des Magenkrebses haben sich bereits seit
den dreißiger Jahren eine Reihe vorwiegend europäischer Autoren eingehend
beschäftigt (GUTMANN, 1937; GUTMANN et al., 1939; PRÉVÔT, 1937; KONJETZNY,

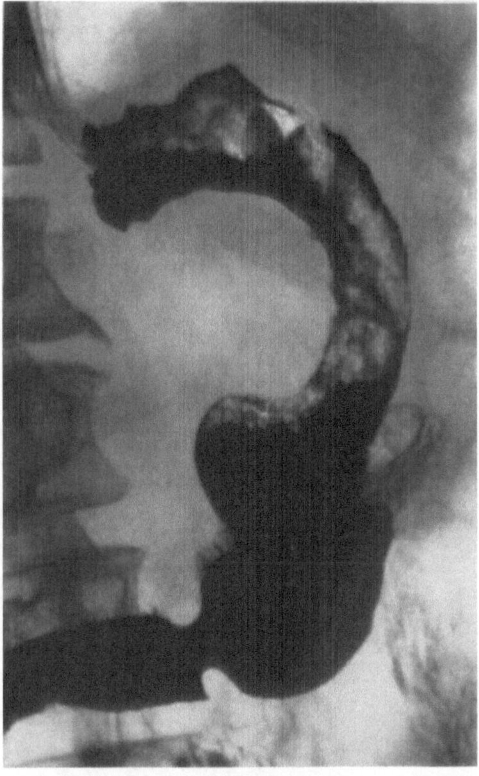

Abb. 40 b

1940, 1950, 1953; Bücker, 1941, 1944 u. a.). Seine röntgenologische Darstellung
wurde durch verschiedene japanische Schulen zur Meisterschaft entwickelt (ausführliche Literatur bei Shirakabe et al., 1969).

Auf die *Häufigkeit* carcinomatöser Frühformen unter den röntgenologisch
diagnostizierten Magencarcinomen wurde bereits oben eingegangen. Ihre *Verteilung*
über die verschiedenen Magenabschnitte wird von Frik (1965) folgendermaßen
angegeben:

Fornix ventriculi 3,5%,
Corpus ventriculi 28,5%,
Antrum einschließlich Incisura angularis 39,2%,
Canalis pyloricus 28,5%.

Auch unter Berücksichtigung darstellungstechnischer Probleme (Schwierigkeiten der Röntgenuntersuchung von Fornix, großer Kurvatur und Vorderwand)
zeigt die Aufstellung eindeutig ein Überwiegen der frühen Krebsformen in den
mittleren und unteren Magenbereichen, auf die sich die Aufmerksamkeit des
Röntgenuntersuchers besonders konzentrieren muß. In der *Einteilung* der Schleimhautcarcinome möchten wir dem Vorschlag der Japanischen Gastroenterologisch-
Endoskopischen Gesellschaft folgen, die vier auch im Röntgenbild differenzierbare
Typen unterscheidet (Shirakabe et al., 1969):

I. Vorgewölbte Form (Typ I).
II. Oberflächliche Form (Typ II),
   a) erhaben (Typ II a),
   b) eben (Typ II b),
   c) eingesenkt (Typ II c).
III. Excavierte Form (Typ III).
IV. Gemischte Form (Typ IV).

Oberflächlich-erhabene (II a) und oberflächlich-eingesenkte (IIc) Frühcarcinome stellen rund zwei Drittel der von Shirakabe (1969) zusammengestellten 84 Läsionen.

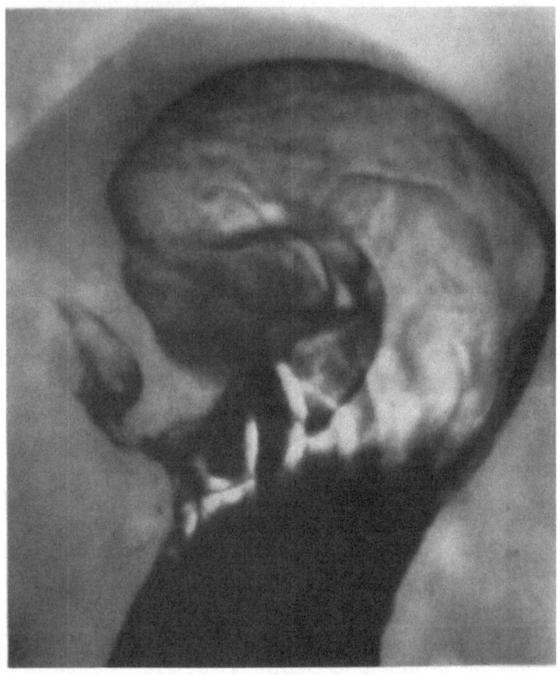

Abb. 41. Doppelkontrastdarstellung eines mandarinengroßen Fornixcarcinoms

Die *Röntgenuntersuchung* zur Entdeckung derartiger, zweifellos an der Grenze radiologischer Möglichkeiten liegender Befunde erfordert neben optimaler apparatetechnischer Ausrüstung und ausgefeilter Untersuchungstechnik ein gehöriges Maß an einschlägiger Erfahrung, wie sie nur größere Fallzahlen vermitteln können.

Die *Durchleuchtung* allein ist, wie bei den diskreten Veränderungen nicht anders zu erwarten, für die Entdeckung kleiner Schleimhautcarcinome unzureichend. Selbst dem Erfahrenen und Geübten entgehen bei konventioneller Durchleuchtung rund die Hälfte der Läsionen, die später auf geeigneten Aufnahmen sichtbar werden (Shirakabe et al., 1969). Auch die moderne Bildverstärker-Fernsehdurchleuchtung dürfte diese Fehlerquote nicht entscheidend verbessern. *Aufnahmen* sind also nicht nur zur Befunddokumentation, sondern in erster Linie für die eigentliche Diagnostik unerläßlich. Vor einer zu sparsamen Beschränkung auf ein enges Basisprogramm ist ebenfalls zu warnen, da in der Regel erst *Serienaufnahmen* in den verschiedensten Positionen oder gar Wiederholungsuntersuchungen zu einem befriedigenden Ergebnis führen. Die *Prallfüllung* hat in der Diagnostik des Frühcarcinoms noch immer ihren Platz, sie muß sich allerdings auf die vorgewölbten und oberflächlich-erhabenen Formen beschränken. Unter dosierter Kompression kann dabei die Darstellung derartiger Läsionen bis zu einem Durchmesser von 20 mm gelingen. Im Vordergrund der Untersuchungstechnik steht heute die *Doppelkontrastdarstellung*, die gerade in den häufig betroffenen Magenbereichen — unteres Korpus, Antrum und Pylorus — optimale Erkennungsmöglichkeiten ergibt (SHIRAKABE, 1972). Meist genügt einfache Horizontallagerung des Patienten nach Trinken weniger Schlucke Kontrastmittel, im übrigen muß die für die Doppelkontrastierung benötigte Luft zugeführt werden. Während die

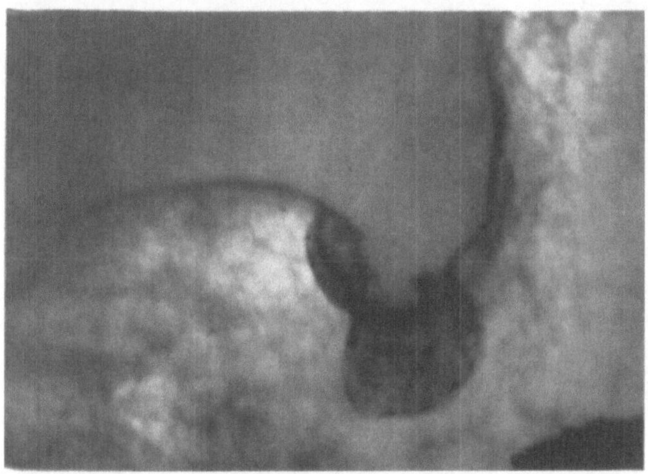

Abb. 42. Histologisch gesichertes „kleines Magencarcinom" im Angulusbereich. Eindeutige Infiltration der Magenwandung

erhabenen Tumoren jetzt, von einer dünnen Bariumschicht bedeckt, plastisch hervortreten, zeigen sich die excavierten bzw. eingesenkten Formen als flache Kontrastmitteldepots, von einem mehr oder minder veränderten Faltenrelief umgeben. Liegen die Läsionen an der Magenvorderwand, so sind sie in Rückenlage in der Regel nur zu erkennen, wenn ihr Durchmesser 40 mm erreicht oder überschreitet. Kleinere Defekte müssen in spezieller Technik in Bauchlage dargestellt werden (Abb. 43).

Das Studium der *Peristaltik* bleibt bei den Schleimhautcarcinomen mangels entsprechender Infiltrationen der Magenwand häufig ohne krankhaften Befund.

Für eine befriedigende diagnostische Abklärung kleiner Magenläsionen ist die *enge Zusammenarbeit zwischen Radiologie und Endoskopie* unbedingte Voraussetzung. Wenn SHIRAKABE unter dem Eindruck der eigenen großen röntgenologischen Erfahrung den Einsatz von Endoskopie, Biopsie und Cytologie lediglich zur Ergänzung in diagnostischen Zweifelsfällen fordert, so wird die kombinierte Anwendung verschiedener Untersuchungsverfahren in unseren Breiten auch in Zukunft nahezu immer notwendig werden. Darüberhinaus gelingt die *differentialdiagnostische Abgrenzung* des Frühcarcinoms von benignen, carcinomimitierenden Läsionen in der Regel nur mit Hilfe der Endoskopie. Schwierigkeiten entstehen insbesondere bei Unterscheidung der Carcinomtypen II a und II c von Erosionen, kleineren Ulcera, Ulcusnarben, umschriebenen Schleimhautverdickungen und gastritischen Veränderungen (Abb. 44).

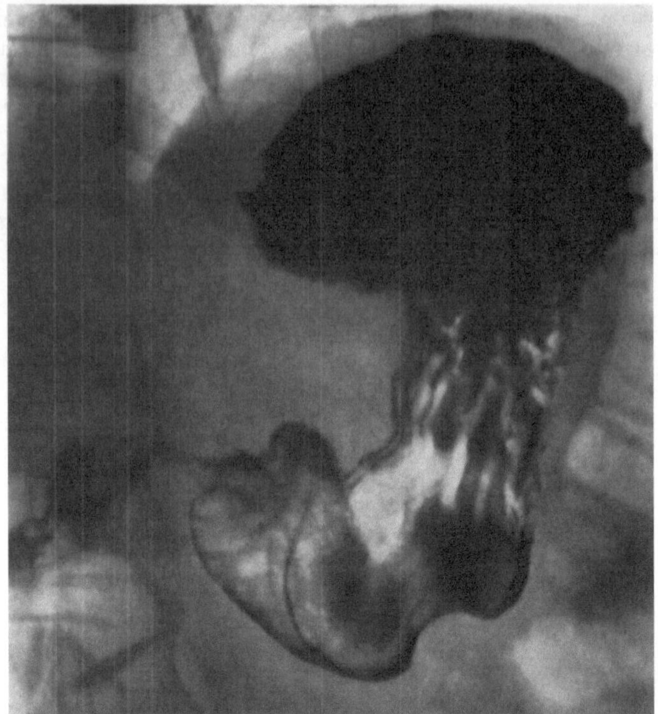

a

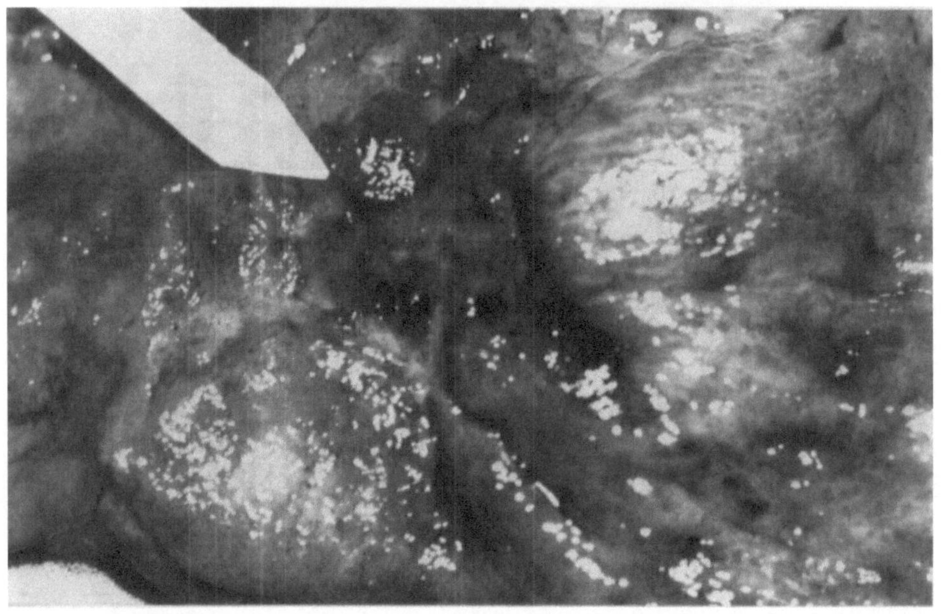

b

Abb. 43. Doppelkontrastdarstellung eines Frühcarcinoms im Bereich des präpylorischen Antrums. a) Doppelkontrastdarstellung: geringe Faltenunregelmäßigkeit präpylorisch. Keine Wandstarre; b) Anatomisches Substrat: flache, etwa 2 cm große Schleimhautläsion ohne Infiltration. Histologie: Adenocarcinom

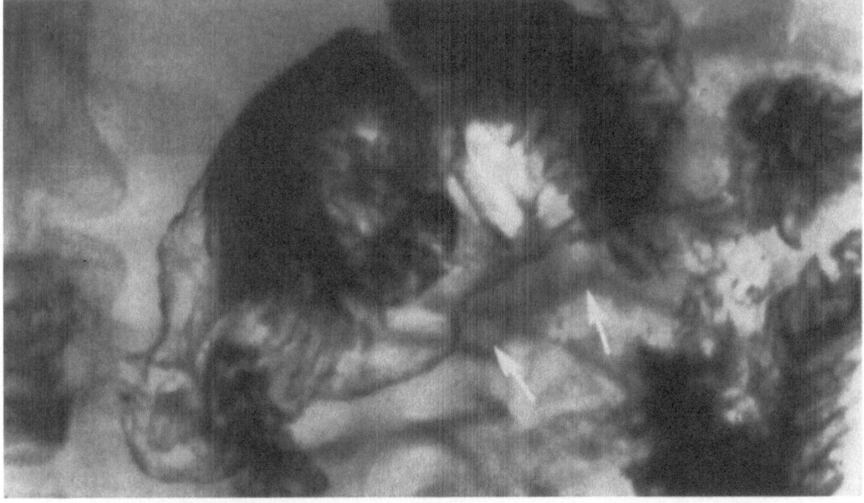

a

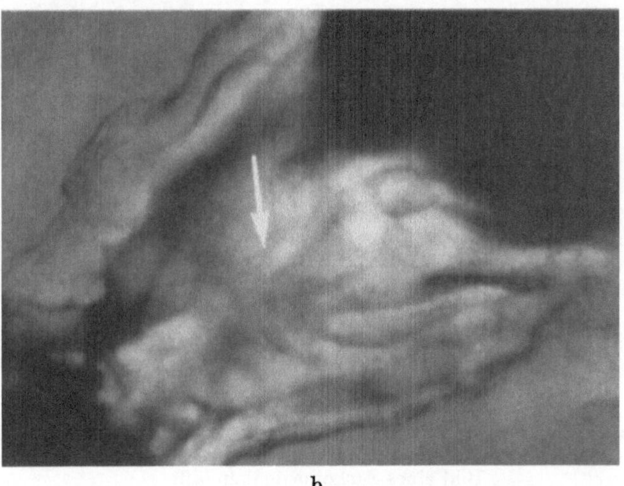

b

Abb. 44. Differentialdiagnose des Frühcarcinoms. a) Doppelkontrastdarstellung einer umschriebenen Wandstarre an der großen Kurvatur im präpylorischen Antrum. Histologie:
Carcinom; b) Doppelkontrastdarstellung einer flachen Einsenkung mit Faltenkonvergenz im
präpylorischen Antrum. Histologie: Narbe nach abgeheiltem benignen Ulcus ventriculi

D. Sarkom

Mit rund 3% aller malignen Magentumoren sind Sarkome wesentlich seltener
als Carcinome. Meist ist der Magen nur eine von vielen Lokalisationen des Sarkom-
leidens; primär vom Magen ausgehend waren bis 1965 rund 275 Fälle in der Weltliteratur bekannt (GREGL u. TROMPKE, 1965; BECKER et al., 1972). Überwiegend
— zwischen 45 und 60% — werden Sarkome des lymphoretikulären Systems
gefunden (PALMER, 1950; KELLER u. HERING, 1973), der Rest verteilt sich auf
verschiedenste Formen bindegewebigen, neurogenen und muskulären Ursprungs.
In der Verteilung über die verschiedenen Regionen des Magens scheinen die mitt-

leren Bereiche bevorzugt (Kisseler u. Thurn, 1961: 25,5% große Kurvatur, 20,5% Pylorus, 11% Hinterwand, 25,5% Infiltration großer Teile oder des gesamten Magens), in gewissem Gegensatz zum Carcinom mit vorwiegendem Befall der Pylorus-Antrumregion und der kleinen Kurvatur.

Wie es klinisch kein für Magensarkom spezifisches Symptomenbild gibt, so ist auch röntgenologisch nur selten eine sichere Differenzierung gegenüber anderen Erkrankungen, insbesondere dem Carcinom, möglich. Eine allein auf Grund des Röntgenbefundes gestellte, korrekte Diagnose gelingt daher in der Regel nur in Einzelfällen (Snoddy, 1952: keiner von 34; Crile et al., 1952: 1 von 19; Sherrick

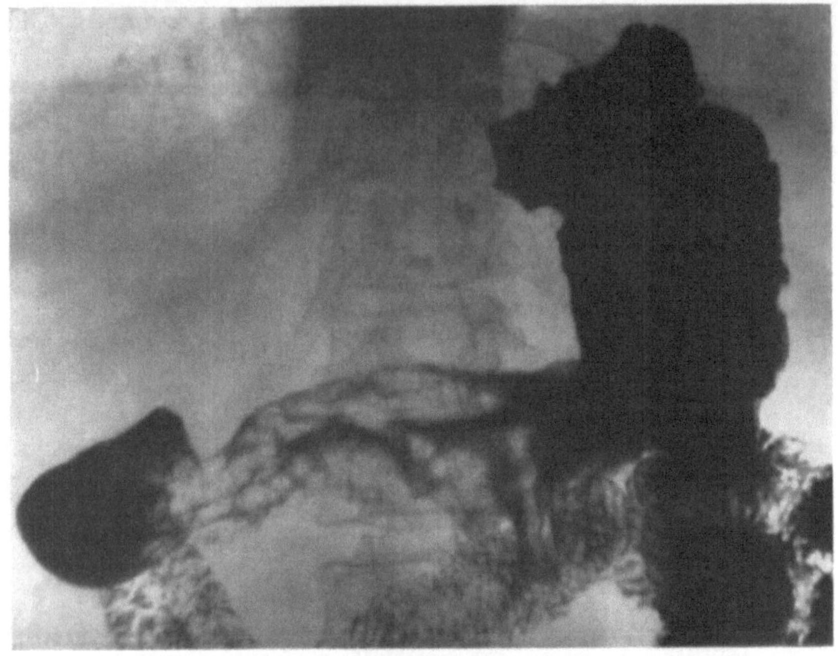

Abb. 45 a

Abb. 45. a) Vorwiegend endogastrische Ausbreitung eines Lymphosarkoms; b) Endogastrische Ausbreitung eines ausgedehnten Adenocarcinoms des Magens, das röntgenologisch mehr an das Bild eines Sarkoms denken läßt

et al., 1965: 4 von 66 Fällen). Diese Schwierigkeiten finden ihre Erklärung vor allem in der überaus großen Variabilität des röntgenologischen Erscheinungsbildes, dem seltenen Auftreten wegweisender Charakteristika und der starken Neigung der Sarkome, die wesentlich häufigeren Carcinome zu imitieren (Fuchs et al., 1972). Jeder Versuch einer Schematisierung muß daher von vornherein problematisch und unbefriedigend bleiben. Trotzdem sollen aus didaktischen Gründen der röntgenologischen Beschreibung folgende an der Wuchs- und Ausbreitungsform orientierte Unterteilungen gegeben werden (Gütgemann u. Schreiber, 1960; Kisseler u. Thurn, 1961):

      I. Umschriebene Form mit
         a) überwiegend endogastrischem und
         b) überwiegend exogastrischem Wachstum.
     II. Diffuse Form.
     III. Übergangs- bzw. Mischform.

Die *umschriebene Wuchsform* des Sarkoms ist am schwierigsten vom Carcinom zu differenzieren. Liegt eine vorwiegend *endogastrische Ausbreitung* vor, so zeigen sich unterschiedlichste Tumoren in Ein- oder Mehrzahl, gestielt-polypös oder breitbasig aufsitzend, mit glatter oder unregelmäßiger Oberfläche, mit oder ohne Ulcerationen. Die Neigung zu geschwürigem Zerfall scheint ausgesprochen häufig zu sein (SHERRICK et al., 1965 in 56% ihrer Fälle). Handelt es sich um Ulcerationen auf flachen, submukös gelegenen Tumorknoten, so kann der Befund leicht mit

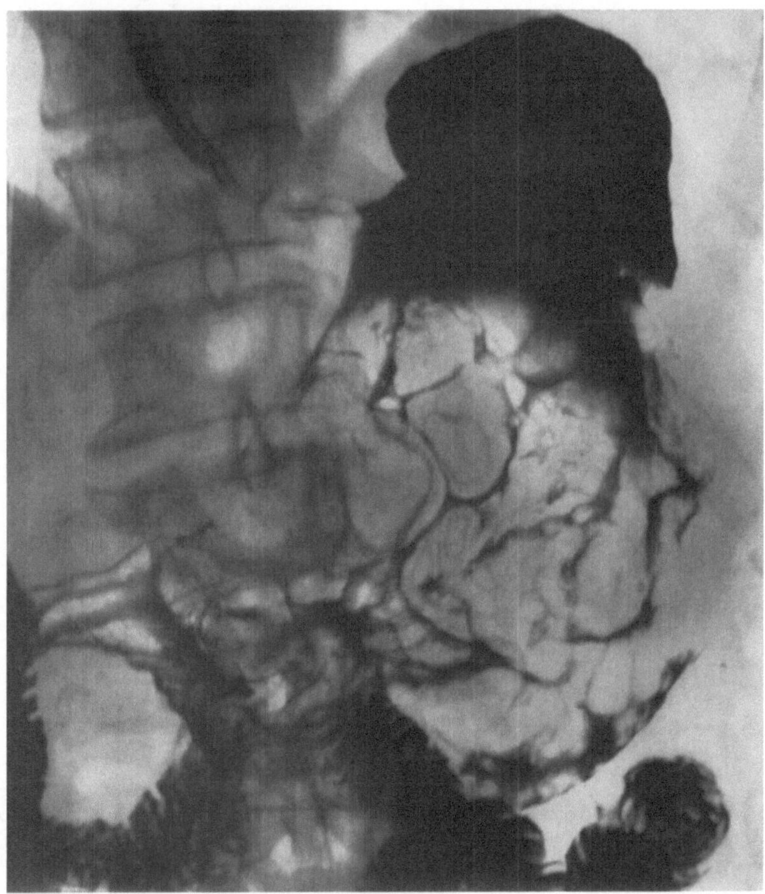

Abb. 45 b

einem benignen Geschwür verwechselt werden. Meist sind die Ulcerationen scharfrandig und von einem mehr oder minder breiten Aufhellungssaum umgeben, in dessen Bereich das normale Faltenrelief ausgelöscht ist. Zerstörungen des Faltenreliefs auch in der weiteren Umgebung des Tumors, wie sie beim Carcinom nicht selten gesehen werden, finden sich bei Sarkomen weniger häufig. Oft lassen sich — bei multilokulärem Befall — zwischen eng beieinander liegenden ulcerierten Knoten völlig normale Schleimhautfalten nachweisen. Liegt das Sarkom überwiegend *intramural*, so weist — bei fehlender Ulceration — gelegentlich nur ein umschrieben verstrichenes Faltenrelief auf den Tumor hin. Von wesentlicher Bedeutung ist die Beachtung des Peristaltikablaufs. Die für malignes, infiltratives

Tumorwachstum pathognomonische Wandstarre ist bei Sarkomen oft deutlich geringer ausgeprägt als bei Carcinomen vergleichbarer Größe (Abb. 45).

Handelt es sich um eine vorwiegend *exogastrische Ausbreitung* des Magensarkoms, so sind Impressionen oder Verlagerungen des Magens häufigste und gelegentlich einzige Zeichen im Röntgenbild. Meist kann ohne zusätzliche diagnostische Verfahren nichts über Art und Größe des Tumors sowie seine Beziehungen zum Magen selbst und zu Nachbarorganen ausgesagt werden (Abb. 46).

Die *diffuse Wuchsform* des Sarkoms läßt noch am ehesten gewisse, differentialdiagnostisch verwertbare Kriterien erkennen. Großflächige Ausbreitung über weite

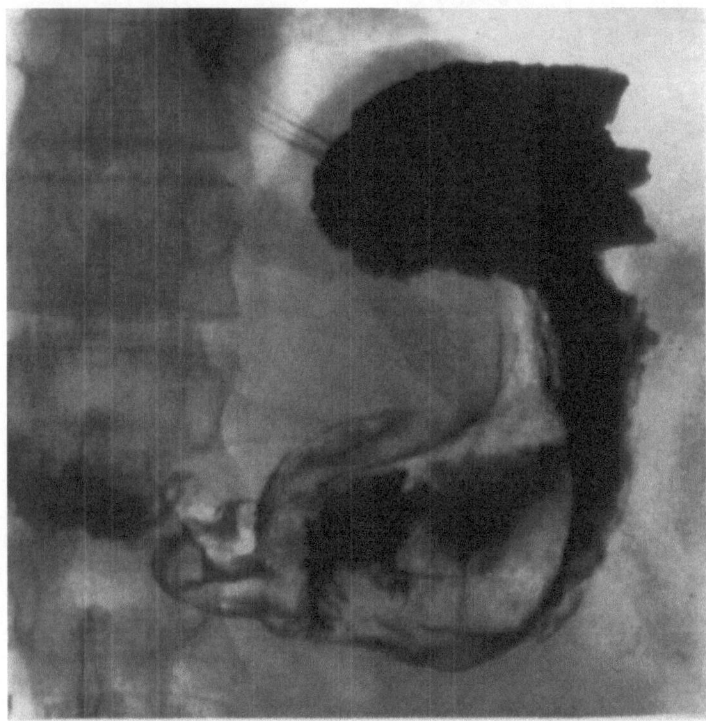

Abb. 46. Vorwiegend exogastrische intramurale Ausbreitung eines Lymphosarkoms des Magens. Die großen Pelotteneffekte vorwiegend der kleinen Kurvatur sind durch Tumorpakete bedingt, die Schleimhaut war bei der operativen Revision nicht befallen

Teile des Magens, teilweise gigantische Verbreiterung und Verplumpung der Falten bei im wesentlichen regulärem Verlauf und ohne signifikante Zeichen der Zerstörung sowie normal weites oder gar erweitertes Lumen sind die wesentlichsten Merkmale. Selbstverständlich schließt eine Stenose bzw. ein an ein scirrhöses Carcinom erinnerndes Bild ein Sarkom nicht aus. Die verplumpten Falten sind oft palpatorisch noch verformbar, die Peristaltik, wie oben bereits erwähnt, weniger beeinträchtigt als bei Carcinomen ähnlicher Größe und Ausdehnung. Weitaus am häufigsten sind *Mischformen*, die in unterschiedlichster Zusammensetzung sämtliche beschriebenen Veränderungen aufweisen können.

Als sehr seltene Sonderform des Sarkoms kann eine gastrointestinale Beteiligung beim primär an der Haut lokalisierten *Kaposi-Sarkom* gelten (etwa 10% der Fälle nach Calenoff, 1972). Bis 1972 wurden lediglich etwa sechs röntgenologisch dokumentierte Fälle in der Weltliteratur mitgeteilt (SHERWIN u. GORDIMER, 1952; RICHEY u. COOLEY, 1963; CALENOFF, 1972). Da es sich morphologisch vorwiegend um Infiltrationen von Mucosa und Submucosa handelt, stehen auch hier radiologisch teilweise polypöse Faltenwulstungen im Vordergrund. Ulcerationen sind möglich. Charakteristische Röntgenzeichen fehlen.

Die röntgenologische *Differentialdiagnose* der Sarkome hat eine große Zahl der verschiedensten pathologischen Magenläsionen zu berücksichtigen und wird ohne Unterstützung durch klinisch-endoskopische Methoden nur selten zum Ziel führen. In weitgehender Übereinstimmung heben zahlreiche Autoren folgende Merkmale hervor, die im Einzelfall an ein Magensarkom denken lassen sollten (NAUMANN, 1951; REDD, 1959; KISSELER u. THURN, 1961; GREGL u. TROMPKE, 1965; SHERRICK et al., 1965 u. a.): Multilokuläres Auftreten mit oft mehreren, scharf begrenzten Ulcera, relativ geringe Zerstörungen eines verplumpten und verbreiterten Faltenreliefs, im Verhältnis zur Tumorgröße geringe Beeinträchtigung der Peristaltik, normal weites oder sogar erweitertes Lumen. Eine Übersicht der differentialdiagnostischen Probleme bei Faltenwulstungen geben BÜRKLE u. FROMMHOLD (1971).

Die Differentialdiagnose wird natürlich dann entscheidend erleichtert, wenn es sich am Magen um eine sekundäre Manifestation handelt, und das Sarkomleiden bereits an anderen Lokalisationen gesichert ist. Wesentlicher diagnostischer Beitrag des Radiologen ist der Nachweis des malignen Tumors, der in den meisten Fällen gelingt. Die Artdiagnose bleibt dann weiteren ergänzenden Untersuchungen bzw. der Operation überlassen.

Für die *röntgenologische Untersuchungstechnik* können keine verbindlichen Richtlinien gegeben werden. Sie muß sich individuell nach dem jeweils vorliegenden Fall richten und sämtliche diagnostischen Möglichkeiten ausschöpfen.

Abschließend sei noch hervorgehoben, daß eine histologische Sicherung — auch bei augenscheinlich infausten, inoperablen Fällen — immer angestrebt werden sollte. Sarkome des lymphoretikulären Typs zeigen eine ausgeprägte Strahlensensibilität, die durch alleinige oder postoperative Strahlentherapie eine Besserungs- oder gar Heilungsquote verspricht, die der vergleichbarer Carcinome deutlich überlegen ist (RIMONDI, 1964 u. a.).

E. Metastasen

Der Magen ist — im Gegensatz zu vielen anderen Organen des Verdauungstraktes — nur selten von Metastasen maligner Tumoren betroffen, nach der Literatur bei weniger als 1% aller Primärgeschwülste (SCOBIE, 1966). Bis auf wenige Ausnahmen handelt es sich nahezu ausschließlich um Absiedelungen maligner Melanome und des Mammacarcinoms. POTCHEN et al. (1964) fanden unter 49 autopsierten Patienten mit malignem Melanom bei 20% Metastasen am Magen, CHOI et al. (1964) bei 8,2% von 341 Fällen mit Mammacarcinom. Röntgenologisch werden entsprechende Befunde weit weniger häufig erhoben, da eine wegweisende klinische Symptomatik meist fehlt oder die Tumoren wegen ihrer geringen Größe nicht gefunden werden.

Im *Röntgenbild* unterscheiden sich Metastasen kaum von anderen malignen oder auch benignen Geschwülsten (HAUGER u. HERZER, 1972). Die Kardinalzeichen malignen Wachstums wie Wandstarre oder Zerstörung des umgebenden Faltenreliefs können in unterschiedlicher Ausprägung vorhanden sein oder auch völlig fehlen. Ulcerationen sind überaus häufig. Das in diesem Zusammenhang für Melanometastasen als charakteristisch beschriebene „Schießscheiben-" oder „Ochsenaugen-Zeichen" (Calderon et al., 1955; Pomerantz u. Margolin, 1962), welches im Röntgenbild durch die Darstellung eines zentral ulcerierten Knotens mit angehobenen glatten Rändern zustande kommt, wird auch bei anderen geschwürig veränderten Metastasen und Tumoren gefunden und besitzt keinerlei spezifischen Wert (Abb. 47).

Eine sichere Diagnose von Magenmetastasen durch die Röntgenuntersuchung allein ist also nicht möglich. Liegt ein entsprechender Befund vor — eine oder

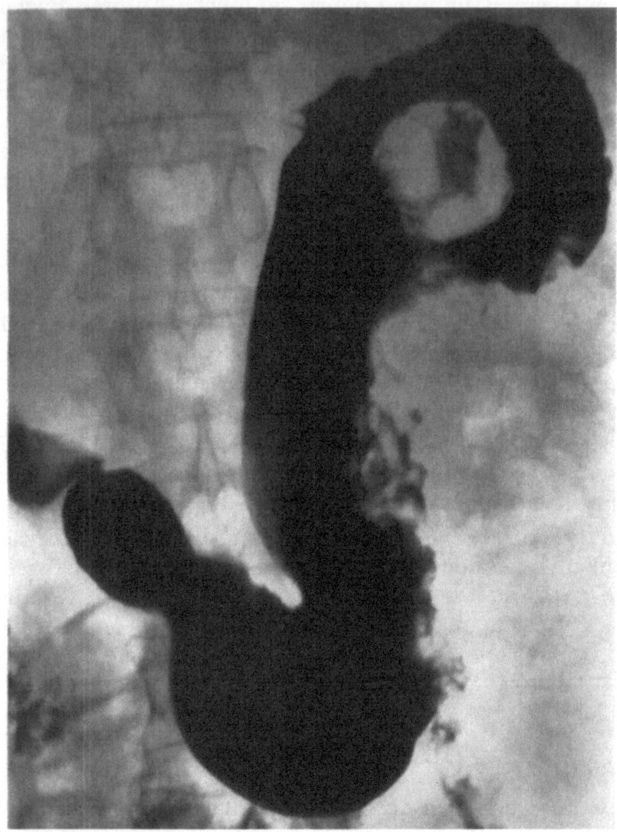

Abb. 47. Melanometastase im Fornixbereich des Magens. Typisches „Schießscheibenzeichen"

mehrere tumorartige Läsionen, möglicherweise mit zentraler Ulceration — so ist ein aus der Anamnese bekanntes malignes Melanom oder Mammacarcinom der wichtigste differentialdiagnostische Hinweis.

Zum Kreis der Metastasen im weiteren Sinn ist auch der Befall des Magens bei Sarkomen und anderen Systemerkrankungen zu rechnen. Hier wird auf die entsprechenden Kapitel verwiesen.

Schließlich soll noch erwähnt werden, daß auf lymphogenem Weg Magenmalignome auch im Magen selbst metastasieren können. Allerdings sind multizentrische Carcinome des Magens nur vereinzelt beschrieben worden (Prévôt u. Lassrich, 1959; Irons, 1964 u. a.). Ihr Entstehungsmodus ist bisher nicht hinreichend geklärt.

F. „Pseudomaligne" Systemerkrankungen mit Magenbeteiligung

Die *Lymphogranulomatose* manifestiert sich in einem kleinen Prozentsatz neben zahlreichen anderen Organen auch am Magen (in etwa 10 bis 15% spezifische Veränderungen nach HÖFFKEN et al., 1973). Nach einer ersten entsprechenden Beobachtung durch SCHLAGENHAUFER (1913) konnten PORTMANN et al. bis 1954 51 Fälle aus der Weltliteratur zusammenstellen; eine Zahl, die inzwischen weit überschrit-

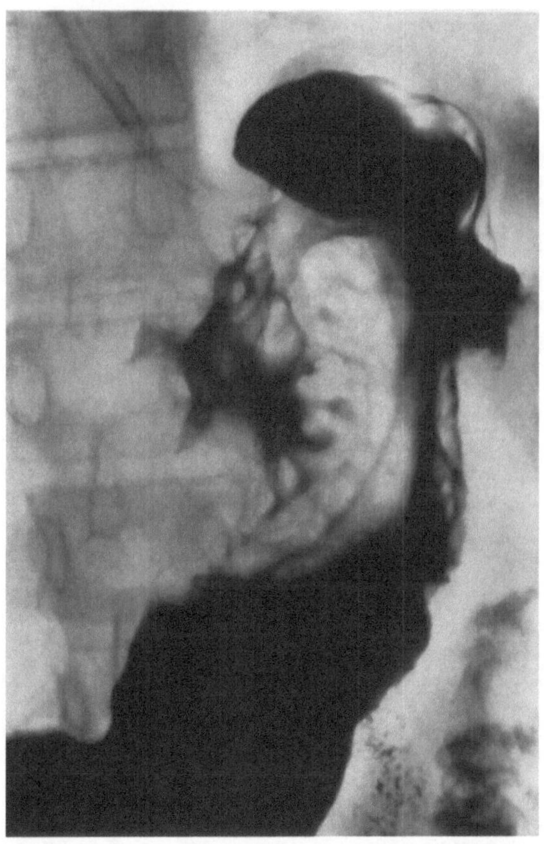

Abb. 48. Lymphogranulomatose des Magens mit ausgedehnten submukösen, teilweise ulcerierenden Infiltraten

ten sein dürfte. Nur selten nimmt die Lymphogranulomatose vom Magen ihren Ausgang oder beschränkt sich auf diesen. Meist wird man bei vermeintlich solitärem Magenbefall zumindest histologisch die Erkrankung auch an anderen Stellen nachweisen können (WAHL u. HILL, 1956). Im *Röntgenbild* (JUNGMANN, 1943; MORRIS, 1952; BLOCH, 1967; HEILMANN u. HENI, 1971) lassen sich lediglich uncharakteristische Befunde erheben. Einzelne oder multiple Ulcera, häufig von benignen oder auch carcinomatösen Geschwüren nicht zu unterscheiden, umschriebene oder flächenhafte intramurale Tumoren mit oder ohne Ulceration können ebenso auftreten wie lokalisierte Wandinfiltrationen mit tumorsimulierenden Defekten oder diffuse, über weite Teile des Magens reichende große Faltenwulstungen, die an die Windungen des Gehirns erinnern. Sind Organe der näheren Um-

gebung des Magens befallen, so lassen sich lediglich Impressionen der Magenwand
oder Verdrängungserscheinungen erkennen. Die Elastizität der Magenwand ist oft
— trotz eines ausgeprägten Befundes — nur überraschend wenig eingeschränkt,
die Peristaltik nicht selten völlig normal. Lediglich in Ausnahmefällen wurde bei
fortgeschrittener intramuraler Ausbreitung ein dem carcinomatösen Scirrhus ähnliches Bild mit hochgradiger Schrumpfung des Magenlumens beobachtet. Lympho-
granulomatöse Läsionen können in allen Bereichen des Magens auftreten, jedoch
scheinen die oberen Anteile bevorzugt befallen zu sein (Abb. 48 und 49).

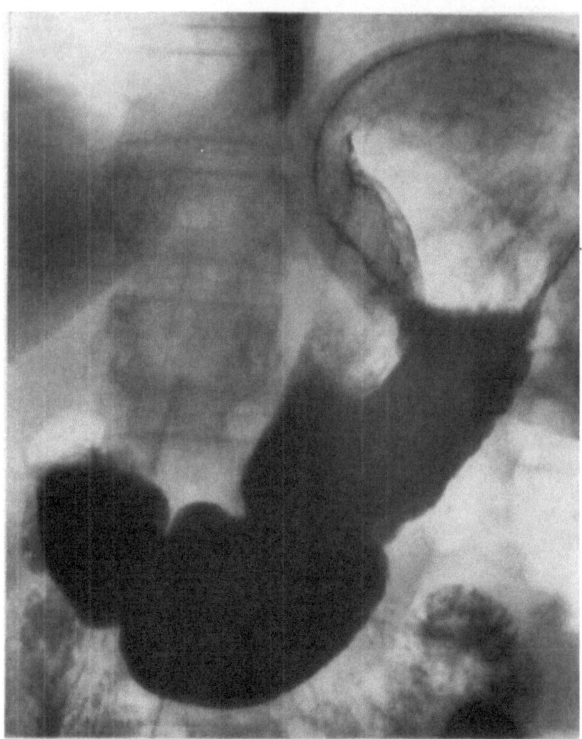

Abb. 49 a

Abb. 49. a) Impression der Magenwand durch die faustgroßen paraaortalen Lymphknoten bei
Lymphogranulomatose; b) Gleiche Patientin. Zustand nach Hochvolttherapie mit 4000 RH

Die Art der Magenbeteiligung bei Lymphogranulomatose hat, wie die obige
Beschreibung zeigt, deutliche Parallelen zum lymphoretikulären Sarkom, von dem
es *differentialdiagnostisch* häufig nicht abzugrenzen ist. Daneben sind blande, gutartige Ulcera, Carcinome, sowie sämtliche mit Faltenwulstungen einhergehende
Veränderungen zu beachten. In der Regel wird eine definitive Diagnose des Röntgenbefundes nur histologisch möglich sein, wenn nicht gleichzeitig anderweitige
Lokalisationen der Lymphogranulomatose vorliegen.

Die *Sarkoidose* (Morbus Boeck) des Magens kann als ungewöhnliche Lokalisa-
tion dieser Erkrankung angesehen werden. Sie wird gelegentlich bioptisch aus der
Magenschleimhaut diagnostiziert, röntgenologisch jedoch nur sehr selten erkannt.
Longcope u. Freiman (1952) fanden unter 160 Sarkoidosen keinen, Israel u.
Sones (1958) unter ebenfalls 160 nur einen Fall mit Magenbeteiligung. Bis 1962

waren nur 23 gesicherte Fälle in der Weltliteratur bekannt (LEVERE, 1962). *Röntgenologisch* zeigen sich überwiegend Ulcerationen; vereinzelte Pylorusstenosen und an Linitis plastica erinnernde Bilder durch Sarkoidose wurden beschrieben (LEVERE, 1962). Spezielle, röntgenologische Charakteristika bietet der Morbus Boeck des Magens nicht. Die Diagnose ist — wenn nicht aus anderen Lokalisationen bereits gesichert — nur über eine Magenbiopsie zu stellen.

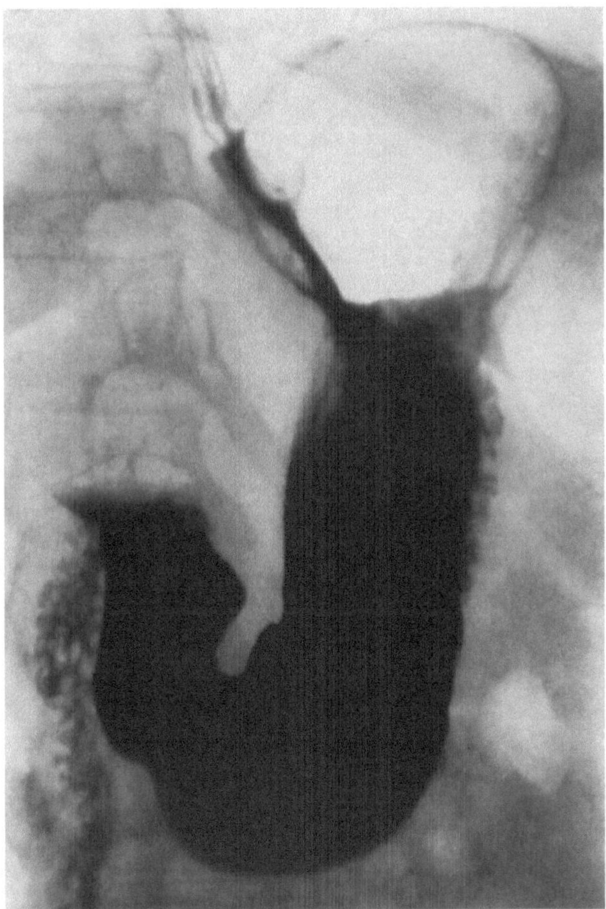

Abb. 49 b

Leukämien — überwiegend handelt es sich um den lymphatischen Typ — können sich durch umschrieben-noduläre oder auch flächenhafte, celluläre Infiltrationen von Mucosa und Submucosa am Magen manifestieren (WAHL u. HILL, 1956). Die Infiltrate führen im *Röntgenbild* zu tumorähnlichen Läsionen oder über Konsistenzvermehrung und Verbreiterung der Falten zu einem grob gewulsteten Faltenrelief. Zusätzlich können Ulcerationen auftreten. Wie bei den anderen Systemerkrankungen erlaubt der Röntgenbefund allein keine exakte Diagnose. Veränderungen von Blutbild und Knochenmark geben den entscheidenden differentialdiagnostischen Hinweis (Abb. 50).

Plasmocytomherde wurden in allen Teilen des Gastrointestinaltraktes — mit Ausnahme des Oesophagus — vereinzelt beschrieben. Klinisch fehlen meist begleitende Hypergammaglobulinämie und Bence-Jones-Proteinurie. Bis 1966 waren in der Weltliteratur 36 Fälle von Plasmocytomen des Verdauungstraktes bekannt, von denen die Mehrzahl am Magen lokalisiert war (GOLDSTEIN u. POKER, 1966). Es überwiegen solitäre Tumoren, nur etwa jeder vierte Fall zeigt eine mehr oder weniger diffuse Myelomatose. *Röntgenologisch* finden sich auch hier großflächige

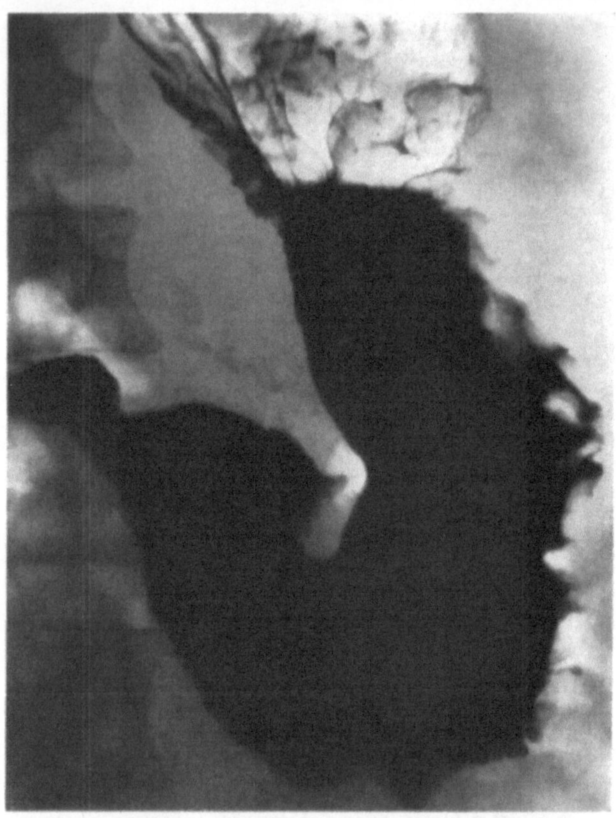

Abb. 50. Auffällig grobe, zum Teil starr wirkende Faltenwulstung an der großen Kurvatur. Histologisch leukämische Infiltrate der Magenwandung bei aleukämischer Lymphadenose

Vergröberungen und Wulstungen des Faltenreliefs neben solitären oder multiplen Tumoren und Ulcerationen. Ein charakteristischer Röntgenbefund existiert nicht; die meisten der in der Literatur beschriebenen Fälle wurden radiologisch primär als Carcinome angesehen (REIKOWSKI et al., 1971).

Die *Amyloidose* kann in seltenen Fällen auch am Magen zu röntgenologisch erkennbaren, funktionellen und morphologischen Veränderungen führen. CHEVROT et al. (1971) haben etwa 30 Fälle aus der Weltliteratur zusammengetragen. Durch Amyloidinfiltration aller Schichten der Magenwand können diffus oder lokalisiert tumorähnliche Bilder entstehen mit carcinom- oder sarkomsimulierenden Merkmalen (INTRIERE, 1950; COOLEY, 1953; KLINGERBERG, 1958, u. a.; Übers. s. bei CHEVROT et al., 1971).

Durch Befall der submukösen Gefäße bedingte Nekrosen können echte Ulcera vortäuschen. Funktionell zeigt sich, insbesondere bei diffuser, im Sinne einer Linitis plastica erfolgender Infiltration, eine ausgedehnte Starre der Wand mit verminderter oder aufgehobener Peristaltik sowie eine verzögerte Magenentleerung. Spezifische Röntgenzeichen der Amyloidose fehlen.

Im Hinblick auf die röntgenologische *Untersuchungstechnik* sind beim Magenbefall durch obige Systemerkrankungen keine Besonderheiten zu beachten. Es sei auf die entsprechenden Bemerkungen der Tumorabschnitte verwiesen.

X. Der operierte Magen

Erfahrungsgemäß kommen rund die Hälfte aller magenoperierten Kranken während der postoperativen Phase wegen verschiedenster Beschwerden mit dem praktischen Arzt oder dem Internisten in Berührung (HAFTER, 1963). Hieraus ergibt sich, daß die Kenntnis von Anatomie und Funktion der Operationsverfahren, ihrer unumgänglichen Folgen sowie möglicher krankhafter Veränderungen nicht nur für den Chirurgen selbst, sondern ebenso für jeden nachbehandelnden Arzt von wesentlicher Bedeutung ist. Neben den klinischen und endoskopischen Methoden ist die Röntgenologie zweifellos die geeignete Untersuchung für die Verlaufskontrolle und die Erfassung pathologischer Befunde des operierten Magens. Erfolg oder Mißerfolg einer solchen, eventuell Jahre nach dem Eingriff durchgeführten, Röntgenuntersuchung sind unter anderem abhängig vom Vorliegen des ehemaligen Operationsberichtes bzw. der Vergleichsmöglichkeit mit den ersten postoperativen Röntgenaufnahmen. Schon aus diesem Grund sollte 4 bis 6 Wochen postoperativ die erste röntgenologische Kontrolluntersuchung erfolgen, selbst wenn keinerlei klinische Symptome dies erfordern. In der Praxis sind derartige „Idealbedingungen" jedoch nur selten gegeben. Die Beantwortung einer Reihe von Fragen durch den radiologischen Untersucher kann in solchen Fällen zur Klärung des jeweiligen Operationsmodus beitragen (nach FRIK, 1965):

1. Fehlen Teile des Magens oder der ganze Magen ?
2. Bei Verneinung der Frage 1:
a) ist ein künstlicher Magenausgang angelegt ?
b) sind durch Naht eingestülpte Wandabschnitte erkennbar ?
3. Wenn Frage 1 bejaht wird:
a) welche Teile des Magens fehlen ? (ganzer Magen, Pars pylorica, Pars pylorica und größere Korpusteile, nur Teile des Korpus, Fundus),
b) ist an der Anastomose eine Interposition eines anderen Darmabschnittes vorgenommen worden ?
c) mit welchen Teilen des Dünndarms ist der Magenrest oder gegebenenfalls der Oesophagus verbunden ?
d) sind zusätzliche Anastomosen zwischen Darmabschnitten angelegt ?
e) ist am Magenstumpf die normale kleine Kurvatur ganz oder teilweise vorhanden ?

Die in der Magenchirurgie angewendeten Techniken und deren Variationen sind überaus zahlreich. Bereits 1939 konnte POLYA über 49 typische Verfahren der Magenresektion berichten. Zusätzliche Verwirrung für den nachuntersuchenden Radiologen bringen die Eponyme, die — nicht selten sogar historisch falsch bezogen — durch regionär differierende Interpretation eine eindeutige Definition der chirurgischen Anatomie nicht zulassen. In Zweifelsfällen sollte daher einer reinen Beschreibung der operativen Komponenten der Vorzug gegeben werden. BURHENNE (1964) hat hierfür die Verwendung folgender „Bausteine" empfohlen:

1. Ausmaß der Magenresektion,
2. End- oder Seitanastomose,
3. Anteriore oder posteriore Anastomose,
4. Superiore oder inferiore Anastomose,
5. Großer oder kleiner Durchmesser des Stoma,
6. Langsame oder schnelle Magenentleerung,
7. Antecolische oder retrocolische Gastrojejunostomie,
8. Rechts-links (anisoperistaltisch) oder links-rechts (isoperistaltisch) gerichtete Anastomose,
9. Kurze oder lange proximale Jejunalschlinge,
10. Horizontaler oder schräger Verlauf der Anastomose,
11. Richtung der Magenentleerung.

Die röntgenologische Analyse dieser Bausteine, gemeinsam mit den oben aufgeführten Fragen, ist in der Regel ausreichend, um das jeweils vorliegende Operationsverfahren erkennen, zuordnen und befriedigend beschreiben zu können.

A. Röntgenmorphologie einiger typischer Operationsverfahren

Auf sämtliche typischen Magenoperationen und ihre technischen Varianten näher einzugehen, würde den Rahmen dieses auf internistische Belange ausgerichteten Beitrags bei weitem überschreiten. Es sei daher in diesem Zusammenhang

Tafel 2

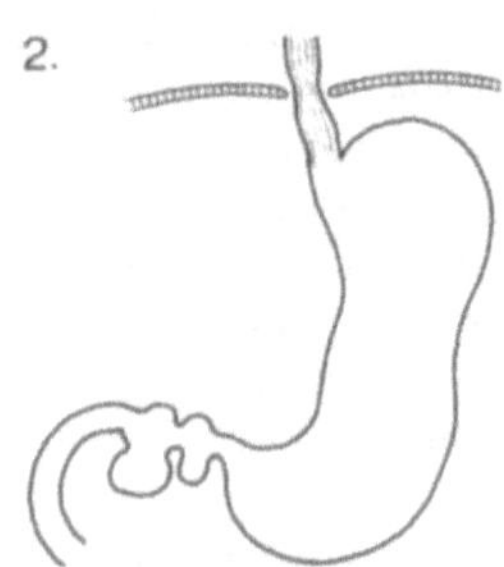

1. Perforationsübernähung (im Röntgenbild als doppelbogige Aussparung imponierend Zeichen der „Drei")

2. Pyloroplastik, wulstige Taschenbildung (Zeichen der „Dackelohren")

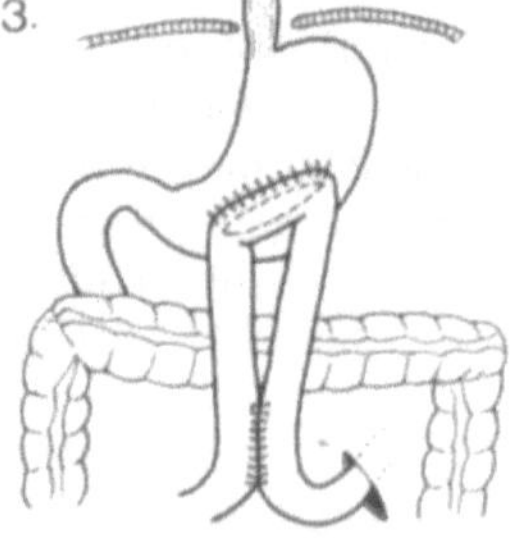

3. Gastroenterostomia antecolica mit Braunscher Fußpunktanastomose

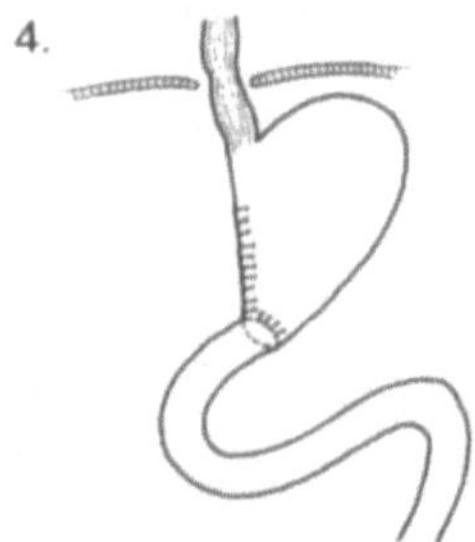

4. ²/₃-Magenresektion mit Gastroduodenostomia terminoterminalis oralis partialis (Billroth I, 1881)

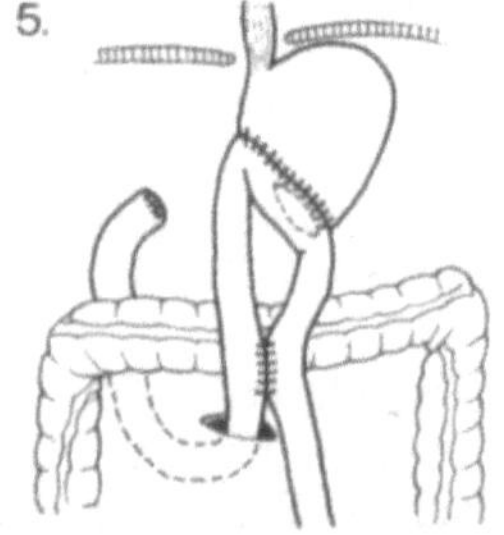

5. ²/₃-Magenresektion mit Gastrojejunostomia oralis partialis inferior nach Hofmeister-Finsterer mit Braunscher Enteroanastomose (auch retrokolisch möglich)

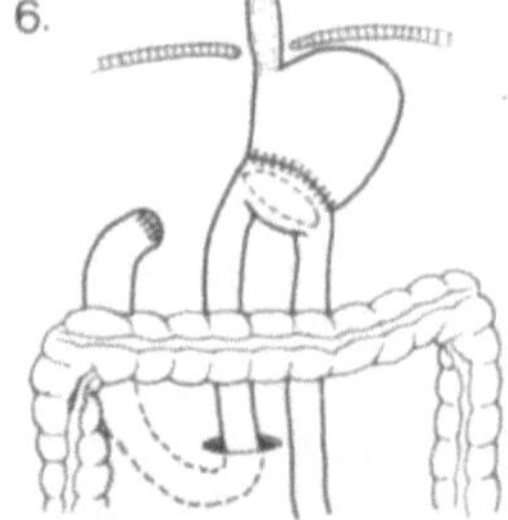

6. ²/₃-Magenresektion mit Gastrojejunostomia oralis totalis retrocolica (Krönlein, 1888 antekolisch, Polya-Reichel retrokolisch)

Tafel 2 (Fortsetzung)

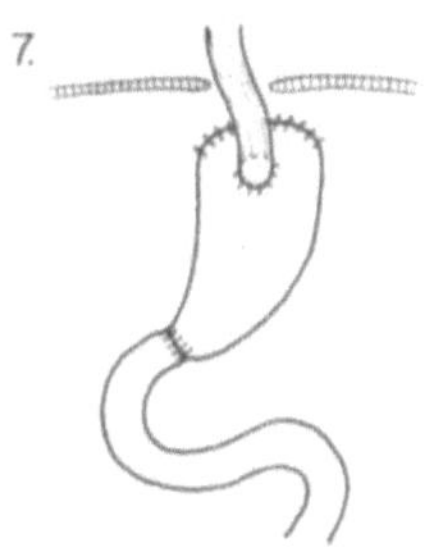

Kardiaresektion mit Oeso-
phagoantrostomie und Py-
loroplastik

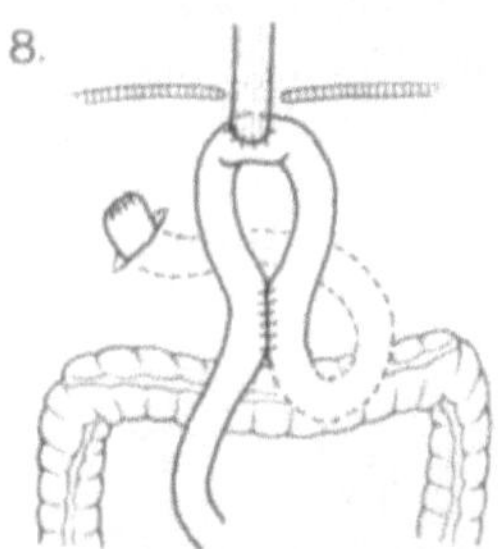

Gastrektomie mit termino-
lateraler Oesophago jejuno-
stomie und Braunscher En-
teroanastomose

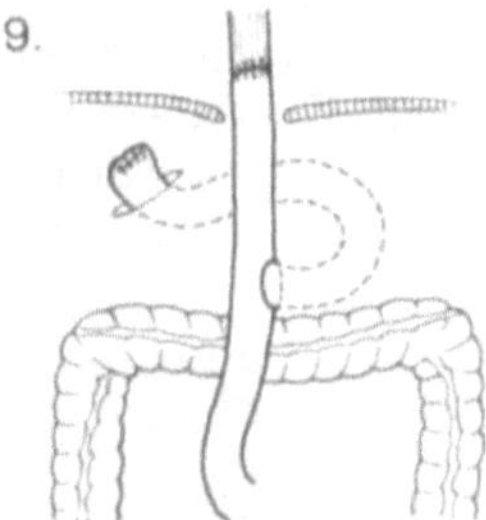

Gastrektomie mit termino-
terminaler Oesophagojeju-
nostomie und Rouxscher Y-
Anastomose

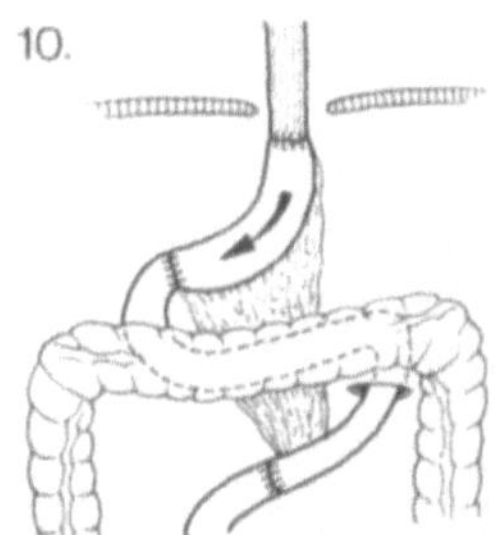

Gastrektomie mit Passage-
wiederherstellung durch Interposition eines isoperistal-
tischen Jejunumsegmentes
zwischen Oesophagus und
Duodenum nach LONGMIRE

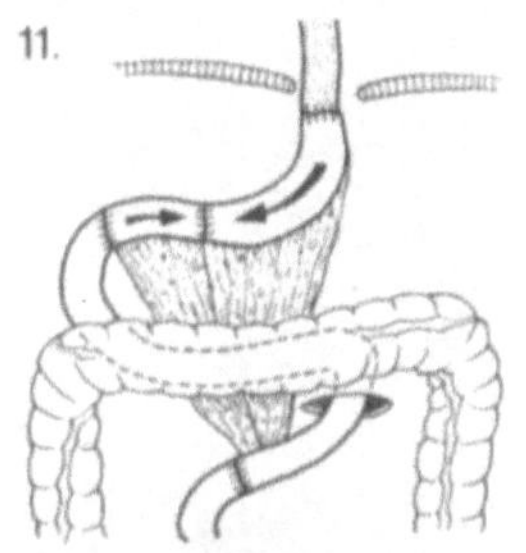

Gastrektomie mit Passage-
wiederherstellung durch sog.
„Ersatzmagen"-Bildung
mit isoanisoperistaltischer
Zwischenschaltung zweier
Jejunumsegmente zwischen
Oesophagus und Duodenum
(SCHRADER, 1972)

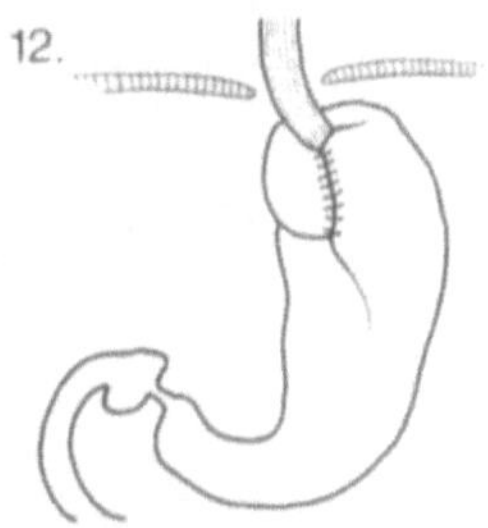

Fundoplicatio nach NISSEN

auf das umfangreiche chirurgische Schrifttum verwiesen. Die röntgenologischen
Probleme des operierten Magens sind in zahlreichen Übersichtsarbeiten festgehalten
(PORCHER u. BUFFARD, 1957; BECK, 1958; PRÉVÔT u. LASSRICH, 1959; PRÉVÔT,
1963; BURHENNE, 1964; FRIK, 1965; CEN u. DIHLMANN, 1969; DIHLMANN u. CEN,
1969; ZEITLER, 1969; BAUDISCH, 1970 u. a.). Einen Überblick über einige der
gebräuchlichen Verfahren gibt die Tafel 2.

Unter den Magenoperationen ohne Resektion lassen sich *Übernähungen* perforier-
ter Magen- oder Duodenalulcera bei günstiger Lage der eingestülpten Wandanteile
(Nähe der kleinen oder großen Kurvatur) und geeigneter Technik oft noch nach
Jahren demonstrieren (PRÉVÔT, 1935; GRUNBERG u. JONCKHEERE, 1937). Die
Nahtstelle zeigt sich in charakteristischer Weise als doppelbogiger Wanddefekt in
Form einer „Drei" und kann ohne Kenntnis der Vorgeschichte mit einem Ulcus
verwechselt werden. Der Nachweis gelingt nur im tangentialen Strahlengang,
en face lediglich beim Vorliegen einer Tabaksbeutelnaht.

Die einfache *Gastroenterostomie* ohne Resektion wird — nicht zuletzt wegen der
überaus häufigen Ulcera im Anastomosenbereich — nur noch selten als Palliativmaßnahme bei stenosierenden, inoperablen Tumoren oder chronischen Ulcera alter
Patienten durchgeführt. Sie kann hoch oder tief an der großen Kurvatur, ante-
oder retrocolisch, iso- oder anisoperistaltisch angelegt sein und wird meist mit

einer *Vagotomie* verbunden (Abb. 51). Häufig findet sich gleichzeitig zur Verbesserung der Funktion eine Seit-zu-Seit-*Enteroanastomose*, deren röntgenologischer Nachweis wegen der raschen Kontrastmittelfüllung des Dünndarms und der damit verbundenen Überlagerung erhebliche Schwierigkeiten bereiten kann. Unter den erhaltenden, der Drainage dienenden Operationsverfahren seien noch genannt die Gastroduodenostomie mit Seit-zu-Seit-Anastomose zwischen Pyloruskanal oder

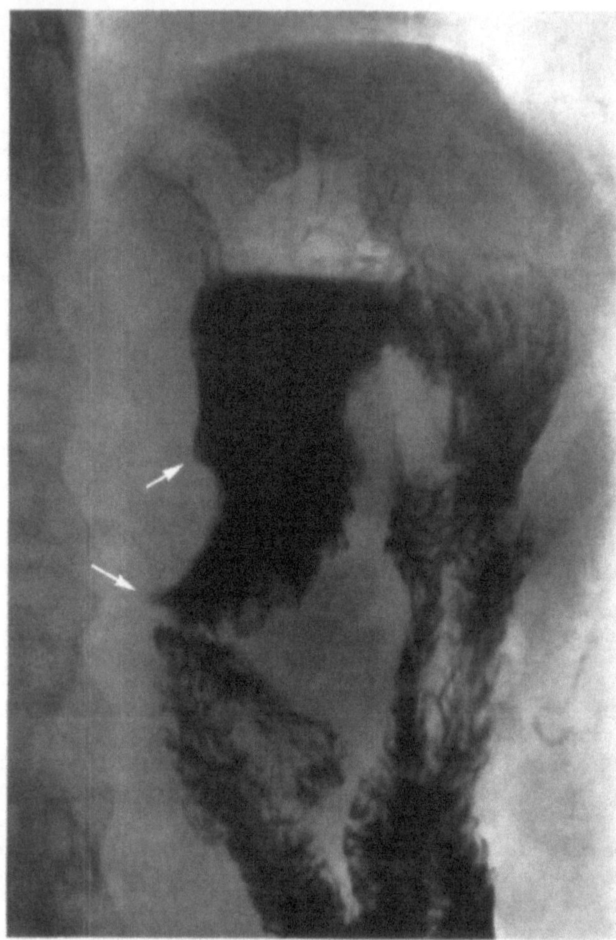

Abb. 51. Hohe einfache Gastroenterostomie bei ausgedehntem inoperablem stenosierendem Magencarcinom

Antrum und der Pars descendens duodeni sowie die Techniken der *Pyloroplastik*. Letztere — vorwiegend bei der benignen Pylorushypertrophie angewandt — imponiert im Röntgenbild durch plumpe, taschenförmige Deformierungen im Pylorusbereich, die an „Dackelohren" erinnern (Heymann et al., 1968) (Abb. 52).

Unter den Methoden mit partieller Magenresektion sind die allgemein als *Billroth I* und *Billroth II* bezeichneten Typen dominierend. Als Billroth I wird — ohne Berücksichtigung der zahlreichen möglichen Varianten — eine End-zu-End-Gastroduodenostomie verstanden, in der Regel unter Entfernung der distalen

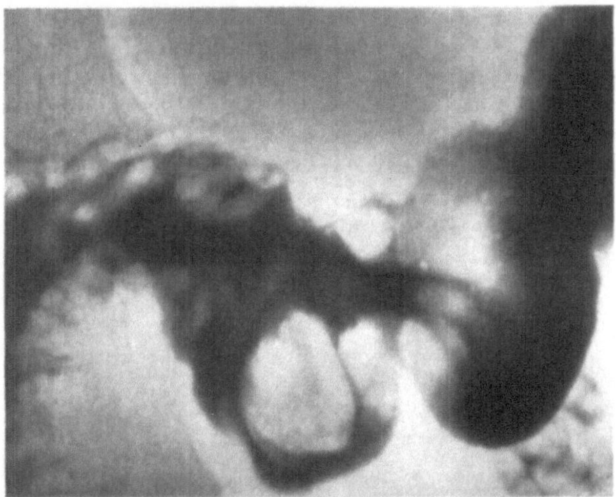

Abb. 52. Zustand nach Pyloroplastik. Plumpe taschenförmige Deformierung im Bulbusbereich, Bild der „Dackelohren" (s. auch Tafel Seite 280, Abb. 2)

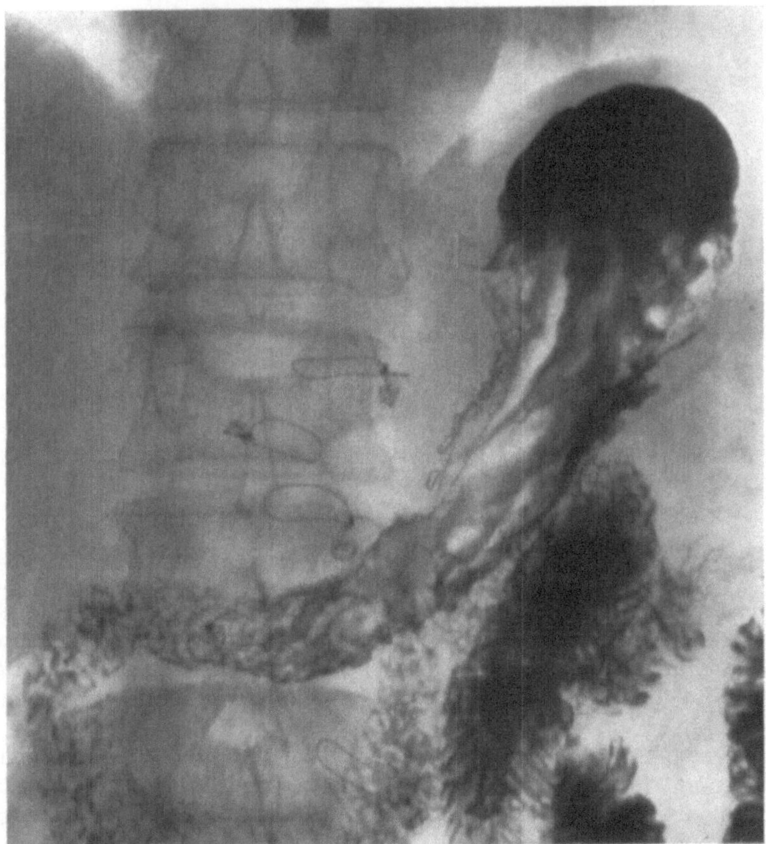

Abb. 53. ²/₃-Magenresektion mit Gastroduodenostomia terminoterminalis oralis partialis (Billroth I) (s. auch Tafel Seite 280, Abb. 4)

Magenhälfte. Im Röntgenbild zeigt sich ein kleiner Magen mit meist links der Wirbelsäule gelegenem Bulbus duodeni, der häufig die abgelaufene Operation auf den ersten Blick nicht erkennen läßt. Im Gegensatz hierzu ist beim Billroth II der craniale Magenanteil — meist sind die unteren zwei Drittel reseziert — mit einer Jejunalschlinge End-zu-Seit anastomosiert. Die Modifikationen dieser beiden Standardverfahren können jeweils nach den oben angeführten Bausteinen rekonstruiert werden (Abb. 53 und 54)

Die heute bekannten und angewandten Techniken der semitotalen und totalen Magenresektion sind ebenfalls sehr zahlreich. Kann der untere Magenteil erhalten

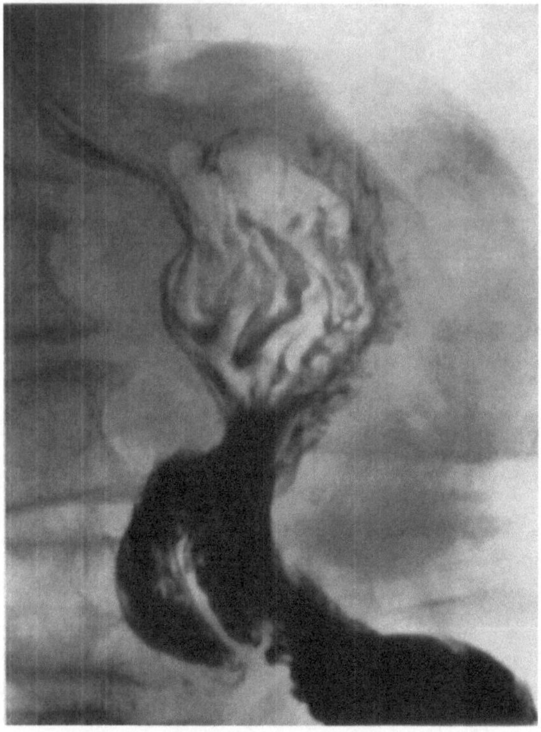

Abb. 54. ²/₃-Magenresektion mit Gastrojejunostomia oralis totalis retrocolica (sog. Billroth II) (s. auch Tafel Seite 280, Abb. 6)

bleiben, so wird — gewissermaßen als Umkehr des Billroth I — eine *Oesophagogastrostomie* oder eine *Oesophagoantrostomie* durchgeführt, letztere mit End-zu-Seit-Einpflanzung des Oesophagus in das Antrum. Muß der gesamte Magen entfernt werden, sind die *Oesophagoduodenostomie* als End-zu-End-Anastomose über oder unter dem Zwerchfell oder die Zwischenschaltung eines Jejunum- bzw. Colonteils die gebräuchlichsten Methoden. Die Operationsverfahren der Hiatushernien siehe im dortigen Kapitel (Abb. 55 und 56).

Bei einzelnen Operationstypen lassen sich häufig spezifische morphologische Veränderungen demonstrieren. Sie beinhalten zwar meist keinen Krankheitswert. ihre Kenntnis ist jedoch wichtig, um Verwechslungen mit echten pathologischen Prozessen zu vermeiden.

Bürzelbildungen sind in der Modifikation der Anastomose nach Hofmeister, bei der der craniale Teil der Resektionsstelle durch Naht verschlossen wird, nicht selten (sog. „Hofmeister-Defekt"). Sie zeigen sich röntgenologisch als vorwiegend an der kleinen Kurvatur und der Magenhinterwand gelegene Füllungsdefekte. Ursache sind ödematös bzw. entzündlich aufgetriebene, in das Magenlumen eingestülpte Wandanteile. Derartige Bürzel bilden sich meist innerhalb einiger Monate zurück, können jedoch in einzelnen Fällen noch Jahre nach der Operation nachweisbar sein (FISHER, 1960; SASSON, 1960). Ihre Differenzierung von einem Carcinom ist röntgenologisch schwierig, wenn nicht unmöglich, es sei denn, es liegen

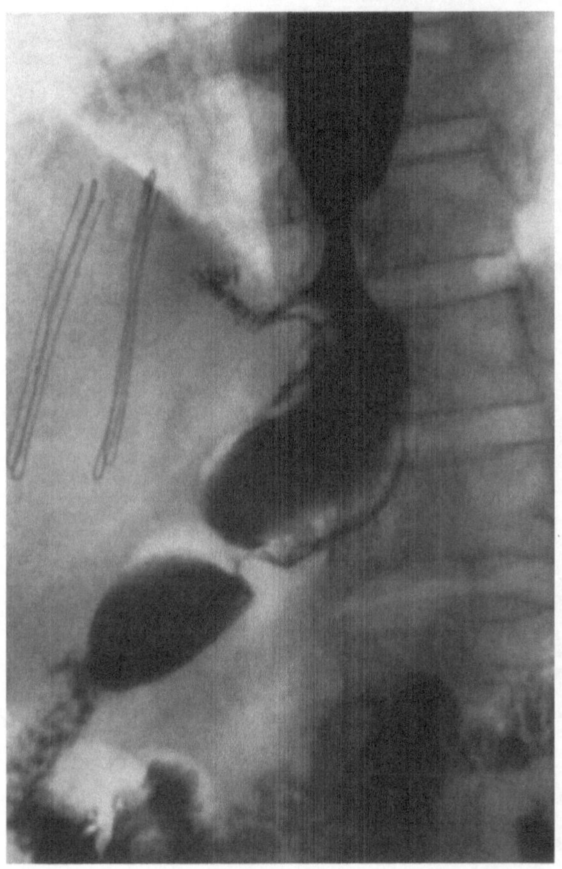

Abb. 55. Kardiaresektion mit Oesophagoantrostomie (s. auch Tafel Seite 281, Abb. 7)

frühere Vergleichsaufnahmen vor. PRÉVÔT (1933) hat die Möglichkeit einer malignen Entartung solcher Wandeinstülpungen betont. Ähnliche polypös gelappte oder kissenartige Kontrastmittelaussparungen finden sich häufig auch unmittelbar nach dem Eingriff als ödematös-entzündliche Reaktion in anderen Magenbereichen und an der Anastomose, wo sie vorübergehend zu einer Stenose führen können.

Differentialdiagnostische Bedeutung haben auch solche Bürzelbildungen im Fornix-Cardia-Bereich nach der operativen Versorgung einer Hiatushernie durch die Fundoplicatio nach NISSEN, die durchaus das Bild eines „Pseudotumors" vortäuschen können (FEIGIN et al., 1974).

Fremdkörpergranulome in der Umgebung von Nähten oder Metallclips („Petz-Granulom") sind ebenfalls im Röntgenbild von einem echten Tumor nicht zu unterscheiden.

Beutel- oder *taschenartige Gebilde* entstehen durch Aufweitung und Aussackung der der Anastomose gegenüberliegenden Darmwand. Sie sind nur dann von Bedeu-

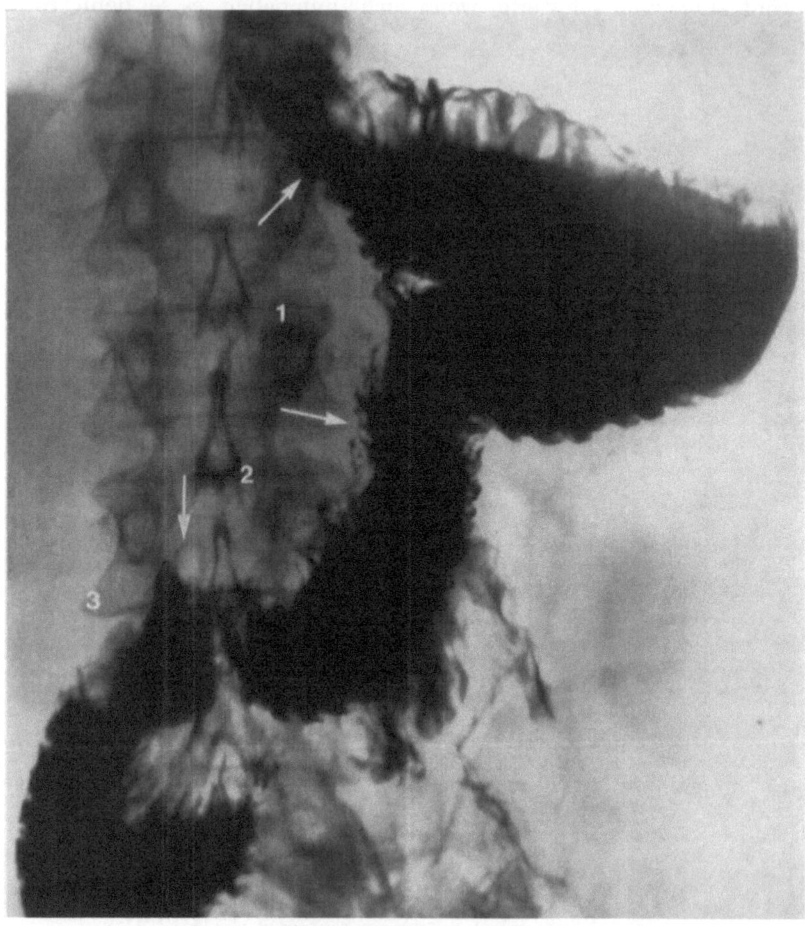

Abb. 56. Gastrektomie mit Passagewiederherstellung durch sog. „Ersatzmagenbildung" mit isoanisoperistaltischer Zwischenschaltung zweier Jejunumsegmente zwischen Oesophagus und Duodenum. 1. isoperistaltisches Jejunumsegment; 2. anisoperistaltisches Jejunumsegment; 3. Duodenum (s. auch Tafel Seite 281, Abb. 11)

tung, wenn sie in gefülltem Zustand nach Überschreiten einer gewissen Größe die zu- oder abführende Schlinge komprimieren.

B. Prolaps, Invagination und Bezoarbildung am operierten Magen. Gastroileostomie

Der *Prolaps* von *Magenschleimhaut* an der Anastomose ist ein seltenes Ereignis und kaum je von klinischer Relevanz. Im Röntgenbild zeigen sich die Schleimhautfalten am Stoma gestreckt, oft bildet der Prolaps einen Füllungsdefekt innerhalb der angrenzenden Darmschlinge. Es können sowohl beide Schenkel gemeinsam wie auch die zu- oder abführende Schlinge getrennt betroffen sein (LE VINE et al., 1963). Die relativ größere Häufigkeit beim Anastomosentyp nach HOFMEISTER scheint dafür zu sprechen, daß die Operationstechnik bzw. die Verhältnisse an der Magen-Darmöffnung für das Entstehen des Prolapses von Bedeutung sind.

Die *jejunogastrische Invagination* verdient im Gegensatz zum einfachen Schleimhautprolaps größere Beachtung, da sie nicht selten zu ernsthaften Komplikationen Anlaß gibt. Sie ist ebenfalls ein seltenes Ereignis; bis 1955 waren etwas

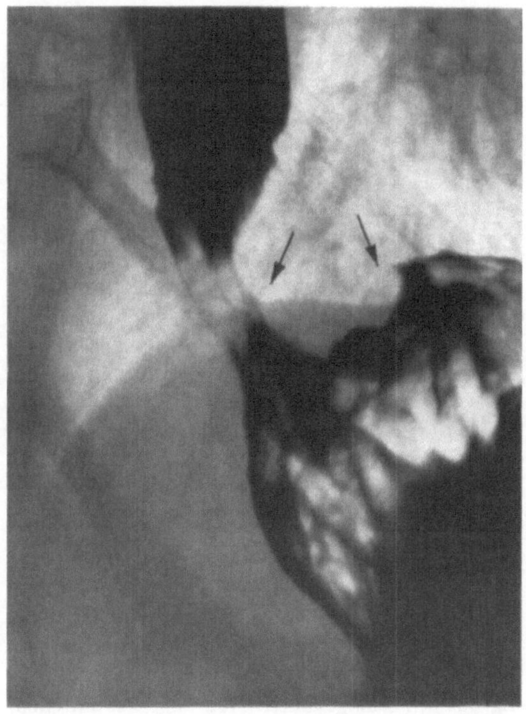

Abb. 57. „Pseudotumor" im Kardiabereich infolge Bürzelbildung nach Fundoplicatio wegen kleiner direkter Hiatushernie (s. auch Tafel Seite 281, Abb. 12)

über 100 Fälle in der Literatur beschrieben (BRADFORD u. BOGGS, 1958). Überwiegend ist die efferente Schlinge an der Invagination beteiligt (etwa 75%), seltener die afferente oder beide Schenkel gemeinsam. Die Invagination kann ohne wesentliche klinische Beschwerden verlaufen, rasch verschwinden und häufig rezidivieren. Erfolgt keine spontane Reposition, so kommt es zur Entwicklung eines akuten Abdomens und das Schicksal des Patienten ist entscheidend von der schnellen röntgenologischen Klärung abhängig (nach BRADFORD u. BOGGS: Mortalität 48 Std nach Einsetzen der Symptome über 50%). Im Röntgenbild findet sich nach Kontrastfüllung ein von der Anastomose in das Magenlumen hineinreichender Füllungsdefekt. Streifig und spiralig im eingestülpten Darmstück liegendes Kontrastmittel ergibt ein nicht fehlzudeutendes, charakteristisches Bild (ALEMAN, 1948). Die Ätiologie ist ungeklärt. Gastroduodenale oder gastrojejunale Invagination am operierten Magen sind noch seltener als die jejunogastrische Form.

Ursache sind meist nach caudal prolabierte Tumoren. Die Röntgenuntersuchung zeigt den verbliebenen Magenteil verkürzt, die nach unten gestreckten Schleimhautfalten laufen in die aufgeweitete Dünndarmschlinge hinein (Poppel, 1962).

In jüngerer Zeit wurde wiederholt über *Bezoarbildung* im operierten Magen berichtet (Szemes u. Amberg, 1968; Rogers et al., 1973). Die sich häufenden Beobachtungen mögen mit der in den letzten Jahrzehnten stark zunehmenden Operationsfrequenz zusammenhängen; der operative Eingriff scheint jedoch zur Bezoarbildung zu prädisponieren. Meist handelt es sich um partielle Gastrektomien mit Vagotomie. Die Konglomerate bilden sich vorwiegend aus fasrigen, pflanzlichen Substanzen (Phytobezoare) wie etwa schlecht zerkauten Citrusfrüchten,

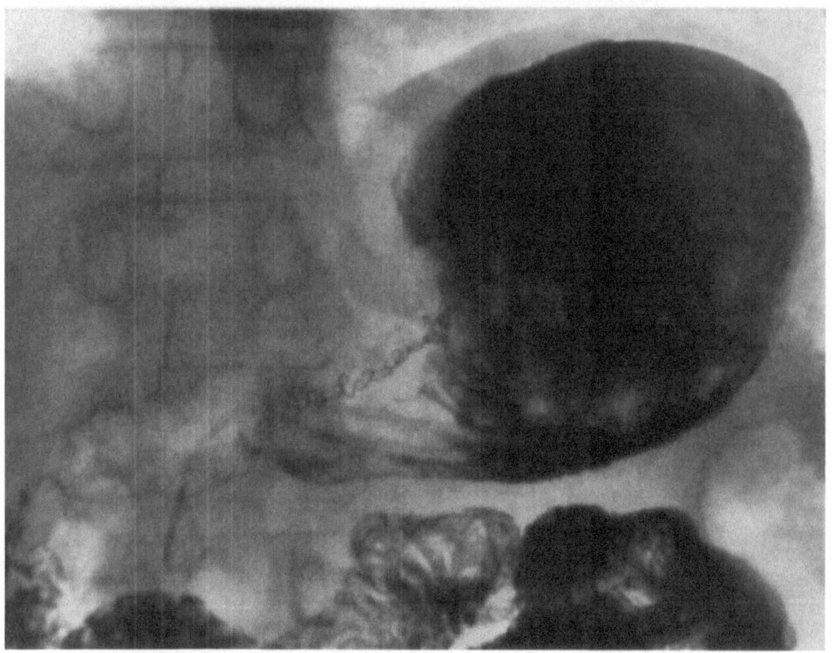

Abb. 58. Bezoarbildung aus schlecht gekauten Nahrungsbestandteilen, insbesondere Apfelsinenschalen in einem nach Billroth I resezierten Magen

Trockenfrüchten, Sauerkraut, Kartoffelschalen u. a. Überwiegend werden sie — einzeln und zu mehreren, in unterschiedlichster Größe — als rundliche, bewegliche Gebilde im Magenstumpf gefunden, wesentlich seltener in den angrenzenden Dünndarmbereichen. Die Diagnose wird in erster Linie röntgenologisch gestellt, die diagnostischen und differentialdiagnostischen Kriterien entsprechen den am intakten Magen beschriebenen (s. Kap. „Fremdkörper") (Abb. 58).

Gelegentlich kann irrtümlicherweise statt einer Gastrojejunostomie eine *Gastroileostomie* zustande kommen. Katz u. Karp (1967) konnten über 100 solcher Fälle aus der Weltliteratur zusammentragen. Ohne entsprechende Korrektur ist der Ausgang nicht selten tödlich. Die röntgenologische Klärung gelingt in der Regel leicht beim Vorliegen einer partiellen Gastrektomie, schwieriger am intakten Magen. Charakteristisch ist eine die rechte Fossa iliaca kreuzende, anastomosierte Darmschlinge und das rasche Erscheinen des Kontrastmittels im Colon. Ohne Gastrektomie ist der retrograde Transport des Kontrastmittels in den Magen ein pathognomonisches Zeichen.

C. Funktionelle, operativ bedingte Besonderheiten

Die insbesondere bei den erhaltenden Operationsverfahren häufig durchgeführte *Vagotomie* führt zur Verminderung von Tonus und Motilität des Magens bis zur völligen Atonie. Dementsprechend findet sich der Magen im Röntgenbild aufgeweitet und schlaff, ohne Peristaltik. Die Entleerung ist stark verzögert. Bei der selektiven gastralen Vagotomie bleiben die Veränderungen auf den Magen beschränkt, bei der trunkulären Form ist der Darm bis zum Cannon-Boehmschen Punkt beteiligt. Alle funktionellen Nebenerscheinungen der Vagusdurchtrennung — organische gibt es nicht — bilden sich innerhalb weniger Monate zurück (ISAAC et al., 1950; DIHLMANN u. CEN, 1969). Die erste postoperative Röntgenkontrolle dient in diesen Fällen gleichzeitig dem Nachweis der erfolgreich durchgeführten Vagotomie.

Besondere Beachtung verdient das *Funktionsstudium* der *Anastomose*. Da noch Tage, manchmal Wochen nach der Operation ödematös-entzündliche Schwellungen und Spasmen am Stoma die Regel sind, kann ein beständiges Bild der Verhältnisse meist erst ab der 4. postoperativen Woche erwartet werden. Weite und Lage des Stomas im Verhältnis zum Restmagen, Schnelligkeit, Art und Richtung der Entleerung durch die Anastomose sowie die Rolle von zu- und abführender Schlinge beim Transport sind die wesentlichsten Momente. Nach CHOCHOLAC (1960) sind beim Billroth I die unteren Anteile des Magenstumpfes, das Stoma selbst und das angrenzende Duodenum etwa ab der 6. Woche post operationem zu rhythmischen Kontraktionen befähigt, die in Form eines „Neopylorus" für eine geregelte Entleerung sorgen. Beim Resektionstyp nach Billroth II wird die Funktion der Anastomose dagegen im wesentlichen nur durch Kontraktionen der abführenden Schlinge gebildet. Mit der Differentialdiagnose funktioneller Störungen des Stomas und verzögerter Magenentleerung hat sich ausführlich MATHIESON (1965) beschäftigt. Eine sehr rasche Entleerung des verabreichten Kontrastmittels (sog. „Sturzentleerung") ist bei partiell gastrektomierten Patienten noch Jahre nach der Operation möglich und keinesfalls mit dem Dumpingsyndrom gleichzusetzen. Wird statt Bariumbrei ein Gemisch aus Kontrastmittel und Nahrungsstoffen verabreicht (HIEMSCH, 1960), so normalisiert sich die Magenentleerung von ursprünglich wenigen Minuten auf Zeiten bis zu 1 Std.

Das eigentliche *Dumpingsyndrom* ist eine noch keineswegs ausreichend geklärte, vorwiegend klinische Diagnose mit einer Fülle verschiedener Symptome, jedoch ohne sicher faßbares röntgenologisches Korrelat. Röntgenuntersuchungen unmittelbar während einer alimentär ausgelösten Attacke zeigten Stase und Dilatation des Magenstumpfes bei Fehlen jeglicher Peristaltik (Cox u. ALLAN, 1960). Die Veränderungen normalisierten sich prompt am Ende des Anfalls. ORT (1966) fand nach Gabe von Glucose zusätzlich eine Verdünnung des Darminhaltes mit Spiegelbildungen und verwaschener Schleimhaut. Er wertet diese Kriterien als sicheres differentialdiagnostisches Merkmal gegenüber dem sog. *Pseudodumpingsyndrom* (dem echten D.-S. ähnliche Beschwerden bei Gastritis, Jejunitis, Entzündung des Stomas, Ulcus usw.).

Ist bei einer partiellen Magenresektion mit Gastrojejunostomie die Anastomose ungünstig angelegt oder die blind verschlossene zuführende Schlinge zu lang, so können durch Sekretstauung heftigste klinische Beschwerden mit sekundärer Erkrankung von Pankreas, Gallenblase und Leber auftreten, die unter dem Begriff *Syndrom der zuführenden Schlinge* („blind-loop-syndrome") zusammengefaßt werden. Während unter normalen Operationsverhältnissen nur kleinste Bariummengen in den afferenten Schenkel übertreten — gerade genug, um eine Stenose oder Dilatation auszuschließen —, fließt hier zunächst und reichlich Kontrastbrei in den aufgeweiteten, schlaffen Blindsack, vermischt sich mit den dort retinierten Sekreten und pendelt zwischen Duodenum und Magen hin und her. Pathologische Veränderungen können jedoch ebenso vorliegen, wenn sich der zuführende Dünndarmschenkel nicht füllt infolge einer Stenose nahe der Anastomose oder Torquierung bzw. Abknickung der zu lang geratenen Schlinge (Kinsella u. Hennesy, 1960; Hafter, 1970). Eine röntgenologische Darstellung der zuführenden Schlinge gelingt in diesen Fällen auch in rechter Seitenlage meist nicht. Gelegentlich kann eine Füllung über einen vorgeschobenen Katheter oder eine Choledochographie erreicht werden.

D. Die postoperative Gastritis

Für die Diagnose einer chronischen Gastritis des operierten Magens aus dem Röntgenbild gelten die gleichen Einschränkungen wie am intakten Magen. Auch hier sind Rückschlüsse aus dem Faltenrelief auf den histologischen Zustand der Schleimhaut nur bedingt möglich, zumal nur in den seltensten Fällen eine palpatorische Untersuchung gelingt. Bioptische Studien haben allerdings gezeigt, daß sämtliche Stadien der chronischen Entzündung postoperativ häufiger gefunden werden als am normalen Magen (Heinkel et al., 1964). Ebenso kann — auch ohne histologische Sicherung — bei den in der ersten postoperativen Phase fast immer nachweisbaren Schwellungszuständen im Anastomosenbereich eine entzündliche Komponente angenommen werden. Eine Darstellung des Feinreliefs — am intakten Magen in etwa 20% der Fälle möglich — ist postoperativ nur selten erfolgreich (Frik, 1965).

E. Das postoperative Ulcus

Postoperative Geschwüre können prinzipiell nach sämtlichen Operationsvarianten auftreten. Sie sind wesentlich häufiger nach alleiniger Gastroenterostomie (Streicher u. Schlosser, 1966: 15 bis 30%) als nach partieller Magenresektion (Balint et al., 1957: 3 bis 5%; Nissen, 1963: etwa 2%), wobei die Gastroduodenostomie — Typ Billroth I — seltener betroffen scheint. Ulcera sind beim Billroth I vorwiegend im näheren Anastomosenbereich zu suchen, während sie sich beim Billroth II meist innerhalb der ersten 5 cm der abführenden Schlinge lokalisieren.

Auch postoperativ ist die Nischendarstellung beweisend für die Existenz eines Ulcus. Höher als am intakten Magen müssen jedoch die *indirekten Ulcuszeichen* gewertet werden; Entzündung des anastomosierten Dünndarms mit rigiden Wandkonturen, verbreiterten, verplumpten Falten, später Stenosierung im Geschwürsbereich mit Verstreichen des Faltenreliefs und oraler bzw. aboraler Dilatation des Lumens. Der durch das Ulcus gebildete Randwall kann ausgeprägt sein und zu einem von außen tastbaren „Ulcustumor" führen (Prévôt u. Lassrich, 1959). Nach Hafter (1970) kann beim Vorhandensein der indirekten Zeichen auch ohne Nischennachweis ein Ulcus angenommen werden (Abb. 59 und 60).

Neben den üblichen Komplikationen neigen postoperative Ulcera verstärkt zur Penetration in Nachbarorgane. Fistelbildungen zwischen Magen, Dünn- und Dickdarm kommen gelegentlich vor. Sie lassen sich besser als auf oralem Weg über eine Colonfüllung darstellen (Thoeny et al., 1960). In der *Untersuchungstechnik* sind einige Besonderheiten zu beachten. Immer sollte auch hier die Demonstration der Nische in zwei Ebenen angestrebt werden, jedoch beginnt man, um ungünstige Überlagerungseffekte durch gefüllte Darmschlingen möglichst zu vermeiden, die Untersuchung mit kleinen Bariummengen. Aus ähnlichen Gründen sind Durchleuchtung und Aufnahmen unter Rotation und dosierter Kompression im Stehen der Position im Liegen vorzuziehen. *Differentialdiagnostisch* dürften sich, bei gelun-

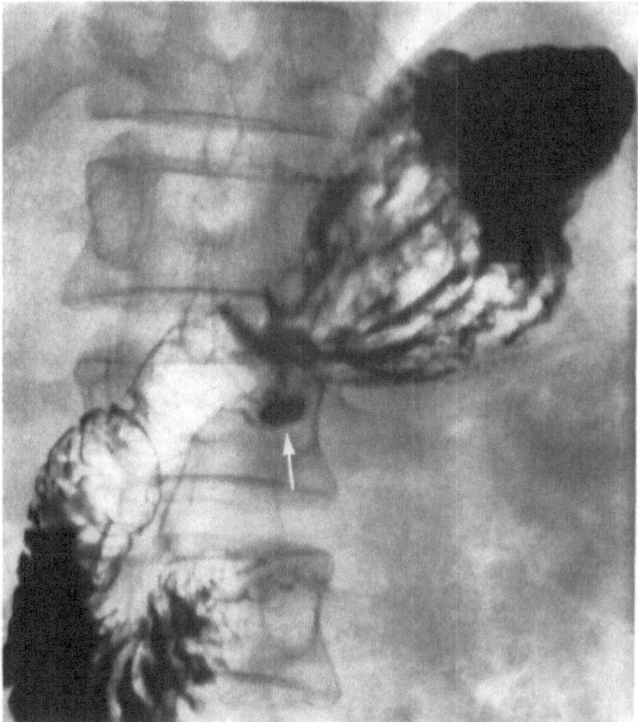

a

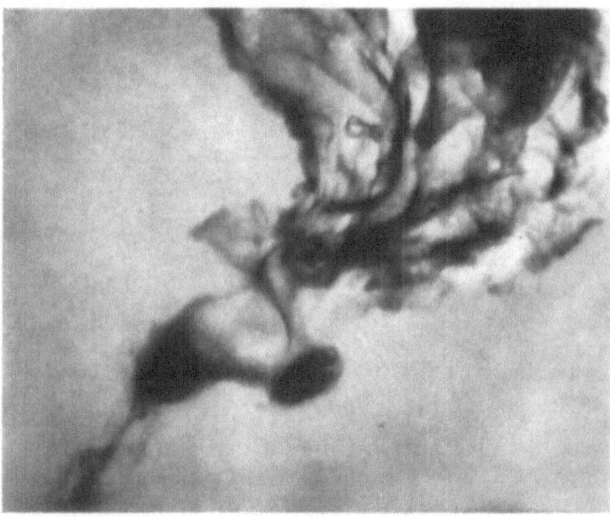

b

Abb. 59. Ulcus im Anastomosenbereich eines nach Billroth I resezierten Magens. a) Übersichts-aufnahme; b) Zielaufnahme: deutliche Darstellung des breiten entzündlichen Randwalles

genem Nischennachweis, nur selten Schwierigkeiten ergeben. Gelegentlich können größere Geschwüre zur Verwechslung mit einer Taschenbildung führen. Durch ausgedehnte postulceröse Narben kann ein infiltrativ wachsender Tumor vorgetäuscht werden.

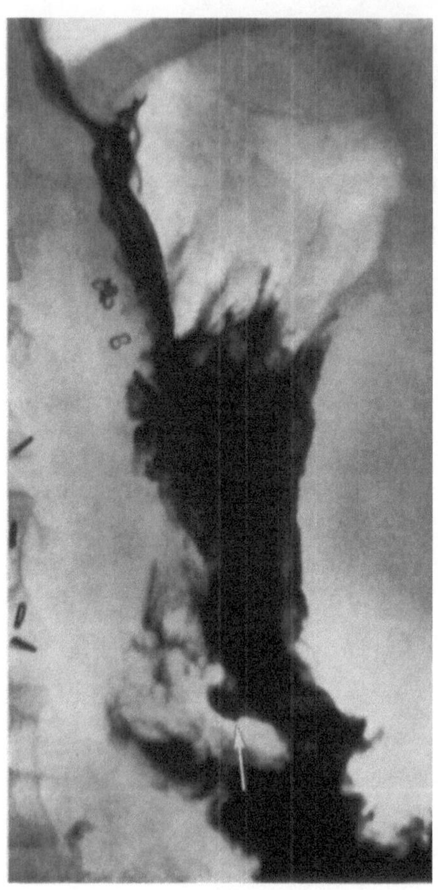
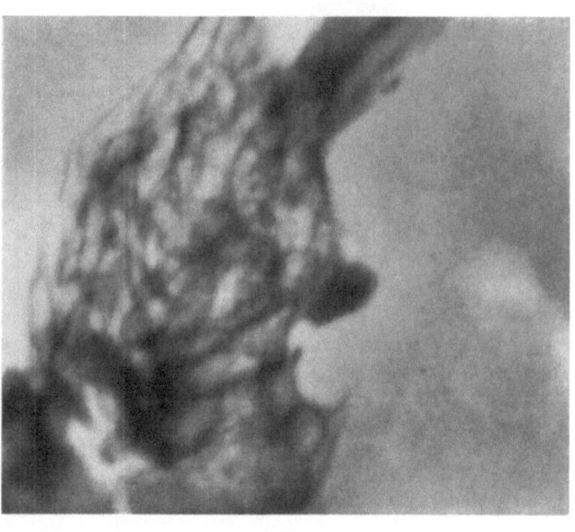

a   b

Abb. 60. Ulcus pepticum jejuni bei einem nach Billroth II resezierten Magen. a) Übersicht; b) Die gedrehte Zielaufnahme mit Demonstration der Nische im Relief zeigt deutlich die Lokalisation etwa 2 cm distal der Anastomose

F. Das Carcinom des operierten Magens

In der Literatur werden allgemein zwei Arten von Carcinomentstehung im operierten Magen unterschieden (Helsingen u. Hillestad, 1956; Vajda et al., 1960; Schreiber et al., 1964; Frik, 1965; Schulz, 1966; Fogel u. Somogyi, 1969; Zeitler, 1969; Albert u. Nowotny, 1970; Feldman u. Seaman, 1972; Saegesser u. Jämes, 1972; Böttcher u. Hantschmann, 1973 u. a.).

1. Das Carcinomrezidiv. Ein Carcinom im Restmagen wird als Rezidiv angesehen, wenn ebenfalls ein Carcinom Ursache der voraufgegangenen Operation war, die Manifestation innerhalb der ersten 5 Jahre post operationem erfolgt und der

Tumor in Anastomosennähe gelegen ist oder von dort seinen Ausgang nimmt. Primäre Anastomosencarcinome kommen allerdings vor (Abb. 61).

2. Das primäre Stumpfcarcinom. Hier sind Voraussetzung eine länger als 5 Jahre zurückliegende Operation wegen eines sicher benignen Ulcus ventriculi oder duodeni und bevorzugte Lokalisation des Tumors fern der Anastomose im Magenstumpf (Abb. 62).

Nicht immer wird sich jedoch eine solche Trennung durchführen lassen; schon gar nicht aus dem Röntgenbefund, wenn ein fortgeschrittenes Tumorstadium vorliegt.

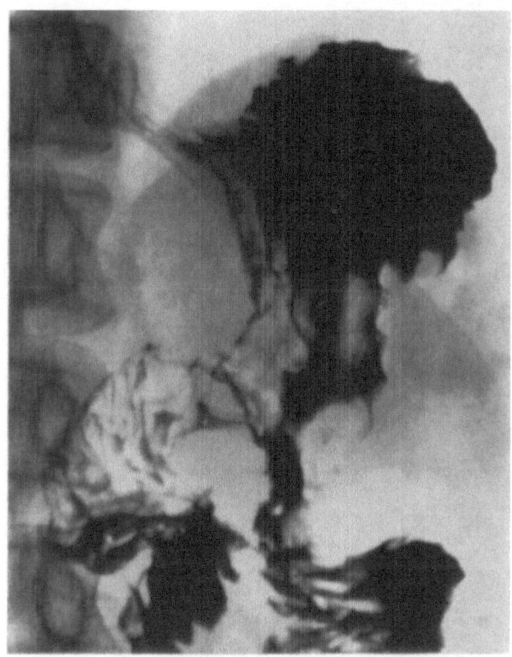

Abb. 61. Ausgedehntes Carcinomrezidiv des Restmagens mit Übergreifen auf die Anastomose und den abführenden Schenkel des Jejunum nach Billroth II-Resektion vor 2 Jahren wegen eines Antrumcarcinoms

Ist das Carcinom in Anastomosennähe lokalisiert, so zeigt sich röntgenologisch der Anastomosenring röhrenförmig erweitert und verlängert, zu- und abführende Schlinge sind nicht selten gespreizt. Das Faltenrelief im Tumorbereich ist polypös deformiert und teilweise zerstört, es zeigen sich kissenartige Füllungsdefekte, die auf die angrenzenden Teile der anastomosierten Dünndarmschlinge übergreifen können. Zeigt der Magenstumpf verstärkte Peristaltik, so spricht dies — bei nicht vergrößertem Restmagen — zusätzlich für einen pathologischen stenosierenden Befund an der Anastomose (CHOCHOLAC, 1960). Greift der Prozeß ausgedehnter auf die oberen Magenanteile über, so zeigen sich auch hier Füllungsdefekte und Wandstarre, die Peristaltik ist verringert oder aufgehoben. Bei überwiegend intraluminalem Wachstum kann der Restmagen aufgeweitet sein, bei vorwiegend intramuraler Infiltration kommt es zur scirrhösen Schrumpfung. Liegt der Tumor isoliert kardianah oder im Fornix, bietet er die gleichen röntgenologischen Symptome und Probleme wie am intakten Magen.

Im Gegensatz zu fortgeschrittenen Carcinomen können kleinere Tumoren an der Anastomose *differentialdiagnostisch* erhebliche Schwierigkeiten bereiten. Bürzelbildungen durch eingestülpte Wandabschnitte — nicht selten noch Jahre nach der Operation nachzuweisen — sind röntgenologisch meist nicht von einem Tumor zu unterscheiden und müssen endoskopisch oder operativ geklärt werden. Ähnliche Probleme ergeben sich bei Fremdkörpergranulomen sowie ausgedehnten narbigen Verziehungen nach abgelaufenen Ulcera.

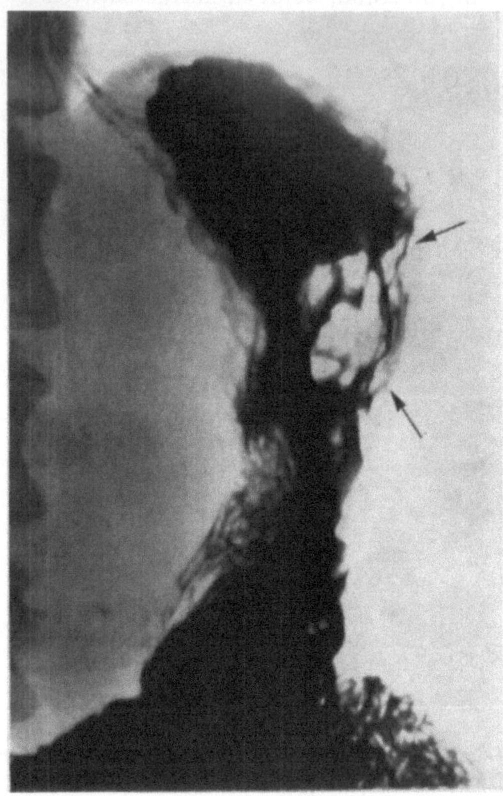

Abb. 62. Primäres Stumpfcarcinom in einem nach Billroth II resezierten Magen. Lokalisation des Tumors oberhalb der Anastomose an der kleinen Kurvatur. Resektion wegen eines benignen Ulcus ventriculi vor 8 Jahren

Die *Untersuchungstechnik* sollte wie bei der Ulcusdarstellung mit kleinsten Kontrastmittelmengen beginnen, um eine einwandfreie Übersicht der Anastomosenverhältnisse zu gewährleisten. Zielaufnahmen der Anastomose im Stehen in verschiedenen Positionen ergeben das beste Resultat. Die Beurteilung des Restmagens muß in Prallfüllung — liegend und unter Rotation — sowie stehend in Doppelkontrasttechnik erfolgen. Zusätzliche Luftinsufflation kann nützlich sein, zumal gleichzeitig die Dehnbarkeit des Restmagens überprüft werden kann.

G. Allgemeine Regeln für die röntgenologische Magenuntersuchung nach Operation

Eine allgemeingültige Taktik der Röntgenuntersuchung des operierten Magens kann nicht gegeben werden, da auf jeden Operationstyp individuell eingegangen werden muß. Unabhängig davon ist jedoch allen Mageneingriffen gemeinsam die Notwendigkeit regelmäßiger Kontrolluntersuchungen, die — im Hinblick auf die jeweilige Wahrscheinlichkeit zu erwartender Befunde — in gewissen postoperativen Zeitintervallen durchgeführt werden sollten (CEN u. DIHLMANN, 1969):

1. 1. bis 4. postoperative Woche. Die Indikation zur Röntgenuntersuchung stellt sich in der frühen postoperativen Phase nur selten, da Komplikationen wie Blutung oder Nahtinsuffizienz meist die sofortige chirurgische Intervention verlangen. Das radiologische Vorgehen beschränkt sich auf orientierende Übersichtsaufnahmen (intraperitoneale Blutung) oder die vorsichtige Untersuchung mit resorbierbarem Kontrastmittel.

2. 4. bis 8. postoperative Woche. Eine gründliche Röntgenkontrolle in dieser Phase ist von überragender Bedeutung für die Beurteilung des Operationserfolges und dokumentiert sämtliche operativtechnisch bedingten Besonderheiten als Ausgangsbasis und Vergleichsmöglichkeit für spätere Untersuchungen. Sind zu diesem Zeitpunkt noch rückbildungsfähige funktionelle oder morphologische Veränderungen vorhanden, sollte unter den gleichen Gesichtspunkten eine weitere Kontrolle nach 3 bis 4 Monaten erfolgen.

3. Wurde die Magenresektion wegen eines Malignoms durchgeführt, muß spätestens nach 6 Monaten eine Röntgenkontrolle als „second look" erfolgen. Weitere Untersuchungen in regelmäßigen, nicht zu langen Abständen tragen wesentlich dazu bei, Rezidive frühzeitig, d. h. in noch operationsfähigem Zustand, zu erfassen. Entsprechende Kontrollen sind — im Hinblick auf die mögliche Entwicklung eines primären Stumpfcarcinoms — auch nach Resektion wegen eines benignen Ulcus zu empfehlen.

XI. Bulbus duodeni

A. Fehlbildungen

Nach den heute geltenden Vorstellungen werden sämtliche mit Einengung oder Verschluß des Duodenallumens einhergehenden Fehlentwicklungen durch dessen mangelhafte bzw. ausbleibende Rekanalisation während der 5. bis 8. Embryonalwoche hervorgerufen (TANDLER, 1900; FROSSNER, 1907 u. a.). Atresien und Stenosen des Duodenums sind meist mit dem Leben nicht vereinbar und erfordern frühzeitige chirurgische Eingriffe. Überdies betreffen sie vorwiegend die mittleren und unteren Duodenalbereiche und nur in seltenen Fällen den Bulbus, so daß sie hier nur am Rande erwähnt werden sollen. Mildere Formen des Verschlusses wie *Septen* oder *Membranen* lassen sich gelegentlich auch im Bulbus des Erwachsenen nachweisen (FLACHS, 1961). Sie machen kaum je Beschwerden und werden lediglich hin und wieder als röntgenologische Zufallsbefunde beobachtet. Doppelkontrast oder Prallfüllungsaufnahmen mit Kompression zeigen dann wenige Millimeter breite Aufhellungslinien, die den Bulbus durchziehen und als Ulcusrelikte, Divertikel oder reguläre Falten fehlgedeutet werden können.

Divertikel sind am Bulbus — im Gegensatz zum restlichen Duodenum — ausgesprochene Raritäten und nur in Einzelfällen beschrieben (HOLLMANN, 1942; TRÖSTER, 1957; BRAUN, 1962). Es handelt sich meist um sekundäre (falsche) Traktionsdivertikel durch Verwachsungen in der Bulbusumgebung (ALNOR u. GABLER, 1970). Infolge ihrer großen Seltenheit wird oft zunächst an eine Ulcusnische gedacht werden. Der Nachweis der Verformbarkeit und die Darstellung des Halses mit den in das Divertikel einstrahlenden Falten ermöglichen die Differentialdiagnose.

Ebenfalls zu den Fehlbildungen bzw. Anomalien zu rechnen ist die *atypische Einmündung des Ductus choledochus oder eines akzessorischen Pankreasganges* in den Bulbus duodeni. Röntgenologisch zeigt sich ein in der Regel deformierter Bulbus mit einem an der Hinterwand gelegenen Kontrastmitteldepot (Rosteck, 1959; Tille u. Wilhelm, 1971). Die Abgrenzung von einem Ulcus ist durch den Nachweis der Konstanz des Breiflecks sowie eine Cholangiographie möglich.

Zweifellos häufiger als vielfach angenommen sind *Varicen* des Bulbus duodeni. Voraussetzung für ihr Entstehen ist — ähnlich der Varicosis von Speiseröhre und Magen, mit der sie oft gemeinsam beobachtet werden — eine zum portalen Hochdruck führende Lebererkrankung. Unmittelbare Ursache sind Erweiterung und Schlängelung von Ästen der Vena mesenterica superior und deren Drainage über retroperitoneale Verbindungen in die Vena cava inferior [Bateson, 1969 (1)]. Im Röntgenbild zeigen sich die Bulbusvaricen als glatt begrenzte, gelappte oder polypöse Füllungsdefekte mit deutlicher Verformbarkeit unter Kompression. Differentialdiagnostisch sind vor allem Ulcera mit starker Schleimhautschwellung, der transpylorische Schleimhautprolaps, die Hyperplasie der Glandulae duodenales sowie polypöse Tumoren abzugrenzen. Eine Hepatopathie mit portaler Hypertension in der Anamnese bzw. der gleichzeitige Nachweis von Oesophagus- oder Magenvaricen können die Diagnose erleichtern. In Zweifelsfällen kann die *Splenoportographie* zur Klärung beitragen.

B. Hyperplasie von Glandulae duodenales und Lymphfollikeln

Hyperplasien der reichlich in Mucosa und Submucosa des oberen Duodenums vorhandenen *Glandulae duodenales* (Brunnersche Drüsen) imponieren röntgenologisch als diffus verteilte, feinkörnige Granulierung, als grobknotige, pflasterstein-

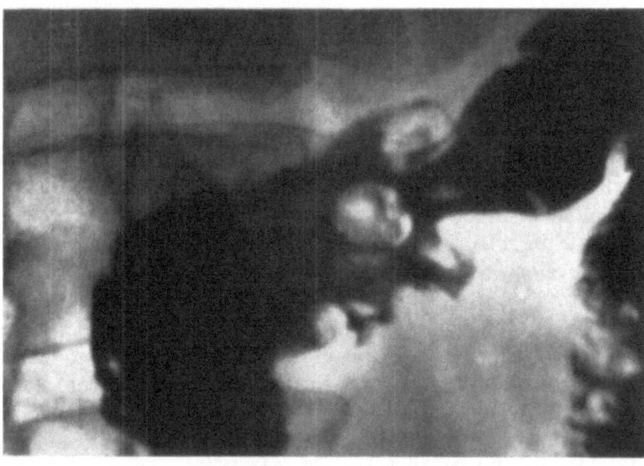

Abb. 63. Polypöse „Pseudotumoren" im Bulbus duodeni durch endoskopisch bestätigte Hyperplasien der Brunnerschen Drüsen

artige Verformung des Innenreliefs („cobblestone cap", Schulman, 1970), oder als einzelne polypöse „Pseudotumoren", die von echten benignen und auch malignen Neoplasien nicht abzugrenzen sind. Ob zwischen der feingranulären Form der Hyperplasie und dem Bild des sog. „Schrotkornbulbus" (Pohlandt, 1950) ein engerer Zusammenhang besteht, ist nicht geklärt [Frik, 1954 (2)] (Abb. 63).

Zu sagogroßen, warzigen Prominenzen führt auch die Hyperplasie von submukös in der Bulbuswand gelegenen *Lymphfollikeln* [FRIK, 1954 (2); BÜCKER u. LAAS, 1962]. Das röntgenologische Substrat entspricht dem des Schrotkornbulbus, die einzelnen Efflorescenzen scheinen jedoch, im Gegensatz zur Vergrößerung der Brunnerschen Drüsen, schärfer von der Umgebung abgesetzt und halbkugelig konfiguriert (FRIK, 1965).

Die grobknotige Vergrößerung der Glandulae duodenales ist differentialdiagnostisch vor allem schwer von einer mit starker Schleimhautschwellung einhergehenden Duodenitis abzugrenzen (SCHULMAN, 1970). In der Regel handelt es sich um einen röntgenologischen Zufallsbefund, da klinische Symptome — selbst bei größeren solitären Adenomen — nur selten beobachtet werden (STASSA u. KLINGENSMITH III, 1969). Von einzelnen Autoren wird allerdings eine verstärkte Blutungsneigung (PONKA u. SHAALAN, 1964) sowie die Tendenz zur malignen Degeneration berichtet (STEWART u. LIEBER, 1937).

C. Entzündliche Veränderungen

Die mit der Diagnostik entzündlicher Veränderungen im Duodenum bzw. Bulbus duodeni verbundenen Probleme sind denen der Gastritis vergleichbar, ja eher größer, da im Gegensatz zum Magen statistisch gesicherte Untersuchungen über

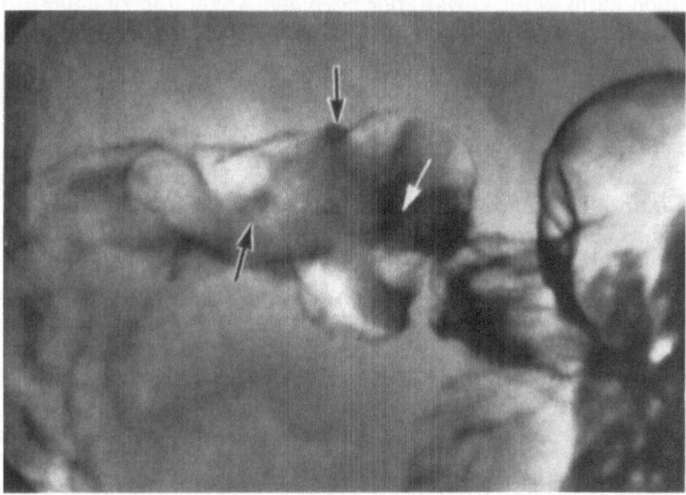

Abb. 64. Mehrere flache Erosionen im Bulbus duodeni, z. T. mit kleinem Schwellungshof

die Beziehung zwischen Schleimhauthistologie und Röntgenbefund fehlen. Ein typisches *Faltenrelief* wie im Magen und postbulbären Duodenum findet sich nur ausnahmsweise; es fehlt in der Regel völlig während der Diastole bzw. im hypotonen Bulbus (BÜCKER u. LAAS, 1962). Ähnlich selten gelingt der Nachweis eines *Feinreliefs* der Bulbusschleimhaut. Seine Darstellung läßt zwar einen pathologischen Befund vermuten (FRIK, 1954), die Zuordnung zu einem bestimmten histologisch-morphologischen Korrelat ist jedoch bisher nicht gelungen. Einzige, röntgenologisch faßbare entzündliche Reaktionsform der Bulbusmucosa ist — abgesehen von Erosion und Ulcus — die *Schleimhautschwellung*. Sie führt im Röntgenbild zu kissenartigen, polypösen Aufhellungsfiguren bzw. zu einer „pflastersteinartigen" Konfiguration ähnlich den Veränderungen bei der Hyperplasie der Duodenaldrüsen (Schulman, 1970).

Erosionen werden im Bulbus duodeni seltener als im Magen gesehen. Auch hier zeigen sie sich als kleine flache Kontrastmitteldepots, die von einem runden oder ovalen Schwellungshof umgeben sind (Knapp u. Prévôt, 1962). Die röntgenologische Darstellung gelingt wie am Magen am besten unter dosierter Kompression, ihre Differentialdiagnose bereitet keine wesentlichen Schwierigkeiten (Abb. 64).

Erkrankungen des Dünndarms wie die Enteritis regionalis Crohn, die Enteritis necroticans oder die Sprue sind im Duodenum weniger häufig und greifen nur selten auf den Bulbus über [Nelson, 1969 (1)]. Liegt eine Bulbusbeteiligung vor, so unterscheiden sich die röntgenologischen Symptome nicht von denen anderer Darmbereiche. Von den spezifischen Entzündungen führt die *Tuberkulose* gelegentlich zu — vorwiegend tumorähnlichen — Bulbusveränderungen (s. Tumoren).

D. Ulcus duodeni

Die nach Möglichkeit in zwei Ebenen (tangential und in Aufsicht) dargestellte *Nische* ist wie am Magen auch am Bulbus duodeni einzig beweisendes Leitsymptom für die Existenz eines Ulcus. Beim frischen Geschwür läßt sich unter dosierter Kompression häufig eine kissenartige Aufhellung rund um den Krater nachweisen, die als Schwellungshof der entzündlich veränderten Schleimhaut entspricht. In späteren Stadien kann es im Verlauf der narbigen Abheilung zu einer radiären oder sternförmigen Raffung der umgebenden Schleimhautfalten kommen. Neben einer Reihe weiterer Parallelen zum Magengeschwür ist wesentlichstes Unterscheidungsmerkmal, daß so gut wie nie mit einem malignen Duodenalulcus gerechnet werden muß.

Häufiger als am Magen werden im Bulbus narbige Deformierungen nach rezidivierenden Ulcusschüben beobachtet. Groteske Verformungen mit Abschnürung einzelner Teile und Taschenbildung (sog. Hartsche Tasche am medialen Recessus) bis zum völligen Verschwinden des Bulbus im Röntgenbild (Bulbusphthise) sind keine Seltenheit. Kommt es zur Entwicklung einer Stenose im deformierten Bulbus, so pflegen sich frische Ulcera meist auf die „Stelle der größten Enge" zu projezieren (Prévôt u. Lassrich, 1959) (Abb. 65 und 66).

In etwa 20% der Fälle lassen sich mehrfache Ulcera im Bulbus nachweisen. Sie liegen oft einander gegenüber („kissing ulcers"), ohne daß jedoch eine gegenseitige Beeinflussung dieser Doppelgeschwüre bisher bewiesen ist.

Besondere Aufmerksamkeit wird zunehmend den auch im Bulbus vorkommenden Riesengeschwüren („giant ulcers") geschenkt (Brdiczka, 1931; Pinck u. Held, 1961; Mistilis et al., 1963; Rosenquist, 1969; Lumsden et al., 1970). Während die überwiegende Mehrzahl der Duodenalulcera einen Durchmesser von 1 cm nicht überschreiten, können Riesenulcera bis zu 5 cm und mehr erreichen. Ihre Problematik liegt weniger wie am Magen in der Differenzierung von Malignomen, als vielmehr in den speziellen Schwierigkeiten ihrer Darstellung und Erkennung. Riesenulcera werden nicht selten übersehen, da sie durch Größe und Konfiguration einen intakten Bulbus vortäuschen können. Randreaktion und typische Faltenkonvergenz werden meist vermißt. Konstanz der Charakteristika des Kraters in verschiedenen Positionen und Untersuchungen, Bariumretention innerhalb der Nische auf Spätaufnahmen und deren ausschließliche Lageabhängigkeit sollten die Differenzierung vom normalen Bulbus, von Taschenbildungen und Divertikeln ermöglichen. Auf ein zusätzliches diagnostisches Zeichen, eine röntgenologisch erkennbare Knötchenbildung am Ulcusrand, wiesen 1963 Mistelis et al. hin. Da das Riesengeschwür des Bulbus vorwiegend im Alter gesehen wird, scheint auch hier

wie am Magen eine gefäßsklerotische Komponente ätiologisch eine entscheidende
Rolle zu spielen (SPANG, 1948; ZIEGLER, 1956). Unterstützt wird diese These durch
neuere Untersuchungen von JONES et al. (1970), die bei Aneurysmen der Aorta
abdominalis Duodenalulcera signifikant häufiger nachweisen konnten als bei Vergleichspersonen mit normaler Aorta.

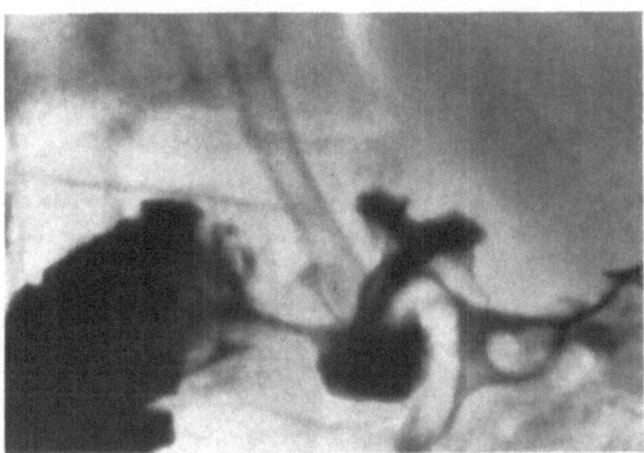

Abb. 65. Erhebliche narbige Deformierung des Bulbus duodeni nach mehreren rezidivierenden
Ulcusschüben

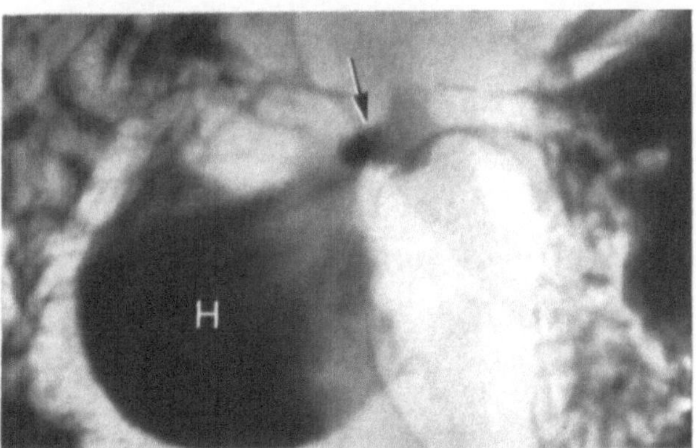

Abb. 66. Frisches Ulcus duodeni mit Ausbildung einer sog. Hartschen Tasche des dilatierten
Recessus

Die spezielle *Technik der röntgenologischen Darstellung* ist für die Diagnostik
des Ulcus duodeni von entscheidender Bedeutung. Werden von einem erfahrenen
und geübten Untersucher alle Möglichkeiten ausgeschöpft, kann die Trefferquote
90% und mehr betragen. Immer sind *Zielaufnahmen* in verschiedenen Positionen
unerläßlich, da bei alleiniger Durchleuchtung zahlreiche Nischen übersehen werden
(STEIN et al., 1964). *Profilaufnahmen* werden am günstigsten im Stehen unter
Drehung in den ersten oder zweiten schrägen Durchmesser bzw. in schräger Bauchlage geschossen. Zur besseren Detailerkennbarkeit der Nische und ihrer Umgebung
(Faltenrelief, Schwellungshof) dient die *Kompression*, entweder manuell oder

mittels Tubus. Besonders soll auf die Möglichkeiten der *Doppelkontrasttechnik* (Rückenlage, rechte Seite angehoben) und deren Bedeutung für die Darstellung von Ulcera der Bulbushinterwand hingewiesen werden (Stein et al., 1964; Sim, 1968; Lamarque et al., 1970). Stein et al. konnten in dieser Position, kombiniert

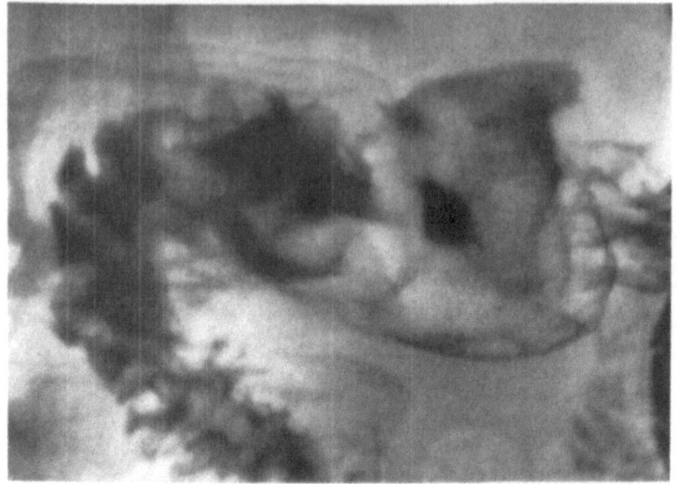

a

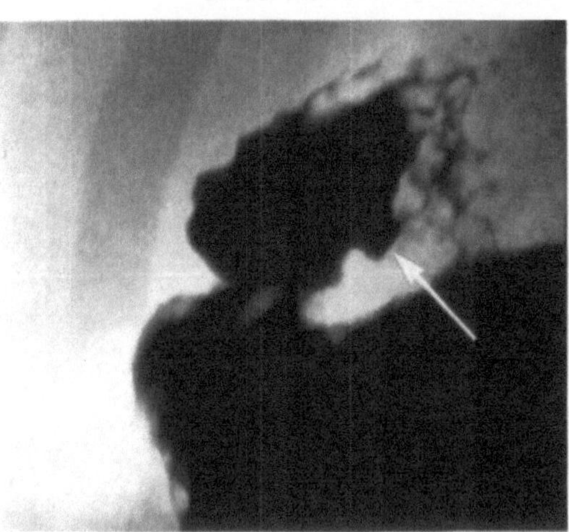

b

Abb. 67. a) En face-Darstellung eines großen Ulcus duodeni im ersten schrägen Durchmesser. Doppelkontrasttechnik; b) Profilaufnahme des Bulbus duodeni mit Darstellung eines Ulcus duodeni an der Hinterwand

mit Zielaufnahmen in Bauchlage unter Kompression, 98% der vorgegebenen Nischen auffinden. Wichtig ist die Differenzierung, ob ein aufgefundenes Ulcus an der Vorder- oder der Hinterwand des Bulbus gelegen ist. Größere Geschwüre der Vorderwand neigen verstärkt zur Perforation, solche der Hinterwand zur Penetration in das benachbarte Pankreas. Läßt sich der Bulbus nicht befriedigend mit Kontrastmittel füllen, so kann die Passage durch Lagerung auf die rechte Seite oder Verabreichung eines Spasmolytikums meist beschleunigt werden (Abb. 67). Die *Differentialdiagnose* der im nicht deformierten Bulbus nachgewiesenen Nische hat im wesentlichen nur die sehr seltenen ulcerierenden Bulbustumoren auszuschließen. Die besonderen differentialdiagnostischen Probleme des Riesenulcus wurden bereits oben dargelegt. Ausgeprägte narbige Veränderungen können gelegentlich von einer destruierend wachsenden Geschwulst imitiert werden (s. Tumoren). Stenosen des Bulbus und der angrenzenden Duodenalanteile sind im Gegensatz zum Magen überwiegend gutartig. Ihre Darstellung wird durch gezielte Kontrastmittelgabe über einen vorgeschobenen Magenschlauch erleichtert. *Täuschungen* ergeben sich durch Fehlinterpretation von Teilen des basalen Ringrecessus oder einer passageren Retention von Kontrastmittel in Faltentälern als Ulcusnische (POHLANDT, 1931; CIMMINO, 1963). In ähnlicher Weise kann die seltene atypische Mündung des Ductus choledochus oder eines accessorischen Pankreasganges in den Bulbus mit einem Geschwürskrater verwechselt werden (ROSTECK, 1959; TILLE u. WILHELM, 1971).

E. Tumoren des Bulbus duodeni

Primäre gut- oder bösartige Tumoren des Bulbus duodeni gelten zu Recht als Raritäten der gastrointestinalen Röntgendiagnostik. Im Schrifttum werden sie meist mit den Geschwülsten des Magens oder des Duodenums gemeinsam abgehandelt, da sie neben ihrer Seltenheit nur wenige eigenständige Charakteristika aufweisen (EKLÖF, 1962; CHARLES et al., 1963; GOOD, 1965; SERRANO u. McPEAK, 1966; BOSSE u. NEELY, 1969; BALIKIAN et al., 1969; PRINGOT u. BODART, 1970; SAEGESSER u. ARNOLD, 1972; HEUCK, 1973 u. a.). Spezielle Mitteilungen über die Röntgensymptomatologie der Bulbustumoren sind wesentlich rarer und beschränken sich meist auf die Beschreibung eines oder weniger Fälle. Nach größeren Sammelstatistiken (KLEINERMAN et al., 1950) liegen etwa 20 bis 25% aller duodenalen Neubildungen oberhalb der Papilla Vateri bzw. im Bulbusbereich. Während in den restlichen Duodenalabschnitten benigne und maligne Tumoren in etwa gleicher Häufigkeit vorkommen, scheinen im Bulbus gutartige Geschwülste eindeutig zu überwiegen (CHARLES et al., 1963; STASSA u. KLINGENSMITH III, 1969). Sämtliche auch an anderen Stellen des Verdauungstraktes auftretenden epithelialen und nichtepithelialen *gutartigen Tumoren* können im Bulbus duodeni vorkommen. Viele von ihnen — Myome, Fibrome, Neurofibrome, Lipome oder Hämangiome — sind bisher nur in wenigen Fällen beschrieben worden. Relativ häufiger sind Schleimhautpolypen, Adenome (meist von den Brunnerschen Drüsen ausgehend und dann nur mit Einschränkung zu den Tumoren zu rechnen) sowie „benigne" Carcinoide, die eigentlich eine Mittelstellung zwischen gut- und bösartigen Geschwülsten einnehmen. Als sog. „Pseudotumoren" (GOOD, 1965) wurden neben den tumorös-hyperplastischen Glandulae duodenales gelegentlich aberrierendes Pankreasgewebe sowie entzündlich-fibrinoide Polypen im Bulbus gesehen.

Bei den *malignen Tumoren* handelt es sich vorwiegend um Adenocarcinome, maligne Carcinoide und Lymphosarkome (Abb. 68).

Gemeinsames Leitsymptom aller Bulbustumoren im Röntgenbild ist — vergleichbar den anderen Bereichen des Verdauungstraktes — der konstant nachweisbare Füllungsdefekt. Seine Demonstration gelingt relativ leicht bei vorwiegend intraluminalem Wachstum der Geschwulst und wird wesentlich schwieriger, wenn eine intramurale bzw. infiltrative Ausbreitung vorliegt. Für Benignität sprechen glatte Begrenzung von Tumor und Bulbuswandung sowie regelrechtes, nicht destruiertes Faltenrelief in der näheren Umgebung und über dem Tumor selbst. Wölbt ein intramural verdrängend wachsender Tumor die Schleimhaut gegen das Lumen vor, so verstreicht das Faltenrelief allerdings und macht eine Beurteilung

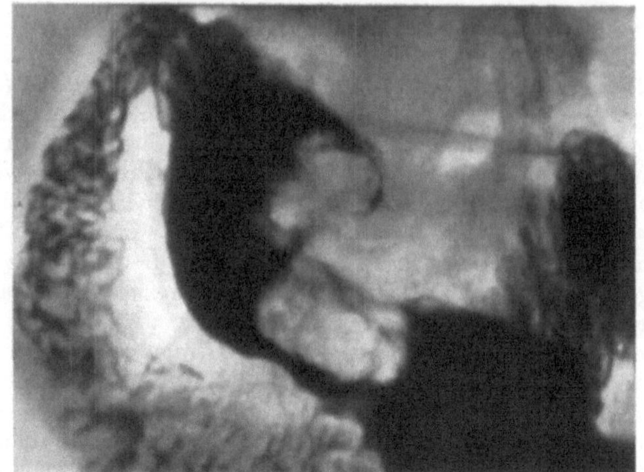

a

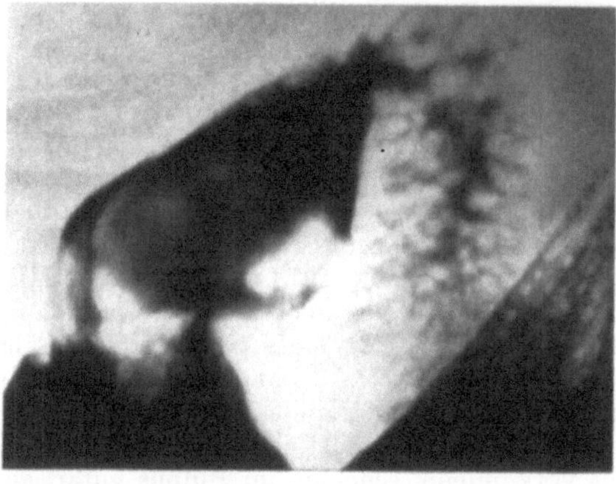

b

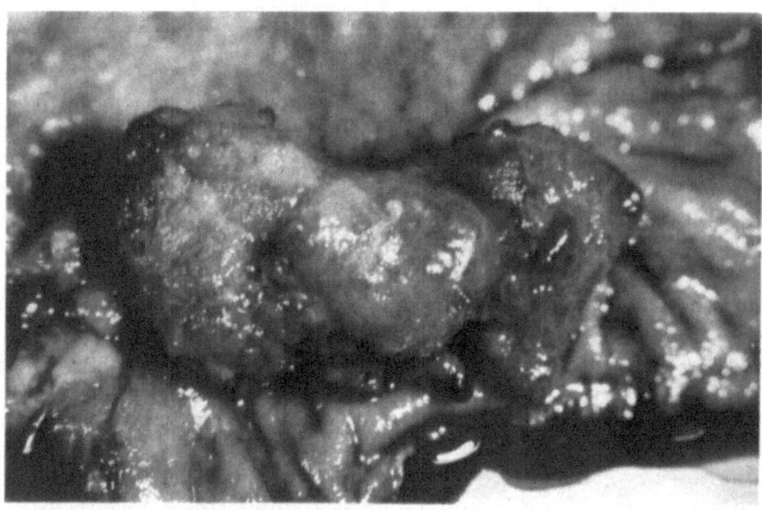

c

Abb. 68. Adenocarcinom des Bulbus duodeni. a) Zielaufnahme im ersten schrägen Durchmesser; b) Zielaufnahme im zweiten schrägen Durchmesser; c) Makroskopisches Präparat

unmöglich. Intramurale Geschwülste neigen darüberhinaus zu oberflächlichen Ulcerationen, was in Anbetracht der vergleichsweise überwältigenden Häufigkeit der einfachen Duodenalgeschwüre leicht zu Fehldiagnosen führen kann. Einer *Artdiagnostik benigner Bulbustumoren* aus dem Röntgenbild sind enge Grenzen gesetzt. Polypen lassen sich vermuten, wenn ein glatt begrenzter, polypös-gelappter intraluminaler Füllungsdefekt zur Darstellung kommt. Sie treten im Bulbus meist breitbasig mit der Wand verbunden auf, seltener kann ein Stiel demonstriert werden. Adenome der Glandulae duodenales finden sich meist in der Mehrzahl und imponieren als wenige Millimeter große, halbkugelige Prominenzen. Papillomatöse Polypen lassen sich mitunter am netzförmig zwischen den Trabekeln eingelagerten Kontrastmittel erkennen. Lipome schließlich können durch verstärkte Transparenz und deutliche Verformbarkeit unter der Palpation auffallen.

Die vergleichsweise selteneren *Malignome* des Bulbus zeigen die allgemeinen Kriterien bösartiger Tumoren des Verdauungstraktes wie unregelmäßige Füllungsdefekte, infiltrative Wandstarre sowie Zerstörung des umgebenden Faltenreliefs. Eine Unterscheidung zwischen Carcinom und Sarkom sowie zwischen primären und aus der Umgebung auf den Bulbus übergreifenden malignen Prozessen wird aus dem Röntgenbild kaum je möglich sein (BAUER u. HARTWEG, 1952; FRIK, 1965).

Metastasen sind im Bulbus in einzelnen Fällen beschriebenworden. Interessanterweise handelt es sich nahezu ausschließlich um Absiedelungen maligner Melanome (HERMAN, 1935; POHLANDT, 1931; BAUER u. HARTWEG, 1952). Das Röntgenbild zeigt einen rundlichen Tumor, häufig mit einer flachen, nabelartigen Ulceration in der Mitte.

Der röntgenologische Tumornachweis am Bulbus duodeni ganz allgemein hat eine Reihe *differentialdiagnostischer Erwägungen* zu berücksichtigen (POHLANDT, 1931; BAUER u. HARTWEG, 1952). Fremdkörper im Bulbus sind nicht allein durch den Nachweis ihrer freien Beweglichkeit (gestielte Polypen!) sondern durch ihr Verschwinden in Kontrolluntersuchungen auszuschließen. Ähnliche Schwierigkeiten können entstehen, wenn ein gestielter Magenpolyp in den Bulbus vorgedrungen ist. Liegt ein polypöser Tumor in der Nähe der Bulbusbasis, so kann er leicht mit einem transpylorischen Schleimhautprolaps verwechselt werden. Wie bereits oben erwähnt, können die überaus häufigen Duodenalulcera leicht die Möglichkeit eines ulcerierenden Tumors vergessen lassen. Vorsicht ist insbesondere dann geboten, wenn ein deutliches Mißverhältnis in der Größe der nachgewiesenen Nische zur Retraktion der umgebenden Bulbuswand besteht. POHLANDT (1931) weist zusätzlich daraufhin, daß ein augenscheinlich narbig deformierter Bulbus malignitätsverdächtig ist, wenn die Deformierung an anderer als der dafür vorwiegend typischen Stelle — der unteren Bulbuskurvatur — gelegen ist.

Die von einzelnen Autoren (POHLANDT, 1931; BAUER u. HARTWEG, 1952) am Bulbus beobachteten Veränderungen spezifischer Entzündungen — insbesondere der Tuberkulose — sind von echten Tumoren röntgenologisch nicht abzugrenzen.

Generell dominiert der grundsätzliche Tumornachweis im Röntgenbild über alle Gut- oder Bösartigkeit betreffenden differentialdiagnostischen Spekulationen, zumal mögliche maligne Entartung und drohende Komplikationen auch bei sicher benignen Geschwülsten in der Regel die chirurgische Intervention erfordern.

F. Beeinflussung des Bulbus duodeni durch Nachbarschaftsprozesse

Die *Gallenblase* unterhält normalerweise topographisch-anatomische Beziehungen lediglich zur Pars superior duodeni zwischen Bulbusspitze und Flexura superior. Gelegentlich zeigt sich jedoch — besonders bei stark gefüllter Blase bzw. beim Hy-

drops—eine flachbogige, glattberandete Impression an der oberen lateralen Bulbus-
begrenzung. Hier sind auch am ehesten Veränderungen zu erwarten, wenn ein
Gallenblasencarcinom auf den Bulbus übergreift (Khilnani et al., 1962; Fromm-

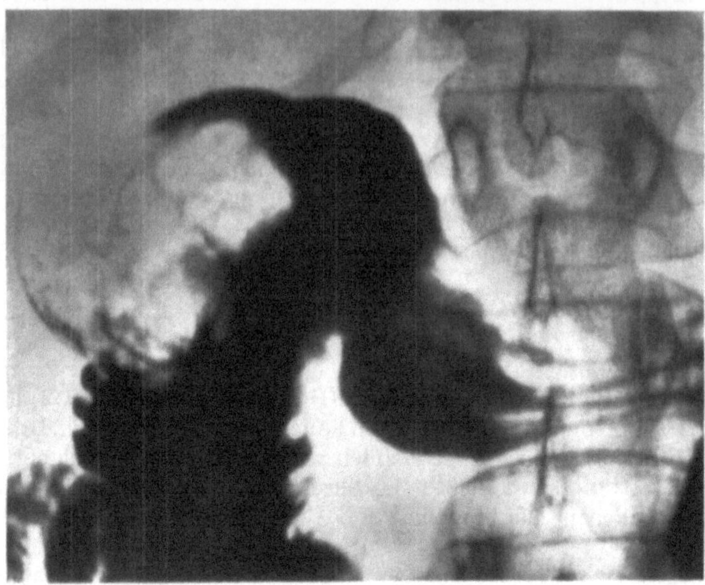

Abb. 69. Einbruch eines im Infundibulumbereich gelegenen Gallenblasencarcinoms in den
Bulbus duodeni

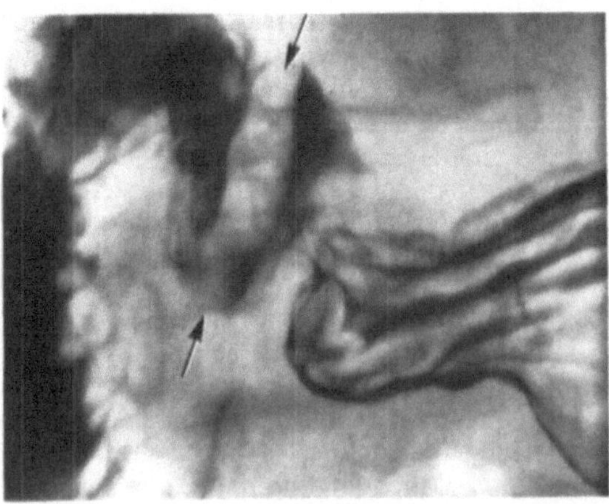

Abb. 70. Typische bandförmige Impression des Bulbus duodeni durch einen mäßig erweiterten
Ductus choledochus (sog. „Querriegelsymptom")

hold, 1965). Abflachung an der lateralen Kontur, unregelmäßige Begrenzung und
Verdrängung des Bulbus nach medial sind diagnostisch verwertbare Zeichen. In
fortgeschrittenen Stadien ist eine Abgrenzung von primär vom Bulbus ausgehenden
Prozessen jedoch nicht mehr möglich (Abb. 69). Liegt eine Perforationsöffnung zwischen Gallenblase und Bulbus vor — neben einem Carcinom sind auch Ulcera und

durchgebrochene Gallensteine als Ursache zu berücksichtigen, — so kann sich die adhärente Gallenblase über die Fistel mit Kontrastmittel füllen und so gelegentlich als Bulbus fehlgedeutet werden. Infiltriert ein *Pankreascarcinom* den Bulbus duodeni, so imitiert es nicht selten ein banales Ulcus (GOTTLIEB et al., 1953). Immer muß bei entsprechendem Verdacht der Magenhinterraum beachtet werden (POOLE, 1970).

Der *Ductus choledochus* hat enge Beziehungen zu den apikalen Anteilen der Bulbushinterwand. Seine durch Rückstau bedingte Erweiterung erzeugt eine Impression an der Bulbushinterwand, die im Röntgenbild als Aufhellungsband imponiert („Querriegelphänomen") (Abb. 70).

Tonusstörungen der Bulbusmuskulatur oder Verwachsungen mit der Umgebung werden für *Luftansammlungen im Bulbus* verantwortlich gemacht („Kuppelblase"). Ihr Nachweis ist statistisch signifikant mit einer Erkrankung von Pankreas oder Gallenblase korrelierbar (SCHOEN, 1953; SCHAAF u. WILHELM, 1956 u. a.). Neben einer reinen Luftkuppel kann auch eine Dreischichtung beobachtet werden (Kontrastmittel, Succus, Luft). Nicht in diesem Sinne zu werten sind die häufigen, flüchtigen Luftansammlungen im Bulbus nach Untersuchung in Rücken- oder Bauchlage. Der Nachweis einer Kuppelblase ist nicht pathognomonisch für Erkrankungen der genannten Organe, als Hinweis auf die Notwendigkeit weiterer Untersuchungen jedoch durchaus wertvoll.

Literatur

ABEL, W.: Die Röntgendiagnose der Gastritis erosiva. Fortschr. Röntgenstr. 80, 39—50 (1954)

ABELL, M. R., LIMOND, R. V., BLAMEY, W. E., MARTEL, W.: Allergic granulomatosis with massive gastric involvement. New Engl. J. Med. 282, 665—668 (1970)

AKEHURST, A. C.: Retrograde intussusception: report of a case and a review of 103 cases in the literature. Brit. J. Surg. 43, 207—213 (1955)

ÅKERLUND, A.: Hernia diaphragmatica hiatus oesophagei vom anatomischen und röntgenologischen Gesichtspunkt. Acta radiol. (Stockh.) 6, 49—68 (1926)

ÅKERLUND, A.: Ulcusnische mit schaftförmigem Arterienstumpf. Radiol. Glasnik. 1/2, 24—26 (1938)

ÅKERLUND, A.: Ulcer niches with stopper-shaped vascular defect. Radiology 33, 203—207 (1939)

ALBERT, H., NOWOTNY, K.: Das primäre Stumpfcarcinom und seine klinische Bedeutung. Zbl. Chir. 95, 78—87 (1970)

ALBOT, G., MARQUIS, G.: Etude du relief muqueux périlésionnel dans le cancer de l'estomac au debut, par l'association de la pharmacoradiographie et de la compression dosée. Sem. Hôp. Paris 23, 111 (1947)

ALBOT, G., MAGNIER, F.: L'hypertrophie musculaire du pylore de l'adulte (forme myomateuse de l'atrésie fibro-musculaire de l'antre. Arch. Mal. Appar. dig. 42, 347—378 (1953)

ALÉ, G., POMPILI, G.: L'apparato digerente nella sclerodermia: studio radiologico. II. Lo stomaco e l'intestino. Radiol. med. (Torino) 55, 431—446 (1969)

ALEMAN, S.: Jejuno-gastric intussusception, a rare complication of the operated stomach. Acta radiol. (Stockh.) 29, 383—395 (1948)

ALLAN, J. D., WOODRUFF, J.: Starch gastrolith. Report of a case of obstruction. New Engl. J. Med. 268, 776—778 (1963)

ALNOR, P. C.: Beitrag zur Kenntnis der gastro-duodenalen Invagination. Zbl. Chir. 76, 1523—1528 (1951)

ALNOR, P. C.: Der Schleimhautprolaps des Magens und seine klinische Bedeutung. Langenbecks Arch. klin. Chir. 277, 335—348 (1953)

ALNOR, P. C., GABLER, H.: Die Divertikel des Magens und Duodenums. Chirurg 41, 246—251 (1970)

ALNOR, P. C., KRICKE, E. W., WERNER, H. J.: Der Magenschleimhautprolaps. München: Urban und Schwarzenberg 1962

ALSLEV, J.: Durch ein Trauma entstandener totaler Magenvolvulus. Fortschr. Röntgenstr. 79, 402—403 (1953)

ALVAREZ, W. C., MacCARTHY, W. C.: Sizes of resected gastric ulcers and gastric carcinomas. J. Amer. med. Ass. 91, 226—231 (1928)

Amberg, J. R.: Accuracy of roentgen diagnosis in carcinoma of the stomach. Amer. J. dig. Dis. 5, 259—263 (1960)

Amberg, J. R., Ellison, E. H., Wilson, S. D., Zboralske, F. F.: Roentgenographic observations in the Zollinger-Ellison Syndrome. J. Amer. med. Ass. 190, 185—187 (1964)

Ansell, G.: Radiological manifestations of drug-induced disease. Clin. Radiol. 20, 123 (1969)

Antonovitch, V. A.: The role of Parietography in diagnosis of cancer of the stomach. Vestn. Rentgenol. Radiol. 37, 21—27 (1963)

Ashby, E. C., Mott, T. J., Starer, F.: Severe gastrointestinal hemorrhage: haemangiomata demonstrated by selective visceral arteriography. Brit. med. J. 4, 737—739 (1968)

Axmann, K., Setka, J.: Geschwüre an der großen Magenkurvatur. Fortschr. Röntgenstr. 85, 303—309 (1956)

Bachrach, W. H.: Observations upon the complete roentgenographic healing of neoplastic ulcerations of the stomach. Surg. Gynec. Obstet. 114, 69—82 (1962)

Baker, N. H., Beahrs, O. H.: Pneumogastrograms in the diagnosis of acute abdominal disease. Ann. Surg. 153, 587—588 (1961)

Balikian, J. P., Nassar, N. T., Shamma'a, M. H., Shahid, M. B.: Primary lymphomas of the small intestine including the duodenum. Amer. J. Roentgenol. 107, 131—141 (1969)

Balint, J. A., Cooper, G. W., Price, E. C. V., Pulvertaft, C. N., Swynnerton, B. F. A.: The management of anastomotic ulcer. Lancet 273, 551—555 (1957)

Barsony, T., Koppenstein, E.: Spitzendivertikel des Magenfundus. Fortschr. Röntgenstr. 46, 414—422 (1932)

Bartelheimer, H.: Zur Früherfassung des Magenkarzinoms. Dtsch. med. Wschr. 95, 2449—2452 (1970)

Bateson, E. M.: (1) Dudenal and antral varices. Brit. J. Radiol. 42, 744—747 (1969)

Bateson, E. M.: (2) Concomitant gastric and duodenal ulcera. Brit. J. Radiol. 42, 598—604 (1969)

Bateson, E. M., Talerman, A., Walrond, E. R.: Radiological and pathological observations in a series of seventeen cases of hypertrophic pyloric stenosis of adults. Brit. J. Radiol. 42, 1—8 (1969)

Baudisch, E.: Atlas röntgenologischer Befunde am operierten Magen. Jena: VEB Gustav Fischer Verlag 1970

Bauer, R., Hartweg, H.: Röntgenologische Differentialdiagnose der Tumoren des Bulbus duodeni. Fortschr. Röntgenstr. 76, 468—478 (1952)

Baum, S., Nusbaum, M., Clearfield, H. R., Kuroda, K., Tumen, H. J.: Angiography in the diagnosis of gastrointestinal bleeding. Arch. intern. Med. 119, 16—24 (1967)

Baum, S., Nusbaum, M.: Control of gastrointestinal hemorrhage by selective mesenteric arterial infusion of vasopressin. Radiology 98, 497—505 (1971)

Beck, G.: Über postoperative Röntgenbefunde nach Gastrektomie bzw. Cardiaresektion. Fortschr. Röntgenstr. 89, 291—301 (1958)

Becker, H. D., Medrano, J., Larena, A.: Beitrag zum primären Magensarkom. Med. Welt 23, 1576—1582 (1972)

Belding, H. H., III., Kernohan, J. W.: A morphological study of the myenteric plexus and musculature of the pylorus with special reference to the changes in hypertrophic pyloric stenosis. Surg. Gynec. Obstet. 97, 322—334 (1953)

Belgrad, R., Carlson, H. C., Payne, W. S., Cain, J. C.: Pseudotumoral gastric varices. Amer. J. Roentgenol. 91, 751—756 (1964)

Berens, S. V., Moskowitz, H.: Air within the wall of the stomach. Roentgen manifestations and a new roentgenographic sign. Amer. J. Roentgenol. 103, 310—313 (1968)

Berezowski, A.: Calcification in gastric malignancy. S. Afr. J. Radiol. 3, 31—32 (1965)

Berg, H. H.: Über die verborgenen Brüche und die Insuffizienz des Hiatus oesophageus. Röntgenpraxis 3, 443—455 (1931)

Berg, H. H.: Nachweis von Arterienstümpfen auf dem Grunde von Ulkusnischen. Verh. dtsch. Röntgen-Ges. 24, 147 (1932)

Berlin, L.: Gastritis: a medical dilemma. Amer. J. Roentgenol. 88, 627—636 (1962)

Biernath, P.: Zur Kasuistik der Magentuberkulose. Dtsch. med. Wschr. 47, 1091 (1921)

Binder, I., Ruby, V. M., Shuman, B. J.: Tuberculosis of the stomach with special reference to its incidence in children. Gastroenterology 5, 474 (1945)

Bingham, J. A. W.: Herniation through congenital diaphragmatic defects. Brit. J. Surg. 47, 1—15 (1959)

Blain, A. W.: Primary actinomycosis of the stomach. Report of case. J. Amer. med. Ass. 100, 168—169 (1933)

Bloch, C.: Roentgen features of Hodgkin's disease of the stomach. Amer. J. Roentgenol. 99, 175—181 (1967)

Bock, H.: Axiale Hiatushernien. Radiologe 9, 256—261 (1969)

Bock, O. A. A., Kemp, F. H., Richards, W. C. D.: The radiological diagnosis of gastric atrophy. Brit. J. Radiol. **36**, 578—582 (1963)

Bockus, H. L.: Lues. In: Gastroenterology, Bd. I. Philadelphia und London: W. B. Saunders Comp. 1946

Böck, K.: Ein Beitrag zur Neurofibromatose des Magens. Fortschr. Röntgenstr. **73**, 101—102 (1950)

Böttcher, H., Hantschmann, N.: Das Magenstumpfkarzinom. Med. Klin. **68**, 175—179 (1973)

Boijsen, E., Olin, T.: Zöliakographie und Angiographie der Arteria mesenterica superior. Ergebn. med. Strahlenforschg. N. F., Band I. Stuttgart: Thieme 1964

Boijsen, E., Wallace, S., Kanter, I. E.: Angiography in tumors of the stomach. Acta radiol. Diagn. **4**, 306—320 (1966)

Bosse, G., Neely, J. A.: Roentgenologic findings in primary malignant tumors of the duodenum. Amer. J. Roentgenol. **107**, 111—118 (1969)

Boudreau, R. P., Harvey, L. P., Jr., Robbins, S. L.: Anatomic study of benign and malignant gastric ulcerations. J. Amer. med. Ass. **147**, 374—377 (1951)

Boyd, D. P., Wooldridge, B. F.: Diaphragmatic hernia through the foramen of Morgagni. Surg. Gynec. Obstet. **104**, 727—732 (1957)

Bradford, B., Jr., Boggs, J. E.: Jejunogastric Intussusception — an unusual complication of gastric surgery. Arch. Surg. **77**, 201—204 (1958)

Braslow, L., Bishop, C. O., Burch, B. T.: Strangulated diaphragmatic hernia complicated by gangrene of the stomach. West. J. Surg. **68**, 120—122 (1960)

Braun, H.: Echtes Divertikel am Bulbus duodeni. Fortschr. Röntgenstr. **97**, 816—817 (1962)

Brdiczka, J. G.: Das große Ulkus duodeni im Röntgenbild. Fortschr. Röntgenstr. **44**, 177—181 (1931)

Breckoff, K., Herzog, K.: Zur Röntgendiagnostik der Magenvarizen. Fortschr. Röntgenstr. **78**, 724—727 (1953)

Brown, Ch. H.: Carcinoma of the pylorus simulating benign duodenal obstruction. Amer. J. dig. Dis. **5**, 264—273 (1960)

Brown, Ch. H., Moberg,C. H., Effler, D. B.: Compound diaphragmatic hernia: Report of five cases. Ann. intern. Med. **44**, 534—548 (1956)

Brown, W. H., Davis, F. W.: Bezoar and its potential imitator. Amer. J. Roentgenol. **82**, 1041—1047 (1959)

Brünner, S., Rahbeck, I., Mosbech, J.: Roentgenologic and gastrocamera examinations in the differential diagnosis of gastric ulcer. Amer. J. Roentgenol. **104**, 598—602 (1968)

Bruna, J., Janecka, V., Skatula, L.: Das Röntgenbild der Verätzung von Speiseröhre und Magen durch Säuren und Laugen. Fortschr. Röntgenstr. **117**, 557—562 (1972)

Brunner, A.: Die sogenannte traumatische Zwerchfellhernie. Schweiz. med. Wschr. **86**, 1329—1335 (1956)

Buchhorn, P. O.: Submuköses Myom der Fornix. Fortschr. Röntgenstr. **78**, 360 (1953)

Büchner, H.: Gezielte Doppelkontrastuntersuchung des Magens mittels Gastro-Spray. Fortschr. Röntgenstr. **105**, 367—376 (1966)

Bücker, J.: Die Frühdiagnose des Magenkrebses im Röntgenbild. Fortschr. Röntgenstr. **63**, 1—28 (1941)

Bücker, J.: Die Diagnose des kleinen Magenkrebses. Berlin: Springer 1944

Bücker, J.: Die hyperplastische Gastritis im Röntgenbild. Fortschr. Röntgenstr. **71**, 246—256 (1949)

Bücker, J.: Gastritis, Ulkus und Karzinom. Stuttgart: Thieme 1950

Bücker, J.: Irrungen und Wirrungen der Gastritisdiagnostik. Fortschr. Röntgenstr. **94**, 149—158 (1961)

Bücker, J.: Zur Röntgendiagnostik der Gastritis erosiva. Radiologe **4**, 78—92 (1964)

Bücker, J., Stössel, H. G.: Über gutartige Magentumoren. Fortschr. Röntgenstr. **94**, 159—175 (1961)

Bücker, J., Laas, E.: Das Schleimhautrelief des Bulbus duodeni und seine Abänderungen bei Entzündungen und Lymphfollikelhyperplasien. Fortschr. Röntgenstr. **97**, 587—591 (1962)

Bürkle, G., Frommhold, W.: Tumorsimulierende Magenerkrankungen und ihre Differentialdiagnose. 1. Mitteilung: Zur Polyätiologie von Faltenwulstungen im Magenschleimhautrelief. Fortschr. Röntgenstr. **114**, 231—246 (1971)

Bürkle, G., Frommhold, W.: Tumorsimulierende Magenerkrankungen und ihre Differentialdiagnose. II. Mitteilung: Zur Differentialdiagnose der Pylorusstenosen. Fortschr. Röntgenstr. **116**, 617—627 (1972)

Bulgrin, J. G., Dubois, E. L., Jacobson, G.: Peptic nlcer associated with corticosteroid therapy: serial roentgenographic studies. Radiology **75**, 712—721 (1960)

Bunde, E., Pychlau, P.: Messung der Patientenosdis in der Röntgendiagnostik. Radiologe **4**, 367—372 (1964)

BURHENNE, H. J.: Roentgen anatomy and terminology of gastric surgery. Amer. J. Roentgenol. **91**, 731—743 (1964)

BURHENNE, H. J., CARBONE, J. V.: Eosinophilic (allergic) gastroenteritis. Amer. J. Roentgenol. **96**, 332—338 (1966)

BURNS, G. P., LAWS, J. W.: The radiological assessment of gastric acid secretion. Lancet **1966 I**, 70—72

BURNS, B., GAY, B. B.: Ménétrier's disease of the stomach in children. Amer. J. Roentgenol. **103**, 300—306 (1968)

CALDERON, R., CEBALLOS, J., McGRAW, J. P.: Metastatic melanoma of stomach. Amer. J. Roentgenol. **74**, 242—245 (1955)

CALENOFF, L.: Gastrointestinal Kaposi's sarcoma: roentgen manifestations. Amer. J. Roentgenol. **114**, 525—528 (1972)

CAMPBELL, J., LIEBERMAN, A. M., MILLER, R. E., DREESEN, R. G., HOOVER, C.: Experience with technician performance of gastrointestinal examinations. Radiology **92**, 65—73 (1969)

CAMPBELL, J. B., RAPPAPORT, L. N., SKERKER, L. B.: Acute mesentero-axial volvulus of the stomach. Radiology **103**, 153—156 (1972)

CANNEY, R. L.: Neurogenic tumors of stomach. Brit. J. Surg. **36**, 139—147 (1948)

CANTWELL, D. F.: Ward barium meal examination in acute gastrointestinal hemorrhage. Clin. Radiol. **11**, 60—64 (1960)

CARAY, J. B., HAY, L.: Gastric polyps. Gastroenterology **10**, 102—107 (1948)

CARMAN, R. D.: (1) Benign and malignant gastric ulcers from a roentgenologic viewpoint. Amer. J. Roentgenol. **8**, 695 (1921)

CARMAN, R. D.: (2) A new roentgen-ray sign of ulcerating gastric cancer. J. Amer. med. Ass. **77**, 990 (1921)

CEN, M., DIHLMANN, W.: Röntgenbefunde am operierten Magen in Abhängigkeit vom postoperativen Intervall. Radiologe **9**, 187—195 (1969)

CHANG, C. H., CARROLL, R. M.: Roentgenographic barium pattern and gastric secretion. Amer. J. dig. Dis. **12**, 614—618 (1967)

CHARLES, R. N., KELLEY, M. L., Jr., CAMPETI, F.: Primary duodenal tumors. A study of 31 cases. Arch. intern. Med. **111**, 23—33 (1963)

CHEVROT, A., BONNIN, A., PALLARDY, G., LEDOUX-LEBARD, G.: L'amylose gastrique. Etude radiologique à propos d'une observation. J. Radiol. Electrol. **52**, 691—698 (1971)

CHOCHOLAC, J.: Die Bildung der Funktion der Anastomose bei Magenresektionen nach Pean-Rydygier und Hofmeister-Finsterer. Fortschr. Röntgenstr. **92**, 33—47 (1960)

CHOI, S. H., SHEEHAN, R., PICKREN, J. W.: Metastatic involvement of the stomach by breast cancer. Cancer (Philad.) **17**, 791—797 (1964)

CHRISTODOULOPOULOS, J. B., KLOTZ, A. P.: Carcinoid syndrome with primary carcinoid tumor of the stomach. Gastroenterology **40**, 429—440 (1961)

CHUCKER, G. N., FINESTONE, A. W.: Improved distensibility and visualization of the stomach and duodenal bulb. Virginia med. Mth. **87**, 699—703 (1960)

CIMMINO, CH. V.: Congenital hypertrophic pyloric stenosis. A critical review of some of its pathophysiologic, clinical and roentgenologic aspects. Virginia med. Mth. **89**, 619—629 (1962)

CIMMINO, CH. V.: Some pitfalls in the radiologic diagnosis of gastric and duodenal ulcer. Virginia med. Mth. **90**, 215—227 (1963)

CIRLA, A., DE VECCHI, A.: La diagnosi di volvolo gastrico: presentazione di sei casi. Ann. Radiol. diagn. (Bologna) **39**, 61—73 (1966)

CITRIN, Y., STERLING, K., HALSTED, J. A.: Mechanism of hypoproteinemy associated with giant hypertrophy of gastric mucosa. New Engl. J. Med. **257**, 906—912 (1957)

CLAGETT, O. T., WALTERS, W.: Tuberculosis of the stomach. Arch. Surg. **37**, 505 (1938)

CLEMMETT, A. R., FISHBONE, G., LEVINE, R. J., JAMES, A. E., JANOWER, M.: Gastrointestinal lesions in mastozytosis. Amer. J. Roentgenol. **103**, 405—412 (1968)

COCCO, A. E., GRAYER, D. I., WALKER, B. A., MARTYN, L. J.: The stomach in pseudoxanthoma elasticum. J. Amer. med. Ass. **210**, 2381—2382 (1969)

COHN, I., Jr., SARTIN, J.: Giant gastric ulcers. Ann. Surg. **147**, 749—758 (1958)

CONWAY-HUGHES, J. H. L.: Oesophageal reflux. An analysis of 453 consecutive barium meal examinations. Brit. J. Radiol. **29**, 331—334 (1956)

COOLEY, R. N.: Primary amyloidosis with involvement of the stomach. Amer. J. Roentgenol. **70**, 428 (1953)

COOLEY, R. N., CHILDERS, J. H.: Acquired syphilis of the stomach. Report of two cases. Gastroenterology **39**, 201—207 (1960)

COSMACINI, G., LANDINI, A.: Pseudo-nicchie della piccola curva gastrica: morfogenesi ed aspetti radiologici. Ann. Radiol. diagn. (Bologna) **39**, 217—246 (1966)

COX, H. T., ALLAN, W. R.: The dumping-syndrome; clinical and radiological aspects. Lancet **1960 II**, 1261—1263

CRAVER, W. L.: Hypertrophic pyloric stenosis in adults. Gastroenterology **33**, 914—924 (1957)

CRILE, G., Jr., HAZARD, J. B., ALLEN, K. L.: Primary lymphosarcoma of stomach. Ann. Surg. **135**, 39—43 (1952)

CRUMMY, A. B., Jr., JUHL, J. H.: Calcified gastric leiomyoma. Amer. J. Roentgenol. 87, 727—728 (1962)

CULVER, G. J., TOFFOLO, R. R.: Criteria for roentgen diagnosis of submucosal gastric lipoma. Radiology 82, 254—257 (1964)

CULVER, G. J., PIRSON, H. S., MONTEZ, M., PALANKER, H. K.: Eosinophilic gastritis J. Amer. med. Ass. **200**, 641—643 (1967)

DE BAKEY, M., OCHSNER, A.: Bezoar and concretions. Surgery 4, 934—963 (1938); 5, 132—160 (1939)

DICK, A.: Volvulus of the stomach with diaphragmatic hernia. Clin. Radiol. 14, 149—157 (1963)

DIHLMANN, W., CEN, M.: Zur Kenntnis und röntgenologischen Beurteilung der Drainage-operationen am Magen. Radiologe 9, 196—200 (1969)

DINES, D. E., BARTHOLOMEW, L. G., CAIN, J. C., DAVIS, G. D.: The significance of prolapse of the gastric mucosa. Gastroenterology **35**, 166—175 (1958)

DOCHEZ, C., VAN GROOTENBRIL, R.: Hyperplasie localisée dans la region antrale de l'estomac chez les adultes. J. belge Radiol. **51**, 247—252 (1968)

DOCKER, M., ASTLEY, R.: A video tape recorder used to reduce patient dose during X-ray screening. Brit. J. Radiol. **42**, 358 (1969)

DODD, G. D., NELSON, R. S.: The combined radiologic and gastroscopic evaluation of gastric ulceration. Radiology 77, 177—195 (1961)

DODDS, W. J., GOLDBERG, H. I., KOHATSU, S., McCARTHY, L. J., NADEL, J., ZBORALSKE, F. F.: Insufflation of tantalum powder into the stomach. Radiology 5, 30—34 (1970)

DODDS, W. J., SCHULTE, W. J., HENSLEY, G. T., HOGAN, W. J.: Peutz-Jeghers syndrome and gastrointestinal malignancy. Amer. J. Roentgenol. **115**, 374—377 (1972)

DÜX, A.: Splenoportographie. In: SCHINZ, H. R., BAENSCH, W. E., FROMMHOLD, W., GLAUNER, R., UEHLINGER, E., WELLAUER, J.: Lehrbuch der Röntgendiagnostik, Bd. I: Allgemeine Grundlagen und Methoden. Stuttgart: Thieme 1965

EKLÖF, O.: (1) Accessory pancreas in the stomach and duodenum. Acta chir. scand. **121**, 19—29 (1961)

EKLÖF, O.: (2) Carcinoid tumors of the stomach. A report of three cases with a review of the literature. Acta chir. scand. **121**, 118—126 (1961)

EKLÖF, O.: Benign tumors of the stomach and duodenum. Acta radiol. (Stockh.) **57**, 177—198 (1962)

EKLÖF, O., ERIKSSON, E., SAHLIN, O.: Benign epithelial tumors of the stomach and duodenum. Diagnosis and treatment. Acta chir. scand. Suppl. **255**, 1—32 (1960)

EKLUND, A. E., EKLÖF, O., HAERLING, M., OHLSSON, S.: Benign non-epithelial tumors of the stomach and duodenum. Acta chir. scand. **121**, 439 —447 (1961)

ELIASON, E. L., PENDERGRASS, E. P., WRIGHT, V. W. M.: Roentgen X-ray diagnosis of pedunculated growths and gastric mucosa prolapsing through the pylorus. Amer. J. Roentgenol. 15, 295—322 (1926)

ELKELES, A.: Gastric ulcer in the aged and calcified atherosklerosis. Amer. J. Roentgenol. **91**, 744—750 (1964)

ELLIOTT, G. V., WALD, S. M., BENZ, R. I.: A roentgenologic study of ulcerating lesions of the stomach. Amer. J. Roentgenol. 77, 612—622 (1957)

EMRICH, D.: Nuklearmedizin — Funktionsdiagnostik. Stuttgart: Thieme 1971

ERÄMAA, S. E., TAPIOVAARA, J.: Pernicious anemia and gastric carcinoma. Acta med. scand. **164**, 431—436 (1959)

EVANS, K. T.: Peptic ulceration associated with prednisolone therapy. Brit. J. Radiol. **31**, 307—312 (1958)

EVANS, J. A., DELANY, F.: Gastric varices. Radiology **60**, 46—51 (1953)

FAGAN, CH. J., PALMER, E. D.: Gastrooesophageal retrograde mucosal prolapse. Amer. J. Roentgenol. **90**, 774—777 (1963)

FAHIMI, H. D., DEREN, J. J., GOTTLIEB, L. S., ZAMCHECK, N.: Isolated granulomatous gastritis: its relationship to disseminated sarcoidosis and regional enteritis. Gastro-enterology **45**, 161—175 (1963)

FEHERVARI, S., KISS, K.: Magenverengung als seltene Komplikation der Laugenvergiftung. Fortschr. Röntgenstr. **113**, 115—116 (1970)

FEIGIN, D. S., JAMES, A. E., Jr., STITIK, F. P., DONNER, M. W., SKINNER, D. B.: The radio-logical appearance of hiatal hernia repairs. Radiology **110**, 71—77 (1974)

FEINE, U., ZUM WINKEL, K.: Nuklearmedizin — Szintigraphische Diagnostik. Stuttgart: Thieme 1969

Feldman, F., Marshak, R. H.: Dermatomyositis with significant involvement of the gastro-intestinal tract. Amer. J. Roentgenol. **90**, 746—752 (1963)

Feldman, F., Seaman, W. B.: Primary gastric stump cancer. Amer. J. Roentgenol. **115**, 257—267 (1972)

Felson, B., Berkmen, Y. M., Hoyumpa, A. M.: Gastric mucosal diaphragm. Radiology **92**, 513—517 (1969)

Fieber, S. S.: Hypertrophic gastritis; report of two cases and analysis of fifty pathologically verified cases from literature. Gastroenterology **28**, 39—69 (1955)

Fiessinger, N., Gaultier, M., Lamotte, M.: Tuberculose gastrique d'origine exogène avec image radiologique en plateau. Bull. Soc. Med. Hôp. Paris III **57**, 419 (1941)

Figiel, L. S., Figiel, S. J.: Acute organo-axial gastric volvulus. Amer. J. Roentgenol. **90**, 761—766 (1963)

Findley, J. W., Jr.: Ulcers of the greater curvature of the stomach. Gastroenterology **40**, 183—186 (1961)

Fisher, M. S.: The Hofmeister defekt. A normal change in the postoperative stomach. Amer. J. Roentgenol. **84**, 1082—1086 (1960)

Flachs, K.: Incomplete congenital septa of the duodenal bulb. Acta radiol. (Stockh.) **57**, 237—240 (1962)

Flood, Ch. A.: Carcinoma of the stomach. Ann. intern. Med. **48**, 919—955 (1958)

Flood, Ch. A., Wells, J., Harvey, H. D.: Prognosis in cancer of the stomach. Amer. J. dig. Dis. **7**, 420—431 (1962)

Fogel, M., Somogyi, Z.: Primary or recurrent carcinoma of the gastric stump? Radiol. clin. biol. **38**, 335—344 (1969)

Font, R. G., Sparks, R. D., Herbert, G. A.: Ectopic spleen mimicking an intrinsic fundal lesion of the stomach. Amer. J. dig. Dis. **15**, 49—56 (1970)

Foti, M.: Die Röntgenuntersuchung des Magens mit Tetraäthylammoniumbromid (Teab). Fortschr. Röntgenstr. **78**, 566—573 (1953)

Foti, M.: A new method for roentgen examination of the fornix and the cardial region of the stomach (double contrast examination with spray). Radiol. clin. (Basel) **29**, 101—108 (1960)

Foti, M.: Early diagnosis of gastric cancer by double-contrast spray method. Brit. J. Radiol. **36**, 407—414 (1963)

Frank, A.: Der transpylorische Schleimhautprolaps. Fortschr. Röntgenstr. **85**, 534—543 (1956)

Frank, A.: Zur Differentialdiagnose der sogenannten zirkumskripten beetartigen Gastritis. Fortschr. Röntgenstr. **106**, 102—110 (1967)

Franke, K., Janzig, K., Richter, R., Theuer, D.: Ein ungewöhnlicher Magenfremdkörper. Chir. Praxis **13**, 239—242 (1969)

Franken, E. A., Jr.: Caustic damage of the gastrointestinal tract: roentgen features. Amer. J. Roentgenol. **118**, 77—85 (1973)

Fredell, H. C.: Carcinoid tumor of the stomach. Arch. Surg. **80**, 620—622 (1960)

Fridrich, R., Stalder, G., Locher, J., Heinis, P.: (1) Zur Erweiterung der Magendiagnostik mit nuklearmedizinischen Verfahren. Dtsch. med. Wschr. **95**, 2261—2265 (1970)

Fridrich, R., Meier-Ruge, W., Engelhardt, G.: (2) Zum Verhalten von Technetium 99m und Jod 131 im Magen. Klin. Wschr. **48**, 174—179 (1970)

Fried, L.: Über das Riesen-Altersulkus. Fortschr. Röntgenstr. **100**, 328—333 (1964)

Frik, W.: Zur röntgenologischen Beurteilung der sogenannten Gastritis. Dtsch. med. Wschr. **76**, 108—110 (1951)

Frik, W.: (1) Die röntgenologische Differentialdiagnose des echten transpylorischen Schleimhautprolapses. Fortschr. Röntgenol. **80**, 587—591 (1954)

Frik, W.: (2) Beziehungen zwischen Schrotkornbulbus und Magenfeinrelief. Fortschr. Röntgenstr. **81**, 757—760 (1954)

Frik, W.: Röntgenuntersuchungen des Magenfeinreliefs. 2. Mitteilung. Untersuchungstechnik, Kontrastmittelfragen, Diagnostik der chron. Gastritis. Feinrelieftechnik bei der Suche nach Antrumkarzinomen. Fortschr. Röntgenstr. **88**, 546—557 (1958)

Frik, W.: Röntgenbefunde am Falten- und Feinrelief des Magens bei chronischer Gastritis. Radiologe **4**, 69—78 (1964)

Frik, W.: Magen. In: Schinz, H. R., Baensch, W. E., Frommhold, W., Glauner, R., Uehlinger, E., Wellauer, J.: Lehrbuch der Röntgendiagnostik, Bd. V, Abdomen. Stuttgart: Thieme 1965

Frik, W.: Zur Differentialdiagnostik zwischen Magengeschwür und kleinem Magenkarzinom. Fortschr. Röntgenstr. **105**, 322—330 (1966)

Frik, W., Zeidner, A.: Röntgenuntersuchungen des Magenfeinreliefs. 1. Mitteilung. Zur Bedeutung der sogenannten Gastritis granularis. Fortschr. Röntgenstr. **79**, 681—692 (1953)

Frik, W., Hesse, R.: Die röntgenologische Darstellung von Magenerosionen. Dtsch. med. Wschr. **81**, 1119—1121 (1956)

FRIK, W., HOUN-TON-WEN: Röntgenuntersuchungen d. Magenfeinreliefs. 3. Mitt., Erster Bericht über Verlaufsbeobachtungen. Fortschr. Röntgenstr. 101, 457—462 (1964)

FRIMANN-DAHL, J., TRAETTEBERG, K.: Parietography of the stomach. Brit. J. Radiol. 35, 249—254 (1962)

FROMMHOLD, W.: Radiologische Diagnostik der malignen Tumoren der Gallenwege. Deutscher Röntgenkongress 1964. Bericht über die 45. Tagung d. Deutschen Röntgengesellschaft. Teil A. Stuttgart: Thieme 1965

FROMMHOLD, W., HERZER, R.: Die Röntgendiagnostik des Magenkrebses. Chirurg. 43, 543—551 (1972)

FROSSNER, H.: Die angeborenen Darm- und Oesophagusatresien. Anat. Hefte 34, 1 (1907)

FUCHS, H., HECKHAUSEN, H., HARTWICH, G., STURM, G., v. FRITSCH, E.: Röntgendiagnostik der Magenlymphome. Med. Klin. 67, 1074—1079 (1972)

FUCHS, H., HAENDLE, J., HORBASCHEK, H., SCHOTT, O., SCHUSTER, W.: Memospot — die unverzögerte Wiedergabe von fernsehtechnisch mitgespeicherten Zielaufnahmen in der internen und pädiatrischen Röntgendiagnostik. Elektromedica 4—5, 156—164 (1973)

FULLER, C. C., WOOD, H.: Aktinomycotic granuloma of the stomach. J. Amer. med. Ass. 129, 1163—1165 (1945)

GABRIELSSON, N.: Gastric ulceration revealed only by gastrophotography. Acta radiol. diagn. 12, 59—68 (1971)

GABY, F., ANDRIEUX, J.: Le granulome éosinophile de l'estomac. J. Chir. (Paris) 87, 181—196 (1964)

GAHAGAN, TH.: Hiatus hernia without esophageal reflux. Arch. Surg. 95, 595—605 (1967)

GALLUZZI, S.: The diagnostic value of gastric parietography. Radiologe 4, 90—94 (1964)

GAUL, M., PARCHWITZ, H. K.: Ergebnisse des röntgenologischen Nachweises von Magenvarizen bei peroraler Kontrastmittelgabe. Fortschr. Röntgenstr. 96, 759—765 (1962)

GEFFEN, A., FELDMAN, F.: Antral deformity due to perigastric adhesions or bands simulating carcinoma of the stomach. Radiology 77, 237—247 (1961)

GELFAND, D. W., HACHIYA, J.: The double-contrast examination of the stomach using gas-producing granules and tablets. Amer. J. Roentgenol. 93, 1381—1382 (1969)

GEMELL, N.: Calcification within a gastric carcinoma. Amer. J. Roentgenol. 91, 779—783 (1964)

GIESEN, A. F., Jr., OCHSNER, S. F.: Pyloric channel ulcer: clinical and roentgenographic observations in 77 patients. Sth med. J. (Bgham, Ala.) 55, 1161—1166 (1962)

GOLDBERG, H. I., MARGULIS, A. R.: Adenomyoma of the stomach. Report of a case. Amer. J. Roentgenol. 96, 382—387 (1966)

GOLDEN, R.: Antral gastritis and spasm. J. Amer. med. Ass. 109, 1497—1500 (1937)

GOLDSTEIN, W. B., POKER, N.: Multiple myeloma involving the gastrointestinal tract. Gastroenterology 51, 87—93 (1966)

GOOD, C. A.: Benign tumors of the stomach and duodenal bulb. J. Canad. Ass. Radiol. 16, 92—104 (1965)

GOTTLIEB, CH., BERANBAUM, S. L., WALD, A. M.: Bulbar defects in pancreatic neoplasm resembling duodenal ulcer. Gastroenterology 23, 82—91 (1953)

GOTTLIEB, CH., LEFFERTS, D., BERANBAUM, S. I.: Gastric volvulus. Part I. Part II: Idiopathic gastric vovulus. Part III: Secondary gastric volvulus. Amer. J. Roentgenol. 72, 609—638 (1954)

GRABENER, E., HEUCK, F.: Schleimhauthyperplasie des Antrum und transpylorischer Schleimhautprolaps. Fortschr. Röntgenstr. 95, 602—609 (1961)

GREENFIELD, H.: Hypertrophic pyloric stenosis in adults. Ann. intern. Med. 34, 492—498 (1951)

GREGL, A., TROMPKE, R.: Zur röntgenologischen Symptomatik des primären Magensarkoms. Fortschr. Röntgenstr. 103, 53—60 (1965)

GREMMEL, H., GÜNTHER, D., SCHULTE-BRINKMANN, W.: Röntgendiagnostik der Zwerchfellhernien und -prolapse. Med. Welt 1966, 955—962

GRUNBERG, M., JONCKHEERE, F.: Der direkte Röntgennachweis des übernähten, eingestülpten Magen-Duodenalgeschwürs. Fortschr. Röntgenstr. 55, 586—592 (1937)

GÜNTHER, O.: Magen-Ulkus bei Diabetikern. Dtsch. Z. Verdau.- u. Stoffwechselkr. 29, 57—65 (1969)

GÜTGEMANN, A., SCHREIBER, H. W.: Die Chirurgie des Magensarkoms. Stuttgart: Thieme 1960

GUTMANN, R. A.: Le diagnostic précoce du cancer gastrique. 2. Intern. Gastroenterologenkongress, Paris 1937

GUTMANN, R. A., BERTRAND, I., PERISTIANY, J.: Le cancer de l'estomac au début. Paris: Doin 1939

HAASTERT, S.: Beitrag zum Thoraxmagen. Radiologe 4, 95—98 (1964)

v. HABERER, H.: Volvulus des Magens bei Karzinom. Dtsch. Z. Chir. 115, 497—532 (1912)

Hafter, E.: (1) Hiatal hernia: Its diagnosis and clinical significance. Amer. J. dig. Dis. 3, 901—915 (1958)
Hafter, E.: Röntgendiagnose der Hiatushernie. Radiologe 1, 141—147 (1961)
Hafter, E.: Der operierte Magen — aus der Sicht des Internisten. Dtsch. med. Wschr. 88/I, 937—942 (1963)
Hafter, E.: Praktische Gastroenterologie. Stuttgart: Thieme 1970
Hajdu, N., Hyde, I., Riddell, V.: Antro-pyloric hypertrophy in patients with longstanding gastroenterostomies — a study of thirteen cases. Brit. J. Radiol. 41, 49—54 (1968)
Halbeis, K., Marcus, G. H.: Über Veränderungen der großen Magenkurvatur im Röntgenbild nebst Bemerkungen über das maligne degenerierte peptische Magengeschwür. Radiol. clin. (Basel) 27, 129—147 (1958)
Han, S. Y., Collins, L. C., Petrany, Z.: Emphysematous gastritis. J. Amer. med. Ass. 192, 914—916 (1965)
Hardin, C. A., Agnew, C. H.: Chronic gastric volvulus: symptoms of epigastric pain and emesis. J. Kans. med. Soc. 61, 172—174 (1960)
Hare, W. S. C.: The Zollinger-Ellison Syndrome. J. Coll. Radiol. Aust. 4, 84—87 (1960)
Harper, R. A. K., Green, B.: Malignant gastric ulcer. Clin. Radiol. 12, 95—108 (1961)
Hartweg, H.: Das Steroidulkus. Fortschr. Röntgenstr. 99, 744—750 (1963)
Hauger, W., Herzer, R.: Melanommetastasen im Fundus ventriculi. Fortschr. Röntgenstr. 117, 100—101 (1972)
Hawley, C., Meyer, P. D., Felson, B.: The roentgenologic diagnosis of prolapsed gastric mucosa. Amer. J. Roentgenol. 61, 784—796 (1949)
Hayashida, T., Kidokoro, T.: End results of early gastric carcinoma. 4. Weltkongr. Gastroenterol., Kopenhagen 1970
Hazzi, Ch. G., Lindner, A. E., Marshak, R. H.: The healing of malignant gastric ulcer. Amer. J. Gastroenterol. 56, 252—261 (1971)
Heberer, G., Larena, A., Zumtobel, V.: Krebsrisikoerkrankungen und gutartige Geschwülste der Speiseröhre und des Magens. Chirurg 41, 107—116 (1970)
v. Hecker, H., Prévôt, R.: Zur Röntgendiagnostik der hypertrophischen Gastritis. Fortschr. Röntgenstr. 42, 486—492 (1930)
Heidenblut, A.: Herdförmige, gutartige Pylorushypertrophie des Erwachsenen. Fortschr. Röntgenstr. 94, 175—181 (1961)
Heilmann, H.-P., Heni, N.: Magenbefall bei Lymphogranulomatose. Radiologe 11, 357—359 (1971)
Heinkel, K., Elster, K., Henning, N.: Untersuchungen über die Erkennung der Oberflächengastritis. Gastroenterologia (Basel) 83, 259—283 (1955)
Heinkel, K., Hehning, N., Parpoulas, S., Landgraf, J., Elster, K.: Bioptische Untersuchungsbefunde bei Magenoperierten. Z. Gastroent. 2, 1—10 (1964)
Helsingen, M., Hillestad, L.: Cancer development in gastric stump after partial gastrectomy for ulcer. Ann. Surg. 143, 173—179 (1956)
Henning, N., Schatzki, R.: Gastrophotographisches und röntgenologisches Bild der Gastritis ulcerosa. Fortschr. Röntgenstr. 48, 177—182 (1933)
Henning, N., Heinkel, K., Elster, K.: Ergebnisse bioptischer und gastroskopischer Untersuchungen der Magenschleimhaut bei Ulkus duodeni. Klin. Wschr. 32, 1088—1092 (1954)
Henning, N., Heinkel, K., Elster, K.: Ergebnisse bioptischer Untersuchungen bei atrophischer Gastritis. Gastroenterologia (Basel) 83, 203—223 (1955)
Henning, N., Izzedine, A., Hesse, R.: Erosiones del estómago. Rev. esp. Enferm. Apar. dig. 17, Nr. 6 (1958)
Henning, N., Heinkel, K., Frik, W.: Röntgenbefunde am Faltenrelief und bioptisch-histologisches Bild der Magenschleimhaut. Dtsch. med. Wschr. 85, 873—878 (1960)
Herlinger, H.: The recognition of exogastric tumors. Report of six cases. Brit. J. Radiol. 39, 25—36 (1966)
Herman, K.: Über das Duodenalsarkom. Z. klin. Med. 128, 649—655 (1935)
Herzer, R., Helle, R.: Zur Technik der Darstellung kleiner axialer Hiatushernien. Fortschr. Röntgenstr. 111, 297—300 (1969)
Herzer, R., Schoen, D., Hillebrand, M.: Über die Häufigkeit von axialen Hiatushernien. Fortschr. Röntgenstr. 111, 832—834 (1969)
Heuck, F.: Röntgendiagnostik der Dünndarmtumoren. In: Frommhold, W., Gerhardt, P.: Klinisch-radiologisches Seminar, Bd. II: Erkrankungen des Dünndarms. Stuttgart: Thieme 1973
Heymann, H., Balser, D., Büchner, H., Hart, W., Holle, F., Klempa, J., Lick, R., Welsch, K. H.: Methodik und Klinik der form- und funktionsgerechten Operationen des Gastro-Duodenalulkus. Dtsch. med. Wschr. 93, 754—762 (1968)
Hiemsch, W.: Zur Methodik der röntgenologischen Funktionsprüfung operierter Mägen. Fortschr. Röntgenstr. 92, 395—401 (1960)

HIGASI, T., NAKAYAMA, J., MURATA, A., NAKAMURA, K., SUGIYAMA, M., KAWAGUCHI, T., SUZUKI, S.: Clinical evaluation of ^{67}Ga-Citrate-Scanning. J. nucl. Med. 13, 196—201 (1972)

HINES, W. B., KERR, R. M., MESCHAN, I., MARTIN, J. F.: Roentgenologic and gastrocamera correlation in lesions of the stomach. Amer. J. Roentgenol. 113, 129—138 (1971)

HÖFFKEN, K., HORNUNG, G., BECKER, G., SCHMIDT, G.: Die gastrointestinale Manifestation des Morbus Hodgkin. Med. Welt 24, 731—732 (1973)

HOLLMANN, W.: Echtes Divertikel des Bulbus duodeni. Röntgenpraxis 14, 105—107 (1942)

HOLSTEIN, J., STECKEN, A.: Über die Beziehungen zwischen Altersulcus und Verkalkung der Arteria gastrica sin. im Röntgenbild. Fortschr. Röntgenstr. 92, 644—652 (1960)

HORTON, R. E., ROSS, F. G. M., DARLING, G. H.: Determination of the emptying-time of the stomach by use of enteric-coated Barium granules. Brit. med. J. 1965 I, 1537—1539

HOWELLS, T. H., KHANAM, T., KREEL, L., SEYMOUR, G., OLIVER, B., DAVIES, J. A. H.: Pharmacological emptying of the stomach with Metoclopramide. Brit. med. J. 1971 II, 558—560

HÜGEL, E.: Die benignen Magentumoren. Radiologe 9, 257—264 (1969)

HUPPLER, E. G., PRIESTLEY, J. T., MORLOCK, C. G., GAGE, R. P.: Diagnosis and results of treatment in gastric polyps. Surg. Gynec. Obstet. 110, 309—313 (1960)

HURWITZ, M. M., REDLEAF, P. D., WILLIAMS, H. J., EDWARDS, J. E.: Lipomas of the gastro-intestinal tract. An analysis of 72 tumors. Amer. J. Roentgenol. 99, 84—89 (1967)

INGELFINGER, F. J., KRAMER, P.: Dysphagia produced by a contractile ring in the lower esophagus. Gastroenterology 23, 419—430 (1953)

INTRIERE, A. D.: Primary amyloidosis: report of a case of gastric involvement only. Gastro-enterology 15, 75—83 (1950)

IRONS, H. ST., JR.: Carcinoma twice in the same stomach. Gastroenterology 46, 44—49 (1964)

ISAAC, F., OTTOMANN, R. C., WEINBERG, J. A.: Roentgen studies of the upper tract in vago-tomy. Amer. J. Roentgenol. 63, 66—75 (1950)

ISARD, H. J.: An infradiaphragmatic clue to the diagnosis of hiatus hernia. Brit. J. Radiol. 41, 354—358 (1968)

ISRAEL, H. L., SONES, M.: Sarcoidosis: clinical observations on 160 cases. Arch. intern. Med. 102, 766 (1958)

JACOBSON, L. B.: Diffuse eosinophilic gastroenteritis: an adult form of allergic gastroentero-pathy. Amer. J. Gastroenterol. 54, 580—588 (1970)

JAMES, W. B., MELROSE, A. G.: Metoclopramide in gastro-intestinal radiology. Clin. Radiol. 20, 57 (1969)

JANOWER, M. L.: Mastocytosis of the gastrointestinal tract. Report of a case. Acta radiol. (Stockh.) 57, 489—493 (1962)

JANSON, R.: Polypen im prolabierten Magenanteil einer oesophagogastrischen Hiatushernie. Fortschr. Röntgenstr. 114, 713—715 (1971)

JAQUEMET, P., MESTRALLET, G.: Valeur diagnostique des signes radiologique dans les stenoses hypertrophiques du pylore de l'adulte. J. Radiol. Electrol. 47, 489—495 (1966)

JENKINSON, D. L., BATE, L. C.: Volvulus of the stomach. Report of a case. Amer. J. Roentgenol. 69, 54—58 (1953)

JOCU, I.: Difficultés et erreurs dans le diagnostic de l'ulcère juxtacardial. J. Radiol. Electrol. 50, 33—38 (1969)

JOHNSON, CH., PATERSON, D. E., SCUDDER, I. B.: Hiatus hernia and hiatal disorder. Eighteen radiological signs. Brit. J. Radiol. 34, 499—509 (1961)

JONES, A. W., KIRK, R. S., BLOOR, K.: The association between aneurysms of the abdominal aorta and peptic ulceration. Gut 11, 679—684 (1970)

JORGENS, J., KIESEL, I. O., HAWKINSON, H. W.: The use of cinefluorography in the routine diagnosis of disease of the upper gastrointestinal tract. Experience in 1.000 cases. Amer. J. Roentgenol. 83, 942—946 (1960)

JOSKE, R. A., VAUGHAN, B. F.: The radiologic findings in histologically verified atrophic gastritis and gastric atrophy. Gastroenterology 42, 7—15 (1962)

JUNGMANN, H.: Hodgkin's disease of stomach. Brit. J. Radiol. 16, 386—387 (1943)

KÄUFER, CH., SCHRIEFERS, K. H., PLORIN, M.: Das kardianahe Magenulkus. Bruns Beitr. klin. Chir. 217/8, 715—720 (1969)

KALOKERINOS, J.: The "distored spoke" sign of malignant gastric ulceration. Aust. Radiol. 11, 150—154 (1967)

KALOKERINOS, J.: The moon-shaped fundal defect of hiatushernia; a new radiological sign. Report of nine cases. Aust. Radiol. 13, 96—102 (1969)

KARR, S., WOHL, G. T.: Clinical importance of gastric varices. New Engl. J. Med. 263, 665—669 (1960)

KASSANDER, P.: Asymptomatic gastric retention in diabetics (Gastroparesis diabeticorum). Ann. intern. Med. 48, 792—812 (1958)

Katz, L. A., Spiro, H. M.: Gastrointestinal manifestations of diabetes. New. Engl. J. Med. **275**, 1350—1359 (1966)

Katz, I., Karp, F. K.: Inadvertent gastroileostomy. Amer. J. Roentgenol. **99**, 162—174 (1967)

Kaude, J.: (1) Recording of small morphologic changes (ulcers) of full-size 70-mm and 35-mm films. Radiologe **7**, 260—265 (1967)

Kaude, J.: (2) Interpretation of full-size, 70-mm and 35-mm films in roentgen diagnosis of the gastroduodenal tract. Radiologe **7**, 266—269 (1967)

Kawai, K., Takada, H., Takekoshi, T., Misaki, F., Murakami, K., Masuda, M., Nishizawa, M., Hayakawa, H., Shirakabe, H.: Double contrast radiograph on routine examination of the stomach. Amer. J. Gastroenterol. **53**, 147—153 (1970)

Keats, Th. E.: Traumatic transthoracic diaphragmatic herniation of the stomach. Missouri Med. **57**, 444—446 (1960)

Keet, A. D., Jr.: Factors in the radiological differential diagnosis of pyloric ulcer. 2. A common normal prepyloric mucosal furrow simulating an ulcer. Sth Afr. med. J. **34**, 882—884 (1960)

Keet, A. D., Jr., Heydenrych, J, J.: Factors in the radiological differential diagnosis of pyloric ulcer. 1. The pyloric orifice simulating an ulcer. Sth Afr. med. J. **34**, 881—882 (1960)

v. Keiser, D.: Das Nebenpankreas unter dem Bild benigner Magentumoren. Chirurg **19**, 154—156 (1948)

Keller, R. J., Wolf, B. S., Khilnani, M. T.: Roentgen features of healing and healed benign gastric ulcers. Radiology **97**, 353—359 (1970)

Keller, H., Hering, K.: Retikuloblastomatosen des Magens. Fortschr. Röntgenstr. **118**, 16—22 (1973)

Kempf, F., Monath, C., Berthier, G., Hild, H.: Aspects radiologiques des tumeurs gastrique invaginées dans le duodénum. J. Radiol. Electrol. **49**, 132—136 (1968)

Kenney, F. D., Dockerty, M. D., Waugh, J. M.: Giant hypertrophy of gastric mucosa. A clinical and pathological study. Cancer (Philad.) **7**, 671—681 (1954)

Kenzler, W., Frik, W.: Die Zähnelung der großen Kurvatur des Magens im Röntgenbild. Fortschr. Röntgenstr. **95**, 438—446 (1961).

Kern, F. J., Clark, G. M., Lukens, J. G.: Peptic ulceration occuring during therapy for rheumatoid arthritis. Gastroenterology **33**, 25—33 (1957)

Khilnani, M. T.: Calcifying mucous-cell carcinoma of the stomach. Report of a case. Amer. J. dig. Dis. **5**, 479—483 (1960)

Khilnani, M. T., Wolf, B. S., Finkel, M.: Roentgen features of carcinoma of the gallbladder on Barium-meal examination. Radiology **79**, 264—273 (1962)

Kinsella, V. J., Hennessy, W. B.: Gastrectomy and the blind-loop syndrome. Lancet **1960 II**, 1205—1209

Kirchmair, W., Schubert, O.: Das eosinophile Granulom des Magens in seiner Beziehung zur Allergie. Wien. klin. Wschr. **67**, 558—560 (1955)

Kirklin, B. R.: The value of the meniscus sign in the roentgenologic diagnosis of ulcerating gastric carcinoma. Radiology **22**, 131 (1934)

Kirklin, B. R.: The meniscus-complex in the roentgenologic diagnosis of ulcerating carcinoma of the stomach. Amer. J. Roentgenol. **47**, 571 (1942)

Kirklin, B. R., Harris, M. T.: Hypertrophy of the pyloric muscle of adults: a distinctive roentgenologic sign. Amer. J. Roentgenol. **29**, 437—442 (1933)

Kisseler, B., Thurn, P.: Zur Roentgenologie des Magensarkoms. Fortschr. Röntgenstr. **94**, 14—30 (1961)

Kisseler, B., Buysch, K. H., Paschke, K. G., Suchan, M.: Eine einfache Methode zur Darstellung der Magenwand. Fortschr. Röntgenstr. **110**, 630—639 (1969)

Kittredge, R. D., Colaiace, W. M., Kanick, V., Finby, N.: The angiography of hemorrhage. Amer. J. Roentgenol. **107**, 181—190 (1969)

Klein, M. M., Bradley, R. L.: Gastrospasm in gastric ulcer. Sth med. J. (Bgham., Ala.) **59**, 1—9 (1966)

Kleinerman, J., Yardumian, K., Tamaki, H. T.: Primary carcinoma of duodenum. Ann. intern. Med. **32**, 451—465 (1950)

Klingerberg, P. H.: Amyloidosis of gastro-intestinal tract simulating a gastric carcinoma. Amer. J. Surg. **96**, 713—715 (1958)

Knapp, K., Prevot, R.: Erosionen des Bulbus duodeni. Gastroenterologia (Basel) **97**, 188—190 (1962)

Knight, C. D.: Hypertrophic pyloric stenosis in the adult. Ann. Surg. **153**, 899—910 (1961)

Koberg, H.: Verätzungen des Magens im Röntgenbild an Hand eines Falles von Salzsäureverätzung. Fortschr. Röntgenstr. **80**, 784—786 (1954)

Koch, W., Tockmeyer, E., Apablaza, H.: Eosinophilic granuloma of the stomach. Report of a case. Amer. J. Roentgenol. **80**, 54—56 (1958)

Köhler, R.: Parietography of the stomach. Acta radiol. diagn. **3**, 393—406 (1965)

KOEHLER, P. R.: (1) Die Darstellung von massiven akuten Blutungen des Magen-Darm-Kanals durch Arteriographie. Fortschr. Röntgenstr. **110**, 1—7 (1969)

KOEHLER, P. R.: (2) New approaches to the radiological diagnosis of Mallory-Weiss syndrome. Brit. J. Radiol. **42**, 354—357 (1969)

KOGA, S.: Postoperative Fernresultate von Magenkrebs in seinem Frühstadium und sein Rezidiv. Chirurg **41**, 553 (1970)

KONJETZNY, G. E.: Die entzündliche Grundlage der typischen Geschwürsbildungen im Magen und Duodenum. Ergebn. inn. Med. Kinderheilk. **37**, 184—332 (1930)

KONJETZNY, G. E.: Der Magenkrebs. Stuttgart: Enke-Verlag 1938

KONJETZNY, G. E.: Der oberflächliche Schleimhautkrebs des Magens. Chirurg **12**, 192—202 (1940)

KONJETZNY, G. E.: Zur Frühdiagnose und Frühoperation des Magenkrebses. Langenbecks Arch. klin. Chir. **246**, 331—338 (1950)

KONJETZNY, G. E.: The superficial cancer of the gastric mucosa. Amer. J. dig. Dis. **20**, 91—96 (1953)

KRAUTHEIM, J., NIEDOBITEK, F., SCHMID, E., BILLICH, CH.: Über das Frühkarzinom des Magens. Chir. Praxis **16**, 385—392 (1972)

KRČ, C., DOUBRAVSKY, J., RAPANT, V.: Unsere röntgendiagnostischen Erfahrungen beim Zollinger-Ellison-Syndrom. Radiologe 8, 48—53 (1968)

KREEL, L.: The use of oral metoclopramide in the barium meal and follow-throught examination. Brit. J. Radiol. **43**, 31 (1970)

KRISS, N.: Some unusual features of gastric adenomas. Amer. J. dig. Dis. **15**, 103—110 (1970)

KUNZ, O.: Isolierte Kandidose des Magens. Ein Zufallsbefund? Med. Klin. **67**, 1080—1086 (1972)

LAHEY, F. H.: Inflammatory lesions of stomach and duodenum. J. Amer. med. Ass. **127**, 1030—1036 (1945)

LAMARQUE, J. L., GALTIER, M., VOISIN, G., BÉTOULIÈRES, P.: Mise en evidence de certaines niches ulcereuses du bulbe en decubitus dorsal O.A.D. J. Radiol. Electrol. **51**/6—7, 444 (1970)

LARSON, L. J., CARLSON, H. C., DOCKERTY, M. B.: Roentgenologic diagnosis of pyloric hypertrophy in adults. Amer. J. Roentgenol. **101**, 453—458 (1967)

LAWS, J. W.: Relation of radiological appearance to gastric function in simple atrophic gastritis. Lancet **1966 I**, 510—513

LAWS, J. W., PITMAN, R. G.: Radiological features of pernicious anaemia. Brit. J. Radiol. **33**, 229—237 (1960)

LEVERE, R. D.: Sarcoidosis with gastric involvement. A case report. Gastroenterology **42**, 189—192 (1962)

LEVINE, M., BOLEY, S. J., MELLINS, H. Z., SCHWARTZ, S. S.: Gastrojejunal mucosal prolapse. Radiology **80**, 30—38 (1963)

LILJEDAHL, S. O., MATTSSON, O., PERNOW, B., WALLENSTEN, S.: Cineroentgenographic studies of gastrointestinal motility in healthy subjects and in patients with gastric or duodenal ulcer with special reference to various methods of gastrectomy and the dumping syndrome. Acta chir. scand. **117**, 206—214 (1959)

LOCHER, J., FRIDRICH, R., ENGELHART, G.: Treffsicherheit und Stellung der Magenszintigraphie mit Technetium 99m. Dtsch. med. Wschr. **95**, 547—551 (1970)

LONGCOPE, W. T., FREIMAN, D. G.: A study of sarcoidosis. Medicine (Baltimore) **31**, 1 (1952)

LONGIN, F., SCHEHL, R.: Die vergrößerte Zwerchfell-Magendistanz im Röntgenbild — Ursache und Täuschung. Fortschr. Röntgenstr. **92**, 20—33 (1960)

VAN DE LOO, W., RAMM, F.: Karzinom in einer Hiatushernie des Magens. Fortschr. Röntgenstr. **114**, 711—713 (1971)

DE LORIMIER, A. A., WARREN, J. P.: Prolapse of the mucosa at the esophagogastric junction. Amer. J. Roentgenol. **84**, 1061—1069 (1960)

LOWMAN, R. M., DAVIS, L.: The role of water soluble contrast media in gastrointestinal tract obstruction. Surg. Gynec. Obstet. **106**, 567—572 (1958)

LUBERT, M., KRAUSE, G. R.: The "ring" shadow in the diagnosis of ulcer. Amer. J. Roentgenol. **90**, 767—773 (1963)

LUMSDEN, K., TRUELOVE, S. C.: Primary hypertrophic pyloric stenosis in the adult. Brit. J. Radiol. **31**, 261—266 (1958)

LUMSDEN, K., MACLARNON, J. C., DAWSON, J.: Giant duodenal ulcer. Gut **11**, 592—599 (1970)

MACDONALD, R. A.: A study of 356 carcinoids of the gastrointestinal tract. Amer. J. Med. **21**, 867—878 (1956)

MACK, H. C.: Adult hypertrophic pyloric stenosis. Report of two cases with variable X-ray findings. Arch. intern. Med. **104**, 574—579 (1959)

MARKGRAF, E., PITZLER, K., BAUDISCH, E.: Das Leiomyom d. Magens. Zbl. Chir. **95**, 297—302 (1970)

316   W. Frommhold und R. Herzer: Röntgenuntersuchung des Magens

Markoff, N.: Divertikel des Magens. In: Der Magen und seine Krankheiten. Wien: Urban u. Schwarzenberg 1954

Marshak, R. H., Feldman, F.: Gastric polyps. Amer. J. dig. Dis. 10, 909—935 (1965)

Martin, J. F., O'Brien, Th. F., Jr., Holleman, I. L., Wall, G. H., Duque, J. L.: The roentgenographic signs in atrophic gastritis and gastric atrophy. Amer. J. Roentgenol. 94, 343—352 (1965)

Martinez, N. S., Morlock, C. G., Dockerty, M. B., Waugh, J. M., Weber, H. M.: Heterotopic pancreatic tissue involving the stomach. Ann. Surg. 147, 1—12 (1958)

Martini, G. A., Dölle, W.: Ménétrier-Syndrom. Dtsch. med. Wschr. 86, 2524—2528 (1961)

Martinoli, E., Gantner, J.: Die hämorrhagischen Erosionen von Magen und Duodenum im Vergleich mit den akuten und chronischen Ulcera in einem Sektionsgut von 11 352 Erwachsenen. Schweiz. med. Wschr. 100, 37—41 (1970)

Mathieson, A. J. M.: Prolonged delay in gastric emptying after partial gastrectomy. Its management with particular reference to stomal dysfunction. Brit. J. Surg. 52, 657—663 (1965)

Matthews, W. A., Skandalakis, J. E., Mitchell, M. A., Weens, H. S.: Calcification in gastrointestinal malignancy. Gastroenterology 34, 959—968 (1958)

Maurer, H. J.: Röntgendiagnostik bei der akuten gastrointestinalen Blutung. Internist. Praxis 8, 553—561 (1968)

Megay, L.: Bemerkungen zum Problem des Magenschleimhautprolapses. Fortschr. Röntgenstr. 83, 761—770 (1955)

Meltzer, A. D., Ostrum, B. J., Isard, H. J.: Villous tumors of the stomach and duodenum. Radiology 87, 511—513 (1966)

Ménétrier, P.: Des polyadenomes gastriques et leur rapports avec le cancer de l'estomac. Arch. Physiol. norm. path. 32—35 und 236—262 (1888)

Meriel, P., Grimoud, M., Darnaud, C., Ferret, P., Denard, Y., Moreau, J.: Double cancer de l'estomac. Arch. Mal. Appar. dig. 43, 616—618 (1954)

Meyers, M. A.: Gastroduodenal intussusception. Amer J. med. Sci. 254, 347—355 (1967)

Meyers, H. I., Jacobson, G.: Displacements of stomach and duodenum by anomalous lobes of the liver. Amer. J. Roentgenol. 79, 789—792 (1958)

Mikolajkow, A., Chomicki, O. A.: Scanning of the stomach with ^{99m}Tc. Digestion 3, 357—367 (1970)

Miller, G.: Der gastro-oesophageale Prolaps — ein vergessenes Krankheitsbild. Schweiz. med. Wschr. 101, 1207—1211 (1971)

Missakian, M. M., Carlson, H. C., Huizenga, K. A.: Roentgenographic findings in Zollinger-Ellison-syndrome. Amer. J. Roentgenol. 94, 429—437 (1965)

Mistilis, S. P., Wiot, J. F., Nedelman, S. H.: Giant duodenal ulcer. Ann. intern. Med. 59, 155—164 (1963)

Moghadam, M., Gluckmann, R., Eyler, W. R.: The radiological assessment of gastric acid output. Radiology 89, 888—892 (1967)

Moldenhauer, W., Reinck, H.: Die Parietographie, eine Zusatzuntersuchung des Magens. Fortschr. Röntgenstr. 100, 569—578 (1964)

Morris, W. R.: Gastric Hodgkin's disease. J. Amer. med. Ass. 149, 1460—1462 (1952)

Moutier, Fr., Cornet, A., Nora, J.: Considérations sur le radiodiagnostic des tumeurs gastriques benignes ou soi-disant telles. Roentgen-Europ. (Paris) 1, 15—43 (1961)

Muhajed, Z., Evans, J. A.: Gas cysts of the intestine (Pneumatosis intestinalis). Surg. Gynec. Obstet. 107, 151—160 (1958)

Nägele, E., Grundner, H. G., Wagner, E., Böhm, N., Bonatz, K. G.: Röntgenbefunde beim Zollinger-Ellison-Syndrom. Fortschr. Röntgenstr. 108, 475—482 (1968)

Naumann, W.: Zur Röntgendiagnostik des Magensarkoms. Fortschr. Röntgenstr. 75, 72—78 (1951)

Naumann, W.: Die Bedeutung funktionell-spastischer Muskelkontraktionen für die Ätiologie des Kaskadenmagens. Fortschr. Röntgenstr. 78, 49—52 (1953)

Nelson, S. W.: (1) Some interesting and unusual manifestations of Crohn's disease ("regional enteritis") of the stomach, duodenum and small intestine. Amer. J. Roentgenol. 107, 86—101 (1969)

Nelson, S. W.: (2) The discovery of gastric ulcers and the differential diagnosis between benignancy and malignancy. Radiol. Clin. N. Amer. 7, 5—25 (1969)

Nelson, S. W.: Extraluminal gas collections due to disease of the gastrointestinal tract. Amer. J. Roentgenol. 115, 225—248 (1972)

Nikolov, N., Gruptschev, V.: Röntgenologisch-histologische Parallelen bei der Gastritis. Radiol. diagn. (Berl.) IX, 331—336 (1968)

Nissen, R.: Der operierte Magen. Dtsch. med. Wschr. 88/I, 742—748 (1963)

Nissen, R., Rosetti, M.: Zur Indikation der Funduplicatio und Gastropexie bei Hiatushernie. Warnung vor einer wahllosen Anwendung. Schweiz. med. Wschr. 92, 33 (1962)

NITCH, C. A. R.: Cystic pneumatosis of the intestinal tract. Brit. J. Surg. 11, 714—736 (1924)
NITZSCHE, L., ZSCHACHE, H.: Diagnostik des Magenkarzinoms. Med. Klin. 62, 10—12 (1967)
NUSBAUM, M., BAUM, S., BLAKEMORE, W. S.: Demonstration of intraabdominal bleeding by selective arteriography. Visualization of celiac and superior mesenteric arteries. J. Amer. med. Ass. 191, 389—390 (1965)
OBERMAN, H. A., LODMELL, J. G., SOWER, N. D.: Diffus heterotopic cystic malformation of the stomach. New Engl. J. Med. 269, 909—911 (1963)
OCHSNER, S. F.: Gastric ulcer in hiatal hernia. J. Amer. med. Ass. 177, 892—895 (1961)
OLSSON, O.: Two cases of phlegmonous gastritis. Acta radiol. (Stockh.) 13, 134—142 (1932)
O'NEILL, PH. B.: Gastrointestinal abnormalities in the collagen diseases. Amer. J. dig. Dis. 6, 1069—1083 (1961)
ORT, J.: Radiological appearences in the post-gastrectomy dumping-syndrome. Brit. J. Radiol. 33, 406 (1960)
OTTO, D. L., HORWITZ, N. H., KUTZMAN, R. S., LOFSTROM, J. E.: Radioactive ^{131}J and ^{32}P as aids in the diagnosis of lesions of the stomach. Amer. J. Roentgenol. 91, 784—795 (1964)
OWENS, D. W.: The skin and the gut. Amer. J. Gastroent. 55, 237—248 (1971)
PALMER, E. D.: Sarcomas of stomach; review with reference to gross pathology and gastroscopic manifestations. Amer. J. dig. Dis. 17, 186—195 (1950)
PALMER, E. D.: Benign intramural tumors of the stomach. Medicine (Baltimore) 30, 81—181 (1951)
PATTINSON, J. N., OSBORNE, G., MORSON, B. C.: Hiatus hernia with adenocarcinoma arising in the region of the cardia. J. Fac. Radiol. (Lond.) 7, 90—101 (1955)
PEARSON, C. M., FITZGERALD, P. J.: Carcinoid tumors. A re-emphasis of their malignant nature. Cancer (Philad.) 2, 1005—1026 (1949)
PERROTIN, J., DUBOST, CL., MOREAU, J., CHRETIEN, J.: Les leiomyomes de l'estomac. J. Chir. (Paris) 82, 325—347 (1961)
PINCK, R. L., HELD, B. T.: Giant ulcers or walled-off perforations of the duodenum. New Engl. J. Med. 264, 541—543 (1961)
PINTO, R. S., ZAUSNER, J., BERANBAUM, E. R.: Gastric tuberculosis: report of a case with discussion of angiographic findings. Amer. J. Roentgenol. 110, 808—812 (1970)
PISTOCCHI, G. F.: Gli aspetti radiologici del volvolo gastrico. Ann. Radiol. diagn. (Bologna) 39, 30—60 (1966)
POCHACZEVSKY, R., SHERMAN, R. S.: The roentgen appearance of gastric argentaffinoma. Radiology 72, 330—337 (1959)
POHL, R.: Kavernöses Hämangiom des Magens. Fortschr. Röntgenstr. 86, 518—520 (1957)
POHLANDT, K.: Die röntgenologische Diagnose und Differentialdiagnose der Tumoren des Bulbus duodeni. Fortschr. Röntgenstr. 43, 337—346 (1931)
POHLANDT, K.: Detailstudien am pylorusnahen Duodenalabschnitt. Fortschr. Röntgenstr. 72, 564—573 (1950)
POHLANDT, K.: Der sogenannte Prolaps von Magenschleimhaut in den Bulbus, eine röntgenologische Fehldiagnose. Fortschr. Röntgenstr. 82, 445—454 (1955)
POLYA, E.: Re-establishment of gastro-intestinal passage after gastric resection. Surg. Gynec. Obstet. 70, 270—290 (1940)
POMERANTZ, H., MARGOLIN, H. N.: Metastases to the gastrointestinal tract from malignant melanoma. Amer. J. Roentgenol. 88, 712—717 (1962)
PONKA, J. L., SHAALAN, A. K.: Massive gastrointestinal hemorrhage secondary to tumors of Brunner's glands; report of two cases. Amer. J. Surg. 108, 51—56 (1964)
POOLE, G. J.: A new roentgenographic method of measuring the retrogastric and retroduodenal spaces: statistical evaluation of reliability and diagnostic utility. Radiology 97, 71—81 (1970)
POPPEL, M. H.: Gastric intussusceptions. Radiology 78, 602—608 (1962)
PORCHER, P.: Radiographies des parois gastriques par le double contraste gazeux. Arch. Mal. Appar. dig. 41, 1049—1053 (1952)
PORCHER, P., BUFFARD, P.: Radiologie clinique de l'estomac opéré. Paris: Masson & Cie. 1957
PORTA, E., VERRENGIA, F.: La parietographia gastrica nella valutazione preventiva della terapia chirurgica nelle neoplasie dello stomaco. Ann. Radiol. diagn. (Bologna) 39, 492—524 (1966)
PORTMANN, U., DUNNE, E. F., HAZARD, J. B.: Manifestations of Hodgkin's disease of gastrointestinal tract. Amer. J. Roentgenol. 72, 772—787 (1954)
POTCHEN, E. J., KHUNG, CH. L., YAT UHASHI, M.: X-ray diagnosis of gastric melanoma. New Engl. J. Med. 271, 133—136 (1964)
POTVLIEGE, R., ENGELHOLM, L., DESNEUX, J., POTVLIEGE, P.: Le nodule de Berg. Confrontations cliniques, endoscopiques, radiologiques et anatomiques à propos de 3 ulcères présentant une microlacune centrale. J. belge Radiol. 46, 346—357 (1963)

Prévôt, R.: Über Beutel, Taschen und Bürzel am operierten Magen. Röntgenpraxis 5, 101—107 (1933)

Prévôt, R.: Zur Röntgendiagnostik des übernähten perforierten Duodenalgeschwürs. Fortschr. Röntgenstr. 51, 273—278 (1935)

Prévôt, R.: Zur Frühdiagnose des Magenkrebses. 2. Intern. Gastroenterologenkongress, Paris 1937

Prévôt, R.: Gutartige Pylorushypertrophie des Erwachsenen. In: Schinz, H. R., Glauner, R., Uehlinger, E.: Röntgendiagnostik, Ergebnisse 1952—1956. Stuttgart: Thieme 1957

Prévôt, R.: Die Röntgendiagnostik des operierten Magens. Dtsch. med. Wschr. 88/I, 942—944 (1963)

Prévôt, R., Lassrich, M. A.: Röntgendiagnostik des Magen-Darmkanals. Stuttgart: Thieme 1959

Pringot, J., Bodart, P.: Le diagnostic des tumeurs bénignes et malignes du duodénum. Revue de la litterature et des cas diagnostiques dans le service de 1960 à 1968. Acta gastro-ent. belg. 33, 137—172 (1970)

Pudwitz, K. R.: Magendivertikel seltener Lokalisation. Fortschr. Röntgenstr. 95, 714 (1961)

Racchiusa, F.: Pneumostratigraphia dell'apparato digerente. Radiologia (Roma) 7, 11 (1951)

Ramos, A. R., Kirsner, J. B., Palmer, W. L.: Peptic ulcer in children: review of literature and report of thirty-two cases. J. Dis. Child. 99, 135—148 (1960)

Rauch, H.: Verschluckte Fremdkörper im Magen-Darm-Kanal. Dtsch. med. Wschr. 53, 174 (1927)

Redd, B. L.: Lymphosarcoma of the stomach. Amer. J. Roentgenol. 82, 634—650 (1959)

Reese, D. F., Hodgson, J. R., Dockerty, N. B.: Giant hypertrophy of the gastric mucosa (Ménétrier's disease). A correlation of roentgenographic, pathologic and clinical findings. Amer. J. Roentgenol. 88, 619—626 (1962)

Reichehbach, E., Kobayashi, S.: Gastric lipoma mimicking a gastric malignancy. Amer. J. dig. Dis. 15, 359—363 (1970)

Reichelt, H.: Cystische Magenveränderungen. Fortschr. Röntgenstr. 114, 247—253 (1971)

Reikowski, H., Thiel, H., Männl, H. F. K., Hofmann, K. Th., Städler, F.: Das primäre, isolierte Magenplasmozytom. Med. Welt 22, 1988—1992 (1971)

Reuter, S. R., Redman, H. C., Miller, W. J., Hoskins, P. A.: Gastric angiography. Radiology 94, 271—276 (1970)

Richey, L. E., Cooley, R. N.: Kaposi's sarcoma: The radiographic manifestations of involvement of the stomach. Gastroenterology 44, 195—198 (1963)

Richter, K., Baudisch, E., Bettenhäuser, K., Böck, G., Moldenhauer, W., Mühr, H., Schmidt, G., Schulz, H. G.: Grundlagen für eine methodische Standardisierung der Röntgenuntersuchungen des Magens und Duodenums. Ein Rundtischgespräch. Radiol. diagn. (Berl.) 10, 545—555 (1969)

Rieder, H.: Beiträge zur Topographie des Magen-Darm-Kanals beim lebenden Menschen nebst Untersuchungen über den zeitlichen Ablauf der Verdauung. Fortschr. Röntgenstr. 8, 141—172 (1904)

Riegel, N., del Vecchio, A., Gillson, V. H.: Ménétrier's disease. Amer. J. Gastroent. 53, 264—271 (1970)

Riemann, H.: Die Bedeutung der 70-mm-Bildverstärker-Serienaufnahmen für Funktionsstudien am Magen-Darm-Trakt. Radiologe 9, 245—251 (1969)

Rimondi, C.: I tumori reticolo- e linfosarcomatosi primitivi dello stomaco. Ann. Radiol. diagn. (Bologna) 37, 204—228 (1964)

Rivers, A. B., Stevens, G. A., Kirklin, B. R.: Diverticula of stomach. Surg. Gynec. Obstet. 60, 106—113 (1935)

Robbins, A. H., Schimmel, E. M., Krishna, K. C. V. G.: Gastrointestinal mastocytosis: radiologic alterations after ethanol ingestion. Amer. J. Roentgenol. 115, 297—299 (1972)

Rösch, J., Dotter, Ch. T., Rose, R. W.: Selective arterial infusions of vasoconstrictors in acute gastrointestinal bleeding. Radiology 99, 27—36 (1971)

Rogers, L. F., Davis, E. K., Harle, Th. S.: Phytobezoar formation and food boli following gastric surgery. Amer. J. Roentgenol. 119, 280—290 (1973)

Rosenquist, C. J.: Clinical and radiographic features of giant duodenal ulcer. Clin. Radiol. 20, 324—328 (1969)

Ross, J. R.: Villous adenoma of the stomach. J. Amer. med. Ass. 195, 583—584 (1966)

Rosteck, K.: Deformierung des Bulbus duodeni durch atypische Lokalisation der Papilla Vateri. Fortschr. Röntgenstr. 91, 609—612 (1959)

Rowling, J. Th.: The prepyloric septum: a rare anomaly. Brit. J. Surg. 47, 162—166 (1959)

Rudnick, P. J., Ferrucci, J. T., Jr., Eaton, S. B., Jr., Dreyfuss, J. R.: Esophageal pseudotumor: retrograde prolapse of gastric mucosa into the esophagus. Amer. J. Roentgenol. 115, 253—256 (1972)

Rutten, A. P. M.: Neurogenic tumors of the stomach. Brit. J. Surg. 52, 920—925 (1965)

Ryan, M. J.: The value of the lateral stooping position in the demonstration of the cardia and fundus of the stomach. Brit. J. Radiol. 41, 905—908 (1968)

Saegesser, F., Arnold, C.: Tumeurs du duodénum. Helv. chir. Acta 39, 215—240 (1972)

Saegesser, F., Jämes, D.: Cancer of the gastric stump after partial gastrectomy (Billroth II principle) for ulcer. Cancer (Philad.) 29, 1150—1159 (1972)

Sakita, T., Oguro, Y., Takasu, S., Fukutomi, H., Miwa, T., Yoshimori, M.: Observations of the healing of ulcerations in early gastric cancer . The life cycle of malignant ulcer. Gastroenterology 60, 835—844 (1971)

Sasson, L.: Tumor-simulating deformities after subtotal gastrectomy. A study of the problems of the deformities of the postoperative stomach produced by operative distorsions which give the appearance of tumor growths. J. Amer. med. Ass. 174, 280—283 (1960)

Scobie, B. A.: Malignant gastric ulcer due to metastasis. Aust. Radiol. 10, 119—123 (1966)

Scott, W. G.: Radiographic diagnosis of prolapsed redundant gastric mucosa into the duodenum with remarks on the clinical significance and treatment. Radiology 46, 547—568 (1946)

Scott, W. D., Loitman, B. S., Swanson, H. A.: Problems for the radiologist in diagnosis of gastric ulcer. J. Amer. med. Ass. 171, 2048—2053 (1959)

Seaman, W. B.: Hypertrophy of the pyloric muscle in adults. Radiology 80, 753—764 (1963)

Seaman, W. B.: Focal hypertrophy of the pyloric muscle — torus hyperplasia. Amer. J. Roentgenol. 96, 388—392 (1966)

Seelentag, W.: Zur Frage der genetischen Belastung der Bevölkerung durch die Anwendung ionisierender Strahlen in der Medizin. I. Teil. Strahlentherapie 104, 182—196 (1957)

Seidl, E.: Über eine Methode zur raschen Ermittlung der Gonadendcsis im röntgenologischen Routinebetrieb. Diss., Erlangen 1961

Serrano, J. F., McPeak, Ch. J.: Primary neoplasms of the duodenum. Surgery 59, 199—202 (1966)

Seyss, R.: Retroprolaps der Duodenalschleimhaut. Gastroenterologia 80, 208 (1953)

Sherrick, D. W., Hodgson, J. R., Dockerty, M. B.: The roentgenologic diagnosis of primary gastric lymphoma. Radiology 84, 925—932 (1965)

Sherwin, B., Gordimer, H.: Kaposi's sarcoma; case report with unique visceral manifestations. Ann. Surg. 135, 118—123 (1952)

Ship, A. G., Glick, A. H., Goldenson, A. B.: Incarceration of the stomach in an inguinal hernia. New Engl. J. Med. 262, 78—80 (1960)

Shirakabe, H.: Double contrast studies of the stomach. With contributions by specialists. Stuttgart: Thieme 1972

Shirakabe, H., Ichikawa, H., Kumakura, K., Nishizawa, M., Higurashi, K., Hayakawa, H., Murkami, T.: Frühkarzinom des Magens — Atlas der Röntgendiagnostik. Stuttgart: Thieme 1969

Shopfner, Ch. E.: Perigastric adhesions. The "trapped air" sign. Amer. J. Roentgenol. 89, 810—815 (1963)

Shopfner, Ch. E.: The pyloric tit in hypertrophic pyloric stenosis. Amer. J. Roentgenol. 91, 674—679 (1964)

Short, W. F., Young, B. R.: Roentgen demonstration of prolapse of benign polypoid gastric tumors into the duodenum, including a dumbbell-shaped leiomyoma. Amer. J. Roentgenol. 103, 317—320 (1968)

Shoulders, H. H., Jr., Lischer, C. E.: Surgical treatment of giant-sized benign penetrating ulcers of stomach. Arch. Surg. 67, 451—461 (1953)

Shumacher, F. V., Hampton, A. O.: Radiographic differentiation of benign and malignant gastric ulcers. Ciba Clin. Symp. 8, 161—171 (1956)

Sielman, H.: Zur Diagnose der Syphilis des Magens. Fortschr. Röntgenstr. 85, 515—518 (1956)

Sim, G. P. G.: An evaluation of tests for hiatus hernia. Brit. J. Radiol. 37, 781—787 (1964)

Sim, G. P. G.: The diagnosis of craters in the duodenal cap. Brit. J. Radiol. 41, 792—794 (1968)

Singleton, E. B., Faykus, M. H.: Incidence of peptic ulcer as determined by radiologic examinations in the pediatric age group. J. Pediat. 65, 858—862 (1964)

Skoryna, S. C., Dolan, H. S., Gley, A.: Development of primary pyloric hypertrophy in adults in relation to the structure and function of the pyloric canal. Surg. Gynec. Obstet. 108, 83—92 (1959)

Smookler, B. H.: Gastric varices: characteristics and clinical significance. Gastroenterology 31, 581—587 (1956)

Snoddy, W. T.: Primary lymphosarcoma of stomach. Gastroenterology 20, 537—553 (1952)

Sokolow, J. N., Antonowitsch, W. B.: Zur Röntgendiagnostik des Karzinoms des oberen Magenabschnittes. Fortschr. Röntgenstr. 95, 585—601 (1961)

Solanke, T. F., Kumakura, K., Maruyama, M., Someya, N.: Double-contrast method for the evaluation of gastric lesions. Gut 10, 436—442 (1969)

Sommer, A. W., Goodrich, W. A.: Gastric diverticula. J. Amer. med. Ass. 153, 1424—1428 (1953)

Sondheimer, F. K., Steinberg, I. S.: Gastrointestinal manifestations of abdominal aortic aneurysms. Amer. J. Roentgenol. 92, 1110—1122 (1964)

Spang, K.: Das Altersulcus am Magen und Zwölffingerdarm. Stuttgart: Thieme 1948

Sparberg, M.: Roentgenographic documentation of the Mallory-Weiss-Syndrome. J. Amer. med. Ass. 203, 151—152 (1968)

Sugg, W. L., Roper, Ch. L., Carlsson, E.: Incarcerated Bochdalek hernia in the adult. Ann. Surg. 160, 847—851 (1964)

Swischuk, L. E.: Gastric varices presenting as „Pseudotumors" of the cardia. Amer. J. dig. Dis. 12, 839—844 (1967)

Sylven, B., Vikterlöf, K. J., Schnürer, L. B.: Gastric ulceration following cobalt tele-therapy: Estimation of the tolerance dose. Acta radiol. Ther. Phys. Biol. 8, 183—188 (1969)

Szemes, G. C., Amberg, J. R.: Gastric bezoars after partial gastrectomy: report of five cases. Radiology 90, 765—768 (1968)

Schaaf, J., Wilhelm, G.: Die Niveaubildung im Bulbus als Sekundärzeichen von Nachbar-schaftserkrankungen des Duodenums. Fortschr. Röntgenstr. 85, 543—551 (1956)

Schatzki, R.: Die Röntgendiagnose der Ösophagus- und Magenvarizen und ihre Bedeutung für die Klinik. Fortschr. Röntgenstr. 44, 28—39 (1931)

Schatzki, R., Blade, W. R.: Emergency X-ray examination in the diagnosis of severe upper gastrointestinal bleeding. New Engl. J. Med. 259, 910—912 (1958)

Schatzki, R., Gary, J. E.: Face-on demonstration of ulcers in the upper stomach in a dependent position. Amer. J. Roentgenol. 79, 772—780 (1958)

Schlagenhaufer, F.: Über Granulomatosis des Magendarmtraktes. Zbl. allg. Path. path Anat. 24, 965—966 (1913)

Schmid, E., Krautheim, J., Niedobitek, F.: Magenkarzinom-Früherkennung durch Endo-skopie und Biopsie. Diagnostik 4, 210—212 (1971)

Schmieden, V.: Die Differentialdiagnose zwischen Magengeschwür und Magenkrebs: die pathologische Anatomie dieser Erkrankungen in Beziehung zu ihrer Darstellung im Röntgenbild. Langenbecks Arch. klin. Chir. 96, 253—344 (1911)

Schoen, D.: Pneumatosis bulbi duodeni. Dtsch. med. Wschr. 78, 1402—1404 (1953)

Schoen, D.: Zur Frage des physiologischen gastrooesophagealen Refluxes. Ärztl. Forsch. 22, 64—68 (1968)

Schreiber, H. W., Bernhard, A., Koss, B.: Über das Carcinom im Magenstumpf. Zbl. Chir. 89, 577—583 (1964)

Schröder, W.: Über den Prolaps von Magenschleimhaut in das Duodenum. Fortschr. Röntgenstr. 75, 661—669 (1951)

Schulman, A.: The cobblestone appearance of the duodenal cap, duodenitis and hyperplasia of Brunners glands. Brit. J. Radiol. 43, 787—795 (1970)

Schulte-Brinkmann, W., Magdsick, G.: Strahlenexposition des radiologischen Personals bei Kontrastmitteluntersuchungen des Magen-Darm-Traktes unter Bildverstärker-Fern-seh-Durchleuchtung. Strahlentherapie 138, 186—196 (1969)

Schulte-Brinkmann, W., Lindner, H.: Strahlenexposition des Patienten bei der Magen-Darm-Passage. Strahlentherapie 140, 307—317 (1970)

Schulz, H. G.: Zur Röntgendiagnostik der primären Magenstumpfkarzinome. Fortschr. Röntgenstr. 104, 399—407 (1966)

Schultz, E. H., Jr.: Measurements of the retrogastric space. Radiology 84, 58—65 (1965)

Schuster, W.: Clinical and roentgenological signs of giant hypertrophic gastritis in childhood (Ménétrier's disease). Ann. Radiol. 10, 221—225 (1967)

Schwarz, E.: Trichobezoar and gastric ulcer. Amer. J. dig. Dis. 5, 155—158 (1960)

Schwarz, G., Vaubel, W. E.: Röntgenologische Magenbefunde nach Omentum-Transposition. Fortschr. Röntgenstr. 117, 23—28 (1972)

Stassa, G., Klingensmith III, W. C.: Primary tumors of the duodenal bulb. Amer. J. Roentgenol. 107, 105—110 (1969)

Stecken, A., Richter, K., Weiss, U.: Zur Kontrastmitteldarstellung des Magen-Darm-Traktes. Ergebnisse von 117 Untersuchungen mit Gastrografin und Gastrografin-Barium-sulfat-Gemischen. Fortschr. Röntgenstr. 95, 172—188 (1961)

Steigmann, F., Hyman, S., Kannapel, W. L.: Large gastric rugae: benign or malignant. Gastroenterology 32, 72—84 (1957)

Stein, G. N., Finkelstein, A.: Hiatus hernia. Roentgen incidence and diagnosis. Amer. J. dig. Dis. 5, 77—87 (1960)

Stein, G. N., Martin, R. D., Roy, R. H., Finkelstein, A. K.: Evaluation of conventional roentgenographic techniques for demonstration of duodenal ulcer craters. Amer. J. Roentgenol. 91, 801—807 (1964)

STEWART, H. L., LIEBER, M. M.: Carcinoma of the supra-papillary portion of the duodenum. Arch. Surg. **35**, 99—129 (1937)

STONE, D. D., RIDDERVOLD, H. O., KEATS, TH. E.: An unusual case of aberrant pancreas in the stomach. Amer. J. Roentgenol. **113**, 125—128 (1971)

STOUT, A. P.: The peripheral manifestations of the specific nerve sheath tumor (neurilemoma). Amer. J. Cancer **24**, 751—796 (1935)

STREICHER, H. J., SCHLOSSER, V.: Das Rezidivulcus nach Magenresektion. Chirurg **37**, 343—349 (1966)

STRNAD, F., HARTTE, U.: Die Präcancerosen im Intestinaltrakt. Chirurg **41**, 103—107 (1970)

STRODE, E. C., DEAN, M. L.: Acid burns of stomach, report of 2 cases. Ann. Surg. **131**, 801—811 (1950)

TANDLER, J.: Zur Entwicklungsgeschichte des menschlichen Duodenums in frühen Embryonalstadien. Morph. Jb. **29**, 189 (1900)

TESTA, G. F., DE MICHELI, G.: Pathogenesis and roentgen manifestations of gastroduodenal intussusception. Radiol. med. (Torino) **45**, 705—725 (1959)

THOENY, R. H., HODGSON, J. R., SCUDAMORE, H. H.: The roentgenologic diagnosis of gastrocolic and gastrojejunocolic fistulas. Amer. J. Roentgenol. **83**, 876—881 (1960)

TILLE, D., WILHELM, P.: Fehldiagnose Ulcus duodeni durch Atypie der Papilla Santorini. Fortschr. Röntgenstr. **115**, 128—129 (1971)

TONDREAU, R. L., KIRKLIN, B. R.: Symposium on abdominal surgery; bezoars of stomach. S. Clin. N. Amer. **30**, 1097—1108 (1950)

TORGERSEN, J.: The anatomy of the pyloric canal and the etiology of infantile pyloric stenosis. Amer. J. Roentgenol. **71**, 76—80 (1954)

TOTH, F., KELEMEN, J., SZATAI, I.: Methodische Probleme der Röntgenuntersuchung bei Magengeschwülsten der Fornixgegend. Fortschr. Röntgenstr. **97**, 127—141 (1962)

TOYGAR, O.: Die Formveränderungen des Magens (Kaskadenmagen, Volvulus des Magens). Schweiz. med. Wschr. **78**, 767—772 (1948)

TREICHEL, J., MACHA, H.-N.: Röntgenbefund einer Salzsäureverätzung des Magens und sein pathologisch-anatomisches Korrelat. Fortschr. Röntgenstr. **115**, 120—122 (1971)

TREICHEL, J., GERSTENBERG, E., VAN ANDEL, G. J.: Die Hampton-Linie beim ulzerierten Frühcarcinom des Magens. Fortschr. Röntgenstr. **119**, 331—336 (1973)

TRÖSTER, U.: Divertikel des Bulbus duodeni. Fortschr. Röntgenstr. **86**, 660—661 (1957)

TUCKER, A. S., GERRISH, E. W.: Hydrochloric acid burns of the stomach. J. Amer. med. Ass. **174**, 890—893 (1960)

TUMEN, H. J., STEIN, G. N., SHLANSKY, E.: X-ray and clinical features of hiatal hernia. Significance of hiatal hernias of minimal degree. Gastroenterology **38**, 873—883 (1960)

VAJDA, D., NAGY, E., MOLNAR, G.: Magenstumpfkarzinom. Fortschr. Röntgenstr. **92**, 653—658 (1960)

VAUGHAN, B. F., PITNEY, W. R.: The radiological findings in 63 patients with megaloblastic anaemia. J. Coll. Radiol. Aust. **5**, 77—81 (1961)

VELDE, G.: Die Magenschleimhaut bei Achylia gastrica und perniziöser Anämie. Ihr Verhalten auf vegetative Reize. Ergebn. med. Strahlenforsch. **6**, 347—406 (1933)

VERSTRAETEN, J., DE VOS, L.: Verkalktes Magenkarzinom. Fortschr. Röntgenstr. **100**, 662—664 (1964)

VESTBY, G. W., AAKHUS, T.: Incidence of sliding hiatus hernia. Invest. Radiol. **1**, 379—385 (1966)

VIDO, J., EMMRICH, J., SEVERIDT, H. J.: Röntgenologische Darstellung des Magen-Darm-Traktes unter Verwendung passagebeschleunigender Substanzen. Med. Klin. **65**, 987—993 (1970)

WAHL, H. R., HILL, J. H.: Gastric lesions in Hodgkin's disease and leukemia. Amer. J. Path. **32**, 235—251 (1956)

WALK, L.: (1) Gastroskopisch untersuchter Fall von diffusem Sarkom des Magens. Z. klin. Med. **142**, 557—562 (1942)

WALK, L.: (2) Über röntgenologische, gastroskopische und histologische Befunde bei Gastritiden. Z. klin. Med. **144**, 75—88 (1942)

WALK, L.: Erosive Gastritis: clinical review and analysis of 27 cases. Gastroenterology **74**, 87—98 (1955)

WARD, P. R.: Interstitial gastric emphysema. Brit. J. Radiol. **33**, 458—459 (1960)

WATSON, A. R., SUNBURY, T. R., SPEED, T.: Benign gastric neoplasms. Tex. St. J. Med. **55**, 890—894 (1959)

WEBER, V., SCHWEIZER, P., GEISBE, H., DOMRES, B.: Die familiäre Polyposis; ein kasuistischer Beitrag. Med. Welt **24**, 352—355 (1973)

WELLAUER, J.: Aortographie. In: SCHINZ, H. R., BAENSCH, W. E., FROMMHOLD, W., GLAUNER, R., UEHLINGER, E., WELLAUER, J.: Lehrbuch der Röntgendiagnostik. Band I: Allgemeine Grundlagen und Methoden. Stuttgart: Thieme 1965

Wenz, W.: Zur Röntgendiagnostik des akuten Abdomens in der Chirurgie. Radiologe 7, 61—71 (1967)

Wenz, W.: Die Röntgendiagnostik der akuten gastrointestinalen Blutung. Chirurg 40, 100—105 (1969)

Wenz, W., Roth, F. J., Brückner, U.: Die Angiographie bei der akuten Gastrointestinalblutung. Fortschr. Röntgenstr. 110, 616—629 (1969)

White, R. R.: Simultaneous carcinoma and tuberculosis of the stomach in a case of pernicious anemia. Proc. Mayo Clin. 18, 165 (1943)

Wieser, C., Allgöwer, M., Flury, A., Markoff, N.: Die gutartige Pylorushypertrophie des Erwachsenen im Röntgenbild. Radiol. clin. (Basel) 32, 277—291 (1963)

Wilhelm, G., Schaaf, J.: Zur Analyse von Bewegungsvorgängen am karzinomatösen Magen. Radiol. clin. (Basel) 28, 160—174 (1959)

Wilson, R. E., Pirozynski, W. J.: Diffuse cystic malformation of the stomach. Manifested as multiple polypoid lesions — a case report. J. Canad. Ass. Radiol. 16, 195—198 (1965)

Wohl, G. T., Shore, L.: Lesions of the cardiac end of the stomach simulating carcinoma. Amer. J. Roentgenol. 82, 1048—1057 (1959)

Wolf, B. S., Marshak, R. H.: Profile features of benign gastric niches on roentgen examination. J. Mt Sinai Hosp. 24, 604—626 (1957)

Wolf, B. S., Sherkow, Ch. J.: Carman sign of ulcerating gastric carcinoma. Amer. J. dig. Dis. 2, 467—477 (1957)

Wolf, B. S., Bryk, D.: Simple benign prepyloric ulcer: the possibility of an unequivocal roentgen diagnosis. Amer. J. Roentgenol. 86, 50—61 (1961)

Wolf, B. S., Davis, L. A.: Lactobezoar. A foreign body formed by the use of undiluted powdered milk substance. J. Amer. med. Ass. 184, 782 (1963)

Wood, I. J., Doig, R. K., Motteram, R., Hughes, A.: Gastric biopsy; report on 55 biopsies using new flexible gastric biopsy. Lancet 1949 I, 18—22

Woo-Ming, M.: Familial relationship between adult and infantile hypertrophic pyloric stenosis. Brit. med. J. 1961 I, 476

Young, G. B.: Duplication of the stomach. Brit. J. Radiol. 38, 853—856 (1965)

Zboralske, F. F., Amberg, J. R.: Detection of the Zollinger-Ellison-Syndrome: The radiologists responsibility. Amer. J. Roentgenol. 104, 529—543 (1968)

Zeitler, E.: Röntgendiagnostik des operierten Magens. Radiologe 9, 173—186 (1969)

Ziegler, G.: Ulcus duodeni permagnum — eine Erkrankung des Alters. Fortschr. Röntgenstr. 85, 212—215 (1956)

Zieler, E.: Untersuchungen zur Bestimmung der Integraldosis in der Röntgendiagnostik. Fortschr. Röntgenstr. 94, 248—260 (1961)

Zimmer, E. A.: Klinik und Röntgenologie des Prolapses von Magenschleimhaut in den Pylorus und den Bulbus duodeni. Schweiz. med. Wschr. 80, 351—360 (1950)

Zita, G.: Aussagemöglichkeiten bei Magenuntersuchungen mit ^{99m}Tc-Pertechnetat. In: Nuclearmedizin, klinische Leistungsfähigkeit und technische Entwicklung, S. 103. Stuttgart: Schattauer 1972

Zollinger, R. M., Ellison, E. H.: Primary peptic ulcerations of the jejunum associated with islet cell tumors of the pancreas. Ann. Surg. 142, 709—728 (1955)

Endoskopie und Biopsie
von Magen und Duodenum

H. Koch, Erlangen

Mit 1 Textabbildung und 4 Farbtafeln

I. Geschichtliche Entwicklung

Die Wiege der gastroenterologischen Endoskopie steht in Ägypten. Dort wurden bereits etwa 3000 v. Chr. erste Inspektionen des Rectums durchgeführt. Später kann auch bei Hippokrates etwa um 400 v. Chr. über rectoskopische Untersuchungen nachgelesen werden. Man verwendete damals sog. Katopter. Diese Specula bestanden aus mehreren Branchen, die zusammengefaßt eingeführt und danach gespreizt werden konnten. 1650 gelang es erstmals dem Franzosen Borell mittels eines Konkavspiegels Licht in das Rectum zu spiegeln. 1807 wurde von Bozzini ein Instrument konstruiert, das neben dem rein mechanischen Teil und einer Beleuchtungseinrichtung auch eine Optik besaß. Die moderne gastroenterologische Endoskopie erlebte ihre Anfänge im 19. Jahrhundert. 1868 führte Kussmaul bei einem Schwertschlucker die erste Oesophagoskopie durch. Begründer der Gastroskopie war 1881 von Mikulicz. Trotz instrumenteller Veränderungen konnte sich die Gastroskopie in der Folgezeit jedoch nicht weiter durchsetzen. Die ersten brauchbaren Gastroskope wurden 1910 von Loening u. Stieda sowie 1911 von Elsner angegeben. Nach 1918 war es besonders Schindler, der durch weitere instrumentelle Verbesserungen die Methode der Gastroskopie vorantrieb. 1932 schuf Schindler in Zusammenarbeit mit der Firma Wolf das erste semiflexible Gastroskop, das über Jahrzehnte das optimale Endoskop blieb. Die 1954 durch Hopkins und 1958 durch Hirschowitz beschriebenen Instrumente mit vollflexiblen Glasfaseroptiken stellten schließlich das letzte Glied in der Kette der Gastroskopentwicklung dar. Sie sind die Väter der heute zur Verfügung stehenden hochleistungsfähigen Endoskope.

Die Anfänge der Magenbiopsie gehen auf das Ende des 19. Jahrhunderts zurück. Man versuchte damals mittels üblicher Magensonde durch heftige Aspiration Schleimhautpartikel zu gewinnen (Leuk, zit. bei Heinkel et al., 1963). Erste Versuche der gezielten Gewebsentnahme unter Sicht des Auges wurden 1907 von Jackson vorgenommen. 1935 konstruierte die Firma Georg Wolf, Berlin, auf Anregung von Gutzeit ein Excisionsgastroskop (Gutzeit u. Teitge, 1937), das wegen seines großen Kalibers nur im Tierexperiment Anwendung fand. 1950 beschrieb Stollreiter Biopsieeinrichtungen, die mit dem starren Gastroskop nach Korbsch kombiniert waren (Gutzeit u. Teitge, 1954). 1962 entwickelte Storz, Tuttlingen, ein halbflexibles Biopsiegastroskop (Ottenjann u. Demling, 1965), das gezielte Biopsien ohne Gefährdung des Patienten erlaubte. Parallel zur Konstruktion von Gastroskopen, die gezielte Gewebsentnahmen gestatteten, verlief die Entwicklung von Sonden zur blinden Saugbiopsie (Tomenius u. Wood, 1948; Henning u. Heinkel, 1955). Die Entwicklung beider Biopsieverfahren war deswegen sinnvoll, da die gezielte Biopsie bei Verwendung der damals zur Verfügung stehenden starren oder halbflexiblen Gastroskope nur auf einen Teil des Magens begrenzt war und man mit der blinden Saugbiopsiesonde auch Magenregionen erreichen konnte, die den damaligen Gastroskopen nicht zugänglich waren.

1926 gelang Elsner mit Hilfe eines starren Gastroskops die erste intragastrale Photographie. Porges beschrieb 1929 ein Verfahren zur endogastralen Photographie, bei dem mit Hilfe einer biegsamen Sonde dem Patienten drei kleine Stereokameras blind in den Magen eingeführt wurden. 1950 griffen japanische Ärzte und Techniker diese Methode auf und entwickelten die Gastrokamera, mit der brilliante Bilder aus dem Inneren des Magens erhalten wurden.

II. Blinde Saugbiopsie des Magens

A. Instrumente

Exakte Verfahren zur unproblematischen Saugbiopsie aus dem Magen wurden erst in den vergangenen 25 Jahren entwickelt. In Deutschland hat sich die von Henning u. Heinkel angegebene Sonde zur Aspirationsbiopsie besonders bewährt. Sie besteht aus dem Sondenstrang und dem hohlzylindrischen Sondenkopf, der seitlich eine im Durchmesser 2 mm große runde Öffnung aufweist. Im Inneren des Hohlcylinders befindet sich ein Ringmesser, das durch Seilzug über die seitliche Öffnung hinweg geführt werden kann und nach Loslassen des Zuges durch Federkraft in seine Ausgangsstellung zurückgleitet. Andere Instrumente, wie z. B. die Sonden nach Sielaff oder Mahlo, beruhen auf ähnlichen Prinzipien.

B. Technik

Nach Rachenanästhesie durch Einsprühen 1%iger Novesinelösung wird die Sonde in die Mundhöhle und darüber hinaus über den Oesophagus in den Magen gebracht. Die Kardia kann von der vorderen Zahnreihe ab gerechnet in etwa 40 cm Tiefe leicht passiert werden. Das Instrument wird mindestens bis 45 cm und maximal bis 55 cm in den Magen eingeführt. Man befindet sich dann mit Sicherheit im Korpusbereich. Zur Gewebsentnahme aus dem Antrum ist die Lokalisation der Sondenspitze durch Röntgenkontrolle erforderlich. Danach erfolgt durch Aspiration das Einsaugen der Magenschleimhaut in das Innere des Hohlcylinders. Schließlich wird das Ringmesser betätigt und der angesaugte Schleimhautpartikel abgetrennt. Die Tiefe der Biopsie ist vom Durchmesser des seitlichen Loches am Hohlcylinder sowie der Stärke und Dauer des Sogs abhängig. Im Magen genügt ein Sog von 350 bis 400 mmHg für eine Dauer von 5 sec, um die Schleimhaut bis in eine Tiefe von etwa 0,7 bis 0,8 mm an ihrer Grenze zur Muscularis mucosae abzutrennen. Derartige Schleimhautpartikel sind für die histologische Untersuchung ideal. Bei Verdacht auf Schleimhauthyperplasien kann die Schnittiefe durch höheren Sog und längere Sogdauer ohne Schwierigkeiten vergrößert werden. Im Normalfall empfiehlt sich dieses Vorgehen allerdings nicht, da durch zu tiefe Excisionen die gefäßreiche Submucosa miterfaßt wird und dadurch die Gefahr von biopsiebedingten Blutungen besteht. Aus diesem Grund muß die Intensität des Soges manometrisch gemessen werden. Die Dauer der Aspiration kann durch einfaches Zählen bis fünf abgeschätzt werden. Bestehen Hinweise auf die Möglichkeit einer chronisch atrophischen Gastritis, sollte der Aspirationssog sicherheitshalber auf 250 bis 300 mmHg reduziert werden.

C. Indikationen

Die blinde Aspirationsbiopsie hat vor allem zur Gastritisdiagnose Anwendung gefunden. Da die Untersuchungen der letzten Jahre jedoch gezeigt haben, daß die

Gastritis in vielen Fällen nicht diffus ist, kann die ungezielte Entnahme eines oder auch mehrerer Schleimhautpartikel für die Diagnose Gastritis, speziell der klinisch relevanten chronisch-atrophischen Gastritis, kein repräsentatives Ergebnis bringen. Die Notwendigkeit gezielter Biopsien wird zusätzlich dadurch unterstrichen, daß der Pathologe eine Oberflächengastritis des Antrums in Unkenntnis der Entnahmestelle des Biopsieartikels nicht von der chronischen atrophischen Korpusgastritis unterscheiden kann. Aus diesen Gründen wird die blinde Aspirationsbiopsie heute zur Diagnostik der Gastritis nicht mehr herangezogen.

Einzige Indikation für diese Methode stellen somit noch Schleimhauthyperplasien dar, zu deren exakten Diagnose tiefere Biopsien erforderlich sind als dies mit der üblichen gezielten Zangenbiopsie möglich ist. Erste Erfahrungen mit der Schlingenbiopsie bei Schleimhauthyperplasien (DEYHLE u. NUESCH, 1973; OTTENJANN et al., 1973) lassen erwarten, daß die blinde Saugbiopsie auch in diesen Fällen von endoskopischen Untersuchungsmethoden abgelöst wird, die ein gezieltes Vorgehen und damit auch die exakte Lokalisation des entnommenen Gewebspartikels erlauben.

D. Wertigkeit

Die blinde Aspirationsbiopsie ist ohne Zweifel eine Methode, die die Gastritisforschung enorm befruchtet hat. Diese Verdienste dürfen jedoch nicht darüber hinwegtäuschen, daß die blinde Saugbiopsie des Magens heute nur mehr historische Bedeutung hat.

III. Gastrokamera

1950 entwickelte UJI zusammen mit den Ingenieuren SUGIURA und FUKAMI eine Gastrokamera, die es ermöglichte, intragastrale Photos aufzunehmen. Das ursprüngliche Modell gestattete zunächst nur Schwarz-Weißphotographien. Nach vielfacher instrumenteller Verbesserung in den folgenden Jahren, die auch die Möglichkeit von Farbphotographien einschloß, und Verfeinerung der Untersuchungstechnik erfuhr die Gastrokamera in den 60er Jahren eine weltweite Verbreitung.

A. Instrumente

Prinzipiell bestehen alle Gastrokameramodelle aus einer verschluckbaren Mikrokamera, die über einen gut flexiblen Verbindungsschlauch mit dem Bedienungsteil der Gastrokamera nach außen verbunden ist.

Der unbelichtete Film befindet sich in einer Kassette an der Spitze des Instrumentes. Er wird nach Bedienen des am Kopf der Gastrokamera befindlichen Transporthebels an der Optik der Kamera vorbei in den Verbindungsschlauch hochgezogen. Das Objektiv hat einen Öffnungswinkel von 80°, wodurch eine relativ weitwinkelige Abbildung des Objektes möglich ist. Es ist so focusiert, daß bei einem Objektabstand zwischen 20 und 100 mm vom Objektiv scharfe Abbildungen garantiert sind. An der Spitze des Instrumentes befindet sich außerdem eine Blitzlichtlampe, die bei der verwendeten Belichtungszeit von 1/20 sec zu keiner nennenswerten Hitzeentwicklung führt. Zwischen Kamera und Verbindungsteil ist bei den verbesserten Modellen ein Gelenk eingebaut, das eine Beweglichkeit der Instrumentenspitze bei einzelnen Kameras zwischen 35° und 100° nach oben und nach unten ermöglicht.

Am Kopfteil des Instrumentes befindet sich neben dem Hebel zum Filmtransport ein Knopf zum Auslösen des Blitzlichtes, ein Filmzählwerk, ein Bedienungshebel zur Abwinkelung der Gastrokameraspitze, ein Anschluß für das Blitzlichtkabel an den Transformator und eine Vorrichtung zur Luftinsufflation. Neuere Instrumente besitzen zusätzlich Spül- und Absaugvorrichtungen zur cytologischen Untersuchung des Mageninhaltes.

Eine weitere Verbesserung stellt im Gegensatz zur „blinden" die „sehende" Gastrokamera dar, die aus einer Kombination von Gastrokamera und Fiberskop besteht. Mit diesen Modellen kann die intragastrale Photographie gezielt unter Sicht des Auges erfolgen.

B. Technik

Die Untersuchung sollte prinzipiell am nüchternen Patienten erfolgen. Als medikamentöse Vorbereitung reicht die Gabe von 0,5 mg Atropin intramuskulär

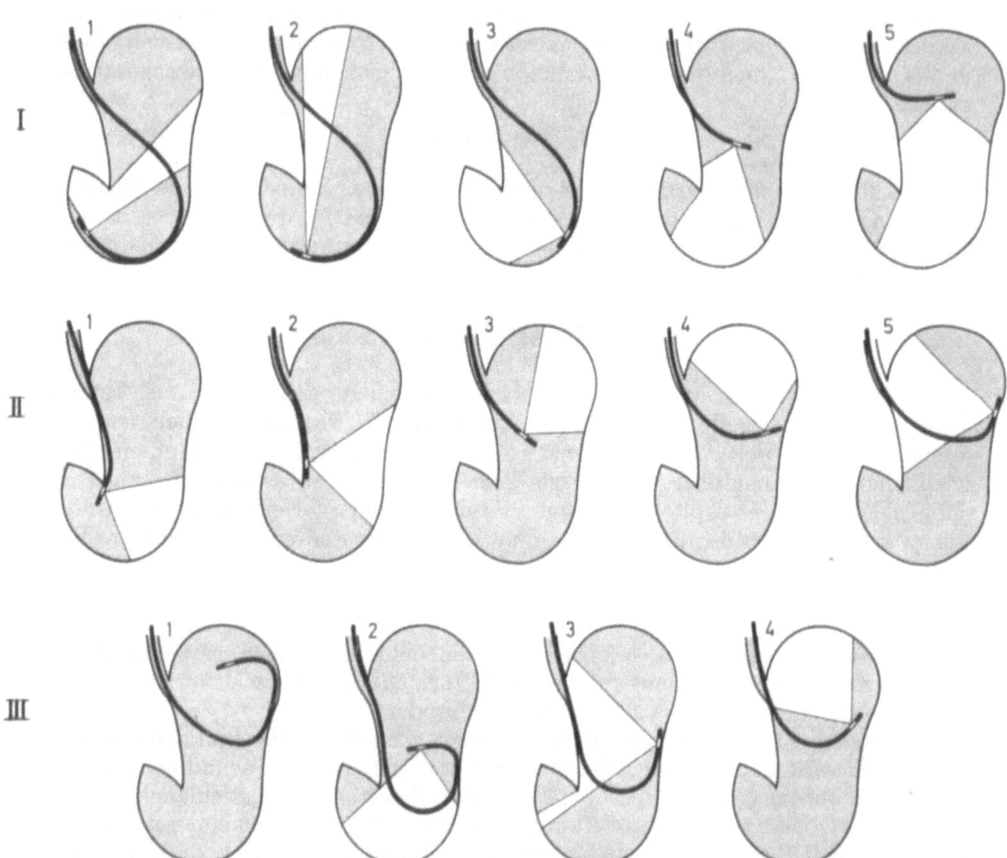

Abb. 1. Schematische Darstellung der einzelnen Kamerapositionen bei der Untersuchung mit der Gastrokamera, Modell GT-Va (Oshima, 1970)

sowie allenfalls bei sehr nervösen Patienten die zusätzliche Gabe von 20 mg Triflupromazin (Psyquil) intramuskulär aus. Unmittelbar vor der Untersuchung kann zusätzliche Rachenanästhesie durch Einsprühen einer 1%igen Novesinelösung hilfreich sein.

Die Einführung der Gastrokamera erfolgt üblicherweise in Linksseitenlage des Patienten (Oshima, 1965). Die Gastrokamera wird bei der Einführung leicht zur

Optik zu abgewinkelt und paßt sich so dem anatomischen Verlauf von Mundhöhle und Pharynx an. Die Aufforderung an den Patienten zu schlucken, erleichtert das Eindringen des Instrumentes in den Oesophagus. Dort wird die Spitze der Gastrokamera wieder begradigt. Das Instrument läßt sich daraufhin leicht in den Magen vorwärts schieben. Nach erfolgter Einführung in den Magen fordert man den Patienten auf, sich in Rückenlage zu drehen sowie ruhig und entspannt zu liegen (BERGEMANN, 1971). Die photographischen Aufnahmen erfolgen dann nach einem festen Schema (OSHIMA, 1970), das aus Abb. 1 ersichtlich ist. Wichtig ist, daß der Magen vor jeder Aufnahme durch mäßige Luftzufuhr entfaltet wird.

Die Einführungstechnik der „sehenden" Gastrokamera entspricht der Technik, die bei der Gastroskopie Anwendung findet. Sie wird deswegen unter dem Abschnitt Gastroskopie abgehandelt. Finden sich während der endoskopischen Untersuchung verdächtige Schleimhautareale, erfolgt möglichst aus verschiedenen Richtungen die gezielte Photographie dieser Regionen.

C. Indikation

Die Befürworter der „blinden" Gastrokamera sehen diese Untersuchung bei Verdacht auf Magenerkrankungen und röntgennegativen Befunden sowie bei Verdacht auf umschriebene Prozesse wie Ulcera oder Tumoren indiziert. Als Vorteil gegenüber der normalen gastroskopischen Untersuchung wird dabei empfunden, daß scharfe, klare Farbbilder bei weitem Öffnungswinkel und damit leichter Orientierung erhalten werden, die Untersuchungszeit kurz ist, der Patient nur geringfügig belästigt wird und die erhaltenen photographischen Dokumente in Ruhe ausgewertet werden können (OSHIMA, 1971).

D. Wertigkeit

Hauptargument für die Verwendung der Gastrokamera ist die gute Qualität der mit diesem Instrument erhaltenen photographischen Dokumente. Neuere Untersuchungen mit modernen Glasfaserendoskopen haben jedoch gezeigt, daß die Qualität extragastraler Photographie die der „sehenden" Gastrokamera erreicht und das Auflösungsvermögen der „blinden" Gastrokamera deutlich übertrifft (FRÜHMORGEN et al., 1972, 1973).

Vergleichsuntersuchungen bei Patienten mit Magenfrühcarcinom erbrachten bei Verwendung der Gastrokamera in 98,6% und mit Hilfe der gezielten Biopsie in 92,3% die richtige Diagnose, die durch die folgende Operation bestätigt wurde (KASUGAI, 1968).

Beim fortgeschrittenen Carcinom war die Gastrokameradiagnose in 94,6% und der optische Befund in 86,6% korrekt (KASUGAI, 1968). Diese Ergebnisse sprechen auf den ersten Blick für die Gastrokamera. Geht man aber von der Qualität der heutigen Endoskope aus, die eine noch bessere Bilddokumentation als die „blinde" Gastrokamera ermöglicht und gleichzeitig die in jedem Fall zu fordernde gezielte Biopsie aus verdächtigen Arealen erlaubt, verschiebt sich die Wertigkeit eindeutig zugunsten der „sehenden" Gastroskopie.

Da auch bei Verwendung von Endoskopen die Belästigung der Patienten während der Untersuchung äußerst gering ist, bleibt als einziger Vorteil der Untersuchung mit der Gastrokamera gegenüber der mit dem normalen Gastroskop die kürzere Untersuchungszeit. Die Zeitersparnis ist somit das einzige Argument, dem die „blinde" Gastrokamera heute noch ihre Daseinsberechtigung verdankt. Untersuchungszeiten von 2 bis 3 min/Patient ermöglichen größere Reihenuntersuchungen, deren Ziel die frühe Erkennung des Magencarcinoms zu einem Zeitpunkt ist, zu dem die operative Behandlung erfolgversprechend ist (Hayashida, 1969). Große Reihenuntersuchungen in Japan (Tanaka, 1966, Oshima, 1969) und auch erste Untersuchungen in Berlin (Oshima et al., 1970) haben gezeigt, daß Reihenuntersuchungen mit der Gastrokamera praktikabel sind. Berechnungen über den finanziellen und personellen Aufwand derartiger Screening-Untersuchungen zur Früherkennung des Magencarcinoms zeigen jedoch, daß die zu erwartenden Ergebnisse in keinem Verhältnis zum notwendigen Aufwand stehen, so daß derartige Untersuchungen zum gegenwärtigen Zeitpunkt in der Bundesrepublik Deutschland nicht durchzuführen sind.

IV. Gastroskopie

Die Endoskopie des Gastrointestinaltraktes hat in den vergangenen Jahren eine fulminante Entwicklung erfahren. Auslösendes Moment war die Verwendung von flexiblen Glasfasern als licht- und bildübertragendes System. Als erste Instrumente gingen dabei die Gastroskope einer Vollendung entgegen, wie sie vor 10 Jahren noch nicht vorauszusehen war. Neben den optimierten optischen Eigenschaften wurde die Mechanik der Gastroskope soweit verbessert, daß heute alle Regionen des Magens von außen steuerbar eingesehen werden können und aus jedem beliebigen Punkt des Magens gezielte Biopsien möglich sind. Diese Vervollkommung der Instrumente hat die Voraussetzung dafür geschaffen, daß die Gastroskopie zu einer Routineuntersuchung in der Magendiagnostik geworden ist.

A. Instrumente

Die heute gebräuchlichen Gastroskope unterscheiden sich im wesentlichen nur in der Anordnung ihres optischen Systems. So stehen Instrumente mit Seitblickoptik und solche mit Geradeausblickoptik zur Verfügung. Hinzu kommt ein neuer Instrumententyp, bei dem die Optik stufenlos von Seitblick- in Geradeausblickstellung und zurück gebracht werden kann.

Die Endoskope mit Seitblickoptik sind in der Regel Instrumente, deren Verwendung allein auf den Magen beschränkt ist. Sie sind als Gastroskope im engeren Sinn zu verstehen. Neuere Varianten dieser Seitblickgastroskope lassen sich darüber hinaus relativ leicht in den Zwölffingerdarm einführen, so daß sie auch als Duodenoskope Verwendung finden können.

Instrumente mit Geradeausblickoptik haben den Vorteil, daß sie auch in engen Röhren wie z. B. dem Oesophagus freie Sicht gestatten. Diese sog. Panendoskope sind deswegen die idealen Endoskope für die kombinierte Oesophago-Gastro-Bulboskopie (OGD), also die gemeinsame Untersuchung von Speiseröhre, Magen und Duodenum mit einem Instrument in einer Sitzung. Bei Verwendung eines Geradeausblickgastroskops wird in einzelnen Fällen die zusätzliche Inspektion mit einem Seitblickinstrument notwendig, da Endoskope mit Geradeausblickoptik gelegentlich nur eine tangentiale Betrachtung bestimmter Regionen des Magens, so besonders der kleinen Kurvaturseite des Antrums, ermöglichen und somit eine gezielte Biopsie aus diesen Arealen erschweren. Instrumente, bei denen das optische System in verschiedene Stellungen gebracht werden kann, erscheinen auf den ersten Blick ideal. Die technischen Möglichkeiten solcher Endoskope bedingen aber eine aufwendige Mechanik, deren Bedienung vom Untersucher einiger Aufmerksamkeit bedarf. Es ist zum gegenwärtigen Zeitpunkt nicht absehbar, inwieweit derartige Instrumente wegen ihres komplizierteren Aufbaus in höherem Maß als herkömmliche Endoskope reparaturanfällig sind.

Die Arbeitslänge der Gastroskope und Panendoskope beträgt zwischen 80 und 110 cm.

Alle Gastroskope besitzen Instrumentierkanäle, welche die Einführung von Biopsiezangen, Polypektomieschlingen, Coagulationssonden usw. gestatten.

Bei den meisten Geräten können durch Bedienung handlicher, am Kopfteil befindlicher Ventile Luft zur Entfaltung des Magens insuffliert und Magensekret abgesaugt werden. Die das optische System tragenden Instrumentenspitzen sind über Hebel oder Schrauben von außen steuerbar. Die Seitblickgastroskope besitzen einen zusätzlichen Hebel (Albarranhebel), mit dem die Biopsiezange unabhängig von der Stellung der Endoskopspitze dirigiert werden kann. Die Möglichkeit extragastraler Photographie ist bei allen Gastroskopen gegeben (Tab. 1).

Tabelle 1. Technische Details (nach CLASSEN, 1971)

Instrumente	1	2	3	4	5	6	7	8	9	10	11	12
Gastroskope												
ACM FO 5008		+				+		+	+	+	+	
Machida FGS — SL		+		+			+			+	+	
FGS — BL		+			+		+	+	+	+	+	
Olympus GF — BK		+				+	+	+	+	+	+	
GF — BK2		+				+	+	+	+	+	+	
GT — FS		+		+			+					+
GT — FC		+		+			+			+		
R. Wolf 7875												+
Panendoskope												
ACM FO 7089 A J	+			+				+		+	+	
FO 7089 P	+					+		+		+	+	
Machida PFS			+			+	+			+	+	
Olympus GIF — D	+					+	+	+		+	+	
Storz 13210	+					+	+	+		+	+	
R. Wolf 7885	+					+	+	+		+	+	

1 = Vorausblickoptik; 2 = Seitblickoptik; 3 = Vorausblick-/Seitblickoptik; 4 = Bewegung der Instrumentenspitze nach auf und ab; 5 = Bewegung der Instrumentenspitze nach auf und ab, zusätzlich partielle Rotation; 6 = Bewegung der Instrumentenspitze nach auf und ab, sowie nach rechts und links; 7 = Focusierung möglich; 8 = Biopsie; 9 = Getrennte Steuerung der Biopsiezange; 10 = Cytologie; 11 = extragastrale Photographie; 12 = intragastrale Photographie.

B. Methodik

Die Gastroskopie wird in der Regel am nüchternen Patienten durchgeführt.

Als Voruntersuchungen werden die Röntgenuntersuchung von Oesophagus, Magen und Duodenum sowie die Bestimmung des Gerinnungsstatus. bestehend aus Prothrombin, PTT (partielle Thromboplastinzeit) und Thrombocyten gefordert. Außerdem sollte der Patient über die Art der Untersuchung aufgeklärt und auf mögliche Komplikationen hingewiesen werden.

Etwa $^1/_2$ bis 1 Std vor der Gastroskopie werden noch auf Station 0,5 mg Atropin und 20 mg Triflupromazin (Psyquil) verabreicht. Unmittelbar vor der Untersuchung erfolgen Rachenanästhesie durch Einsprühen 1 %iger Novesinelösung und die intravenöse Applikation von 50 bis 100 mg Dolantin spezial. Die Untersuchung wird in Linksseitenlage des Patienten begonnen. Seitblickinstrumente lassen sich ohne jegliche Schwierigkeiten einführen. Bei Geradeausblickinstrumenten wird die Einführung erleichtert, indem Mittel- und Zeigefinger der linken Hand die Instrumentenspitze über den Zungengrund in Richtung auf den Oesophagusmund führen, wobei sich die Finger zwischen Instrument und Rachenhintergrund befinden. Durch mäßigen Druck dieser beiden Finger wird der Zungengrund nach ventral geschoben, wobei darauf geachtet wird, daß die Instrumentenspitze nicht nach seitwärts in einen Recessus piriformis abweicht. Danach gelingt es in der Regel leicht, das Gerät in die Speiseröhre und darüber hinaus in den Magen zu bringen. Ergibt sich bei der Passage des Instrumentes durch die Speiseröhre ein federnder Widerstand, darf das Instrument nicht mit Gewalt weiter vorwärts geschoben werden, da sonst Perforationsgefahr besteht. Diese Schwierigkeit ergibt sich in der Regel nur bei Verwendung von Seitblickinstrumenten, da diese in der Speiseröhre keine freie Sicht gewähren. In solchen Fällen empfiehlt sich die Verwendung von Geradeausblickinstrumenten, da mit diesen Geräten die Art des Hindernisses erkannt wird und eingeschätzt werden kann, ob mit dem Gastroskop auch eine deutlich eingeengte Region gefahrlos passiert werden kann.

Der Untersuchungsablauf der Gastroskopie ist bei Verwendung aller Instrumententypen der gleiche:

Man entfaltet sich zunächst den Magen durch sparsame Luftinsufflation soweit, daß man das Instrument bei freier Lumensicht bis zum Angulus einführen kann, der sich dem Untersucher als romanischer Bogen zu erkennen gibt und so auch als Orientierungspunkt dient. Von hier aus eröffnet sich die Sicht ins Antrum bis zum Pylorus. Die Aufmerksamkeit des Untersuchers gilt zunächst der Peristaltik. Diese soll gleichmäßig ablaufen und konzentrisch durchschnüren. Etwa 1 bis 2 cm vor dem Pylorus klingen die peristaltischen Wellen ab. Störungen der Peristaltik sprechen für narbige Veränderungen oder Infiltrationen der Magenwand.

Nach genauer Inspektion des Antrums wird der Magen von unten nach oben zirkulär ausgespiegelt. Man muß dabei soviel Luft geben, daß die Falten der großen Kurvaturseite verstreichen. Abschließend erfolgt zur Betrachtung der Kardiaregion und des Fornix die Inversion des Instrumentes. Diese wird dadurch erreicht, daß man das Gastroskop zunächst hoch in den Magen zurückzieht, den Magen durch ausreichende Luftinsufflation entfaltet, sich die große Kurvaturseite einstellt, die Instrumentenspitze weiter in Richtung große Kurvatur des Magens flektiert und dann das Instrument wieder in den Magen hineinschiebt. Auf diese Weise gelingt die Inversion ohne Schwierigkeiten.

Man soll sich zur Regel machen, stets aus Antrum- und Korpusbereich jeweils zwei Biopsiepartikel zu entnehmen, um entzündliche Veränderungen zu erkennen. Zur sicheren Diagnose der Ausdehnung der Gastritis ist jedoch die stufenweise Biopsie erforderlich, bei der man, beginnend vom Antrum bis hin zur Kardia, an der kleinen und großen Kurvaturseite Biopsiepartikel im Abstand von 2 bis 3 cm entnimmt. Aus umschriebenen Veränderungen müssen 6 bis 10 Schleimhautpartikel biopsiert werden.

C. Indikation

Die Gastroskopie ist in den Fällen erforderlich, in denen Anamnese, klinische Befunde oder Röntgenuntersuchung auf umschriebene oder diffuse pathologische Veränderungen des Magens Hinweis geben. Dazu zählen:

1. Malignome,
2. Ulcera,
3. Erosionen,
4. Polypen,
5. Riesenfalten,
6. chronisch atrophische Gastritis,
7. Zustand nach Magenoperationen.

D. Sonderformen der Gastroskopie

1. Notfallendoskopie. Akute Blutungen aus dem oberen Gastrointestinaltrakt zählen zu den häufigsten und bedrohlichsten Notfallsituationen in der inneren Medizin. Etwa 85% dieser Blutungen sind durch Läsionen im Bereich des oberen Gastrointestinaltraktes bedingt. Die Prognose der akuten Gastrointestinalblutung hängt nicht nur vom Ausmaß der Blutung sowie vom Alter und Allgemeinzustand des Patienten, sondern ganz wesentlich auch von der Art und Lokalisation der Blutungsquelle ab.

Mit Hilfe der Notfallendoskopie ist es möglich, frühzeitig, d. h. noch im Stadium der aktiven Blutung, die exakte Diagnose zu stellen und umgehend eine gezielte Therapie einzuleiten.

a) Methodik. Zur Notfallendoskopie des Magens werden vorwiegend Instrumente mit Geradeausblickoptik verwendet.

Jeder Patient muß nach Auftreten einer gastrointestinalen Blutung umgehend hospitalisiert werden. Zur Vermeidung eines Volumenmangelschocks sollte möglichst noch zu Hause mit der Infusion eines Plasmaexpanders begonnen werden. Nach Aufnahme in die Klinik müssen darüber hinaus sofort Blutgruppe und Rhesusfaktor bestimmt sowie möglichst frische Blutkonserven in ausreichender Anzahl bereitgestellt werden. Außerdem ist der Gerinnungsstatus, bestehend aus Prothrombin, partieller Thromboplastinzeit und Thrombocyten, zu erstellen. Pulsfrequenz, arterieller Blutdruck und zentraler Venendruck bedürfen ebenso wie die Bestimmung von Erythrocyten, Hämoglobin und Hämatokrit einer laufenden Kontrolle. Schließlich sollte die Urinausscheidung überwacht werden. Danach kann die Notfallendoskopie durchgeführt werden, sofern sich der Patient nicht im hämorrhagischen Schock befindet. Ist dies der Fall, ist zunächst die Schockbekämpfung die vordringlichste Maßnahme.

Wegen der Schockgefahr verbietet sich bei der Notfallendoskopie die sonst bei endoskopischen Untersuchungen des oberen Gastrointestinaltraktes übliche Prämedikation. Auf die Rachenanästhesie sollte wegen Aspirationsgefahr ebenfalls verzichtet werden. Einzige Vorbereitungsmaßnahme ist in Einzelfällen die sog. Eiswasserspülung mit einem möglichst dicken Magenschlauch, wie er zur normalen Magenspülung verwendet wird. Diese Spülung ist jedoch nur in den Fällen erforderlich, bei denen eine erste orientierende Inspektion des Magens gezeigt hat, daß große Blutmengen oder Coagel die freie Sicht im Magen verhindern. Der Ablauf der Notfallgastroskopie entspricht, abgesehen davon, daß man sich bereits beim Einführen des Instrumentes über eine mögliche Blutungsquelle im Oesophagus informiert, dem bei der normalen Gastroskopie üblichen Vorgehen. Nichtblutende Oesophagusvaricen stellen keine Kontraindikation gegen ein weiteres Einführen des Endoskopes in den Magen dar.

b) Indikation. Die Notfallendoskopie ist in allen Fällen indiziert, in denen die Symptomatik wie das Erbrechen frischen Blutes, kaffeesatzartiger Flüssigkeit oder Teer- bzw. Blutstühle, verbunden mit den Zeichen einer Blutungsanämie auf eine gastrointestinale Blutung hinweist.

2. Therapeutische Gastroskopie. Die Gastroskopie dient heute nicht mehr ausschließlich der Diagnostik. Sie kann auch zu therapeutischen Maßnahmen genutzt werden. Dazu zählen Fremdkörperentfernung, Polypektomie, Rugektomie, Elektrocoagulation blutender Läsionen und direkte Applikation von Medikamenten in die Magenwand.

a) Fremdkörperextraktion. Die Extraktion verschluckter Fremdkörper aus der Speiseröhre wird von den Laryngologen schon seit Jahren geübt. Fremdkörper aus

Magen oder Duodenum lassen sich dagegen erst seit Entwicklung der vollflexiblen Fiberendoskope ohne chirurgischen Eingriff entfernen.

Methodik. Zur Fremdkörperentfernung werden ebenso wie bei der Notfallendoskopie vorwiegend Instrumente mit Geradeausblickoptik verwendet. Die Fremdkörper werden mit speziell entwickelten Zangen und Greifern gefaßt, an das optische System der Endoskope herangezogen und dann zusammen mit dem Endoskop extrahiert. Auf diese Weise lassen sich auch spitze oder scharfe Gegenstände gefahrlos entfernen. Bei Kindern erfolgt die Fremdkörperentfernung in Allgemeinnarkose, während Erwachsene die auch bei den anderen endoskopischen Untersuchungen des oberen Gastrointestinaltraktes übliche Prämedikation erhalten.

Häufigste verschluckte Fremdkörper bei Kindern sind Münzen, Nadeln oder Glaskugeln. Gelegentlich müssen jedoch auch andere Gegenstände wie Löffel, Uhren und dergleichen geborgen werden. Von Erwachsenen werden Zahnbrücken, Prothesen, Nadeln, Löffel und diverse andere Gegenstände versehentlich oder absichtlich verschluckt. In Einzelfällen müssen postoperativ belassene Drains oder infolge von Defekten Teile anderer Untersuchungsgeräte des oberen Gastrointestinaltraktes endoskopisch wieder entfernt werden.

Fäden im Bereich von Anastomosen führen vielfach zur Bildung von Fadengranulomen oder Ulcerationen, die heftige Beschwerden verursachen. Gelegentlich gelingt es, diese Fäden mit der Biopsiezange zu fassen und zu extrahieren. Ist dies primär nicht möglich, kann der Faden zunächst mit einer thermoelektrischen Schneidsonde durchtrennt und anschließend ebenfalls mit der normalen Biopsiezange herausgezogen werden.

b) Polypektomie. 1970 wurde von Tsuneoka u. Uchida erstmals über die endoskopische Abtragung von Magenpolypen mittels einer feinen Drahtschlinge berichtet. Diese Methode schloß Blutungen an der Abtragungsstelle nicht aus. Sie fand deswegen keine allgemeine Anerkennung.

Demgegenüber bot sich die bereits 1949 von Turell zur Abtragung von Polypen in Rectum und Sigma beschriebene und 1971 von Deyhle zur Abtragung von Colonpolypen wieder entdeckte Hochfrequenzdiathermieschlinge auch für den Magen an. Über erste Erfolge der gastroskopischen Polypektomie berichteten 1972 Classen u. Frühmorgen.

Diese Methode macht sich die Wirkungen hochfrequenter Wechselströme zunutze: Von einer großflächigen Neutralelektrode wird ein hochfrequenter Wechselstrom über den Körper zu einer kleinflächigen Aktivelektrode geleitet. Im Fall der endoskopischen Polypektomie wird die Aktivelektrode durch die Polypektomieschlinge dargestellt. Sie besteht aus einem dünnen Federdraht, der zunächst in einem Teflonkatheter verborgen durch den Instrumentierkanal des Endoskopes in den Magen eingeführt wird. Dort wird sie aus dem Teflonkatheter ausgefahren. Die Schlinge ist je nach vorgegebener Biegung längsoval oder rund. Sie wird dann unter endoskopischer Sicht über den Polypen gelegt und an seiner Basis durch teilweises Einziehen der Schlinge in den Teflonkatheter festgeschlungen. Der Polyp wird jetzt etwas lumenwärts in den Magen hinein von der umgebenden Magenwand abgehoben. Danach wird die Schlinge unter Strom gesetzt. Als Energiequelle dient ein handelsübliches Hochfrequenzchirurgiegerät.

Die Abtragung gelingt bei gestielten Polypen in der Regel ohne Schwierigkeiten. Auch breitbasige Polypen lassen sich in vielen Fällen mit der Schlinge gut fassen und abtragen. Die Bergung des abgetragenen Polypen erfolgt entweder durch Fassen mit verschiedenen Fremdkörperextraktionszangen oder Polypengreifern. Die gefaßten Polypen werden dann ähnlich wie verschluckte Fremdkörper zusammen mit dem Endoskop extrahiert. Gelegentlich läßt sich der abgetragene Polyp auch durch Ansaugen am Endoskop fixieren und bergen.

Müssen mehrere Polypen abgetragen werden, ist das Endoskop zur Bergung dieser Polypen zwangsläufig häufiger einzuführen. Auf die Extraktion aller abgetragener Polypen muß wegen der Notwendigkeit ihrer histologischen Qualifikation bestanden werden. Vergleichsuntersuchungen zwischen dem histologischen Korrelat von Zangenbiopsien und der histologischen Untersuchung des gesamten Polypen haben Diskrepanzen bis zu 50% ergeben (SEIFERT u. ELSTER, 1972). Daraus ist zu schließen, daß nur die histologische Untersuchung des gesamten Polypen Aussagen erlaubt, ob der Polyp gutartig oder bösartig ist (ELSTER, 1973). BLACKWOOD u. SILVIS beschrieben 1972 die Destruktion von Magenpolypen mit Hilfe der Elektrocoagulation. Da dieses Verfahren eine exakte histologische Qualifikation des Polypen nicht ermöglicht, fand es keine allgemeine Anerkennung.

Komplikationen treten bei der Polypektomie äußerst selten auf. Es wurden bislang nur wenige Nachblutungen, die durch Elektrocoagulation beherrschbar waren, und Perforationen beschrieben (CLASSEN u. FRÜHMORGEN, 1972; SEIFERT, 1972).

c) Rugektomie. Die Zangenbiopsie liefert nicht immer ausreichend große Biopsiepartikel. Dies gilt vor allem für die Differentialdiagnose von Riesenfalten und Schleimhauthyperplasien (OTTENJANN et al., 1973), da in diesen Fällen zur exakten Klassifikation möglichst tiefgehende, bis zur Muscularis mucosae reichende Gewebsentnahmen nötig sind.

Zur endoskopischen Entnahme derartig großer Schleimhautpartikel bot sich die zur Polypektomie verwendete elektrische Schlinge an (DEYHLE u. NUESCH, 1973). Es zeigte sich, daß es durch Anschlingen einer Schleimhautfalte und deren elektrochirurgische Abtragung möglich ist, Gewebsproben von einer Größe zu entnehmen, die in jedem Fall eine exakte histologische Diagnose erlaubt (DEYHLE et al., 1973; ROESCH, 1973).

Komplikationen wurden mit dieser Methode bislang nicht beschrieben (OTTENJANN et al., 1973).

d) Elektrocoagulation blutender Läsionen. YOUMANS et al. (1970), sowie CLASSEN et al. (1972) haben über erste klinische Erfahrungen mit der Elektrocoagulation blutender Läsionen im Magen berichtet.

Es zeigte sich, daß bislang nur blutende Erosionen und Blutungen nach endoskopischen Eingriffen wie Polypektomie mittels Elektrocoagulation erfolgversprechend zum Stillstand gebracht werden können.

Experimentelle Untersuchungen zu diesem Problem (BLACKWOOD u. SILVIS, 1971; KOCH et al., 1972) ließen erkennen, daß es durch Elektrocoagulation zu tiefen Läsionen der Magenwand bis zur Serosa kommen kann und je nach Stärke des verwendeten Stroms nach wenigen Tagen große Ulcera entstehen. Diese Tatsachen müssen bei der klinischen Anwendung der Elektrocoagulation Berücksichtigung finden.

Die bisherigen klinischen Erfahrungen haben auch ergeben, daß primär blutende Läsionen trotz erfolgreicher Elektrocoagulation nach wenigen Tagen erneut zu bluten beginnen (CLASSEN et al., 1972). Ursache dieser neuerlichen Blutung ist wahrscheinlich die Abstoßung des Wundschorfes. Daraus ist jedoch nicht zu schließen, daß die Elektrocoagulation für die Behandlung akut blutender Läsionen ungeeignet ist. Selbst, wenn es nur gelingt, die akute Blutung vorübergehend zum Stillstand zu bringen, ist dem Patienten geholfen, da er dann wenige Tage später im blutungsfreien Intervall wesentlich risikoärmer operiert werden kann (CLASSEN u. FRÜHMORGEN, 1972).

Möglicherweise wird die Verwendung von Laserstrahlen auf diesem Gebiet neue Wege eröffnen.

e) Direkte Applikation von Medikamenten in die Magenwand. Die Erfahrungen mit der endoskopisch gezielten lokalen Behandlung von Läsionen des Magens sind bislang bescheiden. Namiki et al. berichteten 1970 über erste Ergebnisse. Es wurde bei 250 Patienten in den Ulcusrand Betamethason in der Annahme injiziert, daß dadurch fibrotische Veränderungen des Ulcusrandgebietes, die die Ulcusheilung verzögern können, verhindert werden. Außerdem wurde zur Beschleunigung der Granulation in den Ulcusgrund eine 0,5%ige Allantoinlösung gespritzt. Angeblich konnte durch diese Maßnahme die Ulcusheilung beschleunigt werden. Ujiie et al. (1971) injizierten bei 40 Patienten einmal wöchentlich Solcoseryl in alle Quadranten des Ulcusrandes und glaubten dadurch, die Ulcusheilung zu beeinflussen. Beide Studien enthalten jedoch keinerlei statistische Berechnungen, die eine Effektivität der lokalen Ulcustherapie belegen würden.

Ujiie et al. (1971) diskutieren darüber hinaus eine mögliche lokale Applikation von Cytostatika zur Behandlung des Magenfrühcarcinoms.

Misaki et al. (1973) kamen in einer anderen Studie zu dem Schluß, daß die lokale Injektionsbehandlung von Magenulcera mit Cortison und Allantoin nutzlos ist. Die Injektion von Biogastronelösung in Ulcusrand und Ulcusgrund erbrachte ebenfalls keine positiven Ergebnisse (Demling u. Koch, 1973).

E. Befunde

1. Gastritis. Die einzelnen Gastritisformen werden nach ihrem Intensitätsgrad mit Befall der einzelnen Wandschichten und ihrer Lokalisation im Magen eingeteilt.

Es werden die Oberflächengastritis geringer oder stärkerer Ausprägung, die Oberflächengastritis mit beginnender Atrophie des Drüsenkörpers, die chronisch-atrophische Gastritis und die chronisch-atrophische Gastritis mit intestinaler Metaplasie unterschieden (Elster, 1965, 1969).

Oberflächengastritis und atrophische Gastritis lassen sich endoskopisch nicht mit Sicherheit erkennen, geschweige denn differenzieren (Demling et al., 1972). Eine weißlich-gelbe Schleimhautfarbe mit durchscheinenden kleinen und kleinsten Gefäßen kann ein makroskopisch erkennbarer Hinweis für das Vorliegen einer chronisch-atrophischen Gastritis sein. Die atrophische Gastritis ist jedoch häufiger als dieser endoskopische Befund (Demling et al., 1972). Intensität und Ausdehnung der Gastritis sind somit nur durch den bioptisch-histologischen Befund zu objektivieren.

Bei der seltenen granulomatösen Gastritis finden sich vorwiegend Erosionen sowie flache und tiefe Ulcera (Baardsen, 1967; Fahimi et al., 1963; Present et al., 1966).

Beweisend ist auch hier allein der histologische Nachweis der Granulome.

Tuberkulöse Ulcera entstehen meistens auf dem Boden verkäsender submuköser Läsionen. Makroskopisch zeigt sich ein unterminierter Randwall.

2. Riesenfalten. Die meisten röntgenologisch festgestellten Riesenfalten sind durch Schleimhautduplikaturen bedingt, deren Mucosa normal dick ist. Diese anscheinenden Riesenfalten lassen sich durch Luftinsufflation während der Gastroskopie weitgehend ausgleichen. Bei echten Riesenfalten ist dies nicht möglich. Sie sind auffallend breit und hoch, teilweise hirnwindungsartig geschlängelt und weisen Kaliberschwankungen auf. Letztere können so ausgeprägt sein, daß der Eindruck einer Polyposis ventriculi entsteht. Riesenfalten finden sich häufig im Bereich der großen Kurvatur, können generell jedoch im gesamten Magen auftreten. Häufigste Ursache von Riesenfalten sind glanduläre (Zollinger-Ellison-Syndrom), foveoläre

(Morbus Ménétrier) oder gemischt glandulär-foveoläre Hyperplasien (OTTENJANN et al., 1973). Riesenfalten mit erosiven oder ulcerösen Defekten finden sich bei benignen lymphatischen Hyperplasien und bei malignen Lymphomen.

In allen Fällen kann die Diagnose nur durch bioptisch-histologische Untersuchungen gesichert werden (NELSON u. LANZA, 1968; ROESCH et al., 1971).

Erosionen. Nach KAWAI (1970) werden inkomplette von kompletten Erosionen unterschieden.

Inkomplette Erosionen sind kleine, oberflächliche Schleimhautdefekte ohne Umgebungsreaktion, die multipel auftreten und sich endoskopisch als kleine hämorrhagische Flecken zu erkennen geben.

Da diese Läsionen, die eine häufige Ursache für akute Blutungen aus dem oberen Gastrointestinaltrakt darstellen, im Schleimhautniveau liegen, können sie röntgenologisch nicht diagnostiziert werden.

Komplette Erosionen sind durch einen Schwellungshof um eine zentrale Nekrose gekennzeichnet. Sie sind im Gegensatz zu den inkompletten Erosionen röntgenologisch nachweisbar. Gelegentlich können Erosionen mehrere Zentimeter groß werden. Sie unterscheiden sich vom Ulcus dadurch, daß die Nekrose die Muscularis mucosae nicht überschreitet (KAWAI, 1970). Da Erosionen Folge eines anderen Prozesses sein können (ROESCH u. OTTENJANN, 1970), sich häufig in der Umgebung von Carcinomen befinden und die ersten Zeichen eines Frühcarcinoms sein können, ist auch in diesen Fällen stets die histologische Qualifikation der makroskopisch gesehenen Veränderungen anzustreben.

4. Exulceratio simplex Dieulafoy. Es handelt sich dabei um eine kleine ulceröse Läsion, aus der es durch Arrosion eines arteriellen Gefäßes heftig bluten kann (DIEULAFOY, 1898). Heute nimmt man an, daß die Ursache eine aneurysmatische Gefäßmißbildung ist (DONALDSON u. HAMLIN, 1950). Häufigste Lokalisation dieser Veränderung ist das obere Magendrittel.

Wegen der hohen Mortalität der durch eine Exulceratio simplex bedingten Blutung ist die operative Umstechung angebracht. Versuche der Blutungsstillung mit der Elektrocoagulation und nach entsprechender Weiterentwicklung mit Laserstrahlen erscheinen erfolgversprechend.

5. Mallory-Weiss-Syndrom. Dieses Syndrom ist durch längliche, endoskopisch erkennbare Einrisse am oesophagokardialen Übergang gekennzeichnet (MALLORY u. WEISS, 1929), die zu heftigen Blutungen führen. Ursache ist wahrscheinlich erhöhter intraabdomineller Druck als Folge heftigen Erbrechens, starken Pressens beim Stuhlgang oder Husten, stumpfer Bauchtraumen oder auch extrathorakaler Herzmassage (DAGRADI et al., 1966).

Ergeben sich bei Patienten mit akuter gastrointestinaler Blutung anamnestische Hinweise auf die Möglichkeit eines Mallory-Weiss-Syndroms, sollte bei der Notfallendoskopie besonders auf die beschriebenen Veränderungen geachtet werden.

6. Peptisches Ulcus. Peptische Ulcera sind definitionsgemäß Ulcera in den Regionen des Gastrointestinaltraktes, die mit salzsaurem Magensaft in Kontakt kommen. Dazu zählen unter anderem die häufigen Ulcera ventriculi und duodeni. Beim Magenulcus ergeben sich immer wieder differentialdiagnostische Schwierigkeiten in der Beantwortung der Frage, ob das Ulcus benigne oder maligne ist. Verfeinerte Röntgenuntersuchungsmethoden und vor allem die endoskopische Inspektion mit gezielter Biopsie leisten in diesen Fällen Hervorragendes. Endoskopisch findet sich ein meist runder oder ovalärer Wanddefekt von unterschiedlicher Größe. Da die Tiefenausdehnung dieses Defektes endoskopisch nicht erkannt werden kann, ist ein Ulcus nicht immer von einer Erosion zu unterscheiden. Im Gegensatz zur flachen Erosion findet sich im aktiven Stadium jedoch um das Ulcus ein erhabener Randwall, der glatt begrenzt und meist gerötet ist. Der Ulcusgrund ist von einem weiß-gelblichen Detritus bedeckt.

Im Abheilungsstadium nimmt das Ulcus meist lineare Form an und ist nunmehr von einem dünnen nekrotischen Belag bedeckt. Es kommt zur Ausbildung eines Faltensterns, wobei sich die Falten in Richtung auf das abheilende Ulcus verjüngen. Im weiteren Abheilungsverlauf findet sich zunächst eine gerötete lineare Narbe, die sich später als Ausdruck der abgeschlossenen Ulcusheilung weiß verfärbt.

Das maligne Ulcus zeigt sich endoskopisch demgegenüber unregelmäßig begrenzt. In der Umgebung dieses Ulcus finden sich plötzliche Faltenabbrüche, Faltenfusion, spitze Ausziehungen der Falten, keulenförmige Auftreibungen, mottenfraßähnliche Endigungen und Farbveränderungen.

Der endoskopische Aspekt auch bei Kontrolluntersuchungen reicht für die exakte Identifikation eines ulcerösen Defektes allein nicht aus. So können benigne peptische Ulcera verzögernd abheilen, während maligne Ulcera gelegentlich eine anscheinend normale Abheilungstendenz aufweisen.

Wichtigstes Kriterium für die Diagnostik ist die histologische Untersuchung gezielt entnommener Schleimhautpartikel. Es sollen bei jedem Ulcus zirkulär aus dem inneren Randwall Biopsiepartikel entnommen werden, wobei jeweils aus jedem Quadranten des Ulcus wenigstens einmal biopsiert werden muß. Dies ist deswegen von besonderer Bedeutung, weil sich Zeichen der Malignität häufig nur an umschriebener Stelle des Ulcus finden. Außerdem sollten auch zwei bis drei Biopsien aus dem Ulcusgrund erfolgen. Dies gilt besonders für flache Ulcera oder Ulcera mit ausgedehnten Nekrosen. Bei Kontrolluntersuchungen soll die Biopsieentnahme nach demselben Schema erfolgen. Histologisch benigne Ulcera, die eine langsame oder keine Heilungstendenz aufweisen, müssen in regelmäßigen Abständen endoskopisch-bioptisch überwacht werden.

7. Magentumoren — Carcinom. Magencarcinome können in jedem Lebensalter sowohl bei Frauen als auch bei Männern auftreten. Deswegen sollte auch bei jungen Menschen mit anhaltenden Beschwerden an die Möglichkeit eines Magenneoplasmas gedacht werden.

Neben der Röntgenuntersuchung ist die Gastroskopie für die Malignomdiagnose die geeignetste Methode.

Endoskopisch lassen sich beim Carcinom des Magens ein ulceröser und ein tumoröser Typ unterscheiden. Der gastroskopische Aspekt des malignen Ulcus im Vergleich zum benignen peptischen Ulcus des Magens wurde bereits beschrieben. Die fortgeschrittenen tumorösen Formen des Magencarcinoms können unterschiedliche Form und Größe annehmen. Die basalen Anteile der Carcinome haben ähnlich wie muköse Tumoren einen normalen Schleimhautüberzug, während sie im Bereich ihrer Spitze feinpolypöse oder ulceröse Veränderungen aufweisen. In der Umgebung des Tumors finden sich häufig leukoplakieähnliche Veränderungen der Schleimhaut. Im Zentrum der exophytisch wachsenden Tumoren entstehen vielfach ausgeprägte zentrale Nekrosen, wodurch ein schüsselförmiges Aussehen zustande kommt. In einem Teil der Fälle wachsen die tumorösen Carcinome des Magens flächenhaft. Sie können so zirkulär den Magen ausfüllen und zu zunehmenden Stenoseerscheinungen führen. Dies ist besonders beim flächenhaft wachsenden Antrumcarcinom der Fall. Kardiacarcinome können die Einführung eines normalen Gastroskops verhindern, da sie ebenfalls zu ausgeprägten Stenosierungen führen. Der Endoskopiker kann sich bei diesen Patienten dadurch helfen, daß er zunächst versucht, die Biopsiezange durch die Stenose zu dirigieren und dann diese Zange als Leitschiene für ein dünnkalibriges Kindergastroskop benutzen. Auf diese Weise gelingt es in den meisten Fällen, auch ausgeprägte Kardiastenosen zu passieren und den Magen in der notwendigen Weise auszuspiegeln.

In jedem Fall sollte auch bei eindeutigem endoskopischen Aspekt die Diagnose durch endoskopisch-bioptische Entnahme von Schleimhaut und deren histologische Untersuchung objektiviert werden. Die endoskopische Diagnose des fortgeschrittenen Magencarcinoms ist meist eine Bestätigung des bereits röntgenologisch erhobenen Befundes und bedeutet wegen der ohnehin schlechten Prognose für die betroffenen Patienten keinen wesentlichen Vorteil.

Problematisch ist die endoskopische Diagnose scirrhös wachsender Magencarcinome. Diese Carcinome breiten sich in der Regel unterhalb der Muscularis mucosae aus, ohne dabei die Schleimhaut mitzuerfassen. Dem Endoskopiker bietet sich somit im Anfangsstadium bei diesen Carcinomen ein normaler Schleimhautaspekt. Zangenbiopsien, die allenfalls die Muscularis mucoase erreichen, ergeben keinen Carcinomnachweis.

Entwickelt sich das scirrhöse Carcinom im Antrum, kommt es zu Störungen des peristaltischen Ablaufes, die der Endoskopiker anders als im Korpus des Magens erkennen kann. Möglicherweise gelingt es in Zukunft, diese flächenhaft in der Tiefe sich entwickelnden Carcinome mit Hilfe der tiefgreifenden Schlingenbiopsie frühzeitig zu diagnostizieren.

Im fortgeschrittenen Stadium des Magenscirrhus ist die gesamte Magenwand starr. Der Magen läßt sich während der Endoskopie durch Luftinsufflation nicht entfalten.

Da der Röntgenologe Wandinfiltrationen im Korpusbereich des Magens früher als der Endoskopiker erkennen kann, sollte in Anbetracht der schlechten Prognose des fortgeschrittenen Magenscirrhus bei verdächtigem röntgenologischem Befund trotz unauffälligem gastroskopischem Aspekt die Probelaparatomie zur endgültigen Diagnosesicherung veranlaßt werden.

Von besonderer klinischer Bedeutung sind die Frühcarcinome des Magens, die rechtzeitig erkannt und operiert die Überlebenschancen des Patienten ganz erheblich steigern. So überlebten 92,5% von 363 Patienten die sofortige chirurgische Entfernung des Magencarcinoms um mehr als 5 Jahre (HAYASHIDA u. KIDOKORO, 1969). Wenn davon noch die Patienten abgezogen werden, die während dieses Zeitraumes an anderen Erkrankungen verstarben, betrug die 5-Jahresüberlebensquote 96,6%.

Der Begriff des Frühcarcinoms des Magens geht auf den „oberflächlichen Schleimhautkrebs" KONJETZNYS (1938) und die „cancerisation en situ de la muqueuse gastrique" von GUTMANN et al. (1939) zurück (MASUDA, 1970). BERG (1949, 1950) und MUTO (1962) haben als die Pioniere des früh erfaßten Magenkrebses zu gelten (MASUDA, 1970). Auf der Basis der Arbeit dieser Autoren erfolgte 1962 durch die japanische gastroenterologische Endoskopiegesellschaft die Definition und Einteilung der Magenfrühcarcinome. Sie sind definiert als Carcinome, die auf Mucosa und Submucosa der Magenwand beschränkt sind. Ihre Einteilung erfolgte in Grundtypen und Mischtypen. Grundformen sind:

Typ I: vorgewölbte Form,
Typ II :   oberflächliche Form,
Typ II a   oberflächlich erhabene Form,
Typ II b   oberflächlich ebene Form,
Typ II c   oberflächlich eingesenkte Form,
Typ III   exkavierte Form.

Die Mischtypen setzen sich aus den verschiedenen Grundformen zusammen, wobei die Hauptveränderung zuerst und die Nebenveränderungen an zweiter Stelle genannt wird. So wird z. B. eine flache Erhabenheit, in deren Mitte sich eine Erosion befindet als Typ II a + II c bezeichnet.

Die makroskopischen röntgenologischen und endoskopischen Kriterien erlauben jedoch nur die Verdachtsdiagnose Frühcarcinom. Der Nachweis des Carcinoms ist nur durch den histologischen Befund der malignen Infiltration zu führen. Aus diesem Grund ist es für den Endoskopiker wichtig, die richtige Biopsiestelle auszuwählen (Kawai et al., 1970; Okabe et al., 1973; Tanaka et al., 1973; Hermanek, 1973):

Typ I und II a. Bei der vorgewölbten und oberflächlich erhabenen Form ist es notwendig, mehrere Partikel aus der Kuppe der Vorwölbung zu entnehmen. Da dies, wie bereits beschrieben, bei Verwendung eines Geradeausblickendoskopes, z. B. an der kleinen Kurvaturseite des Antrums, nicht immer zuverlässig gelingt, sollte in solchen Fällen unbedingt zusätzlich ein Seitblickgastroskop eingesetzt werden.

Typ II a und II c. In diesen Fällen sollte vor allem aus dem Rand der zentralen Erosion (II c-Läsionen) und deren Basis biopsiert werden. Biopsien aus dem II a-Anteil der Veränderung ergeben häufig ein negatives Ergebnis.

Typ II c. Das Magenfrühcarcinom vom II c-Typ kann sich dem Untersucher als ausgedehnte bis zu handflächengroße Erosion zu erkennen geben. In solchen Fällen wird vor allem die Biopsie aus dem Grund der IIc-Veränderung und deren Rand den Carcinomnachweis ergeben.

Typ III. Der exkavierte Typ des Magenfrühcarcinoms ist in vielen Fällen makroskopisch vom peptischen Ulcus schwer zu unterscheiden. Bei diesen Patienten sollte die Biopsie aus dem Ulcusrand und bei Mischformen wie etwa dem III + II c-Typ auch aus dem Rand des inneren Kraters erfolgen. Im Gegensatz zu den anderen Formen besteht beim exkavierten Typ eine enge Korrelation zwischen Größe der malignen Veränderung und ihrer Tiefenausdehnung (Okabe et al., 1973).

Trotz Beachtung dieser Richtlinien wird das Biopsieergebnis in einem Teil der endoskopisch vermuteten Fälle von Frühcarcinom negativ sein. Dies kann daran liegen, daß die endoskopische Diagnose falsch-positiv oder die histologische Diagnose falsch-negativ ist. So berichten Tanaka et al. (1973) über 18 Patienten, die wegen des falsch-positiven endoskopischen Befundes operiert worden waren. Bei 11 Patienten war die endoskopische Diagnose eines erhabenen und bei 7 Patienten eines exkavierten Frühcarcinoms gestellt worden. In 9 dieser Fälle war der präoperative histologische Biopsiebefund negativ gewesen, bei 7 Patienten hatten sich Epithelatypien gezeigt und bei 2 Patienten lautete auch die histologische Diagnose Carcinom.

Demgegenüber konnte Hermanek (1973) an Hand einer großen Sammelstatistik nachweisen, daß von 1643 endoskopisch vermuteten und operierten Frühcarcinomen in 13% der Fälle die Histologie den Carcinomnachweis nicht erbrachte. Diese hohe Prozentzahl falsch-negativer histologischer Befunde ist wahrscheinlich Folge nicht exakt oder zu wenig entnommener Biopsiepartikel. Wenn trotz negativem mikroskopischem Befund auf Grund des makroskopischen oder röntgenologischen Aspektes der Verdacht auf Magenfrühcarcinom bestehen bleibt, sollte zusätzlich Material zur cytologischen Untersuchung aus den verdächtigen Läsionen entnommen werden. Ergibt auch diese Untersuchung keine neuen Gesichtspunkte, sollten zumindest kurzfristige endoskopische Kontrolluntersuchungen erfolgen.

Suzuki et al. (1973) beschrieben mit der „Dyeing Method" eine weitere Möglichkeit zur frühzeitigen Erfassung maligner Veränderungen. Nach Abwaschen des wandadhärenten Magenschleims durch Proteinaselösung färben sich Carcinome und intestinale Metaplasien im Gegensatz zu anderen Magenveränderungen wie

Erosionen, Ulcera, Polypen und auch normale Schleimhaut mit Methylenblau an, wenn die Schleimhaut 2 Std dem Farbstoff ausgesetzt wurde. Bei 36 von 92 Patienten mit Magencarcinom und in allen 24 Fällen von intestinaler Metaplasie konnte diese Anfärbung der Veränderung nachgewiesen werden. Carcinom und intestinale Metaplasie ließen sich durch die endoskopische Nahbetrachtung sicher differenzieren.

8. Magensarkome. Zu den Magensarkomen zählen Lymphosarkom, Reticulumzellsarkom, Lymphogranulomatose, großfollikuläres Lymphoblastom, Leiomyosarkom, neurogene Sarkome, Liposarkom, Angiosarkom, Melanosarkom u. a.

Da nur 1 bis 2% aller malignen Erkrankungen des Magens Sarkome sind (GÜTGEMANN u. SCHREIBER, 1960), wird der Endoskopiker mit derartigen Veränderungen nur sehr selten konfrontiert. Der makroskopische Aspekt der malignen Lymphome, die mit etwa 60% die häufigsten sarkomatösen Erkrankungen des Magens ausmachen (NAQUI, 1969), wurde bereits unter dem Kapitel Riesenfalten des Magens erwähnt. Es finden sich also unregelmäßig begrenzte, breite Magenfalten, die auf ihren Kämmen erosive Defekte aufweisen können. Die histologische Trefferquote liegt bei etwa 75 bis 80% (KASUGAI, 1970; RÖSCH et al., 1971). Noch günstiger scheint die cytologische Sicherung der Diagnose zu sein. So beschrieb KASUGAI (1970) bei 9 von 10 Patienten mit malignen Lymphomen einen positiven cytologischen Befund.

Sarkome, die sich in der Tiefe der Magenwand entwickeln, sind der bioptisch-histologischen Diagnose nicht zugänglich. Sie sind endoskopisch als Vorwölbungen in den Magen zu erkennen und weisen in der Regel einen normalen Schleimhautüberzug auf. Aus diesem Grund sind sie von benignen submukösen Tumoren wie Leiomyomen, Fibromyomen, neurogenen Tumoren oder Lipomen usw. nicht zu unterscheiden.

Nekrosen im Zentrum dieser Tumoren, die zu heftigen Gastralblutungen führen können, werden auch bei gutartigen Tumoren beachtet. Die exakte Klassifizierung dieser Tumoren muß intraoperativ erfolgen.

9. Der operierte Magen. Seit Entwicklung der modernen Fiberendoskopie ist auch die endoskopische Inspektion des operierten Magens ohne Schwierigkeiten möglich. Dabei haben sich Geradeausblickinstrumente vor allem für die Beurteilung der Anastomosenverhältnisse besonders bewährt. Die exakte endoskopische Bewertung des Anastomosenbereichs ist deswegen von besonderer Wichtigkeit, da zwar auch der Röntgenologe Nischenbindungen, Füllungsdefekt und polypoide Gebilde beschreiben kann, er sich aber nicht mit Sicherheit festzulegen vermag, ob es sich dabei um pathologische Veränderungen oder nur um Folgezustände des operativen Eingriffs handelt. Die endoskopische Untersuchung ermöglicht auch in diesen Fällen eine sichere Differenzierung. Die Spiegelung des operierten Magens erstreckt sich jedoch nicht nur auf den Anastomosenbereich, sondern auf den gesamten Restmagen. Die Untersuchung hat einschließlich Inversionsgastroskopie in derselben Weise wie die normale Gastroskopie zu erfolgen. Hinzu kommt die Spiegelung der abführenden Duodenal- bzw. Jejunalschlinge und beim Billroth II-Magen auch der zuführenden Schlinge. Die Endoskopie der abführenden Dünndarmschlinge ist unproblematisch. Demgegenüber gestaltet sich die Intubation der zuführenden Schlinge mit dem Endoskop in vielen Fällen recht schwierig. Dies ist dadurch bedingt, daß die zuführende Schlinge häufig zunächst spitzwinklig nach oben abgeht und dann um nahezu 180° nach unten verläuft. Es ist bei diesen Patienten zwar leicht möglich, die Spitze des Endoskops in die Anastomose der zuführenden Schlinge zu dirigieren, beim Versuch, das Instrument weiter in die zuführende Schlinge einzuführen, hebelt man jedoch das Endoskop wieder aus der zuführenden Schlinge heraus und findet sich in der Regel in der abführenden

Schlinge wieder. Eine besondere Technik, um diese Schwierigkeiten zu überwinden, gibt es nicht. Bei Verwendung eines Seitblickendoskopes ergeben sich meist noch größere Probleme.

Bei Spiegelung von zuführender und abführender Schlinge hat man ebenso wie im Restmagen und im unmittelbaren Anastomosenbereich auf entzündliche, ulceröse oder tumoröse Veränderungen zu achten. Zur exakten Differenzierung darf auch in diesen Fällen auf die Entnahme gezielter Biopsien nicht verzichtet werden. Restierendes Nahtmaterial sollte endoskopisch entfernt werden (s. oben). Von besonderer Bedeutung kann bei rezidivierenden Ulcera nach Billroth II-Resektion der Duodenalstumpf sein. Belassene Antrumreste können dort wegen der fehlenden Inhibition durch Säure konstant Gastrin produzieren und zu einer Hypersekretion des Restmagens führen. Die histologische Untersuchung von Schleimhautpartikeln aus dem Duodenalstumpf kann in diesen Fällen zur Klärung beitragen.

10. Pseudopylorus. Gelegentlich findet sich proximal des Pylorus eine zweite, runde, längsovale oder verzogene Öffnung, die vom Endoskopiker fälschlicherweise als der eigentliche Pylorus gedeutet werden kann. Diese Öffnung wird als Pseudopylorus bezeichnet. Ursachen können präpylorische Narben, Ulcera, Polypen oder Carcinome sein. Paul u. Seifert (1971) fanden bei 9,8% der von ihnen gastroskopierten Fälle einen Pseudopylorus. Häufigste Ursache war das präpylorische Ulcus. Bei starken narbigen Verziehungen ist es nicht immer möglich, die Region zwischen Pseudopylorus und Pylorus exakt zu inspizieren. Ergeben sich Zweifel, ob das endoskopisch gesehene Gebilde ein Pseudopylorus ist oder nicht, kann diese Frage dadurch beantwortet werden, daß man ,,transpylorisch" unmittelbar hinter der Öffnung mittels der Zange Gewebe entnimmt. Zeigt die histologische Untersuchung Antrumschleimhaut, ist die Diagnose Pseudopylorus gesichert (Paul u. Seifert, 1971). Findet sich Duodenalschleimhaut, handelt es sich um den echten Pylorus.

V. Dünndarmbiopsie

Seit Einführung der peroralen Dünndarmbiopsie 1955 durch Royer et al. und 1956 durch Shiner hat sich eine Reihe neuer Möglichkeiten in der Erkennung histologischer und biochemischer Veränderungen der Dünndarmschleimhaut ergeben. Zusammen mit der Röntgenuntersuchung und der Funktionsdiagnostik, also mit der Bestimmung des Stuhlgewichtes, der Stuhlfettanalyse, dem Lactosetoleranztest, dem Xylosetest, dem Schilling- und Gordon-Test ist es heute möglich, viele Störungen der Digestion und Absorption zu erkennen. Besondere Bedeutung zur Diagnose entzündlicher Veränderungen des Dünndarms und bei differentialdiagnostischen Erwägungen hinsichtlich der Ursache des Malabsorptionssyndrom kommt in diesem Rahmen der Dünndarmbiopsie zu.

A. Instrumente

Die gebräuchlichen Dünndarmbiopsiesonden gleichen sich in einem wesentlichen Merkmal. Sie besitzen ebenso wie die Gastrobiopsiesonden an ihrer Spitze eine Kapsel, die seitlich eine runde Öffnung aufweist. Durch dieses Loch wird zunächst mittels dosierten Unterdrucks Schleimhaut aspiriert und anschließend durch ein Messer abgeschnitten. Unterschiede der verschiedenen Instrumente ergeben sich:

a) Aus dem Mechanismus, mit dem das Biopsiemesser ausgelöst wird (Bowdenzug, hydraulisch, pneumatisch mit Federkraft) und

b) aus der Möglichkeit, nur einen oder mehrere Schleimhautpartikel in einem Untersuchungsgang entnehmen zu können.

Die gebräuchlichsten Sonden sind:

1. Sonde nach MAHLO: Bowdenzug; mehrere Partikel;
2. Sonde nach ROSS u. MOORE: hydraulisch; mehrere Partikel;
3. Sonde nach RUBIN: hydraulisch; mehrere Partikel;
4. Sonde nach CROSBY u. KUGLER: pneumatisch, mit Federkraft; ein Partikel.

In der Klinik hat sich besonders die Watson-Kapsel bewährt. Es handelt sich dabei um ein Instrument, das in seinem Aufbau der Crosby-Kugler-Kapsel entspricht. Sie besteht aus einem Hohlcylinder von 19,5 mm Länge und 9,5 mm Durchmesser. Die an der Seite angebrachte runde Öffnung, durch die die Schleimhaut angesaugt wird, hat einen Durchmesser von 3,5 mm. Im Inneren des Kapseltubus wird das mittels einer Feder gespannte Schneidemesser durch einen Zapfen fixiert. Nach Aspiration der Schleimhaut wird bei einem Unterdruck von 350 mmHg das Messer aus der Halterung herausgezogen, die Federkraft wird frei und ein Partikel abgetrennt.

B. Technik

CLASSEN u. KOCH (1969) haben die Watson-Kapsel mit einer Camussonde, die sonst zur Duodenographie benutzt wird, verbunden. Nach Rachenanästhesie wird diese Sonde mit der Kapsel an ihrer Spitze zunächst bis in das Antrum des Magens geschoben. In der Sonde befindet sich ein Führungsmandrin, der im präpylorischen Antrum belassen wird. Über den Mandrin können dann Sonde und Kapsel leicht in das Duodenum und darüber hinaus in das obere Jejunum geschoben werden. Die jeweilige Lokalisation des Instrumentes erfolgt durch röntgenologische Kontrollen. Der gesamte Untersuchungsvorgang dauert in den meisten Fällen nur wenige Minuten.

C. Indikation

Die Dünndarmbiopsie kann bei Verdacht auf unspezifische Duodenitis durchgeführt werden. Da jedoch bekannt ist, daß die Duodenitis ähnlich wie die Gastritis kein diffuses Geschehen ist, empfiehlt sich bei diesen Patienten die Durchführung einer Duodenoskopie.

Hauptindikation stellen Erkrankungen des Dünndarms dar, die mit den Symptomen eines Malabsorptionssyndroms, also mit Diarrhoen (erhöhte Stuhlgewichte, Anämie, Eiweiß- und Vitaminmangelerscheinungen sowie Elektrolytverschiebungen und dem daraus resultierenden erheblichen Gewichtsverlust bzw. bei Kindern Zurückbleiben der normalen körperlichen Entwicklung) einhergehen.

VI. Duodenoskopie

Die Duodenoskopie hat seit 1968 eine ständige Weiterentwicklung erfahren (TAKAGI, 1968; OI et al., 1970; DEMLING u. CLASSEN, 1970; BELBER, 1971; CLASSEN, 1971; SALMON et al., 1972). Verbesserte Instrumente und Untersuchungstechniken erlauben heute in nahezu allen Fällen die vollständige Inspektion von Bulbus duodeni und darüber hinaus des gesamten Duodenums und oberen Jejunums. Damit wurde die Diagnostik von Erkrankungen des Duodenums entscheidend verbessert. Darüber hinaus ist es durch die endoskopische Kanülierung der Papilla Vateri möglich geworden, auch Erkrankungen der Gallenwege und der Bauchspeicheldrüse zuverlässig zu diagnostizieren.

A. Einteilung

Die Duodenoskopie wird in die Bulboskopie und die tiefe, postbulbäre Duodenoskopie unterteilt, da beide Untersuchungen aus unterschiedlicher Indikation durchgeführt werden. Die Differenzierung in Bulboskopie und postbulbäre Duodenoskopie hat sich auch deswegen bewährt, weil für beide Untersuchungen unterschiedliche Instrumente erforderlich sind.

B. Instrumente

Zur Bulboskopie werden vorwiegend Instrumente mit Geradeausblickoptik verwendet. Es handelt sich dabei ausnahmslos um Geräte, die auch zur Spiegelung von Speiseröhre und Magen Verwendung finden. In etwa 30% der Fälle wird zur exakten Beurteilung des Bulbus duodeni die zusätzliche Verwendung eines Seitblickduodenoskops erforderlich (Salmon et al., 1972).

Die postbulbäre Duodenoskopie wird ausschließlich mit Seitblickinstrumenten durchgeführt, die in ihrem technischen Aufbau den modernen Gastroskopen sehr ähnlich sind. Sie sind lediglich von geringerem Durchmesser und haben eine kürzere flexible Spitze, was ihre Einführung in den Zwölffingerdarm erleichtert. Alle modernen Duodenoskope bieten die Möglichkeit, Luft zu insufflieren, Magen- und Darmsaft abzusaugen sowie durch den Instrumentierkanal Biopsiezangen, elektrische Schlingen, Polypengreifer usw. einzuführen. Ihre Spitzen sind aktiv von außen nach links und rechts sowie nach oben und unten, teils bis zu 180° abwinkelbar.

C. Technik

Die Prämedikation zur Duodenoskopie entspricht der bei der Gastroskopie üblichen Vorbereitung (s. oben). Darüberhinaus können während der Untersuchung bei starker, die Sicht beeinträchtigender Peristaltik zusätzlich 20 bis 40 mg Buscopan intramuskulär oder intravenös gegeben werden. Bei starker Schaumbildung führt die Instillation einer Polysiloxanlösung (Paractol, Lefax) zur sofortigen Auflösung des Schaums.

Die Bulboskopie, die wie alle endoskopischen Untersuchungen des oberen Gastrointestinaltraktes in Linksseitenlage des Patienten begonnen wird, bedarf in der Regel über die bereits bei der Gastroskopie beschriebene Technik hinaus keiner besonderen Kniffe, da der Pylorus bei Verwendung von Instrumenten mit Geradeausblickoptik unter direkter Sicht des Auges passiert werden kann. Gelegentlich gleitet jedoch beim Vorwärtsschieben des Endoskops der Pylorus von der Instrumentenspitze seitlich ab, so daß das Einführen ins Duodenum zunächst nicht gelingt. In diesen Fällen kann die leicht in den Bulbus einzuführende Biopsiezange für das Endoskop als Leitschiene dienen.

Die postbulbäre Duodenoskopie bedarf dagegen einer besonderen Technik, da die Pyloruspassage wegen der Seitblickoptiken der Duodenoskope blind erfolgen muß (Kozu et al., 1971; Koch et al., 1972): Das Duodenoskop wird zunächst in das Antrum des Magens eingeführt. Nach Aufsuchen des Pylorus wird die Spitze des Instrumentes durch leichte Dorsalflexion möglichst nahe an diesen herangebracht. Anschließend wird die Instrumentenspitze nach ventral in Richtung kleine Kurvatur des Antrums abgewinkelt und das Duodenoskop weiter vorwärts geschoben. Auf diese Weise gelangt man meist mühelos, gelegentlich mit einem fühlbaren Ruck, in den Bulbus duodeni. Da die Optik des Instrumentes in dieser Position der Schleimhaut unmittelbar anliegt, kann das Duodenallumen nicht gesehen werden. Meist erkennt man jedoch an der Zottenstruktur der Schleimhaut, daß man sich bereits im Duodenum befindet. Nach Drehen des Duodenoskopes in seiner Längsachse um 180° und geringer Luftinsufflation kommt das Lumen des Bulbus duodeni ins Blickfeld. Durch Flektieren der Endoskopspitze nach ventral, gelangt man von hier über das obere Duodenalknie in die Pars descendens des Duodenums. Nach weiterem Einführen des Duodenoskopes kommt dann etwa in Mitte der C-Schlinge meist an der mediodorsalen Wand die Papilla Vateri ins Blickfeld. Wird die Inspektion tieferer Dünndarmabschnitte gewünscht, muß das Instrument weiter vorwärts geschoben werden.

D. Indikation

Die Bulboskopie wird routinemäßig als Teil der kombinierten Oesophago-Gastro-Duodenoskopie (OGD) durchgeführt. Dies betrifft auch Patienten, bei denen primär nur eine Spiegelung der Speiseröhre oder des Magens notwendig erscheint. Dieses Vorgehen hat sich in den vergangenen Jahren bewährt. Es hat sich gezeigt, daß bei einer Reihe von Patienten endoskopisch Mehrfachbefunde an Oesophagus, Magen und Bulbus duodeni vorliegen (DEMLING et al., 1972; SALMON et al., 1972; UMEZAKI, 1973).

Die Bulboskopie ist außerdem indiziert bei klinischem und/oder röntgenologischem Verdacht auf entzündliche Veränderungen (unspezifische Duodenitis, spezifische Duodenitis, Divertikulitis); klinischem und/oder röntgenologischem Verdacht auf Ulcus duodeni; Verlaufskontrolle des Ulcus duodeni; klinischem und/oder röntgenologischem Verdacht auf tumoröse Veränderungen (Polypen, Malignome, benigne Tumoren); akuten Blutungen aus dem oberen Gastrointestinaltrakt.

Hauptanliegen der postbulbären Duodenoskopie ist die Kanülierung der Papilla Vateri mit retrograder Darstellung von Gallengangs- und Pankreassystem (ERCP). Die postbulbäre Duodenoskopie ist außerdem indiziert: Bei klinischem und/oder röntgenologischem Verdacht auf entzündliche oder ulceröse Veränderungen; klinischem und/oder röntgenologischem Verdacht auf tumoröse Veränderungen des Duodenums, der Papilla Vateri oder des Pankreas; Blutungen aus dem oberen Gastrointestinaltrakt ohne Nachweis einer Blutungsquelle in Oesophagus, Magen oder Bulbus duodeni.

E. Sonderformen der Duodenoskopie

Wie bereits erwähnt, erstreckt sich die Notfallendoskopie bei akuten Blutungen aus dem oberen Gastrointestinaltrakt in jedem Fall auch auf den Bulbus duodeni, sowie in Ausnahmefällen auf die tieferen Anteile des Zwölffingerdarms. Für die Durchführung der Notfallendoskopie des Duodenums gelten dieselben Richtlinien wie für die Notfallgastroskopie. Therapeutische, endoskopisch gezielte Eingriffe sind auch im Duodenum möglich. So können Fremdkörper und Polypen entfernt, sowie in Ausnahmefällen die Elektrocoagulation blutender Läsionen versucht werden. Hinzu kommt als neue Möglichkeit die endoskopische Papillotomie und die Extraktion von Steinen aus dem Choledochus (CLASSEN et al., 1974).

F. Befunde

1. Duodenitis. Endoskopische Zeichen der Duodenitis sind umschriebene oder diffuse Rötungen der Schleimhaut, intramurale Hämorrhagie, knotige Veränderungen der Schleimhautoberfläche und/oder Erosionen (GELZAYD et al., 1973). Untersuchungen von COTTON et al. (1973) zeigten jedoch, daß gezielte Biopsien aus den beschriebenen Veränderungen nur in einem Teil der Fälle das histologische

Äquivalent der Duodenitis zeigten. Bei Vorliegen von Divertikeln und Verdacht auf Divertikulitis sollte gezielt Gewebe aus der direkten Umgebung der Divertikel öffnung entnommen werden. Biopsien aus dem Divertikelgrund sind zu vermeiden, da Perforationsgefahr besteht. Spezifische Entzündungen, z. B. im Rahmen eines Morbus Crohn können auch das Duodenum befallen und dort zu schweren Hämorrhagien führen.

2. Ulcus duodeni und Narbenbulbus. Die Diagnose des Ulcus duodeni erfolgte bis vor wenigen Jahren auf Grund der typischen Beschwerden und mit Hilfe der Röntgendiagnostik. Vielfach ließ sich jedoch trotz typischer Symptomatik ein Ulcus duodeni röntgenologisch nicht nachweisen. Es wurde in solchen Fällen angenommen, daß die Beschwerden durch eine Duodenitis hervorgerufen werden. Die Duodenitis wurde ihrerseits als mögliche Vorstufe des Ulcus duodeni eingeschätzt (Beck et al., 1965). Diese Vermutung konnte bis heute nicht bestätigt werden. Neuere Untersuchungsergebnisse lassen es wahrscheinlicher erscheinen, daß in diesen Fällen das Ulcus duodeni entweder röntgenologisch nicht erkannt wurde, oder daß die Beschwerden durch narbige Veränderungen des Bulbus duodeni hervorgerufen wurden (Classen et al., 1970; Frühmorgen et al., 1972). Heute können Ulcera duodeni endoskopisch objektiviert werden. Ihr makroskopischer Aspekt ist dem der Magengeschwüre ähnlich. Sie sind rund, oval oder linear, von einem meist geröteten Rand umgeben und in ihrem Zentrum von eitrigem Detritus bedeckt.

Vergleichsuntersuchungen haben gezeigt, daß etwa 20 bis 25% der Ulcera duodeni dem endoskopischen Nachweis entgehen (Classen et al., 1970; Jenny et al., 1972). Besonders hoch ist die Diskrepanz zwischen Röntgenbefund und endoskopischem Befund bei narbigen Veränderungen des Bulbus duodeni. So wurden nach Jenny et al. (1972) von 26 endoskopisch verifizierten Ulcera 11 radiologisch als Normalbefund, 11 als Narbenbulbus und 4 als Bulbusnarbe gedeutet. Von 21 endoskopisch gesicherten Narbenbulbi wurden vom Röntgenologen 7 als normal, 11 als Ulcus und 3 als Ulcusnarbe angesehen. Von 21 Narbenbulbi wurden vom Radiologen 7 als normal, 11 als Ulcus und 3 als Bulbusnarbe bezeichnet sowie von 12 Bulbusnarben 3 als normal, 4 als Ulcus und 5 als Narbenbulbus.

Die Bulboskopie ist auch dann der röntgenologischen Untersuchung überlegen, wenn es gilt, Anzahl und Lokalisation der Ulcera im Bulbus zu differenzieren. So zeigten sich endoskopisch von 60 Ulcuspatienten in 11 Fällen 2 oder mehr Ulcera. Radiologisch wurden davon nur in 4 Fällen mehrere Ulcera beschrieben. Kissing-Ulcers zeigten sich endoskopisch bei 4 und röntgenologisch nur bei einem dieser Patienten (Koch, 1973).

Bei Ulcera, die an der Vorderwand des Bulbus lokalisiert waren, fand sich eine Übereinstimmung mit dem röntgenologischen Befund in 65% der Fälle, bei an der Hinterwand gelegenen Ulcera in 67%. Bei Ulcera, die an der Pars superior bzw. inferior gefunden wurden, lag die Übereinstimmung mit 85% bzw. 71% höher (Koch, 1973). Kawai (1973) kam zu ähnlichen Ergebnissen.

Daraus ist ersichtlich, daß die Röntgendiagnose bei Ulcus duodeni und Narbenbulbus in etwa ein Viertel der Fälle unsicher ist. Falsch-negative Endoskopiebefunde sind bei 10 bis 15% der Patienten zu erwarten (Frühmorgen et al., 1972)

Schwierigkeiten in der Erkennung eines Ulcus duodeni ergeben sich auch für den Endoskopiker bei ausgeprägten narbigen Veränderungen des Bulbus. Die diagnostische Ausbeute kann in diesen Fällen dadurch erhöht werden, daß man zusätzlich zur routinemäßigen Untersuchung des Bulbus mit einem Geradeausblickinstrument auch die Inspektion des Bulbus mit einem Seitblickinstrument durchführt. Ausgeprägte Narbentaschen, die möglicherweise ein Ulcus beherbergen, können mit dem Seitblickinstrument eingesehen werden, was wegen der tangentialen Betrachtung mit der Geradeausblickoptik nicht möglich ist.

Der Vergleich zwischen endoskopischem und röntgenologischem Befund hinsichtlich der Anzahl der Ulcera zeigt, daß bulboskopisch wesentlich häufiger multiple Ulcera objektiviert werden können, als dies röntgenologisch möglich ist. Dies trifft in noch höherem Maße für die Lokalisation der Ulcera zu, wo es für den Röntgenologen besonders schwierig sein kann, an der Vorderwand gelegene Ulcera von an der Hinterwand lokalisierten zu differenzieren.

KAWAI (1973) verglich in einer weiteren Studie Form und Stadium der Ulcera. Er konnte dabei feststellen, daß bei runden Ulcera mit 91% eine sehr hohe Übereinstimmung zwischen röntgenologischen und endoskopischen Befunden bestand, daß aber lineare Ulcera nur in 28% röntgenologisch als solche nachweisbar waren. Ähnlich verhielt es sich bei dieser Studie mit Aussagen bezüglich des Stadiums des Geschwürs. Beim aktiven Ulcus fand sich mit 81% eine hohe Übereinstimmung beider Untersuchungsmethoden, während das Abheilungsstadium nur in 62% röntgenologisch sicher erkennbar war. Diese Aussage ist jedoch mit Vorbehalt zu betrachten, da es auch für den Endoskopiker häufig sehr schwierig ist, ein Ulcus als florid oder abheilend zu klassifizieren.

Aus diesem Ergebnis darf nicht geschlossen werden, daß die röntgenologische Untersuchung durch die Bulboskopie ersetzt werden sollte. Da auch falsch-negative Endoskopiebefunde zu erwarten sind, ist die Röntgenuntersuchung in vielen Fällen für den Endoskopiker von großer Hilfe. Daraus läßt sich der Schluß ziehen, daß Röntgen- und Endoskopieuntersuchungen auch beim Ulcus duodeni keine konkurrierenden, sondern sich ergänzende Methoden sind.

3. Polyp. Duodenalpolypen werden nur in sehr wenigen Fällen gefunden. In Fällen von Polyposis des Dünndarms, wie z. B. beim Cronkhite-Canada-Syndrom oder beim Peutz-Jeghers-Syndrom, lassen sich die Polypen durch gezielte Gewebsentnahme differenzieren. Polypen im Duodenum sind ebenso wie Magenpolypen relativ leicht mit der elektrischen Schlinge abzutragen. Dies wird neben rein diagnostischen Gesichtspunkten in den Fällen notwendig, in denen die Polypen so groß werden, daß sie zur Obstruktion des Darmlumens führen.

4. Carcinome. Primäre Duodenalcarcinome sind äußerst selten, sie geben sich als große exophytisch wachsende Tumoren zu erkennen und sind durch die gezielte Gewebsentnahme differenzierbar. Carcinomatöse Veränderungen im Duodenum finden sich darüber hinaus in Fällen von Papillencarcinom und bei Pankreaskopfcarcinomen, die in das Duodenum penetrieren. Auch in diesen Fällen ist die Diagnose durch Entnahme gezielter Biopsien zu objektivieren. Duodenalsarkome werden nur in Ausnahmefällen gefunden.

Ähnlich wie am Magen werden auch im Bereich des Duodenums intramural wachsende benigne Tumoren wie Neurofibrome oder Lipome beobachtet. Der Endoskopiker wird auf diese Tumoren durch große Duodenalimpressionen, die einen normalen Schleimhautüberzug haben, aufmerksam. Die Entnahme von Biopsiepartikeln kann in diesen Fällen nicht zur Diagnose beitragen. Es wird die Laparotomie erforderlich.

Multiple, vor allem ins Lumen des Bulbus ragende, flache Vorwölbungen sind in Einzelfällen durch Adenome der Brunnerschen Drüsen, sog. Brunnerome, bedingt. Endoskopisch gezielte Gewebsentnahmen sichern die Diagnose.

G. Wertigkeit der Gastroduodenoskopie

In Kombination mit Biopsie und Cytologie ist die Endoskopie von Magen und Zwölffingerdarm als direkte diagnostische Untersuchungsmethode den indirekten Verfahren eindeutig überlegen. Dies beweisen die Erfolge in der rechtzeitigen Erkennung von Magenfrühcarcinomen, der zuverlässigen Diagnose von Ulcera duodeni und der Differenzierung von entzündlichen und tumorösen Veränderungen. Daraus darf jedoch nicht geschlossen werden, daß die Röntgenuntersuchung und andere Untersuchungsmethoden des oberen Gastrointestinaltraktes von den endoskopischen Verfahren abgelöst werden könnten. Optimale Diagnosen sind vielmehr nur durch den sinnvollen Einsatz aller zur Verfügung stehenden Methoden zu erzielen.

Abbildungslegenden für die folgenden 4 Farbtafeln

Abb. 1. Blick auf Angulus und Antrum des Magens

Abb. 2. Betrachtung der präpylorischen Region und des Pylorus

Abb. 3. Inspektion der großen Kurvatur des Magens

Abb. 4. Inversion des Gastroskopes mit Blick auf Kardia und Fundusregion

Abb. 5. Verschluckter Plastiklöffel im Magen

Abb. 6. Bergung eines von einem Kind verschluckten Uhrwerks aus dem Magen

Abb. 7. Am Angulus haftende verschluckte Stecknadel

Abb. 8. Aus einer Anastomose entferntes restierendes Nahtmaterial

Abb. 9. Großer gestielter Polyp im Antrum

Abb. 10. Mit Polypenschlinge gefaßter Polyp kurz vor der Abtragung

Abb. 11. Polypektomiestelle am Pylorus

Abb. 12. Abgetragener Magenpolyp

Abb. 13. Polyprezidiv nach vorangegangener endoskopischer Polypektomie

Abb. 14. Breitbasig aufsitzender Antrumpolyp

Abb. 15. Solitärer Polyp in der Fundusregion

Abb. 16. Multiple Korpuspolypen

Abb. 17. Polyposis des Magens bei Cronkhite-Canada-Syndrom

Abb. 18. Grobe Falten im Magen

Abb. 19. Riesenfalten des Magens mit Kalibersprung bei Morbus Ménétrier

Abb. 20. Inkomplette Magenerosionen

Abb. 21. Komplette Magenerosionen mit zentraler Delle

Abb. 22. Großes Ulcus am Angulus des Magens mit breitem Randwall

Abb. 23. Florides Magenulcus mit Meßlatte

Abb. 24. Kleines Magencarcinom am Pylorus

Abb. 25. Stenosierend wachsendes Antrumcarcinom

Abb. 26. Polypoider Magentumor

Abb. 27. Exulceriertes Magencarcinom an der großen Kurvatur des Magens

Abb. 28. Leiomyofibrom im Kardiabereich

Abb. 29. Polypoider subkardial gelegener Tumor. Histologisch (Operationspräparat) Magenfrühcarcinom (Typ I)

Abb. 30. Magenfrühcarcinom an der kleinen Kurvatur des Magens (Typ II)

Abb. 31. Magenfrühcarcinom in der Angulusregion (Typ III)

Abb. 32. Pseudopylorus

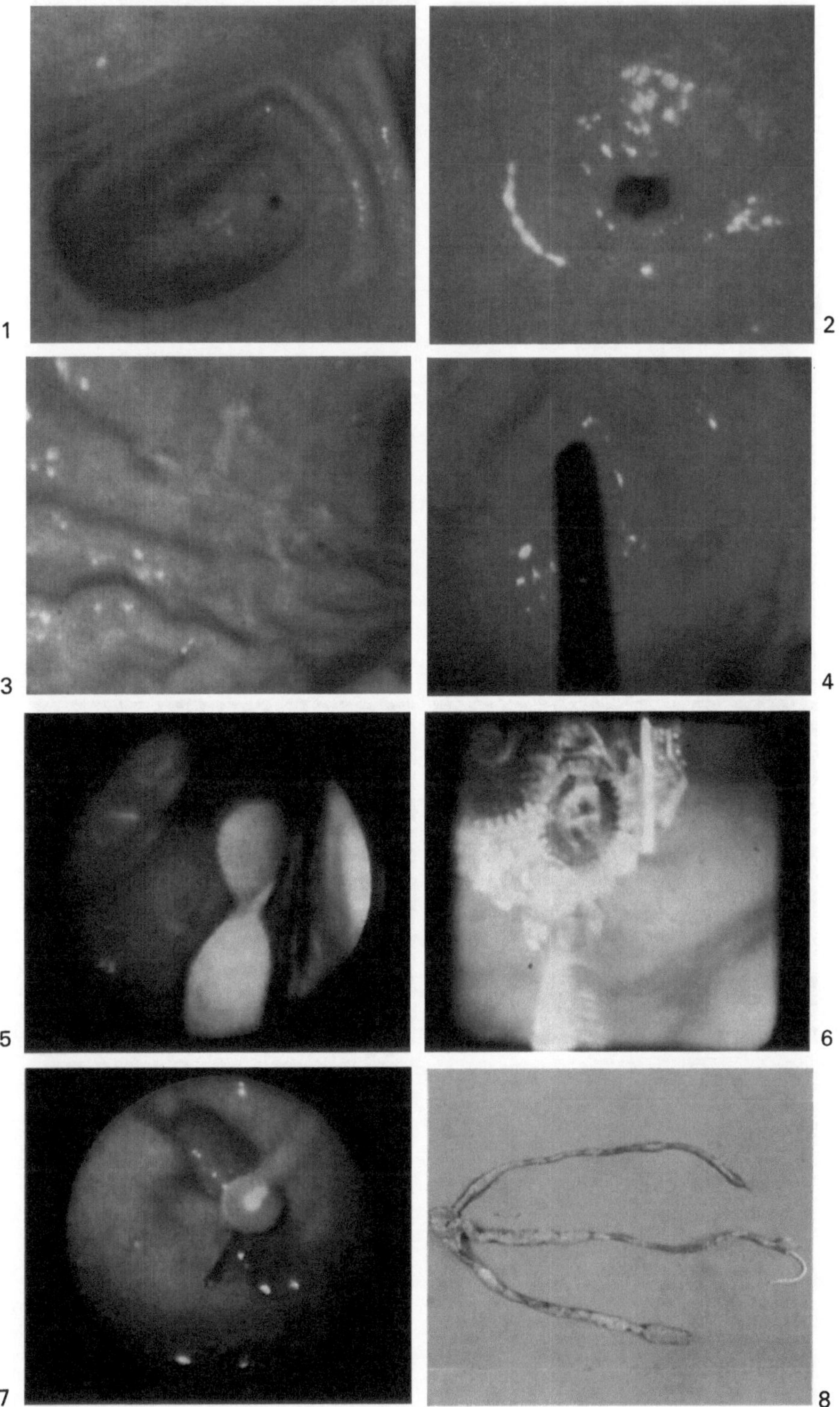

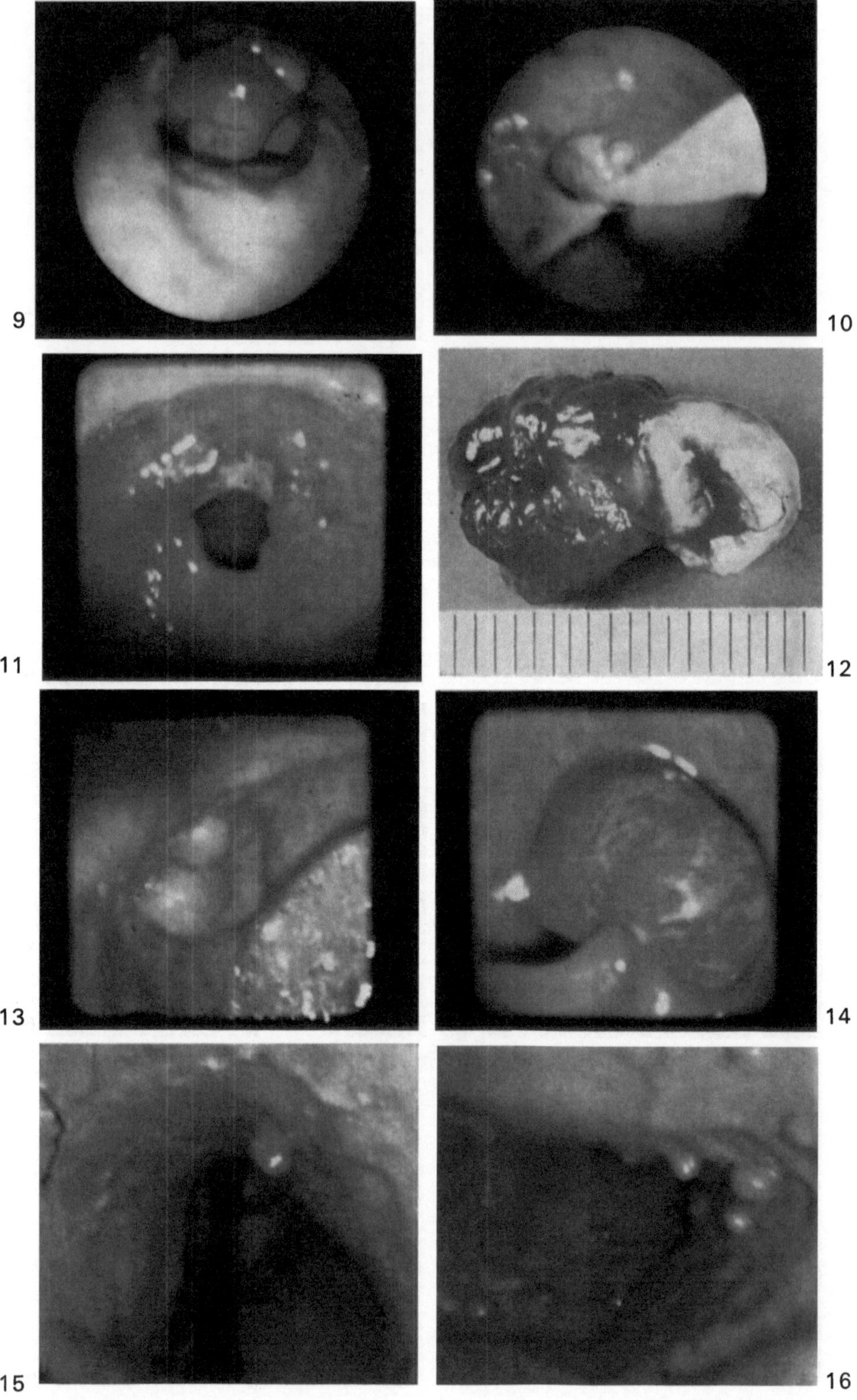

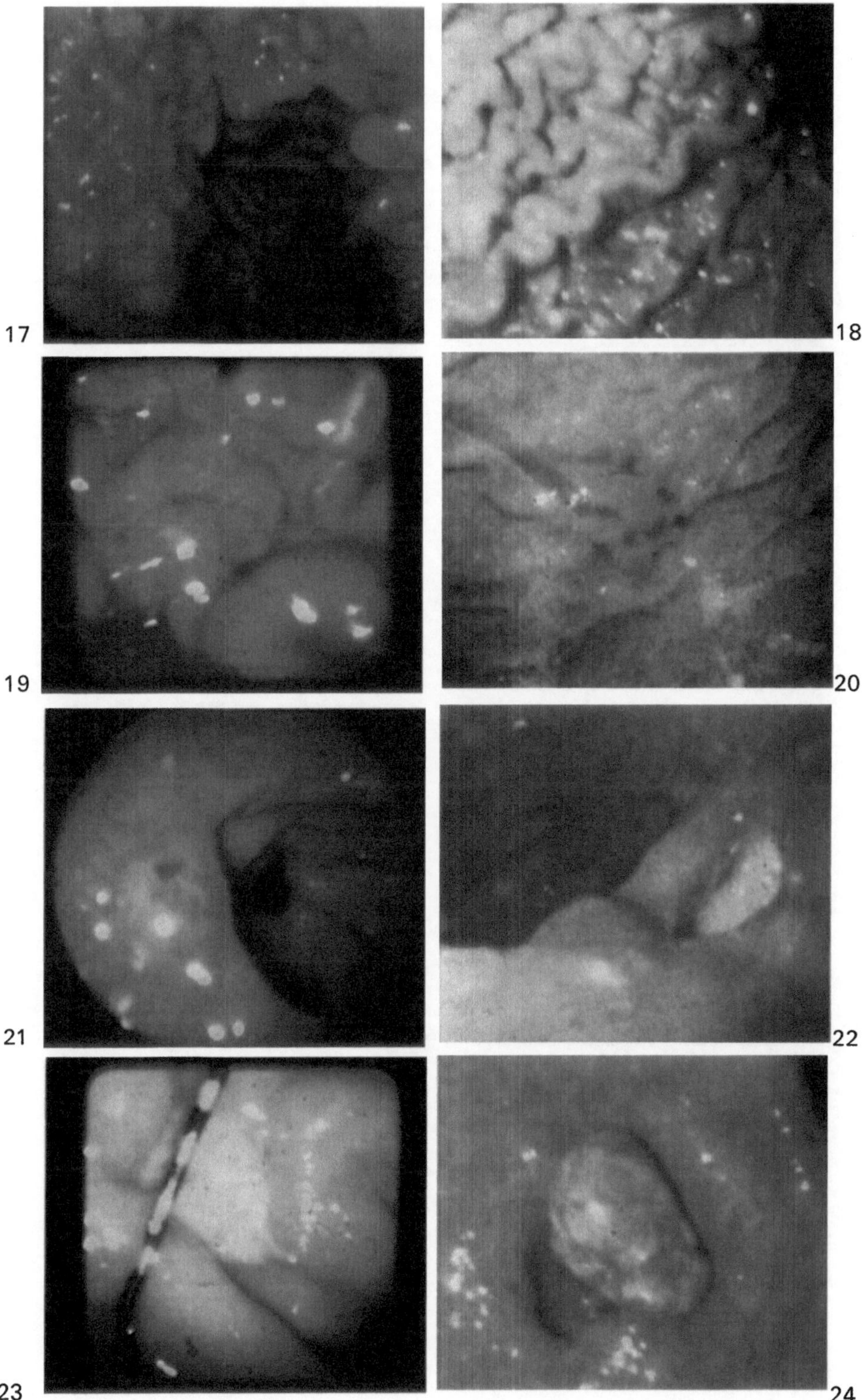

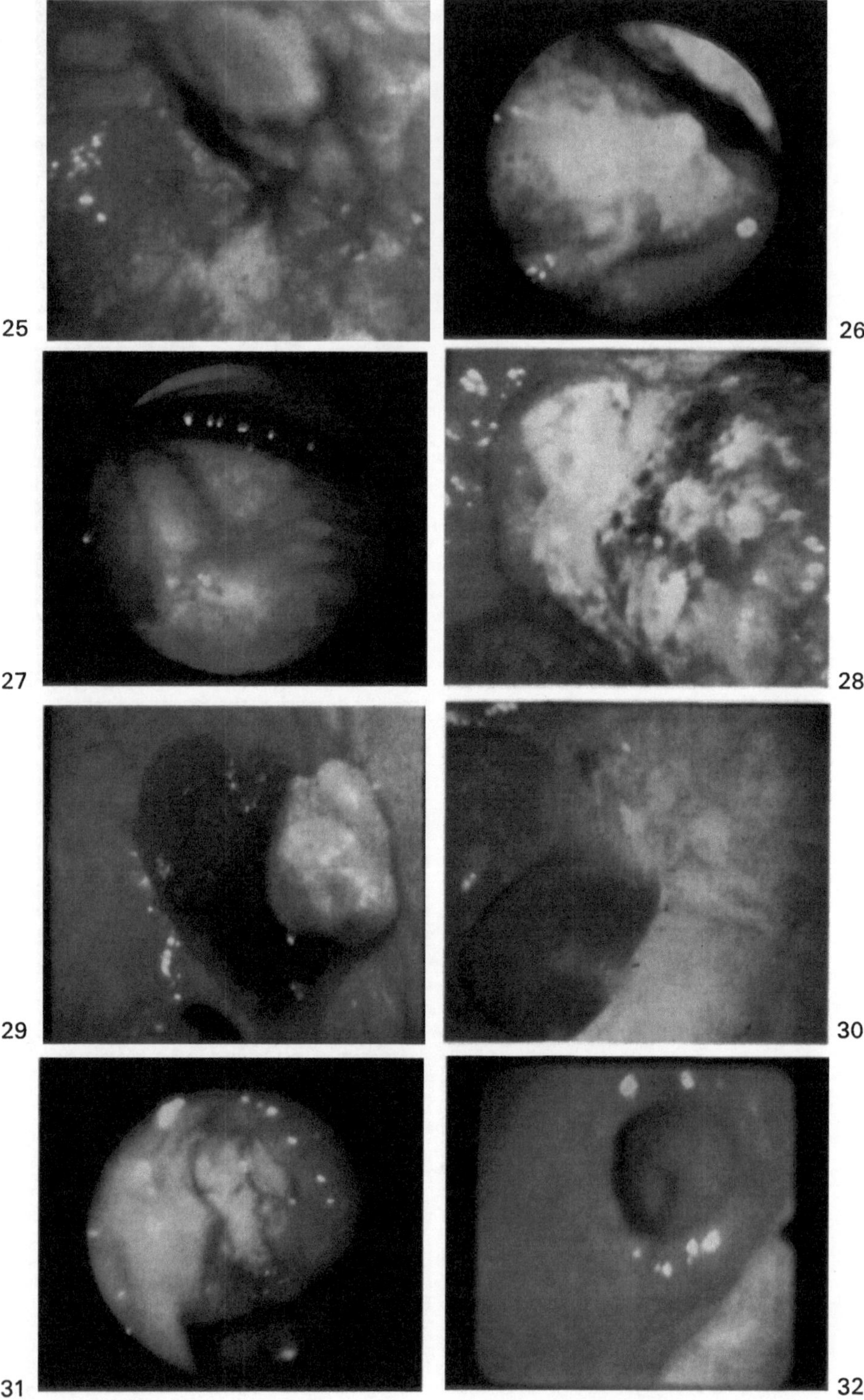

Literatur

BAARDSEN, A.: Granulomatos gastritt-gastrointestinal sarkoidose. Nord méd. **77**, 734 (1967)

BECK, I. T., KAHN, D. S., LACERTE, M., DOLYMAR, J., CALLEGARINI, U., GEOKAS, M. C., PHELPS, E.: Chronic duodenitis: A clinical pathological entity? Gut **6**, 376 (1965)

BELBER, J. P.: Endoscopic examination of the duodenal bulb: a comparison with x-ray. Gastroenterology **61**, 55 (1971)

BERG, H. H.: Wegweiser zur Frühdiagnose des Magenkrebses. Z. klin. Med. **145**, 258—273 (1949)

BERG, H. H.: Über das Wachstum d. Magenkrebses u. d. Frühdiagnose. Münch. med. Wschr. **92**, 31 (1950)

BERGEMANN, W.: Untersuchungstechnik mit der Gastrokamera. In: Gastrokamera-Untersuchung, S. 25. Berlin: de Gruyter 1971

BLACKWOOD, D., SILVIS, S. E.: Gastroscopic electrosurgery. Acta Hepato-Gastroent. **19**, 124 (1972)

BLACKWOOD, D., SILVIS, S. E.: Gastroscopic electrosurgery. Acta Hepato-Gastroent. **19**, 141 (1972)

CLASSEN, M.: Fibreendoscopy of the intestines. Gut **12**, 330 (1971)

CLASSEN, M.: Endoscopy in benign peptic ulcer. Clin. Gastroent. **2**, 315 (1973)

CLASSEN, M., DEMLING, L.: Präoperative Pankreasdiagnostik mit der Duodenoskopie. Chirurg **43**, 247 (1972)

CLASSEN, M., FRÜHMORGEN, P.: Operative endoscopy in the gastrointestinal tract. Acta Hepato-Gastroent. **19**, 124 (1972)

CLASSEN, M., FRÜHMORGEN, P., KOCH, H., BAUERLE, H., RÖSCH, W., DEMLING, L.: Operative Endoskopie im oberen Verdauungstrakt. Vortrag „Seminar für Gastroenterologische Endoskopie", Hamburg 1972

CLASSEN, M., FRÜHMORGEN, P., RÖSCH, W.: Gastrointestinale Endoskopie: Versuch einer Bewertung. Internist **14**, 245 (1973)

CLASSEN, M., KOCH, H.: Perorale Dünndarmbiopsie. Modifikation und Vereinfachung der Technik. Dtsch. med. Wschr. **93**, 2203 (1968)

CLASSEN, M., KOCH, H., DEMLING, L.: Duodenal ulcer: Improved diagnosis through endoscopy. In: Piccin Medical Books, p. 511. Padua 1971

CLASSEN, M., KOCH, H., DEMLING, L.: Papillotomie — Gallensteintherapie. In Vorbereitung

DAGRADI, A. F., BRODERICK, J. T., JULER, G., WOLINSKY, S., STEMPIEN, S. J.: The Mallory-Weiss syndrome and lesion. Amer. J. dig. Dis. **11**, 710 (1966)

DEMLING, L.: Die diagnostische Leistungsfähigkeit der Gastroendoskopie. Langenbecks Arch. Chir. **325**, 435 (1969)

DEMLING, L., CLASSEN, M.: Duodenojejunoskopie. Dtsch. med. Wschr. **95**, 1427 (1970)

DEMLING, L., CLASSEN, M.: Duodenojejunoscopy. Endoscopy **2**, 115 (1970)

DEMLING, L., CLASSEN, M., KOCH, H., DEYHLE, P.: Intestinal endoscopy. Rend. R. Gastroent. **3**, 178 (1971)

DEMLING, L., CLASSEN, M., KOCH, H.: Bulboduodenoscopy. In: Urgent endoscopy of digestive and abdominal diseases, p. 261. Basel: Karger 1972

DEMLING, L., KOCH, H.: Unterspritzung von Ulcera ventriculi mit Biogastronelösung. Unveröffentlicht

DEMLING, L., OTTENJANN, R., ELSTER, K.: Die Gastrobiopsie. Ergebn. inn. Med. Kinderheilk. **1968**, 31

DEMLING, L., OTTENJANN, R., ELSTER, K.: Endoskopie und Biopsie der Speiseröhre und des Magens, S. 72. Stuttgart: Schattauer 1972

DEYHLE, P., NUESCH, H.: Endoskopische Elektrochirurgie: Neue Aspekte. Schweiz. Arbeitsgruppe Gastroenterologische Endoskopie. Olten 1973

DEYHLE, P., OTTENJANN, R., CLASSEN, M., SEIFERT, E., LINDNER, H., SÄUBERLI, H.: Gastroskopische Schlingenbiopsie. Vortrag 5. Kongreß für Gastroenterologische Endoskopie, Erlangen, September 1973

DEYHLE, P., SEUBERTH, K., JENNY, S., DEMLING, L.: Endoscopic polypectomy in the proximal colon. Endoscopy **2**, 103 (1971)

DIEULAFOY, G.: Clinique médicale de l'Hotel-Dieu de Paris. Paris: Masson et Cie. 1898

DONALDSON, G. A., HAMLIN, E.: Massive hematemesis resulting from rupture of gastric artery aneurysms. New Engl. J. Med. **243**, 369 (1950)

ELSNER, H. D.: Ein Gastroskop. Klin. Wschr. **13**, 593 (1910)

ELSNER, H. D.: Mein verbessertes Gastroskop. Dtsch. med. Wschr. **49**, 253 (1923)

ELSTER, K.: Gegenwärtiger Stand der morphologischen Behandlung von Magenbiopsiepräparaten. Med. Welt **1965**, 349

ELSTER, K.: Die Biopsie des Dünn- und Dickdarms aus der Sicht des Pathologen. Vortrag 3. Kurs zur Einführung in die gastroenterologische Endoskopie und Biopsie (1969)

Elster, K.: Morphologie der Polypen des oberen Verdauungstraktes. In: Endoskopische Polypektomie im Gastrointestinaltrakt, S. 1. Stuttgart: Thieme 1973

Fahimi, H. D., Deren, J. J., Gottlieb, L. S., Zamcheck, N.: Isolated granulomatous gastritis: its relationship to disseminated sarcoidosis and regional enteritis. Gastroenterology 45, 161 (1963)

Frühmorgen, P., Demling, L., Seiler, C. F., Classen, M.: Gastrophotography-Gastroscopy. Endoscopy 4, 144 (1972)

Frühmorgen, P., Jenny, S., Classen, M., Bauerle, H., Koch, H., Demling, L.: Anamnese bei Ulcus und Narben im Bulbus duodeni. Dtsch. med. Wschr. 97, 188 (1972)

Frühmorgen, P., Habermalz, F., Demling, L., Haselmann, H.: The efficiency of gastrophotographic systems. An experimental study. Endoscopy 5, 1 (1973)

Gelzayd, E. A., Gelfand, D. W., Rinaldo, J. A., Jr.: Nonspecific duodenitis: A distinct clinical entity? Gastrointest. Endoscopy 19, 131 (1973)

Gütgemann, A., Schreiber, H. W.: Die Chirurgie des Magensarkoms. Stuttgart: Thieme 1960

Gutman, R. A., Bertrand, I., Peristiany, T. J.: Le cancer I estomac au debut. Paris: Gaston, Doin et Cie. 1939

Gutzeit, K., Teitge, H.: Die Gastroskopie. München-Berlin: Urban u. Schwarzenberg 1937

Hayashida, T., Kidokoro, S.: Stom. Intest. 4, 1167 (1969)

Hayashida, T.: Prognose der operierten Magen-Frühkarzinome. Gastroenterol. Endoscopy (Tokyo) 11, 115 (1969)

Henning, N.: Über ein neues Gastroskop. Dtsch. med. Wschr. 65, 1201 (1939)

Henning, N., Heinkel, K.: Die Saugbiopsie als Untersuchungsmethode in der Magendiagnostik. Münch. med. Wschr. 97, 832 (1955)

Henning, N., Keilhack, H.: Die gezielte Farbenphotographie in der Magenhöhle. Dtsch. med. Wschr. 64, 1329 (1938)

Hermanek, P., Gastrobiopsy in cancer of the stomach. Endoscopy 5, 144 (1973)

Hirschowitz, B. I.: Demonstration of a new gastroscope, the fiberscope. Gastroenterology 35, 50 (1958)

Hopkins, H. H., Kapani, N. S.: Nature (Lond.) 173, 39 (1954)

Jackson, Ch.: Gastroscopie. Arch. int. Laryng. 23, 785 (1907)

Jenny, S., Frühmorgen, P., Classen, M., Bauerle, H., Fuchs, H., Demling, L.: Endoskopisch-radiologische Diagnostik des Bulbus duodeni (Ulcus, Narbe). Dtsch. med. Wschr. 97, 118 (1972)

Kasugai, T.: Wert der gezielten Spülzytologie mit verschiedenen Spülflüssigkeiten und der gezielten Gastrobiopsie. Gastroenterol. Endoscopy (Tokyo) 10, 37 (1968)

Kasugai, T.: Evaluation of gastric biopsy and cytology under direct vision in the diagnosis of malignant gastric tumors. Vortrag 4. Weltkongress für Gastroenterology, Advance Abstracts, Kopenhagen 1970

Kawai, K.: Diagnosis of early gastric cancer. Endoscopy 1, 23 (1971)

Kawai, K., Akasaka, Y., Misaki, F., Murakami, K., Masuda, M.: Gastro-fiberscopic biopsy on early gastric cancer. Endoscopy 2, 82 (1970)

Kawai, K., Ida, K., Misaki, F., Akasaka, Y., Kohli, Y.: Comparative study for duodenal ulcer by radiology and endoscopy. Endoscopy 5, 7 (1973)

Kawai, K., Shimamoto, K., Misaki, F., Murakami, K., Masuda, M.: Erosion of gastric mucosa-pathogenesis, incidence and classification of the erosive process. Endoscopy 2, 168 (1970)

Koch, H.: Akute Magen-Darm-Blutung. Fortschr. Med. 90, 1093 (1972)

Koch, H.: Endoskopisch-radiologische Diagnose des Ulcus duodeni. Vortrag Internistenkongreß, Triest, September 1973

Koch, H., Classen, M.: Therapeutische Endoskopie im oberen Gastrointestinaltrakt. Fortschr. Med. 91, 807 (1973)

Koch, H., Deyhle, P., Rösch, W., Classen, M.: Die Biopsie des Magen-Darmkanals. Internist 11, 359 (1970)

Koch, H., Frühmorgen, P., Classen, M.: Duodenoskopie: Technik und Ergebnisse. Fortschr. Med. 91, 881 (1973)

Koch, H., Kozu, T., Bauerle, H., Classen, M., Demling, L.: Technik der Duodenoskopie. Fortschr. Endoskopie 1972, 101

Koch, H., Pesch, H.-J., Bauerle, H., Frühmorgen, P., Rösch, W., Classen, M.: Erste experimentelle Untersuchungen und klinische Erfahrungen zur Elektrokoagulation blutender Läsionen im oberen Gastrointestinaltrakt. Fortschr. Endoskopie 1972, 69

Konjetzny, G. E.: Der Magenkrebs. Stuttgart: Enke 1938

Kozu, T., Classen, M., Koch, H., Demling, L.: Duodenoskopie. Materia Medica Nordmark 23, 287 (1971)

Kussmaul, A.: Über Magenspiegelung. Ber. naturforsch. Ges. Freiburg 5, 112 (1868)

LEUK, H.: Untersuchungen zur pathologischen Anatomie des menschlichen Magens mit Berücksichtigung der praktischen Verwendbarkeit anatomisch diagnostizierter Magenschleimhautstückchen. Z. klin. Med. **37**, 296 (1899)

LOCALIO, S. A., STAHL, W. M.: Diverticular disease of the alimentary tract. Curr. Probl. Surgery 1968

LOENING, K., STIEDA, A.: Die Untersuchung mit dem Magenspiegel. Mitt. Grenzgeb. Med. Chir. **21**, 181 (1910)

MAHLO, A.: Gastritisprobleme. Münch. med. Wschr. **103**, 1225 (1961)

MALLORY, G. K., WEISS, S.: Hemorrhages from lacerations of the cardiac orifice of the stomach due to vomiting. Amer. J. med. Sci. **178**, 506 (1929)

MASUDA, H.: Zur Verbesserung der Prognose des Magenkarzinoms. Therapiewoche **20**, 1753 (1970)

MIKULICZ, J.: Über Gastroskopie. Wien. med. Press **22**, 1410 (1881)

MIKULICZ, J.: Über Gastroskopie und Ösophagoskopie. Zbl. Chir. 1881, 43

MISAKI, F., SEIFERT, E., LESCH, P.: Lokale Injektionstherapie von Ulcera ventriculi. Vortrag 5. Kongreß für Gastroenterologische Endoskopie. Erlangen, September 1973

MUTO, M.: Der Magenkrebs (japanisch). Kanehara, Tokyo (1962)

NAQVI, M. S., BURROWS, L., KARK, A. E.: Lymphoma of the gastrointestinal tract. Ann. Surg. **170**, 221 (1969)

NAMIKI, M., KAWAUCHI, H., UEDA, N., NAKAGAWA, K.: Local injection treatment of gastric ulcer with fiberscope. IInd World Congr. of Gastrointest. Endoscopy. Rome-Copenhagen 1972. Abstracts of Scientific Reports

NELSON, R. S., LANZA, F. L.: Endoscopy in the diagnosis of gastric lymphoma and sarcoma. Amer. J. Gastroent. **50**, 37 (1968)

OI, J., KOBAYASHI, S., KONDO, T.: Endoscopic pancreatocholangiography. Endoscopy **2**, 103 (1970)

OKABE, H., MITSUI, K., TAMECHIKA, Y., NIIZEKI, K.: Endoskopische Differentialdiagnose des Magenfrühkarzinoms. Leber Magen Darm **3**, 64 (1973)

OSHIMA, H.: Neue Untersuchungsmethode mit der Gastrokamera in der Magenhöhle. Med. Klin. **60**, 1807 (1965)

OSHIMA, H.: Routinemäßige Gastrokamera-Untersuchung und ihre technischen Fortschritte. Dtsch. med. J. **20**, 254 (1969)

OSHIMA, H.: Intragastrale Photographie mit der Gastrokamera-Untersuchungstechnik und Orientierung im Bild. Dtsch. med. J. **21**, 585 (1970)

OSHIMA, H.: Allgemeine Beurteilungskriterien von Gastrokamera-Bildern. In: Gastrokamera-Untersuchung, S. 49. Berlin: de Gruyter 1971

OSHIMA, H., BERGEMANN, W., GALARZA, J.: Ambulante Reihenuntersuchungen des Magens mit der Gastrokamera. Fortschr. Endoskopie 1970, 173

OTTENJANN, R.: Technik und Bedeutung der Gastroskopie. In: Gastroenterologische Endoskope und Biopsie, S. 21. Erlangen 1968

OTTENJANN, R.: Gastric carcinoma as a small, polyp-like lesion with associated benign polyp. Endoscopy **2**, 138 (1970)

OTTENJANN, R., DEMLING, L.: Die gezielte endoskopische Gastrobiopsie. Münch. med. Wschr. **107**, 2077 (1965)

OTTENJANN, R., LUX, G., HENKE, M., STRAUCH, M.: Big particle biopsy. Endoscopy **5**, 139 (1973)

PALMER, E. D.: The vigorous diagnostic approach to uppergastrointestinal tract hemorrhage. J. Amer. med. Ass. **207**, 1477 (1969)

PAUL, F., SEIFERT, E.: Der Pseudopylorus — Häufigkeit und diagnostische Bedeutung. Endoscopy **3**, 86 (1971)

PESCH, H.-J., KOCH, H., CLASSEN, M.: Experimentelle und histologische Untersuchungen zur Elektrokoagulation blutender Läsionen im oberen Gastrointestinaltrakt. Leber Magen Darm **3**, 172 (1973)

PRESENT, D. H., LINDNER, A. E., JANOWITZ, H. D.: Granulomatous diseases of the gastrointestinal tract. Ann. Rev. Med. **17**, 243 (1966)

RÖSCH, W.: Persönliche Mitteilung.

RÖSCH, W., HARTWICH, G., ELSTER, K., OTTENJANN, R.: Gastric lymphoma. Endoscopy **3**, 28 (1971)

RÖSCH, W., OTTENJANN, R.: Gastric erosions. Endoscopy **2**, 82 (1970)

RÖSCH, W., OTTENJANN, R.: Magenerosionen. Med. Klin. **65**, 2018 (1970)

ROYER, M., CROXATTO, O., BIEMPICA, L., MORRISON, A.: Biopsia duodenal por aspiración bajo control radioscópico. Pren. méd. argent. **42**, 2515 (1955)

SAKITA, R., ORGURO, Y., TAKASU, S., HISAYUKI, F., MIWA, T., YOSHIMORI, M.: Observations on the healing of ulcerations in early gastric cancer. Gastroenterology **60**, 835 (1971)

Salmon, P. R., Brown, P., Htut, T., Read, A. E.: Endoscopic examination of the duodenal bulb: clinical evaluation of forward- and side-viewing fibreoptic systems in 200 cases. Gut 13, 170 (1972)

Schindler, R.: Die diagnostische Bedeutung der Gastroskopie. Münch. med. Wschr. 69, 535 (1922)

Schindler, R.: Gastroscopy. New York: Hafner Publishing 1950

Seifert, E., Elster, K.: Endoskopische Polypektomie am Magen. Dtsch. med. Wschr. 97, 1199 (1972)

Shindo, S., Kanke, K., Yanagisawa, F.: Duodenofiberscopy. Endoscopy (Tokyo) 12, 70 (1970)

Shiner, M.: Duodenal biopsy. Lancet 1956 I, 17

Sielaff, H. J.: Die Bedeutung der bioptischen Untersuchung des Intestinaltraktes für Diagnose und Therapie intestinaler Störungen. Internist 2, 479 (1962)

Suzuki, Sh., Suzuki, H., Endo, M., Takemoto, T., Kondo, T., Nakayama, K.: Endoscopic dyeing method for diagnosis of early cancer and intestinal metaplasia of the stomach. Endoscopy 5, 124 (1973)

Stadelmann, O.: Klinische Bedeutung der gezielten Gastrobiopsie. Endoscopy 1, 185 (1969)

Stadelmann, O.: Die Bedeutung der Gastroskopie in der klinischen Diagnostik. Schweiz. Rundschau f. Medizin Praxis 59, 776 (1970)

Stadelmann, O., Elster, K., Chi, Ph. H., Ottenjann, R.: Ergebnisse endoskopischer Gastroskopie. Dtsch. med. Wschr. 94, 839 (1969)

Stadelmann, O., Miederer, S. E., Löffler, A., Müller, R., Käufer, C., Elster, K.: So-called early gastric cancer and its detection. Endoscopy 5, 70 (1973)

Stadelmann, O., Ottenjann, R.: Gastroenterologische Notfälle-Blutung. Therapiewoche 11, 438 (1970)

Stollreiter, H.: Das Excisionsgastroskop (Neue Vorrichtung am Gastroskop zur Gewebsentnahme). Schweiz. med. Wschr. 80, 944 (1950)

Takagi, K.: Study of duodenoscopy by using fibregastroscope. In: Endoscopy of the digestive system, p. 70. Basel: Karger 1968

Tanaka, K.: Die Gastrokamera und ihre klinische Anwendung, S. 374. Tokyo: Bunkodo Verlag 1966

Tanaka, H., Fukumoto, Sh., Okito, E., Sakumoto, K., Ishihara, K.: Bioptische Diagnostik des Magenfrühkarzinoms. Leber Magen Darm 3, 69 (1973)

Tomenius, J.: An instrument for gastric biopsies. Gastroenterology 15, 498 (1950)

Tsuneoka, K., Uchida, T.: Endoscopic polypectomy of the stomach. Vortrag: Weltkongreß f. Gastroenterologie, Kopenhagen 1970

Turell, R.: Sigmoidorectal electrosurgical snare. N. Y. St. J. Med. 49, 2311 (1949)

Ujiie, T., Takazawa, T., Ikeda, S., Mikuni, C., Kayashi, J., Shimoda, A.: Intramural stomach injection under direct gastrofibrescope observation. Endoscopy 3, 73 (1971)

Uji, T.: Zit. nach Oshima, H.: Gastrokamera-Untersuchung, S. 3. Berlin: de Gruyter 1971

Umezaki, Y., Rider, J. A., Puletti, E. J.: Experience with 500 fiberendoscopic examinations of the upper gastrointestinal tract. Endoscopy 5, 130 (1973)

Youmans, C. R., Patterson, M., Mc Donald, D. F.: Cytoscopic control of gastric hemorrhage. Arch. Surg. 100, 721 (1970)

Cytologie des Magens

S. WITTE, Karlsruhe

Mit 7 Abbildungen

Die Cytologie des Magens ist eine Exfoliativcytologie. Die mikroskopische Untersuchung des sog. Magennüchterninhaltes auf Zellen, insbesondere auf Leukocyten, die durch die Magenschleimhaut in das Magenlumen ausgewandert sind, spielt keine diagnostische Rolle mehr. Diese Methode wurde in der 4. Auflage dieses Handbuches kurz dargestellt. Die geschichtliche Entwicklung der Exfoliativcytologie des Magens läßt sich in drei Abschnitte gliedern: 1. die bis ins letzte Jahrhundert zurückreichenden ersten Versuche, Zellmaterial von der Magenschleimhaut unter klinischen Bedingungen zu gewinnen und mikroskopisch zu untersuchen, 2. der systematische Ausbau einer klinischen Magencytologie und 3. die Entwicklung endoskopisch gezielter Entnahmetechniken.

Zusammenstellungen der älteren Arbeiten finden sich in Monographien von HENNING u. WITTE (1954) und GIBBS (1968). Die moderne Entwicklung begann mit den Arbeiten von PAPANICOLAOU u. COOPER (1947, nach einem Vortrag im Dezember 1946) und HENNING (1950, nach einem Vortrag im März 1949).

I. Methoden der Materialgewinnung

A. Ungezielte Entnahmetechniken

Es wurden in kurzer Zeit eine Reihe verschiedener Methoden der Zellgewinnung angegeben, nachdem sich zeigte, wie entscheidend die Entnahmetechniken die Ergebnisse beeinflussen. Ausgehend von der alten Beobachtung, daß der Magennüchterninhalt kein verwertbares cytologisches Material liefert, gingen die methodischen Entwicklungen in zwei Richtungen, die sich schon in den ersten Arbeiten abzeichneten: 1. Maßnahmen, durch Spülung des Magens verwertbare Zellen zu gewinnen und 2. instrumentelle Techniken für ein mechanisches Abstreifen der Magenschleimhaut. Entsprechend dem Stand der Gastroskoptechniken mußten alle Zellgewinnungsmethoden „blind" arbeiten, weil die Gastroskope bis zur Entwicklung sog. Operationsgastroskope (s. S. 328) keinen Instrumentierkanal zum Einführen von zusätzlichen Sondeninstrumenten besaßen.

1. Spülmethoden

Am ältesten und bis heute noch weit im Gebrauch ist die Magenspülung oder -waschung mit physiologischer Kochsalzlösung, für die ULFELDER et al. (1941) die erste Standardtechnik angegeben haben. Durch einen dicken Magenschlauch, der am distalen Ende mehrere seitliche Öffnungen hat, wird der Nüchterninhalt abgesaugt und dann 100 bis 250 ml physiologischer Kochsalzlösung oder Ringerlösung in den Magen unter Druck eingeführt und wieder abgesaugt. Dieser Vorgang wird mehrere Male wiederholt und dabei der Kranke in verschiedene Körperlagen gebracht, so daß die Mageninnenwände möglichst vollständig gespült werden. Abschließend soll die Spülflüssigkeit quantitativ abgesaugt werden. Man untersucht ihr Sediment. Mit dieser Methode haben Raskin et al. (1959), Schade (1960), Taebel et al. (1965) neben vielen anderen befriedigende Resultate publiziert.

Da bei dieser Spülmethode meist nur einzeln liegende Zellen oder höchstens kleine Zellgruppen zutage gefördert werden, versuchte man, durch proteolytische Zusätze die Zellausbeute zu steigern. Es sollte hierdurch der an der Magenwand haftende Schleim entfernt und die Zellen leichter aus der Schleimhautoberfläche abgelöst werden. Rosenthal u. Traut (1951) haben eine Papainlösung verwendet (10 g Papain und 3 g Cystein in 500 ml Phosphatpuffer pH 7,2). Weite Anwendung hat die von Rubin u. Benditt (1955) angegebene Chymotrypsinlösung gefunden. Nachdem der Magen mit Ringerlösung leergespült wurde, gibt man 500 ml 0,1 Mol Acetatpuffer pH 5,6, in dem 6 mg kristall. α-Chymotrypsin gelöst sind, für 10 min in den Magen, klemmt den Magenschlauch ab, läßt den liegenden Kranken verschiedentlich seine Körperlage ändern und saugt dann den Mageninhalt vollständig ab. Nach Yamada (1964) beträgt die optimale Chymotrypsinkonzentration 5 bis 10 mg/100 ml Pufferlösung. Trypsin ist in gleicher Weise geeignet. Auch Brandborg et al. (1969) fanden eine höhere Zellausbeute mit einer Chymotrypsinlösung von 5 bis 6 mg/100 ml im Vergleich zu der von Rubin u. Benditt (1955) angegebenen Konzentration. Eine schnelle weitere Verarbeitung der Spülflüssigkeit ist notwendig. So haben Arnold et al. (1960) das Zentrifugieren gleich am Krankenbett empfohlen, Raskin et al. (1959) das Sammeln in eisgekühlten Gläsern. Brandborg et al. [1961 (1)] haben die Chymotrypsinspülung vereinfacht. Der Kranke trinkt 1 Glas Wasser, in dem 7 mg α-Chymotrypsin gelöst sind. Nach 30 min saugt man den Magen leer und erhält so die erste Fraktion. Dann spült man den Magen unter Druck mittels einer Spritze mit 50 bis 100 ml physiologischer Kochsalzlösung für etwa 3 min mit der üblichen Technik, saugt ab und erhält so die zweite Fraktion. Schließlich instilliert man die Chymotrypsinlösung von Rubin u. Benditt, läßt den liegenden Kranken im Sinne einer Rollkur in 2 min auf Rücken, Bauch und beiden Seiten und saugt schließlich in Linksseitenlage vollständig ab (dritte Fraktion). Das Sammeln des Zellsediments erfordert jeweils nur eine 5 min lange Zentrifugation bei mäßiger Tourenzahl (3000 bis 5000 einer üblichen Laborzentrifuge). Zum möglichst vollständigen Dekantieren der überstehenden Flüssigkeit empfehlen wir nach dem vorsichtigen Abgießen, die Zentrifugenröhrchen umgedreht auf Filterpapier zu stellen und so die Restflüssigkeit vom Glas absaugen zu lassen. Für eine besonders intensive Spülung der Magenwände wurden spezielle mehrlumige Sonden angegeben, so von Martinez (1958) sowie Bastos u. Madeira (1964), in Verbindung mit einem Druckspülapparat von Wenger u. Penfold (1970).

2. Abrasivmethoden

Die *Zelltupfsonde* (Henning, 1950) besteht im Prinzip aus einem etwa bohnengroßen Schwammgummitupfer, der an einen Drahtmandrin aufgeschraubt ist. Während beides ursprünglich von einem dicken Magenschlauch aufgenommen wurde, bewegte sich der Mandrin bei einer späteren Modifikation in einer dünnen Magensonde, während eine etwas dickere Gummihülse das distale Ende bildete. In dieser Hülse befindet sich der Tupferkopf. Zum Einführen wird die Öffnung der Gummihülse mit einem passenden Gelatinepfropfen oder Cellophanplättchen verschlossen. Im Magen schiebt man mit einem am oralen Sondenende angebrachten Handgriff den Tupferkopf aus der Hülse vor, wobei die Verschlußkappe, die eine Verunreinigung des Tupfers mit Rachen- und Speiseröhrenschleim verhindert hat, abgehoben wird. Dann wird der vorgeschobene Tupfer einige Male an der Magenwand vor- und zurückgeführt. Danach zieht man ihn in die Gummihülse zurück und entfernt die Sonde. Das Zellmaterial sammelt man durch Ausspülen in etwa

10 ccm physiologischer Salzlösung und Sedimentieren. Ein modifiziertes Modell zur Untersuchung des Antrums ist länger und in seinem distalen Ende auf etwa 15 cm versteift und leicht abgewinkelt. Es ist auch eine Kombination mit der blinden Magensaugbiopsie (HEINKEL u. LANDGRAF, 1962) möglich, wobei an Stelle des Tupferkopfes das Ringmesser mit Messerhülse zur Excision angeschraubt wird (WITTE, 1962).

Der *Abrasivballon* wurde 1950 von PANICO et al. angegeben. Es handelt sich um einen Gummicondom mit aufgerauhter Außenseite. Er ist an einem dünnen doppellumigen Magenschlauch befestigt und wird nach dem Einführen im Magen aufgeblasen. Zuvor saugt man den Magennüchterninhalt durch den zweiten Sondenkanal ab, der in einer mehrfach perforierten Metallolive distal von dem Ballon endet. Den aufgeblasenen Ballon zieht man bis zur Kardia zurück und läßt ihn dann mit der Peristaltik durch den Magen vorwärts wandern. Am Pylorus angelangt, wird die Luft abgelassen. Nach einem Wiederaufblasen und Zurückziehen zur Kardia beginnt man die Prozedur von neuem. Zugleich saugt man den Mageninhalt durch den zweiten Sondenkanal ab. Schließlich wird der kollabierte Ballon entfernt, seine Außenfläche in physiologischer Salzlösung abgespült, das Sediment gesammelt und sichtbare fest haftende Partikel gesondert ausgestrichen.

Eine Modifikation des Ballons von RUBIN et al. (1953) trägt eine mit Quecksilber gefüllte verlängerte Spitze, die bis ins Duodenum vorgleiten soll, um so eine Abrasion des Antrums mit dem Ballon zu sichern.

Wenn auch die Zellausbeute mit dieser Technik gut ist, so konnte sich die Methode doch wegen der für den Kranken recht belästigenden Prozedur nicht durchsetzen.

Das gilt auch für die *Magenbürste* von AYRE u. OREN (1952), die zu einer erheblichen Traumatisierung der Magenwände führt. In einem dünnen Magenschlauch gleitet ein Mandrin, der von außen mit einer Kurbel bedient wird und am distalen Ende zwei Branchen von dünnen Borsten trägt. Sie spreizen sich, wenn die Borsten aus der Sonde vorgeschoben werden und lassen sich von außen in rotierende Bewegung versetzen. Nachher wird die Bürste in den Schutz der Sonde zurückgezogen und nach dem Entfernen des Instrumentes das Zellmaterial durch Abstreifen der Borsten auf Objektträger aufgebracht.

Ein Bürsteninstrument, dessen Abrasionsteil ein verdeckt in einem Schlauch einführbares Bündel von Nylonschlingen bildet, hat NIEBURGS (1956) angegeben. Man kann die Schlingenbürste im Magen ausfahren, rotieren lassen und danach wieder in den Schlauch zurückziehen. Die Zellen sammelt man durch Abstreifen des Faserbündels auf Objektträger.

CABRÉ-FIOL u. GARCIA (1956) haben die mechanische Abrasion durch Nylonschlingen mit der anschließenden Magenspülung kombiniert. Auch eine Verbindung zwischen Abrasivmethoden und proteolytischen Spülflüssigkeiten ist mehrfach versucht worden, so von RUBIN et al. (1953), CLAYMAN et al. (1959) mit α-Chymotrypsin und von CONTE u. CONTE-MARTI (1956), RICHIR u. LAMBLING (1958) mit Papain.

B. Gezielte Entnahmetechniken

Wenn durch röntgenologische oder endoskopische Methoden eine umschriebene Läsion im Magen entdeckt oder vermutet wurde, so sollte die Cytodiagnostik möglichst gezielt entnommenes Material verwenden. Erste Versuche in dieser Richtung ergaben sich mit Hilfe der Zelltupfsonde durch Entnahme in der von außen bestimmten Distanz des Tupferkopfes von der Zahnreihe, insbesondere bei Prozessen an der Kardia oder auch mit dem verlängerten Modell für das präpylorische Antrum unter gleichzeitiger Röntgenkontrolle. Eine Methode zur röntgenologisch gerichteten Magenspülung haben SABURI et al. (1967) angegeben. Sie verwenden einen röntgenkontrastgebenden Magenschlauch mit mehreren Löchern am distalen Ende und spülen mit einer Chymotrypsinlösung, die durch Zusatz eines wasserlöslichen Kontrastmittels (Urokolin®) markiert ist.

Genauer als die röntgenologische Kontrolle ist die endoskopisch gezielte Zellentnahme. Nachdem erste Versuche mit semiflexiblen Operationsgastroskopen und cytologischer Sekretabsaugung von DEBRAY et al. (1964) unternommen wurden, eröffnete sich eine breite Anwendung erst durch die Entwicklung vollflexibler und dirigierbarer Gastroskope mit Instrumentierkanal (s. S. 328). Es lassen sich Spül- und Abrasivmethoden anwenden. So kann man durch den Instrumentierkanal einen Spülkatheter einführen und unter endoskopischer Sicht auf die eingestellte Magenwandpartie einen scharfen Flüssigkeitsstrahl richten. Dem gleichen Zweck dienen auch spezielle Spülgastroskope (z. B. Modell GFC der Firma Olympus, Tokio). Erste Mitteilungen mit dieser Methode stammen aus Japan (KASUGAI, 1964; SHIDA et al., 1965; KASUGAI et al., 1966; SAKITA et al., 1966, Übersicht bei KASUGAI, 1969). Zur mechanischen Abrasion wird eine kleine Bürste verwendet, die an einer Sonde durch den Instrumentierkanal eines geeigneten Fibergastroskops eingeführt und an die suspekte Läsion herangeführt wird. Durch mehrmaliges Entlangstreifen an der Schleimhaut läßt sich ein Areal von einigen Quadratzentimetern Größe untersuchen. Die Zellen sammelt man durch Ausspülen der Bürste in einigen Millilitern physiologischer Salzlösung und Abzentrifugieren. Wenn man unter endoskopischer Sicht vorgeht und ein blindes Vorschieben der Sonde vom Instrument weg vermeidet, so ist die Methode gefahrlos. Sie läßt sich auch mit der Zangenbiopsie kombinieren, einmal in dem stets zu empfehlenden Sinne, daß man die Zangenbiopsie zur histologischen Materialverarbeitung in der gleichen Sitzung wie die gastroskopische Zellbürstung vornimmt. Des weiteren ist von INUI et al. (1970) empfohlen worden, die mit der Zange entnommenen Gewebepartikel auch cytologisch zu verwerten, indem man von ihnen Tupfpräparate herstellt, bevor man die Partikel der histologischen Aufarbeitung zuführt. Die Ausbeute an Tumorbefunden haben OSTERTAG et al. (1972) hierdurch gegenüber der Schnittbeurteilung allein steigern können.

Erfahrungen mit der gastroskopisch gezielten Bürstenabrasion haben zuerst KURU (1966) und FUKUDA et al. (1967) aus Japan mitgeteilt. Erste Beobachtungen aus anderen Ländern stammen von WITTE (1969), PROLLA et al. (1971) sowie SERCK-HANSSEN et al. (1971).

II. Vorbereitung des Kranken

Im allgemeinen genügt es zur Gewinnung eines geeigneten Zellmaterials, den Kranken etwa 12 Std vor der geplanten Materialentnahme fasten zu lassen. Am besten erhaltene Zellen liefern Mägen mit erloschener Magensäureproduktion. Bei Fällen mit erhaltener Säuresekretion haben wir empfohlen, eine Magenspülung vorausgehen zu lassen, 30 min vor der Untersuchung 0,5 mg Atropin zu injizieren und der physiologischen Salzlösung, in der man Tupferkopf oder Zellbürste ausspült, 5000 E Trasylol und eine kleine Menge EDTA (Titriplex III, Dinatriumsalz der Äthylendiamintetraessigsäure) zuzufügen, um so proteolytische Vorgänge auszuschalten (WITTE u. BRESSEL, 1965)

Wesentlichen Schwierigkeiten begegnet eine aussichtsreiche Gastrocytodiagnostik bei dem Vorliegen von Retentionserscheinungen durch Pylorusstenose oder einen stenosierenden und zerfallenden Tumor. Hier wird eine mehrtägige Vorbereitung mit flüssiger Kost empfohlen, in schweren Fällen auch eine ausgiebige

Magenspülung am Abend vor der geplanten Untersuchung. Wenn man unter endoskopischer Sicht Material entnehmen kann, so ist die erwähnte Vorbereitung des Kranken schon für die Spiegelung notwendig, aber für die cytologische Materialentnahme nicht so kritisch, weil man sich mit der in vielen Gastroskopen vorhandenen Spülvorrichtung das Untersuchungsfeld freispülen kann. Im allgemeinen gilt aber, daß in derartigen Fällen die Aussichten für eine befriedigende cytologische Untersuchung sinken.

III. Verarbeitung des Zellmaterials

Das Zellmaterial liegt bei den meisten Methoden als dekantiertes Sediment in Zentrifugengläsern vor. Die überstehende Flüssigkeit soll möglichst vollständig abgetrennt werden, um osmotische Einwirkungen auf das ausgebreitete Zellmaterial hintanzuhalten. Wir saugen hierzu die an der Innenwand des Zentrifugenröhrchens haftende Flüssigkeit mit Filterpapier ab. Dann wird das Sediment mittels Glasstab, Spatel oder Metallöse auf Objektträger gebracht. Es sollte möglichst dünn und gleichmäßig aufgetragen werden und etwa zwei Drittel der Objektträgerfläche bedecken. Dabei darf beim Ausstreichen nicht dieselbe Präparatstelle zweimal berührt werden. Uns hat es sich bewährt, zuerst ein etwa glasstecknadelkopfgroßes Partikel auf den Objektträger zu bringen, dann mit einem Deckgläschen zu bedecken und durch sanftes Andrücken auszubreiten. In diesem Zustand können die Präparate der Nativmikroskopie zugeführt werden. Zum Fixieren ziehen wir dann das Deckgläschen seitlich über den Objektträger und entfernen es hierdurch. Das Material bleibt in dünner Schicht auf dem Objektträger haften und ergibt brauchbare gefärbte Präparate.

Sofort nach dem Herstellen des Objektträgerausstriches muß er in feuchtem Zustand fixiert werden. Die Originalmethode verwendet hierzu das Einstellen in eine Lösung von gleichen Teilen Äther und absolutem Alkohol. Um das Abschwimmen von Präparatteilen hintanzuhalten, wurde an Stelle des Äthers der Zusatz eines vierten Teils Glycerin zum Alkohol empfohlen. Die Fixierung soll mindestens 1 bis 2 Std dauern. Eine praktisch wichtige Verbesserung der Fixierung ergab sich durch die Sprühfixative, die man aus einer Spraydose als dünnen wasserlöslichen Film auf die feuchten Ausstriche aufsprüht. Der Film wird in etwa 5 bis 7 min fest und ermöglicht einen sicheren Versand der Präparate. Die mit Äther-Alkohol fixierten Präparate lassen sich nur versenden, wenn man ein Austrocknen verhütet. Hierzu werden die aus der Fixiercuvette entnommenen Präparate mit einigen Tropfen Glycerin und einem trockenen leeren Objektträger bedeckt und z. B. mit einem Gummiband umwickelt. Vor dem Färbevorgang muß der bedeckende Objektträger vorsichtig abgelöst werden, indem man beide wieder in Äther-Alkohol einstellt.

IV. Mikroskopische Untersuchungsverfahren

A. Nativverfahren

Die Untersuchung von frischen unfixierten Zellpräparaten wird selten geübt, da sie an eine enge zeitliche und räumliche Verbindung zwischen der Material entnehmenden Stelle und dem cytologischen Untersucher gebunden ist. Sie bietet jedoch cytomorphologisch interessante und diagnostisch wichtige zusätzliche Befunde, die das gefärbte Präparat nicht liefern kann, zum Teil auch, wie bei der intravitalen Fluorochromierung, ganz neuartige Ergebnisse.

Phasenkontrastverfahren. Wir verwenden die Nativdiagnostik im Phasenkontrastmikroskop seit Beginn unserer Untersuchungen regelmäßig bei allen cytologischen Magenpräparaten (Witte, 1951; Henning u. Witte, 1952). Die Methode liefert gegenüber den üblichen Färbungen zusätzliche Informationen über feinere Cytoplasmastrukturen, so die Sekretionserscheinungen in den Magenepithelzellen und den Magenfundusdrüsen, über die Kernmembran und über die Kernkörperchen. Außerdem läßt sich das gesamte zutage geförderte Zellmaterial in kurzer Zeit durchmustern ohne die Gefahr von Zellverlusten bei den Fixierungs- und Färbeprozeduren. Hierdurch hat sich die Ausbeute an Tumorzellbefunden gegenüber der Papanicolaou-Färbung um 7% erhöhen lassen.

Man verwendet die auf S. 359 beschriebenen Deckglaspräparate, die das Zellsediment in möglichst dünner capillärer Schicht ausgebreitet haben sollen. Man kann sie in einer feuchten Kammer etwa 1 bis 2 Std vor der Untersuchung aufbewahren. Für eine längere Beobachtung unter dem Mikroskop ist die Umrandung des Deckglases mit Paraffin empfehlenswert.

Das Phasenkontrastverfahren, das für optische Weglängendifferenzen unter ein Zehntel der Beobachtungswellenlänge optimal ist, findet seine technische Grenze bei dicken vielzelligen Präparatstellen, die optisch nicht mehr aufzulösen sind. Hier bietet das *Interferenzkontrastverfahren* nach Nomarski eine geeignete Erweiterung (Wunderer u. Witte, 1968), das Zellstrukturen auch an dickeren Objekten ohne störende Beugungserscheinungen mit geringerer Schärfentiefe darstellt, wie am Magen, z. B. die Cymogengranula der Fundusdrüsenzellen.

Die Supravitalfärbung mit *Toluidinblau* haben wir zur feineren Differenzierung bestimmter Zellstrukturen in Magenepithel- und Tumorzellen angegeben (Henning u. Witte, 1952; Witte, 1967). Es werden bevorzugt dargestellt die Kernmembran, die Kernkörperchen und die Sekretionserscheinungen im Cytoplasma. Man setzt der Spülflüssigkeit vor dem Sedimentieren einige Tropfen der gesättigten wäßrigen Toluidinblaulösung zu. Die mikroskopische Untersuchung kann im Hellfeld wie besonders auch im Phasenkontrast vorgenommen werden.

Intravitale *Fluorochromierung* (mit Atebrin oder Akranil). Manche Aminoacridinfarbstoffe haben besondere Affinitäten zu malignen Tumoren wie besonders das Antimalariamittel Atebrin (Quinacrine) und das verwandte Akranil (Ackerman et al., 1968; Bingold et al., 1955), was wahrscheinlich auf ihrem Eingriff in den Adenosinstoffwechsel beruht (van Dyke et al., 1970). Witte (1955) hat eine Methode zur Fluorescenzanfärbung von Tumorzellen nach oraler Zufuhr dieser Aminoacridinfarbstoffe angegeben. Der Patient erhält an 2 Tagen vor der geplanten Zellgewinnung je 0,5 g Akranil (oder Atebrin) per os. Das erhaltene Zellsediment wird nativ im Fluorescenzmikroskop bei Blauviolettbeleuchtung untersucht. Eine Kombination mit dem Phasenkontrastverfahren ist zur Identifizierung der fluorochromierten Zellstrukturen empfehlenswert. Man findet die Fluorescenz in granulären Cytoplasmastrukturen lokalisiert. Tumorzellen fallen durch ihre starke grobkörnige und unregelmäßige goldgelbe Fluorescenz auf. Normale Epithelzellen zeigen demgegenüber entweder keine Fluorescenz oder eine mehr oder weniger schwache, gleichmäßig verteilte feingranuläre Farbstoffanfärbung (Tabelle 1). Allerdings versagt die Methode bei Ulcus ventriculi, weil die sog. Ulcuszellen eine von Tumorzellen nicht abgrenzbare starke Fluorescenz aufweisen können. Nach eigenen Erfahrungen erleichtert die Methode jedoch das schnelle Auffinden suspekter Zellen im Nativpräparat (Witte, 1965, 1968). Bastos (1965) hat gleiche Ergebnisse mitgeteilt.

Andere Fluorescenzmethoden. Die Acridinorangefluorochromierung (BERTA-LANFFY et al., 1956), die auf der Metachromasie des unterschiedlich gebundenen Farbstoffes an den Nucleinsäuren beruht (SCHÜMMELFEDER et al., 1957), bietet nach STEVENSON (1964) und nach eigener Erfahrung keine diagnostischen Vorteile in der Magencytologie (WITTE, 1967)

Die von KLINGER u. KATZ (1961) angegebene *Markierung mit Tetracyclin,* das nach RALL et al. (1957) eine Affinität zu Tumorgewebe hat, ist keine cytologische Methode, weil sie an eingetrocknetem Sedimentmaterial von Magenspülwasser untersucht wird. Nach eigener Erfahrung ist eine intracelluläre Lokalisation des Fluorochroms in Tumorzellpräparaten des Magens mikroskopisch nicht auszumachen.

Tabelle 1. Die Ergebnisse der intravitalen Fluorochromierung mit Atebrin in der Cytodiagnostik benigner und maligner Krankheiten der Speiseröhre und des Magens (aus WITTE, 1968)

	Fallzahl	Fluorescenz		
		stark	schwach	fehlend
Oesophagus				
Tumoren	82	56 (68%)	12	14
benigne Läsionen	25	2 (8%)	3	20
Magen				
Tumoren	83	61 (73%)	14	8
Ulcus	94	12 (13%)	49	33
Gastritis	97	5 (5%)	55	37
Polypen	18	1 (6%)	10	7

B. Färbeverfahren

Die cytodiagnostische Routinemethode ist am Magen wie auch sonst in der Exfoliativcytologie die von PAPANICOLAOU (1942) eingeführte Färbung. Ihr Hauptvorzug ist die gute und transparente Darstellung der Zellstrukturen auch noch in schleimreichen, unterschiedlich dicken Präparaten. Ein essentieller Bestandteil der Methode ist die „Feuchtfixierung", bei der die Ausstrichpräparate vor der Antrocknung in noch feuchtem Zustand mit einer geeigneten Fixierflüssigkeit behandelt werden (in der Regel durch Einstellen in geeignete Cuvetten). Die Originalvorschrift verwendet eine Lösung von 95%igem Äthylalkohol und Äther zu gleichen Teilen. Unter den empfohlenen Modifikationen hat sich uns der Ersatz des Äthers durch ein Viertel Teil Glycerin bewährt. Die Fixierungsdauer sollte 2 Std nicht unterschreiten, obwohl auch schon 15 min als ausreichend angegeben wurden. Das Ablösen von Ausstrichpartikeln, ein heikler Punkt der Feuchtfixierung, hat zu den Empfehlungen geführt, die Objektträger durch einen angetrockneten Film von Eiweißglycerin vorzubehandeln oder die Ausstriche mit einem Celloidinfilm während der Färbung zu schützen (RUBIN, 1955). Nach dem Fixieren bringt man die Präparate für 1 min in eine 0,5%ige alkoholische Celloidinlösung, läßt ½ min trocknen und härtet 5 min in 95%igem Alkohol. Die Fixierungsprobleme wurden inzwischen durch die Entwicklung der Sprühfixative auf einfache Weise gelöst, die man aus Sprühdosen auf die feuchten Ausstrichpräparate in einem Abstand von zuerst etwa 30 cm, der dann bis etwa 15 cm verringert wird, in nicht zu dünner Schicht während einiger Sekunden aufbringt. Der Film ist nach einigen Minuten trocken und erlaubt das sichere Verschicken der Präparate an ein cytologisches Laboratorium zur weiteren Bearbeitung und Beurteilung, das sonst nach Ätheralkoholfixierung mit Schwierigkeiten verbunden war.

Für die Papanicolaou-Färbung sind viele Modifikationen angegeben worden, die meist eine Abkürzung und Vereinfachung der Färbeprozedur zum Ziel haben. Nach der Fixierung in Ätheralkohol kommen die Präparate durch die absteigende Alkoholreihe (je $^1/_2$ min in Alkohol 80%ig, 70%ig, 50%ig und Aqua dest.), was nach Sprühfixierung unnötig ist. Die Kernfärbung erfolgt dann in Harris-Hämatoxilin 2 min, danach Spülen in Aqua dest. und Alkohol 50%ig, Klären in 1,5%iger alkoholischer Ammoniumhydroxydlösung für 1 min, zweimal Spülen in Alkohol 70%ig, je $^1/_2$ min in Alkohol 80%ig und 95%ig, Färben mit OG 6 für $1^1/_2$ min, zweimal Spülen in Alkohol 96%ig, Färben mit EA 65 für $1^1/_2$ min, dreimal Spülen in Alkohol 96%ig, je $^1/_2$ min in absolutem Alkohol und Xylol zu gleichen Teilen und in Xylol, dann mit Deckglas einbetten.

Die panoptische Färbung nach *Pappenheim*. Die in der Hämatologie gebräuchliche Färbung nach MAY-GRÜNWALD u. GIEMSA läßt sich an Magenzellpräparaten nur mit Erfolg anwenden, wenn die Ausstriche nicht viel Schleim enthalten, der stark angefärbt wird und die Zellen überdecken kann. Sie gibt sonst eine optimale Differenzierung des Cytoplasmas.

Die Färbung nach *Reis* (1950). Sie ergibt eine transparente Kernfärbung auch in schleimreichen Partien und eine gute Cytoplasmadifferenzierung. Die feuchtfixierten Präparate werden mit einer 1%igen alkoholischen Safraninlösung für 2 bis 3 min gefärbt, dann in absolutem Alkohol differenziert, bis sich keine Farbwolken mehr ablösen, in Aqua dest. gespült, mit einer verdünnten May-Grünwald-Giemsa-Lösung (1 ml May-Grünwald-Lösung, 5 Tropfen Giemsa-Stammlösung, 5 ml Aqua dest.) für 10 min gefärbt, in Aqua dest. abgespült und luftgetrocknet.

V. Benigne Zellbefunde

Der gesunde Magen liefert zellarme Präparate, die kaum gut erhaltene Zellen enthalten. Lediglich die Plattenepithelzellen aus der Mundhöhle und der Speiseröhre, die durch verschluckten Speichel in den Magen gelangen und den zellauflösenden Einwirkungen der Verdauungssäfte gegenüber recht resistent sind, finden sich deshalb so gut wie regelmäßig gleichsam als Verunreinigung. Die Schleimhautdeckzellen des Magens sind selten und spärlich anzutreffen, oft angedaut in Schleimfäden eingebettet. Einige Leukocyten kommen regelmäßig vor und sind ohne diagnostische Bedeutung. Bei erhaltener Funktion der Fundusdrüsen haben sie meist ihr Cytoplasma verloren und liegen ebenso wie die Epithelzellen nur als freie Kerne vor.

Das Auftreten der Deckepithelien in größerer Zahl weist auf eine gesteigerte Abschilferung hin und wird als allgemeines cytologisches Zeichen für eine Gastritis gewertet. Ihre normale Form ist hochzylindrisch mit einem ziemlich großen ovalen Kern, der im basalen Zelldrittel liegt, das oft etwas schmaler ist. Die dem Magenlumen zugekehrte breite Cytoplasmazone ist schaumig aufgelockert. Im Phasenkontrastbild erkennt man an den unfixierten Zellen den Vorgang der Schleimbildung an granulären und bläschenförmigen Struktureinzelheiten bis zu sich am Zellrand vorwölbenden zarten Schaumblasen. Die Kerne zeigen eine feinbalkige Chromatinstruktur, eine gleichmäßig zarte Kernmembran und oft einen kleinen, nur im Phasenkontrast an nativen Zellen erkennbaren Nucleolus (Abb. 1).

Meist liegen die Epithelzellen in kleinen einreihigen Gruppen, in denen die Kerne nebeneinander angeordnet sind und die auf der Längsseite liegenden Zellen ihre Cylinderform erkennen lassen. Es kommen auch große Zellrasen vor, die sich in einzelliger Schicht offenbar von der Basalmembran gelöst haben. Da man hier die Zellen in Aufsicht sieht, läßt sich die Cylinderform daran bemerken, daß man eine mikroskopische Schärfenebene einstellen kann, in der die nebeneinander liegenden, jetzt rund erscheinenden Kerne scharf zu sehen sind, während in einer anderen Ebene die Schicht des vacuoligen Cytoplasmas mit dem bienenwabenartigen Schlußleistennetz darzustellen ist. In derartigen großen Zellverbänden bleibt noch die Oberflächenbeschaffenheit der Leistenspitzen und der Grübchen, in welche die Fundusdrüsen münden, an einer zwiebelschalenähnlichen Anordnung der Zellen erhalten. Eine Sonderform des hochzylindrischen Deckepithels findet man im Kardiagebiet. Hier sind die Zellen insgesamt kleiner und schlanker, die Kerne kleiner, dichter und mehr abgerundet. Manchmal findet man hier jedoch auch auffallend große breitleibige Cylinderzellen.

Cytomorphologische Abweichungen von diesem normalen Zelltyp lassen sich an der Zellform, an den Zellkernen und den Kernkörperchen unterscheiden. Die

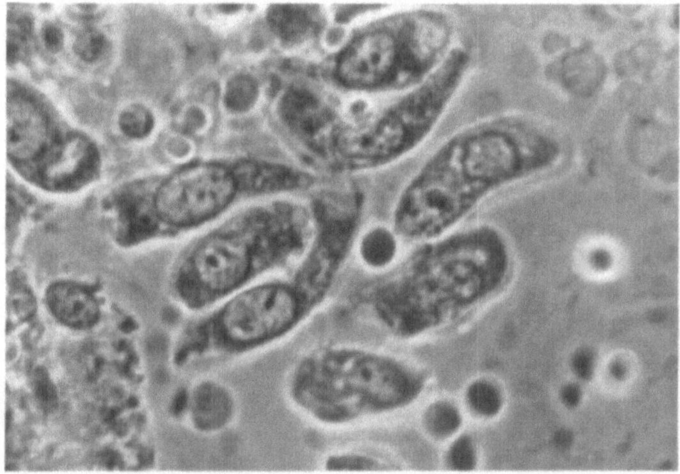

Abb. 1. Cylinderepithelien der normalen Magenschleimhaut. Phasenkontrast, 800 ×. (Aus der 4. Auflage dieses Handbuches, Beitrag KATSCH u. PICKERT, Abb. 50)

Zellform kann plumper, kurzzylindrisch werden bis zu cuboiden oder abgerundeten Formen. Größenunterschiede der Einzelzellen sind dann in einem Präparat die Regel. Das Cytoplasma zeigt oft eine stärkere schaumige Auflockerung oder großblasige Vacuolisierung, die nicht nur das periphere Zelldrittel sondern mehr oder weniger den ganzen Zelleib einnimmt.

Eine perinucleäre Vacuolisierung, die dem Zellkern halbkuglig anliegt, bietet einen charakteristischen Befund. Wenn die Vacuolisierung sehr ausgeprägt ist, so kann sie den Zellkern auch eindellen oder an den Rand der Zelle verlagern. Als Endstadium einer solchen Entwicklungsreihe ist schließlich eine Zelle aufzufassen, deren Cytoplasma in eine große schleimhaltige Vacuole umgewandelt ist mit einem am Rand liegenden halbmondförmig deformierten Kern und einer aufgetriebenen und abgerundeten Zellform. Diese Zellart entspricht einer *Becherzelle*.

Die Veränderungen des *Zellkerns* der Schleimhautdeckzellen betreffen einmal seine Form, die von rundoval in rund übergehen kann. Es handelt sich dabei meist auch um abgerundete Zellen. Zweikernigkeit kann in seltenen Fällen vorkommen. Größenveränderungen ergeben sich in beiden Richtungen. Eine Verkleinerung der Kerne geht mit einer Chromatinverdichtung einher und ist als Alterungserscheinung mit Kernpyknose zu werten. Selten trifft man auch auf Karyorhexisfiguren

derartiger pyknotischer Kerne, die in homogene, dichte Kerntrümmer aufgesplittert sind. Häufiger sind die Abweichungen der Kerngröße nach oben. So werden die Kerne aufgetrieben, wenn sie durch die Verdauungseinwirkung der Magen-
sekrete verändert, ihr Cytoplasma verloren haben und als mehr oder weniger freie
angedaute Kerne mit aufgelockerter Struktur vorliegen. Der weitere Auflösungs-
prozeß führt schließlich zu aufgefaserten Kernschatten mit ausgebreiteten Chro-
matinschlieren. Bei anaciden Mägen kommen derartige Epithelveränderungen
nicht vor. Hier sind die Zellen in der Regel gut erhalten.

Eine Vergrößerung der Zellkerne ist ein wichtiges und häufiges Merkmal bei
entzündlich bedingten Epithelzellveränderungen. Oft ist das Kernchromatin eben-

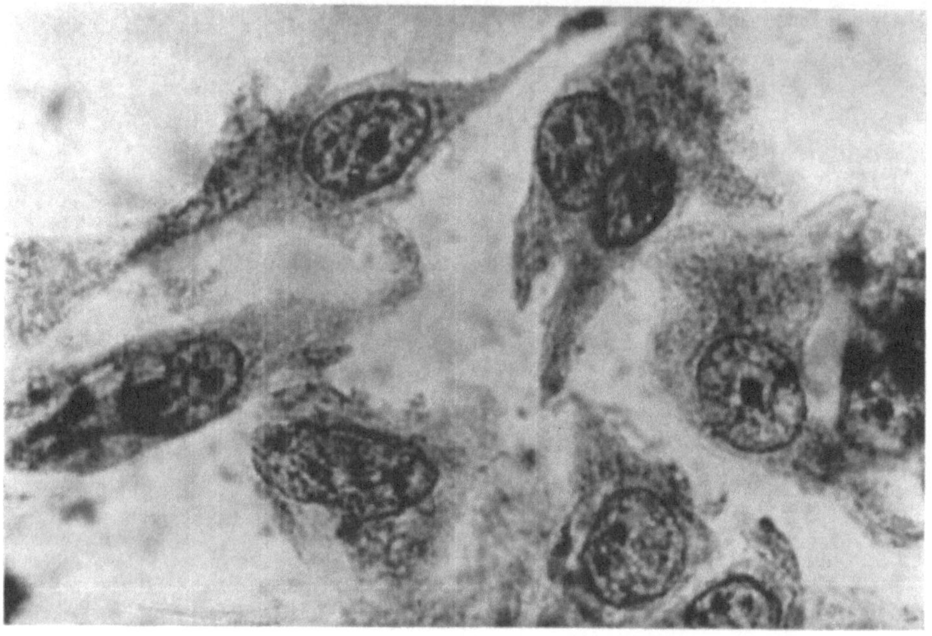

Abb. 2. Cylinderepithelien mit Anisokaryose und vergrößerten Kernen und Kernkörperchen
aus dem Randgebiet bei Ulcus ventriculi. Papanicolaou-Färbung, 920 ×. (Aus Doerr-
Uehlinger: Spez. path. Anatomie, Beitrag Wanke [Bd. 2], Abb. 364 b)

falls verändert, lockerer, feinmaschig oder feingranulär, so daß die aufgetriebenen
Kerne blasser gefärbt erscheinen als normale Cylinderzellkerne. Auffallender stellt
sich eine verdichtete Chromatinstruktur in den vergrößerten Kernen dar mit
gröberer bandförmiger Anordnung. Dann kann auch die Kernmembran verdickt
sein, wobei der Phasenkontrast in nativen Zellen eine Doppelkontur erkennen läßt.

Die *Kernkörperchen* sind in normalen Cylinderepithelien bei der Färbung meist
nicht zu erkennen, an nativen Zellen im Phasenkontrast als kleinste, solitäre Ver-
dichtungszone dargestellt. Bei den oben erwähnten Zellalterationen können die
Nucleolen gering größer werden oder auch in mehreren Exemplaren in einem Kern
vorkommen. Eine besonders auffallende Vergrößerung haben Witte u. Bressel
(1955) bei Ulcus ventriculi beschrieben, mit dem Kennzeichen, daß es sich meist
um solitäre und abgerundete, scharf abgegrenzte, bei Papanicolaou-Färbung röt-
lich angefärbte Nucleolen handelt (Abb. 2).

Außer den Cylinderepithelzellen in ihren Variationen liefert die Magencytologie noch weitere Zellarten. Hier ist zuerst die Cylinderzelle vom Dünndarmtyp anzuführen. Diese *Darmepithelien* haben die hochprismatische Gestalt und die Lage, Form und Größe der Kerne mit den normalen Magendeckzellen gemeinsam. Sie unterscheiden sich jedoch durch ihren typischen Bürstensaum, der die dem Kern abgewandte Schmalseite der Zelle begrenzt als kurzer Streifen dicht stehender Cuticularfädchen. Im Phasenkontrast ist der Bürstensaum optimal zu erkennen. Die Zellen liegen oft einzeln oder in kleinen einschichtigen Gruppen, selten mit Becherzellen vergesellschaftet.

Ein weiterer charakteristischer Zelltyp gehört zu den Fundusdrüsenzellen. Die *Belegzelle* fällt durch eine feine dichte acidophile Granulation auf, die manchmal angedeutete Straßen im Cytoplasma ausspart, besonders im Phasenkontrast

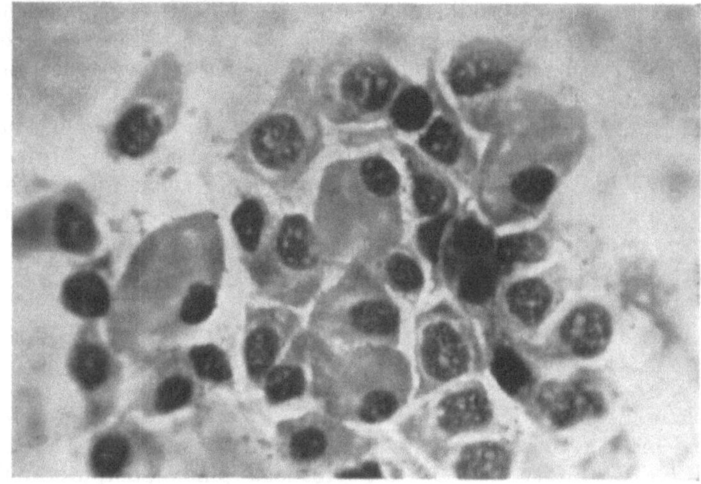

Abb. 3. Gruppe von großen polygonalen Belegzellen mit breitem Cytoplasma und exzentrisch gelegenen Rundkernen, dazwischen kleine kurzzylindrische Nebenzellen. Pappenheim-Färbung, 720 ×. (Aus der 4. Auflage dieses Handbuches, Beitrag KATSCH u. PICKERT, Abb. 51)

zu erkennen. Die Zelle ist rundlich bis polygonal, kleiner als normale Cylinderzellen. Sie hat ein bis mehrere runde, ziemlich kleine Kerne mit dichter Chromatinstruktur. In der Regel finden sich Belegzellen in kleinen Gruppen zusammengelagert. Sie fassen zwischen sich dann recht wenig charakteristische, kleine zylindrische Zellen, deren Cytoplasma zerfließlich, blaß gefärbt und oft stark vacuolisiert ist. Auf Grund ihrer topographischen Zuordnung zu den Belegzellen, handelt es sich um *Nebenzellen* aus den Fundusdrüsen (Abb. 3). Die dritte Drüsenzellart, die *Hauptzellen*, ist am seltensten anzutreffen. Ihr Kennzeichen ist eine basophile grobe Granulation, die bei der Pappenheim-Färbung gut dargestellt wird und plumper ist als die Granulation der Belegzellen, bei der Papanicolaou-Färbung dagegen oft als kleinvacuolige Struktur ungefärbt bleibt. Die Kerne der plumpzylindrischen Hauptzellen sind relativ groß, rund, exzentrisch gelegen und lassen im Phasenkontrast einen deutlichen Nucleolus erkennen. Auch dieser Zelltyp findet sich in angedeutet tubulären Verbänden zusammengelagert und kann einzelne Belegzellen zwischen sich einfassen. Man spricht dann von *Drüsenzellcylindern*.

Unter den magenfremden Zellen haben die *Entzündungszellen* noch relativ die größte diagnostische Bedeutung, vor allem wenn gelapptkernige Leukocyten intra-

cellulär in Deckepithelien vorkommen, in denen sie durch eine Vacuole abgegrenzt liegen und somit eindeutig von zufällig aufgelagerten Zellen zu unterscheiden sind. Ihre extracelluläre Lagerung verdient jedoch nur Beachtung bei zahlreichem Auftreten. Ansammlungen von Lymphocyten finden sich selten und lassen sich als Hinweis auf Lymphfollikel in einer atrophischen Schleimhaut verwerten. Plasmazellen sind leicht zu erkennen, selten aber bei chronischen Entzündungsformen diagnostisch zu beachten. Das gilt auch für die Makrophagen, histiocytäre breitleibige Zellen mit feinmaschigen, blaßchromatischen Kernen, die in ihrem Cytoplasma zahlreiche Trümmer von Blutzellen enthalten.

Schließlich müssen noch *magenfremde Zellen* angeführt werden. Außer den Plattenepithelzellen aus Mundhöhle und Speiseröhre gehören hierzu vor allem Zellen aus verschlucktem Sputum, die Alveolarzellen, große runde, stark granulierte, zum Teil braun-schwärzliches Kohlepigment enthaltende Zellen mit ein bis mehreren ziemlich kleinen Rundkernen, ferner die schlanken zylindrischen Bronchialepithelien, deren Flimmerbesatz wesentlich länger und nicht so dichtstehend ist wie bei dem Cuticularsaum der Dünndarmepithelien. *Protozoen* lassen sich fast nur im Nativpräparat entdecken an ihrer lebhaften Eigenbeweglichkeit. Man unterscheidet die kleinere Art Trichomonas hominis, die wir nur bei Magenausgangsstenose durch Tumoren gefunden haben, von den größeren birnenförmigen Lamblien (Gardia intestinalis), die als Schmarotzer im Duodenum bekannt sind.

Als pathognomonisch für die frühkindliche *Cytomegalie* hat Blanc (1957) im Magenspülwasser aus dem Sputum stammende, aufgetriebene Elemente mit großen Einschlußkörperchen in den geblähten Kernen beschrieben.

VI. Zellbefunde bei Malignität

Die cytologischen Merkmale der Tumorzellen bieten am Magen keine prinzipiellen Unterschiede gegenüber den allgemeinen von der klinischen Cytodiagnostik erarbeiteten Kriterien (Tabelle 2). Entsprechend einer Computeranalyse von

Tabelle 2. Cytologische Kennzeichen von Tumorzellen (nicht einzeln, sondern nur in Kombination verwertbar)

Zellkern	Anisokaryose, Tendenz zur Vergrößerung, Hyperchromasie, unregelmäßige, grobschollige Chromatinstruktur, Kernmembran unregelmäßig verdickt, pathologische Mitosen
Nucleolen	vergrößert, vermehrt, deformiert
Cytoplasma	Abweichung von der Zellgestalt normaler Epithelien („Ortsfremdheit"), Anisocytose, verstärkte Basophilie, Verschiebung der Kern-Cytoplasmarelation zugunsten der Kerne

Kalvins et al. (1957) sind beim Magenkrebs die folgenden Zellmerkmale wichtig in absteigender Bedeutung: Kernvergrößerung, grobkörniges Chromatin, abgerundete Zellform, große Nucleolen, feinvacuolisiertes Cytoplasma, Mitosen, starkvacuolisiertes Cytoplasma. Da es sich in der Regel um Adenocarcinome handelt, kann man bei differenziertem Krebstyp Besonderheiten glandulärer Zellen erken-

nen wie Cylinderzellformen, exzentrische Lagerung des Kernes, Cytoplasmavacuolen, Lagerung in angedeutet tubulären Zellgruppen auch mit Überlappung der Kerne (Abb. 4). Gallertcarcinome lassen sich an den typischen Siegelringzellen mit großer Cytoplasmavacuole, die den Kern an den Zellrand verlagert und deformiert,

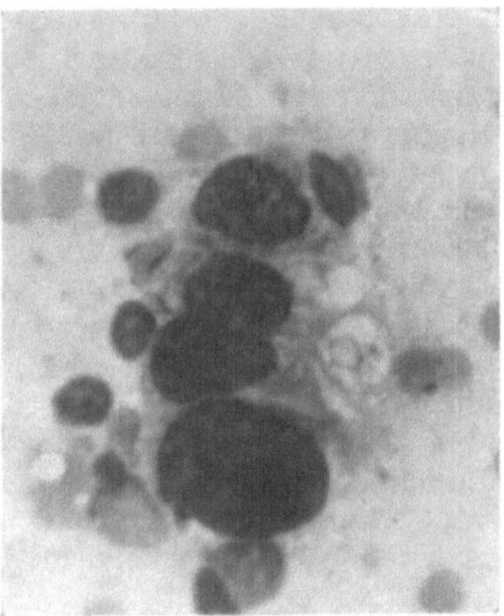

Abb. 4. Tumorzellgruppe aus dem Magen. Pappenheim-Färbung, 720 ×. (Aus der 4. Auflage dieses Handbuches, Beitrag KATSCH u. PICKERT, Abb. 53)

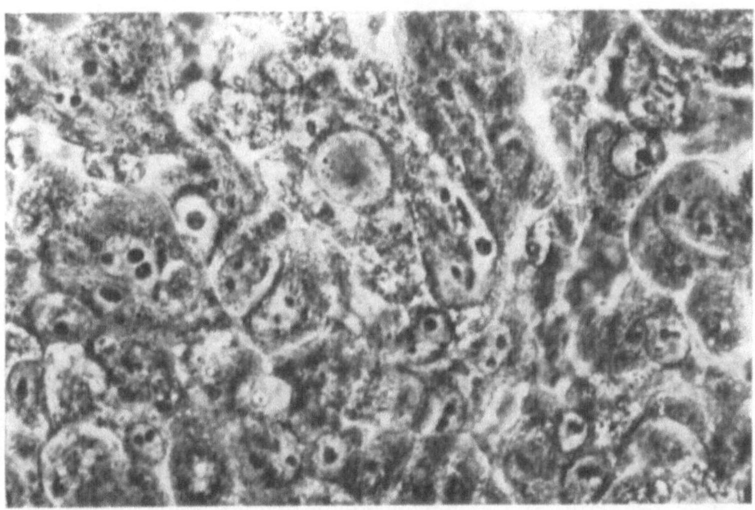

Abb. 5. Tumorzellverband aus dem Magen, Gallertzelltyp. Phasenkontrast, 360 ×

erkennen (Abb. 5). Bei etwa jedem dritten Magencarcinom wurden cytochemisch die Enzyme Aminopeptidase und alkalische Phosphatase in hoher Aktivität nachgewiesen (WATTENBERG, 1959; PLANTEYDT u. WILLIGHAGEN, 1965; LANGR et al., 1965), die normalerweise nur in Dünndarmepithelzellen vorkommen. Bei undifferenzierten Krebsen herrschen schmalplasmatische Tumorzellen vor, in Zellverbänden oft mit nicht sicher nachweisbaren Zellgrenzen. Die Kardiatumoren sind meist vom Oesophagus ausgehende Plattenepithelcarcinome, deren Zelltyp als breitplasmatisch, oft spindelförmig bis geschwänzt ausgezogen mit zentral gelegenem Kern beschrieben wird.

Die seltenen Sarkomtypen des Magens liefern Tumorzellen mit Sonderformen. So lassen sich bei Lymphosarkom polymorphe lymphoblastäre Elemente in Einzellagerung auffinden mit dem Hauptkennzeichen eines relativ schmalen basophilen Cytoplasmas und großen runden verwaschen-scholligen Kernen mit prominenten, oft solitären runden Nucleolen (Rubin u. Massay, 1954; Klayman et al., 1955; Henning u. Witte, 1957; Raskin u. Pleticka, 1960; Raskin et al., 1961; Gibbs, 1968). Beim Reticulosarkom (Abb. 6) zeichnen sich die Kerne durch eine mehr feinnetzige Chromatinstruktur aus, während Zellgröße und Nucleolen nicht sicher von den Lymphosarkomzellen abgrenzbar sind (Henning u. Witte, 1957; Raskin et al., 1958, 1961; Bach-Nielsen, 1966; Prolla et al., 1970). Beim Histiocytom fanden wir als charakteristischen Zelltyp breitplasmatische, polyedrische Zellen mit hellbasophilem Cytoplasma und großen ovalen Kernen mit grobmaschiger Chromatinstruktur und multiplen vergrößerten Nucleolen (Henning u. Witte, 1957). Das Leiomyosarkom zeigt lang ausgezogene Tumorzellen mit pyknotischen Kernen vom Typ glatter Muskelzellen neben basophilen großkernigen nucleolenhaltigen unreifen Formen (Henning u. Witte, 1957). Bei malignem Melanom des Magens kann man Tumorzellen mit kennzeichnendem fein- bis grobkörnigem Melaninpigment nachweisen (Reed et al., 1962).

Die Lymphogranulomatose liefert bei Befall des Magens die charakteristischen Riesenkernzellen sowie mehrkernige Riesenzellen mit einem netzförmigen Kernchromatin und stark vergrößerten, landkartenartig deformierten Kernkörperchen (Abb. 7). Das breite Cytoplasma der polymorphen, auch in Verbänden vorkommenden, von eosinophilen und neutrophilen Granulocyten begleiteten Lymphogranulomatosezellen ist hellbasophil färbbar und kann im nativen Zustand feingranuliert sein (Henning u. Witte, 1957; Raskin u. Pleticka, 1960; Raskin et al., 1961).

VII. Die Bedeutung der Cytodiagnostik bei benignen Magenkrankheiten

Um eine *Gastritis* zu erkennen und ihren Schweregrad sowie ihre Ausdehnung zu erfassen, benötigt man histologisch bioptische Untersuchungstechniken (s. S. 328). Die Cytologie muß sich mit der Gastritis in erster Linie befassen, um die hierbei auftretenden Zellveränderungen kennenzulernen mit dem Ziel der Abgrenzung von den Zellbefunden beim Magenkrebs. Allgemein gibt sich eine Gastritis cytologisch an der reichlichen Abschilferung von Magenepithelzellen zu erkennen, wogegen eine intakte *normale Magenschleimhaut* Zellpräparate liefert, die kaum gut erhaltene Zellelemente enthalten, sondern lediglich spärlich angedaute Zellreste, meist nur freie Zellkerne, die allgemein keine diagnostische Bedeutung haben. Bei *Gastritis* beherrschen die Schleimhautdeckzellen das Gastrocytogramm. Sie treten sowohl einzeln liegend, als auch in mehr oder weniger zellreichen Verbänden bis zu großen flächenhaften Epithelrasen auf, aus denen man noch die Struktur der Magenschleimhautoberfläche mit Leisten und Grübchen, deren zentrale Öffnungen die Mündung der Drüsenschläuche markieren, ablesen kann. Während man an einzeln liegenden Zellen ihre Cylinderform erkennt, läßt sich in Epithelverbänden auf eine hochzylindrische Zellform dann schließen, wenn man eine mikroskopische Schärfenebene, die durch die Lage der Zellkerne geht, neben einer solchen abgrenzen kann, in der das aufgelockerte Cytoplasma scharf abgebildet wird, das

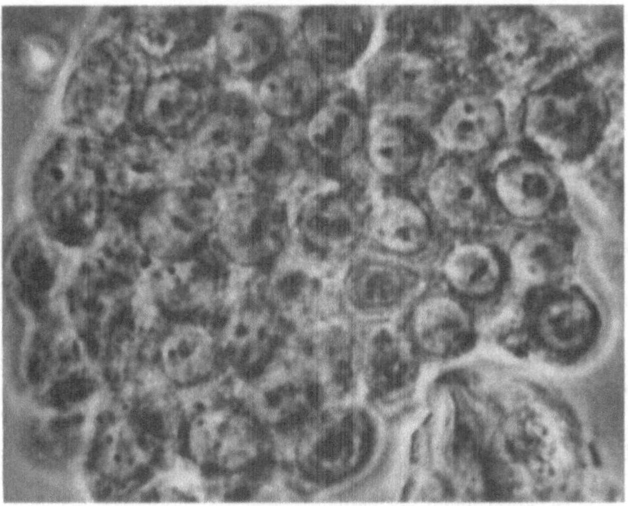

Abb. 6. Reticulosarkom des Magens. Phasenkontrast, 500 ×. (Aus DOERR-UEHLINGER, Beitrag WANKE, Abb. 365)

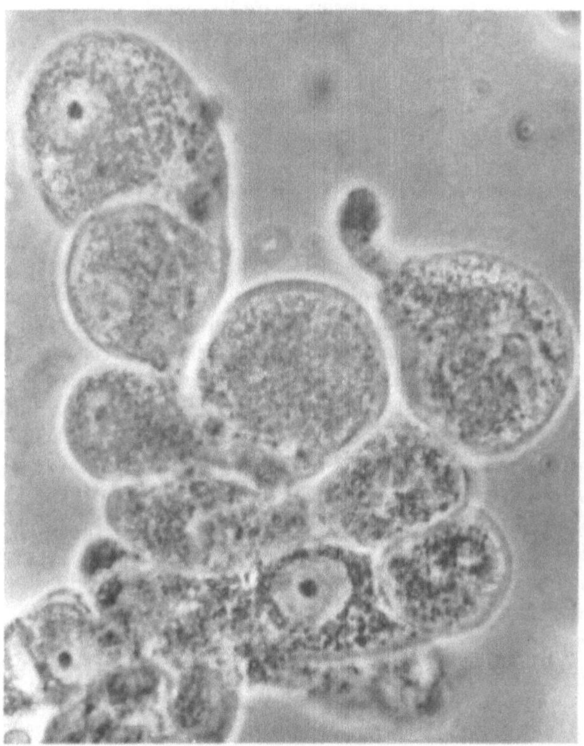

Abb. 7. Lymphogranulomatose des Magens mit Hodgkin-Riesenkernzellen. Phasenkontrast, 510 ×. (Aus DOERR-UEHLINGER, Beitrag WANKE, Abb. 366 a)

dann wegen des intercellulären Schlußleistennetzes eine bienenwabenartige Zeichnung ergibt. Die histologische Differenzierung verschiedener Schweregrade von Gastritis ist im Gastrocytogramm nicht sicher möglich. Es ergeben sich jedoch einige Anhaltspunkte.

Bei *Oberflächengastritis* überwiegen hochprismatische Deckepithelien, während bei *atrophischer Gastritis* stärkere cytomorphologische Abweichungen der Schleimhautepithelien vorherrschen (Witte, 1963) (Tabelle 3). Es finden sich dann vorwiegend rundliche Epithelien, die Anisocytose und Anisokaryose, selten auch Zweikernigkeit zeigen. Eine perinucleäre Vacuolisierung kann vorkommen. Es ist uns aufgefallen, daß bei schwereren cytomorphologischen gastritischen Veränderungen die Epithelzellen im Gastrocytogramm meist einzeln gelagert sind. Demgegenüber beherrschen bei Gastritisstadien mit normalen Cylinderzellformen oft große zusammenhängende Zellverbände das Ausstrichbild. Wenn man Belegzellen in den Gastrocytogrammen findet, so spricht das gegen eine ausgeprägte atrophische

Tabelle 3. Die wichtigsten Gastritiszeichen im Gastrocytogramm

Zellgehalt	Deckepithelien vermehrt, Epithelverbände, intraepitheliale Leukocyten, Makrophagen, Plasmazellen	
Deckepithelien	Zellform verändert:	plumpzylindrisch, cuboid, rundlich, Anisocytose, perinucleäre Vacuolen
	Kerne:	Anisokaryose, Abrundung, verdickte Kernmembran, vergrößert, blaß angefärbt
	Kernkörperchen:	vergrößert (nicht entrundet), vermehrt (selten)
	Umwandlung in Becherzellen und Darmepithelien	

Gastritis. Becherzellen können bei allen Gastritisformen auftreten, besonders bei atrophischen Formen. Eine *Umbaugastritis* mit intestinaler Metaplasie zeigt sich am Vorkommen von Darmepithelien mit Cuticularsaum im Gastrocytogramm. Cytochemisch ist in diesen Zellen eine hohe Fermentaktivität der alkalischen Phosphatase und Leucinaminopeptidase nachzuweisen, die an den Schleimhautepithelien des normalen oder entzündlich veränderten Magens fehlt (Leitao u. Glass, 1971). Intraepithelial gelegene gelapptkernige Leukocyten findet man bei *akutem Schub* einer Gastritis, so z. B. im Randgebiet eines Magengeschwürs. Als Hinweis auf den *chronischen Entzündungszustand* wertet man Plasmazellen, Makrophagen oder Anhäufungen lymphatischer Zellelemente.

Einen speziellen Befund an den Magenepithelien haben Witte u. Bressel (1965) bei Ulcus ventriculi beschrieben und als „*Ulcuszellen*" bezeichnet. Es handelt sich um Deckepithelien aus dem Randgebiet des Geschwürs, die als cytomorphologischer Hinweis auf Regenerationsvorgänge aufgefaßt werden. Ihr Hauptkennzeichen sind große runde, meist solitäre Nucleolen in vergrößerten hellen Kernen mit feinnetziger Chromatinstruktur und Anisokaryose. Die Zellform ist wechselnd, meist plumpzylindrisch. Symplasmatische Zusammenlagerung ohne erkennbare Zellgrenzen kann vorkommen. Gleiche Zellveränderungen bei Ulcus ventriculi haben Prolla et al. (1971, 1972) beschrieben und darauf hingewiesen, daß in Einzelfällen starke Zellatypien auch mit vergrößerten und deformierten Nucleolen

einhergehen können. Nach MIYAKE et al. (1969) spricht die im Phasenkontrastmikroskop nachweisbare homogene Innenstruktur der Nucleolen bei Ulcus für
deren benigne Natur, während Tumorzellen Vacuolisierungen in den Kernkörperchen aufweisen. Die Ulcuszellen können mit Tumorzellen verwechselt werden,
wogegen nach eigener Beobachtung am ehesten die relativ blasse gleichmäßige
Chromatinstruktur und die deutliche Abrundung der Nucleolen zu verwerten ist.
Nach Abheilung des Ulcus verschwinden die Zellveränderungen.

Demgegenüber bleiben andere Abweichungen der Schleimhautepithelcytomorphologie irreversibel, die bei Fällen von atrophischer Gastritis auftreten können
und mehr oder weniger starke *Zellatypien* darstellen. Es handelt sich um eine Tendenz zur Makrokaryose mit Anisokaryose, eine Verschiebung der Kern-Cytoplasmarelation zugunsten der Kerngröße, zunehmende Basophilie des Cytoplasmas,
mäßige Vergrößerung und Vermehrung der Kernkörperchen, bandförmige Vergröberung der Chromatinstruktur. Besonders starke Grade derartiger Zellatypien
findet man im Gastrocytogramm bei *Perniciosa*. Vier Schweregrade der Zellveränderungen entsprechend einer Störung der Epithelzellreifung vom Grübchengrund zur Magenschleimhautoberfläche haben NIEBURGS et al. (1965) unterschieden und mit der Magensäuresekretion in Relation gesetzt. Die großkernigen
Epithelzellen, die bei Perniciosa vorkommen (GRAHAM u. RHEAULT, 1954; KLAY
MAN u. MASSAY, 1954) wurden auch als „aktive Zellen" beschrieben, wenn sie neben
einer verdickten Kernmembran ein verklumptes Kernchromatin besitzen. Demgegenüber zeigen die sog. „blanden Zellen" lediglich einen vergrößerten Kern bei
feiner Chromatinstruktur und zarter Kernmembran [RUBIN, 1955; BRANDBORG
et al., 1961 (2)]. Derartige Zellen kommen jedoch nicht nur bei Perniciosa vor,
wo sie durch eine Vitamin B 12-Gabe nicht beeinflußt werden, sondern auch bei
atrophischer Gastritis. Sie sind ferner bei tropischer Sprue beschrieben worden
(GARDNER, 1956; BODDINGTON u. SPRIGGS, 1959). Der mittlere Durchmesser der
Epithelzellkerne wurde von GRABLE et al. (1957) bei gesunder Schleimhaut mit
6,98 μ gemessen, bei der Atrophie des Perniciosamagens mit 9,08 μ. Auch die
Epithelzellen von Carcinommägen zeigten mit 8,4 μ eine deutliche Kernvergrößerung, was als Ausdruck der den Magenkrebs in der Regel begleitenden chronischen
Gastritis aufgefaßt werden darf.

Als seltene Sonderform gutartiger Schleimhautprozesse des Magens haben wir
(HENNING u. WITTE, 1957) bei *Magentuberkulose* ein lymphocytoides chromatinreiches Zellbild mit Langhansschen Riesenzellen beschrieben, PROLLA et al. (1970)
bei *Magensyphilis* Epitheloid- und Langhanssche Riesenzellen. Gleichartige Riesenzellen fanden BENNINGTON et al. (1968) bei *Magensarkoid*.

Die vorstehend beschriebenen Zellabweichungen von der Gestalt normaler
Deckepithelien können Schwierigkeiten in der Abgrenzung von tumorverdächtigen
Zellbefunden bereiten. In der praktischen Cytodiagnostik ergibt sich hieraus die
Gefahr fälschlicher Tumorbeurteilungen, den sog. falsch-positiven Zellbefunden.
Allerdings kann die Aufgabe sehr schwer sein, das Vorhandensein eines malignen
Tumors im vorliegenden Fall mit Sicherheit auszuschließen. Selbst am Resektionsmaterial erfordert dieser Beweis eine besondere Technik, um das Vorliegen von
Formen des sog. „early cancer" sicher verneinen zu können (s. S. 337). Auch der
katamnestische Ausschluß eines Malignoms muß die über Jahre gehende Entwicklung aus dem Stadium des „early cancer" berücksichtigen. Unter diesen
Gesichtspunkten sind die statistischen Angaben im älteren Schrifttum über sog.
falsch-positive Zellbefunde mit einiger Kritik zu verwerten.

In der älteren Literatur fanden RICHIR u. LAMBLING (1958) unter 3 868 Fällen
mit gutartigen Prozessen des Magens (einschließlich der Speiseröhre) Angaben
über 96 falsch-positive Zellbeurteilungen (2,48%). Wir (HENNING et al., 1964;

Henning u. Witte, 1968) sammelten aus den Jahren 1957 bis 1966 7474 publizierte Untersuchungen bei benignen Magenkrankheiten mit 62 fälschlichen Tumorzellbefunden (0,83%). Man kann aus dieser Verbesserung der Ergebnisse mit Vorsicht auf die zunehmende Erfahrung der cytologischen Untersucher schließen, was auch schon aus der zeitlichen Aufschlüsselung der von Richir u. Lambling (1958) publizierten Zusammenstellung von 1948 bis 1957 abzulesen war, weil die falschpositiven Bewertungen von 4,9% aus den Jahren 1948 bis 1950 über 2,02% 1951 bis 1954 auf 1,85% 1955 bis 1957 zurückgegangen waren. Bei 153 benignen Fällen, bei denen klinisch oder röntgenologisch ein Tumorverdacht gegeben war, mußten wir (Henning et al., 1964) sechs falsch-positive cytologische Resultate hinnehmen (3,9%). Daraus geht hervor, daß ein Krankengut mit differentialdiagnostisch schwierigen Befunden den Anteil cytologischer Fehlinterpretierungen erhöht.

Dieser Gesichtspunkt ist besonders bei den endoskopisch gezielten Untersuchungen zu berücksichtigen, wo die Untersuchungen in der Regel einen endo-

Tabelle 4. Der Anteil fälschlicher Tumorzellbeurteilungen bei gastroskopisch gezielter Materialentnahme von benignen Läsionen des Magens

Publikationsjahr	Autoren	Methode	Fallzahl	falsch-positiv
1970	Okuda et al.	Spülung	187	10
1970	Yoshii et al.	Biopsatabtupfung	94	2
1971	Bautista u. De Luca	Spülung mit Oesophagoskop	67	—
1971	Kasugai	Spülung	494	8
1971	Prolla et al.	Zellbürste	215	3
1971	Yamagata et al.	Spülung	871	9
1972	Crespi u. di Matteo	Zellbürste	51	4
1972	Serck-Hanssen	Zellbürste	291	3
1972	Witte	Zellbürste	504	7
Gesamt			2774	46 (1,66%)

skopisch lokalisierbaren Befund zum Ziele haben, bei dem ein Tumor ausgeschlossen werden soll. In der eigenen Untersuchungsreihe von 504 entsprechenden, katamnestisch als benigne erwiesenen Fällen, nahmen wir bei der endoskopisch gezielten Zellbürstung siebenmal fälschlich Tumorzellen an (1,39%). Diese Fehlerquote ist trotzdem niedrig, was wir mit der guten cytodiagnostischen Erkennbarkeit des gezielt entnommenen Zellmaterials erklären. Unsere Ergebnisse werden bestätigt durch die gesammelten Angaben der Literatur, aus der wir bei 2774 mit verschiedener Technik endoskopisch gezielt untersuchten Fällen 1,66% falschpositive Zellbefunde gefunden haben (Tabelle 4). Diese Zahl stellt das bisher erreichbare Minimum an diagnostischer Unschärfe dar, das bei einem differentialdiagnostisch schwierigen Krankengut in Kauf genommen werden muß.

VIII. Die Bedeutung der Cytodiagnostik bei Magentumoren

Die Leistungsfähigkeit der Cytologie in der Erkennung maligner Tumoren des Magens hat im Laufe der Entwicklung kontinuierlich zugenommen. Richir u. Lambling (1958) konnten aus der Literatur Angaben für die Jahre 1947 bis 1957 über 1440 Zelluntersuchungen bei malignen Tumoren in unserem Bereich sammeln, von denen 788 (54,7%) cytologisch richtig erkannt wurden. Aus den folgenden

Jahren 1957 bis 1966 fanden wir unter 2371 publizierten Fällen 1926mal (81,2%) Tumorzellbefunde. Mit den ungezielten Methoden der Zellgewinnung konnten demnach in den führenden Laboratorien etwa fünf Sechstel aller Fälle von Magenkrebs erfaßt werden.

Bezüglich der Leistungsfähigkeit der Cytodiagnostik bei den verschiedenen Tumorlokalisationen fanden wir (WITTE u. BRESSEL, 1962), daß die Ausbeute an Tumorzellen bei den kardianahen Krebsen am höchsten war und über die Corpustumoren zu den im Antrum lokalisierten Carcinomen ungünstiger wurde. Diese Resultate spiegeln die ungünstige instrumentelle Erreichbarkeit der kardiafernen Tumoren mit der Zelltupfsonde wider sowie die schwierigeren Bedingungen der oft mit Retentionserscheinungen verbundenen Magenausgangstumoren für eine saubere Zellgewinnung.

Insgesamt haben die endoskopisch gezielten Methoden die Ergebnisse deutlich verbessert. In der eigenen Serie (WITTE, 1972) wiesen wir bei 96 katamnestisch

Tabelle 5. Ergebnisse der endoskopisch gezielten Gastrocytodiagnostik bei gesichertem Magenkrebs

Publikations-jahr	Autoren	Methode	Fallzahl	cytologisch positiv
1970	YOSHII et al.	Biopsatabtupfung	168	144
1971	KASUGAI	Spülung	512	494
1971	PROLLA et al.	Zellbürste	50	45
1971	YAMAGATA et al.	Spülung	329	316
1972	CABRÉ-FIOL et al.	Zellbürste	33	29
1972	CRESPI u. DI MATTEO	Zellbürste	68	65
1972	GEORGII et al.	Biopsatabtupfung	192	186
1972	SERCK-HANSSEN	Zellbürste	56	49
1972	WITTE	Zellbürste	96	86
Gesamt			1504	1414 (94,02%)

gesicherten Fällen von Magenkrebs 86mal (89,6%) Tumorzellen nach. Dank der großen Erfolgszahlen japanischer Autoren erhöhte sich die Ausbeute an Tumorzellbefunden in der von uns erfaßten Literatur von 1504 Fällen auf 94,02% (1414 Fälle). In dieser Zahl sind zum großen Teil 462 Fälle von gesichertem Schleimhautkrebs („early cancer", s. S. 337) enthalten, von denen durch endoskopisch gezielte Technik bei 427 (92,4%) Tumorzellen nachgewiesen wurden (Tabelle 5 und 6). Damit haben sich diese gezielten instrumentellen Methoden als überlegen erwiesen gegenüber den ungerichteten „blinden Techniken" der Zellgewinnung und einen Leistungsstand erreicht, der wahrscheinlich nicht mehr wesentlich verbessert werden kann, wenn die Statistiken ungereinigt sind und alle untersuchten Fälle einschließlich derjenigen mit Stenose, ausgedehnter Nekrose oder ungünstiger Lokalisation erfassen.

Sonderfragen der Tumorcytodiagnostik betreffen schließlich den Wert spezieller mikroskopischer Verfahren. Hinsichtlich der Nativdiagnostik mit dem *Phasenkontrastmikroskop* fanden wir in einer Serie von 212 vergleichend untersuchten Tumorfällen, daß durch Hinzunahme der Phasenkontrastmethode 7% häufiger Präparate mit Tumorzellen gefunden wurden. In der Mehrzahl der Fälle wurden sowohl im Nativpräparat wie auch bei der Papanicolaou-Färbung beim gleichen Fall Tumorzellen nachgewiesen. In 34 Fällen war nur im gefärbten Präparat der Tumorzellnachweis möglich. Die Erklärung liegt in technischen Gegebenheiten. Wenn die Ausstriche zu dick und zu zellreich sind, so ergibt das Phasenkontrastverfahren nicht deutbare Überlagerungen der Strukturen, so daß die Färbung überlegen ist. Umgekehrt kann die Färbung im Stich lassen, wenn die Zellen wegen regressiver Veränderungen nur noch schlecht anfärbbar sind oder wenn durch die Fixierungs- und Färbeschritte Zellmaterial verloren gegangen ist, wogegen das Phasenkontrastverfahren auch regressiv veränderte Zellen gut darstellt und das native Material vor Zellverlusten durch die Präparation weitgehend verschont ist.

Die zweite Sonderfrage betrifft die Aussagemöglichkeit der intravitalen *Fluorochromierung* mit Akranil oder Atebrin. Wir (Witte, 1964) haben unsere Ergebnisse mit der ungezielten Zellgewinnung bei benignen und malignen Krankheiten der Speiseröhre und des Magens gesammelt (Tabelle 1). In Präparaten mit Tumorzellen fanden sich in 71% stark fluorescierende Tumorzellen. Bei gutartigen Prozessen fand sich nur in 9% ein Fluorescenzbefund, der von den Erscheinungen bei Tumorzellen nicht zu unterscheiden war, ganz überwiegend bei Fällen mit sog. Ulcuszellen (s. S. 370). Das entzündlich veränderte Gastrocytogramm lieferte dagegen in der Regel nur Zellen mit schwacher und feinkörniger Fluorescenz im

Tabelle 6. Ergebnisse der endoskopisch gezielten Gastrocytodiagnostik bei gesicherten Fällen von „early cancer"

Publikations-jahr	Autoren	Methode	Fallzahl	cytologisch positiv
1969	Kobayashi et al.	Spülung	85	75
1971	Kasugai	Spülung	128	122
1971	Shida	Spülung	51	44
1971	Yamagata et al.	Spülung	181	172
1972	Crespi u. di Matteo	Zellbürste	7	6
1972	Serck-Hanssen	Zellbürste	10	8
Gesamt			462	427 (92,4%)

Cytoplasma. Wir kommen auf Grund dieser Resultate zu dem Schluß, daß diese Methode die gebräuchlichen cytologischen Methoden nicht ersetzen kann, aber die Suche nach verdächtigen Zellen erleichtert. Begünstigend für diesen Zweck wirkt die Erfahrung, daß die Suche im Fluorescenzmikroskop nur schwache Vergrößerungen erfordert und damit eine Schnelldurchmusterung des gesamten gewonnenen Zellmaterials ermöglicht.

Am Schluß dieses Abschnitts soll noch auf erste Ergebnisse der quantitativen *Mikrophotometrie* in der Tumordiagnostik des Magens hingewiesen werden. Nach dem Vorgehen bei der gynäkologischen Cytodiagnostik haben Sprenger et al. (1972) den Gehalt der Zellkerne im Gastrocytogramm an Desoxyribonucleinsäure gemessen. Methodisch wurde die Feulgenreaktion mit Akriflavinfärbung verwendet. Bei der sog. Einzelzellphotometrie zeigte sich, daß die gezielt endoskopisch gewonnenen Gastrocytogramme für cytophotometrische Zwecke gut geeignet sind. Bei der DNS-Bestimmung konnten die Magenepithelien bei Gastritis von atypischen Zellpopulationen gut unterschieden werden. Bei malignen Tumoren zeigten die Zellkerne eine aneuploide Verteilung der DNS-Werte mit Neigung zur Polyploidie gegenüber einem regelmäßig diploiden DNS-Verteilungsmuster bei benignen Schleimhautveränderungen. Auch die methodische Fortentwicklung der Durchflußcytophotometrie ließ sich diagnostisch bei der Tumorzellsuche verwenden, wenn relativ zahlreiche Tumorzellen im Vergleich zu normalen Epithelzellen in den Zellsuspensionen vorhanden waren.

IX. Vergleich der diagnostischen Leistungsfähigkeit gegenüber anderen Methoden

Bei den *ungezielten Methoden der Zellgewinnung* haben WITTE u. BRESSEL (1962) sowie HENNING u. WITTE (1968) die Ergebnisse der Cytodiagnostik bei 227 Fällen mit gesicherten malignen Tumoren mit den Ergebnissen der Röntgenuntersuchung und der Endoskopie bei Ausschluß der Fiberoptiken verglichen (Tabelle 7). 73,5% cytologischen Tumorbefunden standen 89,4% röntgenologische und 72,7% endoskopische Tumordiagnosen gegenüber. Hinsichtlich der Höhenlokalisation der Tumoren ergaben sich methodische Unterschiede. Bei Durchsicht der Literatur 1955 bis 1965 erwies sich in 1595 Tumorfällen die Cytodiagnostik mit

Tabelle 7. Vergleich der Tumorbefunde von Cytodiagnostik, Röntgenologie und Endoskopie (konventionelle Techniken ohne Faseroptiken) bei gesicherten Fällen von malignen Tumoren der Speiseröhre und des Magens (WITTE u. BRESSEL, 1962)

	Cytologie		Röntgenologie		Endoskopie	
	Fall-zahl	Tumor +	Fall-zahl	Tumor +	Fall-zahl	Tumor +
Oesophagus und Kardia	88	70 (79,5%)	87	80 (92%)	68	57 (83,8%)
Corpus ventriculi	100	72 (72%)	96	84 (87,5%)	86	60 (69,7%)
Antrum ventriculi	39	25 (64%)	36	32 (89%)	37	22 (59%)
Gesamt	227	167 (73,5%)	219	196 (89,4%)	191	139 (72,7%)

Tabelle 8. Ergebnisse der gezielten Cytologie und Histologie im Vergleich zu Röntgenologie und Endoskopie bei gesicherten malignen Tumoren der kardianahen Speiseröhre und des Magens. 96 fortlaufend untersuchte Fälle

Methode	Tumorbefund +	Befund falsch-negativ	allein beweisend +
Röntgenologie	82	14	—
Endoskopie	96	—	—
Biopsie	76	20	4
Cytologie	86	10	10

80,1% Tumorbeurteilungen als leicht überlegen gegenüber der Röntgenuntersuchung mit 76,1% sicheren Tumorbefunden. Ein Vergleich zwischen den konventionellen Methoden der Cytologie und Endoskopie an 424 Literaturfällen ergab cytologisch in 77,6% und endoskopisch in 69,5% zutreffende Tumordiagnosen (HENNING u. WITTE, 1968).

Mit der Verbreitung der Fasergastroskopie und den Techniken der gezielten Materialentnahme ergaben sich neue wichtige Vergleichsmöglichkeiten der diagnostischen Treffsicherheit. Es handelt sich um den *Vergleich der cytologischen und der histologischen Untersuchung*. Die eigenen Erfahrungen (WITTE, 1972) zeigten eine leichte Überlegenheit der Cytologie gegenüber der Biospie (Tabelle 8). Während in der Mehrzahl der Fälle beide Verfahren der mikroskopischen Diagnostik einen vorhandenen Tumor erfaßt haben, fanden sich doppelt so viele Fälle, bei denen die Cytologie positiv war bei negativer Histologie (10%), wie umgekehrt ein histologischer Tumorbefund bei negativer Cytologie (4%). Insgesamt wurden nur 2% der Magentumorfälle durch beide mikroskopische Verfahren nicht erkannt. Es handelte sich jedoch um endoskopisch-makroskopisch sicher beurteilbare Krebse, die wegen schlechter instrumenteller Erreichbarkeit und großen Nekrosezonen für die mikroskopischen Methoden ungünstige Voraussetzungen boten. Die Röntgenuntersuchung und die Gastroskopie als makroskopisch-morphologische Methoden fielen in der diagnostischen Sicherheit gegenüber der Cytologie und Histologie stark ab. Das zeigte sich vor allem in der großen Zahl sog. falsch-positiver Bewertungen (Tabelle 9).

Aus Angaben im Schrifttum konnten wir 462 Fälle von gesichertem Magenkrebs sammeln, bei denen Cytologie und Histologie durch endoskopisch gezielte Materialentnahmetechniken verglichen wurden. Auch hier war die Cytologie mit 432 Tumorbefunden (93,5%) deutlich der Histologie mit 367 Tumorbefunden (79,4%) überlegen. Als Ursache hierfür sehen wir an, daß die Zangenbiopsie eine punkt-

Tabelle 9. Ergebnisse der gezielten Cytologie und Biopsie im Vergleich zu Röntgenologie und Endoskopie bei 504 fortlaufend untersuchten eigenen Fällen mit katamnestisch gesicherten benignen Veränderungen der kardianahen Speiseröhre und des Magens

Methode	Beurteilung richtig negativ	fälschliche Tumorbeurteilung
Röntgenologie	461	43
Endoskopie	456	48
Biopsie	502	2
Cytologie	497	7

Tabelle 10. Vergleichende Ergebnisse der endoskopisch gezielten Cytologie und Biopsie bei gesicherten Fällen von Magenkrebs unter Berücksichtigung des „early cancer"

Autoren	Zahl der Fälle (gesamt)	Tumorbefund +		[davon] early cancer		
		Cytologie	Biopsie	Fallzahl	Cytologie +	Biopsie +
Kobayashi et al., 1969				85	75	73
Prolla et al., 1971	50	45	40			
Kasugai, 1971				128	122	120
Crespi u. di Matteo, 1972	68	65	59	7	6	5
Georgii et al., 1972	192	186	169			
Serck-Hanssen, 1972	56	50	23	10	8	2
Witte, 1972	96	86	76	4	4	4
Gesamt	462	432 93,5%	367 79,4%	234	215 91,9%	204 87,2%

förmige Entnahmetechnik ist, die auch bei Mehrfachanwendung den Tumor eher verfehlen kann als die mehr flächenhaften cytologischen Abrasionstechniken. Soweit in den eingesehenen Arbeiten vermerkt, werden die eigenen Erfahrungen bestätigt, wonach die Biopsie etwa doppelt so häufig den vorhandenen Tumor nicht erfaßt hat wie die Cytologie. Eine optimale mikroskopische Tumordiagnostik wird also beide Methoden, Histologie und Cytologie, anwenden müssen.

Auch bei der Diagnostik der auf die Schleimhaut beschränkten Krebse (early cancer) ergeben sich ähnliche Verhältnisse, allerdings mit verbesserter histologischer Erfaßbarkeit. Von 234 in der Literatur mitgeteilten Fällen (Tabelle 10) wurden cytologisch 215 (91,9%) richtig diagnostiziert, histologisch-bioptisch 204 (87,2%).

In den Erfahrungen von Yamagata et al. (1971) über die Magenreihenuntersuchungen finden sich Vergleichszahlen zwischen Cytologie und den makroskopischen Methoden. Von 329 Krebsfällen, bei denen die Cytologie 96% erfaßte, lieferte die Röntgenologie nur in 11,9% einen sicheren und in 25,8% einen verdächtigen Tumorbefund, die Gastroskopie in 68,1% einen sicheren und 24,9% einen suspekten Tumorbefund.

Literatur

ACKERMAN, N. B., HALDORSEN, D. K., TENDICK, F. H., ELSLAGER, E. F.: Preparation and screening of aminoacridines for induction of lung tumor fluorescence in rats. J. med. Chem. 11, 315 (1968)

ARNOLD, W. T., HAMPTON, J., OLIN, W., GLASS, H., CARRUTH, C.: Gastric lesions including exfoliative cytology. A diagnostic approach. J. Amer. med. Ass. 173, 1117 (1960)

AYRE, J. E., OREN, B. G.: A new rapid method of stomach-cancer diagnosis: the gastric brush. Cancer (Philad.) 6, 1177 (1953)

BACH-NIELSEN, P.: The value of gastric cytology in the diagnosis of mesenchymal tumors. Amer. J. dig. Dis. 11, 938 (1966)

BASTOS, A. L.: Intravital fluorescence of tumor cells. 2nd int. Congr. exfol. Cytol., Paris 1965

BASTOS, A. L., MADEIRA, F.: A simple device for exfoliative cytology of the stomach. Gut 5, 192 (1964)

BAUTISTA, A., DeLUCA, V. A., Jr.: Endoscopic photography, biopsy, and cytology of the esophagus and stomach with the olympus fiberesophagoscope. Gastroenterology 60, 294 (1971)

BENNINGTON, J. L., PORUS, R., FERGUSON, B., HANNON, G.: Cytology of gastric sarcoid. Report of a case. Acta cytol. (Philad.) 12, 30 (1968)

BERTALANFFY, L. v., MASIN, M., MASIN, F. A.: Use of acridine orange fluorescence technique in exfoliative cytology. Science 124, 1024 (1956)

BINGOLD, K., BRILMAYER, C., MACK, A.: Die Atebrinausscheidung im Harn als Diagnostikum maligner Tumoren. Krebsarzt 10, 1 (1955)

BLANC, W. A.: Cytologic diagnosis of cytomegalic inclusion disease in gastric washings. Amer. J. clin. Path. 28, 46 (1957)

BODDINGTON, M. M., SPRIGGS, A. I.: The epithelial cells in megaloblastic anaemias. J. clin. Path. 12, 228 (1959)

BRANDBORG, L. L., TANIGUCHI, L., RUBIN, C. E.: (1) Is exfoliative cytology practical for more general use in the diagnosis of gastric cancer? A simplified chymotrypsin technique. Cancer (Philad.) 14, 1074 (1961)

BRANDBORG, L. L., TANIGUCHI, L., RUBIN, C. E.: (2) Exfoliative cytology in non-malignant conditions of the upper intestinal tract. Acta cytol. (Philad.) 5, 187 (1961)

BRANDBORG, L. L., TANKERSLEY, C. B., UYEDA, F.: "Low" versus "high" concentration chymotrypsin in gastric exfoliative cytology. Gastroenterology 57, 500 (1969)

CABRÉ-FIOL, V., GARCIA, R. O.: La biopsia exfoliativa en el diagnóstico de la degeneración maligna del ulcus gástrica. Gastroenterologia (Basel) 86, 521 (1956)

CABRÉ-FIOL, V., CLADERA, E. S., DE LUNA, J. S., MOTA, A. P., VILARDELL, F.: La citologie exfoliative par fibroendoscopie dans le diagnostique du cancer gastrique. 2e Congr. europ. endoscop. dig., Paris 1972

CONTE, M., CONTE-MARTI, M.: Le cyto-diagnostic du cancer gastrique. Gastroenterologia (Basel) 85, 257 (1956)

CRESPI, M., DI MATTEO, S.: The diagnosis of the carcinoma of the stomach in its early phase. Arch. franç. Mal. Appar. dig. 61, 285 (1972)

DEBRAY, CH., HOUSSET, P., MARTIN, ET.: La gastrobiopsie dirigée par aspiration-section et le cyto-diagnostic dirigé dans le diagnostic du cancer gastrique. Sem. Hôp. Paris 40, 141 (1964)

DYKE, K. VAN, LANTZ, C., SZUSTKIEWICZ, C.: Quinacrine: mechanisms of antimalarial action. Science 169, 492 (1970)

FUKUDA, T., SHIDA, S., TAKITA, T., SAWADA, Y.: Cytologic diagnosis of early gastric cancer by the endoscopic method with gastrofiberscope. Acta cytol. (Philad.) 11, 456 (1967)

GARDNER, F. H.: Observations on the cytology of gastric epithelium in tropical sprue. J. Lab. clin. Med. 47, 529 (1956)

GEORGII, A., OSTERTAG, H., ATAY, Z., SEIFERT, E.: Komparative Auswertung von Cytologie und Histologie für die Erkennung des Magencarcinoms. Verh. dtsch. Ges. inn. Med. 78, 229 (1972)

GIBBS, D. D.: Exfoliative cytology of the stomach. London: Butterworth 1968

GRABLE, E., ZAMCHEK, N., JANKELSON, O., SHIPP, F.: Nuclear size of cells in normal stomach, in gastric atrophy and in gastric cancer. Gastroenterology 32, 1104 (1957)

GRAHAM, R. M., RHEAULT, M. H.: Characteristic cellular changes in epithelial cells in pernicious anaemia. J. Lab. clin. Med. 43, 235 (1954)

Heinkel, K., Landgraf, J.: Die bioptische Magenschleimhautuntersuchung. Bibl. gastroent. (Basel) 5, 67 (1962)

Henning, N.: Die Cytodiagnostik maligner Tumoren. Fol. haemat. (Lpz.) 70, 198 (1950)

Henning, N., Witte, S.: Über eine neue Methode zur Cytodiagnostik der Magenkrankheiten. Dtsch. med. Wschr. 77, 1 (1952)

Henning, N., Witte, S.: Das Gastrocytogramm und die Möglichkeiten einer mikroskopischen intravitalen Magendiagnostik. In: Der Magen und seine Krankheiten (Boller, R., Hrsg.), S. 244. Wien-Innsbruck: Urban u. Schwarzenberg 1954

Henning, N., Witte, S.: Atlas der gastroenterologischen Cytodiagnostik. Stuttgart: Thieme 1957, 2. Aufl. 1968

Henning, N., Witte, S., Bressel, D.: The cytologic diagnosis of tumors of the upper gastrointestinal tract (esophagus, stomach, duodenum). Acta cytol. (Philad.) 8, 121 (1964)

Inui, Y., Takasu, S., Sakita, T.: A comparative evaluation of histological and cytological diagnosis for detection of stomach carcinoma in its early stage. Proc. 2nd World Congr. gastrointest. Endoscop., Rome 1970

Kalvins, Z. A., Rhyne, A. L., Dixon, I. R., Girsh, S.: Analysis of cytologic findings in patients with gastric carcinoma. Acta cytol. (Philad.) 11, 312 (1967)

Kasugai, T.: Recent instrumental development of fibergastroscopes with a light guide system. Gastrointest. Endoscopy 15, 224 (1969)

Kasugai, T.: Gastric lavage cytology under direct observation with the fibergastroscope. In: Early gastric cancer (Murakami, T., Ed.), p. 207. Univ. Tokyo Press 1971

Kasugai, T., Kato, H., Takase, T., Tubouchi, M., Yagi, M., Yamaoka, Y., Ishibashi, Y., Hattori, T.: Diagnosis of gastric cancer, especially early gastric cancer: combined employment of endoscopic and cytologic examinations, and biopsy. Proc. 9th int. Cancer Congr., Tokyo 1966

Klayman, M. I., Massey, B. W.: Gastric cells in pernicious anemia. J. Lab. clin. Med. 44, 820 (1954)

Klayman, M. I., Massay, B. W., Pleticka, S., Balambos, J. T., Brandborg, L., Kirsner J. B., Palmer, W. L.: Cytologic diagnosis of gastric cancer by chymotrypsin lavage. Gastroenterology 29, 849 (1955)

Klinger, J., Katz, R.: Tetracycline fluorescence in the diagnosis of gastric carcinoma. Gastroenterology 41, 29 (1961)

Kobayashi, S., Prolla, J. C., Yagi, M.: Gastroscopic diagnosis of early gastric carcinoma based on japanese classification. Gastrointest. Endosc. 16, 92 (1969)

Kuru, M.: Atlas of early carcinoma of the stomach. Tokyo: Nakayama-Shoten 1966

Langr, F., Parizek, J., Hradsky, M., Vortel, V.: Die Aktivität der Esterase, der alkalischen Phosphatase und Aminopeptidase in der Magenschleimhaut bei einigen präkanzerösen Zuständen. Gastroenterologia (Basel) 104, 213 (1965)

Leitao, O., Glass, G. B. J.: Enzyme cytochemistry of the abraded gastric surface epithelium. Amer. J. dig. Dis. 16, 769 (1971)

Martinez, A. R.: Technik zur Entnahme von Zellen aus dem Speiseröhren-Magenabschnitt mittels einer neuen Methode der Zellenabschürfung und Ausspülung. In: Intern. Sympos. klin. Cytodiagnostik (Henning, N., Witte, S., Hrsg.), S. 171. Stuttgart: Thieme 1958

Miyake, T., Yamamoto, Y., Ariyoshi, J., Suzaki, T., Hajiro, K., Kuzuya, H.: The significance of class III cells in gastric cytology. Jap. Arch. int. Med. 16, 1 (1969)

Nieburgs, H. E.: Cytologic technics for office and clinic. New York-London: Grune and Stratton 1956

Nieburgs, H. E., Rubio, C., Oppenheim, A.: Early detection of gastric secretory deficiency by tubeless analysis and cytology. Amer. J. dig. Dis. 10, 485 (1965)

Okuda, S., Morii, T., Inui, H., Senda, N., Hosoi, S.: Biopsy and water-jet cytology by color television-fiberscope for diagnosis of early gastric cancer. Proc. 2nd World Congr. gastrointest. Endoscop. 1970. Padova: Piccin med. books 1972

Ostertag, H., Atay, Z., Georgii, A.: Ergebnisse kombinierter cytologisch-histologischer Untersuchung von gezielt entnommenen Biopsien bei malignen Neoplasien des Magens. In: Current status of early diagnosis in stomach cancer (Witte, S., Grunze, H., Grundman, E., Eds.) (im Druck)

Panico, F. G., Papanicolaou, G. N., Cooper, W. H.: Abrasive balloon for exfoliation of gastric cancer cells. J. Amer. med. Ass. 143, 1308 (1950)

Papanicolaou, G. N.: A new procedure for staining vaginal smears. Science 95, 438 (1942)

Papanicolaou, G. N., Cooper, W. H.: The cytology of the gastric fluid in the diagnosis of cancer of the stomach. J. nat. Cancer Inst. 7, 357 (1947)

Planteydt, H. T., Willighagen, R. G.: Enzyme histochemistry of gastric carcinoma. J. Path. Bact. 90, 393 (1965)

Prolla, J. C., Kobayashi, S., Kirsner, J.: Cytology of malignant lymphomas of the stomach. Acta cytol. (Philad.) 14, 291 (1970)

PROLLA, J. C., KOBAYASHI, S., YOSHII, Y., YAMAOKA, Y., KASUGAI, T.: Diagnostic cytology of the stomach in gastric syphilis. Acta cytol. (Philad.) **14**, 333 (1970)

PROLLA, J. C., XAVIER, R. G., KIRSNER, J. B.: Morphology of exfoliated cells in benign gastric ulcer. Acta cytol. (Philad.) **15**, 128 (1971)

PROLLA, J. C., XAVIER, R. G., KIRSNER, J. B.: Exfoliative cytology in gastric ulcer. Gastro-enterology **63**, 33 (1972)

PROLLA, J. C., YOSHII, Y., XAVIER, R. G., KIRSNER, J. B.: Direct vision cytology and biopsy of esophagus and stomach: cytologic and histo-pathologic correlations. Proc. 4th int. Congr. Cytol., London 1971

RALL, D. P., LOO, T., LANE, M., KELLY, M. G.: Appearence and persistence of fluorescent material in tumor tissue after tetracycline administration. J. nat. Cancer Inst. **19**, 79(1957)

RASKIN, H. F., KIRSNER, J. B., PALMER, W. L.: Exfoliative cytology of the gastro-intestinal tract. In: Modern trends in gastroenterology, 2nd series. London: Butterworth 1958

RASKIN, H. F., KIRSNER, J. B., PALMER, W. L.: Role of exfoliative cytology in the diagnosis of cancer of the digestive tract. J. Amer. med. Ass. **169**, 789 (1959)

RASKIN, H. F., PLETICKA, S.: Exfoliative cytology of the stomach. CA. Bull. Cancer Progr. **10**, 82 (1960)

RASKIN, H. F., PALMER, W. L., KIRSNER, J. B.: Benign and malignant exfoliated gastro-intestinal mucosal cells. Morphologic characteristics. Arch. int. Med. **107**, 872 (1961)

REED, P. I., RASKIN, H. F., GRAFF, P. W.: Malignant melanoma of the stomach. J. Amer. med. Ass. **182**, 298 (1962)

RICHIR, C., LAMBLING, A.: Analyse critique du cytodiagnostic gastrique à l'occasion de 163 cas personnels. Arch. Mal. Appar. dig. **47**, 1163 (1958)

ROSENTHAL, M., TRAUT, H. F.: The mucolytic action of papain for cell concentration in the diagnosis of gastric cancer. Cancer (Philad.) **4**, 147 (1951)

RUBIN, C. E.: Diagnosis of gastric malignancy in pernicious anaemia. Gastroenterology **29**, 563 (1955)

RUBIN, C. E., MASSEY, B. W.: Pre-operative diagnosis of gastric and duodenal malignant lymphoma by exfoliative cytology. Cancer (Philad.) **7**, 271 (1954)

RUBIN, C. E., MASSEY, B. W., KIRSNER, J. B., PALMER, W. L., STONECYPHER, D. D.: The clinical value of gastrointestinal cytologic diagnosis. Gastroenterology **25**, 119 (1953)

SABURI, R., ANDO, T., KAKIHANA, M., TABAYASHI, A., YAMADA, T.: A selective proteolytic lavage method for the cytodiagnosis of early gastric cancer. Acta cytol. (Philad.) **11**, 473 (1967)

SAKITA, T., KUROYANAGI, S., SANO, R., OGURO, Y., TAKASU, S., OMORI, K., MISU, Y., FUKU-TOMI, H., TOBAYASHI, K.: Endoscopic diagnosis of early gastric cancer. Proc. 9th int. Cancer Congr., Tokyo 1966

SCHADE, R. O. K.: Gastric cytology. London: Arnold 1960

SCHÜMMELFEDER, N., EBSCHNER, K. J., KROGH, H. E.: Die Grundlage der differenten Fluoro-chromierung von Ribo- und Desoxyribonukleinsäure mit Acridinorange. Naturwissen-schaften **44**, 467 (1957)

SERCK-HANSSEN, A.: Endoscopic brush cytology in the diagnosis of gastric disease. In: Current status of early diagnosis in stomach cancer (WITTE, S., GRUNZE, H., GRUNDMANN, E., Eds.) (im Druck)

SERCK-HANSSEN, A., MARCUSSON, J., LIAVAG, I.: Endoscopic brush cytology in the diagnosis of gastric disease. Proc. 4th int. Congr. Cytol., London 1971

SHIDA, S.: Biopsy smear cytology with the fibergastroscope for direct observation. In: Early gastric cancer (MURAKAMI, T., Ed.), p. 233. Univ. Tokyo Press 1971

SHIDA, S., KUROSAWA, T., TAKITA, T., SAWADA, Y.: Cytological diagnosis of early gastric cancer by cell biopsy method with gastrofiberscope. Proc. 2nd int. Congr. exfoliat. Cytol., Paris 1965

SPRENGER, E., WITTE, S., SCHADEN, M.: The differential diagnostic role of nuclear DNA content in gastric cytology. In: Current status of early diagnosis in stomach cancer (im Druck)

STEVENSON, J.: The accuracy of fluorescence microscopy for the diagnosis of cancer. Acta cytol. (Philad.) **8**, 224 (1964)

TAEBEL, D. W., PROLLA, J. C., KIRSNER, J. B.: Exfoliative cytology in the diagnosis of stomach cancer. Ann. intern. med. **63**, 1018 (1965)

ULFELDER, H., GRAHAM, R. M., MEIGS, J. V.: Further studies on the cytologic method in the problem of gastric cancer. Ann. Surg. **128**, 422 (1948)

WATTENBERG, L. W.: Histochemical study of aminopeptidase in metaplasia and carcinoma of the stomach. Arch. Path. **67**, 281 (1959)

WENGER, J., PENFOLD, E.: An improved compressed air apparatus for exfoliative cytology of the stomach. Gastroenterology **59**, 358 (1970)

WITTE, S.: Die Cytologie des Magens. Verh. dtsch. Ges. inn. Med. **57**, 260 (1951)

Witte, S.: Cytodiagnostik mit Hilfe einer Fluorochromierung in vivo. Verh. dtsch. Ges. inn. Med. **61**, 254 (1955)
Witte, S.: Die Technik der zytologischen Untersuchung der Speiseröhre und des Magens. Bibl. gastroent. (Basel) **5**, 93 (1962)
Witte, S.: Die Cytodiagnostik der chronischen Gastritis. Verh. 2. Weltkongr. Gastroenter., München 1962, Bd. II, 205. Basel: Karger 1963
Witte, S.: Vital- und Fluoreszenzmethoden in der klinischen Zytologie. Dtsch. med. Wschr. **92**, 1777 (1967)
Witte, S.: Intravital fluorescent staining with acridine derivatives in cytodiagnosis of the upper gastrointestinal tract. 2nd int. Congr. exfol. Cytol., Paris 1965. Acta cytol. (Philad.) **12**, 15 (1968)
Witte S.: Die Zytologie in der Frühdiagnose des gastrointestinalen Karzinoms. Fortbildungsk. prakt. Gastroent. (Erlangen 1969), **2**, 12. Basel-München-New York: Karger 1970
Witte, S.: The results of cytology with the technique of the gastroscopic cell brush; in comparison with biopsy, endoscopy, and radiology. In: Current status of early diagnosis in stomach cancer (im Druck)
Witte, S., Bressel, D.: Kritische Auswertung der Tumorzelldiagnostik in Speiseröhre und Magen. In: Praktische Ergebnisse neuer klinischer Forschung (Henning, N., Hrsg.), S. 205. Stuttgart: Schattauer 1962
Witte, S., Bressel, D.: Die zytologische Diagnose des Ulcus ventriculi. Dtsch. med. Wschr. **90**, 1100 (1965)
Wunderer, A., Witte, S.: Zur Anwendung der Interferenzkontrastmikroskopie in der Zytologie. Zeiss Informationen **16**, 121 (1968)
Yamada, T.: Basic study of the proteolytic enzyme lavage method in the gastric diagnosis, especially in the comparative analysis of the exfoliative tendency of malignant and benign gastric epithelial cells. Acta cytol. (Philad.) **8**, 19 (1964)
Yamagata, S., Ishioka, K., Yamagata, J.: The significance of the cytological examination in gastric mass survey. 4th Int. Congr. Cytol., London 1971
Yoshii, Y., Takahasi, J., Yamaoka, Y., Kasugai, T.: Significance of imprint smear in cytologic diagnosis of malignant tumors of the stomach. Acta cytol. (Philad.) **14**, 249 (1970)

V. Pathologie

Anomalien der Magenwand

K. A. Koelsch, Magdeburg

Mit 5 Abbildungen

I. Entwicklungsanomalien

A. Agenesie

Agenesien des Magens sind sehr selten (Linhard, 1927; Khutsishvili, 1967). Unterhalb des Zwerchfells geht der verlängerte und erweiterte Oesophagus ohne scharfe Grenze in den erweiterten Dünndarm über. Die betroffenen Kinder leiden unter galligem Erbrechen.

B. Situs inversus

1. Beim **Situs inversus totalis** nimmt der Magen eine zum Normalen spiegelbildliche Rechtslage ein. Die Anomalie ist bedeutungslos. Palmer (1963) gibt an, daß auf 6000 bis 8000 Personen ein Fall von Situs inversus kommt. Zu beachten ist, daß bei solchen Patienten eine Gastroskopie nur in Rechtsseitenlage durchgeführt werden kann.

2. Der **Situs inversus partialis** beruht auf einer fehlerhaften Rechtsdrehung der embryonalen Gastroduodenalschlinge aus der Sagittallage (Grob, 1953; Frik, 1969). Der Magen verlagert sich ins rechte, das Duodenum ins linke Epigastrium. Die Kombination mit anderen Entwicklungsstörungen ist häufig. In den Fällen, die mit klinischen Erscheinungen einhergehen, bestehen alle Übergänge von leichteren und chronisch verlaufenden bis zu schwersten, akut einsetzenden Störungen. Diese können kurz nach der Geburt oder nach völliger Beschwerdefreiheit erst in späteren Jahren auftreten. Sie werden durch drei Symptomgruppen, die auch nebeneinander vorkommen, geprägt: 1. durch Passagebehinderungen, 2. durch Torsionen des Mesenteriums, 3. durch Zirkulationsstörungen (Grob, 1953). Die Abgrenzung des Situs inversus partialis von einer Linkslage des Pylorus und Duodenums beim reitenden Magen (Eisenstein, 1929) und von einem Magenvolvulus (Riemann, 1967) kann schwierig sein. Bei gleichzeitigem Volvulus sollen die Entleerung des Pylorus nach links, beim reitenden Magen das nach rechts offene Duodenum den Situs inversus beweisen. Allerdings kommt die inverse Drehung des Magens auch zusammen mit normaler Drehung des Duodenums vor (Grob, 1953). Bei jedem Fall von Situs inversus muß die Lage der übrigen Bauchorgane durch Kontrastmitteluntersuchung geklärt werden (Haubrich, 1966).

C. Atresien

Sie finden sich sehr selten in Magenmitte in Form des angeborenen Sanduhrmagens (Lassrich u. Bruns, 1967; Frik, 1969). Bei den ebenfalls seltenen Atresien im Pylorus- oder distalen Antrumbereich kann man drei Gruppen unterscheiden: 1. Die Atresie durch einfache oder doppelte Membranen, 2. solche mit einem längeren Verschlußbereich, verursacht durch eine reine Schleimhautatresie, 3. den Verschluß durch eine circumscripte komplette Aplasie des Gastrointestinaltraktes (Brown u. Hertzler, 1959). Bis 1969 wurden in der Weltliteratur nur 47 Fälle bekannt (Gdanietz, 1969). Die Symptome bestehen in kurz nach der Geburt auftretendem Erbrechen, epigastrischer Auftreibung und spärlichem bis fehlendem Stuhl. Bei der Röntgenuntersuchung findet man Gas- und Flüssigkeitsspiegel nur im Bereich des Magens. Differentialdiagnostisch kommen in erster Linie die hypertrophische Pylorusstenose, auch Hiatushernien, Duodenalstenosen und das nebennierenbedingte Salzmangelsyndrom in Betracht (Meissner, 1965). Durch die End-zu-End-Gastroduodenostomie ist eine erfolgreiche Behandlung möglich (Davis u. Douglas, 1961; Thompson et al., 1968).

D. Mikrogastrie

Hierbei ist der Magen röhrenförmig gebildet und liegt mittelständig. Die große und die kleine Kurvatur sind unterentwickelt, so daß eine weitere Unterteilung des Organs nicht möglich ist. Die Speicherfunktion wird vom Oesophagus übernommen (Prévôt u. Lassrich, 1959). Es besteht eine Kardiainsuffizienz (Lassrich u. Bruns, 1967). Die Mikrogastrie ist oft mit anderen Entwicklungsstörungen des Gastrointestinaltraktes, z. B. partiellem situs inversus und fast immer mit Fehlen der Milz verbunden (Essbach, 1961; Schulz u. Niemann, 1971, Shackelford et al., 1973). Der Begriff Mikrogastrie ist schwer zu definieren (Palmer, 1963). Einerseits ist die Abgrenzung gegen eine congenitale Agastrie nicht immer möglich (Frik, 1969), andererseits werden von manchen Autoren auch erworbene Verkleinerungen des Magens, z. B. durch carcinomatösen Magenscirrhus oder infolge schrumpfender Entzündungen wie bei Lues, Tuberkulose, nach Magenphlegmonen sowie die „Linitis plastica", als Mikrogastrie bezeichnet (Strauss, 1928; Schinz et al., 1952; Klatsch u. Pickert, 1953).

E. Magenduplikaturen und Cysten

1. Begriffsbestimmung und Geschichte. Man bezeichnet als Magenduplikaturen Gebilde, deren Wand alle auch sonst vorhandenen Schichten des Magens (Serosa, Muscularis und Mucosa) aufweist, mit Ausnahme der Stelle, an der die Anomalie eng mit dem Magen verbunden ist. Hier fehlt die Serosa, und der normale wie der pathologische Anteil des Magens besitzen eine gemeinsame Muscularis (Zusammenfassung der Definitionen bei Lewis et al., 1961; Anderson et al., 1962). Man unterscheidet rundliche und schlauchförmige Duplikaturen. Eine Kommunikation mit dem Magen oder anderen Teilen des Verdauungskanals kann vorhanden sein oder auch fehlen.

Die wahrscheinlich erste Beschreibung eines „Doppelmagens" erfolgte 1617 durch Blasius (Buckstein, 1953). Die erste operative Entfernung eines congenitalen Nebenmagens glückte 1910 Wendel.

2. Ätiologie. Zur Erklärung der Entstehung von Magenduplikaturen wurden verschiedene Theorien herangezogen. Abgesprengte Epithelknospen sollen in der Magenwand weiterwachsen und Anlaß zur Bildung cysten- und divertikelartiger Gebilde geben (Lauche, 1924). Bremer vermutete 1944, daß sich Magenduplikaturen durch frühembryonale Verschmelzungen von Längsfalten auf der Kammhöhe bilden könnten. Erfolgt die Störung während der Entstehung des septum oesophago-tracheale, findet man auch einen doppelten Oesophagus (Gimes, 1958). Andere Autoren (Grob, 1957; Mohr, 1965; Römer u. Röse, 1967; Popp, 1969) weisen auf die häufige Kombination der Mißbildung mit Anomalien der Wirbelsäule hin. Dies soll dafür sprechen, daß sich die Trennung des Urdarmentoderms von der Chorda dorsalis pathologisch durch Adhäsionsbildung und Entstehung eines lgt. neurentericum vollzogen hat, so daß bei der späteren Caudalverschiebung des Darmrohres aus zurückgebliebenen Entodermresten Cysten oder an den Adhäsionsstellen der Darmrohrwand Traktionsdivertikel entstehen konnten. So geben hochsitzende Wirbelmißbildungen gelegentlich einen Hinweis auf eine tiefer gelegene Magenduplikatur.

3. Pathologische Anatomie. Komplette Doppelungen des Magens sind extrem selten. Cysten kommen am häufigsten vor (Young, 1965) (Abb. 1 a). Nur ein sehr geringer Anteil von ihnen besitzt eine Verbindung zum Magenlumen (Mohr, 1965). Der häufigste Sitz ist die präpylorische und Antrumregion an der großen Kurvatur. Bei retrogastralen Gebilden (Schmauss, 1952) wird meist an eine Pankreascyste gedacht. Die als Doppelbildungen aufzufassenden Divertikel (Abb. 1 b) sind gewöhnlich groß und liegen an der großen (Frik, 1969), seltener an der kleinen Kurvatur (Mohr, 1965). Schlauchartige Gebilde laufen meist parallel zur großen Kurvatur (Abb. 1 c). Der Eingang zu ihnen liegt caudal in der pylorischen oder Duodenalregion, mitunter im Jejunum (Popp, 1969). Auch eine Pylorusdoppelbildung wurde beobachtet (Christien et al., 1971; Frühmorgen et al., 1972). Duplikaturen mit eigenem Oesophagus (Beritelli, 1968) (Abb. 1 d) und mehrere Duplikaturen bei einem Patienten wurden beschrieben (Garnjobst, 1965). In vielen Fällen ist die Schleimhaut der Mißbildungen gut ausdifferenziert (Schmauss, 1952; Gould u. Toffler, 1961; Wagner u. Sailer, 1966). Sie kann aber durch stagnierenden Mageninhalt entzündet oder durch peptisch wirksames Cystensekret angedaut sein (Mohr, 1965; Popp, 1969), Wenn in einer Cyste die typische Magenschleimhaut fehlt, ist dies wahrscheinlich auf Druckatrophie infolge des hohen Binnendrucks der Cyste zu beziehen (Schäfer, 1963). Häufig wird Pankreasgewebe in den Doppelbildungen angetroffen, auch bestehen oft enge Lagebeziehungen zur Bauchspeicheldrüse (Wendel, 1911; Lauche, 1924; Aschoff, 1928; Flachs et al., 1965; Klimova u. Fojtik, 1968). Der Inhalt von Duplikaturen ohne Kommunikation zum Magen besteht meist aus schleimiger Flüssigkeit, die durch frisches oder zersetztes Blut verfärbt sein kann. Sie enthält Salzsäure, ferner Magen- und auch Pankreasenzyme. Ulcera kommen nicht selten vor. Unter stürmischen klinischen Erscheinungen kann sich der Durchbruch der Cyste in den Magen mit Erbrechen ihres Inhaltes vollziehen (Schmauss, 1952). Die Ausdehnung der Anomalien schwankt von Gebilden von Haselnußgröße bis zu solchen mit mehreren Litern Inhalt. Kleine in der Submucosa gelegene Cysten können sich in das Magenlumen vorwölben (Wagner u. Sailer, 1966; Lackner, 1969). Duplikaturen sind in etwa einem Viertel der Fälle mit anderen Mißbildungen verbunden (LEWIS et al., 1961), z. B. mit enterogenen Cysten an anderen Abschnitten des Verdauungskanals, kongenitalen Herzfehlern, Zwerchfellhernien, Rotationsstörungen des Mesenteriums mit Situs inversus (ROMANO et al., 1968; POPP, 1969), Pankreasmißbildungen, Pylorusstenosen (KLIMOVA u. FOJTIK, 1968), Anomalien des Kardiaostiums und sexuellen Reifestörungen (MOHR, 1965).

4. Häufigkeit und Altersverteilung. Magenduplikaturen sind selten. 1957 stellte KIESE-WETTER aus dem angloamerikanischen Schrifttum 28 Fälle zusammen, 1961 LEWIS et al. 39, 1965 KRAEMER u. SEBENING aus dem Weltschrifttum 45 Fälle. In etwa zwei Drittel der Fälle wird die Mißbildung schon im Kindesalter entdeckt. Die Cysten sind bei der Geburt meist sehr

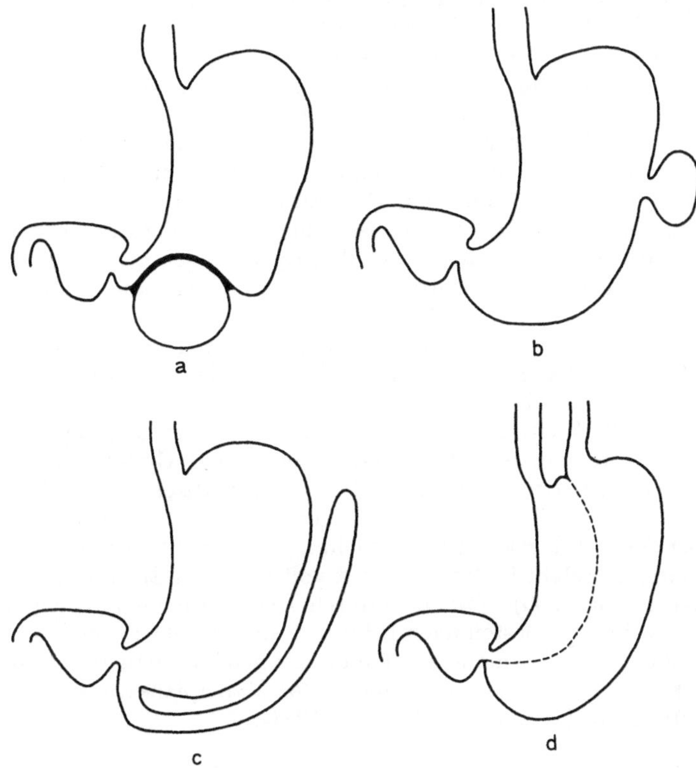

Abb. 1. Magenduplikaturen. a) Magencyste; b) Kongenitales Magendivertikel der großen Kurvatur; c) Tubulärer Doppelmagen; d) Doppelmagen mit doppeltem Oesophagus

klein, können sich aber infolge Sekretstauung rasch vergrößern (LASSRICH u. BRUNS, 1967). Oft entwickeln sich erst bei Erwachsenen Symptome oder Komplikationen. Der älteste Patient war 67 Jahre alt (LEWIS et al., 1961).

5. Klinisches Bild. Die vielgestaltige Symptomatologie ist abhängig von Lage und Größe der Duplikaturen, Verdrängungs- und Überdehnungserscheinungen (LASSRICH u. BRUNS, 1967; LACKNER, 1969) sowie davon, ob die Mißbildung mit dem Magenlumen kommuniziert (MAU, 1971). Es finden sich alle Übergänge von jahrzehntelanger Symptomlosigkeit (WAGNER u. SAILER, 1966) bis zu den drama-tischsten Erscheinungen (LEWIS et al., 1961; ANDERSON et al., 1962; POPP, 1969). Die Kranken klagen über Appetitlosigkeit, Aufstoßen und Erbrechen, das oft periodisch auftritt (SCHMAUSS, 1952; YOUNG, 1965). Über krampfartige Ober-bauchbeschwerden berichten LEWIS et al., 1961; SCHÄFER, 1963; MOHR, 1965 und

Popp, 1969. Symptome der Pylorusstenose führen den Kranken zur Behandlung (Wendel, 1911; Pätzold, 1967; Sailer u. Kort, 1967). Durch die oft enge Lagebeziehung zum Pankreas können die Amylasewerte im Blut und Urin erhöht sein (Gould u. Toffler, 1961).

Als *Komplikation* treten Blutungen in Form der Hämatemesis oder Meläna auf. Diese können bei offener Verbindung mit dem Magen aus einer Gastritis oder Ulceration der ektopischen Schleimhaut stammen (Owen et al., 1954; Anderson et al., 1962) oder aber aus einem peptischen Ulcus mit Sitz an anderen Magenabschnitten, das, wohl bedingt durch den sekretionssteigernden Einfluß der Doppelbildung auf das Antrum, nicht selten ist (Gimes, 1958; Brodie et al., 1960; Kraemer u. Sebening, 1965; Garnjobst, 1965; Young, 1965). Auch Perforationen sind möglich (Römer et al., 1969). Selbst Carcinome können in Duplikaturen entstehen (Mayo et al., 1955; Lewis et al., 1961; Young, 1965).

6. Die richtige **Diagnose** wird selten präoperativ gestellt (Shelton u. Turner, 1962). Meist ergibt sie sich als Überraschungsbefund, wenn in Fällen eines Carcinomverdachtes, einer Magenblutung, Perforation oder Passagebehinderung operiert werden muß. Bei der Röntgenuntersuchung weisen Verdrängungserscheinungen, Pelotteneffekte, Aussparungen und Passagestörungen auf Cysten hin (Lackner, 1969). Große Divertikel der großen Kurvatur oder schlauchartige, neben dem Magen gelegene Gebilde sprechen für Doppelmagen.

Differentialdiagnostisch ist bei älteren Patienten immer ein Carcinom zu erwägen (Pätzold, 1967). Bei Säuglingen kann die Kompression des Antrums durch eine Cyste das klinische Bild einer hypertrophischen Pylorusstenose vortäuschen (Kammerer, 1969). Weiterhin ist zu denken an Pankreascysten, mesenteriale Lymphknotenpakete, versprengte Pankreaskeime und Cystenbildungen infolge einer chronischen Gastritis. Die sehr seltenen traumatisch entstandenen Serosacysten sind von einem flachen einschichtigen Epithel ausgekleidet und werden meist erst bei der histologischen Untersuchung richtig erkannt (Harbeck, 1960).

7. Die **Therapie** besteht in der möglichst vollständigen Entfernung der Doppelbildung (Kammerer, 1969). Falls dies durch Excision nicht möglich ist, kommt eine Magenresektion, am besten nach Billroth I, in Betracht (Shelton u. Turner, 1962; Schäfer, 1963). In manchen Fällen können nur palliative Eingriffe wie Drainageoperationen, Gastrocystostomien oder Marsupialisationen durchgeführt werden (Mohr, 1965; Pätzold, 1967; Mau, 1971).

II. Form- und Lageänderungen

A. Allgemeine Form- und Lageänderungen

Die Feststellung von Magenverlagerungen und -verformungen besitzt in den meisten Fällen nur deshalb Bedeutung, weil sie etwas über die Nachbarorgane des Magens aussagt (Katsch u. Pickert, 1953) (Abb. 2). Eine Zusammenstellung der bei 12 000 Röntgenuntersuchungen gefundenen Verformungen und Verlagerungen findet sich bei Becker u. Becker (1964). Bei fibergastroskopischen Untersuchungen sind besonders Vorwölbungen im Bereich der Magenhinterwand als Hinweis auf extragastrische Prozesse zu werten (Clemencon, 1972). Erkrankungen des Pankreas, besonders Cysten oder Carcinome, aber auch Entzündungen verursachen typische Verlagerungen. Lebervergrößerungen führen durch Linksverdrängung des Magens zu charakteristischen Bildern. Abnorme Lappenbildungen des Organs können Magenformen hervorrufen, wie sie sonst nur bei einem expansiven Prozeß des Pankreas oder Retroperitonealraumes zu beobachten sind. Sowohl Vergrößerungen einzelner Leberanteile (Meyers u. Jacobson, 1958) als auch Fehlen des linken Leberlappens (Mainguet et al., 1970) sind in Betracht zu ziehen. Gallenwegscarcinome und Choledochuscysten, Milzvergrößerungen, Nierentumoren und Cystennieren sowie Lymphknotenvergrößerungen und intraabdominelle Abscesse können den Magen entweder im ganzen verdrängen oder lokale Impressionen hervorrufen. Pelotteneffekte wurden auch beschrieben durch Neurofibromatosen, Seminommetastasen, Reticulosarkome und bei Aneurysmen der Bauchaorta (BECKER u. BECKER, 1964; HAUBRICH, 1966). Eine infolge Arteriosklerose stark gewundene, die Magenkontur vorwölbende Milzarterie kann einen Tumor der Magenhinterwand vortäuschen (MIRONOW, 1961; SIMON et al., 1969). Als Geschwülste der großen Kurvatur können Einbuchtungen dieser Gegend durch den linken Rippenbogen bei Patienten mit kyphotischen oder osteoporotischen Veränderungen der Wirbelsäule imponieren. Anheben des Magens mit der Hand bei Rechtsseitenlage des Kranken vor dem Röntgenschirm bringt diese Impression zum Verschwinden (CHIAROLANZA, 1962).

Am häufigsten führt das Colon mit seiner wechselnden Füllung durch Gas oder Kot zu Magenverlagerungen; Erweiterung des Colon descendens und des linken Transversums bewirken dorsale, eine solche des Descendens allein ventrale Verlagerungen; das Transversum kann den Magen cranialwärts verdrängen oder Antrum und Korpus gegeneinander klappen (HOHL-

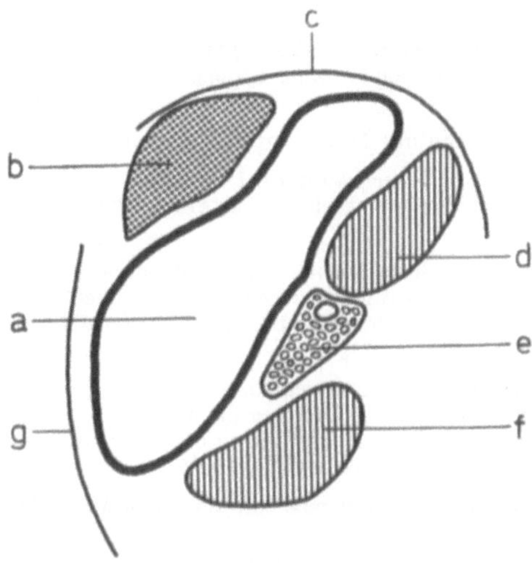

Abb. 2. Organe, die infolge Vergrößerung oder Tumoren gastroskopisch erkennbare Vorwölbungen der Magenwand nach innen hervorrufen [unter Benutzung einer Abbildung von PALMER (1955)]. Linksseitiger Parasagittallängsschnitt durch den Magen (größte Länge). a) Magen; b) Linker Leberlappen (Anschnitt); c) Linkes Zwechfell; d) Milz (Anschnitt); e) Pankreas (Anschnitt); f) Linke Niere (Anschnitt des unteren Nierenpols); g) Vordere Bauchwand

FELD u. JÜRGENS, 1957). Colontumoren imprimieren die Magenwand und können auch Vergrößerungen des linken Leberlappens vortäuschen (MAESTRI, 1955).

Fixierte Lageveränderungen des Magens sind meist Folge einer Perigastritis durch Cholecystitis, Pankreatitis, Duodenitis, Colitis, Peritonitis und nach Operationen (HAUBRICH, 1966). Bei der Perigastritis adhaesiva diaphragmatica, die durch entzündliche und geschwürige Magenprozesse, aber auch durch entzündliche Erkrankungen der Brustorgane entsteht, sind Magenfornix und -korpus in ganzer Länge mit der Zwerchfellunterfläche verwachsen. Rechtsseitige subkostosternale (Morgagnische) Zwerchfellhernien mit Netz oder Colon transversum als Inhalt verlagern den Magen und das Duodenum durch Zug auf die Hernie hin (STOLZE, 1969). Hinweisend ist in solchen Fällen eine Verschattung oder Gasbildung im rechten Herzzwerchfellwinkel. Eine Rarität stellt die Kompression des Magenfornix durch eine bronchogene Cyste dar (GAUTIER-BENOIT, 1972).

Raumbeengende Prozesse in der Bauchhöhle, z. B. Ascites, Gravidität, Ovarialcysten, Adipositas oder Meteorismus, können ebenfalls zu erheblichen Magenverlagerungen führen.

B. Kaskadenmagen

1. Typische Formen. Beim Kaskadenmagen sammelt sich das im Stehen getrunkene Kontrastmittel zunächst im schalenförmigen, nach hinten gekippten Fornixanteil, und erst, nachdem sein Spiegel die Höhe der Abknickungsstelle an der kleinen Kurvatur und Hinterwand erreicht hat, fällt der Brei wie über eine Stufe in die caudal gelegenen Magenanteile. Übergänge von der Kaskade zum partiellen Volvulus sind fließend (Toygar, 1948; Vogt, 1950; Kümmerle u. Köhnlein, 1959). Tabelle 1 gibt eine Übersicht über die wichtigsten ätiologisch in Frage kommenden Faktoren.

Die *Diagnose* wird röntgenologisch gestellt. Bei der Mehrzahl der Kaskadenträger gleicht sich der Befund nach Prallfüllung des Magens aus. Naumann (1952) fand diese „leichte Form" bei jedem zehnten seiner 2350 Untersuchten. Sie hat keine klinische Bedeutung. Nicht aus-

Tabelle 1. Ätiologie des Kaskadenmagens

1. Konstitutionell. Sthenische Personen mit weiter Thoraxapertur und Raumvermehrung im linken Oberbauch (Laurell, 1920; Naumann, 1952). Individuelle typische Konfiguration (Haubrich, 1966)

2. Relaxatio diaphragmatis. Zusätzliche subdiaphragmatische Raumvermehrung mit Einwirkung eines inspiratorischen Sogs nach oben (Toygar, 1948; Kümmerle u. Köhnlein, 1959)

3. Hypertonie der Bauchdecken mit Druck auf den Magen nach oben (Frik, 1969)

4. Raumbeengende Prozesse im Bauchraum mit Druck auf den Magen nach oben (Adipositas, Schwangerschaft, Ovarialcyste, Ascites) (Laurell, 1920; Toygar, 1948; Kallenberg, 1955)

5. Verdrängung des Magens nach oben durch raumbeengende Prozesse in der Nachbarschaft (Retrogastrale und intragastrale Tumoren und vergrößerte Organe wie Milz, Nieren, Pankreas, retroperitoneale Lymphknoten) (Schütze, 1920; Laurell, 1920; Toygar, 1948; Kuntzen, 1959)

6. Colonbedingte Magenverlagerungen durch Colonerweiterung (Meteorismus, Kotstauung). Hochdrängung durch Quercolon und Zug nach oben durch lgt. mesocolium (reitender Magen). Verdrängung nach oben und hinten durch linke Colonflexur (Schütze, 1920; Laurell, 1920; Toygar, 1948; Kuntzen, 1959)

7. Hypertonie im Bereich der pars pylorica und/oder des Magenkorpus, reflektorisch oder konstitutionell (Toygar, 1948)

8. Narben und Adhäsionen im Kaskadenwinkel, über die der Magenfornix nach hinten überhängt (Schütze, 1920; Laurell, 1920; Naumann, 1952)

9. Lokaler Spasmus eines hohen Ringfaserbündels oder der schrägen Muskulatur der Magenhinterwand (reflektorisch)
   a) vom Magen selbst ausgehend infolge Ulcus, narbiger Adhäsionen (Naumann, 1952; Kallenberg, 1955)
   b) vom Bauchraum ausgehend, z. B. bei Entzündungen oder Tumoren (Ovarialcarcinom; Ganev, 1961; Duodenaldivertikel, Toygar, 1948; Gallenblasenentzündungen, Katsch u. Pickert, 1952)

10. Impressionen der hinteren Magenwand durch den oberen linken Nierenpol (Teschendorf, 1954)

11. Angeborene Verkürzung des Omentum minus (Toygar, 1948)

12. Neubildung am Magenfundus (Carcinomkaskadenmagen, Laurell, 1920; Kallenberg, 1955)

gleichbar war dagegen die Kaskade bei 1,7 % der Fälle. Von diesen ließ sich bei 62,5 % der Patienten ein Ulcus an der Umbiegungsstelle der Kaskade nachweisen. Auch sonst liegen der nicht ausgleichbaren Form gewöhnlich organische Prozesse zugrunde, so daß diese Krankheitswert gewinnt (Haubrich, 1966). Sie muß daher immer Anlaß zu einer gründlichen Untersuchung des ganzen Patienten sein. Die endoskopische Magenuntersuchung kann durch die Kaskade erschwert sein (Demling, 1970).

Die *differentialdiagnostische* Abgrenzung ist nur durch wiederholte Röntgenuntersuchungen möglich. Durch die Kombination der Untersuchung mit Gasaufblähung des Magens und Anwendung von Spasmolytika verschwinden die spastisch entstandenen Kaskadenbildungen, während narben-, tumor- und druckbedingte Veränderungen bestehen bleiben (Kallenberg, 1955). Epigastrische Beschwerden dürfen nur dann auf die Lageanomalie bezogen werden,

wenn sich sonstige abdominelle Erkrankungen ausschließen lassen (ZABEL-LANGHENNIG, 1972).
Bedeutungsvoll ist die Befundkonstanz bei Kaskaden, die durch Neubildungen am Magenfundus entstanden sind. Die Darstellung eines im Kaskadenwinkel sitzenden Ulcus ist nicht
immer möglich (DAVIES, 1956).

Das *klinische Bild* ist charakterisiert durch Klagen über Druckgefühl im Epigastrum beim
Essen, das sich in manchen Fällen dann, wenn mehr gegessen wird, wieder bessert (VOGT, 1950).
Bei anderen Kranken steigert sich das ständige Druckgefühl bis zu heftigem epigastrischem
Spannungsschmerz mit dem Bedürfnis aufzustoßen, ohne daß dies gelingt. Atembeklemmun-
gen und Herzbeschwerden im Sinne eines Roemheldschen Symptomenkomplexes können
hinzutreten, besonders häufig dann, wenn der Patient zusätzlich Luft schluckt (NIELSEN, 1963).
Rücken- und Rechtsseitenlage führen dann schließlich doch zum Aufstoßen. Bei manchen
Patienten ist der Kaskadenmagen mit spastischer Obstipation und Anacidität verbunden
(Regelsbergersche Trias). Die wichtigsten *Komplikationen* des Kaskadenmagens sind gastrointestinale Blutungen mit Anämie, wohl zumeist durch Ulcus oder Stauungsgastritis im Bereich der Kaskade (ARIAS-VALLEJO, 1955). Besonders, wenn es infolge einer Relaxatio dia-
phragmatis zur weiteren Drehung des Magens bis zum Volvulus kommt (VOGT, 1950), stellen
Blutungen eine gefürchtete Komplikation dar (KÜMMERLE u. KÖHNLEIN, 1959).

Therapeutische Maßnahmen sind nur in Ausnahmefällen erforderlich. Zunächst sollte versucht werden, Besserung durch konservative Behandlung zu erzielen. Genuß nur kleiner Mahlzeiten und Gewöhnung an bestimmte auszuprobierende Körperlagen, die nach der Mahlzeit
einzunehmen sind (TOYGAR, 1948; NIELSEN, 1963), können hilfreich sein. Manchen Kranken
muß das Luftschlucken abgewöhnt werden (HAFTER, 1965). Regulierung des Stuhlganges ist
besonders bei den colonbedingten Kaskadenformen von Bedeutung (NIELSEN, 1963).

Chirurgische Maßnahmen in Form von Splanchnicusblockaden und -resektionen wurden
von ROUSSELL (1952) empfohlen. Andere Eingriffe richten sich jedoch meist gegen bestimmte
anatomische Veränderungen. So ist nach KUNTZEN (1959) die Durchtrennung von Strängen
gelegentlich erfolgversprechend. Ursächliche Tumoren bedürfen der chirurgischen Behandlung.
GANEV (1961) sah reflektorisch entstandene Kaskaden nach Operation eines Ovarialcarcinoms verschwinden.

2. Magenkaskaden nach vorn. Es gibt eine Kaskadenbildung nach vorn, die nach TESCHEN-
DORF (1954) ihre Ursache immer in pathologischen Prozessen am Magen selbst hat. Spastische
Ringmuskelkontraktionen oder starre Anteile des Magenkorpus, wie größere Narbenbezirke
oder Carcinominfiltration, bedingen diese Verformung. Eine Sonderform des Kaskadenmagens wurde 1959 von KUNTZEN beschrieben. Es handelt sich um Strangbildungen im Lig.
hepatogastricum. Auch an der gegenüberliegenden großen Kurvaturseite des Magens kommen
unmittelbar über dem oberen Milzpol sichelförmige Peritonealfalten vor, die zur Zwerchfellunterfläche ziehen. Wenn der obere Magenanteil über solche bandartigen Züge nach vorn
umkippt, können in der Überfalltasche Entleerungsstörungen und dauernde Stagnation eintreten. Die Therapie besteht dann in der Durchtrennung oder Einkerbung des Stranges und
je nach der Lage des Falles in Zusatzoperationen wie Gastropexie oder Gastrostomie zur
Sicherung der Entleerung.

C. Zwerchfellbedingte Form- und Lageveränderungen

1. Zwerchfellveränderungen, die sich auf die Magenpathologie auswirken.

Entwicklungsstörungen, Erkrankungen und Verletzungen des Zwerchfells führen häufig
zu Verformungen und Verlagerungen des Magens.

Die Entwicklungsgeschichte des Zwerchfells bildet die Grundlage für das Verständnis der
in Frage kommenden Veränderungen. Durch Einfluß genetischer Faktoren (JENSEN u. ALT-
ROGGE, 1971) oder durch Hemmung der regulären Verschmelzung des häutigen Zwerchfells
entstehen sehr frühe Defekte, die oft mit anderen Bildungsfehlern gekoppelt sind (ESSBACH,
1961; DOR et al., 1964; DE BEAUJEU, 1967; NISSEN u. PFEIFFER, 1968). Störungen des Ein-
wachsens der Muskulatur in dieses Septum verursachen umschriebene Muskellücken und
schwache Stellen, die jedoch von Pleura und/oder Peritoneum überzogen sind.

Neurogene fetale Störungen führen zur angeborenen, sekundäre Atrophie bereits gebildeter
Muskulatur in einem mehr oder weniger circumscripten Bereich zur erworbenen Relaxatio
diaphragmatis. Diese kann eine ganze Zwerchfellhälfte betreffen oder auch nur umschriebene
Teile. Radikuläre oder entzündliche Schädigungen der Zwerchfellmuskulatur im späteren
Leben bewirken umschriebene Relaxationen (Zwerchfelldivertikel) (KÖBE, 1959; LINDEN,
1961; LENZ u. ROHR, 1965). Phrenicuslähmungen oder Zustand nach Pneumektomie (TAGLIA-
COZZO u. MAURIZZI, 1958; ROSETTI, 1961; GÜNZEL, 1969) stellen dagegen erworbene Ursachen
von hemidiaphragmalen Erschlaffungen dar. Die Zwerchfellveränderungen gehören also ganz
verschiedenen Lebensperioden an. Die Prädilektionsstellen für die Entstehung von Hernien
sind 1. die Gegend des ehemaligen Ductus pleuroperitonealis, die etwa dem Trigonum lumbo-

costale Bochdalek entspricht, und 2. die subcosto-sternale Region, in der sich Störungen der
Entwicklung des Septum transversum auswirken. Rechts vom Sternum befindet sich die
Morgagnische, links die Larreysche Spalte. Sehr selten kommt eine oesophago-aortale Lücke
vor, bei der die Zwerchfellschenkel hinter der Speiseröhre fehlen (Brunner, 1966; Nissen,
1968). Im späteren Leben können durch Traumen oder Operationen (Haubrich, 1956; Grage
et al., 1959; Zintel u. Schuh, 1962; Nissen u. Pfeiffer, 1968), nekrotisierende Entzündungen (Schnepper u. Menges, 1961) und Vernarbungen nach derartigen Zuständen (Nissen u.
Pfeiffer, 1968) Lücken oder schwache Stellen im Zwerchfell entstehen.

Der subphrenischen Verlagerung der Eingeweide in den Thoraxraum bei Relaxatio diaphragmatis steht die diaphrenische Verlagerung durch Lücken oder schwache Stellen hindurch
gegenüber. Man unterscheidet dabei Zwerchfellhernien und -prolapse. Bei einer Zwerchfellhernie wird der Bruchsack durch eine Membran gebildet, die aus Pleura und Peritoneum
besteht. Die Bruchpforte wird durch umschriebenes Fehlen von Zwerchfellmuskulatur oder
durch Ausweitung einer physiologischen Zwerchfellücke dargestellt. Im Gegensatz dazu ist
der Prolaps durch das Vorhandensein eines Loches im Zwerchfell, das auch Pleura und Peritoneum durchdringt, gekennzeichnet. Ist die Lücke durch eine traumatische oder entzündliche
Kontinuitätstrennung entstanden, handelt es sich um einen Zwerchfelldefekt; war sie kongenital offen, spricht man von einer diaphragmalen totalen oder paitiellen Aplasie oder
Agenesie. In Fällen, bei denen es klinisch unmöglich ist, die Begriffe klar abzugrenzen, sollte
man sich mit der Bezeichnung diaphrenische Eingeweideverlagerung begnügen (Lit. bei
Haubrich, 1961). Nach Harrington (1940) spricht man von erworbenen und kongenitalen
Formen mit oder ohne Bruchsack. Die besonders in der Gutachterpraxis beim Prolaps durch
das Zwerchfell so außerordentlich wichtige Unterscheidung zwischen angeborener oder
erworbener Zwerchfellücke ist klinisch oft nur mit großen Schwierigkeiten oder gar nicht zu
treffen (Haubrich, 1961). Alle Untersucher sind sich darüber einig, daß Hernien durch den
Hiatus oesophageus an Häufigkeit weit überwiegen. Der Anteil der Hiatushernien an allen
diaphrenischen Verlagerungen wird auf 95% geschätzt (Schnepper u. Menges, 1961; Haubrich, 1963). In großem Abstand von etwa 2% folgen dann an zweiter Stelle die traumatischen
Zwerchfelldefekte.

2. Der Magen bei Relaxatio diaphragmatis

Die Zwerchfellrelaxation (Relaxatio diaphragmatis) — im angelsächsischen Schrifttum als
Eventration bezeichnet — ist nach Bockus (1963) definiert als erheblicher, gewöhnlich einseitiger Hochstand des Zwerchfells infolge Erschlaffung, in Verbindung mit einer Verlagerung
von Baucheingeweiden in die entsprechende Thoraxhälfte. Die linksseitige Zwerchfellrelaxation ist 15mal häufiger als die rechtsseitige (Vogt, 1950). Durch den inspiratorischen Thoraxsog kommt es zur Erweiterung und zum Hochstand des Magenfornix, so daß der Oesophagus
scheinbar ziemlich weit caudal in den Magen mündet. Die Fornixgasblase kann sich bis zum
zehnfachen des Normalen ausweiten und füllt so den subdiaphragmalen Raum aus. Ihre Ausdehnung wechselt mit dem Grade der oft gleichzeitigen Blähung der linken Colonflexur
(Haubrich, 1956). Statt der Gasansammlung in dem erweiterten Kuppelraum des Bauches
kann sich aber auch der Magen als Kaskadenmagen unter das Zwerchfell legen und sogar einen
Volvulus entwickeln (Vogt, 1950). Wesentlich seltener führt die *rechtsseitige Zwerchfellrelaxation* zu Magenverlagerungen. Diese Anomalie kann zu einer Interposition des Magens zwischen
Zwerchfell und Leber führen (Schmid, 1950).

Klinische Befunde. Die Beschwerden der Kranken sind abhängig von den wechselnden
Magenverlagerungen und -verformungen. Die gastrointestinalen Symptome bestehen in Übelkeit, bei der Erbrechen und Aufstoßen manchmal unmöglich sind. Diese Repulsionsinsuffizienz
entsteht durch die Abknickung des abdominalen Speiseröhrenanteiles. Die Verdrängung des
Herzens und Mediastinums durch das linke Zwerchfell wird mechanisch und durch reflektorische Beeinflussung der Coronardurchblutung zur Ursache von Herzbeschwerden im Sinne des
gastrokardialen Symptomenkomplexes von Roemheld. Auch Herzrhythmusstörungen und
respiratorische Insuffizienz wurden beobachtet. Als Komplikationen der veränderten Magen-
lage können Strangulationen, Ulcera und Magenblutungen entstehen (Kümmerle u. Köhnlein, 1959; Paris et al., 1962). Nach Haubrich (1956) führen die letzteren manchmal zur
Entdeckung der Zwerchfellrelaxation.

Die *Diagnose* der Zwerchfellrelaxation ist schon nach dem Ergebnis der Perkussion und
Auskultation möglich. Gesichert wird sie durch die Röntgenuntersuchung. Dabei kann im
Liegen oft eine Verlagerung des ganzen Magens in den Thoraxraum bis zur Höhe des Aorten-
knopfes beobachtet werden (Haubrich, 1956).

Die *differentialdiagnostische* Abgrenzung gegen Zwerchfellhernien und Prolapse erfolgt
röntgenologisch unter Zuhilfenahme des Pneumoperitoneums (Linden, 1961) und der Untersuchung in wechselnder Körperlage, in verschiedenen Atemphasen und beim Müllerschen Versuch (Morczek u. Hirsch, 1952). Bei Flüssigkeitsspiegeln in einer intrathorakal gelegenen
Magenblase müssen basale Lungenabscesse, subphrenische Abscesse oder Pneumothorax mit

Erguß ausgeschlossen werden. Partielle Relaxationen sind gegenüber Morgagnischen Hernien, Pleuratumoren, Perikardcysten und Lebertumoren abzugrenzen (OBERNIEDERMAYR, 1970).

Die *Therapie* kann bei beschwerde- und komplikationslosen erwachsenen Patienten abwartend sein. Bei Beschwerden sind jedoch chirurgische Maßnahmen erforderlich (ROSETTI, 1961). Empfohlen werden Raffung des Zwerchfells (KÜMMERLE u. KÖHNLEIN, 1959; PARIS et al., 1973) und Muskelplastik (WURNIG, 1965). Die Lage der Baucheingeweide, speziell des Magens, muß korrigiert werden (STEPHENSON u. HOPKINS, 1964). Bei Verwachsungen der abdominalen Eingeweide wird das thorako-abdominale Verfahren empfohlen (NEUMAN et al., 1955).

3. Kongenitale und traumatische Magenhernien und Prolapse.

a) Häufigkeitsverteilung und Lokalisation. An kongenitalen Hernien und Prolapsen sind die einzelnen Abschnitte des Zwerchfells verschieden stark beteiligt. Kongenitale Prolapse finden sich acht- bis neunmal, traumatische sogar zehn- bis fünfzehnmal häufiger linksseitig, Hernien dagegen insgesamt eher rechts (HARRINGTON, 1940; HAUBRICH, 1956; SCHNEPPER u. MENGES, 1961). Unter letzteren sind die durch lumbocostale Lücken anteilmäßig am stärksten vertreten. Ihr Anteil an kongenitalen Zwerchfellhernien wird in der Literatur zwischen 53 % (HAUBRICH, 1956) und 75 % (RUBAY u. JAUMIN, 1968) genannt. Sie sind allerdings links etwa viermal häufiger als rechts. Parasternale und subcostosternale Hernien finden sich in 1 bis 12,5 % (GUASTAVINO u. MEEROFF, 1956; HAUBRICH, 1956; REMÉ, 1961; RUBAY u. JAUMIN, 1968; PLANE u. RONCERAY, 1970). Sie überwiegen rechts zehnfach (ZINTEL u. SCHUH, 1962), jedoch liegen sie hier auf der linken Seite vom Ligamentum falciforme hepatis (PÓKA u. CSOMOR, 1956). Sie werden auch als Morgagnische Hernien bezeichnet. Hernien in der Gegend der Larreyschen Spalte sind erheblich seltener (STOLZE, 1969; ZINTEL u. SCHUH, 1962). Findet man sie, sollte immer an die Möglichkeit des gleichzeitigen Bestehens auch einer rechtsseitigen subcostosternalen Hernie gedacht werden.

b) Beteiligung des Magens an den diaphrenischen Eingeweideverlagerungen. Welche Organe durch die Zwerchfellücken in den Thoraxraum verlagert werden, hängt von deren anatomischer Lage, ihrer Größe und von evtl. begleitenden Mißbildungen ab, wie z. B. dem gleichzeitigen Bestehen eines Mesenterium ileocolicum commune (HOHMANN u. ENGLERT, 1961). In den lumbocostalen Hernien wird Magen relativ selten und zumeist nur in Verbindung mit anderen Eingeweiden, wie Dünndarm oder Dickdarm. angetroffen (WURNIG, 1965). Dennoch wird immer wieder das Vorhandensein von Magen im Thorax beim Bestehen derartiger Lücken beschrieben (HOHMANN u. ENGLERT, 1961; DE BEAUJEU, 1967; ADAMS et al., 1969).

An den subcostosternalen Hernien ist der Magen häufiger beteiligt (GUASTAVINO u. MEEROFF, 1956; GIL-TURNER et al., 1956; REICHMANN u. MESA, 1968). Zunächst tritt ein Teil des Colon transversum in die Zwerchfellücke ein, später werden das Ligamentum gastrocolicum, der Bulbus duodeni und das Magenantrum, schließlich die große Kurvatur nachgezogen. Es resultiert ein intrathorakaler organoaxialer Magenvolvulus (PLANE u. RONCERAY, 1970). RUBAY u. JAUMIN (1968) berichten über 50 subcostosternale Hernien, von denen 6 Magen oder Teile von ihm enthielten. Bei den aorto-hiatalen Hernien sind wohl regelmäßig der Magen oder Teile von ihm verlagert (BRUNNER, 1966). Bei traumatisch bedingten Prolapsen gehört der Magen in etwa zwei Drittel der Fälle zu den verlagerten Eingeweiden (GRAGE et al., 1959).

c) Manifestation und ihre Ätiologie. *Bei kongenitalen Zwerchfellhernien und -prolapsen* können in jedem Lebensalter Beschwerden auftreten. Selbst bei 80jährigen wurden derartige Mißbildungen noch gefunden (WURNIG, 1965). Bei Röntgenreihenuntersuchungen an 46000 jungen Soldaten wurde einmal ein angeborener Zwerchfellbruch nachgewiesen (SAMITIER, 1956). Bei den seltenen Fällen, die bei Erwachsenen beobachtet werden, bleibt wohl eine zunächst kongenitale Anlage zur Hernie (GUASTAVINO u. MEEROFF, 1956) in den ersten Lebensjahrzehnten symptomlos. Sie wird erst dann klinisch manifest, wenn zusätzliche Faktoren einwirken. Als solche werden genannt: Abmagerung, Alterserschlaffung der Muskulatur, Kyphoskoliose, Zwerchfellverschwartung, Zunahme des intraabdominalen Druckes durch raumfordernde Prozesse wie Schwangerschaft (HOHMANN u. ENGLERT, 1961; CRADDOCK u. HALL, 1968), Fettsucht und Dauertraumen (HAUBRICH, 1956; REICHMANN u. MESA, 1968). Sowohl über lumbocostale (REMÉ, 1961; HOHMANN u. ENGLERT, 1961; ADAMS et al., 1969) als auch über subcostosternale Hernien (SAMITIER, 1956; PÓKA u. CSOMOR, 1956; KRAYENBÜHL, 1962; REICHMANN u. MESA, 1968) des Erwachsenenalters gibt es zahlreiche kasuistische Veröffentlichungen.

Der Zeitpunkt, wann es *nach einem Trauma zum Eingeweideprolaps* kommt, kann nie vorausgesagt werden. Das Ereignis kann unmittelbar als Traumafolge, sekundär in den nächsten Tagen durch Stöhnen oder Pressen oder erst sehr spät nach Wochen, Monaten oder Jahren bei plötzlicher intraabdominaler Drucksteigerung, z. B. durch schweres Heben, erfolgen oder sich manifestieren. So ist das Intervall zwischen dem Trauma und dem Auftreten der klinischen Erscheinungen zwar in der Mehrzahl der Fälle relativ kurz (BANK et al., 1971), doch wird bei einer beträchtlichen Zahl von Patienten die richtige Diagnose erst nach Jahren gestellt [bis zu 16 Jahren (Schnepper u. Menges, 1961)]. Zweizeitige Zwerchfellrupturen wurden beobachtet (Sommelet et al., 1970).

d) Klinisches Bild. Die klinischen Symptome von Zwerchfellhernien und -prolapsen sind abhängig von der Größe und Lage der Bruchpforte, vom Füllungszustand, der Art und der Anzahl der vorgefallenen Eingeweide, ihrer funktionellen und mechanischen Einwirkung auf die Organe des Brustkorbs und von der Körperlage. Sie sind uncharakteristisch und vieldeutig (Lit. bei Schnepper u. Menges, 1961; Devens u. Klein, 1967).

Bei der *lumbocostalen Hernie* herrschen im frühen Kindesalter kardiopulmonale, im späteren Kindes- und Erwachsenenalter vieldeutige und uncharakteristische gastrointestinale Symptome vor (Haubrich, 1956). Meist allerdings verlaufen diese Brüche im Erwachsenenalter völlig stumm. Die *subcostosternalen Hernien* sind besonders beschwerdearm. In 25% der Fälle besteht völlige Symptomfreiheit (Guastavino u. Meeroff, 1956). Zeichen, die auf eine Magenbeteiligung hinweisen, kommen bei diesen Brüchen eher als bei lumbocostalen Hernien vor, z. B. Beschwerden nach der Nahrungsaufnahme und Stenoseerscheinungen (Plane u. Ronceray, 1970) oder Sodbrennen, Druck im Oberbauch, Übelkeit, Aufstoßen sowie Verschlimmerung der Beschwerden und Erbrechen im Liegen (Krayenbühl, 1962). Obwohl bei den *oesophagoaortalen Hernien* immer der Magen verlagert ist, stehen hier doch die kardiorespiratorischen Symptome im Vordergrund (Brunner, 1966). Bei den *traumatischen Prolapsen* wird die Diagnose unmittelbar nach dem Trauma wegen des Schocks und der Begleitverletzungen oft nicht oder erst während der späteren operativen Versorgung gestellt. Nach nicht erkannten Zwerchfellrissen entwickeln sich uncharakteristische Symptome, die oft jahrelang fehlgedeutet werden.

e) Diagnose. Die klassischen Kardinalsymptome der Eingeweideverlagerung in den Thorax sind nach Bowditch (1853) (zit. nach Grage et al., 1959): Vorwölbung und Unbeweglichkeit der linken Thoraxseite, Verdrängung des Herzens und Mediastinums nach rechts, fehlendes Atemgeräusch links, abnorme gastrointestinale Geräusche über der linken Thoraxseite und tympanitischer Klopfschall im linken Untergeschoß des Thorax. Die Röntgenuntersuchung (Übersichtsaufnahmen von Magen und Thorax in zwei Ebenen) bestätigt die linksseitige Magenverlagerung bei den Bochdalekschen Hernien. Die Diagnose der Morgagnischen Hernien ist dann relativ leicht, wenn man im rechten Herzzwerchfellwinkel eine Gasblasen oder Flüssigkeit enthaltende rundliche Verschattung findet; sie kann jedoch sehr schwierig werden, wenn dieser Schatten homogen ist (Krayenbühl, 1962; Hillemand, 1968; Rubay u. Jaumin, 1968). Die Untersuchung mit Kontrastmitteln sollte im Säuglingsalter (de Beaujeu, 1967) und bei Incarcerationsverdacht (Grummel u. Vieten, 1961) immer unterbleiben. Über den diagnostischen Wert des Pneumoperitoneums sind die Meinungen geteilt. Seine Anwendung zur Differentialdiagnose Prolaps oder Hernien wird befürwortet von Guastavino u. Meeroff (1956), Schnepper u. Menges (1961) und Krayenbühl (1962). Rubay u. Jaumin (1968) glauben, daß das Verfahren unsicher sei, da sich der Bruchsack oft nicht füllt. Auf die Gefahren der Entstehung eines Pneumothorax bei Zwerchfelllücken machen Haubrich (1956, 1961) und Reichmann u. Mesa (1968) aufmerksam.

Die *Differentialdiagnose* hat bei den kongenitalen und traumatischen Hernien oder Prolapsen zahlreiche Gesichtspunkte zu berücksichtigen. Die kardiorespiratorischen Symptome müssen gegen organische Herzerkrankungen oder den Roemheldschen Symptomenkomplex, die gastrointestinalen Krankheitszeichen gegen alle sonstigen Oberbauchkrankheiten abgegrenzt werden. Rechtsseitige parasternale Hernien sind die Ursache von rechts gelegenen Beschwerden, wie bei Gallenleiden, Ulcus duodeni oder Pankreaskopferkrankungen (REMÉ, 1961). Bei Gasund Flüssigkeitsansammlungen im Thoraxraum muß differentialdiagnostisch immer der Magen gegen einen Spannungs-, Sero- oder Pyopneumothorax abgegrenzt werden (SCHNEPPER u. MENGES, 1961; WURNIG, 1965; DE BEAUJEU, 1967; MÜLLER-WIEFEL, 1971).

f) Komplikationen. *a) Der kongenitalen diaphrenischen Eingeweideverlagerungen.* Viele Kinder sterben schon im Säuglingsalter an der Herzverlagerung, Lungenatelektase und anderen begleitenden Mißbildungen. Im Erwachsenenalter entstehen Komplikationen nach jahrelangem, oft symptomlosem Verlauf. Uncharakteristische Krankheitszeichen machen dann häufig eine Operation notwendig, wobei das Durchschnittsoperationsalter 44 Jahre beträgt (REMÉ, 1961). Die häufigste und gefährlichste Komplikation ist die Incarceration. Sie tritt nach zum Teil ganz geringfügigen Anlässen, wie z. B. leichter sportlicher Betätigung, auf (SHAH u. CHESTERMAN, 1958). Die Häufigkeit der Einklemmungserscheinungen wird bei kongenitalen Hernien mit 10 bis 15% angegeben (SCHNEPPER u. MENGES, 1961; REMÉ, 1961; ZINTEL u. SCHUH, 1962). Die Incarcerationen betreffen sowohl Hernien der lumbocostalen wie der parasternalen Region (REMÉ, 1961; HOHMANN u. ENGLERT, 1961; KRAYENBÜHL, 1962 — weitere Lit. bei HAINES u. COLLINS, 1970). Schwangerschaft scheint für Trägerinnen kongenitaler Zwerchfellbrüche ein Risikofaktor zu sein (HOHMANN u. ENGLERT, 1961). Im Gefolge der Einklemmung drohen Ileus und Gangrän des vorgefallenen Magenabschnittes. Auch kann es durch die Verlagerung des Magens in den Thorax zum Magenvolvulus (HILLEMAND et al., 1955; ROSETTI, 1961; MOLTENI, 1967; PLANE u. RONCERAY, 1970) mit Strangulation, Durchblutungsstörungen und Ulcusbildung kommen. Infarktähnliche Herzschmerzen, Hämatemesis und Meläna können die weiteren Folgen sein (GUASTAVINO u. MEEROFF, 1956; KRAYENBÜHL, 1962). Bei hochgradiger Verlagerung kann es durch Zerrung und Überdehnung der Gallenwege zum Verschlußikterus kommen (ADAMS et al., 1969).

b) *Komplikationen der traumatischen Prolapse.* Bei Patienten mit einer Zwerchfellruptur treten oft nach einem Intervall von Tagen bis zu Jahren plötzlich akute Bauchsymptome mit Schock auf. Sie beruhen auf der gefürchteten Incarceration von Eingeweiden im Zwerchfelldefekt. Man muß mit dieser Komplikation bei 90% aller Zwerchfellverletzten früher oder später rechnen (SCHNEPPER u. MENGES, 1961). Für Einklemmung von Magen spricht initiales Erbrechen, das dann wegen der zunehmenden Einschnürung bald sistiert. Hierbei fehlen Ileuszeichen. Dagegen sind die Symptome bei Incarceration anderer Teile des Verdauungsschlauches ileusartig oder uncharakteristisch (KÜMMERLE, 1958). Bei allmählicher Strangulation kommt es zur Magengangrän (AIGNER, 1955; BEHRENDT et al., 1966), zur Ruptur (CZAPÓ u. PATHAY, 1969) oder zur Ulcusbildung mit Perforation, selbst zur Penetration ins Mediastinum (CHAMPEAU u. LEGER, 1963). Auch kann ein Volvulus entstehen (HILLEMAND et al., 1955; ROSETTI, 1961; HAUBRICH, 1963).

g) Therapie der kongenitalen diaphrenischen Eingeweideverlagerungen. Bei jungen Säuglingen mit kardiorespiratorischen Störungen infolge großer Hernien oder Prolapse kommt nur eine chirurgische Notfalltherapie in Betracht, die darin besteht, daß vom Bauchraum aus die vorgefallenen Eingeweide reponiert werden (ZINTEL u. SCHUH, 1962; WURNIG, 1965). Aber auch im späteren Kindes- und Erwachsenenalter sollte jeder Zwerchfellbruch nach Feststellung der Diagnose operiert werden (MENDINI u. DEL PERO, 1956; PÓKA u. CSOMOR, 1956; REMÉ, 1961; SCHNEPPER u. MENGES, 1961), da immer Incarcerationsgefahr besteht (HAUBRICH, 1961), und auch das Operationsrisiko mit zunehmendem Alter wächst (HOHMANN u. ENGLERT, 1961).

Die *Therapie der traumatischen Prolapse* ist selbstverständlich beim Auftreten von Komplikationen operativ. Die Sterblichkeit an Incarcerationen ist hoch. Sie liegt zwischen 49 und 87,5% (Lit. bei Schnepper u. Menges, 1961). Lebensrettend wirkt die sofort nach Erkennung der Einklemmung zwecks Dekompression des Magens einzulegende Magensonde (Grage et al., 1959; Keats, 1960). Wegen der Häufigkeit und Gefährlichkeit der Incarceration gilt die Regel, daß jeder, auch der symptomfreie traumatisch entstandene Eingeweide- und Magenprolaps baldmöglichst nach seiner Erkennung operativ behandelt wird. Dabei wird von den meisten Autoren der thorakale Zugang zum Zwerchfell bevorzugt (Keats, 1960; Scnhepper u. Menges, 1961; Boyd, 1963; Pomerantz et al., 1968; Schoefer u. Weber, 1974).

D. Hiatushernien

a) Definition und Einteilung. Hernien des Magens durch den Hiatus oesophageus sind meist erworben, nur selten kommen sie angeboren als Folge einer primären Zwerchfellmißbildung vor (Konrad, 1958). Nach Rubay u. Jaumin (1968) beträgt deren Anteil an den angeborenen Zwerchfellhernien des Kindes nur 9,5%. So ist es gerechtfertigt, die Hiatusbrüche des frühen Lebensalters von der sehr viel größeren und klinisch bedeutsameren Gruppe der Hernien älterer Menschen abzugrenzen (Blaha, 1961).

Unter einer Hiatushernie versteht man die reponible oder irreponible Verlagerung eines mehr oder weniger großen Magenteils in den intrathorakalen Raum (Otto, 1968). Jahrzehntelang unterteilte man diese Brüche nach dem Schema von Åkerlund (s. Katsch u. Pickert, 1953).

Unter dem Einfluß der Arbeiten von Schlegel (1960) und Maurer et al. (1966) hat sich eine modifizierte Einteilung als brauchbar herausgestellt, in der der Thoraxmagen mit kongenital verkürztem Oesophagus nicht mehr enthalten ist (s. dort). Die heutige Einteilung erfolgt in:

1. Oesophagogastrische Hiatushernien (= axiale Hiatushernien nach Frik, Sliding hernia, Allison, 1951),

2. Paroesophageale Hiatushernien (rolling hernia, Allison, 1951),

3. Gemischte Hiatushernien (Sweet, 1962).

„Bei der *oesophagogastrischen Hiatushernie* ist die pars abdominalis oesophagi mit den kardianahen Teilen des Fornix, selten auch des Corpus ventriculi, suprahiatal verlagert. Das dabei wie eine Duplikatur hochgezogene Peritoneum bildet einen Bruchsack, der dem herniierten Magenteil an seiner linken Seite anliegt und stets leer ist. Dabei bleibt die rechte Magenseite frei von Peritoneum." (Otto, 1968). Ein Gleitbruch ist nur im Liegen, nicht dagegen im Stehen nachweisbar, während eine fixierte oesophagogastrische Hernie auch im Stehen zu erkennen ist (Abb. 3 a).

Die Definition der *paraoesophagealen Hernien* entspricht der herkömmlichen Åkerlundschen Bezeichnung. Ihr wesentlichstes Kennzeichen ist die subphrenische Lage der Kardia. Otto bezeichnet sie als Brüche, „die sich neben dem nicht verkürzten und nicht herniierten, sondern in normaler Weise unterhalb des Zwerchfells fixierten Oesophagus entwickeln. Dabei werden Teile des Magens (Fundus, evtl. Korpus), manchmal auch andere Abdominalorgane neben dem Oesophagus durch den Hiatus oesophagus in das hintere Mediastinum verlagert."

Die große Kurvatur „rollt" sich neben dem Oesophagus in den Brustkorb hinauf, im Gegensatz zu der „gleitenden" Verlagerung bei der Gleithernie (Allison, 1951). Der Bruchsack kann rechts oder links vom Oesophagus oder hinter ihm liegen. Er enthält den Magenfornix (Abb. 3 b). Sweet (1962) beschreibt als Sonderform die *parahiatale Hernie*, bei der die Bruchbildung durch eine neben dem Hiatus oesophageus gelegene und von ihm durch ein feines Muskelbündel abgegrenzte Muskellücke erfolgt.

Die gemischte Hiatushernie (Schlegel, 1960) ist definiert als eine paroesophageale Hernie, bei der es infolge Nachlassens der Kardiafixation zur Verlagerung der Kardia über das Zwerchfell kommt (Abb. 3 c). Ein derartiger Hochstand kann dauernd bestehen, es ist aber auch möglich, daß der Mageneingang sich je nach den Atemexkursionen ober- oder unterhalb des Zwerchfells befindet. Bei Untersuchungen mit der kinematographischen Röntgenmethode findet man die gemischte Hernie relativ häufig (Marsch u. Maurer, 1966).

Vorstadien der Hiatushernie stellen die Hiatusinsuffizienz (Spath, 1959) und die kardiofundale Fehlanlage dar (Blaha, 1961; Prochnow u. Wiedau, 1970). Bei der Hiatusinsuffizienz (H. H. Berg, zit. nach Katsch u. Pickert, 1953) ist die Pars abdominalis oesophagi ständig oder vorübergehend in den Brustraum verlagert. Man findet sie bei 75% der über 60jährigen

Patienten (BERNING, 1958). Die kardiofundale Fehlanlage (LORTAT-JACOB u. ROBERT, 1953) führt durch den infolge Refluxoesophagitis und sekundärer Oesophagusverkürzung verursachten Zug am Magen zur Hiatushernie.

b) Pathologische Anatomie und Physiologie der Hiatushernie. Eine Hiatushernie entsteht, wenn sich durch Nachgeben der Membr. phrenicooesophagealis (Laimersche Membran) die Verankerung der Kardiaregion lockert. Die Größe der Hernien schwankt zwischen 2 und 12 cm im Längsdurchmesser. Meist sind die Brüche 3 bis 4 cm groß (HAFTER, 1957). Bei Verlagerung des ganzen Magens in den Thoraxraum entstehen verschiedene Formen des Magenvolvulus. Die Schleimhaut des verlagerten Magenteils ist bei etwa 25 % der Fälle im Sinne einer Gastritis verändert (SAVARY, 1966), wobei eine leichte Gastritis superficialis überwiegt (FORSTNER u. BOGOCH, 1963). Die Säuresekretion zeigt keinen Unterschied gegenüber den Verhältnissen bei

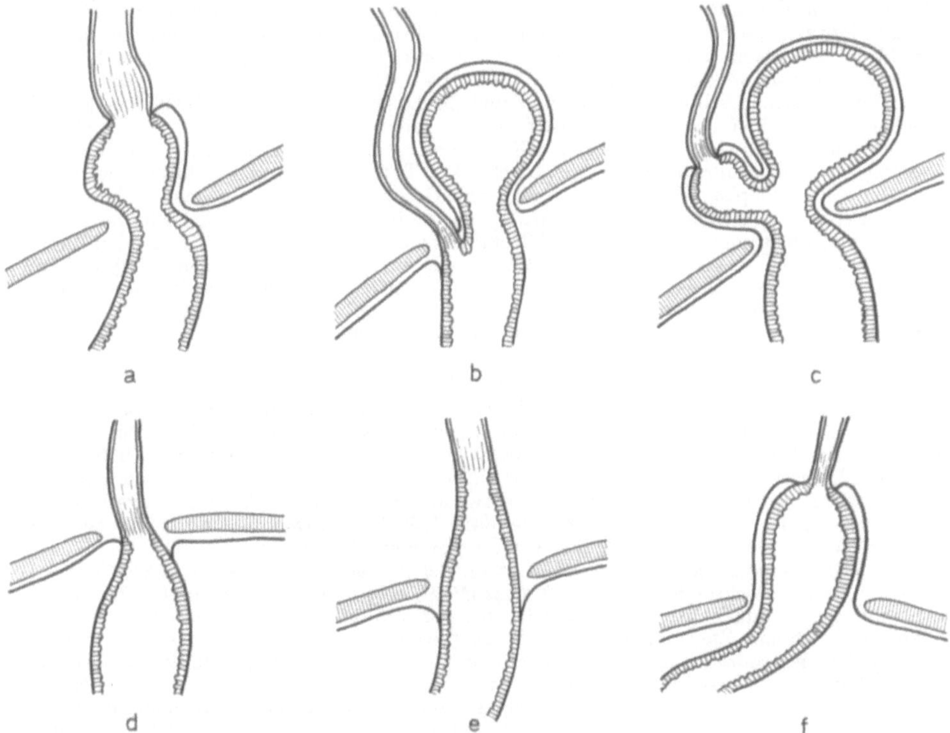

Abb. 3. Hiatushernien. a) Oesophagogastrische Hernie; b) Paroesophageale Hernie; c) Gemischte Hernie; d) Kardiofundale Fehlanlage; e) Kongenital verkürzter Oesophagus mit angeborenem Thoraxmagen; f) Kongenital durch Mißbildung erweiterter Hiatus mit angeborener Hiatushernie und kongenital verkürztem Oesophagus

Kontrollgruppen (WILLIAMS et al., 1967; NARDI u. CUCHE, 1968). Die Verlagerung des obersten Magenteils in den Thorax kann zu Störungen des oesophagogastrischen Verschlusses führen. Nach einer Aufstellung von HÄRING u. FRANKE (1970) ist die Speiseröhre normalerweise gegen den Rückfluß von Mageninhalt geschützt durch:

1. die spitzwinklige Einmündung des abdominalen Oesophagusteiles in den Magen (Hisscher Winkel),

2. die dadurch entstehende Gubaroffsche Schleimhautfalte, die als Ventil gegen den Reflux wirkt,

3. die Zwingenwirkung der Zwerchfellschenkel, wobei vor allem der rechte die untere Speiseröhre halstuchartig umschlingt (KOTHE, 1961; „Hiatuszwinge" ROSETTI, 1962),

4. das terminale Speiseröhrensegment, das als eine von der In- und Exspiration abhängige Druckbarriere wirkt (IMDAHL, 1963).

Die Druckbarriere entsteht durch den mit der Atmung wechselnden Druck in den beiden Abschnitten des terminalen Oesophagus, der bekanntlich in einen supradiaphragmalen Anteil und die Pars abdominalis, das Antrum cardiacum, eingeteilt wird. Während der Inspiration übersteigt der intraabdominelle, auf das Antrum cardiacum wirkende Druck den Mageninnendruck, bei der Exspiration geschieht dies durch die Druckerhöhung oberhalb des Zwerchfells. Dieses Wechselspiel stellt eine Sicherung gegen den Reflux in jeder Atemphase dar. Bei der Verlagerung der Oesophagusmündung und des obersten Magenteils in den Thorax besteht nur während der Exspiration ein erhöhter Druck im gesamten terminalen Oesophagus. Bei der Inspiration dagegen ist der Druckverschluß aufgehoben, so daß es zum Reflux von Mageninhalt und zur Oesophagitis kommen kann. Durch spastische Verkürzung der Oesophagusmuskulatur, später narbige Speiseröhrenschrumpfung mit oralwärts gerichtetem Zug, verstreicht der Hissche Winkel und auch dieser Verschlußmechanismus fällt weg. Glücklicherweise kommt es nicht bei jeder supradiaphragmatischen Kardiaverlagerung zur Rückflußkrankheit. Nach HEITMANN (1969) sind bei der oesophagogastrischen Hernie drei Verhaltensweisen zu unterscheiden: Beim Verschlußtyp A werden die geschilderten Mechanismen wirksam. Bei dem sehr häufigen Typ B besteht trotz der Verlagerung offensichtlich noch ein ausreichender muskulärer Verschluß. In Betracht kommen hier sowohl ein unterer Oesophagussphincter, dessen Existenz manometrisch nachweisbar ist (MENGUY, 1967), als auch Muskelfasern des Magens, die die Oesophagusmündung schlingenförmig umfassen (MELCHER, 1969; WENZ, 1969). Die Schlußfähigkeit der Sphincterzone scheint auch nerval und zusätzlich hormonal durch Gastrin gesteuert zu sein (CASTELL u. HARRIS, 1970). Bei erhaltenem Verschluß wird die Magenverlagerung gewöhnlich nur durch Zufall entdeckt. Der Typ C der Hernie ist durch eine Hypertonie der gastrooesophagealen Übergangszone mit Oesophagusspasmen gekennzeichnet.

Der Druck der Hiatusschenkel auf die Magenwand bewirkt Störungen der Blutversorgung mit Stauungshyperämie, Blutungen und Ulcera. Auch die durch den Hiatus ziehenden Vagusnerven sind Irritationen ausgesetzt, so daß durch vagoviscerale und vagovagale Reflexe Fernwirkungen ausgelöst werden. Ob dadurch EKG-Veränderungen, Stenokardien und kardiovasculäre Kollapse entstehen können, ist umstritten (KALK u. KOELSCH, 1939; McGUINNESS u. PARK, 1960; CORNET et al., 1961; CONTE u. GODEAU, 1962).

c) Häufigkeit, Alters- und Geschlechtsverteilung.

Häufigkeit. Hiatushernien sind nach übereinstimmenden Angaben aller Autoren häufig. Wie oft ihr Nachweis glückt, hängt ab von der Zusammensetzung des Krankengutes, von der Intensität der Untersuchung und vom apparativen Aufwand (MAURER et al., 1966). Ohne besondere Hinwendung der Aufmerksamkeit auf diese Anomalie werden nur besonders große oder fixierte Hernien ins Auge fallen. Bei Verwendung besonderer Untersuchungstechniken steigt die Nachweishäufigkeit. So sah KAINBERGER (1967) bei Anwendung der Bildverstärkerfernsehkette Hiatushernien in 19,7 % seiner röntgenologisch untersuchten Fälle; MARSCH u. MAURER (1966) fanden sie bei Verwendung schneller Aufnahmeserien sogar in 21,2 %. Oesophagoskopisch entdeckten SULLIVAN u. MYERS (1959) 16,4 %, WEBER (1969) 20 % Hiatushernien in ihrem Krankengut. Sehr deutlich wird der Einfluß verschiedener Untersuchungstechniken durch eine Zusammenstellung von STILSON et al. (1969). Ihre Ausbeute schwankte bei verschiedenen röntgenologischen Maßnahmen von 5,4 bis zu 54,6 %. Achtet man bei jeder röntgenologischen Magen-Darmuntersuchung und entsprechender Lagerung des Patienten auf eine Hiatushernie, dürfte die Nachweishäufigkeit auch nach unseren Erfahrungen über 10 % liegen (HAFTER, 1957: 11,8 %; GREMMEL u. SCHULTE-BRINKMANN, 1966: 11 %; WILHELM, 1967: 18 %; OTTO, 1968: 9,2 %; BOCK, 1968: 16 %). Die Unterschiede bei diesen Zahlenangaben erklären sich aus der verschiedenartigen Alterszusammensetzung des Patientengutes und möglicherweise aus den wechselnden Kriterien, die zur Definition ,was schon als Hiatushernie anzusehen ist, angewendet werden (WOLF, 1973).

Der *Anteil der oesophagogastrischen Hernien* an der Gesamtzahl der Hiatushernien schwankt bei verschiedenen Autoren zwischen 80 % und 95 % (KONRAD, 1967). Auch hier kommen die Unterschiede wohl durch die Zusammensetzung des Krankengutes (Altersstufen, allgemeine oder chirurgische Patienten) und durch die angewandten Untersuchungsmethoden zustande (siehe Tabelle 2):

Tabelle 2. Prozentuale Verteilung der verschiedenen Hiatushernien

Autor	Jahr	oesophagogastrische Hernien	paraoesophageale Hernien	gemischte Hernien
LORTAT-JACOB et al.	1962	86 %	11 %	3 %
MARSCH u. MAURER	1966	96,5 %	—	3 %
WINDSOR u. COLLINS	1967	82 %	14,75 %	3,25 %
SILBER	1968	92 %	3,5 %	4,5 %
RAMM u. VAN DE LOO	1972	69 %	27,4 %	2,6 %

Geschlechtsverteilung. In der Literatur besteht keine durchgängige Einigkeit, ob bei einem Geschlecht Hiatushernien besonders oft vorkommen. Zwar ist die Mehrzahl der Autoren der Meinung, daß Hiatushernien bei Frauen häufiger sind als bei Männern (KOSLOWSKI et al., 1965; NUBOER, 1965; RITTER, 1965; SILBER, 1968), jedoch gibt es auch andere Ansichten (HAFTER, 1957; DEBRAY et al., 1959).

Altersverteilung. Alle Untersucher sind übereinstimmend der Ansicht, daß die Häufigkeit der Hiatushernie bis zur Altersgruppe von 51 bis 60 Jahren kontinuierlich ansteigt (Lit. bei OTTO, 1968). MAURER et al. (1966) fanden bei Patienten der Altersgruppe zwischen 50 und 67 Jahren Hiatushernien in 25 % der Fälle.

d) Ätiologie. Für die bedeutsame Rolle *kongenitaler Störungen* spricht die von CARRE u. FROGATT (1970) gegebene Beschreibung einer Familie, bei der Hiatushernien dominant vererblich in drei Generationen aufgetreten waren. Zwar ist die frühkindliche Hiatushernie auf dem Boden einer primären Zwerchfellmißbildung sehr selten (KONRAD, 1958; RUBAY u. JAUMIN, 1968), jedoch spielen angeborene Fixationsfehler der Kardia durch Bindegewebsschwäche der phrenicooesophagealen Membran und abnorm weiten Hiatus oesophageus sicher eine wichtige disponierende Rolle (HARRINGTON, 1945; OTTO, 1968).

Mit zunehmendem Alter wird die Bindegewebsschwäche manifest. Man findet bei Patienten mit Hiatushernien gehäuft Varicen, Hernien auch an anderen Stellen der Bauchwand und gastrointestinale Divertikel (STOECKER u. TIMME, 1960; ROBERT et al., 1960; GRÁL u. MERSTEN, 1961; BELLMANN et al., 1972). Altersbedingter Fettgewebsschwund und Muskelerschlaffung weiten den Hiatus oesophageus weiter aus (KÖRTGE u. KRESS, 1970).

Durch *Zugwirkung des Oesophagus nach oben* wird die Fixation der Kardia überfordert. Kontraktionen der Längsmuskulatur infolge entzündlicher, chemischer oder nervaler Reizungen und/oder narbige Schrumpfung des Oesophagus im Gefolge einer Refluxoesophagitis (NISSEN, 1960) ziehen den Magen nach oben. Die auf Vagusreizung erfolgende Verkürzung der Oesophaguslängsmuskulatur ließ sich tierexperimentell nachweisen (CLEMENCON, 1960). Stresswirkungen durch schmerzhafte Baucherkrankungen, z. B. beim Ulcus- oder Gallenwegsleiden und bei Pankreaserkrankungen (BERMAN u. BERMAN, 1965; OTTO, 1968) können vagovagale Reflexe auslösen. Die nervale Irritation kann aber auch vom Brustraum ihren Ausgang nehmen. Hier kommen Oesophagusverlagerung, Mediastinaltumoren, Strumen und Herzdilatation als Reizquelle in Betracht. Auch Träger einer linksseitigen Pleuraschwarte leiden häufig an Hiatushernien und Kardiainsuffizienz (KUOSMANEN, 1957).

Verformungen des Brustkorbes bei Kyphosen, Skoliosen, Kyphoskoliosen und Erweiterungen der unteren Thoraxapertur durch Emphysem finden sich bei Patienten mit Hiatushernien überdurchschnittlich häufig (CLEMENCON u. ÖSTERMAN, 1961; BAIRD u. HULL, 1962; KASSEM et al., 1965; KAHL u. KOCH, 1965). Verlagerung und Verformung des Hiatus sowie Raumvermehrung im Thorax sind dabei wohl von Bedeutung. Schließlich begünstigt jede Form der intraabdominalen Drucksteigerung, sei sie funktionell oder durch raumbeengende Prozesse entstanden, die Hernienbildung. Preßatmung im Asthmaanfall (CLEMENCON et al., 1960) oder auch verstärkte Bauchatmung bei verschiedenen Formen der respiratorischen Insuffizienz, Ascites, Meteorismus, große Ovarialcysten, Fettsucht (DEMOLE, 1959), Schwangerschaft (GÜLZOW et al., 1972), selbst das Tragen eines orthopädischen Korsetts (ROBERT et al., 1960) führen durch dauernden Druck zur Schwächung des Ligamentum oesophago-gastricum.

Hiatushernien zusammen mit Pyloruserkrankungen (Stenosen oder Hypertrophie) werden als „Syndrome phréno-pylorique" (ROVIRALTA) bezeichnet. Sowohl der oesophago-gastrische Magensaftreflux als auch verzögerte Magenentleerung und Antiperistaltik sollen die Hernienentstehung begünstigen (HURST, 1961; DETRIE et al., 1967; BODON u. HAAKE, 1968; WENZ, 1969).

In seltenen Fällen manifestiert sich eine Hiatushernie nach einem den Thorax komprimierenden *Trauma* (FRIEDMAN, 1960; DEMLING et al., 1972).

Nach Magenoperationen besteht häufig ein gastrooesophagealer Reflux (STEINBERG, 1954; ROBERT et al., 1956; TURNER, 1962). Jedoch fand KAINBERGER (1967) bei Magenresezierten weniger Hiatushernien als im Durchschnittskrankengut. Nach Vagotomie sollen sich Hernien entwickeln (JOHNSON, 1965), wenn es nicht gelingt, das Ligamentum phrenicooesophageale wiederherzustellen.

Die Vielzahl der Zustände, Leiden und Krankheiten, die in wechselnder Kombination zur Entstehung einer Hiatushernie beitragen und oft auch gleichzeitig mit ihr weiterbestehen, stempeln die Anomalie zur „zweiten Krankheit" im Sinne von BERGMANNS (OTTO, 1968).

e) Klinisches Bild. Die Hiatushernie führt nicht in allen Fällen zu Beschwerden (BERMAN u. BERMAN, 1965; GAHAGAN, 1967). MOBLEY u. CHRISTENSEN (1956) fanden Symptomfreiheit bei 21 %, KAINBERGER (1967) bei 43 % ihrer Hernienträger. Oft entstehen Zweifel, ob Krankheitserscheinungen einer Hiatushernie oder einer Begleitkrankheit zugeordnet werden müssen (KRAMER, 1969), jedoch lassen typische Fälle einen einheitlichen *Beschwerdekomplex* erkennen. Schon bei der Erhebung der Anamnese deutet die charakteristische Trias von Lokalbeschwerden im Oberbauch, Syndrom der Kardiainsuffizienz und Lageabhängigkeit der Beschwerden auf die Erkrankung hin (HAFTER, 1965). Auch eine Kombination gastrointestinaler mit kardialen Zeichen gilt als verdächtig.

Die *gastrointestinalen* Krankheitszeichen äußern sich als Druckgefühl oder Schmerz mit Beklemmungen in der Tiefe des Oberbauches, die in den Rücken und Hals ausstrahlen, oft aber auch hinter dem Schwertfortsatz empfunden werden. Bei den seltenen Fällen von Hiatusgleithernien mit einem hypertonischen gastrooesophagealen Verschlußmechanismus (Typ C nach HEITMANN, 1969, 1970) wird häufig über krampfartige restrosternale Schmerzen und Dysphagie geklagt. Die Herzbeschwerden bestehen in Oppressionsgefühlen, die sich bis zur Angina pectoris steigern können, sowie in Tachykardien. Sie treten in Ruhe, beim Sitzen, Liegen und Essen auf und sind durch Nitroglycerin nicht zu beeinflussen.

Tabelle 3. Subjektive Symptome bei Hiatushernien (104 Fälle)
(nach STÖCKER u. TIMME, 1960)

Schmerzen im Epigastrium	38 %
Völlegefühl nach dem Essen	28 %
Erbrechen (spontan und bei Lagewechsel)	25 %
Druckschmerz in der Magengegend	21 %
Pektanginöse Beschwerden	19 %
Übelkeit, besonders nach dem Essen	17 %
Schmerzen hinter dem Sternum	16 %
Sodbrennen	14 %
Appetitlosigkeit	13 %
Fehlen von Symptomen	12 %
Aufstoßen	9 %
Husten	7 %
Spannung auf der Brust	7 %
Schluckbeschwerden	6 %

Lageabhängigkeit der Beschwerden ist ein Leitsymptom, das oft dem Patienten selbst auffällt, ebenso wie unangenehme Sensationen bei allen Vorgängen, die zur Druckerhöhung im Bauchraum führen, wie Bücken, schweres Heben, Anspannung der Bauchdecken beim Stuhlgang, Husten, Niesen sowie durch starke Magenfüllung oder durch Hinlegen.

Häufig ist bei den oesophagogastrischen Hernien die *Insuffizienz der Kardia*, d. h. ein ungenügender gastrooesophagealer Verschluß (Typ A von HEITMANN, 1969). Hier kommt es zu ununterdrückbarem Aufstoßen von Luft, zum Reflux von Magensaft in den Oesophagus und manchmal im Liegen bei vollem Magen zum Regurgitieren von Speisen, die sogar in die Luftwege übertreten können, so daß sich eine giemende, asthmaähnliche Atmung ausbildet (BABB et al., 1970). Die Refluxkrankheit der Speiseröhre (ROSETTI, 1966) führt von der einfachen Schleimhauthyperämie bis zur erosiven, ulcerösen und narbig stenosierenden Entzündung. Nach einer Literaturübersicht von STADELMANN et al. (1970) fand sich eine Oesophagitis bei 1193 Hiatushernien in 30,3 % (Zahl errechnet vom Verf.). Die Zahlen schwanken zwischen 9 und 74 % bei den verschiedenen Autoren. Hauptsymptom der Hiatushernie mit Reflux ist das Sodbrennen (GILLISON et al., 1969; IMDAHL, 1973). Es kann durch Perfusion mit n/10 HCl oder NaOH provoziert werden (STADELMANN et al., 1970). COHEN u. HARRIS (1971) bezweifeln allerdings den Zusammenhang von Hiatushernie und Magensaftreflux.

Bei etwa 8% der Hernienträger besteht als erstes und oft einziges Symptom eine *Anämie* (McCormack u. Walbaum, 1968). Sie beruht auf Eisenmangel (Löper et al., 1963), der nach Holt et al. (1968) seine Ursache in einem täglichen gastrointestinalen Blutverlust von etwa 15 ml hat. Er wird hauptsächlich auf Sickerblutungen aus gestauten oder strangulierten Magenteilen bei meist kleinen Brüchen (Demling, 1970) zurückgeführt. Seltener ist die Refluxoesophagitis die Ursache.

Es bestehen *Unterschiede in der Symptomatologie der oesophagogastrischen und paroesophagealen Hernien.* Bei der oesophagogastrischen Hernie kommen erhebliche Diskrepanzen zwischen Schwere der Symptome und Herniengröße vor. Gerade die kleinen Hernien rufen hier oft die schweren Krankheitszeichen hervor. Die funktionellen Probleme des oesophagogastrischen Verschlusses prägen das Krankheitsbild. Fehlender Verschluß führt zur Refluxkrankheit, der hypertonische Zustand der Übergangsregion zu Spasmen und Dysphagie (Heitmann, 1969). Die Symptomatologie der paroesophagealen Hernien dagegen ist vom Grade der durch sie verursachten Raumbeengung im Thorax abhängig. Daher fehlen Symptome oft bei kleinen Hernien, jedoch kommt es bei Größenzunahme, oder gar Volvuluszuständen mit oder ohne Incarceration zu oft stürmischen und lebensbedrohenden Krankheitszeichen. Erbrechen, Völlegefühl und Brustschmerzen kommen besonders bei großen Hernien vor, ebenso wie vagusbedingte Verminderungen der Coronardurchblutung infolge Hiatusdehnung (Kalk u. Koelsch, 1939), besonders wenn die Coronargefäße vorgeschädigt waren. Stauungsblutungen mit chronischer Anämie infolge Blutabflußbehinderung aus dem herniierten Magenteil sind häufig. Kompression des unteren Oesophagus durch den intrathorakal gelegenen Fornix führt zur Dysphagie (Faust, 1969).

Bei der gemischten Hernie können Krankheitserscheinungen, die zu beiden genannten Typen gehören auftreten (Otto, 1968).

Begleitkrankheiten finden sich bei den meisten Hiatushernien. Sie modifizieren das Krankheitsbild und führen so zu diagnostischen Schwierigkeiten. Otto (1968) fand bei 79% seiner Patienten mit oesophagogastrischen Hernien gleichzeitige Erkrankungen der Bauch- und/oder Thoraxorgane. Im Untersuchungsgut von Berman u. Berman (1965) waren in 28% der Hiatushernien gleichzeitig Gallensteine, in 22% Zwölffingerdarmgeschwüre, in 10% Magengeschwüre und in 8% chronische Bauchspeicheldrüsenerkrankungen vorhanden. Ähnliche Zahlen nennt auch Ritter (1965).

Divertikel des Verdauungskanals, unter ihnen Colondivertikel, finden sich ebenfalls oft bei Trägern von Hiatushernien. Diese Kombination zusammen mit Gallensteinen bezeichnet man als Saintsche Trias. Das „Syndrom" besteht also aus verschiedenen häufigen Krankheiten, die einige pathogenetische Gemeinsamkeiten haben, wie Adipositas, Obstipation und höheres Alter mit Gewebsschwäche (Schwartz, 1960). Nach Hillemand [zit. nach Wissmer (1958)] soll ein (oft larvierter) Hypothyreoidismus mit seinen Begleiterscheinungen: Hypercholesterinämie, Verlust des muskulären Gewebstonus und Obstipation die Ursache für das Zustandekommen der Trias sein.

Weitere häufige Begleitkrankheiten der Hiatushernien sind Gastritis, Coronarsklerose und oft nur geringfügige Passagebehinderungen im Magen-Darmkanal, manchmal verursacht durch frühe Carcinome. Mit Recht betont Hafter (1965), daß die Suche nach Begleitkrankheiten entscheidend sei, „um über dem eindrucksvollen Röntgenbefund einer Hiatushernie nicht ein ernsteres Leiden zu übersehen".

Klein (zit. nach Prochnow u. Wiedau, 1970) beschrieb 1969 die enge Korrelation von Hiatushernien mit Veraguthschen Lidfalten. Bei 84% der Menschen, die diese besondere Reliefbildung der Oberlider (Uhugesicht) aufweisen, soll sich eine Hiatushernie finden.

f) Komplikationen der Hiatushernien können bei jeder Hernienform auftreten (Ramm u. van de Loo, 1972), führen aber nur in sehr seltenen Fällen allein zum Tode (Kieser, 1967). Von den 105 Patienten von Crozier u. Jonasson (1964) litten 40 an ernsteren Komplikationen, und zwar 30 an schweren gastrointestinalen Blutungen, 13 an Oesophagusstrikturen, 11 an Geschwüren im herniierten Magenanteil und 5 an Einklemmungserscheinungen.

Die häufigste Ursache einer *massiven Blutung* ist die hämorrhagische Gastritis (Dagradi et al., 1958). Weitere Blutungsquellen sind das Ulcus ventriculi in der Hernie, das Ulcus oesophagi und die hämorrhagische Oesophagitis. Es kann zu tödlichen Verblutungen kommen (Kieser, 1967). Im allgemeinen sind jedoch Hernienblutungen selten bedrohlich (Debray et al., 1959).

Das *Ulcus in der Hernie* sitzt oft im Schnürring des Hiatus oesophageus. Perforationen, auch mit tödlichem Ausgang, sind beschrieben worden. Röntgenologisch sind Geschwüre im Hiatusbereich außerordentlich schwierig nachzuweisen (Rapant et al., 1966).

Einklemmungserscheinungen und Strangulationen durch einen zu engen Hiatus, aber auch bei komplizierendem Volvulus, kommen vor (s. Kapitel Volvulus) (Dubost et al., 1973). Die Strangulation kann zur Gangrän mit Perforation des betroffenen Magenanteiles führen. Die klinischen Zeichen zwingen zum schnellen chirurgischen Eingreifen, sodaß, wohl infolge der rechtzeitigen Operation, Todesfälle an Incarcerationen selten sind. Unter 26 Todesfällen an Komplikationen einer Hiatushernie befand sich keiner, der durch eine Einklemmung zustande gekommen war (Kieser, 1967).

Die *Folgen der Refluxkrankheit*, Oesophagitis, Ulcus oesophagi und Oesophagusstriktur sind weitere schwerwiegende und oft tödliche Komplikationen der Hiatushernie (s. Oesophaguserkrankungen).

Wenn der Reflux von Mageninhalt im Schlaf erfolgt, kann es zu schweren *pulmonalen Komplikationen*, sogar zur tödlichen Aspirationspneumonie kommen. Eine ungewöhnliche Spätkomplikation dürfte die Entwicklung einer gastropulmonalen Fistel sein (Trojan et al., 1971).

Es gibt die *Kombination von Hiatushernien mit einem Kardiacarcinom.* Grimes u. Zboralske (1968) fanden in der Literatur Häufigkeitsangaben von 0,03 bis 2,5 %. Die Erkennung und richtige differentialdiagnostische Einordnung der Veränderungen sind bei Gleitbrüchen des Hiatus oesophageus schwierig (Rapant et al., 1966). Viel diskutiert wurde die Frage des Zusammenhangs zwischen Hiatushernie und der Entstehung eines Kardiacarcinoms (van de Loo u. Ramm, 1971). Nach Gemsenjäger (1966) sind die in jedem derartigen Fall zu klärenden Fragen: ob 1. eine zufällige Coincidenz besteht, 2. ein Carcinom auf dem Boden einer chronischen Refluxoesophagitis entstanden ist, 3. ein sich entwickelndes Kardiacarcinom zur Hiatushernie und Kardiainsuffizienz führte. Nur bei vorbestehender Refluxoesophagitis besteht die Möglichkeit, daß das Carcinom als Hernienfolge entstanden ist. Der Zusammenhang ist bei einer bis zu 5 Jahren vorbestehenden Refluxoesophagitis äußerst fragwürdig, könnte aber bei einer Dauer von 8 bis 10 Jahren theoretisch möglich sein (Konrad u. Rasp, 1967). Echte kausale Beziehungen beider Krankheitsbilder sind bis auf sehr wenige Ausnahmefälle abzulehnen (Javier et al., 1967).

Bei einer Hiatushernie kann es durch plötzliche Drucksteigerung im Bauch, wie z. B. bei der *Anlegung eines Pneumoperitoneums* zwecks Laparoskopie, zum lebensbedrohenden Vagusschock kommen (Kalk u. Wildhirt, 1962; Beck, 1968). Henning et al. (1969) sehen jedoch nach ihren Erfahrungen im axialen Hiatusbruch keine Kontraindikation gegen die Laparoskopie.

g) Die Diagnose der Hiatushernie. Oberbauchbeschwerden in Verbindung mit Mißempfindungen in der Herzgegend, Zeichen der Kardiainsuffizienz und Lageabhängigkeit der Symptome lassen die Diagnose vermuten. Sie wird durch die Röntgenuntersuchung gesichert, wenn oberhalb des Hiatus Magenanteile nachgewiesen werden (Prévôt, 1965). Es kommt daher darauf an, die Lage des Hiatus oesophageus und die Grenze zwischen Oesophagus und Magen klar zu lokalisieren. Der Ort, an dem sich die Zwerchfellzwinge befindet, läßt sich aus der oralen Grenze des bei tiefer Inspiration geschlossenen Antrum cardiacum, die Grenze zwischen Oesophagus und Magen aus den Funktionsphasen des unteren Oesophagus ermitteln (OTTO, 1968). Bei der Gleithernie stellt der mittlere der drei unteren Oesophagusringe die Grenze zwischen Speiseröhre und Magen dar (HAFTER, 1964; BOCK, 1968; HERZER u. HELLE, 1969; VANSANT, 1972). Lagerungsmanöver, Beobachtung der Atemphasen mit und ohne Pressen, pharmakoradiographische Methoden unter Anwendung eines spasmolytisch wirkenden Anticholinergikums (LONGIN, 1966) und vor allem der Einsatz moderner technischer Verfahren (Bildbandspeicher, Schnellserienkamera, Kinematographie) (KONRAD, 1967) machen selbst kleinste Hernien sichtbar.

Die wichtige Diagnose des gastrooesophagealen Refluxes erfolgt nach PRÉVÔT (1965) röntgenologisch durch die Kombination des Kontrastmittels mit Brause-

---

Tabelle 4. Endoskopische Diagnosemöglichkeiten bei Hiatushernien

1. Oesophagoskopie:
Beurteilung des Oesophaguszustandes
Abstand des Beginns von Magenschleimhaut von der Zahnreihe
Oesophagitis
Ulcera oesophagi
Strikturen
Oesophaguscarcinome
Blutungen

2. Gastroskopie:
Darstellung der Hiatuszwinge
Chronische Strangulation
Gastritis
Ulcera
Herniencarcinome
Blutungen

3. Inversionsgastroskopie:
Darstellung des axial herniierten Magenteils von unten
Weite der Hiatuslücke
Darstellung von Paroesophagealhernien

---

pulver. STILSON et al. (1969) empfehlen, in Kopftief-Bauch-Rechtslage nach der Bariummahlzeit Wasser schlucken zu lassen, das bei Reflux mit Barium vermischt bis zur Höhe der Pulmonalarterie regurgitiert (Wasser-Siphontest).

Die *Endoskopie* leistet weitere wichtige Beiträge zur Diagnose. Es ist möglich, 86% aller Hiatushernien oesophagoskopisch zu erkennen (ZINTEL u. SCHUH, 1962). Man sollte aber außerdem auch gastroskopisch untersuchen. Der Übergang von Oesophagus- zur Magenschleimhaut wird am Farbunterschied und an der gezackt verlaufenden Linie zwischen Platten- und Zylinderepithel erkannt (MELCHER, 1969; STADELMANN, 1969). So kann durch gezielte Schleimhautbiopsien aus verschiedenen Höhen und durch Anwendung des Valsalvaschen Versuches während der Untersuchung die Lage der Kardiaregion lokalisiert werden (BAUTISTA u. DE LUCA, 1971). Diese Schleimhautgrenze hat bei Hernien einen Abstand von weniger als 40 cm von der Zahnreihe (DAGRADI u. STEMPIEN, 1962) und liegt dann mehr als 2 cm oberhalb der Mageneinschnürung, die durch den Zwerchfellhiatus zustande kommt (ORTEGA, 1972). In Höhe des kardiooesophagealen Überganges findet sich oft ein funktioneller Sphincter (VANTRAPPEN et al., 1969). Eine Hiatushernie läßt sich auch bei der Inversionsgastroskopie erkennen, und zwar dadurch, daß bei axialen Magenverlagerungen der Kardiabereich dem Fibergastroskop nicht eng anliegt (Ottenjann, 1970). Eine paroesophageale Hernie läßt sich endoskopisch nur nach Inversion des Fibroskopes nachweisen. Dabei zeigt sich neben der Kardia zur großen Kurvatur hin eine divertikelartige Ausstülpung (Demling et al., 1972). Manche Hernien, die der röntgenologischen Untersuchung entgangen sind, lassen sich so endoskopisch sichern (Desneux u. Zalcman, 1958; Sottile, 1966). Die Gastroskopie wird bei kleinen Gleithernien sogar als ein der Röntgenmethode überlegenes Verfahren angesehen (Trujillo u. Boyce, Jr., 1968). Hauptdomäne der Endoskopie ist aber die Erkennung von Komplikationen einer Zwerchfellhernie (Som u. Arnold, 1957; Vasiliev, 1971). Blutungsquellen, hämorrhagische Entzündungen des Oesophagus, Ulcera und Carcinome können gesehen werden (Gaillard, 1955; Nardi u. Cuche, 1968; Ward et al., 1970). Dagradi et al. (1958) fanden bei der endoskopischen Untersuchung ihrer Hernienträger in 45,8 % krankhafte Veränderungen.

Manometrie und Acidometrie. Die Druckmessung simultan im unteren Oesophagus und herniierten Magenteil hat sich in der Routinediagnostik der Hiatushernien noch nicht allgemein durchgesetzt. Atkinson et al. fanden 1958, daß im hochgetretenen Magenteil höhere Druckwerte als im Oesophagus herrschen, und sehen das als charakteristisch für eine Hiatushernie an. Die Druckmessung dient heute hauptsächlich zur Lokalisierung des gastrooesophagealen Übergangs. Veränderungen des Ruhedruckes der Magenoesophagusgrenze gegenüber den Befunden bei Normalpersonen sollten als Verdachtszeichen für eine Hiatushernie gewertet werden und zu einer eingehenden röntgenologischen und endoskopischen Diagnostik auffordern (Code et al., 1962). pH-Messungen oberhalb des Zwerchfells können ebenfalls Hinweise auf Hiatushernien und Magensaftreflux geben (Ahrendt, 1970), besonders bei der Kombination von pH- und Druckmessungen (Aune u. Norman, 1970; Skinner u. Booth, 1970).

Die *Differentialdiagnose* der Hiatushernie umfaßt alle Oberbauch- und Thoraxerkrankungen mit ähnlicher Symptomatologie. Röntgenologisch ist die Hernie immer gegen die epiphrenale Ampulle abzugrenzen (Gülzow u. Kuntzen, 1969).

h) Therapie. Die meisten Träger einer Hiatushernie werden durch konservative Maßnahmen beschwerdefrei. Die Angaben über erfolgreiche *konservative Behandlungen* schwanken von 51,5 % bis zu 95 % (Crozier u. Jonasson, 1964; Vansant et al., 1967; Silber, 1968) Voraussetzung für das Gelingen einer solchen Therapie ist allerdings die Mitarbeit der Patienten.

Die ätiologischen Faktoren für das Zustandekommen der Hernien sind nach Möglichkeit auszuschalten. Fettsüchtige müssen einer Abmagerungskur unterzogen werden (Demole, 1959), reflektorische Beeinflussungen der Oesophagusmuskulatur können durch die Behandlung von Begleitkrankheiten ausgeschaltet werden.

Zur Beeinflussung vagovagaler Reflexe dient die spasmolytische Behandlung mit Anticholinergika (Hafter, 1957; Owens, 1962; Silber, 1968) oder mit Nitroglycerin (Posey et al., 1958). Der Überfüllung des Magens muß durch Einnahme häufiger kleiner Mahlzeiten entgegengewirkt werden. Die letzte Nahrungsaufnahme sollte 4 bis 5 Std vor dem Schlafengehen erfolgen (Hafter, 1957). Von fast allen Autoren wird die Gabe von Antacida dringend empfohlen. Kamillentee als Getränk wirkt günstig auf die Refluxoesophagitis (Imdahl, 1973).

Gut bewährt hat sich die Lagerung im Schrägbett. Das Kopfende des Bettes muß dabei durch Unterstellen von Klötzen um etwa 25 bis 30 cm erhöht werden (Posey et al., 1958; Crozier u. Jonasson, 1964; Silber, 1968). Falsch ist es, nur den Oberkörper der Kranken durch untergelagerte Kissen zu erhöhen. Der Patient soll im Bett in gestreckter Körperhaltung liegen. Gleitet die Hernie allein durch diese Maßnahme nicht zurück, so ist die Anlegung und Unterhaltung eines Pneumoperitoneums mit 500 bis 1000 ml Luft zu empfehlen. Diese Maßnahme hat sich auch als präoperative Behandlung bewährt, wenn zunächst wegen schlechten

Allgemeinzustandes eine Operation hinausgeschoben werden mußte (MAISEL et al., 1956).

Schließlich gehört zur konservativen Behandlung noch bei den Fällen, deren Hauptsymptom die chronische Anämie ist, die langfristige Eisentherapie (HOLT et al., 1968). Ulcera in der Hernie werden durch eine typische Ulcuskur, Strikturen des Oesophagus durch Bougierung behandelt (CROZIER u. JONASSON, 1964).

Die Dispensairebetreuung von Patienten mit Hiatushernien ist zu empfehlen (GREBENEV u. VAINSHTEIN, 1968).

Bei der *Anzeigestellung zur chirurgischen Behandlung* ist immer zu berücksichtigen, daß Träger von Hiatushernien sich gewöhnlich in einem Alter befinden, in dem das allgemeine Operationsrisiko erhöht ist (BLAHA u. SEIFERT, 1961). Man muß sich zur Operation entschließen, wenn die konservative Behandlung nicht zum Ziele führt (SILBER, 1968). Auch fortbestehende heftige Beschwerden, starker gastrooesophagealer Reflux (GAILLARD, 1955) und unbeeinflußbare sonstige Symptome, z. B. Anämie, zwingen zum Eingriff.

Auch die Art der Hernien ist bei der Indikationsstellung zu berücksichtigen. Paroesophageale Brüche sollten wegen der Gefahren der Incarceration, der Oesophagitis mit Blutung und des Risikos der Ulcusentstehung immer operiert werden (NISSEN u. PFEIFFER, 1968; SILBER, 1968). Kleinere Gleitbrüche werden konservativ behandelt, höchstens wird hier bei bestehender Cholelithiasis die Cholecystektomie ausgeführt (KOSLOWSKI et al., 1965). Eine absolute Operationsindikation für jede Hiatushernie besteht bei eingetretener Incarceration, schwerer unstillbarer Blutung und Perforation. Findet sich gleichzeitig mit der Hiatushernie ein Carcinom, sollte auch dieses operativ angegangen werden (JAVIER et al., 1967).

Die chirurgische Behandlung der Hiatushernien besteht in der Gastropexie mit Zusatzeingriffen wie operativer Einengung des Hiatus oesophageus, Wiederherstellung des Hisschen Winkels (LORTAT-JACOB et al., 1962) und/oder der Laimerschen Membran (MENGUY, 1967; KONRAD, 1967). Die von NISSEN (1960) vorgeschlagene Fundoplikatio zur Verhütung eines weiteren Refluxes hat sich bewährt (POLK, Jr., 1969; ZEPPA u. POLK, 1971; WOODWARD et al., 1971). Viele Chirurgen fügen dem Eingriff im Bereich des Hiatus eine Vagotomie mit Drainageoperation an. Sie dient der Bekämpfung der häufigen Hypersekretion und Hyperacidität sowie der Besserung von pylorischen Entleerungsstörungen (BERMAN u. BERMAN, 1965; DETRIE et al., 1967; VANSANT et al., 1967; MAZIVER et al., 1968; BODON u. HAAKE, 1968).

i) **Prognose.** Hernienträger mit Symptomen haben gute Aussichten, bei konservativer Behandlung beschwerdefrei zu werden. Günstig sind die Erfolge besonders bei frühzeitig erkannten Fällen, so daß POSAY et al. (1958) glauben, daß im allgemeinen eine chirurgische Behandlung nicht erforderlich sei. Von 365 nicht operierten Patienten der Mayo-Klinik waren 60% nach 10 Jahren frei von Krankheitssymptomen (REX et al., 1961).

Die chirurgischen Erfolgsziffern schwanken zwischen 80 und 90% (ADKINS et al., 1961; EDWARDS et al., 1964; ESCHER et al., 1967; RIGLER et al., 1971). Dabei spielt es keine Rolle, ob präoperativ eine Oesophagitis bestand oder nicht (ADKINS et al., 1961).

Sicherheit gegen postoperative Rezidive gibt es allerdings nicht (BLAHA u. SEIFFERT, 1961). Die Rückfallhäufigkeit wird mit 1 bis 25% angegeben (Zusammenstellung von KONRAD, 1967), selbst Zahlen bis zu 50% wurden geschätzt (NISSEN, 1960).

In seltenen Fällen treten nach der Operation neue oder verstärkte Beschwerden auf, wie z. B. Verschlimmerung des Refluxsyndroms (EDWARDS et al., 1964), dysphagische Beschwerden infolge zu starker Einengung des Hiatusschlitzes (Konrad, 1967) und Störungen, die auf die Vagotomie zu beziehen sind (Sottile, 1966).

Die Hiatushernie bedroht das Leben ihres Trägers nur unwesentlich. Daher betrachten die Schweizerischen Lebensversicherungsgesellschaften sie auch nicht als erhöhtes Risiko (Kieser, 1967). Bei operativer Behandlung muß man allerdings mit einer Gefährdung des Patienten rechnen. Die Sterblichkeitsziffern schwanken je nach der zugrunde gelegten Indikation und dem eingeschlagenen operativen Verfahren von 1 bis 3% bei der abdominellen Rekonstruktion und Fundoplikatio und 7 bis 8% bei transthorakalem Vorgehen (Gall, 1970).

E. Kardiofundale Fehlanlagen

[Malposition cardio-tuberositaire (Lortat-Jacob, 1953), Kardia-Fornixfehlanlage (Th. Hoffmann, 1957), kardiofundale Fehlanlage (Rosetti, 1966)].

1. Pathologische Anatomie und Physiologie. Bei der Kardia-Fornixfehlanlage liegt die Kardia in Höhe des Oesophagusdurchtrittes durch das Zwerchfell, der Hissche Winkel ist aufgehoben und eine seitwärts gerichtete Magenblase fehlt (Hoffmann, 1957) (Abb. 3 d). Der Oesophagus mündet hoch im stumpfen Winkel in den Magen ein; daher kann das Kardiaventil nicht einwandfrei funktionieren (Nissen u. Pfeiffer, 1968). Nach Rosetti (1966) müssen zwei Varianten der Anomalie unterschieden werden. Die kardiofundale Trichterbildung I ist eine angeborene Form. Die Kardia ist von Anfang an trichterförmig, ihre Verschieblichkeit ist nicht gesteigert. Dagegen entwickelt sich die kardiofundale Trichterbildung II aus einem primär anscheinend normalen Zustand infolge Lockerung des Bandapparates. Diese Form wird von Blaha (1961) mit Recht als Bruchanlage bezeichnet. Sie ist eine Vorstufe der Hiatusgleithernie, gehört also nicht zu den angeborenen Fehlentwicklungen. Je spitzer der Hissche Winkel ist und je höher die Magenblase steht, d. h. je weiter caudalwärts der Oesophagus in den Magen mündet, um so besser funktioniert der gastrokardiale Verschlußmechanismus. Er bildet sich während der Entwicklung vom Neugeborenen zum Erwachsenen immer besser aus (Dittrich, 1966).

2. Klinisches Bild. Das wichtigste klinische Zeichen der Anomalie ist der oesophageale Rückfluß mit den Zeichen der Oesophagitis (Hoffmann, 1957). Die Fehlbildung macht sich bei Säuglingen oft schon in den ersten Lebenstagen durch häufiges, bei aufrechter Haltung zu besserndes Erbrechen bemerkbar (Bugnion, 1957). Bei Erwachsenen ist das Leitsymptom ein Brennen im Epigastrium, das anfallsweise retrosternal aufsteigt und in eine Schmerzempfindung übergehen kann (Rosetti, 1966). Häufig ist die Kombination mit thorakalen Oesophagusdivertikeln, Gallensteinen und Oesophagusvaricen (Lortat-Jacob et al., 1953). Geschwürige Veränderungen in der Speiseröhre können zur Hämatemesis führen. Die Diagnose ergibt sich nach Haubrich (1956) aus dem typischen Röntgenbild mit Fehlen der Fornixincisur und den klinischen Zeichen des Refluxes. Im weiteren Verlauf entwickelt sich aus der angeborenen Variante I eine fortschreitende Oesophagusrefluxkrankheit (Rosetti, 1966) mit erworbenem Brachyoesophagus infolge entzündlicher Schrumpfung der Speiseröhre. Aus der erworbenen Variante II entsteht eine Hiatusgleithernie.

3. Die **Therapie** gleicht der Behandlung der Hiatushernien mit Kardiainsuffizienz (s. dort). Sowohl die Indikation für die konservative als auch für die chirurgische Behandlung sind identisch. Lortat-Jacob et al. (1953) empfehlen die operative Anheftung des rechten Fornixrandes an die linke Oesophaguswand. Die Ergebnisse der operativen Behandlung sind nicht immer befriedigend (Lortat-Jacob et al., 1962).

F. Thoraxmagen

1. Kongenitale oder erworbene Ektopien des Magens werden vielfach als Thoraxmagen bezeichnet. Sie kommen als Folge der Relaxatio diaphragmatis oder von Zwerchfellücken, meist mit Volvulus, vor (s. dort). Bei der Routineuntersuchung Erwachsener werden sie selten entdeckt. STEINHOFF fand 1955 bei 6 Millionen Schirmbilduntersuchungen nur zwei Fälle. Solche nicht bekannten Ektopien können aber infolge Abknickung der Kardia plötzlich zu akuten Erscheinungen führen, so daß sofort chirurgisch eingegriffen werden muß (VON BRA-MANN, 1964).

2. Angeborener Thoraxmagen mit Brachyoesophagus (kongenital verkürzter Oesophagus mit partiellem Thoraxmagen, HARRINGTON, 1940). Diese Magenverlagerung wurde von ÅKER-LUND in seiner Einteilung der Hiatushernien als Typ I „Hiatusbruch mit (kongenital) ver-kürztem Oesophagus, der eine Reposition unmöglich macht", bezeichnet. Mit zunehmender Erfahrung hat sich aber herausgestellt, daß es sich in der Mehrzahl der Fälle nicht um ange-borene, sondern um erworbene Veränderungen handelt (ROSETTI, 1966; KONRAD, 1967) (s. u.). Bei den sehr seltenen angeborenen Fällen kann man nach KONRAD (1958) zwei Grundtypen unterscheiden: Einmal handelt es sich um die frühembryonale Hemmung des Descensus der Magenanlage mit fehlender Längenentwicklung des Oesophagus. Die wesentlichen Kennzei-chen dieser Mißbildung sind: a). Fehlen eines Bruchsackes, absolut verkürzter und gestreckter Oesophagus, der in den obersten Pol des trichter- bzw. zylinderförmigen schmalen und im hinteren Mediastinum gelegenen Magens mündet (Abb. 3 e), und b). Blutversorgung des mediastinalen Magenteils durch segmentale Äste der Aorta (OTTO, 1968). Bei der anderen Form der kongenitalen Mißbildung besteht primär eine Entwicklungsstörung des Zwerchfells im Bereich des Hiatus oesophageus. Wegen der sehr frühzeitigen intrafetalen Herniation des Magens durch eine Lücke fällt der Wachstumsreiz für die Speiseröhre fort, es entsteht ebenfalls ein Brachyoesophagus. Er verläuft aber manchmal leicht geschlängelt und mündet seitlich oben in den Magen (Abb. 3 f). Descensusstörung und Zwerchfellmißbildung können kombi-niert vorkommen. Dann bleibt der primär im Thoraxraum entstandene, nicht descendierte Magenteil ohne Bruchsack, der nachträglich herniierte Anteil besitzt jedoch eine peritoneale Umhüllung (KONRAD, 1958).

3. Erworbener Thoraxmagen mit Brachyoesophagus. Viel häufiger, differentialdiagnostisch aber ohne Operation sehr schwer von der erwähnten Form abzugrenzen, ist der erworbene Thoraxmagen mit verkürztem Oesophagus. Er stellt das Spätstadium der Refluxkrankheit als Folge einer Kardiainsuffizienz bei kardiofundaler Fehlanlage oder Gleithernie dar. Der Zug des schrumpfenden Oesophagus zieht einen Teil des Magens nach oben und fixiert die Kardia oberhalb des Zwerchfells. Der ursprünglich vorhandene Bruchsack ist meist durch eine kolla-terale Entzündung obliteriert. Bei der Operation erkennt man die schwielig verdickte Speise-röhrenwand und die narbig infiltrierende Pericoesophagitis (HAUBRICH, 1963; ROSETTI, 1966). Selbst im Kindesalter kann eine Oesophagusverkürzung mit Thoraxmagen auf dem Boden einer frühzeitig entstandenen schrumpfenden chronischen Refluxoesophagitis gefunden werden (NISSEN u. PFEIFFER, 1968).

Erworbene Thoraxmägen mit Oesophagusverkürzung kommen auch als Folge operativer Eingriffe an der Kardia mit Entfernung der unteren Speiseröhre und des obersten Magenteils zustande. Die Magenblase findet sich immer intrathorakal, Antrum und Duodenum sind nach oben gezogen und verlaufen gestreckt (HÄRING u. FRANKE, 1970).

4. Das klinische Bild des Thoraxmagens mit Brachyoesophagus ist gekennzeich-net durch Symptome der Kardiainsuffizienz mit Refluxoesophagitis, die schon beim Neugeborenen einsetzen können. Es ist nicht bekannt, warum klinische Erscheinungen einmal im frühen Kindesalter, in anderen Fällen erst im höheren Lebensalter auftreten. Die Kranken wirken blaß und abgeschlagen, größere Mahl-zeiten rufen intrathorakales Druckgefühl hervor und werden schlecht vertragen (KONRAD, 1958). Zur Klärung der Diagnose ist neben der Röntgenuntersuchung die Oesophagoskopie unerläßlich (ROSETTI, 1960).

Die Therapie besteht in operativen Maßnahmen, die so früh wie möglich schon bei Kindern durchgeführt werden sollen, da Repositionsmanöver bei Erwachsenen oft nicht mehr zum Ziele führen (HAUBRICH, 1956). Außerdem zwingen auch die beim Kind häufigen peptischen Geschwüre, Blutungen und Narbenstrikturen zur chirurgischen Behandlung (HAUBRICH, 1963).

G. Sonstige Hernien, in denen Magen gefunden werden kann

1. In Narbenhernien nach Oberbauchoperationen wird nicht selten Magen gefunden. Meist handelt es sich hierbei um zufällige Befunde, denen kaum ein eigener Krankheitswert zu-kommt. Sind die Narbenhernien nach der Operation eines Magencarcinoms entstanden, kann die Entdeckung eines Carcinomrezidivs durch die gleichzeitige Magenverlagerung sehr erschwert sein (Prati, 1956). In allen solchen Fällen ist unbedingt neben der Röntgenuntersuchung eine Gastroskopie erforderlich.

2. Leistenhernien enthalten in ihrem Bruchsack nur selten Magen. Das Ereignis tritt ein, wenn zwei disponierende Zustände zusammen vorkommen, wie Magenerweiterung oder Gastroptose und Rumpfverkürzung, z. B. durch Wirbelsäulenleiden. Von Meinertz wurde 1953, von Gue 1970 über Magen als Inhalt einer Leistenhernie berichtet.

3. Eingeweide-Zwerchfell-Thoraxwandbrüche (Hernia abdominalis intercostalis). Durch Traumen oder auch spontan bei anderen Krankheiten kommen Kontinuitätstrennungen des Zwerchfells dort, wo es der seitlichen Thoraxwand eng anliegt, vor. Dadurch bedingte Eingeweideverlagerungen treten an der seitlichen linken Brustwand als Brüche auf (Alff, 1970).

H. Magenvolvulus

Ein Magenvolvulus wurde erstmalig 1866 von Berti beschrieben (Nielsen, 1963). Man versteht darunter Achsendrehungen des Magens oder einzelner seiner Teile um mindestens 180° (Katsch u. Pickert, 1953; Hillemand et al., 1955; Kilcoyne et al., 1972). Die Anomalie findet sich nach Gligore et al. (1964) in einer Häufigkeit von 1,62 % bei Patienten mit Magenbeschwerden.

1. Ätiologie. Der Magen wird normalerweise durch seinen Bandapparat an den Nachbarorganen so fest fixiert, daß er kaum aus seiner normalen Lage abweichen kann (Rosetti, 1961). Er gewinnt an Beweglichkeit, wenn die Magenbänder kongenital abnorm lang (Kutjavin, 1967; Hardin u. Agnew, 1960) oder durch Traumen gedehnt bzw. eingerissen sind oder wenn die Nachbarorgane außergewöhnlich beweglich sind, wie z. B. beim Mesenterium ileocolicum commune (Hohmann u. Englert, 1961). Es muß zur Volvulusbildung aber für den Magen auch die Möglichkeit des Ausweichens in benachbarte Körperpartien gegeben sein. Dies ist am häufigsten bei Zwerchfellanomalien der Fall. Bei der Relaxatio diaphragmatis entsteht Raum unter dem Zwerchfell, bei Zwerchfellücken im Thoraxraum (Rosetti, 1961; Haubrich, 1963; Flabeau et al., 1967; Tanner et al., 1968). Auch beim kongenitalen Fehlen des linken Leberlappens gewinnt der Magen mehr Bewegungsfreiheit (Todd et al., 1970). Die Einwirkung von Zug- oder Druckkräften führt bei diesen Voraussetzungen akut oder allmählich zum Volvulus. Der negative Druck im Thoraxraum saugt den Magen empor (Hillemand et al., 1955). Verlagerungen anderer mit dem Magen durch Netz oder Bänder verbundener Bauchorgane können durch Zugwirkung zur Achsendrehung führen (Haubrich, 1963; Stolze, 1969). Druckeinwirkungen, z. B. durch Bauchpresse bei physischen Anstrengungen oder Erbrechen, intraabdominelle Drucksteigerungen durch Colonmeteorismus, Schwangerschaft (Hohmann u. Englert, 1961; Gadrat et al., 1961) oder Bauchtumoren führen zu dem gleichen Ergebnis. Bauchtraumen oder plötzliche Erschütterungen können den Magen aus seiner normalen Lage verdrehen. Seine Überfüllung mit Speisen (Forkampf, 1966), Sekret oder Luft, manchmal verursacht durch Pylorusstenosen (Tanner et al., 1968), erleichtert diesen Vorgang. Viscerovisverale Reflexe und Kontraktionen der caudalen Magenteile (Gligore et al., 1964) sowie die Sanduhrform des Magens (Borchard, 1904; Nielsen, 1963) und kongenitale Verkürzung des Omentum minus (Toygar, 1948) oder seine besondere Schlaffheit (Kilcoyne et al., 1972) werden als weitere Ursachen genannt.

2. Einteilungsmöglichkeiten des Volvulus. Die in dieser Hinsicht wohl vollständigste Aufstellung wurde 1969 von Frik gegeben (Abb. 4, Tabelle 5).

Beim mesenterioaxialen Volvulus steht die Drehachse senkrecht zur Magenachse, sie entspricht etwa dem Faserverlauf im Omentum minus und der Ringmuskulatur des Magenkorpus. Beim organoaxialen Volvulus verläuft die Drehachse entweder außerhalb des Magens als Verbindungslinie zwischen Kardia und Pylorus, oder in Magenmitte (Nielsen, 1963). Bei Zwerchfellhernien kann ein zunächst mesenterioaxialer Volvulus sich zur organoaxialen Form umwandeln (Flabeau et al., 1967; Tanner, 1968). An Häufigkeit scheint der organoaxiale Volvulus zu überwiegen (Gligore et al., 1964). Der partielle Volvulus, bei dem die Drehung nur von einem Teil des Magens — meist dem distalen — vollzogen wird, ist häufiger (Hillemand et al., 1955) (Abb. 4 f). Praktische Bedeutung für die Behandlung (Tanner, 1968) hat die schon von Borchard (1904) durchgeführte Einteilung nach der Lagebeziehung zum Colon. Beim infracolischen Volvulus liegt der Magen unter, beim supracolischen über dem Colon. Für die Einteilung in kompletten oder inkompletten Verschluß ist maßgebend, ob die Passage für Ingesta in den oder aus dem Magen blockiert ist oder nicht. Beim primären Volvulus ist kein Grund zu erkennen, warum der Magen eine Drehung vollführt hat. Von einem sekundären Volvulus spricht man, wenn äußere Einwirkungen oder anatomische Ursachen erkennbar sind. Ausschlaggebend für die Beurteilung ist das klinische Bild, das im Zusammenhang mit der Dauer der Erscheinungen die Einteilung in akute, chronische und intermittierende Volvulusfälle erlaubt.

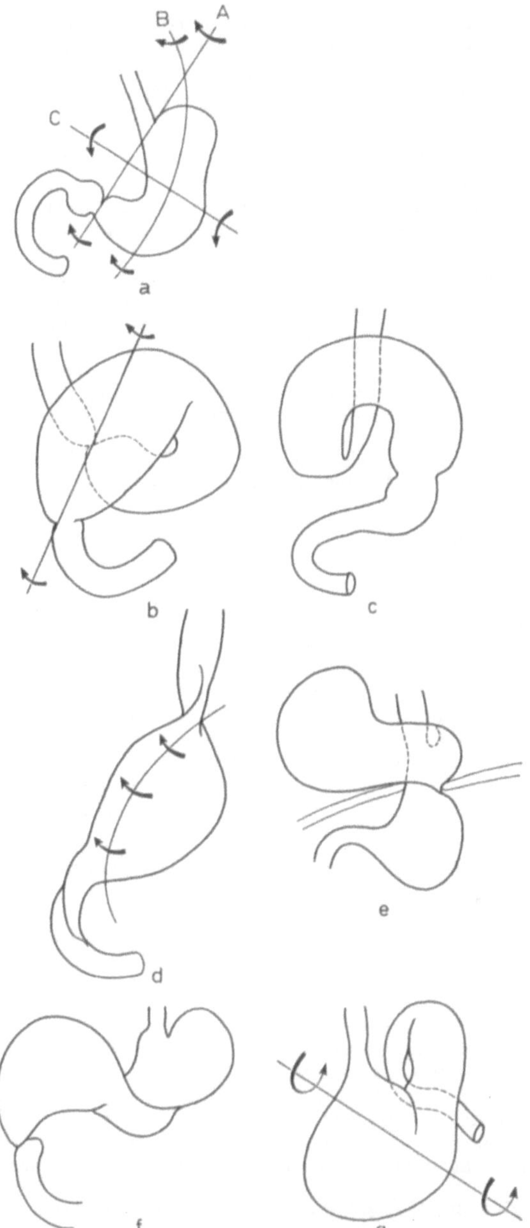

Abb. 4. Magenvolvulus. a) Mögliche Drehachsen: A. organoaxial (Cardia-Pylorus), B. organoaxial (Magenlängsachse), C. mesenterioaxial; b) Organoaxial anterior total (Retortenform);
c) Organoaxial anterior total (Kopfstand); d) Organoaxial anterior total (Torsion); e) Organoaxial anterior partiell (Bilokulation); f) Organoaxial anterior partiell (unterer Magenteil);
g) Mesenterioaxial posterior

3. Der zwerchfellbedingte Volvulus. Linksseitige Relaxatio diaphragmatis, kongenitale
Hernien, traumatische Prolapse und vor allem Hiatushernien führen nicht selten zum Magenvolvulus (Rosetti, 1961; Tanner, 1968). Nach Stephenson u. Hopkins (1964) sind etwa 15 %
aller Volvulusfälle zwerchfellbedingt. Bei der linksseitigen *Relaxatio diaphragmatis* bewirkt

der auf den Bauchraum übertragene inspiratorische Thoraxsog zusammen mit der Kardia-fixierung und der Platzvermehrung im linken Oberbauch, daß sich nach anfänglicher Kaska-denbildung die große Kurvatur in immer größerer Ausdehnung der Zwerchfellunterfläche anlegt, so daß ein vorderer mesenterioaxialer Volvulus (Retortenform) des Magens resultiert (Abb. 4 b). Bei sehr ausgedehnten Relaxationen und fixiertem vorderen Mediastinum kann der inspiratorische Sog der rechten Thoraxhälfte das retrokardiale Mediastinum mit dem erschlaff-ten linken Zwerchfell und dem unter ihm gelegenen Magen in Form einer falschen Media-stinalhernie nach rechts verlagern. Der Magen kehrt sich dann vollends um (Kopfstand) und wird mit seinem Korpusteil zwischen Wirbelsäule und Herz komprimiert (Vogt, 1950). Bei partieller linksseitiger Zwerchfellrelaxation beschreiben Stephenson u. Hopkins (1964) den viel selteneren hinteren mesenterioaxialen Volvulus (Abb. 4 g).

Hiatushernien sind ebenfalls nicht selten durch einen Volvulus kompliziert. Am häufigsten sind paroesophageale Brüche die Ursache (Dubost et al., 1973). Hier „rollt" sich die große Kurvatur unter dem Einfluß des Thoraxsogs allmählich immer höher in den Brustkorb hinauf, wobei die Kardia den Drehpunkt bildet. Bei völliger Verlagerung in den Thorax vollführt der Magen schließlich eine organoaxiale Drehung, es resultiert der „Kopfstand" (totaler Thorax-magen, upside — down stomach) (Abb. 4 c) (Rosetti, 1961; Flabeau et al., 1967; Otto, 1968; Prochnow u. Wiedau, 1970). Wenn der ganze Magen in Form eines inversen U intrathorakal liegt, ist die organoaxiale Drehung um eine fast horizontal gelegene Achse erfolgt (Flabeau et al., 1967). Beteiligt am Zustandekommen eines mesenterioaxialen Volvulus bei weitem Hiatusring ist nach Flabeau et al. (1967) oft ein vorbestehendes Ulcus ventriculi, das durch

Tabelle 5. Einteilungsmöglichkeiten des Volvulus (modifiziert nach Frik)

---

1. Drehachse: Mesenterioaxial—organoaxial
   organoaxial: a) Verbindungslinie Pylorus—Kardia
               b) Längsachse des Magens (gedacht in Magenmitte)
2. Lagebeziehung zum Colon: supracolisch—infracolisch
3. Drehrichtung des vorangehenden Magenteils: anterior—posterior
4. Anteil des gesamten Magens am Volvulus: partiell—total
5. Verschluß des Magens: komplett—inkomplett
6. Ursache der Drehung: primär—sekundär
7. Klinischer Verlauf: akut—chronisch—intermittierend

Einrollung der kleinen Kurvatur Pylorus und Kardia einander so nähert, daß die Verlagerung leichter erfolgen kann.

Eine partielle Volvulusform bei paroesophagealer Hernie stellt die Bilokulation dar. Der Magen wird hierbei um die Längsachse torquiert, indem das Fornixgebiet sich vor den Oeso-phagus nach rechts dreht (Abb. 4 e) (Rosetti, 1961). Haubrich (1956) bezeichnet diese Her-nien als Rotationsbrüche und ist der Ansicht, daß sie sich auch aus axialen Gleithernien ent-wickeln können. Es handelt sich um einen partiellen organoaxialen Volvulus, der sich aber ebenfalls zum totalen Kopfstand des Magens weiterentwickeln kann.

Bei kongenitalen Hernien und traumatischen Prolapsen besteht eine Muskelbrücke zwischen der Lücke und dem Hiatus oesophageus. Sie führt zu besonders scharfen Abknickungen des unteren Oesophagus- und Kardiagebietes. Dies und die Enge der Zwerchfellücke geben häufig zur Strangulation des gedrehten Magens Anlaß (Rosetti, 1961). Beim Volvulus im Gefolge kongenitaler Hernien handelt es sich gewöhnlich um die mesenterioaxiale Form. Rennell (1973) beschreibt einen Magenvolvulus bei Eingeweidehernie durch das Foramen Morgagni.

4. Der akute Volvulus. Bei gegebenen anatomischen Voraussetzungen können bestimmte Ereignisse einen akuten Magenvolvulus auslösen, wie z. B. überreich-liche Nahrungsaufnahme, schnelle heftige Drehbewegungen oder Erschütterungen des Körpers durch Sprung oder Sturz, plötzliche Druckzunahme im Bauch durch Erbrechen, Würgen, Stoß oder Kompression.

Klinisches Bild. Der akute Volvulus bietet sofort das Bild des „akuten Bau-ches". Ein heftiger initialer epigastrischer Schmerz steigert sich ständig. Seine Ausstrahlung hängt von der Art der Achsendrehung, der Verlagerung und der Mit-beteiligung anderer Organe ab. In typischen Fällen lokalisiert er sich in die linke Rückenseite. Allmählich entwickeln sich Schockzeichen. Manchmal wird anfangs erbrochen, gewöhnlich kommt es aber bald zum völligen Verschluß; von nun an leidet der Kranke unter schmerzhaftem und quälendem Würgen, ohne daß der Magen sich entleert. Infolge der Gefäßstrangulation wird der Magen und später mit ihm der gesamte Oberbauch hochgradig durch Gas und Flüssigkeit aufgetrieben, während die unteren Bauchpartien oft eingesunken sind. Viele Patienten nehmen spontan bizarre, je nach Art der Verlagerung verschiedene Körperhaltungen, meist Knie-Ellenbogenlage (GLIGORE et al., 1964; KUTJAWIN, 1967) ein, die ihnen Erleichterung verschaffen. Manchmal gelingt es so tatsächlich, den Verschluß wieder zu lösen. Das einsetzende Erbrechen bewirkt eine Druckentlastung, die zur spontanen Rückverlagerung des Magens führen kann. Weitere Symptome sind heftige Herzschmerzen und Herzrhythmusstörungen, besonders bei Einklemmungen im Bereich des Brustraumes.

Die Diagnose ist nicht schwierig, wenn man an sie denkt. BORCHARD beschrieb schon 1904 die Symptomtrias: 1. anfängliches Erbrechen mit nachfolgendem Würgen und späterer Unfähigkeit zum Erbrechen, 2. schnell zunehmende Auftreibung des Oberbauches, 3. Unmöglichkeit, einen Magenschlauch einzuführen (infolge der Torsion im Kardiabereich). Diese Trias sollte zur sofortigen Röntgenuntersuchung ohne Kontrastmittel Anlaß geben, die charakteristische Röntgenzeichen (s. unten) erkennen läßt (DE LORIMIER u. PENN, 1957). Manchmal erfolgt die Rückdrehung des Volvulus spontan, ehe der Arzt den Patienten gesehen hat. In solchen Fällen ist es unmöglich, nachträglich die richtige Diagnose zu stellen.

Differentialdiagnostisch kommen fast alle Oberbauchkrankheiten in Betracht besonders die perakute Gastritis, hoher Ileus, akute Magendilatation, arteriomesenterialer Verschluß, schwere mesenteriale Durchblutungsstörungen (Infarkte oder Thrombosen) oder akute Pankreasnekrose.

Therapie. Vordringlich ist die Schockbekämpfung. Man sollte versuchen, zur Druckentlastung des maximal geblähten Magens schonend einen weichen Magenschlauch einzuführen. Dadurch allein kommt es manchmal zur Rückbildung des Volvulus (RAPANT et al., 1966). Sonst muß wegen drohender Magengangrän, Ruptur und Peritonitis möglichst bald operiert werden. Die Voraussetzung für einen erfolgreichen Eingriff ist aber eine Druckminderung vor Öffnung der Bauchhöhle; sie wird durch Punktion des geblähten Magens mit einer großkalibrigen Kanüle unmittelbar nach der Diagnosestellung erreicht (HEGEDÜS et al., 1973). Ob allein die Reposition mit Gastropexie genügt oder ob geschädigte Magenteile reseziert und Colonabschnitte operativ verlagert werden müssen, hängt von der jeweiligen Situation ab. Pathologische Befunde an den Nachbarorganen sollten beseitigt werden. Die Sterblichkeit des unbehandelten akuten Volvulus ist hoch, sie wird mit ungefähr 50% angegeben (STEPHENSON u. HOPKINS, 1964).

5. Der chronische und intermittierende Volvulus. Manche Volvulusfälle entwickeln sich symptomlos und führen später plötzlich zu Komplikationen. Wiederholte akute Zustände bei sonst symptomarmem Verlauf bezeichnet man als intermittierenden Volvulus. Die chronischen und intermittierenden Formen sind häufiger als die plötzlich auftretenden akuten Fälle; ihnen liegt zumeist ein partieller Volvulus zugrunde (HILLEMAND et al., 1955).

Das klinische Bild ist wechselnd. Oft bestehen lange Zeit nur geringe subjektive Störungen, ehe es zu stärkeren klinischen Erscheinungen kommt. Plötzliche Komplikationen können das Leben bedrohen. Die Art der Symptome ist zum Teil abhängig von dem Grundleiden, das Anlaß zur Entstehung des Volvulus gab, wie z. B. Zwerchfellkrankheiten (HAUBRICH, 1956), Ulcus der kleinen Kurvatur (FLABEAU et al., 1967) oder Magencarcinom (NIELSEN, 1963).

Gewöhnlich klagen die Patienten über besonders nach Mahlzeiten auftretende intermittierende epigastrische Schmerzen, die manchmal in den Rücken ausstrahlen und kolikartigen Charakter annehmen können. Plötzlich lassen sie ohne erkennbare Ursache wieder nach. Häufig bestehen Übelkeit, Erbrechen und Völlegefühl im Epigastrium. In anderen Fällen sind Aufstoßen und Erbrechen erschwert, die Patienten leiden an Dysphagie, Speichelfluß und Regurgitieren der Ingesta. Manche werden durch Sodbrennen und laute Magengeräusche belästigt (Gligore et al., 1964; Tanner, 1968). Anginöse Herzbeschwerden sollten differentialdiagnostisch auch an Magenvolvulus denken lassen (Spieler u. Teschendorf, 1963).

Bei den zwerchfellbedingten Volvulusformen kommen weitere Symptome hinzu. So wird für den Volvulus bei Relaxatio diaphragmatis die Erweiterung der unteren Thoraxapertur bei eingefallenem kahnförmigem Bauch beschrieben (Vogt, 1950). Der Volvulus bei Hiatushernien kommt hauptsächlich bei älteren Frauen vor (Dubost et al., 1972). Zu seinen Symptomen zählen zusätzlich Sodbrennen, Brustschmerzen, Husten, Herzklopfen und Dyspnoe (Haubrich, 1956; Flabeau et al., 1967). Durch Magenüberfüllung werden gelegentliche Beschwerdeattacken ausgelöst (Rosetti, 1961).

Die schwerste *Komplikation* ist wie bei jeder Volvulusform die akute Strangulation, die unbehandelt zur Gangrän des eingeklemmten Magenteils führt. Bei Relaxatio diaphragmatis sind davon hauptsächlich Fälle mit Volvulus um die Längsachse bedroht, während Formen mit Rotation um eine Querachse nie in ein akutes Stadium treten sollen (Vogt, 1950). Auch beim Volvulus infolge einer Hiatushernie soll die Strangulation selten vorkommen (Flabeau et al., 1967). Selbst Kranke mit einem Magenkopfstand sind hiervon nicht bedroht, solange sich der Magen mit Ausnahme des pyloroantralen Anteils oberhalb des Zwerchfells befindet (Rapant et al., 1966). Im Gegensatz dazu ist beim Volvulus als Folge der traumatischen Zwerchfellruptur die Magenincarceration sehr häufig.

An den Teilen des Magens, deren Durchblutung infolge des Volvulus gestört ist, entwickelt sich oft ein Ulcus (Haubrich, 1956; Kümmerle u. Köhnlein, 1959; Gadrat et al., 1961; Flabeau et al., 1967). Auch Oesophagusvaricen können sich infolge Drosselung des Abflusses aus den unteren Oesophagusvenen ausbilden (Buchtala, 1950).

Die Diagnose kann klinisch nur vermutet werden, sie muß röntgenologisch gestellt werden. Als charakteristisch gelten der Nachweis zweier Flüssigkeitsspiegel (Flabeau et al., 1967) sowie die Überkreuzung von Magenkonturen (Gligore et al., 1964). Die röntgenologische Dickdarmdarstellung erleichtert die Deutung der Magenbefunde (Rosetti, 1961). Auch auf unspezifische Zeichen wie Reizzustände des Bulbus duodeni, verzögerte Magenentleerung und ungewöhnliche Gasansammlung im Colon transversum und in der Flexura lienalis muß geachtet werden (Hardin u. Agnew, 1960). Wird wegen einer gastrointestinalen Blutung eine Angiographie erforderlich, kann aus der Verlagerung der den Magen versorgenden Arterien auf einen Volvulus geschlossen werden (Fink, 1972). Die Untersuchung mittels eines Gastroduodenoskops mit prograder Blickrichtung kann zur Feststellung gleichzeitig bestehender Läsionen wertvoll sein (Saito et al., 1972).

Differentialdiagnostisch kommen in Betracht: Gastritis, Ulcusleiden, Cholecysto- und Pankreatopathien und Störungen der mesenterialen Blutversorgung. Die Abgrenzung gegen den Kaskadenmagen ist manchmal kaum möglich, die Übergänge sind fließend (Toygar, 1948; Vogt, 1950; Kümmerle u. Köhnlein, 1959). Auch Verwechslung mit einem großen Magendivertikel kann vorkommen (Davies, 1956). Magenverlagerungen in die linke Thoraxhälfte können einen Spannungsseropneumothorax vortäuschen (Rosetti, 1961). Beim zwerchfellbedingten Volvulus sollten wegen der unterschiedlichen Dringlichkeit einer chirurgischen Behandlung unbedingt die verschiedenen Ursachen gegeneinander abgegrenzt werden. Ob man sich dabei des Pneumoperitoneums als Hilfsmittel bedienen soll, ist umstritten (s. S. 392, Kap. Zwerchfellhernie).

Therapie. Die einzige Möglichkeit, Beschwerden zu beseitigen, besteht in der Operation. Bei Gegenindikation wegen Alters oder schlechten Allgemeinzustandes kann eine Regelung der Nahrungszufuhr Erleichterung bringen. Patienten mit Anfällen von intermittierendem Volvulus lernen oft, sich selbst durch Einnahme bestimmter Körperlagen und durch Einführung eines Magenschlauches von den Beschwerden zu befreien.

Grundsätzlich ist die Operation immer indiziert. Besonders dringlich ist sie wegen Incarcerationsgefahr bei Volvulusfällen nach traumatischer Zwerchfell-ruptur (ROSETTI, 1961; FLABEAU et al., 1967). Bildet sich ein zwerchfellbedingter Volvulus im Verlaufe einer Gravidität aus, ist er möglichst innerhalb der ersten Schwangerschaftsmonate zu beseitigen (HOHMANN u. ENGLERT, 1961).

Auf die Operation kann man verzichten, wenn ein symptomloser Fall zufällig im höheren Lebensalter entdeckt wird. Der Volvulusträger ist aber auf die Mög-lichkeit des Auftretens von Komplikationen hinzuweisen (KATSCH u. PICKERT, 1953).

Das Vorgehen bei der Behandlung des incarcerierten Volvulus ist das gleiche wie beim akuten Volvulus. Bei einer Intervalloperation werden die Reposition des Magens, seine ausreichende Fixation und die Reposition und Fixation seiner Nach-barorgane, besonders des Colons, angestrebt (TANNER, 1968; KAPANDJI, 1971). Bei zwerchfellbedingtem Volvulus müssen Lücken verschlossen bzw. das relaxierte Diaphragma gerafft werden.

Finden sich an den incarcerierten Magenstellen Geschwüre, so können diese nach Beseitigung der Strangulation konservativ behandelt werden. Wenn ein Ulcus der kleinen Kurvatur aber als Mitursache des Volvulus anzusehen war (s. oben), wird die Volvulusoperation durch eine Magenresektion ergänzt (FLABEAU et al., 1967). Die von manchen Chirurgen grundsätzlich zur Behandlung des Magen-volvulus empfohlene Magenresektion wird von TANNER (1968) als unnötig ange-sehen.

III. Magendivertikel

A. Definition und Häufigkeit

Magendivertikel sind „sackförmige Ausweitungen des Magens nach außen, die nicht ent-zündlich entstanden und dauernd vorhanden sind. Sie können frei beweglich oder fixiert sein" (WISSMER, 1958).

Magendivertikel kommen öfter zur Beobachtung, wenn auf sie geachtet wird. Bei 1 371 000 Kranken wurden nach einer Aufstellung von PALMER (1951) 0,0043% Divertikel gefunden. Die diagnostische Ausbeute schwankt aber erheblich, je nach der zur Verwendung kommenden Untersuchungsmethode, wie folgende Aufstellungen von PALMER (1951) zeigt:

Tabelle 6. Abhängigkeit des Magendivertikelnachweises von der Untersuchungsmethode (PALMER, 1951)

Diagnostische Methode	Fallzahl	gefundene Divertikel	%
Routineuntersuchung sämtlicher Krankenhauseinweisungen	1 371 000	59	0,0043
Routineröntgenuntersuchung	380 899	165	0,043
Magenoperationen	11 234	10	0,089
Gastroskopien	7 027	21	0,30
Routineautopsien	29 904	6	0,020

Nach Haubrich (1966) finden sich Divertikel in einer Häufigkeit von 0,03 bis 0,1 %. Dabei sind ältere Menschen häufiger betroffen (Knoch, 1967). 82 % der Magendivertikel werden nach dem 40. Lebensjahr, vor allem im Alter von 45 bis 60 Jahren, entdeckt (Wissmer, 1958).

B. Einteilung der Divertikel

Eine allgemein anerkannte Einteilung der Magendivertikel scheint es nicht zu geben. Die Bezeichnungen: kongenital, echt, primär werden oft synonym gebraucht, so daß Mißverständnisse möglich sind. Die Definitionen sind bei den Autoren verschieden. Die gebräuchlichsten Kennzeichnungen sind in Tabelle 7 aufgeführt:

Tabelle 7. Divertikelbezeichnungen

Kongenitale Divertikel:
Wand besteht aus allen Magenwandschichten. Pathologische Veränderungen in der näheren Umgebung fehlen. Typische Lokalisation. Evtl. Gewebsheterotopien im Divertikelgrund und/oder andere Divertikel als Mißbildungen am Magen-Darmkanal

Erworbene Divertikel:
Alle Magenwandausstülpungen, auf die die Definition kongenital nicht zutrifft

Echte Divertikel:
Ausstülpungen der Magenwand, bestehend aus allen Schichten, mindestens aber Mucosa und Submucosa

Falsche Divertikel:
Perigastrische Höhlen und Nischen in Kommunikation mit dem Magen. Wand besteht oft aus magenfremdem Gewebe (penetrierendes Ulcus, zerfallenes Carcinom, Absceßhöhlen)

Primäre und sekundäre Divertikel:
Keine erkennbare bzw. erkennbare Entstehungsursache

Pulsionsdivertikel:
Durch erhöhten Innendruck verursachte Vorwölbung der ganzen Magenwand oder hernienartige Vorwölbung der Mucosa und Submucosa durch schwache Stellen oder Gefäßdurchtritte der Muskelschicht

Traktionsdivertikel:
Durch Zug perigastritischer Veränderungen oder schrumpfender Prozesse in Magennachbarschaft entstandene umschriebene Ausziehung der Magenwand

Strangulationsdivertikel:
(Schusterow, 1967) Divertikel vor oder hinter lokalen Einschnürungen

Funktionelle Divertikel:
(Barsony, 1935) Partielle Relaxationen der Magenwand infolge nervaler Irritation

Pränatale Divertikel:
Vor der Geburt meist als Entwicklungsstörung entstanden (Gremmel u. Baumgart, 1959)

Postnatale Divertikel:
Im postfetalen Leben entdeckt oder entstanden

Divertikellokalisation:
Magenspitzendivertikel — kardianahe Divertikel — Divertikel der Pars pylorica — Divertikel mit atypischer Lokalisation (Frik, 1969)

Eine didaktisch brauchbare systematische Klassifikation nach angeborenen, erworbenen, funktionellen Divertikeln und divertikulären Gebilden unter Berücksichtigung ihrer Lokalisation wurde 1964 von Luschnitz gegeben. Für klinische Zwecke sind aber solche Einteilungen kaum von Nutzen (Wissmer, 1958). Sie können höchstens zur nachträglichen Systematisierung von Magenwandausstülpungen dienen, die bei Operationen oder Autopsien zur Beobachtung kamen.

Hillemand (zit. nach Wissmer, 1958) schlägt daher eine Einteilung der Divertikel nach klinischen Gesichtspunkten vor:
1. Latente Formen.

2. Symptomatische Formen (pseudoulcerös, pseudocholecystitisch, dyspeptisch)
3. Begleitdivertikel (bei Ulcusleiden, sonstigen Divertikeln des Magen-Darmkanals, Cholecystopathie, Hiatushernien des Magens, Neoplasmen oder benignen Tumoren).

C. Ätiologie

Divertikel entstehen entweder aus kongenitalen Anlagen oder sie sind eine erworbene Bildung (Lit. bei RICHTER u. WILHELM, 1968). Was immer auch die genaue Erklärung für die Ätiologie der Magendivertikel sein mag, es muß vorausgesetzt werden, daß irgendwelche kongenitalen Defekte beteiligt sind (PALMER, 1956), z. B. anlagemäßig schwache Magenwandabschnitte (LASSRICH u. BRUNS, 1967). Angeborene Divertikel, die alle Wandschichten enthalten, können als inkomplette Duplikaturen aufgefaßt werden (PÉVÔT u. LASSRICH, 1959). Die meisten Autoren fordern, daß in echten Divertikeln alle Wandschichten nachweisbar sein müssen, jedoch glauben einige, daß die Muscularis auch fehlen kann und daß hernienartige Ausstülpungen der Magenschleimhaut durch die Muscularis ebenfalls zu den echten Divertikeln zu zählen sind (Lit. bei SCOTT, 1968; ALNOR u. GABLER, 1970). Pulsionswirkungen können sowohl Schleimhauthernien verursachen als auch besonders nach Magenoperationen (Fundektomie) mit ihrer veränderten Magenmechanik zur Vorwölbung aller Magenschichten im Antrumbereich führen (RICHTER u. WILHELM, 1968). Bei der Entstehung der erworbenen Divertikel ist jedoch selten eine Ursache allein wirksam. Kongenitale Faktoren, nervale Einflüsse, Strangulations-, Pulsions- und Traktionskräfte sind in wechselnder Kombination an der Divertikelbildung oder -vergrößerung beteiligt (SCHUSTEROW, 1967). Von manchen Autoren werden funktionelle Divertikel als ein Vorstadium angesehen (MÜLLER, 1953; TESCHENDORF, 1954; SCHUSTEROW, 1967). Nervale Nah- oder Fernirritationen der Magenwand sollen deren partielle Relaxation hervorrufen können (BARSONY, 1935, zit. nach MÜLLER, 1953). Die Frage, ob es überhaupt funktionelle Divertikel gibt, ist jedoch umstritten (BRAUN, 1954). Pseudodivertikel können mit ihnen verwechselt werden. Dies sind nischenartige Ausbuchtungen zwischen verbreiterten und gewulsteten Magenschleimhautfalten, die durch lokale autoplastische Kontraktionen von Muscularis mucosae zustande kommen. Ihr konstanter Nachweis gelingt nicht (BRAUN, 1948, 1954).

D. Größe und Lokalisation der Divertikel

Die meisten Magendivertikel sind etwa erbs- bis apfelgroß. Kleinere Aussackungen mit einem Durchmesser von 2 bis 4 cm kommen häufiger vor (RIEMANN, 1967). Es wurden aber auch riesige Gebilde mit einer Kapazität bis zu 2,5 l beschrieben (BORIES-AZEAU et al., 1958).

Es gibt kaum einen Magenanteil, an dem keine Divertikel gefunden worden sind (INGBER, 1956). An den cranialen Partien kommen sie aber mit 75 % am häufigsten vor (WINTER, 1951; WINKELBAUR, 1957; WISSMER, 1958). Prädilektionsstelle ist die Magenhinterwand etwa 2 cm unter der Oesophagusmündung und 3 cm neben der kleinen Kurvatur (BARROW, 1956). Man bezeichnet die hier lokalisierten Aussackungen mit einem 1924 von FLEISCHER aufgestellten Begriff als *kardianahe* (oder *juxta-kardiale*) Divertikel (DANNMEIER, 1966). In sehr seltenen Fällen kommen an dieser Stelle Doppeldivertikel vor (WISSMER, 1958). Die Lokalisation erklärt sich aus der besonderen Schwäche der Magenwand in diesem Gebiet, wo sich die Längsmuskelschicht in zwei Bündel teilt (HURLEY, 1955; PUTZE, 1963; RIEMANN, 1967). Solche Divertikel sind als Pulsionsphänomene aufzufassen (MONTAGUE u. THOROUGMAN, 1957). Durch pränatale Noxen soll das sog. *Spitzendivertikel* entstanden sein. Es sitzt dem Fornix cranialwärts auf (SCHINZ et al., 1952). Die durch eine Falte verursachte zirkuläre Abschnürung der Funduskuppe wird als eine aus der Phylogenese zu erklärende Entwicklungsanomalie gedeutet. Beim Schwein sind solche Divertikel immer vorhanden (WISSMER, 1958; weitere Lit. bei FRIED, 1959).

Präpylorische Divertikel bilden eine scharf umrissene Einheit. Sie müssen von den kardianahen unterschieden werden, weil sie alle Magenschichten enthalten und sicher kongenital entstanden sind. Sie kommen gelegentlich zusammen mit einer Muskelhypertrophie des präpylorischen Magenteils vor (MONTAGUE u. THOROUGMAN, 1957). Ihr Anteil an den Magendivertikeln beträgt 6 bis 15 % (WISSMER, 1958). Gewöhnlich sitzen sie an der großen, seltener an der kleinen Kurvatur (GUZZON u. USLENGHI, 1967). Es besteht immer die Gefahr der Verwechslung mit anderen pathologischen Prozessen (BETANCOURT et al., 1955). Relativ häufig enthalten präpylorische Divertikel versprengtes Pankreasgewebe oder myomartige Bildungen aus glatter Muskulatur, ein Befund, der sie als Fehlbildungen mit dysontogenetischen Heterotopien im Sinne LAUCHES kennzeichnet, z. B. in dem Fall von HUGHES u. PIERCE (1970).

Divertikel der großen Kurvatur des Magens gelten als selten (3 bis 8 %) (WISSMER, 1958; PUDWITZ, 1961; GÜLDEN, 1962). Auch sie zeigen oft die Merkmale der angeborenen Fehlbildung, da auch in ihnen heterotopes Gewebe gefunden werden kann. Man kann sie als inkom-

plette Magenduplikaturen auffassen. Auch die wesentlich kleineren „funktionellen Divertikel"
(Grepl, 1957) sitzen gewöhnlich an der großen Kurvatur.

Sehr selten sind die *sonstigen Divertikellokalisationen*, z. B. an der kleinen Kurvatur und
Magenvorderwand. Ein Teil von ihnen verrät seinen kongenitalen Ursprung durch das Vorhandensein von Pankreasgewebe (Winter, 1951; Wissmer, 1958). Verwechslungsmöglich-
keiten mit nischenbildenden und zerfallenden Prozessen anderer Natur im Sinne von falschen
Divertikeln sind bei diesem Sitz natürlich besonders groß (Hillemand, 1955). Zintl beschrieb
1967 ein in den Magen eingebrochenes zerfallenes Pankreascarcinom, das als riesiges Pseudodivertikel der kleinen Kurvatur imponierte.

E. Klinisches Bild

Gewöhnlich liegt eine lange Latenzperiode zwischen der Entstehung des Divertikels und dem Einsetzen von Beschwerden (Palmer, 1956). Viele Träger der
Anomalie sind völlig symptomfrei, etwa nur bei 15%, höchstens bei 28 bis 35% von
ihnen muß mit Krankheitszeichen gerechnet werden (Braun, 1948; Knoch, 1967).
Erst Retention und Entzündung im Divertikel machen es zur Krankheit (Alnor
u. Gabler, 1970).

Die klinischen Symptome können allmählich einsetzen oder auch ganz akut
auftreten. Sie sind uncharakteristisch (Montague u. Thoroughman, 1957; Knoch,
1967). Das häufigste Krankheitszeichen ist der epigastrische oder der in der unteren
Thoraxapertur lokalisierte Schmerz (Palmer, 1956; Barrow, 1956), der als nagend,
krampfartig oder brennend beschrieben wird (Teske, 1965; Winkelbauer, 1957).
Oft verschlimmert er sich durch Nahrungsaufnahme (Palmer, 1956; Wissmer,
1958) und bessert sich durch Hinlegen nach dem Essen oder durch die Einnahme
bestimmter Körperhaltungen (Müller, 1953; Palmer, 1956; Winkelbauer,
1957). Dyspeptische Beschwerden bestehen auch zwischen den Schmerzzuständen
(Palmer, 1956; Montague u. Thoroughman, 1957; Wissmer, 1958). Oft gleicht
der Beschwerdetyp dem des Ulcuskranken (Barrow, 1956). Auch wird nach der
Mahlzeit über Meteorismus geklagt (Stoichita et al., 1972). Im Stuhl kann okkultes
Blut auftreten (Mastrandea u. Pietralata, 1959).

Die Diagnose wird gewöhnlich bei der Röntgenuntersuchung (Tutum u. Rehn,
1973), seltener bei der Gastroskopie oder Magenoperation gestellt (Barrow, 1956).
Meist handelt es sich um Zufallsbefunde (Putze, 1963; Teske, 1965). Gastroskopisch ist mit modernen steuerbaren Glasfaseroptiken heute wohl jedes Divertikel
zu entdecken. Es erscheint bei der Endoskopie als ein rundes Loch mit glatten
Rändern und unauffälliger Schleimhaut, auf das die Falten einstrahlen (Demling
et al., 1972). Manchmal zeigt es rhythmische Kontraktionen. Die Bedeutung der
Gastroskopie liegt vor allem im Ausschluß einer Zweiterkrankung des Magens.

Wichtig ist die Suche nach anderen Fehlbildungen (Dannmeier, 1966). Relativ
häufig wird man dabei andere Divertikel des Verdauungskanals entdecken, besonders Duodenaldivertikel (Braun, 1954; Mastrandea u. Pietralata, 1959; Babic
et al., 1969; Koelsch, 1969; Hughes u. Pierce, 1970).

Die *differentialdiagnostischen* Erwägungen sind verschieden, je nach dem Sitz
des Divertikels (Wissmer, 1958). Bei kardianahen Gebilden sind epiphrenische
Divertikel, Hiatushernien, grobe Faltenschwellungen im Fornixgebiet und Kaskadenmagen auszuschließen. Bei jeder Divertikellokalisation muß die Abgrenzung
gegen penetrierende Magenulcera oder Carcinome und perigastritische Veränderungen erfolgen (Flachs et al., 1965; Riemann, 1967). Die Differentialdiagnose, ob das
Divertikel selbst oder ein anderer der vielen mit ihm oft als Begleitkrankheit
zusammen auftretenden krankhaften Oberbauchbefunde die Ursache der Beschwerden ist, kann oft außerordentlich schwierig sein (Teske, 1965).

Die häufigste *Komplikation* ist die Diverticulitis. Sie kommt durch Stagnation
von Speiseresten infolge mangelnder Selbstreinigung zustande und führt zu Ero-

sionen und Geschwürsbildungen, Divertikelgangrän, Magenwandphlegmonen und Abscessen (WINKELBAUR, 1957; LUSCHNITZ, 1964; KNOCH, 1967; MARINI, 1967). Spontanperforationen sind weitere Folgen (PELNER u. PUDERBACH, 1955; BARROW, 1956; SCOTT, 1968). Sie kommen nach WISSMER (1958) bei 2% aller Divertikel vor. Einmalige oder rezidivierende gastrointestinale Blutungen werden von zahlreichen Autoren beschrieben (WINTER, 1951; BARROW, 1956; MONTAGUE u. THOROUGHMAN, 1957; COSMAN et al., 1957; ALNOR u. GABLER, 1970). Ihre Häufigkeit bei Divertikelträgern wird auf 12% geschätzt (WISSMER, 1958). Sie können akut mit heftigen Magenschmerzen einsetzen (MASY u. EMPAIN, 1956). Als selten gilt die maligne Entartung eines Divertikels (WISSMER, 1958; LUSCHNITZ, 1964; KNOCH, 1967). Weitere seltene Ereignisse sind der divertikelbedingte Magenvolvulus (KNOCH, 1967) oder Stieldrehungen (BRAUN, 1948, 1954). Divertikel der präpylorischen Partie können Entleerungsstörungen des Magens verursachen (MONTAGUE u. THOROUGHMAN, 1957).

F. Therapie

Bei zufällig entdeckten Divertikeln ohne Symptome ist keine Behandlung nötig (WISSMER, 1958; TUTUM u. REHN, 1973). Selbst nach schweren akuten Zuständen werden die Patienten manchmal ohne jede Therapie wieder völlig beschwerdefrei (MASY u. EMPAIN, 1956). Eine Ausnahme machen die präpylorischen Divertikel, die immer chirurgisch beseitigt werden sollten (s. unten).

Konservative Therapie. Begleitende Oberbaucherkrankungen müssen vorrangig behandelt werden (WISSMER, 1958; MASTRANDEA u. PIETRALATA, 1959). Sind die Beschwerden mit Sicherheit durch ein Divertikel verursacht, sollte eine symptomatische Therapie, die der Ulcus- oder Gastritisbehandlung entspricht, eingeleitet werden. Nach Trinken von Wasser oder wismuthaltiger Milch kann der Patient verschiedene Körperlagen einnehmen, um das Divertikel zu spülen (WISSMER, 1958). Auch hat sich die Empfehlung von TESKE (1965) sehr bewährt, nach der man vor dem Röntgenschirm die Position ausfindig machen soll, die zur besten Entleerung des Divertikels führt. Diese sollte von dem Patienten nach der Mahlzeit für einige Zeit eingenommen werden.

Operationsindikation. Im allgemeinen ist chirurgisches Eingreifen nur in Ausnahmefällen indiziert (WISSMER, 1958). Schwere Komplikationen zwingen aber zur Operation (HURLEY, 1955). Auch wenn Oberbauchbeschwerden trotz Beseitigung von Begleitkrankheiten und intensiver konservativer Therapie in großer Heftigkeit fortbestehen, sollte man sich dazu entschließen, besonders, wenn sich der Allgemeinzustand des Patienten verschlechtert (BARROW, 1956; WISSMER, 1958; ALNOR u. GABLER, 1970). Passagestörungen, und, wenn auch nicht jede, so doch wiederholte Blutungen zwingen zur operativen Behandlung (MONTAGUE u. THOROUGHMAN, 1957). Unter Berücksichtigung der zu erwartenden anderen Komplikationen sollte man mit der Indikationsstellung um so weitherziger sein, je jünger der Patient ist (DANNMEIER, 1966). Unklare Befunde machen den Eingriff zwecks Ausschlusses eines Carcinoms erforderlich (MONTAGUE u. THOROUGHMAN, 1957). Wird ein Divertikel zufällig anläßlich einer Bauchoperation entdeckt, sollte es entfernt werden (BARROW, 1956). Präpylorische Divertikel sollten immer operativ beseitigt werden, einesteils wegen der Gefahr der malignen Entartung von versprengten Pankreaskeimen, andererseits, weil hier ein kleines Carcinom nie mit Sicherheit ausgeschlossen werden kann (HUGHES u. PIERCE, 1970).

Operationsmethoden. Oft ist es schwierig, das Divertikel bei der Operation zu finden (BARROW, 1956). Dadurch kann der Eingriff sich ausweiten. Einstülpung und Übernähung des Divertikels bergen die Gefahr des Rezidivs in sich. Daher befürworten die meisten Autoren die Divertikelexcision (Hurley, 1955; Montague u. Thoroughman, 1957; Willard, 1963). Nach einer Zusammenstellung von Teske (1965) wurden von 25 Operierten nur 15 beschwerdefrei.

IV. Verengungen im Antrum-Pylorus-Kanal

A. Pylorusstenose

Als Pylorusstenose wird ein Zustand bezeichnet, bei dem die Entleerung des Magens infolge einer organischen Störung in der Pylorusregion behindert ist (Balint u. Spence, 1959).

1. Ätiologie. Häufigste Ursache einer Entleerungsbehinderung des Magens ist das *Gastro-Duodenalulcus* (Piatt u. Erhard, 1955; Moody et al., 1962). So waren die 118 von Balint u. Spence (1959) analysierten Pylorusstenosen zu 86,4% durch ein Ulcusleiden, zu 11% durch Carcinome des pylorischen Antrums und zu 2,5% durch andere Krankheiten entstanden. Verständlicherweise war das pylorusnahe Ulcus mit 80,5% am häufigsten beteiligt. Aber auch vom Magenpförtner entfernt gelegene Magengeschwüre hatten ihn in 5,9% der Fälle durch entzündlich-fibröse Massen eingeengt (Prozentzahlen vom Verf.). Auch unkomplizierte Magenulcera sollen die Entleerungszeit stärker verlängern als Duodenalgeschwüre (Griffith et al., 1968; Brömster, 1969). Die Ulcuslokalisation im Antrum führt röntgenologisch regelmäßig zu einer Enge (Petzel, 1969). Stenosen sind eine beim Gastro-Duodenalulcus häufige Komplikation (10,5 bis 13%, Judd et al., 1970). Bei den seltenen im Pyloruskanal lokalisierten Geschwüren muß man sogar in einem Viertel der Fälle mit einem solchen Ereignis rechnen (Bertrand u. Vinzent, 1967). Bei manchen Patienten mit einer Ulcuserkrankung stellt eine Stenose die erste Manifestation dar (Goldstein et al., 1966).

Beim Ulcusleiden mit Stenose kombinieren sich Ödem, Spasmus und Narben in wechselnder Weise (Balint u. Spence, 1959; Johnson, 1961). Die seltenen Magenerosionen in der Pyloruslinie führen zur vorwiegend spastischen Stenose (Szeleczky, 1967).

Die zweithäufigste Ursache der Magenausgangsstenose ist das *Carcinom*. Es ist zu 36 bis 41% in der Pylorus-Antrumregion lokalisiert (Edwards, 1961; Berndt et al., 1969).

Gutartige Tumoren, Lymphome, Granulome und Reticulosen im Antrumbereich können den Magenausgang ebenfalls einengen (Petzel, 1969). Ein intermittierend auftretender Verschluß beruht gewöhnlich auf einem duodenalen Prolaps von Polypen der Antrumregion, evtl. mit Invagination des Magens (Bläckberg, 1960; Rissel, 1965; Revai et al., 1968; Krentz, 1973). Auch der Prolaps hypertrophischer Antrumschleimhautfalten in den Pylorus oder bis ins Duodenum verursacht derartige Symptome (Feliu, 1956; Messmer et al., 1968); er wird selbst bei Neugeborenen beobachtet (Slim et al., 1964).

Grobe Nahrungsbestandteile, meist vegetabilischer Natur, und Fremdkörper rufen ebenfalls akut einsetzende Verschlußsymptome hervor.

In Pylorusnähe gelegene Tumoren, wie Gallenblasencarcinome (Friedmann et al., 1969), Pankreasgeschwülste oder chronische Pankreatitiden (de Usobiaga, 1959), seltene Dünndarmcarcinome (Vegh, 1955), pylorusnahe Magendivertikel (Montague u. Thoroughman, 1957), und ähnliche Leiden führen auch zur Magenobstruktion.

Relativ häufig sind Verwachsungen die Ursache, sowohl als Ulcusfolge (Marquier u. Bourret, 1963) als auch von den *Gallenwegen* ausgehend. Hier beziehen sie meist Duodenum- und Pylorusregion ein (Frederick, 1969). Stenosen durch einen in den Magen penetrierten Gallenstein kommen immer wieder zur Beobachtung (Riederer, 1956; Gardner, 1968; Redding et al., 1972). Sie wurden zuerst von Bonnet (1828) beschrieben. Dieses Syndrom „Pylorusstenose mit innerer Gallenfistel" ist seit 1912 unter dem Namen „Bouverets Stenose" bekannt (Thomsen, 1963).

Verätzungsstrikturen des Magenausgangs stellen nach Karon (1962) eine durch Pylorusstenose und Achlorhydrie charakterisierte Krankheitseinheit dar. Derartige Stenosen entstehen am häufigsten durch Säureverätzungen (Basabe u. Blanda, 1956; Jalundhwala u. Shah, 1967; Mauerhofer, 1970), seltener durch Laugenvergiftungen (Fehérvhári u. Kiss, 1970).

Narben im Pylorusbereich sind als Stenosenursache auch in Betracht zu ziehen. So fanden sich zum Beispiel 12 bis 20 Jahre nach einer Pyloromyotomie im Säuglingsalter Entleerungsbehinderungen bei etwa 10% der Untersuchten (Gerber, 1961).

Nach operativer *Verletzung des rechten Vagus* wurde eine Stenose infolge der Unfähigkeit des Pylorus, sich zu öffnen, beobachtet [Pylorusachalasie (Boerema, 1964)]. Die Verdrehung der Pylorusregion bei akut auftretenden partiellen *Volvulus*fällen der distalen Magenanteile macht stürmische Verschlußerscheinungen (Moreno Torres, 1968).

Weitere Entleerungsbehinderungen des Magens kommen zustande durch: die hypertrophische Pylorusstenose des Säuglings (s. S. 420), die Pylorusatresie (s. S. 383) und das präpylorische Septum (s. S. 420).

2. Klinisches Bild. Geringere Grade der Magenausgangsverengung rufen kaum Störungen hervor. Erst wenn diese eintreten, kann man von einer Pylorusstenose sprechen. Leitsymptom ist das Erbrechen großer Mengen von Mageninhalt. Das Erbrochene enthält alte Speisereste. Ein wichtiger Hinweis ist, daß der Brechakt zu einer Zeit erfolgt, zu der der Magen praktisch leer sein müßte, und daß er mit Aufstoßen widerlich riechender Gase verbunden ist. Je stärker der Magen dekompensiert, um so seltener, aber voluminöser wird das Erbrochene. Sichtbare Magenperistaltik, hörbare Plätschergeräusche und Zeichen der Exsiccose vervollständigen das klinische Bild. Sowohl Obstipation als auch Diarrhoe kommen vor, letztere wohl wegen der Bildung darmreizender Stoffe durch die zersetzten Speisen.

Die Patienten befinden sich meist im Alter zwischen 40 und 70 Jahren. Männer sind etwa 2- bis 3mal so häufig betroffen wie Frauen.

Tabelle 7. Häufigkeit der wichtigsten Symptome bei Pylorusstenosen
(errechnet nach Angaben von BALINT u. SPENCE, 1959, bei 118 Fällen)

Symptom	n	%
Erbrechen	115	97,5
Schmerzen	105	89,0
Gewichtsverlust 2,5 bis 6 kg	77	65,2
mäßiger bis starker Gewichtsverlust über 6 kg	41	34,8
Anorexie	73	61,9
Diarrhoe	23	19,5
widerliches Aufstoßen	15	12,7
massiges Erbrechen	60	50,9
nächtliches Erbrechen	23	19,5
Plätschergeräusche	66	56,0
sichtbare Peristaltik	33	28,0
deutliche Exsiccose	29	24,6

3. Komplikationen. Stenoseerbrechen führt zu Verlusten an Nährstoffen, Wasser, Vitaminen und Elektrolyten. Erhebliche Vitamindefizite kommen auch durch die intragastrale Stase der Speisen zustande. Die Entstehung einer megaloblastären Anämie durch Vitamin B 12-Mangel wurde beschrieben (LEVERE u. LICHTMAN, 1963). Entscheidend für den Verlauf und die Prognose sind aber die Komplikationen, die sich aus den *Störungen des Elektrolyt-, Wasser- und Säurebasenhaushaltes* ergeben. Durch Erbrechen kommt es zu andauernden und hochgradigen Verlusten von Wasser und H-, Cl-, K- und Na-Ionen mit weiteren Folgen am Mineralstoffwechsel. Bei Anacidität bleiben anfänglich schwerere Elektrolytverschiebungen aus (KÜHLMAYER, 1961). Bei saurem Erbrechen führen die Cl- und H-Ionenverluste zur Bicarbonaterhöhung im Serum und zur hypochlorämischen Alkalose, von deren Ausmaß die klinischen Erscheinungen wie Lethargie, Verwirrtheit und *Tetanie* abhängig sind (SANCHEZ u. LAFUENTE, 1956; CLARK u. NORMAN, 1964). Etwa 40% der Patienten mit ulcusbedingten Magenausgangsstenosen haben eine Alkalose (JUDD et al., 1970). Anfallsweise auftretende Attacken von Magensaftfluß (Reichmannsches Syndrom, Phänomen der dritten Niere) mit Sekretmengen über 2500 ml/24 Std haben immer eine Alkalose zur Folge. Wegen der Wasserverluste durch das Erbrechen wird nur wenig Urin ausgeschieden. Seine Reaktion ist anfänglich alkalisch, er enthält große Mengen von Natrium- und Kaliumionen. Diese Kaliumverluste durch Magensaft und Urin sind für die Schwere der klinischen Erscheinungen von größter Bedeutung (KAHL, 1955; SANCHEZ u. LAFUENTE, 1956;

Hutzschenreuter, 1961). Eine Hypokaliämie ist etwa bei der Hälfte der Patienten mit Alkalose nachweisbar (Kühlmayer, 1961; Le Quesne, 1968). Als Folge der verminderten zirkulierenden Blutmenge sinkt die glomeruläre Filtrationsleistung der Niere, der Serumharnstoffgehalt steigt. Gleichzeitig wird die tubuläre Natriumrückresorption gesteigert. Dadurch werden H-Ionen durch den Urin ausgeschieden; dessen anfänglich alkalische Reaktion wird in diesem fortgeschrittenen Stadium wieder sauer. Der zusätzliche renale H-Ionenverlust verstärkt die Alkalose und kann, wenn nur die Urinreaktion geprüft wird, eine Acidose vortäuschen. Zunehmend verschlechtert sich die Stoffwechsellage; die Pufferkapazität des Blutes nimmt weiter ab, ebenso wie die Konzentration der Chlorid- und Kaliumionen im Serum (Le Quesne, 1968). In solch schweren Fällen entwickeln sich als Resultat der Alkalose, der verminderten glomerulären Filtration und des Kalium- sowie des Chloridverlustes akute *Nierenschäden*, die schließlich zur Nephrocalcinose führen. Auch die Entstehung einer toxischen Nephrose soll vorkommen (Hutzschenreuter, 1961).

Die *Dekompensation der Stenose* kommt infolge der Erschlaffung der glatten Muskulatur durch die Elektrolyt-, besonders die Kaliumverluste, zustande (Kahl, 1955;, Juvara et al., 1958).

Stase von Speiseresten kann infolge der Stimulierung der Gastrinproduktion zum *gastrostatischen Ulcus ventriculi* führen (Griffith et al., 1968; Dragstedt u. Woodward, 1970). Gastrooesophagealer Reflux als Folge der Entleerungsbehinderung kann zur Ursache einer Refluxoesophagitis werden (Detrie et al., 1967)· Möglicherweise führen Oesophagitis und fortgesetztes Erbrechen weiterhin zur oesophagogastrischen Hiatushernie mit Entwicklung des *Roviraltaschen Syndrom* phréno-pylorique (Wenz, 1969).

Eine weitere häufige Komplikation ist die *hämorrhagische Gastritis*. Magenektasie und Erbrechen können einen *akuten Volvulus* zur Folge haben. Selbst Magenrupturen kommen vor (Jefferiss, 1972). *Aspirationspneumonien* können bei älteren und vorgeschädigten Menschen entstehen.

4. Diagnose. Die Erkennung der Magenausgangsstenose ist nicht schwierig. In jedem Fall muß aber die Frage nach der Schwere und der Art der Stenose geklärt werden. Die Schwere der Krankheit kann man beurteilen:

1. durch Messung des Restvolumens von Mageninhalt;
2. durch Untersuchung des Elektrolyt- und Säurebasenhaushaltes;
3. durch die Röntgenuntersuchung.

Ein Rückstand von Mageninhalt, der 4 Std nach der Mahlzeit größer ist als 250 ml, beweist die Entleerungsbehinderung (Howe u. Spence, 1960), desgleichen ein täglicher Rückstand von 750 bis 1000 ml (einschl. des Erbrochenen) (Balint u. Spence, 1959). Für die richtige Erkennung der Elektrolyt- und pH-Verschiebungen sind fortlaufende Kontrollen des Ionogrammes und regelmäßig durchzuführende Astrup-Analysen notwendig (Clark u. Norman, 1964).

Ob eine Stenose vorliegt oder nicht, ist oft allein durch eine Röntgenübersichtsaufnahme in Bauchlage ohne Kontrastmittel zu klären (Riggs u. Long, 1971). Die Frage nach Kompensation oder Dekompensation der Magenmotorik läßt sich ebenfalls am leichtesten durch die Röntgenuntersuchung beantworten. Tief durchgreifende Stenosenperistaltik zeigt die Kompensation, Erschlaffung und Ektasie die Dekompensation an (Schinz et al., 1952).

Die Art der Stenose sollte nach funktionellen, entzündlichen und tumorösen Prozessen eingeteilt werden (Wendenburg u. Wehling, 1968). Auch, ob die Enge gut- oder bösartig ist (Steigman u. Hyman, 1958) kann röntgenologisch geklärt werden. Bei benignen Stenosen ist der ganze Magen vergrößert, bei malignen nur die große Kurvatur ausgeweitet (Pastremoli, 1968). Beim Carcinom findet man trotz anfänglich beschleunigter Entleerung einen 4- bis 6-Std-Rest (SCHINZ et al., 1952). Verschiedene zusätzliche Röntgenverfahren wurden angegeben, z. B. die Schleimhautdiagnostik der Stenoseregion durch unmittelbares Heranbringen des Kontrastmittels an die verengte Stelle mit einem Schlauch (BUCHTALA, 1957) oder die Aufblähung des Magens durch Sodawasser (LEES, 1956).

Die beste Aufklärung über die Art einer Pylorusstenose erhält man durch die kombinierte Anwendung von Röntgenuntersuchung und Gastroskopie (BALINT u. SLATER, 1954). Gastroskopisch läßt sich die Ursache einer dekompensierten Stenose in 89% der Fälle nach dreitägiger Dauerabsaugung klären (NELSON u. SIEGELMAN, 1965). Die Differenzierung, ob eine durch das Gastroskop zu sehende ringförmige Struktur im Antrumbereich den normalen Pylorus darstellt oder pathologisch ist, gelingt durch Feststellung eines eventuellen Aciditätssprunges hinter der fraglichen Stelle mittels einer durch das Gastroskop eingebrachten Meßelektrode (BLACK-WOOD, 1969). Bei ihrer Einführung in den Bulbus duodeni beträgt der Gradient etwa 20 mval. Der durch ein Ulcusleiden narbig geschrumpfte Bulbus erscheint im gastroskopischen Bild oft oval, schlitzförmig („Knopflochpylorus") oder dreieckförmig verzogen (KRENZ, 1973).

Trotz aller Maßnahmen ist es nicht immer möglich, ein Pyloruscarcinom gegen eine lokalisierte Gastritis abzugrenzen. Hier hilft nur die frühzeitige Probelaparotomie weiter (TESCHENDORF, 1959).

5. Therapie. Bei einer organischen Magenausgangsstenose kommt nur die chirurgische Behandlung in Betracht. Die internistische Therapie hat daher die Aufgabe, baldmöglichst einen operationsfähigen Zustand des Patienten herbeizuführen. An erster Stelle steht die gründliche Spülung des Magens mit einem großkalibrigen Schlauch. Danach wird eine dünne Sonde eingelegt. Sie dient der nächtlichen Daueraspiration des Mageninhaltes und der Zufuhr hochkonzentrierter flüssiger Nahrung am Tage. Gleichzeitig kann mit ihr die Entleerungszeit des Magens beurteilt werden. Sie bleibt zunächst 4 Tage lang liegen, wobei sorgfältig auf den Ausgleich des Elektrolyt- und Flüssigkeitshaushaltes zu achten ist. Danach sollte eine perorale Ernährung versucht werden. Gelingt dies nicht, ohne daß erneut Speisereste retiniert werden, muß die nächtliche Daueraspiration und Sondenernährung so lange fortgesetzt werden, bis der Patient in einen operationsfähigen Zustand gekommen ist (BALINT u. SPENCE, 1959; PALMER, 1963). Diese Behandlung hat den Zweck, den Magen zu entlasten, seinen Tonus wiederherzustellen und eine Begleitgastritis zum Abschwellen zu bringen. Die Anwendung von Belladonnaalkaloiden ist kontrainidiziert. Sie verschlimmern die Austreibungsinsuffizienz des Magens (KRAMER, 1954). Nach Möglichkeit sollte erst operiert werden, wenn der Patient wieder die per os zugeführte Nahrung ohne Retention verträgt. Das wird sich aber nicht in allen Fällen erreichen lassen. Bevor der Kranke operiert wird, muß der Wasser- und Elektrolythaushalt völlig ausgeglichen sein. CLARK u. NORMAN (1964) teilten die Dekompensation einer Stenose in drei Stadien ein, die für die Bestimmung des Operationszeitpunktes von Bedeutung sind:

Stadium 1: HCO_3 24 bis 27 mVal/l: Eine Vorbehandlung des Elektrolythaushaltes ist nicht nötig.
Stadium 2: HCO_3 28 bis 39 mVal/l: Flüssigkeits- und Elektrolytersatz sind erforderlich, speziell Kalium muß zugeführt werden. Bei ausgeglichenen Blutspiegeln ist die Operation möglich.
Stadium 3: HCO_3 über 40 mVal/l: Eine länger dauernde intensive Infusionsbehandlung zur Wiederherstellung des Stoffwechselgleichgewichtes ist erforderlich.

Zu beachten ist, daß sich bei Patienten mit Magenausgangsstenose und Achlorhydrie erst spät eine Alkalose entwickelt. Bei solchen Kranken ist anfänglich allein die hypotone Dehydration auszugleichen (KAHL, 1955).

In den schwersten Fällen der Stoffwechselentgleisung sollte die Infusionsdauer-behandlung durch einen Subclaviakatheter erfolgen. Neben dem Wasser- und Elektrolytersatz durch die herkömmlichen Lösungen kann auch verdünnte Salz-säure infundiert werden. Die Ernährung muß bei derartigen Patienten durch intra-venöse Infusion von Nährlösungen sichergestellt werden. Bei extremer Elektrolyt-entgleisung können mit Erfolg extrakorporale Dialysen Anwendung finden (KOTHE, 1971). Manchmal wird erst nach der Beseitigung der Dehydration eine Anämie erkennbar. Sie macht eine zusätzliche Transfusionsbehandlung erforderlich.

Als operative Verfahren wurden angegeben (JUDD et al., 1970): subtotale Resektion nach Billroth I oder II oder Gastrojejunostomie. Bei ulcusbedingten Stenosen kommt auch die Vagotomie in Kombination mit einer dieser Operationen oder mit Pyloroplastik in Betracht. Immer sollte das schonendste und dem All-gemeinzustand am besten angepaßte Verfahren zur Anwendung kommen.

Die *Prognose* ist abhängig von dem Grundleiden, das zur Stenose führte. Die Operationsletalität steigt bei: Alter über 60 Jahre, hochgradiger Retention des Röntgenkontrastmittels, Alkalose bei der Krankenhauseinweisung, selbst wenn sie präoperativ ausgeglichen werden konnte (Operationsletalität 25%!). Auch gelten Stenosekranke, bei denen präoperativ keine normale Ernährung zu erreichen war, als besonders gefährdet (JUDD et al., 1970).

B. Präpylorisches Septum
(Diaphragme muqueux antro-pylorique)

1. Pathologische Anatomie und Physiologie. Als präpylorisches Septum wird eine 2 bis 3 cm vor dem Pylorus gelegene ringförmige, aus Mucosa, Muscularis mucosae und Submucosa bestehende Falte mit einem meist sehr engen 0,2 bis 1 cm großen zentralen oder leicht exzen-trischen Loch beschrieben. Es gilt als angeborene Anomalie (ALBOT u. MAGNIER, 1955; ROWLING, 1959; KENNY, 1963; PALMER, 1963; CREMIN, 1969), jedoch soll es auch als narbige Folge eines flachen ringförmigen Ulcus des präpylorischen Antrum entstehen können (RHIND, 1959; PULSIFER et al., 1965). Andere glauben, daß das Septum identisch sei mit dem durch Schleimhauthypertrophie gekennzeichneten Typ Haberer-Konjetzny der hypertrophischen Pylorusstenose (POPESCO-URLUIENI, 1962).

2. Klinisches Bild. Das Septum scheint trotz der engen Öffnung jahrelang klinisch keine Erscheinungen hervorzurufen (MELAMED et al., 1960). Eine Stenose wird selten bei Säuglingen, meist erst bei Erwachsenen im Alter von 38 bis 70 Jahren manifest (RHIND, 1959; CREMIN, 1969), vielleicht weil die kleine Öffnung erst dann, wenn eine Gastritis hinzutritt, verschwillt. Wenn Beschwerden auftreten, setzen sie gewöhnlich nach dem Genuß grober und konsistenter Speisen ein (ALBOT u. MAGNIER, 1955). Die Kranken klagen über Schmerzen im Oberbauch (MELAMED et al., 1960) und Erbrechen (NIELSEN, 1963; PULSIFER et al., 1965). Diese als Obstruktionserscheinungen zu deutenden Symptome treten vorwiegend anfallsweise auf (NIELSEN, 1963; PULSIFER et al., 1965; ROWLING, 1959). Gewichtsverluste stellen sich bald ein.

3. Die **Diagnose** kann röntgenologisch gestellt werden, wenn es gelingt, einen konstanten, etwa messerrückendicken, strichförmigen Füllungsdefekt vor dem Pylorus darzustellen (ALBOT u. MAGNIER, 1955; ROWLING, 1959). Manchmal findet sich das Symptom des „doppelten Bul-bus" (FELSON et al., 1969). Oft besteht aber nur eine Entleerungsstörung mit 24 Std-Rest des Kontrastmittels (RHIND, 1959; PULSIFER et al., 1965). Gastroskopisch ist eine sichere Diagnose nicht möglich (ROWLING, 1959). Als Differentialdiagnose kommen alle anderen Ursachen der Pylorusstenose in Betracht. Vor allem muß ein Carcinom ausgeschlossen werden (CHAMBER-LAIN u. ADDISON, 1959). Täuschungen sind möglich durch zirkuläre Falten von Antrum-schleimhaut, Verwachsungsstränge, Bänder, versprengte Pankreaskeime, Magenmyome (MELAMED et al., 1960) sowie intragastrale geraffte Narben (ROWLING, 1959).

4. Die Behandlung ist chirurgisch, und zwar besteht sie entweder in der Spaltung des Septums und Pyloroplastik (PULSIFER et al., 1965) oder in einer distalen Magenresektion (RHIND, 1959).

C. Kongenitale hypertrophische Pylorusstenose (des Säuglings)

1. Häufigkeit, pathologische Anatomie und Ätiologie. Das Krankheitsbild soll 1627 zuerst von HILDANUS beschrieben worden sein (HAKHIMIMI u. COGBILL, 1968). Es kommt bei 1,52 bis 3,06 % aller Säuglinge vor (Mothes u. Kluge, 1968). Männliche Kinder sind mindestens viermal so häufig betroffen wie weibliche. Der Pylorusabschnitt des Magens ist derb elastisch auf etwa $1^1/_2$ cm verdickt. Am Beginn des Duodenums hört die Veränderung abrupt auf. Die Breite der Pylorusmuskulatur beträgt im Querschnitt 6 bis 8 mm, dabei sind die bindegewebigen Septen deutlich sichtbar. Auch die Subserosa und Submucosa sind dicker als gewöhnlich. Der Zustand kann als Arbeitshypertrophie der Muskulatur aufgefaßt werden (Essbach, 1961). In der Pathogenese sind zwei Faktoren maßgebend, die Hypertrophie der Muskulatur und, damit das Krankheitsbild klinisch manifest wird, in ihrem Bereich ein Spasmus (Schäfer, 1957). Die *Ursache* dieser Erkrankung ist ein chronischer Pylorospasmus auf neurovegetativ-dystoner Grundlage. Fraglich ist, ob eine primäre anlagebedingte Hypertrophie beteiligt ist (Essbach, 1961). Friesen u. Pearse (1963) fanden im Pylorusgebiet zwar lebende, aber unreife Ganglienzellen und sehen ihre Reifehemmung als ursächlich bedeutend an, während Zimmermann (1958) degenerative Veränderungen an Ganglienzellen und Neurofibrillen nicht für krankheitsspezifisch, sondern für eine Folge des durch eine vagotone vegetativ-nervöse Dysregulation ausgelösten Spasmus hält. Die Theorie von Stolte (zit. nach Gerber, 1961; Mothes u. Kluge, 1968) besagt, daß ein Überangebot von mütterlichem Follikelhormon bei Mädchen seinen Angriffspunkt an der glatten Muskulatur des Uterus, bei Knaben jedoch an der Pylorusmuskulatur findet. Sie wird heute zumeist abgelehnt. Es gibt eine familiäre Disposition zur kongenitalen Pylorushypertrophie, die sich nicht geschlechtsgebunden vererbt (de Lobo, 1968).

2. Klinisches Bild. Gewöhnlich erkranken 2 bis 4 Wochen alte Kinder, jedoch kann das Leiden noch bis zu einem Alter von 8 Monaten auftreten (de Lobo, 1968). Als charakteristisch gelten: Erbrechen im Strahl, Trinkschwäche, Obstipation, Exsiccose, sichtbare Magenperistaltik und ein oft palpabler Tumor im rechten Hypochondrium. Durch Petechien der Magenschleimhaut entstandene Blutungen können das Bild komplizieren (Day, 1969). Die Frage, ob zur *Diagnose* immer eine Bariumfüllung des Magens erforderlich wird, ist umstritten (Frik, 1969). Lewin (1968) hält sie für notwendig, da es sonst nicht möglich sei, eine primäre Hypertrophie von einer spastischen Stenose zu unterscheiden. Differentialdiagnostisch ist an Magenduplikaturen, Duodenalstenosen, z. B. durch Pankreas anulare, und kongenitale, das Duodenum abschnürende Bänder, sowie an Malrotation des Mesenteriums zu denken (de Lobo, 1968).

Therapie. Von manchen wird bei leichteren und vorwiegend spastischen Fällen eine konservative Behandlung durchgeführt (Lewin, 1968; Day, 1969). Sie besteht in Unterbrechung der peroralen Nahrungszufuhr, 3- bis 4mal täglich durchzuführenden Magenspülungen, später kleinen Milchmahlzeiten, Gabe von Spasmolytika, Sedierung und Glucose- sowie Elektrolytinfusionen. Auch Bluttransfusionen sind manchmal notwendig (Nielsen, 1963; Day, 1969). Bei Erfolglosigkeit dieses Vorgehens sollte nach spätestens einer Woche die chirurgische Behandlung angestrebt werden. De Lobo (1968) empfiehlt sie in jedem Fall. Sie ist von vornherein indiziert bei raschem Gewichtssturz und Alkalose, darf allerdings erst nach sorgfältiger präoperativer Vorbehandlung vorgenommen werden (Geley u. Griebler, 1973). Die Operation besteht in der Spaltung der Pylorusmuskulatur bis auf die Schleimhaut (Pyloromyotomie nach Ramstedt-Weber). Sie dient nicht der Erweiterung des Pylorus, sondern der Wiederherstellung der Magenfunktion (Patterson, 1969). Die Prognose soll bei chirurgischem Vorgehen besser als bei konservativer Behandlung sein. Die Letalität liegt unter 1 %, bei 350 Operationen von de Lobo ereignete sich kein Todesfall.

3. In späteren Jahren bleibt die hypertrophische Pylorusstenose noch erkennbar. Bei Nachuntersuchungen an 80 konservativ behandelten Kindern stellte Ehnert (1958) fest, daß bis zum 4. Lebensjahr noch bei allen und jenseits des 14. Lebensjahres noch bei 25 % der ehemals Erkrankten Röntgenzeichen nachweisbar waren. Das präpylorische Antrumgebiet war relativ wandstarr, peristaltikarm und leicht verengt. Klinische Symptome bestanden nicht mehr (Berglund u. Rabo, 1973). Im Erwachsenenalter sollen sich bei 13 % der konservativ Behandelten noch Wandveränderungen im Canalisgebiet finden (Nielsen u. Roelsgaard, 1960). Nach einer Pyloromyotomie bestehen nach 10 bis 12 Jahren bei über 10 % der Untersuchten noch Entleerungsbehinderungen des Magens (Gerber, 1961).

In der Differentialdiagnose anderer Krankheiten können solche Spätveränderungen Schwierigkeiten machen. Sie täuschen infiltrative Pyloruscarcinome (Ehnert, 1958) und Ulcera duodeni (Gerber, 1961) vor.

D. Pylorushypertrophie des Erwachsenen

1. Geschichte, Häufigkeit, Einteilung. Nach Mann (1971) wurde das Krankheitsbild schon 1744 von Morgagni beobachtet. Ein Fall mit Verdickung aller Wandschichten wurde 1829 zuerst von Cruveilhier veröffentlicht (de Miguel-del-Campo, 1955). Die erste Beobachtung einer rein muskulären Hypertrophie erfolgte 1855 durch Foerster (Psathakis, 1962).

Die Erkrankung kommt wahrscheinlich häufiger vor, als sie erkannt und in der Literatur beschrieben wird. Nach Röntgenuntersuchungen liegen die Häufigkeitsangaben von Berk (1963) bei 0,04 bis 1 %, von de Lorimier u. Nieda (1956) bei 1 %, von Palmer (1963) bei 1,3 %. Rössle fand die Veränderungen bei Autopsien in 2 bis 3 % aller Fälle (zit. nach Flury, 1963).

Im deutschen Schrifttum unterscheidet man entsprechend den Angaben von Konjetzny (1932) nach hauptsächlich anatomischen Gesichtspunkten (Prévôt, 1957; Haubrich, 1966):

1. Verdickung aller Wandschichten (Typ Cruveilhier);
2. reine muskuläre Hypertrophie (Typ Landerer, Maier, Chiari);
3. vorwiegend Schleimhauthypertrophie (Typ v. Haberer, Konjetzny).

Im internationalen Schrifttum setzt sich immer mehr die Trennung in idiopathische und sekundäre Formen durch (Schneiter u. Naef, 1962; Christiansen et al., 1962). Den klinischen Bedürfnissen kommt die von Berk (1963) mitgeteilte Klassifikation gut entgegen (gering modifiziert):

1. idiopathische (primäre) Pylorusmuskelhypertrophie;
2. Pylorusmuskelhypertrophie in Verbindung mit:
    a) entzündlichen oder neoplastischen Veränderungen der Pylorusregion,
    b) pathologischen Veränderungen proximal, entfernt vom Pylorus,
    c) stenosierenden und/oder entzündlichen Duodenalprozessen.

2. Pathologische Anatomie. Die Pylorusmuskulatur ist hypertrophisch und hyperplastisch. Fast immer findet man eine Sklerosierung der Submucosa, öfters auch der Subserosa und Serosa. Am Übergang zum Duodenum bricht die Veränderung scharf ab. Pyloruskanal und Antrumwand sind in einer Ausdehnung von 3 bis 8 cm Länge verdickt (Jaquement et al., 1966). Während normalerweise die Stärke der Pylorusmuskulatur zwischen 3,8 bis 8,5 mm variiert, erreicht sie bei der Hypertrophie Dicken von 9 bis 15 mm (Seaman, 1963). Oft wird auch eine herdförmige, meist an der kleinen Kurvatur lokalisierte Hypertrophie der Muskulatur gefunden (Torushypertrophie) (Keet, Jr., 1956; Heidenblut, 1961; Wellman et al., 1964; Hakhimimi u. Cogbill, 1968). Diese fokale Form wird nach Skoryna et al. (1959) bei Operationen und Obduktionen so häufig entdeckt, daß sie in der Klassifikation dieser Autoren einen besonderen Platz erhalten hat. Der Befund von fibrösem und sklerosiertem Gewebe zwischen den Muskelfasern (Berk, 1963; Bateson et al., 1969) weist auf abgelaufene entzündliche Vorgänge hin. Häufig sind die Gefäße der Submucosa ektatisch bis zur Ausbildung von Teleangiektasien (Wallensteen, 1952). Celluläre Infiltrate aus Fibroblasten, Lymphocyten und Mastzellen finden sich sowohl perivasculär als auch perineural (Ceschka, 1962). Degenerative Veränderungen an den Ganglienzellen kommen in der gleichen Art wie bei der Säuglingsstenose vor (Belding u. Kernohan, 1953; Raia et al., 1956). Eine Sonderform scheint die eosinophile Infiltration der Muskulatur darzustellen (Moloney, 1949; Lynch et al., 1956; Seidl, 1970). Die Pylorushypertrophie kann sich in kurzer Zeit entwickeln (Raffensberger, 1956; Skoryna et al., 1959).

3. Ätiologie. Die wichtigsten Theorien über die Pylorushypertrophie des Erwachsenen sind: Entstehung auf der Basis: 1. einer kongenitalen Fehlbildung, 2. einer neuromuskulären Dysfunktion, 3. von Entzündungsvorgängen und ihren Folgen.

Zahlreiche Gründe sprechen für die Theorie, daß der Erkrankung eine einheitliche *kongenitale Fehlbildung* zugrunde liegt (de Lorimier u. Nieda, 1956; Seaman, 1963).

a) Das männliche Geschlecht überwiegt bei der Erwachsenenform im gleichen durchschnittlichen Zahlenverhältnis von etwa 4:1 wie bei der Säuglingsstenose (Flury, 1963; Seaman, 1963; Frik, 1969).

b) Es sind Fälle beobachtet worden, bei denen eine kongenitale Säuglingsstenose bis zu einer Nachoperation im Erwachsenenalter bestehen blieb (de Lorimer u. Nieda, 1956; Flury, 1963; Seaman, 1963).

c) Sowohl im Säuglings- wie im Erwachsenenalter kommen bei der Erkrankung gleichartige Veränderungen an den Ganglienzellen der pylorischen Plexus vor (Belding u. Kernohan, 1953; Raia et al., 1956). Nach Skoryna et al. (1959) soll eine kongenitale neuromuskuläre Dysfunktion des Pyloruskanals die gemeinsame Basis für die kongenitale und Erwachsenenhypertrophie bilden.

d) Erkrankungen im Erwachsenen- wie im Säuglingsalter kommen gehäuft in den gleichen Familien vor (Fenwick, 1953; Woo-Ming, 1961; Zavala et al., 1969; Bilodeau, 1971). Demnach soll die Ätiologie in einer multifaktoriellen genetischen Disposition bestehen, wobei weniger durchschlagskräftige Erbfaktoren für das verspätete Auftreten im Erwachsenenalter verantwortlich sein sollen.

Frik (1969) betont jedoch mit Recht, daß die Zusammenhangsfrage zwischen der Pylorushypertrophie des Erwachsenen und des Säuglings erst dann endgültig geklärt sein wird, wenn ein größeres Krankengut gesicherter Säuglingsstenosen das Hauptmanifestationsalter der Erwachsenenhypertrophie (40 bis 50 Jahre) erreicht haben wird.

Die *Theorie der neuromuskulären Dysfunktion* (Skoryna et al., 1959) geht auf Rössle (1935) zurück (Psathakis, 1962; Flury, 1963; Hess et al., 1963). Dauerspasmen der Pylorusmuskulatur sollen zu deren Arbeitshypertrophie führen. Ausgelöst werden sie durch visceroviscerale Reflexe von anderen Baucherkrankungen her; besonders Gallenwegserkrankungen sollen Pyloruskrämpfe auslösen. Wahrscheinlich gehören auch die Fälle, bei denen die Pylorushypertrophie mit massiven eosinophilen Infiltrationen der hypertrophischen Muskulatur einhergeht und die vorwiegend bei Allergikern gefunden werden, hierher (Moloney, 1949; Lynch et al., 1956; Psathakis, 1962; Seidl, 1970). Auch Hyperadrenalismus soll über Störungen der Pankreassekretion zum Pylorospasmus führen können (de Lorimier u. Nieda, 1956; Flury, 1963). Ebenfalls bewirken vielleicht Hiatushernien (Keet u. Heydenrych, 1971) und in den proximalen Magenanteilen lokalisierte Ulcera, Carcinome und Entzündungsherde auf dem Wege über Spasmen eine Hypertrophie des Magenpförtners (Berk, 1963).

Die *Gastritis*, speziell die Antrumgastritis, wird vorwiegend im deutschen Schrifttum als wichtigste Ätiologie angesehen (Katsch u. Pickert, 1953; Heidenblut, 1961; Haubrich, 1966; Bücker, 1969). Es gibt Fälle, bei denen die Entzündung durch den Nachweis von Ödem, Blutüberfüllung der Gefäße und Anhäufung von Entzündungszellen zu sichern ist (Berk, 1963). Die Peristaltikbehinderung durch Infiltrationen (Wallensteen, 1952), narbige Veränderungen nach Magenverätzung (Ohnacker, 1958; Psathakis, 1962), transpylorische Schleimhautprolapse (Schmitt-Köppler et al., 1970) oder ein Ulcus pylori (Bateson et al., 1969) stellt eine einleuchtende Erklärung für die Entstehung einer Muskelhypertrophie dar.

Guichard et al. (1967) sehen die Pylorushypertrophie als eine Myomatose oder Fibromyomatose an und möchten sie im Sinne einer speziellen „Sphincterpathologie" im Zusammenhang mit der Blasensphinctersklerose und der Stenose des Sphincter Oddi sehen.

Auf Grund von *Tierversuchen* deutet Heinisch (1967) das Krankheitsbild als Folge eines motorischen Funktionsausfalles des Magenkorpus mit kompensatorischer Hypertrophie des Antrum. Überdehnung, chronische Gastritis, langsam wachsende Neubildungen und Muskelschwund führen über den Funktionsausfall des Magenkorpus zur Arbeitshypertrophie des Antrums. Dodge (1970) erzeugte bei jungen Hunden experimentell eine Pylorushypertrophie durch 20 Tage vor der Geburt an die trächtige Hündin verabfolgte tägliche Injektionen von Pentagastrin und Fortsetzung der Behandlung bei den Nachkommen.

4. Klinisches Bild. Obwohl bei manchen beschwerdefreien Patienten die Pylorushypertrophie als Zufallsbefund entdeckt wird (Lumsden u. Truelove, 1958; Psathakis, 1962; Seaman, 1963), stellt sie doch eine klinische Einheit dar und kann zu erheblichen Beschwerden führen (de Lorimier u. Nieda, 1956). Die Altersklassen von 40 bis 60 Jahren erkranken bevorzugt, doch sind Fälle auch bei über 80 Jahre alten Patienten beschrieben worden (Southwik et al., 1955; Berk, 1963; Flury, 1963; Seaman, 1963).

Die Anamnese läßt drei typische Verlaufsformen erkennen (Flury, 1963; Berk, 1963). 1. Bei der seltenen Form läßt sich die Anamnese bis ins Kindesalter zurückverfolgen. 2. Am häufigsten beginnt die Vorgeschichte jedoch im Erwachsenenalter, zieht sich aber 10 bis 25 Jahre hin. 3. Im höheren Alter setzen die Symptome oft sehr plötzlich ein, sind progredient und bestehen nicht selten in Stenoseerscheinungen.

Die Beschwerden sind oft überlagert von den häufigen Begleitleiden, wie gastroduodenalen Ulcera oder auch Gallenblasenkrankheiten und anderen Baucherkrankungen, die im Sinne von Quellirritationen vielleicht sogar zur Entstehung der Krankheit beigetragen haben. Allgöwer (1965) weist besonders darauf hin, daß bei vielen Krankheitsbildern des Oberbauchs die Hauptbelästigung nicht durch das Grundleiden, sondern durch eine begleitende Antrum-Pylorusdysfunktion verursacht wird und erst nach deren Beseitigung verschwindet.

In den meisten Fällen treten Krankheitszeichen intermittierend oder periodisch auf. Sie haben oft den Charakter einer Dyspepsie oder des Ulcusleidens (Jaquement et al., 1966). Besonders letztere Ähnlichkeit wird immer wieder hervorgehoben (Skoryna, 1956; Desmond u. Swynnerton, 1957; Seaman, 1963). Charakteristische Symptome sind nach Flury (1963): vegetative Labilität, Druckgefühl in der Magengegend, nach der Mahlzeit auftretend oder sich verschlimmernd, Appetitlosigkeit, Übelkeit, Blähgefühl, Gewichtsabnahme, saures Aufstoßen, nächtliche Regurgitation und Erbrechen, das Erleichterung bringt.

Die Erscheinungen einer Magenausgangsstenose gehören nicht zum typischen Krankheitsbild (Jaquement et al., 1966), sondern stellen eine Komplikation des Verlaufes dar. Unter 100 Patienten mit Magenausgangsstenosen fanden sich nur zwei, bei denen eine Pylorushypertrophie des Erwachsenen als Ursache anzuschuldigen war (Kreel u. Ellis, 1965).

5. Die Diagnose wird, obwohl das Krankheitsbild gut bekannt und scharf umrissen ist, noch immer zu selten gestellt (de Lorimier u. Nieda, 1956). Röntgenologisch gibt es sichere Hinweiszeichen (Seaman, 1963; Flury, 1963), die jedoch nur bei einem Teil der Fälle vorhanden sind (Bateson et al., 1969). Man kann die Diagnose durch Anwendung der Pharmakoradiographie verfeinern (Jaquement et al., 1966). Eine Erweiterung des Magens fehlt oft (Palmer, 1963). Die Diagnose kann heute zwar röntgenologisch vor der Operation gestellt werden, es muß aber betont werden, daß selbst bei eindeutigem Röntgenbefund die Pylorushypertrophie nur eine Verdachtsdiagnose sein darf, die unbedingt operativ bestätigt werden muß (Sherman et al., 1959).

Die Magensaftanalyse ergibt oft normale Werte. Flury (1963) betont jedoch, daß sub- bis anacide Säurewerte häufiger als gewöhnlich gefunden werden, da die alkalische Primärsekretion überwiegt.

Gastroskopisch ist ein eindeutiger Befund nicht zu erheben. Von Berk (1963) sowie von Siang Go u. Morse (1973) wird als charakteristisch beschrieben, daß trotz gut ablaufender zirkulärer Antrumperistaltik nie ein völliger Pylorusschluß zu beobachten sei, jedoch konnten Meltzer et al. (1968) bei der Gastroskopie keinen auffälligen Befund entdecken.

Alle *differentialdiagnostischen* Überlegungen müssen von der Tatsache ausgehen, daß sich ein pylorusnahes Carcinom oder auch ein Ulcus im Pylorusbereich nie mit Sicherheit ausschließen läßt (de Lorimier u. Nieda, 1956; Lynch et al., 1956; Berk, 1963; Keynes, 1965; Bose u. Schmitt-Köppler, 1972). Auch Narbenzustände, zirkuläre Myome, Sarkoidosen des Magenausgangs und eosinophile Granulome können eine Pylorushypertrophie vortäuschen (Palmer, 1963).

6. Komplikationen. Die Fälle mit Stenoseerscheinungen führen durch Erbrechen zu Dehydration, Hypochlorämie und Alkalose (Hakhimimi u. Cogbill, 1968). Sehr häufig ist eine begleitende Gastritis (55% der Fälle von Seaman, 1963). Sie kann durch Erosionen zu Magenblutungen führen. Das gastroduodenale Ulcus kann zwar Ursache der Pylorushypertrophie sein, ist aber in den Fällen als Komplikation anzusehen, in denen es auf Grund der Stase des Mageninhaltes entstanden ist (Bose u. Schmitt-Köppler, 1972). So schwanken die Angaben über die Ulcushäufigkeit erheblich. Seaman (1963) fand 74% begleitende Ulcera, Flury (1963) etwa 15% Magenulcera im Angulusbereich, die sie als gastrostatisch entstanden ansieht. Auch Deloyers u. Bremer (1963) sehen im Ulcusleiden eine Komplikation der Pylorushypertrophie.

Staffort (1960) sowie Keet u. Heydenreich (1973) fanden komplizierende gastrooesophageale Hiatushernien.

7. Therapie. Sie ist, wie die Differentialdiagnose, beherrscht von der Befürchtung, daß doch ein frühes Carcinom die Ursache der röntgenologischen Veränderungen sein könnte (Wallensteen, 1952; Berk, 1963). Daher ist unbedingt auf eine Klärung durch Probelaparotomie zu drängen (Bürkle u. Frommhold, 1972). Aber selbst dann besteht noch die Möglichkeit einer Fehlinterpretation des Befundes (Jaquement et al., 1966). Bei Pylorushypertrophie mit Begleitulcera wird die

Magenresektion empfohlen. Bei solchen mit Magenausgangsstenose und Retention ist zunächst eine Vorbehandlung zur Substitution von Nährstoffen, Wasser und Elektrolyten erforderlich. Je nach dem Allgemeinzustand sollte dann eine Magenresektion oder eine Gastrojejunostomie erfolgen.

Für die reine Pylorushypertrophie werden unter dem Gesichtspunkt der Diagnosesicherung und des Ausschlusses eines Frühcarcinoms verschiedene Operationsmethoden empfohlen. Die begrenzte partielle Resektion hat den Vorteil, daß eine histologische Kontrolle der Gut- oder Bösartigkeit möglich ist. Sie wird daher von SOUTHWIK et al. (1955), SKORYNA et al. (1959) und KNIGHT (1961) empfohlen. Die Pyloromyotomie nach FREDEL-RAMSTEDT hat den Nachteil, daß bei ihr keine Beurteilung der Schleimhaut möglich ist. Die Pyloroplastik erlaubt auch die histologische Untersuchung von Teilen der Magenwand; sie wird deshalb von den Autoren, denen die Magenresektion ein zu großer Eingriff zu sein scheint, als das Verfahren der Wahl empfohlen (STAFFORT, 1960; STALPORT et al., 1963; HAKHIMIMI u. COGBILL, 1968).

Von einer internistischen Therapie ist wegen der Unsicherheit der Diagnose abzuraten. Auch sollen Therapieversuche mit Atropin und anderen Spasmolytika nicht erfolgreich gewesen sein (DE LORIMIER u. NIEDA, 1956).

V. Intussuszeptionen bzw. Invaginationen des Magens

A. Begriffsbestimmung und Pathogenese

Nimmt man den Magen als Bezugsorgan, so müssen Verlagerungen aller Organe, die sich in ihn einschieben, also aufgenommen werden, als Intussuszeption, dagegen die Einscheidung des Magens in benachbarte Organe als Invagination bezeichnet werden. Dabei sollte von einer Intussuszeption bzw. Invagination nur gesprochen werden, wenn die ganze Magenwand an der Verlagerung teilnimmt, während Verlagerungen nur der Schleimhaut als Schleimhautprolapse gekennzeichnet werden sollen.

Pathogenese: Ein Teil des Magens muß, damit eine Intussuszeption bzw. Invagination entstehen kann, besonders beweglich sein; Abmagerung der Kranken oder Magenektasie stellen prädisponierende Momente dar. Mechanische Behinderungen der Peristaltik durch teils fixierte, teils sehr bewegliche, aneinandergrenzende Abschnitte des Gastrointestinaltraktes (ZEITLER, 1969) oder die Ausschaltung umschriebener Magenanteile aus der Peristaltik durch entzündliche oder neoplastische Infiltration (KATSCH u. PICKERT, 1953; REYMOND, 1971) scheinen von Einfluß zu sein. Prominente Wandstrukturen können von der Peristaltik erfaßt werden und ziehen Teile der Wand hinter sich her. Größte Bedeutung scheinen motorische Dysfunktionen zu haben. Für ihre Entstehung wurden sowohl neurovegetative Einflüsse (KLINEFELTER, 1956; KRÖNKE, 1958) als auch chemische Wandreizungen, z. B. durch Hyperacidität oder experimentell eingebrachte reizende Stoffe (DOLAN u. HOEKMAN, 1968), angeschuldigt. Die unkoordinierte irreguläre Peristaltik führt dann zu Spasmen (Lit. bei TESCHENDORF, 1954; KRÖNKE, 1958). Die Kontraktion der Muskulatur verlängert den betroffenen Abschnitt des Verdauungsrohres, der sich dadurch etwas in den angrenzenden, normalen Teil einschiebt. Letzterer überragt dann den eingetretenen Anteil schirmförmig und schiebt sich weiter über ihn. Begünstigend für jede Invagination wirken Zustände von Erweiterungen oder Verlängerung der an den Magen angrenzenden Organe [Megaoesophagus (ENDERLEN, 1903; KLINEFELTER, 1956), Megaduodenum (KATSCH u. PICKERT, 1953)] sowie plötzliche Drucksteigerungen im Bauch durch Anspannung der Bauchmuskulatur, z. B. beim Erbrechen.

B. Intussuszeptionen (in den Magen)

1. Oesophagogastrale Intussuszeptionen. Diese Veränderung kommt zumeist beim Bestehen einer axialen Gleithernie vor. Sie ist relativ häufig (Abb. 5 a). Als Ursache ist die durch die Hernie bedingte relative Oesophagusverlängerung anzusehen. Es gibt alle Übergänge von leichten Mucosaprolapsen (s. S. 428) bis zur kompletten Intussuszeption. Bei kleinen Hiatushernien soll der Zustand häufiger vorkommen. Klinische Symptome treten erst auf, wenn mehrere oder alle Wandschichten beteiligt sind. Das häufigste Symptom ist die Dysphagie.

Andere Zeichen sind: in den Rücken ausstrahlender Retrosternalschmerz und Verschlechterung der Beschwerden durch hastiges Essen. Hinlegen nach dem Essen verschlimmert den Zustand, während Aufstehen und Herumgehen ihn bessert. Stauungsblutungen sind möglich (KLINEFELTER, 1956).

Eine andere, allerdings seltene Form dieser Intussuszeption spielt sich nicht oberhalb sondern unterhalb des Zwerchfells ab (Abb. 5 b). Hier wird ein erweiterter und verlängerter

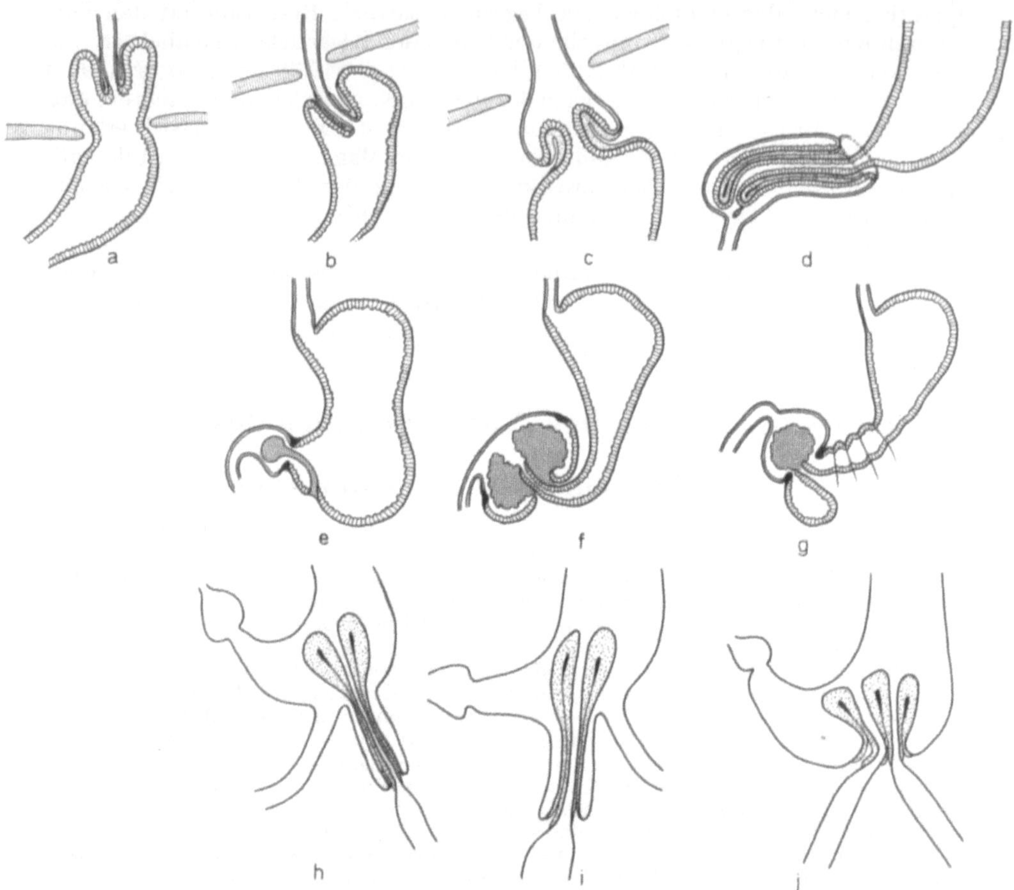

Abb. 5. Invaginationen und Intussuszeptionen am Magen. a) Oesophagusintussuszeption in eine kleine Hiatushernie; b) Oesophagusintussuszeption in den Magen; c) Mageninvagination in den Oesophagus; d) Mageninvagination in das Duodenum; e) Partielle gastroduodenale Invagination eines gestielten Polypen [unter Benutzung einer Abbildung von BONNIN et al. (1972)]; f) Komplette zentrale gastroduodenale Invagination eines zirkulär wachsenden Tumors [unter Benutzung einer Abbildung von BONNIN et al. (1972)]; g) Komplette laterale gastroduodenale Invagination eines Tumors der großen Kurvatur [unter Benutzung einer Abbildung von BONNIN et al. (1972)]; h) Jejunogastrale Intussuszeption der abführenden Schlinge; i) Jejunogastrale Intussuszeption der zuführenden Schlinge; j) En Bloc-Intussuszeption der Anastomosenregion in den Magen

Oesophagus mit kontrahierter Kardia in den Magen aufgenommen (KLINEFELTER, 1956). Ein Weichteiltumor springt dann, röntgenologisch sichtbar, portioartig gegen die Magenblase vor und läßt eine sternförmige Weichteilzeichnung erkennen. Er bewegt sich synchron mit der Herzaktion. Die beiden letztgenannten Zeichen sprechen gegen Kardiacarcinom, an das in jedem Falle differentialdiagnostisch zu denken ist (LUTZ, 1960).

Therapie. Weder bei der supradiaphragmatischen noch der infradiaphragmatischen Form ist in der Regel eine Operation notwendig. Bei senkrechter Körperhaltung geht die Intussuszeption fast immer von selbst zurück. Wichtige Maßnahmen sind: Vermeidung der Überfüllung des Magens durch Einnahme wenig voluminöser und zahlreicher kleiner Mahlzeiten, langsames Essen, Vermeidung von intraabdomineller Drucksteigerung durch Bekämpfung von Meteorismus oder Obstipation. Nur bei nicht zu klärendem Carcinomverdacht oder schwerer Blutung sollte operiert werden.

2. Postoperative jejunogastrale Intussuszeption (Abb. 5 h, i, j). Diese Komplikation kommt häufiger als früher zur Beobachtung, wohl wegen der heute sehr oft ausgeführten Magenoperationen. Man unterscheidet vier Formen (CASPER, 1969). Bei den meisten Fällen (75 %) gelangt die abführende Schlinge in den Magen, seltener (15 %) die zuführende und nur in etwa 10 % die zu- und abführende Schlinge en bloc (LÖFGREN et al., 1963). Die enbloc-Intussuszeption soll eine Frühkomplikation nach der Operation darstellen (ZEITLER, 1969). Die Dünndarmintussuszeption in den Magen durch eine Braunsche Anastomose hindurch gilt als sehr selten. Die Länge des aufgenommenen Darmstückes kann 80 cm und mehr betragen, da die Einscheidung meist außerhalb des Magens im Dünndarmbereich beginnt. Nur in der Hälfte der Fälle gelangt der Darm bis in den Magen (KRÖNKE, 1958). Bei einem Drittel der Patienten tritt die Intussuszeption postoperativ innerhalb von 2 Monaten auf (SMITH, 1955). In den meisten Fällen ist sie jedoch ein spätes Ereignis, das sich noch bis zu 32 Jahre nach dem Eingriff ereignen kann. Die Ansicht, daß die Intussuszeption vorwiegend nach Gastroenterostomien auftritt, wird heute durch die immer häufigeren Beobachtungen nach Billroth II-Resektionen widerlegt (SMITH, 1955; KRÖNKE, 1958; DOLAN u. HOEKMAN, 1968; HOVELIUS, 1971). Der früher üblichen Einteilung in akute und intermittierende Formen stellt ZEITLER (1969) eine Klassifizierung nach Verlaufsformen entgegen. Er unterscheidet die Einleitungsinvaginationen und die Dauerinvaginationen. Bei der Einleitungsinvagination leiden die Patienten an intermittierenden plötzlichen kolikartigen Magenkrämpfen, die aber rasch spontan wieder abklingen. Häufig kommt es zu Magenblutungen (SEAMAN, 1970). Der Zustand wird durch Nahrungszufuhr ausgelöst und kann durch Einnehmen von Horizontallage zum Verschwinden gebracht werden. Die Dauerinvagination bietet das dramatische Krankheitsbild des akuten Bauches mit den Zeichen des hochsitzenden Ileus. In 50 % der Fälle ist ein Oberbauchtumor tastbar (DOLAN u. HOEKMAN, 1969). Vernichtender epigastrischer Schmerz von Kolikcharakter und als Kardinalsymptom Bluterbrechen (KUNTZEN, 1958; UTHGENANNT, 1959) bei zunehmend acholisch werdendem Stuhl (KRÖNKE, 1958) sind wichtige Hinweiszeichen.

Die Diagnose erfolgt durch die Röntgenuntersuchung, die möglichst im akuten Anfall vorgenommen werden soll. Man findet im Magen einen an seiner Basis scharf reifenförmig abgesetzten Füllungsdefekt (CASPER, 1969). Kleine Invaginationen lassen sich oft nur gastroskopisch nachweisen. Als Differentialdiagnose kommen Stumpfcarcinome und entzündliche Ulcustumoren in Betracht.

Therapie: Leichtere Fälle ohne Schock, Obstruktion, Hämatemesis können nach Absaugung des Magensekrets durch Manipulationen vor dem Röntgenschirm reponiert werden. Bei Verschluß- und Einklemmungszeichen muß innerhalb von 48 Std operiert werden. Die Mortalität beträgt bis zum Zeitpunkt von 48 Std 10 % und steigt danach auf 50 % an (DOLAN u. HOEKMAN, 1968).

C. Invaginationen (des Magens)

1. Oesophagogastrale Invaginationen. Hierbei handelt es sich um ein seltenes Ereignis. Einscheidung eines Teiles der vorderen Magenwand in einen Megaoesophagus (ENDERLEN, 1903) oder der gesamten Magenwandcircumferenz durch die erweiterte Kardia hindurch in den ebenfalls erweiterten und verlängerten Oesophagus wurden beschrieben (KLINEFELTER, 1956) (Abb. 5 c).

HÄRING (1961) sieht als wichtige ätiologische Faktoren an: Antiperistaltik durch Erbrechen, Singultus, Erschlaffung der Kardia bei idiopathischer Oesophagusdilatation, Kardiainsuffizienz und Hiatushernie. Die Invagination hat eine ähnliche Pathogenese wie der gastrooesophageale Schleimhautprolaps, kommt jedoch unter dem Einfluß stärkerer mechanischer Kräfte zustande (HÄRING, 1961). Als klinisches Zeichen werden Schmerzen hinter dem Brustbein beim Schlucken, Hämatemesis und Dysphagie mit Regurgitieren gerade genossener Speisen genannt. Durch senkrechte Körperhaltung löst sich die Invagination in den meisten Fällen (NOVAK, 1973).

2. Gastrogastrale Invaginationen. Sie sind selten. Meist sind Magenpolypen, die von der Peristaltik erfaßt werden und Teile der Magenwand hinter sich herziehen, die Ursache (KALK, 1938; SCHINZ et al., 1952). Da derartige Invaginationen in der Regel nicht fixiert sind, führen sie auch selten zur definitiven Stenose.

3. Gastroduodenale Invaginationen. Auch sie kommen in fast allen Fällen dadurch zustande, daß Polypen oder andere Tumoren von der Peristaltik erfaßt werden und die Magenwand bis durch den Pylorus ziehen (Abb. 5 d). Der in das Duodenum aufgenommene Magenabschnitt gerät dadurch, daß sich das Duodenum aktiv über ihn zieht, immer tiefer in den Darm hinein. Adenomatöse Polypen, andere gutartige Magentumoren, wie Myome (Schmieden u. Westhues, 1927; Kalk, 1938), auch polypöse Carcinome des Antrums und der großen Kurvatur (Kempf et al., 1968; Bonnin et al., 1972) können zu solchen Ereignissen führen. Magenpolypen beim Peutz-Jeghers-Syndrom sind besonders häufig die Ursache von Mageninvaginationen, und zwar gerade bei jugendlichen Menschen zwischen dem 10. und 20. Lebensjahr (Young, 1954; Bläckberg, 1960).

Man unterscheidet partielle Invaginationen von totalen. Bei den partiellen wird nur der gestielte Tumor ohne Verformung des Magens ins Duodenum verlagert. Jede komplette Invagination führt aber zur schweren Deformierung des Organes. Bei ihr gelangen durch den Zug am Tumor auch Magenanteile ins Duodenum. Der manschettenförmige Durchtritt der ganzen Magencircumferenz durch den Pylorus kennzeichnet die zentrale Form. Bei der kompletten lateralen Invagination zieht der Tumor die große Kurvatur hinter sich her. Sie formt sich dabei zu einem trichterförmigen Gebilde um, über dem die kleine Kurvatur harmonikaartig gefaltet wird (Abb. 5 d bis f) (Bonnin et al., 1972).

Primäre Dauerinvaginationen gehen klinisch mit stürmischen Erscheinungen einher (Prévôt u. Lassrich, 1959), während die intermittierenden Formen im Intervall völlig symptomlos sein können. Akut einsetzendes dauerndes Aufstoßen, Erbrechen, das bald blutig wird, Ausbildung eines sehr schmerzhaften Oberbauchtumors und zunehmende Zeichen des hochsitzenden Ileus stellen eine dringende Operationsindikation dar.

Die chronisch intermittierende Mageninvagination gehört meist der partiellen Form an und hat ihre Ursache gewöhnlich in einem transpylorischen Prolaps pylorusnaher gestielter Antrumpolypen. Bei ihr tritt als Vorstufe oft eine Pylorusstenose auf (Krentz, 1973). Während in manchen Fällen ein derartiger Prolaps nur sehr geringe klinische Erscheinungen macht, wiederholen sich bei anderen Patienten Schmerzanfälle mit Bluterbrechen oder Meläna durch Jahre, bis eine Röntgenuntersuchung oder Laparotomie das Krankheitsbild klärt. Therapeutisch hat sich bei der transpylorischen Polypeninvagination die Resektion des polypentragenden pylorischen Magensegmentes bewährt (Kümmerle u. Schmitt-Köppler, 1971).

D. Schleimhautprolapse

1. Gastrooesophageale Schleimhautprolapse. Retrograde und prograde Schleimhautprolapse durch die Kardia sind beschrieben worden und können selbst beim gleichen Patienten miteinander abwechseln (Aldridge, 1962; Fagan u. Palmer, 1963; Wenz, 1969). „Die Schleimhaut des terminalen Oesophagus ist so verschieblich, daß sie, je nach örtlichen Verhältnissen, Begleitkrankheiten, Druckveränderungen sowohl in Richtung Speiseröhre als auch in Richtung Magen prolabieren kann, wobei keineswegs immer klinische Erscheinungen auftreten müssen" (Wenz, 1969). Die Hypermotilität der Magenschleimhaut soll in erster Linie durch eine Gastritis entstehen, da das submucöse Ödem Verschiebungen bis zu mehreren Zentimetern ermöglicht (Häring, 1961). Am häufigsten kommt der prograde Prolaps einer Manschette von Oesophagusschleimhaut in das Magenlumen vor (Fagan u. Palmer, 1963). Auch Fettinfiltration der Submucosa an den Kardialippen kann zum Prolaps von Oesophagusschleimhaut in den Magen führen (v. d. Vyver, 1969).

In einigen Fällen treten Beschwerden auf, z. B. beim Schlucken Schmerzen hinter dem Brustbein und intermittierende, mehr oder weniger starke Dysphagien (Miller, 1972). Erosionen der Schleimhaut sind Ursache meist chronischer, seltener großer und akuter Blutverluste (Fagan u. Palmer, 1963; Miller et al., 1974). Die Kombination mit Hiatusgleithernien ist häufig (Miller, 1971; Rudnick et al., 1972). V. D. Vyver (1969) fand sie in 27 %, gleichzeitige gastroduodenale Schleimhautprolapse in 10 % der Fälle. Die Diagnose kann röntgenologisch unter Zuhilfenahme des Valsalvaschen Versuches oder endoskopisch gestellt werden. Die Oesophagoskopie trägt vorwiegend bei der retrograden Form zur Erkennung des Krankheitsbildes bei (v. d. Vyver, 1969). Die Behandlung erfolgt in der Mehrzahl der Fälle konservativ mit Spasmolytika. Bei Incarceration des Prolapses ist der Versuch einer Reposition auf endoskopischem Wege angezeigt (Miller, 1971). Chirurgisch sollte vor allem dann eingegriffen werden, wenn sich ein Kardiacarcinom nicht ausschließen läßt oder wenn sich von seiten der Hiatushernie eine Operationsindikation ergibt.

2. Gastroduodenale Schleimhautprolapse.

a) Definition und Bedeutung. Als gutartiger Prolaps der Magenschleimhaut in das Duodenum wird ein Zustand gekennzeichnet, bei dem der terminale Abschnitt der Pylorusmucosa durch den erschlafften Sphinctermuskel in den ersten Teil des Duodenums vorgefallen ist (Klauber, 1956).

Auch heute noch ist die Diskussion um den Krankheitswert prolabierter präpylorischer Magenschleimhaut nicht zur Ruhe gekommen. Frik betonte 1955, daß man zwar nicht berechtigt sei, am Vorkommen des transpylorischen Mucosaprolapses zu zweifeln, daß jedoch seine Bedeutung noch nicht sicher geklärt sei. Megay (1955) ist dagegen der Ansicht, daß der Magenschleimhautprolaps überhaupt kein klinisch fest umrissenes Krankheitsbild darstelle. Seine pathologische Bedeutung ist gering. Er ist aber sicher ein von der Norm abweichender Befund (Alnor et al., 1962). In jüngster Zeit ist man mit der Interpretation von Röntgenbefunden sehr zurückhaltend geworden. Bücker (1969) empfiehlt, daß man sich zweckmäßigerweise auf die Beschreibung der Symptome beschränken und auf die Diagnose Schleimhautprolaps verzichten solle.

b) Häufigkeit und Einteilung. Auch die Häufigkeit des Vorkommens eines transpylorischen Magenschleimhautprolapses wird sehr verschieden beurteilt. Aus einer Zusammenstellung von 1066 Fällen der Literatur durch Feldman (1954) geht hervor, daß im Durchschnitt bei 3,5% der röntgenologisch untersuchten Patienten ein Prolaps gefunden wurde. Die Angaben der Autoren variierten von 0,1 bis 18,3%. Auf Grund dieser Analyse kommt Berk (1963) zu dem Schluß, daß ein Prolaps bei 5 bis 10% der röntgenologisch Magenuntersuchten zu erwarten sei. An resezierten Mägen konnte Appleby (1947) ihn in 1% Häufigkeit nachweisen.

Gewöhnlich wird zwischen der primären und sekundären Form des Prolapses unterschieden. Die primäre soll eine Häufigkeit von 40% haben. In solchen Fällen ist der Prolaps der einzige krankhafte Befund (Dines et al., 1958). Bei der sekundären Form treten andere pathologische Veränderungen am Magen hinzu (Dostal, 1956). Das Zusammentreffen mit einem Magengeschwür ist so häufig, daß Schmitt-Köppler (1969) den Schleimhautvorfall für einen wesentlichen Faktor der Ulcusätiologie hält.

c) Ätiologie. Schon normalerweise kann sich die Pylorusschleimhaut 2,5 bis 3,8 cm weit verschieben (Lit. bei Bücker, 1969). Durch Ödem der Submucosa bei Entzündung, venöser Stauung, Hypoproteinämie oder bei Infiltration durch leukämische Infiltrate (Melamed, 1956; Berk, 1963) steigert sich die Verschieblichkeit. Starke Faltenschwellungen bei chronischer Schleimhautentzündung mit und ohne pylorusnahes Ulcus und hypertrophische Schleimhaut sind weitere begünstigende Momente. Funktionelle Einflüsse treten hinzu, wie eine besonders tief durchschnürende und lebhafte Peristaltik und möglicherweise ein Nichtzustandekommen des Goldenschen Phänomens. Dieses besteht in Längsfaltung und proximalwärts gerichteter Bewegung der Antrumschleimhaut während des Ablaufs einer peristaltischen Welle infolge Kontraktion der Schleimhautmuskularis. Ist, wie z. B. in dem Fall von Melamed et al. (1960), wegen eines präpylorischen Septums eine solche Ausweichbewegung nicht möglich, können pylorusnahe Falten von der Peristaltik erfaßt werden.

d) Klinisches Bild. Mucosaprolapse finden sich in allen Altersstufen vom Kindesalter bis zu 83 Jahren (Berk, 1963; Gerlants u. Zelenowa, 1972). Das Geschlechtsverhältnis Männer zu Frauen beträgt 4:1 (Dines et al., 1958).

Symptome: In den meisten Fällen läßt sich dem Röntgenbefund kein eindeutiges klinisches Symptom zuordnen (Blain u. Hamburger, 1955), so daß die klinische Bedeutung der Prolapsdiagnose in der Mehrzahl der Fälle gering ist (Hafter, 1969). Die Symptomatik ist uncharakteristisch. Häufig finden sich andere Oberbauchkrankheiten mit dem Befund eines Schleimhautprolapses kombiniert, so z. B. Ulcus duodeni und ventriculi, Hiatushernie oder Gallenblasenleiden (Patterson u. Weintraub, 1954; Hafter, 1969; Gerlants u. Zelenowa, 1972).

Komplikationen: Als häufigste Komplikationen wird zwar bei 40 bis 50% der Fälle die Gastritis genannt (Feldman, 1954), klinisch bedeutsam sind aber die seltenen Zustände von Incarcerationen der prolabierten Schleimhaut oder von intermittierenden Mageninvaginationen. Nur in diesen Fällen gewinnt der Mucosaprolaps Krankheitswert (Prévôt, 1957). Eine Einklemmung äußert sich unter dem Bilde von Stenoseerscheinungen, heftigen Schmerzen, unstillbarem Erbrechen und manchmal Schockzeichen. Okkulte oder massive Blutungen und/oder chronische Anämie und Sideropenie kommen entweder durch Strangulationen mit Erosionen oder durch die relativ häufigen Begleitulcera der sekundären Form zustande.

Die Diagnose wird durch die Röntgenuntersuchung gestellt. Ihre endgültige Bestätigung ist jedoch nur bei operierten Fällen möglich (Patterson u. Weintraub, 1954). Es gibt eine Reihe verschiedener charakteristischer Röntgenbilder des Bulbus duodeni und der Pylorusregion (Hafter, 1969). Sie sind aber flüchtig und verschwinden bei wechselnden Peristaltikphasen und Anwendung der Pharmakoradiographie (Gimes, 1956). Eine gastroskopische Diagnose (Wittman et al., 1969) ist nur bei retrograden duodenogastralen Prolapsen möglich, während die gastroduodenale Form sich dem endoskopischen Nachweis meist entzieht. Die Magensaftanalyse zeigt häufiger Hyperacidität als Achlorhydrie (Dines et al., 1958). Der Nachweis von okkultem Blut im Stuhl muß in jedem Fall gefordert werden, bei dem der transpylorische Schleimhautprolaps als Beschwerdeursache angesehen wird. Insgesamt sollte die Diagnose nur mit größter Zurückhaltung gestellt werden und auch nur bei solchen Fällen, deren Symptome keine andere Deutung zulassen.

Die Differentialdiagnose hat zu berücksichtigen: Pylorushypertrophie des Erwachsenen (Dines et al., 1958), gestielte Magenpolypen, präpylorisches Magencarcinom, hypertrophische Gastritis (Ménétriersche Erkrankung), Carcinomabsiedlungen im Magen und Duodenum, pylorusnahes Ulcus, Antrumgastritis, Duodenitis, Pyloruskompressionen durch die Wirbelsäule und Speisereste (Lichtstein, 1954).

d) Therapie. In den Fällen, in denen sich außer dem Mucosaprolaps keine andere Erklärung für Beschwerden findet, sollte konservativ behandelt werden. Dazu dienen häufige kleine Mahlzeiten, blande Diät, Spasmolytika, Antacida und Sedativa (Berk, 1963). Der Gebrauch von Nicotin, Alkohol und Kaffee sollte untersagt werden, da er die Hypermotilität des Magens verstärkt (Zimmer, 1950).

Eine Operation ist angezeigt, wenn gleichzeitig ein therapierefraktäres Ulcus besteht, wenn Blutungen und Anämie sich nicht beherrschen lassen, bei Stenoseerscheinungen, Zeichen der Incarceration und/oder Invagination und vor allem bei sonst nicht zu klärender Differentialdiagnose gegen einen malignen Pylorusprozeß (Blain u. Hamburger, 1955).

Als Operationsmethode genügt die Pyloroplastik oder Excision überschüssiger Schleimhaut oft nicht. Die meisten Autoren empfehlen die Magenresektion, evtl. mit Vagotomie (Blain u. Hamburger, 1955; Patterson u. Weintraub, 1954; Todd u. Brennan, 1957; Hafter, 1969).

Die Erfahrung, daß einige operierte Patienten auf die Dauer nicht beschwerdefrei wurden, mahnt zur strengsten Indikationsstellung und zu kritischer Wertung der diagnostischen Zeichen.

3. Schleimhautprolaps beim operierten Magen.

Gastrojejunale Schleimhautprolapse werden auch als Evaginationen bezeichnet (Casper, 1969). Polypenartig ins Jejunum hineinragende Schleimhautwülste können die Passage bei Gastroenterostomie oder nach Billroth II-Operationen behindern (Casper, 1969).

Jejunogastrale Schleimhautprolapse kommen gastroskopisch gelegentlich zur Beobachtung (Uthgenannt, 1959).

Therapeutisch ist in beiden Fällen ein Versuch mit konservativen antiphlogistischen Maßnahmen zu empfehlen.

Literatur

Zusammenfassende Arbeiten, Handbücher, Monographien

Bergmann, von, G., Frey, W., Schwiegk, H.: Handbuch der inneren Medizin, Bd. III/1. Verdauungsorgane, 4. Aufl. Berlin-Göttingen-Heidelberg: Springer 1953. Darin: Katsch, G., Pickert, H.: Die Krankheiten des Magens.

Bockus, H. L.: Gastroenterology, Vol. I., 2d. Edit. Philadelphia und London: W. B. Saunders Co. 1963. Darin: Berk, J. E.: Prolapse of gastric mucosa through the pylorus. — Berk, J. E.: Pyloric muscle hypertrophy in adults. — Bockus, H. L.: Esophageal hiatus hernia. — Bockus, H. L.: Eventration of the diaphragm. Nielsen, O. F.: Anomalies of the stomach. — Willard, J. H.: Diverticula of the stomach.

Demling, L.: Der kranke Magen. München-Berlin-Wien: Urban und Schwarzenberg 1970. Darin: Gall, F.: Magenchirurgie.

DEMLING, L. (Hrsg.): Klinische Gastroenterologie, Bd. I. Stuttgart: Thieme 1973. Darin: IMDAHL, H.: Oesophagitis, Perioesophagitis, pept. Ulcus der Speiseröhre, Hiatusbrüche, Reflux. — KRENTZ, K.: Benigne Antrum- und Pylorusstenosen.

DEMLING, L., OTTENJANN, R., ELSTER, K.: Endoskopie und Biopsie der Speiseröhre und des Magens. Stuttgart-New York: F. K. Schattauer 1972.

DIETHELM, L., OLSSON, O., STRNAD, F., VIETEN, H., ZUPPINGER, A. (Hrsg.): Handbuch der medizinischen Radiologie, Bd. XI/1. Berlin-Heidelberg-New York: Springer 1969. Darin: BÜCKER, J.: Der Magenschleimhautprolaps in den Bulbus duodeni. — BÜCKER, J.: Die Antrumgastritis. — CASPER, H.: Der operierte Magen. — FRIK, W.: Anomalien und Lageveränderungen des Magens einschl. Divertikel. — WENZ, W.: Kardiaregion.

ESSBACH, H.: Paidopathologie. Leipzig: VEB Thieme 1961.

GÜLZOW, M., KOELSCH, K. A., KUNTZEN, H.: Gastroenterologie. Jena: VEB Gustav Fischer 1969. Darin: BERNDT, H., GÜTZ, H. J., WOLFF, G.: Geschwülste des Magens. — GÜLZOW, M., KUNTZEN, H.: Zwerchfell und Verdauungsorgane. — KOELSCH, K. A.: Pathologische Lage- und Formveränderungen des Magens.

HAUBRICH, R.: Klinische Röntgendiagnostik innerer Krankheiten, Bd. I. Thorax. Berlin-Göttingen-Heidelberg: Springer 1963. Bd. II. Abdomen. Berlin-Heidelberg-New York: Springer 1966

HAUBRICH, R.: Zwerchfellpathologie im Röntgenbild. Berlin-Göttingen-Heidelberg: Springer 1956

MEISSNER, F.: Kinderchirurgische Erkrankungen, Bd. I. Grundzüge der Diagnostik. Leipzig: VEB Thieme 1965

NISSEN, R., PFEIFFER, M.: Zwerchfellhernien. Bern: Huber 1968

PALMER, E.: Clinical Gastroenterology, 2d. Edit., Hoeber Medical Division. New York: Harper and Row 1963

PRÉVÔT, R., LASSRICH, M. A.: Röntgendiagnostik des Magen-Darm-Kanals. Stuttgart: Thieme 1959

ROSETTI, M.: Die Refluxkrankheit des Oesophagus. Stuttgart: Hippokrates 1966.

SCHINZ, H. R., BAENSCH, W. E., FRIEDL, E., ÜHLINGER, E.: Lehrbuch der Röntgendiagnostik, Bd. IV, 5. Aufl. Stuttgart: Thieme 1952

TESCHENDORF, W.: Lehrbuch der röntgenologischen Differentialdiagnostik, Bd. II, 3. Aufl. Stuttgart: Thieme 1954

I. Entwicklungsanomalien

Agenesie, Situs inversus, Atresie, Mikrogastrie

BROWN, R. P., HERTZLER, J. H.: Congenital praepyloric gastric atresia. J. Dis. Child. 97, 857 (1959)

DAVIS, D. A., DOUGLAS, K. R.: Congenital pyloric atresia, a rare anomaly. Report of a successfull case. Ann. Surg. 153, 418 (1961)

EISENSTEIN, A.: Situs inversus pylori et duodeni und Linkslage des Pylorus und Duodenums bei reitendem Magen. Fortschr. Röntgenstr. 39, 904 (1929)

GDANIETZ, K.: Die angeborene Pylorusatresie. Zbl. Chir. 94, 1483 (1969)

GROB, M.: Über Lageanomalien des Magen-Darm-Traktes infolge Störungen der fetalen Darmdrehung. Basel: Benno Schwabe & Co. 1953

KHUTSISHVILI, SH. S.: Ein Fall von Agenesie des Magens. Vestn. Rentgenol. Radiol. 12, 95 (1967)

LASSRICH, M. A., BRUNS, H. A.: Anomalien des Magens, des Duodenums, des Dünn- und Dickdarms beim Kinde. Radiologe 7, 12 (1967).

LINHARD, W.: Über Agastrie. Bruns Beitr. klin. Chir. 140, 305 (1927).

RIEMANN, H.: Anomalien des Magens. Radiologe 7, 27 (1967).

SCHULZ, R. D., NIEMANN, F.: Kongenitale Mikrogastrie in Verbindung mit Skelettmißbildungen — ein neues Syndrom. Helv. paediat. Acta 26, 185 (1971)

SHACKELFORD, G. D., MCALISTER, W. H., BRODEUR, A. E., RAGSDALE, E. F.: Congenital microgastria. Amer. J. Roentgenol. 118, 72 (1973)

STRAUSS, J.: Über die Mikrogastrie. Arch. Verdau.-Kr. 42, 405 (1928)

THOMPSON, N. W., PARKER, W., SCHWARTZ, S., HOLT, J. F.: Congenital pyloric atresia. Arch. Surg. 97, 792 (1968)

Magenduplikaturen und Cysten

ANDERSON, M. C., SILBERMAN, W. W., SHIELDS, T. W.: Duplications of the alimentary tract in the adult. Arch. Surg. 85, 94 (1962).

ASCHOFF, L.: Pathologische Anatomie, Bd. II, 7. Aufl. Jena: Fischer 1928

BERITELLI, F.: Un raro caso di duplicazione gastrica tubulare. Ann. Radiol. diagn. (Bologna) 41, 85 (1968)

BREMER, J.: Diverticula and duplications of the intestinal tract. Arch. Path. 38, 132 (1944)

Brodie, N., Klatzko, M., Siegman, F. A.: Duplications of the stomach associated with bleeding duodenal ulcer. Arch. Surg. 80, 354 (1960).
Buckstein, J.: The digestive tract in roentgenology, 2d. Edit. Philadelphia: J. B. Lipincott Co. 1953; zit. bei Bockus
Christien, G., Branthomme, J.-M., Volny, L., Deschamps, P., Morice, A.: Pylore double: Malformation congénitale. Sem. Hôp. Paris 47, 1485 (1971).
Flachs, K., Stelman, H. H., Matsumoto, P. J. H.: Partial gastric diverticula. Amer. J. Roentgenol. 94, 339 (1965)
Frühmorgen, P., Koniszewski, G., Classen, M.: Duplication of the pylorus (Gastroduodenal band). Endoscopy 4, 234 (1972)
Garnjobst, W.: Antral duplication with intractable duodenal ulcer. Report of a case raising the possibility of antral hyperfunction. Gastroenterology 49, 419 (1965)
Gimes, B.: Teilweise Duplizität des Magens und der Speiseröhre. Fortschr. Röntgenstr. 88, 366 (1958)
Gould, R. J., Toffler, A. H.: Duplication of the stomach. A case report. Radiology 76, 790 (1961)
Grob, M.: Lehrbuch der Kinderchirurgie. Stuttgart: Thieme 1957
Harbeck, K.: Beobachtung einer seltenen Magenzyste. Fortschr. Röntgenstr. 93, 518 (1960)
Kammerer, G. E.: Duplication of the stomach resembling hypertrophic pyloric stenosis. J. Amer. med. Ass. 207, 2101 (1969)
Kiesewetter, W. P.: Duplication of the stomach. Ann. Surg. 146, 990 (1957)
Klímová, M., Fojtik, F.: Zdvojeni žaludku. Čs. Gastroent. Výž. 22, 44 (1968)
Kraemer, H. J., Sebening, F.: Gastrogene Duplikaturen: Transdiaphragmale Perforation eines Doppelmagens mit schwerer Lungenblutung. Bruns Beitr. klin. Chir. 210, 183 (1965)
Lackner, J.: Submuköse Magenzyste. Fortschr. Röntgenstr. 111, 296 (1969)
Lassrich, M. A., Bruns, H. A.: Anomalien des Magens, des Duodenums, des Dünn- und Dickdarms beim Kind. Radiologe 7, 12 (1967)
Lauche, A.: Die Heterotopien des ortsgehörigen Epithels im Bereich des Verdauungstraktes. Virchows Arch. path. Anat. 252, 39 (1924)
Lewis, P. L., Holden, T., Feldman, M.: Duplication of the stomach, report of a case and review of the English literature. Arch. Surg. 82, 634 (1961)
Mau, H.: Die Magenduplikatur. Zbl. Chir. 96, 1721 (1971)
Mayo, H. W., Jr., McKee, E. E., Anderson, R. M.: Carcinoma arising in reduplications of the stomach (gastrogenous cyst). A case report. Ann. Surg. 141, 550 (1955)
Mohr, E.: Un cas de duplication gastrique. Acta gastro-ent. belg. 28, 703 (1965)
Owen, H. W., Holman, C. B., Priestley, J. T.: Duplication of the stomach: report of a case. Proc. Mayo Clin. 29, 228 (1954)
Päzolt, H. J.: Magenwandzysten. Zbl. Chir. 92, 455 (1967)
Popp, W.: Duplikaturen des Magen-Darm-Traktes unter dem Bild der intestinalen Blutung. Zbl. Chir. 94, 1540 (1969)
Römer, K. H., Bannert, N., Römer, Ch.: Duplikaturen des Darmtraktes. Akt. Chir. 4, 377 (1969)
Römer, K. H., Röse, I.: Das Zusammentreffen einer Oesophagusatresie mit Wirbelmißbildungen, Darmduplikatur und Malrotation. Z. Kinderchir. 4, 133 (1967)
Romano, C., Marchi, A. G., Pistone, F. M., Grossi-Bianchi, M. L.: An unusual case of duplication of the stomach with situs inversus and levocardia. Clin. pediat. (Bologna) 50, 905 (1968)
Sailer, R., Kort, J.: Duplikaturen des Verdauungstraktes. Zbl. Chir. 92, 2508 (1967)
Schäfer, R.: Cystische gastrogene Duplikaturen. Chirurg. 34, 462 (1963)
Schmauss, A. K.: Die kongenitalen Magenzysten. Zbl. Chir. 77, 92 (1952)
Shelton, B. A., Turner, C.: Duplication of the stomach: Report of a case. Amer. Surg. 28, 715 (1962)
Wagner, E., Sailer, F. X.: Die praepylorischen Magenwandzysten. Zbl. Chir. 91, 1084 (1966)
Wendel, W.: Beschreibung eines operativ entfernten congenitalen Nebenmagens. Arch. klin. Chir. 95, 895 (1911)
Young, G. B.: Duplication of the stomach. Brit. J. Radiol. 38, 853 (1965)

II. Form- und Lageänderungen

Allgemeine Form- und Lageänderungen, Kaskadenmagen

Arias-Vallejo, E.: La anemia de los individuos con estómago en cascada. Rev. esp. Enferm. Apar. dig. 14, 621 (1955)
Becker, H. W., Becker, Chr.: Extragastrale Erkrankungen im Röntgenbild des Magens. Radiol. diagn. (Berl.) 5, 691 (1964)
Chiarolanza, P.: Deformazione gastrica da compressione costale. Riv. Radiol. 2, 342 (1962)

CLÉMENCON, G.: Fibergastroscopy and extragastric lesions. Endoscopy 4, 66 (1972)

DAVIES, P. M.: Some diagnostic difficulties in cases with cascade stomach and chronic gastric volvulus. Brit. J. Radiol. 29, 423 (1956)

GANEV, P. V.: Kaskadenmagen als Symptom beim Ovarialkarzinom. Zbl. Gynäk. 83, 1610 (1961)

GAUTIER-BENOIT, C.: Compression de la grosse tubérosité de l'estomac par un kyste bronchogénetique. Sem. Hôp. Paris 48, 2641 (1972)

HAFTER, E.: Praktische Gastroenterologie, 3. Aufl. Stuttgart: Thieme 1965.

HOHLFELD, K. E., JÜRGENS, R.: Zur Frage kolonbedingter Magenveränderungen. Z. ges. inn. Med. 12, 1009 (1957)

KALLENBERG, A.: Ursache der Kaskadenbildung am Magen. Medizinische 1955, 1197, 1204

KÜMMERLE, F., KÖHNLEIN, H. E.: Magenblutung bei Relaxatio diaphragmatica. Dtsch. med. Wschr. 84, 2109 (1959)

KUNTZEN, H.: Der Kaskadenmagen und seine chirurgische Bedeutung. Zbl. Chir. 84, 1894 (1959)

LAURELL, H.: Über den sogenannten Kaskadenmagen. Dtsch. med. Wschr. 46, 1301 (1920)

MAESTRI, A.: Aspetto radiologico insolito del piccolo lobo epatico simulante un tumore del fondo gastrico. G. clin. med. 36, 229 (1955)

MAINGUET, P., ARGUELLO, M., ENGELHOLM, L., BLEIBERG, H.: L'absence congénitale du lobe gauche du foie. Acta gastro-ent. belg. 33, 283 (1970)

MEYERS, H. J., JACOBSON, G.: Displacements of stomach and duodenum by anomalous lobes of the liver. Amer. J. Roentgenol. 79, 789 (1958)

MIRONOW, A. N.: Füllungsdefekte des Magens durch den Druck einer Milzarterie. Vestn. Khir. 87, 126 (1961); zit. nach SIMON u. Mitarb.

NAUMANN, W.: Zur Ätiologie des Kaskadenmagens. Med. Klin. 47, 580 (1952)

PALMER, E. D.: Gastroscopy as an aid in the diagnosis of extragastric abdominal disease. J. int. Coll. Surg. 23, 63 (1955)

ROUSSELL, J.: L'estomac en cascade. Paris 1952; zit. nach KUNTZEN, Zbl. Chir. 84, 1894 (1959)

SCHÜTZE, J.: Über Kaskadenmagen. Dtsch. med. Wschr. 56, 656 (1920)

SIMON, M., ANNES, G. P., BRENNER, ST. R., SEIDENBERG, B.: "Pseudotumor" of the stomach simulated by splenic artery tortuosity. Amer. J. Gastro-ent. 52, 433 (1969)

STOLZE, TH.: Zur Diagnostik abnormaler Verschattungen der vorderen Herzzwerchfellräume. Radiologe 9, 69 (1969)

TOYGAR, O.: Die Formveränderungen des Magens (Kaskadenmagen, Volvulus des Magens). Schweiz. med. Wschr. 78, 767 (1948)

VOGT, A.: Die Magenform bei Relaxatio diaphragmatis. Fortschr. Röntgenstr. 73, 589 (1950)

ZABEL-LANGHENNIG, R.: Differentialdiagnostische Bedeutung des Kaskadenmagens bei uncharakteristischen Oberbauchbeschwerden. Dtsch. Z. Verdau.- u. Stoffwechselkr. 32, 247 (1972)

Zwerchfellbedingte Form- und Lageveränderungen des Magens

(Relaxatio diaphragmatis, congenitale und traumatische Magenhernien und -prolapse)

ADAMS, J. T., McREYNOLDS, D. G., HUDNUT, H. B., Jr., SUN, D. I. C.: Obstructive jaundice complicating pleuroperitoneal hernia in the adult. Amer. Surg. 35, 482 (1969)

AIGNER, R.: Gangrän des Magens bei traumatischer Zwerchfellhernie. Wien. klin. Wschr. 67, 843 (1955)

BANK, H., SINKOVER, H., OPHIR, M., SHULEMSON, M.: Traumatic diaphragmatic transpericardial hernia. Brit. med. J. 1972 II, 629

DE BEAUJEU, H.: Hernies des coupoles diaphragmatiques chez l'enfant. Lyon chir. 63, 294 (1967)

BEHREND, A., KRAVITZ, C. H., TONSE, M. H.: Direct diaphragmatic hernia with gangrene of the stomach caused by vomiting. Report of a case. Int. Surg. 45, 128 (1966)

BOYD, D. P.: Diaphragmatic hernias: pertinent practical points in differential diagnosis and treatment. Advanc. cardiopulm. dis. 1, 324 (1963)

BRUNNER, A.: Die oesophago-aortale Hiatushernie. Thoraxchirurgie 14, 242 (1966)

CHAMPEAU, M., LEGER, P.: Hernie diaphragmatique gauche traumatique. Abcès médiastinal par perforation et ulcère gastrique. Arch. Mal. Appar. dig. 52, 751 (1963)

CRADDOCK, D. R., HALL, J. J.: Strangulated diaphragmatic hernia complicating pregnancy. Brit. J. Surg. 55, 559 (1968)

CSAPÓ, G., PATHAY, J.: Stomach rupture complicating traumatic diaphragmatic hernia. Brit. med. J. 1969 II, 312

DEVENS, K., KLEIN, P.: Bochdaleksche Hernie. Langenbecks Arch. klin. Chir. 319, 735 (1967)

DOR, J., GAYRARD, A., DE CUTTOLI, J. P., AUDIBERT, G., DOR, V., PAOLI, J. M.: Réflexions sur la hernie de l'anse intestinale primitive (H.A.I.P.). A propos d'un cas récent. Ann. Chir. 18, 862 (1964)

Gil-Turner, C., Bustos, A., Sastre, R.: Hernia diaphragmática de Morgagni. Cir. Ginec. Urol. **10**, 136 (1956)

Grage, Th. B., McLean, L. D., Campbell, G. S.: Traumatic rupture of the diaphragm. A report of 26 cases. Surgery **46**, 669 (1959)

Grummel, H., Vieten, H.: Extrahiatale Zwerchfellbrüche. Radiologe **1**, 147 (1961)

Guastavino, G. N., Meeroff, M.: Hernia diafragmatica subcostosternale: dos casos. Rev. bras. Gastroent. **8**, 19 (1956)

Günzel, J.: Die Zwerchfellparesen. Schweiz. Arch. Neurol. Neurochir. Psychiat. **104**, 225 (1969)

Häring, R., Franke, H.: Gastrektomie und Kardiaresektion beim Magenkarzinom. Stuttgart: Thieme 1970

Haines, J. O., Collins, R. B.: Bochdalek hernia in an adult simulating a pleural effusion. Radiology **95**, 277 (1970)

Harrington, St. W.: Diagnosis and treatment of various types of diaphragmatic hernia. Amer. J. Surg. **50**, 381 (1940)

Haubrich, R.: Allgemeines und Grundsätzliches über Zwerchfellhernien und -prolapse. Radiologe **1**, 127 (1961)

Hillemand, B.: Les opacités thoraciques arrondies en rapport des anomalies du tube digestif et de ses annexes. Vie méd. Enquête **49**, 627 (1968)

Hillemand, P., Bernard, H. J., Haas, R., Roux, P.: Hernie diaphragmatique et volvulus gastrique. Arch. Mal. Appar. dig. **44**, 417 (1955)

Hohmann, H. G., Englert, R.: Angeborener Zwerchfellbruch und Mesenterium commune während der Schwangerschaft. Chirurg. **32**, 62 (1961)

Jensen, M., Altrogge, H. C.: Familiäre Zwerchfellagenesie. Mschr. Kinderheilk. **119**, 609 (1971)

Keats, T. E.: Traumatic transthoracic diaphragmatic herniation of the stomach. Missouri Med. **57**, 444 (1960)

Köle, W.: Ein Beitrag zur Genese der partiellen Zwerchfellrelaxation. Wien. med. Wschr. **109**, 951 (1959)

Krayenbühl, H.: Atypische Zwerchfellhernie (Morgagni-Hernie) mit rezidivierenden Strangulationen. Schweiz. med. Wschr. **92**, 20 (1962)

Kümmerle, F.: Inkarzerationen von Magen und Darm nach traumatischen Zwerchfellrupturen. Dtsch. med. Wschr. **83**, 1544 (1958)

Kümmerle, F., Köhnlein, H. E.: Magenblutung bei Relaxatio diaphragmatica. Dtsch. med. Wschr. **84**, 2109 (1959)

Lenz, H., Rohr, H.: Zur radikulären Genese der sogenannten Relaxatio diaphragmatis. Fortschr. Röntgenstr. **103**, 540 (1965)

Linden, G.: Über diaphragmale Netzhernien und partielle Relaxationen der rechten Zwerchfellhälfte mit Leberbuckel. Radiologe **1**, 157 (1961)

Mendini, O., del Pero, B.: Considerazioni morfologiche ed embriogenetiche su die un caso di ernia diaframmatica destra congenita. Atti Soc. med. Bolzano **5**, 155 (1956)

Molteni, F.: Transdiaphragmatic hernia of the stomach complicated by volvulus: remarks of 5 cases. Chir. ital. 154 (1967)

Morczek, A., Hirsch, W.: Diagnose und Differentialdiagnose der Hernia und Relaxatio diaphragmatica. Dtsch. Gesundh.-Wes. **7**, 857 (1952)

Müller-Wiefel, H.: Die Diagnose der traumatischen Zwerchfellruptur. Dtsch. med. Wschr. **96**, 645 (1971)

Neuman, H. W., Ellis, H., Anderson, H. A.: Eventration of the diaphragm. Proc. Mayo Clin. **30**, 310 (1955); zit. bei Bockus

Oberniedermayr, A.: Zwerchfellhernien und Zwerchfellhochstand im Kindesalter. Pädiat. Fortbild. Prax. **9**, 623 (1970)

Paris, J., Fovet, A., Hassoun, A., Cotes, J.: A propos d'une éventration diaphragmatique compliquée d'ulcère hémorragique et de volvulus gastrique. Arch. Mal. Appar. dig. **51**, 1580 (1962)

Paris, F., Blasco, E., Canto, A., Tarazona, V., Casillas, M.: Diaphragmatic eventration in infants. Thorax **28**, 66 (1973)

Plane, P., Ronceray, J.: Les hernies diaphragmatiques antérieures de l'adulte. A propos de 8 cas. J. Chir. (Paris) **100**, 387 (1970)

Póka, L., Csomor, L.: Über subcostosternale Zwerchfellhernien. Chirurg **27**, 318 (1956)

Pomerantz, M., Rodgers, B. M., Sabiston, D. C., Jr.: Traumatic diaphragmatic hernia. Surgery **64**, 529 (1968).

Reichmann, W., Mesa, A. L.-A.: Beitrag zur Klinik und Therapie der vorderen Zwerchfellbrüche. Zbl. Chir. **93**, 209 (1968)

Remé, H.: Parasternale und lumbocostale Zwerchfellhernien. Chirurg **32**, 49 (1961)

ROSETTI, M.: Der zwerchfellbedingte Magenvolvulus. Pathogenese, Diagnose und Therapie. Chir. Prax. 275 (1961)
RUBAY, J., JAUMIN, P.: Les hernies diaphragmatiques. Acta chir. belg. 67, 370 (1968)
SAMITIER, J.: Hernia diafragmática derecha con destroposición gástrica descubierta en la fotoseriación. Rev. esp. Tuberc. 25, 407 (1956)
SCHMID, G.: Rechtsseitige Zwerchfellrelaxation mit Interposition des Magens zwischen Leber und Zwerchfell. Fortschr. Röntgenstr. 73, 178 (1950)
SCHNEPPER, E., MENGES, G.: Diagnostik, Klinik und Therapie der angeborenen und erworbenen Zwerchfellbrüche. Bruns Beitr. klin. Chir. 203, 83 (1961)
SCHOEFER, G., WEBER, J.: Extrahiatale Zwerchfellhernien im Erwachsenenalter. Zbl. Chir. 99, 146 (1974)
SHAH, R. L., CHESTERMAN, J. T.: Spontaneous strangulation in diaphragmatic hernia. Lancet 7056, 1090 (1958)
SOMMELET, J., SCHMITT, D., LEONHARD, A., BOUCHET, J.-L.: A propos de deux cas de ruptures traumatiques du diaphragme gauche. Ann. Chir. 24, 923 (1970)
STEPHENSON, R. H., HOPKINS, W. A.: Volvulus of the stomach complicating eventration of the diaphragm. Amer. J. Gastroent. 41, 225 (1964)
STOLZE, TH.: Zur Diagnostik abnormer Verschattungen der vorderen Herzzwerchfellräume. Radiologe 9, 69 (1969)
TAGLIACOZZO, S., MAURIZI ENRICI, M.: Verdauungsbeschwerden wegen Relaxatio diaphragmatica nach Eingriffen von Lungenexhairese. Arch. Chir. Torace cardiovasc. 15, 1 (1958)
VOGT, A.: Die Magenform bei der Relaxatio diaphragmatis (Differentialdiagnose der Relaxatio diaphragmatis). Fortschr. Röntgenstr. 73, 589 (1950)
WURNIG, P.: Über dringliche Zwerchfellchirurgie bei angeborenen Zwerchfellhernien und Relaxatio diaphragmatica. Wien. klin. Wschr. 77, 685 (1965)
ZINTEL, H. A., SCHUH, F. D.: The gastrointestinal manifestations of diaphragmatic hernia. Surg. Clin. N. Amer. 42, 1181 (1962)

Hiatushernie, kardiofundale Fehlanlage, Thoraxmagen

ADKINS, P. C., HUGHES, R. K., BLADES, B.: Peptic esophagitis and hiatal hernia. A follow-up study. Amer. Surg. 27, 733 (1961)
ALLISON, P. R.: Refluxesophagitis, sliding hiatal hernia, and the anatomy of repair. Surg. Gynec. Obstet. 92, 419 (1951)
ARENDT, R.: Intraoesophageale pH-Messung zum Nachweis eines gastrooesophagealen Refluxes beim Magenresezierten. Dtsch. Z. Verdau.- u. Stoffwechselkr. 29, 187 (1970)
ATKINSON, M., EDWARDS, D. A. W., HONOUR, A. J., ROWLANDS, E. N.: Gastro-oesophageal reflux in hiatus hernia. Gastroenterologia (Basel) 89, 340 (1958)
AUNE, S., NORMANN, E.: Sliding hiatus hernia assessed by oesophagogastric pH and manometric measurements. Acta chir. scand. 136, 319 (1970)
BABB, R. R., NOTARANGELO, J., SMITH, V. M.: Wheezing: a clue to gastroesophageal reflux. Amer. J. Gastroent. 53, 230 (1970)
BAIRD, R. W., HULL, J. G.: Osteoporosis, kyphosis and hiatus hernia. Sth. med. J. (Bgham, Ala.) 55, 257 (1962)
BAUTISTA, A., DE LUCA, V. A.: Endoscopic photography, biopsy and cytology of the olympus fiberesophagoscope. Gastroenterology 60, 294 (1971)
BECK, K.: Atlas der Laparoskopie. Stuttgart und New York: F. K. Schattauer 1968
BELLMANN, H., DECKERT, F., NOWOTNY, K., ALBERT, H.: Die Hiatushernie als Symptom der generalisierten Bindegewebsschwäche. Zbl. Chir. 97, 1353 (1972)
BERMAN, E. J., BERMAN, J. K.: Hiatal hernia complex. Amer. J. Surg. 110, 806 (1965)
BERNING, H.: Beitrag zur Pathologie und Klinik der Hiatusbrüche. Münch. med. Wschr. 100, 928 (1958)
BLAHA, H.: Über die erworbenen Brüche durch den Hiatus oesophageus bei Erwachsenen. Bruns Beitr. klin. Chir. 202, 441 (1961)
BLAHA, H., SEIFFERT, K. E.: Die Hiatushernien der Erwachsenen. II. Beiträge zur Klinik und chirurg. Behandlung. Bruns Beitr. klin. Chir. 202, 469 (1961)
BOCK, H.: Kleine axiale Hiatushernien und deren röntgenologischer Nachweis. Med. Welt 19, N. F. 1698 (1968)
BOCK, H.: Axiale Hiatushernien. Radiologe 9, 251 (1969)
BODON, G. R., HAAKE, P. W.: Hiatus hernia and pyloric hypertrophy in the adult. Surgery 63, 430 (1968)
VON BRAMANN, C.: Intrathorakaler Magen bei angeborenem Zwerchfelldefekt. Dtsch. med. J. 15, 193 (1964)
BUGNION, M.: Relaxation cardio-oesophagienne et séquelles de malposition cardio-tubérositaire. Radiol. clin. (Basel) 26, 355 (1957)

CARRÉ, I. J., FROGATT, P.: Oesophageal hiatus hernia in three generations of one family. Gut 11, 51 (1970)

CASTELL, D. O., HARRIS, L. D.: Hormonal control of gastro-oesophageal-sphincter strenght. New Engl. J. Med. 282, 886 (1970)

CLÉMENCON, G. H.: Hiatal hernia and cardiac incompetence in bronchial asthma. An endoscopic study on 50 patients suffering from bronchial asthma. Gastroenterologia (Basel) 94, 351 (1960)

CLÉMENCON, G. H., IHRE, B. J. E., PLENGIER, L. H.: Hiatal hernia in bronchial asthma. Gastroenterologia (Basel) 93, 337 (1960)

CLÉMENCON, G. H., ÖSTERMAN, P.-O.: Hiatal hernia in bronchial asthma: The importance of concomitant pulmonary emphysema. Gastroenterologia (Basel) 95, 110 (1961)

CODE, CH. F., KELLEY, M. L., Jr., SCHLEGEL, J. F., OLSEN, A. M.: Detection of hiatal hernia during esophageal motility tests. Gastroenterology 43, 521 (1962)

COHEN, S., HARRIS, L. D.: Does hiatus hernia affect competence of the gastro-esophageal sphincter? New Engl. J. Med. 284, 1053 (1971)

CONTE, M., GODEAU, P.: Anomalies du cardia et de l'oesophage et insuffisance coronarienne. Coeur Méd. inter. 1, 387 (1962)

McCORMACK, R. J. M., WALBAUM, P. R.: Hiatus hernia and anaemia. J. roy. Coll. Surg. Edinb. 13, 150 (1968)

CORNET, A., HILLEMAND, B., FONTAINE, J.-L.: Le collapsus cardiovasculaire des hernies hiatales. Arch. Mal. Appar. dig. 50, 1081 (1961)

CROZIER, R. E., JONASSON, H.: Symptomatic esophageal hiatus hernias. Study of 105 patients. Arch. intern. Med. 113, 737 (1964)

DAGRADI, A. E., STEMPIEN, St. J.: Symptomatic esophageal hiatus sliding hernia: clinical, radiologic and endoscopic study of 100 cases. Amer. J. dig. Dis. N.S. 7, 613 (1962)

DAGRADI, A. E., KILLEEN, R. N., SCHINDLER, R.: Esophageal hiatus sliding hernia, an endoscopic study. Gastroenterology 35, 54 (1958)

DEBRAY, CH., HARDOUIN, J. P., JOUBAUD, F.: Les hémorrhagies des hernies hiatales chez l'adulte. 100 cas. Arch. Mal. Appar. dig. 48, Suppl. zu 7—8, 101 (1959)

DEMOLE, M.: Hernie hiatale et obésité. Acta gastro-ent. belg. 22, 7 (1959)

DESNEUX, J. J., ZALCMAN, R.: Diagnostic gastroscopique des hernies hiatales. Acta gastro-ent. belg. 21, 696 (1958)

DÉTRIE, PH., CACHIN, M., PERGOLA, F., PERNAUD, E., le GLANDE, G.: Les modifications du pylore au cours des hernies hiatales de l'adulte. Arch. Mal. Appar. dig. 56, 17 (1967)

DITTRICH, J. K.: Die Kardiafunktion im Verlaufe der Kindheit. Dtsch. med. Wschr. 91, 308 (1966)

DUBOST, CL., KASWIN, R., BRUMPT, E., CELERIER, M.: Volvulus, incarceration, étranglement de l'estomac dans les grosses hernies hiatales paroesophagiennes. J. Chir. (Paris) 106, 195 (1973)

EDWARDS, D. A. W., PHILLIPS, S. F., ROWLANDS, E. N.: Clinical and radiological results of repair of hiatus hernia. Brit. med. J. 1964 II, 714

ESCHER, J., LATHER, A., LANDOLT, M., KAISER, E.: Nachkontrolle von 76 operierten isolierten Hiatusgleithernien. Praxis 56, 1426 (1967)

FAUST, H.: Zur Differentialdiagnose der Dysphagie. Fortschr. Röntgenstr. 111, 848 (1969)

FORSTNER, G. G., BOGOCH, A.: Gastritis of the herniated stomach in patients with esophageal hiatus hernia. Canad. med. Ass. J. 88, 16 (1963)

FRIEDMAN, A. P.: Hiatus hernia and peptic oesophagitis following trauma. Amer. J. Gastroent. 31, 169 (1960)

GAHAGAN, T.: Hiatus hernia without esophageal reflux. Arch. Surg. 95, 595 (1967)

GAILLARD, J.: Valeur de l'oesophagoscopie dans les syndromes de reflux gastro-eosophagien. J. franç. Oto-rhino-laryng. 4, 548 (1955)

GEMSENJÄGER, E.: Hiatushernie und Karzinom der Kardia. Med. Klin. 61, 2067 (1966)

GILLISON, E. W., CAPPER, W. M., AIRTH, G. R., GIBSON, M. J., BRADFORD, I.: Hiatus hernia and heartburn. Gut 10, 609 (1969)

GRÁL, T., MERSTEN, F.: Zur Saint Trias. Z. ges. inn. Med. 16, 342 (1961)

GREBENEV, A. L., VAINSHTEIN, G. I.: Dispensary treatment of patients suffering from hiatus hernia. Klin. Med. (Moskau) 46, 31 (1968)

GREMMEL, H., GÜNTHER, D., SCHULTE-BRINKMANN, W.: Röntgendiagnostik der Zwerchfellhernien und -prolapse. Med. Welt, N.F. 17, 955 (1966)

GRIMES, O. F., ZBORALSKE, F. F.: Carcinoma in association with hiatal hernia. J. thorac. cardiovasc. Surg. 55, 30 (1968)

GÜLZOW, M., SCHMITT, W., ZASTROW, R.: Hiatushernien. In: Erkrankungen während der Schwangerschaft, von KYANK, H. und GÜLZOW, M.: Leipzig: VEB Thieme 1972. 2. Aufl.

McGUINNESS, J. B., PARK, S. D. S.: Electrocardiographic and radiological studies in hiatus hernia. Brit. Heart J. 22, 629 (1960)

Häring, R., Franke, H.: Gastrektomie und Kardiaresektion beim Magenkarzinom. Stuttgart: Thieme 1970

Hafter, E.: Die Hiatushernie, ihre Häufigkeit und klinische Bedeutung. Dtsch. med. Wschr. 82, 1709 (1957)

Hafter, E.: Der sogenannte untere Oesophagusring. Dtsch. med. Wschr. 89, 2338 (1964)

Hafter, E.: Die klinische Diagnose der Hiatushernie. Dtsch. med. Wschr. 90, 264 (1965)

Harrington, S. W.: Diagnosis and treatment of various types of diaphragmatic hernia. Amer. J. Surg. 50, 381 (1940)

Harrington, S. W.: Surgical treatment of the more common types of diaphragmatic hernia; esophageal hiatus, congenital absence and foramen of Morgagni. Report of 404 cases. Amer. J. Surg. 122, 546 (1945)

Heitmann, P.: Die Hiatusgleithernien mit einem hypertonischen gastrooesophagealen Verschlußmechanismus. Dtsch. med. Wschr. 95, 824 (1970)

Heitmann, P.: Der gastrooesophageale Verschlußmechanismus bei Hiatusgleithernien. Internist 10, 249 (1969)

Henning, H., Merkel, W., Look, D.: Laparoskopie bei Hiatushernie? Z. Gastroent. 7, 83 (1969)

Herzer, R., Helle, R.: Zur Technik der Darstellung kleiner axialer Hiatushernien. Fortschr. Röntgenstr. 111, 297 (1969)

Hiatal hernie after vagotomy. Illinois med. J. 137, 140 (1970)

Hoffmann, Th.: Primäre und sekundäre Reflux-Oesophagitis. Dtsch. med. Wschr. 82, 1726 (1957)

Holt, J. M., Mayet, F. G. H., Warner, G. T., Callender, S. T., Gunning, A. J.: Iron absorption and blood loss in patients with hiatushernia. Brit. med. J. III, 22 (1968)

Hurst, D. W.: Two cases of benign stricture of esophagus after gastrectomy for pyloric stenosis. Brit. med. J. II, 1460 (1961)

Imdahl, H.: Der terminale Oesophagus. Stuttgart: F. K. Schattauer 1963

Javier, O. M., Olsen, A. M., Dockerty, M. B.: The association of diaphragmatic hiatal hernia and gastroesophageal carcinoma. Surg. Gynec. Obstet. 124, 583 (1967).

Johnson, J. R.: Oesophageal hiatal hernia following vagotomy. Calif. Med. 103, 438 (1965)

Kahl, E., Koch, E.: Hiatushernien bei Kyphosen und Skoliosen der Brustwirbelsäule. Dtsch. med. Wschr. 90, 2156 (1965)

Kainberger, F.: (1) Die Häufigkeit der Hiatushernie beim resezierten Magen. Med. Welt, N.F. 18, 437 (1967)

Kainberger, F.: (2) Die Häufigkeit der Hiatushernie und die Häufigkeit ihrer Beschwerden. Radiol. austriaca 17, 59 (1967)

Kalk, H., Koelsch, K. A.: Über die Auslösung von Veränderungen der Herzstromkurve beim Menschen vom Hiatus oesophageus aus. Z. klin. Med. 135, 537 (1939)

Kalk, H., Wildhirt, E.: Lehrbuch und Atlas der Laparoskopie und Leberpunktion. Stuttgart: Thieme 1962

Kassem, N. Y., Groen, J. J., Fraenkel, M.: Spinal deformities and oesophageal hiatus hernia. Lancet 1965 I, 887

Kieser, G.: Untersuchungen über die tödlichen Komplikationen von Hiatushernien. Gastroenterologia (Basel) 107, 328 (1967)

Körtge, P., Frh. v. Kress, H.: Der Verdauungstrakt im Alter. Internist 11, 255 (1970)

Konrad, R. M.: Zur Morphologie und Pathogenese der „angeborenen Hiatushernie" und des Thoraxmagens mit kongenital verkürztem Oesophagus. Langenbecks Arch. Chir. 286, 620 (1958)

Konrad, R. M.: Zwerchfellmißbildungen als Ursache von Hernien im Bereich des Hiatus oesophageus. Thoraxchirurgie 5, 484 (1958)

Konrad, R. M.: Die Hiatushernie. Chirurg. 38, 394 (1967)

Konrad, R. M., Rasp, J.: Beitrag zur Frage einer kausalen Beziehung zwischen Hiatushernie und Oesophagus- oder Magenkarzinom. Zbl. Chir. 92, 433 (1967)

Koslowski, L., Overbeck, W., Wilmes, A.: Zur Klinik und Therapie der Hiatushernien. Med. Klin. 60, 634 (1965)

Kothe, W.: Kardiaresektion und Oesophagusreflux. Zbl. Chir. 86, 312 (1961)

Kramer, P.: Does a sliding hiatus hernia constitute a distinct clinical entity? Gastroenterology 57, 442 (1969)

Kuosmanen, O.: Über das Vorkommen von Hiatushernien und Kardiainsuffizienz in Verbindung mit Pleuraschwarte. Acta radiol. (Stockh.) Suppl. 153, 3 (1957)

Loeper, J., Rameix, P., Moges, J.: Contribution à l'étude de l'anémie des hernies diaphragmatiques. Bull. Soc. Méd. Hôp. Paris 114, 983 (1963)

Longin, F.: Pharmakoradiographische Untersuchungen der ösophago-gastrischen Übergangsregion zum Nachweis der kleinen Hiatushernie. Bisherige Ergebnisse der Prüfung von CG 201 Grünenthal. Fortschr. Röntgenstr. 104, 389 (1966)

Van de Loo, W., Ramm, F.: Karzinom in einer Hiatushernie des Magens. Fortschr. Röntgenstr. **114**, 711 (1971)

Lortat-Jacob, J. L., Robert, F.: Les malpositions cardio-tubérositaires. Arch. Mal. Appar. dig. **42**, 750 (1953)

Lortat-Jacob, J. L., Dromer, M., Lebas, P., Maillard, J. N., Richard, C., Fékété, F.: A propos de 221 interventions pour hernie par l'hiatus oesophagien chez l'adulte. Etude d'une statistique hospitalière intégrale. Ann. Chir. **16**, 985 (1962)

Maciver, D. A., Chapman, G. W., Letts, R. M.: Physiological repair of sliding hiatus hernia. Canad. J. Surg. **11**, 405 (1968)

Maisel, B., Cooper, W., Glenn, F.: Pneumoperitoneum in the management of esophageal hiatus hernia. A new diagnostic and therapeutic procedura. J. Amer. med. Wom. Ass. **11**, 299 (1956)

Marsch, W., Maurer, H. J.: Röntgenologische Funktionsdiagnostik der gastrooesophagealen Gleithernie. Anwendungsmöglichkeiten einer 70 mm-Kamera. Radiol. clin. (Basel) **35**, 93 (1966)

Maurer, H. J., Marsch, W., Otto, W.: Häufigkeit und Krankheitswert der oesophagogastrischen Hernie. Röntgen-Bl. **19**, 639 (1966)

Melcher, D. H.: Some anatomical considerations in sliding hiatus hernia. Brit. J. Surg. **56**, 904 (1969)

Menguy, R.: Esophageal hiatal hernia. Panel discussion. Amer. J. Surg. **113**, 91 (1967)

Mobley, J. E., Christensen, N. A.: Esophageal hiatal hernia: prevalence, diagnosis and treatment in an American City of 30.000. Gastroenterology **30**, 1 (1956)

Nardi, G. L., Cuche, J.: Hernie hiatale et acidité gastrique. Le role de l'ulcére duodénal dans l'hypersérétion. Arch. Mal. Appar. dig. **57**, 569 (1968)

Nissen, R.: Beziehungen zwischen Hiatushernie und Refluxoesophagitis. Münch. med. Wschr. **102**, 1472 (1960)

Nissen, R., Rosetti, M.: Die Behandlung von Hiatushernien und Refluxoesophagitis mit Gastropexie und Fundoplikatio. Stuttgart: Thieme 1959

Nuboer, J. F.: Hernia hiatus oesophagei. Wien. klin. Wschr. **77**, 626 (1965)

Ortega, J. A.: New criterion in the esophagoscopic diagnosis of sliding type hiatal hernia. Amer. J. Gastroent. **57**, 410 (1972)

Ottenjann, R.: Inversionsgastroskopie. Endoscopy **2**, 54 (1970)

Otto, W.: Die Hiatushernie, Röntgendiagnostik, Häufigkeit und Entstehung sowie ihre klinische Bedeutung. Bericht über 315 Fälle. Inauguraldissertation der Rheinischen Friedrich-Wilhelm-Universität, Bonn 1968

Owens, F. J.: Medical treatment of hiatus hernia. Amer. J. Gastroent. **38**, 162 (1962)

Passarelli, L., Pigafetta, P., Tomasini, M.: L'ernia diaframmatica. Chir. Pat. sper. **9**, 529 (1961)

Peiper, H. J., Siewert, J. R.: Aktuelle Aspekte in der Chirurgie der Hiatushernie. Dtsch. med. Wschr. **98**, 1131 (1973)

Polk, H. C., Jr.: Fundoplication for complicated hiatal hernia. Amer. Thorac. Surg. **7**, 202 (1969)

Posey, E. L., Jr., Stephenson, S. L., Jr., Fyke, F. E., Jr.: Sliding esophageal hiatus hernia. Manifestations, pathophysiology and management. Findings in 100 consecutive cases. Sth med. J. (Bgham, Ala.) **51**, 809 (1958)

Prévôt, R.: Röntgendiagnostik der Hiatushernie. Dtsch. med. Wschr. **90**, 346 (1965)

Prochnow, R., Wiedau, E.: Die Hiatushernien im Erwachsenen-Alter. Dtsch. Gesundh.-Wes. **25**, 1795 (1970)

Ramm, F., van de Loo, W.: Komplikationen der Hiatushernie. Med. Welt **23** (N. F.), 1582 (1972)

Rapant, V., Doubravský, J., Krč, C.: Schwierigkeiten der Röntgendiagnostik der Komplikationen bei Gleitbrüchen des Hiatus oesophagicus. Gastroenterologia (Basel) **106**, 33 (1966)

Rex, J. C., Andersen, H. A., Bartholomew, L. J., Cain, J. C.: Esophageal hiatal hernia — a 10 year study of medically treated cases. J. Amer. med. Ass. **178**, 271 (1961)

Rigler, B., Friehs, G., Schneider, G.: Spätergebnisse operierter Hiatushernien. Wien. klin. Wschr. **83**, 789 (1971)

Ritter, U.: Zur Klinik der Hiatushernie und Hiatusinsuffizienz. Gastroenterologia (Basel) **103**, 35 (1965)

Robert, P. E., Pradel, Bréchot, C., Denimal: Les associations morbides de la hernie diaphragmatique. Leur fréquence et leur signification. Arch. Mal. Appar. dig. **49**, 134 (1960)

Robert, F., Hoffmann, Th., Cojan, P. G.: Oesophagusreflux und Hiatus-Anomalie. Münch. med. Wschr. **98**, 439 (1956)

Rosetti, M.: Zur Indikation der präoperativen Oesophagoskopie bei Hiatushernien und Refluxsyndrom. Schweiz. med. Wschr. **90**, 340 (1960)

Rosetti, M.: Kardiafunktion. Dtsch. med. Wschr. 87, 1115 (1962)

Rubay, J., Jaumin, P.: Les hernies diaphragmatiques. Acta chir. belg. 67, 370 (1968)

Savary, M.: Aspect endoscopique de la portion gastrique intrathoracique dans la hernie hiatale. Pract. oto-rhino-laryng. (Basel) 28, 176 (1966)

Schlegel, J. J.: Anatomische Grundlagen der operativen Therapie der Hiatushernie. Bibl. gastroent. (Basel) 1, 129 (1960)

Schnepper, E., Menges, G.: Diagnostik, Klinik und Therapie der angeborenen und erworbenen Zwerchfellbrüche. Bruns Beitr. klin. Chir. 203, 83 (1961)

Schwartz, J.: Saint's Triad; cholelithiasis, hiatus hernia and diverticulosis of the colon in the same patient. Amer. J. Gastroent. 34, 532 (1960)

Silber, W.: Late results of the treatment of hiatal hernia. An analysis of 200 cases. Amer. J. dig. Dis. N. S. 13, 252 (1968)

Skinner, D. B., Booth, D. J.: Assessment of distal esophageal function in patients with hiatal hernia and/or gastroesophageal Reflux. Ann. Surg. 172, 627 (1970)

Som, M. L., Arnold, L. M.: Esophagoscopy in the diagnosis and treatment of esophageal diseases. Amer. J. Surg. 93, 183 (1957)

Sottile, V. M.: Diagnostic and therapeutic results of sliding diaphragmatic hernia. Amer. J. Gastroent. 46, 317 (1966)

Spath, F.: Die Hiatushernien. Med. Klin. 54, 569 (1959)

Stadelmann, O., Elster, K., Ottenjann, R.: Blinde und gezielte Oesophagusbiopsie. In: Fortschritte der Endoskopie, Bd. 1. (Ottenjann, R., Hrsg.). Stuttgart, New York: F. K. Schattauer 1969

Stadelmann, O., Elster, K., Ottenjann, R.: Esophagitis. Pathology and clinical findings. Inflammation. In: Gut, Bibl. gastroent. (Basel) 9, 2 (1970)

Steinberg, M. E.: Postgastrectomy and postanastomotic syndromes. Amer. J. Gastroent. 22, 273 (1954)

Steinhoff, F.: Zwerchfellhernie mit Magenverlagerung (Thoracic stomach). Tuberkulosearzt 9, 598 (1955)

Stilson, W. L., Sanders, I., Gardiner, G. A., Gorman, H. G., Lodge, D. F.: Hiatal hernia and gastroesophageal reflux. A clinicoradiological analysis of more than 1000 cases. Radiology 93, 1323 (1969)

Stoecker, N., Timme, K. U.: Symptomatik und Nebenbefunde bei Hiatushernien. Ärztl. Wschr. 15, 148 (1960)

Sullivan, B. H., Jr., Myers, J. E., Jr.: Gastroscopy and esophagoscopy, an analysis and discussion of 1752 procedures. Med. Ann. D. C. 28, 442 (1959)

Sweet, R. H.: Experiences with 500 cases of hiatus hernia. A statistical survey. J. thorac. cardiovasc. Surg. 44, 145 (1962)

Troján, I., Imre, J., Kulka, F.: Gastro-pulmonale Fistel als ungewöhnliche Spätkomplikation einer Hiatus-Hernie. Thoraxchirurgie, Vaskuläre Chirurgie 19, 152 (1971)

Trujillo, N. P., Boyce, H. W., Jr.: Gastroscopy: an aid to the detection of small sliding-type hiatal hernias. Sth. med. J. (Bgham, Ala.) 61, 1 (1968)

Turner, F. P.: Bilious vomiting after gastric surgery. Sliding esophageal hiatus hernia. Amer. J. dig. Dis. 14, 297 (1969)

Vansant, J. H.: Surgical significance of the lower esophageal ring. Amer. Surg. 175, 733 (1972)

Vansant, J. H., Payne, R. L., Jr., McAlpine, R. E.: Vagotomy and pyloroplasty in the management of hiatal hernia. Ann. Surg. 165, 888 (1967)

Vantrappen, G., Maes, J., Vandenbroucke, J.: La gastroscopie dans les hernies hiatals. Acta gastro-ent. belg. 23, 917 (1960)

Vasiliev, Yu. V.: Diagnosis of hiatus hernia. Klin. Med. (Moskau) 11, 69 (1971)

Ward, A. S., Wright, D. H., Leigh-Collis, J.: The assessment of oesophagitis in hiatus hernia patients. Thorax 25, 568 (1970)

Weber, J. M.: Hiatus hernia, duodenal ulcer and peptic esophagitis. Amer. J. Gastroent. 51, 35 (1969)

Wilhelm, M.: Die Röntgendiagnostik der axialen Hiatushernie. Med. Welt 18 (N. F.), 1864 (1967)

Williams, C. B., Lawrie, J. H., Forrest, A. P. M.: Acid secretion in symptomatic sliding hiatus hernia. Lancet 1967 I, 184

Windsor, C. W. O., Leigh-Collis, J.: Anaemia and hiatus hernia: experience in 450 patients. Thorax 22, 73 (1967)

Wissmer, B.: Les diverticules du tube digestif, de l'estomac à l'intestin grêle. Gastroenterologia (Basel) 89, 227 (1958)

Wolf, B. S.: Sliding hiatal hernia: The need for redefinition. Amer. J. Roentgenol. 117, 231 (1973)

Woodward, E. R., Thomas, H. F., McAlhany, J. C.: Comparison of crural repair and Nissen fundoplication in the treatment of esophageal hiatus hernia with peptic esophagitis. Amer. Surg. **173**, 782 (1971)

Zeppa, R., Polk, H. C.: Surgery for esophageal hiatus hernia. J. Fla. med. Ass. **58**, 26 (1971)

Zintel, H. A., Schuh, F. D.: The gastrointestinal manifestations of diaphragmatic hernia. Surg. Clin. N. Amer. **42**, 1181 (1962)

Sonstige Hernien, in denen Magen gefunden werden kann

Alff, O. E.: Zur Diagnose und operativen Behandlung eines echten Eingeweide-Zwerchfell-Thoraxwandbruches (Hernia abdominalis intercostalis). Chirurg **41**, 462 (1970)

Gue, S.: Spontaneous rupture of stomach. Brit. J. Surg. **57**, 155 (1970)

Meinertz, O.: Leistenhernie mit Magen als Bruchsackinhalt. Fortschr. Röntgenstr. **79**, 400 (1953)

Prati, P. L.: L'ernia epigastrica segno precoce di tumore dello stomaco. Romagna med. **8**, 323 (1956)

Magenvolvulus

Borchardt, M.: Zur Pathologie und Therapie des Magenvolvulus. Arch. klin. Chir. **74**, 243 (1904)

Buchtala, V.: Oesophagusvarizen bei sehr großer Struma und gleichzeitigem Magenvolvulus. Fortschr. Röntgenstr. **73**, 385 (1950)

Davies, P. M.: Some diagnostic difficulties in cases with cascade stomach and chronic gastric volvulus. Brit. J. Radiol. **29**, 423 (1956)

Dubost, Cl., Kaswin, R., Brumpt, E., Celerier, M.: Volvulus, incarcération, étranglement de l'estomac dans les grosses hernies hiatales paroesophagiennes. J. Chir. (Paris) **106**, 195 (1973)

Fink, D. W.: Gastric volvulus: The angiographic appearance. Amer. J. Roentgenol. **115**, 268 (1972)

Flabeau, F., Terquem, J., Maugenest, J. P.: Volvulus gastriques et hernies hiatales. Arch. Mal. Appar. dig. **56**, 497 (1967)

Forkampf, K. K.: Ein ungewöhnlicher Magen-Volvulus. Vestn. Khir. **9**, 129 (1966)

Gadrat, J., Grimoud, M., Lapeyrère, Ferret, P., Ribet, A., Van Dau, C. M.: Hernie diaphragmatique avec volvulus de l'estomac et ulcère de la petite courbure chez une tuberculeuse pulmonaire. Arch. Mal. Appar. dig. **50**, 810 (1961)

Gligore, V., Dimitrescu, J., Gheorghiev, L.: Die durch intermittierenden Magenvolvulus bedingten epigastrischen Schmerzsyndrome. Dtsch. Z. Verdau.- u. Stoffwechselkr. **24**, 255 (1964)

Hardin, C. H., Agnew, C. H.: Chronic gastric volvulus; symptoms of epigastric pain and emesis. J. Kans. med. Soc. **61**, 172 (1960)

Hegedüs, V., Hoevels, J., Jonsson, K.: Zwei Beispiele von Gasembolie im Pfortadersystem bei Magenvolvulus. Fortschr. Röntgenstr. **118**, 186 (1973)

Hillemand, P., Bernard, H. J., Villared, J.: A propos des volvulus gastriques. Semaine Hôp. Paris 2890 (1955)

Hohmann, H. G., Englert, R.: Angeborener Zwerchfellbruch und Mesenterium commune während der Schwangerschaft. Chirurg **32**, 62 (1961)

Kapandji, M.: La gastro-omphalopexie dans la cure des volvulus gastriques. J. Chir. (Paris) **102**, 307 (1971)

Kilcoyne, R. F., Babbitt, D. P., Sakaguchi, Sh.: Volvulus of the stomach, a case report. Radiology **103**, 157 (1972)

Kümmerle, F., Köhnlein, H. E.: Magenblutung bei Relaxatio diaphragmatica. Dtsch. med. Wschr. **84**, 2109 (1959)

Kutjawin, L. J.: Akuter Magenvolvulus bei einem dreijährigen Kind. Pediatrica **46**, 74 (1967)

de Lorimier, A. A., Penn, L.: Acut volvulus of the stomach emphasizing management hazards. Amer. J. Roentgenol. **77**, 627 (1957)

Otto, W.: Die Hiatushernie, Röntgendiagnostik, Häufigkeit und Entstehung sowie ihre klinische Bedeutung. Bericht über 315 Fälle. Inauguraldissertation der Rheinischen Friedrich-Wilhelm-Universität, Bonn 1968

Prochnow, R., Wiedau, E.: Die Hiatushernie im Erwachsenenalter (Eine Studie zur klinischen und röntgenologischen Diagnostik). Dtsch. Gesundh.-Wes. **25**, 1795 (1970)

Rapant, U., Doubravský, J., Krč, C.: Zum Mechanismus der Inkarzeration bei Parahiatushernien. Gastroenterologia (Basel) **106**, 105 (1966)

Rennell, C. L.: Foramen of Morgagni hernia with volvulus of the stomach. Amer. J. Roentgenol. **117**, 248 (1973)

Rosetti, M.: Der zwerchfellbedingte Magenvolvulus, Pathogenese, Diagnose und Therapie. Chir. Prax. 275 (1961)

SAITO, M., SUGIMURA, T., NAKAYA, Y., YAMANAKA, J.: Fiberscopic examination of gastric volvulus. Endoscopy 4, 9 (1972)

SPIELER, R., TESCHENDORF, W.: Herzbeschwerden und Magenvolvulus. Ärztl. Forsch. 17, 327 (1963)

STEPHENSON, R. H., HOPKINS, W. A.: Volvulus of the stomach complicating eventration of the diaphragm. Report of a case. Amer. J. Gastroent. 41, 225 (1964)

STOLZE, TH.: Zur Diagnostik abnormer Verschattungen der vorderen Herzzwerchfellräume. Radiologe 9, 69 (1969)

TANNER, N. C.: Chronic and recurrent volvulus of the stomach, with late results of "colonic displacement". Amer. J. Surg. 115, 505 (1968)

TOD, R., DANON, P., THIERREE, R. A.: Le syndrome "volvulus gastrique et absence du lobe gauche du foie". Presse méd. 78, 1099 (1970)

TOYGAR, O.: Die Formänderungen des Magens (Kaskadenmagen, Volvulus des Magens). Schweiz. med. Wschr. 78, 767 (1948)

VOGT, A.: Die Magenform bei der Relaxatio diaphragmatis (Differentialdiagnose der Relaxatio diaphragmatis). Fortschr. Röntgenstr. 73, 589 (1950)

III. Magendivertikel

ALNOR, P. C., GABLER, H.: Die Divertikel des Magens und Dünndarms. Chirurg 41, 246 (1970)

BABIĆ, R., REREVSKI, M., MARKOVIĆ, D., KELER, A.: Diverticula of the stomach. Srpski Arkh. toélok. Lek. 96, 791 (1969)

BARROW, D. W.: True diverticula of the stomach. Amer. J. digest. Dis. N. S. 1, 437 (1956)

BETANCOURT, M., FARINAS, L. M., BOLIVAR, J., KAUFMANN, AL. A.: Diverticulo prepilorico de la curvatura mayor del estomago. Reporte de un caso. Bol. Liga Canc. 30, 82 (1955)

BORIES-AZEAU, A., MIMRAM, R., MARCHAND, J.: Diverticule géant de l'estomac. Arch. Mal. Appar. dig. 47, 322 (1958)

BRAUN, H.: Ein weiterer Beitrag zum Krankheitsbild der Magendivertikel. Med. Klin. 41, 1948 (1956)

BRAUN, H.: Beitrag zur Klinik und Röntgenologie der Magendivertikel. Med. Klin. 49, 2023 (1954)

COSMAN, B., KELLUM, J., KINGSBURY, H.: Gastric diverticula and massive gastrointestinal hemorrhage. Amer. J. Surg. 94, 144 (1957)

DANNMEIER, H.: Das kardianahe Magendivertikel. Med. Klin. 61, 1749 (1966)

FLACHS, K., STELMAN, H. H., MATSUMOTO, P. J. H.: Partial gastric diverticula. Amer. J. Roentgenol. 94, 339 (1965)

FRIED, L.: Beitrag zum sogenannten Spitzendivertikel des Magenfundus. Radiol. clin. (Basel) 28, 155 (1959)

GREMMEL, H., BUNGART, H.: Das Magendivertikel. Zbl. Chir. 84, 389 (1959)

GREPL, J.: Zur Frage der Differentialdiagnose der diverticulösen Ausbuchtungen der großen Kurvatur. Fortschr. Röntgenstr. 87, 412 (1957)

GÜLDEN, W. F.: Atypische Lokalisation eines Magendivertikels. Med. Klin. 57, 1774 (1962)

GUZZON, A., USLENGHI, C.: Due casi di diverticolo gastrico a localizzazione rara sulla piccola curvatura antrale. Quad. Radiol. 32, 239 (1967)

HILLEMAND, P., PATEL, P., LATASTE, J.: A propos des diverticules gastriques. Presse méd. 1008 (1955)

HUGHES, W., PIERCE, W. S.: Surgical implications of gastric diverticula. Surg. Gynec. Obstet. 131, 99 (1970)

HURLEY, J.: Diverticulum of the stomach. Irish med. Ass. 36, 106 (1955)

INGBER, E.: Magen- und Duodenaldivertikel. Radiol. clin. (Basel) 25, 207 (1956)

KNOCH, H. G.: Über Magendivertikel. Zbl. Chir. 92, 2129 (1967)

LAUCHE, A.: Die Heterotopie des ortsgehörigen Epithels im Bereich des Verdauungskanals. Virchows Arch. path. Anat. 252, 39 (1924)

LASSRICH, M. A., BRUNS, H. A.: Anomalien des Magens, des Duodenums, des Dünn- und Dickdarmes beim Kinde. Radiologe 7, 12 (1967)

LUSCHNITZ, E.: Klinische und röntgenologische Beobachtungen bei Magendivertikeln. Dtsch. Z. Verdau.- u. Stoffwechselkr. 24, 73 (1964)

MARINI, D.: Stomach diverticula and their inflammatory complications. Nunt. radiol. (Roma) 23, 1169 (1967)

MASTRANDEA, G., MAZETTI DI PIETRALATA, M.: La diverticolosi gastrica (Contributo clinico di quattro casi). Rass. ital. Gastroent. 5, 67 (1959)

MASY, S., EMPAIN, R.: A propos du divérticule juxta-cardiaque de l'estomac. J. belg. Radiol. 39, 382 (1956)

MONTAGUE, F. E., THOROUGHMAN, J. C.: True diverticulum of the prepyloric area of the stomach. Amer. J. Surg. 94, 669 (1957)

Müller, H.: Die Divertikel des Magens. Münch. med. Wschr. **95**, 530 (1953)

Palmer, E.: Collective review — gastric diverticula. Surg. Gynec. Obstet. **92**, 417 (1951)

Palmer, E. D.: Gastric diverticula with special reference to subjective manifestations. Gastroenterology **35**, 406 (1956)

Pelner, L., Puderbach, W.: Perforated diverticulum of the stomach. Amer. J. Gastroenterol. **24**, 637 (1955)

Pudwitz, K. R.: Magendivertikel seltener Lokalisation. Fortschr. Röntgenstr. **95**, 714 (1961)

Putze, R.: Beitrag zur Klinik und Röntgenologie der Magendivertikel. Radiol. diagn. (Berl.) 599 (1963)

Richter, H., Wilhelm, M.: Ursachen von Divertikel- und Pseudodivertikelbildungen am Magen und abführender Jejunalschlinge nach operativen Eingriffen am Magen. Chirurg **39**, 458 (1968)

Riemann, H.: Anomalien des Magens. Radiologe **7**, 27 (1967)

Schusterow, B. G.: Über die Klassifikation der Magendivertikel. Sovetsk. Med. **30**, 42 (1967)

Scott, P. R.: The surgical significance of gastric diverticula. Med. J. Austr. **1**, 309 (1968)

Stoichita, S., Marinescu, E., Jonescu, D., Schiau, S.: Magendivertikel. Dtsch. Z. Verdau.-u. Stoffwechselkr. **32**, 161 (1972)

Teske, H. J.: Das Magendivertikel. Klinik und Technik der röntgenologischen Darstellung. Münch. med. Wschr. **107**, 1525 (1965)

Tutum, S., Rehn, J.: Das Magendivertikel, seine Diagnostik und Therapie. Med. Welt **24** (N. F.) 929 (1973)

Winkelbaur, A.: Die Divertikel des Verdauungstraktes. II. Die Divertikel des Magens und des Dünndarms. Med. Klin. **52**, 1054 (1957)

Winter, H.: Die Divertikel des Magens. Klin. Wschr. **29**, 698 (1951)

Wissmer, B.: Les diverticules du tube digestif, de l'estomac à l'intestin grêle. Gastroenterologia (Basel) **89**, 227 (1958)

Zintl, L.: Pseudodivertikel am Magen durch großes penetrierendes Pankreaskarzinom. Med. Welt **18** (N. F.), 1632 (1957)

IV. Verengungen im Pylorus-Antrumkanal

Pylorusstenose und präpylorisches Septum

Albot, G., Magnier, F.: Diaphragme muqueux antro-pylorique. Arch. Mal. Appar. dig. **44**, 1162 (1955)

Balint, J. A., Slater, J. D. H.: Deformity of the pyloric antrum. A study in practical Gastroenterology. Gastroenterologia (Basel) **82**, 330 (1954)

Balint, J. A., Spence, M. P.: Pyloric stenosis. Brit. med. J. **1959** I, 890

Basabe, H., Blanda, H. R.: Sindromo pilórico por ingestión suicida de ácidó muriatico. Sem. méd. esp. **3275**, 546 (1956)

Bertrand, J., Vincent, J.: Etude de l'ulcére du canal pylorique. A propos de 74 observations. Arch. Mal. Appar. dig. **56**, 163 (1967)

Bläckberg, B.: Recurrent intussusception due to gastro-intestinal polyposis in the Peutz-Jeghers syndrome. Acta chir. scand. **119**, 45 (1960)

Blackwood, W. D.: Pylorus identification. Gastroenterology **57**, 163 (1969)

Boerema, J.: Achalasia of the pylorus following gastropexy. Ned. T. Geneesk **108**, 1522 (1964)

Brömster, D.: Gastric emptying rate in gastric and duodenal ulceration. Scand. J. Gastroent. **4**, 193 (1969)

Buchtala, V.: Die Schleimhautdiagnostik der Magenausgangsstenosen durch Sondenuntersuchung. Fortschr. Röntgenstr. **87**, 326 (1957)

Chamberlain, D., Addison, N. V.: Adult pyloric obstruction due to a mucosal diaphragm. Report on two cases. Brit. med. J. **1959** II, 1381

Clark, R. G., Norman, J. N.: Metabolic alkalosis in pyloric stenosis. Lancet **1964** I, 1244

Cremin, B. J.: Congenital pyloric antral membranes in infancy. Radiology **92**, 509 (1969)

Detrie, Ph., Cachien, M., Pergola, F., Parnaud, E., le Gland, G.: Les modifications du pylore au cours des hernies hiatales de l'adulte. Arch. Mal. Appar. dig. **56**, 17 (1967)

Dragstedt, L. R., Woodward, E. R.: Gastric stasis, a cause of gastric ulcer. Scand. J. Gastroent. Suppl. **6**, 243 (1970)

Edwards, D.: Some radiological aspects of pyloric disease. Proc. roy. Soc. Med. **54**, 933 (1961)

Fehérvári, Sz., Kiss, K.: Magenverengung als seltene Komplikation der Laugenvergiftung. Fortschr. Röntgenstr. **113**, 115 (1970)

Feliu, J. M. B.: Obstrucción pilórica intermittente por prolapso de mucosa gástrica a duodeno. Med. clin. (Barcelona) **26**, 160 (1956)

Felson, B., Berkmen, Y. M., Hoyumpa, A. M.: Magen-Schleimhaut-Diaphragma. Radiology **92**, 513 (1969)

Frederick, W. C.: Pyloric obstruction secondary to acute cholecystitis and pericholecystitis. Amer. J. Gastroent. **51**, 293 (1969)

Friedman, J. H., Mehler, G., Ginzburg, L.: Pyloro-duodenal obstruction due to carcinoma of the gallbladder. Amer. J. Gastroent. **52**, 224 (1969)

Gardner, N. H. N.: Cholezystogastric fistulae. Brit. med. J. **3**, 723 (1968)

Gerber, G.: Über Spätnarbenverhältnisse im bulbus duodeni nach Pyloromyotomie. Zbl. Chir. **86**, 2187 (1961)

Griffith, G. H., Owen, G. M., Campbell, H., Shields, R.: Gastric emptying in health and in gastroduodenal disease. Gastroenterology **54**, 1 (1968)

Goldstein, H., Jamin, M., Schapiro, M., Boyle, J. D.: Gastric retention associated with gastroduodenal disease. A study of 217 cases. Amer. J. dig. Dis. **11**, 887 (1966)

Howe, C. T., Spence, M. P.: Pyloric stenosis in adults. Postgrad. med. J. **36**, 743 (1960)

Hutzschenreuter, P.: Experimentelle und klinische Studien zur Problematik der Nephrosen bei Pylorusstenose. Bruns Beitr. klin. Chir. **202**, 62 (1961)

Jalundhwala, J. A., Shah, R. C.: Corrosive stricture of the stomach. Amer. J. Surg. **114**, 461 (1967)

Jefferiss, Ch. D.: Spontaneous rupture of the stomach in an adult. Brit. J. Surg. **59**, 79 (1972)

Johnson, H. D.: The Pylorus: Its function and some surgical considerations. Proc. roy. Soc. Med. **54**, 938 (1961)

Judd, D. R., Simmons, R. D., Kelley, W., Newton, W. T.: Gastric outlet obstruction due to peptic ulcer. Arch. Surg. **100**, 90 (1970)

Juvara, J., Munteanu, R., Jvanovici, F.: Die Bedeutung der Wiederherstellung des Wasser- und Elektrolytgleichgewichts für die pathologische Histologie und Klinik der Pylorusstenose. Zbl. Chir. **83**, 1520 (1958)

Kahl, H.: Die Magentetanie durch Pylorusstenose als Ausdruck einer schweren Störung im Mineralstoffwechsel. Dtsch. Z. Verdau.- u. Stoffwechselkr. **15**, 210 (1955)

Karon, A. B.: The delayed gastric syndrome with pyloric stenosis and achlorhydria following the ingestion of acid, a definite clinical entity. Amer. J. dig. Dis. (N. S.) **7**, 1041 (1962)

Kenny, P. J.: The adult pyloric diaphragm. Austr. N. Z. J. Surg. **32**, 270 (1963)

Kothe, W.: Ätiologie und Therapie der Stenosen des Magenausgangs und des oberen Dünndarms. Vortrag IV. Gastroenterologen-Kongreß der DDR. 16. 9. 1971 Leipzig

Kramer, P.: The adverse effects of belladonna alkaloids in benigne pyloric obstruction. An experimental study. New Engl. J. Med. **251**, 600 (1954)

Kühlmayer, R.: Die Störungen des Mineralstoff- und Säure-Basen-Haushaltes bei Magenausgangsstenosen in Abhängigkeit von den Aziditätsverhältnissen des Magensaftes. Klin. Med. (Wien) **16**, 383 (1961)

Lees, F.: Clinical diagnosis of pyloric obstruction. The soda-water test. Brit. med. J. **4974**, 1016 (1956)

Levere, R. D., Lichtman, H. C.: Megaloblastic anemia coexistent with benign pyloric stenosis. Arch. intern. Med. **111**, 631 (1963)

Marquier, A., Bourret, P.: Sur un cas de sténose du pylore. Arch. Mal. Appar. dig. **52**, 1190 (1963)

Mauerhofer, R. F.: Pylorusstenose bei Säureverätzungen des Oesophagus. Praxis **59**, 1427 (1970)

Melamed, A., Haukohl, R. S., Callan, R. E.: Pyloric antral mucosal diaphragm with transpyloric mucosal prolapse. Radiology **74**, 452 (1960)

Messmer, B., Akovbiantz, A., Meyer, H. J., Pfenninger, E.: Zur Diagnose und Therapie der Riesenfaltengastropathie. Dtsch. med. Wschr. **93**, 2054 (1968)

Montague, F. E., Thoroughman, J. C.: True diverticulum of the prepyloric area of the stomach. Amer. J. Surg. **94**, 669 (1957)

Moody, F. G., Cornell, G. N., Beal, J. M.: Pyloric obstruction complicating peptic ulcer. Arch. Surg. **84**, 462 (1962)

Moreno Torres, E.: Stenosis caused by hypertrophy of the pylorus with gastric volvulus. Bol. Soc. valenc. Pediat. **10**, 231 (1968)

Nelson, R. S., Siegelman, M. H.: Endoscopy in the management of pyloric obstruction. Amer. J. Gastroent. **43**, 429 (1965)

Pastremoli, A.: Sui segni radiologici indiretti per la diagnosi delle stenosi serrate del piloro con grave gastrectasia: importanza delle alterazioni della morfologia complessiva dello stomaco. Radiol. med. (Torino) **54**, 1043 (1968)

Petzel, H.: Engen am Magenausgang aus röntgenologischer Sicht. Med. Welt **20** (N. F.) 2592 (1969)

Piatt, A. D., Erhard, G. A.: Lesions with chronic symptoms producing pyloric obstruction and gastric decompensation. Radiology **65**, 503 (1955)

Popesco-Urluieni, M., Bacalou, L., Mayer, S.: Syndrome du diaphragm muqueux antro-pylorique. Arch. Mal. Appar. dig. **51**, 1535 (1962)

Pulsifer, L., Jedd, F. L., van Zandt, T. F.: Pyloric obstruction by an mucosal diaphragm. Amer. J. Gastroent. **43**, 30 (1965)

Le Quesne, L. P.: Pyloric stenosis in the adult. J. roy. Coll. Surg. Edinb. **13**, 59 (1968)

Redding, M. E., Anagnostopoulos, C. E., Wright, H. K.: Cholecystopyloric fistula with gastric outlet obstruction. A rare form of Gallstone ileus and its management. Ann. Surg. **176**, 210 (1972)

Révai, St., Balassa, A., Markovits, G.: Large polyp of the stomach causing anemia and intermittent pyloric obstruction. Amer. J. Med. **41**, 849 (1966)

Riggs, W., Long, L.: The value of the plain film roentgenogram in pyloric stenosis. Amer. J. Roentgenol. **112**, 77 (1971)

Riederer, J.: Zum Bild der Pyloruststenose infolge eines in den Magen penetrierenden Solitärsteines der Gallenblase. Zbl. Chir. **81**, 797 (1956)

Rhind, J. A.: Mucosal stenosis of the pylorus. Brit. J. Surg. **46**, 534 (1959)

Rissel, E.: Zur Klinik der akuten intermittierenden Pylorusstenose. Z. Gastroent. **3**, 308 (1965)

Rowling, J. T.: The prepyloric septum: a rare anomaly. Brit. J. Surg. **47**, 162 (1959)

Sánchez-Agesta, A., Espinar Lafuente, M.: Tetania con hipopotasemia en la estenosis pilorica. Rev. Clin. esp. **60**, 296 (1956)

Slim, M. S., Bitar, J. G., Idriss, H.: Hypertrophy of the pyloric mucosa. A rare case of congenital pyloric obstruction. Amer. J. Dis. Child. **107**, 636 (1964)

Steigmann, F., Hyman, S.: Narrowing of pylorus — benign or malignant? Amer. J. Gastroent. **29**, 139 (1958)

Szeleczky, G.: Über die schwer zu diagnostizierenden Schleimhaut-Erosionen in der Pyloruslinie. Langenbecks Arch. klin. Chir. **317**, 1 (1967)

Teschendorf, W.: Zur Differentialdiagnose der Pylorusgastritis und des Pyloruskarzinoms. Fortschr. Röntgenstr. **90**, 332 (1959)

Thomsen, M.: Pyloric stenosis in internal biliary fistula. Acta chir. scand. **125**, 228 (1963)

de Usobiaga, M.: Pancréatite chronique: Syndrome de pseudostenose avec diarrhée. Arch. Mal. Appar. dig. **48**, 1713 (1959)

Végh, L.: Symptomatische Pylorusstenose durch ein primäres Dünndarmcarcinom. Magy. Radiol. **7**, 44 (1955)

Wendenburg, H.-H., Wehling, H.: Probleme in der Differentialdiagnostik bei Magenausgangsstenosen. Fortschr. Röntgenstr. Beih. **1968**, 33

Kongenitale hypertrophische Pylorusstenose und Pylorushypertrophie des Erwachsenen

Allgöwer, M.: Zur pathophysiologischen Bedeutung der Antrum-Pylorus-Dysfunktion. Helv. chir. Acta **32**, 153 (1965)

Bateson, E. M., Talerman, A., Walrond, E.-R.: Radiological and pathological observations in a series of seventeen cases of hypertrophic pyloric stenosis of adults. Brit. J. Radiol. **42**, 1 (1969)

Belding, H. H., Kernohan, J. W.: A morphological study of the myenteric plexus and musculature of the pylorus with special reference to the changes in hypertrophic pyloric stenosis. Surg. Gynec. Obstet. **97**, 322 (1953)

Berglund, G., Rabo, E.: A long-term follow-up investigation of patients with hypertrophic pyloric stenosis — with special reference to heredity and morbidity. Acta paediat. Scand. **62**, 130 (1973)

Bilodeau, R. G.: Inheritance of hypertrophic pyloric stenosis. Amer. J. Roentgenol. **113**, 241 (1971)

Bose, E., Schmitt-Köppler, A.: Die Hypertrophie der distalen Antrum- und Pylorusmuskulatur im Röntgenbild. Radiologe **12**, 145 (1972)

Bürkle, G., Frommhold, W.: Tumorsimulierende Magenerkrankungen und ihre Differentialdiagnose. II. Mitteilung: zur Differentialdiagnose der Pylorusstenosen. Fortschr. Röntgenstr. **116**, 617 (1972)

Ceschka, W.: Hypertrophische Pylorusstenose beim Erwachsenen. Klin. Med. (Wien) **17**, 302 (1962)

Christiansen, Kj. H., Mawr, B. A., Grantham, A.: Idiopathic hypertrophic pyloric stenosis in the adult. A review of the literature and report of two cases. Arch. Surg. **85**, 207 (1962)

Day, L. R.: Medical management of pyloric stenosis. J. Amer. med. Ass. **207**, 949 (1969)

Deloyers, L., Bremer, A.: L'hypertrophie pylorique de l'adulte. Acta chir. belg. **62**, 139 (1963)

Desmond, A. M., Swynnerton, B. F.: Adult hypertrophy of the pylorus. Brit. med. J. **5025**, 968 (1957)

Dodge, J. A.: Production of duodenal ulcers and hypertrophic pyloric stenosis by administration of pentagastrin to pregnant and newborn dogs. Nature (Lond.) **225**, 284 (1970)

EHNERT, A.: Röntgenologische Nachuntersuchungen nach spastisch-hypertrophischer Pylorusstenose. Fortschr. Röntgenstr. 89, 33 (1958)

FENWICK, T.: Familial hypertrophic pyloric stenosis. Brit. med. J. 1953 II, 12

FLURY, A.: Die Pylorushypertrophie des Erwachsenen. Schweiz. med. Wschr. 93, 1008 (1963)

FRIESEN, ST. R., PEARSE, A. G. E.: Pathogenesis of congenital pyloric stenosis. Histochemical analyses of pyloric ganglion cells. Surgery 53, 604 (1963)

GELEY, L., GRIEBLER, TH.: Dekompensierte hypertrophische Pylorusstenose und Probleme der Elektrolyttherapie. Wiener Med. Wschr. 123, 451 (1973)

GERBER, G.: Über Spätnarbenverhältnisse im bulbus duodeni nach Pyloromyotomie. Zbl. Chir. 86, 2187 (1961)

GUICHARD, A., KLEPPING, CL., CABANNE, F., GAUDET, M.: Myomatose et fibromyomatose antro-pylorique de l'estomac. A l'occasion de 14 nouveaux cas. Arch. Mal. Appar. dig. 56, 655 (1967)

HAKHAMIMI, H., COGBILL, CH. L.: Primary adult hypertrophic pyloric stenosis. Case report and review of literature. Amer. Surg. 34, 446 (1968)

HEIDENBLUT, A.: Herdförmige gutartige Pylorushypertrophie der Erwachsenen. Fortschr. Röntgenstr. 94, 175 (1961)

HEINISCH, H. M.: Die sogenannte Pylorushypertrophie im Tierversuch. Klin. Wschr. 45, 1251 (1967)

HESS, W., RÜTTNER, J. R., STETTBACHER, H. R.: Primäre Pylorushypertrophie der Erwachsenen. Schweiz. med. Wschr. 93, 791 (1963)

JACQUEMENT, P., MESTRALLET, G., JOUVRINROUX, P., MAILLET, P.: Valeur diagnostique des signes radiologiques dans les stenoses hypertrophiques du pylore de l'adulte. J. Radiol. Electrol. 47, 489 (1966)

KEET, A. D., Jr.: Focal hypertrophy of the pyloric musculature in adults. Arch. Path. 61, 20 (1956)

KEET, A. D., HEYDENRYCH, J. J.: Hiatushernia, pyloric muscle hypertrophy and contracted pyloric segment in adults. Amer. J. Roentgenol. 113, 217 (1971)

KEYNES, W. M.: Simple and complicated hypertrophic pyloric stenosis in the adult. Gut 6, 240 (1965)

KNIGHT, C. D.: Hypertrophic pyloric stenosis in the adult. Ann. Surg. 153, 889 (1961)

KONJETZNY, G. E.: Die Pylorushypertrophie des Erwachsenen als selbständiges Krankheitsbild. Med. Welt 6, 728 (1932)

KREEL, L., ELLIS, H.: Pyloric stenosis in adults: a clinical and radiological study of 100 consecutive patients. Gut 6, 253 (1965)

LEVIN, J. R.: Die röntgenologischen Arten der Pylorusstenose bei neugeborenen Kindern. Vop. Okhrany Materin. Dets. 13, 20 (1968)

DE LOBO, E. H.: Congenital pyloric stenosis: its clinical variations. Practitioner 201, 354 (1968)

DE LORIMIER, A. A., NIEDA, I.: Hypertrophic antral and pyloric musculature in the adult. Amer. J. Gastroent. 25, 486 (1956)

LUMSDEN, K., TRUELOVE, S. C.: Primary hypertrophic pyloric stenosis in the adult. Brit. J. Radiol. 31, 261 (1958)

LYNCH, M. J. G., HUTCHINSON, W. E., SPRAGUE, J. D.: Pyloric obstruction due to muscular hypertrophy and massive eosinophil infiltration. Gastroenterology 31, 571 (1956)

MANN, R. J.: Adult hypertrophic pyloric stenosis described by G. B. MORGAGNI. Proc. Mayo Clin. 46, 692 (1971)

MELTZER, S. S., PRICE, R. R., MAURER, R. M.: Adult hypertrophic pyloric stenosis. Presentation of a case including cinégastroscopic findings. Amer. J. Gastroent. 50, 382 (1968)

DE MIGUEL-DEL-CAMPO, J.: Hipertrofia esencial del piloro en el adulto. Med. clin. (Barcelona) 24, 447 (1955)

MOLONEY, G. E.: Pyloric hypertrophy with eosinophil infiltration. Lancet 1949 I, 412

MOTHES, W., KLUGE, I.: Die hypertrophische Pylorusstenose des Säuglingsalters. Zbl. Chir. 93, 1671 (1968)

NIELSEN, O. ST., ROELSGAARD, M.: Radiographic follow-up in hypertrophic pyloric stenosis after medical and surgical treatment. Acta paediat. (Uppsala) 49, 4 (1960)

OHNACKER, H. K.: Über scheinbare Pylorushypertrophie bei Pylorusstenosen. Frankfurt. Z. Path. 69, 302 (1958)

PATTERSON, H. C.: Congenital hypertrophied pyloric stenosis. Surg. Gynec. Obstet. 128, 828 (1969)

PRÉVÔT, R.: Gutartige Pylorushypertrophie des Erwachsenen. In: Röntgendiagnostik. Ergebnisse 1952—1956 (SCHINTZ, H. R., GLAUNER, R., UEHLINGER, E., Hrsg.). Stuttgart: Thieme 1957

PSATHAKIS, N.: Die Pylorushypertrophie der Erwachsenen. Chirurg 33, 450 (1962)

RAFFENSBERGER, E. C.: Time required for the development of pyloric muscle hypertrophy in an adult. Gastroenterology 28, 458 (1955)

Raia, A., Curti, P., de Almeida, A. C., Fry, W.: Pathogenesis of hypertrophic stenosis of the pylorus in the newborn and adult. Surg. Gynec. Obstet. **102**, 322 (1956)

Schäfer, K. H.: Ist der Pylorospasmus des Säuglings eine angeborene Erkrankung? Dtsch. med. Wschr. **82**, 823 (1957)

Schmitt-Köppler, A., Brünner, H., Ehlert, C. P.: Die Hypertrophie der distalen Antrum- und Pylorusmuskulatur des Erwachsenen. Langenbecks Arch. Chir. **326**, 355 (1970)

Schneiter, R., Naef, A. P.: Les sténoses pyloriques non néoplasiques de l'adulte. A propos de 3 cas. Gastroenterologia (Basel) **98**, 360 (1962)

Seaman, W. B.: Hypertrophy of the pyloric muscle in adults. An Analysis of 27 cases. Radiology **80**, 753 (1963)

Seidl, P.: Eosinophile Infiltration und Hypertrophie des Magenausgangs. Langenbecks Arch. Chir. **326**, 271 (1970)

Sherman, R. S., Yen, Y. M., Bowden, L., Selby, H. M.: The roentgendiagnosis and management of prepyloric narrowings. Amer. J. Roentgenol. **81**, 582 (1959)

Siang Go, T., Morse, W. H.: Hypertrophic pyloric stenosis in adult. Amer. J. Gastroenterol. **60**, 400 (1973)

Skoryna, St. C., Dolan, H. S., Gley, A.: Development of primary pyloric hypertrophy in adults in relation to the structure and function of the pyloric canal. Surg. Gynec. Obstet. **108**, 83 (1959)

Southwick, H. W., Slaugther, D. P., Bollinger, J. A.: Idiopathic hypertrophic pyloric stenosis in a elderly adult. Illinois med. J. **107**, 139 (1955)

Staffort, E. S.: Hypertrophic pyloric stenosis in adults. Amer. Surg. **26**, 193 (1960)

Stalport, J., Govaerts, J. P., van Geertruyden, J.: L'hypertrophie du muscle pylorique chez l'adulte. Acta chir. belg. **62**, 123 (1963)

Wallensteen, S.: Pyloric hypertrophy in adults. Acta chir. scand. **104**, 285 (1952)

Wellmann, K. F., Kagan, A., Fang, H.: Hypertrophic pyloric stenosis in adults. Gastroenterology **46**, 601 (1964)

Woo-Ming, M.: Familial relationship between adult and infantile hypertrophic pyloric stenosis. Brit. med. J. **1961 I**, 476

Zavala, C., Bolio, A., Montalvo, R., Lisker, R.: Hypertrophic pyloric stenosis: Adult and congenital types occurring in the same family. J. med. Genet. **6**, 126 (1969)

Zimmermann, H.: Neuropathologische Untersuchungen am Säuglingsmagen bei hypertrophischer Pylorusstenose. Med. Klin. **53**, 1811 (1958)

V. Intussuszeptionen bzw. Invaginationen des Magens
(einschl. Schleimhautprolapse)

Aldridge, N. H.: Transmigration of the lower esophageal mucosa. Radiology **6**, 962 (1962)

Alnor, P. C., Kricke, E. W., Werner, H. J.: Der Magenschleimhautprolaps. München, Berlin: Urban u. Schwarzenberg 1962

Appleby, L. H.: Prolapsing gastric mucosa. J. int. Coll. Surg. **10**, 135 (1947)

Bläckberg, B.: Recurrent intussusception due to gastrointestinal polyposis in the Peutz-Jeghers syndrome. Acta chir. scand. **119**, 45 (1960)

Blain, A., Hamburger, S. W.: Refractory symptomatic prolapsed gastric mucosa relieved by gastrectomy. Ann. Surg. **141**, 77 (1955)

Bonnin, A., Laurent, Y., Chevrot, A., Pallardy, G., Ledoux-Lebard, G.: Le prolapsus de tumeurs gastriques dans le duodénum avec invagination gastro-duodénale. J. Radiol. Electrol. **53**, 343 (1972)

Dines, D. E., Bartholomew, L. G., Cain, J. C., Davis, G. D.: The significance of prolapse of the gastric mucosa. Gastroenterology **35**, 166 (1958)

Dolan, K. D., Hoekman, R. E.: Jejunogastric intussusception ten years after gastric surgery. J. Amer. med. Ass. **205**, 128 (1968)

Dostal, J.: Le prolapsus de la muqueuse gastrique à travers le pylore dans le duodénum. Vnitřni Lék. **2**, 110 (1956)

Enderlen, E.: Invagination der vorderen Magenwand in den Oesophagus. Dtsch. Z. Chir. **69**, 60 (1903)

Fagan, Ch. J., Palmer, E. D.: Gastroesophageal retrograde mucosal prolapse. A cause of upper gastrointestinal hemorrhage. Amer. J. Roentgenol. **90**, 774 (1963)

Feldman, M.: Further studies on prolapse of the gastric mucosa into duodenum. Amer. J. Gastroent. **22**, 444 (1954)

Frik, W.: Der transpylorische Magenschleimhautprolaps. Keine Fehldiagnose, sondern ein röntgenologisches Symptom. Fortschr. Röntgenstr. **83**, 525 (1955)

Gerlants, A. J., Zelenova, N. V.: Peptic ulcer in children and etiology of a prolapse of the gastric mucosa folds into the bulb. Pädiatrija (Moskau) **4**, 17 (1972)

Gimes, B.: Pharmakoradiologischer Beitrag zur Frage des sogenannten Magenschleimhautprolapses. Fortschr. Röntgenstr. **84**, 288 (1956)

HÄRING, R.: Magenschleimhautprolaps in den Oesophagus als seltene Ursache einer Dysphagie. Chirurg. **32**, 115 (1961)

HAFTER, E.: Transpylorischer Prolaps der Magenschleimhaut. Dtsch. med. Wschr. **94**, 128 (1969)

HOVELIUS, L.: Jejunogastric intussusception after gastric resection. Acta chir. scand. **137**, 491 (1971)

KALK, H.: Seltene Magenkrankheiten. In: Handbuch der Inneren Medizin, 3. Aufl. Berlin-Göttingen-Heidelberg: Springer 1938

KEMPF, F., MONATH, C., BERTHIER, G., HILD, H.: Radiologische Symptomatik von Magentumoren mit Invagination in das Duodenum (zwei eigene Beobachtungen). J. Radiol. Electrol. **49**, 132 (1968)

KLAUBER, J. L.: Medical management of benign prolapse of the gastric mucosa into the duodenum. Amer. J. Gastroent. **26**, 568 (1956)

KLINEFELTER, E. W.: Invagination of the esophagus in hiatus hernia. Radiology **67**, 562 (1956)

KRÖNKE, E.: Die retrograde Invagination des Jejunums nach Magenoperation. Zbl. Chir. **83**, 58 (1958)

KÜMMERLE, F., SCHMITT-KÖPPLER, A.: Magenpolypen. Dtsch. med. Wschr. **96**, 1485 (1971)

KUNTZEN, H.: Ursachen und Behandlung von Störungen nach Magenresektion wegen Ulkus. Med. Klin. **53**, 1441 (1958)

LICHSTEIN, J.: The different diagnosis of benign prolapse of gastric mucosa. Ann. intern. Med· **42**, 44 (1955)

LÖFGREN, L., SEPPÄLÄ, A., VUOLIO, L.: Retrograde intussusception of the jejunum following gastric resection. Acta chir. scand. **126**, 627 (1963)

LUTZ, P.: Zur röntgenologischen Differentialdiagnostik des Cardianeoplasma. Kasuistischer Beitrag zur Oesophago-gastrischen Invagination. Med. Klin. **55**, 2373 (1960)

MEGAY, L.: Bemerkungen zum Problem des Magenschleimhautprolapses. Fortschr. Röntgenstr. **83**, 761 (1955)

MELAMED, A.: Radiological aspects of gastric lesions prolapsing into the duodenal bulb. Amer. J. Gastroent. **26**, 399 (1956)

MELAMED, A., HAUKOHL, R. S., CALLAN, R. E.: Pyloric antral mucosal diaphragm with transpyloric mucosal prolapse. Radiology **74**, 452 (1960)

MILLER, G.: Der gastro-ösophageale Prolaps — ein vergessenes Krankheitsbild. Schweiz. med. Wschr. **101**, 1207 (1971)

MILLER, G.: Zehnjährige endoskopische Erfahrung in der gastroenterologischen Praxis. In: LINDNER, H. (Hrsg.): Grundlagen der gastrointestinalen Endoskopie. München: Karl Demeter Verlag 1972

MILLER, G., SAVARY, M., GLOOR, F.: Der gastrooesophageale Prolaps als Ursache traumatischer Schleimhautveränderungen im Magenfundus und Oesophagus. Dtsch. Med. Wschr. **99**, 553 (1974)

NOVAK, D.: Die gastro-oesophageale Invagination. Fortschr. Röntgenstr. **118**, 597 (1973)

PATTERSON, R. H., WEINTRAUB, S.: Prolapse of the gastric mucosa. S. Clin. North Amer. **34**, 495 (1954)

PRÉVÔT, R.: Der Magenschleimhautprolaps. In: Röntgendiagnostik. Ergebnisse 1952—1956 (SCHINZ, H. R., GLAUNER, R., UEHLINGER, E., Hrsg.). Stuttgart: Thieme 1957

REYMOND, R. D.: The mechanism of intussusception: a theoretical analysis of the phenomenon. Brit. J. Radiol. **45**, 1 (1972)

RUDNICK, J. P., FERRUCCI, J. T., Jr., EATON, S. B., DREYFUSS, J. R.: Esophageal pseudotumor: Retrograde prolapse of gastric mucosa into the esophagus. Amer. J. Roentgenol. **115**, 253 (1972)

SCHMIEDEN, V., WESTHUES, H.: Über Invaginationen am Magen. Dtsch. Z. Chir. **200**, 251 (1927)

SCHMITT-KÖPPLER, A.: Die prolabierende terminale Antrumfalte als ein wesentlicher ätiologischer Faktor des Magengeschwürs. Langenbecks Arch. klin. Chir. **323**, 308 (1969)

SEAMAN, W. B.: Prolapsed gastric mucosa through a gastrojejunostomy. Amer. J. Roentgenol. **110**, 304 (1970)

SMITH, I.: Retrograde jejunogastric intussusception following gastrectomy. Brit. J. Surg. **42**, 654 (1955)

TODD, M. C., BRENNAN, J. E.: Transpyloric prolapse of the gastric mucosa. Arch. Surg. **74**, 746 (1957)

UTHGENANNT, H.: Die Dünndarminvagination in den Magen bei der Gastroenterostomie. Fortschr. Röntgenstr. **90**, 577 (1959)

VAN DE VYVER, W.: Hypertrophie des lèvres du cardia et prolapsus muqueux de l'oesophage. Acta gastro-ent. belg. **32**, 662 (1969)

Wittman, J., Toóth, E., Trabitsch, M.: Diagnostic relation between gastroscopical and roentgenological examinations on the base of 2200 cases. In: Maŕatka, Z., Šedka, J. (Hrsg.): Endoscopy of the digestive system. Basel-New York: Karger 1969

Young, H. B.: Recurrent intussusception due to intestinal polypi associated with oro-buccal pigmentation and familial tendency. Edinb. med. J. 61, 122 (1954)

Zeitler, E.: Die gastralen und enteralen Invaginationen nach Magenoperationen. Radiologe 9, 201 (1969)

Zimmer, E. A.: Klinik und Röntgenologie des Prolapses von Magenschleimhaut in den Pylorus und in den Bulbus duodeni. Schweiz. med. Wschr. 80, 351 (1950)

Störungen der Magensekretion

M. Classen und W. Domschke, Hamburg und Erlangen

Mit 9 Abbildungen

Untersuchungsergebnisse zum Thema Pathophysiologie der Magensekretion liegen in so großer Zahl vor, daß die Sichtung, Wertung und Zusammenfassung unmöglich ist. Für das vorliegende Kapitel über Störungen der Magensekretion wurden daher nach Möglichkeit nur solche Befunde herausgezogen, die am Menschen erhoben wurden.

I. Allgemeine Aspekte

Störungen der gastralen Sekretion von Säure, Pepsinogen und Intrinsic factor. Grob vereinfachend darf man sagen, daß *Säure* und *Pepsin* beim Menschen durch die gleichen Stimuli freigesetzt werden. Die Regulationsmechanismen der Säureproduktion wurden oben bereits eingehend beschrieben. Regulationsstörungen der Magensäuresekretion äußern sich in Hyperchlorhydrie, über deren Ursachen im speziellen Teil dieses Kapitels gesprochen wird, ferner in Hypo- und Achlorhydrie. Das morphologische Korrelat der permanent verminderten oder fehlenden Fähigkeit, Säure zu produzieren, ist der Belegzellschwund im Rahmen der Gastritis. Grob schematisierend kann man die Gastritis in eine immunologisch ausgelöste Form, welche überwiegend Magenkorpus und -fundus befällt, und die durch Reflux von Gallensäuren hervorgerufene Antrumgastritis einteilen. Letztere breitet sich mit zunehmendem Alter zur Kardia hin aus. Parallel dazu geht die Säureproduktionskapazität zurück. Eine Sonderform stellt die hypersekretorische hypertrophische Gastropathie (Hyperchlorhydrie, Riesenfalten bei glandulärer Hyperplasie) dar (Siurala, 1973).

Nach Samloff finden sich im menschlichen Magensekret acht proteolytische Fraktionen, welche immunologisch unterscheidbar sind: Gruppe I (Pepsinogene 1 bis 5), Gruppe II (Pepsinogene 6 und 7). Die achte Fraktion ist alkaliresistent und wird daher nicht zu den Pepsinen gezählt. Pepsine der Gruppe I finden sich ausschließlich in der Fundusmucosa, die der Gruppe II auch in Antrum- und Duodenalschleimhaut. Ungefähr 14 % der weißen Bevölkerung ohne Ulcusleiden haben kein Pepsinogen 5. Vielleicht sind hieraus Beziehungen zum Ulcusleiden abzuleiten (Samloff, 1970). Nach kontinuierlicher Stimulation der Magensekretion erfolgt zunächst ein hoher Anstieg der Pepsinogenfreisetzung, die sodann auf ein niedrigeres Plateau absinkt. Das Verhältnis von Pepsin zur Säure ist daher unmittelbar nach der Stimulation höher, weil die Säuresekretion ohne initialen Gipfel ein Plateau erreicht. Die Regel, daß die Stimuli und Inhibitoren der Säuresekretion die Pepsinogenproduktion gleichsinnig betreffen, ist nicht ohne Ausnahme. Secretin hemmt die Säureproduktion, stimuliert jedoch nach exogener Applikation oder duodenaler Säuerung die Pepsinogenbildung (Brooks et al., 1969). Exzessiv hoher Pepsingehalt im Magenlumen schädigt per se die Schleimhaut nicht. Pepsin verstärkt allerdings Alterationen der Mucosa bei Hyperchlorhydrie (Davenport, 1972). Die Feststellung, daß Säure und Pepsin gleichsam parallel sezerniert werden, ist jedoch nicht ganz zulässig, da z. B. mit zunehmender Atrophie der Magenschleimhaut die Fähigkeit zur Pepsinogensekretion später zum Erliegen kommt als die der Säureabsonderung.

Der für die Absorption von Vitamin B_{12} notwendige *Intrinsic factor (I.F.)* wird ebenso wie die Salzsäure von der Belegzelle produziert. Mit Zunahme der atrophischen Gastritis geht der Magenschleimhaut zunächst die Fähigkeit zur Säuresekretion verloren, dann folgt die Pepsinproduktion und schließlich die Sekretion von Intrinsic factor. Diese Beobachtung ist erstaunlich, da Säure und I.F. von der Belegzelle des Magens gebildet werden. Es ist bislang nicht bekannt, ob das Versiegen der Säureproduktion bei erhaltener Abgabe von I.F. bei Kindern und Patienten mit atrophischer Gastritis auf einer funktionellen Dissoziation der Belegzelle (Rödbro, 1968, 1970) beruht. Zu diskutieren wäre auch, daß die Belegzelle zwar noch geringe Mengen an Säure produzieren kann, die jedoch reabsorbiert oder von alkalischem Sekret im Magen neutralisiert werden (Jeffries, 1967). Der gesunde Magen produziert I.F. in überschießenden Mengen. Obwohl auch die I.F.-Produktion nach Applikation von Säurestimuli, wie z. B. Histamin, Gastrin usw. ansteigt, ist bereits die unter basalen Bedingungen abgegebene Menge für die Bindung von Vitamin B_{12} ausreichend. Selbst bei der atrophischen Gastritis wird angeblich noch genügend I.F. von der Belegzelle gebildet (Rödbro, 1970).

Der Magen des Neugeborenen produziert am ersten Lebenstag noch kein Sekret, am zweiten Tag sind jedoch bereits Säure, Pepsinogen und I.F. nachweisbar. Korrigiert man die stimulierten Sekretionswerte mit dem Körpergewicht, so findet sich bereits bei Kleinkindern eine dem Erwachsenen adäquate Produktion an Magensäure und I.F. (Yamagushi et al., 1968).

Bei Kindern sind verschiedene Formen der perniziösen Anämie zu differenzieren: 1. Erwachsenenform. Der Magen produziert keine Säure und wenig I.F.; 2. bei der juvenilen Form sind Schleimhaut und Säureproduktion normal, die I.F.-Produktion eingeschränkt; 3. beim Imerslund-Syndrom mit normaler Magenschleimhaut, Säure- und I.F.-Produktion liegt eine spezifische Malabsorption für den B_{12}-I.F.-Komplex vor (Lit. bei Baron, 1970).

Die Magenschleimhaut von Patienten mit perniziöser Anämie ist charakterisiert durch die Schleimhautatrophie in Magenfundus und -körper. Die Antrumschleimhaut bei Patienten mit Perniciosa ist nicht atrophisch, die Serumgastrinkonzentrationen sind deutlich erhöht, da die Gastrinfreisetzung durch Säure im Antrum nicht mehr gehemmt wird und möglicherweise eine (reaktive?) Hyperplasie der gastrinproduzierenden G-Zellen vorliegt. Die I.F.-Sekretion sinkt mit zunehmender Ausprägung der chronischen Gastritis ab. Sie ist bei der perniziösen Anämie am niedrigsten und deutlich von den Werten bei atrophischer Gastritis ohne perniziöse Anämie zu unterscheiden (Rödbro et al., 1970). Zirkulierende Antikörper gegen Belegzellen finden sich nicht nur bei der perniziösen Anämie, sondern auch bei der genuinen atrophischen Gastritis. Ein spezifischer Nachweis für die perniziöse Anämie ist der Nachweis zirkulierender Antikörper gegen I.F. Letztere können transplacental auf den Embryo übertragen werden, der dann bis 1 Monat nach der Geburt keinen I.F. produzieren kann. Wahrscheinlich hemmt der I.F.-Antikörper die Bildung oder die Aktivität des I.F. Dieser Mechanismus kann durch die Therapie mit Corticosteroiden unterdrückt, wobei Gastritis, Säure- und I.F.-Produktion gebessert werden.

Im folgenden speziellen Teil werden die Störungen der gastralen Säure- und Pepsinsekretion gemeinsam abgehandelt.

II. Spezieller Teil

A. Störungen von Säure- und Pepsinproduktion

1. Gastrointestinale Schleimhauthormone

Die Beeinflussung der Magensekretion durch die etablierten und die kürzlich entdeckten gastrointestinalen Schleimhauthormone ist im Kapitel Physiologie der Magensekretion beschrieben worden. Die pathophysiologische Rolle von Secretin, Cholecystokinin, CCK, GIP, VIP, Motilin und Enteroglucagon ist noch weitgehend unklar. Klarer ist jedoch die Rolle von Gastrin. Über die Bildungsstätte und die Physiologie von Gastrin wurde ebenfalls bereits gesprochen. Pathogene Bedeutung erlangt die überschüssige Produktion oder Freisetzung (Hypergastrinämie), wenn das Erfolgsorgan, die Belegzelle vorhanden ist. Für das peptische Ulcus sind die Verhältnisse noch unklar. Die Mehrheit der Autoren weist mit der radioimmunologischen Methode beim Ulcus duodeni eine Hypergastrinämie unter basalen Bedingungen nach (BERSON, 1971). Gegenteilige Mitteilungen stammen von

Tabelle 1. Beziehung zwischen den diagnostischen Kriterien für das Zollinger-Ellison-Syndrom bei Doppelversuchen an 90 Patienten mit Ulcus duodeni (nach KAYE et al., 1970). Nur in 82 % sprachen alle sekretionsanalytischen Kriterien gegen ein Zollinger-Ellison-Syndrom

Kriterien	Nr.	%
BAC/MAC (0,6)	12	7
BAO	8	4
BAO/MAO	0	0
(BAC/MAC) und MAO	9	5
(BAC/MAC) und (BAO:MAO) + BAO	3	2
Alle Kriterien negativ	148	82
Gesamtzahl	180	100

TRUDEAU u. McGUIGAN u. a. (Tabelle 1). Extrem hohe Gastrinwerte im Serum sieht man auch bei der perniziösen Anämie, welche mit normaler Antrumschleimhaut und Atrophie der Fundusmucosa des Magens einhergeht. Hier wie auch bei der belassenen Antrumschleimhaut der zuführenden Schlinge von B II-Mägen wird die Gastrinproduktion nicht durch Säurebenetzung der Antrumschleimhaut gezügelt.

Eine zügellose Gastrinproduktion zeichnet auch das **Zollinger-Ellison-Syndrom (ZES)** aus. POLAK et al. unterscheiden zwei Typen. Die 1. Gruppe weist kurze Anamnesen, hohe Serumgastrinspiegel und eine ausgeprägte G-Zellhyperplasie des Antrums auf. Die 2. Gruppe hat eine lange Anamnese, niedrigere Serumgastrinspiegel und normale G-Zellen im Antrum und zusätzlich entweder eine Hyperplasie der pankreatischen D-Zellen oder ein Gastrinom. SIRCUS (1973) glaubt, daß die gesteigerte antrale Gastrinproduktion auf dem Boden einer G-Zellhyperplasie nicht als Typ des ZES bezeichnet werden sollte. Unter den Begriff ZES werden jedoch nicht nur die pankreatischen und extrapankreatischen Gastrinome, sondern auch die pankreatischen Zellhyperplasien mit dem gemeinsamen Symptom „Hypergastrinämie" gefaßt. Es ist eine Definitionsfrage, ob die antrale G-Zellhyperplasie ausgeschlossen wird.

10 % der gastrinproduzierenden Tumoren sind in der Duodenalwand, 2 % im Magenantrum lokalisiert und in 9 % wird kein Primärtumor entdeckt (HOWE, 1965). Extrapankreatische Gastrinome stellen also durchaus keine Rarität dar. Unter 14

Zollinger-Ellison-Patienten der Erlanger Klinik fanden sich je ein duodenales und ein gastrales Gastrinom. Das klinische Bild wird geprägt durch die extrem hohe Säureproduktion auch unter basalen Bedingungen, welche durch exogene Gabe von Pentagastrin oder andere Stimuli nicht in dem üblichen Ausmaß zu steigern ist. Für ein ZES gelten 1. eine 15 mval/Std übersteigende Basalsekretion, 2. ein größerer Quotient von basaler, stimulierter Säureproduktion als 0,6 sowie 3. eine höhere

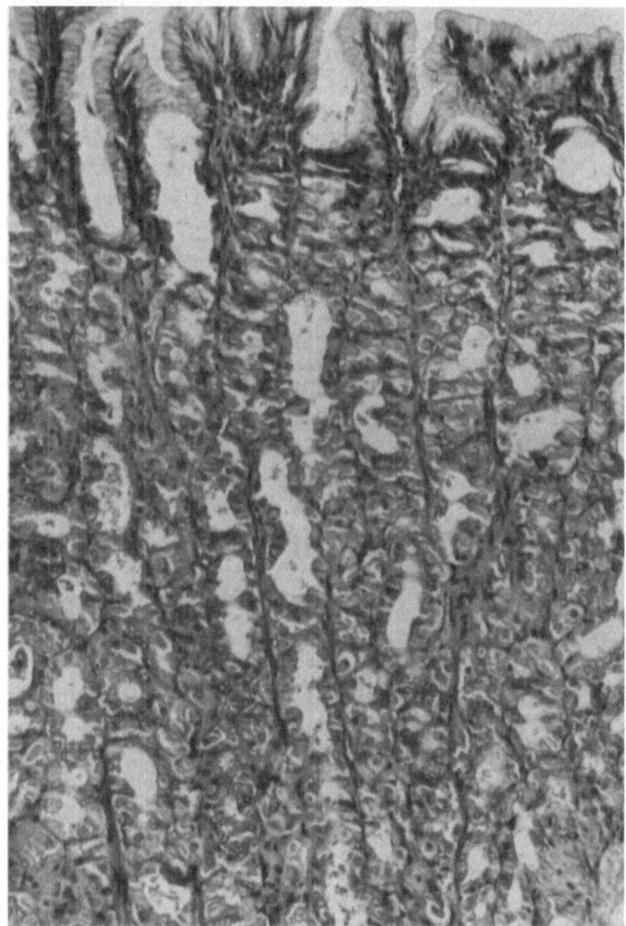

Abb. 1. Normale Magenmucosa im Korpus (Prof. Dr. K. Elster, Bayreuth)

nächtliche Sekretion über 12 Std als 1000 ml als typisch (Zollinger u. Ellison, 1955; Ellison u. Wilson, 1964; Aoyagi u. Summerskill, 1966). Diese Kriterien (Tabelle 1) werden aber auch von einer bemerkenswert hohen Anzahl von Ulcus duodeni-Patienten erfüllt (Kaye et al., 1970). Sie sind daher vermutlich von geringerer Wertigkeit als die Bestimmung des Serumgastrins.

Die exzessive Säureproduktion beim Gastrinom verursacht bei 26% der Fälle Ulcera an „ungewöhnlichen" Lokalisationen und in 10% multiple Ulcerationen (Ellison u. Wilson, 1964). Petersen et al. beobachteten eine Patientin ohne Ulcus, jedoch mit Durchfällen und dem Zollinger-Ellison-Muster der Magen-

sekretion, zusätzlich eine ausgesprochen hohe Flüssigkeits- und Bicarbonatsekretion in das Duodenum, welche möglicherweise einen hinreichenden chemischen Schutz der Mucosa gegen die Säure darstellte. Das morphologische Korrelat
der überschießenden Stimulation durch Gastrin ist eine ausgeprägte glanduläre
Hyperplasie der Belegzellen (Abb. 1 und 2).

Die Parietalzellmasse ist beim ZES ungefähr 6mal so groß wie in normalen
Mägen. Fälle von spontan auftretender Achlorhydrie auf dem Boden einer atrophischen Gastritis beim Zollinger-Ellison-Syndrom, welche ohne operative Intervention zur Symptomfreiheit führt, sind sicherlich eine Rarität. In einem derartigen Fall wurde hierfür die Antikörperbildung gegen Pentagastrin, welches
aus diagnostischen Gründen appliziert worden war, angeschuldigt (DESAI u. ANTIA,

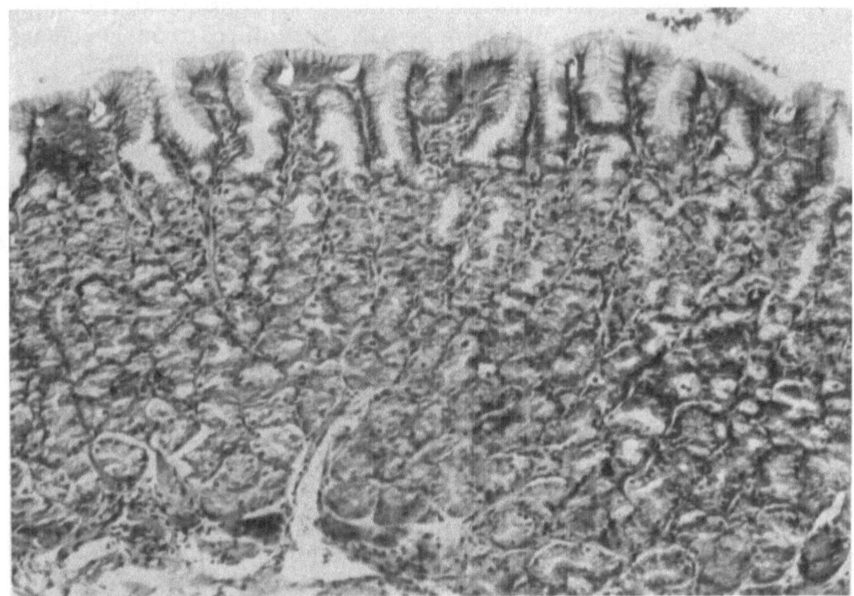

Abb. 2. Glanduläre Hyperplasie bei Zollinger-Ellison-Syndrom (Prof. Dr. K. ELSTER, Bayreuth)

1969). Im Tierexperiment kann die Magensekretion mit Gastrinantikörpern reduziert werden (v. ROSENSTIEL, 1970).

Das Verhalten des Serumgastrins nach Nahrungsaufnahme spiegelt recht gut
die Schleimhautverhältnisse im Magen wieder. Bei der Perniciosa mit Korpusgastritis und normaler Antrumschleimhaut steigt das bereits basal erheblich
erhöhte Serumgastrin auf Werte bis zu 1500 pg/ml an. Bei der „gewöhnlichen"
Antrumgastritis mit niedrigen Ausgangswerten um 20 pg/ml vermag Nahrungsaufnahme keinen signifikanten Anstieg zu erzielen (KORMAN et al., 1972). Bei Vorhandensein von Antikörpern gegen Magenschleimhaut steigt der Gastrinspiegel
mit zunehmendem Alter an (GANGULI et al., 1971). Biologische Messungen der
Gastrinaktivität an unserer Klinik ergaben, daß mit Zunahme der Gastritisinten-
sität von der Oberflächengastritis bis zur chronisch atrophischen Gastritis mit
intestinaler Metaplasie die Gastrinaktivität signifikant abnimmt (FISCHER, 1973).

Die Hyperchlorhydrie des Magens unter exogener Calciumzufuhr und beim
Hyperparathyreoidismus wird durch Gastrin vermittelt (OTTENJANN et al., 1963;

Barreras, 1973). Serumgastrin und Magensekretion scheinen unter Hypercalcämie bei Ulcus duodeni-Kranken und noch höherem Maße bei Zollinger-Ellison-
Patienten stärker anzusteigen als bei Normalpersonen (Reeder et al., 1970).

2. Histamin

Die Theorie, Histamin sei der finale Mediator von Belegzellstimuli des Magens
hat durch die Theorie der H_2-Receptoren und die Entwicklung geeigneter Antagonisten, wie z. B. Buriamide und Metiamide an Bedeutung gewonnen (s. auch S. 462).
Die Histidindecarboxylase ist im Korpusbereich des Magens anzutreffen und durch
Gastrin, Insulin und Parasympathicomimetika freizusetzen (Lorenz, 1969). Bei
der seltenen Mastocytose finden sich abnorm hohe Histaminspiegel im Serum, welche zu einem Zollinger-Ellison-ähnlichen gastralen Sekretionsmuster und entsprechender Symptomatik führt. Mit Atropin oder Histidindecarboxylasehemmern
kann die Säureproduktion gehemmt werden (Keller u. Roth, 1969).

3. Prostaglandine

Die menschliche Magenschleimhaut enthält Prostaglandin E_2. Bei parenteraler
Applikation von PGE_1 (Abb. 3) und PGE_2 sowie PGA_1 wird die Magensekretion
inhibiert. Gleichzeitig fällt auch die Schleimhautdurchblutung des Magens ab

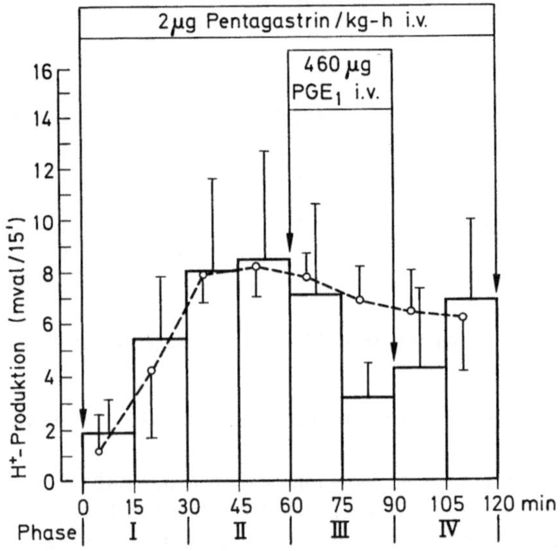

Abb. 3. Die i.v. Infusion von Prostaglandin E_1 bewirkt eine signifikante Senkung der Magensäureproduktion im Vergleich zum Kontrollversuch (gestrichelte Linie) [Nach Classen et al.:
Digestion 4, 333—344 (1971)]

(Koch et al., 1972). Prostaglandine sind vermutlich Bestandteil eines feedback-
Regulationssystems zwischen den Hormonen und dem für die spezifische Zell-
leistung erforderlichen Energielieferanten cyclisches 3',5'-Adenosinmonophosphat.
Die physiologische bzw. pathophysiologische Bedeutung von Prostaglandinen ist
ungeklärt.

4. Elektrolyte

Experimentell hervorgerufene Hypermagnesiämie über 4 mval/l und Hypernatriämie über 150 mval/l hemmen die Säuresekretion des Magens (MIEDERER et al., 1970). Eine bei primärem und sekundärem Hyperaldosteronismus beobachtete Reduktion der Säureproduktion ist durch experimentelle Aldosteronapplikation nicht reproduzierbar (STADELMANN u. MIEDERER, 1970). Calcium führt bei intravenöser sowie bei oraler Zufuhr zu einem Anstieg des Serumgastrins und der Magensekretion. Auch die Pepsinaktivität wird angehoben. Die stimulierende Wirkung der Hypercalcämie kann durch Atropin, Ganglienblocker und Magnesiumsulfat gehemmt werden. Andererseits hebt eine Calciuminfusion die anfängliche Hemmung der Magensekretion durch Magnesium auf (DEYHLE, et al., 1970). Hypercalcämie induziert eine Steigerung der Magensekretion aber möglicherweise auch auf anderem Wege als durch Gastrinfreisetzung, nämlich durch vagale Stimulation, Durchblutungssteigerung, lokal cholinerge Effekte, gesteigerte Empfindlichkeit der Belegzelle gegenüber Acetylcholin, Acetylcholinfreisetzung entweder im präganglionären oder postganglionären Neuron und eine Steigerung der intracellulären Erregungsausbreitung, welche die Zellfunktion fördert (BARRERAS, 1973). Experimentelle Untersuchungen am Tier und am Menschen nach exogen induzierter Hypocalcämie haben eine Hemmung der Magensekretion gezeigt (HOTZ et al., 1971). Mangel oder Fehlen von Säure und Pepsinsekretion bei Hypocalcämie können durch Calciumapplikation oder gegebenenfalls Vitamin D korrigiert werden. Experimentell induzierte Hyperkaliämie (über 5 mval/l) stimuliert die Säureproduktion (LINK u. OTTENJANN, 1968).

5. Vitamine

BABKINS Experimente an Tieren, die mit einer an Vitamin B-Komplex-armen Diät ernährt wurden, ergaben eine Abnahme von Volumen und Konzentration der Magensäure, welche nach Substitution reversibel war. Bei entsprechenden Mangelkrankheiten wie Pellagra und Beri Beri ist die Achlorhydrie des Magensaftes angeblich gehäuft vertreten (SUN, 1966). Während der Gabe hoher Vitamin D-Dosen soll es angeblich zu einer Hemmung der Magensekretion kommen, die jedoch nach Absetzen des Vitamins und Abfall des Serumcalciums in eine Hyperchlorhydrie übergehe. Mangel an Vitamin D verursacht eine Hypochlorhydrie, die nach Substitution verschwindet.

6. Hormone

a) Hypophyse

Die Hypophyse ist an der Regulation der Magensekretion beteiligt. Nach Hypophysektomie sinkt die maximal stimulierte Magensekretion auf die Hälfte der präoperativen Werte ab (DOTEVALL u. WESTLING, 1963). Eine Reduktion der Säureproduktion findet sich auch bei Patienten mit Hypophyseninsuffizienz, die eine Substitutionstherapie mit Cortison und Schilddrüsenextrakten über Monate oder Jahre benötigen (SMITH et al., 1961). Hierbei scheint es sich nicht ausschließlich um einen humoralen Einfluß auf die Sekretion, sondern zumindest teilweise auch um eine Verminderung des sekretorisch aktiven Gewebes zu handeln. Bei der Ratte wird das Wachstum der Magenschleimhaut durch Hypophysektomie gebremst, die Parietalzellen werden numerisch reduziert (CREAN, 1968). Nach einer Arbeitshypothese von CREAN reguliert die Hypophyse die Funktion und die Integrität des Gewebes hauptsächlich über ACTH und die Nebennierenrinde, das Wachstum der Magenschleimhaut durch STH. STH führt wahrscheinlich zu einer Vermehrung der Zellzahl in den Magendrüsen, und auch zu einer Zunahme der Drüsen (Crean, 1973). Nach experimenteller Ausschaltung des Hypophysenhinterlappens kommt es zu einer Reduktion der Magensekretion durch die polyurische Dehydratation, welche jedoch durch adäquaten Flüssigkeitsersatz und Pitressin beseitigt werden kann (Crean, 1973).

b) Nebenniere

Die Nebennierenrindenhormone beeinflussen Magenfunktion und -struktur. Es besteht kein Zweifel, daß Corticosteroidapplikation bei der Ratte und beim Hund zur Magengeschwürsbildung führt (Cooke, 1967). Unter einer Behandlung mit Prednisolon und ACTH sinkt die Produktion des Magens an Schleim und an Säure, der Verlust von Oberflächenepithelien nimmt zu (Rhodes u. Calcraft, 1973). Andererseits ist die Magensekretion bei Patienten mit Nebennierenrindeninsuffizienz und nach Adrenalektomie vermindert. Dieser Befund ist im Tierexperiment reproduzierbar und nicht auf ein Fehlen des Nebennierenmarks zurückzuführen (Crean, 1968). Die Ursache der Sekretionshemmung nach Adrenalektomie ist nicht bekannt, morphologische Änderungen an der Magenschleimhaut sind nicht

Tabelle 2

Art der rheumatischen Erkrankung	Patienten der Med. Klinik 13144		Ulcuspatienten					
			Magenulcus 174		Duodenalulcus 256		Total[a]) 488	
Akutes rheumatisches Fieber einschl. Chorea minor	8	0,06 %	13	7,5 %	6	2,3 %	19	4,2 %
Rheumatoide Arthritis	118	0,90 %	1	0,6 %	1	0,4 %	2	0,4 %
Morbus Bechterew	11	0,08 %	1	0,6 %	0	0 %	1	0,2 %
Feltys Syndrom	3	0,02 %	0	0 %	0	0 %	0	0 %
Total	140	1,07 %	15	8,6 %	7	2,7 %	22	4,9 %

[a]) Diese Zahl enthält 18 Patienten mit Magen- und Duodenalgeschwüren ohne rheumatische Erkrankung (nach Gärtner, Chr., Grohmann, Ch.). Acta Hepato-Gastroenterol. **20**, 517—524 (1973)

nachzuweisen. Eine Nebennierenrindeninsuffizienz, die über längere Zeit besteht, ist häufig mit einer schweren atrophischen Gastritis assoziiert (Feyrter u. Klima, 1952). Bei diesen Patienten werden Antikörper gegen Magenschleimhaut und Belegzellen nachgewiesen. Andererseits könnte auch die Blutzufuhr zum Magen beim Morbus Addison wie bei der Adrenalektomie reduziert oder metabolische Änderungen im sekretorischen Epithel für die reduzierte Funktion verantwortlich sein (Crean, 1968).

Über die Wirkung von exogen applizierten Corticosteroiden auf die Magensekretion liegen unterschiedlichste Beobachtungen vor. Vergleicht man jedoch die Magensekretion vor und nach Corticosteroidapplikation unter maximal stimulierten Bedingungen, so ist eine Steigerung zu verzeichnen. Einige Personen reagieren auf ACTH-Therapie mit einer Steigerung, andere mit einer Senkung der Magensekretion (Hirschowitz et al., 1955).

Es wird angenommen, daß chronische Corticoidgabe zur Ulcusbildung führt. Der statistische Nachweis hierfür ist jedoch bislang nicht geführt worden. Die Incidenz von peptischen Geschwüren ist wahrscheinlich auch bei rheumatoider Arthritis gesteigert (Tabelle 2). Man kann daher ein gesteigertes Auftreten von Geschwüren bei Rheumatikern nicht ohne weiteres auf die Corticoidbehandlung zurückführen (Kern et al., 1957; Cooke, 1967). Aldosteron übt wahrscheinlich keinen direkten Einfluß auf die Säure- und Pepsinproduktion aus (Baddeley et al.,

1969). Corticosteroide wurden mehrfach erfolgreich bei perniziöser Anämie eingesetzt. JEFFRIES et al., sowie RÖDBRO berichten über eine Regeneration von Beleg-
und Hauptzellen sowie Magensäure unter der Steroidtherapie. Hierbei handelt es
sich vermutlich nicht um einen unmittelbaren Effekt der Corticosteroide auf das
Zellwachstum, sondern um ein immunologisches Phänomen, da die Zellregeneration nur bei Patienten mit hohen Titern an Belegzellantikörpern auftrat.

c) Schilddrüse

Die Magensäureproduktion kann sowohl bei Hyper- wie bei Hypothyreose
erniedrigt sein (DOTEVALL, 1968). Die Hyperthyreose ist beim Menschen häufig
mit Gastritis vergesellschaftet. Angeblich kommt es zum Rückgang der Gastritis
bei Behandlung des Grundleidens (SIURALA, 1967). Auch die Pepsinsekretion ist
bei Hyperthyreose beeinträchtigt. Eine eingeschränkte Magensäure- und Intrinsic
factor-Produktion findet sich bei der Hashimoto-Thyreoiditis, besonders dann, wenn
Belegzellantikörper nachweisbar sind (SCHILLER et al., 1967). Bislang konnte aber
bei Schilddrüsenerkrankungen keine enge Korrelation zwischen Säureproduktion
und pathologischen Schleimhautveränderungen des Magens gefunden werden. Dies
beruht vermutlich darauf, daß nicht unter endoskopischer Kontrolle stufenweise
biopsiert wurde. Die Hyperthyreose ist nicht — wie früher vermutet wurde — mit
einer erhöhten Incidenz an Zwölffingerdarmgeschwüren vergesellschaftet (GARBAT,
1951). Die erhöhte Rate an Gastritis bei Schilddrüsenerkrankungen ist vermutlich
nicht einem direkt hormonellen Angriff an der Schleimhaut, sondern immunologischen Störungen zuzuschreiben, welche diese Krankheiten begleiten (CREAN,
1968). Hierfür sprechen auch die Untersuchungen von KUITUNEN et al. an der
Thyreoiditis und der juvenilen Hypothyreose der Kinder, ferner die zitierten
Befunde von SCHILLER et al., sowie von LAMOTTE et al. Letztere studierten die
zirkulierenden Antikörper bei einer Patientin mit thrombocytopenischer Purpura,
Thyreoiditis und Gastritis. Antikörper gegen Magenschleimhaut dominierten.

d) Geschlechtshormone

Tierversuche: Während der Schwangerschaft und der Lactationsperiode kommt
es bei der Ratte zu einer glandulären Hyperplasie der Magenschleimhaut, die kurz
nach der Konzeption beginnt und in der 2. Woche der Lactation ihren Höhepunkt
erreicht (Abb. 4). Die Ursachen sind bislang unbekannt, jedoch nicht auf die
Hyperphagie oder den Anstieg des Körpergewichtes während der Schwangerschaft
zurückzuführen (CREAN u. RUMSEY, 1971). Beim Hund ändert sich dagegen während der Schwangerschaft an der Magensekretion nichts, während sie auch hier
während der Lactation ansteigt. Wird die Stillperiode durch Stilboestrol oder Tod
des Jungtieres unterbrochen, geht die Sekretion zurück (CREAN, 1968). Nach
Kastration männlicher Ratten kommt es zu einer Einschränkung der Magensäureproduktion nach Karbachol — jedoch nicht nach Histaminstimulation. Hohe
Oestrogenblutspiegel hemmen bei männlichen und weiblichen Ratten die Säurebildung erheblich (AMURE u. OMOLE, 1970). Während des Oestrus sinkt die Sekretion aus Heidenhain-Taschen von Hunden ganz erheblich ab. Die orale Gabe von
Stilboestrol (5 bis 70 mg/Tag) zeigte dagegen keine eindeutige Wirkung (LANDOR
u. WILD, 1970).

Beim Menschen scheinen einige hormonale Einflüsse der Sexualdrüsen auf die
Magensekretion klar erkennbar zu sein. Zwar bestehen erhebliche Geschlechtsunterschiede der sekretorischen Magenleistung zuungunsten der Frauen, die jedoch mit
dem geringeren Körpergewicht (MARKS, 1961) bzw. der geringeren Körpermasse
(HUME u. MELROSE, 1967) zu erklären sind. Die Geschlechtsunterschiede in der

Magensekretion werden nahezu beseitigt, wenn man die Säuresekretion mit dem Körpergewicht korrigiert (Marks, 1961). Ulcera duodeni sind dennoch bei Frauen zwischen 35 und 54 Jahren 2- bis 3mal seltener als bei Männern (Pulvertaft, 1968). Ein weiteres Beispiel dafür, daß weibliche Geschlechtshormone die Magensekretion möglicherweise beeinflussen, stellen die Fluktuationen der Sekretionsraten während des Menstrualcyclus junger Frauen dar (McDonald, 1956).

Während der Schwangerschaft wird die gastrale Säureproduktion nicht verändert, allenfalls geringfügig gesenkt. Dagegen scheint die Schwangerschaft

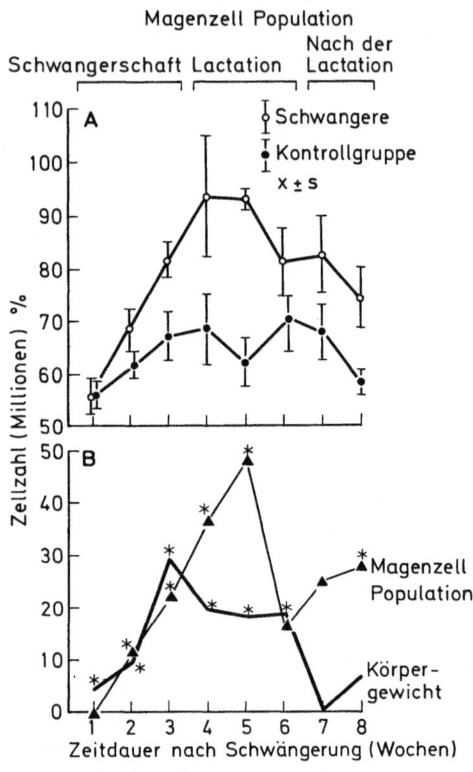

Abb. 4. A. Magenzellpopulation („peptic cells") von Ratten während der Schwangerschaft und Lactation sowie bei einer Kontrollgruppe. B. Prozentuale Veränderungen von Körpergewicht und Magenzellpopulation als Differenz von Kontrollgruppe und Schwangerschaftsgruppe ausgedrückt. Die Sternchen bezeichnen signifikante Unterschiede (Nach Crean et al., 1971)

einen positiven Effekt auf die Ulcusheilung auszuüben (Crean, 1968). Korbsch berichtete 1937 über eine rasche Abheilung von Magengeschwüren nach intramuskulärer Injektion von Oestrogenen. Nach einer mehrmonatigen Therapie mit Stilboestrol heilten 19 von 24 Duodenalulcera ab, dagegen nur 8 von 24 in der Kontrollgruppe. Unter dieser Behandlung traten jedoch bei den Männern Verlust der sexuellen Potenz und Gynäkomastie auf (Truelove, 1960). Doll et al., welche die gleiche Dosis nur über 4 Wochen applizierten, konnten damit die Heilung von Magengeschwüren gegenüber der Plazebogruppe nicht beschleunigen (Doll et al., 1965).

e) Pankreatisches Inselorgan

Exogene Applikation von Insulin führt zu einem Anstieg des Serumgastrins. Peptische Ulcera treten jedoch beim Hyperinsulinismus nicht auf, was möglicherweise darauf zurückzuführen ist, daß die hypoglykämische Hypergastrinämie durch antrale Säuerung nach Nahrungsaufnahme immer wieder beseitigt wird (DURKIN u. KUCERA, 1971). Bei Diabetikern finden sich angeblich häufiger eine reduzierte Magensäureproduktion und Gastritis. Als Gründe hierfür werden Hyperglykämie, Belegzellantikörper oder diabetische Angiopathien diskutiert (DOTEVALL, 1968).

f) Epithelkörperchen

Bei 15 von 40 Patienten (37,5%) mit Hyperparathyreoidismus bestand eine basale Hyperchlorhydrie, welche durch Parathyreoidektomie bei 10 Patienten beseitigt wurde (Lit. bei BARRERAS, 1973). Es ist nicht ganz klar, ob die Hyperchlorhydrie ausschließlich auf eine hypercalcämiebedingte Freisetzung von Gastrin oder das gleichzeitige Vorkommen von Gastrinomen im Rahmen einer multiplen endokrinen Adenomatose zurückzuführen ist. CREUTZFELDT et al. (1971) diskutieren eine trophische Rolle der Hypercalcämie, die zu einer Proliferation der gastrinproduzierenden Zellen führen soll.

7. Psychische und neurale Einflüsse

BIDDER u. SCHMIDT, sowie RICHERT behaupteten bereits 1858 und 1878, daß die Magendrüsen schon beim Anblick von schmackhaften Gerichten in Sekretion geraten können. Die Pavlovschen Experimente belegten diese Feststellungen. PAVLOV stellte die meisten dieser Fernwirkungen als „bedingte" Reflexe, die nur unter Vermittlung der Großhirnrinde möglich sind, dar (KATSCH u. PICKERT, 1953). BERGMANN stellte eine neurogene Theorie des peptischen Ulcus mit Hypermotilität und Hypersekretion des Magens auf. Die neurogene Theorie von CUSHING basiert auf der Vorstellung, daß das parasympathische Nervensystem an irgendeiner Stelle vom Diencephalon bis zu den vagalen Zentren überaktiv sei. Über die Regulation der Magensekretion durch das Zentralnervensystem liegen zahlreiche Untersuchungen vor. Der Hypothalamus beherbergt wesentliche Zentren. Elektrostimulation des vorderen Hypothalamus von Hunden steigert die Magensekretion und die Durchblutung. Dieser Anstieg wird durch Vagotomie gehemmt. Elektrostimulation des hinteren Hypothalamusanteils läßt die Sekretion unbeeinflußt, senkt aber die Durchblutung des Magens. Entfernung des Ganglion coeliacum verhindert diese Wirkungen (LEONARD et al., 1967). Chronische Stimulation des vorderen Hypothalamus über 20 Std/Tag führt zu einer Verdoppelung bis Verdreifachung der gastralen Beleg- und Hauptzellen. Stimulation des vorderen und hinteren Hypothalamus steigert die Schleimsekretion des Magens vor allem die der Hexosamine (LEONARD et al., 1967). Andere Autoren beobachteten einen signifikanten Anstieg der Säureproduktion und peptischen Aktivität nach Stimulation des hinteren Hypothalamus (FELDMAN et al., 1961). Die Resultate der tierexperimentellen Untersuchungen ergeben insgesamt noch kein einheitliches Bild. Unterschiede der untersuchten Species, der Operationen und Methoden mögen hierfür verantwortlich sein. Eine umfassende Übersicht über die vorliegende Literatur hat BIRNBAUM (1973) erarbeitet. Einstweilen ist nur festzuhalten, daß die Wirkung neuraler und hormonaler Faktoren auf die Magensekretion offenbar cerebral kontrolliert wird. Eine besondere Rolle kommt in diesem System dem Nervus vagus zu. Unbekannt ist bislang jedoch, welche cerebralen Regionen die vagalen Impulse steuern. Die Säuresekretion kann durch Stimulation corticaler, limbischer, hypothalamischer und medullärer Regionen sowohl stimuliert, als auch gehemmt werden (Brooks, 1967).

Der cerebrale Einfluß auf die Magensekretion wird augenscheinlich in der cephalen Phase der Magensekretion, welche durch Anblick, Geruch, Geschmack und Kauen von Speisen ausgelöst wird. Ob der Schluckakt per se die Magensekretion stimuliert, ist zumindest fraglich, da das Schlucken von Steinen wirkungslos bleibt (Katsch u. Pickert, 1953). Durch Scheinfütterung oder mittels intracellulärer

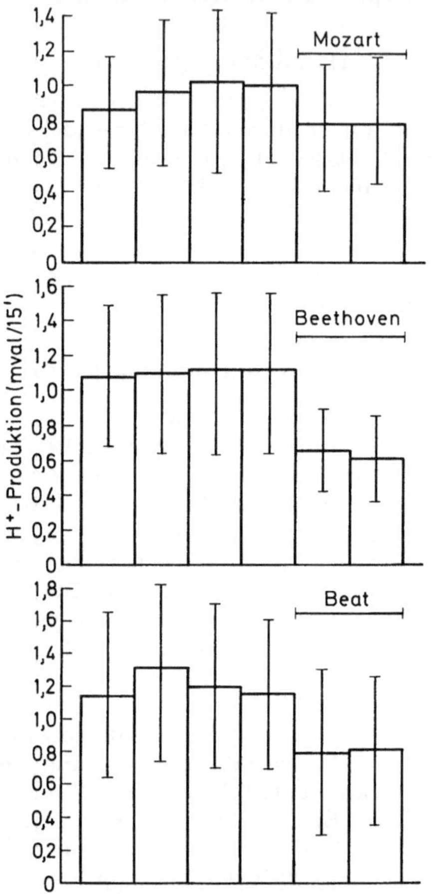

Abb. 5. Senkung der basalen Säureproduktion unter der Wirkung verschiedener Musikarten. (Nach Demling et al., 1970)

Hypoglykämie durch Insulin oder 2-Desoxy-D-Glucose (2-DG) kann die cephale Stimulation ausgelöst und nachgewiesen werden. Die nunmehr erfolgende Magensekretion beruht nicht ausschließlich auf vagaler Stimulation, sondern auf einem Synergismus mit Gastrin (Uvnäs, 1942). Die vagal ausgelöste Gastrinfreisetzung kann durch Säuerung des Antrums verhindert werden. Walsh fand, daß trotz des fehlenden Gastrinanstiegs die Säureproduktion einer (vagal innervierten) Pavlov-Tasche nur um 60% gesenkt wurde.

Zweifellos beeinflussen emotionale Faktoren die Magensekretion. Die klassischen Untersuchungen von Beaumont, Bogen, Wolf u. Wolff, Selye u. a. sind von KATSCH u. PICKERT in der letzten Ausgabe dieses Handbuches eingehend gewürdigt worden. Neuere Untersuchungen stützen die Annahme, daß das Großhirn die Magensekretion hemmt. SHAY et al. maßen bei eingehenden psychiatrischen Sitzungen die Säureproduktion und fanden einen geringen Anstieg während der ersten 2 Std, der in den folgenden 2 Std (Spätphase) verstärkt wurde. Bei wiederholten Sitzungen war nur noch ein Anstieg in der Spätphase zu verzeichnen. Die beiden Phasen erinnern an die Säureproduktion unter Insulinhypoglykämie. Bei einem Kind mit Magenfistel führte Furcht („Fremder betritt den Raum") zu einer Verminderung der Säureproduktion, während Wut und Freude die Sekretion fast so deutlich steigerten wie eine Scheinfütterung. Die statistische Auswertung zahlreicher Beobachtungen am gleichen Subjekt machten den Zusammenhang zwischen Magensekretion und Verhalten deutlich (ENGEL et al., 1956, zit. nach BIRNBAUM, 1973). Optische und akustische Reize (Fernsehen, Musikhören) alterieren die gastrale Säureproduktion (Abb. 5). Die Wirkungsbewertung ist allerdings schwierig, da es sich um Reizkomplexe handelt, welche vermutlich noch durch die liegende Magensonde beeinträchtigt werden (DEMLING et al., 1963, 1970). Zwischen dem Persönlichkeitsmuster, emotionalem Stress und der Incidenz von Magengeschwüren existieren eindeutige Beziehung. Bei Geschwürspatienten sind häusliche und finanzielle Schwierigkeiten gehäuft vorhanden, sie verbrauchen mehr Aspirin, Alkohol und Zigaretten. Ihr Persönlichkeitsmuster ist charakterisiert durch Unabhängigkeit und Selbstzufriedenheit (ALP et al., 1970). Bei Ulcus duodeni-Kranken überwiegen übernachhaltige, übergenaue und ängstliche Persönlichkeitszüge. Konfliktverarbeitung und Persönlichkeit werden jedoch nicht als Ursache, sondern als ein pathogenetischer Faktor in der Entstehung des Ulcus und dessen Verlauf angesehen (SZEWCZYK, 1966). Auch die Ergebnisse der Ulcuschirurgie scheinen von psychischen Faktoren abhängig zu sein (GLEN et al., 1968). Ergebnisse von Magensekretionsanalysen (Scheinfütterung und exogene Stimulation), welche das Verhalten der Magensekretion unter verschiedenen psychischen Bedingungen darlegen, fehlen allerdings.

In der Pathogenese des Stressulcus (erhöhter Vagustonus, erhöhter Sympathicotonus, vermehrte ACTH-Ausschüttung) scheint die persönliche Disposition ebenfalls eine Rolle zu spielen (KONRAD et al., 1972). Patienten mit einem überstandenen Stressulcus nach kardiochirurgischem Eingriff produzieren signifikant mehr Säure und Pepsin als Kontrollpersonen. Möglicherweise stellt die Hyperchlorhydrie im Rahmen des Ulcusleidens ein genotypisch präformiertes Substrat dar (FREYBERGER u. MÜLLER-WIELAND, 1973).

8. Medikamentöse Beeinträchtigung der Magensekretion

Antacida sollen die vorhandene Magensäure puffern und in einem pH-Bereich halten, in dem Pepsin inaktiviert wird. Pepsininaktivierung tritt oberhalb von pH 5,0 ein. Um diesen Wert im Magen stabil zu erhalten, müßte man bei einem männlichen Zwölffingerdarmgeschwürpatienten stündlich etwa 50 mMol neutralisierende Substanz verabfolgen. Abnahme der antralen Acidität über einen Schwellenwert von etwa pH 3,5 hinaus setzt Gastrin frei, welches wiederum die Belegzellen stimuliert (acid rebound).

Anticholinergika reduzieren die Produktion an Säure und Pepsin. Vagale Impulse werden jedoch nicht vollständig gehemmt, so daß eine komplette medikamentöse Vagotomie nicht erfolgt (JOHNSTON et al., 1966). Keines der verfügbaren synthetischen Anticholinergika scheint eine das Atropin übertreffende selektive Wirkung auf den Magen auszuüben (HERMANN u. SULWAY, 1971). Eigene Untersuchungen mit Hexocycliumsulfat und Promethacin (Abb. 6) ergaben, daß die

Pufferwirkung einer Mahlzeit durch Einschränkung der Säureproduktion erhöht wird (Classen, 1971). Die Pepsinhemmer Amylopectinsulfat und Carrageenin binden möglicherweise das Pepsin, verbinden sich mit Magenschleim oder bedecken die Schleimhaut, um sie vor der proteolytischen Aktivität zu schützen (Lit. in Bank u. Marks, 1973). An der Säuresekretion ändern sie nichts.

Beta-Receptorenblocker hemmen die Magensekretion (El-Gendi et al., 1972).

Zu den körpereigenen Substanzen mit Aussicht auf erfolgreiche Einsetzung als Ulcustherapeutica gehören *Urogastrone* und *Secretin*. Beide reduzieren die Magensäuresekretion, letzteres scheint jedoch die Pepsinaktivität zu steigern. Die physiologische Bedeutung dieser experimentellen Beobachtung ist allerdings umstritten. Secretin wirkt bei intravenöser, subcutaner und nasaler Applikation (Witzel et al., 1973), eine Ausdehnung der Wirkungsdauer auf nahezu 10 Std kann durch Koppelung an einen Depotträger und subcutane Applikation erzielt werden (Abb. 7)

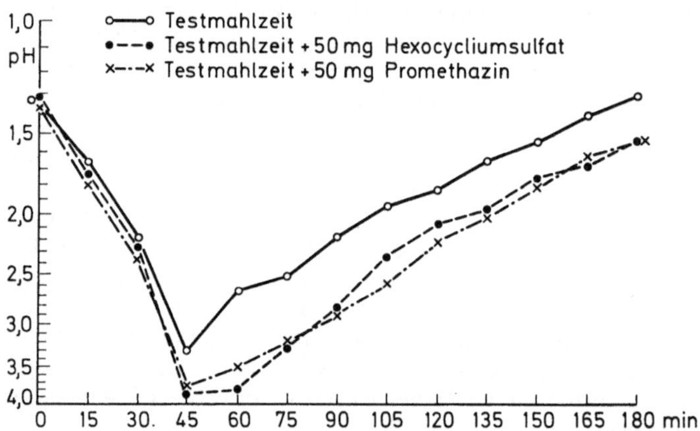

Abb. 6. Hexocycliumsulfat und Promethacin erhöhen die Pufferwirkung der Mahlzeit (Mittelwerte) (Classen, 1971)

(Classen et al., 1972; Demling et al., 1973). Ein von Bedi u. Gillespie (1967) beschriebenes *Antigastrin SC 15396* vermag beim Menschen nur in toxischen Dosen die Sekretion wirkungsvoll einzuschränken. Gastrinantiseren hemmen die Magensekretion beim Hund erheblich (von Rosenstiel, 1970).

Histaminantagonisten. Kürzlich wurden von Black et al. neuartige Histaminantagonisten gegen jene Histaminwirkungen entwickelt, welche nicht von den herkömmlichen Antihistaminica, gehemmt werden. Man nennt sie daher H_2-Receptorantagonisten, um sie von den herkömmlichen H_1-Receptorantagonisten, den konventionellen Antihistaminica zu unterscheiden. Burimamide, der zunächst entwickelte H_2-Receptorantagonist, mußte parenteral verabfolgt werden. Mit dem nunmehr vorliegenden Metiamide liegt eine Substanz vor, welche beim Hund die histamin-, pentagastrin-, 2-Desoxyglucose- und die nahrungsstimulierte Sekretion des Magens kräftig inhibiert (Grossman u. Konturek, 1973). Auch die menschliche Magensekretion soll gehemmt werden (Konturek, 1973).

Psychopharmaka und corticohypothalamische Agentien. Psychopharmaka gelten als Ulcustherapeutica von zweifelhafter Wertigkeit. Diazepam scheint jedoch die Magensekretion zu hemmen und soll sich besonders für die bei Ulcus duodeni-Patienten vorhandene nächtliche Hyperchlorhydrie therapeutisch eignen (Birnbaum, 1973). Amitriptylin schützt die Rattenmagenschleimhaut vor Stressulcera,

Chlordiacepoxyd läßt diese Wirkung vermissen (BLUM u. HÜRLIMANN, 1966). Sulpiride läßt die Sekretion von Säure und Pepsin unbeeinflußt.

ACTH, Nebennierenrindenhormone, Analgetika, Reserpin. Eine gesteigerte Produktion von Säure und Pepsin unter ACTH und Corticoiden ist lediglich ein diskutabler Faktor in der Pathogenese des Steroidulcus. Von gleicher Bedeutung sind die Verminderung der Zellregeneration der Magenmucosa, die Einschränkung der Schleimproduktion und Veränderungen der Zusammensetzung der Mucoproteide des Magensaftes unter Steroidgabe (LORENZ u. FEIFEL, 1970). Auch das Salicylat-

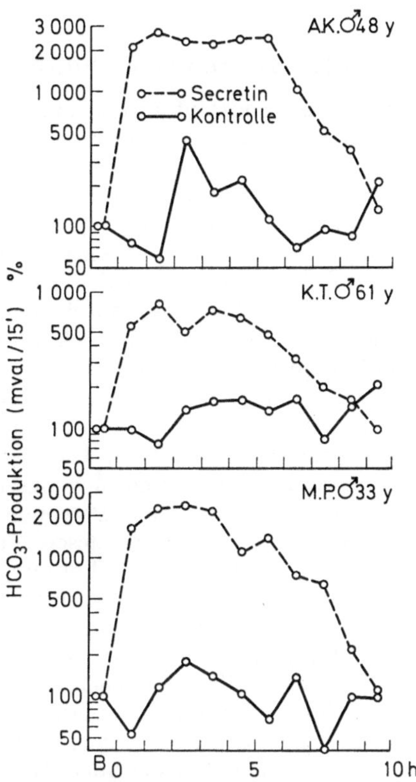

Abb. 7. Wirkung eines Depotsecretins auf die Pankreassekretion von drei Probanden. (Nach DEMLING et al., 1973)

ulcus dürfte eher eine Folge von Hypoprothrombinämie, verlängerter Blutungszeit und Plättchenaggregation sowie auf eine Resistenzminderung der Schleimhaut mit Störung der Schleimhautbarriere, als auf eine gesteigerte Magensekretion zurückzuführen sein (Lit. bei LANGMAN, 1972). *Aspirin* vermag auch bei Achlorhydrie zu okkulten Blutverlusten mit dem Stuhl zu führen (ST. JOHN et al., 1970). Die schleimhautschädigende Wirkung von Salicyl- und Acetylsalicylsäuren in sauren Lösungen, wie z. B. hochkonzentrierten Salzsäuren, aliphatischen Säuren und natürlichen Detergentien, Gallensalzen und Lysolecithin sowie Äthanol in einer Konzentration über 10% besteht darin, daß sie durch die Schleimhaut diffundieren können und dort Histamin aus den geschädigten Zellen freizusetzen vermögen. Histamin stimuliert die Säureproduktion, ruft eine Vasodilatation und eine gesteigerte Permeabilität der Capillarwände gegenüber Proteinen hervor. Dadurch wird die Schleimhaut ödematös und interstitielle Flüssigkeit gelangt in das Lumen. Natrium, Kalium und Eiweiß fließen lumenwärts, Wasserstoffionen dringen in die Schleimhaut ein. Durch eine Zerstörung der Schleimhautcapillaren treten interstitielle Blutungen auf, die profuse Ausmaße annehmen können (Lit. bei Konturek, 1973). Pyracolon- und Pyracolidinderivate steigern Magensäure und peptische Aktivität und schädigen überdies die Schleimhaut (Estler, 1973). Indometacin ist ähnlich zu beurteilen. *Reserpin* führt möglicherweise durch Sympathicusblockade zu einem relativen Parasympathicotonus und damit zu einer Steigerung der Pepsin- und Salzsäuresekretion.

9. Nahrungs- und Genußmittel

Die Auswirkungen von Hunger und Unterernährung sind in der letzten Ausgabe dieses Handbuches von Katsch u. Pickert besprochen worden. Danach ergibt sich kein klares Bild, ob die Magensekretion bei Mangelernährung in der einen oder anderen Richtung verändert ist. „Trockene Mägen" und Supersekretion wurden gleichermaßen beobachtet. Möglicherweise spielt das Fehlen einer quantitativen Magensekretionsanalyse in früheren Jahren eine Rolle. Gastroskopische Beobachtungen sind etwas aufschlußreicher. Bei der hydropischen Dekompensation fand sich eine enorme Schwellung der Falten durch ödematöse Durchtränkung der Schleimhaut besonders in den oberen Magenabschnitten mit punktförmigen, flächenhaften, frischen und älteren Blutungen. Man sprach von einer ödematösen, hämorrhagisch erosiven Gastritis. In Fällen trockener Kachexie überwog das Bild der „Atrophie" mit verdünnter, blasser Schleimhaut und durchschimmernden feinsten, submukösen Venen und Hämorrhagien. Die sog. Hungergastritis mit Blutungen, Erosionen, Schleimhautnekrosen und Magengeschwüren neben gastritischen Veränderungen wurde bei verhungerten Personen 1921 von Lubarsch beobachtet. Eine auffällige Häufung von Magengeschwüren bei Verhungerten wurde jedoch nicht gefunden (Lit. bei Katsch u. Pickert, 1953).

Die Pufferkapazität verschiedener Nahrungsformen steht in einer quantitativ exakten Beziehung zu ihrer stimulierenden Wirkung auf die Säureproduktion (Debas et al., 1969; Kotrba et al., 1969; Saint-Hilaire et al., 1960). Die Magendrüsen leisten tatsächlich eine kostspezifische Arbeit (Katsch u. Pickert, 1953). Eigene Untersuchungen bestätigten, daß unter äquicalorischen Kostformen Protein die höchste Pufferkapazität aufweist (Classen, 1971). Die Zufuhr von Nahrung und insbesondere die von Proteinen und Peptiden stimuliert über drei Mechanismen die Gastrinfreisetzung und Sekretion, und zwar über die Dehnung des Antrums, die Säurepufferung und die chemische Stimulation der Gastrinfreisetzung. Bereits 1886 zeigten Ewald u. Boas, daß Olivenöl die Entleerung und die Sekretion des Magens hemmt. Hierfür sind Cholecystokinin und Secretin, die durch Fett aus der Duodenalschleimhaut freigesetzt werden, verantwortlich.

Maximale Histaminstimulation und eine eiweißreiche Mahlzeit (Steak) stimulieren die Säureproduktion bei Gesunden im gleichen Ausmaß. Ulcus duodeni-Patienten reagieren auf endogene Nahrungszufuhr stärker als auf exogene Stimulation. Gipfelproduktion von Säure- und Serumgastrinspiegel korrelieren miteinander. Gesteigerte Säureproduktion (Abb. 8) und rasche Magenentleerung (Abb. 9) bei Ulcuspatienten lassen vermuten, daß neben der größeren Belegzellmasse eine gesteigerte Empfindlichkeit der Belegzellen gegenüber der Nahrung eine Rolle in der Pathogenese des Zwölffingerdarmgeschwüres spielen (Fordtran u. Walsh, 1973).

Coffein stimuliert die Säureproduktion und verstärkt die Wirkung submaximaler Dosen von Histamin und Pentagastrin. Es ist bislang unbekannt, ob hierfür die Freisetzung von Gastrin oder ein anderer Mechanismus wie z. B. die Aktivierung von cyclischem 3',5'-AMP verantwortlich sind (WALSH, 1973).

Alkohol steigert die Magensekretion und die Gastrinfreisetzung beim Hund (beim Menschen steht die Schädigung der Magenschleimhaut im Vordergrund). Die intravenöse Applikation von Äthanol steigert auch beim antrektomierten Hund die Säureproduktion, so daß eine Wirkung auf die Belegzelle anzunehmen ist

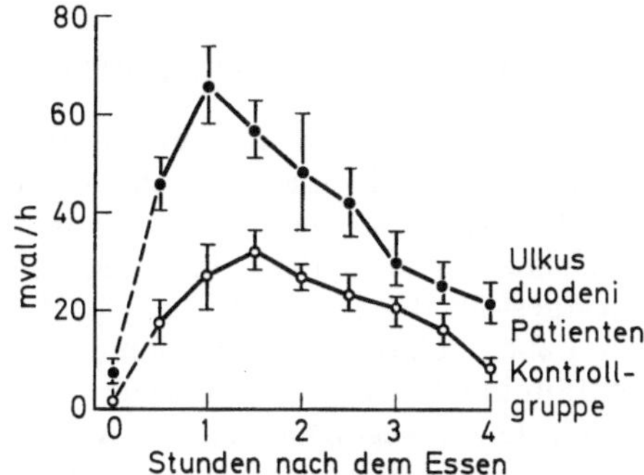

Abb. 8. Säuresekretionsraten nach dem Essen bei sechs Ulcus-duodeni-Patienten und Gesunden (Mittelwerte und Vertrauensgrenzen). Die Basalsekretion ist bei dem mit 0 bezeichneten Wert eingetragen. (Nach FORDTRAN u. WALSH, 1973)

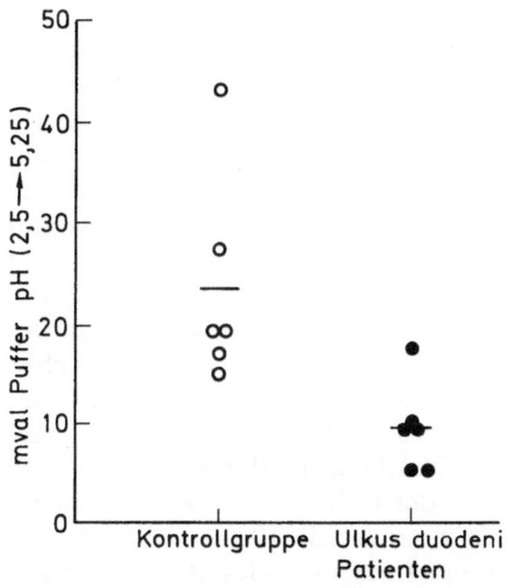

Abb. 9. Puffergehalt des Magens 2 Std nach dem Essen. (Nach FORDTRAN u. WALSH, 1973)

(WALSH, 1973). Beim Menschen steht die Schädigung der Magenschleimhaut im Vordergrund.

Nicotin senkt zwar die Magensäureproduktion, verzögert jedoch nachweislich die Heilung des menschlichen Magengeschwüres (KONTUREK, 1972). Wenig bekannt ist über die Wirkung von Gewürzen. Bitterstoffe wie Amara und Enzian sowie scharfer Senf führen zu einer röntgenologisch feststellbaren Zunahme des Magensekretes (GLATZEL, 1968). Pfeffer und Curry steigern die Magensekretion allenfalls gering, Knoblauch, Paprika, Meerrettich und scharfer Senf stimulieren sie dagegen in signifikanter Weise (DEMLING u. KOCH, 1973).

Viranuvatti et al. (1972) beobachteten endoskopisch, wie bei 6 von 20 Probanden Besprühen der Magenschleimhaut mit 30 ml 3%iger Chililösung zu hyperämischer Schwellung z. T. mit Hämorrhagien und Erosionen führte. Der Genuß von scharfen Gewürzen ist vor allem in den klimatisch heißen Zonen sinnvoll. Hier ist die stimulierende Wirkung auf die Magensäureproduktion nicht nur aus digestiven sondern auch wegen der erhöhten Gefahr enteraler Infektionen aus antimikrobiellen Gründen gerechtfertigt.

B. Störungen der gastralen Schleimproduktion

In tierexperimentellen Studien wurden Wirkungen von Medikamenten auf Quantität und Qualität des Magenschleims untersucht (Menguy u. Masters, 1963, 1965; Menguy u. Desbaillets, 1968; Robert u. Nezamis, 1963) und Zusammenhänge zwischen Veränderungen der Schleimeigenschaften und dem Auftreten von Magenulcera festgestellt (Gheorghiu et al., 1971; Mózsik et al., 1972). Beim Menschen dagegen haben derartige Untersuchungen die Bedeutung des Magenschleims bei Magenkrankheiten bisher nur wenig erhellt: Man nimmt an, daß der Kohlenhydratanteil der Mucosubstanzen den viscösen Schleimcharakter bedinge. Die qualitative Analyse der Zusammensetzung des menschlichen Magenschleims ist vor allem von Schrager (1970) und Glass et al. (1969) durchgeführt worden. Interessanterweise ergab sich dabei im Kohlenhydratanteil der Schleimsubstanzen des Menschen — wie bei allen anderen untersuchten Species auch — ein konstantes molares Verhältnis Galaktose:Glucosamin:Galaktosamin von 4:3:1 (Schrager, 1970).

Bei Magencarcinompatienten erbrachte die papierchromatische Analyse der in den gastralen Glykoproteinen enthaltenen Kohlenhydratseitenketten eine relative Zunahme der Glucosereste (Piper et al., 1965; Schrager, 1964). Dagegen konnten mit dieser Methodik weder bei Ulcus duodeni- noch bei Ulcus ventriculi-Patienten Veränderungen der Qualität des Magenschleims festgestellt werden (Piper et al., 1965; Schrager, 1964). Bei Patienten mit perniziöser Anämie war die Konzentration der Mucosubstanzen im Magensaft insgesamt erhöht, was mit den beobachteten niedrigen Sekretionsraten in Zusammenhang zu sehen ist (Piper et al., 1965).

Im Magensaft von Patienten mit atrophischer Gastritis bzw. Magencarcinom wurden die immunologischen Eigenschaften der sulfatierten Schleimstoffe (sulfatierten Mucopolysaccharide, sulfatierten Glykoproteine) untersucht (Hakkinen et al., 1968; Hakkinen u. Viikari, 1969). Dabei zeigte sich in den beiden Patientengruppen unterschiedliche Antigenität der sulfatierten Mucosubstanzen. Beim Ulcus duodeni-Patienten soll der Gehalt des Magensaftes an sulfatierten Schleimsubstanzen reduziert sein (Schrager, 1964); beim Ulcus ventriculi-Patienten stehen entsprechende Untersuchungen noch aus. Allerdings ist die Diskussion der pathogenetischen Bedeutung sulfatierter Mucosubstanzen problematisch, da diese Substanzen in normaler menschlicher Magenschleimhaut weder histochemisch noch biochemisch nachweisbar sind (Hough u. Jones, 1972). Nach den Untersuchungen von Lambert et al. (1971) stammen die sulfatierten Glykoproteine des menschlichen Magensaftes aus kontaminierenden Sekreten der Speichel- und Oesophagealdrüsen.

Piper et al. (1965) haben sich mit der Alcianblaubindungsfähigkeit des menschlichen Magensaftes befaßt. Der anionische Farbstoff Alcianblau soll — wie vor allem histochemische Untersuchungen zeigten (Scott et al., 1964) — eine besondere Affinität zu Schleimsubstanzen haben. Bei Patienten mit Magencarcinom war die Alcianblaubindungsfähigkeit des Magensaftes im Vergleich zu einem Kontrollkollektiv unverändert; dagegen war sie bei Patienten mit Ulcus duodeni bzw. Ulcus ventriculi deutlich gesteigert, was auf eine mögliche qualitative Veränderung des Magenschleims bei Ulcuspatienten hinweist (PIPER et al., 1970). Natürlich ist dieser Schluß nicht zwingend, da Alcianblau außer von Schleimsubstanzen auch von Albumin, DNA und RNA gebunden wird (SCOTT et al., 1964). Interessant sind in diesem Zusammenhang Untersuchungen von CIECIURA et al. (1968), die in der Magenschleimhaut von Normalpersonen und von Patienten mit Ulcus ventriculi bzw. atrophischer Gastritis Mucosubstanzen histochemisch nachwiesen: Neutrale Glykoproteine wurden mit PAS, saure Glykoproteine mit Alcianblau färberisch dargestellt. Der Gehalt der Magenschleimhaut an neutralen Glykoproteinen war in allen untersuchten Gruppen nahezu gleich. Dagegen zeigte sich bei Patienten mit atrophischer Gastritis eine deutliche Verminderung der sauren Glykoproteine. Besonders drastisch waren die sauren Mucosubstanzen bei den Ulcuspatienten herabgesetzt. Da die sauren Glykoproteine des menschlichen Magensaftes vor allem durch die Sialomucine repräsentiert werden (GLASS, 1968), lag es nahe, bei Ulcus ventriculi-Patienten die gastrale Produktion Sialinsäure (insbesondere N-Acetyl-neuraminsäure)-haltiger Verbindungen zu untersuchen. Die Synthese dieser Verbindungen ist bei Ulcuspatienten statistisch signifikant eingeschränkt (DOMSCHKE et al., 1972). Normalerweise haben N-Acetylneuraminsäurereste im molekularen Gefüge der sauren Glykoproteine folgende Funktion: Einmal können sie den Angriff proteolytischer Enzyme am Polypeptidanteil des Schleimmoleküls sterisch behindern (GOTTSCHALK, 1960), zum zweiten ist die freie Carboxylgruppe der N-Acetylneuraminsäure wesentliche Trägerin der Ionenaustauscherfunktion der Glykoproteine (SCHRAGER, 1970) und schließlich ist die Viscosität des Schleims direkt von der Zahl der N-Acetylneuraminsäurereste abhängig (GOTTSCHALK, 1960). Man nimmt an, daß sich diese Reste auf Grund ihrer negativen Ladung gegenseitig abstoßen und so dem Schleimmolekül eine ausgedehnte räumliche Struktur und Elastizität geben. Demnach sollte die beim Ulcus ventriculi-Patienten feststellbare Verminderung der Synthese N-Acetylneuraminsäure-haltiger Verbindungen eine Einschränkung der protektiven Funktion des Magenschleims zur Folge haben. Interessanterweise realisiert das Dinatriumsalz der Succinylglycyrrhetinsäure — Carbenoxolon — seine kurative Wirkung beim Magenulcus (DOLL et al., 1962) über eine stimulierende Beeinflussung der Magenschleimproduktion. Erste Hinweise auf einen solchen Wirkungsmodus des Medikaments hatten tierexperimentelle Studien geliefert, die eine Unempfindlichkeit Carbenoxolon-vorbehandelter Ratten gegenüber ulcerogenen Substanzen ergaben (DEAN, 1968; GHEORGHIU et al., 1971). Und schließlich wurde beim Ulcuspatienten eine Carbenoxolon-induzierte Steigerung der gastralen Synthese N-Acetylneuraminsäure-haltiger Verbindungen als Ausdruck einer Verbesserung der biologischen Qualität des Magenschleims nachgewiesen (DOMSCHKE et al., 1972).

Literatur

A. Störungen von Säure- und Pepsinproduktion

ALP, M. H., COURT, J. H., KERR GRANT, A.: Personality pattern and emotional stress in the genesis of gastric ulcer. Gut 11, 773—777 (1970)

AMURE, B. O., OMOLE, A. A.: Sex hormones and acid gastric secretion induced with carbochol, histamine, and gastrin. Gut 11, 641—645 (1970)

AOYAGI, T., SUMMERSKILL, W. H. J.: Gastric secretion with ulcerogenic islet cell tumor. Arch. intern. Med. 117, 667—672 (1966)

ARNOLD, R., KETTERER, H., FEURLE, G., CREUTZFELDT, C., CREUTZFELDT, W.: Korrelation von Serumgastrinspiegeln mit dem Gastringehalt und den G-Zellen der Antrumschleimhaut beim Menschen. Verh. dtsch. Ges. inn. Med. 77, 507 (1971)

BABKIN, B. P.: Secretory mechanism of the digestive glands. New York: Koeber 1944

BADDELEY, R. M., EVANS, J., GRIFFIN, J. A.: Influence of hyperaldosteroism upon gastric secretion. Gut 10, 143—145 (1969)

BAHNER, F.: Endokrinium und Gastrointestinaltrakt. In: Klinische Gastroenterologie (DEMLING, L., Hrsg.). Stuttgart: Thieme 1973

BANK, S., MARKS, I. N.: Evaluation of new drugs for peptic ulcer. In: Clinics in gastroenterology. Peptic ulceration (SIRCUS, W., Ed.). London-Philadelphia-Toronto: Saunders 1973

BARON, J. H.: The clinical use of gastric function tests. Scand. J. Gastroent. Suppl. 6, 9—46 (1970)

BARRERAS, R. F.: Calcium and gastric secretion. Gastroenterology 64, 1168—1184 (1973)

BEDI, B. S., GILLESPIE, G., GILLESPIE, I. E.: Effect of a specific gastrin antagonist on gastric secretion in pouch dogs. Lancet 1967 I, 240

BERGMANN, v. G.: Ulkus duodeni und vegetatives Nervensystem. Berl. klin. Wschr. 50, 2374 (1913)

BERSON, S. A., YALOW, R. S.: Gastrin in duodenal ulcer. New Engl. J. Med. 284, 445—446 (1971)

BIRNBAUM, D.: Peptic ulcer and the CNS — aetiology and management. In: Clinics in gastroenterology. Peptic ulceration (SIRCUS, W., Ed.). London-Philadelphia-Toronto: Saunders 1973

BLACK, J. W., DUNCAN, W. A. M., DURANT, C. J.: Definition and antagonism of histamine H_2-receptors. Nature (Lond.) 236, 385—390 (1972)

BLUM, J. E., HÜRLIMANN, A.: Zur Beeinflussung der durch Immobilisation ausgelösten Magenulcera durch Psychopharmaka: Verstärkung der Schutzwirkung von Amitryptilin durch Chlordiazepoxid. Med. Pharmacol. exp. 15, 615—617 (1966)

BROOKS, F. P.: Central neural control of acid secretion. In: Handbook of physiology, Vol. II, Sect. 6 Hg. CODE, C. F., Washington, D.C.: Amer. Physiol. Soc. 1967

BROOKS, A. M., ISENBERG, J., GROSSMAN, M. I.: The effect of secretin glucagon and duodenal acidification on pepsin secretin in man. Gastroenterology 57, 159 (1969)

CLASSEN, M.: Neubewertung der herkömmlichen Behandlung des unkomplizierten Ulcus duodeni-Leidens. Med. Ernährung 12, 1—5, 30—36 (1971)

CLASSEN, M., KOCH, H., TAKEBE, T., BERG, G., DEMLING, L.: Steigerung der Magensekretion durch intravenös verabfolgte Aminosäuren. Med. Ernährung 11, 153—155 (1970)

CLASSEN, M., KOCH, H., DOMSCHKE, W., DEMLING, L.: Wirkung von Depot-Sekretin auf die menschliche Pankreassekretion. Vortr. Arbeitssitzung Dtsch. Ges. Verdau.- u. Stoffwechselkr. 77. Tgg., Frankfurt am Main 1972

CLASSEN, M., RUPPIN, H.: Prostaglandinwirkungen am Gastrointestinaltrakt. Z. Gastroent. 11, 217—222 (1973)

COOKE, A. R.: Corticosteroids and peptic ulcer. Is there a relationship. Amer. J. dig. Dis. 12, 323—329 (1967)

CREAN, G. P.: The influence of the endocrine system on gastric secretion. In: Physiology of gastric secretion (SEMB, L. S., MYREN, J., Eds.). Oslo: Universitetsforlaget 1968

CREAN, G. P., RUMSEY, R. D. E.: Hyperplasia of the gastric mucosa during pregnancy and lactation in the rat. J. Physiol. (Lond.) 215, 181—197 (1971)

CREAN, G. P.: Hyperplasia of the gastric mucosa (Abstr.). R. C. Ist. sup. Sanità 5, 78—79 (1973)

CREUTZFELDT, W., ARNOLD, R., CREUTZFELDT, C.: Gastrin and G-cells in the antral mucosa of patients with pernicious anemia, acromegaly and hyperparathyreoidism and in Zollinger-Ellison tumor of the pancreas. Europ. J. clin. Invest. 1, 461—479 (1971)

CUSHING, H.: Peptic ulcers and the interbrain. Surg. Gynec. Obstet. 55, 1—34 (1932)

DAVENPORT, H. W.: Mechanism of gastric and pancreatic secretion. In: Pathophysiology (FROEHLICH, Hrsg.)

DEBAS, H., BEDI, B. S., GILLESPIE, G., GILLESPIE, I. E.: Mechanism by which fat in the upper small intestine inhibits gastric acid. Gastroenterology 56, 483 (1969)

DEMLING, L., CLASSEN, M., KOCH, H., DOMSCHKE, W.: The effect of a new depot secretin on the gastric and pancreatic secretion in humans. Acta Hepato-Gastroent. 20, 324—330 (1973)

DEMLING, L., KOCH, H.: Gewürze. Fortschr. Med. (im Druck)

DEMLING, L., OTTENJANN, R., HÄNNSLER, R.: Fernsehen und Magenazidität. Med. Klin. 8, 36—38 (1963)

DEMLING, L., TZSCHOPPE, M., CLASSEN, M.: The effect of various types of music on the secretory function of the stomach. Amer. J. dig. Dis. 15, 15—20 (1970)

DESAI, H. G., ANTIA, F. D.: Spontaneous achlorhydria with atrophic gastritis in the Zollinger-Ellison syndrome. Gut 10, 935—939 (1969)

DEYHLE, P., MIEDERER, S. E., OTTENJANN, R.: Der Einfluß akuter Hypercalcämie auf die durch Hypermagnesiämie gehemmte Magensekretion. Klin. Wschr. 48, 384—385 (1970)

DOLL, R., HILL, I. D., HUTTON, C. F.: Treatment of gastric ulcer with carbenoxolone sodium and oestrogens. Gut 6, 19—24 (1965)

DOTEVALL, G.: Diskussionsbemerkung, S. 688. In: Physiology of gastric secretion (SEMB, L., MYREN, J., Eds.). Oslo: Universitetsforlaget 1968

Dotevall, G.: The influence of diabetes on gastric secretion. In: Physiology of gastric secretion (Semb, L., Myren, J., Eds.). Oslo: Universitetsforlaget 1968

Dotevall, G., Westling, H.: Gastric secretion before and after hypophysectomy in man. Acta med. scand. **174**, 777—780 (1963)

Durkin, M. G., Kucera, R. J.: Vagal stimulation of gastrin release in man. Clin. Res. **19**, 657 (1971)

El Gendi, M., Geumei, A., Issa, I., Abd-el Samie, J.: Beta-adrenergic receptors and the effect of beta-adrenergic blocking agent — propanol — on histamine, stimulated gastric acid secretion in man. Arch. Mal. Appar. dig. **61**, 206 (1972)

Ellison, E. H., Wilson, S. D.: The Zollinger-Ellison syndrome: reappraisal and evaluation of 260 registered cases. Ann. Surg. **160**, 512—528 (1964)

Engel, G. L., Reichsman, F., Segal, H. L.: A study of an infant with a gastric fistula. Psychosom. Med. **28**, 378—398 (1956)

Feldman, G., Birnbaum, D., Behar, A. J.: Gastric secretion and acute gastroduodenal lesions following hypothalamic and preoptic stimulation. J. Neurosurg. **23**, 661—670 (1961)

Fischer, F. R.: Biologische Messung der Gastrinaktivität der menschlichen Magenantrumschleimhaut. Dissertationsschrift, Erlangen 1973

Feyrter, F., Klima, R.: Über Magenveränderungen bei der Addisonschen Krankheit. Dtsch. med. Wschr. **77**, 1173—1175 (1952)

Fordtran, J. S., Walsh, J. H.: Gastric acid secretion rate and buffer content of the stomach after eating. J. clin. Invest. **52**, 645—657 (1973)

Freyberger, H., Müller-Wieland, K.: Psychische Veränderungen als Voraussetzung oder Folge von gastrointestinalen Störungen. In: Klinische Gastroenterologie (Demling, L., Hrsg.). Stuttgart: Thieme 1973

Fritsch, W. P., Müller, J., Rick, W., Hausamen, T. U.: Serumgastrinspiegel und Magensekretion bei Patienten mit Ulkus pepticum. Dtsch. med. Wschr. **50**, 1945—1950 (1972)

Ganguli, P. C., Cullen, D. R., Irvine, W. J.: Radioimmunoassay of plasma gastrin in pernicious anemia, achlorhydria without pernicious anemia, hypochlorhydria and in controls. Lancet **1971 I**, 155—158

Garbat, A. L.: The simultaneous occurence of peptic ulcer and active hyperthyroidism. J. Mt Sinai Hosp. **17**, 787—792 (1951)

Glen, A. I. M., Cox, A. G.: Psychological factors, operative procedures, and results of surgery for duodenal ulcer. Gut **9**, 667—671 (1968)

Grossman, M. I., Konturek, S. J.: Inhibition of acid secretion in dog by metiamide, a histamine antagonist acting on H_2-receptors. Gastroenterology **66**, 517—521 (1974)

Herrmann, R. P., Sulway, M. J.: A study of the selectivity of action of oxyphencyclimine hydrochloride in gastric secretion. Cit. in Piper, D. W., 1973

Hirschowitz, B. J., Streeten, D. H. P., Pollard, M., Boldt, H. A.: Role of gastric secretion in activation of peptic ulcer by corticotropin (ACTH). J. Amer. med. Ass. **158**, 27—32 (1955)

Hotz, J., Minne, H., Ziegler, R.: Das Verhalten der Magensekretion des Menschen bei akuter ÄDTA Hypocalcämie. Verh. dtsch. Ges. inn. Med. **77**, 501—504 (1971)

Hotz, J., Widmaier, F., Minne, H.: Serum calcium and gastric secretion in chron fistula rats: Influences of parathyreoid hormones and Calcitomin. Europ. J. clin. Invest. **1**, 486—490 (1971)

Howe, C. T.: Ulcerogenic tumor of the pancreas. Scot. med. J. **10**, 307—317 (1965)

Hume, R., Melrose, A. G.: Relation between maximal acid output of the stomach and lean body mass. Brit. med. J. **1967 II**, 30—31

Jeffries, G. H.: Gastric secretion of intrinsic factor. In: Handbook of physiology, Sect. 6. Alimentary Canal. Vol. II. Secretion (Code, C. F., Ed.). Washington: Amer. Physiol. Soc. 1967

Jeffries, G. H., Todd, J. E., Sleisenger, M. H.: The effect of prednisolone on gastric mucosal histology, gastric secretion, and vitamin B_{12} absorption in patients with pernicious anemia. J. clin. Invest. **45**, 803—812 (1966)

Johnston, D., Goligher, J. C., Duthie, H. L.: Medical vagotomy An assessment. Brit. med. J. **1966 II**, 1481

Katsch, G., Pickert, H.: Erregung der Sekretion bei Nahrungsaufnahme. In: Handbuch der Inneren Medizin (v. Bergmann, G., Frey, W., Schwiegk, H., Hrsg.). Berlin-Göttingen-Heidelberg: Springer 1953

Katsch, G., Pickert, H.: Magen bei Unterernährung. In: Handbuch der Inneren Medizin, Verdauungsorgane, I. Teil (v. Bergmann, G., Frey, W., Schwiegk, H., Hrsg.). Berlin-Göttingen-Heidelberg: Springer 1953

Kaye, M. D., Rhodes, J., Beck, P.: Gastric secretion in duodenal ulcer, with particular reference to the diagnosis of Zollinger-Ellison syndrome. Gastroenterology **58**, 476,—481 (1970)

Keller, R. T., Roth, H. P.: Hyperchlorhydria secondary to hyperhistaminaemia in systemic mastocystosis. Gastroenterology 56, 1174—1179 (1969)

Kern, F., Clark, G. M., Lukens, J. G.: Peptic ulceration occurring during therapy for rheumatoid arthritis

Koch, H., Classen, M., Demling, L.: The influence of prostaglandine E_2 on the blood flow and secretion of the stomach stimulated with pentagastrin in the anaesthetized cat. Vortrag ASNEMGE Kongr., Paris 1972

Konrad, R. M., Berndt, B., Drenckhan, Ch., Augath, D., Maurer, H.-J.: Besteht eine Ulkusdisposition bei Patienten mit Stressulzera? Fortschr. Med. 90, 781—784 (1972)

Konturek, S. J.: Nicotine and gastrointestinal secretions. Acta Hepato-Gastroent. 19, 413—417 (1972)

Konturek, S. J.: Persönliche Mitteilung 1973

Konturek, S. J.: Gastric secretion. In: Gastrointestinal physiology. In preparation

Korbsch, R.: Heilungen von Magenulzera durch Follikelhormon-Injektionen. Dtsch. med. Wschr. 63, 599 (1937)

Korman, M. G., Strichland, R. G., Hansky, J.: The functional „G" cell mass in atrophic gastritis. Gut 13, 349—351 (1972)

Kotrba, C., Code, C. F.: Gastric acid secretory responses to some purified foods and to additions of sucrose and oil. Amer. J. dig. Dis. 14, 1 (1969)

Kuitunen, P., Maenpää, J., Krohn, K., Visakorpi, J. K.: Gastrointestinal findings in autoimmune thyroiditis and nono nongoitrous juvenile hypothyroidism in children. Scand. J.Gastroent. 6, 335—341 (1971)

Lamotte, M., Seligmann, M., Cannat, A., Segrestaa, J. M.: Purpura thrombopenique, thyroidose involutive, gastrice interstitielle. Unite auto-immune? Presse méd. 75, 2433—2438 (1967)

Landor, J. H., Wild, R. A.: Oestrus and gastric secretion in the dog. Gut 11, 855—858 (1970)

Langman, M. J. S.: Epidemiologycal evidence for the association of aspirin and acute gastrointestinal bleeding. In: Progress reports from Gut (Sherlock, S., Ed.). London: Gut BMA House 1972

Leonard, A. S., Gilsdorf, R. B., Pearl, J. M., Peter, E. T., Ritchie, W. P.: Hypothalamic influence on blood flow, cell counts, acid and mucus secretion-factors in ulcer provocation. Gastric secretion. London: Pergamon Press 1967

Lillibridge, C. B., Brandborg, L. L., Rubin, C. E.: Childwood pernicious anemia. Gastrointestinal secretory, histological and electron microscopic aspects. Gastroenterology 52, 792—809 (1967)

Link, E., Ottenjann, R.: Gastric secretion and intravenous injection of potassium. Digestion 1, 277—281 (1968)

Lorenz, W.: Zur Frage einer physiologischen Funktion von Histamin im Verdauungstrakt. Münch. med. Wschr. 48, 2527—2530 (1969)

Lorenz, W., Feifel, G.: Neue Gesichtspunkte zur Pathogenese des Stress- und Steroidulkus. Dtsch. med. Wschr. 36, 1848—1850 (1970)

Malhotra, S. L.: Peptic ulcer in India and its aetiology. Gut 5, 412 (1964)

Marks, I. N.: The augmented histamine test. Gastroenterology 41, 599—603 (1961)

McDonald, I.: Gastric activity during the menstrual cycle. Gastroenterology 30, 602—607 (1956)

Miederer, S. E., Pinsker, H., Deyhle, P., Ottenjann, R.: Untersuchungen über den Einfluß von exogenem Aldosteron und induzierter Hypernatriämie auf die Magensekretion. Verh. dtsch. Ges. inn. Med. 1970

Ottenjann, R., Deyhle, P., Miederer, S. E.: Über den Einfluß akuter Hypermagnesiämie auf die gastrale Elektrolytsekretion. Verh. dtsch. Ges. inn. Med. 1970

Ottenjann, R., Widmaier, F., Demling, L.: Hypercalzämie und Magensekretion. Klin. Wschr. 41, 717—719 (1963)

Petersen, H., Myren, J., Liovág, I.: Secretory response to secretin in a patient with diarrhoea and the Zollinger-Ellison pattern of gastric secretion. Gut 10, 796—799 (1969)

Piper, D. W.: Antacid and anticholinergic drug therapy. In: Clinics in gastroenterology. Peptic ulceration (Sircus, W., Ed.). London-Philadelphia-Toronto: Saunders 1973

Polacek, M. A., Wilson, E. H.: Parietal cell mass and gastric acid secretion in the Zollinger-Ellison syndrome. Surgery 60, 604—614 (1966)

Polak, J., Stagg, B., Pearse, A. G. E.: Two types of Zollinger-Ellison syndrome. Gut 13, 501—512 (1972)

Pulvertaft, C. N.: Comments on the incidence and natural history of gastric and duodenal ulcer. Postgrad. Med. J. 44, 597—602 (1968)

Reeder, D. D., Jackson, B. M., Ban, J.: Influence of hypercalcemia on gastric secretion and serum gastric concentrations in man. Ann. Surg. 172, 540—546 (1970)

RHODES, J., CALCRAFT, B.: Aetiology of gastric ulcer. In: Clinics in gastroenterology. Peptic ulcer (SIRCUS, W., Ed.). London-Philadelphia-Toronto: Saunders 1973

RÖDBRO, P.: Diskussionsbemerkung, S. 683—684. In: Physiology of gastric secretion (SEMB, L., MYREN, J., Eds.). Oslo: Universitetsforlaget 1968

RÖDBRO, P.: Stimulation of gastric intrinsic factor secretion. In: Physiology of gastric secretion (SEMB, L., MYREN, J., Eds.). Oslo: Universitetsforlaget 1968

RÖDBRO, P., CHRISTIANSEN, P. M., JOHANSEN, Å.: The secretion of intrinsic factor in patients with chronic gastritis. Scand. J. Gastroent. 5, 465—471 (1970)

v. ROSENSTIEL, K. D.: Hemmung der Magensäureproduktion des Hundes durch Gastrinantikörper. Inauguraldissertation, Erlangen 1970

SAINT-HILAIRE, S., LAVES, M. K., KENNEDY, J., CODE, C. F.: Gastric acid secretory value of different foods. Gastroenterology 39, 1 (1960)

SAMLOFF, I. M., TOWNES, L. P.: Electrophoretic heterogenity and relationships of pepsinogens in human urine, serum and gastric mucosa. Gastroenterology 58, 462 (1970)

SCHILLER, K. F. R., SNYDER, L. M., VALLOTON, M. B.: Gastric haematological and immunological abnormalities in Hashimoto's thyreoiditis. Gut 6, 582—587 (1967)

SHAY, H., SUN, D. C. H., DLIN, B., WEISS, E.: Gastric secretory response to emotional stress in duodenal ulcer. J. appl. Physiol. 12, 461 (1958)

SIRCUS, W.: Diskussionsbemerkung, S. 37. In: Das peptische Ulkus (DEMLING, L., MOSER, K., RÖSCH, W., Hrsg.). Stuttgart: Schattauer 1973

SIURALA, M.: Atrophic gastritis. Verh. 3. Weltkongr. Gastroenterol., Bd. I, 225 (1967)

SIURALA, M.: Gastritis. In: Klinische Gastroenterologie, Bd. 1 (DEMLING, L., Hrsg.). Stuttgart: Thieme 1973

SMITH, A. W., DELAMORE, I. W., WYNN WILLIAMS, A.: Gastric acid secretion and mucosal appearances in Addison's disease and hypopituitarism. Gut 2, 163—167 (1961)

STADELMANN, O., MIEDERER, S. R.: Die Magensekretion: Physiologie, Pathophysiologie, Bestimmungsmethoden und klinische Bedeutung. Schweiz. Apoth.-Ztg. 108, 431—456 (1970)

ST. JOHN, D. J. B., McDERMOTT, F. T.: Influence of achlorhydria on aspirin induced occult gastrointestinal blood loss: Studies in Addisonian pernicious anemia. Brit. med. J. 1970 II, 450—452

SUN, D. C. H.: Disorders of gastric secretion. In: Gastroenterology (BOCKUS, H., Ed.). Philadelphia u. London: Saunders 1966

SZEWCZYK, H.: Psychologie und Magendarmulkus. Untersuchungen zur Persönlichkeit, Entwicklung und zum Sozialbereich. Jena: VEB Fischer 1966

TRUELOVE, S. C.: Stilboestrol, phenobarbitone, and diet in chronic duodenal ulcer. Brit. med. J. 1964 II, 559—566

UVNÄS, B.: The part played by the pyloric region in the cephalic phase of gastric secretion. Acta physiol. scand. 4, Suppl. XIII (1942)

VIRANUVATTI, V., KALAYASSIRI, C., CHEARANI, O., PLENGVANIT, U.: Effects of capsicum solution on human gastric mucosa as observed gastroscopically. Amer. J. Gastroent. 58, 225 (1972)

WALSH, J. H.: Control of gastric secretion. In: Gastroenterology. A pathophysiologic apprach to the diagnosis and management of diseases of the digestive system (SLEISENGER, M. H., FORDTRAN, J. S., Eds.). In Vorbereitung

WILLIAMS, M. J., BLAIR, D. W.: Gastric secretion in hyperthyroidism. Brit. med. J. 1964 I, 940—944

WITZEL, L., HALTER, F., WEND, P. B., HADORN, B., HALDEMAN, B., KLUB, M., LÜTHI, H., KOHLER, B.: Wirkung von Sekretin-Schnupfpulver auf die Pankreassekretion und die pentagastrinstimulierte Magensekretion des Menschen. Vortr. 28. Tgg. Dtsch. Ges. Verdau.- u. Stoffwechselkr., Erlangen 1973

YAMAGUCHI, AGUNOD, M., LOPEZ, R., LUHBY, A. L., GLASS, G. B. J.: Developmental patterns of hydrochloric acid, pepsin, and intrinsic factor secretion in newborns and infants. In: Physiology of gastric secretion (SEMB, L., MYREN, J., Eds.). Oslo: Universitetsforlaget 1968

ZOLLINGER, R. M., ELLISON, E. H.: Primary peptic ulcerations of the jejunum, associated with islet cell tumor of the pancreas. Ann. Surg. 142, 709—728 (1955)

B. Störungen der gastralen Schleimproduktion

CIECIURA, L., HIMMEL, A., TRIEF, H.: Histochemische Untersuchungen der Mucopolysaccharide der Magenschleimhaut des Menschen. I. Teil: Mucopolysaccharide im normalen Magen, bei Ulcus ventriculi und atrophischer Gastritis. Acta histochem. (Jena) 30, 31—40 (1968)

DEAN, A. C. B.: Protective effect of carbenoxolone in drug-induced lesions of the stomach. In: Carbenoxolone sodium: A Symposium (ROBSON, J. M., SULLIVAN, F. M., Eds.), pp. 33—39. London: Butterworths 1968

Doll, R., Hill, I. D., Hutton, C. F., Underwood, D. J.: Clinical trial of a triterpenoid liquorice compound in gastric and duodenal ulcer. Lancet 1962 II, 793—796

Domschke, W., Domschke, S., Classen, M., Demling, L.: N-Acetylneuraminic acid in gastric mucus: a possible mediator of carbenoxolone action in gastric ulcer patients. Acta Hepato-Gastroent. 19, 204—205 (1972)

Domschke, W., Domschke, S., Classen, M., Demling, L.: Some properties of mucus in patients with gastric ulcer: the effect of treatment with carbenoxolone sodium. Scand. J. Gastroent. 7, 647—651 (1972)

Gheorghiu, Th., Frotz, H., Klein, H. J.: Experimentelle und klinische Untersuchungen zum Mechanismus der Carbenoxolonwirkung. I. Einfluß von Carbenoxolon auf die Magensaft-Mucus-Sekretion der Ratte. Verh. dtsch. Ges. inn. Med. 77, 511—515 (1971)

Glass, G. B. J.: Proteins in gastric secretion. In: Physiology of gastric secretion (Semb, L. S., Myren, J., Eds.). Oslo: Universitetsforlaget 1968

Glass, G. B. J., Mori, H., Pamer, T.: Measurement of sulfated and nonsulfated glycoproteins in human gastric juice under fasting conditions and following stimulation with histamine, pentagastrin and insulin. Digestion 2, 124—143 (1969)

Gottschalk, A.: Correlation between composition, structure, shape and function of a salivary mucoprotein. Nature (Lond.) 186, 949—951 (1960)

Hakkinen, I., Jarvi, O., Gronroos, J.: Sulphoglycoprotein antigen in the human alimentary canal and gastric cancer. An immunological study. Int. J. Cancer 3, 572—581 (1968)

Hakkinen, I., Viikari, S.: Occurrence of fetal sulphoglycoprotein antigen in the gastric juice of patients with gastric diseases. Ann. Surg. 169, 277—281 (1969)

Hough, L., Jones, J. V. S.: Human gastric mucosa. Part I: The preparation of a glycopolypeptide and some aspects of its structure. Carbohyd. Res. 23, 1—16 (1972)

Lambert, R., Andre, C., Berard, A.: Origin of the sulfated glycoproteins in human gastric secretions. Digestion 4, 234—249 (1971)

Menguy, R., Desbaillets, L.: The gastric mucous barrier: influence of protein-bound carbohydrate in mucus on the rate of proteolysis of gastric mucus. Ann. Surg. 168, 3, 475—482 (1968)

Menguy, R., Masters, Y. F.: Effect of cortinsone on mucoprotein secretion by gastric antrum of dogs: pathogenesis of steroid ulcer. Surgery 54, 19—27 (1963)

Menguy, R., Masters, Y. F.: Effects of aspirin on gastric mucous secretion. Surg. Gynec. Obstet. 120, 92 (1965)

Mozsik, G., Karsai, T., Teichmann, F.: Alterations in stomach wall glycoproteins during gastric ulceration induced by pyloric ligation. Digestion 5, 253—260 (1972)

Piper, D. W., Griffith, E. M., Fenton, B. H.: Gastric mucus secretion in normal subjects and patients with gastric ulcer, gastric carcinoma, and pernicious anemia. Amer. J. dig. Dis. 10, 411—419 (1965)

Piper, D. W., Whitecross, D., Leonard, P., Clarke, A.: Alcian blue binding properties of gastric juice. Gastroenterology 59, 534—538 (1970)

Robert, A., Nezamis, J. E.: Effect of prednisolone on gastric mucus content and on ulcer formation. Proc. Soc. exp. Biol. (N. Y.) 114, 545—550 (1963)

Schrager, J.: Sulfated mucopolysaccharides of gastric secretion. Nature (Lond.) 201, 702—704 (1964)

Schrager, J.: Chromatographic studies of the carbohydrate components of gastric and salivary mucopolysaccharides. Gut 5, 166—169 (1964)

Schrager, J.: The chemical composition and function of gastrointestinal mucus. Gut 11, 450—456 (1970)

Scott, J. E., Quintarelli, G., Dellovo, M. C.: The chemical and histochemical properties of alcian blue. I. The mechanism of alcian blue staining. Histochemie 4, 73—85 (1964)

Störungen der gastralen Motorik

M. Classen und J. Phillip, Hamburg und Erlangen

Mit 5 Abbildungen

A. Anatomische und physiologische Grundlagen

Die äußere Längsmuskulatur des Oesophagus setzt sich ohne Unterbrechung auf den Magen fort. Besonders stark entwickelt sind diese Fasern an der großen und kleinen Kurvatur. Der gleichmäßig ausgeprägten Ringmuskelschicht ist noch eine weitere innere Muskelschicht aufgelagert, die Fibrae obliquae. Sie sind beson-

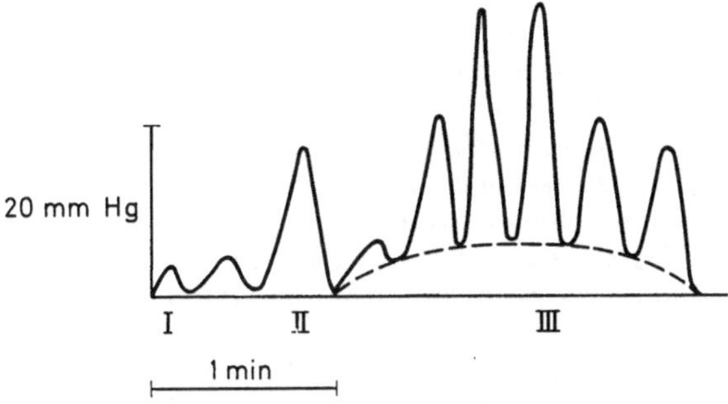

Abb. 1. Wellentypen der Magenmotilität (schematisch). (Nach Paul, 1973)

ders im Fundus ausgeprägt und laufen in einem vorderen und hinteren Band schräg abwärts, um im unteren Magendrittel in die dort kontinuierlich zunehmende Ringmuskelschicht überzugehen. Eine Konzentration von Bindegewebsfasern trennt am Pylorus die Zirkulärmuskelschicht von Magen und Duodenum, nur einige Fasern der Längsmuskulatur verbinden die beiden Anteile.

Neuere Untersuchungen von Fisher u. Cohen (1973) lassen vermuten, daß dem Pylorus eine physiologische Sphincterfunktion zukommt. Der menschliche Pylorus weist eine Zone erhöhten Druckes auf, die bei ankommender Antrumperistaltik absinkt. Auf endogene duodenale Reize kontrahiert sich der Pylorus und verhindert den Reflux von Duodenalinhalt in den Magen. Daß die Magenentleerung nicht ein passiv hydrostatischer Prozeß ist, wie man früher glaubte, wurde von Leven in Frankreich, von Pfungen u. Moritz in Deutschland, Cannon in den USA und Edelmann in Rußland bereits um die Jahrhundertwende überzeugend gezeigt (Barany, 1973). Die Rhythmik der Magenentleerung und deren Steuerung sind allerdings bis heute noch nicht endgültig geklärt.

Zur Untersuchung der Magenmotilität verwendet man Mikroballon- sowie offenlumige perfundierte Sondensysteme (open tip). Mit diesen Methoden erzielte gastrale *Mechanogramme* weisen drei Wellenformen auf, die sich hauptsächlich durch die Amplitude voneinander unterscheiden (Abb. 1). Motilitätswellen vom Typ I mit einer mittleren Amplitude von 5 cm H_2O mischen den Mageninhalt. Die Wellen des Typ II (Amplitude zwischen 10 und 50 cm H_2O) sind für die Propulsion, also den Transport des Mageninhaltes ins Duodenum, verantwortlich (Paul, 1973). Beim Typ III handelt es sich um komplexe Wellenformationen, die eine lokale Tonuszunahme bewirken. Ihre physiologische Bedeutung ist noch nicht eindeutig gesichert.

Die Peristaltik des Magens, in der Regel drei Wellen pro Minute, die von oral nach aboral ablaufen, geht mit zwei Komponenten *elektrischer Aktivität* einher. Die initialen Potentialschwankungen lösen meist keine Kontraktion aus. Sie beruhen auf der Labilität des Membranpotentials, das rhythmisch um etwa 10 bis 15 mV bei einem Ruhepotential von 50 bis 60 mV schwankt (slow wave, pacesetter potential, basic electrical rhythm, control activity). Die Magenkontraktionen werden von den sog. Aktionspotentialen ausgelöst. Sie pfropfen sich bei einem Membranpotential von 30 bis 40 mV auf die langsamen Potentialwellen auf. Der Typ der Kontraktion ist trotz der langen Dauer des Aktionspotentials von 15 bis 20 msec immer tetanisch. Die Sekundenlänge der Einzelkontraktionen ermöglicht Superpositionen.

Nerval wird die Motilität des Magens durch Fasern des Sympathicus inhibiert und durch den Parasympathicus stimuliert. Hinzu kommt der intramurale plexus myentericus Auerbach mit hemmenden und stimulierenden Neuronen, die von Receptoren der Submucosa erregt werden können.

Für die *Steuerung der Magenentleerung* sind mechanische, nervale und humorale Mechanismen verantwortlich. Wichtigster Reiz scheint die Dehnung der Magenwand zu sein. Entleerungsmessungen mit Testmahlzeiten lassen verschiedenartige Receptormechanismen annehmen (Roberts u. Hunt, 1973). Hierzu zählen Dehnungsreceptoren im Magen, Osmo-, Säure- und Dehnungsreceptoren im Duodenum. Die Schleimhauthormone wie Secretin, CCK und GIP hemmen die Magenmotorik, Gastrin fördert sie.

Die Probleme in Methodik und Bewertung der Meßergebnisse der Magenmotilität sind jedoch größer als in anderen Anteilen des Verdauungstraktes. Der Magen ist daher im Hinblick auf Störungen der Motorik weniger untersucht worden als die Speiseröhre oder der Dickdarm. Das vorliegende Material ist nicht nur spärlich, sondern auch widersprüchlich.

B. Spezielle Pathophysiologie

1. Lokale Ursachen gestörter Motorik

Magensekretion: Bei Patienten mit Achlorhydrie oder Hypochlorhydrie fanden Halvorsen et al. (1973) eine signifikant beschleunigte Magenentleerung, welche jedoch wie bei der Normalperson in exponentieller Weise verläuft. Die Beseitigung des Säuremangels durch intragastrale Applikation von Salzsäure oder Glutamin-HCl verzögerte die Entleerung (Halvorsen, 1972). Die Instillation von Säure beschleunigt dagegen beim Gesunden die Magenentleerung (Hunt u. Knox, 1968).

Ulcus ventriculi: Änderungen der Magenmotorik können beim Magengeschwür auf zwei Wegen entstehen. Einerseits kann ein pylorisches Ulcus oder dessen Narbe den Canalis digestorius einengen, auf der anderen Seite vermögen die veränderten Sekretionsverhältnisse die Magenmotorik zu beeinträchtigen. Die vorliegenden Ergebnisse sind zum Teil deswegen widersprüchlich, weil die Lokalisation des Ulcus und die Sekretionsverhältnisse nicht immer differenziert wurden. Brömster (1969), Griffith et al. (1968) fanden eine Verzögerung der Magenentleerung bei Magengeschwürspatienten, George (1968) fand sie auch bei Ulcuspatienten mit Normochlorhydrie. Bei der Entstehung des Magengeschwürs spielen die Gallensalze eine wesentliche Rolle. Der duodenogastrale Reflux ist bei Magengeschwürskranken in signifikanter Weise gegenüber dem Gesunden gesteigert. Die Konzentration der Gallensalze und die Magenentleerung korrelieren. Je konzentrierter die Gallensalze, desto stärker soll die Entleerung verzögert sein (FELDMAN u. GIBALDI, 1968). Der gesteigerte duodenogastrale Reflux beim Ulcuskranken beruht auf einer zu geringen oder fehlenden Drucksteigerung im Pylorus, wenn Säure in das Duodenum gelangt (Abb. 2 u. 3). Die pylorische Dysfunktion ändert sich auch nach Abheilung des Geschwürs nicht (FISHER u. COHEN, 1973). Man nimmt an, daß die Kombination von HCl und Gallensalzen eine besonders deletäre Rolle für die Magenschleimhaut spielt. WORMSLEY (1972) hat die Rolle der Salzsäure für die Magenentleerung mittels duodenaler Säureperfusion überprüft und fand unter diesen Bedingungen

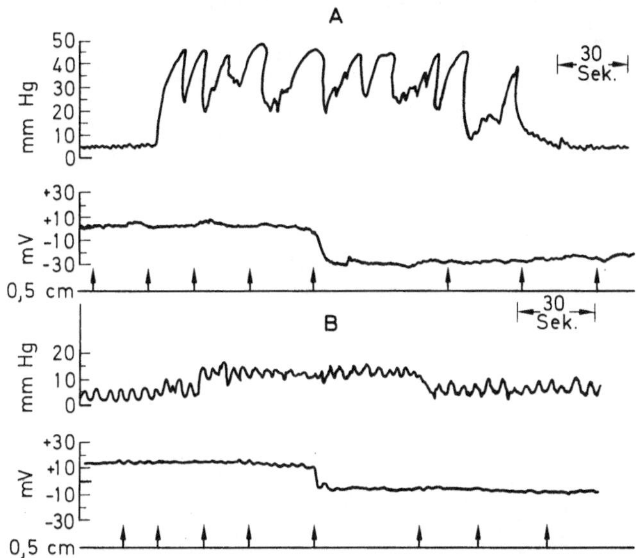

Abb. 2. Pylorusdruck und Potentialdifferenz bei einem Gesunden (A) und einem Patienten mit Magenulcus (B) während duodenaler Säuerung. Die HCl-Perfusion wurde 5 min vorher begonnen und während des Zurückziehens durch den Pylorus fortgesetzt. Die Pfeile zeigen den Abstand von jeweils 0,5 cm an. (Nach FISHER u. COHEN, 1973)

beim Magengeschwürspatienten eine gegenüber dem Gesunden unveränderte Magenentleerung.

Die Magenmotorik der Kranken mit *Ulcus duodeni* scheint gegenüber den Gesunden unverändert zu sein oder nur unwesentlich abzuweichen (SCHMID u. HINTZ, 1971). BRÖMSTER (1969) stellte zwar ebenso wie GEORGE (1968) eine raschere, jedoch statistisch nicht signifikante Entleerungsbeschleunigung nach Verabfolgung einer flüssigen Testmahlzeit beim Ulcuskranken fest. GRIFFITH et al. (1968) wiesen jedoch mit einer „soliden" Testmahlzeit im Gegensatz zu HUNT (1957) eine signifikante Beschleunigung der Magenentleerung beim Ulcus duodeni-Kranken nach. Diese Unterschiede sind vermutlich durch die unterschiedliche Methodik (Technik, Konsistenz und Zusammensetzung der Testmahlzeit) erklärbar. Jene Autoren, welche die Hunt'sche Methodik mit flüssigen Testmahlzeiten verwenden, scheinen nicht in der Lage zu sein, ein abnormes Verhalten der Magenentleerung beim Ulcus duodeni-Kranken nachzuweisen. Überzeugende Ergebnisse liefern neue Untersuchungen von FORDTRAN u. WALSH (1973) mit einer festen Mahlzeit (Steak), die bei Ulcus duodeni-Patienten eine signifikant verminderte Pufferkapazität der

Nahrung nachwiesen. Sie interpretieren diesen Befund u. a. als Folge beschleunigter Magenentleerung im Sinne von Griffith et al. (1968).

Wormsley (1972) versucht Klarheit in die unterschiedlichen Reaktionsmuster zu bringen. Er unterscheidet je nach dem Entleerungsverhalten des Magens zwei Typen von Ulcus duodeni-Kranken. Nach duodenaler Säuerung tritt bei Typ I eine Zunahme, bei Typ II eine Verlangsamung auf. Möglicherweise stellt die duodenale Säuerung einen brauchbaren Test für die Prognose dar. Patienten mit Hyperchlorhydrie und verlangsamter Magenentleerung können eher zu einer Pylorusstenose neigen als die übrigen.

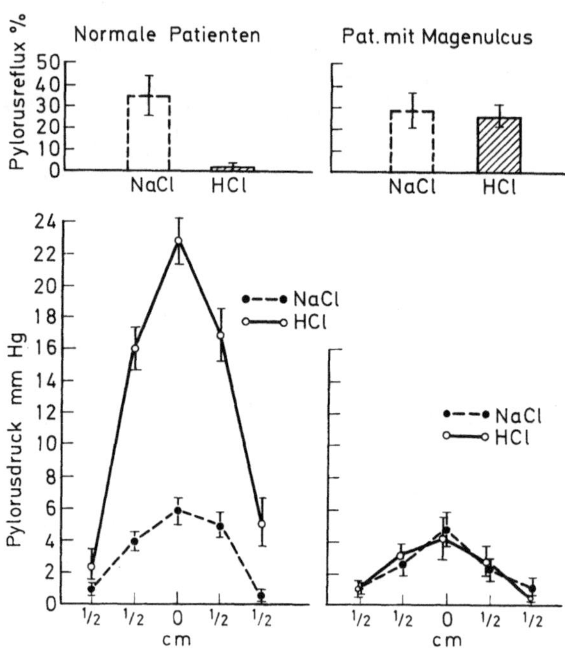

Abb. 3. Messung des Pylorusdruckes und des duodenogastralen Refluxes bei zehn gesunden Kontrollpersonen und zehn Patienten mit Magenulcus während duodenaler NaCl- bzw. 0,1 n HCl-Perfusion. Jeder Punkt zeigt den Mittelwert ± 95% Vertrauensgrenzen. (Nach Fisher u. Cohen, 1973)

2. Neoplasien

Malignome des Magens mit einer Infiltration der Muscularis propria behindern die motorische Funktion. Griffith (1968) wies bei einem Patienten mit kleinem Krebskrater, Schleimhautatrophie und Hypochlorhydrie eine verzögerte Entleerung nach. Davies et al. (1971) gelangten zu ähnlichen Ergebnissen. In vitro-Messungen der elektrischen Aktivität an menschlichen Mägen mit Tumoren ergaben, daß beim Magencarcinom keinerlei elektrische Muskelaktivität zu finden, während in nicht befallenem Gewebe die Frequenz elektrischer Wellen (slow-potential frequency) beschleunigt war. Am Übergang von normalem zu neoplastischem Gewebe waren die langsamen Potentiale erheblich vermindert (Papasova et al., 1973)

Lymphoreticuläre Systemerkrankungen befallen in 2 bis 5% den Magen (Bush u. Ash, 1969; Stern, 1971). Neben polypösen, polypösulcerösen und infiltrierenden existieren Formen mit starren verbreiterten Schleimhautfalten. Bei den infiltrierenden Formen ist die Motorik des Magens eingeschränkt oder aufgehoben. Die Sphincterfunktionen von Kardia oder Pylorus sind röntgenologisch erloschen (KELLER u. HERING, 1973).

3. Psychische und nervale Störungen

Die ältere Literatur zu diesem Thema ist in der vorigen Ausgabe dieses Handbuches von KATSCH u. PICKERT eingehend gewürdigt. Seither sind nur wenige relevante Ergebnisse veröffentlicht worden. In den klinischen Lehrbüchern findet man jedoch nicht selten Hinweise auf die Beeinflussung der Magenmotorik durch Emotions- und Stress-Situationen. Zorn, Haß, Aufwiegelung und Angst sollen stimulierend, Depressionszustände hemmend auf den Tonus und Peristaltik des Magens einwirken. Steigerungen des Magentonus wurden im Frühjahr und Herbst festgestellt und der saisonalen Häufung von Ulcera in diesen Jahreszeiten zugeordnet (STRNAD, 1969). Untersuchungen von MISIEWICZ et al. (1968) belegten dagegen, daß durch Kältereize hervorgerufener Stress weder die Motorik des Magens noch die des Colons beeinflußt. Kontrollierte Hyperthermie verursachte dagegen eine Hemmung der Magenmotorik. Möglicherweise erklärt diese Beobachtung die alimentäre Dysfunktion oder Durchfälle, welche bei Reisen in heiße Klimazonen auftreten. Körperliche Tätigkeit beeinträchtigt dagegen die Magenmotilität nicht (LAGEMANN u. HOFFMANN, 1971).

Die Störungsmöglichkeiten der Magenmotorik durch Beeinflussung des vegetativen Nervensystems wurden bereits oben eingehend behandelt. Außer der direkten Beeinflussung der Motilität durch das VNS scheint ein „Gehirnfaktor", der die Magenmotilität steigert, zu existieren. Die Wirkung dieses Faktors war am Hund weder durch Hemmsubstanzen des autonomen Nervensystems noch durch Hypophysektomie zu hemmen. Die Wirkung des „Gehirnfaktors" ähnelt denen von Noradrenalin und Adrenalin, mit denen er aber vermutlich nicht identisch ist (JEFFERSON, 1966).

Bei der *diabetischen Neuropathie* des Magens kann es zur akuten Magendilatation mit völliger Erschlaffung und Auffüllung mit Verdauungssekreten kommen. Das Krankheitsbild entwickelt sich innerhalb von Stunden mit Nausea, vorgetriebenem Abdomen und später unstillbarem Erbrechen. Im Vordergrund der therapeutischen Bemühungen stehen die Behandlung des Schocks sowie der Elektrolytstörungen, insbesondere der Hypokaliämie. Der Mageninhalt wird abgesaugt. Prinzipiell können alle Erkrankungen mit schweren Durchfällen und Erbrechen zu einer akuten Magendilatation führen. Ursächliche Bedeutung kommen dem Kaliumverlust und den damit verbundenen Stoffwechselstörungen zu (SCHLESINGER et al., 1955; KOELSCH, 1969). BERNING (1950, 1957) hat als erster auf akute Magendilatationen beim Coma diabeticum hingewiesen und auf die zugrundeliegende Störung des Stoffwechsels verwiesen. Gefürchtet war früher die postoperative Magendilatation nach intraabdominellen oder retroperitonealen Eingriffen sowie stumpfen Bauchtraumen.

Die gastrischen Krisen bei *Tabes dorsalis* werden einer atonisch spastischen Hypermotorik zugeschrieben (KOELSCH ,1969). Bei der generalisierten Form von *Myasthenia gravis* nehmen Frequenz und Amplitude der intragastralen Druckwellen ab (KUZIN et al., 1970).

4. Humorale Einflüsse

Störungen des *Säurebasenhaushalts* beeinflussen die Magenmotorik. VEŠIN (1969) untersuchte die Magenmotilität kymographisch mittels Ballonsonde und radiographisch mit Serienpoliographie bei Erzeugung einer künstlichen Alkalose durch intravenöse Gabe von Natriumbicarbonat. Im Gegensatz zur negativen Wirkung von physiologischer Kochsalzlösung traten unter Natriumbicarbonat Erhöhungen von Tonus und Peristaltik auf. Der gleiche Autor fand beim Menschen nach willkürlicher Hyperventilation von 1 bis 2 min den gleichen Effekt, der von einer Erschlaffung der gastralen Sphincter und beschleunigter Magenentleerung begleitet war.

Patienten mit *Diabetes mellitus* entleeren nach Untersuchungen von AYLETT (1962) eine Testmahlzeit aus Wasser langsamer als eine Kontrollgruppe aus gesunden Personen und Ulcuspatienten. Allerdings waren die Diabetiker älter als die Kontrollgruppen. Eine Salztestmahlzeit wurde dagegen von Diabetikern rascher entleert (DOTEVALL, 1961). Eine Beziehung der motorischen Beeinträchtigung zur Höhe des Blutzuckers wiesen WOOTEN u. MERIWETHER (1961) nach. Die Beziehungen zwischen Magenentleerung und Blutzuckerspiegel könnten durch das Vorliegen einer diabetischen Neuropathie bei einigen Patienten maskiert sein (AYLETT, 1965). Gegen diese Vermutung sprechen allerdings Untersuchungen von SOERGEL et al. (1968). Röntgenologisch und nach Applikation einer D-Xylosetestmahlzeit fand sich bei Patienten mit diabetischer Neuropathie und Diarrhöen keine Veränderung der Magenentleerung (WHALEN et al., 1969; HENSLEY et al., 1968). Im Tierexperiment bewirkt *Insulin* zunächst eine Hemmung, anschließend eine Anregung der Motilität des Antrums. Die Infusion von Dextrose hemmt die insulininduzierte Motilität (KEMP et al., 1968). Die bislang vorliegenden Untersuchungen klären nicht hinreichend die klinischen Befunde wie Erbrechen bis hin zur akuten Magendilatation, die im Coma diabeticum angetroffen werden.

Während das klinische Bild von *Schilddrüsenfunktionsstörungen* im Sinne einer Beschleunigung der gastrointestinalen Motorik bei Hyperthyreose und einer Verlangsamung bei einer Hypothyreose eindeutig ist, sind die experimentellen Untersuchungsergebnisse spärlich oder qualitativ. In einer röntgenologischen Studie wurden Magenentleerung und Darmmotilität bei 106 Patienten vor und 3 Wochen nach einer Radiojodtherapie untersucht. Bei den unbehandelten Patienten mit Thyreotoxikose entleerte sich der Magen 2- bis 3mal schneller als normal, der Dünndarm wurde in $1^{1}/_{2}$ bis 3 Std vollständig passiert. Der Gesunde braucht hierzu 8 bis 10 Std. Die „peristaltische Aktivität" im Dünndarm wurde als deutlich beschleunigt beschrieben. Die Radiojodtherapie beseitigte die Motilitätsstörungen am Magen und Darm innerhalb von 4 bis 5 Wochen nach Therapiebeginn (NEPORENT u. SPESIVTSEVA, 1963).

Über *Coherin*, ein neues Peptid aus der Neurohypophyse des Rindes, liegen bislang nur spärliche Informationen vor. Diese Substanz soll Frequenz, Amplitude, Rhythmus und Dauer der peristaltischen Kontraktion beeinflussen (GOODMAN et al., 1972).

5. Sonstige Ursachen einer gestörten Magenmotorik

Infektionskrankheiten: Die Entstehung einer akuten Magendilatation im Rahmen von Kaliumverlusten bei Erkrankungen mit Durchfällen und/oder Erbrechen wurde bereits erwähnt. Bei der Chagas-Krankheit fanden FRIYTES et al. (1968) Veränderungen des intragastralen Druckes wie bei vagotomierten Patienten.

Erkrankungen der Nachbarorgane (Pankreatitis, Cholelithiasis, Cholangitis) sollen durch visceroviscerale Reflexe die Magenmotilität beeinflussen (VEŠIN, 1969; FRANZEN, 1960; KOELSCH, 1969). Nach tierexperimentellen Untersuchungen ist auch die *Darmflora* an der Regulierung der Motorik beteiligt. Keimfrei aufgezogene Mäuse retinieren den Chymus länger als Normaltiere. Möglicherweise trägt die normale Darmflora durch Anregung der Darmbewegung zum Schutz gegen die Invasion pathogener Bakterien in den Dünndarm bei (ABRAMS u. BISHOP, 1967). Intermittierende Nausea und Erbrechen sind häufige Symptome bei Patienten mit Kollagenosen (O'NEILL, 1962). Eine pathophysiologische Klärung der Ursachen ist noch nicht erfolgt. SOMMERVILLE et al. (1959) haben Patienten mit Sklerodermie röntgenologisch untersucht und „charakteristische" Veränderungen der Motorik im Oesophagus, Magen und Dünndarm gefunden. Häufig tritt ein gastrooesophagealer Reflux auf dem Boden eines Tonusverlustes des gastrooesophagealen Sphincters und durch Verkürzung des intraabdominellen Oesophagus auf (ATKINSON u. SUMMERLING, 1966). Schließlich sind ausgeprägte und lang dauernde Dilatationen des Magens als Komplikationen der *hypotonen Duodenographie* bekannt geworden, die über 12 Std andauerten (GELFAND u. MOSKOWITZ, 1970).

C. Pharmakologische Beeinflussung der Magenmotilität

Die Motilität des Magens kann durch pharmakologische Reize, d. h. physiologische Substanzen in pharmakologischer Dosis oder Pharmaka im engeren Sinn positiv und negativ beeinflußt werden.

Die *myogene Aktivität* der glatten Muskelzellen wird vorwiegend durch die Überträgerstoffe des vegetativen Nervensystems gesteuert. Parasympathicomimetika (Acetylcholin) verstärken die Depolarisation und die Frequenz der Aktionspotentiale und steigern auf diese Weise die Motilität. Die adrenergen Überträgerstoffe haben sämtlich hyperpolarisierende Wirkungen und führen zu einer nachhaltigen Erschlaffung. Parasympathisch blockierende Substanzen wie Atropin und Scopolamin (z. B. N-Butylscopolamin = Buscopan) verhindern den cholinergen Einfluß. Ein von uns in vivo mit open tip-Kathetern untersuchtes Atropinderivat (SCH 1000) wirkte ebenfalls motilitätshemmend (DEMLING et al., 1971). Adrenerge Blocker heben den Adrenalineffekt auf.

Die Beobachtung ULBRECHTS (zit. in KRAMER, 1972), daß Atropin die spontane elektrische und motorische Aktivität des Darmes nicht aufhebt, legt die Vermutung nahe, daß letztere nicht cholinergischer Natur ist. Die Ursachen der spontanen Automatik sind jedoch bisher noch nicht geklärt. Lokalhumorale Einflüsse werden diskutiert.

Der Einfluß der *gastrointestinalen Hormone* auf die Magenmotilität ist in den letzten Jahren häufig untersucht worden. Pentagastrin stimuliert die Frequenz des Initialpotentials (slow wave rhythm), das Aktionspotential und die mechanische Aktivität (MONGES et al., 1972; KWONG et al., 1972). HUNT u. RAMSBOTTOM beobachteten 1967, daß eine Testmahlzeit während Gastrin II-Infusion proportional zur Gastrinmenge verzögert entleert wurde. CCK und Glucagon bewirken eine signifikante Verlangsamung des Basalrhythmus sowie eine Hemmung der motorischen Aktivität. Secretingabe läßt eine signifikante Hemmung der mechanischen Wellen und des Aktionspotentials erkennen, während der Effekt auf den Basalrhythmus verschieden ist (BORTOLOTTI et al., 1973; PAUL, 1973; MONGES et al., 1972). Secretin scheint jedoch auch in hohen Dosen nur eine schwache Hemmung der Magenentleerung zu bewirken (RAMSBOTTOM u. HUNT, 1973). Auch GIP hemmt neben der Säuresekretion die Magenmotilität (BROWN u. DRYBERG, 1971). Ein ebenfalls von BROWN (1972) aus dem oberen Dünndarm des Schweines isoliertes Hormon, Motilin, scheint für die Steigerung der Magenmotilität nach duodenaler Alkalisierung verantwortlich zu sein. Nach intravenöser Applikation von Motilin kommt es zu einer gesteigerten Aktivität von Fundus und Antrumtaschen.

Über die Wirkung von Caerulein am Magen ist wenig bekannt. Manometrische Studien von BERTACCINI et al. (1970), LABO et al. (1972), sowie RAMONINO et al.

(1970) haben gezeigt, daß Caerulein am proximalen Abschnitt des Duodenums eine hemmende Wirkung hinsichtlich des Initialpotentials wie auch des Aktionspotentials erkennen läßt, wogegen im distalen Duodenum und im oberen Dünndarm eine stimulierende Wirkung nachgewiesen wurde.

Serotonin soll am Magen vorwiegend relaxierend wirken (Texter, 1968; Szekely et al., 1973).

Histamin steigert die Motilität und den Tonus am Magenkörper mehr als im Antrum (Texter, 1968). Nach Untersuchungen von Kwong et al. (1971) konnte jedoch nach intravenöser Gabe von Histamin im Gegensatz zu Pentagastrin keine deutliche Änderung der motorischen oder elektrischen Aktivität am menschlichen Magen nachgewiesen werden.

Die Wirkung der Prostaglandine am Magen-Darmtrakt weist eine gewisse Gruppenspezifität auf. In vitro werden durch die Prostaglandine der E-Gruppe die longitudinalen Muskelfasern kontrahiert, die Ringmuskelschicht dagegen relaxiert. Am menschlichen Magenantrum wird nach eigenen in vivo-Untersuchungen die mit open tip-Kathetern gemessene motorische Aktivität durch 300 μg PGE_1 (i.v. über 30 min) signifikant reduziert (Classen et al., 1973). PG des Typs F kontrahieren beide Muskelsysteme.

Ein bei Störungen der Magenmotilität häufig angewandtes und recht gut untersuchtes Pharmakon ist *Metoclopramid* (Paspertin), ein Procainabkömmling, dem eine dämpfende Wirkung auf die Triggerzone am Boden des 4. Ventrikels zugesprochen wird. Metoclopramid führt sowohl intravenös (Classen et al., 1971) als oral gegeben (Wagner u. Schmid, 1969) zu einer signifikanten Steigerung der antralen Motilität, wobei Frequenz, Amplitude und Motilitätsindex eine mindestens 100%ige Zunahme erfahren. Die von Duret u. Arguello 1969 durchgeführten Druckmessungen haben gezeigt, daß in einem schon aktiven Magen (z. B. nach Mahlzeit) eine nachfolgende M-Gabe jedoch keine wesentliche Steigerung von Tonus und Peristaltik mehr hervorruft. Auch durch wiederholte Gabe kann keine wesentliche Wirkungssteigerung erbracht werden.

Ein Einfluß von *Psychopharmaka* auf die Magenmotorik wurde 1971 von Demling et al. beschrieben. Hohe Dosen (bis zu 30 mg) von Chlorodiacepoxyde (Librium) und Amitryptiline (Laroxyl) zeigten eine signifikante Hemmung der durch Metoclopramid oder Pentagastrin stimulierten Antrummotilität, wobei Kontraktionsfrequenz und Motilitätsindex gleichsinnig abnahmen.

Apomorphin, ein Emetikum mit zentralem Angriffspunkt, hemmt (Dosis 0,2 bis 0,25 mg i.v.) innerhalb von 10 min die Magenentleerung signifikant (Ramsbottom, 1971).

D. Motilitätsstörungen nach operativen Eingriffen

Störungen der Magenentleerung sind bekannte Folgen von Magenoperationen. So beobachteten bereits Hertz (1913) und Mix (1922) eine Beschleunigung der Magenpassage nach Gastroenterostomie. Andererseits haben Cannon u. Blake schon 1905 gezeigt, daß durch die Entfernung des Pylorus eine rhythmische Magenentleerung nicht unmöglich wird (zit. nach Bárány, 1973).

Im folgenden soll auf die wichtigsten motorischen Alterationen bei den heute üblichen Operationsverfahren eingegangen werden. Unmittelbar nach einem operativen Eingriff kann es zu mechanischen und funktionellen Störungen der Magenentleerung kommen. Die *akute Dilatation* des Magens ist wahrscheinlich eine besonders hartnäckige Form der Atonie, die größeren Operationen am Magen und Duodenum folgen kann. Sie wird auch nach Eingriffen am Gallengangssystem gesehen.

Eine länger als 8 bis 10 Tage dauernde Magenatonie kann nach einer zu weit nach distal vorangetriebenen vagalen Denervierung eintreten (HOLLE, 1973).

Seit der Einführung klinisch brauchbarer Methoden zur Messung der Magenentleerung (HUNT u. SPURELL, 1951) existieren genauere Angaben über Störungen nach operativen Eingriffen. Dabei müssen jedoch die verschiedenen Verfahren gesondert betrachtet werden.

Teilresektionen des Antrums beschleunigen die Magenentleerung. Gelangt der Chymus direkt ins Jejunum, wird der duodenale Regelmechanismus gestört und der Magen beschleunigt entleert (BUCKLER, 1967). CARLBERGER et al. (1972) studierten die Magenentleerung mit einer Fett, Kohlenhydrate und Eiweiß enthaltenden flüssigen Testmahlzeit. Die Kurve der Magenentleerung war bei einem Normalkollektiv charakterisiert durch eine kurze, rasche Entleerungsphase, die

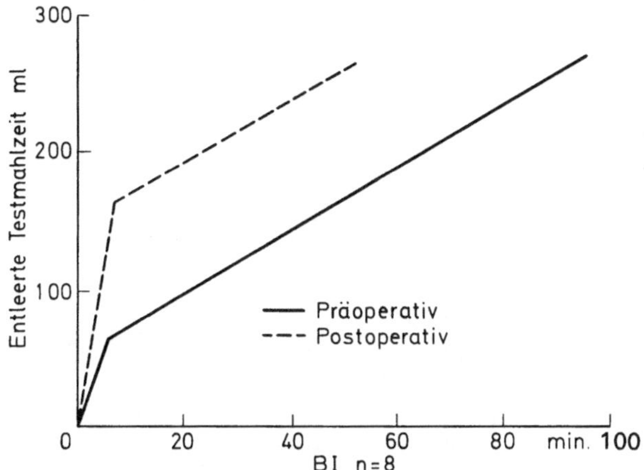

Abb. 4. Magenentleerung einer flüssigen Probemahlzeit vor und nach Billroth I-Operation. (Nach BÀRÀNY, 1973)

von einer langsamen Phase gefolgt war und in eine lineare Phase ausklang. Magenresektion und Gastroduodenostomie (Billroth I) führten zu einer starken Beschleunigung der ersten Phase, während die darauffolgende Phase unverändert war. Die Verfasser erklären dies damit, daß der Darm dem Magen eine gewisse Menge Fett pro Minute „abmelkt" und daß diese Motorik von der Operation nicht beeinflußt wird. Die melkende Motorik jedoch soll erst nach einer gewissen Latenzzeit einsetzen, in der eine schnelle Entleerung stattfindet, so daß nur die Initialphase von der Operation stark beeinflußt wird (Abb. 4). Diese Untersuchungen gelten jedoch nur für flüssige Probemahlzeiten. Feste Partikel sind nach einer Studie von DOZOIS et al. (1971) in normalen Hundemägen nach 2 bis 4 Std noch zu mehr als 50% vorhanden, während sie nach Antrektomie bereits nach 1 Std den Restmagen verlassen haben (Abb. 5).

Operationen am Nervus vagus. Die von DRAGSTEDT et al. (1949) als Routineoperation in die Klinik eingeführte bilaterale trunculäre Vagotomie war mit einer hohen Rezidivquote belastet, die auf Grund tierexperimenteller Untersuchungen mit der herabgesetzten Austreibungskraft des Magens, Stase der Nahrung im Antrum, prolongierter Gastrinstimulation und gastraler Hypersekretion erklärt wurde. Zahlreiche Modifikationen der Vagotomie sind seither studiert worden.

Bei Druckmessungen im Antrum und Pyloruskanal von Hunden (Sugawara et al., 1969) kam es nach trunculärer Vagotomie zu einer Verlängerung des Intervalles zwischen den einzelnen Kontraktionen im Antrum um 13,4%. Der Tonus der Magenwand reduzierte sich um 23,3 bzw. 35,3 mm H_2O. Die Kraft der Kontraktion nahm um 30 bis 60% ab, wobei die Reduktion besonders im Antrum zu beobachten war.

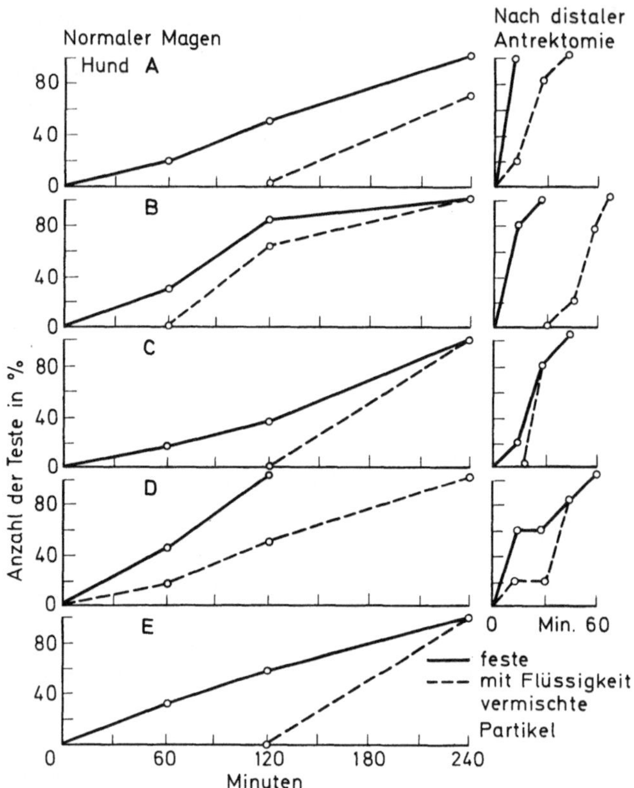

Abb. 5. 50%ige Magenentleerung von festen Partikeln ins Duodenum, allein oder in 500 ml einer 154 mmol NaCl-Lösung gegeben. Jeder Punkt entspricht dem Mittelwert von mindestens sechs Testen bei jedem Hund. (Nach Dozois et al., 1971)

Obwohl die Vagotomie und die Pyloroplastik in der Behandlung des Duodenalgeschwürs weite Verbreitung gefunden haben, sind die Langzeiteffekte auf die Magenmotilität und Magenentleerung noch nicht völlig geklärt.

Symptome der Magenretention und Dilatation bei Patienten mit frischer trunculärer Vagotomie und Pyloroplastik sind altbekannt (Williams u. Barnes, 1969). Retention ist das Hauptproblem nach alleiniger Vagotomie (Dragstedt et al., 1947). Auch nach zusätzlicher Drainageoperation soll sie bis zu 17% betragen (Barnes, 1967).

Dragstedt et al. (1947) beobachteten bereits, daß sich diese Symptome mit der Zeit zurückbildeten und führten dies auf den wiederkehrenden Tonus des vagal denervierten Magens zurück. Tinker et al. (1970), sowie Cowley et al. (1972) kamen zu ähnlichen Schlüssen. Die Magenentleerung von festen Speisen war unabhängig von der Vollständigkeit der Vagotomie 1 bis 4 Wochen nach Vagotomie und Pyloroplastik bei den meisten Patienten verzögert. 8 Wochen später normalisierte sich die Entleerung weitgehend und 1 bis 2 Jahre nach Vagotomie und Pyloroplastik fanden Cowley et al. (1972) normale Entleerungsverhältnisse.

Manche Untersuchungsergebnisse erscheinen diskrepant. Möglicherweise sind sie dem passageren Charakter der postoperativen Entleerungsverzögerung zuzuschreiben (Cowley et al., 1972). Unter Berücksichtigung dieser Gegebenheiten fanden Colmer et al. (1973), ähnlich wie Madson u. Pederson (1968), George et al. (1968) und McKelvey et al. (1970), daß sich der vagotomierte Magen schneller entleerte, insbesondere bei Patienten mit postoperativer Diarrhoe. Hier nahm die initiale Entleerungsfraktion im Anschluß an die Operation signifikant zu, sie betrug bei den Patienten mit Diarrhoe 47,4%, bei denjenigen ohne Diarrhoe 26,3%. Aus diesen Ergebnissen wurde der Schluß gezogen, daß Vagotomie und Pyloroplastik eher die Art der Magenentleerung als die Entleerungszeit selbst verändere. Ein unerwartet hoher Anteil der eingenommenen Testmahlzeit verließ den Magen bereits in der ersten Phase. Im Entleerungsmechanismus ergaben sich somit zwei verschiedene Komponenten:

1. Eine initiale schnelle Komponente innerhalb der ersten 10 min nach Ende der Mahlzeit, wobei ein großer Teil der Nahrung den Magen sehr rasch verließ;

2. Die weitere Entleerung, die exponentiell und gleich wie im präoperativen Zustand verlief.

Bei den Patienten mit postoperativen Diarrhoen war dieses Bild deutlich verstärkt. Eine Aufschlüsselung nach selektiver und trunculärer Vagotomie war nicht bei allen Probanden erfolgt. Bei den Untersuchungen von Carlberger et al. (1972) an Patienten mit selektiver proximaler Vagotomie änderte sich die initiale Phase nicht, wohingegen die zweite Phase rascher verlief.

Schnelle Magenentleerung kann zur akuten Dilatation des Jejunums oder zu beschleunigtem Speisetransport im Darm führen und somit postprandiale Diarrhöen hervorrufen.

Durch Modifikation der Operationstechniken am Magen wird versucht, die Magenentleerung möglichst wenig zu beeinträchtigen, um das Auftreten von Komplikationen, wie z. B. das an anderer Stelle ausführlich beschriebene Dumpingsyndrom zu vermeiden.

Neuere Berichte zeigen, daß die Anwendung der superselektiven Vagotomie (s.p.V.) ohne Drainage ein Fortschritt in diesem Sinne sein könnte (Humphrey et al., 1972; Johnston et al., 1972; Madsen et al., 1973; Duthie et al., 1973). Bei diesem Verfahren wird die Funktion des Antrums als wesentlicher Faktor der Magenmotorik berücksichtigt. So haben Messungen des Motilitätsindex ergeben, daß nach einwandfreier superselektiver Vagotomie die Motilitäts- und Druckverhältnisse im Antrum nicht meßbar gestört werden (Holle, 1973).

Literatur

Abrams, G. D., Bishop, J. E.: Effect of the normal microbial flora on gastrointestinal motility. Proc. Soc. exp. Biol. (N.Y.) **126**, 301—304 (1967)

Atkinson, M., Summerling, M. D.: Oesophageal changes in systemic sclerosis. Gut **7**, 402—408 (1966)

Aylett, P.: Gastric emptying and change of blood glucose level as affected by glucagon and insulin. Clin. Sci. **22**, 171—178 (1962)

Aylett, P.: Gastric emptying and secretion in patients with diabetes mellitus. Gut **6**, 262—265 (1965)

Bárány, F.: Die Bedeutung der Magenentleerung für Verdauungsvorgänge. In: Biochemie und therapeutische Anwendung von Verdauungsenzymen. Hrsg. Nordmarkwerke GmbH. Hamburg: Stormann-Verlag 1973

Barnes, A. D., Williams, J. A.: Stomach drainage after vagotomy and pyloroplastic. Amer. J. Surg. **113**, 494—497 (1967)
Berning, H.: Klinisch-röntgenologische Untersuchungen über die Magendilatation. Fortschr. Röntgenstr. **73**, 165—175 (1950)
Berning, H.: Internistische Gesichtspunkte der Lähmung des Magendarmkanals. Chirurg **28**, 337—342 (1957)
Bertaccini, G., Agosti, A.: Action of caerulein on intestinal motility in man. Gastroenterology **60**, 55—63 (1970)
Bortolotti, M., Lanfranchi, G. A., Barbara, L., Labo, G.: Effects of pentagastrin, cholecystokinin-pancreozymin, secretin and glucagon on the electrical and mechanical activity of the gastric antrum in man. R.C. Ist. sup. Sanità **5**, 72 (1973)
Brömster, D.: Gastric emptying rate in gastric and duodenal ulceration. Scand. J. Gastroent. **4**, 193—201 (1969)
Brown, J. C., Dryburgh, J. R.: A gastric inhibitory polypeptide. II. The complete amino acid sequence. Canad. J. Biochem. **49**, 867—872 (1971)
Brown, J. C., Cook, M. A., Dryburgh, J. R.: Motilin, a gastric motor activity-stimulating polypeptide: final purification amino acid composition and C-terminal residues. Gastroenterology **62**, 401—404 (1972)
Buckler, K. G.: Effects of gastric surgery upon gastric emptying in cases of peptic ulceration. Gut 8, 137—147 (1967)
Bush, R. S., Ash, C. L.: Primary lymphomas of the gastrointestinal tract. Radiology **92**, 1349 (1969)
Carlberger, G., Moberg, S., Bárány, F.: Gastric emptying in peptic ulcer patients before and after partial gastrectomy and selective vagotomy. Scand. J. Gastroent., Suppl., **16**, 30 (1972)
Classen, M., Stürzenhofecker, P., Rösch, W.: Die Wirkung von Metoclopramid auf die Motilität des Magens bei parenteraler Applikation. Med. Welt **22**, 1398—1400 (1971)
Classen, M., Stürzenhofecker, P., Koch, H., Demling, L.: The effect of prostaglandin E$_1$ on the secretion and the motility of the human stomach. Acta-Hepato-Gastroent. **20**, 159—162 (1973)
Colmer, M. R., Owen, G. M., Shields, R.: Pattern of gastric emptying after vagotomy and pyloroplasty. Brit. med. J. **1973 II**, 448—450
Cowley, D. J., Vernon, P., Jones, T., Glass, H. J., Cox, A. G.: Gastric emptying of solid meals after truncal vagotomy and pyloroplasty in human subjects. Gut **13**, 176—181 (1972)
Davies, W. T., Kirkpatrick, J. R., Owen, G. M., Shields, R.: Gastric emptying in atrophic gastritis and carcinoma of the stomach. Scand. J. Gastroent. **6**, 297—301 (1971)
Demling, L.: Motorik des Magens. In: Klinische Gastroenterologie (Hrsg. Demling, L.). Stuttgart: Thieme 1973
Demling, L., Classen, M., Mühlbach, K., Stolz, P.: Pharmacological response of gastric motility to psychopharmaca and an antispasmodic drug. In: Gastrointestinal motility (Demling, L., Ottenjann, R., Eds.). Stuttgart: Thieme 1971
Dotevall, G.: Gastric emptying in diabetes mellitus. Acta med. scand. **170**, 423—429 (1961)
Dozois, R. R., Kelly, K. A., Code, C. F.: Effect of distal antrectomy on gastric emptying of liquids and solids. Gastroenterology **61**, 675—681 (1971)
Dragstedt, L. R., Camp, E. H., Fritz, J. M.: Recurrence of gastric ulcer after complete vagotomy. Ann. Surg. **130**, 843—854 (1949)
Dragstedt, L. R., Harper, P. V., Jr., Tovee, E. B., Woodward, E. R.: Section of the vagus nerves to the stomach in the treatment of peptic ulcer: complications and end results after four years. Ann. Surg. **126**, 687—699 (1947)
Duret, R. L., Arguello, M.: Elektromanometrische Untersuchungen der Wirkung von Metoclopramid beim Menschen. Sem. Hôp. Paris **45**, 1678 (1969)
Duthie, H. L., Waterfall, W., Stoggard, C. J.: Electrical activity of the human gastric antrum after different extents of gastric vagotomy. Acta-Hepato-Gastroent. **20**, 177—178 (1973)
Feldman, S., Gibaldi, M.: Effect of bile salts on gastric emptying and intestinal transit in the rat. Gastroenterology **54**, 918—921 (1968)
Fisher, R. S., Cohen, S.: Pyloric-sphincter dysfunction in patients with gastric ulcer. New Engl. J. Med. **288**, 273—276 (1973)
Fisher, R. S., Cohen, S.: Physiologic characteristics of the human pyloric sphincter. Gastroenterology **64**, 6 (1973)
Fordtran, J. S., Walsh, J. H.: Gastric acid secretion rate and buffer content of the stomach after eating. J. clin. Invest. **52**, 645—657 (1973)
Franzen, J.: Magen- und Zwölffingerdarmlähmung als Begleitsymptom akuter Pankreatitis. Fortschr. Röntgenstr. **82**, 2, 184—187 (1956)

FREYTES, M. A.: Gastric motility in chronic Chagas' disease. Pren. méd. argent. 55, 1239—1243 (1968)

GELFAND, D. W., MOSKOWITZ, M.: Massive gastric dilatation complicating hypotonic duodeno graphy. Radiology 97, 637 (1970)

GEORGE, J. D.: Gastric acidity and motility. Amer. J. dig. Dis. 13, 376—383 (1968)

GEORGE, J. D., CONELL, A. M., KENNEDY, T.: Gastric emptying in patients with post-vagotomy diarrhoea. Gut 9, 732 (1968)

GODDMAN, I., HIATT, R. B.: Coherin: A new peptide of the bovine neurohypophysis with activity on gastrointestinal motility. Science 178, 419—421 (1972)

GRIFFITH, G. H., OWEN, G. M., CAMPBELL, H., SHIELDS, R.: Gastric emptying in health and in gastroduodenal disease. Gastroenterology 54, 1—7 (1968)

HALVORSEN, L., DOTEVALL, G., WALAN, A.: The effect of acid on gastric emptying in patients with anacidity or hyposecretion. Scand. J. Gastroent. Suppl. 16, 28 (1972)

HALVORSEN, L., DOTEVALL, G., WALAN, A.: Gastric emptying in patients with achlorhydria or hyposecretion of hydrochloric acid. Scand. J. Gastroent. 8, 395—399 (1973)

HENSLEY, G. T., SOERGEL, K. H.: Neuropathologic findings in diabetic diarrhea. Arch. Path. 85, 587—597 (1968)

HERTZ, A. F.: The course and treatment of certain unfavourable after-effects of gastroenterostomy. Ann. Surg. 58, 466—472 (1913)

HOLLE, F.: Individualisierende chirurgische Behandlung des Gastroduodenalulkus (GDU). In: DEMLING, L.: Klinische Gastroenterologie. Stuttgart: Thieme 1973

HUMPHREY, C. S., JOHNSTON, D., WALKER, B. E., PULVERTAFT, C. N., GOLIGHER, J. C.: Incidence of dumping after truncal and selective vagotomy with pyloroplasty and highly selective vagotomy without drainage procedure. Brit. med. J. 3, 785—788 (1972)

HUNT, J. N., SPURRELL, J.: The pattern of emptying of the human stomach. J. Physiol. (Lond.) 113, 157—168 (1951)

HUNT, J. N.: Influence of hydrochloric acid on gastric secretion and emptying in patients with duodenal ulcer. Brit. med. J. 1957 I, 681—684

HUNT, J. N., RAMSBOTTOM, N.: Effect of gastrin II on gastric emptying and secretion during a test meal. Brit. med. J. 4, 386—387 (1967)

HUNT, J. N., KNOX, M. T.: Control of gastric emptying. Amer. J. dig. Dis. 13, 372—375 (1968)

JEFFERSON, N. C., ARAI, T., GEISEL, A., NECHELES, H.: The brain factor with activates gastric motility. Amer. J. dig. Dis. 11, 242—250 (1966)

JOHNSTON, D., HUMPHREY, C. S., WALKER, B. E., PULVERTAFT, C. N., GOLIGHER, J. C.: Vagotomy without diarrhoea. Brit. med. J. 3, 788—790 (1972)

KELLER, H., HERING, K.: Retikuloblastomatosen des Magens. Fortschr. Röntgenstr. 118, 16—22 (1973)

KEMP, D. R., HERRERA, F., TSUKAMOTO, M., EISENBERG, M. M.: Insulin-potassium effect on gastric acid secretion and antral motility in dogs. Gastroenterology 54, 190—196 (1968)

KOELSCH, K. A.: Klinik der Magenerkrankungen. In: Gastroenterologie (GÜLZOW, M., KOELSCH, K. A., KUNTZEN, H., Hrsg.). Jena: VEB Fischer 1969

KRAMER, K.: Physiologie der Verdauung. In: GAUER, KRAMER, JUNG: Physiologie des Menschen, Bd. 8. München-Berlin-Wien: Urban u. Schwarzenberg 1972

KUZIN, M. J., SHIROKOVA, K. J., CHRISTOVA, S. C., SMAKOV, G. M.: Periodic motor activity and secretory function of the empty stomach in myasthenia. Klin. Med. (Mosk.) 48, 130 bis 138 (1970)

KWONG, N. K., BROWN, B. H., WHITTACKER, G. E., DUTHIE, H. L.: Response of the electrical activity, motor activity and acid secretion of the human stomach to pentagastrin and histamin stimulation. Scand. J. Gastroent. 6, 145—153 (1971)

KWONG, N. K., BROWN, B. H., WHITTACKER, G. E., DUTHIE, H. L.: Effects of gastrin I, secretin and cholecystokinin-pankreozymin on the electrical activity, motor activity and acid output of the stomach in man. Scand. J. Gastroent. 7, 161—170 (1972)

LABO, G., BARBARA, L., LANFRANCHI, G. A., BORTOTOTTI, M., MIGLIOLI, M.: Modification of the electrical activity of the human intestine after serotonin and caerulein. Amer. J. dig. Dis. 17, 363—371 (1972)

LAGEMANN, K., HOFFMANN, K.: Magenmotilität in Ruhe und bei körperlicher Belastung. Röntgen-Forsch. 115, 817—821 (1971)

MADSEN, P., KRONBURG, O., FELDT-RASMUSSEN, K.: The gastric emptying and small intestinal transit after highly selective vagotomy without drainage and selective vagotomy with pyloroplasty. Scand. J. Gastroent. 8, 541—543 (1973)

MADSEN, P., PEDERSEN, G.: Post-vagotomy diarrhoea examined by means of a nutritional contrast medium. Scand. J. Gastroent. 3, 545—552 (1968)

McKELVEY, S. T. D., CONNELL, A. M., KENNEDY, T. L.: Gastric emptying and transit time as factors in post-vagotomy diarrhoe. Brit. J. Surg. 57, 741 (1970)

Misiewicz, J. J., Waller, S. L., Fox, R. H., Goldsmith, R., Hunt, T. J.: The effect of elevated body temperature and of stress on the motility of stomach and colon in man. Clin. Sci. **31**, 149—159 (1968)

Mix, C. L.: "Dumping stomach" following gastrojejunostomy. Surg. Clin. N. Amer. **2**, 617—622 (1922)

Monges, H., Solducci, J.: Variations of the gastric electrical activity in man produced by administration of pentagastrin and by introduction of water or liquid nutritive substance into the stomach. Amer. J. dig. Dis. **17**, 333—338 (1972)

Neporent, M. L., Spesivtseva, U. G.: Motor function of gastrointestinal tract before and after J^{131} therapy in patients with thyrotoxicosis. Fed. Proc. Suppl. **22**, 1177—1180 (1963)

O'Neill, P. B.: Gastrointestinal abnormalities in the collagen diseases. In: Current gastro-enterology (McHardy, G., Ed.). New York: A. Hoeber 1962

Papasova, M., Altaparmakov, J., Mijorkova, Z.: Bioelectrical activity of the human stomach in cases of malignant tumour (in vitro experiments). R.C. Ist. sup. Sanità **5**, 70—71 (1973)

Paul, F.: Quantitative Untersuchungen motorischer Phänomene des proximalen und distalen Magen-Darm-Traktes mittels elektromanometrischer Simultanregistrierungen. Habilitationsschrift, Hannover 1973

Ramonino, M. L., Ammaturo, M. V., Anzini, F.: Effects of caerulein on small and large bowel motility in man. Rendic. Gastroent. **2**, 172—175 (1970)

Ramsbottom, N.: The effect of apomorphine on gastric emptying in man. In: Gastrointestinal motility (Demling, L., Ottenjann, R., Eds.). Stuttgart: Thieme 1971

Ramsbottom, N., Hunt, J. N.: The effect of secretin on gastric emptying and secretion in man. Rendic. Gastroent. **5**, 6—12 (1973)

Roberts, L., Hunt, J. N.: Gastric emptying studied with six small test meals in succession. Vortrag beim Europ. Gastro Club (E.G.C.), Erlangen 1973

Schlesinger, B., Payne, W., Black, J.: Kaliumstoffwechsel bei Gastroenteritis. Quart. J. Med. **24**, 33 (1955); Ref. Materia med. Nordmark **7**, 249 (1955)

Schmid, E., Hintz, G.: Über die Magenmotilität des Kranken mit Ulcus duodeni. Z. Gastroent. **9**, 367—370 (1971)

Soergel, K. H., Whalen, G. E., Harris, J. A., Geenen, J. E.: Effect of antiduretic hormone on human small intestinal water and solute transport. J. clin. Invest. **47**, 1071—1086 (1968)

Sommerville, R. L., Bargen, J. A., Pugh, D. G.: Scleroderma of the small intestine. Postgrad. Med. **26**, 356 (1959)

Stern, R. D.: Über pseudoblastomatöse (pseudolymphomatöse) Veränderungen des Magens. Z. Krebsforsch. **76**, 257 (1971)

Strnad, F.: Röntgendiagnostik des Digestionstraktes und des Abdomen, Teil 1. Berlin-Heidelberg-New York: Springer 1969

Sugawara, K., Isaza, J., Woodward, E. R., Dragstedt, L. R.: The short-term effect of vagotomy of gastric motility. Arch. Surg. **99**, 1—5 (1969)

Szekely, A., Liszka, G.: Serotoninwirkung auf die Magenmotorik. Fortschr. Röntgenstr. **99**, 609—612 (1963)

Texter, E. C., Jr.: Pressure and Transit in the Small Intestine. Amer. J. Dig. Dis., N.S. **13**, 443—454 (1968)

Tinker, J., Kocak, N., Jones, T., Glass, H. J., Cox, A. G.: Supersensitivity and gastric emptying after vagotomy. Gut **11**, 502—505 (1970)

Vešín, S.: Hinweise auf physiologische und funktionell pathologische Veränderungen des Magens. In: Strnad, F.: Röntgendiagnostik des Digestionstraktes und des Abdomens, Teil 1. Berlin-Heidelberg-New York: Springer 1969

Wagner, Th., Schmid, E.: Über die Wirkung von oral appliziertem Metoclopramid auf die Motilität des menschlichen Magens. Z. Gastroent. **7**, 373—(377 1969)

Whalen, G. E., Soergel, K. H., Geenen, J. E.: Diabetic diarrhea. A clinical and pathophysiological study. Gastroenterology **56**, 1021—1032 (1969)

Williams, J. A., Barnes, A. D.: Post-operative gastric retention. In: After vagotomy (Williams, J. A., Cox, A. G., Eds.). London: Butterworth 1969

Wooten, R. L., Meriwether, T. W.: Diabetic gastric atony: a clinical study. J. Amer. med. Ass. **176**, 1082—1087 (1961)

Wormsley, K. G.: Response to duodenal acidification in man IV. Effect on gastric emptying. Scand. J. Gastroent. **7**, 631—637 (1972)

Erbrechen

G. Rettenmaier, Böblingen

Mit 1 Abbildung

I. Definition

Unter *Erbrechen* (engl. vomiting) versteht man die forcierte Austreibung von Magen- oder Darminhalt aus Oesophagus und Mund. Die dazu nötigen komplizierten Bewegungsabläufe sind im Brechreflex koordiniert. Charakteristisch sind die heftigen unwillkürlichen Bauchmuskelkontraktionen, die den Mageninhalt herauspressen. Erbrechen ist in unterschiedlichem Maße mit Nausea, Würgen und mannigfaltigen Zeichen vegetativer Dysfunktion verbunden.

Regurgitation bedeutet Rückfluß von Speisebrei in den Mund ohne Brechreiz und Nausea. Es fehlen die heftigen Bauchmuskelkontraktionen des Erbrechens und das reflektorische Würgen. Charakteristisch ist, daß dieses Rückfließen allein durch Bewegungsvorgänge an Magen und Oesophagus zustandekommt. Der Speisebrei stammt entweder aus dem Oesophagus und ist dann ungesäuert oder bei Kardiainsuffizienz aus dem Magen. Das Material wird entweder ausgespieen oder wieder geschluckt. Regurgitation ist bei Säuglingen und jungen Kindern infolge physiologischer Kardiainsuffizienz häufig, bei älteren Kindern und Erwachsenen in der Regel nur bei Häufung pathologisch.

Rumination bedeutet Wiederkauen von regurgitiertem Speisebrei.

Unter *Singultus* (Schluckauf, engl. hiccup, hiccough) versteht man reflektorisch ausgelöste Zwerchfellkontraktionen. Würg- und Brechreflex gehören nicht unbedingt zum Singultus. der durch einen krankhaften Prozeß am oesophagogastralen Übergang, aber auch zentral ausgelöst werden kann (Singultuszentrum in der Medulla oblongata).

Aufstoßen (Rülpsen, engl. belching) ist Entleerung von geschluckter Luft, die sich im unteren Oesophagus oder Magen angesammelt hat. Ursache ist meist schnelles Verschlingen der Nahrung. Es kann absichtlich herbeigeführt oder unterdrückt werden.

II. Pathophysiologie

A. Brechzentrum

Erbrechen ist das Ergebnis eines geordneten, zusammengesetzten Reflexvorgangs, der vom Brechzentrum gesteuert wird (Abb. 1). Dieses liegt in der Medulla oblongata, an der dorsolateralen Begrenzung der lateralen Formatio reticularis, ventral von Tractus und Nucleus solitarius, in der Nähe des dorsalen Vaguskerngebiets.

Benachbart ist eine chemorezeptive Triggerzone, deren chemische Reizung den Brechreflex vermittelt. Atemzentrum, Singultuszentrum, Vasomotorenzentren und ein „Würgzentrum" sind anatomisch und funktionell eng mit dem Brechzentrum verbunden. Das Brechzentrum koordiniert die Abläufe der von diesen Zentren gesteuerten Funktionen beim Erbrechen.

Elektrische Reizung des Brechzentrums führt im Tierversuch sofort zu initialer tiefer Inspiration und zu projektilem Erbrechen. Beim Menschen ist unmittelbare

Reizung des Brechzentrums durch intrakranielle Drucksteigerung oder durch umschriebene pathologische Prozesse im Boden des dem Brechzentrum cranialwärts benachbarten 4. Ventrikels, in der Rautengrube (Fossa rhomboides) bekannt. Unter diesen Umständen kommt es gleichfalls zum projektilen „cerebralen" Erbrechen. Emetische Substanzen im Blut oder Liquor reizen das Brechzentrum nicht direkt, sondern bedürfen der Vermittlung der chemorezeptiven Triggerzone

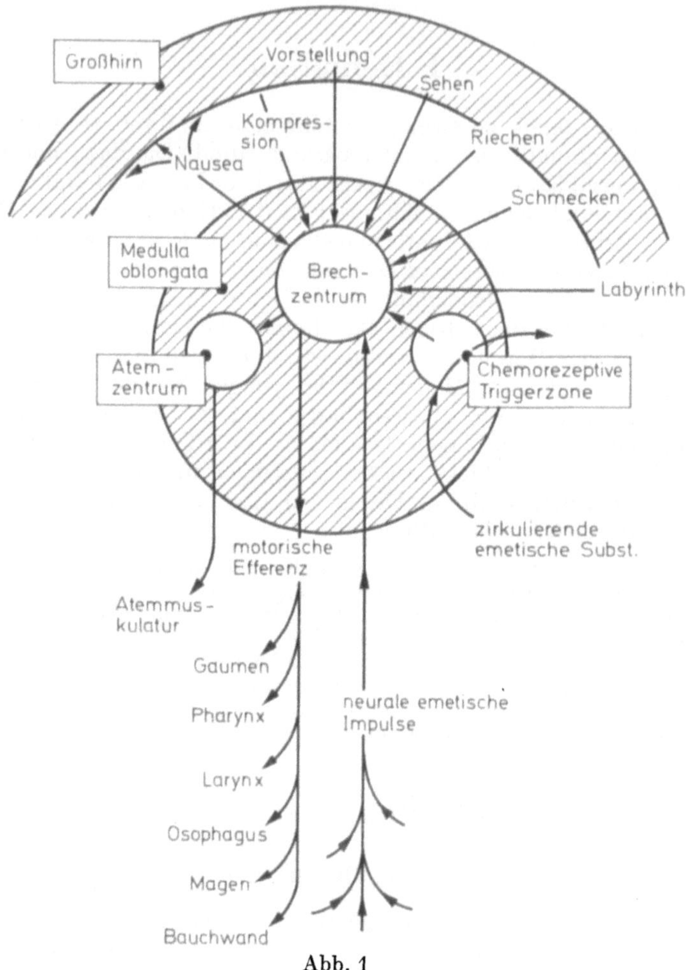

Abb. 1

im Boden des 4. Ventrikels. Nach dessen Zerstörung bleibt das Erbrechen nach lokaler und systemischer Applikation von Emetika, bei Urämie und bei der Strahlenkrankheit aus.

B. Afferente Bahnen

Afferente Impulse empfängt das Brechzentrum auf neuralem Wege vom Großhirn (optische, Geruchs- und Geschmackseindrücke sowie Vorstellungen von solchen), vom Labyrinth (bei Kinetosen und anderen Vestibularisreizungen) und aus dem ganzen Körper. Hirnnerven, periphere und autonome Nerven können emetische Impulse leiten. Nicht selten sind emetische Impulse mit Schmerzempfindung gekoppelt. Jeder sehr starke Schmerz kann Erbrechen auslösen, am ehesten Schmerz im Abdomen, von den Beckenorganen, den Testes und dem Nierenbecken ausgehend. Aus dem Abdomen übertragen vegetative, hauptsächlich vagale Nerven den emetischen Impuls.

Viele Menschen können durch taktile Reizung der hinteren Rachenwand emetische Impulse induzieren. Erhöhung des Drucks im Magen oder im Duodenum über 20 mmHg kann emetisch wirken. Bei manchen genügt intensive Vorstellung einer widerwärtigen Situation zum Auslösen des Erbrechens.

Humorale Emetika können außer über die chemorezeptive Triggerzone auch indirekt über Receptoren im Verdauungstrakt wirken. Eine sehr empfindliche Receptorengruppe im proximalen Duodenum vermittelt bei Kontakt mit Ipecacuanha das Erbrechen.

C. Efferente Bahnen

Efferente Bahnen des Brechreflexes verlaufen im Nervus phrenicus, in vagalen und sympathischen Nerven und wirken auf die Muskulatur von Gaumen, Pharynx, Larynx, Oesophagus, Zwerchfell, Magen, Thorax- und Bauchwand.

D. Brechakt

Dem eigentlichen Brechakt gehen meist Schwächegefühl, Übelkeit, Hautblässe, Speichelfluß, Schweißausbruch, Ohrensausen, gelegentlich Blutdruckerniedrigungen und Bradykardie oder Pulsirregularitäten voraus. Auch Pupillenerweiterung, Tachykardie und Tachypnoe werden beobachtet. Die Funktionsmotilität des Magens ist eingeschränkt oder sistiert (BARCLAY). Unkoordinierte unwillkürliche tiefe Atembewegungen leiten den eigentlichen Brechvorgang ein. Nach einer tiefen Inspiration legt sich der weiche Gaumen nach oben und verschließt den Nasopharynx. Die Glottis wird geschlossen und der Larynx nach vorne gezogen. Unwillkürliche heftige Exspirationsbewegungen führen, wegen des Glottisverschlusses, zu steilen intrathorakalen und intrapulmonalen Druckanstiegen, die sich zwangsläufig auf den Magen auswirken. Bei unvollständigem Glottisschluß kann ein vom Kranken nicht kontrollierbares Stöhnen entstehen. Der Oesophagus und der untere Oesophagussphincter werden weit. Der Magen erschlafft in allen Anteilen, außer in der pylorischen und präpylorischen Region, die sich maximal kontrahiert. Dies wurde am Menschen röntgenologisch (LUMSDEN u. HOLDEN) und auch gastroskopisch (SCHINDLER, 1937) dokumentiert. Die Kardia wird aktiv weitgestellt und nach oben gezogen (TORRANCE, 1958 bei Katzen; NAUTA, 1956; JOHNSON u. LAWS, 1966 bei Hunden; INGELFINGER, 1958 beim Menschen). Durch die weite Kardia und den völlig schlaffen Oesophagus treiben unwillkürliche heftige und prolongierte Bauchmuskelkontraktionen den Mageninhalt aus. An der intraabdominellen Druckerhöhung hat die gleichzeitige intrathorakale Drucksteigerung einen Anteil. Magen und Oesophagus spielen bei der Austreibung nur eine passive Rolle (SMITH u. BRIZZEE). Diese Autoren zeigten an Katzen, daß der eigentlichen Austreibung eine Reihe von Cyclen vorausgehen und folgen können, bei denen der Oesophagus durch Bauchwandkontraktion vom Magen her gefüllt, bei geschlossenem Oesophagusmund (pharyngeooesophagealem Sphincter) aber nicht in Pharynx oder Mund entleert wird. Vielmehr läuft das Material in den Magen zurück. Auch hierbei spielt der Oesophagus keine aktive Rolle, vielmehr läßt die Bauchwandkontraktion nach, das Zwerchfell tritt tiefer und der Oesophagusinhalt läuft passiv in den Magen zurück.

Dann kollabiert der Oesophagus, die Kardia bleibt weit und neue Bauchwandkontraktionen füllen den Oesophagus wiederum an. Diese cyclischen Füllungen und Leerungen des Oesophagus ohne aktive Beteiligung der Oesophagusmuskulatur kann sich bei Katzen ein dutzend Mal wiederholen, bis schließlich bei einer prolongierten Bauchwandkontraktion der größere Teil des Oesophagusinhalts durch Pharynx und Mund herausgeschleudert wird. Der Oesophagus ist jedoch am Schluß einer solchen Austreibung nicht völlig leer und der Reflux in den Magen infolge der anhaltenden abdominellen Kontraktion gering. Erst nach mehreren Sekunden beginnen im oberen Oesophagus peristaltische Bewegungen, die den Oesophagus zum Magen hin leeren. Jetzt schließt sich der untere Oesophagussphincter. Eine neue Episode von Oesophagusfüllungen und -leerungen kann sich anschließen, bis es zu neuer Austreibung kommt. Zwischen den Austreibungen setzt jeweils eine schnappende tiefe Atmung ein.

Die Schleimsekretion im Magen nimmt beim Erbrechen zu, die Säureproduktion fällt, selbst wenn sie durch Histamin stimuliert wird. Intestinale Sekretion und Motilität nehmen beim Erbrechen zu. Kräftige rhythmische Duodenalkontraktionen gehen in anhaltende Spasmen über (INGELFINGER u. MOSS, 1942), aber eine duodenale Antiperistaltik scheint nicht vorzukommen. Da gleichzeitig der Magen erschlafft, wird Duodenalinhalt, dem Druckgradienten entsprechend, in den Magen verschoben (BARCLAY, 1936). Auf entsprechende Weise kann auch Inhalt des unteren Dünndarms in den Magen gelangen und erbrochen werden. Ob hierbei Antiperistaltik eine Rolle spielt, ist nicht eindeutig geklärt. Die unteren Dünndarmteile zeigen beim Erbrechen in der Regel mindere, das Colon stärkere Motilität. Diese intestinalen Bewegungen werden von vagalen Nerven vermittelt und bleiben nach Vagusdurchtrennung aus, nicht aber nach Sympathicusdurchtrennung.

III. Klinische Differenzierung

Da Erbrechen bei vielen Störungen und Krankheitszuständen häufig vorkommt, ist es als diagnostisches Zeichen weder sensibel noch spezifisch, wenn nicht durch zusätzliche Beobachtungen das Spektrum des Möglichen eingeengt wird.

A. Neigung zum Erbrechen

Die Neigung zum Erbrechen ist individuell sehr verschieden. Manche Personen erbrechen leicht und bei geringen Anlässen, andere sozusagen nie. Frauen erbrechen anscheinend im allgemeinen leichter und deswegen häufiger als Männer (WILBUR u. WASHBURN). Was diesen unterschiedlichen Neigungen zum Erbrechen zugrundeliegt, ist nicht bekannt; unterschiedliche Empfindlichkeit des Brechzentrums wird angenommen.

B. Abhängigkeit vom Lebensalter

Kinder erbrechen im allgemeinen leichter und häufiger als Erwachsene. Neugeborene können schon vor der ersten Nahrungsaufnahme unter der Geburt geschlucktes Fruchtwasser oder blutig tingiertes Vaginalsekret erbrechen — ein harmloses Ereignis. Beim jungen Säugling unterscheiden die Pädiater das bedeutungsarme einfache *Spucken* oder *Speien* (Herauslaufenlassen der Nahrung) und das *atonische Erbrechen* (Regurgitieren von Nahrung), das bei Störungen im Oesophagus bei Magenatonie, aber auch als habituelles Erbrechen bei Neuropathie vorkommt, vom *spastischen Erbrechen* (Erbrechen im Strahl, projektiles Erbrechen) wie es bei mechanischer Behinderung der Magenentleerung typisch ist (SCHUSTER et al., 1965). Auch ältere Kinder behalten eine besondere Brechneigung. Bei ihnen kann das Erbrechen einziger Ausdruck einer vorübergehenden Störung im Allgemeinbefinden oder Zeichen der Neuropathie sein. Aber auch Magenüberfüllung, akute Gastritis, peptisches Ulcus und das akute Abdomen unterschiedlicher Genese kann die Ursache sein. Bei Kindern kann insbesondere jede Infektionskrankheit mit Erbrechen beginnen. Auch Herz- und Kreislaufinsuffizienz, ausgeprägte Anämie und Leukosen können beim Kind mit Erbrechen einhergehen. Von den Stoffwechselkrankheiten sind bei ihnen speziell die Cystinspeicherkrankheit sowie das rezidivierende acetonämische Erbrechen zu nennen.

Alte Menschen haben häufiger unter Erbrechen zu leiden als solche mittleren Alters, wohl wegen der Zunahme von gastrointestinalen, metabolischen und zentral nervösen Störungen und Krankheiten im Alter.

C. Übelkeit

Übelkeit (Nausea) besteht meist vor und während des Erbrechens, ist aber nicht zwangsläufig mit ihm gekoppelt. Sie fehlt oft beim projektilen „cerebralen" Erbrechen, das durch lokale Reizung des Brechzentrums ausgelöst ist, und anscheinend auch bei jungen Kindern. Auch psychogenes Erbrechen kann ohne echte Nausea, stattdessen mit Unlustgefühlen und Ekelempfindungen verbunden sein. Nausea fehlt oft auch oder steht nicht im Vordergrund, wenn der Kranke abdominelle Beschwerden durch absichtlich herbeigeführtes Erbrechen beheben will.

D. Zeitliche Zusammenhänge

Akut auftretendes Erbrechen hängt zeitlich in der Regel eng mit dem auslösenden Faktor zusammen, etwa mit einer Intoxikation oder mit dem Beginn einer akuten Infektionskrankheit. Eine eigentliche Magenkrankheit ist damit nicht zwangsläufig verbunden. Störungen der gastralen Funktionsmotilität mit Entleerungsverzögerungen genügen oft zur Auslösung des Erbrechens. Beim Erbrechen nach akutem Alkoholexzeß läßt sich meist nicht entscheiden, ob die lokale Reizung oder die allgemeine Intoxikation für die Auslösung des Erbrechens mehr Bedeutung hat.

Beim öfters wiederholten oder chronischen Erbrechen können eher bestimmte zeitliche Regelmäßigkeiten erkannt werden.

Morgendliches Erbrechen (Vomitus matutinus) noch vor dem Frühstück kommt in der frühen Gravidität und bei der chronischen Gastritis vor allem des Alkoholikers vor. Aber auch lokale Reizung des Nasopharynx durch stärkere Verschleimung während der Nacht kann zum morgendlichen Erbrechen führen, mitunter nach forciertem Abhusten von nachts angesammeltem Bronchialsekret.

Erbrechen kurz nach dem Essen kennzeichnet oft eine funktionelle Magenstörung bei beginnenden akuten Infektionen, wie Hepatitis und epidemisches Erbrechen, oder bei chronischen obskuren Infekten des Urogenitalsystems. Auch das psychogene Erbrechen tritt meist kurz nach dem Essen in Erscheinung.

Wird erst eine bis *mehrere Stunden nach dem Essen* erbrochen, so besteht Verdacht auf Pylorospasmus bei Ulcus ventriculi oder duodeni. Bei der mechanisch bedingten Pylorusstenose durch Muskelhypertrophie oder Vernarbung oder durch Tumor hingegen wird der meist ektatisch gewordene Magen erst nach mehreren Mahlzeiten, also abends oder an jedem zweiten Tag durch Erbrechen einer großen Menge entleert. Die Periodizität dieses Erbrechens zusammen mit der kontinuierlichen Körpergewichtsabnahme ergeben ein diagnostisch ziemlich eindeutiges Zeichen.

Cyclisch wiederkehrendes Erbrechen beim Magenoperierten gehört zum Syndrom der zuführenden Schlinge (s. S. 497). Nicht gastral verursacht ist das periodisch wiederkehrende Erbrechen bei Migräne (mit einseitigem Kopfschmerz, Speichelfluß und Flimmerskotom), bei Menière-Anfällen (mit Schwindel und Ohrensausen) und bei tabischen Krisen.

Nächtliches Erbrechen, von Kranken durch pharyngeale Reizung selbst herbeigeführt, um Oberbauchschmerzen zu unterbrechen, weist auf peptisches Ulcus hin. Auch Erbrechen infolge Nahrungsmittelvergiftung oder bei beginnender Infektionskrankheit, bei Gallenblasen- und Nierenbeckeninfektionen setzt oft nachts ein.

E. Beschaffenheit des Erbrochenen

Große Mengen Erbrochenes, bis zu mehreren Litern, zeigen an, daß das Material durch Stenose oder Obstruktion aufgestaut worden ist. Bei kleiner Menge von Erbrochenem dürfte eine wesentliche mechanische Passagebehinderung als Ursache ausscheiden.

Der *Geruch* des Erbrochenen läßt manche Rückschlüsse zu. Penetrant säuerlich Riechendes stammt aus einem säurebildenden Magen, andernfalls entweder aus einem säurefreien Magen oder aus dem Oesophagus (Oesophagusdivertikel, Achalasie, tiefsitzendes Oesophagusmalignom). Bei Passagestörungen infolge eines nekrotisierenden Tumors riecht das Erbrochene meist fötide. Fäkulenter Geruch des Erbrochenen weist in erster Linie auf eine tiefsitzende Dünndarmobstruktion hin.

Beimengungen. Im Erbrochenen findet sich *Schleim* bei Magenstase, bei der atrophischen Gastritis und bei Malignomen, vor allem bei den schleimbildenden Magenkrebsen.

Galle ist bei heftigem und anhaltendem Erbrechen regelmäßig enthalten. Besonders reichhaltiger Gallengehalt erweckt Verdacht auf eine Obstruktion caudal von der Vaterschen Papille. Beim Magenoperierten kommt Gallenerbrechen infolge Sekretstauung in der zuführenden Duodenum-Jejunumschlinge vor, wenn deren Abfluß an der Anastomose durch fehlerhafte Operationstechnik, ein Anastomosenulcus oder eine Narbenstriktur behindert ist (Syndrom der zuführenden Schlinge, s. S. 497). Diesen Patienten verschafft das Erbrechen sofortige Erleichterung. Wenn andererseits trotz heftigem und längerdauerndem Erbrechen keine Galle gefördert wird, so kann dies ein Hinweis auf eine Stenose oder Obstruktion oberhalb der Vaterschen Papille oder aber auf eine Störung des Gallenabflusses oder der Gallensekretion (beginnende Hepatitis) sein.

Blut im Erbrochenen stammt entweder aus einem blutenden Ulcus, aus Magenerosionen, einer hämorrhagischen Gastritis oder aus blutenden Fundus- oder Oesophagusvaricen bei Pfortaderhochdruck. Schließlich kann bei heftigem Erbrechen die Blutungsquelle am oesophageogastralen Übergang mechanisch als Fissur auf zuvor gesundem Gewebe entstehen: Mallory-Weiss-Syndrom (s. S. 500). Aus der Beschaffenheit des erbrochenen Blutes läßt sich die Blutungsquelle nicht sicher lokalisieren. Kaffeesatzartig verändertes Blut kommt aus säurebildendem Magen, kann aber auch aus einer oesophagealen, pharyngealen oder nasalen Quelle zunächst in den Magen gelangt und dann erbrochen worden sein. Aus einem säurelosen Magen wird zwar ungeronnenes, nicht braunschwarz verfärbtes Blut erbrochen, aber dies kann auch bei einem säurebildenden Magen im Falle sehr profuser Blutung geschehen. Vereinzelte Blutstreifchen im Erbrochenen sind meist bedeutungslose Folgen von geringen mechanischen Läsionen, die beim Erbrechen selbst entstanden sind.

Eiter im Erbrochenen kann von einer suppurativen Gastritis herrühren oder von einem Magenabsceß oder einem in den Magen perforierten oder sonstwie entleerten Absceß.

Fäkulentes Erbrechen (Miserere) kennzeichnet den Ileus vor allem bei tiefsitzender Dünndarmobstruktion, z. B. beim Coecumcarcinom, seltener den Dickdarmileus. Es muß Anlaß zu sofortiger Röntgenleeraufnahme des Abdomens im Stehen sein. Fäkulentes Erbrechen kommt aber auch bei Peritonitis vor, und es kann schließlich — unter weniger dramatischen Umständen — auf eine gastrokolische Fistel hinweisen.

F. Zusammenhang mit Nahrungsaufnahme

Nach Aufnahme von ungewohnten, von verdorbenen oder von bakteriell kontaminierten Speisen oder Getränken kann es sehr rasch zu heftigem Erbrechen mit Nausea kommen. Es liegt dann häufig eine bakterielle, toxische oder allergische Gastritis bzw. Gastroenteritis zugrunde. Häufig tritt zusätzlich Diarrhoe auf. Das auslösende Agens ist gewöhnlich im Erbrochenen enthalten.

Beim Magenoperierten können unzerkaute Obststücke wie Orangenschnitze nach rascher Dünndarmpassage im unteren Dünndarm quellen und binnen weniger Stunden eine Stenose oder Obstruktion mit Ileus und entsprechend heftigem Erbrechen verursachen. Diätfehler bei chronischen Krankheiten des Magens, des Gallensystems und der Bauchspeicheldrüse werden oft mit Erbrechen, teils absichtlich herbeigeführt, beantwortet.

G. Zusammenhang mit Schmerzen

Gehen dem Erbrechen *Bauchschmerzen* voraus, so hat auch das Erbrechen wahrscheinlich eine gastrointestinale Ursache. Epigastrische Schmerzen deuten auf akute Gastritis bzw. Gastroenteritis, Ulcus oder Magenmalignom oder Pankreasaffektion hin. Die Appendicitis beginnt nicht selten mit Erbrechen und zunächst epigastrischen Schmerzen. Duodenalschmerzen werden rechts vom Nabel empfunden. Schmerzen in der Lebergegend können das Erbrechen als Symptom einer Gallenblasenentzündung, Gallenkolik, Cholangitis, einer beginnenden Hepatitis oder einer akuten Leberstauung bei Insuffizienz des rechten Herzens erklären. Erbrechen mit Schmerzen im rechten Unterbauch ist verdächtig auf Appendicitis, Enteritis regionalis Crohn, auf entzündlichen oder cystischen oder tumorösen Adnexprozeß oder extrauterine Gravidität. Die genannten genitalen Affektionen können sich in gleicher Weise auch links bemerkbar machen. Schmerzen im linken Oberbauch mit Erbrechen können auf Pankreatitis, Milzinfarkt, Milzvenen- und Pfortaderthrombose hindeuten. Ureterkolik und Inguinalhernieneinklemmung können zu Erbrechen und Schmerzen in der Leistengegend führen, Nierenbeckenentzündung, Nierensteinkolik oder auch Pankreasaffektionen zu Erbrechen mit Schmerzen in der Nierengegend.

Anfallsartiges Erbrechen, von meist halbseitig lokalisierten *Kopfschmerzen* und Augenflimmern begleitet, kennzeichnet die Migräne. Sind die Kopfschmerzen hingegen seit geraumer Zeit chronisch vorhanden, nicht eindeutig lokalisiert und kommt das Erbrechen überraschend und meist ohne Nausea im Schwall, so muß mit einem Hirntumor gerechnet werden. Auch Meningitis beginnt gelegentlich mit Erbrechen.

Darüber hinaus kann jeder heftige Schmerz zu Erbrechen führen, so nach Knochenfraktur oder nach Trauma der Testes.

H. Psychogenes Erbrechen

Psychogenes Erbrechen ist vom willkürlichen Erbrechen daran zu unterscheiden, daß es ohne taktile Reizung emetisch wirkender Zonen und ohne willentliche Vorstellungen auftritt. Das Erbrechen von Kindern bei Neuropathie und bei Erziehungsschwierigkeiten zählt ebenso dazu wie das von Jugendlichen und Erwachsenen in unbewältigten Konfliktsituationen und bei „Hysterie" (Hill, 1968; Cleghorn u. Brown, 1964). Es kommt mehr chronisch bei neurotischen Fehlentwicklungen und schließlich mit der Anorexia nervosa kombiniert vor (Schwidder, 1965). Harmloser ist das Erbrechen bei sensiblen Menschen, die sich vom Erbrechen anderer „anstecken" lassen. Vom psychogenen Erbrechen spricht der Volksmund, wenn mit Ausdrücken wie „zum Kotzen", „bis zum Erbrechen" etwas Widerwärtiges drastisch dargestellt werden soll. Psychogenes Erbrechen bedeutet symbolisch in der Körpersprache sich von etwas unter Schwierigkeiten trennen, etwas aus sich herausreißen, eben das Gegenteil von Inkorporieren.

I. Willkürliches Erbrechen

Willkürliches Erbrechen kann durch pharyngeale Reizung und durch emetisch wirkende Substanzen wie warmes Salzwasser, Ipecacuanha bzw. deren Alkaloid Emetin, Apomorphininjektion herbeigeführt werden. Manche Personen können schon nach intensiver Vorstellung von widerwärtigen Vorgängen oder Gerüchen oder Anblicken erbrechen. Willkürliches Erbrechen soll meist bei Magenüberfüllung und bei anhaltender Nausea oder bei Ulcus zur Linderung oder Beseitigung der Beschwerden führen. Bei Anorexia nervosa soll eine Gewichtszunahme verhindert werden. Iatrogen wird Erbrechen bei Vergiftungen zur Magenentleerung induziert oder auch zur Konditionierung des Karenzverhaltens bei Alkoholikern in Form der Disulfirambehandlung. Hierbei wirkt der durch Enzymblockade im Äthanolabbau aufgestaute Acetaldehyd emetisch. Es handelt sich um eine bewußt herbeigeführte Intoxikation.

IV. Differentialdiagnostik des Erbrechens

Zuerst ist stets die Frage zu klären, ob die Ursache für das Erbrechen 1. im Magen selbst (bzw. im Mageninhalt) oder 2. im Gastrointestinaltrakt distal vom Magen zu suchen ist, oder ob 3. eine ganz woanders lokalisierte Erkrankung oder allgemeine krankhafte Störung, etwa des Stoffwechsels, sich am Magen als emetischem Erfolgsorgan auswirkt. Nach Analyse der klinischen Umstände (s. Abschn. III) wird diese Entscheidung meist möglich sein.

Entleerung von primärem Oesophagusinhalt, streng nach der Definition nicht zum Erbrechen, sondern zur Regurgitation zählend, kann in praxi nicht immer vom Erbrechen unterschieden werden, besonders dann nicht, wenn man sich auf anamnestische Angaben stützen muß. Außerdem kann der Regurgitation das Erbrechen unmittelbar folgen, entweder infolge lokaler Reizung oder durch Bahnung des Reflexablaufes. Deshalb werden oesophageale Ursachen im folgenden bei den abdominellen Ursachen mitberücksichtigt.

A. Erbrechen bei primär abdominellen Ursachen

1. **Passagestörungen im Verdauungstrakt** sind am regelmäßigsten mit Erbrechen verbunden. Mechanische sind von funktionellen Ursachen zu unterscheiden. Bei

mechanischer Passagebehinderung durch Stenose oder Obstruktion tritt das Erbrechen regelmäßig erst relativ spät im meist chronischen Krankheitsverlauf auf und ist deshalb als diagnostisches Zeichen trotz hoher Treffsicherheit von geringem Nutzen. Als allgemeine Regel gilt, daß das Erbrechen um so früher auftritt, je weiter oralwärts die Passagebehinderung lokalisiert ist.

a) Angeborene Hindernisse machen sich meist schon in den ersten Lebenstagen bemerkbar. Bei *Atresie des Oesophagus* wird Nahrung kurz nach dem Trinken regelmäßig regurgitiert. Gleichzeitige Hustenanfälle entstehen durch Überlaufen des Materials aus dem Pharynx in die Trachea oder infolge gleichzeitigen Bestehens einer Oesophagotracheal- bzw. Oesophageobronchialfistel. Die *kongenitale fibröse Oesophagusstenose* und die *Oesophagusmembran* (engl. web) lassen häufig die flüssige Nahrung passieren und führen erst bei solider Kost, also beim schon älteren Kind, zur Regurgitation und Entdeckung der Mißbildung (HECKER). Schmale Oesophagusmembranen werden gelegentlich erst beim Erwachsenen zufällig oder wegen dysphagischer Beschwerden diagnostiziert. Beim *gedoppelten Aortenbogen* kann durch Impression eine Oesophagusstenose resultieren.

Die *Achalasie* (Synonym: Kardiospasmus), bei der die intramuralen Ganglienzellen in der Oesophaguswand fehlen, kann in allen Altersklassen entdeckt werden. Sie führt unter Dysphagieerscheinungen zu Oesophagusdilatation, zu Regurgitation von evtl. größeren Speisebreimengen und im Gefolge auch zum Erbrechen. Es besteht die ständige Gefahr, daß nachts Material aus dem dilatierten gefüllten Oesophagus in die Trachea überläuft und aspiriert wird.

Die *Oesophagusduplikatur* kann je nach Größe, Lage und mechanischer Auswirkung Regurgitation mit Erbrechen verursachen.

Am **Magen** ist die häufigste angeborene Wegsamkeitsstörung die hypertrophische Pylorusstenose des bevorzugt männlichen Säuglings, die durch muskuläre Hypertrophie des Pylorusmuskels charakterisiert ist. Sie führt, meist in der 2. bis 3. Lebenswoche, zu schwallartigem (projektilem oder „spastischem“) Erbrechen kurz nach dem Trinken und zu raschem Gewichtsverlust. Der Zustand kann auch in der Jugend und im Erwachsenenalter wieder oder erstmals Beschwerden machen (BERK, 1963; LUMSDEN u. TRUELOVE, 1958; DU PLESSIS, 1966).

Im Pylorus und präpylorischen Antrum kommen *membranöse Septen* (aus Mucosa und Submucosa bestehend) vor (PARRISH et al.), die — genau wie die muskuläre Pylorusstenose — Erbrechen und Gewichtsverlust bewirken können. Auch sie werden mitunter erst im Erwachsenenalter diagnostiziert (GERBER, 1965), wenn sie etwa durch einen transpylorischen Schleimhautprolaps kompliziert werden (MELAMED et al.). *Magenduplikaturen* (gastrogene Cysten) sind seltener als solche des Dünndarms; sie können bei entsprechender Größe und Lokalisation mechanisch die Magenpassage behindern (YOUNG, 1965).

Am **Duodenum** führt die **Atresie** schon in den ersten Lebenstagen zu heftigem schwallartigem Erbrechen. Membranöse Atresien, zum Teil mit kleiner zentraler Öffnung, sitzen meist im distalen Duodenum. Das Erbrochene enthält, im Unterschied zu jenem bei Pylorusstenose oder höhersitzender Atresie, reichlich Galle. Geringergradige Fälle werden gelegentlich erst im Erwachsenenalter entdeckt (WALKER et al., 1958).

Der *Volvulus neonatorum* ist durch äußere Obstruktion auf Höhe des distalen Duodenum infolge Malrotation charakterisiert und entwickelt sich in der Regel während der ersten Lebenstage, nachdem das Neugeborene schon normal Meconium abgesetzt hat. Ein *Pancreas annulare* kann Ursache einer Duodenalstenose sein und zu galligem Erbrechen führen (BICKFORD u. WILLIAMSON, 1951).

Auch im übrigen **Dünndarm** lokalisierte Atresien und angeborene Stenosen verursachen bald post partum galliges Erbrechen und je nach Höhe der Lokalisation weitere Ileuszeichen. Anatomisch kann es sich neben der fehlenden Entwicklung des Darmlumens um Membranen und Darmduplikaturen (enterogene Cysten) handeln (Forshall, 1961; Mellish u. Koop, 1961). Die Duplikaturen sitzen am häufigsten im Ileum in der Nähe der Ileocoecalklappe.

Im **Colon** können die Atresie, auch im Rectum und Anus vorkommend, die Duplikatur, das aganglionäre Megacolon Hirschsprung und ein Volvulus Erbrechen auslösen, freilich seltener, weniger heftig und später als bei hochsitzenden Passagehindernissen.

b) Erbrechen bei erworbenen Passagehindernissen. *Akute Passagebehinderungen* können durch verschluckte *Fremdkörper* bei Kindern, Psychopathen und Häftlingen entstehen (Frik). Das Material kann je nach seiner Größe und Gestalt bevorzugt an einer der physiologischen Oesophagusengen oder am Pylorus, an der Flexura duodenojejunalis oder an der Ileocoecalklappe oder aber an einer krankhaft verengten oder motilitätsbehinderten Region, an einem Polypen, an einer sonst nicht hindernden Schleimhautmembran, einer Narbenstriktur, einer Bridenimpression oder an einem Divertikeleingang hängenbleiben. Auch verschlungene Nahrungsbrocken können sich so auswirken, besonders beim operierten Magen (Apfelsinenileus). Die Charakteristika des Erbrechens und der übrigen Symptome hängen davon ab, wo die Behinderung sitzt und wie vollständig sie ist.

Bezoare aus Haaren und Pflanzenanteilen (Tricho- und Phytobezoare) im Magen können nach chronischer Entwicklung plötzlich Passagebehinderungen mit Erbrechen wie bei Pylorusstenose auslösen (De Bakey u. Ochsner, 1938). Im operierten Magen sind Mykobezoare aus Sproßpilzen beschrieben worden (Borg et al., 1966). Selten ist die Darmobstruktion durch einen großen Gallenstein, der meist durch entzündlich oder tumorös entstandene Cholecystoduodenalfistel in den Darm geriet und den sog. Gallensteinileus verursacht (Buetow u. Crampton, 1963; Done et al., 1962; Höllerl u. Prexl, 1974). In einem Fall mit einer solchen carcinombedingten Fistel wurde zweimal ein Gallenstein erbrochen, obschon keine Darmobstruktion vorlag (Taylor u. Limbacher, 1970).

Häufiger sind Darmobstruktionen durch eine incarcerierte Hernie, eine Darmeinklemmung in Mesenteriallücken und Briden, beim Volvulus oder infolge Malrotation und Invagination (Intussuszeption), sowohl bei Kindern, als auch bei Erwachsenen mit polypösem Tumor. Sie führen zum *Strangulationsileus*, bei dem heftiges, stürmisch einsetzendes Erbrechen mit Schmerzen frühestes und wegen der Indikation zur möglichst frühen Operation wichtigstes Symptom ist. Fäkulentes Erbrechen (Miserere) kommt beim tiefen Dünndarmileus, aber auch bei Peritonitis und bei der gastrokolischen Fistel vor. Obturationen durch Adhäsion, Briden, Bolus und Fremdkörper oder chronisch entstehende Hindernisse wie zirkuläre Tumoren führen nicht zu so heftigen Erscheinungen, weil hierbei die Darmgefäße nicht stranguliert werden. Bei diesen Zuständen tritt das Erbrechen bei hohem Sitz des Verschlusses eher und häufiger auf, bei tiefem Sitz später im Verlauf oder selten, wohingegen dann Meteorismus, Flatus- und Stuhlverhaltung klinisch führen (differentialdiagnostisches Schema bei Kayser, 1961).

Am häufigsten kommt das Erbrechen bei **akuten funktionellen Passagestörungen** vor. Vom *Pylorospasmus* infolge von akutem peptischen Ulcus (Verbrennung, Schädeltrauma, Corticoidulcus), bei selbst kleinen akuten Magenschleimhauterosionen und bei akuten Schüben im Verlauf eines chronischen Ulcus ist die *Magenstase* zu unterscheiden. Letztere hat häufig keine primär gastrische Ursache, sondern kann z. B. bei Kaliummangel, bei der klassischen Migräne, bei beginnenden Infektionskrankheiten, bei Stoffwechsel- und Kreislaufstörungen auftreten.

Chronische Passagebehinderungen werden überwiegend im Verlauf von entzündlichen und tumorösen gastrointestinalen Krankheiten erworben. Am *Oesopha-*

gus führen Strikturen nach Entzündungen und besonders nach Verätzungen sowie Tumoren gewöhnlich eher zur Dysphagie als zu Erbrechen bzw. Regurgitation. Divertikel können hiervon eine Ausnahme machen. Das Ausgespieene ist nicht sauer, bei höhergradiger Oesophagusdilatation und entsprechend langdauernder Stase der Nahrung kann es faulig zersetzt sein. Ein hochsitzendes Magencarcinom mit weitgehendem Verschluß des Mageneingangs kann sich insofern gleich auswirken wie eine Achalasie oder ein tiefsitzendes Oesophaguscarcinom.

Am *Magen* sitzen die meisten Hindernisse am Magenausgang, also im präpylorischen Antrum, im Pylorus oder sogar im postbulbären Duodenum. In der überwiegenden Zahl der Fälle ist die Ursache dieser Pylorusstenose (im weiteren Sinne) die narbige Verengung und Deformierung des Magenausgangs nach oder bei chronischem peptischem Ulcus. Eine weitere Ursache ist das Antrumcarcinom. Auch benigne Polypen können das Symptom der Pylorusstenose verursachen, wenn sie lange gestielt sind, auch intermittierend. Die stenosierende Antrumgastritis kann dem Erbrechen ebenso wie die Riesenfalten beim Morbus Ménétrier und die „antrale Perigastritis" mit einer narbig bedingten Hochziehung des Magenausgangs und einem eventuellen Schleimhautprolaps zugrunde liegen. Seltenere Ursachen können sein: Eine granulomatöse Gastritis bei Morbus Crohn oder bei Morbus Boeck, eine „isolierte granulomatöse Gastritis" (FAHIMI et al., 1963), eine „eosinophile Gastritis" (CULVER et al., 1967), ferner eine Lymphogranulomatose oder ein Lymphosarkom des Magens oder eine Magenlues (Übersicht bei PRESENT et al., 1966).

In all diesen Fällen ist die Menge des Erbrochenen in der Regel groß, es enthält Speisen, aber in der Regel keine Galle. Nach dem Erbrechen fühlen sich die Patienten rasch erleichtert. Da die anatomischen Hindernisse in der Regel persistieren oder sogar zunehmen, wiederholt sich das Erbrechen öfters oder periodisch oder steigert sich. Die Patienten verlieren an Gewicht und können rasch an Flüssigkeit und Elektrolyten verarmen (s. Abschn. 5).

Beim *Erbrechen nach einer Bauchoperation,* ob kurz oder längere Zeit zurückliegend, ist zunächst stets ein Ileus auszuschließen. Selbst lange zurückliegende, vermeintlich harmlose Operationen wie eine Appendektomie können Ursache für einen Briden- oder Adhäsionsileus, evtl. mit Strangulation sein.

Bei *Magenoperierten* kann akut einsetzendes Erbrechen mit krampfartigen epigastrischen Schmerzen Zeichen eines Anastomosenulcus bzw. eines postoperativen Magenulcus sein. Chronisches oder periodisch wiederkehrendes Erbrechen weist beim Magenoperierten diagnostisch manchmal bezeichnende Eigenheiten auf. Enthält das Erbrochene regelmäßig Galle, so ist ein *Syndrom der zuführenden Schlinge* (afferent loop syndrome) fast sicher. Dabei ist die Galle und Pankreassekret zur Anastomose führende Schlinge entweder zu lang oder an ihrer Anastomose infolge Narbenstriktur, Anastomosenulcus, Abknickung, Bride, Tumor oder fehlerhafter Operationstechnik abflußbehindert. Wenn der Nahrungsbrei regelrecht in die abführende Schlinge geleitet wird, erbrechen die Patienten nach zunehmendem Völlegefühl den Inhalt der afferenten Schlinge, nämlich rein galliges Sekret (Typ II). Werden aber zusammen mit der Galle Nahrungsreste erbrochen, so liegt wahrscheinlich eine fehlerhaft angelegte Anastomose vor, bei der die Nahrung nicht oder nicht vollständig in die abführende, sondern in die zuführende Schlinge geleitet wird (Typ I). Bei diesem selteneren Typ ist die Röntgendarstellung der zuführenden Schlinge dementsprechend leicht, beim anderen schwierig oder unmöglich. Zeitlicher Zusammenhang mit der Nahrungsaufnahme ist meist nur beim Typ I vorhanden, beim Typ II nicht oder nicht regelmäßig. Die betreffenden Patienten erbrechen häufig nachts. Charakteristischerweise verschafft das Erbrechen den Patienten sofort Erleichterung. Die Menge des Erbrochenen kann gering oder groß (einige hundert ml) sein. Das Zeitintervall zwischen Operation und Beginn des galligen Erbrechens kann Monate bis Jahre umfassen (Hoffman u. Spiro, 1961; Madsen, 1965; Woodward, 1966). Als Ursache des Erbrechens wird einerseits die Sekretstase und Dilatation der zuführenden Darmschlinge angesehen, andererseits zeigten Toye u. Williams (1965), daß Erbrechen mit Übelkeit auftritt, wenn Galle und Pankreassekret in bestimmter Menge auf die Magenschleimhaut gelangen, und daß die Füllung der zuführenden Schlinge mit diesen Sekreten oder mit Kochsalzlösung kein Erbrechen auslöst. Damit ließe sich erklären, warum Gallenerbrechen auch, wenngleich seltener, nach Magenoperation auftritt, bei denen keine zuführenden Schlingen entstehen, so nach distaler Magenresektion mit Gastroduodenostomie (Billroth I) oder nach Vagotomie mit Pyloroplastik (Bartlett u. Burrington, 1968).

Selten kommt beim Magenoperierten eine *retrograde jejunogastrische Invagination* meist der abführenden Schlinge vor, die zu Völlegefühl und Erbrechen führt, meist spontan reversibel ist, jedoch bei Strangulation das Bild des hohen Dünndarmileus bewirken kann. Der Apfelsinenileus kann beim Magenoperierten eine seltene Erbrechensursache sein (s. S. 496).

Therapeutisch sind bei den schweren postoperativen Zuständen korrigierende Nachoperationen notwendig. Beim biliären Erbrechen hilft eine Y-Anastomose (Tanner, 1959, 1964) oder eine Anastomose zwischen der zu- und abführenden Schlinge. Die Y-Anastomose hilft auch dann beim biliären Erbrechen des Magenoperierten, wenn keine blinde zuführende Schlinge vorhanden ist (Bartlett u. Burrlington, 1968). In leichteren Fällen wird zu Beginn der Mahlzeit ein Stückchen Brot, mit reichlich Butter bestrichen, empfohlen (Avery Jones, 1968).

3. Erbrechen bei sonstigen abdominellen Krankheiten. Erbrechen ist bei *Entzündungen im Verdauungstrakt*, bei Gastritis, Enteritis und Enterocolitis häufig. Auch hierbei führen eher die oralwärts lokalisierten Krankheiten zum Erbrechen. Bei *vasculärer Insuffizienz im Verdauungstrakt*, der Angina abdominalis, kommt es 15 bis 30 min nach dem Essen zu Bauchschmerzen, Übelkeit, Erbrechen und nachfolgend meist auch Diarrhoe (Mandell, 1957). Die Ursache ist meist eine stenosierende Atherosklerose. Erbrechen scheint bei der arteriellen Okklusion häufiger als bei der venösen (Whittaker u. Pemberton).

Krankheiten der *Gallenwege* und der *Gallenblase*, insbesondere solche entzündlicher Natur, beginnen häufig mit Erbrechen. Koliken bei Gallenblasen- und Choledochussteinen werden fast regelmäßig von Erbrechen begleitet. Auch die *akute Lebervergrößerung*, sei sie entzündlich, toxisch, oder durch eine Blutstauung bedingt, führt zu Erbrechen, welches diagnostisch leicht irreführen kann. Bei entzündlichen und tumorösen Krankheiten des *Pankreas* ist häufig Erbrechen bei den Symptomen. Affektion des *Peritoneum*, Entzündung, Traumatisierung, Perforation mit chemischer Reizung, ist fast immer mit Erbrechen gekoppelt. Entzündliche Erkrankungen der *Nieren* und der ableitenden *Harnwege* einschl. Harnblase und der *Genitalorgane* gehen häufig mit Erbrechen einher. Das betrifft nicht nur die akuten Entzündungen, sondern auch obskure chronische Infektionen mit sonst armer Symptomatik.

B. Erbrechen bei Stoffwechselstörungen und Intoxikationen

1. Endogene Auslösung. Erbrechen ist häufig bei Niereninsuffizienz, aus nicht geklärten Gründen auch schon vor einer höheren Stickstoffretention, bei der Leberinsuffizienz und beim diabetischen Koma. Es kommt bei der Porphyrie, bei der Hyperthyreose und, zusammen mit Muskelschwäche und Hypercalcämie beim Hyperparathyreoidismus vor. Auch beim Morbus Addison ist Erbrechen häufig, möglicherweise infolge des Natriummangels. Bei Natriummangelzuständen anderer Genese, bei profusen Durchfällen oder bei der salzverlierenden Nephritis ist das Erbrechen häufig.

Das Erbrechen im ersten Trimenon der *Gravidität* (Emesis gravidarum) wird heute nicht als im engeren Sinne stoffwechselbedingt, sondern ähnlich wie das Erbrechen beim prämenstruellen Syndrom als Zeichen gesteigerter vegetativer Labilität gewertet. Bei Hyperemesis gravidarum mit stärkerem und gehäuftem Erbrechen jedoch besteht Verdacht auf Vorliegen einer Frühgestose. Erbrechen in der späteren Schwangerschaft ist meist Zeichen einer manifesten Spätgestose. Bei Kombination mit Kopfschmerz und Flimmern vor den Augen kann ein eklamptischer Anfall bevorstehen.

2. Exogene Auslösung. Neben mannigfaltigen gewerblichen Giften und Bakterientoxinen, die über den Verdauungstrakt oder auf anderem Wege inkorporiert werden, kommen von den Medikamenten als emetisch besonders wirksam Digitalispräparate, Röntgenkontrastmittel, Cytostatika, Sulfonamide, Eisenpräparate und manche Hustenmittel, die z. B. Radix Ipecacuanhae oder Emetin enthalten, in Betracht. Opiate verursachen bei manchen Menschen Nausea und Erbrechen. Dosisabhängige emetische Wirkungen gehen auch vom Äthylalkohol aus, sowohl bei akuter Intoxikation wie beim chronischen Alkoholismus mit chronischer Gastritis und Vomitus matutinus. Intoxikation ist auch die Ursache des Erbrechens bei den sog. Sniffern, die Lösungsmitteldämpfe inhalieren.

C. Infektionskrankheiten

Infektionskrankheiten beginnen nicht selten mit Erbrechen, besonders bei Kindern und Jugendlichen. Aber auch beim Erwachsenen beginnt die Hepatitis manchmal mit Erbrechen. Auch in der Anamnese einer Lungentuberkulose findet sich manchmal gehäuftes Erbrechen. Epidemische, teils bakterielle, teils virale Infektionen des Magen-Darmtraktes haben Erbrechen häufig als Hauptsymptom, so auch das sog. „epidemische Erbrechen" oder Wintererbrechen (Leading Article, 1969)

D. Cerebrale Krankheiten

Bei cerebralen Krankheiten ist das Erbrechen bei *organischen* Veränderungen wie Meningitis, Encephalitis, Hirntumor, insbesondere bei Kleinhirntumoren, die direkt das Brechzentrum komprimieren können und außer Erbrechen und Gangstörungen keine Symptomatik bieten, von *funktionellen* Ursachen bei den Kinetosen, bei Menière- und Migräneanfällen zu unterscheiden. Auch Affektionen am Auge, etwa ein Glaukomanfall, oder am Labyrinth können cerebrales Erbrechen auslösen, ebenso tabische Krisen.

V. Folgen des Erbrechens

Bei sehr heftigem oder langdauerndem oder häufig wiederholtem Erbrechen kann es rasch, besonders bei Kindern, Greisen und vorgeschädigt Kranken, zu Exsiccose mit Hypovolämie, Hypokaliämie und via Chlorid- und H-Ionenverlust zu metabolischer Alkalose kommen. Unter dieser kann sich ein sonst nicht verständlicher Verwirrtheitszustand einstellen. Auch Lähmungen sind beobachtet worden (HILL, 1967). Die Kaliopenie wiederum kann sich auf die Herzfunktion und als hypokaliämische Nephropathie auf die Nierenfunktion negativ auswirken.

Bei heftigem und anhaltendem Erbrechen kann es am oesophagogastralen Übergang zu Schleimhautrissen mit Blutung kommen: Mallory-Weiss-Syndrom (Mallory u. Weiss, 1929). Die Risse bluten heftig. Besonders gefährdet sind Alkoholiker, und die Blutung wird leicht als Oesophagusvaricenblutung fehlgedeutet. Die Diagnose wird endoskopisch gestellt. Die Therapie ist operativ, die Prognose weit besser als bei Oesophagusvaricenblutung.

VI. Therapie

Das Erbrechen soll möglichst kausal behandelt werden, bei mechanischen Hindernissen operativ, bei metabolischer Ursache durch Stoffwechselregulierung, bei Vergiftung durch Eliminierung oder Entgiftung. Im akuten unkomplizierten

Tabelle 1. Antiemetische Medikamente

Freiname	Handelsname	Antiemetische Dosen
Phenothiacine		
Promethacin	Atosil	2mal 25 mg/die
Chlorpromacin	Megaphen	2mal 25 mg/die
Perphenacin	Decentan	3- bis 4mal 4 mg per os
Triflupromacin	Psyquil	3mal 10 bis 20 mg per os Sofortwirkung: 5 bis 10 mg intravenös oder 20 mg intramuskulär
Antihistaminica		
Meclicin	Bonamine	prophylaktisch 25 bis 50 mg (1 bis 2 Tabletten oder 1 Supp.)
	Peremesin	25 bis 50 mg (2 Dragées oder 1 Supp.)
Dimenhydrinat	Vomex A	prophylaktisch 50 mg (1 Tablette), sonst 100 mg (2 Tabletten oder 1 Supp.) alle 4 Std
Andere		
Scopolamin		prophylaktisch 0,5 mg per os 1 Std zuvor und gleiche Dosis alle 4 Std
Haloperidol	Haloperidol	3- bis 5mal 1,5 bis 2,0 mg per os, 2,5 bis 5,0 bis 10 mg intramuskulär oder intravenös
Metoclopramid	Paspertin	3mal 10 mg per os 3mal 10 (bis 20) mg intravenös oder intramuskulär

Fall einer funktionellen Magenentleerungsstörung oder einer Magenüberfüllung oder einer akuten Vergiftung kann das Erbrechen selbst die kausale Therapie darstellen. Im chronischen und schweren Fall, bei dem kausale Therapie nicht oder im betreffenden Zeitpunkt noch nicht möglich ist, ist symptomatische antiemetische Behandlung indiziert. Diese ist bei heftigem Erbrechen manchmal auch nötig, um einen Circulus vitiosus zu unterbrechen, bei dem im Verlaufe von heftigem Erbrechen Galle in den Magen zurückläuft, dort die Schleimhaut reizt und damit erneut emetische Impulse induziert.

Medikamentös sind bei Erbrechen, das von der Magenschleimhaut bei Entzündungen und sonstigen Läsionen ausgeht, Lokalanästhetica wie Anästhesin und Adstringentien wie Bismutum subgallicum und Targesin lokal wirksam. Derartige Substanzen sind deshalb in vielen Magenmedikamenten enthalten.

Eine weit stärkere und allgemeinere antiemetische Wirkung haben einige Phenothiacine und Antihistaminica (Tabelle 1). Sie wirken meist auch gegen die Nausea und können meistens auch protektiv eingesetzt werden, z. B. präoperativ.

Der antiemetische Wirkungsmechanismus dieser Stoffe ist nicht genau bekannt. Nur beim Chlorpromacin ist wahrscheinlich, daß die antiemetische Wirkung über das Chemoreceptorenfeld der Medulla oblongata vermittelt wird. Dementsprechend wirkt das Medikament nicht bei Kinetosen. Piperacinsubstituierte Chlorpromacinderivate wie Perphenacin (Decentan) oder das fluorierte Triflupromacin (Psyquil) sind jedoch auch bei Kinetosen gegen Nausea und Erbrechen wirksam. Die Phenothiacine werden auch bei Emesis oder Hyperemesis gravidarum verwendet, bei der Dimenhydrinat (Vomex A) und Antihistaminica vermieden werden sollen. Phenothiacine wie Antihistaminica sedieren und können bei hoher Dosierung ein Parkinson-Syndrom auslösen. Diese Nebenwirkungen fehlen beim Metoclopramid (Paspertin), das am Chemoreceptorenfeld angreift und dementsprechend bei Kinetosen nicht wirksam ist. Auch dieses Mittel kann Graviden gegeben werden. Scopolamin hat besonders bei Kinetosen eine gute antiemetische Wirkung. Auch dem Vitamin B_6 (Pyridoxin) wird eine antiemetische Wirkung zugeschrieben, wenn es in Dosen von mehrmals täglich 50 mg per os oder 100 mg intravenös gegeben wird.

Bei Episoden mit schwerem und häufigem Erbrechen empfiehlt sich, die Patienten mit intravenösen Infusionen von Flüssigkeit, Calorien und Elektrolyten und parenteraler Gabe eines potenten Antiemetikum (Tabelle 1) möglichst folgenlos über die akute Phase zu bringen. Eine wirksame antiemetische Behandlung ist nicht selten unerläßliche Voraussetzung für eine genaue radiologische oder endoskopische Untersuchung zur Auffindung der Erbrechensursache.

Literatur

AVERY JONES, F., GUMMER, J. W. P., LENNARD-JONES, J. E.: Clinical gastroenterology, 2nd ed., p. 536. Oxford and Edinburgh: Blackwell 1968

BARCLAY, A. E.: The digestive tract, 2nd ed., p. 268. London: Cambridge University Press 1936

BARTLETT, M. K., BURRLINGTON, J. D.: Bilious vomiting after gastric surgery. Arch. Surg. 97, 34—39 (1968)

BERK, J. E.: Pyloric muscle hypertrophy of gastric mucosa through the pylorus. In: BOCKUS, H. L.: Gastroenterology, Vol. I., p. 875—886. Philadelphia: Saunders 1963

BICKFORD, B. J., WILLIAMSON, J. C. F. L.: Annular pancreas. Brit. J. Surg. 39, 49 (1951)

BORG, I., HEIJKENSKJÖLD, L., NIHEN, B., WEHLIN, L.: Massive growth of yeasts in resected stomach. Brit. Soc. Gastroent. 7, 244 (1966)

BORISON, H. L., WANG, S. C.: Physiology and pharmacology of vomiting. Pharmacol. Rev. 5, 193—230 (1953)

BUETOW, G. W., CRAMPTON, R. S.: Gallstone ileus: a report of 23 cases. Arch. Surg. 86, 504 (1963)

CLEGHORN, R. A., BROWN, W. T.: Psychogenesis of emesis. Canad. psychiat. Ass. J. 9, 299—312 (1964)

CULVER, G. J., PRISON, H. S., MONTEZ, M., PALANKER, K. H.: Eosinophilic gastritis. J. Amer. med. Ass. 200, 641 (1967)

CUMMINS, A. J.: Nausea and vomiting. Amer. J. dig. Dis. 3, 710 (1958)

DAVENPORT, H. W.: Physiology of the digestive tract, 2nd ed. Chicago: Year Book Medical Publishers 1966

DE BAKEY, J., OCHSNER, A.: Bezoars and concretions. A comprehensive review of the literature with an analysis of 303 collected cases and a presentation of 8 additional cases. Surgery 4, 934 (1938)

DONE, H. J., GOULD, L. V., BROZIN, I. H.: Gallstone ileus. Brit. J. Surg. 49, 660 (1962)

DU PLESSIS, D. J.: Primary hypertrophic pyloric stenosis in the adult. Brit. J. Surg. 53, 485 (1966)

FAHIMI, H. D., DEREN, J. J., GOTTLIEB, L. S., ZAMCHEK, N.: Isolated granulomatous gastritis, its relationship to disseminated sarcoidosis and regional enteritis. Gastroenterology 45, 161 (1963)

FORSHALL, I.: Duplication of the intestinal tract. Postgrad. med. J. 37, 570 (1961)

FRIK, W.: Anomalien und Lageveränderungen des Magens einschließlich Divertikel. In: Hdb. der med. Radiologie, Bd. IX/1. Berlin-Heidelberg-New York: Springer 1969

FRIK, W.: Fremdkörper im Magen. In: Hdb. der med. Radiologie, Bd. XI. Berlin-Heidelberg-New York: Springer 1969

Gerber, B. C.: Prepyloric diaphragm, an unusual abnormality. Arch. Surg. **90**, 472 (1965)
Gold, H., Hatcher, R. A.: Studies on vomiting. J. Pharmacol. exp. Ther. **28**, 209—218 (1926)
Gross, R. E.: The surgery of infancy and childhood. Philadelphia: Saunders 1953
Hecker, W. C.: Ösophagusstenosen im Kindesalter und ihre Therapie. Münch. med. Wschr. **36**, 2026 (1968)
Hill, O. W.: Psychogenic vomiting and hypokaliaemia. Gut 8, 98—101 (1967)
Hill, O. W.: Psychogenic vomiting. Gut. **9**, 348—352 (1968)
Höllerl, G., Prexl, H. J.: Der Gallensteinileus. Med. Klin. **69**, 63—67 (1974)
Hoffman, W. A., Spiro, H. M.: Afferent loop syndrome. Gastroenterology **40**, 201—209 (1961)
Ingelfinger, F. J.: Esophageal motility. Physiol. Rev. **38**, 533—584 (1958)
Ingelfinger, F. J., Moss, R. E.: The activity of the descending duodenum during nausea. Amer. J. Physiol. **136**, 561—566 (1942)
Johnson, H. D., Laws, J. W.: The cardia in swallowing, eructation, and vomiting. Lancet **1966 II**, 1268—1273
Kaiser, E.: Diagnose und Differentialdiagnose des Ileus. Bibl. gastroent. (Basel) **3**, 1—12 (1961)
Kuschinsky, G.: Taschenbuch der modernen Arzneibehandlung. Angewandte Pharmakologie, 6. Aufl. Stuttgart: Thieme 1972
Leading Article: Epidemic vomiting. Brit. med. J. **1969 I**, 327
Lumsden, K., Truelove, S. C.: Primary hypertrophic pyloric stenosis in the adult. Brit. J. Radiol. **31**, 261 (1958)
Lumsden, K., Holden, W. S.: The act of vomiting in man. Gut **10**, 173—179 (1969)
Madsen, P.: The afferent loop syndrome. Acta chir. scand. **129**, 417 (1965)
Mallory, G. K., Weiss, S.: Hemorrhages from lacertions of the cardiac orifice of the stomach due to vomiting. Amer. J. med. Sci. **178**, 506 (1929)
Mandell, H. N.: Abdominal angina. New Engl. J. Med. **257**, 1035 (1957)
Melamed, A., Haukohl, R. S., Callan, R. E.: Pyloric antral mucosal diaphragm with transpyloric mucosal prolapse. Radiology **74**, 452 (1960)
Mellish, R. W. P., Koop, C. E.: Clinical manifestations of duplication of the bowel. Pediatrics **27**, 397 (1961)
Nauta, J.: The closing mechanism between the oesophagus and the stomach. Gastroenterologia (Basel) **86**, 219—232 (1956)
Nielsen, O. F.: Anomalies of the stomach. In: Bockus, H. L. (Ed.): Gastroenterology, 2nd ed., Vol. I. Philadelphia: Saunders 1963
Parrish, R. A., Jr., Sherman, H. S., Moretz, W. H.: Congenital antral membrane. Surgery **59**, 681 (1966)
Present, D. H., Lindner, A. E., Janowitz, H. D.: Granulomatous diseases of the gastrointestinal tract. Ann. Rev. Med. **17**, 243 (1966)
Smith, C. C., Brizzee, K. R.: Cineradiographic analysis of vomiting in the cat: I. Lower esophagus, stomach and small intestine. Gastroenterology **40**, 654—664 (1961)
Suchenwirth, R.: Neurologisch-psychiatrische Aspekte zum Symptom Erbrechen. Dtsch. Ärztebl. **69**, 2865—2870 (1972)
Schindler, R.: Gastroscopy, p. 145. Chicago: University of Chicago Press 1937
Schuster, W., Schuster, H., Schmid, F.: Allgem. Symptomatologie und polytope Erkrankungen des Verdauungstraktes. In: Opitz, H., Schmid, F.: Hdb. d. Kinderkrankheiten, Bd. IV. Berlin-Heidelberg-New York: Springer 1965
Schuster, H.: Erbrechen im Kindesalter. Fortschr. Med. **86**, 22—26 (1968)
Schwidder, W.: Psychosomatik und Psychotherapie bei Störungen und Erkrankungen des Verdauungstraktes. Acta psychosom. (Basel) **7**, 36 (1965)
Tanner, N. C.: Results of operations for postgastrectomy symptoms. Gastroenterologia (Basel) **92**, 146 (1959)
Tanner, N. C.: The surgical treatment of peptic ulcers. Brit. J. Surg. **51**, 5—23 (1964)
Taylor, P. J., Limbacher, H. P.: The vomiting of gallstones. Amer. J. dig. Diss. **15**, 73 (1970)
Torrance, H. B.: Studies on the mechanism of gastrooesophageal regurgitation. J. roy. Coll. Edinb. **4**, 54—62 (1958)
Toye, D. K., Williams, J. A.: Post gastrectomy bile vomiting. Lancet **1965 II**, 524—526
Walker, W. F., Dewar, D. A. E., Stephen, S. A.: Congenital intrinsic duodenal stenosis presenting after infancy. Brit. J. Surg. **46**, 28 (1958)
Whittaier, L. D., De Pemberton, J.: Mesenteric vascular occlusion. J. Amer. med. Ass. **111**, 21 (1938)
Wilbur, D. L., Washburn, R. N.: Clinical features and treatment of functional or nervous vomiting. J. Amer. med. Ass. **110**, 477—480 (1938)
Woodward, E. R.: The pathophysiology of afferent loop syndrome. Surg. Clin. N. Amer. **46**, 411 (1966)
Young, G. B.: Duplication of the stomach. Brit. J. Radiol. **38**, 853 (1965)

Hämatemesis und Melaena

H. Kinzlmeier, Bad Mergentheim

Mit 2 Abbildungen

I. Vorbemerkungen

Klinische und pathophysiologische Aspekte

Hämatemesis (Bluterbrechen) und *Melaena* (Teerstuhl) sind alarmierende Symptome. Die Größe einer gastrointestinalen (g.i.) Blutung ist indessen schwer zu schätzen. Eine Hämatemesis läßt jedoch stets auf eine größere Blutung mit einem Blutverlust von mindestens $1/_2$ bis 1 l schließen. Die in den Darm gelangte Blutmenge ist überhaupt nicht abzuschätzen. Große und tödliche Blutungen aus

Tabelle 1. Prozentuale Verteilung von Hämatemesis, Melaena und Anämie bei Ulcus ventriculi
(479 Fälle, nach B. Ihre)

Melaena	56,2 %
Hämatemesis	20,0 %
Anämie	30,3 %

arrodierten Gefäßen ohne Hämatemesis und Melaena wurden beschrieben (Lang; Wachsmuth). Andererseits kann eine ausgeprägte vasovagale Reaktion eine größere Blutung vortäuschen als sie wirklich ist.

Bei Hämatemesis liegt die Blutungsquelle meist oberhalb des Treitzschen Bandes, kann aber ausnahmsweise auch aus dem Jejunum stammen, z. B. bei Aortenruptur. Das erbrochene Blut ist entweder hellrot oder dunkelbraun (salzsaures Hämatin). Eine Melaena allein kann entstehen, wenn eine obere Blutung nicht massiv, sondern verzögert erfolgt (Tabelle 1). Bluterbrechen ist stets von einer Melaena gefolgt. Das Blut muß sich mindestens 8 Std. im Darm befinden, damit durch fermentative und bakterielle Prozesse Sulfide entstehen können, welche mit Proto- und Deuteroporphyrinen dem Stuhl die schwarze Farbe verleihen. Die Stuhlfarbe bei einer Blutung ist also abhängig vom Sitz der Blutung, von der Blutmenge, die den Darm in der Zeiteinheit passiert, und von der bakteriellen Besiedlung des Darmes. Antibiotica, z. B. Neomycin, verhindern die Schwarzfärbung des Stuhls.

Wenn frisches Blut per anum abgeht, stammt es meist aus der distalen Colonhälfte, dem Sigma oder Rectum. Bei stark beschleunigter Darmpassage kann frisches Blut bei massiver und dauernder Blutung auch aus proximalen Dünndarmabschnitten stammen. Das sind aber Ausnahmen.

Ein Blutverlust von 80 bis 100 ml führt bei gemischter Kost zur Makromelaena; bei Milch- und Breidiät genügen hierzu 60 ml. Die Benzidinprobe wird bei 2 bis 5 ml Blut positiv. Geringere Blutmengen lassen sich nur durch Markierung der Erythrocyten mit Radiochrom oder indirekt über die Messung der Eisenausscheidung feststellen. Unter physiologischen Bedingungen werden täglich etwa 0,6 mg Eisen mit dem Stuhl ausgeschieden, was einer Blutmenge von etwa

1 ml entspricht (Finch). Nach einer akuten Blutung finden sich Blutspuren im Stuhl bis maximal 3 Wochen. Eine positive Benzidin- oder Guajacprobe darüber hinaus spricht für das Fortbestehen der Blutung oder für ein Blutungsrezidiv. (Empfindlichkeit der Methoden zum Nachweis von Blut im Stuhl siehe Tabelle 2).

Nach neueren Angaben wirken Benzidin und Ortho-Tolidin cancerogen (Case). Empfohlen wird daher die Guajacprobe, deren Empfindlichkeit ebenfalls ausreicht und deren Störanfälligkeit zudem geringer ist (Wilkinson u. Penfold).

Eine Melaena kann vorgetäuscht werden durch dunkle Färbung des Stuhls bei verlängerter Verweildauer im Dickdarm, z. B. bei Obstipation. Auch eisen- und wismuthaltige Medikamente, ferner Kohlepräparate und Pflanzenfarbstoffe, wie Heidelbeeren u. ä. können dem Stuhl eine dunkle Färbung verleihen. Die Benzidin- oder Guajacprobe schließt eine echte Blutung in solchen Fällen aus. Außerdem wird zugesetztes Wasser durch Teerstuhl rot gefärbt, durch Farbstoffe usw. dagegen nicht.

Die unmittelbaren Folgen einer Blutung hängen von mehreren Faktoren ab. Maßgebend sind die Geschwindigkeit des Blutverlustes und damit die Zeit, die

Tabelle 2. Empfindlichkeit von Tests zum Nachweis von Blut in Faeces
(nach Steingold u. Roberts)

Blutverdünnung in Faeces	1/500	1/2500	1/12580	1/62500	1/312000
Benzidin	+ + +	+ + +	+ +	+	+
Okkulttest	+ + +	+ +	+	Spur	−
Ortholidin	+ + +	+ +	Spur	−	−
Hematest	+ + +	+	Spur	−	−

+ + + = stark positiv;   + + = positiv;   + = schwach positiv;   − = negativ

dem Organismus zur Kompensation bleibt, ferner das Alter des Kranken, vorausgegangene Blutungen, der Ernährungszustand, sowie Begleitkrankheiten, vor allem Herz-, Gefäß-, Lungen- und Nierenerkrankungen. Allgemein kann man sagen, daß die Gefahr der akuten Blutung im Schock liegt, während der chronische Blutverlust durch die Verringerung des Hb-Bestandes bedrohlich wird.

Abgesehen von älteren Kranken mit Herz- und Lungenkomplikationen ist die Kreislaufanpassung bei einer großen Blutung beträchtlich. Durch Abfall des systolischen Druckes werden die Pressoreceptoren im Aortenbogen und im Carotissinus stimuliert. Es folgt eine kompensatorische Vasoconstriktion, die durch die gleichzeitige Freisetzung von Adrenalin und Noradrenalin verstärkt wird. Diese Mechanismen zielen darauf ab, den systolischen Druck wiederherzustellen. Die Vasoconstriktion erstreckt sich vorwiegend auf Gebiete, die nicht unmittelbar lebenswichtig sind.

Verminderter systolischer Druck und verringertes Blutvolumen führen zu einem Absinken des zentralen Venendruckes mit ungenügender diastolischer Füllung des rechten Herzens (Abb. 1). Daraus resultieren ein Rückgang des Schlagvolumens und ein weiteres Absinken des Blutdruckes. Die reflektorisch bewirkte Tachykardie genügt nicht zum Ausgleich, das Herzminutenvolumen geht weiter zurück. Teilweise wird der Blutverlust durch den Einstrom extravasaler Flüssigkeit kompensiert. Die Blutverdünnung nach einer großen Blutung dauert 12 bis 14 Std. Hämoglobin- und Hämatokritbestimmungen sind daher zunächst keine sicheren Indicatoren für die Größe einer Blutung. Maßgebend ist vielmehr der klinische Befund, die stets vorhandene Blässe der Haut, die wächsernen Haut-

falten an den überstreckten Fingergelenken (Palmersches Zeichen) und die elfen-
beinfarbenen Nägel. Für eine größere Blutung sprechen folgende Zeichen:

Haut auffallend blaß,
Puls   > 100/min
RR (syst.) < 100 mmHg
Hb   <   8 g%
Harnstoff >   40 mg-%.

Jede größere Blutung führt zu einer Beeinträchtigung der Nierenfunktion
durch Kontraktion der renalen Arteriolen, zum Rückgang der Glomerulumfiltra-
tion, zu verminderter Natriumrückresorption und einem erhöhten Angebot an

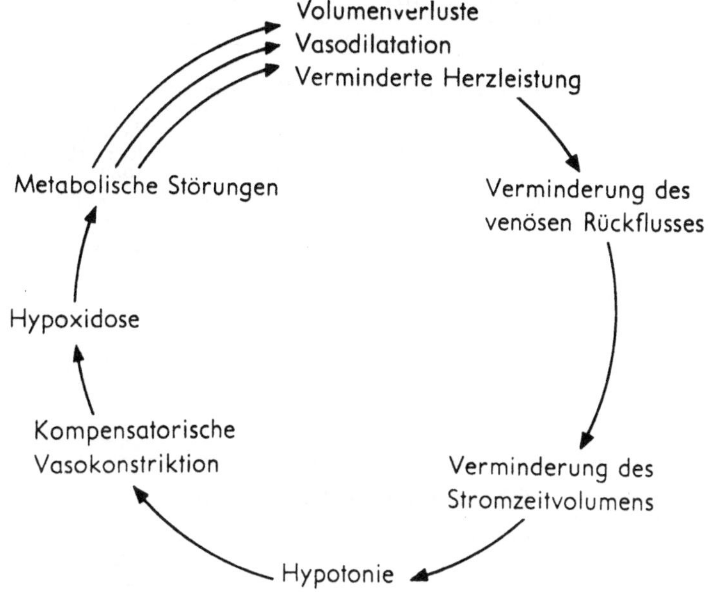

Abb. 1. Dekompensierter Schock. (Nach ALLGÖWER aus LAWIN, P., HERDEN, H. N.)

N-Substanzen durch absorbierte Blutbestandteile. Der Serumharnstoff steigt in
der Regel an. Mit 1 l Blut, das in den Dünndarm gelangt, stehen ~ 230 g Eiweiß
(= 36,7 g Stickstoff) und 35 mval Kalium zur Verdauung bzw. Absorption zur
Verfügung.

II. Ursachen von Haematemesis und Melaena

A. Statistik

Die häufigsten Blutungsursachen sind seit langem bekannt (Tabelle 3). Einzel-
statistiken weisen bezüglich der prozentualen Verteilung auch im neueren Schrifttum große Unterschiede auf (Tabelle 4). Auffallend ist ferner die Divergenz in
den Übersichten von Klinik und Pathologie, die verschiedene Gründe hat. Sicher
ist, daß bei der Obduktion klinisch nicht erkannte oder noch gar nicht zum
Symptom gewordene g.i. Blutungen gefunden werden (EDER; LOWE u. PALMER).

Der Pathologe findet g.i. Hämorrhagien, die entweder so massiv waren, daß sie nicht mehr behandelt werden konnten oder die klinisch durch ein anderes schweres Grundleiden latent blieben und nicht erkannt wurden. Ein weiterer Grund: Die Autopsiestatistik erfaßt nicht die erfolgreich behandelten Blutungsfälle. Neuere

Tabelle 3. Ursachen g.i. Blutungen.
Sammelstatistik von 15 Autoren; 8844 Fälle
(nach Reifferscheid u. Kanters)

Ulcus pept.	58,2 %
Tumoren	12,7 %
Portaler Hochdruck	9,5 %
Unbekannt	7,1 %
Oesophagogastritis	6,4 %
Sonstige	6,1 %

Tabelle 4. Blutungsursachen. Einzelstatistik

	Gülzow u. Kuntzen 1962—1965 (360 F.)	Schreiber 1965	Geissendorfer 1968 (441 F.)	Palmer, E. D. (USA) 1969 (1400 F.)	Schiller et al. (GB) 1970 (2149 F.)
Ulcusgruppe	63 %	64,6 %	38,3 %	40,3 %	44,1 %
Tumoren	3	16,2	6,1	1,5	2,2
Oesophagus-Magenvaricen	18	—	13,5	18,7	2,4
Oesophagogastritis	4	4,3	3,85	25,3	—
Verschiedene andere Ursachen	12	6	3,84	6,8	24
Ungeklärt	12	10	11,5	—	26

Tabelle 5. Erosive Gastritis als Blutungsursache
(Tabelle nach Katz et al., ergänzt)

Autor	Endoskopie	Jahr	Zahl der Blutungsfälle	Prozentsatz an erosiver Gastritis
Brown et al.	∅	1950	324	—
Marthin et al.	∅	1953	246	5
Atik and Simeone	∅	1954	293	2
Berkowitz et al.	∅	1956	500	1
Zimmermann et al.	∅	1956	200	—
Palmer, E.	+	1952	121	22
Jones, F. A.	+	1956	1910	30
Palmer, E.	+	1962	650	15
Katz et al.	+	1963	150	26
Hirschowitz et al.	+	1963	216	22
Thomson et al.	+	1968	270	14,6
Bacher	+	1968	196	31
Font et al.	+	1969	126	50
Rösch u. Ottenjann	+	1970	65	21,5

Übersichten aus Klinik und Pathologie lassen vermuten, daß bestimmte Blutungsursachen häufiger vorkommen, als bisher angenommen wurde. Das betrifft vor allem Blutungen aus dem Magen und den noch immer erheblichen Anteil obskurer g.i. Blutungen. Erosionen der Magenschleimhaut als Blutungsursache sind dagegen kaum oder nur in geringem Prozentsatz vertreten, obwohl sie wahrscheinlich für einen großen Teil der sog. Gastritisblutung verantwortlich sind. Für den Kliniker sind peptische Geschwüre die häufigste g.i. Blutungsquelle, in der Obduktionsstatistik überwiegt dagegen die Erosion (EDER). Das Ergebnis endoskopischer Untersuchungen weist in die gleiche Richtung.

B. Blutungen aus Mundhöhle und Nasen-Rachenraum

Bei jeder Hämatemesis ist zu prüfen, ob das erbrochene Blut nicht aus Läsionen der Mundhöhle und des Nasen-Rachenraumes stammt. Das gilt besonders bei postoperativen Nachblutungen (Tonsillektomie) und bei massivem Nasenbluten. Postoperativ sedierte Kranke können beträchtliche Mengen Blut verschlucken, das dann erbrochen wird und eine Blutung aus tieferen Abschnitten des Gastrointestinaltraktes vortäuscht. Eine Makro- oder Mikromelaena entsteht in jedem Fall. Weitere mögliche Blutungsursachen in diesem Bereich sind Entzündungen, Tumoren, Hämangiome und Fremdkörper. Unabhängig von der großen Varicen- und Ulcusblutung treten bei Lebercirrhose relativ häufig kleinere Nasen- und Zahnfleisch- sowie Sickerblutungen aus Oesophagusvaricen auf.

C. Blutungen aus der Speiseröhre

Varicenblutung. Zahlenmäßig steht die Blutung aus Oesophagusvaricen in fast allen Übersichten an 2. oder 3. Stelle. 90% der Varicenblutungen sind durch eine Lebercirrhose bedingt. Bei 40 bis 50% der Kranken mit Lebercirrhose entsteht ein portaler Hochdruck mit Oesophagusvaricen. 60 bis 80% der Varicenträger werden von einer größeren Blutung mit ihrer bekannt schlechten Prognose betroffen. Von den möglichen Ursachen, die eine Blutung aus Oesophagusvaricen auslösen, kommt der peptischen Andauung bei Refluxoesophagitis die größte Wahrscheinlichkeit zu. Dafür spricht vor allem das häufige Zusammentreffen von Hyperchlorhydrie und Varicenblutung (BURGMANN). Gegen die Wirksamkeit örtlich mechanischer Faktoren (STELZNER) und abdomineller Drucksteigerung spricht die Erfahrung, daß die meisten Varicenblutungen nachts auftreten (BECK u. CREUTZFELDT; eigene Beobachtung). Merkwürdig ist die besondere Blutungshäufigkeit in den Wintermonaten, ähnlich wie beim peptischen Geschwür (MARTINI).

Weitere Blutungsursachen: Die *peptische Oesophagitis* ist nach neueren Untersuchungen ein relativ häufiger Befund (PALMER). Ferner können umschriebene peptische Läsionen bluten, besonders wenn sie in der Kardiaregion lokalisiert sind.

Das *Oesophaguscarcinom* führt häufig zur Mikromelaena, massive Blutungen sind seltener. Immerhin waren sie unter 139 Fällen 6mal das führende Symptom. HEGEMANN u. BÜNTE berichten über eine Blutungshäufigkeit von etwa 12% (162 Fälle).

Selten ist ein *Oesophagusdivertikel* Ursache einer Blutung, meist auf dem Boden einer Entzündung oder einer akuten Schleimhauterosion. Gelegentlich führen auch Fremdkörper und Verätzungen zu einer Blutung im Bereich der Speiseröhre.

D. Blutungen aus dem Magen und Duodenum

Die weitaus häufigste g.i. Blutungsquelle ist das peptische Geschwür. Die Angaben der einzelnen Autoren variieren indessen beträchtlich: AVERY JONES 90%; IVY et al. 72%; REIFFERSCHEID u. KANTERS 58%; PALMER 35%.

Unter den Komplikationen des Geschwürsleidens steht die Blutung an erster Stelle. Die Patienten haben meist eine entsprechende Anamnese. In einem Teil der Fälle ist die Blutung aber das erste Symptom (bis zu 36%; Palmer). Besonders betroffen sind Kranke im Alter zwischen 40 und 50 Jahren. Männer bluten häufiger als Frauen, wenn man vom Steroidulcus absieht. Die oft genannte jahreszeitliche Abhängigkeit der Blutungsfrequenz ist statistisch nicht gesichert. Bluten kann praktisch jedes Geschwür, gleich welcher Größe und Lokalisation. Ulcuskranke mit der Blutgruppe 0 bluten bevorzugt. Eine besondere Neigung zur Blutung hat das Anastomosengeschwür (30 bis 75% der Fälle; Gall; Zuckschwert u. Farthmann). Okkultes Blut im Stuhl findet sich in etwa 80% der Fälle.

Auslösend wirken bisweilen Streß (Verbrennung, Traumen des ZNS, Operation u. a.), sowie Alkohol und Medikamente s. Seite 11). Magensaftanalyse und histologischer Befund der Magenschleimhaut lassen keine sicheren Schlüsse auf die Blutungsbereitschaft zu, wenn man davon absieht, daß Hyperchlorhydrie ein klassisches Symptom des Ulcus duodeni ist. Die Ulcusblutung erfolgt fast immer aus einer arrodierten Arterie (A. gastro-duodenalis, A. gastrica sinistra), seltener aus einer Vene. Mehrere Blutungsquellen können gleichzeitig vorhanden sein. Die Frequenz der Ulcusblutung liegt bei 10 bis 25% aller Ulcera (Demling; Bonfils u. Bernades). Manche Ulcuskranke bluten nur einmal, andere heben sich durch ihre Neigung zum Rezidiv vom Gros der Fälle ab.

Schwer abzuschätzen ist die Zahl der *gastritischen Blutung*. Die Angaben hierüber variieren zwischen 1,8 und 40% (Ivy et al.) Von klinischer Bedeutung ist vor allem die hämorrhagisch-erosive Gastritis. Sie ist charakterisiert durch zahlreiche stecknadelkopfgroße Blutungen an der Schleimhautoberfläche. Die Gefäße der Mucosa und Submucosa sind prall mit Erythrocyten angefüllt. Die Veränderungen können umschrieben im Antrum (etwa 26%) oder diffus, vorwiegend im Fundus und Korpus (etwa 69%) auftreten (Rösch; Rösch u. Ottenjann). Klinische und pathologisch-anatomische Beobachtungen stimmen überein.

Im Sektionsgut von Eder u. Castrup waren Erosionen mit 28% der Fälle, nach Martinoli et al. in über 50% als Blutungsquelle beteiligt. Eine sichere Diagnose ist nur endoskopisch oder durch Gastrotomie möglich (Tabelle 5). Der röntgenologische Nachweis (Frik u. Hesse) ist schwierig und bei akuter Blutung kaum möglich. Das Blutungsrisiko ist beträchtlich. Männer und Frauen sind gleichermaßen betroffen. Die Altersstreuung ist groß, doch sind das 4. bis 6. Dezennium bevorzugt. Im Gegensatz zur Ulcusblutung mit Vorherrschen der Blutgruppe 0 scheint hier die Gruppe A zu überwiegen (Thomson et al.). Als auslösende Noxe der hämorrhagischen Gastritis spielen in vielen Fällen Medikamente, vor allem Aspirin, eine Rolle. Beschuldigt werden außerdem Alkohol und Streß verschiedenster Ätiologie. Auch Lebercirrhose begünstigt die gastritische Blutung. Vorwiegend soll es sich hier um Hämorrhagien aus Erosionen handeln (Katz). Im Krankengut von Merrigan mit 172 Blutungen bei 158 Cirrhosekranken war Gastritis in 22% Blutungsursache. In 8 von 98 tödlichen Blutungen war eine Gastritis für den fatalen Ausgang verantwortlich. Merkwürdig ist, daß die atrophische Magenschleimhaut nicht häufiger von Blutungen betroffen wird als die normale Mucosa, obwohl hier die Blutgefäße sehr oberflächlich liegen. Gegen Noxen wie Alkohol und Aspirin soll die atrophische Schleimhaut allerdings sehr empfindlich sein (Winamer et al.). Eigene Untersuchungen konnten diese Beobachtung nicht bestätigen. Nach Stimulation mit Histaminchlorid oder Betazol blutet die atrophische Schleimhaut nicht häufiger als die anatomisch intakte Mucosa. Magenblutungen bei Atrophie der Schleimhaut oder atrophischer Gastritis infolge pernizöser Anämie stehen in Zusammenhang mit benignen Polypen oder mit einem Magencarcinom. Neuerdings werden auch Erosionen des Zwölffingerdarms als häufigere Blutungsquelle genannt. (GHEORGHIU et al.).

Wenn auch endoskopische und autoptische Beobachtungen dafür sprechen, daß der sog. „gastritischen Blutung" in vielen Fällen Erosionen zugrunde liegen, so bleibt der Mechanismus der diffusen Blutung in anderen Fällen weiterhin dunkel. Störungen der Hämodynamik mit erweiterten Venolen in der Submucosa (DOIG u. SHAFAR), eine verminderte Resistenz gegenüber Wasserstoffionen (DAVENPORT) und ein defekter Gerinnungsmechanismus (lokal?) werden diskutiert.

Bei der *foveolären Hyperplasie* der Magenschleimhaut (MÉNÉTRIER) findet sich meist eine Mikromelaena. Die Blutungen können jedoch auch ein lebensbedrohliches Ausmaß annehmen (MESSMER et al.). Die Wirksamkeit von Butazolidin, Salicylaten und Alkohol als materia peccans ist erwiesen (GÖRSCH).

Die Frequenz der makroskopischen Blutungen bei *Hiatushernie* wurde früher auf 1% geschätzt. In neueren Übersichten finden sich wesentlich höhere Zahlen: STÜCKER u. GIERSBERG 28% bei 162 Fällen, PALMER 32,4% (500 Fälle), MARCHAND 27% (138 Fälle). Häufig sind auch kleinere Blutungen anzutreffen. In mehr als 9% der Fälle besteht eine Anämie mit weniger als 70% Hb (HAFTER). Als täglicher Blutverlust wurden 10 bis 30 ml gemessen, über 500 ml im Monat (HOLT et al.). Große Hernien bluten stärker und öfter als kleine.

Die Blutung kann aus einer Refluxoesophagitis, aus Erosionen oder aus einem Ulcus stammen, das nicht selten außerhalb der Hernie lokalisiert ist. Erosionen finden sich in etwa 11% der Fälle (PALMER). Ernste Blutungen werden meist durch Strangulation verursacht (STÜCKER u. GIERSBERG). In jüngster Zeit wurden Blutungen aus Hiatushernien nach Intubationsnarkose beschrieben (KARTHAGENER). Auslösend können auch Medikamente und Alkohol sein. Bevorzugt sind Kranke über 60 Jahre (HENNING; A. JONES). Bei gleichzeitigen anderen Erkrankungen, z. B. der Leber, kann die Hiatushernie zum Ausgangspunkt schwerer Blutungen werden.

Etwa 3 bis 12% der Fälle von massiver Blutung aus den oberen Verdauungswegen entfallen auf *maligne Tumoren* (Carcinome, Sarkome, Lymphome, Carcinoide usw.). Dominierend ist das Carcinom, das sich durch seine hohe Regelmäßigkeit der Dauermikromelanea von anderen Magenkrankheiten auszeichnet und in etwa 10% der Fälle zur großen Blutung führt. Eine wichtige Ausnahme bildet der Scirrhus, von dem schon anatomisch eine Blutung weniger zu erwarten ist (HENNING). Die Blutung ist bisweilen die erste Manifestation eines Magencarcinoms. A. JONES berichtet über drei solcher Fälle unter 142 Kranken.

Benigne Tumoren in Magen und Duodenum sind relativ selten Ursache einer Blutung. Beschrieben wurden große Blutungen durch Magenpolypen — den weitaus häufigsten gutartigen Tumoren des Magens —, ferner durch Leiomyome, Fibromyome, Lipome, Hämangiome usw. Die Blutung kann auch hier das erste Symptom des Leidens sein. Mesenchymale gutartige Tumoren des Magens neigen besonders zu intermittierenden, nicht fatalen Blutungen, wobei sich in der Regel eine hypochrome Anämie entwickelt.

Das *Mallory-Weiss-Syndrom* wird in Sammelstatistiken bis zu 4% als Ursache großer Blutungen angegeben. Die Tatsache, daß es sich um eine arterielle Blutung aus schmalen, bis zu 3 cm langen und in ihrer Tiefe bis über die Muscularis mucosae (2 bis 3 mm) reichenden Einrissen im Kardiabereich handelt, erklärt die Problematik dieser Blutung, sowohl in diagnostischer, als auch in therapeutischer Hinsicht. Betroffen sind vorwiegend ältere Männer. Ursächlich wird ein plötzlicher abdomineller Druckanstieg, meist in Zusammenhang mit heftigem Erbrechen, verantwortlich gemacht. Die Blutung kann erst nach einem Intervall von Stunden eintreten (HARDY). Der Entstehungsmechanismus ist durch die Untersuchungen von LION-CACHET weitgehend erklärt. Demnach verfügt die Schleimhaut an dieser Stelle über eine weit geringere Anpassung an abrupte Überdehnung als die darunterliegende Muskulatur. Es ist jedoch fraglich, ob eine anatomisch intakte Schleimhaut jemals betroffen wird. Begünstigende Faktoren sind Alkohol und Atrophie der Magenschleimhaut im Alter. Daneben werden stumpfe Traumen, vor allem bei Hiatushernie, beschuldigt. Die Blutungsursache läßt sich mit Wahrscheinlichkeit aus der charakteristischen Anamnese, exakt nur durch Gastroskopie (Fiberskop) oder durch Gastrotomie feststellen. Möglich ist, daß sich unter der relativ hohen Quote bisher nicht geklärter Blutungen Fälle mit kleineren Schleimhauteinrissen im Kardiabereich verbergen. Im Hinblick auf die therapeutischen Konsequenzen (blinde Resektion) ist die Kenntnis dieser Blutungsquelle von besonderer Bedeutung.

Blutende *Divertikel* im Magen sind eine Rarität. Das gilt auch für Duodenaldivertikel, die trotz ihrer Häufigkeit ebenfalls nur selten bluten. Allerdings sollen bei Trägern von Duodenaldivertikeln Blutungen aus dem oberen Dünndarm signifikant häufiger vorkommen als bei Kontrollpersonen (PIMPARKAR; SHEEHY u. FOCH).

Bezüglich der Blutungsbereitschaft macht das *Meckelsche Divertikel* eine Ausnahme. Bei Kindern und Jugendlichen ist es eine bevorzugte g.i. Blutungsquelle (ABRAMS et al.; KIESEWETTER; SPENCER; u. a.), die neben der Ulceration die häufigste Komplikation ist und nicht selten das Krankheitsbild beherrscht (REIFFERSCHEIDT; GROSS; KNIPERS u. SAILER). In nahezu 100% der Fälle findet man dystopische Magenschleimhaut. Weniger bekannt ist, daß massive Blutungen aus einem Meckelschen Divertikel im Jejunum *und* Colon stammen können (A. JONES; 13 Fälle). Charakteristisch für die Blutung des Meckelschen Divertikels ist das gleichzeitige Vorkommen von Melaena und frischem Blut im Stuhl.

Zu den seltenen Ursachen einer lebensbedrohlichen Blutung, die außer im Magen und Duodenum auch in anderen Regionen des Intestinaltraktes lokalisiert sein kann, zählen *Blutkrankheiten*. Hierher gehören Leukämien, die Polycythaemia vera, die allergische Purpura, die Hämophilie, die Willebrandsche Krankheit u. a. Eine thrombocytopenische Purpura (M. WERLHOF) war unter 4000 Fällen dreimal Ursache einer g.i. Blutung (A. JONES). Beschrieben wurden ferner g.i. Blutungen beim Peutz-Jeghers-Syndrom, bei hereditärer hämorrhagischer Teleangiektasie (OSLER), bei der hereditären Elastodystrophie (GRONBLAD-STRANDBERG), sowie beim Turner-Syndrom mit Teleangiektasien in der Darmwand (PASSARGE; SPENCER). In einigen dieser genetisch bedingten Krankheiten, wie dem Peutz-Jeghers-Syndrom, der hereditären Elastodystrophie und dem Morbus Osler erleichtern Hautveränderungen die Diagnose. Zu berücksichtigen sind ferner iatrogene Störungen der Blutgerinnung (Anticoagulantien, Cortison), sekundäre Gerinnungsstörungen infolge Blutverlustes und Transfusionsbehandlung (Verbrauchscoagulopathie bei intravasaler Gerinnung) und schließlich Gerinnungsstörungen auf Grund zusätzlicher Erkrankungen, vorwiegend bei Lebercirrhose. Von 500 Patienten mit g.i. Blutung wiesen 61% (305 Fälle) vor Beginn einer Therapie Gerinnungsstörungen verschiedener Ursachen auf (ZUCKSCHWERDT u. THIES). Häufig kamen mangelnde Faktorensynthese, Fibrinolyse und/oder Verbrauchscoagulopathie bei erosiver Gastritis, bei medikamentös bedingtem Geschwür und bei Streßulcus vor (ZUCKSCHWERDT u. FARTHMANN). Andere Autoren weisen auf die schon länger bekannte Verminderung der Gerinnungsaktivität im Ulcusmagen hin (BODI u. KAZAL).

Selten sind größere Blutungen nach *Magenbiopsie*. GRUNER hatte bei 14000 Biopsien eine größere Blutung. HEINKEL berichtet über sechs Blutungsfälle bei etwa 13000 Biopsien. In einem Fall wurde eine Marcumarisierung übersehen, einmal lag wahrscheinlich ein Blutungsleiden vor. Zwei Blutungen schienen ausschließlich durch die Biopsie verursacht.

E. Blutungen im Bereich des distalen Verdauungstraktes
(Jejunum und Ileum, Colon, Sigmoid und Rectum)

Die möglichen Blutungsursachen umfassen nahezu alle Erkrankungen des Darmes und der benachbarten Organe, ferner eine Reihe von Allgemeinerkrankungen, die sich durch eine Blutung in diesem Bereich manifestieren können, z. B. Coagulopathien und Systemkrankheiten. Dominierend sind indessen benigne und maligne Tumoren, vornehmlich des Dickdarms. Ferner sind hier als häufigere Blutungsursachen zu nennen die Colitis ulcerosa, die Divertikulitis sowie Hämorrhoiden und deren Komplikationen.

In der Statistik nehmen Blutungen aus dem Dünndarm (außer Duodenum) einen Anteil bis zu 2,7% ein (LARENA u. VON BREHM). Als Ursache kommen vorwiegend Tumoren und Divertikel in Frage. Am häufigsten sind gutartige Geschwülste beteiligt, vor allem Leiomyome, gefolgt von Lipomen, Fibromen, Adenomen und Hämangiomen. Unter 4000 Fällen mit g.i. Blutung war 12mal ein Leiomyom im Magen und Dünndarm Blutungsursache (A. JONES). Im Krankengut der Mayoklinik kamen auf 14000 Fälle ein Hämangiom des Dünndarms (GENTRY et al.). Noch seltener sind Kavernome, Lymphangiome und multiple Polypen (PEUTZ-JEGHERS). Bei den bösartigen Geschwülsten handelt es sich vorwiegend um Sarkome, Carcinoide und Carcinome.

Blutungen und Anämie gehören bei Dünndarmtumoren neben Ileus und Perforation zu den führenden Symptomen. Sie werden in mehr als der Hälfte der Fälle beobachtet (HAFTER; GOOD; HOFERICHTER u. STAHLGREN; REICHMANN et al.). Hervorzuheben ist der oft intermittierende Charakter der Blutung. HANNO u. MENSH berichteten über einen Fall mit 20 Blutungsepisoden im Verlauf von 16 Jahren. Gutartige Geschwülste bluten häufiger und schwerer, die bösartigen neigen mehr zur okkulten Sickerblutung. Die diagnostischen Schwierigkeiten sind meist beträchtlich, selbst bei massiver Dünndarmblutung.

Zu den ebenfalls seltenen Blutungsursachen im Dünndarm zählt die *Ruptur der Aorta abdominalis*, die in 80% in das distale Duodenum, in den restlichen Fällen in das Jejunum und Ileum erfolgt. In etwa vier Fünftel der Fälle liegt ursächlich eine Arteriosklerose zugrunde. Die Mesaortitis luica ist nur in 10 bis 12% beteiligt. Blutungen durch perforierte Aneurysmen anderer Gefäße (A. pancreatico-duodenalis, A. hepatica, A. lienalis, A. coeliaca) sind entsprechend der geringen Anzahl dieser Veränderungen Raritäten. Am häufigsten werden die A. lienalis und A. hepatica betroffen (Lit. bei BERGHAUS et al.). Gastrointestinale Blutungen treten dann auf, wenn die Rupturierung in das Duodenum, in den Magen oder in die Gallenwege erfolgt (40 bis 60% aller Fälle).

Bei *Divertikulose* und *Divertikulitis* des Dickdarms ist die Blutung mit 25% die häufigste Komplikation (KOCH u. GALL), wobei Blutungen bei Patienten mit Divertikulose häufiger vorkommen als bei Divertikulitis (PARKS). GÜTGEMANN et al. sahen unter 108 Fällen 3 massive und 38 leichte Blutungsfälle. QUINN beobachtete Blutungen bei Divertikulitis häufiger als Carcinomblutungen des Dickdarms. HAFTER gibt die Blutungsfrequenz mit 35% an. Unsere eigenen Beobachtungen lassen auf ein ähnliches Verhältnis schließen. In der Mehrzahl der Fälle handelt es sich um okkulte Blutungen. Prädestiniert zur Blutung ist das komplette extramurale Divertikel (KOCH).

Unter den gutartigen *Tumoren* des *Dickdarms* sind es in über 90% Polypen, die als Blutungsquelle in Betracht kommen (REIFFERSCHEID). Die Blutung ist das führende Symptom polypöser Adenome. Im eigenen Krankengut fand ich unter 336 Fällen mit Dickdarmpolypen in 17% eine okkulte Blutung, für die eine andere Ursache nicht gefunden werden konnte. Große Blutungen sind selten und treten meist in Fällen auf, die bereits maligne degeneriert sind. Andere gutartige Tumoren des Dickdarms, wie Lipome, Myome, Fibrome und Neurinome, kommen entsprechend ihrem seltenen Auftreten kaum als Blutungsquelle in Betracht.

Bei *Coloncarcinom* findet sich in 50%, bei *Rectumcarcinom* in 98% der Fälle makroskopisch Blut im Stuhl. Die Probe auf okkultes Blut ist beim Rectumcarcinom in ∼ 80% der Fälle positiv (Reifferscheid). Die Blutung ist oft Wochen und Monate das führende Symptom bei sonst klinisch wenig in Erscheinung tretendem Verlauf. Als Frühsymptom läßt sich die Blutung in über 14% der Fälle mit Rectumcarcinom nachweisen (Reifferscheid). Nicht selten wird die Blutung als Hämorrhoidalblutung mißdeutet.

Die häufigste Blutungsquelle stellen zweifellos *Hämorrhoiden* dar, entsprechend der weiten Verbreitung des Leidens und der großen Neigung zu Hämorrhagien. Große Blutungen sind selten, die dauernde Sickerblutung kann jedoch zu einer hypochromen Anämie führen. Das Blut ist frisch und hellrot, wenn es aus den Capillaren der bindegewebigen Hüllen des Knotens stammt, oder dunkel, wenn es direkt aus einem geplatzten Hämorrhoidalknoten blutet. Die Blutung erfolgt mit oder nach der Defäkation. Es ist im Gegensatz zur Colitis- und Carcinomblutung nicht mit Schleim und Eiter vermischt und findet sich bisweilen in Klumpen in der Schüssel oder in Spuren auf dem Papier. Ihre klinische Bedeutung erhält die Hämorrhoidalblutung vor allem durch die Verwechslung mit der Blutung aus einem Rectumcarcinom.

Bei *Colitis ulcerosa* ist die akute, lebensbedrohliche Blutung relativ selten (1 bis 3%; Roth). Intermittierende Sickerblutungen sind jedoch neben Diarrhöen das führende Symptom. Ihre Intensität zeigt die Aktivität des Prozesses an und ist ein Gradmesser für den therapeutischen Erfolg. Bei Abklingen des akuten Schubs bleibt die Benzidinprobe im Stuhl noch lange Zeit positiv. In 27 eigenen Fällen mit wöchentlichen Kontrollen war der Stuhl nach 3 Monaten nur in 3 Fällen benzidinnegativ.

Messungen mit ^{59}Fe an 17 Patienten mit makroskopisch negativem Blutbefund ergaben einen Blutverlust von 50 bis 150 ml/Woche (Stack et al.). Auch andere Untersuchungen ergaben einen täglichen Blutverlust bei Colitis ulcerosa im Stadium der Remission bis zu 25 ml/Tag (Beal et al.). Hypochrome Anämien sind die Regel.

Selten sind große Blutungen auch bei *Ileitis terminalis,* wo sie hauptsächlich bei Enterocolitis auftreten (Goldstein). Man schätzt ihre Frequenz auf 1,2% der Fälle (Demling). Okkulte Blutungen scheinen dagegen häufiger. Wir beobachteten sie in 8 von 9 Fällen. Bei einem unserer Kranken trat eine massive Blutung mit Melaena auf.

Weitere seltene Blutungsursachen im Darm sind mesenteriale Gefäßverschlüsse, sowie entzündliche und tumoröse Erkrankungen der Gallenwege und des Pankreas. Unter 4000 von A. Jones berichteten g.i. Blutungsfällen waren drei Patienten mit Hämobilie. Begünstigende Faktoren sind hohes Alter und Arteriosklerose.

Für die g.i. Blutung bei akuter Pankreatitis sind meist Erosionen oder peptische Geschwüre verantwortlich, die in 3,5 bis 19% nachweisbar sind (Marks et al., hier weitere Lit.). Schwere, lebensbedrohliche Blutungen wurden jedoch selten beschrieben (Lit. bei Haller et al.). Beschuldigt werden ferner Fundusvaricen, die durch Kompression oder Thrombose der Milzvene entstehen (Leger u. Crismer; Sarles et al.). In der Regel wird die Diagnose in solchen Fällen erst bei der Operation oder autoptisch gestellt.

Typhöse Geschwüre, Bacillen- und Amöbenruhr und schließlich Fremdkörper werden ebenfalls als seltene Ursache von Darmblutungen genannt.

F. Blutung und Medikamente

Unter den Medikamenten mit gesicherter Beziehung zu g.i. Blutungen stehen Salicylate an erster Stelle (Tabelle 6). Ihre Fähigkeit, Blutungen auszulösen, ist seit 40 Jahren bekannt. In einer Serie von 582 Fällen g.i. Blutungen fand sich eine positive Aspirinanamnese in 80% bei akuten Läsionen, in 52% mit chronischem Ulcus duodeni, in 49% mit chronischem Ulcus ventriculi und in 63% ohne nachweisbare Blutungsquelle. In einer Vergleichsgruppe mit 542 Fällen ohne Blutung war die Aspirinanamnese in 32% positiv (VALMAN et al.). Untersuchungen mit der ^{51}Cr-Methode ergaben unter Aspirinmedikation in über 70% der Fälle g.i. Blutungen mit einem mittleren Blutverlust von 4 bis 6,4 ml/die bei einem Maximalwert von 13,8 ml. Der Vergleichswert ohne Aspirin lag bei 0,3 ml/die (HOLT; LEONARDS u. LEVY). Besonders aggressiv ist die Kombination von Aspirin und Hyperchlorhydrie (BOUCHIER u. WILLIAMS). Gastroskopisch sieht man eine diffuse oder umschriebene Hyperämie der Mucosa. Auch Erosionen und Ulcera wurden als Blutungsquelle nach Einnahme von Aspirin beschrieben (FRENKEL

Tabelle 6. Medikamente und g.i. Blutung

häufig auslösend:

Salicylate (Aspirin)	Nebennierenrindenhormone
Phenylbutazon (Butazolidin)	Anticoagulantien

selten auslösend:

Indometacin	Histamin
Betazol	Reserpin
Insulin	Digitalispräparate
Antibiotica (besonders Mycine)	Nitrofurazon
Thiacide	Ethacrynsäure (i.v.)

et al.; BODIN u. CONTE). Vicariierend scheint eine Verlängerung der Blutungszeit mit Verringerung der Plättchenaggregation zu wirken (GAST; EVANS).

Anticoagulantientherapie führt in 3 bis 4% zu manifesten g.i. Blutungen (BABB et al.), wobei große Blutungen mit letalem Ausgang mehrfach berichtet wurden (RUSSEK u. ZOHMAN). Gefährdet sind vorwiegend Patienten mit einem nicht bekannten Defekt, seien es ein stummes Ulcus, ein Carcinom, eine Hiatushernie, ein Divertikel, Erosionen oder Hämorrhoiden. Unter 1867 Fällen mit g.i. Blutung bei Anticoagulantientherapie fand sich 128mal ein bis dahin unbekannter Tumor als Blutungsquelle (NATHAN u. KIMBALL). Sorgfältige Suche nach der Blutungsquelle bei Anticoagulantientherapie ist daher unerläßlich. Mit Blutungen ist auch bei nur wenig verminderten Prothrombinwerten zu rechnen, da Anticoagulantien neben den Gerinnungsfaktoren auch die Plättchenaggregation und die Gefäßreaktivität beeinflussen.

Nebennierenrindensteroide stehen in der Tabelle iatrogener Blutungen an dritter Stelle. In der Regel sind ulceröse oder erosive Defekte im Magen und Duodenum die Blutungsquelle. Die Häufigkeit der Ulcuskomplikation unter Steroidtherapie liegt, wie schon erwähnt, bei etwa 4 bis 6%, wobei Blutungen überwiegen. Sektionsstatistiken kommen allerdings bis 12%. Erhöhte Blutungsgefahr besteht bei Hyperchlorhydrie, vor allem bei gleichzeitiger Anwendung von Aspirin und Phenylbutazon. Blutbeimengungen im Magensaft nach maximaler Stimulation mit Histamin oder Betazol sind keine Seltenheit. Nach endoskopischen Beobachtungen sind vor allem Erosionen hierfür verantwortlich (KATZ u. SIEGEL; RÖSCH).

III. Diagnostische Probleme bei gastrointestinaler Blutung

Die Diagnose einer g.i. Blutung macht bei Vorliegen einer Hämatemesis und Melaena keine Schwierigkeiten. Schwieriger und bisweilen unmöglich ist es, die Blutungsquelle und Ursache zu finden. Näherungsweise läßt sich sagen, daß etwa 70 bis 90% aller g.i. Blutungen aus dem oberen Bereich des Verdauungskanals, d. h. aus Speiseröhre, Magen und Duodenum stammen. In Arbeiten ohne endoskopische Untersuchung werden peptische Ulcera in 50 bis 90% der Fälle als Blutungsquelle betrachtet. Als Resümee neuerer Übersichten ergibt sich die in Tabelle 3 aufgeführte Reihenfolge. Die restlichen Blutungsquellen liegen im Darm, in seltenen Fällen in den Gallenwegen und im Pankreas. Wichtige diagnostische Anhaltspunkte liefert bereits die Anamnese: Frühere Blutungen, Ulcusanamnese, vorangegangenes starkes Erbrechen, Alkoholkonsum, ikterische Schübe, Änderung der Stuhlbeschaffenheit, Medikamenteneinnahme und anderes. Indessen sind anamnestische Angaben mit Vorsicht zu bewerten. Andere Blutungsquellen, als aus der Anamnese zu vermuten, liegen bis zu 65% der Fälle vor (Demling et al.). Wichtig ist der klinische Befund. Inspektion und Palpation beantworten oft schon die Frage, ob eine Blutung aus Oesophagusvaricen wahrscheinlich ist. Ein Ikterus, eine vergrößerte Leber, eine Splenomegalie und andere Symptome einer Lebererkrankung weisen den Weg. Die rasche Klärung der Situation ist wichtig, weil die schwere Varicenblutung frühzeitige Behandlung durch Vasopressin und Kompression, eine Blutung bei Mallory-Weiss-Syndrom oder bei Exulceratio simplex eine sofortige Operation erfordern. Aber auch der klinische Befund kann zu falschen Schlüssen führen. Erinnert sei an die hohe Incidenz von Magenerosionen und Geschwüren bei Cirrhose. Unter 57 Blutungsfällen mit nachgewiesenen Oesophagusvaricen blutete nur die Hälfte aus diesen Varicen (Seifert). Am häufigsten waren Magenerosionen und peptisches Geschwür die tatsächliche Blutungsquelle.

Zu den Routineuntersuchungen im Labor, wie Bestimmung von Hämatokrit und Blutbild, Serumelektrolyte, Serumharnstoff und Elektrophorese, kommen spezielle Untersuchungsmethoden. Unerläßlich ist ein vollständiger Gerinnungsstatus zum Ausschluß einer hämorrhagischen Diathese. Die Ammoniakbestimmung im Capillarblut, heute zur Routineuntersuchung entwickelt, liefert bei Lebercirrhose mit Umgehungskreislauf in ausgeprägten Fällen signifikant erhöhte Werte (Schmidt et al.). Solche finden sich gelegentlich auch bei massiver Blutung ohne Lebererkrankung. Der diagnostische Wert der Untersuchung ist daher begrenzt. Das gleiche gilt vom Bromthaleintest*, der nicht nur von der Funktion der Leberzelle, sondern auch von der Leberdurchblutung abhängt.

Bei Sickerblutungen im oberen Gastrointestinaltrakt ist die *Fadenprobe* (Einhorn) wertvoll. Der Patient schluckt am Abend einen mit einer Metallolive versehenen Baumwollfaden oder besser eine sog. „Diagnostiksonde" (radiopaque), deren Lage röntgenologisch leichter zu kontrollieren ist. Die Sonde bleibt über Nacht liegen und soll mindestens das distale Ende des Duodenums erreichen. Der Kranke darf am vorangegangenen Tag keine gefärbten Flüssigkeiten, z. B. Fruchtsäfte und kein Fleisch erhalten. Die Nahrung soll lediglich aus Milch, Kartoffelbrei und Cerealien bestehen. Am folgenden Morgen wird die Sonde entfernt. Blutig tingierte Stellen lassen auf den Sitz der Blutungsquelle schließen. Ein Vergleich zwischen Fadenprobe und Röntgenbefund bei Duodenalläsionen ergab eine Korrelation bis zu 92% (Smith; Bynum u. Winn). Uns hat sich die

---

* Fa. Braun, Melsungen.

Probe in jüngster Zeit in vier Fällen röntgennegativer Duodenalgeschwüre und einmal bei blutendem Duodenaldivertikel bewährt.

Raschere Ergebnisse liefert die Modifikation mit Fluorescin (20 ml einer 5%igen alkalischen Fluorescinlösung i.v.; TRAPHAGEN u. KARLAN). Der Faden wird 3 bis 5 min nach Injektion des Farbstoffes entfernt und im UV-Licht auf Fluorescenz (3600 Å) untersucht. Der Wert dieser Modifikation der Fadenprobe wird dadurch eingeschränkt, daß die Blutung während der relativ kurzen Untersuchungszeit sistieren kann.

Von großem Nutzen ist die *Angiographie* (NUSBAUM u. BAUM). Die Methode bewährt sich besonders bei Krankheitsprozessen im Dünndarmbereich, bei deren Diagnostik die Röntgenuntersuchung oft versagt und die Blutung nicht selten die einzige Manifestation der Erkrankung ist. Zahlreiche Autoren empfehlen bei Blutungen unbekannter Ätiologie als erste radiologische Maßnahme die Angiographie und erst bei negativem Ergebnis die Röntgenuntersuchung (REUTER u. BOCKSTEIN; LARENA-AVELLANEDA u. BREHM; WENZ u. KREBS; WENZ et al.; KOEHLER; LECHNER et al.). Stets sollte einer Probelaparotomie die Angiographie vorausgehen (WENZ). Die Methode ist in der Hand des Geübten nicht schwierig und von keinen wesentlichen Komplikationen belastet. In 600 Fällen entstand lediglich 12mal ein lokalisiertes Hämatom an der Injektionsstelle, das jeweils schnell resorbiert war (BAUM et al.). Voraussetzung für das Auffinden einer Blutungsquelle ist, daß mindestens 5 ml Blut/min die Gefäßbahn verlassen (NUSBAUM u. BAUM).

Unerläßlich ist das Absaugen des Magens. Bereits mit dieser einfachen Maßnahme läßt sich feststellen, ob eine Blutung aus den oberen Verdauungswegen stammt. Man legt einen weichen Magenschlauch (Lumen 8 bis 10 mm) und spült bei positivem Befund mit Eiswasser. Manche Kliniker bevorzugen physiologische Kochsalzlösung mit einem Zusatz von Eisenchlorid, das adstringierend wirkt und zur Blutstillung beitragen soll. Die Spülung ebnet den Weg für weitere diagnostische Maßnahmen (Röntgen, Endoskopie) und ist darüberhinaus therapeutisch von Nutzen. In etwa 70% der Fälle kommen zumindest kleinere Blutungen durch Spülung mit Eiswasser vorübergehend oder ganz zum Stehen (OTTENJANN; PALMER). Außerdem wird mit dem abgesaugten Blut eine potentielle Ammoniakquelle entfernt. Kranke mit Coronarsklerose vertragen die Spülung bisweilen jedoch schlecht.

Bei Verdacht auf Rectalblutung ist die Austastung des Enddarmes erforderlich. Nahezu die Hälfte aller Dickdarmtumoren kann digital erfaßt werden, das sind über zwei Drittel aller Rectumcarcinome (DEMLING). Darmblutungen bei Colitis ulcerosa und andere Blutungsursachen werden endoskopisch und röntgenologisch geklärt.

Stets müssen bei unklaren g.i. Blutungen auch ungewöhnliche Blutungsursachen beachtet werden. Einige davon sind bereits durch Inspektion zu erkennen, wie das Peutz-Jeghers-Syndrom, charakterisiert durch orale Melaninflecken, sowie g.i. Polyposis mit Tendenz zur Blutung und Invagination; ferner die hereditäre, hämorrhagische Teleangiektasie (OSLER) mit Angiektasien an Haut und sichtbaren Schleimhäuten und die hereditäre Elastodystrophie (STRANDBERG), die an den violetten oder gelblichen Flecken und Papeln an den seitlichen Halspartien erkennbar ist.

Notfallendoskopie (Emergency Endoscopy). Bisher stützt sich die Diagnose einer g.i. Blutung vorwiegend auf die Anamnese, den klinischen Befund und auf das Ergebnis der späteren Röntgenuntersuchung. Große Übersichten lassen aber erkennen, daß damit eine primäre Diagnose nur in 35 bis 74% der Fälle möglich ist (E. PALMER; LEODOLTER u. WENZL; SCHILLER et al.). Daß die richtige Lokalisation der Blutungsquelle der entscheidende Faktor für die Behandlung und Prognose ist, steht außer Zweifel. Man muß sich daher fragen, ob die klassische Diagnose einer akuten gastrointestinalen Blutung noch den heutigen diagnostischen Möglichkeiten entspricht. Die Anwendung voll flexibler Instrumente in der Hand des Geübten ist auch am blutenden Patienten gefahrlos. Blinde Zonen existieren nicht mehr, anatomische Besonderheiten stellen kein Hindernis dar. Die Endoskopie kann am Krankenbett vorgenommen werden. Sie belastet den Kranken sicher nicht mehr als eine Röntgenuntersuchung. Infusionen oder Bluttransfusionen brauchen nicht unterbrochen zu werden.

Der endoskopischen Untersuchung muß eine gründliche Magenspülung vorausgehen. Das Sondenlumen muß mindestens 8 mm betragen. Nur wenn Speiseröhre und Magen frei von Blutcoagelu sind, ist eine einwandfreie Sicht gewährleistet. Eine nachfolgende Röntgenuntersuchung wird durch die vorausgegangenen Maßnahmen nicht gestört. Echte Kontraindikationen für eine frühzeitige endoskopische Untersuchung gibt es nicht.

An der Erlanger Klinik konnten endoskopisch 24,7% pathologische Befunde geklärt werden, die der Röntgenuntersuchung entgangen waren (Koch; Stadelmann). Durch frühzeitige Endoskopie gelang die Aufdeckung g.i. Blutungsquellen in 86 bis 87% (Classen et al.; Seifert et al.; Palmer). Über ähnliche Ergebnisse berichten Piger, sowie Paul et al. Darüber hinaus erlaubt der endoskopische Befund die Festlegung der chirurgischen Strategie (Manegold; Schreiber). Manche Autoren warnen vor der Endoskopie im akuten Blutungsstadium. Ernste Komplikationen (Aspiration von Mageninhalt, Herz- und Atemstillstand bei schwerem Schock, Prämedikation mit i.v. Sedativa, Pharynxanästhesie) beobachteten Seifert u. Paul in 1,7% von 298 Fällen. Bisher ist jedoch kein Fall berichtet worden, bei dem durch eine Oesophago- oder Gastroskopie eine Blutung verschlimmert oder ausgelöst worden ist (Ottenjann). Den bisherigen Ergebnissen der noch wenigen aktiven Untersucher zufolge, ist die Notfallendoskopie ein entscheidender diagnostischer Fortschritt.

IV. Therapeutische Probleme bei gastrointestinaler Blutung

In der Behandlung der g.i. Blutung gibt es drei Probleme: 1. die Schockbekämpfung, 2. die Feststellung der Blutungsquelle und 3. die rechtzeitige Operation.

Jede g.i. Blutung, auch die anscheinend geringe, ist grundsätzlich stationär zu behandeln. Etwa 10 bis 25% der Kranken mit massiver Blutung erreichen jedoch das Krankenhaus nicht mehr lebend. Das gilt vor allem für ältere Patienten mit mangelhafter Kreislaufkompensation und Begleitkrankheiten. Die Behandlung muß daher noch vor dem Transport in das Krankenhaus beginnen. Entscheidend ist die Schockbekämpfung. Mit den heutigen Infusionsgeräten ist es möglich, Plasma oder Plasmaersatz an jedem Ort zu infundieren. Weitere medikamentöse Maßnahmen, z. B. Strophanthininjektionen oder ähnliches, sollte der zunächst gerufene Arzt nicht vornehmen. Nach Einleitung des Volumenersatzes folgt der Transport in das nächste Krankenhaus. Unruhige Kranke können milde Sedativa wie kleine Dosen Phenobarbital, Meprobamat oder Benzodiacepinpräparate erhalten, jedoch kein Morphin und keine Phenothiacine.

Einigkeit besteht heute darüber, die Behandlung konservativ einzuleiten, falls nicht eine augenscheinlich massive arterielle Blutung (Mallory-Weiss-Syndrom, Arrosion einer großen Arterie usw.) zu einer Notoperation zwingen. Ob der Patient auf der chirurgischen oder internen Intensivstation liegt, ist gleichgültig. Wesentlich ist nur, daß Chirurg und Internist zusammenarbeiten und daß die Voraussetzungen für eine optimale Überwachung und Behandlung bestehen.

Im Krankenhaus läuft die Therapie nach einem bestimmten Schema ab:

1. Bettruhe mit Kopftieflagerung (nicht Hochlagerung!).

2. Schockbekämpfung, zunächst durch Infusion von Volumenersatzmitteln.

Inzwischen Vorbereitung zur Bluttransfusion mit Bestimmung der Blutgruppe, Kreuzprobe; weitere Laboruntersuchungen Blutbild, Hämatokrit, Prothrombin, Serumharnstoff, evtl. Bromthaleintest und Gerinnungsstatus. Nach Einleiten dieser Sofortmaßnahmen tritt der diagnostische Plan in Aktion:

1. Anamnese, Art der Blutung, Ausschluß einer Haemoptoe, vorangegangene Blutungen, Vorkrankheiten, Medikamente.

2. Klinische Untersuchung: Allgemeinzustand, Kreislaufverhältnisse, Atmung, Grad der Anämie, Zeichen einer Lebererkrankung, Haut- und Schleimhautveränderungen; vorsichtige Palpation des Abdomens zum Nachweis einer Leber- und Milzvergrößerung, eines Tumors, Ascites, einer Abwehrspannung und der Lokalisation von Schmerzen. Inspektion des Nasen-Rachenraumes zum Ausschluß einer Blutungsquelle oberhalb des Oesophagusmundes. Ausschluß einer hämorrhagischen Diathese oder einer anderen Allgemeinerkrankung. Digitale Rectaluntersuchung bei Melaena.

3. Weicher Magenschlauch: Absaugen des Oesophagus- und Mageninhalts zur Feststellung einer Blutungsquelle bis zum Duodenum. Im positiven Fall anschließend

4. Spülung der Speiseröhre und des Magens mit Eiswasser oder physiologischer Kochsalzlösung.

5. Endoskopie oder/und Röntgen (stets im Liegen).

6. a) Senkung des Pfortaderdruckes bei Varicenblutung durch Vasopressin: 20 E innerhalb 20 bis 30 min i.v. in 250 ml 5%iger Glucoselösung. Wirkung hält 60 bis 90 min an; kann bei Rezidivblutung mehrfach wiederholt werden (TSAKIRIS u. BÜHLMANN). Falls Blutung mit Vasopressin nicht zu beherrschen ist

b) Kompressionssonde. Füllung mit eisgekühlter physiologischer Kochsalzlösung, dem wasserlösliches Kontrastmittel zugesetzt ist. Magenballon $\sim$ 25 ml, Oesophagusballon 100 bis 120/ml. Eventuell Röntgenkontrolle zur Feststellung der Sondenlage. Blutet der Patient bei richtiger Sondenlage weiter, stimmt die Diagnose nicht.

c) Notfalloperation, falls Leberfunktion, Alter und Allgemeinzustand des Kranken einen Eingriff sinnvoll erscheinen lassen.

7. Medikamentöse Soforttherapie: Vasopressin bei Varicenblutung; Antibiotica (Neomycin, Paranomycin) durch die Sonde zur Sterilisierung des Darmes; evtl. Digitalis- und Thiaminpräparate, Vitamin K_1, Pufferlösung: THAM 0,3 molar mit Rheomacrodex, Bicarbonatlösung. Eventuell Blockierung des Sympathicus durch Hydergin, Dibenamin oder Reserpin. Tranexamsäure (AMCHA, Cyclocapron, Anvitoff).

8. Darmreinigung durch Einläufe, sobald sich Kreislauf und Allgemeinzustand stabilisiert haben.

Schockbekämpfung. Das wesentliche Merkmal des hämorrhagischen Schocks ist die Hypovolämie (Abb. 1). Der Volumenausgleich steht daher an erster Stelle unserer therapeutischen Bemühungen. Der Verlust von 1 l Blut erfordert als Volumenersatz etwa 1400 ml Plasma (SCHNEIDER). In der Initialphase können alle kolloidalen Volumenersatzmittel infundiert werden. Bei schlechtem Allgemeinzustand und längere Zeit unbehandeltem Schock ist das niedermolekulare Rheomacrodex (6%ig) zu bevorzugen. Es hat als einziges der heute verfügbaren Volumenersatzmittel eine dem Blut identische Volumenwirkung und Verweildauer (AHNEFELD;

Lutz; Abb. 2). Damit wird mit der geringsten Infusionsmenge der beste hämo-
dynamische Effekt erzielt und außerdem ein wirksames Pharmakon gegen das
Sludge-Phänomen infundiert (Lutz; Gruber).

Die fortlaufende Überwachung von Blutdruck und Herzfrequenz (Monitoring)
ist heutzutage selbstverständlich. Es wäre jedoch falsch, das Schockproblem allein
aus diesen Parametern zu beurteilen. Der Blutdruck ist bei initialem Schock meist
noch gut erhalten, oft sogar durch Ausschüttung von Katecholaminen erhöht
(Wollheim). Andererseits gibt es posthämorrhagische Hypotonien bei vollständig
ausgeglichenem Volumendefizit (Schneider u. Wollheim).

Unerläßlich und relativ einfach ist die Messung des zentralen Venendruckes.
Ein erniedrigter Venendruck läßt mit Sicherheit auf einen Volumenmangel

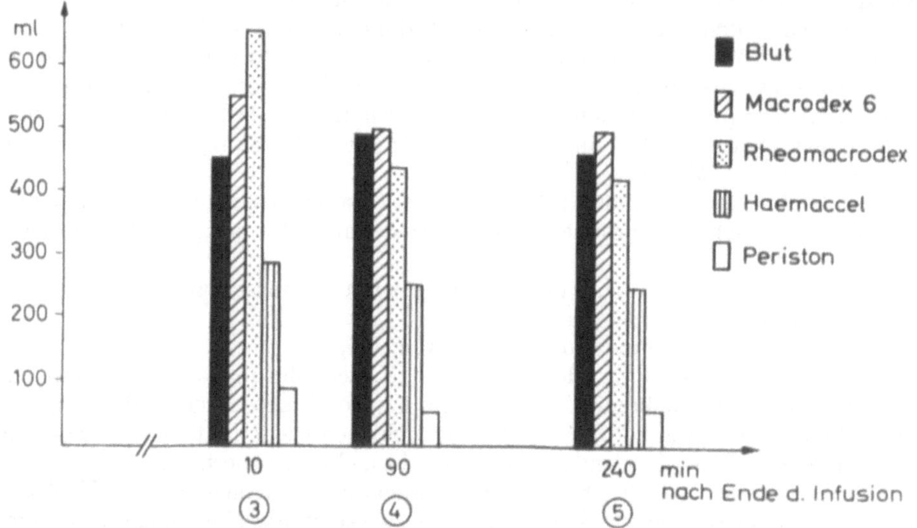

Abb. 2. Volumenwirkung und intravasale Verweildauer kolloidaler Substanzen beim Menschen.
(Nach Ahnefeld)

schließen, ein erhöhter Venendruck auf eine Überfüllung des venösen Schenkels
(Übertransfusion, Überlastung des Herzens).

Da anfänglich sämtliche Entgleisungen im Schock durch die sympathico-
adrenerge Wirkung entstehen, wird in der Initialphase die Blockierung des
Sympathicus durch Hydergin, Dibenamin oder Reserpin unter gleichzeitiger Volumensubstitution empfohlen. Hierdurch soll vor allem der gefährlichen Gewebs-
hypoxie begegnet werden (kontrollierte Volumenanpassung; Kirchner).

Sorgfältig ist der Säure-Basenhaushalt zu überwachen. In Abhängigkeit von
Schwere und Dauer des Schocks entsteht eine Acidose bei zusätzlich verminderter
Pufferkapazität des Blutes. Blutersatzmittel und Blutkonserven führen nicht zur
Normalisierung des Säure-Basenhaushalts. Zum Ausgleich haben sich Tham
(Tris-(hydroxymethyl)-aminomethan = Trispuffer) in Kombination mit Rheo-
macrodex als 0,3 molare Lösung unter Zusatz einer geringen Menge Natrium-
bicarbonat bewährt (Zimmermann). Durch die Verwendung von Rheomacrodex
als Transportmittel für Trispuffer lassen sich Venenschädigungen vermeiden.

Bei akuter Blutung gelten als Grenzwerte ein Hb-Gehalt von ~ 10 g% und ein
Hämatrokit von 30%. Diese Werte limitieren den Einsatz erythrocytenfreier

Lösungen. Die Bluttransfusion ist trotz der bekannten Nachteile noch immer das beste Hämostyptikum. Frischblut ist vorzuziehen, da es die erforderlichen Gerinnungsfaktoren enthält. Blutkonserven zeigen in Abhängigkeit vom Alter eine zunehmende pH-Verschiebung in den sauren Bereich. Bei Bedarf von mehr als drei Konserven sollen 30 ml 0,3 molare THAM pro 500 ml Konservenblut infundiert werden (HERDEN). Na-Lactat ist als Puffersubstanz nicht geeignet. Zu bedenken ist ferner die Abwanderung von Kaliumionen aus den Erythrocyten in das Plasma bei Verwendung von größeren Mengen Konservenblut. Daneben besteht die Gefahr der Citratvergiftung. Die früher übliche Gabe von Calcium kann heute nicht mehr als indiziert gelten.

Regelmäßige Kontrolle der Harnausscheidung (Dauerkatheter) ist unerläßlich und läßt die beim Schock stets drohende Anurie erkennen. Rechtzeitige Volumensubstitution und Mannitol wirken dieser Komplikation entgegen. Entscheidend ist auch hier die frühzeitige Behandlung (BUCHBORN). Wenn bereits ein Nierenversagen mit Verminderung der resorptiven Leistung eingetreten ist, nützt auch Mannitol nichts mehr. Mit Einschränkung geeignet sind ferner niedermolekulare Dextranlösungen mit Zusatz eines osmotischen Diuretikums (Mannitol 2%ig oder Sorbit; HALLWACHS; KLÜTSCH).

Über die Fibrinolyse als allgemeines Therapieprinzip beim Schock sind die Ansichten geteilt (LASCH; GRUBER; ROBERTSON). Da in einem Teil der Ulcusfälle die Fibrinolysinaktivität erhöht ist, scheint die Anwendung von Tranexamsäure (Cyclocapron; Anvitoff; Ugurol, 1,5 g alle 8 Std.) in solchen Fällen berechtigt. In einem Doppelblindversuch mit 150 akuten g.i. Blutungsfällen benötigten Patienten, die Tranexamsäure erhielten, weniger Blutkonserven als die Plazebogruppe (CORMACK et al.). Auch der Proteinaseninaktivator Trasylol® wird empfohlen.

Herzmittel sind bei großer Blutung nur bei nachgewiesener kardialer Insuffizienz erforderlich. Zu bevorzugen sind injizierbare Digitalispräparate, die wesentlich länger wirken als Strophanthin. Zu bedenken ist, daß alle Digitalispräparate, auch Strophanthin, das aktive Blutvolumen verringern (WOLLHEIM). In der Spätphase des Schocks kann die hier häufiger auftretende Contractilitätsschädigung des Herzmuskels wirkungsvoll durch Strophanthin gemindert werden (SCHMIER u. SCHMIDT).

Saluretica begünstigen die Ammoniakvergiftung und sind bei g.i. Blutung kontraindiziert. Das gleiche gilt für Carboanhydrasehemmer (Diamox).

Die Kompressionssonde nach SENGSTAKEN-BLACKMORE ist ein bewährtes Instrument. Mit ihrer Hilfe gelingt es fast immer, Blutungen aus Oesophagusoder Fundusvaricen wenigstens zeitweilig zu beherrschen. Die meisten Blutungen kommen bereits nach Füllung des Magenballons zum Stehen (DAGRADI et al.; eigene Beobachtung). Zu bedenken ist, daß relativ häufig Zwischenfälle auftreten. Das Einführen der Sonde ist nicht immer leicht. Die Hände des Kranken sind bei liegender Sonde stets anzuschnallen. Zur Vermeidung von Drucknekrosen und wegen der Gefahr von Lungenkomplikationen soll die Sonde nicht länger als 12 bis 24 Std. liegen. Diese Zeit reicht aus, um mit dem Chirurgen die Frage der Operation zu entscheiden.

Sorgfältige Überwachung des Kranken ist unerläßlich. Das Pflegepersonal ist auf die möglichen Gefahren durch die Kompressionssonde hinzuweisen. Mundhöhle, Rachenraum und Mageninhalt sind regelmäßig abzusaugen. Vor Entfernung der Sonde wird erst der Oesophagusballon langsam entleert und dann 1 bis 2 Std abgewartet, ob die Blutung nicht erneut einsetzt. Um Verklebungen zu lösen, geben wir dem Kranken vor Entfernung der Sonde Kamillentee zu trinken.

Ernährung. Die früher nach einer großen Blutung übliche Hungerperiode ist heute verlassen. Man sorge für eine frühzeitige und ausreichende Ernährung des Kranken. Wir geben bereits am 2. Tag eine gemischte calorienreiche Schonkost, die frei von blähenden und reizenden Bestandteilen ist. Bei kaufähigem Gebiß erübrigt sich eine besondere Aufbereitung der Speisen. Kleine und häufige Mahlzeiten sind im Hinblick auf ihren günstigen Effekt auf Acidität und Motilität zu empfehlen. Ferner ist auf rechtzeitige perorale Flüssigkeitszufuhr zu achten. Alkohol, Coffein und andere Säurelocker sowie Nicotin entfallen.

Operationsindikation. Entscheidend für den Therapieerfolg ist neben der konservativen Sofortbehandlung die rechtzeitige Operation. Für die Wahl des Zeitpunktes lassen sich keine festen Regeln aufstellen.

DEMLING gibt folgende Hinweise:

1. Sind im Verlauf von 24 Std mehr als 2 l Blut erforderlich, um den Kreislauf stabil zu halten, kann man eine kontinuierliche, mit konservativen Mitteln nicht zu beherrschende Blutung annehmen.

2. Wenn eine Blutung aus Oesophagusvaricen nach Dekompression erneut einsetzt, sollte unverzüglich operiert werden, falls Alter und Leberfunktion eine Operation noch sinnvoll erscheinen lassen.

3. Wenn eine Blutung zunächst auch konservativ zu beherrschen ist, stellt sich stets die Frage nach Ausschaltung der Blutungsquelle im Intervall.

V. Prognose

Patienten über 50 Jahre haben von vornherein eine schlechtere Prognose, gleichgültig, welche Blutungsursache vorliegt. Die Gesamtmortalität der Ulcusblutung liegt zwischen 6 und 12%, wobei die Angaben der einzelnen Autoren beträchtliche Unterschiede aufweisen. Die Mortalität bei Geschwürsblutungen aus dem Magen ist doppelt so hoch wie beim Zwölffingerdarmgeschwür (SCHILLER et al.; A. JONES et al.). Eine besonders schlechte Prognose hat die Blutung bei Stressulcus (GALL; FORSTER et al.; THORNE u. NYHUS). Von 22 konservativ behandelten Patienten starben 20, von 11 operierten Fällen 7 (GALL). Eine besondere Gefährdung bedeutet schließlich das Zusammentreffen von Blutung und Perforation in etwa 1% der Ulcusblutungen oder in 5 bis 10% aller Perforationen (BONFILS u. BERNADES). Blutungen aus chronischen Geschwüren haben eine schlechtere Prognose als solche aus akuten Läsionen. Wichtiger für die Prognose ist jedoch das Alter des Patienten, nicht das Alter der Ulcuskrankheit. Im Krankengut von HENNING betrug die Mortalität bei Patienten unter 40 Jahren 1,5%, bei älteren Kranken 11,9%. Neuere Übersichten weisen etwas bessere Resultate auf, teils infolge einer verbesserten Schocktherapie, teils durch verbesserte Anästhesiemethoden (SCHILLER et al.; JONES et al.; BORLAND et al.). Die Prognose der Ulcusblutung wird ferner maßgeblich beeinflußt vom richtigen Zeitpunkt der Operation. Die Letalität der selektiven Frühoperation liegt zwischen 3,8 und 7,2% (SCHILLER et al.; UNGEHEUER et al.; DALICHAU et al.; ZUCKSCHWERDT; GALL).

An der hohen Mortalität der Notoperation mit 13 bis 32% (UNGEHEUER et al.; GALL; SCHILLER et al.; STREICHER; ZUCKSCHWERDT u. THIES; FISCHER et al.;) ist neben anderen Faktoren häufig eine zu spät gestellte Indikation schuld. Nach Beherrschen der ersten massiven Blutung sollte daher die Operation diskutiert werden. Das gilt besonders für ältere Kranke, bei denen die Neigung zur spontanen Blutstillung bei verminderter Gefäßelastizität gering ist und für Fälle mit

Rezidivblutung. Bei kurzfristigen Rezidivblutungen verschlechtert sich die Prognose zusehends. Die Mortalität beträgt hier bis zu 75% (BOGOCH; GALL).

Die Prognose der Blutung aus Oesophagusvaricen bei intrahepatischem Block ist düster. 30 bis 40% der Kranken erliegen der ersten Blutung sofort oder innerhalb von 4 Wochen (BURGMANN; HEISIG et al.) Bei den Überlebenden ist innerhalb eines Jahres in 55 bis 65% mit einer erneuten Blutung zu rechnen, die eine bis zu 10fach höhere Sterblichkeit aufweist als die erste Blutung (DEMLNG; KONCZ et al.). Zahlreiche Autoren, Internisten wie Chirurgen, plädieren daher für eine operative Therapie bei zunächst konservativ beherrschter Blutung und kompensierter Lebercirrhose (DALICHAU u. UNGEHEUER; DEMLING; ESSER u. GÜTGEMANN; GALL; HEGEMANN; SCHREIBER; WANNAGAT). Wir schließen uns dieser Meinung an. HAMMELMANN weist allerdings darauf hin, daß von 71 im akuten Blutungsstadium in die Klinik eingelieferten Fällen nur 5 (= 7%) für eine Operation geeignet waren. Die Mortalität der Shuntoperation in der akuten Blutung wird mit 16 bis 46% angegeben (Lit. bei GALL). Das Schicksal des Kranken hängt weitgehend vom Zustand der Leberfunktion ab. Viele sterben im Koma.

Wesentlich günstiger ist die Prognose bei Varicenblutung ohne Leberbeteiligung (prähepatischer Block; idiopathische Oesophagusvaricen), sofern es gelingt, die Initialblutung zu beherrschen. Die Operationsletalität liegt hier bei etwa 5%. Eine gute Lebenserwartung hat auch die kleine Gruppe von Kranken mit portalem Hochdruck infolge partieller nodulärer Transformation der Leber (SHERLOCK et al.).

Gastrointestinale Blutungen nach chirurgischen Eingriffen sind zwar nicht häufig, stellen jedoch eine ernste Bedrohung des Kranken dar. Möglicherweise sind ein Stressulcus oder Magenerosionen die meist nicht erkannte Ursache. Nach Magenresektion tritt in etwa 1% der Fälle eine Hämatemesis und/oder eine Melaena auf. Die Ursache ist entweder ein zurückgelassenes Geschwür, eine oberflächliche akute Erosion oder, falls die Blutung erst nach Tagen oder Wochen eintritt, ein Anastomosenulcus.

Begleitkrankheiten beeinträchtigen die Prognose in allen Blutungsfällen erheblich. Besonders gefährdet sind Kranke mit chronischen Herzleiden, vor allem mit Coronarsklerose, schwerem Lungenenphysem, pulmonalem Hochdruck und chronischen Nierenschäden, die oft erst durch die Blutung manifest werden. Auch Diabetes mellitus und fortgeschrittene Arteriosklerose beeinträchtigen die Prognose.

Zum Schluß erhebt sich die Frage, was mit einem Patienten geschehen soll, der bereits öfters geblutet hat, bei dem eine Blutungsquelle aber nie gefunden worden ist. Die Antwort kann nur lauten: Nochmals sorgfältige Untersuchung und Operation im Intervall. In etwa der Hälfte solcher Fälle gelang es bisher allerdings auch dem Chirurgen nicht, die Blutungsquelle zu finden. Manchmal sind es kleine Aneurysmen in der Magenschleimhaut oder ein Hämangiom oder ein Neurinom, das erst der Pathologe entdeckt. Es ist zu erwarten, daß die häufigere Anwendung von Angiographie und Endoskopie zu besseren Ergebnissen führt.

Literatur

ABRAMS, B., LYNN, H. B.: Rectal bleeding in children. Amer. J. Surg. **104**, 831 (1962)

AHNEFELD, F. W.: Haemodynamik. Diskussion über Kriterium Blutvolumen. In: JUST, O. H., LUTZ, H., loc. cit.

AHNEFELD, F. W., ALLGÖWER, M.: Der Schock. Dtsch. med. Wschr. **87**, 425—431 (1962)

BABB, R. R., SPITELL, J. A., BARTHOLOMEW, L. B.: Gastroenterologic complications of anticoagulant therapy. Proc. Mayo Clin. **43**, 738 (1968)

BACHER, E.: Oesophago-Gastroskopie bei Blutungen aus dem oberen Magen-Darmtrakt. Z. ges. inn. Med. **23**, 749—752 (1968)

Baum, S., Nusbaum, M., Clearfield, H. R., Kuroda, K.: Angiography in the diagnosis of gastrointestinal bleeding. Arch. intern. Med. 119, 16—24 (1967)

Beal, R. W., Skyring, A. P., McRae, J., Firkia, G. B.: The anemia of ulcerative colitis. Gastroenterology 45, 589—603 (1963)

Beck, K., Creutzfeldt, W.: Überlebensrate bei Leberzirrhose. Acta hepato-splenol. (Stuttg.) 10, 91 (1963)

Bellmann, H., Graetz, H., Keitel, R.: Verblutungstod infolge Diverticulosis coli. Zbl. Chir. 93, 1442—1448 (1968)

Bergham, H., Kremer, K., Moschinski, D.: Aneurysmaperforation als seltene Ursache gastro-duodenaler Blutungen. Zbl. Chir. 92, 2266—2273 (1967)

Bockus, H. L.: Gastroenterology, Vol. I and II, 2. Aufl. Philadelphia and London: Saunders Comp. 1966

Bodi, T., Kazal, L. A.: Some aspects of the pathophysiology and the multiple contributing factors in hemorrhage from the upper gastrointestinal tract. Amer. J. Gastroent. 44, 202—224 (1965)

Bodin, F., Conte, M.: Les hémorragies digestives après ingestion de médicaments anti-inflammatoires. Sém. Hôp. Paris 45, 887 (1969)

Bogoch, A.: Haematemesis and Melaena. In: Bockus, H. L., loc. cit.

Bonfils, S., Bernades, U. P.: Komplikationen des Geschwürsleidens. In: Klinische Gastro-enterologie (Demling, L., Hrsg.). Stuttgart: Thieme 1973

Borland, J. L., Hancock, W. R., Borland, J. L., Jr.: Recurrent upper gastrointestinal hemorrhage in peptic ulcer. Gastroenterology 52, 631 (1967)

Bouchier, J. A. D., Williams, H. S.: Lancet 1969 I, 178—180

Boyer, J. T., McKay, J. R.: The aetiology, course and surgical aspects of pancreatitis. A review of 108 cases. Aust. N. Z. J. Surg. 30, 150—157 (1960)

Buchborn, E.: Diskussion der Therapie der Nierenfunktionsstörungen. In: Just, O. H., Lutz, H., loc. cit.

Burgmann, W., Kölm, R., Prinz, P.: Zur Differentialdiagnose und Bedeutung großer Magen-blutungen. Med. Welt 18, (N. F.), 1432 (1967)

Burgmann, W.: Magenazidität bei Blutung aus Oesophagusvarizen. Gastroenterologia (Basel) 102, 337 (1964)

Burgmann, W.: Die Ursachen großer Intestinalblutungen bei Leberzirrhose. Gastroenterologia (Basel) 102, 237—241 (1964)

Byrum, T., Winn, G.: A simplified method of diagnosing peptic ulceration and determining activity. J. Okla. med. Ass. 42, 438 (1949). Zit. nach Bockus, H. L., loc. cit.

Callender, S. T.: Problems of persistent and occult bleeding from the gastrointestinal tract. Brit. med. J. 1968 I, 101—103

Case, R. A. M.: Precautions for laboratory workers who handle carcinogenic aromatic amines. London: Chester Beatty Research Institute, 1966. Zit. nach Case, R. A. M.: Occult blood in faeces. Lancet 1969 II, 1198

Classen, M., Ruppin, H., Demling, L.: Emergency endoscopy in the upper gastrointestinal tract. Stomach and Intestine Tokyo 8, 893 (1973)

Cormack, F., Chakrabarti, R. R., Jovhar, A. J., Gernley, G. R.: Trancemic acid in upper gastrointestinal hemorrhage. Lancet 1973 I, 1207

Dagradi, A. E., Stempien, S. J., Klemper-Owens, L.: Bleeding esophagogastric varices. An endoscopic study of 50 cases. Arch. Surg. 92, 944 (1966)

Dalichau, H., Ungeheuer, E.: Die chirurgische Therapie der Oesophagusvarizen. Fortschr. Med. 87, 427 (1969)

Dalichau, H., Ungeheuer, E.: Leberzirrhose: Chirurg. Therapie. Med. Klin. 64, 97—102 (1969)

Dalichau, H., Ungeheuer, E., Schade, G.: Die massive Ulkusblutung. Fortschr. Med. 86, 686—689 (1968)

Demling, L.: Peptisches Ulkus. In: Klinische Gastroenterologie (Demling, L., Hrsg.). Stutt-gart: Thieme 1973

Demling, L.: Die akute gastrointestinale Blutung. Podiumdiskussion. IV. Fortbildungskurs Gastroenterologie, Erlangen 1970

Devitt, I. E.: Upper gastrointestinal bleeding with special reference to peptic ulcer. Gastro-enterology 57, 89 (1969)

Eder, M., Castrup, H. J.: Die gastrointestinale Blutung aus der Sicht des Pathologen. Chirurg 40, 97—100 (1969)

Elkinton, J. R.: Conference on current concepts of acid base measurements. New York 1964

Esser, G., Gütgemann, A.: Die akute Oesophagusvarizenblutung. Dtsch. med. Wschr. 94, 1476 (1969)

Evans, G.: The effect of acetylsalicylic acid on platelet function. J. exp. Med. 128, 877—894 (1968)

FINCH, C. A.: Physiopathologic mechanism of iron excretion. In: Iron metabolism, p. 454 (GROSS, F., Ed.).: Springer Berlin-Göttingen-Heidelberg-New York 1964

FISHER, R. D., EBERT, P. A., ZUIDEMA, Q. D.: Peptic ulcer disease. Morbidity and mortality in patients undergoing operation. Arch. Surg. **92**, 909 (1966)

FORSTER, J. H., HALL, A. D., DUNPHY, J. E.: Surg. Clin. N. Amer. **46**, 387 (1966). Zit. nach GALL, loc. cit.

FRENKEL, E. P., McCALL, M. S., DOUGLAS, C. C., EISENBERG, S.: Fecal blood loss following aspirin microspherule administration. J. clin. Pharmacol. 8, 347—351 (1968)

FRIK, W., HESSE, R.: Die röntgenologische Darstellung von Magenerosionen. Dtsch. med. Wschr. 81, 1119 (1956)

GALL, L. F.: Die großen Blutungen aus dem Magen-Darm-Trakt. Med. Klin. **62**, 450—455 (1967)

GAST, L. F.: Influence of aspirin on hemostatic parameters. Ann. rheum. Dis. **23**, 500—504 (1964)

GEISENDÖRFER, R., RECH, K.: Die akuten massiven Oesophagus-Magen- und Duodenalblutungen. Langenbecks Arch. klin. Chir. **320**, 81—99 (1968)

GENTRY, R. W., DOCKERTY, M. B., CLAGETT, O. T.: Vascular malformations and vascular tumors of the gastrointestinaltract. Int. Abstr. Surg. 88, 281—323 (1949)

GHEORGIU, TH., FRIEDMANN, G., LARENA, A., WIEBECKE, B.: Rezidivierende obere gastrointestinale Blutung seltener Ursache. Leber-Magen-Darm 1, 32—36 (1971)

GLASS, G. B. J.: Progress in gastroenterology, Vol. I. New York and London: Grune and Stratton 1968

GÖRSCH, H.: Über die Gastritis hypertrophica gigantea (Ménétrier'sche Erkrankung). Ergebn. allg. path. Anat. **46**, 156 (1965)

GOLDSTEIN, F.: Regional enteritis. In: Gastroenterology. In: BOCKUS, H. L., loc. cit.

GOOD, C. A.: Amer. J. Roentgenol. 89, 685 (1963). Zit. nach REICHMANN, J. et al., loc. cit.

GRUBER, U. F.: Fibrinolytische Therapie. In: JUST, O. H., LUTZ, H., loc. cit.

GRUBER, U. F.: Mikrozirkulation und Blutgerinnung. In: JUST, O. H., LUTZ, H., loc. cit.

GRUNER, H. J.: Zit. nach HEINKEL, K., loc. cit.

GÜTGEMANN, A., SCHREIBER, H. W., WÜLFING, D.: Zur Therapie der Dickdarmdivertikulitis. Langenbecks Arch. klin. Chir. **302**, 716 (1963)

GÜLZOW, M., KOELSCH, K. A., KUNTZEN, H.: Gastroenterologie. Jena: G. Fischer 1969

HAFTER, E.: Praktische Gastroenterologie, 5. Aufl. Stuttgart: Thieme 1973

HALLER, J. D., PENA, C., DARGAN, E. L.: Massive upper gastrointestinal hemorrhage due to pancreatitis. Arch. Surg. **93**, 567 (1966)

HALLWACHS, D.: Therapie der Nierenfunktionsstörungen: Kolloidale Volumenersatzmittel. In: JUST, O. H., LUTZ, H., loc. cit.

HALMAGYI, A. F.: A critical review of 425 patients with upper gastrointestinal hemorrhage. Surg. Gynec. Obstet. **130**, 419—430 (1970)

HAMMELMANN, H.: Ergebnisse nach Notopertationen wegen Blutungen aus Magen-Ösophagus-Varizen. Münch. med. Wschr. 110, 3027—3028 (1968)

HARDY, J. F.: Mallory-Weiss Syndrome. Report of case diagnosed by gastroscopy. Gastroenterology 30, 681 (1956)

HANNO, H. A., MENSH, M.: Ann. Surg. **120**, 199 (1944); zit. nach JONES, A.: Problems of alimentary bleeding. Brit. med. J. **1969 II**, 267—273

HAUBRICH, W. S.: Complications of peptic ulcer disease. In: BOCKUS, H. L., loc. cit.

HEGEMANN, G.: Persönliche Mitteilung 1971

HEGEMANN, G., BÜNTE, H.: Mißbildungen, Divertikel, Fisteln, Fremdkörper, Perforation, Verätzung und Tumoren der Speiseröhre. In: Klinische Gastroenterologie (DEMLING, L., Hrsg.). Stuttgart: Thieme 1973

HEINKEL, K.: Persönliche Mitteilung 1971

HEISIG, B., DE VIVIE, R., BRUNNER, L., KONCZ, J.: Langzeitbeobachtungen von 31 Patienten mit partaler Hypertension nach Splenektomie als erstem therapeutischen Eingriff. Z. praeklin. Geriatrie **3**, 66 (1973)

HENNING, N.: Lehrbuch der Verdauungskrankheiten, 2. Aufl. Stuttgart: Thieme 1956

HENNING, N., DEMLING, L.: Ileitis terminalis. Ergebn. inn. Med. Kinderheilk. 10 (N. F.), 1—51 (1958)

HERDEN, H. N.: Schock. In: Praxis der Intensivbehandlung (LAWIN, P., HERDEN, H. N., Hrsg.), 2. Aufl. Stuttgart: Thieme 1971

HOFERICHTER, J., STAHLGREN, LeROY H.: Klinik und Behandlung der Dünndarmgeschwülste. Bruns Beitr. klin. Chir. **206**, 75—94 (1963)

HOFMANN, TH.: Gastroduodenale Komplikationen (Blutung und Perforation) der Cortisontherapie. Langenbecks Arch. klin. Chir. **319**, 155—158 (1967)

HOLT, P. R.: Measurement of gastrointestinal blood loss in subjects taking aspirin. J. Lab. clin. Med. **56**, 717—726 (1967)

Holt, J. M., Meysel, F. G. H., Warner, G. T., Callender, S. T., Gunning, A. J.: Iron absorption and blood loss in patients with hiatus hernie. Brit. med. J. 1968 III, 22—25

Huntley, B. F., Laurain, A. R., Stephenson, W. H.: Arch. intern. Med. 106, 245 (1960); zit. nach Jones, A.: Problems of alimentary bleeding. Brit. med. J. 1969 II, 267—273

Ihre, B.: Complications in 479 patients with gastric ulcer. 2. Weltkongr. Gastroenterologie München 1962, Vol. 2. Basel-New York: Karger 1963

Jones, F. Avery: Problems of alimentary bleeding. Brit. med. J. 1969 II, 267—273; Rendic. Gastroent. 2, 118—132 (1970)

Jones, F. Avery, Gummer, J. W. P., Lennard-Jones, J. E.: Clinical gastroenterology, Sec. Ed. Oxford and Edinbourgh: Blackwell Scientific Publ. 1968

Just, O. H., Lutz, H.: Genese und Therapie des haemorrhagischen Schocks. Internat. Symp. Heidelberg 1965. Stuttgart: Thieme 1966

Kartagener, M.: Die Blutung aus der Hiatushernie — eine Komplikation der Narkose. Anaesthesist 18, 162 (1969)

Katz, D., Siegel, H.: Erosive gastritis and acute gastrointestinal lesions. In: Progress in gastroenterology (Glass, J., Ed.). New York: Grune and Stratton 1968

Katz, D., Douvers, P., Weisberg, H., Charm, R., McKinnon, W.: Sources of bleeding in upper gastrointestinal hemorrhage: A re-evaluation. Amer. J. dig. Dis. 9, 447 (1964)

Kiesewetter, W. B.: Meckel's diverticulum in children. Arch. Surg. 75, 914 (1957)

Kirchner, E.: Zur Therapie der beginnenden und fixierten Zentralisation des Kreislaufs mit Hydergin. Bruns Beitr. klin. Chir. 203, 462 (1961)

Kirchner, E., Oehmog, H.: Schock und Kollaps. In: Handbuch der gesamten Unfallheilkunde (Bürkle de la Camp, H., Schwaiger, M., Hrsg.). Stuttgart 1963

Klütsch, K., Heidland, A., Kammerer, H.: Nierenfunktion nach Infusion von niedermolekularem Dextran. Med. Klin. 60, 464 (1965)

Klütsch, K.: Therapie der Nierenfunktionsstörungen. In: Just, O. H., Lutz, H., loc. cit.

Koch, W.: Die Massenblutung aus Divertikeln des Dickdarms. Med. Welt 18 (N. F.), 1543—1545 (1967)

Koch, H.: Akute Magen-Darm-Blutung. Fortschr. Med. 90, 1093—1095 (1972)

Koch, H., Gall, K.: Divertikulose — Divertikulitis des Dickdarms aus internistischer Sicht. Fortschr. Med. 89, 1336—1338 (1971)

Koehler, P. R.: Die Darstellung von massiven akuten Blutungen des Magen-Darm-Kanals durch Arteriografie. Fortschr. Röntgenstr. 110, 1—7 (1969)

Kuipers, G., Sailer, R.: Leiomyom und Meckel'sches Divertikel als Ursache von Intestinalblutungen. Zbl. Chir. 92, 2273—2278 (1967)

Lang, H.: Zur Klinik des blutenden Magengeschwürs. Ärztl. Wschr. 6, 97—104 (1951)

Larena-Avellaneda, A., von Brehm, H.: Massive Dünndarmblutungen. Chirurg 40, 117—121 (1969)

Lasch, H. G.: Fibrinolysetherapie. In: Just, O. H., Lutz, H., loc. cit.

Lawin, P., Herden, H. N.: Praxis der Intensivbehandlung. Stuttgart: Thieme 1968

Léger, L., Crismer, R.: Le radiodiagnostic des pancreatitis chroniques. Acta gastro-ent. belg. 23, 396—449 (1960)

Lechner, G., Zaunbauer, W., Brücke, P., Wagner, O.: Die selektive viscerale Angiografie in der Diagnostik akuter gastrointestinaler Blutungen. Wien. med. Wschr. 23, 425 (1970)

Leopolter, J., Wenzl, M.: Diagnostik bei akuten gastrointestinalen Läsionen. Münch. med. Wschr. 110, 2805 (1968)

Leonards, J. R., Levy, G.: Relationship of bleeding time to occult by aspirin. 1. Pharmacologist 11, 269 (1969); 2. J. pharm. Sci. 58, 1277—1279 (1969)

Lion-Cachet, J.: Brit. J. Surg. 50, 985 (1963). Zit. nach Jones, F. A.: Problems of alimentary bleeding. Brit. med. J. 1969 II, 267—273

Loygue, J., Levy, E., Malafosse, M.: Zit. nach Bonfils, S.: Conduite à tenir devant une hématémese grave. Press. méd. 77, 355 (1969)

Lutz, H.: Volumenersatz. In: Just, O. H., Lutz, H., loc. cit.

Mallory, G. K., Weiss, S.: Hemorrhages from lacerations of the cardiac orifice of the stomach due to vomiting. Amer. J. med. Sci. 178, 506 (1929)

Lowe, W. C., Palmer, E. D.: Fatal gastrointestinal hemorrhage clinically unrecognised. Amer. J. Gastroent. 49, 405—408 (1968)

Manegold, B. C.: Notfallendoskopie. Tagg. Vereinig. Mittelrhein. Chir., Frankfurt 1973

Marchand, P.: Hiatus hernia: A cause of gastrointestinal hemorrhage. Brit. J. Surg. 47, 515 (1960)

Martini, G. A.: Blutungen durch portale Hypertension. Verh. dtsch. Arbeitsgem. Blutgerinnungsforsch. (8. Symposium) (Gros, R., Voss, D., Hrsg.). Stuttgart: Thieme 1964

Merigan, T. C., Hollister, R. M., Gryska, P. F., Starkey, G. W., Davidson, C. S.: Gastrointestinal bleeding with cirrhosis: A study of 172 episodes in 158 patients. New Engl. J. Med. 263, 579 (1960)

MERKS, J. N., BANK, S., LOUW, J. H., FARMAN, J.: Peptic ulceration and gastrointestinal bleeding in pancreatitis. Gut 8, 253—259 (1967)

MESSMER, B., ÅKOVBIANTZ, A., MEYER, H. J.: Der Morbus Ménétrier. Helv. chir. Acta 35 39 (1968)

NATHAN, D. A., KIMBALL, S. G.: The detection of occult tumors during anticoagulant therapy. In: NICHOL, E. S.: Anticoagulant therapy in ischemic heart disease, p. 119—122. New York: Grune and Stratton 1965

NUSBAUM, M., BAUM, S.: Radiographic demonstration of unknown sites of gastrointestinal bleeding. Surg. Forum 14, 374—375 (1963)

OTTENJANN, R.: Akute gastro-intestinale Blutungen. In: Die interne Wachstation (SCHWAB, M., Hrsg.). München-Berlin: Urban und Schwarzenberg 1969

OTTENJANN, R.: Perorale Notfallendoskopie. Fortschr. Endoskopie, Bd. 2. Stuttgart-New York: Schattauer 1970

OTTENJANN, R.: Notfallendoskopie. In: Der Notfall: Gastrointestinalblutung (STREICHER, H. J., ROLLE, J., Hrsg.). Stuttgart: Thieme 1972

PALMER, E. D.: The vigorous diagnostic approach to upper gastrointestinal tract hemorrhage. J. Amer. med. Ass. 207, 1477—1480 (1969)

PALMER, E. D.: Hiatus hernia and hemorrhage. Amer. J. med. Sci. 246, 417 (1963)

PALMER, E.: Gastrointestinal bleeding. In: Clinical gastroenterology, 2. Ed. New York-Evanston-London 1963

PARKS, T. G.: Natural history of diverticular disease of the colon. A review of 521 cases. Brit. med. J. 1969 IV, 639—642

PASSARGE, E.: Gastrointestinalblutung beim Turner Syndrom infolge Teleangiektasien in der Darmwand. Dtsch. med. Wschr. 93, 204—206 (1968)

PAUL, F., SEIFERT, E., BÄR, U., OTTO, P.: Notfall-Endoskopie bei der akuten Blutung aus dem oberen Gastrointestinaltrakt. Dtsch. med. Wschr. 69, 1624—1628 (1971)

PIGER, A.: Endoskopische Untersuchungen bei gastralen Blutungen. 2. Europ. Gastro-kamera-Symposium, Berlin 1970

PIMPERKAR, B. D.: In: BOCKUS, L., loc. cit.

POKIESER, H., LECHNER, G., UMEK, H.: Indikationen, Ergebnisse und Grenzen der viszeralen Angiografie. Elektromedica 3, 74—79 (1971)

QUINN, W. C.: Ann. Surg. 153, 851 (1961), zit. nach BELLMANN, H., loc. cit.

RAUSCH-STROOMANN, J. G.: Fragen des Steroid Ulkus. Dtsch. Z. Verdau.- u. Stoffwechselkr. 25, 281 (1965)

REIFERSCHEID, M.: Darmchirurgie. Stuttgart: Thieme 1962

REIFERSCHEID, M.: Kolon- und Rektumtumoren. In: Klinische Gastroenterologie (DEMLING, L., Hrsg.). Stuttgart: Thieme 1973

REICHMANN, J., GLÄSER, A., LOHMANN, D.: Geschwülste des oberen Dünndarms als Ursache fehlgedeuteter intestinaler Blutungen. Münch. med. Wschr. 108, 1242—1247 (1964)

REUTER, S. R., BOOKSTEIN, J. J.: Angiographic localisation of gastrointestinal bleeding. Gastroenterology 54, 876—883 (1968)

ROBERTSON, B.: Dextran und Gerinnungsmechanismus. In: JUST, O. H., LUTZ, H., loc. cit.

RÖSCH, W., OTTENJANN, R.: Gastric erosions. Endoscopy 2, 93—98 (1970)

RÖSCH, W.: Endoskopische Arzneimittelkontrolle — eine Forderung der Praxis. Fortschr. Med. 88, 499—500 (1970)

ROTH, JAMES L. A.: Ulcerative colitis. In: BOCKUS, H. L., loc. cit.

RUSSEK, H. J., ZOHMAN, B. L.: Anticoagulant therapy in acute myocardial infarction: A survey of specialists' opinions concerning indications, results and dangers. Amer. J. med. Sci. 255, 8—13 (1953)

SARLES, H., MURATORE, R., SARLES, C. J., CAMALLE, R., GAINI, M., PASTOR, J.: Les pancréatites recurrentes. T. Gastro-ent. 7, 11—35 (1964)

SCHILLER, K. F. R., TRUELOVE, S. C., WILLIAMS, D. G.: Haematemesis and maleana, with special reference to factors influencing the outcome. Brit. med. J. 1970 II, 7—14

SCHMIER, H., SCHMIDT, J.: Nachweis einer Kontraktilitätsschädigung des Herzens im späten haemorrhagischen Schock. Z. Kreisl.-Forsch. 54, 325 (1965)

SCHMITT, W., LAZARUS, G., BRAUN, H.: Die klinische Wertigkeit des kapillären Blutammoniakgehaltes nach oraler Ammoniumbelastung bei Leberkranken mit und ohne portokavale Kollateralkreisläufe. Med. Welt 21 (N. F.), 1259—1264 (1970)

SCHNEIDER, M.: Volumenersatz und Volumenexpansion. In: JUST, O. H., LUTZ, H., loc. cit.

SCHREIBER, H. W.: Oesophagusvarizenblutung. Z. ges. inn. Med. 23, 759 (1968)

SCHREIBER, H. W.: Notfall: Intestinale Blutungen und Schock. Tagg. Vereinig. Mittelrhein. Chir., Frankfurt 1973

SEIFERT, E.: Die Notfallendoskopie bei der akuten Blutung aus dem oberen Magen-Darm-Trakt. Seminar dtsch. Ges. f. Endoskopie, Hamburg. München: Demeter 1971

Seifert, E.: Notfallendoskopie. In: Der Notfall: Gastrointestinalblutung (Streicher, H. J., Rolle, J., Hrsg.). Stuttgart: Thieme 1972

Seifert, E., Paul, F.: Emergency endoscopy and its complications. Stomach and Intestine 8, 887 (1973)

Seifert, E., Paul, F., Bär, U.: Early endoscopy in patients with macroscopically visible bleeding from the upper gastrointestinal tract. In: Urgent endoscopy of digestive and abdominal diseases, pp. 60—63. Int. Symp. Praque, Carlsbad 1971. Basel: Karger 1972

Sherlock, S., Feldman, C. A., Moran, B., Scheurer, P. J.: Partial nodular transformation of the liver with portal hypertension. Amer. J. Med. 40, 195 (1966)

Sheehy, Th. W., Foch, M.: The small intestine. New York: Harper and Row 1964

Smith, V. M.: String impregnation test (string test) for lesions of the upper digestive tract. Ann. intern. Med. 54, 16 (1961)

Stack, B. H. R., Smith, J., Jones, J. H., Fletcher, J.: Measurements of blood and iron loss in colitis with a wholebody counter. Gut 10, 769—773 (1969)

Stadelmann, O., Miederer, S. E.: Diagnostische Maßnahmen bei der akuten grastrointestinalen Blutung. Dtsch. med. Wschr. 96, 873—875 (1971)

Stadelmann, O., Ottenjann, R.: Gastroenterologische Notfälle — Blutung. Therapiewoche 11, 20, 438 (1970)

Stadelmann, O.: Perorale Notfallendoskopie. 3. Erlanger Kurs zur Einführung in die gastroenterologische Endoskopie und Biopsie, Erlangen 1968

Stelzner, F.: Die chirurgische Behandlung der Blutung aus Oesophagusvarizen einschließlich der Indikation zur portokavalen Anastomose. Therapiewoche 18, 843 (1968)

Streicher, H. J.: Die Therapie der akuten Magenblutung. Langenbecks Arch. klin. Chir. 308, 918 (1964)

Streicher, H. J.: Die häufigsten Blutungsursachen im oberen Gastrointestinaltrakt. Dtsch. med. Wschr. 91, 991—995 (1966)

Stücker, F. J., Giersberg, O.: Massive gastrointestinale Blutungen bei Zwerchfellhernien. Münch. med. Wschr. 101, 375—379 (1970)

Swan, R. C., Pitts, R. F.: Neutralisation of infused acid by nephrectomised dogs. J. clin. Invest. 28, 205 (1955)

Thomson, C. E. R., Ashurst, P. M., Butler, T. J.: Survey of hemorrhagic erosive gastritis. Brit. med. J. 1968 III, 283—285

Thorne, F. L., Nyhus, L. M.: Amer. Surg. 31, 413 (1965). Zit. nach Gall

Trophagen, D. W., Karlan, M.: Fluorescin string test for localisation of upper gastrointestinal hemorrhage. A preliminary report. Surgery 44, 644 (1958)

Tsakiris, A., Bühlmann, A.: Experimentelle Untersuchungen beim Menschen über die Wirkung von Vasopressin auf die Leberdurchblutung und den portalen Hochdruck. Helv. med. Acta 28, 615 (1961)

Ungeheuer, E.: Die Behandlung des massiv blutenden Magen- und Zwölffingerdarmgeschwürs. Dtsch. med. Wschr. 81, 2025 (1956)

Ungeheuer, E., Pörtener, J., Rüsing, A. G., Hostel, W., Dalichau, H., Gasteyer, K. H., Frank, J., Raatz, W.: Diagnostik und Therapie gastrointestinaler Blutungen. Almanach ärztl. Fortb. 1968, S. 315—330. München: Lehmann 1968

Valman, H. B., Parry, D. J., Coghill, N. F.: Lesions associates with gastroduodenal hamorrhage in relation to aspirin intake. Brit. med. J. 1968 IV, 661—663

Wachsmuth, W.: Aktuelle Probleme der Magenchirurgie. Ärztl. Wschr. 10, 313—320 (1955)

Wachsmuth, W., Hüner, H.: Die Operationsindikation der massiven Ulkusblutung. Dtsch. med. Wschr. 13, 560 (1961)

Wannagat, L.: Persönliche Mitteilung 1971

Warren, K. W., Cattell, R. B.: Pancreatic surgery. New Engl. med. J. 261, 280—288, 333—340, 387—392 (1959)

Wenz, W.: Die Röntgendiagnostik der akuten gastrointestinalen Blutung. Chirurg 40, 100—105 (1969)

Wenz, W., Krebs, H.: Angiografischer Nachweis eines blutenden Dünndarmneurinoms. Dtsch. med. Wschr. 92, 2263—2267 (1967)

Wilkinson, A. R., Penfold, W. A. F.: The Guaiacum test for occult blood in faeces. Lancet 1969 II, 847

Winamer, S. J., Bejar, J., Zamchock, N.: Recurrent hemorrhage in patients with achlorhydria and atrophic gastritis. Arch. intern. Med. 120, 327—329 (1967)

Wollheim, E.: Haemodynamik. Diskussion über Kriterium Blutvolumen. In: Just, O. H., Lutz, H., loc. cit.

Zenker, R., Rueff, F.: Die Behandlung der massiven Magenblutung. Münch. med. Wschr. 107, 1642 (1965)

Zierott, G.: Volumenersatz und vasoaktive Pharmaka in der Schockbehandlung. Dtsch. med. Wschr. 95, 2452 (1970)

ZIMMERMANN, W. E.: Der Trispuffer in klinischer Anwendung. Dtsch. med. Wschr. 88, 1305
    (1963); Säure-Basen-Haushalt. In: JUST, O. H., LUTZ, H., loc. cit.
ZOLLINGER, R. M., ELLIOT, D. W., ENDAHL, G. L., GRANT, G. N., GOSWITZ, J. T., TAFT, D. A.:
    Origin of the ulcerogenic hormon in endocrine induced ulcer. Ann. Surg. 156, 570—578
    (1962)
ZUCKSCHWERDT, L., FARTHMANN, E.: Die massive Blutung beim peptischen Geschwür.
    Chirurg 39, 491—495 (1968)
ZUCKSCHWERDT, L., THIES, H. A.: Die akute Blutung im Abdomen. Internist 8, 62—66 (1967)

Gastritis

K. Krentz, Aachen

Mit 9 Abbildungen

Die Geschichte der Gastritis ist gekennzeichnet durch wechselnde Perioden von neuen Methoden zu ihrer Feststellung und von Phasen einer diagnostischen und therapeutischen Resignation.

Von der akuten Gastritis abgesehen, fehlt ein typisches, für die Gastritis charakteristisches, klinisches Beschwerdebild. Daher wurde in den letzten 50 Jahren immer wieder nach Möglichkeiten ihrer Objektivierung gesucht.

Dem Wesen nach ist die Gastritis ein morphologischer Begriff. So nimmt es auch nicht wunder, daß die ersten Beschreibungen dieses Krankheitsbildes sich auf optische Befunde stützen (BROUSSAIS, 1816). Bald nach dem Tode einsetzende autolytische Veränderungen führen sehr rasch zu einer Andauung der Magenschleimhaut, so daß die normalen Zell- und Gewebskonturen schnell zerstört werden und die histologischen Befunde nicht mehr die wahren Schleimhautverhältnisse wiedergeben. Diese Schwierigkeiten haben sich naturgemäß bis in die Gegenwart erhalten und werden selbst dort angetroffen, wo Sektionen bereits wenige Minuten nach Eintritt des Todes durchgeführt werden können (WATANABE, 1966). Offenbar sind bereits die präfinalen Zirkulationsstörungen in der Schleimhaut in der Lage, feingewebliche Befunde hervorzurufen, die als Gastritis fehlgedeutet werden können. So kam auch FABER (1935) trotz unmittelbar postmortaler Fixierung der Oesophagus- und der Magenschleimhaut mit Formalinlösung zu der Feststellung, daß die Gastritis eine ungemein häufige Erkrankung sei.

KONJETZNY (1926) stützte sich bei seinen Versuchen, zu einer morphologischen Diagnose zu kommen, auf frisches Resektionsmaterial von Magenoperierten. Da die von ihm untersuchten Mägen von Ulcuskranken in hohem Maße gastritisch verändert waren, prägte er unter dem Eindruck der besonders großen Häufigkeit der Gastritis beim Ulcus ventriculi und duodeni den Begriff der „Begleitgastritis".

Für das Ulcus duodeni ist dieser Befund, zumindest für die Magenschleimhaut durch eine Reihe von anderen Autoren später widerlegt worden [HENNING et al., 1954; JOSKE et al., 1955 (1, 2); KRENTZ, 1964. Stellen die Ulcusmägen KONJETZNYS ohnehin für die morphologische Gastritisdiagnostik eine sehr einseitige Selektion dar, so haben 1939 SCHINDLER et al. sowie 1941 SANDERS u. MECRAY nachweisen können, daß allein durch den Operationsvorgang bei der Skeletierung des Magens zirkulative Veränderungen mit Stase und Zellextravasation sowie Erosionsbildungen auftreten, die das Bild einer sog. Pseudogastritis oder „surgical gastritis" hervorrufen können. Diese Beobachtungen haben sehr dazu beigetragen, den Wert der KONJETZNYschen Befunde abzuschwächen. Erst in den letzten Jahren ist es gelungen, durch gezielte endoskopische Biopsien nachzuweisen, daß ein Ulcus ventriculi sich nur in einem gastritisch veränderten Schleimhautbereich entwickeln kann (STADELMANN et al., 1970). Eine besondere Bedeutung kam den KONJETZNYschen Befunden jedoch vor allem deswegen zu, weil sie eine Beziehung zwischen der chronischen Gastritis und dem Magencarcinom aufdeckten, die die entzündlichen Schleimhautveränderungen erstmals in dem Licht einer Präcancerose erscheinen ließen (Konjetzny, 1913). So interessant diese Feststellungen auch gewesen sind, sie führten in der Diagnostik der Gastritis nicht weiter.

Da zu den klassischen Zeichen der Entzündung eines Organs die „functio laesa" gehört, waren die dieser Entwicklung folgenden Epochen dadurch gekennzeichnet, daß Untersuchungen über die Funktion des Magens in den Vordergrund der diagnostischen Beobachtungen gestellt wurden.

Die wichtigsten, z. T. auch grob faßbaren Veränderungen der Magenfunktion betreffen Störungen der Motilität und der Sekretion. Vom Röntgenverfahren abgesehen, das mehr für die Erfassung von lokalen Veränderungen der Magenentleerung geeignet war, konnten kymographische Registrierungen der Magenbewegungen für die Gastritisdiagnostik keine besondere Bedeutung erlangen.

Hinsichtlich des Sekretionsverhaltens ist 1923 von Katsch u. Kalk ein sekretionsanalytisches Untersuchungsverfahren ausgearbeitet worden, das in Form des Coffein- oder Alkoholprobetrunkes (Ehrmann, 1930) bei fraktionierter Magenausheberung für die damalige Zeit eine gewisse Aussagemöglichkeit über die Säuresekretionsfunktion der Magenschleimhaut erlaubte.

Durch eine Erweiterung unserer Kenntnisse über die Physiologie der Magensekretion wissen wir heute, daß selbst unter der Anwendung einer maximalen Stimulierung der Belegzellen durch Histamin, Histalog, Gastrin oder synthetischen Gastrinpräparaten (Pentagastrin) Rückschlüsse auf das Vorhandensein einer Gastritis nur bei sehr diffuser Ausdehnung und bei Atrophie des glandulären Parenchyms möglich sind. Somit konnten und können auch die sekretionsanalytischen Untersuchungen hinsichtlich der Gastritisdiagnostik nur in einem sehr begrenzten Umfange weiterhelfen.

Das Röntgenverfahren kann zwar ein formgetreues Abbild der Schleimhautstrukturen liefern, ohne jedoch eine weitere Differenzierung zwischen einer kräftigen, vegetativ gesteuerten Schleimhautautoplastik (Forssell, 1924) oder einer entzündlichen ödematösen Schleimhautschwellung zu erlauben. Eine besonders kräftige Faltenentwicklung im Röntgenbild, oft gleichzeitig mit einer schlechten Haftbarkeit des Kontrastbreies und einer groben Zähnelung der großen Kurvatur verbunden, wurde als Ausdruck einer „hyperplastischen Gastritis" gewertet. Unter dem Einfluß dieser Vorstellungen haben Berg (1931) und Prévòt (1959) die Röntgendarstellung des Feinreliefs der Magenschleimhaut besonders entwickelt und vorangetrieben.

Auch die *Gastroskopie*, die nach der Entwicklung des semiflexiblen Gastroskopes durch Wolf-Schindler in größerem Umfange diagnostisch eingesetzt werden konnte, trug unter dem Einfluß von R. Schindler (1923, 1947, 1950) dazu bei, weitere makroskopische Einteilungsformen der Gastritis zu schaffen.

Schindler (1923, 1947, 1950) unterteilte die Gastritis auf Grund der unmittelbaren Betrachtungsmöglichkeit der vitalen Schleimhaut in drei verschiedene Formen:

1. die Oberflächenentzündung;
2. die atrophische und
3. die „hypertrophische" Gastritis.

Als Sonderform wurde die erosive Gastritis abgegrenzt.

Heute wissen wir, daß Erosionen der Magenschleimhaut ein völlig eigenes Krankheitsgeschehen darstellen.

So wurde in der Folgezeit jahrzehntelang das Postulat Schindlers (1923, 1947, 1950) erfüllt, daß die Gastritisdiagnostik nur endoskopisch möglich sei.

Eine Umwälzung dieser diagnostischen Vorstellungen bahnte sich 1949 an, als Tomenius (1950) und Wood et al. (1949) in Australien unabhängig voneinander mit der *Methode der Saugbiopsie* ein Verfahren entwickelten, das eine ungezielte Gewebsentnahme von vitaler, nicht vorgeschädigter Magenschleimhaut gestattete.

Bei diesem Vorgehen werden etwa 2 × 3 mm große Schleimhautteilchen mit einer Höhe von etwa 1 mm gewonnen. Es handelt sich dabei um Schleimhautpartikel, deren Excisionstiefe bis zur Muscularis mucosae reicht, also ausschließlich die eigentliche Mucosa betrifft. Diese in Relation zur Gesamtdicke der Magenwand nur relativ kleine Biopsietiefe ist von den Verteidigern der „hypertrophischen Gastritis", vor allem aber von SCHINDLER u. ORTHMANN (1942) zum Anlaß genommen worden, den Aussagewert dieser Untersuchungsmethode zu begrenzen. Umfangreiche, morphologische Untersuchungen über die Ausdehnungstiefe der Gastritis haben aber gezeigt, daß eine sog. Pangastritis, bei der alle Schleimhautschichten von der Entzündung erfaßt werden, nur äußerst selten vorkommt, und zwar fast ausschließlich bei septischen Prozessen oder bei lokaler direkter bakterieller Infektion, z. B. nach mechanischen Verletzungen (Gräten, Glas, spitze Metallteile). In diesen Fällen bildet sich eine alle Schleimhautschichten einbeziehende, umschriebene oder diffuse Magenwandphlegmone aus. Von diesen Ausnahmefällen abgesehen, spielt sich das sog. Gastritisgeschehen fast ausschließlich im Bereiche der Mucosa ab, so daß das excidierte Schleimhautstückchen durchaus repräsentativ für die Beurteilung eines solchen Prozesses ist (ELSTER, 1970). Darüber hinaus wurde auch 1962 bei dem Weltkongreß für Gastroenterologie in München festgestellt, daß es zweckmäßig ist, den Begriff der sog. „hypertrophischen Gastritis" fallenzulassen, da es ein entsprechendes feingewebliches Korrelat hierfür nicht gibt (PONTES, 1963).

Erstmals in der Geschichte der Gastritis wurde nunmehr auf Grund der histomorphologischen Befunde eine objektivierbare, feingewebliche Einteilung der verschiedenen Erscheinungsformen geschaffen und zwischen den folgenden drei Begriffen unterschieden:

1. Normale Mucosa;
2. die Oberflächenentzündung;
3. die atrophische Gastritis.

Zwischen diesen drei Grundformen gibt es zahlreiche Übergangsformen, die von der herdförmigen Ausbildung einer leichten Oberflächengastritis bis zur fleckförmigen Atrophie des Drüsenparenchyms vorkommen können.

Auf die reine Atrophie des glandulären Parenchyms, die gelegentlich bei der perniziösen Anämie angetroffen wird, eine Endform des entzündlich degenerativen Geschehens darstellt, ist noch umstritten.

Die ersten morphologischen Befunde nach saugbioptischer Gewebsentnahme bezogen sich fast ausschließlich auf den Korpusbereich des Magens. Hier sind die feingeweblichen Veränderungen übersichtlicher als im Antrum, das insgesamt ein zellreicheres Stroma aufweist und von den Pylorusdrüsen und den gastrinbildenden Zellen abgesehen, keine Belegzellen enthält.

Vergleicht man innerhalb des Korpusabschnittes die einzelnen Befunde, so findet man in etwa 80% der von unterschiedlichen Bereichen stammenden Gewebsproben eine weitgehende morphologische Übereinstimmung (HENNING et al., 1962, 1967; ELSTER, 1970). In etwa 15% differierten die morphologischen Befunde um eine Entzündungsstufe und nur in knapp 5% konnten darüber hinausgehende größere Abweichungen festgestellt werden. Somit kann innerhalb dieses Magenabschnittes ein einzelnes Gewebspartikelchen als Pars pro toto gewertet werden. Durch die *Entwicklung fiberoptischer Gastroskope mit Biopsieeinrichtung* ist die blinde Gewebsentnahme von der gezielten Biopsie unter direkter optischer Kontrolle abgelöst worden. Die Fortentwicklung der endoskopischen Untersuchungstechnik hat es darüber hinaus auch ermöglicht, den Abschnitt der Korpusschleimhaut bzw. den Antrumbereich chromoskopisch abzugrenzen (KIMURA u. TAKE-MOTO, 1968; BERGSTROEM u. BROOME, 1964; PETERS u. OTTENJANN, 1969).

Da sich bei pylorokardialer Expansion einer Antrumgastritis diese Grenzlinie, die bereits physiologischerweise starken Schwankungen unterliegt, noch weiter verschieben kann, ist bisweilen schwierig, endoskopisch zu entscheiden, ob man die Gewebsentnahme noch im Antrum — oder bereits im Korpusbereich des Magens durchführt. Hier kann die Chromoskopie mit Kongorot weiterhelfen und Beziehungen zwischen dem Ulcus ventriculi und der Gastritis aufdecken, auf die später noch näher eingegangen werden soll.

Die bei der gezielten endoskopischen Gewebsentnahme erhaltenen Befunde lassen erkennen, daß die Gastritis häufig nicht als ein diffuser Prozeß beginnt, und auch bei der weiteren Ausbreitung nicht alle Schleimhautbereiche gleichmäßig befällt. Häufig findet sich eine isolierte Antrumgastritis. Auch sonst ist das Antrum ventriculi nicht nur am häufigsten, sondern meist auch zugleich am schwersten von den entzündlichen Veränderungen betroffen (OTTENJANN, 1970).

Die Korpus- und Kardiaschleimhaut werden oft seltener und später von der Gastritis befallen (OTTENJANN et al., 1969). Am häufigsten scheint eine pylorokardiale Ausbreitung der Gastritis vorzukommen (MIEDERER et al., 1969).

Zusammenfassend kann man feststellen, daß die Gastritis nicht auf Grund eines typischen Beschwerdebildes zu diagnostizieren ist. Das Röntgenverfahren und der makroskopische Eindruck bei der Endoskopie führen gleichfalls nicht zur Diagnose.

Die blinde Saugbiopsie hat gegenüber den morphologischen Untersuchungsverfahren zwar gewisse Vorteile und vor allem eine histomorphologische Klassifizierung gebracht, ist aber wegen des nicht exakt festzulegenden Entnahmeortes zu ungenau, da der Pathologe aus den vorliegenden feingeweblichen Veränderungen nicht zu entscheiden vermag, ob das entnommene Gewebe aus einem atrophisch gastritisch veränderten Schleimhautbereich des Korpusabschnittes stammt oder aber ob eine mucoide Drüsen enthaltende Oberflächengastritis des Antrumbereiches vorliegt.

Erst die gezielte endoskopische Gewebsentnahme, unter Umständen nach Chromoskopie der Magenschleimhaut, kann hier die Topographie des Entnahmeortes weiter klären und somit dazu beitragen, die morphologische Gastritisdiagnostik auf eine feste Basis zu stellen.

Trotzdem gibt es kaum einen vergleichbaren Krankheitsbegriff in der inneren Medizin, der so umstritten, mißverstanden und fehlgedeutet wurde, wie die Gastritis (ELSTER, 1970).

Von Seiten der Klinik ist eine Unterscheidung zwischen der *akuten und der chronischen Gastritis* erforderlich, zumal zwischen beiden Formen grundlegende ätiologische und morphologische Unterschiede bestehen.

A. Akute Gastritis

Akute Gastritis bedeutet akute Entzündung der Magenschleimhaut.

Ihr klinisches Bild ist charakterisiert durch einen plötzlichen Beginn und durch einen kurzen Verlauf. Meist ist das auslösende Agens zu ermitteln und auszuschalten, dann klingen subjektive Beschwerden und Krankheitszeichen rasch ab. Aber auch bei weiterem Einwirken der auslösenden Faktoren bilden sich die akut entzündlichen Zeichen in der Mucosa schnell zurück oder bestehen nur noch in abgemilderter Form weiter (BOLLMANN et al., 1938). Ob ein akuter Reizzustand der Magenschleimhaut in eine chronische Gastritis übergehen kann, ist sehr umstritten (PALMER, 1949; PALMER u. SCOTT, 1949; SCHINDLER, 1923; WOOD u. TAFT, 1958).

Ätiologische Zusammenhänge zwischen der Gastritis und chronischem Teegenuß wurden 1956 von EDWARDS angenommen. Nachgewiesen ist ein solcher Übergang von einer akuten in eine chronische Form der Gastritis allerdings bisher nur für die akuten Schleimhautschädigungen nach Verätzungen oder Röntgenbestrahlungen des Magens. Möglicherweise nehmen diese später atrophischen Veränderungen am Drüsenparenchym eine Sonderstellung ein, denn es sind hier vereinzelt Ansätze zu einer Rückbildung dieser Veränderungen berichtet worden (PALMER, 1949), während bei den sonst bekannten Formen der atrophischen Gastritis eine Rückbildung dieses Prozesses unbekannt ist.

Bei der akuten Gastritis unterscheidet man zwischen einer *exogenen und endogenen Form*.

Das morphologische Bild hängt zwar in begrenztem Umfange von der Art des auslösenden Agens ab, ist aber sonst recht einheitlich.

Makroskopisch findet man meist eine mehr oder weniger stark ausgeprägte Rötung und Schwellung der oft ödematös verdickten Schleimhautfalten, die relativ plump, aufgetrieben und wenig verstreichbar sind. Oft findet sich eine starke Schleimauflagerung, die bei der Gastroskopie in einer verstärkten Lichtreflektion in Erscheinung tritt. In diesen Fällen wird die intensive Rotfärbung der Schleimhaut bisweilen etwas kaschiert. Gelegentlich finden sich erosive Veränderungen auf den Spitzen der Faltenkämme, die flach hämorrhagisch oder inmitten eines ödematösen Schwellungshofes als fibrinbedeckte Dellen in Erscheinung treten können. Im akuten Stadium grenzt ein hochroter Ringsaum diese Defekte gegen die Umgebung ab.

Die Sekretion kann verstärkt oder vermindert sein. Oft ist das Sekret grau, schmutzig, trübe; gelegentlich kann es auch Blutbeimengungen enthalten. In anderen Fällen, besonders nach Verätzung, steht neben der kräftigen Rötung und Vulnerabilität der Faltenkämme eine mehr oder weniger tiefe, unregelmäßige Geschwürsbildung ganz im Vordergrund.

Histologisch beherrschen ein unterschiedlich stark ausgeprägtes Ödem der Schleimhaut mit Verkürzung der Magengrübchen und plumpen, aufgetriebenen Leistenspitzen sowie eine meist leukocytäre Zellinfiltration im Bereiche des Drüsenhalsgebietes, das feingewebliche Bild. Die angrenzenden Abschnitte des Stratum glandulare lassen Veränderungen wie Nekrosen und Zellausstöße erkennen. Die abgestoßenen Zellen werden in den Magengrübchen, gelegentlich auch in Form von größeren Cylindern von Beleg- und Hauptzellen angetroffen. Oft ist das Oberflächenepithel abgestoßen. Es finden sich Erosionen, deren Grund im Drüsenhalsbereich liegt.

Das oberflächliche Stroma kann Zeichen von Einblutungen zeigen, die herdförmig oder flächenhaft ausgedehnt sein können. Dem Deckepithel ist häufig eine dicke Schleimschicht aufgelagert.

Diese Schädigungen sind zumindest teilweise nur kurzdauernd und vollständig reversibel. Sehr eindrucksvolle endoskopische und histopathologische Befunde verdanken wir PALMER (1951), der seine Beobachtungen nach saugbioptischer Gewebsentnahme bei 13 Kranken mit akuter Staphylokokken-bedingter Lebensmittelvergiftung beschrieben hat. Danach waren alle Gewebsproben bis zu 5 Std nach dem Beginn der ersten klinischen Krankheitszeichen und nach 92 Std histologisch normal. Zwischenzeitlich fanden sich sämtliche vorher beschriebenen histologischen Gewebsveränderungen im Biopsiepräparat.

Unter den *exogenen Ursachen* für eine akute Schleimhautschädigung sind Alkohol, Salicylate, Phenylbutazon, Indomethacin, Digitalis, Corticosteroide und einige Antibiotica (Aureomycin) sowie Cytostatica zu nennen. Darüber hinaus spielen mechanische Läsionen, Traumen, Säure- oder Laugenverätzungen und Röntgenstrahlen ursächlich beim Zustandekommen einer akuten Schleimhautschädigung eine wichtige Rolle.

Lokale Schädigungen der Schleimhaut durch Zerstörung oder Auflösung der schützenden Schleimschicht, Unterbrechung der epithelialen Kontinuität des Deckepithels, eine vermehrte Salzsäuresekretion, Änderungen des Verhaltens der Thrombocyten und eine Verminderung des Prothrombins sind einige der Teilfaktoren, die den Ablauf der akuten Schleimhautschädigungen bestimmen. Oft wird erst die Summationswirkung dieser Schleimhaut-schädigenden Teilfaktoren zum auslösenden Agens.

Chemische, thermische, mechanische oder bakterielle Reizstoffe können bei oraler Aufnahme das Bild einer akuten Gastritis hervorrufen.

Die Diagnose kann in jedem Falle nur morphologisch nach Durchführung einer möglichst endoskopisch kontrollierten Gewebsentnahme erfolgen.

Abgesehen von den eben aufgezählten Pharmaka können auch Eisensalze, verschiedene Halogenverbindungen sowie eine Reihe von organischen Substanzen, die therapeutisch meist als Broncholytika eingesetzt werden, eine lokale Reizwirkung auf die Magenschleimhaut ausüben. Nicht bei allen Pharmaka ist der entzündungsauslösende Effekt ausschließlich in einer lokalen Reizwirkung auf die Schleimhaut zu suchen, bisweilen wirken diese Substanzen erst nach ihrer Resorption. Dies trifft z. B. für die Gruppe der Cytostatica zu, bei denen die Zellproliferation und -regeneration gehemmt wird. Hierdurch entstehen Lücken im Oberflächenschutz, die rasch zur Eintrittspforte einer lokalen Entzündung werden können.

Bei dem Zustandekommen der Entzündung durch lokal wirksame Agentien spielen offenbar die Durchblutung und Ernährung der Schleimhaut, sowie das gleichzeitige Vorhandensein anderer im gastroenteralen Bereich liegende Erkrankungen eine nicht unerhebliche Rolle. Hierzu müssen chronische Lebererkrankungen mit portaler Hypertension oder auch lokale Magenerkrankungen gerechnet werden. Auch durch Stress oder Emotionen hervorgerufene, passagere Durchblutungsstörungen können offenbar die natürliche Resistenz der Schleimhaut herabsetzen (SCHOEN, 1964). In noch stärkerem Maße gilt dies für Infektionen mit starken toxinbildenden Erregern (Diphtherie, Poliomyelitis und Virusgrippe).

Nicht nur Pharmaka, sondern auch bestimmte Genußmittel des täglichen Lebens können eine akute Schleimhautschädigung des Magens hervorrufen. In diesem Sinne wirken Pfeffer, Paprika, hohe Salzkonzentrationen, Gewürznelken und Senf. Aber auch Kaffee und Tee (EDWARDS u. EDWARDS, 1956) werden neuerdings in dieser Beziehung angeschuldigt.

Als Prototyp für eine exogene, akute Schleimhautschädigung des Magens wird der *Alkohol* herausgestellt. Seine lokalreizenden Eigenschaften auf die Schleimhaut sind schon seit langem bekannt und doch gibt es hierbei eine Reihe von noch ungelösten Problemen. Die Magenschleimhaut reagiert in höchst empfindlicher Weise auf die Aufnahme von Alkohol. Schon BEAUMONT konnte 1833 bei einem Patienten mit Magenfistel diese Feststellung machen und das unterschiedliche Verhalten der Schleimhaut nach Genuß von hochkonzentrierten Alkoholika, Schnaps, Bier und Wein untersuchen. Unmittelbar nach der Aufnahme des Alkohols kam es zum Auftreten einer kräftigen Rötung und Schwellung der Schleimhautfalten, oft auch zur Entwicklung von petechialen Blutungen und Erosionen bis zur Ausbildung eines oberflächlichen Fibrin und Leukocyten enthaltenden Exsudates. Histologisch fanden sich die Zeichen einer akuten Entzündung in der Mucosa.

Die makroskopischen Veränderungen der Magenschleimhaut unter Alkohol-
einwirkung sind abgesehen von den Beobachtungen bei Magenfisteln auch gastroskopisch und autoptisch nach unmittelbar postmortaler Fixierung der Schleimhaut
bei im akuten Rauschzustand gestorbenen Personen untersucht worden. Ebenso
wie im Tierexperiment ergab sich dabei ein weitgehend übereinstimmendes Verhalten (HIRSCH, 1916; PALMER, 1949, 1951; WOLF u. WOLFF, 1943). Die akuten
Schleimhautschädigungen zeigen eine deutliche Abhängigkeit von der Konzentration des aufgenommenen Alkohols, sie sind bei hochkonzentrierten Alkoholika
am größten. Bei schwächeren alkoholischen Getränken tritt die maximale Reizwirkung nach etwa 45 min ein und klingt nach etwa 90 min wieder ab (WOLF
u. WOLFF, 1943). Bei wiederholtem Einwirken von Alkohol auf die Magenschleimhaut kommt es erstaunlicherweise nicht zur Entwicklung einer chronischen Gastritis, wie man eigentlich vermuten sollte, sondern die Reizwirkungen
klingen ab und verschwinden völlig. Auch histologisch findet sich bei Alkoholikern
oft eine völlig unauffällige Magenschleimhaut. Demnach muß angenommen werden,
daß, wie das erwähnte Beispiel zeigt, auch eine Summation von exogenen
Schleimhautreizen mit konsekutiven akuten Schleimhautschädigungen nicht zur
Ausbildung einer chronischen Gastritis führen muß.

Diese histologischen nach saugbioptischer Gewebsentnahme von Magenschleimhaut bei Trinkern gewonnenen Befunde sind von FINCKH et al. 1952, sowie 1955
von JOSKE et al. bestätigt worden.

Übereinstimmende gastroskopische Befunde wurden auch von GRAY u. SCHIND-
LER (1941) bei Alkoholikern erhoben. Für das Zustandekommen einer atrophischen
Gastritis bei Trinkern wurde eine eiweißarme Ernährung, mangelnde Vitaminauf-
nahme (BERRY, 1941) sowie toxische Leberschädigungen von der Fettleber bis zur
Cirrhose diskutiert, von anderen Autoren (FINCKH et al., 1952; Cox, 1948) wurden
jedoch entsprechende Zusammenhänge abgelehnt. 1963 haben SCHULTZ sowie
SCHULTZ u. KRENTZ 1965 das morphologische Verhalten der Korpusschleimhaut
des Magens bei Kranken mit chronischer Hepatitis und Lebercirrhose untersucht
und dabei einen überdurchschnittlichen Anteil von atrophischen Gastritiden (68%)
bei diesen Personen gefunden, so daß die Annahme einer sekundären, über eine
primäre hepatitische Schädigung zustandekommende Atrophie des glandulären
Parenchyms der Magenschleimhaut nicht ganz unwahrscheinlich ist. Interessant
sind in diesem Zusammenhang die Beobachtungen von WOLF u. WOLFF (1943),
die bei ihrem Patienten mit Magenfistel feststellen konnten, daß bei direkter Einwirkung selbst hochprozentigen Alkohols auf ein kleines Schleimhautareal keine
lokale Reizwirkung entstand, sondern daß die Allgemeinwirkung etwas später den
gesamten Magen betraf. Diese Beobachtung wurde von ihnen in dem Sinne gedeutet, daß die akute Reizwirkung die Schleimhaut auf hämatogenem Wege erreichen
müsse.

Wenn in diesem Punkt auch noch Unklarheiten über den Mechanismus und
über die Art des Zustandekommens einer Reizwirkung bestehen, so steht doch
außer Frage, daß ein einmaliger Alkoholexzeß zu einer akuten Schleimhautschädigung führt, die dem Bilde einer akuten Gastritis entspricht. Bei einer häufigeren
Alkoholaufnahme kommt es dagegen nicht zu einer Summation der Reizwirkung
mit Ausbildung einer chronischen Gastritis.

Neben dem Alkohol wird den *Salicylaten* wegen ihrer großen therapeutischen
Anwendung eine erhebliche Bedeutung bei der Auslösung der akuten Gastritis
zugemessen. Dabei spielt die Art der angewendeten Salicylatpräparate — gepuf-
ferte oder ungepufferte Form — und die ihren Einsatz erforderlich machende
Grundkrankheit eine nicht unwesentliche Rolle.

Durch Kontakt mit dem sauren Magensaft wird aus Natriumsalicylat oder anderen gelösten Salicylatverbindungen freie Salicylsäure abgespalten, die eine unmittelbar lokale Reizwirkung am Ort ihrer Freisetzung ausübt. Dabei ist die örtliche Schleimhautreaktion um so stürmischer und tiefgreifender, je größer die Konzentration der Salicylsäure am Einwirkungsort ist. Diese Verhältnisse sind beispielsweise bei Tabletteneinnahme ohne gleichzeitige Aufnahme von Flüssigkeit gegeben.

Meist kommt es unter diesen Umständen bereits nach wenigen Minuten zum Auftreten eines retrosternalen Sodbrennens oder eines intensiven epigastralen Schmerzes. Diese Beschwerden können von einer massiven Hämatemesis oder Melaena gefolgt sein.

In der angloamerikanischen Literatur liegt hierüber ein umfangreiches Schrifttum vor (ALLIBONE u. FLINT, 1958; ALVAREZ u. SUMMERSKILL, 1958; DOUTHWAITE, 1938; KELLY, 1956; LANGE, 1957). Die Beobachtungen über die Salicylatwirkung auf die Magenschleimhaut sind dabei nicht immer einheitlich, besonders bei dem gastroskopischen Befund gibt es divergente Ansichten. Übereinstimmend sind jedoch die klinischen Beobachtungen einer Häufung von Magenblutungen nach Gabe von Salicylaten.

Ich selbst hatte Gelegenheit, einen 24jährigen Veterinärmediziner gastroskopisch zu untersuchen, der in suicidaler Absicht kurze Zeit vorher 120 Tabletten Aspirin eingenommen hatte.

Die Magenschleimhaut sah diffus gerötet, das Faltenrelief plump, ödematös verdickt aus und war wenig verstreichbar. Auf den Faltenkämmen fanden sich Hunderte von kleinen hämorrhagischen Erosionen und im Antrumbereich schimmerten ausgedehnte, in der Mucosa gelegene Schleimhautblutungen durch. Histologisch fand sich ein oberflächliches Ödem, ein vermehrter Zellgehalt des Stroma mit Lymphocyten, Plasmazellen und vereinzelt auch polymorphkernige Leukocyten. An mehreren Partien fehlte das Oberflächenepithel, es bestanden kleinere Gewebsdefekte, deren Grund bis in das Drüsenhalsgebiet reichte.

Bei der durch Salicylate hervorgerufenen akuten Schleimhautschädigung kommen neben der lokalen Salicylsäureeinwirkung noch andere Wirkungsmechanismen zusammen. So wurde als Folge der lokalen Reizung eine vermehrte Salzsäuresekretion mit den Möglichkeiten einer gesteigerten peptischen Andauung der vorgeschädigten Schleimhaut, die bis zur Ulcusentwicklung reichen kann, beobachtet. Entsprechende gastroskopische Befunde sind 1955 von MUIR u. COSSAR mitgeteilt worden. Das Verhalten der Salzsäuresekretion ist jedoch sehr unterschiedlich und hängt ebenfalls davon ab, ob ein gepuffertes oder ungepuffertes Salicylsäurepräparat gegeben worden ist.

Gefördert wird diese Ulcusentstehung offenbar auch durch eine den Salicylaten zugesprochene Corticosteroid-ähnliche Wirkung. Für die häufigen Blutungen werden Veränderungen des normalen Verhaltens der Thrombocyten und eine Verminderung des Prothrombins verantwortlich gemacht (SIURALA, 1971).

So ergänzen sich eine ganze Reihe von Wirkungen zum Vollbild der Salicylsäure-bedingten akuten Schleimhautschädigung. Neben der direkten Lokalwirkung auf die Schleimhaut müssen aber auch hämatogene gastrale Wirkungen angenommen werden, da die gleichen Beobachtungen auch bei intravenöser Salicylatgabe hervorgerufen werden können. Auch eine langzeitige Einnahme von Salicylaten führte nach den bisherigen Mitteilungen nicht zur Entstehung einer chronischen Gastritis.

Ferner wird einigen *Antibiotica*, besonders dem *Aureomycin* eine akute, schleimhautschädigende Wirkung zugeschrieben. Da Antibiotica in der Regel bei klinisch schwer verlaufenden Infektionskrankheiten angewendet werden, die unter Umständen selbst schleimhautschädigende Einwirkungen haben können, ist es bisweilen schwierig, festzustellen, ob die akute Schleimhautschädigung auf die Grundkrankheit oder aber auf das therapeutisch gegebene Antibioticum zurückzuführen ist. Viele Mitteilungen einer Aureomycin-bedingten Schleimhautschädigung beruhen auf fehldeutbaren gastroskopischen Eindrücken (LEWIS et al., 1950; PALMER, 1949). Nur selten sind vor Beginn der Antibioticabehandlung Gewebsproben für die histologische Untersuchung entnommen worden (PALMER, 1949). Eigene bioptische Untersuchungen bei 48 jugendlichen Personen mit hochfieberhaften Infekten unter Antibioticabehandlung ohne vorausgegangene histologische Voruntersuchung haben in 92% eine unauffällige Korpusschleimhaut bei der Blindbiopsie ergeben (KRENTZ, 1962), so daß eine Antibiotica-bedingte Schädigung (Penicillin, Tetracyclin) weitgehend ausgeschlossen werden konnte.

Auf Grund ähnlicher histologischer Befunde hat PALMER (1949) in der sog. „Antibioticagastritis" eher eine funktionelle, vorwiegend die Magenmotilität betreffende Störung, als eine morphologisch faßbare Krankheit gesehen.

Ähnliches mag wohl auch für die „*Digitalisunverträglichkeit*" zutreffen. Histologische Magenschleimhautbefunde unter Digitalismedikation liegen praktisch nicht in auswertbarer Form vor. Vereinzelte eigene Beobachtungen bei älteren unter Digitalis stehenden Personen zeigten oft atrophisch gastritische Veränderungen, die nicht auf das Digitalispräparat zu beziehen waren; bei jugendlichen, digitalisbehandelten Kranken blieb die Magenschleimhaut auch nach mehrfachen Kontrollen histologisch unverändert. Erwähnenswert ist in diesem Zusammenhang auch eine ältere gastroskopische Beobachtung von HENNING (1934), der bei einer schweren kardialen Dekompensation unter Digitalis eine akute Gastritis feststellte, die nach eingetretener Rekompensierung des Kreislaufes nicht mehr nachweisbar war. Inwieweit eine kardialbedingte Stauung durch ein bestehendes Ödem des Magens das Vorliegen einer Gastritis vortäuscht, sei dahingestellt, nachdem es sich durch histologische Untersuchungen herausgestellt hat, daß es eine sog. „Stauungsgastritis" überhaupt nicht gibt (OTTENJANN, 1970; BOHN et al., 1969; WOLFF, 1969).

Für das Auftreten akuter Schleimhautschädigungen am Magen nach Behandlung mit *Phenylbutazon, Indomethacin* und einigen *Cytostatika* gibt es genügend Beweise (BYRON u. ORENSTEIN, 1953; CUDKOWICZ u. JACOBS, 1953; HART u. JOHNSON, 1952; KIRSNER u. FORD, 1955). Auch innerhalb dieser Gruppe von Pharmaka dürfte der schleimhautschädigende Effekt nicht nur in einer lokalen Reizwirkung zu suchen sein. Es ist anzunehmen, daß auch hierbei hämatogen wirksame Faktoren mitspielen.

Eine Überladung des Magens durch eine zu große Speisenaufnahme führt erfahrungsgemäß zum Auftreten von Übelkeit, Brechreiz und Erbrechen. Auch können in diesem Zusammenhang epigastrale Mißempfindungen bis zur Schmerzsteigerung auftreten. Ursache für diese Beschwerden ist eine mechanische Dehnung der Magenwand mit einer konsekutiven Hyperperistaltik. Die Beobachtungen, die BEAUMONT (1833) in dieser Hinsicht bei einem Kranken mit Magenfistel anstellen konnte, sind Anpassungsversuche der Magenschleimhaut an die veränderte Situation. Die von ihm beschriebenen Rötungen und Motilitätsveränderungen der Magenschleimhaut sind nicht Ausdruck eines akut entzündlichen Geschehens, sondern Zeichen einer reaktiven Hyperämie.

Ebenso wenig gibt es in der menschlichen Pathologie Beweise dafür, daß durch schlechtes oder unzureichendes Kauen oder Zerkleinern der Speisen eine akute Gastritis entsteht. In der Veterinärmedizin ist die sog. „Rauhfuttergastritis" der Absatzkälber bei der Umstellung von der reinen Milchernährung auf Rauhfutter beschrieben worden (KONJETZNY, 1926). Aber auch hier dürfte es sich höchstens um einen passager ablaufenden Übergangsprozeß handeln, der niemals zu einer echten chronischen Veränderung führt.

Die Ansicht, daß eine Überladung des Magens oder die Aufnahme einer unzureichend gekauten Kost in einem gesunden Magen eine akute Gastritis auslösen kann, ist heute verlassen worden.

Ähnliche Vorstellungen existierten auch für den Genuß von sehr heißen Flüssigkeiten und Speisen. Auch hier gibt es keinen überzeugenden Beweis für eine akute Schleimhautschädigung bei allgemein innerhalb der physiologischen Gewebsverträglichkeit liegenden Temperaturgraden. Gegenüber diesen, etwas hypothetisch erscheinenden Gastritis-auslösenden Ursachen spielen lokale, mechanische Reizungen, beispielsweise durch Fremdkörper, eine klar abzugrenzende Rolle. Die meisten durch Verschlucken in den Magen gelangenden *Fremdkörper* werden ohne erkennbare entzündliche Schleimhautreaktion vertragen. Sie bleiben je nach ihrer Form und Größe solange im Magen, bis eine Austreibung durch den Pylorus gelingt. So sind beispielsweise Fälle bekannt, bei denen Schrauben monatelang als Fremdkörper im Magen nachweisbar waren, ohne Zeichen von Entzündung hervorzurufen. Ganz anders ist die Situation jedoch, wenn spitze oder scharfrandige Fremdkörper verschluckt werden. Hier kann es durch Verletzung der Schleimhautoberfläche zugleich zu einem Eindringen von Bakterien in das Gewebe kommen, woduch Blutungen, hämorrhagische Erosionen und vor allem aber akute Entzündungsprozesse ausgelöst werden, die sogar zur eitrigen Magenwandentzündung, der Magenphlegmone führen können. Derartige Fremdkörper werden oft versehentlich von Kindern beim Spielen verschluckt oder aber absichtlich von Psychopathen oder Zuchthausinsassen, bei letzteren mit der Absicht, sich Hafterleichterungen durch eine Krankenhausaufnahme zu verschaffen. Die häufigsten unfreiwillig verschluckten Fremdkörper sind Knochensplitter, meist von Geflügel, oder aber Fischgräten, die sich in die Schleimhaut einbohren und Anlaß zu lokalen eitrigen Entzündungen und Absceßbildungen geben können. Hier kommt eine intensive Behandlung mit Sulfonamiden oder Antibiotica oder aber, bei Absceßbildung oder ausgedehnter eitriger Entzündung ein chirurgisches Vorgehen in Betracht.

1. Symptomatik der akuten exogenen Gastritis

Meist anamnestisch leicht zu eruierende Ursache (Alkoholexzeß, Einnahme von unverträglichen Medikamenten, andere äußere Ursachen). Wenige Stunden nach diesem Ereignis Auftreten von allgemeiner Unpäßlichkeit, körperlicher Schwäche und Leistungsminderung, Kopfschmerzen, Druck- und Völlegefühl im Epigastrium, Übelkeit, Brechreiz und Erbrechen. Hochgradige Appetitlosigkeit. Die Zunge ist meist belegt, es besteht oft ein deutlicher Foetor ex ore. Die Temperatur kann subfebril erhöht sein. Bei gleichzeitigem Befallensein des Darmes im Sinne einer infektiösen Gastroenteritis können auch durchfällige Stuhlentleerungen auftreten. Die Krankheitserscheinungen pflegen nach 12 bis 24 Std abzuklingen und sind im allgemeinen nach 48 Std, von der infektiösen Gastroenteritis abgesehen, verschwunden.

Eine häufige *Komplikation* der akuten exogenen Gastritis stellt bei massiven Erosionsbildungen die oft schwere Magenblutung dar, die als Hämatemesis oder Melaena in Erscheinung tritt. Sie kann leicht, schwer oder sogar lebensbedrohlich verlaufen und eine Intensivbehandlung erforderlich machen. Im Vordergrund steht in diesen Fällen meist der hochgradige Kreislaufschock.

Oft ist die massive Magenblutung nur ein Teilsymptom einer Laugen- oder Säurenverätzung. Hier sind dann weitere, spezielle Maßnahmen erforderlich.

2. Therapie der akuten exogenen Gastritis

Die wichtigste Aufgabe in der Behandlung der akuten exogenen Gastritis ist es, die auslösende Ursache abzuklären und auszuschalten. Die weitere Therapie ist antiphlogistisch und symptomatisch. Nach Ausschaltung der auslösenden Ursache klingen die bestehenden Krankheitssymptome meist rasch ab. Bettruhe ist zu empfehlen. Am zweckmäßigsten ist es, auch den Magen „ruhigzustellen" und während der ersten 24 Std keine feste Nahrung zu geben. Eine vorsichtige Magenspülung mit körperwarmen Flüssigkeiten (Wasser, physiologische Kochsalzlösung oder Kamillenlösung) ist manchmal recht zweckmäßig.

Beim Nachlassen von Übelkeit und Brechreiz kann schluckweise lauwarmer Tee oder Milch gereicht werden.

Hält der Brechreiz an, so ist eine parenterale Flüssigkeitszufuhr (5 % Laevulose mit entsprechenden Elektrolytzusätzen) durchzuführen.

Bei Übelkeit und Erbrechen kann ein Tranquilizer, der den Kranken entspannt und eine spürbare Erleichterung während der Beschwerdephase bringt, angewendet werden.

Diätetisch soll nach 24stündiger Nahrungskarenz ein vorsichtiger Kostaufbau vorgenommen werden. Reizlose Speisen wie Zwieback, Toast mit Butter, weichgekochtes Ei, Getreidebreie, Kartoffelpürree, Flammeries und Pudding, später gekochtes oder gedünstetes, zartes, bindegewebsarmes Fleisch stellen die ersten Erweiterungen der Kost dar. Bei völliger Beschwerdefreiheit kann nach etwa 8 Tagen auf eine allgemeine Kost umgestellt werden, doch sollten schwer verdauliche und blähende Speisen ebenso wie Kaffee und Alkohol noch für einige Zeit gemieden werden.

Bei der komplikativen Magenblutung haben sich alle therapeutischen Maßnahmen zunächst auf zwei Ziele zu konzentrieren:
1. Bekämpfung des Schocks;
2. Stillung der Blutung.

Zur Bekämpfung des Kreislaufschockes sind Blut- oder Plasmaersatzmittel zu geben. Es ist darauf zu achten, daß durch die Flüssigkeitszufuhr das Minutenvolumen nicht zu schnell erhöht wird. Nach SIURALA (1971) genügt es, die klinischen Schocksymptome zu beseitigen, auch wenn der systolische Blutdruck dabei nicht völlig den normalen Ausgangswerten entspricht.

Vasoconstrictorisch wirksame Medikamente sind bei den diffusen, parenchymatösen Schleimhautblutungen bei akuter Gastritis im Gefolge einer Lebercirrhose ebenso wie beim Endotoxinschock kontraindiziert. Der Einsatz von Corticosteroiden kann individuell angezeigt sein.

Lokal kann eine Eiswasserspülung des Magens die Blutstillung sehr wirkungsvoll unterstützen. Durch parenterale Gabe von Anticholinergika können in der Magenschleimhaut gelegene Shunts geöffnet und somit die bestehende Hyperämie beseitigt werden. Ist die Blutung mit diesen konservativen Maßnahmen nicht zu beherrschen, so sollte der Kranke operiert werden, bevor das ganze Blutvolumen durch Transfusionen ersetzt worden ist (SIURALA, 1971). Sofern nicht eine totale Gastrektomie erforderlich ist, scheint die kombinierte Operation mit selektiver, gastraler Vagotomie und Pyloromyoplastik die besten Aussichten für den Kranken zu besitzen.

Der akuteste Verlauf mit den schwerwiegendsten Komplikationen findet sich bei der *Gastritis corrosiva*.

Hierbei kommt es zu einer weitreichenden Erweichung und Nekrotisierung der Magenschleimhaut nach absichtlichem oder versehentlichem Trinken von Säuren, Laugen oder konzentrierten Desinfektionsmitteln.

Das Beschwerdebild ist gekennzeichnet durch einen sehr intensiven brennenden, retrosternalen Schmerz, quälende Schmerzempfindungen beim Schlucken sowie durch ein Gefühl des Erstickens. Beim Erbrechen kommt es zum Auftreten eines blutig gefärbten, oft einzelne Schleimhautfetzen enthaltenden Mageninhaltes. Oft ist jedoch jeder Schluckakt unmöglich. Es besteht eine erhebliche Tachykardie, der Puls ist weich und leicht unterdrückbar. Im Vordergrund steht der meist schwere Kreislaufkollaps. Nach etwa 24 Std findet sich oft eine erhöhte Temperatur.

Lokal finden sich an der Mundschleimhaut und am weichen Gaumen Ätzspuren.

Die Intensität der Verätzung ist abhängig von der Menge, der Konzentration, der Einwirkungszeit und von der Art des getrunkenen Giftes. Bei Laugenvergiftungen treten die Schmerzen oft in den Hintergrund. Es finden sich die intensivsten Schädigungen an der Oesophagusschleimhaut, an der es zu Macerationen und zu einer Verflüssigung des Gewebes kommt.

Säurevergiftungen führen an der Magenschleimhaut zu einer Eiweißcoagulation, die mit stärksten Schmerzen, die auch in den Rücken und in den Thoraxbereich ausstrahlen können, einhergehen.

Makroskopisch finden sich an der Magenschleimhaut bei frischen Vergiftungen alle Zeichen einer akuten Entzündung von lokaler Hyperämie bis zum schwersten Schleimhautödem, erosive Veränderungen auf den Faltenkämmen mit großflächigen, oberflächlichen oder mehr umschriebenen, tiefen, bis an die Serosa reichenden Ulcerationen. Von letzteren gehen die oft zu beobachtenden Perforationen aus.

Histologisch werden neben dem Ödem massive Einblutungen, infiltrative Veränderungen und Erosionen sowie die Muscularis mucosae durchbrechende Ulcerationen beobachtet.

Kommen die Kranken unmittelbar nach der Aufnahme des Giftes in ärztliche Behandlung, so ist eine Magenspülung mit einem gut eingefetteten Magenschlauch durchzuführen, bei der noch eventuelle Reste der Giftstoffe aus dem Magen entfernt werden können. Diese Maßnahme ist bis zu 30 min nach der Giftaufnahme angezeigt, später ist die Perforationsgefahr zu groß.

Die nächste therapeutische Maßnahme ist die möglichst rasche Zufuhr des entsprechenden Gegengiftes. Dieses ist, je nach der getrunkenen Säure oder Lauge sehr verschieden.

Bei Vergiftungen mit Natron- oder Kalilauge (Ätznatron oder -lauge), Salmiaklösung oder laugenhaltigen Möbelpolituren soll sofort verdünnte Essiglösung oder Citronensaft (1:4 mit Wasser verdünnt) gegeben werden. Sind diese Möglichkeiten nicht gegeben, so können auch Milch oder rohe Eier verabfolgt werden, die auch bei Säurevergiftungen, wegen ihres amphotären Charakters wirkungsvoll sind.

Darüberhinaus steht die Bekämpfung des Schocks und der Schmerzen im Vordergrund der Behandlung.

Die Schockbekämpfung geschieht am zweckmäßigsten durch Zufuhr von kleinen Blutmengen (400 ml) oder von Plasma.

Die intravenöse Applikation von Hydrocortison (100 bis 200 mg) oder Infusionen von Noradrenalin (4 bis 10 mg/500 ml isotonische Laevuloselösung) können unter Umständen lebensrettend sein.

Unter den Säurevergiftungen stehen die Intoxikationen mit Salzsäure, Schwefelsäure und Salpetersäure an erster Stelle. Das klinische Bild ist meist viel schwerer als bei Laugenvergiftungen. Häufig tritt der Exitus letalis bereits in den ersten Stunden nach der Giftaufnahme unter den Zeichen eines Kreislaufkollapses auf.

Tödliche Säurevergiftungen sind schon bei Säureaufnahme von 5 ml (konzentrierte Schwefelsäure) beschrieben worden (Moeschlin, 1969).

Vergiftungen mit Salpetersäure sind oft schon an den durch eine Xanthoproteinbildung hervorgerufenen gelblichen Schaumbildungen erkennbar.

In der Therapie der Säurevergiftungen werden in der Frühphase die gleichen Maßnahmen wie bei der Laugenverätzung durchgeführt. Als Antidot werden rohe Eier und Milch gegeben, zusätzlich Magnesia usta (etwa 20 g). Kohlensäurehaltige Kaliverbindungen, z. B. Natriumbicarbonat, sind zu vermeiden, da durch die Freisetzung von CO_2 im Magen durch Dehnung der Magenwand Perforationen tiefgreifender Ulcera ausgelöst werden können.

Bei Gefahr einer Acidose ist eine 5%ige Natriumbicarbonatlösung zu infundieren.

Eine weitere, für Säure- und Laugenverätzungen gleichermaßen geltende Maßnahme ist die Abdeckung mit Antibiotica als *Infektionsprophylaxe*.

Hier eignen sich besonders parenteral applizierbare Antibiotica mit breiter Streuwirkung.

Bei bestehendem *Glotisödem* kann zur Abwendung einer unmittelbaren Erstickungsgefahr eine Tracheotomie erforderlich sein.

Beim Auftreten von schweren *Blutungen*, die eine häufige Komplikation der korrosiven Gastritis darstellen, sind die vorher beschriebenen Maßnahmen mit Ausnahme der „Eiswasserspülung" durchzuführen.

Die *Ernährung* muß während der ersten Tage ausschließlich parenteral durchgeführt werden. Nach einigen Tagen kann dann auf eine flüssige oder breiige Kost umgestellt werden.

Spätkomplikationen im Sinne einer Oesophagus- oder Magenausgangsstenose sollen hier nicht besprochen werden.

Gelingt es unter dem geschilderten Vorgehen, die Intoxikation zu beherrschen, so kann es durch die Verätzung zu einer schweren Zerstörung des glandulären Drüsenparenchyms des Magens kommen. Die verätzten Schleimhautbereiche werden nekrotisch und stoßen sich unter den Zeichen einer demarkierenden Entzündung ab. Es entwickelt sich ein zunächst nicht epithelialisiertes Granulationsgewebe mit Fibroblasten, Fibrocyten, polymorphkernigen Leukocyten und Capillarsprossen. Unter narbiger Schrumpfung kommt es schließlich zu einem völligen Umbau der Schleimhaut mit der späteren Gefahr einer möglichen Carcinomentwicklung.

Eine weitere Form der akuten iatrogenen Gastritis, ist die *Gastritis als Folge einer Röntgentiefenbestrahlung*.

Sie wird im angloamerikanischen Schrifttum als „Irradiation gastritis" bezeichnet und verdankt ihre Entstehung der Reizwirkung von Röntgenstrahlen auf die Magenschleimhaut. Eine Tiefenbestrahlung wird bei der Behandlung von inoperablen bösartigen Tumoren und in Amerika auch noch zur Dämpfung einer bestehenden Hypersekretion bei Kranken mit Ulcus duodeni angewendet. Bei diesem Vorgehen werden in fraktionierten Bestrahlungsdosen insgesamt 1000 bis 2500 r über 14 Tage verabreicht. Histologische Befunde zeigten, daß sich nach einer solchen Behandlung im Stroma der Magenschleimhaut entzündliche Veränderungen abspielen, die denen bei der akuten Gastritis entsprechen. Diese Veränderungen lassen sich bereits am 8. Behandlungstag antreffen und halten bis zum 4. Monat an. Die entzündlichen Reaktionen spielen sich in der Tunica propria und in der Drüsenschicht ab und führen zu einer Verminderung der Sekret- und vor allem der Säurebildung, die bis zur passageren Achlorhydrie führen kann. Nach dem Abklingen der Strahlenwirkung bilden sich die entzündlichen Zeichen an der Schleimhaut wieder völlig zurück, der Übergang in eine chronische Gastritis wurde histologisch bisher nicht beobachtet.

3. Akute endogene Gastritis

Eine grundlegende morphologische Beschreibung der akuten endogenen Gastritis verdanken wir Faber, der 1935 die sich an der Magenschleimhaut abspielenden Veränderungen bei an Diphtherie gestorbenen Kindern eingehend untersuchte.

Makroskopisch fand er das Bild einer schweren erosiven Gastritis mit verdickten, ödematös geschwollenen, schleimbedeckten Magenfalten, die von unzähligen kleinen Erosionen durchsetzt waren.

Histologisch bestand ein hochgradiges Schleimhautödem mit Einblutungen sowie im subepithelialen Stroma und im glandulären Parenchym ein vermehrter Zellgehalt. In späteren Stadien traten auch degenerative Veränderungen an den Magendrüsen mit Ausstößen von spezifischen Drüsenzellen sowie Erosionsbildungen, deren Grund in der Höhe des Drüsenhalsbereiches lag, hinzu.

Ähnliche Bilder wurden außer bei Diphtherie auch bei Lebensmittelvergiftungen durch Staphylokokkentoxine beschrieben (Palmer, 1951).

Neben den sehr stark ausgeprägten Magenerosionen fand Palmer degenerative Veränderungen am Drüsenparenchym sowie Cystenbildungen im Schleimhautstroma. Die spezifischen Drüsenelemente, vor allem die Parietalzellen, wurden im Verlaufe weniger Tage durch unspezifische Cylinderepithelien mit klarem, durchsichtigen Protoplasma ersetzt. Diese Zellen ähneln in ihrem Aufbau sehr den Drüsenzellen der Pylorusschleimhaut, so daß man sie auch als „Pseudopyloruszellen" bezeichnet.

Bei einer mehr chronisch anhaltenden Schädigung entwickeln sich offenbar zahlreiche Lymphfollikel im Stroma der Schleimhaut.

Die akuten entzündlichen Schleimhautveränderungen traten durchweg in den ersten 3 Tagen nach dem Beginn der Staphylokokkeninfektion auf und waren nach längstens 5 Tagen morphologisch nicht mehr nachzuweisen. Zahlreiche, ältere Berichte über gastroskopische Beobachtungen bei Kranken mit akuten, hochfieberhaften Infektionskrankheiten, bestätigen im wesentlichen die makroskopischen Veränderungen. Es soll jedoch im einzelnen nicht weiter auf diese Beobachtungen eingegangen werden, da sich das endoskopisch-makroskopische Bild oft nicht mit den feingeweblichen Schleimhautveränderungen bei der Gastritis deckt. Außerdem ist die Fallzahl der hier mitgeteilten Beobachtungen so gering, daß man aus diesen Befunden keine allgemein verbindlichen Rückschlüsse ziehen kann.

Problematisch ist jedoch die Frage, ob diese die Magenschleimhaut treffenden Schädigungen beim Überstehen der verschiedensten Infektionskrankheiten in der Kindheit, später durch Summation zur Entwicklung einer chronischen Gastritis führen. Diese Auffassung ist vor allem von Faber (1935) unter dem Eindruck seiner Befunde vertreten worden. Schindler (1947) hat diese Auffassung auf Grund seiner gastroskopischen Untersuchungen dagegen nicht anerkannt.

Eigene feingewebliche Serienuntersuchungen bei Kranken, die in ihrer Anamnese das Überstehen von Diphtherie, Scharlach, Mumps, Varicellen, Morbilli und Rubeolen angegeben haben, ließen bei ihrer oft 20 bis 30 Jahre später durchgeführten histologischen Untersuchung der Magenschleimhaut ein höheres Vorkommen gastritischer Veränderungen nicht erkennen. Diese Befunde stehen in guter Übereinstimmung mit den Beobachtungen von Wolff (1969). Auch hat sich, wie im Abschnitt der akuten exogenen Gastritis geschildert wurde, nicht gezeigt, daß bei einer erst nach Resorption bestimmter schädigender Agentien auftretender akuter Schleimhautschädigung ein Übergang zur chronischen Gastritis beobachtet werden konnte.

Ganz anders ist jedoch die Situation bei chronisch persistierenden Entzündungen im unmittelbaren oder mittelbaren gastrointestinalen Bereich und seiner Anhangsorgane. Hier kann offenbar ein persistierender Entzündungszustand der

Nachbarorgane zur Entstehung einer chronischen Gastritis führen. Ähnliches gilt auch für die Entwicklung einiger Malignome (KOCH, 1967).

Die Behandlung der akuten endogenen Gastritis bei Infektionskrankheiten ist rein symptomatisch. Meist klingen die subjektiven Beschwerden nach wenigen Tagen mit Besserung der Allgemeinkrankheit spontan ab, dann erübrigt sich eine besondere Therapie. Die Ernährung mit einer blanden, nicht reizenden Schonkost ist für kurze Zeit zu empfehlen.

Zu der akuten endogenen Gastritis gehört auch die *eitrige Gastritis* (Gastritis purulenta) und die *Magenwandphlegmone*. Beide Entzündungsformen können sowohl exogene als auch endogene Entstehungsursachen haben. Auf die exogene Form ist bereits vorher eingegangen worden.

Die endogene, akute Gastritis verdankt ihre Entstehung einer hämatogenen oder lymphogenen Bakterienverschleppung in die Magenschleimhaut bei septischen Krankheitsprozessen (Septicämie) ähnlich wie die Osteomyelitis, oder sie kann auch als eine Komplikation ulceröser Magenerkrankungen, meist bei ulcerösen Magencarcinomen, vorkommen.

Von den *subjektiven Beschwerden* stehen heftige Schmerzen im mittleren Oberbauch, hochgradige Inappetenz, Übelkeit und Erbrechen sowie septische Temperaturen mit häufigen Schüttelfrösten im Vordergrund. Gelegentlich können peritoneale Reizerscheinungen oder eine echte Peritonitis bestehen. Sehr häufig werden Streptokokken bei der purulenten Gastritis gefunden, seltener Staphylokokken, Pneumokokken und andere Bakterien.

Die Differentialdiagnose kann gelegentlich gegenüber der Peritonitis aus anderer Ursache, gegenüber dem perforierten Ulcus, der akuten Pankreatitis und einem perforierten Gallenblasenempyem schwierig sein.

Histologisch findet sich eine mehr fleckförmige oder diffuse eitrige Durchsetzung aller Schichten der Magenwand, oft auch mit multipler Absceßbildung oder phlegmonöser Ausbreitung. Durchbrüche dieser Abscesse können zum Magenlumen oder über die Serosa in die freie Bauchhöhle erfolgen.

Möglicherweise stellt die nicht durch einen Scirrhus hervorgerufene primär entzündlich entstandene *Linitis plastica* den Endzustand einer Gastritis purulenta dar.

Die Behandlung besteht in der Ausschaltung des primär streuenden Entzündungsherdes durch Anwendung von Antibiotica oder durch chirurgische Maßnahmen. Sofern eine grundsätzliche Beeinflussung der eitrigen Gastritis durch Antibiotica nicht möglich ist (durchgebrochene Abscesse), muß eine Gastrotomie mit transmuraler Incision, Drainage oder unter Umständen eine Gastrektomie durchgeführt werden. Parenterale Flüssigkeitszufuhr und Ernährung unter strenger Elektrolytbilanzierung stellen weitere notwendige Behandlungsmaßnahmen dar.

B. Chronische Gastritis

Auch die Geschichte der chronischen Gastritis ist durch Irrwege und Fehlinterpretationen von morphologischen, endoskopischen und röntgenologischen Befunden gekennzeichnet.

Die einzelnen Perioden dieser Entwicklung sind an berühmte Namen wie MORGAGNI (1761), BROUSSAIS (1816), CRUVEILHIER (1842), CARSWELL (1838), FLINT (1860) und FABER (1935) gebunden. SCHINDLER (1923) begründete die endoskopische Diagnostik und WOOD et al. (1949) sowie TOMENIUS (1950) schufen die Grundlagen für eine intravitale Gewebsentnahme mittels Saugbiopsie und eröffneten damit zugleich einen Weg zu einer verwertbaren histologischen Untersuchung der Magenschleimhaut. Alte histologische Klassifizierungen wie beispielsweise die

,,chronische, erosive Gastritis" oder die ,,Pangastritis" (Faber, 1935) wurden durch neue Begriffe abgelöst. Endoskopische Gastritisbeschreibungen (Schindler, 1947), die später teilweise auch von den Röntgenologen übernommen wurden, hielten sich, wie z. B. der Begriff der ,,hypertrophischen Gastritis" über 30 Jahre. Nach Entwicklung einer Technik zur intravitalen Gewebsentnahme von Magenschleimhaut zeigten sich große Diskrepanzen bei der Beurteilung der gastroskopischen und röntgenologischen Befunde gegenüber den feingeweblichen Veränderungen, so daß es unmöglich war, Korrelationen zwischen den mit diesen verschiedenen Methoden erhobenen Befunden aufzustellen.

Die feingeweblich-morphologische Klassifizierung der Gastritis stellt gegenwärtig die letzte Einteilungsstufe dar, wobei im deutschen Schrifttum meist nur zwischen der Oberflächengastritis und der atrophischen Gastritis unterschieden wird (Heinkel et al., 1954; Henning u. Heinkel, 1955; Henning et al., 1956). Die Entwicklung der atrophischen Gastritis aus einer Oberflächengastritis ist sowohl durch Verlaufsuntersuchungen als auch durch Computerhochrechnung nachgewiesen. Die Entwicklungszeit beträgt nach den epidemiologischen Untersuchungen von Siurala et al. (1968) im Durchschnitt 17 bis 19 Jahre. Die Übergänge sind zweifellos fließend und führen in der Magenschleimhaut zu lokal durchaus unterschiedlichen Veränderungen, die bei dieser relativ groben Unterteilung nicht berücksichtigt werden. So sind seit 1959 zusätzlich weitere feinere Abstufungen der einzelnen histologischen Kriterien vorgenommen worden, die diese unterschiedlichen Veränderungen besser erfassen und klassifizieren sollten. Eine solche Einteilung in verschiedene Entzündungsgrade ist von Heinkel (1959), Hafter u. Siebenmann (1962), Krentz (1964), sowie auch von Volkheimer (1967) vorgeschlagen worden.

Den Begriff der ,,gastric atrophy", die möglicherweise den totalen Endzustand der atrophischen Gastritis darstellen könnte, findet man im Gegensatz zum anglo-amerikanischen Schrifttum in Deutschland selten; am ehesten noch bei der perniziösen Anämie.

Eine besondere Rolle bei der Entwicklung der atrophischen Gastritis spielt in der morphologischen Umstrukturierung der Schleimhaut die sog.*Umbaugastritis*.

Hierunter versteht man eine mit der Ausbreitung der Atrophie am Drüsenparenchym der Magenschleimhaut auftretende Veränderung, bei der es nach völligem, oder zumindest weitgehendem Schwund der spezifischen Drüsenelemente und nach Ersatz der Hauptdrüsen durch unspezifische mucoide Drüsen vom Antrumtyp zu einer intestinalen Metaplasie mit Becherzellersatz des ortsständigen Cylinderepithels und zu einem zottenähnlichen Schleimhautumbau kommt. Bei diesem Umbau befindet sich an den Leistenspitzen der Schleimhaut oft ein Bürstensaum, während die Cylinderepithelien hier, stärker aber noch in den verlängerten und vertieften Magengrübchen durch Becherzellen ersetzt worden sind. Die Verlängerung der Magengrübchen verleiht der umgebauten Schleimhaut das Aussehen von zottenbesetzter Dünndarmschleimhaut. Dieser Eindruck wird noch verstärkt durch den Nachweis der sog. Paneth-Zellen. Die Frage, ob diese fortgeschrittenen Umbaustufen der Magenschleimhaut eine besondere Häufigkeit zur Krebsentwicklung besitzen (Heinkel, 1967; Elster, 1967; Eder, 1970; Siurala, 1966; Krentz, 1968), ist noch nicht endgültig entschieden.

Für die Beurteilung der Ausbreitung einer chronischen Gastritis in der Magenschleimhaut kann niemals die ,,blinde" Methode der Saugbiopsie maßgeblich sein. Bei der Abgrenzung der atrophischen Gastritis kommt nur die gezielte endoskopische Gewebsentnahme in Betracht.

Bei der *Oberflächengastritis* findet sich *histologisch* eine mehr oder weniger dichte Infiltration des Stratum proprium mit Lymphocyten und Plasmazellen. Gelegentlich können auch vereinzelte eosinophile Leukocyten angetroffen werden, besonders bei allergischen Schleimhautreaktionen. Die infiltrativen Vorgänge beschränken sich bei dieser Entzündungsform ausschließlich auf das subepitheliale Stroma und greifen nicht auf die tieferen Schleimhautabschnitte über.

Bei den leichtesten Formen findet man eine oft nur herdförmige Zellvermehrung im oberflächlichen Schleimhautbereich, ohne gleichzeitige Alteration am

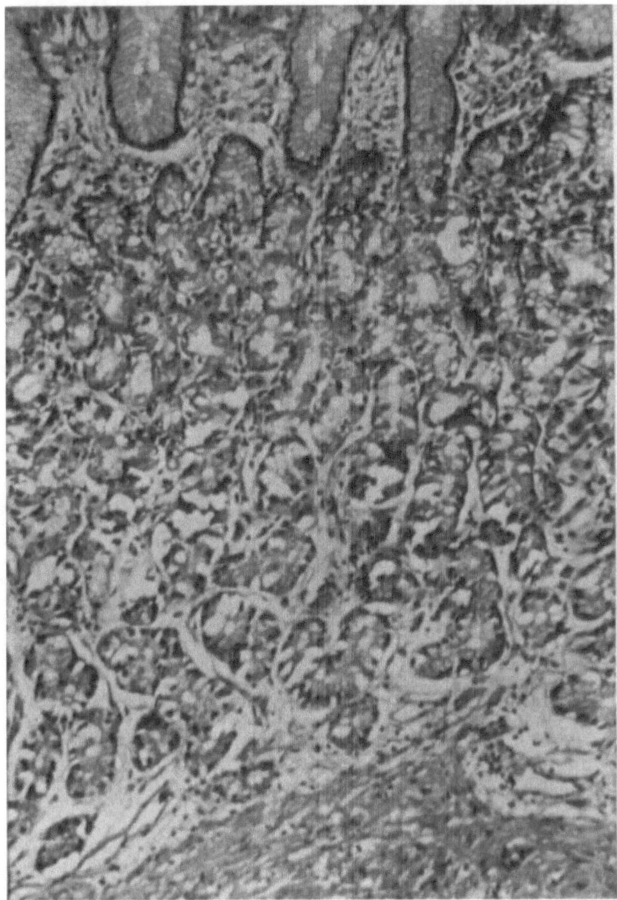

Abb. 1. Normale Korpusschleimhaut. (Die histologischen Abbildungen der verschiedenen Formen der chronischen Gastritis (Abb. 1 bis 6) verdanke ich der Liebenswürdigkeit von Herrn Professor Dr. K. ELSTER, Bayreuth)

Deckepithel. In diesen Fällen ist es oft schwierig, zwischen einem noch normalen oder schon entzündlich vermehrten Zellgehalt zu unterscheiden. KRENTZ (1964) spricht von einer herdförmigen oder fleckförmigen Oberflächengastritis, HEINKEL (1960) von einer „noch normalen Schleimhaut" und HAFTER u. SIEBENMANN (1962) ebenso wie VOLKHEIMER (1967) bezeichnen diese Veränderungen als Befundstufe 0 bis 1.

Sind die oberflächlich leicht infiltrativen Veränderungen diffus ausgeprägt, so ist der Begriff einer leichten Oberflächengastritis gerechtfertigt.

Bei schwereren Formen der Oberflächengastritis findet sich eine zunehmend dichtere Zellinfiltration des subepithelialen Stromas, wobei die Spitzen der Zellinfiltration auch über das Drüsenhalsgebiet hinaus vereinzelt in das interglanduläre Parenchym vorstoßen können. Die Übergänge sind in den einzelnen Abschnitten unterschiedlich und fließend.

Gleichzeitig spielen sich auch Veränderungen am Oberflächendeckepithel ab. Bei dichter Zellinfiltration finden sich häufig auch sog. Russelsche Körperchen, die als Sekretionsprodukte der Plasmazellen angesehen werden (Yoshida et al., 1964).

Die hohen Cylinderzellen verlieren ihre typische Form, sie erscheinen plumper und abgeflacht und lassen die charakteristische basale Zellkernanordnung ver-

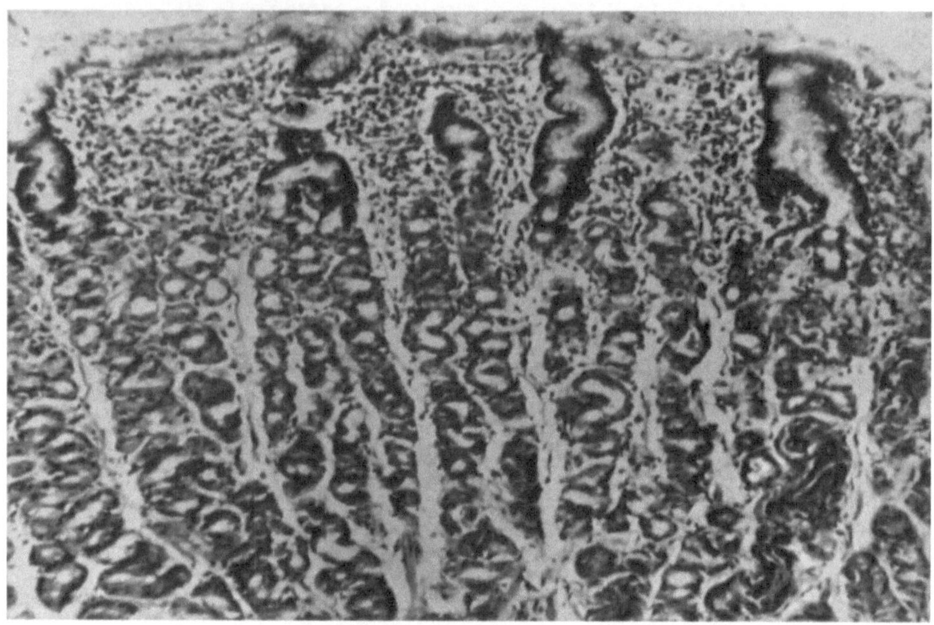

Abb. 2. Oberflächengastritis im Korpusbereich

missen. Bei akuten Exacerbationen können auch polymorphkernige Leukocyten mit Leukocytendiapedese angetroffen werden. Man deutet diese Befunde als akut entzündliche Schübe einer chronischen Gastritis. Bisweilen finden sich auch umschriebene oder später ausgedehnte Degenerationserscheinungen des Deckepithels, besonders im Bereiche der Papillenspitzen mit Übergang in kleine, oberflächliche Erosionen. Nekrobiotische Vorgänge in mehr oder minder ausgeprägten Formen können sich auch am Drüsenparenchym des Drüsenhalsbereiches abspielen (Palmer, 1954). Hier findet sich oft eine Kernpyknose bei heller Granulierung des Cytoplasmas. In den Magengrübchen sind Zellausstöße abgeschilferter Cylinderepithelien anzutreffen. Obwohl die Magengrübchen bei der Oberflächengastritis im allgemeinen nicht erkennbar vertieft oder verlängert sind, finden sich gelegentlich als Ausdruck dieser foveolären Alteration Grübchen mit stark ausgebuchtetem, korkenzieherähnlichen Verlauf. Diese Veränderungen sind besonders häufig an der Schleimhaut des Resektionsmagens zu beobachten. Oft finden sich im Bereich der Foveolae gastricae zugleich auch cystische Veränderungen.

Bei weiterer Ausbreitung der infiltrativen Vorgänge auf die tiefer gelegenen Schleimhautabschnitte kommt es zum Bild der *ausgeprägten chronischen Gastritis mit partieller Atrophie*. Dieser Befund entspricht dem Grad III der Einteilung von HAFTER u. SIEBENMANN (1962).

Bereits bei der dichtzelligen Infiltration der schweren Oberflächengastritis, stärker aber noch bei gleichzeitiger partieller oder ausgeprägter Atrophie des

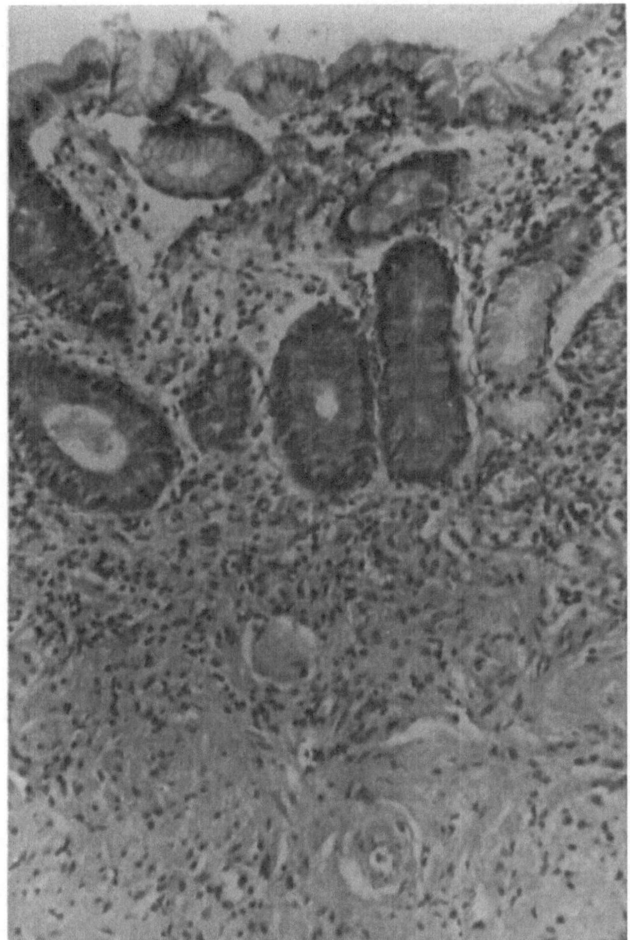

Abb. 3. Chronisch-atrophische Gastritis

Drüsenparenchyms, findet man eine Minderung der Sekretionsleistung der Magenschleimhaut, sowohl für die Gesamtsekretionskapazität als auch speziell für die HCl-Bildung (HCl-Gesamtausscheidung und Konzentration).

Histologisch zeigt sich das Bild einer sich nun auch auf das Stratum glandulare ausbreitenden Zellinfiltration mit umschriebener oder ausgedehnter Zerstörung des glandulären Parenchyms. Die Dicke des Stratum glandulare nimmt zugunsten des Stratum foveolare ab, die Magengrübchen reichen tiefer in die Mucosa, sie sind oft geschlängelt und gewunden und ähneln in ihrem Verlauf in zunehmendem Maße den Pylorusdrüsen. Häufig besteht auch gleichzeitig eine Zunahme des lympha-

tischen Gewebes im Stroma der Schleimhaut, oft mit Ausbildung typischer Lymphfollikel. Nach Elster (1970) handelt es sich bei diesen Veränderungen um eine
Intensitätssteigerung der Oberflächengastritis mit Ausdehnung auf die gesamte
Mucosa bei stärker ausgeprägter Strukturalteration unter Einbeziehung des glandulären Parenchyms. Im Anfangsstadium sind nur das Drüsenhalsgebiet und die
oberen Abschnitte der Hauptdrüsenschläuche von diesem Geschehen betroffen.
Das Fortschreiten in Richtung auf die Muscularis mucosae charakterisiert den weiteren Verlauf der atrophischen Gastritis.

Bei der *atrophischen Gastritis* zeigt sich eine immer stärker ausgeprägte Rarefizierung des Drüsenapparates mit unregelmäßiger Anordnung der noch erhalten

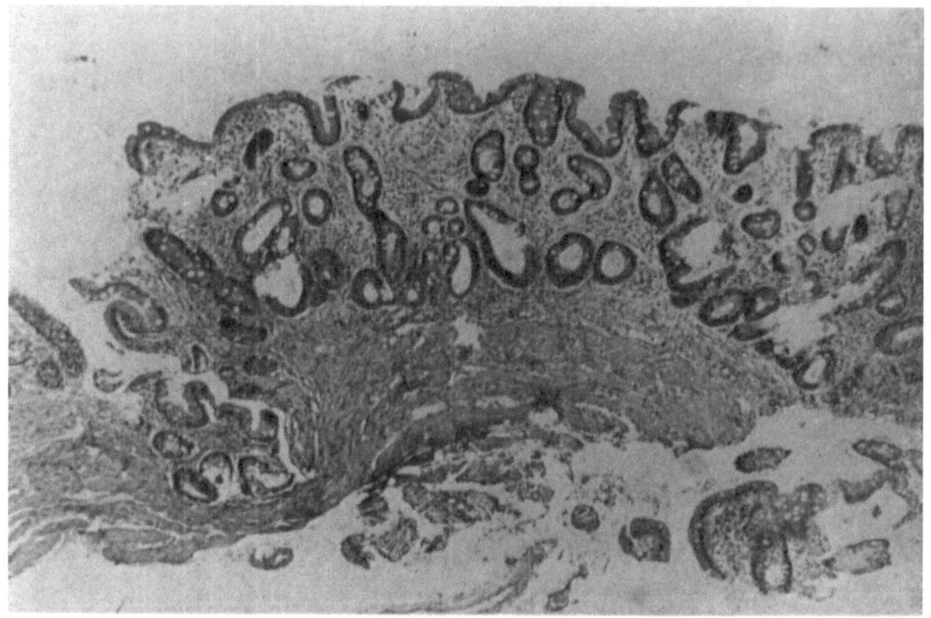

Abb. 4. Chronisch-atrophische Gastritis mit intestinaler Metaplasie

gebliebenen Magendrüsen. Die Hauptzellen in den Drüsenschläuchen werden in
immer stärkerem Ausmaße von mucoiden Zellen ersetzt, dadurch gewinnt die
Schleimhaut ein mehr antrumähnliches Aussehen, das durch die oft bis an die
Muscularis mucosae hinabreichenden Magengrübchen noch verstärkt wird. Die
gesamte Schleimhautstruktur wird umgewandelt. Haupt- und Belegzellen verschwinden immer mehr zugunsten der erwähnten mucoiden Zellen. Zwischen den
noch erhalten gebliebenen Drüsenresten und den geschlängelten, vertieften Foveolae gastricae finden sich lockere oder dichtere Rundzellinfiltrate. Infiltrative und
degenerative Veränderungen an den tieferen Schleimhautabschnitten beherrschen
das Bild.

Die Entwicklung einer Becherzellmetaplasie oder andere Zeichen einer Intestinalisation (Epithelalterationen, Bürstensaum, zottenähnliche Schleimhautstruktur
und verlängerte Magengrübchen, Paneth-Zellen im Grübchengrund) leitet über zu
dem bereits eingangs dargelegten Bild der *Umbaugastritis*.

Die letzte Stufe dieser Entwicklung der chronischen Gastritis ist möglicherweise die *gastric atrophy*.

Ihr morphologisches Bild ist gekennzeichnet durch die oben beschriebenen Strukturveränderungen der Magenschleimhaut mit dem totalen Ersatz der spezifischen Drüsenelemente durch mucoide Drüsenzellen bei einem völligen Zurücktreten aller infiltrativen Veränderungen. Neben den Zeichen einer fast immer vorhandenen Intestinalisation besteht häufig auch eine Zunahme von lymphatischem Gewebe im Stroma der Korpusschleimhaut. Das Charakteristikum dieses Stadiums ist die Aufhebung und Zerstörung der Fundusdrüsen bei fehlender Zellinfiltration des Stromas. Möglicherweise sind die entzündlichen Reaktionen der Schleimhaut abgeklungen, die degenerativen Veränderungen am Drüsenparenchym abgeschlossen, so daß als Endzustand eine Art von Schleimhautnarbe mit „ausgebranntem Parenchym" resultiert. Am stärksten ausgeprägt sind diese Veränderungen einer totalen glandulären Schleimhautatrophie bei der Perniciosa, die ätiologisch aber wohl einen angeborenen primären Schleimhautdefekt darstellt.

Bei Messungen der Dicke der Mucosa nach saugbioptisch entnommenen Gewebsproben, wobei aus methodischen Gründen die Gewebstiefe nicht über die Muscularis mucosae hinausging, wurden bei normaler Korpusschleimhaut durchschnittliche Werte von $0,93 \pm 0,01$ mm ermittelt (Krentz, 1966, 1971).

Altersabhängige morphologische Veränderungen der gesunden Mucosa ließen sich nicht feststellen, insbesondere gab es keinen Anhaltspunkt für eine „Altersatrophie" der Magendrüsen.

Bei den entzündlichen Schleimhautveränderungen fand sich dagegen bereits bei der Oberflächengastritis eine Verschmälerung auf $0,87 \pm 0,13$ mm. Bei Ausmessung der Dicke der einzelnen Schleimhautschichten traf die Verschmälerung vor allem das Stratum glandulare, das gegenüber den Normalfällen mit einem Wert von $0,59 \pm 0,02$ mm mit $0,45 \pm 0,11$ mm bereits erkennbar verschmälert war. Die stärksten Veränderungen fanden sich naturgemäß bei der atrophischen Gastritis und bei der gastric atrophy. Hier betrugen die Meßwerte des Stratum glandulare $0,18 \pm 0,12$ mm bzw. $0,06 \pm 0,03$ mm.

Diese Veränderungen lassen erkennen, daß auch bei der sog. Oberflächengastritis histologisch sonst nicht erkennbare Veränderungen am Drüsenparenchym ablaufen, die offenbar nur durch die Ausmessung der einzelnen Schleimhautschichten erfaßt werden können. Ähnliche Meßergebnisse, wie die eben mitgeteilten Befunde, wurden auch von Palmer (1952) sowie von Heinkel et al. (1960) mitgeteilt.

So anschaulich und eindrucksvoll diese histologischen Einteilungsformen auch erscheinen mögen, so sind sie doch nicht ohne jede Problematik. Wenn auch das Wesen der atrophischen Gastritis in einem Verlust der Funktionsstruktur der Magenschleimhaut mit Ersatz der spezifischen Drüsenzellen durch mucoide, pylorusähnliche Zellen gesehen werden muß, so muß andererseits jedoch das gleichzeitige Vorhandensein von Hauptdrüsen und mucoiden Drüsen nicht in jedem Fall Ausdruck eines atrophisch-gastritischen Prozesses sein. Auch unter physiologischen Umständen ist dies im Bereiche der Antrum-Korpusgrenze der Fall. Da diese Grenze an der kleinen und großen Kurvatur sehr unterschiedlich hoch und auch beim gleichen Individuum an den einzelnen Abschnitten sehr variabel verlaufen kann, ist die Ausdehnng dieser „Intermediärzone" morphologisch nur sehr schwer zu fassen. Differentialdiagnostisch bestehen in jedem Falle große Schwierigkeiten bei der Befundung von Schleimhautpräparaten ohne nähere Angabe der Lokalisation, da es sich sowohl um Schnitte aus dieser Grenzzone, andererseits aber auch um die Entwicklung einer atrophischen Gastritis handeln kann.

Aus diesem Grunde ist eine gezielte Gewebsentnahme während der Gastroskopie, gegebenenfalls noch nach chromoskopischer Abgrenzung der Korpus-Antrumschleimhaut mit Kongorot oder einem anderen Indicator anzustreben, um

eine Fehlinterpretation histologischer Befunde der Gastritis zu vermeiden (Demling et al., 1968). Denn ohne Kenntnis der topographischen Gegebenheiten bei der
gezielten Biopsie ist eine Oberflächengastritis der Intermediärzone praktisch nicht
von einer Oberflächengastritis mit beginnender Atrophie des Drüsenkörpers im
Korpusbereich zu unterscheiden (Elster, 1970, 1971).

Die technische Weiterentwicklung der modernen Fiberendoskopie ermöglicht
seit 1968 gezielte Gewebsentnahmen aus den verschiedenen Bereichen des Magens.
So sind im Zuge dieser Entwicklung getrennte Gewebsentnahmen aus dem Fundus, dem Kardiabereich und aus der Antrumschleimhaut möglich. Die Auswertung der aus verschiedenen Bereichen entnommenen Biopsien führte zu sehr

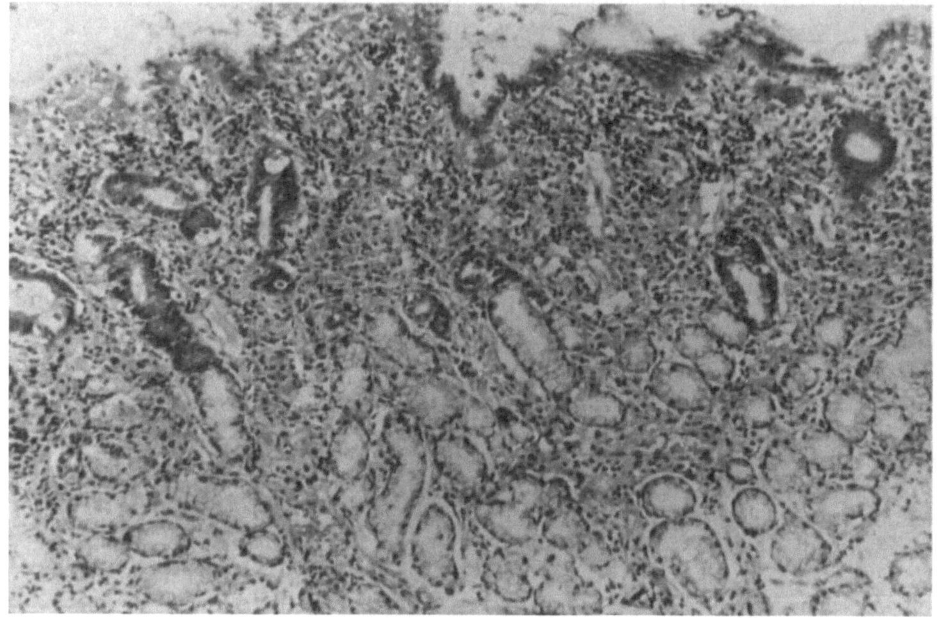

Abb. 5. Oberflächengastritis im Antrumbereich

überraschenden Erkenntnissen. Wie bereits nach früheren Untersuchungen bei
Verwendung der blinden Saugbiopsie bei getrennter Gewebsentnahme aus verschiedenen Magenbereichen zu vermuten war (Heinkel, 1959; Moll u. Petzel,
1964; Seifert u. Knoll, 1968), können die Zeichen eines entzündlichen Geschehens in den verschiedenen Bereichen des Magens durchaus unterschiedlich
sein. Auch hier ist naturgemäß die Abgrenzung von oberflächenentzündlichen
Veränderungen im unteren Korpusabschnitt des Megans gegenüber den auch
normalerweise einen höheren Zellgehalt aufweisenden Veränderungen der Antrumschleimhaut recht schwierig. Bei gezielter endoskopischer Gewebsentnahme zeigte
es sich, daß die Gastritis sehr häufig von verschiedenen Stellen des Magens
ihren Ausgang nimmt und keineswegs immer einen diffusen Schleimhautprozeß
darstellt. Am häufigsten beginnt sie als isolierte Antrumgastritis und breitet sich
von hier in Richtung auf die Kardia aus. Möglicherweise ist die pylorokardiale Ausbreitung der Gastritis die häufigste Expansionsform der chronischen Gastritis
(Miederer et al., 1969). Nach Ottenjann et al. (1969) wird die Korpus- und
Kardiaschleimhaut seltener und später von dem Entzündungsprozeß betroffen. Ist

allerdings im Kardiabereich eine Entzündung nachweisbar, so liegt in den meisten Fällen eine diffuse Ausbreitung der Gastritis über alle Magenabschnitte vor.

Bei der histologischen Beurteilung der Gewebsproben sind jedoch die jeweiligen topographischen Besonderheiten der Schleimhautstruktur zu berücksichtigen. Eine den Verhältnissen der Korpusschleimhaut entsprechende Feinabstufung der Gastritisveränderungen ist im Antrumbereich nicht möglich. Dies liegt einerseits daran, daß hier im Stroma schon physiologischerweise ein höherer Grad von Rundzellen und Plasmazellen vorliegt und andererseits spezifische, differenzierbare Drüsenzellen wie in der Korpusschleimhaut des Magens fehlen. Daher sollte bei der Klassifizierung der Antrumgastritis zwischen einer *geringgradigen und einer mäßig starken Oberflächengastritis* sowie der *atrophischen Gastritis* unterschieden werden.

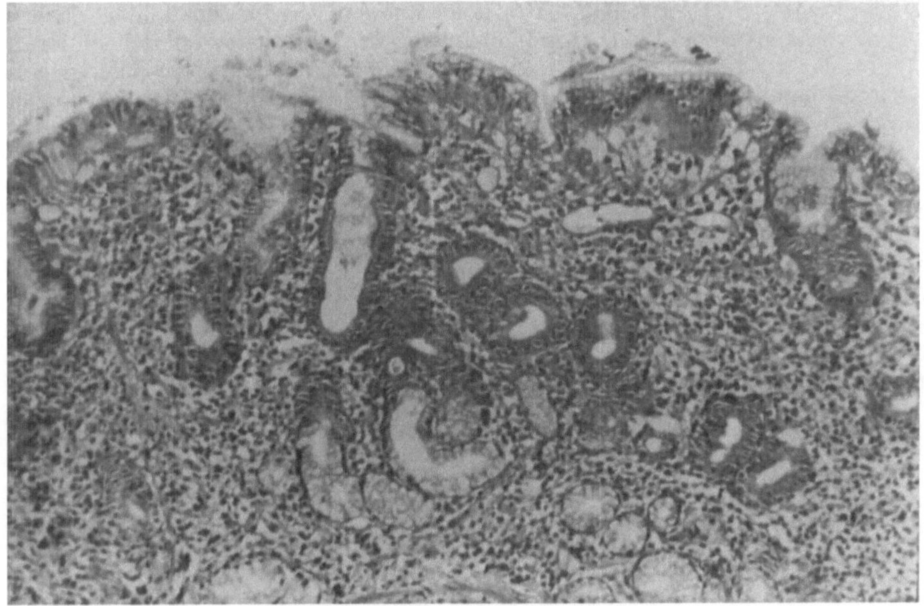

Abb. 6. Atrophische Antrumgastritis

Bei der Beurteilung von Antrumschleimhaut ist ferner zu berücksichtigen, daß eine hier angetroffene intestinale Metaplasie keineswegs Ausdruck eines atrophisch gastritischen Geschehens sein muß, da diese Veränderungen in der Intermediärzone des Antrums durchaus physiologisch sein können. Ähnliches gilt auch für die kardianahen Abschnitte der Fundusschleimhaut (ELSTER, 1971). Eine *leichte Oberflächengastritis der Antrumschleimhaut* ist charakterisiert durch ein unregelmäßiges Grübchen- und Leistenspitzenrelief, wobei allerdings berücksichtigt werden muß, daß die Grübchen im Pylorusabschnitt weiter in die Tiefe reichen und auch die dazwischenliegenden Leistenspitzen mehr papillenartig strukturiert sind. Die Tunica propria ist daher breiter und zellreicher, wobei Plasmazellen und Lymphocyten vorherrschen. Aus dem stärkeren Vorhandensein von Lymphocyten darf wegen des in der Antrumschleimhaut ohnehin normalerweise vorkommenden Reichtums an Lymphfollikeln nicht fälschlicherweise auf eine „lymphocytäre Infiltration" geschlossen werden.

Bei der *mäßig starken Oberflächengastritis der Antrumschleimhaut* ist die Tunica propria wesentlich breiter und zellreicher. Sie weist eine unregelmäßige Anordnung der mucoiden Drüsen auf, die häufig in kleinen Gruppen angeordnet sind, so daß es oft schwerfällt, die Drüsenhälse mit der Mündung in den Grübchengrund nachzuweisen.

Hinsichtlich des lymphatischen Gewebes gilt das gleiche, was bereits bei der leichten Oberflächengastritis der Antrumschleimhaut hervorgehoben wurde.

Bei der *atrophischen Gastritis der Antrumschleimhaut* sind zunächst alle Kriterien der Oberflächengastritis vorhanden. Zusätzlich besteht eine Rarefizierung des Drüsenkörpers, wobei allerdings auch hier eine eventuelle Verdrängung der Drüsenschläuche durch vermehrt ortsständige Lymphfollikel ausgeschlossen werden muß. Die gesamte Schleimhaut ist deutlich verschmälert und abgeflacht. Die Wertung einer vorhandenen intestinalen Metaplasie als Teilsubstrat der atrophischen Gastritis hat unter topographischen Gesichtspunkten zu erfolgen. Beim Fehlen jeglicher Entzündungszeichen kann sie in der pylorusnahen Antrumschleimhaut nahezu obligat vorhanden sein. Beim Antreffen anderer Kriterien der atrophischen Gastritis, hinsichtlich des Entzündungsbildes und der Verschmälerung der Schleimhaut scheint es berechtigt, von einer atrophischen Gastritis der Antrumschleimhaut mit intestinaler Metaplasie zu sprechen.

Im *Kardiabereich* kann der Zellgehalt der Tunica propria ebenfalls etwas höher als in der Korpusschleimhaut des Magens sein, ohne daß dies als Ausdruck einer entzündlichen Reaktion gewertet werden darf.

Auch ist in diesem Abschnitt das Grübchen- und Leistenspitzenrelief etwas unregelmäßiger. Eine weitere Täuschungsmöglichkeit ergibt sich bei den mucoiden Kardiadrüsen, die durch isolierte Ausläufer der Muscularis mucosae in kleine Inseln abgeteilt werden können, wodurch fälschlicherweise der Eindruck einer Rarefizierung des Drüsenparenchyms entsteht. Es ist ein Verdienst von ELSTER (1970), diese besonderen Kriterien bei der Differenzierung der feingeweblichen Veränderungen in Abhängigkeit von ihrer topographischen Lokalisation klar herausgestellt zu haben.

Somit ergibt sich aus diesem Tatbestand, daß auch der histologische Befund bei der Differenzierung der verschiedenen Gastritisformen nur in Verbindung mit der Kenntnis des genauen Entnahmeortes am Magen seine besondere Bedeutung erhält.

1. Ätiologie

Die Ursachen, die eine chronische Gastritis auslösen und aufrechterhalten können, sind unbekannt.

Sämtliche Thesen ihrer Entstehung sind unbewiesen, denn es ist bisher nicht gelungen, eine echte, chronische Gastritis tierexperimentell auszulösen. Röntgenbestrahlungen der Magenschleimhaut führen zwar zu einer Drüsenatrophie mit sekundären Zeichen einer Entzündung im Stroma, doch sind diese Veränderungen im Gegensatz zu der echten, chronischen Gastritis reversibel und lassen sich nach durchschnittlich etwa einem Jahr nicht mehr histologisch nachweisen (PALMER, 1953).

Ähnliches trifft auch für Tierexperimente zu, bei denen nach mehrfacher, intravenöser Injektion von menschlichem Magensaft eine atrophische Gastritis mit Achlorhydrie und Verlust von Belegzellen auftritt, die sich nach etwa 6 Monaten zumindest teilweise wieder zurückbilden (SMITH et al., 1960). Diese Beobachtungen berühren die Frage, inwieweit immunbiologische Mechanismen am Zustandekommen solcher gastrischer Veränderungen durch Bildung von Autoantikörpern beteiligt sind.

So sind in den letzten Jahren immer wieder Autoaggression und Autoimmunität als pathogenetische Faktoren erörtert worden. FIXA et al. (1969) haben bei

278 Kranken mit verschiedenen, bioptisch festgestellten Magenschleimhautveränderungen den Nachweis von Belegzellantikörpern zu führen versucht. Dabei gelang bei atrophischer Gastritis der Nachweis in 57,4%, bei schwerer Oberflächengastritis in 41,4%, bei leichterer Oberflächengastritis in 22,1% und bei histologisch normaler Korpusschleimhaut in 11,2%. Während die Sekretionskapazität der Magenschleimhaut sich mit zunehmender Ausbreitung der Gastritis signifikant verminderte, ergab sich keine Korrelation zum Vorhandensein von Belegzellantikörpern. Auch konnten die Autoren keine unmittelbare Beziehung zum sonstigen Sekretionsverhalten der Magenschleimhaut feststellen; bei Patienten ohne Belegzellantikörper fand sich mitunter eine Achlorhydrie, während in anderen Fällen bei ungestörtem Sekretionsverhalten ein positiver Antikörpernachweis erbracht werden konnte. Als Erklärung eines solchen Befundes wird die Möglichkeit diskutiert, daß die „immunbiologische Abnormität" dem morphologisch gastritischen Befund vorausgeht und es sich mithin um ein Frühsymptom handeln könnte.

Ausgehend von den follow up-Untersuchungen von SIURALA et al. (1966) sowie nach der Computerhochrechnung scheint festzustehen, daß sich die atrophische Gastritis aus einer Oberflächengastritis im Laufe der Jahre entwickelt und schließlich in der irreversiblen Schleimhautatrophie des Magens ihr Ende findet.

Da diese Entwicklung über viele Jahre geht, muß man annehmen, daß die Ausbreitung und der weitere Ablauf dieses morphologischen Geschehens sehr langsam erfolgen muß. Unterstützt wird diese Annahme durch den histologischen Befund, daß eine Oberflächengastritis bei jüngeren Personen recht häufig angetroffen wird, während bei älteren Personen die atrophisch gastritischen Veränderungen überwiegen. Histologische Untersuchungen bei älteren Personen haben den Zusammenhang zwischen Alter und chronischer Gastritis klar erkennen lassen. Bei diesen Untersuchungen muß allerdings betont werden, daß es sich hier fast ausschließlich um ältere Personen mit Magenbeschwerden gehandelt hat. Daß andererseits auch bei älteren Personen ohne Magenbeschwerden eine histologisch normale Schleimhaut angetroffen werden kann, hat PALMER (1952) in einer groß angelegten Studie anschaulich zeigen können. HENNING et al. (1957) konnten in großen Serienuntersuchungen histologisch feststellen, daß der Prozentsatz der Häufigkeit einer Oberflächengastritis in allen Altersklassen etwa gleich hoch war, während die atrophische Gastritis bei Personen über 60 Jahren, unabhängig vom Vorliegen einer bestehenden Magenanamnese, ungleich häufiger nachzuweisen war. Auch bei Personen mit völlig fehlenden Magenbeschwerden fand sich in mehr als 50% eine chronische, asymptomatisch verlaufende Gastritis.

Die Entwicklung einer chronischen Gastritis aus einer akuten Form wurde zuerst von FABER (1935) angenommen. So einleuchtend diese Vorstellung auch war, histologische Kontrolluntersuchungen nach Ablauf weniger Wochen haben den Übergang in eine chronische Entzündungsform nicht bestätigen können. Es fand sich stattdessen wieder eine histologisch normale Korpusschleimhaut.

Andererseits hat MAGNUS (1952) die Entstehung der chronischen Gastritis aus einer akuten Entzündung des Magens dann angenommen, wenn wiederholte Schübe eines akut entzündlichen Geschehens über die Schleimhaut liefen. Es ist vorstellbar, daß bei einem solchen Geschehen Autoimmunmechanismen als Folge dieser wiederholten Schleimhautschädigungen auftreten und eine Aufrechterhaltung dieses veränderten morphologischen Status zur Folge haben könnten. Der Nachweis von polymorphkernigen Leukocyten mit Leukopedese durch das geschädigte Oberflächenepithel könnte in diesem Sinne als Auftreten frischerer Entzündungsschübe gedeutet werden.

Hinsichtlich der möglichen Ursachen für die Auslösung einer akuten Gastritis sei auf den entsprechenden Abschnitt hingewiesen.

Ähnliches gilt auch für die eine chronische Gastritis auslösenden Faktoren.

Während es seit den histologischen Beobachtungen von Palmer (1954) feststeht, daß eine Aufnahme von konzentriertem Alkohol akute, aber reversible Schädigungen der Magenschleimhaut hervorrufen kann, ist der Nachweis des Entstehens einer chronischen Gastritis durch Alkoholgenuß nicht zu führen. Trotzdem finden sich bei chronischen Alkoholikern recht häufig atrophisch gastritische Veränderungen. Diese sind aber meist auf andere, mitunter sogar in unmittelbarer Beziehung zu der ständigen Alkoholaufnahme stehenden Folgekrankheiten, wie z. B. die Lebercirrhose, zurückzuführen. Auch können in diesem Zusammenhang häufig noch andere Faktoren, wie chronische Unterernährung oder regionale Besonderheiten eine Rolle spielen.

Beziehungen zwischen dem *Rauchen* und der chronischen Gastritis sind nicht nachgewiesen, obwohl es als sicher gilt, daß durch die nicotinbedingte Säurestimulierung ein bestehendes Schleimhautulcus schlechter zur Abheilung kommt.

Hinsichtlich der *Gewürze* und *scharfen Reizmittel* scheinen Paprika und Pfeffer einen sekretionsstimulierenden und möglicherweise schleimhautreizenden Einfluß zu haben. Trotz gelegentlich gastroskopisch nach Verwendung dieser Gewürze aufgetretener Schleimhautrötungen ist bisher niemals der Versuch gemacht worden, diese optischen Eindrücke durch eine entsprechende Gewebsentnahme morphologisch zu objektivieren.

Viele Medikamente, vor allem Antirheumatika, z. B. Aspirin, Salicylatverbindungen, Indomethacin (Amuno) und Phenylbutazon haben eine ausgesprochen schleimhautschädigende Wirkung. Sie können zu lokalen Nekrosen, Ulcerationen und u. U. zu massiven Schleimhautblutungen führen.

Ältere gastroskopische Beobachtungen über das Auftreten von gastritischen Veränderungen nach Einnahme von Antirheumatika (Douthwaite u. Lintott, 1938) sind wegen der unsicheren endoskopischen Beurteilungsmöglichkeit dieser Schleimhautveränderungen nicht zu verwerten.

Histologische Untersuchungen zu dieser Frage sind nicht bekannt. Ob eine akute iatrogene Schleimhautschädigung zu einer echten, chronischen Gastritis führen kann, ist daher ungeklärt.

Ebenso ist auch die Frage einer *thermischen Schädigung* der Magenschleimhaut und ihre Beziehung zur chronischen Gastritis noch durchaus offen. So hat Hirai (1968) tierexperimentell durch Fütterung von auf 46,3 °C erhitzten Speisen bei Hunden nach einiger Zeit eine Gastritis auslösen können und in England haben Edwards u. Edwards (1956) zwischen dem Trinken von heißem Tee und der Entstehung einer chronischen Gastritis Beziehungen gefunden.

Sichergestellt ist ferner eine Beziehung zwischen Gastritis und *Fremdkörpern im Magen.* Hier kommt es sehr auf die Art und auf die äußere Beschaffenheit des verschluckten Fremdkörpers an. Fremdkörper mit abgerundeter Oberfläche, aus Holz, Metall oder Haaren (Tricho- oder Phytobezoare) können bei längerem Verweilen im Magen wohl gelegentlich subjektive Mißempfindungen und Beschwerden auslösen, kommen aber als Ausgangspunkt für eine chronische Gastritis nur selten in Betracht. Haben die Fremdkörper jedoch eine rauhe, unebene oder gar spitze Oberfläche, so ist durch die ständige mechanische Alteration eine Schleimhautreizung möglich mit allen Zeichen einer akuten oder bisweilen auch chronischen Gastritis. Bei tieferen Verletzungen der Schleimhaut durch Spitzen des Fremdkörpers oder durch Schnittwunden bei schartiger Oberfläche bzw. Glas ist das Auftreten einer phlegmonösen Gastritisform beschrieben worden.

Die von Magnus 1952 geäußerte Ansicht, daß sich bei bestehender Pylorusstenose durch die Stase und Retention von angedauten Speisen im Magen eine Gastritis entwickeln soll, trifft gerade bei Ulcus duodeni-Kranken nicht zu. Histologische Untersuchungen der Magenschleimhaut des Ulcus duodeni haben in etwa 60 bis 70% der untersuchten Fälle (HENNING et al., 1949; KRENTZ, 1964) eine normale Korpusschleimhaut ergeben. Darüber hinausgehende eigene Untersuchungen bei Ulcus duodeni-Kranken mit Pylorusstenose haben keine grundlegend anderen morphologischen Schleimhautveränderungen erkennen lassen, so daß der Stase bei obstruktivem Pylorusverschluß wohl keine kausale Bedeutung für die Gastritisentstehung zukommen kann.

2. Gastritis und Endokrinium

TUDHOPE u. WILSON fanden bereits 1960 bei Personen mit einer Hypothyreose (Myxödem) ein überdurchschnittlich hohes Vorkommen von Gastritis. Auch bei der Hashimotoschen Erkrankung wird ein hoher Prozentsatz von atrophischer Gastritis angetroffen. Möglicherweise besteht hier ein Zusammenhang mit der bereits vorher diskutierten Autoantikörperbildung als Gastritis auslösender Mechanismus. WOOD et al. (1960) beschrieben ein häufiges Vorkommen der chronischen Gastritis bei der Sjögrenschen Erkrankung.

Atrophische Gastritiden werden regelmäßig auch beim Morbus Addison angetroffen, bei dem die histaminrefraktäre Anacidität ein konstantes Begleitsymptom darstellt.

Die Bestimmung des Serumgastrinspiegels bei Kranken mit atrophischer Gastritis hat ein unterschiedliches Verhalten ergeben. In einigen Fällen lagen erhöhte Gastrinwerte im Serum vor, während bei anderen Kranken mit atrophischer Gastritis der Serumgastrinspiegel normal war (KORMAN et al., 1971). Die häufig anzutreffende Hypergastrinämie bei Kranken mit perniziöser Anämie wurde von McGUIGAN u. TRUDEAU (1970) auf dem Boden der Achlorhydrie erklärt, wobei durch die fehlende Salzsäurebildung der Gastrinfreisetzungsmechanismus in der Antrumschleimhaut außer Funktion gesetzt wird. Auf diese Weise resultieren hohe Serumgastrinwerte. Daß dieser Mechanismus nicht für alle Fälle der Achlorhydrie gelten kann, ist durch die Befunde widerlegt, in denen trotz des Vorliegens atrophischer Schleimhautveränderungen kein erhöhter Gastrinspiegel nachweisbar war (GANGULI et al., 1971). Dieser Befund wurde besonders beim Fehlen von Autoantikörpern gegenüber Magenschleimhaut erhoben. Nachdem durch McGUIGAN (1968) sichergestellt werden konnte, daß die gastrinsezernierenden Zellen sich in der Antrumschleimhaut des normalen Magens befinden, lag es nahe, zu untersuchen, wie die Antrumschleimhaut bei den Kranken mit normalen Serumgastrinwerten morphologisch beschaffen war. Histologische Untersuchungen zeigten, daß bei histologisch normaler Antrumschleimhaut erhöhte Serumgastrinkonzentrationen anzutreffen waren, während beim Vorhandensein einer Antrumgastritis die entsprechenden Gastrinkonzentrationen niedriger lagen, so daß man aus dem Befund der Serumgastrinkonzentration Rückschlüsse auf die morphologische Struktur der Antrumgastritis ziehen kann (STRICKLAND et al., 1971).

Mit der Frage einer Gastritis auf dem Boden einer kardialen Stauung (sog. „Stauungsgastritis") hat sich OTTENJANN (1969) auseinandergesetzt und dabei zum Ausdruck gebracht, daß es eine „Stauungsgastritis" nicht gibt. Das gleiche trifft offenbar auch für die portale Hypertension zu (VILARDELL, 1968), obwohl hier häufig Erosionen auf dem Boden lokaler Ischämien im Drüsenhalsgebiet als Folge der durch die Stase in den Blutgefäßen bedingten lokalen Zirkulationsstörungen nachweisbar sind. Inwieweit auf dem Boden dieser langandauernden Zirkulationsstörungen eine Atrophie der Drüsenschicht auftreten kann, unter Umständen sogar anfangs mit konsekutiven lokalen Entzündungszeichen, ist fraglich. Möglicherweise kann ein solcher chronischer Prozeß den Befund der häufigen atrophischen Gastritis im Alter erklären, wobei nicht primäre Entzündungen, sondern eine Atrophie des Drüsenparenchyms die Ursache für diesen häufigen Altersbefund sein könnten. Der Begriff der sog. physiologischen „Altersgastritis" ist jedenfalls abzulehnen (Henning, 1949; Krentz, 1964), da histomorphologische Untersuchungen der Magenschleimhaut unter Berücksichtigung des Lebensalters gezeigt haben, daß auch bei vielen sehr alten Personen eine normale Schleimhaut vorliegen kann.

Allergische Schleimhautreaktionen am Magen lassen sich endoskopisch leicht erfassen, wenn man frühzeitig gastroskopiert. Rückbildungstendenzen der ödematösen Veränderungen zeigen sich bereits nach wenigen Stunden. Sie sind spätestens

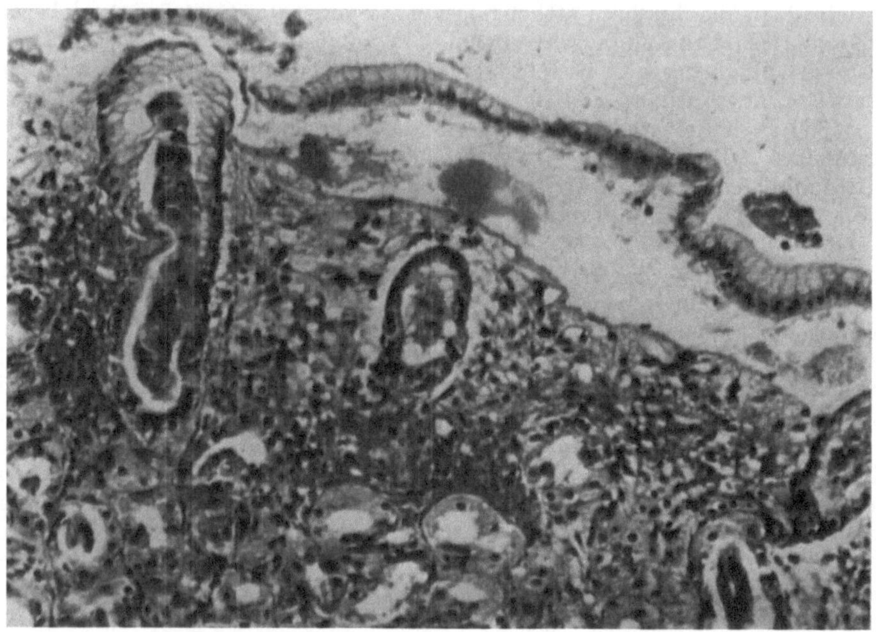

Abb. 7. Schleimhautödem bei allergischer Diathese nach intravenöser Jodapplikation

nach 3 bis 4 Tagen vollständig abgeklungen. Lokale Ödembildung, polypoide Schwellungen und Erosionen sind die häufigsten Befunde der gastralen allergischen Manifestationen. Histologisch stellt das Schleimhautödem den wichtigsten Befund dar. Manchmal kommt es durch Abhebung der Epithelschicht zu einer echten Erosionsbildung, fast immer aber werden die Zeichen einer entzündlichen Zellinfiltration vermißt (Abb. 7). Das häufige Vorkommen gastraler Schleimhautveränderungen bei anderen Organerkrankungen ist Gegenstand eines späteren Abschnittes.

Möglicherweise spielt auch eine langdauernde *Mangel- bzw. Unterernährung* für das Zustandekommen einer chronischen Gastritis eine wichtige Rolle. Interessant sind jedenfalls in diesem Zusammenhang die Beobachtungen von Merten (1950), der 1949 bei dystrophischen Spätheimkehrern aus der Kriegsgefangenschaft eine außerordentliche Häufung von Anacidität beobachten konnte. Wegen der damals noch nicht möglich gewesenen saugbioptischen Gewebsentnahmen von Magenschleimhaut, konnte die Frage, ob es sich bei diesen Personen um eine atrophische Gastritis bzw. um eine morphologisch nachweisbare Atrophie des Drüsenparenchyms handelte, oder ob eine funktionelle, passagere Störung der Magendrüsen im Sinne einer Inaktivitätsatrophie vorlag, nicht beantwortet werden.

Eine gewisse Sonderstellung nimmt die *Gastritis im Magenstumpf* nach subtotaler Magenresektion ein.

Gastroskopische Beobachtungen kurze Zeit nach durchgeführter $^2/_3$-Resektion lassen im Bereiche der Anastomose erhebliche lokalentzündliche Reaktionen erkennen. Diese sind mehr oder weniger als ein „chirurgisches Trauma" aufzufassen und bilden sich meist nach 2 bis 3 Monaten zurück. Lokale Reaktionen der Schleimhaut gegenüber dem verwendeten Nahtmaterial können zu einer akuten Entzündung mit hohem Anteil von leukocytären Zellelementen und zur Ausbildung pseudopolypöser Schleimhautwulstungen führen.

BOLLER hatte 1954 für diese postoperativen Früh- und Spätmanifestationen an der Anastomose den Begriff der „polypoiden Anastomositis" geprägt. 1960 haben DEMLING u. OTTENJANN mit gezielten Probeexcisionen aus der Schleimhaut des Anastomosenbereiches das Vorliegen von polypoiden, glandulären Hyperplasien ausschließen können. Sie fanden hier histologisch keine grundsätzlich anderen entzündlichen Veränderungen als in der übrigen Schleimhaut des Magenstumpfes. Auch im unmittelbar anschließenden Dünndarm finden sich zonale Entzündungsbereiche, die mit der unphysiologischen operativen Kommunikationsweise zusammenhängen dürften.

Histologische Verlaufsuntersuchungen nach $^2/_3$-Resektion des Magens zeigen, daß innerhalb weniger Jahre eine Umwandlung der Schleimhautstruktur in Richtung atrophische Gastritis eintritt, die in der Mehrzahl der Fälle nach 5 Jahren post operationem vorhanden ist. Dabei ist der Grad und die Häufigkeit dieser Veränderungen höher, wenn die Resektion wegen eines Ulcus ventriculi durchgeführt worden ist, als bei einem früheren Ulcus duodeni. Diese Befunde erklären sich dadurch, daß die Gastritishäufigkeit beim Ulcus ventriculi ungleich viel größer ist, als beim Ulcus duodeni (HENNING et al., 1959; KRAUSE, 1963; KRENTZ, 1964; HEINKEL et al., 1965). Daher sind histologische Verlaufsbeobachtungen und Aussagen über das Auftreten und über die Ausbreitung einer postoperativen Gastritis nur dann verwertbar, wenn vor der Operation histologische Untersuchungen über den Status der Korpusschleimhaut des Magens vorliegen (PALMER, 1953; COGHILL u. WILLIAMS, 1958; KRENTZ, 1964).

Welche Ursachen diese gastritischen Veränderungen auslösen, ist nicht mit letzter Sicherheit auszumachen. HAFTER (1965) hält den Rückfluß von Galle- und Pankreassekret für einen sehr wesentlichen, gastritisauslösenden Faktor. Von uns wurde 1964 darüber hinaus die Inaktivitätsatrophie als Folge der operativen Antrumausschaltung mit dem Fortfall einer endogenen Gastrinstimulierung für die Entwicklung der Atrophie des Drüsenparenchyms in der Korpusschleimhaut des Magens zur Diskussion gestellt. Daß die Bedeutung des rückfließenden Galle- oder Pankreassekretes für die Gastritisentstehung nicht allzu groß sein kann und daß offenbar der Inaktivitätsatrophie durch den Fortfall der Gastrinstimulierung eine größere Rolle zugemessen werden muß, ist vielleicht aus der Tatsache zu ersehen, daß nach selektiver gastraler Vagotomie und Pyloromyoplastik bei durchaus bestehender Refluxmöglichkeit von Duodenalsekret im allgemeinen keine gastritischen Schleimhautveränderungen auftreten, wie wir an einem größeren von SCHREIBER, Hamburg, operierten Krankengut im Zuge der Verlaufsbeobachtungen feststellen konnten (KRENTZ, 1970).

Über die *entzündlichen Veränderungen der Magenschleimhaut nach Röntgenbestrahlung* ist bereits berichtet worden (s. Seite 533).

Die *experimentelle Ausbildung einer Gastritis* im Tierversuch ist auf verschiedenen, mehr oder weniger unphysiologischen Wegen erreicht worden. SMITH et al.

berichteten 1958 über die regelmäßige Erzeugung einer Drüsenatrophie bei Hunden nach mehrfachen intravenösen Injektionen von lyophilisiertem, dialysierten menschlichen Magensaft. Dabei fehlten jedoch sämtliche Zeichen einer „begleitenden" Entzündung; das Stroma blieb unverändert zellarm und wies keine Zeichen einer sonstigen Schleimhautreaktion auf. Die Veränderungen am glandulären Parenchym waren nach dem Absetzen der Injektionen nach 6 bis 9 Monaten wieder rückläufig und vollständig reversibel. Dieser Befund steht im Gegensatz zum sonstigen Verhalten einer atrophischen Gastritis, die von ganz wenigen Ausnahmen abgesehen (FIXA u. KOMARKOWA, 1967), dadurch gekennzeichnet ist, daß ihre Veränderungen irreversibel sind.

3. Symptome und klinisches Bild der chronischen Gastritis

Auch bei der chronischen Gastritis gibt es keine charakteristischen Beschwerden. Schwerste Formen von atrophischer Gastritis verlaufen häufig völlig asymptomatisch, während in anderen Fällen Magenbeschwerden auch bei leichteren Formen der chronischen Gastritis bestehen können, ohne daß mit Sicherheit gesagt werden kann, daß diese Beschwerden tatsächlich kausal durch die Gastritis verursacht werden. Es muß herausgestellt werden, daß das subjektive Beschwerdebild in keiner Weise mit dem morphologischen Organbefund korreliert (HENNING, 1959; PALMER, 1954; SHINER u. DONIACH, 1957).

Trotzdem bestehen bei der Gastritis bisweilen gewisse Beschwerden, die bei diesen Kranken gehäuft gesehen werden.

Im Gegensatz zur akuten Gastritis ist meist das auslösende Agens schwer zu erfassen. Gelegentlich kann ein Alkoholexzeß oder der Genuß unverträglicher Speisen den Beschwerdebeginn einleiten. Meist fehlt jegliche akute Symptomatik. Die Kranken klagen über einen mehr oder weniger starken Magendruck, oft verbunden mit Blähungen, Druck- und Völlegefühl, bisweilen auch mit Aufstoßen und Übelkeit. Das Auftreten von Erbrechen ist kein Zeichen der unkomplizierten chronischen Gastritis. Oft verbergen sich hinter diesen Symptomen nervöse Fehlsteuerungen, wie Hypersekretion oder Hypermotilität, z. B. bei einem sog. vegetativen Reizmagen. Häufiger findet sich eine chronische Cholecystitis oder Cholelithiasis, seltener eine Pankreatitis.

Bei gelegentlich stärkeren, mehr krampfartigen Schmerzen kann die Beschwerdesymptomatik ähnlich wie bei einem Ulcus ventriculi sein, wobei offenbar die Schmerzen durch neuromuskuläre Fehlsteuerungen ausgelöst werden. Nach größerer Nahrungsaufnahme kommt es häufig zu einer Verstärkung der Schmerzen bei zunehmender Übelkeit. Diese Erscheinungen lassen sich gut mit dem von HENNING (1949) angegebenen Dehnungsschmerz bei Gastritis in Verbindung bringen, bei dem jede Dehnung der Magenwand zum frühzeitigen Auftreten von Übelkeit, Brechreiz und Schmerzen führt. Die Nachtruhe der Kranken verläuft meist ungestört. Manchmal kann der Genuß von Milch oder die Einnahme von Antacida ähnlich wie beim Ulcus duodeni Erleichterung bringen.

Bei längerem Bestehen von Schmerzen kann es durch die Fehlernährung zu einem stärkeren Gewichtsverlust sowie zum Auftreten einer Anämie kommen. Auch das Vorkommen von brüchigen Fingernägeln sowie von Mundwinkelrhagaden als Folge einer Avitaminose ist beschrieben worden.

Das Auftreten von sog. *gastrogenen Diarrhoen* bei Kranken mit atrophischer Gastritis ist niemals allein auf den Ausfall der peptischen Magenfunktion zu beziehen. Systematische Reihenuntersuchungen bei Perniciosakranken mit einer totalen Atrophie der Magenschleimhaut haben keine Zunahme von Diarrhoen gegenüber anderen, altersgleichen Vergleichspersonen ergeben. Daher sollte man die irreführende Bezeichnung „gastrogene Diarrhoen" fallenlassen. Erst durch einen kombinierten Ausfall der peptischen und tryptischen Eiweißaufspaltung im Magen-Darmtrakt, meist bei gleichzeitiger Pankreasinsuffizienz oder Enteritis, kann es zu den erwähnten Durchfällen mit alkalischer Reaktion als Ausdruck einer Fäulnisdyspepsie kommen.

Bei der *Palpation* des Abdomens fällt ein mehr oder weniger umschriebener epigastraler Druckschmerz auf. Meteorismus, leichteren Grades kann vorhanden sein, ist aber eher, besonders bei älteren Personen, auf eine gleichzeitig vorliegende kardiale Insuffizienz zurückzuführen.

Eine Anämie kann bisweilen im Blutbild angetroffen werden, eine leukocytäre Reaktion wird von der phlegmonösen Gastritis abgesehen, im allgemeinen vermißt. Auch die Blutsenkungsgeschwindigkeit bleibt unbeeinflußt.

Sekretionsanalytisch findet sich mit fortschreitender Ausbreitung und zunehmender Atrophie des Drüsenparenchyms eine Verminderung des Gesamtsekretionsvolumens sowie eine Hypochlorhydrie bis zur bleibenden Anacidität auch bei Maximalstimulierung (Betazol, Pentagastrin, Gastrin). Bei leichteren Graden einer chronischen Gastritis, z. B. einer Oberflächengastritis, kann das Sekretionsverhalten ungestört sein.

Aus den Ergebnissen der Sekretionsanalyse allein lassen sich daher Rückschlüsse auf das Vorliegen einer Gastritis nur bei diffuser Atrophie des Drüsenparenchyms ziehen. Bei der Oberflächengastritis versagen ihre Ergebnisse in den meisten Fällen.

Morphologisch läßt sich die Diagnose einer Gastritis nur nach einer Probeexcision von Magenschleimhaut stellen. Die blinde Saugbiopsie ist für die Feststellung einer Gastritis zwar geeignet, kann aber nichts über ihre Ausbreitung sowie über ihre Verlaufsrichtung aussagen. Nach neueren, durch gezielte endoskopische Probeexcisionen gewonnenen Befunde wissen wir, daß die pylorokardiale Ausbreitungsform der Gastritis am häufigsten vorkommt und, daß die Gastritis auch in den meisten Fällen vom Antrum ihren Ausgangspunkt nimmt (OTTENJANN, 1969; OTTENJANN et al., 1969; STADELMANN et al., 1970). Dabei finden sich feste Beziehungen zum Entzündungsgrad der Antrumschleimhaut und des Corpus ventriculi. Die Koppelung der Entzündungsgrade ist zwischen dem Antrum und Corpus ventriculi lockerer als zwischen Korpus- und Kardiaschleimhaut.

Beim Vorliegen einer Gastritis im Kardiabereich ist meist die gesamte Korpusschleimhaut in den entzündlichen Prozeß mit einbezogen. Dagegen findet sich oft eine isolierte Antrumgastritis bei unauffälliger Schleimhautstruktur im Korpusbereich des Magens. Außer den genannten Arbeitsgruppen sind auch MOLL u. PETZEL (1964) sowie SEIFERT u. KNOLL (1968) bei Anwendung des blinden Saugbiopsieverfahrens bei getrennter Gewebsentnahme aus dem Korpus- und Antrumbereich zu ähnlichen Ergebnissen gekommen.

Für die Beurteilung der Ausbreitung einer bestehenden Gastritis sind daher nur die endoskopischen Probeexcisionen aus den verschiedenen Abschnitten des Magens in ihrem Aussagevermögen verbindlich, da sie eine genaue Analyse des Entnahmeortes gestatten.

Dieses Vorgehen hat trotz schwieriger histologischer Aufarbeitung des endoskopisch entnommenen Gewebes die Bedeutung der blinden Saugbiopsie in den letzten Jahren stark eingeschränkt.

Aber auch das blinde Verfahren hat innerhalb gewisser Anwendungsbereiche seine Berechtigung erhalten können, z. B. bei der Differentialdiagnose einer Riesenfaltengastritis (giant folds gastritis), beim Morbus Ménétrier und beim Zollinger-Ellison-Syndrom. Auf diese Besonderheiten soll später noch näher eingegangen werden (s. Seite 625).

Bei der Dickenmessung der normalen und der gastritisch veränderten Mucosa ist das Saugbiopsieverfahren ebenfalls unentbehrlich. PALMER (1952), HEINKEL et al. (1960), sowie KRENTZ (1965, 1966) haben an Hand eines großen Zahlenmaterials Durchschnittswerte für die Dicke der Mucosa festgestellt, wobei nur die oberflächlichen, einer intravitalen Gewebsentnahme zugänglichen Schleimhautbereiche bis zur Muscularis mucosae berücksichtigt wurden. Die gewonnenen Meßwerte sind in den Tabellen 1 und 2 niedergelegt.

Tabelle 1. Übersicht über die Dickenmessungen bei normaler Korpusschleimhaut und bei verschiedenen Gastritisformen. Messungen an 199 Personen (Durchschnittsmeßwerte in mm)

	Normale Magenschleimhaut	Leichte Oberflächengastritis	Schwere Oberflächengastritis	Gastritis mit umschriebener Atrophie	Atrophische Gastritis	Atrophie der Magendrüsen
Epithelialer Abschnitt mit Magengrübchen und Stratum proprium interfoveolare	0,19 ± 0,02	0,23 ± 0.05	0,26 ± 0,07	0,32 ± 0,09	0,38 ± 0,10	0,39 ± 0,11
Drüsenschicht	0,59 ± 0,02	0,49 ± 0,11	0,45 ± 0,11	0,37 ± 0,10	0,18 ± 0,12	0,06 ± 0,09
Muscularis mucosae	0,16 ± 0,01	0,17 ± 0,05	0,16 ± 0,02	0,19 ± 0,05	0,25 ± 0,09	0,24 ± 0,05
Gesamtdicke der Schleimhaut	0,93 ± 0,01	0,88 ± 0,14	0,87 ± 0,13	0,88 ± 0,14	0,93 ± 0,15	0,90 ± 0,13

Tabelle 2. Histologische Befunde von 83 Fällen einer normalen Schleimhaut aus dem Korpusbereich des Magens: Dicke der einzelnen Schleimhautschichten in mm. Entnahmestelle: Vorderwand des oberen Magendrittels. Vergleich mit korrespondierenden Meßwerten von PALMER (105 Fälle)

	Eigene Untersuchungen Durchschnittswerte	Befunde von PALMER Durchschnittswerte
Epithelialer Abschnitt mit Magengrübchen und Stratum proprium interfoveolare	0,19 ± 0,02	0,20
Drüsenschicht	0,59 ± 0,02	0,61
Muscularis mucosae	0,16 ± 0,01	0,07
Gesamtdicke der Schleimhaut	0,93 ± 0,01	0,91

Es zeigt sich, daß bei der sog. Oberflächengastritis eine leichte Verschmälerung des Stratum glandulare nachweisbar ist, die mit zunehmender Entzündung, besonders aber beim Übergang in die atrophische Gastritis immer stärker in Erscheinung tritt. Die stärksten Veränderungen im glandulären Parenchym finden sich bei der atrophischen Gastritis und bei der perniziösen Anämie mit der totalen Atrophie der Drüsenschicht.

Für die *Diagnose einer chronischen Gastritis* ist die Gastroskopie in ihrer Erfassungs- und Differenzierungsmöglichkeit nicht empfindlich genug. Ein großer Teil der Oberflächengastritis wird überhaupt nicht festgestellt und auch von den ausgeprägten atrophischen Gastritiden entgeht rund ein Viertel der gastroskopischen Diagnostik (HENNING et al., 1955, 1959; KRENTZ, 1963).

Die jahrzehntelang gültige These von SCHINDLER (1923, 1950), daß die Gastritisdiagnostik die Domäne der Gastroskopie sei, ist durch histologische Serienuntersuchungen widerlegt worden, denn es hat sich in diesen Vergleichsuntersuchungen gezeigt, daß das gastroskopische Bild und der histologische Befund meist nicht übereinstimmen (HEINKEL, 1962; KRENTZ, 1963). Der Nachweis von erosiven Veränderungen der Magenschleimhaut gelingt zwar gastroskopisch ausgezeichnet, doch scheinen die Erosionen ein eigenes Krankheitsbild darzustellen (s. Kapitel: Erosionen der Magenschleimhaut).

Dicke, verbreiterte Magenfalten sind noch kein Beweis für eine entzündliche Infiltration, sie können auch beim Zollinger-Ellison-Syndrom als Ausdruck einer echten glandulären Hyperplasie ebenso vorhanden sein, wie bei einer chronischen Lymphadenose oder einem Scirrhus der Magenschleimhaut. Beweisend und zur Diagnose führend ist nicht der endoskopische Eindruck, sondern nur der histologische Befund. Auf spezielle, z. T. entzündliche Reaktionsformen der Schleimhaut, z. B. im Anastomosenbereich eines Resektionsmagens ist bereits eingegangen worden.

Eine vermehrte Rötung im gastroskopischen Bild muß nicht unbedingt auf eine entzündliche Hyperämie zurückgeführt werden. Eine wechselnde Entfernung zwischen Lichtquelle und Schleimhaut kann ähnliche Veränderungen hervorrufen.

Letztlich ist SCHINDLERS (1947) „hypertrophische Gastritis" nur eine röntgenologische und endoskopische Erscheinungsform des Faltenreliefs ohne einheitliches morphologisches Substrat. Bereits 1962 hat in München PONTES diesen Begriff als Krankheitsbild abgelehnt, nachdem WOOD u. TAFT (1960) sowie auch HENNING (1959) bei vergleichender, histologischer Untersuchung kein entsprechendes morphologisches Korrelat für diese Veränderungen finden konnten.

Eine ähnliche Situation ergibt sich auch für das *Röntgenverfahren*, das gleichfalls wie die Gastroskopie nur grob deskriptive Befunde liefern kann.

Eine im Röntgenbild nachweisbare Faltenvergröberung kann Ausdruck einer echten entzündlichen Schleimhautveränderung sein, z. B. der Riesenfaltengastritis (giant folds gastritis). In anderen Fällen kann sich hinter dem gleichen Röntgenbefund aber auch nur eine kräftige Faltenwulstung bei einem vegetativen Reizmagen oder ein Residuum abgeheilter erosiver Veränderungen [KRENTZ und GOHRBAND (1974)], oder aber eine andersartige Infiltration, z. B. bei chronischer Lymphadenose oder beim Scirrhus verbergen.

Allergische Schleimhautveränderungen können ebenso wie ein Zollinger-Ellison-Syndrom oder eine Gastropathia exsudativa ein ähnliches makroskopisches Erscheinungsbild aufweisen. Auch hier ergeben sich starke Diskrepanzen zwischen dem Röntgenbild und dem histologischen Befund, obwohl bei sehr verbreiterten Magenfalten tatsächlich häufiger eine Gastritis angetroffen werden kann (HENNING, 1959; BÜCKER, 1961; KRENTZ u. BUHAC, 1968).

Bei einer röntgenologisch erheblichen Querfaltenbildung im Antrumbereich besteht histologisch meist eine entzündliche Schleimhautveränderung. Ob diese aber allein auf eine primäre Antrumgastritis zu beziehen ist, oder ob es sich hier um eine sekundär-entzündliche Veränderung bei einem Magencarcinom handelt, läßt sich röntgenologisch nicht klar entscheiden.

Nachdem die Anamnese, das subjektive Beschwerdebild und auch die klinischen Symptome uncharakteristisch sind, bleiben für die Gastritisdiagnostik eigentlich nur die histologischen Befunde nach gezielter Gewebsentnahme. In gewissem Umfange, besonders bei den atrophischen Gastritiden kann auch die Sekretionsanalyse wichtige Hinweise geben. Das Röntgenverfahren und die Gastroskopie sind in ihren Befunden für die Gastritisdiagnostik zu unsicher, da es sich bei beiden

Methoden um deskriptive Befunderhebungen handelt, die auch durch andersartige Veränderungen hervorgerufen werden können.

Aufschlußreich ist die Beziehung zwischen chronischer Gastritis und Änderung der Zellproliferation in den verschiedenen Schichten der Magenmucosa.

Die Verlagerung der physiologischen Proliferationszone in die tieferen Abschnitte der Mucosa bei der entzündlichen Strukturveränderung der Schleimhaut mit Ausbildung einer atypischen Epithel- und Drüsenproliferation kann möglicher-

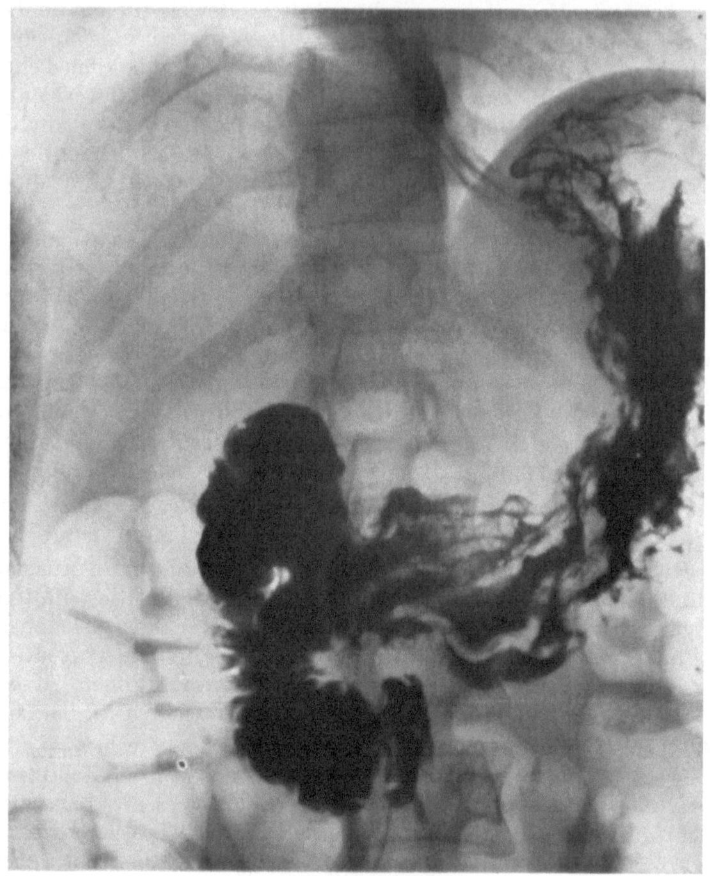

Abb. 8. Hypoplastische Magenfalten bei Gastropathia exsudativa

weise die erste Stufe der Entwicklung eines Frühcarcinoms sein (EDER et al., 1970; KLEIN u. LENNARTZ, 1972). Durch Mitosezählung können hier bei Anwendung der Autoradiographie Anhaltspunkte über eine Verlagerung der Proliferationszone innerhalb der Magenschleimhaut im Rahmen einer chronischen Gastritis gewonnen werden.

So konnten KLEIN u. LENNARTZ (1972) mit Hilfe von radioaktivem Thymidin an menschlichem Biopsiematerial von Magenschleimhaut zeigen, daß die Häufigkeit der H^3-Thymidin-markierten Zellen bei der chronischen Oberflächengastritis im Bereiche der Regenerationszone gegenüber der normalen Mucosa deutlich zunimmt, ein Befund, der als Reaktion auf eine vorausgegangene stärkere Exfoliation aufgefaßt wird. Eine Erhöhung des Markierungsindex findet sich in der Regenerationszone auch dann, wenn ein frischerer Entzündungsschub vorliegt.

Ein ähnlicher Befund läßt sich bei foveolärer Hyperplasie der Magenschleimhaut beobachten. Hier kann diese Regenerationszone zunächst noch im unteren Abschnitt des verlängerten Magengrübchens liegen, häufig aber ist bereits eine Verbreiterung der Indifferenzzone erkennbar, wobei die markierten Zellen sogar bis im Oberflächenepithel nachweisbar sind. Diese Beobachtung, die bei chronischer Oberflächengastritis nicht selten ist, dürfte für die Entstehung der papillären Leistenspitzen von Bedeutung sein. Bei der ruhenden Form der intestinalen Metaplasie liegen die markierten Zellkerne in dem untersten Abschnitt der umgebauten Magendrüsen, die durch ihre Strukturveränderungen frei von spezifischen Drüsenzellen sind. Das Oberflächendeck- und -grübchenepithel ist durch ein resorptives

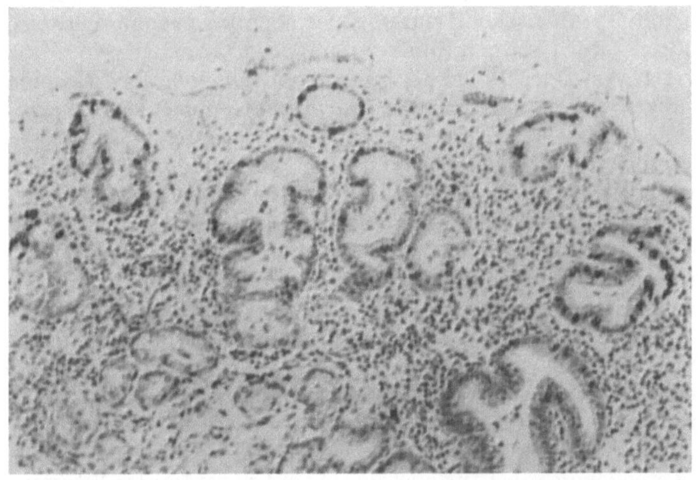

Abb. 9. Autoradiogramm einer menschlichen Korpusschleimhaut mit chronischer Oberflächengastritis und foveolärer Hyperplasie (etwa 140 ×, G5-Emulsion, Exp. 7 Tage, HE) nach Klein, H. J., Lennartz, K. J.: Z. Gastroent. 10, 455—460 (1972)

becherzellhaltiges Epithel ersetzt. Nur bei herdförmiger Entwicklung der Intestinalisation der Magenschleimhaut findet sich eine irreguläre Lagerung der markierten Zellen, offenbar als Ausdruck einer unterschiedlichen Topographie der Regenerationszonen. Finden sich im Rahmen einer sog. Proliferativform der intestinalen Metaplasie markierte Zellen im Oberflächenepithel, so kann die Verlagerung der Regenerationspopulation ein erhöhtes Risiko für die Entstehung des Magencarcinoms bedeuten.

4. Behandlung der chronischen Gastritis

Es ist schwer, eine Krankheit zu behandeln, die keine besonderen Beschwerden verursacht, deren Ursachen unbekannt sind und von der man aus der bisherigen Erfahrung weiß, daß ihre morphologischen Veränderungen irreversibel sind.

Diätetisch empfiehlt sich die Vermeidung von Alkohol, scharf gewürzten und schwer verdaulichen Speisen sowie der Genuß eisgekühlter oder sehr heißer Speisen und Getränke. Ebenso sollten alle magenunverträglichen Medikamente wie Aspirin, Phenylbutazon, Indomethacin usw. fortgelassen werden.

Bei starken Beschwerden kann eine lokale Anwendung von feuchter Wärme auf den Oberbauch Erleichterung bringen. Medikamentös bringt oft die Gabe von lokal wirksamen Anästhetica, z. B. Oxetacin® in Kombination mit Aluminiumhydroxyd unabhängig vom Säuresekretionsverhalten der Magenschleimhaut Linderung.

Die Anwendung von Anticholinergika bringt meist keine Besserung der Beschwerden.

Eine Sedierung mit Phenobarbituraten oder Tranquilizern (Librium, Librax, Valium, usw.) kann die Therapie oft sinnvoll ergänzen. Rollkuren mit Silbernitrat, Kamillen- oder Panthenollösungen haben keine objektiv nachweisbare Schleimhautwirkung.

Bei bestehender Anacidität stellt die Verordnung von verdünnter Salzsäurelösung eine rein symbolische Handlung dar, denn die angewendeten Salzsäuremengen müßten Liter betragen, um verdauungswirksam zu sein (Merten, 1950). Beim Auftreten von Durchfällen als Folge einer mangelhaften Eiweißaufspaltung ist an Störungen der Pankreas- oder Darmfunktion zu denken und besser mit Pankreasfermenten zu substituieren.

Neben diesen vorwiegend symptomatisch wirkenden Maßnahmen gilt es die Kranken sorgfältig zu überwachen, damit ein beginnendes Magencarcinom nicht übersehen wird. Da bei fortschreitender Atrophie des Drüsenparenchyms zugleich auch mit der Entwicklung einer hypochromen oder megalocytären Anämie zu rechnen ist, sollten entsprechende Blutbildkontrollen in regelmäßigem Abstand durchgeführt werden. Mit fortschreitender Atrophie der Korpusschleimhaut kommt es zu einer Störung der Vitamin B_{12}-Aufnahme mit der Entwicklung einer megalocytären Anämie. Das häufige Auftreten von Vitamin B_{12}-Resorptionsstörungen bei atrophischen Gastritiden und beim Magencarcinom haben Krentz (1964) sowie Baethke u. Krentz (1963, 1964) in Resorptionsstudien mit Co-56-markiertem Vitamin B_{12} nachweisen können.

Eine entsprechende Substitutionstherapie mit parenteraler Vitamin B_{12}-Zufuhr kann bei längerem Bestehen einer atrophischen Gastritis durchaus angezeigt sein.

Bei der Entwicklung einer hypochromen Anämie sollte dieses Defizit bei entsprechend erniedrigtem Serumeisen durch intravenöse Gaben von Eisen ausgeglichen werden.

Bei positivem Nachweis von Autoantikörpern gegenüber Belegzellen oder Intrinsicfaktor kommt eine Behandlung mit Cortison oder anderen Immunsuppressiva in Betracht, die Erfolge sind jedoch noch sehr zweifelhaft.

Die Langzeitüberwachung der Kranken mit Anacidität und histologisch nachgewiesener, atrophischer Gastritis hinsichtlich des Entstehens eines Magencarcinoms sollte zu den Standardregeln einer präventiven Medizin gehören.

C. Sonderformen der Gastritis

Eine Sonderform der chronischen Gastritis stellt die *Riesenfaltengastritis* dar. Sie ist nach ihrem makroskopischen Erscheinungsbild nicht von einer einfachen Faltenhyperplasie zu unterscheiden.

Bei dieser finden sich vorwiegend im Bereich der großen Kurvatur, aber auch im Antrum ventriculi recht häufige Faltenwulstungen, die eine recht beträchtliche Dicke aufweisen können. Häufig zeigen sie eine gewundene Verlaufsrichtung und ähneln in ihrem Gesamtbild den Gehirnwindungen. Die Magensekretion ist in den meisten Fällen bei der unkomplizierten Faltenhyperplasie verstärkt, das saure Sekret sieht wäßrig klar aus und enthält keine Beimengungen. Meist handelt es sich um jugendliche Personen. Der histologische Befund ist unauffällig. Gelegentlich besteht ein Ulcus duodeni. Diese Veränderungen sind beim vegetativen Reizmagen oder beim Ulcus duodeni-Kranken anzutreffen und sind Ausdruck eines erhöhten vegetativen Tonus, im Sinne einer Autoplastik der Magenschleimhaut [FORSSELL (1924)].

In anderen Fällen bei röntgenologischen Faltenverbreiterungen finden sich gastroskopisch Ketten von hämorrhagischen oder inkompletten Erosionen auf den Faltenkämmen, die der Magenschleimhaut ein polypoides Aussehen verleihen können. Auch nach eingetretener Abheilung der Erosionen können die Faltenhyperplasien oft noch jahrelang bestehen bleiben. Der histologische Befund der Magenschleimhaut ist dabei sehr unterschiedlich, es finden sich völlig unauffällige Schleimhautstrukturen oder aber leicht entzündliche Veränderungen im Sinne einer Oberflächengastritis. Im Endstadium scheinen diese Veränderungen in eine Faltenhyperplasie (foveoläre Hyperplasie) mit gastralem Proteinverlust überzugehen, wie KRENTZ und GOHRBAND in Langzeitbeobachtungen feststellen konnten.

Liegen bei Riesenfaltenbildungen histologische Veränderungen im Sinne einer Gastritis vor, so ist man berechtigt, von einer sog. *Riesenfaltengastritis* zu sprechen. Besondere Beschwerden gibt es auch bei diesen Veränderungen nicht. Das Sekretionsverhalten der Schleimhaut ist meist herabgesetzt, ebenso wie auch die Säurebildung. Besteht dagegen eine starke Säurebildung mit hohen Aciditätskonzentrationen, so ist bei diesem äußeren Erscheinungsbild stets an das Vorliegen eines *Zollinger-Ellison-Syndroms* zu denken, um so mehr, wenn gleichzeitig auch Ulcera am Magen oder Duodenum oder massive hämorrhagische Erosionen angetroffen werden. Eine Hyperchlorhydrie gehört nicht zum Bilde einer Riesenfaltengastritis.

Lymphatische Infiltrationen der Magenschleimhaut bei chronischer Lymphadenose, ein Lymphosarkom, eine Brill-Symmerssche Erkrankung und ein Scirrhus der tieferen Magenschichten können ebenfalls eine Faltenhyperplasie hervorrufen. Bei sämtlichen genannten Veränderungen kann es im Bereich der Infiltrationen auch zu Geschwürsbildungen kommen.

Inwieweit die Riesenfaltengastritis ein Endstadium eines chronischen Entzündungsprozesses darstellt, oder aber lediglich ein Vorstadium der sog. *Gastropathia exsudativa* ist, bleibt ungeklärt.

Ohne auf Nomenklaturfragen der Gastropathia exsudativa oder des Morbus Ménétrier eingehen zu wollen (s. spezielles Kapitel), ist festzustellen, daß das äußere Erscheinungsbild dieser Erkrankung sehr variabel sein kann. Im Vordergrund steht auch hier die Riesenfaltenbildung. Histologisch sind fast immer Zeichen einer chronischen Entzündung nachweisbar. Die Magengrübchen sind verlängert, reichen bis zur Muscularis mucosae oder durchbrechen sie an einzelnen Stellen sogar. Das Stratum glandulare ist verschmälert, die Beleg- und Hauptzellenzahl vermindert und zum großen Teil durch schleimbildende mucoide Zellen ersetzt. Es besteht histologisch das typische Bild einer foveolären Hyperplasie. Die gesamte Mucosa ist in eine riesige Schleimdrüse umgewandelt. Dementsprechend ist auch auf der Schleimhaut meist eine makroskopisch bereits erkennbare, bis zu mehreren Millimetern dicke Schleimschicht vorhanden. Die kräftigen, gewundenen Magenfalten können einen Durchmesser von über 1 cm aufweisen. Obwohl ihre Begrenzung glatt und reizlos ist, wirkt der Magen plump, unelastisch und sogar etwas starr.

Bei der Gastroskopie kommt es nicht zu einer typischen Nivellierung der Falten nach stärkerer Luftaufblähung des Magens. Über die veränderte Schleimhautoberfläche kommt es zu einem gastralen, oder wenn auch der Dünndarm mitbeteiligt ist, zu einem gastroenteralen Eiweißverlust. Die Folge ist ein Absinken des Gesamtproteins im Plasma, wobei es bei Unterschreiten eines physiologischen Grenzwertes zur Entwicklung „dystrophischer" Ödeme kommt. In den Frühstadien kann der vorwiegend die Albuminfraktion betreffende Eiweißverlust noch kompensiert werden, das Eiweiß wird im Darm enzymatisch aufgespalten und in Form der Aminosäuren resorbiert. Es steht dann zu einer weiteren Proteinsynthese wieder zur Verfügung. In späteren Stadien scheint aber die Resorption der Aminosäuren im Dünndarm verändert zu sein, oder aber die Proteinsynthese ist gestört, so daß dann eine negative Eiweißbilanz entsteht und das verlorengegangene Protein nicht in genügendem Maße ersetzt werden kann.

Für die *Diagnose* ist der Röntgen- und der Gastroskopiebefund der Riesenfalten mit der schleimüberzogenen Oberfläche, das gestörte Sekretionsverhalten der Magenschleimhaut, die histologisch erhärtete, foveoläre Hyperplasie und in späteren Stadien der Gewichtsverlust bei zunehmender Ödembildung charakteristisch.

Der gastroenterale Eiweißverlust kann mit Isotopenmethoden (Cr-Albumin oder markiertem Polyvinylpyrrolidin, als Gordon-Test) nachgewiesen werden.

In Deutschland haben sich besonders Martini et al. (1961) sowie Glaubitt (1967) mit diesem Krankheitsbild auseinandergesetzt.

Hinsichtlich der klinischen Erscheinungen ist bekannt, daß Männer häufiger als Frauen von der insgesamt recht seltenen Erkrankung betroffen werden. Der jüngste Patient der Weltliteratur war ein 3jähriges Kind (Degnan, 1957). Die Dauer der bestehenden Beschwerden, zu denen Appetitlosigkeit, Übelkeit bis zur quälenden Nausea, Gewichtsverlust und Druckschmerzen im Magenbereich gehören, schwankt von 2 Monaten bis zu 20 Jahren. Nahrungsaufnahme kann zu einer Verstärkung der ulcusähnlichen Magenschmerzen führen oder aber in anderen Fällen ein Nachlassen der Schmerzen bedingen. Gelegentlich werden mehr oder weniger heftige Diarrhoen beobachtet, die zu erheblichem Kaliumverlust führen können.

Die Prognose dieser Krankheit hängt vom Grade des bestehenden Eiweißverlustes und seinen Kompensationsmöglichkeiten ab. Sie ist bei den schweren Formen im allgemeinen als recht ungünstig anzusehen.

Die *Behandlung* besteht bei nachgewiesenem Eiweißverlust in einer möglichst eiweißreichen Ernährung. Ob das angebotene Nahrungseiweiß allerdings in den entscheidenden späteren Stadien noch voll ausgenutzt werden kann, ist fraglich. Eine Gabe von Steroiden ist analog zur Behandlung des renalen Eiweißverlustsyndroms bei der Nephrose versucht worden, allerdings bei der Gastropathia exsudativa ohne erkennbaren Erfolg.

Zur Beherrschung des profusen Eiweißverlustes oder bei eingetretenen gastralen Komplikationen, z. B. einer Magenblutung, ist die $^2/_3$-Resektion des Magens angezeigt, in besonders schweren Fällen kommt eine Gastrektomie in Frage. Diese operativen Eingriffe sind allerdings nur dann erfolgversprechend, wenn der Eiweißverlust nur gastral bedingt ist und die Dünndarmschleimhaut keine diesbezügliche Beteiligung erkennen läßt.

Schreiber (1969) berichtete über eine 38jährige Patientin mit nachgewiesener Gastropathia exsudativa, bei der nach selektiver gastraler Vagotomie und Pyloromyoplastik eine Besserung des gastralen Proteinverlustes aufgetreten sei. Die subjektiven Beschwerden haben sich allerdings nach dem operativen Eingriff nicht gebessert. Nach Mitteilungen von Vilardell (1968) ist bei einem operativen Vorgehen bei Gastropathia exsudativa postoperativ mit einer hohen Komplikationsrate zu rechnen.

D. Die chronische Gastritis als Begleiterkrankung anderer organischer Erkrankungen

Das häufige Vorkommen von Anacidität bei chronischen Cholecystitiden läßt vermuten, daß es sich hier nicht um ein isoliertes Geschehen an der Gallenblase oder an den Gallenwegen handelt, sondern daß auch andere Teile des Magen-Darmtraktes in diesen Krankheitsprozeß mittel- oder unmittelbar einbezogen werden.

So hat schon KATSCH 1926 empfohlen, bei allen ungeklärten „Achylien" nach einer chronischen Cholecystitis zu fahnden. Bei rezidivierenden Cholecystitiden oder bei einem Gallenblasenempyem findet sich in fast 80 % der histologisch untersuchten Kranken eine wechselnd starke entzündliche Veränderung der Magenschleimhaut bis zur atrophischen Gastritis (KRENTZ, 1964).

Diese ungewöhnliche Häufung auch bei noch relativ jüngeren Patienten läßt die Möglichkeit einer hämatogen toxischen Schädigung der Magenschleimhaut vermuten. Diese Feststellung berührt die Frage einer infektiös toxischen Entstehungsweise der chronischen Gastritis.

Interessant ist ferner die Beobachtung, daß Kranke mit einer Cholelithiasis ohne stärkere entzündliche Reaktion der Gallenblasenwand entsprechende Veränderungen an der Magenschleimhaut vermissen lassen.

Hinsichtlich eines Zusammenhanges zwischen dem *Ulcus ventriculi* und der chronischen Gastritis ist festzustellen, daß sich ein Magengeschwür ebensowenig wie ein Magencarcinom in einem gesunden Schleimhautbereich entwickelt. Untersuchungen von PETERS u. OTTENJANN (1969) über die endoskopische Chromographie der Magenschleimhaut bei Kranken mit Ulcus ventriculi haben gezeigt, daß sich das Ulcus niemals in einem Schleimhautbereich entwickelt, der normale Salzsäure bilden kann. Stets lag das Ulcus in einer salzsäurefreien Gewebszone, während die Belegzellentätigkeit der Umgebung völlig einwandfrei war. Endoskopisch bioptische Untersuchungen zur Histotopographie des Magenulcus von STADELMANN et al. (1970) haben gezeigt, daß das Magenulcus regelmäßig in der Antrumschleimhaut oder aber in einer gastritisch umgebauten Schleimhaut entsteht und, zwar vorwiegend im Grenzbereich beider Schleimhautarten. Auch in diesen Fällen haben die Untersuchungen bestätigt, daß sich die Schleimhautentzündung überwiegend vom Antrum aus nach cranial ausbreitet. Durch die Ausbreitung der Gastritis in die höheren Abschnitte des Korpusbereiches kommt es zu einem schrittweisen Umbau der Korpusschleimhaut. Das Vorkommen einer histologisch normalen Schleimhautstruktur findet sich bei Kranken mit einem Ulcus ventriculi seltener als in einer entsprechenden Vergleichsgruppe. Ulcuslokalisation und Sekretionstyp des Magens stehen somit in einer engen Beziehung. Je höher die Gastritis sich vom Antrum aus in der Korpusschleimhaut ausbreitet, desto niedriger werden die Säurekonzentrationen und das Gesamtsekretionsvolumen.

Ähnliche Befunde waren auch bei Anwendung der blinden Saugbiopsie bereits früher von WOOD et al. (1958), JOSKE et al. (1955), HEINKEL et al. (1956), sowie von KRENTZ u. BUHAC (1968) mitgeteilt worden. Dabei schwankte der Prozentsatz der angetroffenen gastritischen Veränderungen bei den einzelnen Autoren zwischen 70 und 90 %.

Völlig anders sind die Schleimhautverhältnisse des Magens beim *Ulcus duodeni*.

Hier findet sich in der Mehrzahl eine histologisch normale Korpusschleimhaut. Untersuchungen über das Verhalten von Magensekretion und morphologischem Schleimhautbefund beim Ulcus duodeni sind mittels Saugbiopsie ebenfalls von PALMER (1954), von HEINKEL et al., (1954) sowie von JOSKE et al. (1955) und von

Krentz (1964) durchgeführt worden. Der Anteil einer normalen Korpusschleimhaut beim Ulcus duodeni schwankt zwischen 44 und 65%, ist aber signifikant höher als bei Kranken mit Ulcus ventriculi. Diese Befunde stehen im Gegensatz zu den Feststellungen von Konjetzny (1926), der ein häufiges Vorkommen von Gastritiden beim Ulcus duodeni beschrieb und von einer „Begleitgastritis" sprach. Sanders u. Mecray (1941), sowie Schindler et al. (1939) konnten experimentell nachweisen, daß die von Konjetzny beschriebenen gastritischen Veränderungen mit häufigen Erosionen Artefacte, hervorgerufen durch den chirurgischen Eingriff waren. Sie bezeichneten diese Veränderungen als „Pseudogastritis chirurgischen Ursprungs" oder sprachen von einer sog. „chirurgischen Gastritis". Die beschriebenen Veränderungen wurden von ihnen auf zirkulative Störungen der Schleimhaut bei der Skeletierung des Magens vor der Resektion zurückgeführt, wobei die häufigen Erosionsbildungen durch Säureeinwirkung auf lokale durchblutungsgestörte Schleimhautbereiche zustandekamen. Während beim Ulcus duodeni die Korpusschleimhaut des Magens auffallend wenig von gastritischen Schleimhautveränderungen betroffen ist, scheint nach jüngsten Beobachtungen mit der endoskopischen Biopsie doch eine größere Häufigkeit der Antrumgastritis zu bestehen.

Beim *Magencarcinom* bestehen die schwersten Schleimhautveränderungen auch in tumorfernen Abschnitten des Magens (Elster et al., 1960). Eine intestinale Metaplasie war hier viel häufiger als in Ulcusmägen.

Bei histologischen Untersuchungen der Magenschleimhaut aus tumornahen Bereichen konnte Krentz (1968, 1971) feststellen, daß sich das Magencarcinom stets in einer atrophisch gastritisch veränderten Schleimhautzone entwickelte, und daß in diesem Bereich die Becherzellmetaplasie am stärksten ausgeprägt war. In tumorferneren Bereichen war die Magenschleimhaut weniger stark betroffen, aber auch hier meist entzündlich verändert. Im näheren Tumorbereich fand sich eine Becherzellmetaplasie in 63%, während in den weiter entfernt liegenden Abschnitten Becherzellen nur noch in 40,9% anzutreffen waren.

Die geringsten Schleimhautveränderungen kamen beim Fornixcarcinom vor, hier waren im Bereich der Korpusschleimhaut oft nur leichtere Grade einer Entzündung nachzuweisen. In seltenen Fällen war die Schleimhaut sogar histologisch unauffällig. Die stärksten gastritischen Veränderungen der Korpusschleimhaut waren beim Antrumcarcinom nachweisbar, das entsprechend den bestehenden morphologischen Veränderungen auch am häufigsten mit einer Anacidität einherging.

Bei fortgeschrittener Tumorbildung war die ^{58}-Co-Vitamin-B_{12}-Ausscheidung vermindert. Auch hier zeigten sich die höchsten der insgesamt erniedrigten Ausscheidungswerte bei den Kranken mit einem Fornixcarcinom.

Chromoskopische Untersuchungen der Magenschleimhaut zeigten, daß der Tumor sich stets innerhalb eines Schleimhautbereiches entwickelte, der nicht mehr zu einer Säurebildung befähigt war.

Somit lassen sich, unabhängig von der Frage, ob die atrophische Gastritis eine Präcancerose darstellt oder nicht, enge Beziehungen zwischen der Gastritis und dem Magencarcinom nachweisen. Es ist jedenfalls sichergestellt, daß der Prozentsatz einer atrophischen Gastritis beim Magencarcinom signifikant höher ist, als in altersgleichen Kontrollgruppen (Henning, 1959; Krentz, 1968, 1971).

Ähnliche Veränderungen an der Korpusschleimhaut des Magens werden auch bei Personen mit *bösartigen Neubildungen anderer Organe* angetroffen, wie Koch (1971) an einer großen Zahl von Krebskranken feststellen konnte. Bei 80 histologisch untersuchten Tumorkranken fand er im Gegensatz zu einer etwa altersgleichen Kontrollgruppe (53,7%) hier in 76,2% eine flächenhafte chronische

Gastritis mit einer entsprechenden Reduktion der Salzsäurebildung und der gesamten Magensekretion.

Die pathogenetischen Beziehungen zwischen *Eisenmangel und Veränderungen der Magenschleimhaut* sind bisher umstritten. Die Angaben über die Häufigkeit von Achlorhydrie beim Eisenmangel schwanken zwischen 30 und 80% (BEVERIDGE et al., 1965; DAGG et al., 1964; DAVIDSON u. MARKSON, 1931; DELAMORE u. SHEARMAN, 1965; FABER, 1935; HARTFALL u. WITTS, 1963; LEONARD, 1954; LUNDHOLM, 1939).

SHINER (1958) beobachtete bei 54% ihrer Anämiekranken histologisch eine atrophische Gastritis. IKKALA u. SIURALA (1964) fanden in 75%, BADENOCH et al. (1957) in 82% und RAWSON u. ROSENTHAL (1960) sogar in allen Anämiefällen Gastritiden verschiedener Schweregrade. BADENOCH (1957), DAVIDSON u. MARKSON (1931), sowie IKKALA u. SIURALA (1964) führen die Magenschleimhautatrophie ursächlich auf den Eisenmangel zurück. DAVENPORT (1961) glaubt, daß bei Eisenmangel die außerordentlich empfindlichen Belegzellen in ihrer Energieversorgung durch die eisenmangelbedingte Cytochrom-C-Verminderungen betroffen werden.

Für die kausale Bedeutung des Eisenmangels spricht auch die tierexperimentelle Beobachtung, daß Ratten mit kongenitalem Eisenmangel Magenschleimhautatrophie und Achlorhydrie entwickeln (TAYLOR u. WITTS, 1958)

Andere Autoren (LEES u. ROSENTHAL, 1958; RAWSON u. ROSENTHAL, 1960; FORSHAW, 1954) glauben aus der Irreversibilität der Magenschleimhautveränderungen nach Eisengabe schließen zu müssen, daß der Eisenmangel eine sekundäre Folge sei.

Andererseits sollte aber auch die Bedeutung des Magensaftes für die Eisenresorption nicht überschätzt werden. Für die Herauslösung und Ionisierung des Nahrungseisens spielt der Magensaft eine wichtige Rolle. So konnten HEILMEYER u. KOCH (1940), sowie HEILMEYER u. MUTIUS (1943) nachweisen, daß die Menge des aus der Nahrung herausgelösten Eisens abhängig von der Acidität des Magensaftes ist. COOK et al. (1964), sowie GOLDBERG et al. (1963) konnten unter Verwendung von Radioeisen nachweisen, daß die Eisenresorption bei Achlorhydrie gegenüber magengesunden Personen um zwei Drittel reduziert ist. Daß aber andererseits bei Fehlen des Magensaftes eine Eisenresorption möglich ist, beweisen die Erfahrungen bei magenresezierten Kranken. Zwar ist die Eisenresorption hier stark herabgesetzt, aber durchaus noch möglich. Die schlechtere Resorptionsleistung ist jedoch nicht allein auf das Fehlen der Magensäure zurückzuführen. Die Verkleinerung des Organs durch die Resektion, die fehlende Speicherfunktion und der beim Billroth II fehlende Duodenalkontakt der Speisen sind weitere wichtige Funktionen, die den Resorptionsvorgang beeinflussen können.

Die meisten Autoren stimmen heute darin überein, daß die Rolle des Magens bei der Eisenresorption im Prinzip unbedeutend ist und nur bei besonderen Ereignissen, z. B. nach großen Blutverlusten, in der Gravidität und in der Lactationsperiode über das normale Maß gesteigert werden müßten (VOIGT u. BRÜSCHKE, 1967). In den letzten Jahren sind durch immunologische Untersuchungen neue Gesichtspunkte aufgetreten. SCHWARTZ und TAYLOR konnten 1958 bzw. 1959 bei der perniziösen Anämie erstmals den Nachweis von Antikörpern gegenüber dem Intrinsicfaktor nachweisen. Wenig später gelang es bei Perniciosakranken zusätzlich in einem hohen Prozentsatz auch noch Antikörper gegen die Belegzellen des Magens festzustellen. Während die gegen den Intrinsicfaktor gerichteten Antikörper bisher nur bei der perniziösen Anämie beobachtet werden konnten, fanden sich Belegzellantikörper auch bei den verschiedensten Formen der chronischen Gastritis, ohne daß eine perniziöse Anämie vorliegen mußte (Literatur bei FIXA et al., 1964). Ein hoher Prozentsatz der Kranken mit Antikörpern gegen Belegzellen hatten neben einer Eisenmangelanämie Zeichen einer chronischen Thyreoiditis oder einer Thyreotoxikose und bisweilen auch einen Diabetes mellitus. FISHER u. TAYLOR (1965) konnten in 62,5% ihrer Patienten mit atrophischer Gastritis auch ohne Anämie mittels Immunofluoreszenztechnik Antikörper gegen Belegzellen nachweisen. Während bei der perniziösen Anämie die Häufigkeit der Antikörperbefunde zwischen 42 bis 94% angegeben wird, beträgt sie bei Eisenmangelanämien zwischen 18 und 33% (ADAMS et al., 1964); BALAZS et al., 1966; DAGG et al., 1964; DELAMORE u. SHEARMAN, 1965; MARKSON u. MOORE, 1962; ROITT, 1962). Die Probleme werden aber durch die Tatsache noch komplizierter, daß auch bei gesunden Kontrollpersonen in 0,6 bis 16% Antikörper gegen Belegzellen festgestellt werden können. Hinsichtlich der pathogenetischen Bedeutung der Antikörper bei der Entwicklung der Magenschleimhautveränderungen und des Eisenmangels sind die Ansichten geteilt. Ein Eisenmangel kann primär zu Magenschleimhautläsionen führen und dadurch eine Antikörperbildung auslösen (McFAYDEN et al., 1966; MARKSON u. MOORE, 1962) oder aber ein primärer Autoimmunisierungsprozeß führt zur Entstehung einer atrophischen Gastritis mit einer konsekutiven Verminderung der Eisenresorption.

Unter Umständen ergibt sich aus diesen neuen Erkenntnissen ein neues therapeutisches Konzept für die Behandlung der perniziösen Anämie, in dem angenommen werden kann, daß durch die Gabe von Corticosteroiden der zugrundeliegende Autoimmunprozeß blockiert werden kann. Tatsächlich sind in diesen speziellen Situationen auch gelegentliche Besserungen des Grundleiden angegeben worden, besonders, wenn noch eine geringe Restsekretion von Intrinsicfaktor in der Magenschleimhaut vorliegt, der dann infolge der Cortisonwirkung nicht mehr durch Antikörper blockiert wird. So berichtete JEFFRIES (1965) über einen Patienten mit einer perniziösen Anämie, der unter Langzeittherapie von täglich 20 mg Prednison regenerative Veränderungen der Magenschleimhaut mit Neubildung von Haupt- und Belegzellen und Auftreten einer erloschen gewesenen Säuresekretion zeigte. Gleichzeitig sei auch durch eine Normalisierung der Intrinsicfaktorbildung eine normale Vitamin-B_{12}-Resorption beobachtet worden. Während der Antikörpertiter gegen Intrinsicfaktor deutlich absank, bildete sich der Titer, der gegen die Belegzellen gerichteten Antikörper nicht zurück. Eine ähnliche Beobachtung wurde auch von FIXA u. KOMAROWA (1967) mitgeteilt. ARDEMAN u. CHANARIN (1966) beobachteten eine Verbesserung der Vitamin-B_{12}-Resorption bei 7 von 8 mit Cortison behandelten Kranken mit perniziöser Anämie. Das Auftreten gleichartiger Antikörper sowohl bei der Perniciosa als auch bei hypochromen Anämieformen scheint gemeinsame Verwandtschaftsbeziehungen beider Anämieformen aufzudecken. Unter diesem Gesichtspunkt scheint die gemeinsame Wurzel in einem genetisch determinierten primären Autoimmunprozeß zu suchen zu sein, der eine Atrophie der Magendrüsen hervorruft und sowohl zu einer Perniciosa als auch zu einer Eisenmangelanämie führen kann (DELAMORE u. SHEARMAN, 1965; GOLDBERG et al., 1963; IRVINE et al., 1965; VOIGT u. BRÜSCHKE, 1967).

Nach diesen, allerdings vereinzelten Mitteilungen scheint es im Prinzip in Einzelfällen möglich zu sein, bei einer perniziösen Anämie durch Unterbrechung der Autoimmunreaktionen am Magen sowohl Funktion und Morphologie günstig zu beeinflussen (VOIGT u. BRÜSCHKE, 1967). Ob diese vereinzelten, therapeutischen Erfolge über längere Zeit anhalten oder ob nach Absetzen der Therapie Rezidive auftreten, läßt sich bisher noch nicht sagen.

Literatur

A. Akute Gastritis

ALLIBONE, A., FLINT, J. F.: Gastrointestinal haemorrhage and salicylates. Lancet **1958 II**, 1121

ALVAREZ, A. S., SUMMERSKILL, W. M. J.: Gastrointestinal haemorrhage and salicylates. Lancet **1958 II**, 920

BEAUMONT, W.: Experiments and observations on the gastric juice and the physiology of digestion. Plattsburgh, New York: F. P. Allen Co. 1833

BERG, H. H.: Röntgenuntersuchungen am Innenrelief des Verdauungskanals, 2. Aufl. Leipzig: Thieme 1931

BERG, H. H.: Verh. dtsch. Ges. Verdau.-Kr. **6**, 105 (1926)

BERGSTRÖM, H., BROOMÉ, A.: Preoperative determination of the boundary between the gastric antrums and fundus. Acta chir. scand. **198**, 526 (1964)

BERRY, L. M.: Chronic alcoholic gastritis: Evalution of concept, with gastroscopic studies in 100 cases. J. M. M. H. **117**, 2233 (1941)

BOHN, R., GÜNTHER, K. H., DAVID, H., THEURER, D., GÜNTHER, H.: Beziehungen zwischen Herzinsuffizienz und Magen — ein kritischer Beitrag zum Begriff der sogenannten Stauungsgastritis. Dtsch. Gesundh.-Wes. **24**, 165 (1969)

BOLLMANN, J. L., STALKER, L. K., MANN, F. C.: Experimental peptic ulcer produced by Cinchophen. Arch. intern. Med. **61**, 119 (1938)

BROUSSAIS, F. J. V.: Histoire des phlegmasies on inflammations chroniques, fondée sur de nouvelles observations de clinique et d'anatomic pathologique. Vol 2, 2nd Ed. pp. 584. Paris: Gabon et Crochard 1816

BYRON, C. M., ORENSTEIN, N. B.: Clinical evaluation of phenylbutazone (Butazolidin). A new antiartheritic agent. N. Y. med. J. **53**, 676 (1953)

COX, A. J.: Gastritis in relation to alcoholism and cirrhosis of the liver. Stanf. med. Bull. **6**, 223 (1948)

CUDKOWICZ, L., JACOBS, J. M.: Phenylbutazone (Butazolidin) in the treatment of chronic arthritis. Lancet **1953 I**, 223

DOUTHWAITE, A. H., LINTOTT, G. A. M.: Gastroscopic observation of the effect of aspirin and certain other substances on the stomach. Lancet **1938 II**, 1222

EDWARDS, F. C., EDWARDS, J. H.: Tea-drinking and gastritis. Lancet **261**, 543 (1956)

EHRMANN, R., DINKIN, L.: Magen-Untersuchungsmethoden. Neue Dtsch. Klin. **6**, 557 (1930)

ELSTER, K.: In: DEMLING, L.: Der kranke Magen. München, Berlin, Wien: Urban u. Schwarzenberg 1970

FABER, K.: Gastritis and its consequences, pp. 119. New York: Oxford Univ. Press 1935

FINCKH, E. S., DALE, B. G., JOSKE, R. A., SAINT, E. G.: Studies in chronic alcoholism. 3. Laboratory studies. Med. J. Austr. **1**, 738 (1952)

FORSSELL, G.: Über die Beziehungen des menschlichen Magens zu seinem anatomischen Bau. Hamburg: Lucas Gräfe u. Sillern 1924

GRAY, S. J., SCHINDLER, R.: The gastric mucosa of chronic alcoholic addicts. J. Amer. med. Ass. **117**, 1005 (1941)

HART, F. D., JOHNSON, A. M.: Phenylbutazone (Butazolidin) in the treatment of chronic arthritis with Butazolidin. Lancet **1952 II**, 43

HENNING, N.: Die Entzündung des Magens. Leipzig: Thieme 1935

HENNING, N., KOLOKUSSIS, H., ELSTER, K., HEINKEL, K., LANDGRAF, J.: Die Sicherheit der bioptischen Gastritisdiagnostik. Dtsch. med. Wschr. **87**, 1029—1033 (1962)

HENNING, N., HEINKEL, K., ELSTER, K.: Ergebnisse bioptischer und gastroskopischer Untersuchungen der Magenschleimhaut bei Ulcus duodeni. Klin. Wschr. **32**, 1088 (1954)

HIRSCH, A. F.: The gastric mucosa in delirium tremens. Arch. intern. Med. **17**, 354 (1916)

JOSKE, R. A., FINCKH, E. S., WOOD, J.: (1) Gastric biopsy. A study of 1000 consecutive successful gastric biopsies. Quart. J. Med. **24**, 269—294 (1955)

JOSKE, R. A., FINCKH, E. S., WOOD, J. J.: (2) Gastric biopsy — A study of 1000 consecutive, successful biopsies. Quart. J. Med. N. S. **95**, 269 (1955)

KATSCH, G., KALK, H.: 1. Statistik u. Kinetik des Magenchemismus. Methodisches. Arch. Verdau.-Kr. **32**, 201 (1923). — 2. Zum Ausbau der kinetischen Methode für die Untersuchung des Magenchemismus. IV. Mitteilung. Zur Differenzierung der Achylien. Klin. Wschr. **1**, 1119 (1926)

KELLY, J. J., Jr.: Salicylate ingestion. A frequent cause of gastric hemorrhage. Amer. J. med. Sci. **232**, 119 (1956)

KIMURA, K., TAKEMOTO, T.: An endoscopic recognition of the atrophic border and its significance in chronic gastritis. Endoscopy **1**, 87—97 (1969)

KIRSNER, J. B., FORD, H.: Phenylbutazone (Butazolidin) effect on basal gastric secretion and the production of gastroduodenal ulcerations in dog. Gastroenterology **29**, 18 (1955)

KOCH, M.: Untersuchungen über das morphologische u. sekretorische Verhalten der Corpusschleimhaut des Magens bei Personen mit bösartigen Neubildungen. Inauguraldissertation, Hamburg 1967

KONJETZNY, G. E.: Entzündliche Genese des Magen-Duodenalgeschwürs. Ein Beitrag zur Kenntnis der Ätiologie, Pathogenese u. Therapie des Magen-Duodenalgeschwürs. Arch. Verdau.-Kr. 36, 189 (1926)

KONJETZNY, G. E.: Die Entzündungen des Magens. In: HENKE-LUBARSCH, Handbuch der spez. path. Anat. u. Histologie. 4. Band, 2. Teil, S. 768—1116. Berlin: Springer 1928

KONJETZNY, G. E.: Über die Beziehungen der chronischen Gastritis mit ihren Folgeerscheinungen und des chronischen Magenulcus zur Entwicklung des Magenkrebses. Beitr. klin. Chir. 85, 455—519 (1913)

KRENTZ, K.: Untersuchungen über das morphologische und sekretorische Verhalten der Corpusschleimhaut des Magens beim Ulcus duodeni. Gastroenterologia (Basel) 102, 339—354 (1964)

KRENTZ, K.: Unveröffentlichte Untersuchungen. Berlin 1962

LANGE, H. F.: Salicylates and gastric hemorrhage. I. Occult bleeding. Gastroenterology 33, 770 (1957). Salicylates and gastric hemorrhage. II. Manifest bleeding. Gastroenterology 33, 778 (1957)

LEVIS, C. S., Jr., BAUERLIN, T. C., SHYTLES, H. M.: Effect of aureomycin or the stomach, a gastroscopic study. Gastroenterology 16, 586 (1950)

MIEDERER, S. E., PAUL, F., STADELMANN, O., DEYHLE, P., OTTENJANN, R.: Pylorokardiale Expansion der Gastritis? Endoscopy 1, 169—174 (1969)

MOESCHLIN, S.: Klinik u. Therapie der Vergiftungen, 4. Aufl. Stuttgart: Thieme 1969

MUIR, A., CORSAR, J. A.: Aspirin and gastric hemorrhage. Lancet 1959 I, 539

MUIR, A., CORSAR, J. A.: Aspirin and ulcer. Brit. med. J. 1955 II, 7

OTTENJANN, R.: Klinische Bedeutung der blinden Gastrobiopsie. Endoscopy 1, 75—77 (1969)

OTTENJANN, R., MIEDERER, S., ELSTER, K., STADELMANN, O., RETTENMAIER, G.: Zangenbiopsie aus dem Antrum-, Corpus- und Kardiabereich des Magens unter endoskopischer Kontrolle. Klin. Wschr. 47, 859—861 (1969)

OTTENJANN, R.: Chronische Gastritis. Dtsch. med. Wschr. 95, 1235—1240 (1970)

PALMER, E. D.: Stomach disease as diagnosed by gastroscopy. Philadelphia: Lea and Febriger 1949

PALMER, E. D.: The morphologic consequences of acute exogenous (staphylococci gastroenteritis on the gastric mucosa. Gastroenterology 19, 462 (1951)

PALMER, E. D., SCOTT, N. M.: Acute corrosive gastritis: observations on the gastric mucosa following ingestion of concentrated hydrochloric acid. Gastroenterology 12, 879 (1949)

PETERS, H., OTTENJANN, R.: Präoperative Chromographie der Korpus-Antrumgrenze. Fortschr. d. Endoskopie, Bd. 1, S. 125. Stuttgart, New York: Schattauer 1969

PONTES, J. F.: Panel-Discussion: Chronic gastritis. 2. Weltkongreß für Gastroenterologie, München 1962, Vol. II, p. 137. Basel, New York: Karger 1963

PRÉVÒT, R., LASSRICH, M. A.: Röntgendiagnostik des Magen-Darm-Kanals. Stuttgart: Thieme 1959

SANDERS, G. B., MECRAY, P. M.: Pseudogastritis of operative origin. Ann. Surg. 114, 986—996 (1941)

SIURALA, M.: Akute Gastritis. In: DEMLING, L.: Klin. Gastroenterologie. Stuttgart: Thieme 1971

SCHINDLER, R.: a) Lehrbuch und Atlas der Gastroskopie. München: J. F. Lehmann 1923. — b) Gastritis. New York: Grune and Stratton 1947. — c) Gastroscopy. The endoscopic study of gastric pathology. Chicago: Univ. of Chicago Press 1950

SCHINDLER, R., NECHELES, M., GOLD, R. L.: Surgical gastritis. A study on the genesis of gastritis found in resected stomachs with particular reference to the so called "antral gastritis" associated with ulcer. Surg. Gynec. Obstet. 69, 981—1286 (1939)

SCHINDLER, R., ORTHMAYER, M.: Histopathology of chronic gastritis. Amer. J. dig. Dis. 9, 12, 411 (1942)

SCHOEN, A. M.: Acute Gastritis. In: BOCKUS, H. L.: Gastroenterology, Vol. 1, p. 351—364. Philadelphia, London: Saunders 1964

SCHULTZ, G.: Untersuchungen über das morphologische und sekretorische Verhalten der Corpusschleimhaut des Magens bei chronischer Hepatitis und Lebercirrhose. Inaug. Diss., F. U. Berlin 1963

SCHULTZ, G., KRENTZ, K.: Morphologische und funktionelle Veränderungen der Magenschleimhaut bei chronischer Hepatitis u. Lebercirrhose. Acta hepato-splenol. (Stuttg.) 12, 193—205 (1965)

STADELMANN, O., ELSTER, K., OTTENJANN, R., DEMLING, L.: Endoskopisch-bioptische Untersuchungen zur Histotopographie des Magenulcus. Fortschr. d. Endoskopie. Bd. 2. Stuttgart-New York: Schattauer 1970

TOMENIUS, J.: An instrument for gastrobiopsies. Gastroenterology **15**, 498 (1950)

WATANABE, T.: Formen der akuten Enteritis mit besonderer Berücksichtigung der Morphologie bei Diarrhoe. Z. Gastroent. **4**, 338—344 (1966)

WOLFF, S.: Chron. Gastritis und frühere Krankheiten. Münch. med. Wschr. **111**, 854 (1969)

WOLFF, S., WOLFF, H. G.: Human Gastric function: An experimental study of a man and his stomach. New York: Oxford Univ. Press 1943

WOOD, J. J., TAFT, L. J.: Diffuse lesions of the stomach: An account with special reference to the value of gastric biopsy. London: Edward Arnold Ltd. 1958

WOOD, J. J., DOIG, R. K., MOTTERANS, R., HUGHES, A.: Gastric biopsy. A report on fifty-five biopsies using a new flexible biopsy tube. Lancet **1949 I**, 18

B. Chronische Gastritis,   C. Sonderformen der Gastritis,
D. Die chronische Gastritis als Begleiterkrankung anderer organischer Erkrankungen

ADAMS, J. F., GLEN, A. J. M., KENNEDY, E. H., MACKANZIE, I. K., MORROW, J. M., ANDERSON, J. R., GRAY, K. G., MIDDLETON, D. G.: The histological and secretory changes in the stomach in patients with autoimmunity to gastric parietal cells. Lancet **1964 I**, 401

ARDEMAN, S., CHANARIN, I.: Intrinsic factor secretion in gastric atrophy. Gut **7**, 99 (1966)

BADENOCH, J., EVANS, J. R., RICHARDS, W. C. D.: The stomach in hypochromic anemia. Brit. J. Haemat. **3**, 175 (1957)

BADENOCH, J.: The use of labeled vitamin B_{12} and gastric biopsy in the investigation of anemia. Proc. roy. Soc. Med. **47**, 426 (1954)

BAETHKE, R., KRENTZ, K.: Die klinische Bedeutung polypöser Adenome des Magens. Internist **4**, 233 (1963)

BAETHKE, R., KRENTZ, K.: Die Leistungsfähigkeit moderner gastroenterologischer Untersuchungsverfahren in der Frühdiagnostik des Magenkarzinoms. Schweiz. Ges. Gastroent. Jahresversammlung, Solothurn, 1963. Gastroenterologia (Basel) **101**, 288 (1964)

BALÁZS, V. J., SZALMA, M., FRÜHLICH, G.: Autoantikörper bei der Anaemia perniciosa und bei anderen Säuremangel-Zuständen. Med. Welt **17**, 525 (1966)

BEVERIDGE, B. R., BANNERMAN, R. M., EVANSON, J. M., WITTS, L. J.: Hypochromic anaemie. A retrospective study and follow-up of 378 in-patients. Quart. J. Med. **34**, 145 (1965)

BOLLER, R.: Der operierte Magen. Wien: Urban u. Schwarzenberg 1947

BROUSSAIS, F. J. V.: Histoire des phlegmasies on inflammations chroniques, fondée sur de nouvelles observations de clinique et d'anatomic pathologique, Vol. 2, 2nd Ed., pp. 584. Paris: Gabon et Crochard 1816

BÜCKER, J.: Irrungen u. Wirrungen in der Gastritisdiagnostik. Fortschr. Röntgenstr. **94**, 149 (1961)

CARSWELL: Pathological Anatomy. London 1938. Zitiert in: KATSCH, G., PICKERT, H.: Handbuch der inneren Medizin III/1, Entzündungen des Magens (Gastritis). Berlin-Göttingen-Heidelberg: Springer 1953

COGHILL, N. F., WILLIAMS, A. W.: The gastric mucosa in hypochronic anemia. Proc. roy. Soc. Med. **51**, 464 (1958)

COOK, J. D., BROWN, G. M., VALBERG, L. S.: The effect of achylia gastrica on iron absorption. J. clin. Invest. **43**, 1185 (1964)

CRUVEILHIER, J.: Considerations générales sur les ulcerations follicularies de l'estomac. In: Atlas d'anatomie pathologique, Vol II, Sect. 30. Paris: Baillière, J. B. 1842

DAGG, J. H., GOLDBERG, A., ANDERSON, J. R., BECK, J. S., GRAY, K. C.: Autoimmunity in iron-deficiency anaemia. Brit. med. J. **1964 I**, 1349

DAVENPORT, H. W.: Physiology in the digestive tract. (Chicago) 1961; zit. bei BEVERIDGE et al.

DAVIDSON, W. M. B., MARKSON, J. L.: The gastric mucosa in iron deficiency anemia. Lancet **1931 II**, 285

DEGNAN, T. J.: Idiopathic hypoproteinemia. J. Pediat. **51**, 448 (1957)

DELAMORE, L. W., SHEARMAN, D. J. G.: Chronic iron-deficiency anaemia and atrophic gastritis. Lancet **1965 I**, 889

DEMLING, L., OTTENJANN, R., ELSTER, K.: Die Gastrobiopsie. Ergebn. inn. Med. Kinderheilk. N. F. **27**, 32 (1968)

DEMLING, L., OTTENJANN, R.: Gezielte endoskopische Biopsie bei polypoider Anastomositis. Gs. Gastroent. Vyz. **20**, 355 (1960)

DONAICH, D., ROITT, I. M., TAYLOR, K. B.: Autoimmunity in Pernicious anaemia and Atrophic Gastritis. Ann. N. Y. Acad Sci. **124**, pp. 644—656 (1965)

DOUTHWAITE, A. H., LINTOTT, G. A. M.: Gastroscopic observation of the effect of aspirin and certain other substances on the stomach. Lancet **1938 II**, 1222

EDER, M., WIEBECKE, B., KLEIN, H. J.: Pathologisch-anatomische Aspekte der Krebsvorstufen des Gastrointestinaltraktes. Chirurg **41**, 97 (1970)

EDWARDS, F. C., EDWARDS, J. H.: Tea-drinking and gastritis. Lancet **261**, 543 (1956)

Elster, K.: Symposion über „Early cancer". Hamburg 1967
Elster, K.: Pathologisch-anatomisches Bild der Magenkrankheiten, S. 13—53. In: Demling,
   L.: Der kranke Magen. München-Berlin-Wien: Urban u. Schwarzenberg 1970
Elster, K.: Zur Definition der Antrumgastritis. Persönliche Mitteilung, 1971
Elster, K.: Gastritis: Meinungen und Fakten. Fortschr. d. Med. 89, 1339—1341 (1971)
Elster, K., Reiss, S., Heinkel, K.: Histotopographische Untersuchungen über die intestinale
   Metaplasie in Karzinom- und Ulcusmägen. Z. ges. inn. Med. 15, 1053 (1960)
Faber, K.: Gastritis and its consequences, p. 119. New York, Oxford: Univ. Press. 1935
Fisher, J. M., Taylor, K. B.: A comparison of autoimmune phenomena in pernicious anemia
   and chronic atrophic gastritis. New Engl. J. Med. 272, 499 (1965)
Fixa, B., Komarkowa, O., Herout, V.: The beneficial effect of corticosteroids in a patient
   with simple atrophic gastritis. Scand. J. Gastroent. 2, 269 (1967)
Fixa, B., Krentz, K., Roemer, G. B.: Chronische Gastritis, eine immunobiologische Studie.
   Med. Klin. 64, 2414 (1969)
Fixa, B., Krentz, K.: Chronische Gastritis und Autoimmunität. Med. Klin. 63, 1061 (1968)
Flint, A.: A clinical lecture on anaemia, delivered at the Long Island College Hospital.
   Amer. Med. Times 1, 181 (1860)
Forshaw, J. M. B.: Idiopathic Hypochronic Anaemia in Males. Brit. med. J. 1954 II, 908
Forssell, G.: Über die Beziehungen des menschlichen Magens zu seinem anatomischen Bau.
   Hamburg: Lucas Gräfe u. Sillern 1924
Ganguli, P. C., Cullen, D. R., Irvine, W. J.: Lancet 1971 I, 155
Glaubitt, D.: Der Beitrag nuklearmedizinischer Methoden zur Diagnose der exsudativen
   Enteropathie. Dtsch. med. Wschr. 92, 1373 (1967)
Goldberg, A., Lochhead, A. C., Dagg, J. H.: Histamine — fast achlorhydria and iron
   absorption. Lancet 1963 I, 848
Hafter, E.: Praktische Gastroenterologie, 3. Aufl. Stuttgart: Thieme 1965
Hafter, K., Siebenmann, R. E.: Chronische Gastritis und Reizmagen. Dtsch. med. Wschr.
   87, 1041 (1962)
Hartfall, S. J., Witts, L. J.: Guy's Hosp. Rep. 83, 1—43 (1933)
Heilmeyer, L., Koch, H.: Eisenstoffwechseluntersuchungen. I. Mitteilung. Untersuchungen
   über die Eisenresorption unter normalen und pathologischen Verhältnissen. Dtsch. Arch.
   klin. Med. 185, 89 (1940)
Heilmeyer, L., v. Mutius, I.: Untersuchungen über die Herauslösung von Eisen aus Nah-
   rungsmitteln durch Magensaft und Galle. Z. ges. exp. Med. 112, 192 (1943)
Heinkel, K.: Symposion über „Early cancer". Hamburg 1967
Heinkel, K.: Gastritis im Lichte moderner Untersuchungsverfahren. Bibl. gastroent. (Basel)
   5, 101—125 (1962)
Heinkel, K.: Histologie der chronischen Gastritis im Biopsiematerial. Gastroenterologia
   (Basel) 92, 322 (1959)
Heinkel, K., Elster, K., Henning, N.: Untersuchungen über die Fundusschleimhaut beim
   Ulcus ventriculi. Dtsch. Arch. klin. Med. 202, 675 (1956)
Heinkel, K., Elster, K., Henning, N.: Ergebnisse bioptischer Untersuchungen bei atro-
   phischer Gastritis. Gastroenterologia (Basel) 83, 203—223 (1955)
Heinkel, K., Elster, K., Henning, N.: Ergebnisse bioptischer und gastroskopischer Unter-
   suchungen der Magenschleimhaut bei Ulcus duodeni. Klin. Wschr. 32, 1088 (1954)
Heinkel, K., Parpoulas, S., Henning, N., Landgraf, J., Elster, K.: Verlauf der chroni-
   schen Gastritis im Corpus ventriculi, saugbioptische, histologische Untersuchung. Z.
   Gastroent. 3, 101 (1965)
Heinkel, K., Tomat, E., Henning, N.: Meßergebnisse über die Dicke der Magenschleimhaut
   im bioptischen Material. Klin. Wschr. 38, 1032 (1960)
Henning, N.: Zit. bei Heinkel, K.: Die endoskopische Magenuntersuchung. Bibl. gastroent.
   (Basel) 5, 60 (1962)
Henning, N.: Die chronische Gastritis im Lichte moderner Untersuchungsmethoden. Gastro-
   enterologia (Basel) 92, 307 (1959)
Henning, N., Baumann, W.: Lehrbuch der Verdauungskrankheiten. Stuttgart: Thieme 1949
Henning, N., Heinkel, K., Elster, K.: Neue Aspekte der Gastritis auf Grund der Magen-
   biopsie. Méd. et Hyg. (Genève) 14, 35 (1956)
Henning, N., Heinkel, K.: Die Saugbiopsie als Untersuchungsmethode in der Magen-
   diagnostik. Münch. med. Wschr. 97, 832 (1955)
Henning, N., Heinkel, K., Frik, W.: Röntgenbefunde am Faltenrelief und bioptisch-
   histologisches Bild der Magenschleimhaut. Dtsch. med. Wschr. 95, 423 (1953)
Henning, N., Heinkel, K., Elster, K.: Untersuchungen über die sogenannte „Altersgastritis". Schweiz. med. Wschr. 87, 387 (1957)

HIRAI, Y.: Experimental studies on the effect of hot-food on the mucus membrane of the stomach. Acta med., Igaky Kenkyuu **24**, 163 (1954); zit. von IVY, A. C.: Experimental observation on the etiology of gastric carcinoma. Gastroenterology **28**, 345—359 (1954)

IKKALA, E., SIURALA, M.: Gastric lesion in iron deficiency anemia. Acta haemat. (Basel) **31**, 313 (1964)

IRVINE, W. J., DAVIES, S. H., TEITELBAUM, S., DELAMORE, J. W., WILLIAMS, A. W.: The clinical and pathological significance of gastric parietal cell antibody. Ann. N. Y. Acad. Sci. **124**, 657 (1965)

JEFFRIES, G. H.: Recovery of gastric mucosal structure and function in pernicious anemia during prednisolone therapy. Gastroenterology **48**, 371 (1965)

JOSKE, R. A., FINCKH, E. S.: Gastric biopsy. A study of 1000 consecutive successful gastric biopsies. Quart. J. Med. **24**, 269 (1955)

KATSCH, G.: Gastritis. Hdb. d. inn. Med., 2. Aufl., Bd. 3/1, S. 529. Berlin: Springer 1920

KLEIN, H. J., LENNARTZ, K. J.: Neue Aspekte bei der morphologischen Magendiagnostik. Methodik und Ergebnisse autoradiographischer in vitro-Untersuchungen am Biopsiematerial der Magenschleimhaut des Menschen. Z. Gastroent. **10**, 455—460 (1972)

KOCH, M.: Histomorphologische Untersuchungen der Magenschleimhaut aus tumornahen und fernen Bereichen beim Magenkarzinom. Med. Klin. **66**, 920 (1971)

KONJETZNY, G. E.: Entzündliche Genese des Magen-Duodenalgeschwürs. Ein Beitrag zur Kenntnis der Ätiologie, Pathogenese u. Therapie des Magen-Duodenalgeschwürs. Arch. Verdau.-Kr. **36**, 189 (1926)

KORMAN, M. G., STRICKLAND, R. G., HANSKY, J.: Brit. med. J. **1971** II, 16

KRAUSE, F.: Ferment- und Salzsäuresekretion beim Ulcus duodeni im Vergleich zum morphologischen Bild der Magenschleimhaut. Inauguraldissertation, F. U. Berlin 1963

KRENTZ, K.: Gastroskopische und saugbioptische Befunde am operierten Magen. Dtsch. med. Wschr. **89**, 664 (1964)

KRENTZ, K.: Gastroskopische und saugbioptische Befunde am operierten Magen. Schweiz. Ges. Gastroenterol. Jahresversammlung, Solothurn 1963. Gastroenterologia (Basel) **95**, 297 (1964)

KRENTZ, K.: Indikationsfehler bei der Wahl der Operationsverfahren im Hinblick auf Anamnese, klinischen, röntgenologischen und bioptisch-operativen Befund sowie das Lebensalter der Patienten. 87. Tag. dtsch. Ges. Chir. 1.—4. 4. 1970. Langenbecks Arch. Chir. **327**, 328 (1970)

KRENTZ, K.: Untersuchungen über das Sekretionsverhalten des Magens bei histologisch normaler Corpusschleimhaut. Dtsch. Arch. klin. Med. **209**, 360 (1964)

KRENTZ, K.: Untersuchungen über das Sekretionsverhalten des Magens bei chronischer Oberflächengastritis. Dtsch. Arch. klin. Med. **209**, 616 (1964)

KRENTZ, K.: Untersuchungen über das Sekretionsverhalten des Magens bei atrophischer Gastritis. Dtsch. Arch. klin. Med. **209**, 629 (1964)

KRENTZ, K.: Morphologisches Bild und Sekretionsvermögen der Magenschleimhaut beim fortgeschrittenen Magenkarzinom. Fortschr. Med. **86**, 963 (1968)

KRENTZ, K.: Histomorphologische Untersuchungen der Magenschleimhaut aus tumornahen und -fernen Bereichen beim Magenkarzinom. Med. Klin. **66**, 920 (1971)

KRENTZ, K.: Untersuchungen über das sekretorische und morphologische Verhalten der Magenschleimhaut bei Kranken mit Gallenwegserkrankungen. Med. Welt **1964**, 2739

KRENTZ, K.: Ergebnisse der Dickenmessung der Magencorpusschleimhaut nach saugbioptischer Gewebsentnahme. Gastroenterologia (Basel) **104**, 272 (1965)

KRENTZ, K.: Untersuchungen über Sekretionsverhalten und morphologische Struktur der Corpusschleimhaut des Magens bei der chronischen Gastritis. Acta gastro-ent. belg. **29**, 641 (1966)

KRENTZ, K.: Untersuchungen über das morphologische und sekretorische Verhalten der Corpusschleimhaut des Magens beim Ulcus duodeni. Gastroenterologia (Basel) **102**, 339 (1964)

KRENTZ, K.: Entwicklung der gastroskopischen Untersuchungstechnik, Indikation, Kontraindikationen und diagnostische Begrenzung im Rahmen der modernen Gastroenterologie. Internist **4**, 227 (1963)

KRENTZ, K.: Klinische Bedeutung der neueren Vitamin B_{12}- und Intrinsicfaktor-Forschung. Med. Klin. **59**, 125 (1964)

KRENTZ, K., BUHAC, I.: Korrelationen zwischen Magensaftanalyse, Saugbiopsie, Gastroskopie und Röntgendiagnostik bei Erkrankungen des Magens. Dtsch. med. J. **19**, 4 (1968)

KRENTZ, K., GOHRBAND, G.: Endoskopische Verlaufsbeobachtungen bei Erosionen der Magenschleimhaut. Tagung d. Schweiz. Arbeitsgruppe für gastroenterologische Endoskopie Olten, Schweiz 2. u. 3. Mai 1974

LEES, F., ROSENTHAL, F. D.: Gastric mucosal-lesions before and after treatment in iron deficiency anemia. Quart. J. Med. **27**, 19 (1958)

LEONARD, B. J.: Hypochronic anaemia in R.A.F. recruits. Lancet **1954 I**, 899

LUNDHOLM, J.: Hereditary hypochronic anaemia; clinical-statistical study. Acta med. scand. Suppl. **102** (1939)

MAGNUS, H. A.: Gastritis in modern trends in gastroenterology, 1st series. London: Butterfield and Co. Ltd. 1952

MARKSON, J. L., MOORE, J. M.: Thyroid autoantibodies in pernicious anemia. Brit. med. J. **1962**, 1352

MARKSON, J. L., MOORE, J. M.: Autoimmunity in pernicous anemia and iron-deficiency anemia. A complement-fixation test using human gastric mucosa. Lancet **1962 II**, 1240

MARTINI, G. A., DÖLLE, W.: Ménétrier-Syndrom. Polyadenomatosis des Magens mit Eiweiß-verlust in den Magen-Darm-Kanal. Dtsch. med. Wschr. **86**, 2524 (1961)

McFAYDEN, J. I., GOLDBERG, A., DAGG, J. H., ANDERSON, J. R.: Incidence of gastric parietal cell antibody in families of patients with iron deficiency anemia. Brit. J. Haemat. **12**, 697 (1966)

McGUIGAN, J. E.: Gastroenterology **55**, 315 (1968)

McGUIGAN, J. E., TRUDEAU, W. L.: New Engl. J. Med. **282**, 358 (1970)

MERTEN, R., KLEFFNER, U., RATZER, H.: Zur Erfassung von Fermentstörungen im Magen-Darm-Kanal, zugleich ein Beitrag zur Ausnutzung der Nahrungsproteine. Z. klin. Med. **146**, 283 (1950)

MIEDERER, S. E., PAUL, F., STADELMANN, O., DEYHLE, P., OTTENJANN, R.: Pylorokardiale Expansion der Gastritis? Endoscopy **1**, 179 (1969)

MOLL, A., PETZEL, H.: Die Saugbiopsie aus dem Magenantrum und ihr Vergleich mit der Fundusbiopsie. Gastroenterologia (Basel) **101**, 41 (1964)

MORGAGNI, J. B.: De sedibus et causis morborum per anatomen indagatis 1.2. Patavii 1765 libri 5 Lugduni Batav. 1767

OTTENJANN, R.: Klinische Bedeutung der blinden Gastrobiopsie. Endoscopy **1**, 75 (1969)

OTTENJANN, R., MIEDERER, S., ELSTER, K., STADELMANN, O., RETTENMAIER, G.: Zangen-biopsie aus dem Antrum-, Corpus- und Kardiabereich des Magens unter endoskopischer Kontrolle. Klin. Wschr. **47**, 859 (1969)

PALMER, E. D.: Histology of the normal gastric mucosa: An investigation into the state of normalcy of the stomaches of persons without upper gastrointestinal complaints. Gastro-enterology **21**, 12 (1952)

PALMER, E. D.: Gastritis. A revaluation. Medicine (Baltimore) **33**, 199 (1954)

PALMER, E. D.: Further observations on postoperative gastritis: Histopathologic aspects, with a note on jejunitis. Gastroenterology **25**, 405 (1953)

PALMER, E. D., SMITH, V. M.: Chronic atrophic gastritis: Histopathologic study of the gastric mucosa of patients diagnosed by gastroscopy. Amer. J. clin. Path. **23**, 965 (1953)

PETERS, H., OTTENJANN, R.: Präoperative Chromographie der Korpus-Antrumgrenze. Fortschr. Endoskopie, Bd. 1, S. 125. Stuttgart-New York: Schattauer 1969

PONTES, J. F.: Panel-Discussion: Chronic gastritis. 2. Weltkongreß f. Gastroenterologie, München 1962, Vol. II, S. 137. Basel, New York: Karger 1963

RAWSON, A., ROSENTHAL, D. D.: The mucosa of the stomach and small intestine in iron deficiency. Lancet **1960 I**, 730

SANDERS, G. B., MECRAY, P. M.: Pseudogastritis of operative origin. Ann. Surg. **114**, 986 (1941)

SCHINDLER, R.: Gastritis. New York: Grune and Stratton 1947

SCHINDLER, R.: Gastroscopy, 2nd Ed. Chicago: Univ. of Chicago Press 1950

SCHINDLER, R.: Lehrbuch u. Atlas der Gastroskopie. München: J. F. Lehmann 1923

SCHINDLER, R., NECHELES, M., GOLD, R. L.: Surgical gastritis. A study on the genesis of gastritis found in resected stomachs with particular reference to the so called "antral gastritis" associated with ulcer. Surg. Gynec. Obstet. **69**, 981 (1939)

SCHREIBER, H. W.: Persönliche Mitteilung 1969

SCHWARTZ, M.: Intrinsic factor antibody in serum from patients with pernicious anemia. Lancet **1960 II**, 1263

SEIFERT, E., KNOLL, H.: Bioptische Ergebnisse bei gleichzeitiger Entnahme von Fundus- und Antrumschleimhaut des Magens. Med. Welt **19**, 1219 (1968)

SHINER, M., DONIACH, J.: A study of y-ray-negative dyspepsia with reference to histologic changes in the gastric mucosa. Gastroenterology **32**, 313 (1957)

SIURALA, M., VARIS, K., WILJASALO, M.: Studies of patients with atrophic gastritis: a 10—15 year follow up. Scand. J. Gastroent. **1**, 40 (1966)

SIURALA, M., ISOKOSKI, M., VARISCH, K., KEKKI, M.: Epidemiology of gastritis. 8. Internat. Kongr. f. Gastroenterologie, Prag 1968

SIURALA, M., SEPPÄLÄ, K.: Atrophic gastritis as a possible precursor of gastric carcinoma and pernicious anemia. Acta med. scand. **166**, 455 (1960)

SMITH, W. O., JOEL, W., WOLF, S.: Experimental atrophic gastritis associated with inhibition of parietal cells. Trans. Ass. Amer. Phycns **71**, 306 (1958)

SMITH, W. O., DUVAL, M. K., JOEL, W., HONSKA, W., WOLF, S.: Gastric atrophy in dogs induced by administration of normal humans juice. Gastroenterology **39**, 55 (1960)

STADELMANN, O., ELSTER, K., OTTENJANN, R., DEMLING, L.: Endoskopisch-bioptische Untersuchungen zur Histotopographie des Magenulcus. Fortschr. Endoskopie, Bd. 2. Stuttgart-New York: Schattauer 1970

STRICKLAND, R. G., BHATHAL, P. S., KORMAN, M. G., HANSKY, J.: Serum gastrin and the antral mucosa in atrophic gastrits. Brit. med. J. **1971 IV**, 451—453

TAYLOR, K. B.: Quart. J. Med. **27**, 565 (1958)

TAYLOR, K. B., WITTS, L. J.: Inhibition of intrinsic factor by pernicious anemia sera. Lancet **1959 II**, 106

TOMENIUS, J.: An instrument for gastrobiopsies. Gastroenterology **15**, 498 (1950)

TUDHOPE, G. R., WILSON, G. M.: Anemia in hypothyroidism. Quart. J. Med. **29**, 513 (1960)

VILARDELL, F.: Chronic gastritis. In: BOCKUS, H. L.: Gastroenterology, p. 368. Philadelphia and London: W. B. Saunders 1968

VILARDELL, F.: Chronic gastrits. Special Types. In: BOCKUS, H. L.: Gastroenterology, p. 412. Philadelphia and London: W. B. Saunders 1968

VOIGT, D., BRÜSCHKE, G.: Magenschleimhaut und Eisenmangel. Dtsch. med. Wschr. **92**, 1082 (1967)

VOLKHEIMER, G.: Zur Diagnostik u. Therapie der Gastropathien in Klinik u. Praxis. Therapiewoche **17**, 1002 (1967)

WOOD, J. I., DOIG, R. R., MOTTERANS, R., HUGHES, A.: Gastric biopsy. A report on fifty-five biopsies using a new flexible biopsy tube. Lancet **1949 I**, 18

WOOD, J. J., TAFT, L. J.: Diffuse lesions of the stomach: An account with special reference to the value of gastric biopsy. London: Edward Arnold Ltd. 1958

WOOD, J. J., COWLING, D. C., UNGAR, B., GRAY, A.: Serum vitamin B_{12} levels in chronic atrophic gastritis. Aust. Ann. Med. **9**, 309 (1960)

YOSHIDA, T., LANDGRAF, J., HEINKEL, K., HENNING, N., ELSTER, K.: Die sog. Russelschen Körperchen in der Magenschleimhaut. Münch. med. Wschr. **106**, 1350 (1964)

Duodenitis

H. Koch und M. Classen, Erlangen und Hamburg

Das Duodenum ist in eine Vielzahl von Erkrankungen der Nachbarorgane einbezogen. Es gilt deswegen als „Wetterwinkel" im oberen Gastrointestinaltrakt.

Eigenständige Erkrankungen dieses Darmabschnittes sind die seltenen primären Duodenalcarcinome, das häufige Ulcus duodeni und die Duodenitis.

Unter Duodenitis versteht man, vergleichbar mit den verschiedenen Formen der Gastritis, eine auf die Duodenalschleimhaut beschränkte chronische unspezifische Entzündung.

Das Krankheitsbild der chronischen Duodenitis fand 1837 (Baudin) erstmals Erwähnung. 1925 wurde das pathologisch-anatomische Bild der Duodenitis (Konjetzny) beschrieben. Man glaubte damals, daß die Duodenitis ein Vorstadium des Ulcus duodeni sei. Diese Annahme ist bis heute weder bewiesen noch widerlegt. Ebensowenig ist die von vielen Autoren (Beck et al., 1965; Classen et al., 1968; Cheli et al., 1961, 1971; Cotton et al., 1973; Gelzayd et al., 1973; Kölsch, 1968; Niedner u. Uebel, 1966; Shiner, 1968) aufgeworfene Frage, ob die Duodenitis ein eigenständiges Krankheitsbild darstellt, bislang nicht schlüssig beantwortet worden.

I. Anatomie

Das Duodenum wird in vier Abschnitte unterteilt:

In Bulbus duodeni (D 1), die Pars descendens (D 2), die untere Pars horizontalis (D 3) und die Pars ascendens (D 4).

Die horizontal verlaufenden Kerckringschen Falten beginnen als makroskopisch erkennbares Merkmal des Dünndarms am Übergang vom Bulbus duodeni in die Pars descendens. Sie vergrößern zusammen mit den Zotten und den Mikrovilli die absorbierende Oberfläche des Dünndarmlumens.

Die normale Gestalt der Dünndarmzotte ist finger- oder blattförmig. Im Duodenum sind darüber hinaus auch leistenförmige Zotten, sofern sie in ihrer Höhe, die normalerweise zwischen 200 und 700 µ beträgt, nicht eingeschränkt sind, als normal zu betrachten (Cheli et al., 1969). Das Epithel der Dünndarmzotten besteht aus einschichtigen prismatischen Zellen, die einen großen ovalen Kern haben und zum Darmlumen durch den Bürstensaum, der sich aus den Mikrozotten aufbaut, abgegrenzt sind. Zwischen den Prismenzellen liegen die schleimbildenden Becherzellen. Die Zotten selbst entspringen aus den Lieberkühnschen Krypten. Es handelt sich dabei um Drüsenschläuche, die sich in die Lamina propria bis unmittelbar an die Muscularis mucosae einsenken. Im Duodenum finden sich zusätzlich die ein alkalisches Sekret produzierenden Brunnerschen Drüsen, die sowohl in der Mucosa als auch in der Submucosa liegen können. Die Lamina propria bildet das Stützgerüst für die Zotten und umgibt die Lieberkühnschen Drüsenschläuche. Sie ist aus reticulärem Bindegewebe aufgebaut. Das Zottenstroma beinhaltet Blut- und Lymphgefäße sowie glatte Muskelfasern. Die Muscularis mucosae besteht aus einer längsverlaufenden und einer zirkulären Schicht. Abschluß nach außen bildet die Serosa.

II. Zellkinetik

Nach Zufuhr radioaktiv markierter Substanzen (Thymidin) ist es im Tierexperiment möglich, Wachstumsvorgänge der Dünndarmmucosa zu untersuchen (Eder, 1966). Es zeigt sich dabei, daß die Epithelzellen der Zotten in einer Regenerationszone an der Basis der Lieberkühnschen Krypten gebildet werden. Sie wandern von hier unter zunehmender Differenzierung zunächst die Drüsenschläuche und danach die Zotten hoch, bis sie nach 2 bis 3 Tagen an der Zottenspitze abgestoßen werden. Diese schnelle Erneuerung des Zottenepithels läßt auf äußerst dynamische Vorgänge schließen. Andererseits wird verständlich, daß Störungen dieses Ablaufes relativ rasch zu einer tiefgreifenden Änderung des morphologischen Bildes führen müssen. Untersuchungen verschiedener Autoren (Eder, 1966; Creamer, 1967) haben gezeigt, daß bei keimfrei aufgezogenen Tieren oder auch nach Darmsterilisation mit Antibiotica die Zellerneuerungsrate auf die Hälfte zurückgeht. Hieraus wird auf eine übersteigerte Zellneubildung durch die physiologische Darmflora geschlossen. Kommt es akut zu schweren bakteriellen oder toxischen Schädigungen der Zottenepithelien, die auch durch gesteigerte Zellneubildung in den Lieberkühnschen Krypten nicht kompensiert werden können, führt dies zu einer Abflachung der Zotten oder gar zu Ulcerationen. Die Zottenabflachung kann aber auch dadurch entstehen, daß die Regenerationszentren an der Basis der Krypten geschädigt werden. Ursache können chronische Entzündungen, Hungerzustände (Proteinmangel) oder auch z. B. Cytostatica sein.

III. Chronische unspezifische Duodenitis

A. Histologischer Befund und Klassifikation

Die chronisch unspezifische Entzündung der Zwölffingerdarmschleimhaut ist allein durch die mikroskopische Untersuchung eines oder mehrerer, frisch entnommener Schleimhautpartikel objektivierbar. Histologische Kriterien der Duodenitis sind Abflachung, Hypochromie und Degeneration des Zottenepithels, Veränderungen des Kryptenepithels bis zum vollständigen Verschwinden der Krypten, Hypertrophie und Fragmentation der Muscularis mucosae sowie Hyperplasie und Verdichtung des Gitterfasernetzes (Cheli, 1969, 1971). Hinzu kommen die Infiltration der Lamina propria und gelegentlich auch der Muscularis mucosae mit Lymphocyten und Plasmazellen, seltener auch mit Granulocyten, sowie als Folge des Entzündungsprozesses Abflachungen und Verplumpungen der Zotten.

Bei Beurteilung der Zottenveränderungen muß die physiologische Variationsbreite der Zottenformen berücksichtigt werden. Die normale Zottenhöhe variiert zwischen 200 und 700 µ, ihre Breite zwischen 50 und 175 µ (Madanagopalan et al., 1965; Shiner, 1968). Die Epithelzellen sollen gut anfärbbar und mindestens 30 µ hoch sein. Die Dicke der Mucosa unterhalb der Zottenbasis mißt zwischen 50 und 350 µ. Auch die Zottengestalt ist physiologischerweise sehr unterschiedlich. Finger-, blatt- und leistenförmige Zotten gelten im Duodenum als normal. Es darf außerdem angenommen werden, daß sich die einzelne Zotte selbst durch Kontraktionen der in der Lamina propria liegenden glatten Muskelfasern und der Muscularis mucosae in ihrer Form ändern kann. Darüber hinaus finden sich Zotten, die verzweigt, miteinander verwachsen oder an ihrer Spitze abgeflacht sein können.

Die Hauptfrage gilt dem Gehalt der Lamina propria oder seltener auch der tieferen Schichten an Rundzellen vom Entzündungstyp. Es wurde angenommen (Rössle), daß die Keimbesiedelung des Darmes einen konstanten physiologischen

Entzündungszustand unterhält. Diese Annahme wird durch Untersuchungen (ABRAMS et al., 1963) unterstützt, die zeigten, daß sich bei keimfrei aufgezogenen Tieren in der Lamina propria weder Lymphocyten noch Plasmazellen finden. Dem steht die Beobachtung gegenüber, daß sich auch nach längerer Sterilisierung des menschlichen Darmes mit Humatin der Zellgehalt der Dünndarmmucosa nicht ändert (KOCH, 1968). Vermutungen, daß der Rundzellgehalt der Dünndarmmucosa unabhängig von anderen Faktoren mit der resorptiven Leistung des Dünndarms in Zusammenhang steht (ELSTER, 1962), konnten bislang nicht bewiesen werden.

Über die Deutung unterschiedlich stark ausgeprägter Rundzelleninfiltration — es finden sich gelegentlich selbst am gleichen Biopsiepräparat neben Zotten mit geringem Rundzellgehalt einzelne Zotten mit dichter Infiltration — bestehen divergierende Ansichten und weitgehende Unsicherheit. Einzelne Autoren sprechen deswegen erst bei massiver diffuser Rundzelleninfiltration von einer Duodenitis (ARONSON u. NORFLEET, 1962; CLASSEN et al., 1968). So fanden ARONSON u. NORFLEET bei Patienten mit Ulcus duodeni, abgesehen von der unmittelbaren Umgebung des Geschwüres, nur in 4 von 18 Fällen und COTTON et al. (1973) bei 1 von 25 Patienten duodenitische Veränderungen.

Entzündungen können sich im Duodenum mehr an der Oberfläche, in Nachbarschaft der Muscularis mucosae oder in allen Schleimhautschichten analog den einzelnen Gastritisformen abspielen.

Die Duodenitis wurde deswegen in drei Formen unterteilt (CHELI, 1961):
1. Oberflächenduodenitis;
2. Atrophische Duodenitis;
3. Interstitielle Duodenitis.

Nach Angaben von CHELI (1971) fanden sich die Oberflächenduodenitis in 54% und die atrophische Duodenitis in 40% der Fälle, während die interstitielle Form mit 6% nur selten beobachtet wurde.

Eine andere Einteilung unterscheidet die Oberflächenduodenitis, die gelegentlich auch erosiv sein kann, von einer mehr die tieferen Schichten betreffenden nodulären Form, die röntgenologisch an verbreiterten Falten erkennbar sein soll (SCHULMAN, 1970; BELBER, 1972).

Verschiedene Autoren versuchen darüberhinaus eine graduelle Unterteilung der Duodenitis. So unterscheiden BECK et al. (1965) vermehrte Rundzelleninfiltrationen der Schweregrade 1 bis 4. Auch VEŠIN et al. (1968) versuchten eine Unterteilung in vier Stadien. Diese hat sich jedoch in der Praxis nicht bewährt, da eine solche Unterteilung allein von der subjektiven Einstellung des Untersuchers abhängig und somit nicht objektivierbar ist.

Die Verteilung der Duodenitis im Zwölffingerdarm ist nicht einheitlich. Diffuse entzündliche Veränderungen des gesamten Darmabschnittes finden sich nur in Ausnahmefällen. Die Duodenitis scheint in den meisten Fällen auf lineare oder ovaläre Bereiche vor allem im Bulbus duodeni beschränkt zu sein. Sie ist außerdem als Begleitduodenitis in Nachbarschaft der Ulcera duodeni bekannt.

B. Endoskopischer Befund

Endoskopische Zeichen der Duodenitis sind Rötung der Schleimhaut, intramurale Hämorrhagie, knotige Veränderungen der Schleimhautoberfläche und/oder Erosionen.

GELZAYD et al. fanden 1973 bei 11 von 13 Patienten, bei denen auf Grund der klinischen Symptomatik und des Röntgenbefundes die Verdachtsdiagnose Duodenitis gestellt worden war, Störungen der Motorik, spastische Verengung des

Lumens und narbige Veränderungen des Bulbus. Bei 3 dieser Fälle zeigten sich noduläre Falten und bei 2 Patienten Erosionen.

Cotton et al. (1973) objektivierten bei 52 von etwa 1000 endoskopisch untersuchten Patienten Rötungen der Schleimhaut, knotige Veränderungen und Erosionen. Die mikroskopische Untersuchung aus diesen Regionen gezielt entnommener Schleimhautpartikel ergab in 16 Fällen die histologischen Kriterien der Duodenitis, in 13 Fällen fanden sich lediglich geringgradig erhöhte Rundzelleinfiltrationen, bei 12 Patienten Magenschleimhautmetaplasien, bei 3 Patienten Eosinophilie und in 6 Fällen Blutstauung. In den restlichen 13 Biopsiepräparaten fanden sich keinerlei pathologische Veränderungen. Ein Vergleichskollektiv von Patienten mit makroskopisch anscheinend normaler Duodenalschleimhaut zeigte in 5% die Zeichen der Duodenitis und in etwa 60% dieselben anderen Veränderungen wie bei den Patienten, bei denen die Biopsien aus pathologisch erscheinenden Schleimhautarealen entnommen worden waren.

Dies läßt erkennen, daß eine makroskopisch vom normalen Aspekt abweichende Dünndarmmucosa nicht zwangsläufig histologische Veränderungen aufweist und daß umgekehrt eine normal erscheinende Schleimhautoberfläche duodenitische Veränderungen nicht ausschließt.

C. Röntgenologischer Aspekt

Eine von Kirklin (1934) durchgeführte Studie zeigte, daß zwischen der bei Patienten präoperativ gestellten Röntgendiagnose Duodenitis und der histologischen Untersuchung des Operationspräparates keine Übereinstimmung bestand. Trotzdem wird bis heute von vielen Röntgenologen die Diagnose Duodenitis recht häufig gestellt. Als röntgenologische Kriterien der Duodenitis gelten dabei spastische Engstellung des Duodenums, fehlende Peristaltik oder gesteigerte Antiperistaltik und Verbreiterung der Falten (Rhodes et al., 1968; Schulman, 1970). Die Untersuchungen von Gelzayd et al. (1973), der bei 12 von seinen 13 Patienten mit Duodenitis röntgenologisch erkennbare Veränderungen fand, scheinen die Annahme zu bestätigen, daß die Duodenitis röntgenologisch diagnostiziert werden kann. Dem stehen aber eine Reihe von Publikationen entgegen, die keine Übereinstimmung zwischen Röntgenbefund und histologischem Untersuchungsergebnis bei Duodenitis erbrachten (Classen et al., 1968; Koch et al., 1968; Cotton et al., 1973).

Man ist deswegen allgemein zu der Ansicht gekommen, die Diagnose der Duodenitis ähnlich wie die der Gastritis nicht auf Grund der Röntgenuntersuchung zu stellen. Finden sich allerdings röntgenologisch die beschriebenen Störungen oder Veränderungen, sollte dieser Befund Anlaß zur Durchführung einer Duodenalbiopsie sein.

D. Cytologischer Befund

Oberflächenduodenitis und atrophische Duodenitis gehen mit licht- und elektronenmikroskopisch erkennbaren Veränderungen des Epithels einher: Die Epithelzellen flachen deutlich unter 30 μ ab, Kern und Cytoplasma zeigen degenerative Veränderungen, der Bürstensaum wird zerstört.

Hinzu kommt als allerdings etwas unsicheres Zeichen eine Vermehrung der Goblet-Zellen, die jedoch in ihrer Struktur nicht verändert sind.

Cytologisch sind auf Grund dieser Befunde bei Patienten mit Duodenitis typische Veränderungen zu erwarten. Diese Annahme konnte bestätigt werden (Cheli, 1973):

Bei Patienten mit histologisch normaler Duodenalmucosa fanden sich im Ausstrich schlanke, normal hohe Epithelzellen mit basalständigen ovalären Kernen. Das Cytoplasma war granulär und eosinophil. Lymphocytäre und plasmacelluläre Elemente waren ebenso wie Goblet-Zellen selten. Der Zellausstrich war insgesamt spärlich. Demgegenüber fand sich in Fällen von gesicherter Duodenitis im Smear-Präparat reichlich Material. Dies wird darauf zurückgeführt, daß das Deckepithel im Gegensatz zur gesunden Schleimhaut bei entzündlichen Veränderungen weniger fest haftet. Es zeigten sich massenhaft Lymphocyten, Plasmazellen, Histiocyten und Neutrophile. Die Epithelzellen waren auf 16 bis 18 µ abgeflacht, der Transversaldurchmesser war angestiegen, der Bürstensaum verändert oder völlig zerstört. Das Cytoplasma enthielt leere Vacuolen, die den Kern nach distal verdrängten. Der Kern selbst war teilweise pyknotisch, gelegentlich zeigte sich Karyorrhexis. Meist war er jedoch deutlich vergrößert, so daß eine Zunahme der Kern-Plasmarelation zustande kam. Seine Anfärbbarkeit war gegenüber normalen Kernen deutlich schlechter. Die Goblet-Zellen waren numerisch vermehrt, hatten einen vergrößerten Durchmesser und waren voller Sekret.

Diese Veränderungen fanden sich bei allen Patienten mit atrophischer Duodenitis und in 70% der Fälle mit Oberflächenduodenitis.

Daraus ist zu erkennen, daß die Cytologie bei den Formen der Duodenitis eine wertvolle Zusatzuntersuchung zur Histologie darstellt (CHELI et al., 1973).

E. Klinisches Bild und Verlauf

Die Frage nach der klinischen Symptomatik der Duodenitis ist nicht einheitlich beantwortet. BECK et al. (1965) versuchten u. a., klinisches Bild und histologischen Befund in Korrelation zu bringen. Dabei fanden sich bei Patienten mit den typischen Beschwerden des Ulcus duodeni ausgeprägte Infiltrate der Lamina propria mit Rundzellen, ohne daß in diesen Fällen ein Ulcus röntgenologisch nachgewiesen werden konnte. Daraus wurde geschlossen, daß die Duodenitis für die Beschwerden verantwortlich sei. In einer anderen Studie (CLASSEN et al., 1968) wurden bei über 100 Patienten mit Oberbauchbeschwerden aus Bulbus (D 1) und Pars descendens duodeni (D 2) Biopsiepartikel entnommen. Zottenveränderungen und Epithelalterationen wurden in keinem dieser Fälle beobachtet. Es fand sich lediglich bei etwa 20% der Patienten eine mäßige Erhöhung des Rundzellgehaltes der Lamina propria.

GELZAYD et al. (1973) berichteten demgegenüber bei 13 Patienten mit Duodenitis über epigastrische Beschwerden unterschiedlichen Grades.

ROCA et al. (1973) führten eine vergleichende Studie bei 15 Patienten mit Ulcus duodeni und bei 7 Patienten mit Oberbauchbeschwerden ohne Ulcus duodeni durch. Es fanden sich in beiden Patientengruppen gleich häufig duodenitische Veränderungen. Daraus wurde ebenfalls abgeleitet, daß die Duodenitis für die angegebenen Beschwerden verantwortlich sein könnte.

Kritisch ist zu vermerken, daß die Autoren, die über eine Koincidenz von Beschwerden und Duodenitis berichten, nur ein relativ kleines Patientenkollektiv überblicken. Hinzu kommt, daß diese Autoren in der Regel allein die erhöhte Infiltration der Lamina propria für die Diagnose Duodenitis als ausreichenden Beweis ansehen. Da jedoch zur Duodenitis auch die Epithelalteration und Zottenveränderungen gehören und keine verbindliche Definition darüber besteht, von welcher Stärke der Rundzellinfiltration man von einer Entzündung sprechen kann, sind derartige Studien mit einem Fragezeichen zu versehen.

Histologische Verlaufsbeobachtungen der Duodenitis wurden bislang nur von CHELI et al. (1973) durchgeführt. Dabei zeigten sich bei 16 von 32 Patienten mit

Oberflächenduodenitis nach $^1/_2$ bis 4 Jahren keine Veränderungen. Bei 13 dieser Patienten war die Schleimhaut nach 1 bis 4 Jahren normal und in 3 dieser Fälle hatte sich nach 1 bis 3 Jahren eine atrophische Duodenitis entwickelt. Von 3 Patienten mit interstitieller Duodenitis fand sich in 2 Fällen nach 8 Monaten bzw. 2 Jahren ein normales Schleimhautbild, während im 3. Fall die interstitielle Duodenitis persistierte. 4 Fälle von atrophischer Duodenitis waren nach 2 bis 4 Jahren histologisch unverändert. Es zeigte sich also, daß Oberflächenduodenitis und interstitielle Duodenitis sowohl ausheilen als auch in die atrophische Form übergehen können, während die atrophische Duodenitis bestehen bleibt. Diese Beobachtung erlaubt noch nicht den Schluß, daß die atrophische Duodenitis, vergleichbar mit der chronisch atrophischen Gastritis, ein irreversibles Endstadium darstellt.

Die Frage, ob die Duodenitis ein Vorstadium des Ulcus duodeni sei, wurde immer wieder aufgeworfen, konnte bislang jedoch nicht beantwortet werden.

Die Beobachtung, daß sich duodenitische Veränderungen nur in unmittelbarer Umgebung des Ulcus als Nachbarschaftsreaktion finden (Cheli et al., 1968; Cotton et al., 1973), spricht gegen einen Zusammenhang zwischen Duodenitis und Ulcusgenese. Classen et al. (1968) sowie Roca et al. (1973) fanden demgegenüber bei einem Teil ihrer Patienten mit Ulcus duodeni Zeichen der Duodenitis.

Eine eindeutige Klärung dieses Problems werden nur prospektive Verlaufsstudien bringen können. Dabei ist die endoskopisch kontrollierte bioptische Gewebsentnahme zu fordern, da die Duodenitis in den seltensten Fällen diffus ist, sondern ebenso wie das Ulcus duodeni meist einen umschriebenen Prozeß darstellt.

F. Pathogenese

Bakterien, Viren, Pilze, Parasiten und auch bestimmte Bestandteile der normalen Nahrung (z. B. Gliadine) können zu Entzündungen der Duodenalschleimhaut führen, wobei die entzündlichen Veränderungen in diesen Fällen nicht nur auf das Duodenum beschränkt sind, sondern auch die restlichen Dünndarmabschnitte betreffen. Mögliche Zusammenhänge zwischen Magensäuresekretion und Duodenitis sowie Erkrankungen der Nachbarorgane und Duodenitis werden im folgenden diskutiert.

Die Ursache der chronisch unspezifischen Duodenitis ist unbekannt.

G. Häufigkeit

Kasugai et al. (1971) fanden bei 353 endoskopierten Patienten in 7 Fällen die Zeichen der Duodenitis. Da es sich hierbei ausnahmslos um Patienten mit Oberbauchbeschwerden und zusätzlichen anderen klinischen Diagnosen handelte, können auf die Incidenz der Duodenitis keine verbindlichen Rückschlüsse gezogen werden. Untersuchungen, die die Häufigkeit der chronischen unspezifischen Duodenitis eindeutig belegen, existieren nicht.

H. Duodenitis bei Erkrankung der Nachbarorgane

1. Chronisch atrophische Gastritis

Seit Konjetzny (1924) beschrieben viele Autoren das gehäufte Zusammentreffen von Gastritis und Duodenitis. Auf Grund röntgenologischer Untersuchungsergebnisse wurde ihr gemeinsames Auftreten gelegentlich als obligatorisch angenommen. Man vermutete, daß die mit der chronisch atrophischen Gastritis einhergehende Hypo- bzw. Achlorhydrie des Magens ein Descendieren und Ascendieren von Keimen in das Duodenum und somit die Entstehung einer Duodenitis begünstige. NIEDNER u. UEBEL (1966) bestätigten bei 24 von 29 Patienten diese Überlegung. ROCA et al. (1973) fanden ebenfalls ein gehäuftes Zusammentreffen von Antritis und Duodenitis. Dem gegenüber stehen Untersuchungen von CLASSEN et al. (1968), die lediglich bei 6 von 31 Patienten mit chronisch atrophischer Gastritis mäßig erhöhte Rundzellinfiltrationen der Lamina propria erbrachten. Untersuchungen von SHINER (1968) kommen zum selben Ergebnis. Eine feste Beziehung zwischen dem Auftreten von chronisch atrophischer Gastritis und Duodenitis läßt sich somit nicht herstellen.

2. Magensäure

OSTROW u. RESNICK (1959) nahmen auf Grund ihrer Beobachtungen an, daß erhöhte Magensäureproduktion und die daraus resultierende Duodenitis Vorstufen des Ulcus duodeni seien. FRASER et al. (1964) beschrieben ebenfalls, daß die Hyperchlorhydrie für Oberbauchbeschwerden, röntgenologische Veränderungen und histologische Zeichen der Duodenitis verantwortlich sei.

Diese Vermutungen werden durch tierexperimentelle Untersuchungen gestützt: ANDERSON (1962) berichtete, daß intermittierende Gaben von Säure in isolierte Dünndarmschlingen beim Hund zu zunehmender Schädigung der Schleimhaut führten. KONTUREK (1969) sowie KOCH et al. (1970) fanden nach 24 Std dauernder Pentagastrininfusion bei Katzen schwere entzündliche Veränderungen des Duodenums, aus denen sich 12 Std später multiple Ulcera entwickelten. Diese Veränderungen entsprachen denen beim Zollinger-Ellison-Syndrom, wo Inselzelltumoren des Pankreas oder G-Zellenhyperplasien im Antrum zu ungezügelter Magensäureproduktion und damit zur Entstehung rezidivierender Ulcera führen.

Die Bedeutung der Magensäure für die Entstehung des peptischen Ulcus ist allgemein anerkannt. Ungeklärt ist jedoch die Frage, inwieweit entzündliche Erkrankungen des Duodenums eine unzureichende Pufferung der Säure zur Folge haben. Es besteht die Möglichkeit, daß die entzündlich veränderte Schleimhaut nicht mehr fähig ist, ausreichend Sekretin zu bilden. Dies würde eine unzureichende Stimulierung der Bauchspeicheldrüse zur Bicarbonatabgabe und damit eine mangelhafte Neutralisation der Säure im Duodenum zur Folge haben. Untersuchungen von STENIG u. GROSSMAN (1969) zeigten, daß die Schleimhaut des Bulbus duodeni für die Sekretinliberation von großer Bedeutung ist. Da der Bulbus neben dem Magen der Magensäure physiologischerweise am stärksten ausgesetzt ist, könnte sich durch die Säureschädigung der Bulbusschleimhaut ein Circulus vitiosus entwickeln.

JUDD u. NAGEL (1927) fanden an 22 Resektionspräparaten im Bulbus zum Teil erhebliche Entzündungszeichen. Diese Ergebnisse lassen die Überlegung zu, daß entzündliche Infiltrationen durch die hohe Säurekonzentration bevorzugt im oberen Duodenum entstehen und dort über den Sekretinmechanismus die Neutralisation soweit stören, daß es schließlich zur Ulcusentstehung kommt. Auch JAMES (1964) fand bei 10 Patienten, die wegen Ulcera duodeni operiert wurden, im Bulbus entzündliche Veränderungen der Schleimhaut mit teilweise Zottenatrophie und vermehrtem Rundzellgehalt. Von besonderem Interesse war die Beobachtung, daß bei einem Teil dieser Fälle einzelne Zotten ein der Magenschleimhaut entsprechendes Oberflächenepithel aufwiesen. FLOREY (1935, 1939) konnte in diesem Zusammenhang an Katzen bzw. an Schweinen, denen über längere Zeit Säure ins Duodenum instilliert wurde, eine Umwandlung des Oberflächenepithels beobachten. Daraus kann geschlossen werden, daß die Säure der Stimulus für die Umwandlung des Dünndarmepithels im Magenepithel ist, was als Abwehrmechanismus gegen Säureschäden zu bewerten wäre. Diese Vermutung wird dadurch gestützt, daß die

Umwandlung des Epithels vorwiegend im Bulbus duodeni und auch dort nur im Bereich der Zottenspitzen, die der Säure normalerweise am meisten ausgesetzt sind, beobachtet wird. James (1964) konnte bei Zollinger-Ellison-Patienten mit exzessiver Säureproduktion Epithelumwandlung auch im unteren Duodenum finden.

Aus diesen Beobachtungen kann man schließen, daß die Duodenalmucosa eine gewisse Prävalenz in sich birgt, sich unter bestimmten Umständen, so bei erhöhter Säureexposition, in Magenschleimhaut umzuwandeln. Ähnlich kann die Magenschleimhaut bei chronisch atrophischer Gastritis eine dünndarmähnliche Oberfläche annehmen.

Classen et al. (1968) fanden keinen signifikanten Zusammenhang zwischen erhöhter Magensäureproduktion und entzündlicher Veränderungen der Duodenalmucosa. Epithelalterationen oder gar Epithelumwandlungen wurden in keinem einzigen Fall beobachtet. Rubin (1965) fand selbst in Fällen von Zollinger-Ellison-Syndrom histologisch in der Regel normale Duodenalhistologie. Dies beweist, daß Entzündungen oder gar Epithelumwandlungen auch bei erhöhter Säureexposition keine häufigen Ereignisse sind.

Ein seltener Befund bei Hyperchlorhydrie ist der röntgenologische Nachweis Brunnerscher Adenome, der differentialdiagnostisch von einer Polyposis des Duodenums abgegrenzt werden muß. In den Brunnerschen Drüsen wird ebenso wie im exokrinen Pankreas alkalisches Sekret gebildet, das zur Pufferung der Säure herangezogen wird. Man nimmt an, daß die Hyperplasie der Brunnerschen Drüsen einen Kompensationsmechanismus gegenüber der vermehrten Säurebildung darstellt. Eine Korrelation zwischen Brunneromen und Duodenitis besteht nicht. Ebenso ist die Beteiligung der Brunnerschen Drüsen an entzündlichen Veränderungen der Duodenalmucosa nicht gesichert. Koelsch (1968) beobachtete in Fällen von Duodenitis lediglich cystische Erweiterungen der Acini und der Ausführungsgänge der Brunnerschen Drüsen.

3. Hepatitis und Duodenitis

Pavel (1968) beschreibt bei Hepatitis verschiedene Röntgenzeichen der Duodenitis. So findet sich ein in seiner ganzen Länge spastisches Duodenum (hypertonische Form), ein Duodenum, das bis zur Papille spastisch verengt und distal davon atonisch erweitert ist (dyskinetische Form) oder ein in seiner ganzen Länge atonisches Duodenum (atonische Form). Cytologisch herrschen Leukocyten und desquamierte Duodenalzellen vor. Es wird angenommen, daß die Duodenitis Ausgangspunkt eines kontinuierlichen Reizes wird, der die Gallenabsonderung hemmt und damit den Ikterus unterhält. Diese Beobachtungen müssen jedoch solange als fraglich gelten, bis sie durch morphologische Untersuchungen der Duodenalschleimhaut und bioptische Leberstudien belegt sind.

4. Cholangio-Cholecystitis und Duodenitis

Bei entzündlichen Erkrankungen des Gallenwegssystems werden gehäuft entzündliche Veränderungen der Dünndarmschleimhaut beobachtet (Niedner u. Uebel, 1966). Koelsch (1968) beschreibt bei etwa 45% seiner Patienten, die von entzündlichen Erkrankungen der Gallenwege betroffen waren, auch duodenitische Veränderungen. Da als Kriterien der Entzündung in erster Linie Zottenveränderungen, so leistenförmige und verzweigte Zotten, angeführt werden, kann diese Studie nicht beweisend sein. Prinzipiell erscheint es jedoch möglich, daß sich Entzündungen der Gallengänge und der Papilla Vateri auf das Duodenum ausdehnen. Auch der umgekehrte Ablauf wäre denkbar. In seltenen Fällen von rezidivierender Cholecystitis und auch bei anderen entzündlichen Oberbaucherkrankungen kann es zu einem Übergreifen der Entzündung auf die Serosa des Zwölffingerdarms (Periduodenitis) kommen. Röntgenologisch lassen sich bei solchen Patienten narbige Verziehungen des Duodenums erkennen.

5. Pankreatitis und Duodenitis

Die Duodenitis wird als häufige Begleiterkrankung der Pankreatitis beschrieben (CHELI, 1971). Es ist bis heute nicht belegt, ob die duodenitischen Veränderungen bei den verschiedenen Formen der Pankreatitis mit dem Entzündungsprozeß an der Bauchspeicheldrüse in Zusammenhang stehen oder ob sie durch Entleerungsverzögerungen des Duodenums als Folge der entzündlichen Pankreaskopfschwellung bedingt sind.

6. Divertikel und Duodenitis

Klinisch werden Duodenaldivertikel in rund 2% gefunden. Autoptisch werden Duodenaldivertikel in 8,6% der Fälle nachgewiesen (JONES et al., 1968). Die Häufigkeit der Divertikel nimmt mit steigendem Lebensalter der Patienten zu. In 90% der Fälle treten Duodenaldivertikel solitär auf, nur in 10% werden zwei oder mehr Divertikel gefunden. Bei der überwiegenden Mehrzahl der Divertikelträger ist kein auffälliger klinischer Befund zu erheben. Anhaltender Druckschmerz in der Gegend des röntgenologisch lokalisierten Divertikels kann für die Möglichkeit einer Divertikulitis sprechen. Duodenaldivertikel kommen im Röntgendoppelkontrastverfahren besonders gut zur Darstellung. Bei Verdacht auf Vorliegen einer Divertikulitis muß zusätzlich die endoskopische Untersuchung erfolgen und Gewebe aus der direkten Umgebung der Divertikelöffnung entnommen werden. Dort finden sich in der Regel bei bestehender Divertikulitis duodenitische Veränderungen. Auf Biopsien aus dem Divertikelgrund soll wegen der Perforationsgefahr verzichtet werden.

7. Postoperative Zustände und Duodenitis

Nach Magenresektionen (Billroth II) wird häufig das Syndrom der zuführenden Schlinge beobachtet, das mit heftigen Oberbauchbeschwerden und Durchfällen einhergeht. Ursache ist die entzündliche Veränderung des Duodenalstumpfes, die wie bei der Divertikulitis durch die Besiedelung mit pathologischen Keimen ausgelöst wird. Das Wachstum dieser Keime wird durch Nahrungsbrei, der in die zuführende Schlinge gelangt und dort einen idealen Nährboden findet, begünstigt.

8. Infektionskrankheiten und Duodenitis

Das Duodenum ist nahezu an allen Infektionskrankheiten, die sich am Darm manifestieren, beteiligt. Salmonellosen, Shigellosen, Cholera, pseudomembranöse Enterocolitis, tuberkulöse Enteritis und Virusenteritis finden auch im Bereich des Duodenums ihren Niederschlag. Es handelt sich dabei nicht wie bei der unspezifischen Duodenitis um chronische meist ohne eindeutige Beschwerden einhergehende Krankheitsbilder, sondern um akut auftretende Zustände. Schwere Allgemeinsymptome wie Fieber, Kreislaufkollaps, Erbrechen, schleimige, eitrige und blutige Durchfälle stehen im Vordergrund. Histologisch läßt sich an der Darmmucosa eine deutlich verstärkte Desquamation der Epithelzellen als eindeutiges Entzündungszeichen erkennen. Es kommt zur Abstoßung ganzer Zellkomplexe (Desquamationskatarrh), außerdem treten ausgeprägte celluläre Infiltrationen, Hyperämie und exsudative Vorgänge in den Vordergrund. Der Verlauf der Erkrankungen hängt vielfach von der individuellen Abwehrlage des Betroffenen und der rechtzeitig einsetzenden Behandlung mit Antibiotica ab. Präexistente parasitäre

Erkrankungen sollen die Anfälligkeit der Darmschleimhaut für Erreger erhöhen und damit den Schweregrad der Erkrankung negativ beeinflussen.

9. Parasitäre Erkrankungen und Duodenitis

a) Giardiasis (Lambliasis)

Die Giardiasis des Duodenums und oberen Jejunums ist eine der häufigsten parasitären Erkrankungen beim Menschen. Große Sammelstatistiken geben eine Befallsrate von 1,0 bis 48,0% der Normalbevölkerung an. Retrospektive Untersuchungen an einem nicht ausgewählten Krankengut über 5 Jahre ergaben in unseren Regionen 1,7% Lamblienträger (Koch, 1964). Vorherrschende Symptome waren unklare Oberbauchbeschwerden, die bei 12,5% der Befallenen mit starker Diarrhoe verbunden waren. Verschiedene Untersuchungsreihen haben als überwiegendes Symptom der Giardiasis Beschwerden im Sinne eines Malabsorptionssyndroms mit Diarrhoen bestätigt. In vielen Fällen wurden lichtmikroskopische Veränderungen der Mucosa im Duodenum und oberen Jejunum festgestellt. Zamchek et al. (1960), Silva et al. (1964) und Yardley et al. (1964) beschrieben ausgeprägte entzündliche Infiltrationen der Lamina propria, Epithelalterationen und Destruktionen der Krypten als Ausdruck einer Duodenitis bei Lamblienbefall. Außerdem wurden Verplumpung und Abflachung der Zotten mit verlängerten Krypten beobachtet. Takano u. Yardley (1965) fanden zusätzlich zu den bereits beschriebenen Entzündungszeichen auch Veränderungen der Mikrovilli. Dem gegenüber konnten Morecki u. Parker (1967) sowohl lichtmikroskopisch als auch elektronenmikroskopisch keinerlei entzündliche oder strukturelle Veränderungen feststellen. Trotzdem kam es nach der spezifischen Behandlung mit Atebrin zu einer prompten Besserung der vorher bestehenden ausgeprägten Steatorrhoe. Auch Brandborg et al. (1967) konnten bei Lambliasis lichtmikroskopisch keinerlei Veränderungen der Schleimhaut erkennen. Dafür wurde die Invasion von Lamblien zwischen Epithelzellen nachgewiesen. Aus diesen Ergebnissen lassen sich verschiedene Vermutungen über die Ursache des Malabsorptionsysndroms bei Giardiasis äußern. Entzündungen der Mucosa sind nicht generell nachweisbar. Treten sie aber auf, führen sie zu einer Störung der absorptiven Leistung des Darmes (Hoskins et al., 1967). Die Mitbeteiligung der Mikrovilli findet in der Beobachtung ihre Bestätigung, daß vielen Lamblienträgern unter den objektivierbaren Symptomen eines Disaccharidasemangels leiden.

b) Ancylostomiasis (Hakenwurm)

Der Befall mit Ancylostoma duodenale (Necator americanus) führt zu Symptomen der Malabsorption und Malnutrition. Die Ancylostomiasis ist eine Erkrankung, die vorwiegend in subtropischen und tropischen Ländern auftritt, an die heute auch in unseren Breiten gedacht werden muß. Es wird angenommen, daß 450 Millionen Menschen in aller Welt von diesen Parasiten befallen sind. Der Hakenwurm hält sich vorwiegend im Duodenum und oberen Jejunum auf und führt dort zu heftigen entzündlichen Reaktionen.

Histologisch zeigt sich eine ausgeprägte Infiltration der Lamina propria mit Plasmazellen und neutrophilen Granulocyten. Zotten und Krypten sind stark verkürzt, das interstitielle Bindegewebe ist vermehrt. Muscularis mucosae und Submucosa sind verdickt und ebenfall entzündlich infiltriert. Die genaue Ursache der Malabsorption ist auch bei Ancylostomiasis nicht geklärt (Pitchumoni u. Floch, 1969).

c) Strongiloidosis

Die Infektion mit dem Strongiloides stercoralis führt zu ähnlicher Symptomatik wie der Befall mit dem Hakenwurm. In Gebieten, in denen die Infektion mit Strongiloides stercoralis endemisch ist, sind 20 bis 30% der Bevölkerung befallen. Der Parasit hält sich in erster Linie im Duodenum und oberen Jejunum auf, wird aber auch im Magen, tieferen Dünndarm und Colon gefunden. Führendes Symptom sind Durchfälle, die von milden bis schweren Verlaufsformen schwanken. Die Parasiten gelangen in die Lieberkühnschen Krypten. Die Weibchen legen dort täglich Dutzende von Eiern ab. Werden diese ausgebrütet, dringen sie als rhabditiforme Larven in das umgebende Gewebe ein und führen dort zu entzündlichen Veränderungen. Nach einiger Zeit kehren sie ins Darmlumen zurück und werden mit dem Stuhl ausgeschieden. Die Dünndarmschleimhaut selbst wird in ähnlicher Weise wie bei Ancylostomiasis geschädigt.

Ascariden und Schistosomen befallen ebenfalls den Dünndarm. Bei diesen Infektionen tritt jedoch die Mitbeteiligung des Duodenums weniger in den Vordergrund.

I. Seltene Formen der Duodenitis

1. Hämorrhagische Duodenitis

KATZ (1959) beschrieb bei einer Reihe von Patienten mit Herzinfarkt, die zum Teil unter Anticoagulantien standen, hämorrhagische Duodenitiden. Diese Form der Duodenitis ist auch bei der Penicillinallergie und als hämorrhagisch nekrotisierende Duodenitis bei Mischinfektionen mit resistenten Staphylokokken und Candida albicans nach vorangegangener Antibioticatherapie bekannt.

Nach länger dauernder Behandlung mit Corticoiden konnten gelegentlich stecknadelkopf- bis linsengroße hämorrhagische Erosionen auch im Bulbus duodeni gefunden werden.

2. Phlegmonöse Duodenitis

Bei dieser Form der Duodenitis ist die gesamte Darmwand stark entzündlich infiltriert und auf etwa 1 cm verdickt. Die Ursache dieser sehr akut verlaufenden Erkrankung ist unbekannt.

3. Granulomatöse Duodenitis

EDWARDS et al. (1965) fanden bei Durchsicht der Weltliteratur 43 Fälle von regionaler Enteritis des Duodenums. In der Zwischenzeit wurde eine Mitbeteiligung des Duodenums im Rahmen des Morbus Crohns häufiger beschrieben (ROBERTS u. HAMILTON, 1966; FRIEDMAN, 1967; FIELDING et al., 1970; FARMER et al., 1972).

4. Diffuse Schädigungen der Dünndarmschleimhaut

Die tropische Sprue, die idiopatische Sprue (Cöliakie) und die einheimische Sprue (Glutenenteropathie) sind schwere Erkrankungen vor allem des oberen Dünndarmes. Als Ursache der tropischen Sprue hat man einen Erreger angenommen, während bei der einheimischen Sprue eine Unverträglichkeit gegenüber dem im Mehl enthaltenen Gliadinen vermutet wird.

Histologisch finden sich ausgeprägte Zottenabflachungen bis hin zur partiellen und subtotalen Zottenatrophie. Muscularis mucosae und Submucosa sind massiv mit Rundzellen vom Entzündungstyp infiltriert.

Während die tropische Sprue auf Antibiotica anspricht, kann das Krankheitsbild der einheimischen Sprue durch eine glutenfreie Kost gebessert werden.

IV. Zusammenfassung

Unter Duodenitis versteht man eine auf die Duodenalschleimhaut beschränkte chronisch unspezifische Entzündung. Diese ist allein durch die mikroskopische und/oder cytologische Untersuchung frisch entnommener Gewebeproben objektivierbar. Histologische Kriterien der Duodenitis sind Abflachung, Hypochromie und Degeneration des Zottenepithels, Veränderungen des Kryptenepithels bis zum vollständigen Verschwinden der Krypten, Hypertrophie und Fragmentation der Muscularis mucosae sowie Hyperplasie und Verdichtung des Gitterfasernetzes. Hinzu kommen die Infiltration der Lamina propria und gelegentlich auch der Muscularis mucosae mit Lymphocyten und Plasmazellen sowie als Folge des Entzündungsprozesses, Abflachung und Verplumpungen der Zotten. Cytologische Kriterien der Duodenitis sind Abflachung der Epithelzellen mit degenerativen Kern- und Cytoplasmaveränderungen. Außerdem werden vermehrt lymphocytäre und plasmacelluläre Zellen gefunden.

Die chronisch unspezifische Duodenitis ist eine relativ seltene Erkrankung des Zwölffingerdarms. Es kann bislang nicht mit Sicherheit beurteilt werden, inwieweit die chronisch unspezifische Duodenitis ein eigenständiges Krankheitsbild darstellt.

Das Duodenum kann bei einer Reihe von Erkrankungen, welche die Nachbarorgane betreffen, entzündlich mitreagieren.

Literatur

Abrams, G. D., Bauer, H., Sprinz, H.: Influence of the normal flora on mucosal morphology and cellular renewal in the ileum. Lab. Invest. 12, 355 (1963)

Andersen, C. M.: Diskussionsbemerkung in G.E.E. Wolstenholme, Intestinal biopsy, Ciba Foundation Study Group. London: Churchill 1962

Aronson, A. R., Norfleet, R. G.: The duodenal mucosa in peptic ulcer disease. Amer. J. dig. Dis. 7, 506 (1962)

Baudin, J. B.: Essai sur la duodenite chronique. Thesis, Paris 1837

Beck, I. T., Kahn, D. S., Lacerte, M., Dolymar, J., Callegarini, U., Geokas, M. C., Phelps, E.: Chronic duodenitis: A clinical pathological entity? Gut 6, 376 (1965)

Belber, J. P.: Duodenitis: an endoscopist's ruminations. Gastrointest. Endoscopy 19, 57 (1972)

Brandborg, L. L., Tankersley, C. B., Gottlieb, S., Barancik, M., Dartor, V. E.: Histological demonstration of mucosal invasion by Giardia lamblia in man. Gastroenterology 1, 143 (1967)

Cheli, R.: Données tirées de la biopsie par sonde sur l'histologie du duodenum et sur le probleme de duodénites. Arch. Mal. Appar. dig. 50, 310 (1961)

Cheli, R.: Duodenitis and duodenal ulcer. Digestion 1, 175 (1968)

Cheli, R.: Duodenitis: facts and fiction. Endoscopy 2, 106 (1971)

Cheli, R.: Données biopsiques du duodénum et du jejunum au cours des pancréatities chroniques. R. M. R. 46, 201 (1971)

Cheli, R., Aste, H., Nicoló, G., Ciancamerla, G.: Cytological findings in chronic nonspecific duodenitis. Endoscopy (in press)

Cheli, R., Koch, H., Maratka, V., Percic, V., Shiner, M.: The limits of normality of the duodenal mucosa. Symposion on duodenal biopsy. Gut 10, 962 (1969)

Classen, M., Koch, H., Demling, L.: Vergleichende Untersuchungen zur Duodenitis. Vortrag beim Int. Kongress für Gastroenterologie. Prag: Asnemge 1968

Classen, M., Koch, H.: Perorale Dünndarmbiopsie. Modifikation und Vereinfachung der Technik. Dtsch. med. Wschr. 93, 2203 (1968)

Classen, M., Koch, H., Demling, L.: Duodenitis significance and frequency. In: Inflammation in Gut. Bibl. gastroent. (Basel) 9, 48 (1970)

Cotton, P. B., Price, A. B., Tighe, J., Waldram, R. P. L.: Questions in non-ulcer duodenopathy (duodenitis). In Vorbereitung.

CREAMER, B.: The turnover of the epithelium of the small intestine. In: SMYTH, D. H.: Intestinal absorption. Brit. med. Bull. **23**, 226 (1967)

EDER, M.: Zellerneuerung im Magen-Darm-Trakt. Verh. dtsch. Ges. Path. **50**, 75 (1966)

EDWARDS, A. M., MICHALYSHYN, B., SHERBANIUK, R. W., COSTOPOULOS, L. B.: Regional enteritis of the duodenom: A review and report of five cases. Canad. med. Ass. J. **93**, 1283 (1965)

ELSTER, K.: Morphologische Befunde am Schleimhaut-Probeexcisionsmaterial des Dünndarmes. Bibl. gastroent. (Basel) **5**, 241 (1962)

FARMER, R. G., HAWK, W. A., TURNBULL, R. B.: Crohn's disease of the duodenum (transmural duodenitis): clinical manifestations. Amer. J. dig. Dis. **17**, 191 (1972)

FIELDING, J. F., TOYE, D. K. M., BETON, D. C., COOKE, W. T.: Crohn's disease of the stomach and duodenum Gut **11**, 1001 (1970)

FLOREY, H. W. HARDING, H. E.: The healing of arteficial defects of the duodenal mucosa. J. Path. Bact. **40**, 211 (1935)

FLOREY, H. W., JENNINGS, M. A., JENNINGS, D. A., O'Connor, R. C.: The reactions of the intestine of the pig to gastric juice. J. Path. Bact. **49**, 105 (1939)

FRASER, G. M., PTIMAN, R. G., LAWRIE, J. H., SMITH, G. M. R., FOREST, A. M. P., RHODES, J.: The significance of the radiological finding of coarse mucosal folds in the duodenum Lancet **II**, 979 (1964)

FRIEDMANN, I. H. Regional duodenitis. N. Y. St. J. Med. **67**, 461 (1967)

GELZAYD, E. A., GELFAND, D. W., RINALDO, J. A., Jr.: Nonspecific duodenitis: A distinct clinical entity? Gastrointest. Endoscopy **19**, 131 (1973)

HOSKINS, L. C., WINAWER, S. J., BROITMAN, S. A., GOTTLIEB, L. S., ZAMCHECK, N.: Clinical giardiasis and intestinal malabsorption. Gastroenterology **53**, 265 (1967)

JAMES, A. H.: Gastric epithelium in the duodenum. Gut **5**, 285 (1964)

JONES, F. A., GUMMER, J. V. P., JONES, J. E. L.: Duodenal diverticula. In: Clinical gastroenterology, 2. ed. Oxford/Edinburgh: Blackwell 1968

JUDD, E. S., NAGEL, G. C.: Duodenitis. Ann. Surg. **85**, 380 (1927)

KASUGAI, T., KUNO, N., AOKI, I., KIZU, M., KOBAYASHI, S.: Fiberduodenoscopy: analysis of 353 examinations. Gastrointest. Endoscopy **13**, 9 (1971)

KATZ, A. M.: Hemorrhagic duodenitis in myocardial infarction. Ann. intern. Med. **51**, 212 (1959)

KIRKLIN, B. R.: Duodenitis and its roentgenologic characteristics. Amer. J. Roentgenol. **31**, 581 (1934)

KOCH, H.: Die Bedeutung der Lamblia intestinalis als Ursache abdomineller Beschwerden beim Menschen. Inaug.-Diss., Würzburg 1964

KOCH, H., DEMLING, L., ELSTER, K.: Die Duodenitis und ihre klinische Bedeutung. Vortrag Kurs für prakt. Gastroenterologie, Erlangen 1968

KOCH, H., OHNHAUS, E. E., DEYHLE, P., CLASSEN, M., DEMLING, L.: Der Einfluß von Heparin auf pentagastrin-induzierte Ulcera duodeni bei der Katze. Therapiewoche **20**, 1774 (1970)

KOELSCH, K. A.: Bioptische Befunde am Duodenum. Vortrag beim internationalen Kongress für Gastroenterologie. Prag: Asnemge 1968

KONTUREK, S. J., DUBIEL, J., GABRYS, B.: Effect of exclusion, acidification, and excision of the duodenum on gastric acid secretion and the production of pentagastrin-induced peptic ulcers in cats. Gastroenterology **56**, 703 (1969)

KONJETZNY, G. E.: Zur Pathologie und chirurgischen Behandlung des Ulcus duodeni. Dtsch. Z. Chir. **184**, 85 (1924)

KONJETZNY, G. E.: Über die Bedeutung der Gastritis und Duodenitis für die Pathogenese des Magenduodenalgeschwürs. Verh. dtsch. Ges. Path. **20**, 165 (1925)

MADANAGOPALAN, N., SHINER, M., ROWE, B.: Measurements of small intestinal mucosa obtained by peroral biopsy. Amer. J. Med. **38**, 42 (1965)

MORECKI, R., PARKER, J. G.: Ultrastructural studies of the human Giardia Lamblia and subjacent jejunal mucosa in a subject with stetorrhea. Gastroenterology **52**, 151 (1967)

NIEDNER, F. F., UEBEL, H.: Klinische und histologische Untersuchungen zur Frage der chronischen Entzündung der Duodenalschleimhaut. Z. Gastroent. **4**, 197 (1966)

OSTROW, J. D., RESNIK, R. H.: Hyperchlorhydria, duodenitis and duodenal ulcer: A clinical study of their interrelationships. Ann. intern. Med. **51**, 1303 (1959)

PAVEL, J., PIEPTEA, R.: Die Rolle des Duodenums in protrahierten und rezidivierenden Hepatitisfällen. Münch. med. Wschr. **108**, 26 (1966)

PITCHUMONI, C. S., FLOCH, M. H.: Hookworm disease. Malabsorption and malnutrition. Amer. J. clin. Nutr. **22**, 813 (1966)

ROCA, M., TRUELOVE, S. C., WHITEHEAD, R.: Antritis and duodenitis in duodenal ulcer and non-ulcer dyspepsia. Vortrag: Meeting of the British Society for Digestive Endoscopy. Oxford, April 1973

Rössle, R.: Zit. nach Classen: Duodenitis significance and frequency. In: Inflammation in Gut. Bibl. gastroent. (Basel) 9, 48 (1970)

Rhodes, J., Lawrie, J. H., Evans, K. T.: Coarse duodenal folds in patients with peptic ulcer. Gut 9, 609 (1968)

Roberts, S. M., Hamilton, W. W.: Regional enteritis of the duodenum. Radiology 86, 881 (1966)

Rubin, C. E., Dobbins, W. O.: Peroral biopsy of the small intestine: a review of its diagnostic usefulness. Gastroenterology 49, 676 (1965)

Schulman, A.: The cobblestone appearance of the duodenal cap, duodenitis and hyperplasia of Brunner's glands. Brit. J. Radiol. 43, 787 (1970)

Shiner, M.: Persönliche Mitteilung 1968

Shiner, M.: Clinical and pathological features of intestinal diseases causing duodenitis. Vortrag beim 8. Intern. Kongress f. Gastroenterologie. Prag: Asnemge 1968

da Silva, J. R., Coutinho, S. G., Dias, L. B., de Figueiredo, N.: Histopathologic findings in giardiasis: a biopsy study. Amer. J. dig. Dis. 9, 355 (1964)

Stening, G. F., Grossman, M. J.: Hormonal control of Brunner's glands. Gastroenterology 56, 1047 (1969)

Takano, J., Yardley, J. H.: Jejunal lesions in patients with giardiasis and malabsorption: An electron microscopic study. Bull. Johns Hopk. Hosp. 116, 413 (1965)

Vešin, S., Kudrmann, J., Kocianova, J., Maratka, Z.: Possibilités du radiodiagnostic des duodénites au point de vue de la verification histologique. In: Modern Gastroenterology, p. 654. Stuttgart: Schattauer 1969

Yardley, J. H., Takano, J., Hendrix, T. R.: Epithelial and other mucosal lesions of the jejunum in giardiasis. Jejunal biopsy studies. Bull. Johns Hopk. Hosp. 115, 389 (1964)

Zamcheck, N., Hoskins, L. C., Winawer, S. J., Broitman, S. A., Gottlieb, L. S.: Histology and ultrastructure of the parasite and the intestinal mucosa in human giardiasis: effects of atabrine therapy. Gastroenterology 44, 860 (1963)

Schleimhauthyperplasie des Magens

O. Stadelmann, Fürth

Mit 24 Abbildungen*

Die Schleimhauthyperplasie des Magens ist eine verhältnismäßig seltene Erkrankung, die jedoch bei den unterschiedlichsten Veränderungen mit in die Differentialdiagnose einzubeziehen ist. Die einzelnen Formen, die z. T. Manifestationen extragastraler Störungen sind, können schwere Krankheitsbilder hervorrufen.

I. Begriffsbestimmung

Eine Hyperplasie liegt nach Büchner (1950) dann vor, wenn die Überentwicklung einer Struktur durch Vermehrung der spezifischen Strukturelemente — also in der Regel der Zellen — bewirkt wird. Eine Hypertrophie liegt vor, wenn eine Strukturvermehrung durch Vergrößerung der die Struktur aufbauenden Elementarteile — in der Regel ebenfalls Zellen — erreicht wird. Cottier (1969) definiert die Hyperplasie als eine Gewebsvermehrung, die auf einer Zunahme der Zahl von Einzelzellen beruht. Der Begriff der Hyperplasie bezieht sich auf proliferative Vorgänge nichtneoplastischer Natur, die sich innerhalb einer Zellfamilie abspielen und von Elementen ausgehen, die physiologischerweise zu den Bestandteilen des betreffenden Organs gehören.

Vorwiegend im älteren Schrifttum wird bei Hyperplasie von einer numerischen Hypertrophie gesprochen. Die meisten Hypertrophien und Hyperplasien lassen sich auf eine funktionelle Mehrbelastung zurückführen.

II. Anatomische und physiologische Vorbemerkungen

In der Magenschleimhaut spielen bei den bisher bekannten, teilweise sehr unterschiedlichen Hyperplasieformen nur einige Zellarten eine Rolle, wobei auch verschiedene Zellarten gleichzeitig beteiligt sein können. Es handelt sich vor allem um das Oberflächenepithel sowie um die Zellen der spezifischen Korpusdrüsen. Die Deckepithelien der Magenschleimhaut kleiden auch die sog. Grübchen (Foveolae) aus. Es sind hohe, schleimproduzierende Cylinderepithelzellen mit hellem Protoplasma und basal stehenden Kernen. Die in den Grübchen einmündenden Korpusdrüsen enthalten Haupt- und Belegzellen in annähernd gleichbleibender Proportion, die nach Crean et al. [1968 (1)] etwa 1,5:1 beträgt. Die Anzahl der Zellen pro Schnittflächeneinheit oder auch pro Drüsenschlauch (Klein et al., 1969) bestimmt die Zelldichte. Aus der Zelldichte, der Schleimhauthöhe und der Schleimhautfläche läßt sich über das Schleimhautvolumen die entsprechende Zellmasse ermitteln. Methoden zur Bestimmung der Belegzellmasse sind durch Cox u. Barnes (1945) sowie Card u. Marks (1960) beschrieben worden. Die größte

---

* Die Abbildung 2 verdanke ich Herrn Prof. Dr. V. Becker, Direktor des Patholog. Institutes der Universität Erlangen, die übrigen histologischen Bilder Herrn Prof. Dr. K. Elster, Direktor des Patholog. Institutes der Städt. Krankenanstalten Bayreuth.

Belegzelldichte findet man in Drüsenhalsnähe. Somit bestehen innerhalb des Drüsenschlauches Verteilungsunterschiede (Klein et al., 1969; Tongen, 1950). Hinsichtlich der Verteilung der Belegzellen besteht nach Untersuchungen am Resektionsmagen in einzelnen Korpusabschnitten kein signifikanter Unterschied [Card u. Marks, 1960 (1)]. Nur die Fornixregion enthält etwa 50% Zellen pro Flächeneinheit weniger (Berger, 1934).

Nach Card u. Marks (1960) besteht bei Mensch und Hund eine signifikante Korrelation zwischen maximaler Säuresekretion und Belegzellmasse. Eine Beziehung zur maximalen Säuresekretion nach Histaminstimulation wurde vorher bereits für die Belegzelldichte pro Flächeneinheit aufgestellt (Tongen, 1950). Diese Ergebnisse wurden später auch am Saugbiopsiepräparat bestätigt (Schmidt et al., 1972).

Bei Patienten ohne Entzündungzeichen kann man große Schwankungen der absoluten Zellzahlen feststellen, so daß offensichtlich auch andere Faktoren als die Gastritis die Anzahl der Belegzellen mitbestimmen. Der menschliche Magen enthält nach den Untersuchungen von Cox (1952) etwa 1 Milliarde Belegzellen. Bei Frauen wurde dabei ein Mittelwert von 0,84, bei Männern von 1,18 Milliarden ermittelt. Dies hängt bei den Frauen vor allem mit der geringeren Schleimhautfläche zusammen, wobei mit der Schleimhautfläche auch die Schleimhautdicke im Korpus und Antrum abnimmt. Ältere Menschen haben eine geringere Belegzellmasse als jüngere (Cox, 1952). Die Parietalzellmasse steigt proportional zum Körpergewicht an (Crean et al., 1968). Zwischen der Belegzellmenge pro Flächeneinheit und der Schleimhauthöhe besteht eine signifikante Korrelation [Card u. Marks, 1960 (1)].

A. Schleimhautdicke

Untersuchungen der Schleimhautdicke bei Normalpersonen liegen in größerem Umfange am Biopsiepräparat vor (Heinkel et al., 1960; Krentz, 1965; Wolf, 1967; Schmidt et al., 1972). Danach beträgt die durchschnittliche Dicke der normalen Schleimhaut ohne Muscularis mucosae 0,67 bis 0,78 mm (Tabelle 1). Als Grenzwert gilt eine Dicke von 1 mm. Der Anteil der Fundusdrüsen liegt im Mittel bei weniger als 0,60 mm, der des Stratum proprium, einschließlich des Deckepithels mit Magengrübchen, bei etwa 0,2 mm und weniger. Untersuchungen haben ergeben, daß die Schleimhautdicke mit zunehmender Intensität der Gastritis abnimmt. Sie erreicht bei atrophischer Gastritis ihren niedrigsten Wert, der nach Heinkel et al. (1960) etwa 0,6 mm beträgt.

B. Schleimhautfalten

Das Faltenrelief des Magens kann bei dem gleichen Patienten größeren Schwankungen unterworfen sein. Es ist mit Ausdruck der Funktion der Muscularis mucosae und der Muscularis propria sowie des Füllungs- und Dehnungszustandes des Magens. Gleichmäßig gestaltete Faltenwülste mit glatter Oberfläche und ohne Kalibersprünge sind selbst bei größerem Ausmaß in der Regel nicht Ausdruck einer Schleimhauthyperplasie. Muscularis mucosae und Submucosa sind meist in den Faltenaufbau mit einbezogen. Auch ein grobes Faltenrelief ist durch Vollfüllung des Magens sowie durch Luftinsufflation, wie man bei der Gastroskopie feststellen kann, mehr oder weniger verstreichbar. Völlig fehlende Verstreichbarkeit läßt auf eine stärkere Beteiligung der Submucosa schließen, die durch Ödem oder Fibrose verändert sein kann. Grobe Faltenwülste sowie septenartige Einstrahlungen der Muscularis mucosae und der Submucosa findet man nach E. D. Palmer [1954 (1)] bei Patienten mit und ohne Schleimhauthyperplasie (Abb. 1).

Tabelle 1. Durchschnittliche Höhe der Gesamtmucosa (ohne Muscularis mucosae), des Drüsenkörpers und des Stratum proprium

	n	Schleimhautdicke (mm)		Drüsen-körper (mm)	Stratum proprium (mm)
		$\bar{x} \pm 1s$	Schwankungs-breite	$\bar{x} \pm 1s$	$\bar{x} \pm 1s$
HEINKEL et al. (1960)	78	0,721	0,513—1,036		
KRENTZ (1965)	87	0,780 ± 0,02	0,510—1,160	0,590 ± 0,02	0,190 ± 0,02
WOLF (1967)	110	0,670 ± 0,11	0,450—0,890		
SCHMIDT et al. (1972)	12	0,771 ± 0,014	0,742—0,798	0,552 ± 0,032	0,219 (Mittelwert)

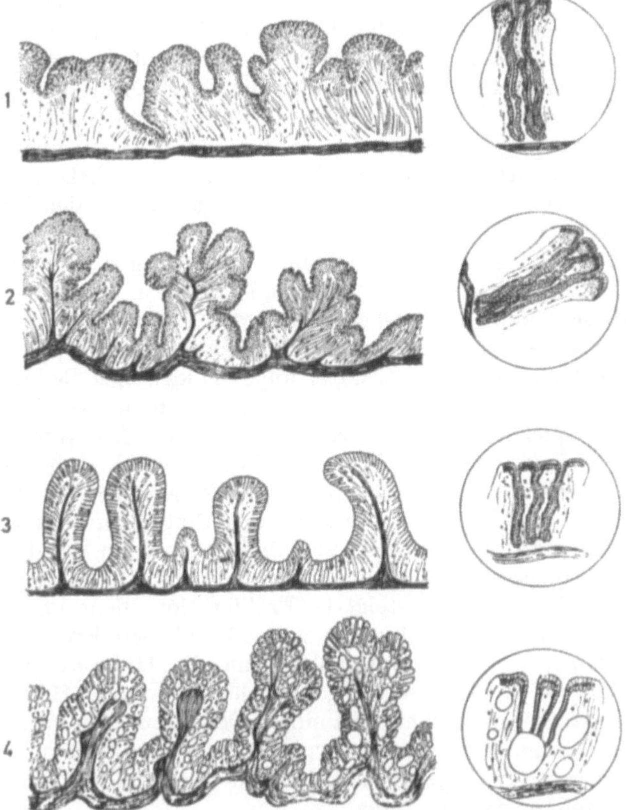

Abb. 1. Schematische Darstellung von Faltenwülsten mit (2, 3, 4) und ohne (1) septenartige
Ausziehung der Muscularis mucosae und der Submucosa. Beispiele mit (1, 2, 4) und ohne (3)
Hyperplasie einzelner Strukturelemente. [Aus PALMER, E. D., 1954 (1)]

C. Zellkinetik

Die physiologische Regeneration dient dem Ersatz des beim Zellverschleiß
zugrundegegangenen Gewebes. Die Mitosehäufigkeit gilt als Gradmesser der Regeneration. Magenbiopsie und Autoradiographie mit ³H-Thymidin haben es ermöglicht, Zellerneuerung und Zellwanderung zu studieren. Die Aufnahme von ³H-Thymidin in die Zelle ist ein Indicator für die DNA-synthetisierenden Zellen. Die größte

Anhäufung der markierten Zellen zeigt den Ort maximaler Proliferation an. Man findet diese im Drüsenhalsgebiet (Ragins, 1968; Willems, 1971). Die Hauptrichtung des Zellstromes ist zur Oberfläche gerichtet, wobei die Zellen in den Grübchen nach oben wandern. Die Oberfläche ist beim Tier und Mensch spätestens nach 5 bis 6 Tagen erreicht (Hunt u. Hunt, 1962; McDonald u. Rubin, 1967). Nach Stevens u. Leblond (1953) ist das Oberflächenepithel der Ratte bereits nach etwa 3 Tagen erneuert. Die Vorgänge sind im Korpus und Antrum ähnlich.

Die Zellen der spezifischen Korpusdrüsen hingegen haben eine außerordentlich lange Lebensdauer, was bei medikamentösen Maßnahmen, die der Reduzierung dieser Zellen dienen sollen, berücksichtigt werden muß. Unter normalen Bedingungen werden Mitosen hier nur in den Nebenzellen beobachtet. Nach Oehlert (1969) ist es noch nicht eindeutig gesichert, ob sich die Haupt- und Belegzellen selbst durch Zellteilung vermehren, ob ein von der Indifferenzzone — dem Drüsenhals — nach unten gerichteter Zellnachschub erfolgt, oder ob der Ersatz von den Nebenzellen kommt. Ragins et al. (1968) glauben auf Grund ihrer autoradiographischen Studien an der Maus, daß sich die Parietalzelle von anderen Zellen — in erster Linie von der Drüsenhalszelle — ableitet und keine Mitose eingeht. So findet sich nach ^{3}H-Thymidininjektion in den ersten Tagen ausschließlich eine Markierung der Drüsenhalszellen und des Oberflächenepithels, nicht jedoch der Parietalzelle. Erst nach 5 bis 7 Tagen waren — ebenso wie bei den Untersuchungen von Hunt u. Hunt (1962) an der Ratte — markierte Parietalzellen aufgetreten, die größtenteils nach 90 Tagen verschwunden, zum geringen Teil jedoch noch nach 291 Tagen nachweisbar waren. Oehlert (1969) glaubt auf Grund bisheriger Untersuchungen, daß die Haupt- und Belegzellen zu den reversibel postmitotischen Zellen gehören, zu den Zellen also, deren Teilungsfähigkeit unter pysiologischen Bedingungen weitgehend verloren ist, unter unphysiologischen Bedingungen jedoch wieder auftreten kann. Die Möglichkeit einer isolierten Belegzellhyperplasie zeigt eindeutig das Beispiel des Zollinger-Ellison-Syndroms. Die Intensität des Zellersatzes der Schleimhaut ist abhängig von der Geschwindigkeit der Zellneubildung, der Gesamtzahl der zur Regeneration befähigten Zellen, der Wanderungsrate der Tochterzellen sowie der Zahl der zu ersetzenden Epithelien (Eder, 1966).

Einen gesteigerten DNA-Syntheseindex findet man beim Hund im Drüsenhalsbereich nach Nahrungsaufnahme innerhalb von 12 bis 20 Std, gefolgt von einem erhöhten Mitoseindex. Diese gesteigerte Proliferation dient offensichtlich dem Ausgleich der nach Nahrungsaufnahme vermehrt abgestoßenen Oberflächenepithelien, zu erkennen an der abrupten Abnahme der Höhe der Foveolae. Diese erreicht nach 24 Std wieder die Ausgangshöhe (Willems, 1971). Wird dieses Gleichgewicht gestört, so kommt es bei einem Defizit zu Leistenspitzenerosionen, bei gesteigerter Regeneration zur Hyperplasie. Voraussetzung für den Übergang von der Regeneration zur Hyperplasie im Magen-Darmtrakt ist nach Eder (1966) die Vermehrung teilungsfähiger Zellen.

III. Grundformen der Schleimhauthyperplasie

Je nach Befall des sekretorischen oder des exkretorischen Teiles der Schleimhaut kennt man drei unterschiedliche Grundformen der Hyperplasie:
1. Die foveoläre Hyperplasie,
2. die glanduläre Hyperplasie,
3. die Kombination aus foveolärer und glandulärer Hyperplasie.

Eine gesteigerte Regeneration des Deck- bzw. Grübchenepithels führt zwangsläufig zu einer Zunahme der Grübchentiefe und der Leistenspitzenhöhe. Wir sprechen dann von einer foveolären Hyperplasie, die entsprechend der Funktion des Deckepithels auch mit einer mehr oder weniger verstärkten Schleimbildung einhergeht. Folge ist meist auch eine Zunahme der gesamten Schleimhauthöhe. Von einer glandulären Hyperplasie sprechen wir, wenn eine Vermehrung der spezifischen Drüsenepithelien vorliegt. Diese kann zustandekommen

a) durch eine Höhenzunahme des Drüsenkörpers, wobei die Verteilung der einzelnen Zellen untereinander gleichbleiben kann,

b) durch eine Zunahme der Schleimhautfläche,

c) durch eine Zunahme der Zelldichte.

Die bekannten Formen einer glandulären Hyperplasie sind in der Regel Mischformen der aufgezählten Möglichkeiten. Dies gilt für das Ulcus duodeni und insbesondere für das Zollinger-Ellison-Syndrom, bei dem eine größere Schleimhauthöhe, eine größere Belegzelldichte und eine Zunahme der säuresezernierenden Oberfläche auf Kosten der Antrumschleimhaut gefunden wird.

IV. Geschichtliches und Terminologie

Die erste eingehende Beschreibung von Hyperplasieformen stammt von MÉNÉTRIER aus dem Jahre 1888, wobei eine Einteilung mehr nach makroskopischen Kriterien getroffen wurde, möglicherweise mit die Ursache späterer begrifflicher Verwirrung. So beschrieb er zwei Formen von Schleimhautveränderungen:

1. Polyadénomes polypeux,

2. Polyadénomes en nappe.

Bei der ersten Form handelt es sich um multiple, umschriebene, d. h. einzeln stehende Polypen, bei der zweiten Form um konfluierende „Adenome", die zusammen ein beetartiges Feld bilden, das gegenüber der normalen Schleimhaut erhaben erscheint. Die „Hypertrophie" als Ursache der Schleimhautverdickung wird von MÉNÉTRIER stets als das charakteristische Bild bezeichnet, wenngleich er den Begriff „Adenom" gewählt hatte.

Nicht alle von MÉNÉTRIER beschriebenen Fälle entsprechen dem, was man heute allgemein unter *Morbus Ménétrier* versteht. So war Fall 3 offensichtlich eine typische Polyposis und Fall 4 nach GÖRSCH (1965) wahrscheinlich ein scirrhös wachsendes Carcinom. Fall 2, makroskopisch und histologisch exakt beschrieben, gilt heute als das klassische Beispiel des M. Ménétrier, wenngleich dieser Fall von dem Autor nur als Nebenform gleicher Ätiologie bezeichnet wird. MÉNÉTRIER (1888) verweist übrigens auf altes deutsches Schrifttum, in dem bereits ähnliche Schleimhautveränderungen beschrieben sind.

SCHINDLER hat den Begriff der „hypertrophischen Gastritis" bereits im Jahre 1922 nach dem endoskopischen Bild geprägt und auch das histologische Korrelat eingehend beschrieben, wobei er drei verschiedene Formen der hypertrophischen Gastritis unterscheidet (SCHINDLER, 1922, 1947):

1. Die seltene *hypertrophische interstitielle Gastritis*,

2. die seltene *hypertrophische proliferative Gastritis* mit intaktem Drüsenapparat, ungleichmäßiger knotiger Oberfläche und stark verlängerten Grübchen,

3. die *hypertrophische glanduläre Gastritis*, eine relativ häufige Form, wobei die Schleimhautverdickung durch eine Hyperplasie der Magendrüsen hervorgerufen wird, an der alle Zellelemente beteiligt sind.

Als Sonderformen bezeichnet SCHINDLER (1966) die *atrophisch hyperplastische Gastritis* mit Schwund des Drüsenapparates und kompensatorischer Wucherung des Oberflächenepithels.

Unter Berücksichtigung der Schleimhautfunktion hat Stempien et al. (1964) das Krankheitsbild der *hypertrophischen hypersekretorischen Gastropathie* geprägt, nachdem er bereits auf dem Weltkongreß für Gastroenterologie im Jahre 1962 in München über diese Form der sog. Schleimhauthypertrophie berichtet hatte.

Schließlich beschrieben Zollinger u. Ellison (1955) — übrigens nicht als erste — das nach ihnen benannte Syndrom, bei dem eine Hyperchlorhydrie des Magens, therapieresistente peptische Geschwüre und nichtinsulinproduzierende Inselzelltumoren des Pankreas vorliegen.

Echte Schleimhauthyperplasien sind relativ selten. Von den durch Bartlett u. Adams (1950) aus der Literatur zusammengestellten 208 Fällen mit auffälligem Faltenrelief waren nicht mehr als 45 histologisch gesichert. Zweifellos entbehren zahlreiche der beschriebenen Hyperplasieformen und deren Varianten der histologischen Grundlage. Es wurden dabei unzählige Begriffe geprägt, die häufig nur dem makroskopischen Bilde gerecht werden. Es seien hier nur die wichtigsten genannt:

Schleimhauthypertrophie, Schleimhauthyperplasie, Gastritis polyposa, Riesenfaltenhypertrophie, Gastritis hypertrophicans gigantea, Adenopapillomatosis gastrica, Gastritis cystica, giant hypertrophic gastritis, giant hypertrophy of the gastric mucosa, tumor simulating gastritis, hypertrophic hypersecretory gastropathy, tumoral hypertrophy, hypertrophic bullous gastritis und schließlich Ménétrier's disease.

Vilardell (1963) nannte die Vielfältigkeit der gewählten Namen angesichts der Tatsache, daß die Anzahl der histologisch exakt belegten Fälle im Sinne des M. Ménétrier bis Anfang der sechziger Jahre nicht mehr als 100 betrug, „sehr eindrücklich". Dagnalie [1962 (1)] hat den Vorschlag gemacht, alle Formen unter dem Begriff „hypertrophische Gastropathie" einzuordnen.

Die noch immer bestehende begriffliche Verwirrung dürfte verschiedene Ursachen haben:

1. Das Krankheitsbild des sog. M. Ménétrier ist bisher in der Literatur vor allem pathologisch-anatomisch nicht scharf abgegrenzt.

2. Für das Bild der Schleimhauthyperplasie wurde bisher vielfach der Begriff „Hypertrophie" gewählt.

3. Zahlreiche als Schleimhauthypertrophie oder Schleimhauthyperplasie bezeichnete Fälle sind histologisch nicht untersucht und belegt worden, was vor allem für die Bewertung und Deutung des klinischen Bildes und des Krankheitsverlaufes von wesentlicher Bedeutung ist.

4. Die Fülle beschriebener Varianten der einzelnen Grundformen sind wenig bekannt und können oft nicht eingeordnet werden.

5. Die Verbindung des Krankheitsbegriffes mit dem Wort „Gastritis" ist sehr unglücklich, da hiermit bereits ein pathogenetischer Faktor völlig unberechtigt in den Vordergrund geschoben wird.

V. Pathologische Anatomie

A. Foveoläre Hyperplasie

Geht man von der foveolären Hyperplasie aus, so kann man hier verschiedene Formen unterscheiden:

a) Die foveoläre Hyperplasie bei intaktem Drüsenkörper,

b) die foveoläre Hyperplasie bei mehr oder weniger reduziertem spezifischem Drüsenkörper,

c) die foveoläre Hyperplasie bei völligem Schwund des spezifischen Drüsenkörpers,

d) die foveoläre Hyperplasie, kombiniert mit einer glandulären Hyperplasie als Sonderform.

ad a). Bei der foveolären Hyperplasie bestehen als Ausdruck einer gesteigerten Proliferation des Oberflächenepithels lang ausgezogene papilläre Leistenspitzen mit tiefgeschlängelten korkenzieherartigen Grübchen. Der Grübchenanteil der

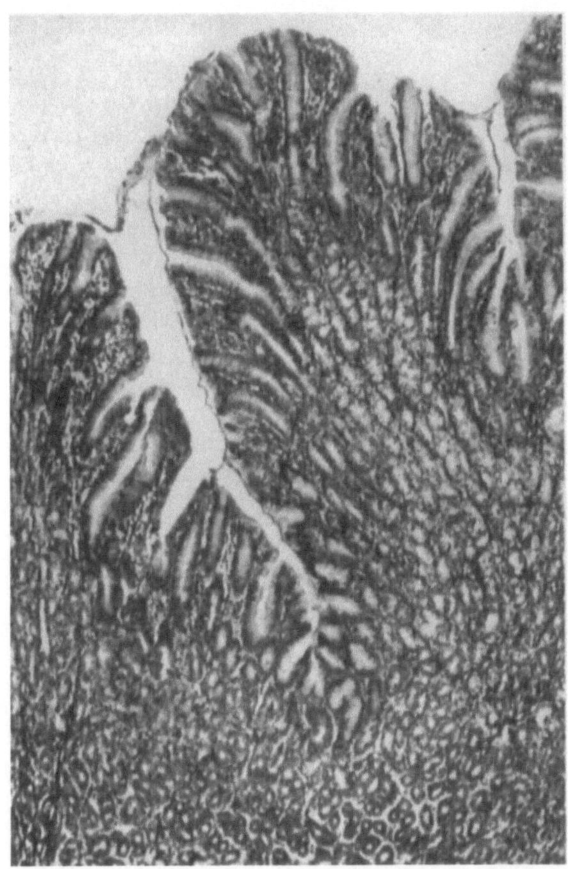

Abb. 2. Biopsiepräparat einer foveolären Hyperplasie der Korpusschleimhaut, präformiert durch die Areae gastricae

Schleimhaut beträgt mehr als 0,15 bis 0,20 mm und kann dabei die Höhe von 1 mm überschreiten [STADELMANN et al., 1969 (2)]. Die Hyperplasie entwickelt sich primär unter Erhaltung der Areae gastricae-Struktur (Abb. 2). Die Areae gastricae können somit das mamillenartige Bild der Hyperplasie präformieren. Die Grübchen sind von einem hochprismatischen, schleimproduzierenden Cylinderepithel ausgekleidet, welches basalstehende Kerne besitzt. Die langausgezogenen Foveolae können erheblich verbreitert sein und Kaliberschwankungen aufweisen. FIEBER (1955) verglich das Bild mit dem eines aktiven Endometriums. An den oft riesigen Falten, die makroskopisch relativ glatt sein können, sind Muscularis mucosae und Submucosa beteiligt. Die Lamina propria bzw. das Interstitium kann entzündlich

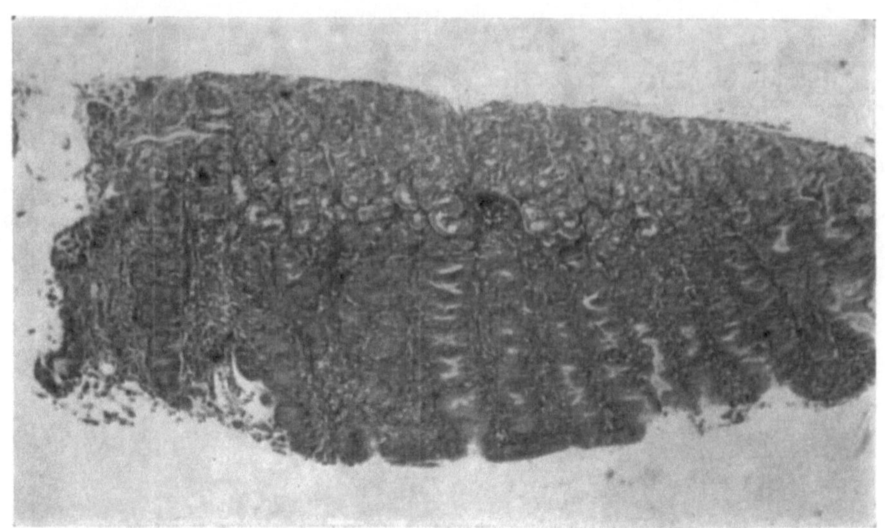

Abb. 3. Foveoläre Hyperplasie der Korpusschleimhaut mit korkenzieherartigen Grübchen und mäßiger entzündlicher Infiltration des Interstitiums. Spezifischer Drüsenkörper unauffällig, Muscularis mucosae nicht erfaßt. Biopsiepräparat. Hämatoxylin-Eosin

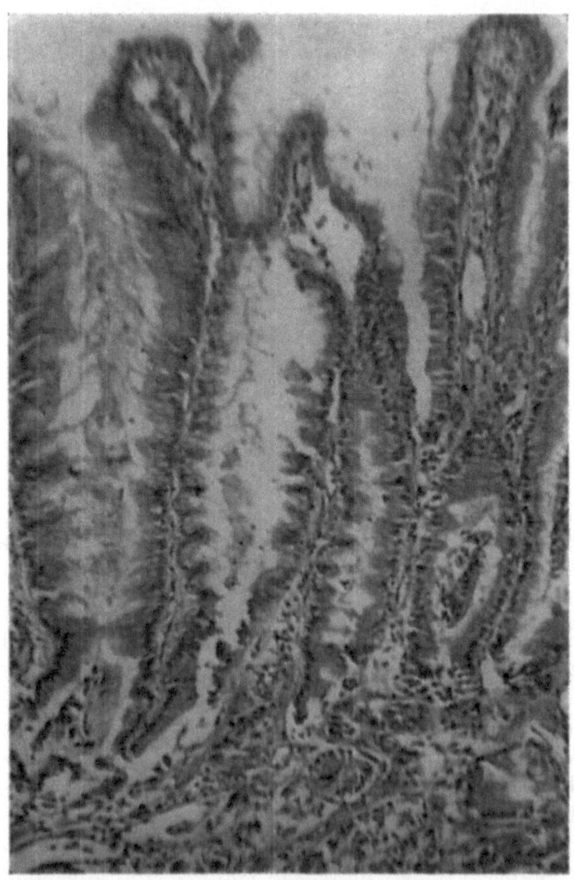

Abb. 4. Foveoläre Hyperplasie, stärkere Vergrößerung. Kaliberschwankungen der Grübchen und Leistenspitzen. Keine entzündlichen Infiltrate. Spezifischer Drüsenkörper nicht erfaßt. Hämatoxylin-Eosin

infiltriert sein. Meist ist die rundzellige Infiltration nur mäßig ausgeprägt, Entzündungszeichen können völlig fehlen (Abb. 3 u. 4). Der anschließende Drüsenkörper ist intakt, wobei im Korpusbereich Haupt-, Beleg- und Nebenzellen in normalen Proportionen angetroffen werden.

SCHINDLER (1966) nannte diese Form der Schleimhauthyperplasie „hypertrophische proliferative Gastritis". Die foveoläre Hyperplasie wird vorwiegend im Korpus, seltener im Antrum angetroffen (Abb. 5).

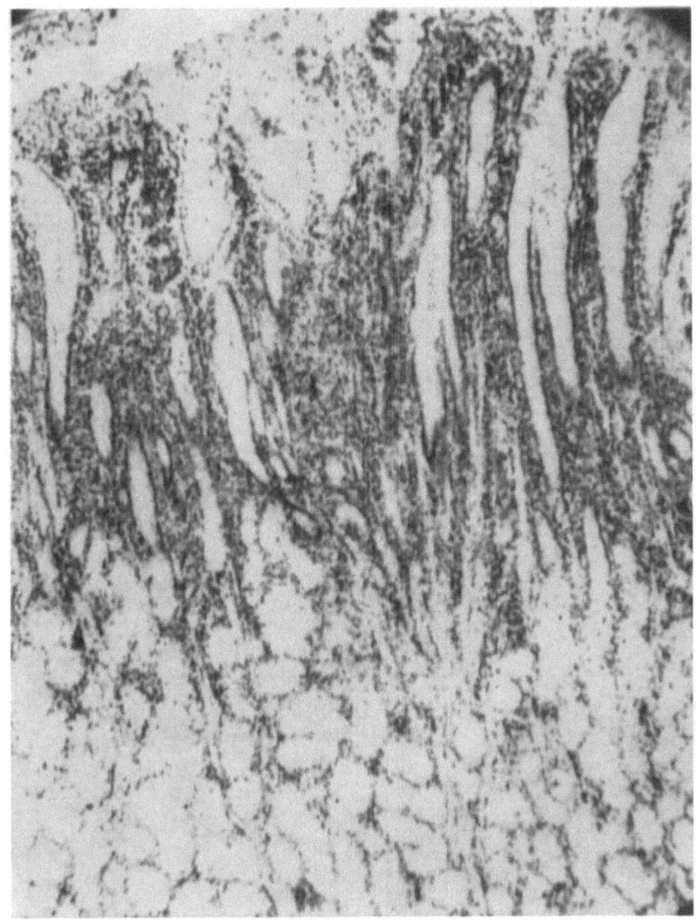

Abb. 5. Foveoläre Hyperplasie der Antrumschleimhaut. Erheblich verbreiterter Grübchenanteil bei normalen Antrumdrüsen. Chirurgische Biopsie. (Aus SCHINDLER, 1966)

ad b). Von zahlreichen Autoren wurden Hyperplasieformen beschrieben, die mit einer mehr oder weniger stark ausgeprägten Reduktion des spezifischen Drüsenkörpers einhergehen (MAIMON et al., 1947; PALUMBO et al., 1951; FIEBER, 1955; WILLIAMS, 1956; STEIGMANN, 1957; JOHNSON u. STANSFIELD, 1957; CITRIN et al., 1956; CHOKAS et al., 1959; CHARLES et al., 1963 u. a.). Die geschlängelten und erweiterten Grübchen können bis zur Muscularis mucosae reichen. Infolge von Läppchenbildung und Fältelung sind die Grübchen meist sehr stark geschlängelt. Dadurch ist der hyperplastische exkretorische Drüsenteil im Schnittpräparat meist nur quer oder schräg angeschnitten, so daß rundliche, schleimbildende Drüsen in Erscheinung treten. Hervorstechendes Merkmal sind häufig cystisch erweiterte Drüsen und Drüsenausführungsgänge, die fast stets in den basalen Abschnitten angetroffen werden. An den Stellen besonders ausgeprägter Hyperplasie der schleimproduzierenden Elemente mit Cystenbildung sind die spezifischen Drüsenelemente bis auf wenige Reste reduziert. Der erhaltene Drüsenkörper kann dabei noch auffallend normal strukturiert sein (Abb. 6). Die erwähnten Cysten können

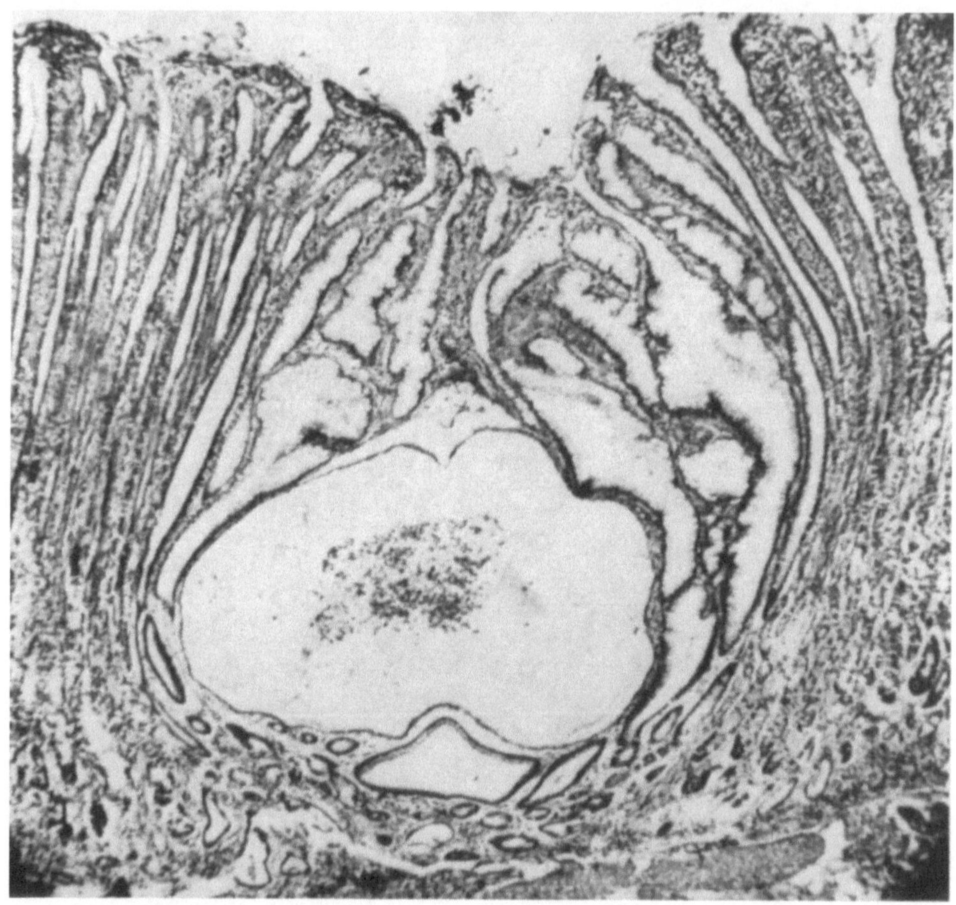

Abb. 6. Foveoläre Hyperplasie mit Cystenbildung und umschriebener Atrophie des spezifischen Drüsenkörpers. Daneben regelrecht strukturierte Korpusschleimhaut. (Aus Schindler, 1966)

einen Durchmesser von 0,5 mm erreichen. Nach Butz (1960) ist die cystische Dilatation der Magendrüsen bzw. der Drüsenausführungsgänge eine der Kardinalzüge des Leidens. Bei 13 von 20 beschriebenen Fällen fanden Kenney et al. (1954) Retentionscysten.

Die schleimproduzierenden Zellen der tieferen Schleimhautabschnitte, insbesondere der Cysten, sind kubisch bis flachzylindrisch. Es besteht offensichtlich eine Abhängigkeit vom Druck des Sekretes. Insgesamt zeigt dieser Befund einen okklusiven Mechanismus an, wobei als Ursache neben dem Ödem und der intensiven Fältelung der Schleimhaut vor allem auch an die exzessive Proliferation des Oberflächenepithels zu denken ist. Ein Ödem der Lamina propria wird bei ausgeprägten Fällen fast stets angegeben. Im Lumen der Krypten und Cysten findet man nicht selten abgeschilferte Zellen und polymorphe Leukocyten. Entzündungszeichen werden häufig beschrieben. Die Angaben schwanken von leichter lymphocytärer Infiltration bis zu stärksten Entzündungszeichen. Die entzündliche Infiltration wird vielfach nur als sekundär angesehen (JOHNSON u. STANSFIELD, 1957). Eine Entzündung kann nach KENNEY et al. (1954) völlig fehlen. Nur bei vereinzelten

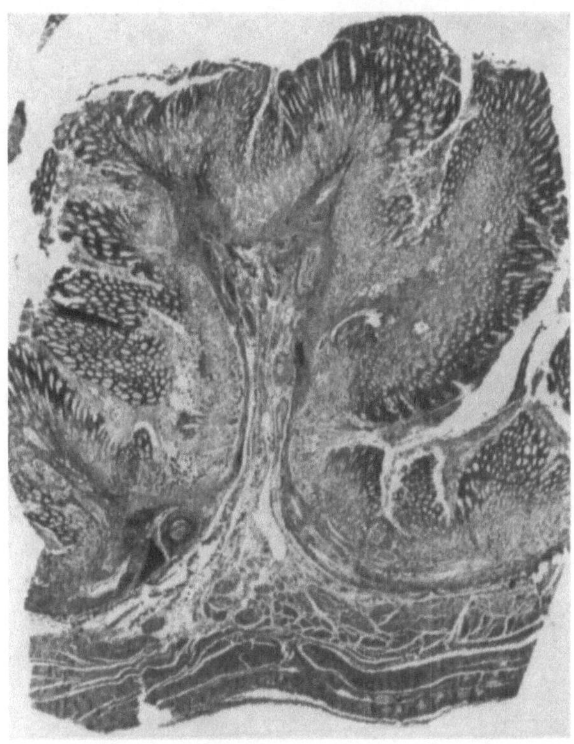

Abb. 7. Foveoläre Hyperplasie mit wechselnd breitem Drüsenkörper. Breiter ödematöser Faltenkern, bestehend aus Muscularis mucosa und Submucosa mit erweiterten Gefäßen. Im Querschnitt polypenartiges Bild. (Aus BUTZ, 1960)

Fällen werden sog. Russelsche Körperchen beschrieben (SCHINDLER, 1966). Die intestinale Metaplasie fehlt in der Regel. Die Muscularis mucosae ist je nach Intensität der Schleimhautveränderungen aufgesplittert, fragmentiert, cellulär infiltriert und läßt mehr oder weniger Zeichen einer Fibrose erkennen. Sie zeigt gelegentlich eine starke Verästelung. Feine Muskelfasern erstrecken sich zwischen den Drüsen nicht selten bis an die Oberfläche (KENNEY et al., 1954; JOHNSON u. STANSFIELD, 1957, BUTZ, 1960).

Im fortgeschrittenen Stadium ist eine Penetration der Muscularis mucosae mit schleimproduzierenden Drüsen keine Seltenheit (BARTLETT u. ADAMS, 1950; PALUMBO et al., 1951; BERGER et al., 1954; KENNEY et al., 1954; GILLETT, 1956; JOHNSON u. STANSFIELD, 1957; BUTZ, 1960; MARTINI u. DÖLLE, 1961; MESSMER et al., 1968 u. a.). MAIMON et al. (1947) fanden diese Invasion in die Submucosa bei 3 ihrer 6 Fälle. Es werden dort sogar größere Cysten angetroffen. Die diffe-

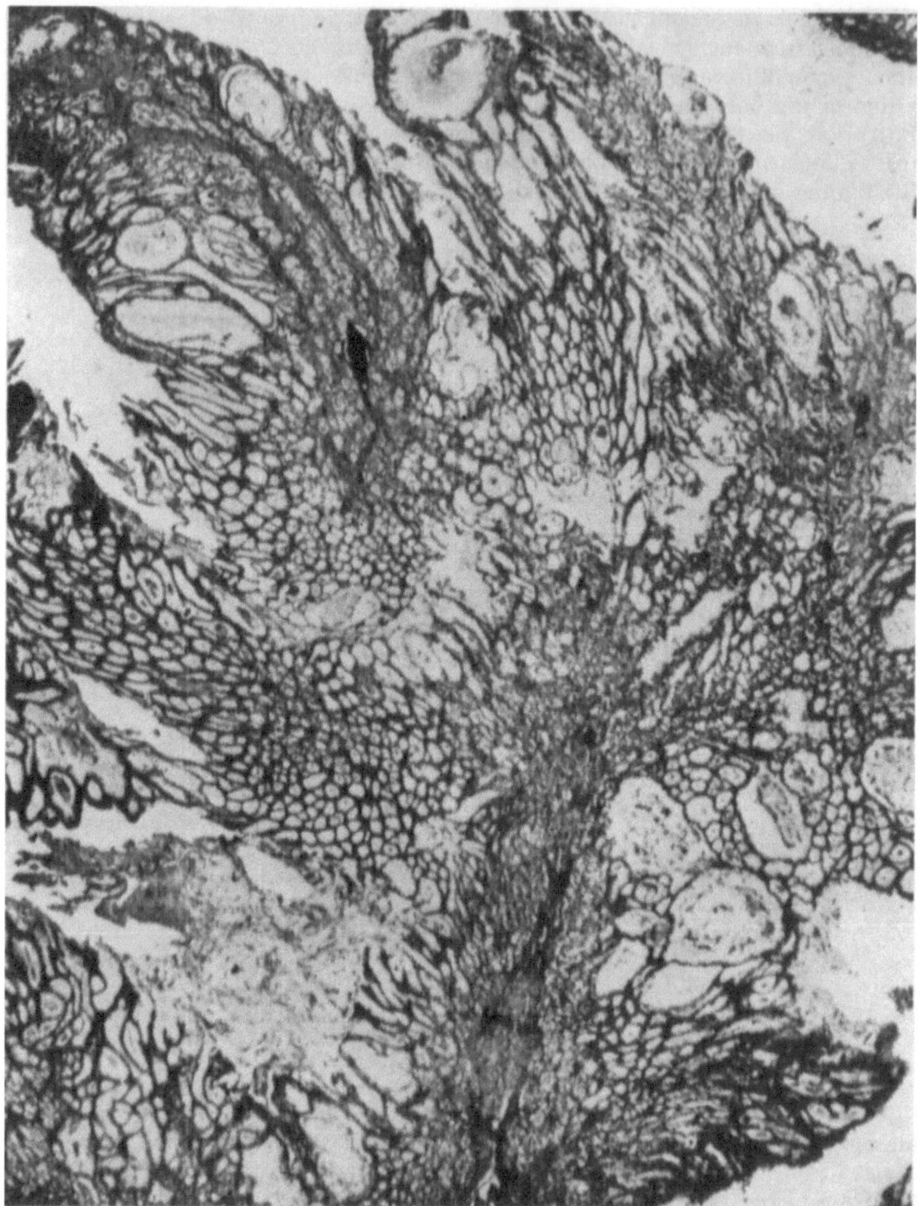

Abb. 8. Foveoläre Hyperplasie mit völliger Reduktion der spezifischen Schleimhautdrüsen. Unterschiedlich stark ausgeprägte cystische Umwandlung der Drüsenausführungsgänge. (Aus Martini u. Dölle, 1961)

renzierte Struktur der Epithelien bleibt dabei erhalten, was ein wichtiges Kriterium für die Abgrenzung eines malignen Prozesses darstellt.

Die oft extremen Riesenfalten, die eine Dicke bis zu 1 cm und eine Höhe von 3,4 bis 4 cm erreichen können, werden nicht allein durch die Schleimhauthyperplasie hervorgerufen, sondern entstehen durch die Mitnahme der Muscularis mucosae sowie eines Kernes aus Submucosa, bestehend aus lockerem Bindegewebe und Gefäßen. Im histologischen Querschnitt imponiert dadurch ein polypenartiges Bild (Abb. 7). Die submukösen Strukturen sind in der Regel ödematös verändert und mehr oder weniger rundzellig infiltriert. Die Gefäße sind häufig dilatiert und gestaut. Diese breiten Faltenkerne werden sehr eindrücklich von GÖRSCH (1965) demonstriert. Die Muscularis propria zeigt meist keine pathologischen Veränderungen. Nur gelegentlich wird eine Verdickung beschrieben (BARTLETT u. ADAMS, 1950). In der Serosa kann eine vermehrte Gefäßinjektion angetroffen werden. Bei ausgeprägten Formen wird gelegentlich auf regionale Lymphknotenvergrößerungen hingewiesen. Histologisch handelt es sich dabei stets um unspezifische Veränderungen.

ad c). Die Schleimhauthyperplasie mit völliger Reduktion des spezifischen Drüsenapparates ist allem Anschein nach als Intensitätsvariante der zuletzt beschriebenen Form aufzufassen. Die Hyperplasie, insbesondere die cystischen Veränderungen, sind meist noch stärker ausgeprägt. Es treffen auch hier die bereits besprochenen Befunde zu, nur daß im Korpus und dem seltener befallenen Antrum kein spezifisches Drüsenepithel mehr vorhanden ist (Abb. 8). Für diese Formen treffen sehr häufig die Beschreibungen zu, die von einem polypoiden und pflastersteinähnlichen Oberflächenrelief mit zusätzlichen mamillären Erhabenheiten sprechen. Die Entzündungszeichen korrelieren offensichtlich nicht mit der zunehmenden Reduktion des spezifischen Drüsenapparates, da auch Fälle ohne stärkere Rundzellinfiltration bei vollständiger Drüsenatrophie beschrieben sind.

Eine foveoläre Hyperplasie kann auch dann bestehen, wenn noch keine absolute Zunahme der Schleimhauthöhe vorliegt. Man findet dieses Bild insbesondere in atrophischen Schleimhautbezirken. ELSTER [1970 (1)] spricht hier von einer foveolären Pseudohyperplasie. Diese ist oft eine fokale Hyperplasie und Ausdruck einer überschießenden Regeneration. So sieht man eine mehr oder weniger ausgeprägte foveoläre Hyperplasie fast regelmäßig im Randgebiet abheilender peptischer Ulcera sowie im Bereich von Erosionen. Bei den sog. kompletten Erosionen wird die foveoläre Hyperplasie als morphologisches Substrat des Schwellungsringes angesehen (ELSTER, 1971). Eine Hyperplasie des Oberflächenepithels wird nach Billroth II-Resektion des Magens auch im Anastomosenbereich angetroffen [THOMPSON, 1959; ELSTER, 1970 (2)].

ad d). Es gibt zweifellos auch Fälle einer foveolären Schleimhauthyperplasie, bei denen auch der spezifische Drüsenkörper verbreitert ist und teilweise weit über die mittlere Normalhöhe von 0,5 bis 0,6 mm hinausreicht. Die Korpusdrüsen sind hier verlängert und enthalten Haupt- und Belegzellen in physiologischen Proportionen. Definitionsgemäß handelt es sich hier also zusätzlich um eine glanduläre Hyperplasie (Abb. 9 a u. b). Wegen der absoluten Belegzellvermehrung und wegen der bei den riesigen Faltenwülsten gleichzeitig vergrößerten Schleimhautfläche ist die Säuresekretion in der Regel gesteigert. Beispiele für diese gemischte Form finden wir im histologischen Ausschnittsbild bei BARTLETT u. ADAMS (1950), KENNEY et al. (1954) (Abb. 10) und REESE et al. (1962). BARTLETT u. ADAMS (1950) haben bei ihrer exakten Fallbeschreibung erwähnt, daß die erheblich verlängerten Drüsenschläuche im ersten und zweiten Viertel mit schleimbildendem Deckepithel, im dritten und vierten Viertel mit Haupt- und Belegzellen ausgekleidet waren.

Nach den bisherigen Erkenntnissen kann bei den einzelnen Fällen meist nicht von einem einheitlichen Schleimhautbild gesprochen werden, welches in eine der besprochenen Grundformen eingeordnet werden kann. Vielmehr zeigt sich eindeutig — zu erkennen vor allem am histologischen Übersichtsschnitt —, daß mehrere Formen gleichzeitig in einem Magenabschnitt angetroffen werden, und daß je nach dem Excisionsbereich auf engem Raum ein Wechsel zwischen Hyperplasie bei

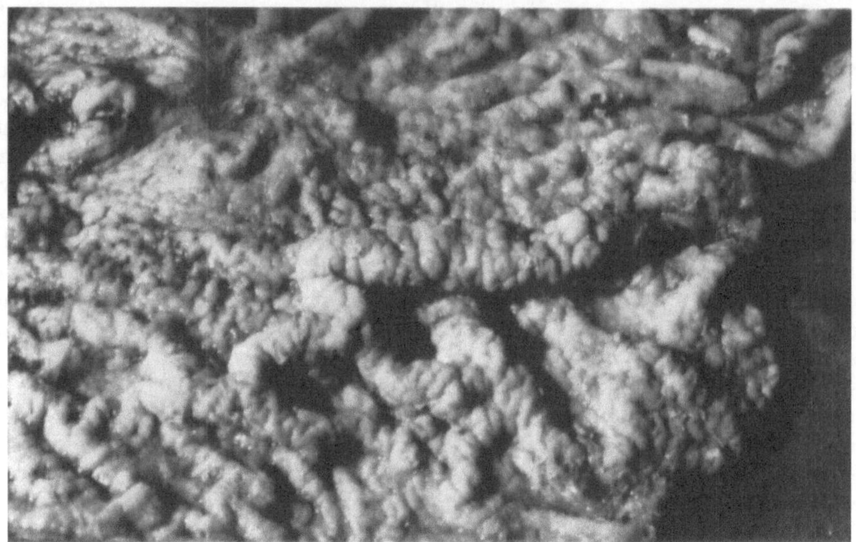

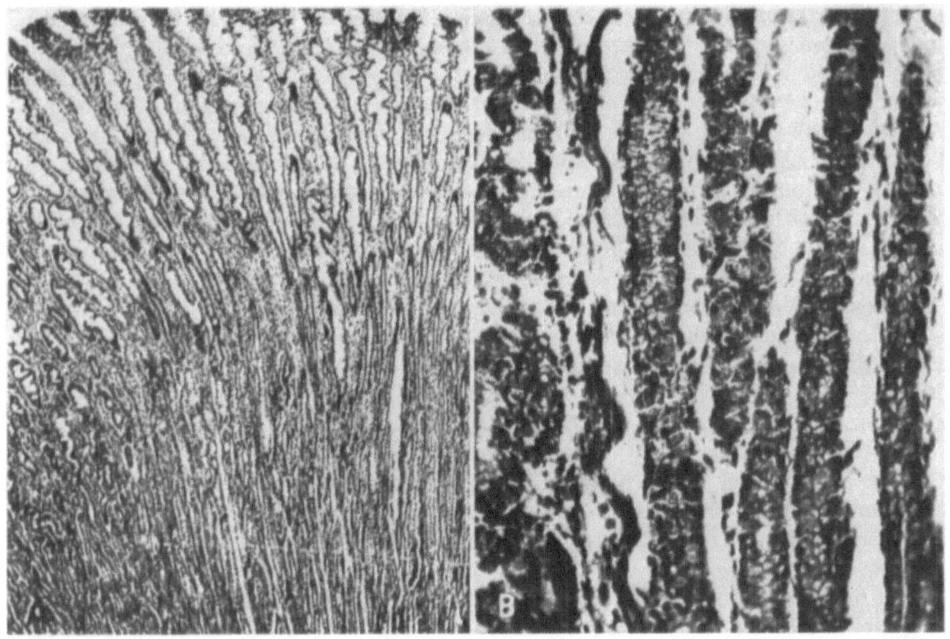

Abb. 10. Kombinierte foveoläre und glanduläre Hyperplasie: Tiefreichende geschlängelte Grübchen, daran anschließend verbreiterter Drüsenkörper, bestehend aus Korpusdrüsen mit normaler Zellverteilung (Detail rechts). (Aus KENNEY et al., 1954)

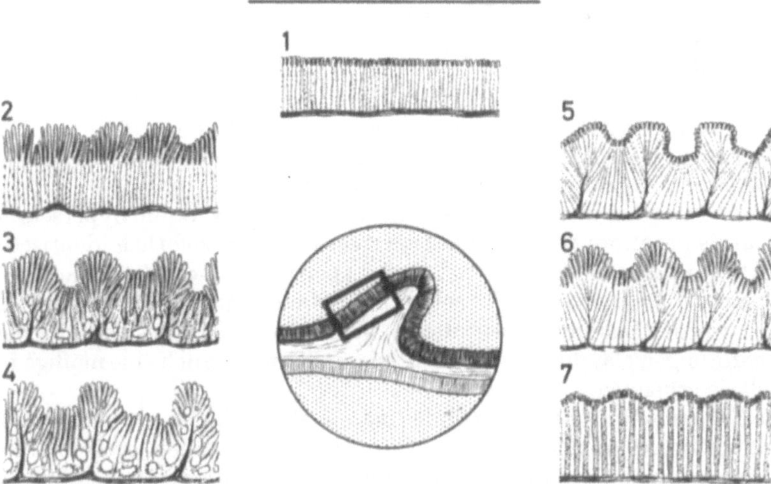

Abb. 11. Schematische Darstellung bisher bekannter Hyperplasieformen: Foveoläre Hyperplasie bei unauffälligem Drüsenkörper (2), foveoläre H. bei reduziertem Drüsenkörper (3), foveoläre H. bei völliger Atrophie des Drüsenkörpers (4), glanduläre H. (z. B. „h.h.G.") (5), glanduläre und foveoläre H. (6), Belegzellhyperplasie als Sonderform der glandulären H. (7), normale Schleimhaut zum Vergleich (1)

erhaltenem Drüsenkörper und Hyperplasie mit Atrophie beobachtet werden kann, und daß gelegentlich Bezirke mit und ohne gleichzeitige glanduläre Hyperplasie nebeneinander, wie mancher in der Literatur mitgeteilte Fall erkennen läßt (Balfour et al., 1950; Berger et al., 1954), bestehen. Auch der von Bartlett u. Adams (1950) beschriebene Fall dürfte hierfür ein treffendes Beispiel sein. Zwischen den Falten ist die Schleimhaut häufig normal dick und kann hier im Gegensatz zu den übrigen Abschnitten sogar eine völlige Atrophie des Drüsenkörpers aufweisen. Somit ist ein Großteil der beschriebenen Fälle im histologischen Detailbild unterschiedlich. Fieber (1955) fand eine Überlappung einzelner Formen und sprach von einer hyperplastischen und einer hypertrophischen Phase.

Diese Erkenntnis bestärkt die Auffassung, daß jeweils nur verschiedene Intensitätsgrade und Stadien eines wahrscheinlich fortschreitenden pathologischen Schleimhautprozesses beschrieben werden (Abb. 11).

B. Glanduläre Hyperplasie

Die glandulären Hyperplasien beruhen in erster Linie auf der vergrößerten Schleimhautdicke sowie der vergrößerten Schleimhautfläche. Zum Teil besteht auch eine vermehrte Zelldichte, wobei hier die Belegzelle im Vordergrund des Interesses steht.

Zu den Hyperplasieformen ohne Änderung der physiologischen Zellproportionen zueinander zählt die von Stempien et al. (1964) eingehend beschriebene hypertrophische hypersekretorische Gastropathie (h. h. G.), deren wichtigstes pathologisches Merkmal die Zunahme der Drüsenmasse, verbunden mit einer Zunahme der Schleimhauthöhe ist. Haupt- und Parietalzellen sind in gleichem Maße vermehrt. Entzündliche Infiltrate sind gering ausgeprägt oder fehlen ganz. Die beschriebenen Fälle zeigen zudem gelegentlich ein ausgeprägtes Ödem sowie Cysten. Die Schleimhaut erreicht eine Höhe von maximal 2,7 mm, wobei keine gleichzeitig bestehende foveoläre Hyperplasie beschrieben wird. Die demonstrierten histologischen Bilder lassen jedoch zumindest in einzelnen Abschnitten eine mäßig stark ausgeprägte foveoläre Hyperplasie erkennen. Jedenfalls zeigt der von Stempien et al. (1964) demonstrierte 15. Fall eine eindeutige foveoläre Hyperplasie im Antrum bei einer Atrophie des dortigen Drüsenkörpers und gleichzeitiger glandulärer Hyperplasie der Korpusschleimhaut. Bei einem Fall von h. h. G. wurde auch eine verdickte Antrumschleimhaut beschrieben, die eine Höhe von 1,5 mm erreichte. Dem Autor selbst sind Fälle bekannt, bei denen eine Hyperplasie der spezifischen Antrumdrüsen vorlag (Abb. 12).

Diese wegen der vermehrten Säure- und Pepsinsekretion hypersekretorische Gastropathie genannte Schleimhauthyperplasie ist offensichtlich identisch mit der von Schindler als häufig beschriebenen hypertrophischen glandulären Gastritis, die ebenso wie die h. h. G. nicht selten in Verbindung mit Erosionen und Ulcera gefunden wurde. Das von Schindler (1966) angeführte Beispiel läßt neben der knötchenförmigen glandulären Hyperplasie stellenweise auch eine mäßige foveoläre Hyperplasie erkennen.

Eine Schleimhauthyperplasie findet man auch regelmäßig beim Ulcus duodeni, bei dem, wie Polacek u. Ellison (1966) nachgewiesen haben, etwa zweimal soviel Belegzellen wie bei Normalpersonen vorgefunden werden. An der Zunahme der Belegzellmasse ist hier neben einer mäßig höheren Schleimhaut und einer größeren Belegzelldichte (Polacek u. Ellison, 1966; Schmidt et al., 1972) wahrscheinlich auch eine Flächenzunahme der Korpusschleimhaut beteiligt. Allem Anschein nach ist hier die Relation Haupt-/Belegzelle ebenfalls nicht wesentlich verändert, da man beim Ulcus duodeni auch die höchste Pepsinsekretion vorfindet [Stadelmann

et al., 1972 (2)]. Offensichtlich bestehen nur fließende Übergänge zu der h. h. G.
STEMPIENS, nur daß dort grobe Faltenwülste sowie eine stärker verdickte Schleimhaut mit als Charakteristikum hervorgehoben werden und daß wahrscheinlich
auch ein gewisser Grad von Hyperplasie des Oberflächenepithels gelegentlich mit
im Spiele ist.

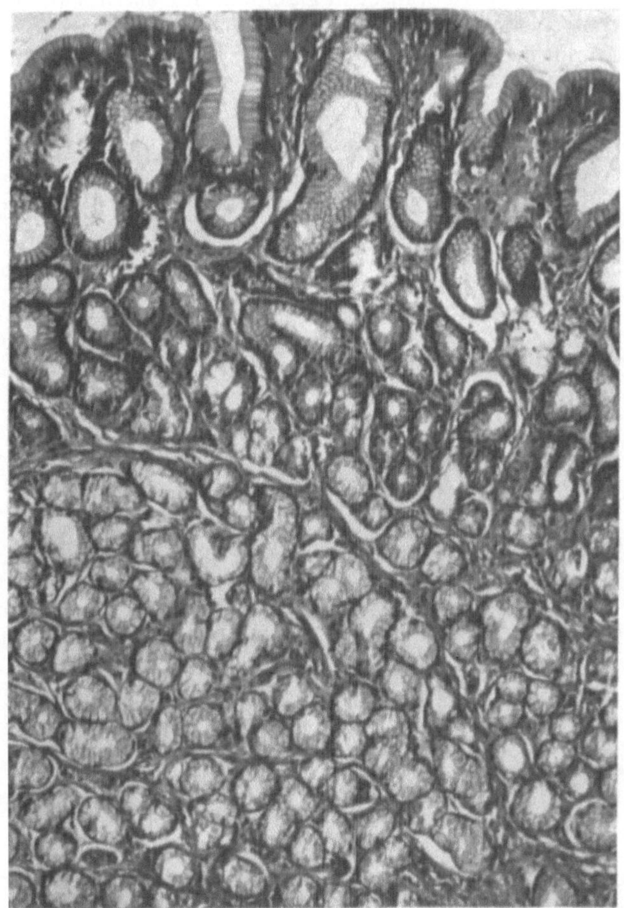

Abb. 12. Hyperplasie des mucoiden Drüsenkörpers im Antrumbereich

1. Belegzellhyperplasie

Eine Sonderform ist die isolierte Belegzellhyperplasie. Man findet sie bei
gastrinproduzierenden Inselzelltumoren, wie sie beim Zollinger-Ellison-Syndrom
vorliegen. Wie auch ein eigener Fall zeigt, kann die hyperplastische Belegzelle alle
übrigen Zellelemente der Korpusdrüsen fast völlig verdrängen, was eine ganz
erhebliche Zunahme der Belegzelldichte bedeutet. Die Schleimhaut erreicht eine
Höhe bis zu mehreren Millimetern. Durch die Flächenzunahme der Korpusschleimhaut kann das Antrum bis auf einen schmalen Rest reduziert sein. Nach den
Untersuchungen von POLACEK u. ELLISON (1966) ist die Belegzellmasse beim
Zollinger-Ellison-Syndrom infolge der Zunahme der Schleimhauthöhe, der Schleimhautfläche und der Belegzelldichte (Abb. 13 a u. b) um etwa das Sechsfache ver-

mehrt. Es wurde ferner eine nichtsignifikante Vergrößerung des Zellkernes gefunden.

Die Struktur des Deckepithels und der übrigen Wandschichten ist beim Zollinger-Ellison-Syndrom unverändert. Die Schleimhaut ist auch hier meist wulstig deformiert. Schindler (1966) hat die Hyperplasie beim Zollinger-Ellison-Syndrom als Sonderform seiner hypertrophischen glandulären Gastritis aufgefaßt.

Der von Ottenjann et al. (1967) beschriebene Fall eines Zollinger-Ellison-Syndroms mit tumorförmiger Hyperplasie (Abb. 14) ließ im Bereich der polypösen

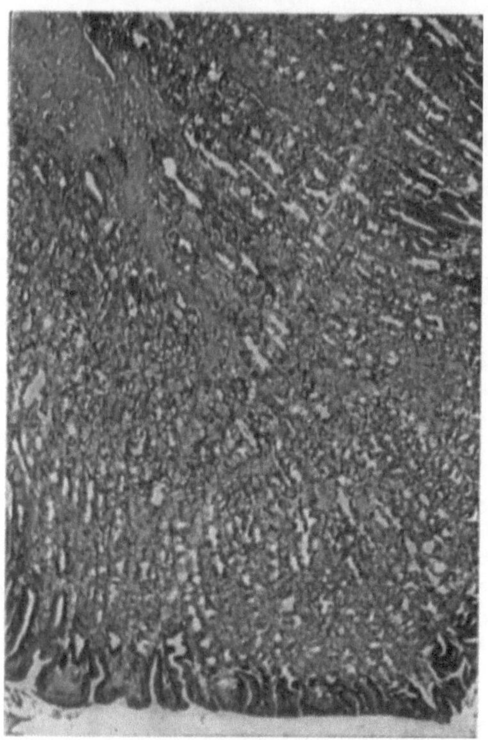
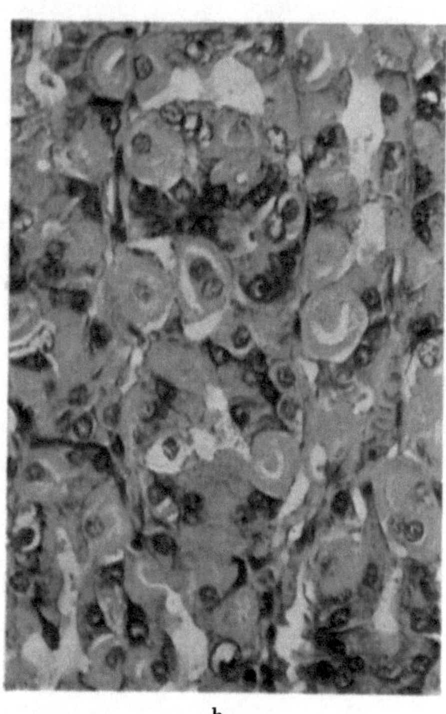

a   b

Abb. 13a u. b. Zollinger-Ellison-Syndrom: Glanduläre Hyperplasie mit exzessiver Vermehrung der Belegzellen durch Zunahme der Schleimhauthöhe und der Belegzelldichte. Höhe des Drüsenkörpers mehr als 1 mm (a). Die stärkere Vergrößerung zeigt großvolumige, zum Teil zweikernige Belegzellen bei erheblich reduzierter Hauptzellzahl. Zimmermann-Färbung (b)

Wulstungen am Grübchengrund teils kubische, teils zylindrische Epithelien mit unterschiedlich großen Kernen und plumpen Kernkörperchen erkennen. In diesem der Indifferenzzone entsprechenden Bereich war ferner eine gesteigerte mitotische Aktivität nachweisbar. In den übrigen Korpusabschnitten außerhalb der polypösen Wucherungen bestand ebenfalls eine größere Schleimhauthöhe bei numerischer Hyperplasie der Belegzellen, die zugunsten des Protoplasmas hypertrophiert waren. Es fanden sich ferner zweikernige Belegzellen.

2. Flächenhafte Hyperplasie

Die Flächenzunahme der Schleimhaut sowie die Beteiligung der Submucosa am Krankheitsprozeß und weniger die gesteigerte Schleimhautdicke prägen das

makroskopische Bild der Schleimhauthyperplasien mit den oft riesigen Faltenwülsten, die bei den foveolären Formen in der Regel das größte Ausmaß erreichen.
Eine flächenhafte Hyperplasie liegt dann vor, wenn trotz Dehnung des Magens
grobe Faltenwindungen und polypoide Schleimhautwülste bestehen bleiben. Sie
wird auch isoliert, d. h. ohne vergrößerte Schleimhauthöhe oder größere Dichte
einzelner Zellarten gefunden (Abb. 15 a—c).

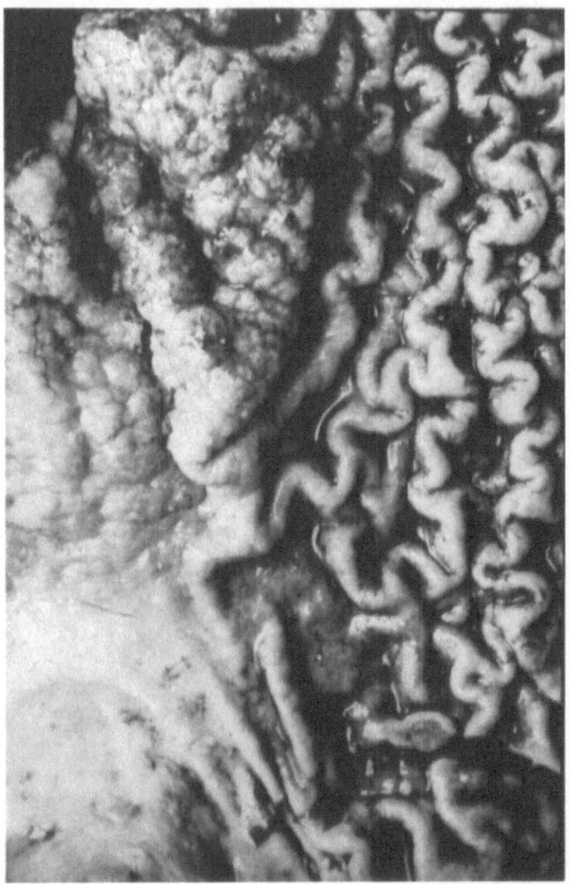

Abb. 14. Magenresektionspräparat bei Zollinger-Ellison-Syndrom. Polypöser Tumor nahe der
kleinen Kurvatur neben grobem, jedoch gleichmäßig strukturiertem Faltenrelief der Korpusschleimhaut. Histologisch: Tumorartige glanduläre Hyperplasie (vorwiegend Belegzellen)

VI. Riesenfaltengastropathie mit foveolärer Hyperplasie
— Makroskopische Anatomie, Pathophysiologie, Klinik

Da der M. Ménétrier weder klinisch noch anatomisch klar definiert ist, wird er
nach Ansicht von SCHINDLER (1969) häufig als Oberbegriff für grundverschiedene
Leiden gebraucht. Nach STEMPIEN et al. (1964) ist dieser Begriff jedoch nur
gerechtfertigt, wenn zu dem typischen makroskopischen Bild noch eine Hypochlorhydrie oder Achlorhydrie sowie ein enteraler Eiweißverlust hinzukommen.

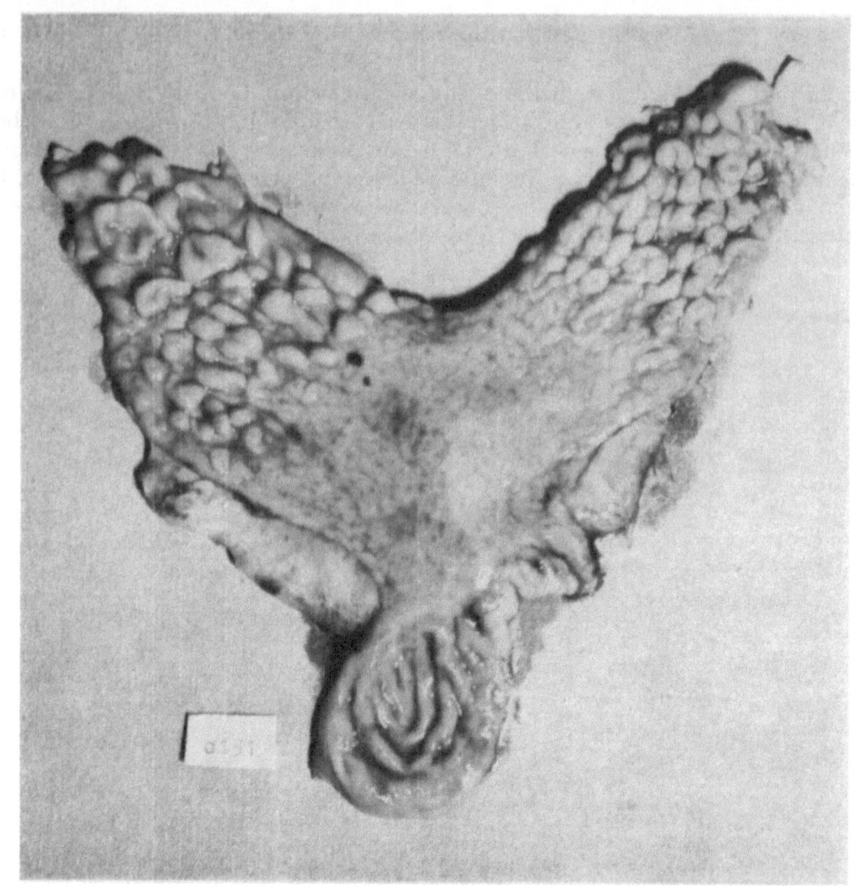

Abb. 15 a

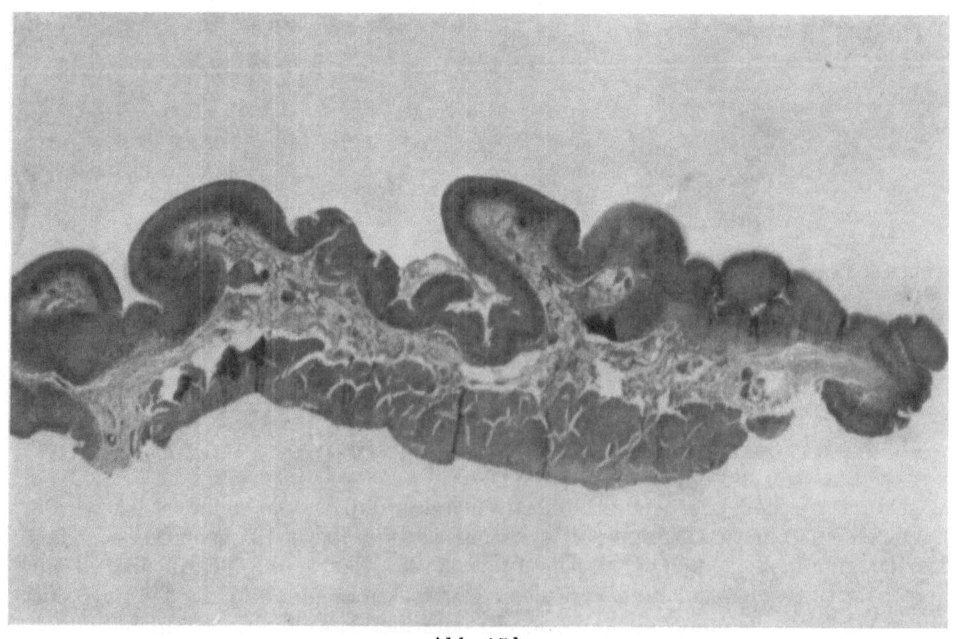

Abb. 15 b

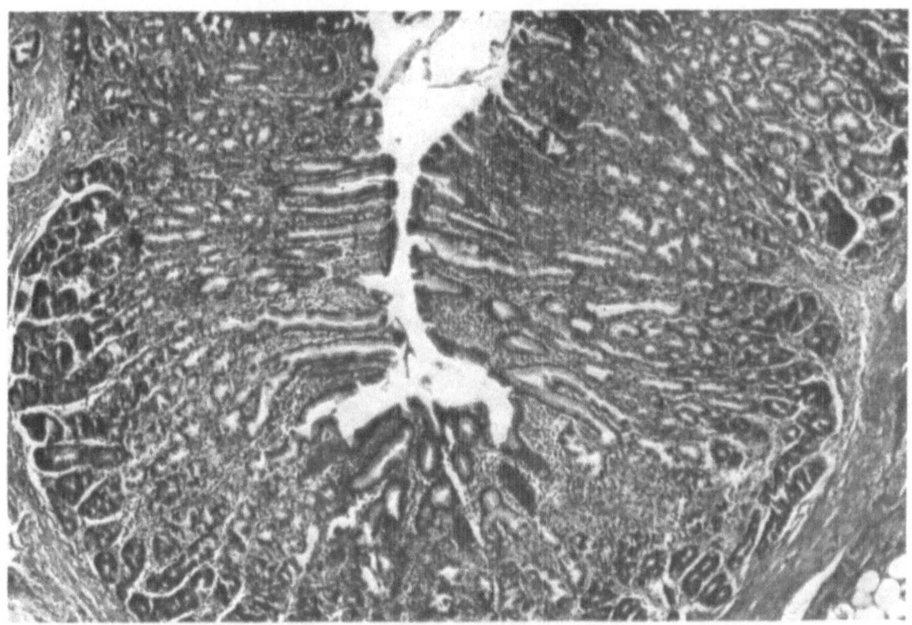

Abb. 15c

Abb. 15. Flächenhafte Hyperplasie: a) Magenresektionspräparat mit polypoiden Faltenwülsten im Corpus ventriculi. b) Schnittbild im Bereich der polypoiden Faltenwülste bei Lupenvergrößerung. Breite Faltenwülste unter Einbeziehung der Muscularis mucosae und der ödematösen Submucosa. c) Ausschnitt aus Abb. 15. b): Regelrecht strukturierte, nicht verbreiterte Korpusschleimhaut. Umschriebene herdförmige foveoläre Hyperplasie. Dicke der Magenschleimhaut an keiner Stelle mehr als 1 mm

Es fehlt auch nicht an Vorschlägen, den Ausdruck für die klassische Trias Riesenfaltengastropathie, epigastrische Beschwerden und Hypoproteinämie zu ' eservieren (BERMAN u. SPIEGEL, 1969). Am ehesten entspricht dieses klinische Bild dem morphologischen Substrat einer fortgeschrittenen foveolären Hyperplasie mit einer Überschußbildung schleimproduzierender Zellen. Da einzelne Symptome jedoch fehlen können, erscheint es als sinnvoll, im Rahmen dieses Beitrages den Oberbegriff *Riesenfaltengastropathie mit foveolärer Hyperplasie* zu wählen.

A. Makroskopisches Bild und Lokalisation

Das makroskopische Bild ist in erster Linie geprägt durch die eng aneinanderliegenden Faltenwülste, an denen, wie bereits erwähnt, Muscularis mucosae und Submucosa als Kern beteiligt sind. Sie dürften vor allem Folge des exzessiven Flächenwachstums der Schleimhaut sein. Je nach Art und Intensität des Prozesses kann die Schleimhaut glatt oder granuliert sein, wobei die Falten bei Nahsicht gelegentlich zusätzlich mamilläre Vorwölbungen erkennen lassen. Charakteristisch sind Kaliberschwankungen. So kann das Bild eng aneinanderliegender Polypen entstehen. Die Veränderungen wurden sehr treffend bereits von MÉNÉTRIER (1888) als hirnwindungsähnlich bezeichnet (Abb. 16). Andere Autoren sprachen von einem Pflasterstein- oder Placentarelief. Es wird berichtet, daß sich der Magen bei der Operation „wie ein Sack voll Regenwürmer" (BERGER et al., 1954) oder „wie eine Varicocele" angefühlt habe. Ulcera und Erosionen, die auch in den Faltentälern

angetroffen werden, sind kein seltener Befund (BARTLETT u. ADAMS, 1950;
PALUMBO et al., 1951; BERGER et al., 1954; BUTZ, 1960; REESE et al., 1962;
KRONE u. GELFAND, 1969). Die Schleimhautwülste sind weich und gut verschieb-
lich. Bei einem von MÉNÉTRIER (1888) beschriebenen Fall zeigte die Schnittfläche
eine stark angeschwollene und verdickte Schleimhaut. Es fanden sich riesige vor-
springende Falten, die Hirnwindungen ähnelten. Die Falten waren so dick wie ein
Finger, verliefen vorwiegend in der Längsachse des Magens und waren durch tiefe
Faltentäler voneinander getrennt. Sie waren besonders stark an der Hinterwand

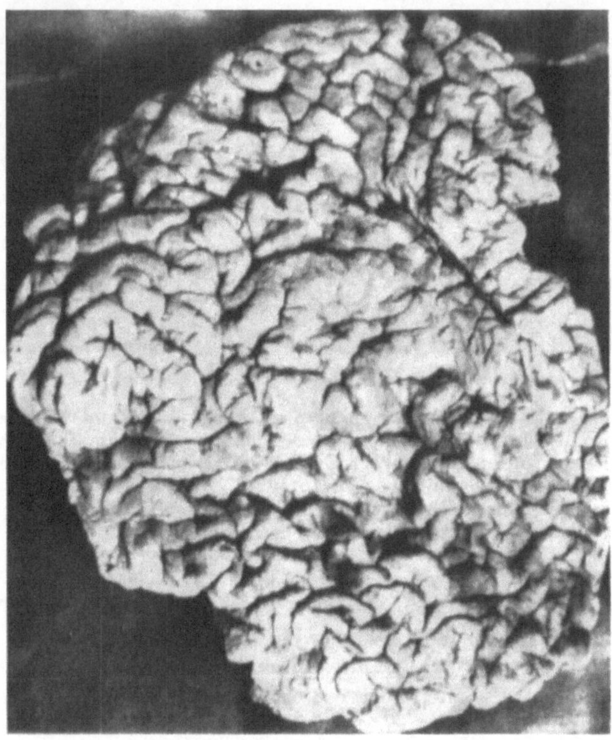

Abb. 16. Magenresektionspräparat bei Morbus Ménétrier: Unregelmäßiges hirnwindungsähnliches Faltenrelief. (Aus GÖRSCH, 1965)

des Magens ausgeprägt. Die „Hypertrophie" umfaßte den größten Teil des Magens,
sparte die Kardia aus und endete abrupt etwa 8 cm proximal vom Pylorus. Die
Schleimhautoberfläche bestand aus unzähligen, 3 bis 4 mm im Durchmesser betra-
genden und 4 bis 5 mm hohen mamillenartigen Knötchen, die von schmalen Vertiefungen umgeben waren. Die rotviolette Schleimhautoberfläche war mit einer
dicken Schicht von viscösem Schleim bedeckt. Im Schnittbild zeigte sich, daß
neben der hypertrophierten Schleimhaut auch die Submucosa und die Muskelschichten an der Dickenzunahme der Wand beteiligt waren. Dieser Befundbe-
schreibung MÉNÉTRIERS (1888) ist nichts hinzuzufügen.
    In der überwiegenden Mehrzahl der beschriebenen Fälle sind nur die proximalen
Abschnitte des Magens unter Bevorzugung der Hinterwand und der großen Kurvatur befallen (BALFOUR et al., 1950; PATTERSON, 1952; TEXTER et al., 1953;
KENNEY et al., 1954; FIEBER, 1955; CHOKAS et al., 1959; BUTZ, 1960; REESE et al.,

1962; SINGH u. CORRIN, 1969; STADELMANN et al., 1969; BERMAN u. SPIEGEL, 1969; ENGELSING, 1971 u. a.). Die Veränderungen sind dabei häufig sehr scharf gegenüber dem Antrum abgegrenzt (WILLIAMS, 1956; REESE et al., 1962; KRONE u. GELFAND, 1969). Nur selten wird ein bevorzugter Befall der distalen Magenabschnitte erwähnt (COLE, 1953; FIEBER, 1955; MARTINI u. DÖLLE, 1961). Die kleine Kurvatur ist ebenfalls nur in einigen wenigen Fällen als Hauptsitz der Veränderungen angegeben (PALUMBO et al., 1951; KENNEY et al., 1954). Ein diffuser Magenbefall wurde von BARTLETT u. ADAMS (1950), MORAN u. BEAL (1959) und MARTINI u. DÖLLE (1961) beobachtet. In der Regel erfassen die Veränderungen größere Abschnitte des Magens. Kleinere umschriebene Veränderungen fanden KENNEY et al. (1954) immerhin bei 7 von 20 und REESE et al. (1962) bei 3 von 18 eigenen Fällen. KATZ et al. (1972) berichteten über eine umschriebene tumorartige Hyperplasie im Bereich einer Gastroenterostomie, SUSSMAN et al. (1965) über entsprechende Veränderungen bei je einem Patienten im terminalen Oesophagus und im Kardiabereich. P. E. S. PALMER (1958) unterscheidet bei der „giant hypertrophic gastritis", ohne die Histologie zu sichern, den diffusen und polypoiden Korpustyp, den tumorartigen Fundustyp und den Pylorustyp mit Riesenfalten.

In der Literatur sind gleichzeitig bestehende polypoide Veränderungen im Dick- und Dünndarm beschrieben, wobei histologisch auch hier eine Hyperplasie (MARSHAK et al., 1961) oder cystische Veränderungen der Drüsen (MARTINI u. DÖLLE, 1961) gefunden wurden. BUTZ (1960) erwähnt einen Fall mit gleichzeitiger Polyposis des Dickdarmes. BECKER u. BRACKO (1971) berichten über ein Ménétrier-Syndrom, welches mit einem villösen Adenom des Rectums kombiniert war.

B. Pathophysiologie

1. HCl-Produktion

Beurteilung und Vergleich der mitgeteilten Säurewerte stoßen insofern auf Schwierigkeiten, als zum großen Teil veraltete und insuffiziente Bestimmungsmethoden (z. B. Coffeinprobetrunk) herangezogen wurden. Hat eine Histaminstimulation stattgefunden, so läßt sich jedoch meist ablesen, ob ein Patient viel, mäßig viel, wenig oder keine Säure produziert hat. Es muß aber berücksichtigt werden, daß das Ergebnis der Sekretionsanalyse keinesfalls immer die Schleimhautmorphologie widerspiegelt [STADELMANN et al., 1972 (1)] und daß, wie von DAGNALIE [1962 (2)] eingehend erörtert, auch die Pufferfähigkeit der alkalischen Bestandteile des Magensaftes, vor allem die Schleimstoffe und das Eiweiß, eine Rolle spielen dürften. Auch VILARDELL (1963) bezeichnet es als wahrscheinlich, daß die exzessive Schleimbildung mitverantwortlich für die Achlorhydrie ist, die bei etwa 50% aller berichteten Fälle beschrieben wird.

Nach den verschiedenen bereits besprochenen Hyperplasieformen sind bei der Riesenfaltengastropathie Säurewerte von der Achlorhydrie bis zur Hyperchlorhydrie zu erwarten und auch beschrieben (KENNEY et al., 1954; FIEBER, 1955; CHOKAS et al., 1959; MORAN u. BEAL, 1959; MARTINI u. DÖLLE, 1961; MARSHAK et al., 1961; CHUSID et al., 1964; BERMAN u. SPIEGEL, 1969; ENGELSING, 1971 u. a.). KENNEY et al. fanden bei 30 Literaturfällen 17mal eine Achlorhydrie. Die Autoren betonen jedoch, daß es oft nicht sicher sei, ob Histamin zur Stimulation verwendet worden war. Unter 17 eigenen Fällen fanden KENNEY et al. (1954) 5mal eine Achlorhydrie und 6mal eine teilweise sogar sehr stark ausgeprägte Hyperchlorhydrie, was vermuten läßt, daß in solchen Fällen ein der hypertrophischen, hypersekretorischen Gastropathie STEMPIENS (STEMPIEN et al., 1964) vergleichbarer Befund vorgelegen hat. Eine Hyperchlorhydrie ist vor allem dann zu erwarten, wenn, wie bereits besprochen, neben der foveolären auch eine glanduläre Hyperplasie besteht. Die Belegzellen sind hier wegen der größeren Höhe und Fläche der Schleimhaut absolut vermehrt.

Allgemein wird von einer Tendenz zur Hypochlorhydrie gesprochen (Fieber, 1955; Strode, 1957; Butz, 1960). Brown u. van Pelt (1969) prägten bei einem Fall mit völliger Reduktion der Korpusdrüsen den Begriff der hypertrophischen hyposekretorischen Gastropathie.

2. Eiweißverlust

Bei einem sehr hohen Prozentsatz der Patienten findet man als Teilerscheinung des sog. Ménétrier-Syndroms eine Hypoproteinämie, die nicht selten so stark ausgeprägt ist, daß Ödeme manifest werden [Maimon et al., 1947; Balfour et al., 1950; Berger et al., 1954; Fieber, 1955; Citrin et al., 1957; Marshak et al., 1961; Reese et al., 1962; Martini et al., 1963; Chusid et al., 1964; Mitchell, 1965; Berman u. Spiegel, 1969; Stadelmann et al., 1969 (2) u. a.]. So fand sich eine Hypoproteinämie in Literaturübersichten bei 4 von 5 Fällen Kenneys (1954), bei 4 von 7 Fällen Fiebers (1955) und bei 16 von 23 Fällen Citrins (1957). Reese et al. (1962) beschrieben eine Hypoproteinämie bei 8 von 11, Kenney et al. (1954) bei 5 von 6 und Butz (1960) bei 5 von 9 eigenen Fällen. Andererseits fanden Moran u. Beal (1959) eine Hypoproteinämie nur 1mal unter 6 Patienten. Bei anderen Autoren fehlen Hinweise auf diesen Befund (Palumbo et al., 1951; Engelsing, 1971). Im Durchschnitt wird bei etwa zwei Drittel aller darauf untersuchten Literaturfälle eine Hypoproteinämie angegeben.

Die Hypoproteinämie schwankt nach Citrin et al. (1957) zwischen 2,8 und 5,8 g-%. Von anderen Autoren wurden noch niedrigere Werte ermittelt. Maimon et al. (1947) beobachteten einen Abfall des Gesamteiweißes von 5,1 auf 3,8 g-% innerhalb von 16 Tagen. Der Eiweißverlust betrifft keinesfalls nur das Albumin. Es ist vielmehr erwiesen, daß auch die Globuline mitbetroffen sind, da der Albumin-Globulinquotient fast immer als normal angegeben wird (Maimon et al., 1947; Balfour et al., 1950; Citrin et al., 1957; Mitchell, 1965). Nur gelegentlich wird eine isolierte Verminderung der Albuminfraktion beschrieben (Messmer et al., 1968), die mit einem Albuminpeak bei der Elektrophorese des Magensaftes einhergeht (Weintraub u. Gelb, 1961). Reese et al. (1962) erwähnen bei einem Fall eine Umkehrung des Albumin-Globulinverhältnisses.

Jarnum u. Jensen (1972) beobachteten bei zahlreichen Fällen von M. Ménétrier neben einer Hypalbuminämie auch eine verminderte Konzentration an IgG (mehr als zweifaches Molekulargewicht). Der Katabolismus von Albumin, Transferrin und IgG war vermehrt. Sie schlossen daraus, daß es sich um keinen selektiven Proteinverlust handelt. Als Ursache der Hypoproteinämie ist beim sog. Ménétrier-Syndrom ein Eiweißverlust in den Magen erwiesen (Citrin et al., 1957; Mitchell, 1965).

Es hat sich gezeigt, daß das Vorhandensein und die Intensität eines pathologischen Eiweißverlustes und somit die Hypoproteinämie keinesfalls mit dem Ausmaß der Hyperplasie und dem Umbau des Drüsenkörpers korreliert. So findet man ausgeprägte Hypoproteinämien auch bei solchen Fällen, bei denen das histologische Bild einen noch völlig intakten (Balfour et al., 1950; Bartlett u. Adams, 1950; Martini u. Dölle, 1961) oder einen nur reduzierten spezifischen Drüsenkörper mit noch reichlicher Säuresekretion aufweist (Berger et al., 1954; Fieber, 1955; Citrin et al., 1957; Chokas et al., 1959; Charles et al., 1963 u. a.). Andererseits sind auch Fälle beschrieben, die bei völligem Umbau der Schleimhaut durch hyperplastisches schleimproduzierendes Epithel, verbunden mit Achlorhydrie, noch keine

Hypoproteinämie erkennen lassen (MORAN u. BEAL, 1959; BROWN u. VAN PELT, 1969). Es sei an dieser Stelle jedoch noch einmal darauf hingewiesen, daß das histologische Bild nicht einheitlich ist und daß auf engem Raum unterschiedliche Formen des hyperplastischen Prozesses gleichzeitig bestehen können.

Die in den Magen ausgeschiedenen Proteine werden im Verdauungstrakt zu Aminosäuren abgebaut und ohne Verlust wieder rückresorbiert. Obwohl diese Aminosäuren somit nicht verlorengehen, kommt es zur Hypoproteinämie, wenn die Kapazität des Organismus zur Resynthese überschritten ist. Dies ist dann der Fall, wenn der Verlust der Proteine größer als deren Neubildung ist. Auch bei Normalpersonen werden Proteine mit den gastrointestinalen Sekreten ausgeschieden. Sie können dort stets immunologisch oder elektrophoretisch nachgewiesen werden. Der Verlust beträgt pro Tag etwa 2% des Albuminpools (JEEJEEBHOY u. COGHILL, 1961). Der Magensaft hat daran einen Anteil bis zu mehreren Gramm. Ein Albuminpeak im Elektropherogramm des Magensaftes wird nach GLASS u. ISHIMORI (1961) bei „hypertrophischer Gastritis", bei gewöhnlicher Schleimhautatrophie sowie beim Magencarcinom gefunden.

Eine gesteigerte Proteinausscheidung kann bis zu einem gewissen Grade noch durch gesteigerte Synthese ausgeglichen werden. Dies erklärt die Beobachtung, daß man trotz pathologischer Ausscheidungstests relativ häufig noch keine Hypoproteinämie antrifft.

Der Vorgang der Eiweißabsonderung durch die Magenschleimhaut ist ungeklärt. Der Eiweißanteil des Schleimes beträgt zwar etwa 45%. Da es sich hierbei jedoch um Mucoproteine handelt, erklärt dies nicht den gesteigerten Verlust von Albumin und Globulin. CHARLES et al. (1963) führen den Eiweißverlust auf die erhebliche Oberflächenzunahme der Schleimhaut zurück. Die pathologische Eiweißausscheidung ist aber allem Anschein nach selektiv. ^{38}Cl wurde bei einem M. Ménétrier im Magensaft nicht vermehrt gefunden (ADAR et al., 1967).

a) Enterales Eiweißverlustsyndrom

Die sog. Riesenfaltengastropathie mit foveolärer Hyperplasie gehört mit in den Rahmen der sog. exsudativen Enteropathie, ein Begriff, der von GORDON (1959) geprägt worden ist. So findet man einen gesteigerten enteralen Eiweißverlust neben dem sog. Ménétrier-Syndrom vor allem beim Magencarcinom, bei Magenpolypen, atrophischer Gastritis (HENNING et al., 1961), akuter und chronischer Gastroenteritis, Sprue, Whipple'scher Krankheit, Colitis ulcerosa, Wurmerkrankungen, Tuberkulose sowie bei der Divertikulosis und der Polyposis des Darmes, beim Cronkhite-Kanada-Syndrom (DEMLING, 1972) und anderen Erkrankungen (Literatur bei JEFFRIES, 1962; MARTINI et al., 1963; STROHMEYER, 1964; WALDMANN, 1966). Wie Untersuchungen mit ^{131}J-Albumin ergeben haben, liegt bei diesen Erkrankungen ein stark erhöhter Umsatz der Serumproteine vor, was auch zu dem Begriff der hyperkatabolischen Hypoproteinämie geführt hat (SCHWARTZ u. THOMSEN, 1957). Als Ursache früher ungeklärter Hypoproteinämien mit enteralem Eiweißverlust, bei denen die klinische Untersuchung keine pathologischen Veränderungen am Magen-Darmkanal ergeben hat, wird zunehmend eine intestinale Lymphangiektasie festgestellt [JARNUM u. PETERSEN, 1961; SCHWARTZ u. JARNUM, 1961; WALDMANN et al., 1961 (2)], von der bisher in der Weltliteratur etwa 50 Fälle beschrieben sind. Auch Erkrankungen der Lymphknoten können durch Störung des Lymphabflusses zu einer exsudativen Enteropathie führen (MARTINI et al., 1960).

b) Bestimmungsmethoden

Für die exakte Bestimmung der vermehrten Eiweißausscheidung in den Magen-Darmkanal ist das intravenös verabreichte ^{131}J-Albumin nicht geeignet, da das abgespaltete Isotop wieder rückresorbiert und durch die Nieren ausgeschieden wird. Gordon (1959) hat daher die nach ihm benannte Methode angegeben: Er verwandte mit ^{131}J markiertem PVP (Polyvinylpyrrolidon = Periston) einen Kunststoff als Eiweißmodell. Da dieser Stoff gegen den enzymatischen Abbau stabil ist, erfolgt auch keine Resorption von markiertem Jod. Die Aktivität des Stuhles ist somit ein Gradmesser für den enteralen Eiweißverlust. Verabreicht werden 10 bis 50 μc Radioaktivität. Nach 96 Std soll die Aktivität des Stuhles, der mit Wasser auf einen Standard gebracht und homogenisiert wird, nicht mehr als 1,1% der intravenös verabreichten Dosis betragen. Im Falle einer exsudativen Enteropathie beträgt die Ausscheidung bis zu 30%. Bei dieser aussagekräftigen Methode muß jedoch berücksichtigt werden, daß wegen des gegenüber Plasmaalbumin unterschiedlichen PVP-Moleküls die Stuhlausscheidung von ^{131}J-PVP nicht exakt mit dem enteralen Proteinverlust korreliert. Jeejeebhoy u. Coghill (1961) haben eine Methode angegeben, die es ermöglicht, den enteralen Eiweißverlust auch mit ^{131}J-Albumin zu bestimmen. Mit Hilfe eines Ionenaustauschers, dem Amberlite (IRA 400), kann die Rückresorption des abgespaltenen ^{131}J zum weitaus größten Teil verhindert werden. Als sehr exakt gelten die Methoden mit ^{67}Cu-Caeruloplasmin (Waldmann et al., 1965) und ^{51}Cr-Albumin [Waldmann, 1961 (1)], da die Kupfer- und Chromsalze kaum resorbiert werden. Die gebräuchlichsten Methoden mit ^{51}Cr-Albumin und ^{59}Fe-Eisendextran (Jarnum et al., 1968; Jarnum u. Jensen, 1972) haben den Vorteil, daß Urinbeimengungen im Stuhl nur eine untergeordnete Rolle spielen (Glaubitt, 1967). Bei Verwendung von Trägersubstanzen ist zu berücksichtigen, daß diese nicht genau den Verlust der zahlreichen Plasmaproteine mit unterschiedlichem Molekulargewicht reflektieren.

C. Häufigkeit, Geschlechts- und Altersverteilung

Die Riesenfaltengastropathie vom Typ des Ménétrier-Syndroms ist verhältnismäßig selten. Häufigkeitsangaben sind stets mit Reserviertheit zu betrachten, wenn sie allein auf röntgenologischen oder endoskopischen Kriterien beruhen, was für einen relativ großen Prozentsatz der Fälle zweifellos zutrifft. Bis 1955 hatte Fieber insgesamt 52 gesicherte Literaturfälle, darunter 2 eigene, zusammengestellt. Butz (1960) sprach von kaum mehr als 100 gesicherten Fällen, darunter allerdings 14 eigenen. Zu 146 gesicherten Riesenfaltengastropathien vom Ménétrier-Typ aus der Literatur haben Martin et al. (1962) 9 eigene Fälle beigetragen. Auch Kenney et al. (1954) überblickten immerhin 20 Fälle allein aus dem Patientengut der Mayoklinik von 1926 bis 1951, Reese et al. (1962) 18 der gleichen Klinik aus den Jahren 1949 bis 1960. Sechs Fälle und mehr wurden von Maimon et al. (1947) und Faggiolo et al. (1969) beschrieben. Dies läßt vermuten, daß Schleimhauthyperplasien, insbesondere leichtere Formen, häufig nicht registriert werden und daß ein hoher Prozentsatz nicht mitgeteilt wird. Es ist auch anzunehmen, daß eine Reihe der bisher beschriebenen Fälle in die Gruppe „hypertrophische hypersekretorische Gastropathie" (Stempien et al., 1964) einzuordnen sind. Görsch (1965) hat in seiner sehr umfassenden Literaturübersicht insgesamt 157 Fälle einer Schleimhauthyperplasie vom Ménétrier-Typ zusammengestellt, wobei er offensichtlich sehr scharfe Kriterien zugrundegelegt hat.

Die von Maimon et al. (1947) erwähnten 10 Fälle, darunter 8 eindeutig histologisch gesicherte, fallen auf 5765 Gastroskopien, was einem Prozentsatz von 0,17 entspricht. Nach eigenen Erfahrungen kommt ein Fall auf etwa 1500 Gastroskopien. Es steht außer Zweifel, daß leichtere, klinisch noch „stumme" foveoläre Hyperplasien gar nicht so selten sind. Man begegnet ihnen gelegentlich als Zufallsbefund. Gloor u. Neuhaus (1970) fanden an 55 Resektionsmägen von Patienten, die wegen Ulcera duodeni oder Ulcera ventriculi operiert worden waren, insgesamt viermal eine Schleimhauthyperplasie, die als kombiniert glandulär und foveolär angegeben wurde.

Männer sind nach Literaturangaben drei- bis sechsmal häufiger betroffen als Frauen (FIEBER, 1955; MORAN u. BEAL, 1959; BUTZ, 1960). Befallen werden alle Altersgruppen. Der älteste Patient war 77 Jahre. Bisher sind etwa 10 Erkrankungsfälle bei Kindern mit einem Durchschnittsalter von 5 Jahren bekannt geworden (PITTMAN et al., 1964; SCHUSTER, 1967; BURNS u. GAY, 1968; HERSKOVIC et al., 1968; BUTENANDT u. COERDT, 1971; LACHMAN et al., 1971; SANDBERG, 1971). Bei 2 Fällen begannen die Beschwerden bereits mit 6 Monaten (SCHUSTER, 1967) bzw. mit 2 Jahren (BUTENANDT u. COERDT, 1971). Für die Erwachsenen errechnete GÖRSCH (1965) ein Durchschnittsalter von 43,5 Jahren bei der diffusen und von 49,3 Jahren bei der lokalisierten Form. Das mittlere Alter lag bei Frauen höher als bei Männern. Die Erkrankung wurde bisher bei der weißen Rasse sowie bei Afrikanern und Asiaten beschrieben. STRODE (1957) glaubt auf Grund seiner Untersuchungen in Hawaii, daß die japanische Rasse häufiger befallen ist als die weiße, eine Beobachtung, die von anderen Autoren nicht bestätigt wird. STRODES Fälle waren nicht alle histologisch gesichert.

D. Klinische Symptome

Von den meisten Patienten werden uncharakteristische Oberbauchbeschwerden, vor allem im Epigastrium, wie Völle- und Druckgefühl, Brennen, Übelkeit mit Erbrechen sowie stechende und krampfartige Schmerzen angegeben. Einige Autoren sprechen von ulcusähnlichen Beschwerden als führendes Symptom, die sich auf Nahrungszufuhr oder Antacida bessern (FIEBER, 1955; BUTZ, 1960). Bei anderen Fällen wird über postprandiale Schmerzen oder völlige Beschwerdefreiheit berichtet. Gelegentlich handelt es sich um Zufallsbefunde auf dem Sektionstisch (BUTZ, 1960). Erbrechen, mitunter von größeren Schleimmengen, wird häufig angegeben. Auffallend oft findet man in der Anamnese auch Blutungen mit Hämatemesis oder Teerstühlen, die das einzige Symptom darstellen können (MORAN u. BEAL, 1959; MESSMER et al., 1968) und gelegentlich einen sofortigen Eingriff erforderlich machen (GAUTIER-BENOIT, 1971). Es handelt sich allem Anschein nach um solche Fälle, bei denen mehr oder weniger Säure nachzuweisen war (PALUMBO et al., 1951; FIEBER, 1955; MORAN u. BEAL, 1959; KRONE u. GELFAND, 1969). Durchfälle sind nur bei wenigen Fällen beschrieben (MARSHAK et al., 1961; MARTINI u. DÖLLE, 1961; BERMAN u. SPIEGEL, 1969). Es sei jedoch vermerkt, daß hier bei einem Fall mit einer Hypoproteinämie und enteralem Eiweißverlust keine histologische Sicherung des röntgenologisch vermuteten M. Ménétrier erfolgt ist (BERMAN u. SPIEGEL, 1969) und daß bei zwei weiteren Patienten auch polypöse bzw. hyperplastische Veränderungen größerer Darmabschnitte vorgelegen haben (MARSHAK et al., 1961; MARTINI u. DÖLLE, 1961). Häufig werden Ödeme angegeben (MAIMON et al., 1947; BALFOUR et al., 1950; CITRIN et al., 1957; CHOKAS et al., 1959; BUTZ, 1960; MARSHAK et al., 1961; MARTINI u. DÖLLE, 1961; CHUSID et al., 1964 u. a.), welche mitunter das führende Symptom darstellen.

FIEBER (1955) hat anhand von 50 Literaturfällen die Häufigkeit der einzelnen Symptome bestimmt: Er fand epigastrische Schmerzen bei 74%, einen Gewichtsverlust bei 60%, Erbrechen bei 42% und eine Blutung bei 20% aller Patienten.

Auffallend ist der häufige Gewichtsverlust, der als Folge der Schmerzen, des Erbrechens, der verminderten Nahrungsaufnahme und des Eiweißverlustes aufzufassen ist. SCHINDLER et al. (1950) haben über einen Fall mit schwerer tödlicher Kachexie berichtet. Das Erbrechen wird gelegentlich auf den Prolaps von Antrumschleimhaut mit Verlegung des Magenausganges zurückgeführt. Die angegebenen Symptome reichen mehrere Monate bis zu 20 Jahre zurück und betragen im Mittel 2 Jahre (Fieber, 1955). Martini u. Dölle (1961) beschrieben bei zwei ihrer Patienten tetanische Anfälle, die mit einer ausgeprägten Hypocalcämie einhergingen.

E. Ätiologie

Die Ursache der Riesenfaltengastropathie mit foveolärer Hyperplasie ist unbekannt. Wohl am meisten diskutiert wurde die Frage, ob die Gastritis ätiologisch von Bedeutung ist oder ob sie nur einen sekundären Befund darstellt, was anscheinend der Fall ist. Waldmann et al. (1969) haben die Vermutung geäußert, daß stärkere Grade der Gastritis zum Eiweißverlust beitragen könnten. Entgegenzuhalten ist, daß nicht wenige Fälle bekannt sind, bei denen trotz ausgeprägter Hypoproteinämie keine oder nur geringfügige entzündliche Infiltrate bestehen. Aus diesem Grunde scheint auch, wie bereits erwähnt, eine Verbindung des Krankheitsbegriffes mit dem Wort Gastritis völlig unbegründet. Diese Auffassung steht nicht im Gegensatz zu den Beobachtungen zahlreicher Autoren, die auf stärkere interstitielle Infiltrate hingewiesen haben. Görsch (1965) vermutet eine entzündliche Genese und spricht von einer Gastritis auch dann, wenn nur ein Ödem oder eine geringfügige Rundzellvermehrung vorliegt. Dieser Befund sei dann als seröse Gastritis aufzufassen.

Als Ursache der Erkrankung werden ferner chemische, mechanische und thermische Reize, allergische Reaktionen sowie Vitaminmangel und eine kongenitale Anomalie diskutiert. Diesbezügliche, vor allem aus der älteren Literatur stammende Beiträge wurden ausführlich von Görsch (1965) zitiert. Von Interesse sind Hinweise in der Literatur, daß ein M. Ménétrier in Verbindung mit multiplen Adenomen endokriner Drüsen (Hypophyse, Nebenniere, Inselzellapparat, Parathyreoidea) keine Ausnahme ist. So beschrieben Kenney et al. (1954) 3mal unter 20 Fällen, Underdahl et al. (1953) 2mal unter 8 Fällen (nur 1mal eindeutig objektiviert) sowie Butz (1960) und Schlaeger et al. (1960) je 1mal die Kombination dieser Schleimhauthyperplasie mit dem erwähnten Befund endokriner Drüsen. Das Auftreten peptischer Ulcera im Rahmen der pluriglandulären Adenomatose (Underdahl et al., 1953; Wermer, 1954) sei in diesem Zusammenhang erwähnt. Bekannt ist der Einfluß der Hypophyse, insbesondere des Wachstumshormons, auf die Magenschleimhaut (Crean, 1963, 1968).

F. Diagnostik

Anamnese und Beschwerdebild sind, ebenso wie die Sekretionsanalyse uncharakteristisch und erlauben keine Diagnosestellung. Der Röntgenbefund ist oft vieldeutig. Die Endoskopie kann häufig nur unsichere Hinweise liefern, und die Cytologie hat lediglich Bedeutung bei der Differentialdiagnose gegenüber dem Magencarcinom. Bei den von Jones et al. (1972) beschriebenen 6 Fällen vergingen 3 bis 14 Jahre bis zur korrekten Diagnose.

1. Röntgenbefunde

Hervorstechender Befund bei allen Formen der Schleimhauthyperplasie sind in der Regel ausgeprägte Faltenwülste, die zu erheblichen Füllungsdefekten im Röntgenbild führen können und der großen Kurvatur ein sägeblattartiges, gleichsam ausgefranstes Relief verleihen. Durch Kalibersprünge und polypoide Wulstbildungen wird das Röntgenbild gelegentlich als Polyposis gedeutet. Diese steifen

und durch die Peristaltik kaum verformbaren Faltenwülste lassen sich auch durch
die Palpation meist nicht verstreichen (Abb. 17). Es ist zu berücksichtigen, daß
Schleim die Faltentäler ausfüllen und somit verhindern kann, daß Kontrastmittel
in die Zwischenräume eintritt. REESE et al. (1962) haben verschiedene abnorme
Befunde im Röntgenbild erwähnt:

    1. Die Größe und Dicke der geschlängelten und nicht verstreichbaren Falten,
    2. den Befall der großen Kurvatur,
    3. den Nachweis einer Magenwandverdickung,
    4. den Schleimnachweis, zu erkennen an einem typischen Bariummischbild.

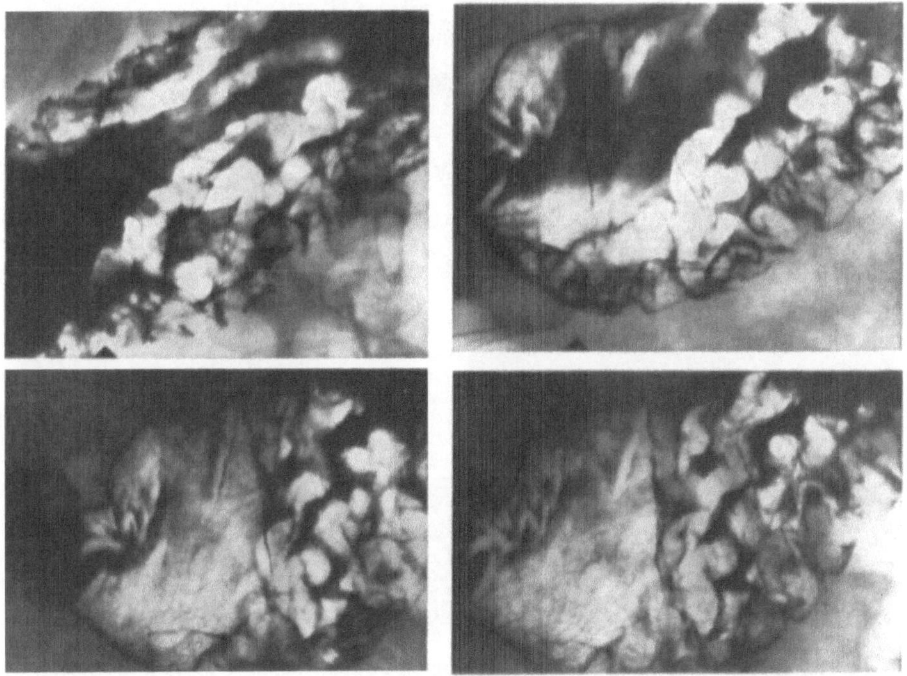

Abb. 17. Röntgenbild eines Magens mit histologisch gesichertem Ménétrier-Syndrom

Der Nachweis von röntgenologischen Faltenwülsten berechtigt noch keinesfalls
zur Diagnose einer Schleimhauthyperplasie. So haben HENNING et al. (1960)
gezeigt, daß nach dem Faltenrelief keine Rückschlüsse auf das morphologische
Schleimhautbild zulässig sind. E. D. PALMER [1954 (1)] hat darauf hingewiesen,
daß es Faltenwülste, in die die Muscularis mucosae und Submucosa als Septum
einbezogen sind, mit und ohne Hyperplasie gibt und daß eine Hyperplasie auch
ohne Septenbildung und damit ohne gröberes Faltenrelief bestehen kann (s. Abb. 1).
Der Prozentsatz echter Hyperplasien ist selbst bei ausgeprägten röntgenologischen
Faltenwülsten verhältnismäßig gering (Abb. 18). In einer eigenen Untersuchungs-
serie konnte bei 56 Patienten mit sog. Riesenfalten bei ausreichend tiefer Biopsie
nur 5mal eine Schleimhauthyperplasie nachgewiesen werden (Tabelle 2) [STADEL-
MANN et al., 1969 (2)]. Dies entspricht auch den Untersuchungen von ARNOLD et
al. (1972), die bei 20 Fällen mit Riesenfalten nur 1mal eine foveoläre Hyperplasie
nachgewiesen haben. Die bei Riesenfalten unter Berücksichtigung des Entzündungsgrades ermittelten Schleimhautmaße entsprechen annähernd den Ergeb-

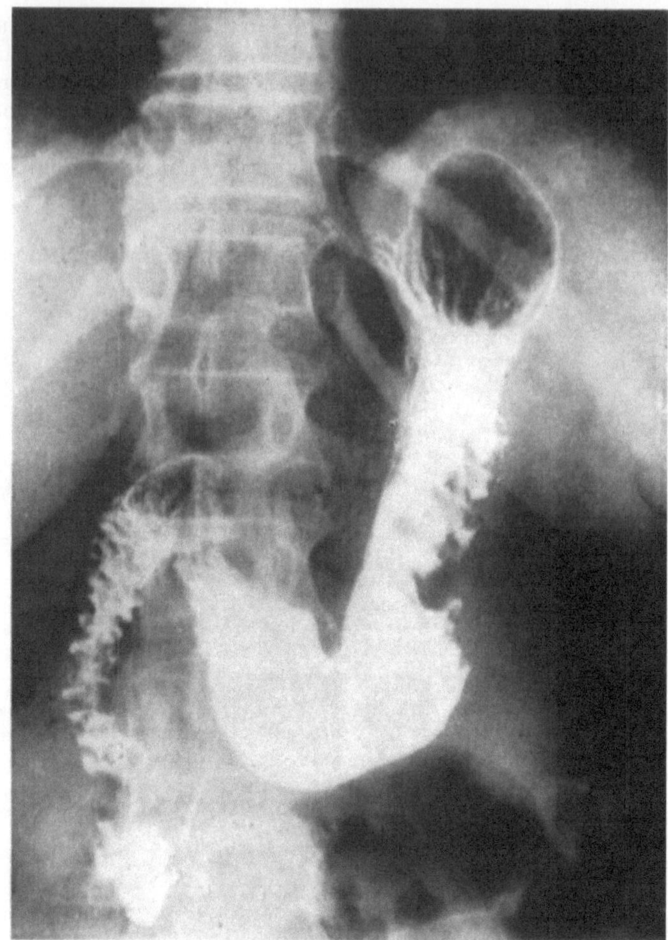

Abb. 18. Röntgenbild eines Magens mit ausgeprägten Faltenwülsten. Hyperplasie am Biopsiepräparat auszuschließen

Tabelle 2. Morphologische Befunde bei 56 Patienten mit Riesenfalten [aus Stadelmann et al.,
1969 (2)]. Grübchenteil bei den Fällen mit foveolärer Hyperplasie und spezifischer Drüsenkörper bei den Fällen mit Zollinger-Ellison-Syndrom mehr als 1 mm hoch

	Patientenzahl
Riesenfalten	56
davon	
normale Schleimhaut	17
Oberflächengastritis	18
atrophische Gastritis	16
Hyperplasie, foveolär	3
Hyperplasie, glandulär	2

nissen, die Heinkel et al. (1960) bei Patienten ohne entsprechenden Befund
erzielt haben (Tabelle 3).

Röntgenologisch ist eine Abgrenzung von Riesenfalten mit und ohne Hyperplasie gegenüber einem malignen Prozeß sehr oft nicht möglich. Exzessive Falten-

wülste haben zu dem Begriff der „tumor forming gastritis" geführt (HAWKSLEY, 1963). In Verbindung mit der Klinik, vor allem den epigastrischen Beschwerden und der Gewichtsabnahme, wird häufig die Diagnose eines Carcinoms oder Sarkoms gestellt. Es steht außer Zweifel, daß ein hoher Prozentsatz der Mägen mit Schleimhauthyperplasie wegen des Verdachtes auf ein Carcinom, ein Sarkom, einen mesenchymalen Tumor, eine Linitis plastica oder eine Polyposis reseziert worden ist. Nach der Literaturübersicht von FIEBER (1955) war unter 49 Fällen röntgenologisch nur 2mal die korrekte Diagnose gestellt worden. Verwechslungen mit Fundusvaricen sind beschrieben. Eine Verdickung der Magenwand findet man u. a. auch bei Verätzungen mit Ödem der Submucosa, bei Phlegmone, Lues, Tuberkulose und Aktinomykose sowie beim M. Crohn. Die Submucosa ist auch in der Umgebung von Ulcera verbreitert (PÖHLMANN u. ELSTER, 1972). Obwohl man von keinen

Tabelle 3. Mittlere Schleimhauthöhe bei Patienten mit Riesenfalten unter Berücksichtigung des Entzündungsgrades. Fälle mit Hyperplasie nicht berücksichtigt [aus STADELMANN et al., 1969 (2)]

	Dickenmaße der Magenschleimhaut	
	Meßergebnisse nach HEINKEL (Mittelwerte in mm)	eigene Meßergebnisse bei Riesenfalten (Mittelwerte in mm)
normal	0,72 ± 0,11 (n = 78)	0,79 ± 0,07 (n = 10)
noch normal	0,76 ± 0,09 (n = 32)	0,80 ± 0,07 (n = 10)
ausgeprägte Oberflächengastritis	0,72 ± 0,08 (n = 34)	0,80 ± 0,06 (n = 11)
atrophische Gastritis	0,59 ± 0,09 (n = 42)	0,65 ± 0,06 (n = 9)

typischen klinischen Befunden sprechen kann, läßt die Kombination aus Röntgenbefund, epigastrischen Beschwerden und Hypoproteinämie zweifellos den dringenden Verdacht auf das sog. Ménétrier-Syndrom entstehen.

2. Gastroskopie

Die endoskopische Untersuchung des Magens kann bei groben Faltenwulstungen gegenüber der Röntgenologie als die erfolgreichere Untersuchungsmethode angesehen werden. Ihre Bedeutung liegt vor allem in der Differentialdiagnose, da die häufigste röntgenologische Fehldiagnose, nämlich das Carcinom, das Sarkom oder das Lymphom des Magens meist schnell und exakt korrigiert werden kann, wenngleich auch hier falschpositive Diagnosen nicht selten sind (FIEBER, 1955). Andererseits werden röntgenologische Faltenwülste endoskopisch nach Luftinsufflation nicht immer bestätigt.

Die Kriterien SCHINDLERS (1968), dessen endoskopische Diagnose der sog. hypertrophischen Gastritis histologisch wiederholt bestätigt worden war, beruhen vor allem auf einer Granulierung, Höckerung und Knötchenbildung der Schleimhaut. Vielfach wird jedoch vergessen, daß eine feine Höckerung der Schleimhaut auch unter physiologischen Bedingungen durch ausgeprägte Areae gastricae hervorgerufen werden kann, ein Befund, der im französischen Sprachgebiet als état mamelonné bezeichnet wird. Es steht außer Zweifel, daß die häufigste endoskopische Fehldiagnose der Schleimhauthyperplasie auf stark ausgeprägte Areae gastri-

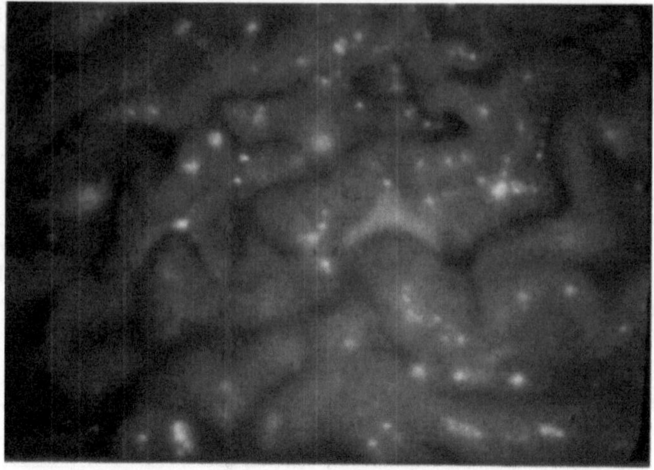

Abb. 19. Endoskopisches Bild eines Morbus Ménétrier: Ausgeprägte, unregelmäßige und durch
Luftinsufflation nicht verstreichbare Faltenwülste des Corpus ventriculi. Vorwiegend in den
Faltentälern Schleimhautauflagerungen erkennbar

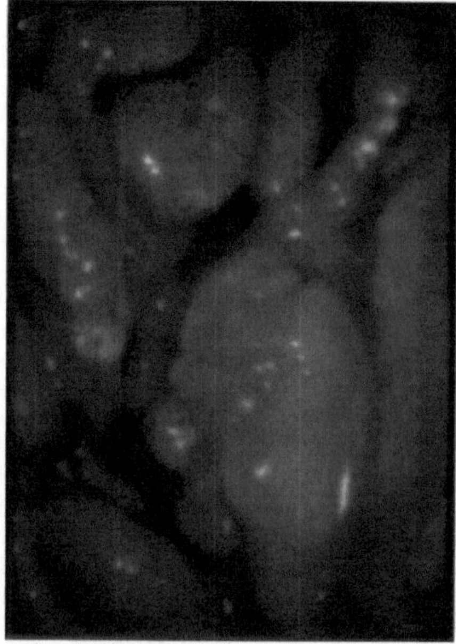

Abb. 20. Endoskopisches Bild eines Lymphosarkoms des Magens: Bizarre Wulstungen mit
ausgeprägtem Kalibersprung und oberflächlichen Nekrosen

cae zurückzuführen ist. Spellberg u. Baker (1953) hatten bei 886 Gastroskopien
allein 22 mal die Diagnose einer hypertrophischen Gastritis gestellt. Auch bei
E. D. Palmer [1954 (2)] lautete bei 2500 Gastroskopien die Diagnose nicht weniger
als 90mal: chronische hypertrophische Gastritis. Bei 43 dieser Patienten war eine
Biopsie mit Gewinnung ausreichend großer Partikel durchgeführt worden, wobei
in keinem Falle die endoskopische Diagnose histologisch bestätigt werden konnte.

Palmer (1954) hatte deshalb die Ansicht geäußert, daß die makroskopische Diagnose der sog. hypertrophischen Gastritis zu überdenken sei. Zu ähnlichen Ergebnissen kamen auch Stoffels et al. (1972), die bei 10 Fällen kein histologisches Korrelat zu der endoskopischen Diagnose gefunden haben.

Liegt eine Schleimhauthyperplasie vor, so ist es durchaus möglich, auch endoskopisch die korrekte Diagnose zu stellen [Rösch, 1969; Stadelmann et al., 1969 (1)]. Als charakteristisch gelten mehr oder weniger stark ausgeprägte Faltenwülste mit Kalibersprung und fehlender Verstreichbarkeit. Die Schleimhaut ist samtartig, ödematös, meist hochrot und vermehrt verletzlich. Bei Nahsicht zeigt sich meist eine Granulierung und Knötchenbildung. Nicht selten imponiert ein pflastersteinartiges Relief. Die Diagnose kann praktisch als gesichert gelten, wenn zu diesem Befund noch ausgedehnte Auflagerungen eines zähen und adhärenten Schleimes gefunden werden (Abb. 19). Die Zange ist als Tastinstrument zur Konsistenzprüfung und Abgrenzung gegenüber einem Tumor von Bedeutung: Die hyperplastische Schleimhaut ist leicht verschieblich und meist von weicherer, schwammartiger Konsistenz. Das endoskopische Bild des M. Ménétrier kann dem des Magensarkoms ähneln (Abb. 20).

3. Biopsie

Die Diagnose einer Schleimhauthyperplasie wurde früher vorwiegend am chirurgischen Präparat gestellt. Die am peroralen Biopsiepartikel gesicherten Fälle sind nicht selten, jedoch bisher in der Minderheit. Es fehlt auch nicht an Beispielen falschnegativer Biopsiebefunde bei erwiesenem sog. Ménétrier-Syndrom. Zahlreiche Autoren (Reese et al., 1962; Stempien, 1967; MacDonald u. Rubin, 1967 u. a.), allen voran Schindler (1966, 1968) haben zur Sicherung der Diagnose stets die chirurgische Biopsie gefordert und die Saugbiopsie mit der Begründung abgelehnt, daß sie nicht tief genug reiche und somit nicht die gesamte Drüsenschicht erfasse. Auch wurde dabei auf die Häufigkeit lokalisierter Befunde hingewiesen. Diese Ansicht mag im Falle einer glandulären Hyperplasie und in Anbetracht des auf engem Raume bei Schleimhauthyperplasie sehr wechselhaften Bildes vor allem dann als gerechtfertigt erscheinen, wenn die Biopsiepartikel in zu geringer Anzahl gewonnen und nur oberflächliche Strukturen erfaßt werden. Unverständlich bleibt jedoch, warum die Saug- und Zangenbiopsie von vielen Autoren auch für die Diagnose des sog. Ménétrier-Syndroms abgelehnt worden ist, wo doch hier stets eine foveoläre Hyperplasie vorliegt, die in aller Regel auch dann erfaßt werden kann, wenn das Biopsiepartikel nicht die Muscularis mucosae einschließt (Abb. 21).

Bei fachgerechter Biopsie unter Gewinnung zahlreicher, genügend großer Partikel ist die Diagnose einer foveolären Hyperplasie in aller Regel zu stellen, wobei im Falle diffuser Veränderungen der „blinden" Saugbiopsie wegen der etwas größeren und besser zu verarbeitenden Gewebspartikel der Vorzug zu geben ist. Mehr lokalisierte Prozesse sind durch die gezielte, d. h. endoskopische Biopsie zu erfassen [Ottenjann, 1969; Stadelmann, 1969 (2)]. Ist trotz typischer Faltenwülste und epigastrischer Beschwerden durch eine regelrechte perorale Biopsie eine foveoläre Hyperplasie nicht nachweisbar, so ist ein sog. Ménétrier-Syndrom weitgehend auszuschließen. Jedenfalls sollte auf Grund eines solchen Befundes nicht die Zuverlässigkeit der peroralen Biopsie angezweifelt werden, wenn das vermutete falschnegative Ergebnis nicht durch eine chirurgische Biopsie belegt ist (Berman u. Spiegel, 1969).

a) Schlingenbiopsie

Einen großen Fortschritt in der Diagnostik der Schleimhauthyperplasie bedeutet die sog. Schlingenbiopsie, da hiermit die sehr aufwendige chirurgische

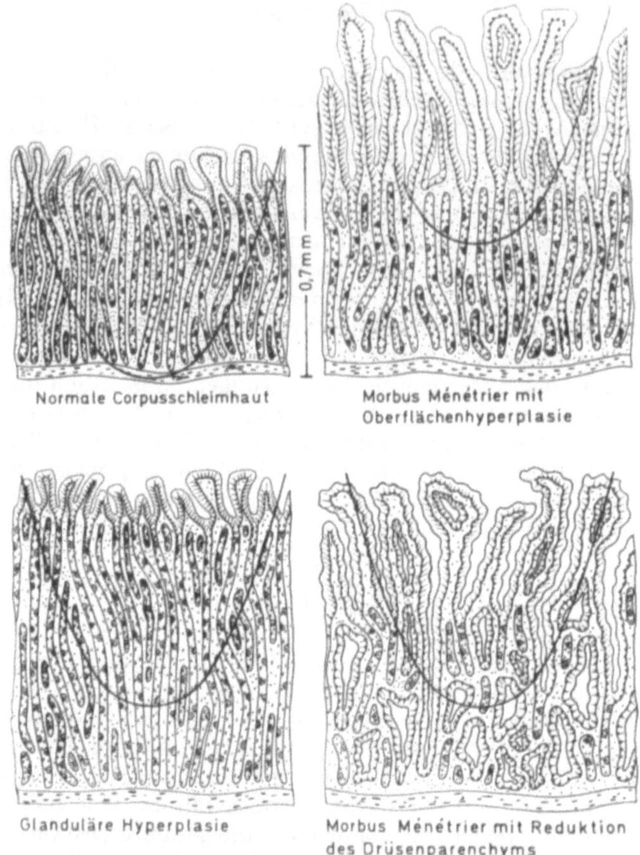

Abb. 21. Schematische Darstellung der foveolären und glandulären Hyperplasie. Excisionstiefen bei peroraler Zangen- oder Saugbiopsie eingezeichnet. [Aus STADELMANN et al., 1969 (1)]

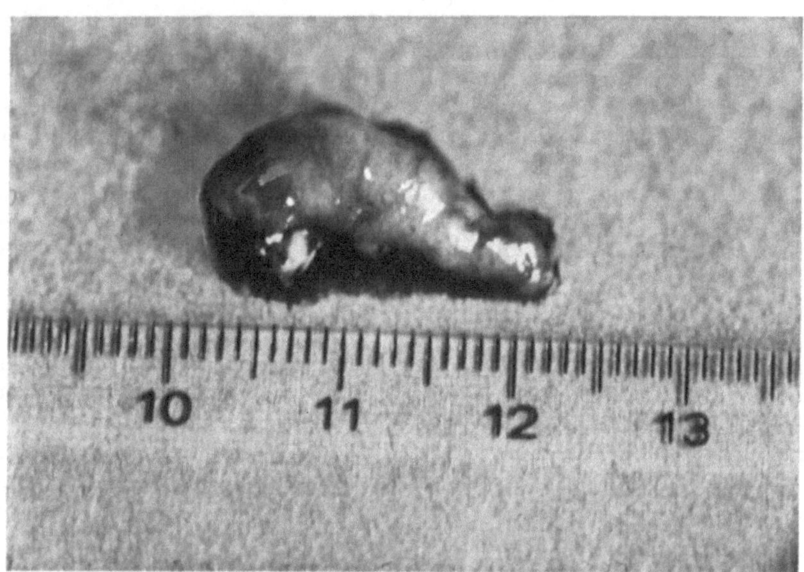

Abb. 22. Mit der Elektroresektionsschlinge aus einem groben Faltenwulst abgetragenes Schleimhautpartikel

Biopsie völlig überflüssig wird. Mit Hilfe einer Elektroresektionsschlinge, die seit Jahren zur endoskopischen Polypektomie verwandt wird (DEYHLE et al., 1971), lassen sich beliebig große Gewebspartikel aus Faltenwülsten entnehmen (Durchmesser 1 cm und mehr) (MANEGOLD, 1973; OTTENJANN et al., 1973) (Abb. 22 u. 23). Für die Excision empfiehlt sich die Kombination aus Funkenstreckenstrom (Coagulationsstrom) und Röhrenstrom (Schneidstrom) (STADELMANN et al., 1973). Die dabei entstehenden relativ flachen Ulcera heilen erfahrungsgemäß innerhalb weniger Wochen völlig ab. Bei ordnungsgemäßer Durchführung, unter Vermeidung stärkerer mechanischer Kräfte, ist die Gefahr einer Blutung sehr gering.

Die Schlingenbiopsie hat auch differentialdiagnostische Bedeutung, da sie für die Beantwortung der Frage unumgänglich sein kann, ob eine ausgeprägte *Polypose*

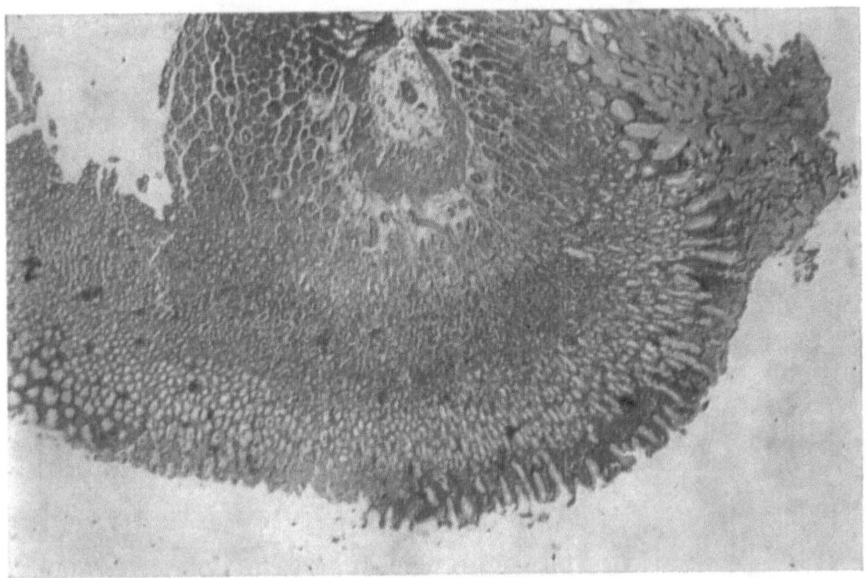

Abb. 23. Sog. Schlingenbiopsie: Glanduläre und mäßige foveoläre Hyperplasie der Korpusschleimhaut (entspricht morphologisch der h. h. G. STEMPIENS, 1964). Ödem im Bereich der Muscularis mucosae als thermischer Effekt. Hämatoxylin-Eosin

vorliegt oder ob eine *polypoide Hyperplasie* besteht, bei der man eine polypoide Projektierung der hyperplastischen Schleimhaut, getrennt durch tiefe Furchen, vorfindet. Als Beispiel dafür sei der von KRONE u. GELFAND (1969) beschriebene Fall angeführt. Von einer Polyposis spricht man, wenn epitheliale Polypen durch mehr oder weniger große Bezirke aus nichthyperplastischer Schleimhaut voneinander getrennt sind. Handelt es sich dabei um hyperplastische Polypen, so kann man von einer fokalen Hyperplasie sprechen. Im anderen Falle handelt es sich um polypöse Veränderungen, die einer allgemeinen Schleimhauthyperplasie aufgepfropft sind. Beispiele hierfür sind von MAIMON et al. (1947) sowie wahrscheinlich auch von CHUSID et al. (1964) beschrieben worden. MYER (1913) hat bei seinem Fall sogar von gestielten Polypen gesprochen. Die Abb. 24 zeigt das Beispiel kleiner, eng aneinanderliegender hyperplastischer Polypen bei Faltenwulstungen, die einer nichthyperplastischen Schleimhaut aufgelagert sind. In diesem Zusammenhang sei auf die von ELSTER (1973) vorgeschlagene Polypeneinteilung hingewiesen.

Differentialdiagnostische Schwierigkeiten bestehen gelegentlich am kleinen Biopsiepräparat dann, wenn nur Ausschnittsbilder zur Verfügung stehen. Hier ist es gelegentlich wegen der Ähnlichkeit der Drüsen nicht einfach zu entscheiden, ob ein Adenom aus mucoiden Drüsen, eine foveoläre Hyperplasie mit quer angeschnittenen Foveolae oder gar eine normale Antrumschleimhaut vorliegt. Hyperplastische Drüsenepithelien sind im Gegensatz zu den Epithelien der normalen Antrumschleimhaut etwas heller und hochprismatisch mit basal stehenden Kernen. Für die Diagnose des Adenoms, dessen Zellen größere Kerne aufweisen, ist die Darstellung größerer Drüsenkomplexe erforderlich. Charakteristisch ist eine läppchenartige Drüsenanordnung, die durch Muscularis mucosae unterteilt ist.

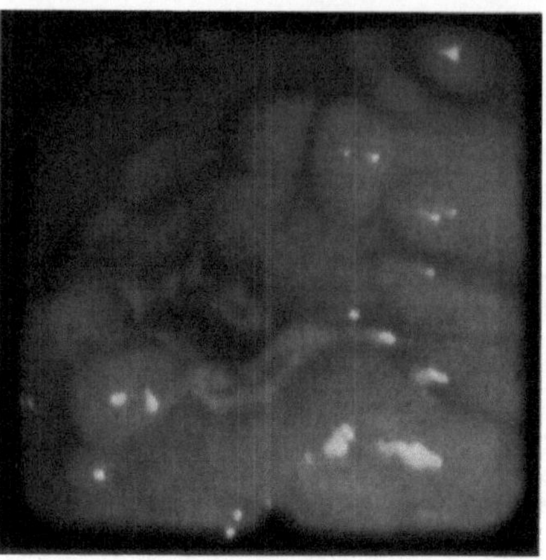

Abb. 24. Kleine hyperplastische Polypen (fokale Hyperplasie), die nicht verstreichbaren Faltenwülsten aufgelagert sind. Oberflächliches Ulcus als Folge einer wenige Tage vorher durchgeführten Schlingenbiopsie

G. Therapie und Prognose

Die konservative Behandlung der Riesenfaltengastropathie mit foveolärer Hyperplasie ist unspezifisch. Leichtere Formen ohne Hypoproteinämie erfordern keine Behandlung. Nicht selten findet man in der Literatur Angaben, daß die häufigen epigastrischen Beschwerden auf sog. Ulcusdiät, häufige kleine Mahlzeiten, Antacida und Milch gut ansprechen. Problematisch ist die Hypoproteinämie, die konservativ nur sehr schwer zu beeinflussen ist. Hier hat in einigen wenigen Fällen eine proteinreiche Kost, teilweise unter gleichzeitiger parenteraler Zufuhr von Aminosäuren und auch *Humanalbumin*, zur vorübergehenden Rückbildung der Ödeme und der Hypoproteinämie geführt (Balfour et al., 1950; Citrin et al., 1957; Chokas, 1959 u. a.). Rezidive waren jedoch nie zu vermeiden. Versuche mit Testosteron (Balfour et al., 1950) und Prednison (Citrin et al., 1957) blieben ohne Erfolg. Martini et al. (1963) haben bei einigen ihrer Fälle, insbesondere bei Patienten mit idiopathischer (wahrscheinlich lymphangiektatischer) exsudativer Enteropathie, eine Besserung der Symptome, Ödemfreiheit und Arbeitsfähigkeit durch konsequente Behandlung mit Humanalbumin erzielen können. Sie verabreichten anfangs 50 ml 20%iges Humanalbumin täglich, später 10 bis 20 ml ein- bis zweimal wöchentlich intravenös.

Eine *Röntgentherapie* wurde von mehreren Autoren mit zweifelhaftem Erfolg beschrieben. Schindler (1936) berichtete über das Verschwinden sog. hypertrophischer Schleimhautveränderungen bei einem und die Entwicklung einer atrophischen Gastritis bei einem anderen Fall. BALFOUR et al. (1950) erzielten nach einer Bestrahlung mit 1250 rad in Verbindung mit proteinreicher Kost und parenteraler Zufuhr von Aminosäuren 5 Wochen später eine leichte Besserung der Hypoproteinämie. Ein Rezidiv war jedoch nicht zu vermeiden. MAIMON et al. (1947) beobachteten unter der Röntgentherapie die Rückbildung von riesigen Faltenwülsten. Der Fall war jedoch histologisch nicht gesichert.

Eine *chirurgische Behandlung* der Riesenfaltengastropathie mit foveolärer Hyperplasie ist bei stark ausgeprägter Hypoproteinämie die Therapie der Wahl, da eine konservative Behandlung bei kritischer Betrachtung auf lange Sicht in der Regel ohne Erfolg bleibt. Sie ist ferner indiziert, wenn — wie in der Literatur häufig beobachtet — eine stärkere Blutung oder therapieresistente hartnäckige Beschwerden vorliegen. Wegen des Verdachtes auf einen malignen Prozeß wurde in früheren Jahren eine Magenresektion bei den meisten Patienten auch ohne Hypoproteinämie durchgeführt (KENNEY et al., 1954) .Empfohlen wird allgemein die subtotale Gastrektomie bei diffusem und die partielle Resektion bei umschriebenem Befall des Magens. Nach dem chirurgischen Eingriff kommt es in der Regel innerhalb weniger Wochen zur Vollremission mit Normalisierung des Bluteiweißes und des Körpergewichtes. FIEBER (1955) und MORAN u. BEAL (1959) haben nach Magenresektion bei je einem Patienten innerhalb von 4 bis 6 Wochen eine bemerkenswerte Rückbildung der Größe der verbleibenden Riesenfalten beobachtet.

Spontane Remissionen sind in der Literatur auch ohne chirurgischen Eingriff wiederholt beschrieben worden. So haben vor allem FRANK u. KERN (1967) einen Patienten mit histologisch gesicherter foveolärer Schleimhauthyperplasie, gesteigertem Eiweißverlust und Hypoproteinämie über 8 Jahre verfolgt. Nach 5 Jahren kam es zur Beschwerdefreiheit sowie zur Rückbildung des Röntgenbefundes, des Eiweißverlustes und der Hypoproteinämie. Histologisch war schließlich eine Abnahme der Schleimhauthöhe und die Entwicklung einer völligen Atrophie zu beobachten. MORAN u. BEAL beschrieben zwei Fälle, die sie 10 und 11 Jahre beobachteten. Bei einem Fall kam es zum Rückgang der Beschwerden ohne Änderung des Faltenreliefs. Der zweite Fall mit röntgenologischer Rückbildung der Faltenwülste war histologisch nicht gesichert. Eine spontane Remission der Hypoproteinämie ohne wesentliche Änderung der Faltenwülste registrierten BERMAN u. SPIEGEL (1969). Auch dieser Fall war histologisch nicht gesichert.

Interessant sind die Beobachtungen beim Kinde. Hier besteht offensichtlich eine Remissionsneigung. So berichteten vier Autoren bei Kindern mit Ménétrier-Syndrom über einen Rückgang der Hypoproteinämie und der Ödeme, verbunden mit einer Normalisierung des Faltenreliefs, innerhalb von $2^1/_2$ bis 5 Monaten. Die von LACHMAN et al. (1971) und HERSKOVIC et al. (1968) beschriebenen Fälle sind histologisch eindeutig als foveoläre Hyperplasie gesichert, vermutlich auch der Fall SANDBERGS (1971), dessen Remission auf eine Behandlung mit fettarmer Kost zurückgeführt wird. Ein vierter bekanntgewordener Fall ist histologisch nicht gesichert (PITTMAN et al., 1964).

Die Ansichten darüber, ob die Riesenfaltengastropathie mit foveolärer Schleimhauthyperplasie eine *Präcancerose* darstellt, sind widersprüchlich. In der Literatur sind nicht wenige Fälle aufgeführt, bei denen gleichzeitig ein Carcinom und eine Schleimhauthyperplasie bestanden haben. Nur einige dieser Fälle halten jedoch einer kritischen Betrachtung stand. Nicht selten ist die Invasion differenzierter Schleimdrüsen in die Submucosa als Malignitätszeichen gedeutet worden (CHRISTOPHER, 1937). Bei anderen Fällen (STRODE, 1957; HAWKSLEY, 1963) ist die Hyperplasie histologisch nicht gesichert. GILLET (1956) beschrieb bei dem typischen Bild einer Schleimhauthyperplasie mit Invasion der Submucosa den Befall eines Lymphknotens der zöliakalen Gruppe durch ein schleimbildendes Carcinom, welches den submukösen Schleimdrüsen ähnelte. Ein von einem anderen Organ ausgehender Tumor ist hier jedoch nicht sicher ausgeschlossen. Interessant ist in diesem Zusammenhang die Beobachtung von Palumbo et al. (1951), die bei einem Fall eine glanduläre Durchsetzung der Submucosa und der Muscularis mit Invasion der Leber an der Stelle einer Ulcuspenetration gefunden haben. Die Autoren sprechen daher von einem Carcinom und betrachten die Hyperplasie als eine echte Präcancerose. Die Koincidenz Carcinom und Schleimhauthyperplasie erscheint bei mehreren Fällen gesichert (Ménétrier, 1888; Matzner et al., 1951; Texter et al., 1953; Loewenthal et al., 1960; Martin et al., 1962; Chusid et al., 1964). Hier war das Ménétrier-Syndrom oder auch nur der makroskopische Befund teilweise bereits seit mehreren Jahren bekannt.

VII. Glanduläre Hyperplasie
Pathogenese, Klinik und Therapie

A. Experimentelle Untersuchungen

1. Pylorusstenose

Crean et al. [1969 (1)] konnten bei der Ratte durch *Pylorusligatur* innerhalb von 11 Wochen eine deutliche Schleimhauthyperplasie hervorrufen. Die Zunahme der Haupt- und Belegzellen in unveränderter Proportion zueinander war auf die Flächenzunahme der Schleimhaut zurückzuführen, da die Anzahl der Zellen pro Flächeneinheit nicht zugenommen hatte. Die Schleimhauthöhe blieb unverändert. In diesem Zusammenhang zu erwähnen sind die Untersuchungen von Brodie (1966), der im akuten Versuch bei der Ratte durch Pylorusligatur eine signifikante Erhöhung der Säurekonzentration und des Saftvolumens festgestellt hatte. Da die Sekretion durch lokale Verabreichung von Atropin gehemmt werden konnte und die Sekretion im vagal denervierten Heidenhain-pouch durch Pylorusligatur nicht stimuliert wurde, schloß man auf einen vagalen Effekt. Rigler et al. (1955) konnten beim Hund durch Anlegen einer Pylorusstenose die 24 Std-Sekretion des denervierten Pouches innerhalb von 30 Tagen unter Nahrungsaufnahme im Mittel um 560% anheben, was auf eine dauernde Gastrinfreisetzung zurückgeführt wurde. Auch Dragstedt et al. (1954) deuteten die Hypersekretion im Heidenhain-pouch nach Vagotomie ohne Pyloroplastik als Folge einer ständigen Hormonfreisetzung, zurückzuführen auf eine Stase der Nahrung mit Dehnung des Antrum. Die Ergebnisse sind von Interesse, da auch beim peptischen Ulcus des Magenausganges nicht selten eine Entleerungsstörung vorliegt.

2. Einfluß von Gastrin

Daß *Gastrin* einen trophischen Reiz auf die Belegzelle ausübt, zeigt sich beim Zollinger-Ellison-Syndrom und ist auch im Tierversuch nachgewiesen. So konnten Klein et al. (1969) durch mehrmalige tägliche Injektionen von Pentagastrin eine Zunahme der Belegzelldichte um 18% bereits nach 7 Tagen beobachten. Crean et al. [1969 (2)] fanden den Säureoutput unter täglichen Gastrin-Depotinjektionen bereits in der 3. Woche um das Vierfache erhöht. Die Schleimhaut zeigte dabei einen signifikanten Anstieg der Höhe, der durchschnittlichen Zellzahl pro Oberflächeneinheit und der absoluten Parietalzellmasse. Da Gastrin nur einen Einfluß auf das Wachstum der Belegzellen zeigte, kam es somit zu einer Änderung des

Haupt-/Belegzellquotienten. WILLEMS et al. (1972) konnten im akuten Versuch durch Gastrininfusion einen deutlichen Effekt dieser Substanz auf die Belegzellproliferation beim Hund nachweisen. Bei autoradiographischen Untersuchungen mit ³H-Thymidin zeigte sich im Biopsiepräparat ab der 12. Std nach Infusionsbeginn ein starker Anstieg des Markierungsindexes als Zeichen der DNA-Synthese, während die Mitoserate ab der 20. Std auf insgesamt 500% zunahm. Im Gegensatz dazu wurde unter Histamininfusion keine signifikante Zunahme des Markierungsindexes und der Mitoserate beobachtet.

3. Einfluß von Histamin

Im Langzeitversuch sind die Ergebnisse bei Histaminapplikation uneinheitlich. Während Cox u. BARNES (1945) beim Meerschweinchen durch Verabreichung von Histamin in Depotform innerhalb von 4 Wochen und ERASLAN u. HARDY (1966) nach 3 bis 7 Wochen gegenüber den Kontrolltieren eine deutlich vergrößerte Belegzellmasse nachweisen konnten, fehlt dieser Effekt bei der Ratte in der Versuchsreihe von CREAN et al. (1969). ERASLAN u. HARDY (1966) führen die größere Belegzellmasse vor allem auf die Zunahme der Schleimhautdicke zurück, berücksichtigen jedoch nicht die deutlich größere Gewichtszunahme der Versuchstiere im Vergleich zu den Kontrolltieren. MARKS (1957), der nach 2 bis 4 Wochen eine geringe Zunahme, nach 6 bis 8 Wochen eine Abnahme und nach 12 bis 16 Wochen abermals eine geringe Zunahme der Belegzellmasse beobachtete, deutete diese Ergebnisse zum Teil als Wachstumseffekt.

Beim Hund wiederum beschrieb TONGEN (1950) nach täglichen Injektionen von Histamin bis zu 96 Tagen eine deutliche Zunahme der Schleimhauthöhe und der Belegzelldichte, ein Effekt, der auch bei zwei vagotomierten Tieren festzustellen war. Die von ANDERSON u. SOMAN (1965) beim Meerschweinchen innerhalb von 4 Wochen mit Histamin hervorgerufene Hyperplasie der Belegzellen, wobei die Belegzellmasse in Millionen pro kg Körpergewicht ausgedrückt wurde, konnte durch gleichzeitige Gabe eines sulfatierten Polysaccharides nahezu völlig verhindert werden.

4. Einfluß von Cortison, ACTH und Wachstumshormon

Corticoide und ACTH haben nach den bisherigen Untersuchungen weder beim Menschen noch beim Tier einen akuten Effekt auf die Säure- und Pepsinogensekretion des Magens. Anders sind die Verhältnisse nach Langzeitbehandlung. So wird vor allem bei Mensch und Hund unter diesen Bedingungen eine Zunahme der Säure- und Pepsinogensekretion beobachtet (CREAN, 1968). JOHNSON (1963) konnte diesen Effekt nur bei nicht antrektomierten Hunden erzielen. Eine Wirkung ist allem Anschein nach erst nach 3 bis 4 Tagen zu erwarten. Widersprüchliche Ergebnisse sind auf unterschiedliche Dosierungen und vor allem auf unterschiedliche Species zurückzuführen (Lit. bei CREAN, 1968, 1963). Hohe Cortisondosen führen höchstwahrscheinlich als Folge einer Wachstumshemmung zu einer Abnahme der Belegzellmasse, der Schleimhauthöhe und des Schleimhautvolumens (ERASLAN u. HARDY, 1966; CREAN, 1967).

Ob der Effekt der Sekretionssteigerung von Säure und Pepsinogen nach Langzeitbehandlung auf einer Hyperplasie der Schleimhaut beruht, ist noch nicht eindeutig erwiesen. Es liegen bisher nur wenige Untersuchungen vor, bei denen zum Teil mit unterschiedlichen Zählmethoden bei unterschiedlichen Species eine größere Belegzelldichte (FOLEY u. GLICK, 1962) oder eine Zunahme der Schleimhauthöhe und der Belegzellmasse (REID et al., 1961) beobachtet worden ist.

Eine Belegzellhyperplasie war durch hypothalamische Dauerstimulation innerhalb von 48 Std zu erreichen (Pearl et al., 1966). Tägliche Gaben von Wachstumshormon führten nach 3 bis 6 Wochen zu keiner statistisch gesicherten Belegzellhyperplasie (Eraslan u. Hardy, 1966).

B. Diagnose und Klinik der glandulären Schleimhauthyperplasie

Im Gegensatz zur foveolären ist die Diagnose der glandulären Hyperplasie mit den herkömmlichen peroralen Biopsiemethoden nur dann möglich, wenn ausreichend große Gewebspartikel gewonnen werden. Der Nachweis dieser Hyperplasieform ist daher bei Anwendung der heute üblichen Zangenbiopsie recht problematisch. Voraussetzung ist eine Excisionstiefe von mindestens 1 mm, die übrigens auch Stempien (1967) gefordert hat, um den peroralen Techniken überhaupt eine Aussage zuschreiben zu können. Wird die Muscularis mucosae erfaßt, so ist der Ausschluß einer Hyperplasie auch dann möglich, wenn die Excisionstiefe geringer als 1 mm ist. Es versteht sich von selbst, daß die Schnittrichtung bei der histologischen Aufarbeitung senkrecht zur Oberfläche, d. h. in der Längsrichtung der Drüsen, erfolgen muß. Geeignet sind hierfür am ehesten noch die mit der Saugbiopsiesonde gewonnenen Partikel. Wegen des sehr wechselnden Schleimhautbildes ist eine Mehrfachbiopsie erforderlich. Eine eindeutige Aussage ermöglicht, wie bereits erwähnt, die sog. Schlingenbiopsie mit Elektroresektion eines größeren Schleimhautpartikels.

Die bisher bekannten Formen einer glandulären Schleimhauthyperplasie können zu einander ähnlichen Krankheitsbildern führen. Sie sind, wie bereits anfangs erwähnt, Mischformen, hervorgerufen durch eine Zunahme der Zelldichte, der Schleimhauthöhe und der Schleimhautfläche.

1. Hypertrophische hypersekretorische Gastropathie (h. h. G.)

Die von Stempien et al. (1964) anhand von 15 Fällen beschriebene h. h. G. ist gekennzeichnet durch epigastrische Beschwerden und durch das Vorliegen von Riesenfalten in Verbindung mit einer glandulären Schleimhauthyperplasie. Das Fehlen des Eiweißverlustes und der Nachweis von reichlich Säure unterscheidet dieses Krankheitsbild nach Ansicht der Autoren von dem Ménétrier-Syndrom.

Das Leiden ist charakterisiert durch oft therapieresistente Ulcusbeschwerden, denen meist Ulcera duodeni zugrundeliegen. Sehr häufig bestehen Anorexie, Übelkeit und Erbrechen. Allein 6 von 15 Fällen hatten eine gastrointestinale Blutung. Röntgenologisch und endoskopisch sind riesige Faltenwülste nachweisbar. Befallen ist stets das Corpus ventriculi. Endoskopisch findet man ein pflastersteinartiges polypoides Faltenrelief. Die Magensekretion zeigt eine für das Ulcus duodeni typische Konstellation mit hoher Basalsekretion. Pepsin und Uropepsin sind stets erhöht. Ein Fall (Stempien et al., 1964) hatte das höchste Uropepsin, das von den Autoren je bestimmt worden war. Soweit untersucht, wurde keine pathologische Albuminausscheidung und auch keine Hypoproteinämie festgestellt. Als therapeutische Maßnahme wird in erster Linie die Vagotomie und die Pyloroplastik vorgeschlagen. Ursache der Blutungen sind vor allem Erosionen.

Der von Stempien et al. (1964) geprägte Begriff der h. h. G. umfaßt klinisch und morphologisch Krankheitsbilder, die in der Literatur bekannt sind und allgemein der sog. „giant hypertrophic gastritis" zugeordnet wurden (s. auch Kap. 5 B). Wahrscheinlich ist das klassische Ménétrier-Syndrom mit Hypoproteinämie und Hypochlorhydrie der Endzustand einer h. h. G. Diese sowie das Ménétrier-Syndrom wären dann, wie auch STEMPIEN et al. (1964) nicht ausschließen, als Extremformen der Riesenfaltengastropathie aufzufassen.

Auch zum *Ulcusleiden* mit Hyperchlorhydrie bestehen allem Anschein nach fließende Übergänge. Die Abhandlung der Klinik und Therapie dieser Erkrankung bleibt ebenso einem anderen Kapitel vorbehalten, wie das *Zollinger-Ellison-Syndrom*, einem Krankheitsbild mit der wohl ausgeprägtesten glandulären Hyperplasie, von dem bis 1964 (ELLISON u. WILSON) 260, bis heute bereits etwa 1000 Fälle beschrieben sind. Zu erwähnen sei lediglich, daß POLAK et al. (1972) auf Grund ihrer Untersuchungen zwei verschiedene Typen des Zollinger-Ellison-Syndroms annehmen: der eine mit kurzer Anamnese, hohem Serumgastrin und ausgeprägter antraler G-Zellhyperplasie, der andere mit langer Anamnese, verhältnismäßig geringem Serumgastrin, normalen antralen G-Zellen und mit D-Zellhyperplasie des Pankreas oder mit Gastrinom.

C. Medikamentöse Reduktion der Belegzellmasse

In diesem Rahmen sei nur kurz auf die Versuche hingewiesen, mit Anticholinergika die Belegzellmasse zu reduzieren. Es liegen Studien beim Menschen (HUNT u. WALES, 1966), beim Hund (CREAN, 1963) und bei der Ratte (KOWALEWSKI, 1967) vor, die eindeutig demonstriert haben, daß durch eine Langzeitbehandlung mit Anticholinergika die stimulierbare Säuresekretion erheblich reduziert werden kann. Zum Teil wurde bei diesen Versuchen die Sekretion durch Testmahlzeiten stimuliert. So fanden HUNT u. WALES (1966) bei Patienten nach einer Behandlung von 5 Jahren und länger eine ausgeprägte Hemmung der Säuresekretion, die unter Placebo erst innerhalb von 30 Monaten wieder den Ausgangspunkt erreicht hatte. NORGAARD et al. (1970) hatten hingegen keinen Effekt der Anticholinergikatherapie im Langzeitversuch. Es liegt nahe, den Hemmeffekt dieser Substanz dann auf eine Reduktion der Belegzellmasse zurückzuführen, wenn das Anticholinergikum genügend lange vor der Kontrolluntersuchung abgesetzt worden ist. Nicht wenige Autoren, die von einem eindrucksvollen Hemmeffekt sprechen, haben die Substanz bis wenige Stunden vor dem Kontrolltest verabreicht (DOUTHWAITE et al., 1961; MITCHELL et al., 1962; POSEY et al., 1968). Exakte Belegzellbestimmungen liegen kaum vor. POSEY et al. (1968) fanden nach Langzeitbehandlung mit Glycopyrrolat keinen Effekt auf die Belegzellmenge pro Flächeneinheit.

Literatur

ADAR, U., FRIEDLAENDER, E., LOEWENTHAL, M., CZERNIAK, P.: Menetrier's disease — diagnosis and follow-up with the aid of radioisotopes. Int. J. Surg. 47, 356—359 (1967)

ANDERSON, W., SOMAN, P. D.: Degraded carrageenan and histamine-induced parietal cell hyperplasia in the guinea-pig. J. Pharm. Pharmacol. 17, 121—122 (1965)

ARNOLD, J., REALINI, S., FLÜCKIGER, A., BUGNION, M., HOFSTETTER, J. R.: Les „gros plis gastriques", Etude de vingt cas. Schweiz. Rdsch. Med. (Praxis) 61 1, 147—155 (1972)

BALFOUR, D. C., HIGHTOWER, N. C., GAMBILL, E. E., WAUGH, J. M., DOCKERTY, M. B.: Giant hypertrophy of the gastric rugae (Menetrier's disease) associated with severe hypoproteinemia relieved only by total gastrectomy: report of case. Gastroenterology 16, 773—781 (1950)

BARTLETT, J. P., ADAMS, W. E.: Generalized giant hypertrophic gastritis simulating neoplasm. Arch. Surg. 60, 543—558 (1950)

BECKER, V., BRACKO, M.: Villöses Adenom des Rektum und Ménétriersche Gastropathie bei dem gleichen Patienten. Z. Gastroent. 9, 514—521 (1971)

BERGER, E. H.: The distribution of parietal cells in the stomach. Amer. J. Anat. 54, 87 (1934)

BERGER, J. S., BUTZ, W. C., GRAHAM, J. E.: The problem of tumor simulating hypertrophic gastritis. Amer. J. Surg. 88, 967—970 (1954)

BERMAN, J. R., SPIEGEL, E. L.: Menetrier's disease-case report with apparent spontaneous remission. Gastroint. Endosc. 15, 230—234 (1969)

Brodie, D. A.: The mechanism of gastric hyperacidity produced by pylorus ligation in the rat. Amer. J. dig. Dis. (N. S.) 11, 231—241 (1966)

Brown, W. G., van Pelt, M. W.: Hypertrophic hypersecretory gastropathy — a case report. Cancer (Philad.) 23, 1163—1170 (1969)

Büchner, F.: Lehrbuch der Allgemeinen Pathologie, S. 214—215. München: Urban und Schwarzenberg 1950

Burns, B., Gay, B. B.: Menetrier's disease of the stomach in children. Amer. J. Roentgenol. 103, 300—306 (1968)

Butenandt, O., Coerdt, J.: Wachstum und Gedeihen eines gastrektomierten Kindes. Dtsch. med. Wschr. 96, 1360—1362 (1971)

Butz, W. C.: Giant hypertrophic gastritis — a report of fourteen cases —. Gastroenterology 39, 183—190 (1960)

Card, W. I., Marks, I. N.: The relationship between the acid output of the stomach following "maximal" histamine stimulation and the parietal cell mass. Clin. Sci. 19, 147—163 (1960)

Charles, R. N., Moss, A. J., Kunz, W., Segal, H. L.: Gastric secretory derangement in Menetrier's disease. Amer. J. dig. Dis. (N. S.) 8, 191—199 (1963)

Christopher, F.: Malignant diffuse gastric polyposis. Amer. Surg. 106, 139—142 (1937)

Chokas, W. V., Connor, D. H., Innes, R. C.: Giant hypertrophy of the gastric mucosa, hypoproteinemia and Edema (Menetrier's disease). Amer. J. Med. 27, 125—131 (1959)

Chusie, E. L., Hirsch, R. L., Colcher, H.: Spectrum of hypertrophic gastropathy. Arch. intern. Med. 114, 2, 621—628 (1964)

Citrin, Y., Sterling, K., Halsted, J. A.: The mechanism of hypoproteinemia associated with giant hypertrophy of the gastric mucosa. New Engl. J. Med. 257, 906—912 (1957)

Cole, L. G.: Hypertrophic gastritis. Med. Clin. N. Amer. 17, 1—39 (1933)

Cottier, H.: Regeneration, Hyperplasie und Onkogenese der lympho-retikulären Organe. In: Handbuch der Allgemeinen Pathologie, S. 625. Berlin-Heidelberg-New York: Springer 1969

Cox, A. J.: Stomach size and its relation to chronic peptic ulcer. Arch. Path. 54, 407—422 (1952)

Cox, A. J., Barnes, V. R.: Experimental hyperplasia of the stomach mucosa. Proc. Soc. exp. Biol. (N. Y.) 59/60, 118—120 (1945)

Crean, G. P.: The endocrine system and the stomach. Vitam. Horm. and 21, 215—280 (1963)

Crean, G. P.: The effects of hydrocortisone and ACTH on the gastric mucosa of the rat. Scand. J. Gastroent. 2, 305—310 (1967)

Crean, G. P., Rumsey, R. D. E., Hogg, D. F., Marshall, M. W.: (1) Experimental hyperplasia of the gastric mucosa. In: The physiology of gastric secretion, pp. 82—85 (Semb, L. S., Myren, J., Eds.). Oslo: Universitetsforlaget 1968

Crean, G. P.: (2) The influence of the endocrine system on gastric secretion. In: The physiology of gastric secretion, pp. 672—681 (Semb, L. S., Myren, J., Eds.). Oslo: Universitetsforlaget 1968

Crean, G. P., Hogg, D. E., Rumsey, R. D. E.: (1) Hyperplasia of the gastric mucosa produced by duodenal obstruction. Gastroenterology 56, 193—199 (1969)

Crean, G. P., Marshall, M. W., Rumsey, R. D. E.: (2) Parietal cell hyperplasia induced by the administration of pentagastrin (ICI 50, 123) to rats. Gastroenterology 57, 147—155 (1969)

Dagnalie, J.: (1) Supplement Symposium: La gastropathie hypertrophique a plis géants. Acta gastro-ent. belg. 25, 463—467 (1962)

Dagnalie, J.: (2) Problemes physiopathologiques de la gastropathie hypertrophique à plis géants. Acta gastro-ent. belg. 25, 468 (1962)

Demling, L.: Was ist neu auf dem Gebiet des Dickdarmes? Dtsch. med. Wschr. 97, 950—954 (1972)

Deyhle, P., Seuberth, K., Jenny, S., Demling, L.: Endoscopic polypectomy in the proximal colon. Endoscopy 3, 103 (1971)

Douthwaite, A. H., Hilis, T. H., Hunt, J. N.: Long-continued inhibition of gastric secretion by poldine methosulphate in patients with peptic ulcer. Brit. med. J. 1961 I, 1575—1579

Dragstedt, L. R., Oberhelman, H. A., Evans, S. O., Rigler, S. P.: Antrum hyperfunction and gastric ulcer. Ann. Surg. 140, 396—404 (1954)

Eder, M.: Zellerneuerung im Magen-Darm-Trakt. Verh. dtsch. Ges. Path. 50, 75—89 (1966)

Ellegast, H., Stefenelli, N.: Verlaufsbeobachtungen bei Riesenfaltengastritis. Wien. Ztschr. Inn. Med. 48, 51—56 (1967)

Ellison, E. H., Wilson, S. D.: The Zollinger-Ellison-Syndrom: Reappraisal and evaluation of 260 registered cases. Ann. Surg. 160, 512—530 (1964)

Elster, K.: (1) Pathologisch anatomisches Bild der Magenkrankheiten. In: Der kranke Magen, S. 24 (Demling, L., Hrsg.). München: Urban und Schwarzenberg 1970

ELSTER, K.: (2) Ösophago- und Gastrobiopsie aus der Sicht des Pathologen. In: Gastro-enterologische Endoskopie, Biopsie und Zytologie, S. 39 (OTTENJANN, R., ELSTER, K., WITTE, S., Hrsg.). Stuttgart: Thieme 1970

ELSTER, K.: Die gastroskopische Biopsie in der Diagnostik umschriebener Prozesse. Leber, Magen, Darm 1, 24—26 (1971)

ELSTER, K.: Morphologie der Polypen des oberen Verdauungstraktes. In: Endoskopische Polypektomie im Gastrointestinaltrakt, S. 1—7 (DEMLING, L., OTTENJANN, R., Hrsg.). Stuttgart: Thieme 1973

ENGELSING, B.: Gastropathia hypertrophicans gigantea (Morbus Ménétrier). Med. Klin. 66, 1597—1602 (1971)

ERASLAN, S., HARDY, J. D.: Chronic stimulation of the gastric parietal cell mass. J. Surg. Res. 6, 137—141 (1966)

FAGGIOLI, F., GASBARRINI, G., CORINALDESI, A., TURINETTO, B.: La Malattia di Ménétrier. Arch. Path. Clin. med. 45, 289—325 (1969)

FIEBER, S. S.: Hypertrophic gastritis — report of two cases and analysis of fifty pathologically verified cases from the literature. Gastroenterology 28, 39—69 (1955)

FOLEY, W. A., GLICK, D.: Studies in histochemistry — LXVI. Histamine, mast, and parietal cells in stomachs of rats and effects of cortisone treatment. Gastroenterology 43, 425—429 (1962)

FRANK, B. W., KERN, F.: Menetrier's disease — spontaneous metamorphosis of giant hyper-trophy of the gastric mucosa to atrophic gastritis. Gastroenterology 53, 953—960 (1967)

GAUTIER-BENOIT, C., MARTIN, F., HOUCKE, M., HARFOUCHE, M.: Maladie de Ménétrier révélée par une hémorragie digestive. Sem. Hôp. Paris 47, 2633—2635 (1971)

GILLETT, R.: Giant hypertrophic gastritis. Lancet 1956 I, 1012—1013

GLASS, G. B. J., ISHIMORI, A.: Passage of serum albumin into the stomach. Amer. J. dig. Dis. 6, 103—133 (1961)

GLAUBITT, D.: Der Beitrag nuklearmedizinischer Methoden zur Diagnose der exsudativen Enteropathie. Dtsch. med. Wschr. 92, 1373—1378 (1967)

GLOOR, F., NEUHAUS, K.: Gastropathia hyperplastica. Schweiz. med. Wschr. 100, 1222—1223 (1970)

GÖRSCH, H.: Über die Gastritis hypertrophica gigantea (Ménétriersche Erkrankung). Ergebn. allg. Path. path. Anat. 46, 156—205 (1965)

GORDON, R. S.: Exudative enteropathy — abnormal permeability of the gastrointestinal tract demonstrable with labelled polyvinylpyrrolidone. Lancet 1959 I, 325—330

HAWKSLEY, J. C.: Tumour-forming gastritis. Gut 4, 153—154 (1963)

HENNING, N., HEINKEL, K., FRIK, W.: Röntgenbefunde am Faltenrelief und bioptisch-histo-logisches Bild der Magenschleimhaut. Dtsch. med. Wschr. 85, 873—878 (1960)

HEINKEL, K., TOMAT, E., HENNING, N.: Meßergebnisse über die Dicke der Magenfundus-schleimhaut im bioptischen Material. Klin. Wschr. 38, 1032—1037 (1960)

HENNING, N., BERG, G., HEINKEL, K., SCHÖN, H., ZEITLER, G., WOLF, F.: Die agastrische Dystrophie. Dtsch. med. Wschr. 86, 710 (1961)

HERSKOVIC, T., SPIRO, H. M., GRYBOSKI, J. D.: Acute transient gastrointestinal protein loss. Pediatrics 41, 818—821 (1968)

HUNT, J. N., WALES, R. C.: Progress in patients with peptic ulceration treated for more than five years with poldine, including a double-blind study. Brit. med. J. 1966 II, 13—16

HUNT, T. E., HUNT, E. A.: Radioautographic study of proliferation in the stomach of the rat using thymidine-H^3 and compound 48/80[1,2]. Anat. Rec. 142, 505—517 (1962)

JARNUM, S., JENSEN, K. B.: Plasma protein turnover (albumin, transferrin, IgG, IgM) in Ménétrier's disease (giant hypertrophic gastritis): Evidence of non-selective protein loss. Gut 13, 128—137 (1972)

JARNUM, S., PETERSEN, V. P.: Protein-losing enteropathy. Lancet 1961 I, 417—421

JARNUM, S., WESTERGAARD, H., YSSING, M., JENSEN, H.: Onantitation of gastrointestinal protein-loss by means of Fe^{59}-labelled iron dextran. Gastroenterology 55, 229—241 (1968)

JEEJEEBHOY, K. N., COGHILL, N. F.: Measurements of gastrointestinal protein loss by a new method. Gut 2, 123—130 (1961)

JEFFRIES, G. H.: Abnormal enteric loss of plasma protein in gastrointestinal diseases. Surg. Clin. N. Amer. 42, 1125—1133 (1962)

JOHNSON, A. N.: Cortisone, vagal gastrin, and gastric secretion. Surgery 54, 1, 490—494 (1963)

JOHNSON, H. D., STANSFELD, A.: Giant rugal hypertrophy of the stomach. Brit. J. Surg. 44, 517—520 (1957)

JONES, F. A., YOUNG, W. B., MORSON, B. C., DAWSON, A. M.: A study of six patients with hypertrophy of the gastric mucosa with particular reference to albumin metabolism. Gut 13, 270—277 (1972)

KATZ, S., THURNHERR, N., MELAMED, M. R.: Focal epithelial hyperplasia mimicking tumor at gastroenterostomy site. Gastrointest. Endosc. 18, 174—176 (1972)

KENNEY, F. D., DOCKERTY, M. B., WAUGH, J. M.: Giant hypertrophy of gastric mucosa. Cancer (Philad.) 7, 671—681 (1954)

KLEIN, H. J., JIRMANN, V. W., EDER, M.: Belegzellenhyperplasie bei Ratten nach Pentagastrin-Stimulierung. Z. Gastroent. 7, 171—173 (1969)

KOWALEWSKI, K.: Effect of long-term treatment with an anticholinergic drug on gastric secretion in rats. Amer. J. dig. Dis. 12, 988—993 (1967)

KRENTZ, K.: Ergebnisse der Dickenmessung der Magencorpusschleimhaut nach saugbioptischer Gewebsentnahme. Gastroenterologia (Basel) 104, 272—288 (1965)

KRONE, CH. L., GELFAND, M. D.: Gastritis presenting as multiple polyposis of the stomach. Gastroenterology 57, 703—708 (1969)

LACHMAN, R. S., MARTIN, D. J., VAWTER, G. F.: Thick gastric folds in childhood. Amer. J. Roentgenol. 112, 83—92 (1971)

LOEWENTHAL, M., STEINITZ, H., FRIEDLÄNDER, E.: Gastritis hypertrophica gigantea und Magenkarzinom. Gastroenterologia (Basel) 93, 133—144 (1960)

MACDONALD, W. C., RUBIN, C. E.: Gastric biopsy — a critical evaluation. Gastroenterology 53, 143—170 (1967)

MAIMON, S. N., BARTLETT, J. P., HUMPHREYS, E. M., PALMER, W. L.: Giant hypertrophic gastritis. Gastroenterology 8, 397—428 (1947)

MANEGOLD, B. C.: Operative Endoskopie am oberen Verdauungstrakt. In: Fortschritte der gastroenterologischen Endoskopie, S. 99—102 (LINDNER, H., Hrsg.). Baden-Baden: Witzstrock 1973

MARKS, I. N.: The effect of prolonged histamine stimulation on the parietal cell population and the secretory function of the guinea-pig stomach. Quart. J. exp. Physiol. 42, 180—189 (1957)

MARKS, I. N., KOMAROV, S. A., SHAY, H.: Maximal acid secretory response to histamine and its relation to parietal cell mass in the dog. Amer. J. Physiol. 199, 579—588 (1960)

MARSHAK, R. H., WOLF, B. S., COHEN, N., JANOWITZ, H. D.: Protein-losing disorders of the gastrointestinal tract: Roentgen features. Radiologe 77, 893—905 (1961)

MARTIN, E., POTET, F., DEBRAY, CH., LAMBLING, A.: Étude anatomique de la ,,gastrite hypertrophique géante". Acta gastro-ent. belg. 25, 514—551 (1962)

MARTINI, G. A., DÖLLE, W.: Ménétrier-Syndrom — Polyadenomatosis des Magens mit Eiweißverlust in den Magen-Darm-Kanal. Dtsch. med. Wschr. 86, 2524—2528 (1961)

MARTINI, G. A., DÖLLE, W., PETERSEN, F., TRESKE, U., STROHMEYER, G.: Die exsudative Gastroenteropathie, ein polyätiologisches Syndrom. Internist 4, 197—209 (1963)

MARTINI, G. A., STROHMEYER, G., PÜNGER, P.: Exsudative Enteropathie mit rezidivierender Gelbsucht und Verkalkung im Bauchraum. Dtsch. med. Wschr. 75, 586—593 (1960)

MATZNER, M. J., RAAB, A. P., SPEAR, P. W.: Benign giant gastric rugae complicated by submucosal gastric carcinoma. Gastroenterology 18, 296—302 (1951)

MÉNÉTRIER, P.: Des polyadénomes gastriques et de leurs rapports avec le cancer de l'estomac. Arch. Physiol. IV. Serie, 236—262 (1888)

MESSMER, B., AKOVBIANTZ, A., MEYER, H. J., PFENNINGER, E.: Zur Diagnose und Therapie der Riesenfaltengastropathie. Dtsch. med. Wschr. 93, 2054—2060 (1968)

MITCHELL, R. E.: Giant hypertrophy of the gastric mucosa (menetrier's disease). Virginia med. Mth. 92, 99—100 (1965)

MITCHELL, R. D., HUNT, J. N., GROSSMAN, M. I.: Inhibition of basal and postprandial gastric secretion by poldine and atropine in patients with peptic ulcer. Gastroenterology 43, 400—406 (1962)

MORAN, J. M., BEAL, J. M.: Giant hypertrophic gastritis. Amer. J. Surg. 98, 584—592 (1959)

MYER, J. S.: Polyposis gastrica (Polyadenoma). J. Amer. med. Ass. 61, 1960—1965 (1913)

NORGAARD, R. P., POLTER, D. E., WHEELER, J. W., FORDTRAN, J. S.: Effect of long term anticholinergic therapy on gastric acid secretion, with observations on the serial measurement of peak histalog response. Gastroenterology 58, 750—755 (1970)

OEHLERT, W.: Regeneration, Hyperplasie, Cancerisierung epithelialer Gewebe. In: Handbuch der Allgemeinen Pathologie, Bd. VI/2, S. 332. Berlin-Heidelberg-New York: Springer 1969

OTTENJANN, R.: Klinische Bedeutung der blinden Gastrobiopsie. Endoscopy 1, 75 (1969)

OTTENJANN, R., GALL, F., ELSTER, K.: Tumorförmige Hyperplasie der Magenschleimhaut bei Zollinger-Ellison-Syndrom. Dtsch. med. Wschr. 92, 1538—1546 (1967)

OTTENJANN, R., LUX, G., HENKE, M., STRAUCH, M.: Big particle biopsy. Endoscopy 5, 139—143 (1973)

PALMER, E. D.: (1) Gastritis: A revaluation. Medicine (Baltimore) 33, 199 (1954)

PALMER, E. D.: (2) Chronic hypertrophic gastritis. II. Histopathologic significance. Gastroenterology 26, 496—502 (1954)

PALMER, P. E. S.: Giant hypertrophic (tumour simulating) gastritis. J. Fac. Radiol. (Lond.) 9, 175—181 (1958)

PALUMBO, L. T., RUGTIV, G. M., GROSS, K. R.: Giant hypertrophic gastritis: Its surgical and pathologic significance. Ann. Surg. **134**, 259—267 (1951)

PATTERSON, H. A.: Massive hypertrophic gastritis. Ann. Surg. **135**, 646—654 (1952)

PEARL, J. M., RITCHIE, W. P., GILSDORF, R. B., DELANEY, J. P., LEONARD, A. S.: Hypothalamic stimulation and feline gastric mucosal cellular populations. J. Amer. med. Ass. **195**, 281—284 (1966)

PITTMAN, F. E., HARRIS, R. C., BARKER, H. G.: Transient edema and hypoproteinemia. Amer. J. Dis. Child. **108**, 189—197 (1964)

PÖHLMANN, R., ELSTER, K.: Zur Frage submuköser Veränderungen des Magens. Z. Gastroent. **10**, 325—332 (1972)

POLACEK, M. A., ELLISON, E. H.: Parietal cell mass and gastric acid secretion in the Zollinger-Ellison syndrome. Surgery **60**, 606—614 (1966)

POLAK, J. M., STAGG, B., PEARSE, A. G. E.: Two types of Zollinger-Ellison syndrome: immunofluorescent, cytochemical and ultrastructural studies of the antral and pancreatic gastrin cells in different clinical states. Gut **13**, 501—512 (1972)

POSEY, E. L., ELLIOTT, R., SHEWNIAKE, B., POSEY, L.: Comparative effect of long-term anticholinergic administration of glycopyrrolate and of vagotomy on parietal cell function, ultrastructure and population. Amer. J. dig. Dis. (N. S.) **13**, 515—526 (1968)

RAGINS, H., WINCZE, F., LIU, S. M., DITTBRENNER, M.: The origin and survival of gastric parietal cells in the mouse. Anat. Rec. **162**, 99—110 (1968)

REESE, D. F., HODGSON, J. R., DOCKERTY, M. B.: Giant hypertrophy of the gastric mucosa (Menetrier's disease): A correlation of the roentgenographic, pathologic, and clinical findings. Amer. J. Roentgenol. **88**, 619—626 (1962)

REID, N. C. R. W., HACKETT, R. M., WELBOURN, R. B.: The influence of cortisone on the parietal cell population of the stomach in the dog. Gut **2**, 119—122 (1961)

RIGLER, S. P., OBERHELMAN, H. A., BRASHER, P. H., LANDOR, J. H., DRAGSTEDT, L. R.: Pyloric stenosis and gastric ulcer. Arch. Surg. **71**, 191—195 (1955)

RÖSCH, W.: Endoskopisch-bioptische Diagnose des Morbus Ménétrier. Endoscopy **1**, 59—63 (1969)

SANDBERG, D. H.: Hypertrophic gastropathy (Menetrier's disease) in childhood. J. Pediat. **78**, 866—868 (1971)

SCHINDLER, R.: Die diagnostische Bedeutung der Gastroskopie. Münch. med. Wschr. **69**, 535 (1922)

SCHINDLER, R.: Chronic hypertrophic ulcerative gastritis treated by Coutard's method of roentgen therapy: Case report with unusual course and result. Amer. J. dig. Dis. **3**, 751 (1936)

SCHINDLER, R.: Gastritis. New York: Grune and Stratton 1957

SCHINDLER, R.: Chronische Gastritis. Klin. Wschr. **44**, 601—612 (1966)

SCHINDLER, R.: Saugbiopsie und chirurgische Biopsie des Magens. Z. Gastroent. **6**, 83—93 (1968)

SCHINDLER, R.: Menetrier's disease — giant fold gastritis. Gastroint. Endosc. **15**, 206—207 (1969)

SCHINDLER, R., BENJAMIN, M., SCHLOSBERG, S. S.: Death from cachectic chronic gastritis? Gastroenterology **14**, 530—534 (1950)

SCHLAEGER, R., LeMAY, M., WERMER, P.: Upper gastrointestinal tract alterations in adenomatosis of the endocrine glands. Radiology **75**, 517—530 (1960)

SCHMIDT, H. A., HAAKE, U., RIECKEN, E. O.: Untersuchungen zur Beziehung zwischen Säuresekretion und Belegzellzahl in Biopsiematerial. Klin. Wschr. **50**, 744—750 (1972)

SCHUSTER, W.: Ein Beitrag zur exsudativen Gastroenteropathie: Ménétriersche Erkrankung im Kindesalter. Mschr. Kinderheilk. **115**, 171—173 (1967)

SCHWARTZ, M., JARNUM, S.: Protein-losing gastroenteropathy — Hypoproteinaemia due to gastrointestinal protein loss of varying aetiology, diagnosed by means of ^{131}I-Albumin. Dan. med. Bull. **8**, 1—10 (1961)

SCHWARTZ, M., THOMSEN, B.: Idiopathic or hypercatabolic hypoproteinaemia. Brit. med. J. **1957 I**, 14—17

SINGH, A. K., CUMARASWAMY, R. C., CORRIN, B.: Diffuse hypertrophy of gastric mucosa (Ménétrier's disease) and iron-deficiency anaemia. Gut **10**, 735—737 (1969)

SPELLBERG, M. A., BAKER, L.: Gastritis: Its clinical significance with special emphasis on the tumor-simulating. Med. Clin. N. Amer. **37**, 41—61 (1953)

STADELMANN, O., ELSTER, K., OTTENJANN, R.: (1) Endoskopische Gastrobiopsie. In: Endoskopie, Methoden und Ergebnisse (DEMLING, L., OTTENJANN, R., Hrsg.). München: Banaschewski 1969

STADELMANN, O., ELSTER, K., CHI, PH. H., OTTENJANN, R.: (2) Ergebnisse endoskopischer Gastrobiopsie — Bericht über etwa 1500 gezielte Mageneinzelbiopsien. Dtsch. med. Wschr. **94**, 839—843 (1969)

STADELMANN, O.: (3) Klinische Bedeutung der gezielten Gastrobiopsie. Endoscopy 1, 185—188 (1969)
STADELMANN, O., KAESS, H., MIEDERER, S. E., LÖFFLER, A., WUTTKE, H., ELSTER, K.: (1) Morphology of gastric mucosa and serum gastrin levels in patients with achlorhydria and extreme hypochlorhydria. Vortrag 4. Treffen des Europ. Gastroklubs, Erlangen Oktober 1972
STADELMANN, O., MIEDERER, S. E., STOLTE, M.: (2) The secretory background to gastric and duodenal ulcer. Acta hepato-gastroent. 19, 381—385 (1972)
STADELMANN, O., MIEDERER, S. E., LÖFFLER, A., MÜLLER, R.: Endoskopische Polypektomie — Durchführung, Indikationen, Ergebnisse. Fortschr. Med. 91, 1149—1152 (1973)
STEIGMANN, F., HYMAN, S., KANNAPEL, W. L.: Large gastric rugae: benign or malignant. Gastroenterology 32, 72—84 (1957)
STEMPIEN, S. J.: Gastric biopsy — a critical comment. Gastroenterology 53, 813 (1967)
STEMPIEN, S. J., DAGRADI, A. E., REINGOLD, I. M., HEISKELL, C. I., GOODMAN, J. R., BLOOM, A., WEAVER, D. S.: Hypertrophic hypersecretory gastropathy — Analysis of 15 cases and a review of the pertinent literature. Amer. J. dig. Dis. 9, 471—493 (1964)
STEVENS, C. E., LEBLOND, C. P.: Renewal of the mucous cells in the gastric mucosa of the rat. Anat. Rec. 115, 231—246 (1953)
STOFFELS, G. L., DESNEUX, J. J., GEPTS, W.: Gastroscopic and histochemical study of normal, atrophic and hypertrophic mucosa. Dig. 6, 23—24 (1972)
STRODE, J. E.: Giant hypertrophy of gastric mucosa (hypertrophic gastritis). Surgery 41, 236—247 (1957)
STROHMEYER, G.: Exsudative Enteropathie. Gastroenterologia (Basel) 101, 323—329 (1964)
SUSSMAN, H. M., WEINGARTEN, B., MOSSBERG, S. M.: Localized gastric mucosa hypertrophy simulating tumor. Amer. J. dig. Dis. 10, 710—718 (1965)
TEXTER, E. C., LEGERTON, C. W., REEVES, R. J., SMITH, A. G., RUFFIN, J. M.: Coexistent carcinoma of the stomach and hypertrophic gastritis. Gastroenterology 24, 579—586 (1953)
THOMPSON, H.: Gastritis in partial gastrectomy specimens. Gastroenterology 36, 861—876 (1959)
TONGEN, L. A.: The quantitative relationship between parietal cells and gastric acidity. Surgery 28, 1009—1015 (1950)
UNDERDAHL, L. O., WOOLNER, L. B., BLACK, B. M.: Multiple endocrine adenomas: Report of 8 cases in which the parathyroids, pituitary and pancreatic islets were involved. J. clin. Endocr. 13, 20—47 (1953)
VILARDELL, F.: Giant hypertrophy of the gastric mucosa (Menetrier's disease). In: BOCKUS: Gastroenterology, pp. 406—412. Philadelphia: Saunders 1963
WALDMANN, T. A.: (1) Gastrointestinal protein loss demonstrated by ^{51}Cr-labelled albumin. Lancet 1961 II, 121—123
WALDMANN, T. A., STEINFELD, J. L., DUTCHER, T. F., DAVIDSON, D. J., GORDON, R. S.: (2) The role of the gastrointestinal system in "idiopathic hypoproteinemia". Gastroenterology 41, 197—207 (1961)
WALDMANN, T. A.: Protein-losing enteropathy. Gastroenterology 50, 422—443 (1966)
WALDMANN, T. A., MORELL, A. G., WOCHNER, R. D., STERNLIEB, I.: Quantitation of gastrointestinal protein loss with copper^{67}-labeled ceruloplasmin. J. clin. Invest. 44, 1107 (1965)
WALDMANN, T. A., WOCHNER, R. D., STROBER, W.: The role of the gastrointestinal tract in plasma protein metabolism. Studies with ^{51}Cr-albumin. Amer. J. Med. 46, 275—285 (1969)
WEINTRAUB, G.: Exsudative gastropathy due to giant hypertrophy of gastric mucosa report of a case and review of the literature. Amer. J. dig. Dis. 6, 526—533 (1961)
WERMER, P.: Genetic aspects of adenomatosis of endocrine glands. Amer. J. Med. 16, 363—371 (1954)
WILLEMS, G., VANSTEENKISTE, Y., LIMBOSCH, J. M.: Stimulating effect of gastrin on cell proliferation kinetics in canine fundic mucosa. Gastroenterology 62, 583—589 (1972)
WILLEMS, G., VANSTEENKISTE, Y., SMETS, PH.: Effects of food ingestion on the cell proliferation kinetics in the canine fundic mucosa. Gastroenterology 61, 323—327 (1971)
WILLIAMS, E.: Giant hypertrophic gastritis with haemorrhage requiring emergency gastrectomy. Lancet 1956 I, 363—364
WOLF, G.: Über die Höhe der Magenschleimhaut im Biopsie-Material. Gastroenterologia (Basel) 107, 235 241 (1967)
ZOLLINGER, R. M., ELLISON, E. H.: Primary peptic ulcerations of the jejunum associated with islet-cell tumors of the pancreas. Amer. Surg. 142, 709—728 (1955)

Erosionen des Magens

W. Rösch, Erlangen

Mit 8 Abbildungen

I. Definition

Erosionen sind auf die Schleimhaut beschränkte Epitheldefekte, die im Gegensatz zum Ulcus die Muscularis mucosae nicht penetrieren und die, ohne eine Narbe zu hinterlassen, abheilen. Man neigt heute dazu, die Begriffe akute erosive Gastritis, hämorrhagische Gastritis und oberflächliches akutes Geschwür durch den deskriptiven Terminus Erosion oder im angelsächsischen Schrifttum „acute gastric mucosal lesion (AGML)" zu ersetzen.

II. Geschichtlicher Überblick

In seinem 1761 erschienenen Buch „De sedibus et causis morborum" gibt Morgagni die erste anatomische Beschreibung eines entzündlich veränderten Leichenmagens und erwähnt eine fleckige Rötung, blutige Sugillationen, multiple Erosionen sowie eine herdförmige Atrophie. Beaumont konnte bei seinem Diener Alexis St. Martin, der bei einem Jagdunfall ein Gastrostoma erlitten hatte, bereits 1833 das Auftreten akuter Erosionen nach Alkoholexcessen beobachten. Seine Schilderung dunkelroter, über das Schleimhautniveau erhabener Efflorescenzen, die häufig mit weißlichem Eiter gefüllt schienen, wurde ein Jahrhundert später von Wolf (1965) bestätigt, der ebenfalls bei einem Gastrostomapatienten dieselben Veränderungen nach psychischem Stress fand. Curling (1842) sah als erster ein akutes Duodenalgeschwür nach einer schweren Verbrennung, das Eponym „Curling-Ulcus" kennzeichnet heute alle akuten Schleimhautläsionen nach Verbrennungen. Nauwerck prägte 1897 den Begriff der Gastritis ulcerosa chronica, als er bei einer Autopsie an einer an Perforationsperitonitis verstorbenen Frau nebeneinander mehrere Ulcera und multiple Erosionen fand. Er schloß daraus, daß es sich bei den Erosionen keineswegs um postmortal oder agonal entstandene Läsionen handeln könne und folgerte, daß Ulcerationen und Gastritis ein einheitlicher Krankheitsvorgang entzündlicher Natur seien. Diese „Entzündungstheorie" wurde in den dreißiger Jahren von Konjetzny (1928) und seinen Mitarbeitern, als die klassischen Ulcustheorien geprägt wurden, für die Erosionsgenese wieder aufgegriffen. Neben der Leistenspitzenerosion als frühestes Stadium der Erosionsbildung fand er in seinen Resektionsmägen alle Übergänge von trichterförmigen, rundlichen, streifenförmigen und flächenhaften Schleimhautdefekten, meist mit deutlicher Umwallung, bis hin zu tiefen Ulcerationen nebeneinanderliegend, wobei die Erosionen im Bereich der Pylorusdrüsen und in der Intermediärzone massiert erschienen. Atrophische Schleimhautinseln in normaler Magenschleimhaut deutete er als abgeheilte Erosionen.

Virchow (1853), Rokitansky (1855) und Hauser (1926) stellten Zirkulationsstörungen im Sinne eines hämorrhagischen Infarktes oder funktioneller Natur bei der Erosionsbildung in den Vordergrund. Zirkulationsstörungen in der terminalen

Strombahn in Form von Hyperämie und Stase, besonders in den Leistenspitzen-capillaren, führen zu einer anämischen Nekrose, die abgestoßen wird. Büchner (1931) wiederum betonte die peptische Genese der Erosion, wobei durch eine nervöse Fehlsteuerung der Sekretion Andauungsvorgänge in der Wirkungszone des Magensaftes stattfinden.

Henning u. Schatzki gelang 1933 der röntgenologische und endoskopische Nachweis von Magenerosionen zum ersten Mal bei einem Patienten, Schindler (1923) hatte Erosionen zuvor schon mit dem Gastroskop gesehen und als aphthen-ähnliche Veränderungen einer ödematösen Schleimhaut mit grauem Grund und deutlichem roten Hof beschrieben. Die zunehmende Verbreitung endoskopischer Untersuchungsverfahren führte schließlich zu der Beobachtung, daß erosive Magen-schleimhautveränderungen relativ häufig bei Routineuntersuchungen gefunden werden können und daß blutende Erosionen eine der häufigsten Blutungsursachen überhaupt darstellen.

III. Pathologische Anatomie

A. Makroskopischer Aspekt

Mit Einführung der vollflexiblen Glasfaserendoskope und der optimalen Aus-leuchtung der Magenhöhle durch Kaltlichtquellen lassen sich auch winzige Läsio-nen gut darstellen. Nach dem gastroskopischen Aspekt werden verschiedene Kate-gorien unterschieden:

1. Die *hämorrhagisch erosive Gastritis*, charakterisiert durch zahlreiche glas-stecknadelkopfgroße Blutungen in der Schleimhautoberfläche. Im aktiven Blu-tungsstadium scheint die Schleimhaut „Blut zu weinen"; steht die Blutung, sieht man schwärzlich geronnene Blutpunkte, etwas im Niveau versenkt. Der zugrunde-liegende Epitheldefekt läßt sich mit Fluorescein anfärben. Die erosiven Schleim-hautveränderungen — eine echte Gastritis mit zelliger Infiltration der Tunica propria ist nur selten nachweisbar — kann diffus den gesamten Magen erfassen oder auf Fundusschleimhaut (hier besonders häufig auf den Faltenkämmen) oder Antrumschleimhaut beschränkt sein (Abb. 1);

2. Die *inkomplette Erosion*, auch flache Erosion oder hämorrhagischer Fleck genannt, ein Defekt der oberflächlichen Schleimschichten ohne Umgebungsreak-tion (Abb. 2), solitär oder multipel;

3. Die *komplette Erosion* mit zentraler Nekrose und aufgeworfenem Randwall (Dellungsgastritis, Gastritis varioliformis Moutier). Im akuten Stadium ist der zentrale Epitheldefekt mit Hämatin bedeckt. 24 bis 48 Std später hat sich dieser Beleg abgestoßen und eine grauweiße Nekrose wird sichtbar, die an einen winzigen Ulcusgrund erinnert (Abb. 3).

Kawai et al. (1970) unterscheiden darüber hinaus noch

a) Die *reife Erosion (mature type)*, bei der der Schwellungshof über Jahre zu beobachten ist und wo eine Fibrosierung des Kollateralödems stattgefunden hat;

b) Die *unreife Erosion (immature type)*, bei der eine vollständige Abheilung innerhalb von 2 bis 8 Tagen beobachtet werden kann.

Neben der rundlichen Form von bis zu Linsengröße finden sich gelegentlich irreguläre oder lineare Varianten. Auch ausgedehnte, handflächengroße Epithel-defekte sind beschrieben worden.

Da fließende Übergänge zwischen den obengenannten makroskopischen Formen zu bestehen scheinen, neigt man heute dazu, lediglich zwischen *akuten Erosionen*, die durch eine aktive Blutung gekennzeichnet sind, und *chronische Erosionen* Unter-

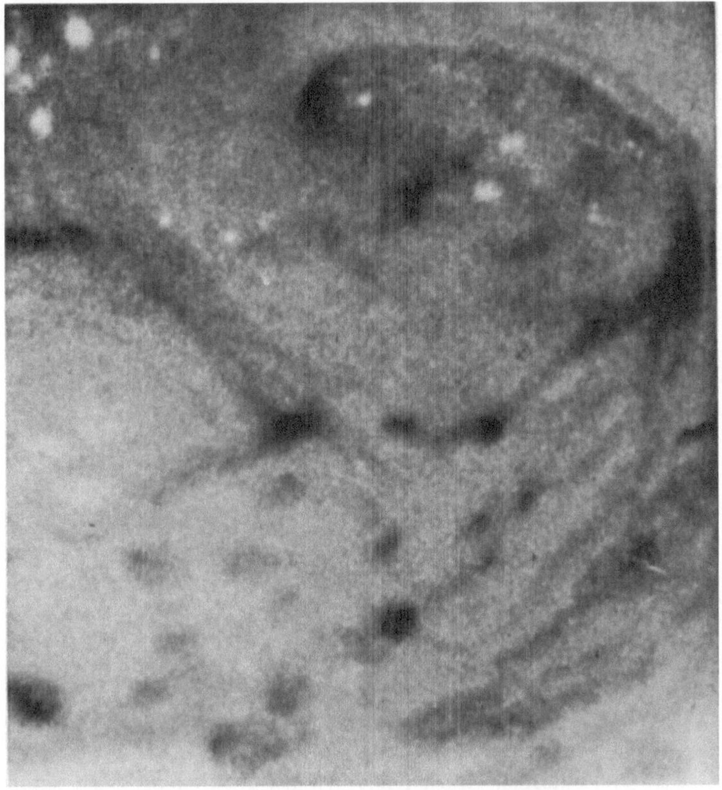

Abb. 1. Multiple hämorrhagische Antrumerosionen, sog. „haemorrhagisch-erosive Gastritis"

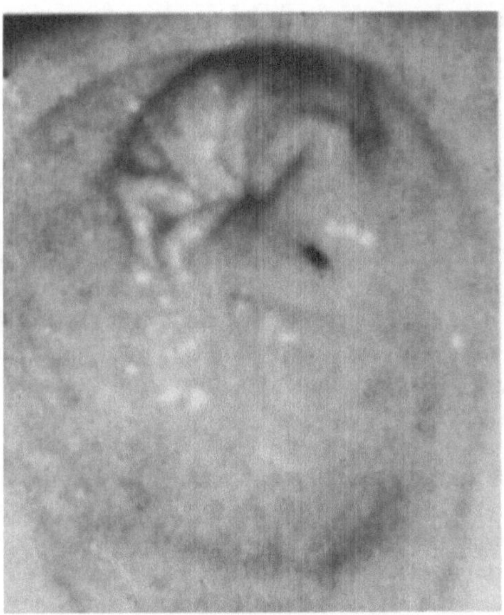

Abb. 2. Inkomplette (punktiforme) Erosion ohne Umgebungsreaktion, unmittelbar präpylorisch gelegen

scheidungen zu treffen. Letztere stellen einen Zufallsbefund, wahrscheinlich ohne größeren Krankheitswert, dar.

Japanische Autoren (Kawai et al., 1970) differenzieren ferner noch verschiedene Stadien der Erosion: Eine aktive Phase mit einem Blutpunkt auf der Erosionskuppe, eine chronische Phase mit fibrinoidem Nekrosegrund, eine Rekonvaleszenzphase, in der sich die Nekrose abstößt und eine Narbenphase, in der nur noch leichte Unebenheiten im Schleimhautniveau nachweisbar sind.

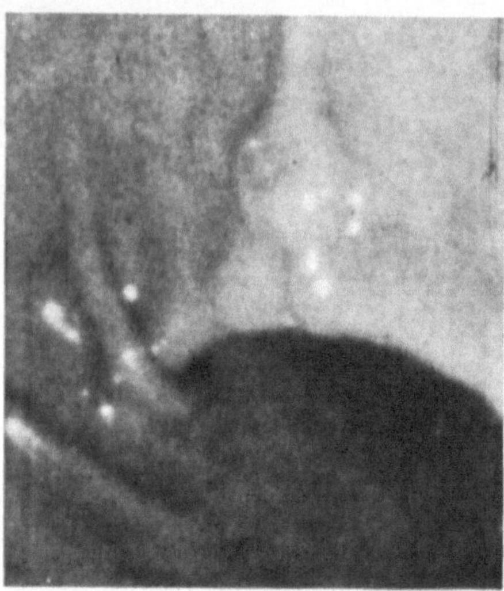

Abb. 3. Komplette (varioliforme) Erosion mit kolbiger Auftreibung einer supraangulären Schleimhautfalte. Zentrale weißliche Nekrose

B. Histologie der Schleimhauterosionen

Feingewebliche Untersuchungen an Resektions- oder Autopsiemägen mit Erosionen sind in der Regel durch stattgehabte regressive Veränderungen in ihrer Aussagekraft limitiert. Saugbiopsie und gezielte Zangenbiopsie lassen die intravital ablaufenden Vorgänge anschaulicher dokumentieren. Hierbei findet sich eine Dehiszenz des Oberflächenepithels im Bereich der Drüsen-Halsregion und als Initialstadium die schon von Konjetzny (1928) beschriebene Leistenspitzenerosion. Bei der Saugbiopsie imponiert eine Blutung im capillarreichen Drüsenhals sowie in der Lamina propria, die nicht allein durch den Saugeffekt erklärt werden kann (Katz et al., 1966). Strotzend mit Erythrocyten gefüllte Capillaren in Mucosa und Submucosa bei Resektions- und Leichenmägen mit diffusen erosiven Veränderungen machen es wahrscheinlich, daß eine gewisse Stase mit Capillarektasie mit am Anfang der Erosionsentstehung steht.

Eigene Untersuchungen mit gezielter Zangenbiopsie aus dem Erosionsbereich zeigten, daß Erosionen auch in morphologisch unauffälliger Schleimhaut auftreten können (Rösch u. Ottenjann, 1970). Die Beobachtung Konjetznys (1928), daß Erosionen nur in chronisch atrophischer Schleimhaut zu finden sind, erklärt sich durch sein Untersuchungsmaterial von Resektionsmägen. Wir fanden atrophische Schleimhautveränderungen relativ selten. Bei der Größe der Läsionen erstaunt es nicht, daß der direkte Nachweis der Leistenspitzenerosion oder des fibrinoiden Nekrosegrunds nur bei einem kleinen Prozentsatz gelingt. Dem makroskopisch zu

beobachtenden Schwellungshof entspricht in der Biopsie eine foveoläre Pseudohyperplasie im Sinne einer Leistenspitzenelongation als Proliferations- bzw. Re-
generationsreiz auf den Defekt. Möglicherweise liegt zudem noch ein kollaterales
Ödem vor, das die wallartige Aufwerfung der Schleimhaut um den erosiven Defekt
mitbedingen könnte.

Die relativ häufig nachweisbare Oberflächengastritis im Biopsiepartikel aus der
Erosionsumgebung (Tabelle 1) stellt wahrscheinlich einen präexistenten Befund dar.

Erosionsnarben, im Sinne einer fokalen Schleimhautatrophie (KONJETZNY)
oder eine Bindegewebsproliferation (TOMODA, 1937) im ehemaligen Erosionsgrund,
haben wir bei Verlaufsbiopsien nie beobachten können.

Die Biopsie erscheint nicht nur zur Differenzierung zwischen Ulcus und Erosion
wichtig — bei der Ulcusrandbiopsie findet sich häufig eine chronisch atrophische
Gastritis mit intestinaler Metaplasie, bei der Erosionsbiopsie unter der Nekroseschicht noch gut erhaltener spezifischer Drüsenkörper —, sondern auch zur differentialdiagnostischen Abgrenzung zwischen benigner und maligner Oberflächen-

Tabelle 1. Ergebnisse der gastroskopischen
Biopsie bei Magenerosionen

Leistenspitzenerosion oder Erosionsgrund	18
Foveoläre Pseudohyperplasie	12
Oberflächengastritis	28
Chronisch atrophische Gastritis	5
mit akutem leukocytärem Schub	1
Kein pathologischer Befund	14

exulceration. Frühcarcinome der japanischen Klassifizierung IIc und III sind z. T.
definitionsgemäß ebenfalls Erosionen, der makroskopischen Aspekt kann durchaus
gleichartig sein.

C. Pathogenese

Die pathogenetischen Faktoren, die für die Entstehung akuter Schleimhauterosionen verantwortlich zu machen sind, lassen sich noch immer nicht eindeutig
präzisieren. Wie für die Ulcusgenese steht ein Mißverhältnis zwischen protektiven
und aggressiven Faktoren der Magenschleimhaut im Vordergrund. Von einer
ganzen Reihe exogener und endogener Noxen ließ sich ein direkter Zusammenhang
mit der Erosionsentstehung herstellen; auf sie soll später noch im einzelnen eingegangen werden (Abb. 4).

Die meisten angeschuldigten Faktoren führen zu einer Steigerung der Capillarpermeabilität in der Drüsenhalsregion, sei es durch Vagusstimulation, Histamin-
oder Heparinfreisetzung oder durch eine schockbedingte capilläre Stase. Über eine
Anoxie und Hyperkapnie des Gewebes kommt es zu einer Amputation des ischä-
misch nekrotischen Oberflächenepithels im Drüsenhalsgebiet mit nachfolgender
Blutung aus dem Capillarbett. FASSBENDER (1970) konnte tierexperimentell mittels
Infrarotdurchblutungsmessung beim Entblutungskollaps nachweisen, daß im Zuge
der Kreislaufzentralisation auch die Magendurchblutung innerhalb von 90 sec
abgeschaltet wird. Gleichzeitig entleeren die Belegzellen schußartig HCl, das pH
sinkt rapide ab; die Folge sind Hämorrhagien und Erosionen, die in wenigen Minuten entstehen und massiv bluten.

HÜBNER et al. (1969) fanden nach Histaminapplikation bei der Ratte auch feinstrukturelle Veränderungen der Fundusschleimhaut. Sie konnten eine Capillar-
schädigung mit einer Erythrocytendiapedese und intensivem apikalem, mit einer

Schädigung der ortsständigen Bindegewebszellen einhergehenden Schleimhautödem dokumentieren, das zu einer Dehiszenz des intakten Oberflächenepithels im Bereich der Leistenspitzen führte. EDER u. CASTRUP (1969) stellten eine verlängerte und verstärkte vagale Phase der Salzsäureausschüttung in den Vordergrund. Diese geht mit einem verstärkten Oberflächenzellverlust einher, der zunächst durch eine begrenzte Steigerung der Zellneubildung kompensiert wird. Eine Überforderung dieses Ausgleichsmechanismus soll dann zur Leistenspitzenerosion führen.

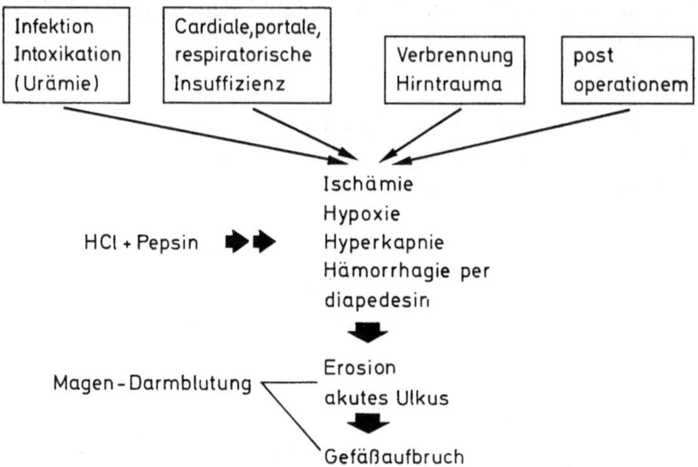

Abb. 4. Vereinfachtes Schema zur Pathogenese der Magenerosionen

D. Ätiologie

1. Endogene Faktoren

Magenerosionen nach Verbrennungen (Curling-Ulcus; CURLING, 1842), nach Schädel-Hirntraumen oder Hirnoperationen (Cushing-Ulcus; CUSHING, 1932), nach größeren operativen Eingriffen sowie nach Stress- oder Schocksituationen sind seit langem bekannt. SELYE (1940) führt diese Reaktionen an der Magenschleimhaut im Rahmen des allgemeinen Adaptationssyndroms auf eine Mastzelldegranulierung mit Freisetzung vasoaktiver Substanzen wie 5-Hydroxytryptamin, Histamin und Heparin zurück. Degranulierte Mastzellen ließen sich auch in Gastrobiopsien bei Patienten mit blutenden Magenerosionen gehäuft nachweisen (RAASINEN, 1963).

Magenerosionen finden sich bei Poliomyelitis, Pneumokokkenpneumonie, Brucellosis, Influenca und Diphtherie gehäuft, ähnliche Läsionen werden auch bei Patienten mit Urämie beobachtet (KATZ u. SIEGEL, 1968).

Gefäßveränderungen im Rahmen einer Syphilis (Endothelproliferation) sowie einer primären oder sekundären Amyloidose (subendotheliale Amyloidablagerung) können Erosionen bedingen (HARTWICH et al., 1970). Die venöse Stase beim Pfortaderhochdruck erklärt die auffallende Häufigkeit blutender Erosionen bei Patienten mit Lebercirrhose (Abb. 5).

2. Exogene Faktoren

Die Bedeutung des Alkohols für die Erosionsentstehung konnte schon BEAUMONT (1833) am Gastrostroma seines Dieners dokumentieren. QUINCKE produzierte bereits 1875 akute Ulcerationen durch hochprozentigen Alkohol. Interessant erscheinen die Beobachtungen von PALMER (1954), der bei 20 von 34 akuten Alkoholikern Erosionen bei der Gastroskopie nachweisen konnte, im alkoholfreien Intervall fand sich eine unauffällige Magenschleimhaut.

Katamnestische Untersuchungen bei Magenblutern haben ergeben, daß bei der überwiegenden Mehrzahl (nach SMITH u. BABB, 1969, in bis zu 95%) der Blutung

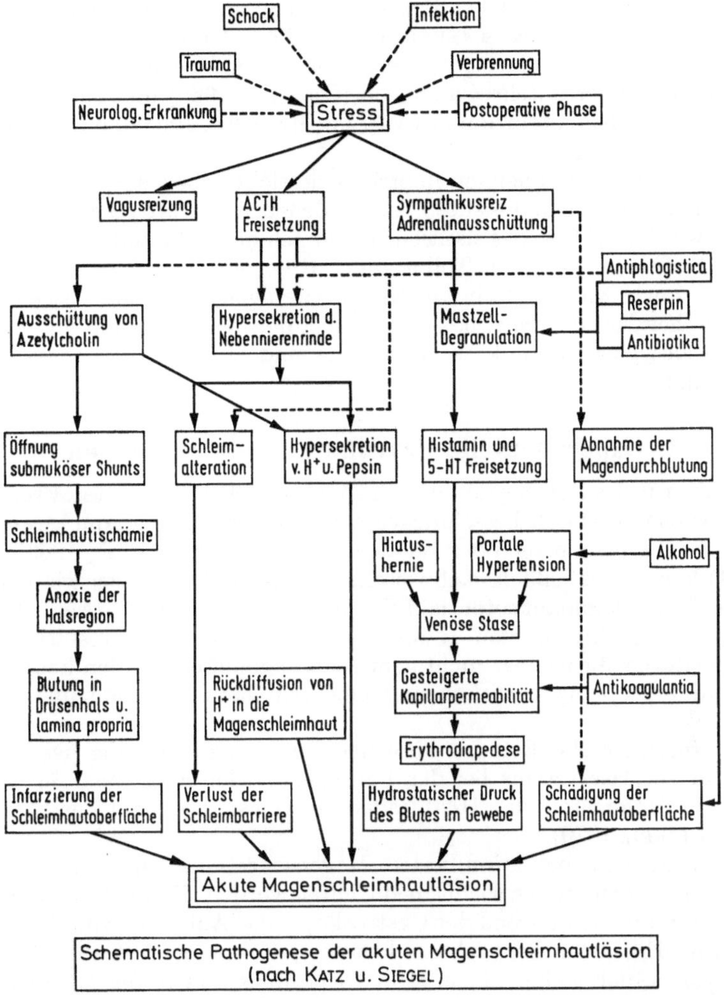

Abb. 5. Synopsis pathogenetischer Faktoren nach KATZ u. SIEGEL (1964)

eine Einnahme von Acetylsalicylsäure vorausgegangen war. Wie Messungen des fäkalen Blutverlusts mittels chromierter Erythrocyten gezeigt haben, kommt es zu einem deutlichen Anstieg des gastrointestinalen Blutverlusts (KUIPER et al., 1969), der durch simultane Alkoholgabe noch verstärkt werden kann (DAVENPORT, 1969). HOON (1969) konnte gastroskopisch drei Reaktionen der Magenschleimhaut auf die sich auflösenden Aspirintabletten beobachten:

1. Eine gesteigerte Schleimproduktion verbunden mit einer Motilitätszunahme;

2. Multiple petechiale Blutungen etwa 12 min nach Einnahme der Tabletten und

3. Eine verzögerte Blutung nach etwa 4 Std.

Die Wirkungsweise des Aspirins ist noch unklar; neben einer Veränderung der Schleimproduktion werden eine Steigerung der Capillarfragilität, eine Thrombocytopenie und eine Hemmung der Thrombocytenaggregation diskutiert.

Erosionen bei endogenem Hypercortisolismus sind außerordentlich selten, während das exogene Steroidulcus bei 31 % aller mit 30 mg/die behandelten Patienten beobachtet werden kann (KAMMERER et al., 1958). Tierexperimentell kommt es unter Corticosteroiden zu einer gesteigerten Säure- und Pepsinsekretion. Daneben scheint eine verminderte Zellregeneration (GERARD, 1965) und eine quantitative und qualitative Schleimalteration (MENGUY u. MASTERS, 1963) die Entstehung von Erosionen zu begünstigen.

KATZ u. SIEGEL (1968) nennen in einer Übersichtsarbeit eine Reihe von allgemein gebräuchlichen Medikamenten, unter denen das Auftreten von Erosionen beobachtet wurde, so Anticoagulantien, Kaliumchlorid, Digitalis, Phenylbutazon, Indocin, Nitrofuracon, Insulin, Tolbutamid, Reserpin, Thiacide, Antibiotica wie Aureomycin, sowie Xanthinderivate. Nur bei wenigen Präparaten ist ein genauer pathogenetischer Mechanismus bekannt, so bei den Anticoagulantien, wo es über ein intramurales bzw. submuköses Hämatom und eine Zirkulationsstörung zur Erosion kommt.

3. Experimentelle Provokation von Erosionen

Durch Ligatur des Pylorus konnten SHAY et al. (1945) bei Ratten Erosionen im Vormagen erzeugen. Durch Fesselungsversuche (restraint technique) waren akute Ulcerationen im Drüsenmagen der Ratte auszulösen (ROSSI et al., 1963). DAVENPORT (1964) konnte schließlich nachweisen, daß einige Substanzen wie Fettsäuren und Aspirin die Schleimhautpotentialdifferenz und die Natriumbarriere alterierten, so daß eine Rückdiffusion von H-Ionen in die Schleimhaut resultierte. Diese H-Ionen, die durch Bicarbonat nicht genügend abgepuffert werden können, sollen eine Histaminfreisetzung bewirken und eine Capillarconstriction und Stase bewirken.

Einige experimentelle Befunde sprechen für eine Beteiligung des Histamin-Histidindecarboxylasesystems bei der Pathogenese der Erosionen. So verringert Brocresin, ein Hemmstoff der Histidindecarboxylase, die Zahl der Stressulcera (LORENZ u. FEIFEL, 1970).

Blutbeimengungen bei stimulierter Magensekretionsanalyse mit Histamin waren beim Menschen immer wieder beobachtet worden. KATZ et al. (1969) konnten nach Histamingabe während der Gastroskopie das Auftreten von Schleimhautblutungen und Erosionen beobachten, histologisch war bei fast allen Probanden im Saugbiopsiepräparat eine Blutung im Drüsenhals und in der Lamina propria nachweisbar.

IV. Vorkommen und Häufigkeit

Statistische Angaben über die Häufigkeit erosiver Magenschleimhautveränderungen schwanken zwischen 2 und 80 % in Abhängigkeit von der Untersuchungstechnik und der Fragestellung des Autors. Während WOLDMAN 1952 bei 943 unausgewählten Sektionsfällen nur in 2,1 % Magenerosionen fand, geben EDER u. CASTRUP (1969) als Ursache von 386 makroskopisch bei der Autopsie sichtbaren Blutungen in 28 % Erosionen an, von denen wiederum 26 % als Todesursache in

Frage kommen. Über zwei Drittel der Erosionen waren im Magenfundus und -korpus lokalisiert, ein Viertel im Antrumbereich, die restlichen Fälle zeigten Erosionen in allen Magenabschnitten. Als mögliche wesentliche Ursachen und Grundkrankheiten fanden sich Schädel-Hirntraumen, venöse Abflußstauungen des Magens und hepatogene, renal toxische oder septisch toxische Grundkrankheiten. MARTINOLI u. GANTNER (1970) kommen bei einer Analyse eines Sektionsguts von 11 352 Erwachsenen zu der Feststellung, daß Erosionen die mit Abstand häufigste peptische Läsion von Magen und Duodenum darstellen. Sie fanden Erosionen in 6,1% ihrer Fälle, wobei Männer signifikant häufiger Erosionen aufwiesen. Im Operationsgut werden Erosionen als Blutungsquelle von GALL (1967) in 1,9% der Fälle genannt, von NISSEN u. ENDERLIN (1957) in 16%. Berücksichtigt werden muß hierbei jedoch die Tatsache, daß in 1,8 bis 26% eine Blutungsquelle nicht gefunden werden konnte. Angaben über die Häufigkeit von Magenerosionen in Resektionsmägen liegen vor allem aus der Schule von KONJETZNY vor. So fand PUHL (1930) in 80% aller Resektionspräparate singuläre Erosionen und in 45% multiple Erosionen. TOMODA (1937) nennt 70%, KALIMA (1924) 9,3% floride und 23,3% abgeheilte Erosionen.

Während bis 1955 nur in 39 Fällen der Röntgennachweis von Erosionen gelungen war, liegt heute die Frequenz der mit subtiler Technik darstellbaren Erosionen nach WALK (1955) bei 1%, nach FRIK bei 2% aller Routine-Magen-Darmpassagen.

Die direkte Inspektion der Magenschleimhaut bei der Endoskopie deckt naturgemäß winzige erosive Defekte häufiger auf als das Röntgenverfahren. So liegt die Erosionsfrequenz anläßlich einer Routinegastroskopie nach KAWAI et al. (1970) bei 6000 Untersuchungen bei 3,2%, nach eigenen Ermittlungen am Krankengut der Med. Klinik Erlangen bei 3,6% (RÖSCH u. OTTENJANN, 1970). Wesentlich höher sind die Angaben über die Erosionshäufigkeit, die bei Notfallendoskopien bei akuter Magenblutung ermittelt werden konnten. Hierbei lagen Erosionen mit 5 bis 22% (KATZ et al., 1964) als Blutungsquelle weit vorne.

Während WALK (1967) einen gewissen jahreszeitlichen Rhythmus mit einer gehäuften Frequenz zwischen Dezember und März fand, sahen KAWAI et al. (1970) eine Häufung in den Monaten Dezember und Juni.

KOSSINSKY berichtete 1913 über ein gleichhäufiges Vorkommen bei beiden Geschlechtern, MARTINOLI u. GANTNER (1970) sahen ein signifikantes Überwiegen der Männer mit einem Verhältnis von 1,3:1. Dies deckt sich in etwa mit unseren eigenen endoskopischen Ergebnissen. Einige Autoren (KOSSINSKY 1913; MARTINOLI u. GANTNER, 1970) konnten keine Korrelation zwischen Alter und Häufigkeit der Erosionen herstellen, wir sahen, wie auch KAWAI et al. (1967), einen deutlichen Altersgipfel zwischen dem 30. und 60. Lebensjahr.

V. Klinik der Magenerosionen

A. Symptome

Eine exakte Korrelation von verschiedenen Symptomen mit erosiven Magenschleimhautveränderungen erscheint außerordentlich schwierig. Die immer wieder zu treffende Feststellung von multiplen Erosionen als Zufallsbefund bei weitgehend beschwerdefreien Patienten macht eine Liste von charakteristischen Symptomen unmöglich. Es ist deshalb der Versuch gemacht worden, durch eine gewisse Unterteilung in drei Kategorien eine Wertigkeit in die Symptomatologie des Krankheitsbildes der Magenerosionen zu bringen (KATZ et al., 1969). So werden Symptome, die mit einer stattgehabten Blutung korreliert werden können (Synkope, profuser Schweißausbruch, Müdigkeit, Dyspnoe), von Symptomen, die evtl. mit einer akuten Gastritis in Einklang zu bringen sind (Sodbrennen, Übelkeit, epigastrische Schmerzen, Appetitlosigkeit), unterschieden. Davon zu trennen sind wiederum Beschwerden, die auf eine Begleitkrankheit der Erosionen wie Pfortaderhochdruck, chronischer Alkoholismus oder Ulcusleiden zurückgeführt werden müssen.

Erosionen können, müssen jedoch keineswegs mit ausgeprägten Beschwerden einhergehen. Eine Korrelation sollte nur dann gezogen werden, wenn ein Geschwürsleiden in Magen und Duodenum röntgenologisch und endoskopisch eindeutig ausgeschlossen werden konnte und die Symptome mit dem Abheilen der Erosionen verschwinden.

Auch wenn eine fehlende Säureproduktion der Magenschleimhaut das Auftreten von Erosionen keineswegs verhindert — wir selbst haben auch bei der Perniciosa wiederholt Erosionen beobachtet —, so findet sich bei der Mehrzahl der Patienten mit Erosionen eine Hyperchlorhydrie (RÖSCH u. OTTENJANN, 1970). Hierdurch finden einige geklagte Beschwerden eine Erklärung. Bemerkenswert erscheint die gelegentlich gemachte Beobachtung von persistierenden Korpuserosionen bei Achlorhydrie, da hier das Prinzip: „keine Säure, kein Ulcus" durchbrochen zu sein scheint. Ob es sich bei diesen vom makroskopischen und histologischen Aspekt mit den kompletten Antrumerosionen identischen Läsionen um ein immunologisches Phänomen handelt, muß offengelassen werden.

Begleitkrankheiten. Auf das gemeinsame Vorkommen von Aphthen der Mundschleimhaut und Magenerosionen haben SCHINDLER (1923) und MOUTIER (1935) hingewiesen. KNIES u. PRITCHETT (1941) beobachteten das Auftreten von Magenerosionen bei Exposition gegenüber Nahrungsmittelallergenen wie Milch und Eiern, SCHINDLER (1966) sah Erosionen als Reaktion auf einen Bienenstich.

Satellitenerosionen finden sich gar nicht selten um benigne Ulcera oder Magentumoren, entweder in unmittelbarer Nachbarschaft oder in einiger Entfernung. Mechanische Alterationen der Schleimhaut sind wahrscheinlich bei verschluckten Fremdkörpern, bei der Hiatushernie oder bei der Pylorusstenose ursächlich an der Erosionsentstehung beteiligt.

Sich primär submukös entwickelnde Prozesse wie Magenscirrhus, Lymphosarkom, Magentuberkulose oder Systemerkrankungen mit Beteiligung der Magenschleimhaut wie Sarkoidose oder M. Crohn können sich als Erosionen manifestieren (RÖSCH et al., 1969), wobei Zirkulationsstörungen in der Schleimhaut auslösendes Moment sein dürften.

Zusammenfassend muß jedoch gesagt werden, daß ein Kausalzusammenhang zwischen klinischem Beschwerdebild oder Begleitkrankheiten und Erosionsentstehung immer mit einer gewissen Zurückhaltung anzusehen ist. Insofern ist PALMER (1963) beizupflichten, wenn er meint, es gebe kaum eine klinische Situation, in der die Entdeckung von Magenerosionen Überraschung auslösen dürfte. Jeder Mensch entwickle von Zeit zu Zeit oberflächliche Schleimhauterosionen als Reaktion auf die üblichen Stress-Situationen des Alltags, ohne sich ihrer bewußt zu werden.

B. Diagnostik

1. Röntgenuntersuchungen

WANKE (1930) deutete als erster ein Röntgenbild „mit ringförmig stehenden Schleimhautfalten mit kleinen Breidepots in den Furchen" an Hand des Resektionspräparats als erosive Gastritis. Die erste einwandfreie Darstellung gastroskopisch nachgewiesener Erosionen gelang SCHATZKI 1931. Er beschreibt als charakteristisches röntgenologisches Zeichen runde, z. T. ovale Aufhellungen im Verlauf der Schleimhautfalten mit einem zentralen Breidepot, besonders eindrucksvoll, wenn multiple Erosionen die Falten rosenkranzartig auftreiben. Bevorzugter Sitz dieser „Dellengastritis" war das präpylorische Antrum. BERG (1953) gelang die röntgenologische Darstellung einer handflächengroßen Erosion, er betont jedoch auch die Schwierigkeit der Diagnostik von Funduserosionen. Die „kompletten" Erosionen mit ausgeprägtem Randwall sind somit relativ einfach nachweisbar, ABEL (1954) betont, daß die ringförmige Aufhellungszone bei stärkerer Kompression wegen ihrer weichen Konsistenz wieder verschwindet. Bei der Durchleuchtung unter üblichen Bedingungen werden Magenerosionen meist nicht erkannt. FRIK u. HESSE (1956) empfehlen deshalb die Doppelkontrasttechnik in

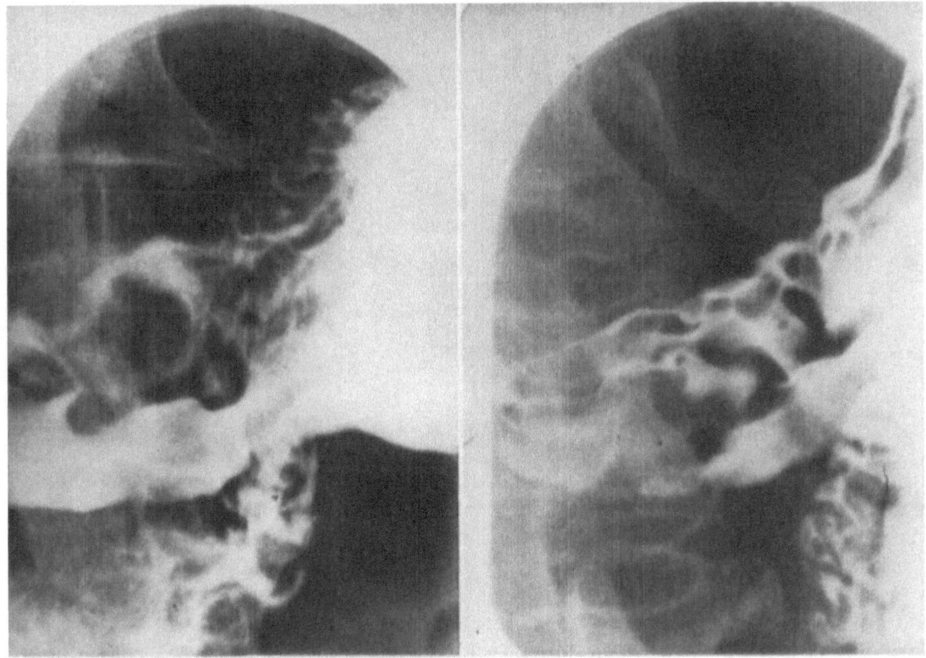

Abb. 6. Mehrere komplette Antrumerosionen mit zentralem Kontrastmitteldepot und deutlich ausgebildetem Halo

Kopftieflagerung von etwa 15° und fanden bei 0,5% von 2300 Magenuntersuchungen Erosionen. Bei Anwendung eines elektronenoptischen Bildverstärkers wird die Detailerkennbarkeit noch wesentlich verbessert, der Nachweis von Erosionen im Antrum und unteren Korpusdrittel gelang FRIK hierbei in etwa 2% aller Magenuntersuchungen. WALK (1955) betont die Bedeutung der dosierten Kompression zur Darstellung der Erosionen, die „en face" am besten gelingt, während „en profile" die Unterscheidung von interareolären Fissuren schwierig ist. Punktiforme Erosionen entgehen häufig dem Nachweis, da die Schleimhautfalten nicht geschwollen erscheinen und der Halo um das kleine Kontrastmitteldepot fehlt. Eine Differenzierung zwischen florider Erosion und bereits reepithelialisiertem Defekt ist röntgenologisch nicht möglich; zentral erodierte kleine Polypen sind ebenfalls nur schwer von Erosionen zu differenzieren (Abb. 6 u. 7).

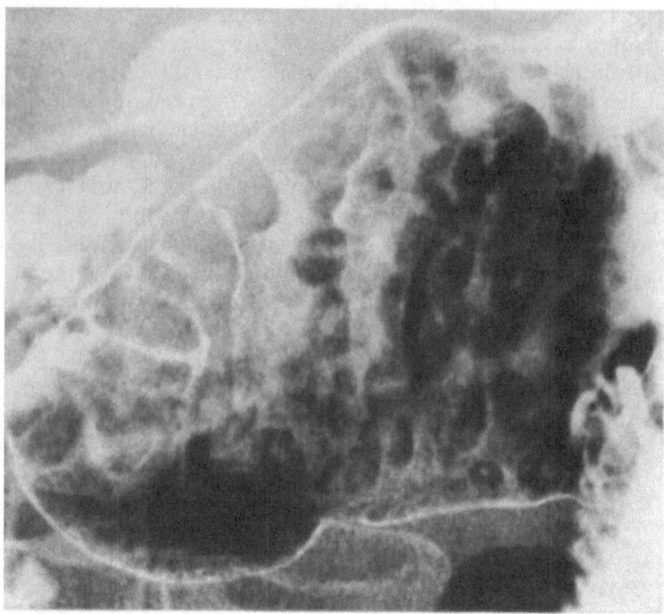

Abb. 7. Ausgeprägte erosive Veränderungen des Antrums. Darstellung unter dosierter Kompression

2. Endoskopischer Nachweis der Erosionen — Routinediagnostik

Seit Einführung der vollflexiblen Gastroskope, die eine optimale Inspektion des präpylorischen Antrums gestatten, werden erosive Schleimhautveränderungen in zunehmendem Maße diagnostiziert. Erosionen vom kompletten Typ mit zentraler Nekrose und ausgeprägter Randwallreaktion, von Virchow (1853) treffend als „Ulcusculum" bezeichnet, zeichnen sich durch eine Besonderheit aus: Je näher sie dem Pylorusring liegen, desto prominenter ist der Schwellungshof. Dadurch kann eine Differenzierung von einem präpylorischen Ulcus schwierig werden, Multiplizität und Lage der Erosionen außerhalb der „Magenstraße" erleichtern die Diagnostik. Im Gegensatz zum Ulcus ist die Erosion jedoch nicht fixiert: sie läßt sich mit der Biopsiezange ins Lumen abheben.

Walk (1967) unterscheidet varioliforme, punktiforme und gemischte Erosionen. Die varioliformen Erosionen — dem kompletten Typ entsprechend — erinnern an die pustulösen Hautveränderungen bei Pocken; die zentrale Nekrose mißt 2 bis 8 mm, liegt etwa 0,3 bis 0,5 mm im Niveau versenkt und ändert ihre Farbe über dunkelrot, gelb nach grauweißlich. Der Schwellungshof weist einen Durchmesser von 5 bis 12 mm auf, er wird erklärt durch eine zirkuläre Kontraktion der Muscularis mucosae (Walk, 1955) oder durch ein Kollateralödem. Punktiformen Erosionen (inkompletter Typ) fehlt der Schwellungsring. Sie liegen häufig — besonders ausgeprägt beim Morbus Menetrier — in Längsrichtung auf den Faltenkämmen.

Dagradi et al. (1968) unterscheiden darüber hinaus Schleimhautblutungen von 1 bis 2 mm (petechial) und von 5 bis 10 mm (maculös) Durchmesser, die noch nicht durch das Oberflächenepithel rupturiert sind und als dunkelbraune Pigmentflecken abheilen, von den echten Schleimhauterosionen. Diese unterteilt er in vier Formen:

1. Die aktiv blutenden;
2. Diskrete Erosionen von dunkelroter bis schwarzer Farbe mit einem dünnen, hellroten Rand;
3. Die sog. „Schießscheibenläsion" oder „Ochsenaugenerosion" mit einem zentralen kohlschwarzen Gerinnsel, einem weißlichen Rand, der der Pseudomembran entspricht, die sich zwischen Gerinnsel und erodierter Oberfläche gebildet hat, und einem hyperämischen Randsaum; und
4. Die aphthöse Erosion nach Abstoßung des Gerinnsels.

Tabelle 2. Häufigkeit von Erosionen als Blutungsquelle ohne und mit endoskopischer Diagnostik

Autor	Endoskopie	Jahr	Anzahl der Fälle	Erosionen in %
BROWN et al.	nein	1950	324	—
MARTHIN et al.	nein	1953	246	5
ATIK u. SIMEONE	nein	1954	293	2
BERKOWITZ et al.	nein	1956	500	1
ZIMMERMANN et al.	nein	1956	200	—
PALMER	ja	1952	121	22
JONES	ja	1956	1910	30
PALMER	ja	1962	650	15
KATZ et al.	ja	1963	150	26
HIRSCHOWITZ et al.	ja	1963	216	22

Tabelle aus KATZ, D., DOUVERS, P., WEISBERG, H., CHARM, R., McKINNON, W.: Sources of bleeding in upper gastrointestinal hemorrhage: A re-evaluation. Amer. J. dig. Dis. 9, 447 (1964).

Endoskopische Verlaufsbeobachtungen haben gezeigt, daß Erosionen in der Regel rasch abheilen, nach unseren Erfahrungen innerhalb von 2 bis 8 Tagen (RÖSCH u. OTTENJANN, 1970). Doch ist wiederholt eine Persistenz kompletter Erosionen über Jahre hinweg beobachtet worden, wobei allerdings die Möglichkeit offengelassen werden muß, daß es sich um Exacerbationen abgeheilter Läsionen handelt. Der Nachweis antigastraler Antikörper durch Komplementbindungsreaktion und indirekte Immunofluorescenz (KAWAI et al., 1967) bei persistierenden Erosionen könnte für ein Autoimmungeschehen sprechen.

3. Notfallendoskopie

Durch den Einsatz endoskopischer Untersuchungsmethoden im akuten Blutungsstadium (vigorous diagnostic approach), konnten entscheidende Kenntnisse über die Häufigkeit verschiedener Blutungsquellen gewonnen werden. So fand PALMER (1969) in einer seit 23 Jahren laufenden prospektiven Studie, daß durch die zur Notfallgastroskopie erforderliche Eiswasserspülung zwei Drittel der Blutungen zum Stillstand kamen und daß nur bei einem Viertel der Patienten ein Ulcus duodeni vorlag. KATZ et al. (1964) vergleichen in einer Übersichtsarbeit die Blutungsursachen, die ohne und mit endoskopischer Notfalluntersuchung ermittelt wurden. Der Anteil der Magenerosionen stieg von 0 bis auf 15 bis 30% (Abb. 9). Seit der Einführung der längeren prograden optischen Systeme, die eine simultane Inspektion von Oesophagus, Magen und Bulbus duodeni in einem Arbeitsgang gestatten, hat sich das Bild insofern geändert, als die Zahl der als Blutungsquelle diagnostizierten Ulcera duodeni zugenommen hat. Dies geht aus einer Gegenüberstellung der Notfallendoskopieergebnisse der Jahre 1970 und 1973 hervor (Abb. 10). Diese Verschiebung erklärt sich unter anderem aus der Tatsache, daß Ulcus duodeni und Antrumerosionen häufig vergesellschaftet sind, ohne daß es aus den letztgenannten Läsionen bluten müßte. Nach PALMERs Untersuchungen an 1400 Patienten mit akuter gastrointestinaler Blutung konnte röntgenologisch nur in 35% der Fälle die richtige Diagnose gestellt werden, häufig lagen z. T. bereits bekannte nichtblutende Läsionen vor wie Oesophagusvaricen, peptische Ulcera oder Tumoren, während die Blutung aus Magenerosionen erfolgte. So stellten auch McCRAY et al. (1969) bei der Endoskopie von 27 blutenden Cirrhosepatienten mit bekannten Oesophagusvaricen fest, daß nur bei 5 die Varicen bluteten, während bei 16 Patienten (59%) Magenerosionen die Blutungsquelle darstellten. Die Resultate der

Tabelle 3. *Ergebnisse der Notfallendoskopie bei 65 akuten gastrointestinalen Blutungen*

Seitblickinstrument (bis 1970) Akute Blutungen (n = 65)		Vorausblickinstrument (1970—1973) Gesicherte Blutungsquellen (n = 205)	
Magenerosionen	14 (21,5%)	Ulcus duodeni	43 (21%)
Ulcus ventriculi	11 (16,9%)	Oesophagusvaricen	40 (19,5%)
Oesophagusvaricen	8 (12,3%)	Ulcus ventriculi	38 (18,5%)
Anastomosenulcus	4 (6,2%)	Magenerosionen	29 (14,1%)
Erosive Oesophagitis	2 (3,1%)	Oesophagitis	21 (10,2%)
Magencarcinom	2 (3,1%)	Magencarcinom	15 (7,3%)
Mallory-Weiss-Syndrom	2 (3,1%)	Duodenalerosionen	6 (2,9%)
Benigner Magentumor	1 (1,5%)	Oesophaguserosionen	3 (1,5%)
Blutungsübel	1 (1,5%)	Mallory-Weiss-Syndrom	3 (1,5%)
Blutung endoskopisch nicht eindeutig zu klären	18 (27,7%)	Benigne Tumoren	3 (1,5%)
Blutung aus Nasen-Rachenraum	2 (3,1%)	Seltene Blutungsquellen	4 (2,0%)

Notfallendoskopie decken sich somit weitgehend mit den neueren Obduktionsstatistiken von EDER (1969) und MARTINOLI (1970), die Erosionen als häufigste Blutungsquelle in ihrem Material fanden.

4. Saugbiopsie und gastroskopische Biopsie bei Magenerosionen

Die Erfassung von Magenerosionen bei der blinden Saugbiopsie stellt einen Zufallsbefund dar (Abb. 8). Auffallend ist hierbei die ausgeprägte Erythrodiapedese, wie sie ansonsten bei der Blindbiopsie nur selten beobachtet wird, so daß eine primäre Gefäßalteration angenommen werden muß. Von KATZ et al. (1966) führten bei einer Reihe aktiv blutender Patienten eine gezielte Saugbiopsie mit dem Eder-Palmer-Gastroskop durch. Die Biopsien aus der Magenvorderwand, pars media, zeigten bei fast allen Patienten mit erosiven Schleimhautveränderungen einen Verlust des Oberflächenepithels oder Blutungen in der Drüsenhalsregion bzw. der Lamina propria. Ähnliche Beobachtungen wurden auch von JANKELSON (1959) mitgeteilt.

Die Ergebnisse der gezielten Gewebsentnahme aus Erosionsgrund und Schwellungshof sind in den einleitenden Kapiteln über die pathologische Anatomie abgehandelt. Die an Resektionsmägen von KALIMA (1924) und TOMODA (1937) gewonnene Feststellung, daß es bei länger persistierenden Erosionen zu einer cellulären Infiltration und bindegewebigen Proliferation im Randwall kommen soll, konnten wir nicht bestätigen. Ein Ersatz eines Schleimhautödems durch Bindegewebe ist wenig wahrscheinlich. Die Beobachtung einer Verdickung der Muscularis mucosae und der Gefäßwandung sowie einer Hyperplasie der Pylorusdrüsen bedarf noch einer Bestätigung (TOMODA, 1937).

Die histologische Differenzierung zwischen kompletter Erosion und zentral erodiertem Polypen ist am Biopsiematerial nicht immer möglich. Die foveoläre Pseudohyperplasie der Leistenspitzen aus dem Schwellungshof der Erosion kann eine Abgrenzung von einem hyperplastischen oder differenzierten adenomatösen Polypen fast unmöglich machen. Aus diesem Grund empfiehlt sich die Abtragung prominenter Läsionen mit der Diathermieschlinge zur histologischen Aufarbeitung.

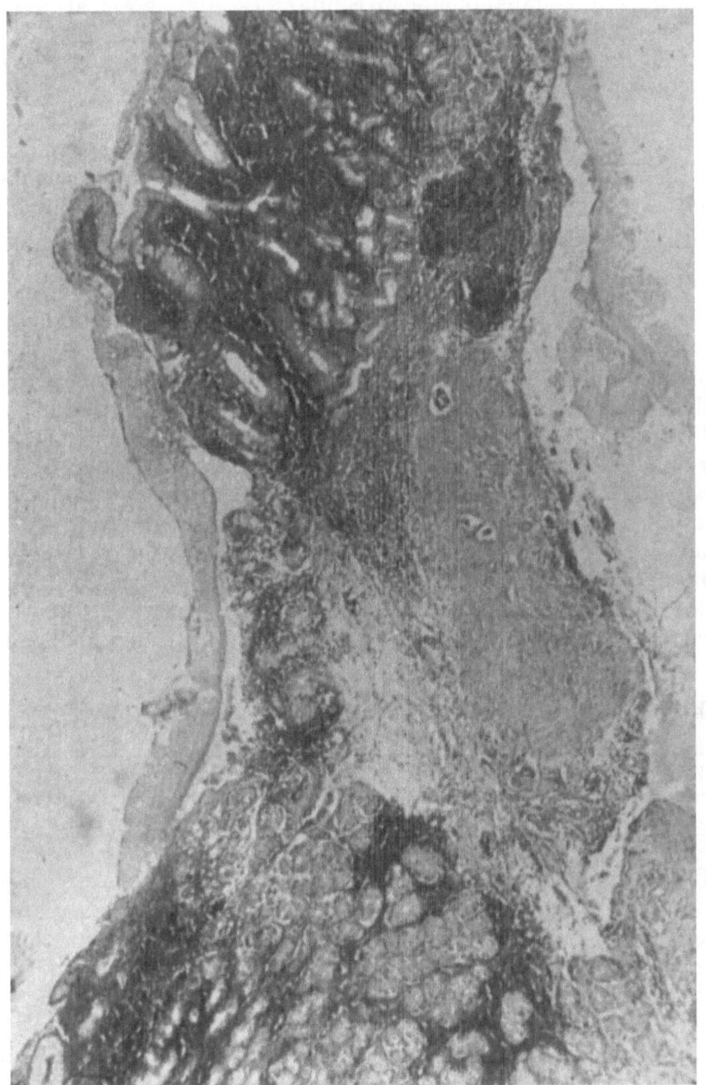

Abb. 8. Saugbiopsiepräparat einer Erosion mit zentraler fibrinoider Nekrose

Die Erosion als umschriebener Schleimhautbefund sollte nach Möglichkeit immer eine histologische Untersuchung mehrerer gezielt entnommener Gewebspartikel bedingen. Nur so lassen sich maligne Erosionen oder primäre Grundkrankheiten wie Sarkoidose des Magens (PALMER, 1954), M. Crohn (RÖSCH et al., 1969), Lymphosarkom, Tuberkulose oder Amyloidose (HARTWICH et al., 1970) erfassen.

5. Differentialdiagnose

Röntgenologischer und vor allem endoskopischer Aspekt der Magenerosionen sind in der Regel so typisch, daß differentialdiagnostische Erwägungen kaum angestellt zu werden brauchen. Man sollte sich jedoch immer vor Augen halten, daß Erosionen auch Ausdruck einer Grundkrankheit sein können und letztlich nur Reaktion einer Zirkulationsstörung einer Schleimhaut in einem sauren Milieu sind. Bei der Erosio Dieulafoy, besser Exulceratio simplex Dieulafoy, hingegen handelt es sich primär um eine Gefäßanomalie im Sinne eines submukösen arteriellen Aneurysmas, das gegen das Lumen zu rupturiert und eine massive Blutung bedingt. Charakteristisch ist die Lokalisation im Fundus des Magens, auf die besonders STREICHER (1966) hingewiesen hat. Während DIEULAFOY (1898) glaubte, es handle sich um ein beginnendes Geschwür, das sich wegen der Blutung nicht vollständig ausgebildet habe, neigt man heute mehr dazu, daß es sich um eine angeborene Mißbildung (GOLDMAN, 1964) oder um arteriosklerotische Aneurysmata handelt (DONALDSON u. HAMLIN, 1950). Therapeutisch genügt bei diesen immer singulär auftretenden Exulcerationen eine einfache Umstechung.

VI. Therapie der Erosionen

Einigkeit herrscht über die Behandlung nichtblutender Erosionen, die entweder als Zufallsbefund gefunden werden oder bei denen die geklagten Oberbauchbeschwerden durch Erosionen erklärt werden müssen. Hier bringt erfahrungsgemäß eine Ulcustherapie mit blander Kost, reichlich Antacida und Anticholinergika eine rasche Besserung. Bei der schnellen Heilungstendenz der Erosionen ist eine Überprüfung des subjektiven Erfolges im kontrollierten Versuch kaum möglich. Erfahrungen mit Carbenoxolonnatrium liegen noch nicht vor.

Die Behandlung von Magenerosionen mit Ulcustherapeutica beruht letztlich auf der Beobachtung, daß sich in der Anamnese der Patienten bei über 25% (RÖSCH u. OTTENJANN, 1970; KAWAI et al., 1970; MARTINOLI u. GANTNER, 1970) ein Ulcusleiden findet und daß eine Hyperchlorhydrie gehäuft vorzukommen scheint (Tabelle 4).

Tabelle 4. Sekretorische Leistung nach maximaler Pentagastrin-Stimulation bei 63 Patienten mit Magenerosionen (PAO = peak acid output)

Magensekret HCl/h:	< 10 mval	> 10 < 25 mval	> 25 mval
Patienten:	11	21	31

Bei der Behandlung der blutenden Magenerosionen steht die Aufrechterhaltung stabiler Kreislaufverhältnisse im Vordergrund der Bemühungen. Die von PALMER (1961) propagierte Eiswasserspülung mit etwa 5 l führt bei überraschend vielen Patienten zu einem zumindest vorübergehenden Sistieren der Blutung, so daß eine weitere Diagnostik möglich wird. Bei anhaltender Blutung bzw. Versagen der konservativen Therapie sollte nach 24 Std operiert werden, auch wenn über die Art des durchzuführenden Eingriffs keine Klarheit herrscht. ROTH (1970) empfiehlt die einfache Umstechung der blutenden Läsionen, KIRTLEY u. SCOTT (1969) Vagotomie mit Pyloroplastik, EISEMAN u. HEYMAN (1970) eine subtotale Magenresektion. KUNZMAN (1970) sah bei einem Vergleich konservativer und obengenannter operativer Therapie bei 74 Patienten die besten Ergebnisse bei rein konservativer Therapie und bei Vagotomie mit Pyloroplastik. Die Entscheidung über die Art des Vorgehens wird sicherlich von der Einzelsituation mitbestimmt, so daß das Aufstellen fester Regeln wenig sinnvoll erscheint.

VII. Prognose der Magenerosionen

Die Prognose nichtblutender Magenerosionen ist gut, auch wenn bei einigen Patienten eine ausgeprägte Rezidivneigung vorzuliegen scheint. So konnten wir einen Patienten beobachten, bei dem simultan mit Asthma bronchiale-Attacken heftige Oberbauchschmerzen auftraten, die auf multiple Magenerosionen zurückgeführt werden mußten und die mit Besserung der Atemwegssituation wieder verschwanden. KAWAI et al. (1967) glaubt, daß sich aus kompletten Erosionen mit der Zeit bei Fortdauer des Proliferationsreizes im Bereich des Schwellungshofes echte Polypen und möglichweise sogar ein Carcinom entwickeln können; eine Verlaufsbeobachtung, die diese These stützen könnte, steht allerdings noch aus.

Die Prognose der blutenden Erosionen ist wesentlich schlechter zu stellen. Nach PALMERS Untersuchungen (1969) waren bei Blutungen aus Erosionen im Durchschnitt 3,5 l Blut nötig, um stabile Kreislaufverhältnisse aufrechtzuerhalten; 9 % der Patienten starben. Ausgedehnte operative Eingriffe wie die sog. „blinde" subtotale Magenresektion bedingen eine hohe Mortalität. Während EDER (1969) die Letalität der Magenerosionen im Sektionsgut mit 26 % angibt, fand MARTINOLI (1970) eine Letalität von 10,4 %. Er betont aber auch, daß die Erosionen eine höhere Mortalität als die chronischen Ulcera und eine 3mal so hohe wie die akuten Ulcera aufweisen.

Ein Übergang kompletter Erosionen in ein echtes Magengeschwür ist immer wieder, vor allem von der Schule KONJETZNYS postuliert, aber außer von KORBSCH (1941), der einen Fall gastroskopisch gesehen hat, nie nachgewiesen worden. Wir konnten unlängst innerhalb von 3 Tagen die Entstehung eines tiefen peptischen Geschwürs aus mehreren, in einer geröteten Schleimhaut nebeneinanderliegenden Erosionen dokumentieren. Auf Grund der histologischen Ergebnisse der Randbiopsien — beim Ulcus fast immer atrophische Gastritis mit intestinaler Metaplasie, bei der Erosion Oberflächengastritis oder normale Magenschleimhaut — scheint dies auch wenig wahrscheinlich, zumal die Erosionen relativ selten an der Prädilektionsstelle für Magengeschwüre, der kleinen Kurvatur, sitzen. Endoskopische Verlaufsbeobachtungen werden zeigen müssen, ob nicht in dem einen oder anderen Fall doch eine kausale Korrelation zwischen Magenerosionen und simultan vorkommendem Magen- oder Duodenalgeschwür besteht.

Literatur

ABEL, W.: Die Röntgendiagnose der Gastritis erosiva. Fortschr. Röntgenstr. 80, 39 (1954)

BEAUMONT, W.: Experiments and observations on the gastric juice and the physiology of digestion. Plattsburg, N.Y.: Allan 1833

BERG, H. H.: Grundlagen der Darstellung von Gastritis und Ulkus im Röntgenbild. Med. Klin. 35, 1245 (1953)

BÜCHNER, F.: Die Pathogenese der peptischen Veränderungen. Jena: Fischer 1931

CURLING, P. B.: On acute ulceration of the duodenum in cases of burn. Trans. med. chir. Soc. Lond. 25, 260 (1842)

CUSHING, H.: Peptic ulcer and the interbrain. Surg. Gynec. Obstet. 55, 1 (1932)

DAGRADI, A. E., STEMPIEN, S. J., LEE, E. R., JULER, G.: Hemorrhagic-erosive gastritis. Gastrointest. Endosc. 14, 147 (1968)

DAVENPORT, H. W.: Gastric mucosal injury by fatty and acetylsalicylic acid. Gastroenterology 46, 245 (1964)

DAVENPORT, H. W.: Gastric mucosal hemorrhage in dogs. Effects of acid, aspirin and alcohol. Gastroenterology 56, 439 (1969)

DIEULAFOY, G.: Clinique médicale de l'Hotel-Dieu de Paris. Paris: Masson 1898

DONALDSON, G. A., HAMLIN, E.: Massive hematemesis resulting from rupture of gastric artery aneurysm. New Engl. J. Med. 243, 369 (1950)

EDER, M., CASTRUP, H. J.: Die gastrointestinale Blutung aus der Sicht des Pathologen. Chirurg 3, 97 (1969)

Eiseman, B., Heyman, R. L.: Stress ulcers—a continuing challenge. New Engl. J. Med. 282 372 (1970)
Fassbender, H. G.: Tierexperimentelle Beobachtungen zur Pathogenese des akuten Schocktodes. Vortrag Kongreß Europaeum Medicum Collegium 1970
Frik, W., Hesse, R.: Die röntgenologische Darstellung von Magenerosionen. Dtsch. med. Wschr. 81, 1119 (1956)
Gall, F.: Die großen Blutungen aus dem Magen-Darm-Trakt. Med. Klin. 62, 450 (1967)
Gerard, A.: Histochemical studies of the fundic mucosa of the stomach in dogs treated by ulcerogenic drugs. C.R. Soc. Biol. (Paris) 159, 1473 (1965)
Goldman, R. L.: Submucosal arterial malformation ("aneurysm") of the stomach with fatal hemorrhage. Gastroenterology 46, 589 (1964)
Hartwich, G., Rösch, W.: Multiple hemorrhagic erosions in secondary amyloidosis of the stomach. Endoscopy 2, 136 (1970)
Hauser, G.: Die hämorrhagische Erosion. In: Henke, F., Lubarsch, O.: Handbuch der speziellen pathologischen Anatomie und Histologie, Bd. 4. Berlin: Springer 1926
Henning, N., Schatzki, R.: Gastrophotographisches und röntgenologisches Bild der Gastritis erosiva. Fortschr. Röntgenstr. 48, 177 (1933)
Hoon, J. R.: Aspirin gastritis examined with intragastric photography. Industr. Med. 38, 52 (1969)
Hübner, G., Klein, H. J., Eder, M.: Feinstrukturelle Untersuchungen an der Fundusschleimhaut des Rattenmagens nach Stimulierung mit Pentagastrin und Betazol. Verh. dtsch. Ges. Path. Stuttgart: Fischer 1969
Jankelson, O. M., Jankelson, I. R., Zamcheck, N.: Hemorrhagic (erosive) gastritis. Amer. J. dig. Dis. 4, 603 (1959)
Kalima, T.: Pathologisch-anatomische Studien über die Gastritis am Ulkusmagen. Arch. klin. Med. 128, 20 (1924)
Kammerer, W. H., Freiberger, R. H., Rivelis, A. L.: Peptic ulcer in rheumatoid patients on corticosteroid therapy. Arthr. and Rheum. 1, 122 (1958)
Katz, D., Douvres, P., Weisberg, H., Charm, R., McKinnon, W.: Sources of bleeding in upper gastrointestinal hemorrhage: a re-evaluation. Amer. J. dig. Dis. 9, 447 (1964)
Katz, D., Siegel, H. I.: Erosive gastritis and acute gastrointestinal mucosal lesions. Progress in gastroenterology (Glass, G. B. Jerzy, Ed.). New York: Grune and Stratton 1968
Katz, D., Siegel, H. I., Glass, G. B. Jerzy: Acute gastric mucosal lesions produced by augmented histamine test. Amer. J. dig. Dis. 14, 447 (1969)
Katz, D., Siegel, H., Paulo, D., Sussman, H. M.: Gastric biopsy in patients with acute gastrointestinal hemorrhage. Gastroint. Endosc. 12, 168 (1966)
Kawai, K., Wakabayashi, T., Ida, K., Chikamatsu, S., Kadotani, H., Murakami, K., Misaki, F., Nishiyama, J., Kodama, M.: The process of erosion—socalled erosive gastritis. Stomach and Intestine 2, 30 (1967)
Kawai, K., Shimamoto, K., Misaki, F., Murakami, K., Masuda, M.: Erosion of gastric mucosa—pathogenesis, incidence and classification of the erosive gastritis. Endoscopy 2, 168 (1970)
Kirtley, J. A., Scott, H. W., Jr., Sawyers, J. L.: The surgical management of stress ulcers Ann. Surg. 169, 801 (1969)
Knies, P. I., Pritchett, C. P.: Gastroscopic observations of multiple gastric erosions with prompt response to histaminase. Rev. Gastroent. 8, 92 (1941)
Konjetzny, G. E.: Die Entzündungen des Magens. In: Henke, F., Lubarsch, O.: Handbuch der speziellen pathologischen Anatomie und Histologie, Bd. 4. Berlin: Springer 1928
Korbsch, R.: Endoskopische Magenpathologie. Leipzig: Thieme 1941
Kossinsky, J.: Laesiones pepticae (erosiones, ulcera, cicatrices) ventriculi et duodeni. Diss. Erlangen 1913
Kuiper, D. H., Overholt, B. F., Fall, D. J., Pollard, H. M.: Gastroscopic findings and fecal blood loss following aspirin administration. Amer. J. dig. Dis. 14, 761 (1969)
Kunzman, J.: Management of bleeding stress ulcers. Amer. J. Surg. 119, 637 (1970)
Lorenz, W., Feifel, G.: Neue Gesichtspunkte zur Pathogenese des Stress- und Steroidulkus. Dtsch. med. Wschr. 96, 1848 (1970)
Martinoli, E., Gantner, J.: Die hämorrhagischen Erosionen von Magen und Duodenum im Vergleich mit den akuten und chronischen Ulzera in einem Sektionsgut von 11 352 Erwachsenen. Schweiz. med. Wschr. 100, 37 (1970)
McCray, R. S., Martin, F., Amir-Ahmadi, H., Sheahan, D. G., Zamcheck, N.: Erronous diagnosis of hemorrhage from esophageal varices. Amer. J. dig. Dis. 14, 755 (1969)
Menguy, R., Masters, Y. F.: Effect of cortisone on mucoprotein secretion by gastric antrum of dogs: pathogenesis of steroid ulcers. Surgery 54, 19 (1963)
Morgagni: De sedibus et causis morborum, 1761.

Moutier, F.: Traité de gastroscopie. Paris: Masson 1935

Nauwerck, G.: Gastritis ulcerosa chronica. Beitrag zur Kenntnis des Magengeschwürs. Münch. med. Wschr. **44**, 955 (1897)

Nissen, R., Enderlin, F.: Die große Magenblutung. Dtsch. med. Wschr. **82**, 539 (1957)

Palmer, E. D., Brick, I. B.: Sources of upper gastrointestinal hemorrhage in cirrhotic patients with esophageal varices. New Engl. J. Med. **248**, 1057 (1953)

Palmer, E. D.: Gastritis—A re-evaluation. Medicine (Baltimore) **33**, 199 (1954)

Palmer, E. D.: Diagnosis of upper gastrointestinal hemorrhage. Springfield: Thomas 1961

Palmer, E. D.: Clinical gastroenterology. New York: Harper and Row 1963

Palmer, E. D.: The vigorous diagnostic approach to upper gastrointestinal tract hemorrhage. J. Amer. med. Ass. **207**, 1477 (1969)

Puhl, H.: Über die Entstehung und Entwicklung des chronischen Magen-Duodenalgeschwürs. Langenbecks Arch. klin. Chir. **158**, 1 (1930)

Quinke, R.: Zit. in Ivy, A. C., Grossman, M. I., Bachrach, W. I.: Peptic ulcer. London: Churchill 1950

Raasinen, T.: A mucosal bleeding mechanism in the upper gastrointestinal tract. Gastroenterology **44**, 168 (1963)

Rösch, W., Elster, K., Ottenjann, R.: Morbus Crohn des Magens unter dem Bild der „kompletten" Erosionen. Endoscopy **1**, 178 (1969)

Rösch, W., Ottenjann, R.: Gastric erosions. Endoscopy **2**, 93 (1970)

Rösch, W.: Diagnose und klinische Bedeutung der Magenerosionen. Dtsch. med. Wschr. **95**, 1491 (1970)

Rösch, W., Ottenjann, R.: Magenerosionen. Med. Klin. **65**, 2018 (1970)

Rokitansky, C.: Handbuch der pathologischen Anatomie. Wien: 1855

Rossi, G. S., Bonfils, F., Liefooghe, G., Lambling, A.: Technique novelle pour produire des ulcérations gastriques chez le rat blanc: l'ulcére de contrainte. C.R. Soc. Biol. (Paris) **157**, 1225 (1963)

Roth, H.: Zur operativen Behandlung des blutenden gastroduodenalen Stressulkus. Schweiz. med. Wschr. **100**, 1278 (1970)

Schindler, R.: Lehrbuch und Atlas der Gastroskopie. München: Lehmann 1923

Schindler, R.: Gastroscopy. New York: Hafner 1966

Selye, H.: The general adaptation syndrome and the disease of adaptation. J. clin. Endocr. **6**, 117 (1940)

Shay, H. S., Komarov, A., Fels, S. S., Meranze, R., Gruenstein, M., Siplet, H.: A simple method for the production of gastric ulceration in the rat. Gastroenterology **5**, 43 (1945)

Smith, V. M., Babb, R. R.: Azetylsalizylsäure: Ursache akuter gastrointestinaler Blutung. Fortschr. Med. **87**, 1153 (1969)

Streicher, H. J.: Massive gastrointestinal bleeding due to solitary simple gastric erosion of Dieulafoy. Germ. med. Mth. **11**, 448 (1966)

Tomoda, M.: Beitrag zur Kenntnis der Geschwürsbildung in Magen und Duodenum. Langenbecks Arch. klin. Chir. **190**, 254 (1937)

Virchow, R.: Historisches, Kritisches und Positives zur Lehre der Unterleibsaffektionen. Virchows Arch. **5** (1853)

Walk, L.: Erosive gastritis. Gastroenterologia (Basel) **84**, 87 (1955)

Walk, L.: Erosive gastritis. Stomach and Intestine **2**, 11 (1967)

Wanke, R.: Über die Behandlung des chronischen Ulkusleidens. Dtsch. Z. Chir. **228**, 41 (1930)

Woldman, E. E.: Zit. in Frik, W.: J. Amer. med. Ass. **149**, 984 (1951)

Wolf, S.: The stomach. New York: Oxford Univ. Press 1965

Peptisches Ulcus

L. Demling und W. Rösch, Erlangen

Mit 46 Abbildungen

I. Ätiologie des peptischen Geschwürs

Begriffsbestimmung. Das peptische Geschwür ist definitionsgemäß nur in einer Schleimhaut anzutreffen, die mit Magensaft in Berührung kommt: Oesophagus, Magen, Duodenum und, nach Magenoperationen, Jejunum. Dabei stellt die pep-

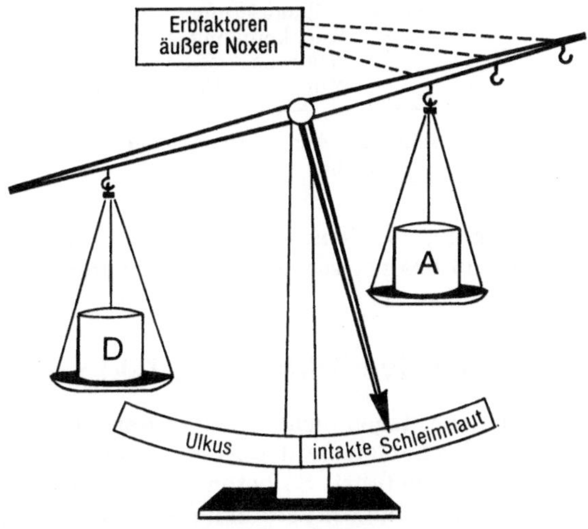

Abb. 1. Bei einem Übergewicht der defensiven Faktoren (D) bleibt die Schleimhaut intakt. Erbfaktoren, äußere Noxen und die aggressive Faktoren (A) bewirken die Entstehung eines Ulcus

tische Aktivität (Salzsäure und Pepsin) eine Conditio sine qua non bei der Ulcusgenese dar. Die sozioökonomische Bedeutung der Ulcuskrankheit geht daraus hervor, daß jeder Zehnte im Laufe seines Lebens an einem peptischen Geschwür erkrankt. Daraus erklärt sich das unverändert große Interesse an der Ätiologie der Geschwürskrankheit, da letztlich erst eine Kenntnis der Pathogenese eine rationale Therapie des floriden Geschwürs und eine Rezidivprophylaxe erlaubt.

Während noch in den 30iger Jahren das Problem der Ulcuskrankheit je nach Anschauungsrichtung mehr unter funktionellen (G. v. Bergmann), peptischen (Büchner) oder entzündlichen (Konjetzny) Gesichtspunkten gesehen wurde, neigt man heute eher dazu, keinen ätiologischen Faktor allzu sehr in den Vordergrund zu stellen. Klar steht nach wie vor die peptische Aktivität im Mittelpunkt der Geschwürsbildung, doch können eine Vielzahl von Faktoren Entstehung und Verlauf der peptischen Andauung beeinflussen. Verbindlich und allen Theorien gerecht erscheint die Formel vom Mißverhältnis zwischen aggressiven und defen-

siven Schleimhautfaktoren. So verschiebt jede Steigerung der HCl- und Pepsinproduktion das Gleichgewicht zugunsten der aggressiven Faktoren; ein Geschwür
tritt jedoch erst dann auf, wenn die Schleimhautbarriere mit ihren Schutzvor-
richtungen für eine peptische Andauung diese Verschiebungen nicht mehr zu
kompensieren vermag (Tab. 1).

Für diese ätiopathogenetischen Zusammenhänge spricht z. B. auch das Auftreten eines peptischen Geschwürs in einem Meckelschen Divertikel, das ektope
Magenschleimhaut enthält. Welche Faktoren die genaue Lokalisation des peptischen Geschwürs sowie die Rezidivhäufigkeit beeinflussen, ist noch weitgehend

Tabelle 1. Aggressive und defensive Faktoren,
die an der Magenschleimhaut wirksam werden

Aggressiv	Defensiv
HCl*	Schleim*
Pepsine*	Durchblutung*
Galliger Reflux	Zellmauserung
	Rückkopplung
	Gastrone
	Mund- und Bauchspeichel*

* Psychischer Angriff sicher oder wahrscheinlich.

unklar, desgleichen die Frage, ob Ulcus ventriculi und Ulcus duodeni wirklich als
einheitliches Krankheitsbild des peptischen Geschwürs angesehen werden können
(Ivy et al., 1950).

A. Defensive Schleimhautfaktoren

Die Frage, warum sich der Magen nicht selbst verdaut, hat die Physiologen seit
200 Jahren beschäftigt. Diese Schleimhautresistenz gegenüber einer Autodigestion
wird auf vier Faktoren zurückgeführt. So betonte bereits Hunter (1772) die Bedeutung einer kontinuierlichen Blutzirkulation im Gewebe als Schutzmechanismus
vor der peptischen Aktivität. Virchow (1853) wies auf das Neutralisationsvermögen
des Blutes hin, das rückdiffundierende H-Ionen durch seinen Alkaligehalt sofort zu
neutralisieren vermag. Die dritte Hypothese stellt den Magenschleim, der für aktives Pepsin undurchdringlich ist, in den Vordergrund (Claude Bernard, 1855).
Schließlich wurde zu Beginn dieses Jahrhunderts von Danilevski (1901) und
Gensel (1903) ein spezifisches Antipepsin in der Magenschleimhaut vermutet, das
Pepsin zu inaktivieren vermag.

Schleimhautbarriere. Von Teorell (1939) und seit 1964 vor allem von Davenport sind Barrieren für Elektrolytflux, Eiweißverlust und Erythrocytenbewegung
postuliert worden, die durch verschiedene Medikamente (Acetyl-Salicylsäure),
kurzkettige Fettsäuren, Alkohol und den natürlich vorkommenden Gallereflux
(Gallensalze) beeinflußt werden. Während Wasserstoffionen aus anderen Abschnitten des Gastrointestinaltraktes rasch resorbiert werden, besteht zwischen
dem Mageninhalt mit einem pH 1 und dem Plasma mit einem pH 7 ein Wasserstoffionengradient von über 1 Million zu 1. Die Salzsäure wird in einer konstanten
Konzentration von etwa 160 mval/l (Hollander, 1952) produziert. Da im Magensaft die H-Ionenkonzentration weit unter diesem Wert liegt, nimmt Hollander
in seiner Zweikomponententheorie an, daß neben einer Parietalzellsekretion von
HCl eine Bicarbonatsekretion in einer Konzentration von 25 mval/l und eine

Chloridsekretion entsprechend der interstitiellen Flüssigkeit von 120 mval/l erfolgt. Tierexperimentelle Untersuchungen machen eine Rückdiffusion von H-Ionen im Austausch gegen Natriumionen in der Magenschleimhaut wahrscheinlich. DAVEN-PORT (1965) führt die bei Ulcus ventriculi-Patienten fast immer nachweisbare verminderte Säuresekretion auf eine gesteigerte Rückresorption von Wasserstoffionen zurück. Hinzu kommt der häufig bei Magengeschwürspatienten beobachtete Reflux von Gallensalzen in den Magen (RHODES, 1969), der diese H-Ionenrückresorption noch verstärkt. Dieser gesteigerte Reflux von H-Ionen bedingt eine Schleimhautschädigung und stellt möglicherweise das Initialstadium einer pep-

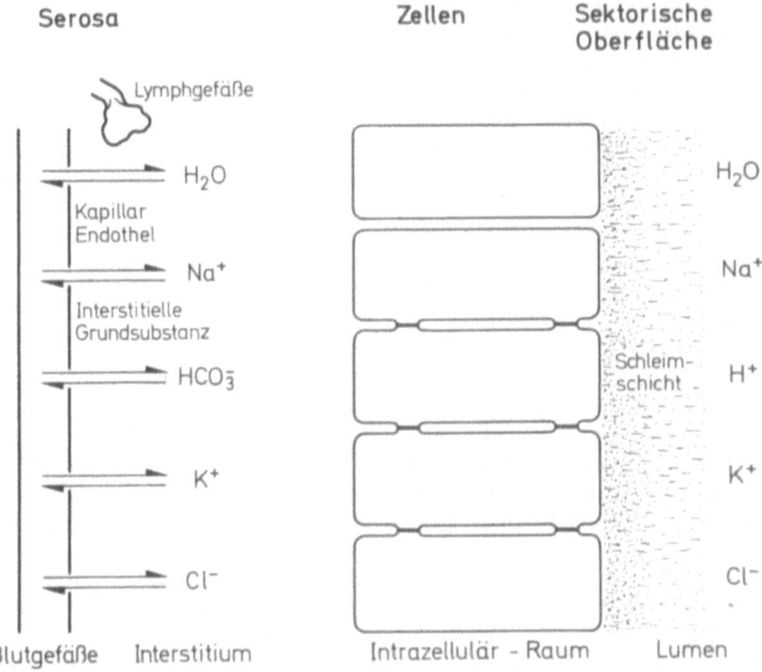

Abb. 2. Anatomie der Schleimhautbarriere (Nach DAVENPORT)

tischen Läsion dar. Hierfür sprechen auch die Ergebnisse von SKILLMAN et al. (1970), die bei kritisch kranken Patienten mit Ateminsuffizienz, Sepsis und Kreislaufversagen, wo klinisch häufig multiple, akute Oberflächenulcera im Magenfundus beobachtet werden, einen erniedrigten Säureoutput und eine abnorme H-Ionenrückresorption von bis zu 15 mval/15 min beobachten konnten. Die Antrumschleimhaut, wo Magenulcera vorwiegend lokalisiert sind, resorbiert 15mal mehr H-Ionen/Einheit Schleimhautoberfläche als die Fundusschleimhaut (DYCK et al., 1969). Die Duodenalschleimhaut wiederum ist für H- und Natriumionen 2- bis 3mal permeabler als die Antrumschleimhaut.

Mucosaresistenz. Die Mucosaresistenz setzt sich nach HOLLANDER aus zwei Verteidigungslinien zusammen:

1. Der Lage von viscösem Mucus.

2. Der Lage von Cylinder- und kubischem Epithel an der Oberfläche und in den Krypten.

Die Mucosaresistenz kann zumindest im Tierexperiment durch Proteinzufuhr in der Nahrung gesteigert werden (Shay et al., 1948). Eine hohe Ulcusincidenz im Vormagen der Ratte wurde von Hölzel u. Da Costa (1937) unter einer proteinfreien Diät erzielt. Eine vermehrte Capillarpermeabilität und Fragilität scheint die Schleimhautresistenz bei Vitamin C-Mangel (Rohe et al., 1941) herabzusetzen. Die Produktion von Magenschleim aus den Oberflächenepithelien der Schleimhaut ist durch den raschen turnover des Oberflächenepithels bestimmt. Wenn die Regenerationsrate des Oberflächenepithels hinter der Desquamationsrate zurückbleibt, wäre ein Zustand denkbar, wo es zu einem Verlust des Oberflächenepithels und somit zu einer akuten Erosion kommt. Schleimhautdurchblutung, Kollateralbildung bei umschriebener Anoxie, umschriebene Acidose, Vitamin- und insbesondere Aminosäuremangelzustände, endokrine Faktoren wie Nebennierenrindenaktivität und neurotrophe Einflüsse scheinen das Regenerationsvermögen des Oberflächenepithels und damit die Schleimproduktion zu beeinflussen.

Adhäsion und Viscosität, Absorptionsvermögen und Neutralisationskapazität bestimmen die defensiven Mechanismen des Magenschleims. Ein dreidimensionaler Gelfilm kleidet die gesamte Innenfläche des Magen-Darmlumens aus. Dieses Gelmucin mit einem Molekulargewicht von 2×10^6 enthält Galactose, Fructose, N-Acetylglucosamin, N-Acetylgalactosamin und N-Acetylneuraminsäure (NANA), die zusammen eine prosthetische Carbohydratgruppe mit der Blutgruppensubstanz bilden. Dieses Mucin bildet in einer Konzentration von 7% und höher einen zähen Gummi, der durch Wasseraufnahme verflüssigt wird (Waldron-Edward u. Skoryna, 1970). Entscheidend bei der Qualität des Magenschleims scheint die Impermeabilität für Pepsin bzw. das Absorptionsvermögen zu sein. Das Duodenum steuert über Hormone wie Bulbogastrone, „Gastric Inhibitory Polypeptide" und andere Enterogastrone die Sekretionsrate und hat die Funktion einer pH-Schleuse; durch die Pufferkapazitäten von Galle und Pankreassekret wird ein pH von 3,8 beim Gesunden praktisch nicht unterschritten, beim Ulcus duodeni-Patienten kommt es jedoch zu einer Erniedrigung des pH im Bulbus. Das Funktionieren der pH-Schleuse ist von einem intakten Pylorusspiel und einer ungestörten Motorik im Duodenum abhängig: Beide sind beim floriden Ulcus duodeni alteriert, ferner liegt infolge eines erhöhten Vagotonus eine atypische Sekretion und Hypermotilität des Magens vor. Curt u. Pringle (1969) fanden bei Ulcus duodeni-Patienten eine erhöhte Viscosität des Magenschleims, der die Chemoreceptoren isolieren soll, so daß ein unverdünnter HCl-reicher Magensaft in den Bulbus fließen würde.

Schleimhautdurchblutung. Auf die Bedeutung der Schleimhautdurchblutung als entscheidenden Faktor der Schleimhautresistenz haben bereits Virchow (1853) und Hauser (1883) hingewiesen. Durch Untersuchungen mit der Aminopyrinclearance (Jacobson, 1966) und der Wärmeleitsonde (Demling, 1955) lassen sich Änderungen der Schleimhautdurchblutung unter verschiedenen Substanzen nachweisen, von denen bekannt ist, daß sie ulcerogen wirken: Alkohol, Aspirin (Augur, 1970), Noradrenalin (Friedmann, 1951) und Pitressin (Nedzel, 1938). Ein Abfall der Schleimhautdurchblutung geht nicht immer mit einem Abfall der Magensekretion und der H-Ionenproduktion parallel (Demling u. Classen, 1969). Histamin verschließt die zahlreichen arteriovenösen Shunts in der Magenschleimhaut (Bell, 1967). Eine verminderte Schleimhautdurchblutung bedingt eine abnehmende Schleimhautresistenz. So lassen sich Ulcerationen bei portaler Hypertension, Panarteriitis nodosa, Endangitis obliterans, Amyloidose der Magengefäße und Kreislaufinsuffizienz erklären. Ferner scheint zumindest beim alten Menschen die Durchblutung den Heilungsverlauf und die Blutungsgefahr zu beeinflussen (arteriosklerotisches Ulcus nach Virchow).

B. Aggressive Faktoren

Ulcus und Magensaft. Die von QUINKE (1882) geprägte Bezeichnung Ulcus pepticum stellt die zentrale Bedeutung von Salzsäure und Pepsin bei der Ulcusentstehung ganz in den Vordergrund. BÜCHNER hat den Gedanken von der Dyschylie des Magens entwickelt, wobei normale Schutzeinrichtungen der Schleimhaut nicht mehr in der Lage sind, die Gewebsschädigung durch eine krankhaft gesteigerte Leersekretion von Salzsäure zu verhindern. Alle Mitteilungen in der Literatur über das Auftreten von Magengeschwüren bei Patienten mit einer histaminrefraktären Achlorhydrie (MAKISHIMA, 1936; JONSSON, 1936; TOMODA, 1937; LEWIS, 1949; PETERSEN, 1952) sind skeptisch zu betrachten. PALMER u. NUTTER (1940) gelang es nicht, unter 2200 Fällen von peptischen Geschwüren einen einzigen Patienten mit einer vollständigen Achlorhydrie zu finden. Jedes Geschwür in einem Magen, bei dem bei wiederholten Sekretionsanalysen keine Säure nachgewiesen werden konnte, erweckt den dringenden Verdacht auf das Vorliegen eines Carcinoms oder auf eine Systemerkrankung (Tuberkulose, Sarkoidose, Morbus Crohn, Lymphom). So ist auch bei Perniciosakranken noch über kein Magen- oder Zwölffingerdarmgeschwür berichtet worden (KAHN, 1937; WASHBURN u. ROSENDAAL, 1937). Unter experimentellen Bedingungen gelingt es, durch kontinuierliche Instillation von 0,1 N HCl (CUMMINS et al., 1948) oder HCl und Pepsin (FOGELMAN, 1949), Magen- und Duodenalulcera zu erzeugen, die sich durch parenterale $NaHCO_3$-Gabe verhindern lassen. Einen weiteren Hinweis für die ausschlaggebende Rolle der Salzsäure bei der Ulcusgenese stellt das Zollinger-Ellison-Syndrom dar, bei dem eine Hypergastrinämie zu einer konstanten Erhöhung der Basalsekretion führt, die wiederum therapierefraktäre Ulcera ventriculi et duodeni nach sich zieht. Selbst Ulcera im Jejunum sind bei diesen Patienten beobachtet worden, wobei sich in solchen Fällen ein stark saures pH im ulcustragenden Darmsegment nachweisen ließ. Durch Histamin, einem kräftigen Stimulans der Salzsäuresekretion des Magens, konnten CODE u. VARCO bereits 1940 mit einer Bienenwachspräparation gastroduodenale Geschwüre bei verschiedenen Tieren erzeugen. Durch Variationen im Applikationsmodus und in der Dosierung ist es heute möglich, bei 100% der Versuchstiere gezielte Magen- und Duodenalgeschwüre zu erzeugen. Allerdings handelt es sich dabei um akute Ulcera, die anatomisch von den menschlichen Formen abweichen. Inwieweit das endogen produzierte Histamin bei der Ulcusgenese des Menschen eine Rolle spielt, muß offen gelassen werden. Neben der säurestimulierenden Wirkung spielt sicher auch die histamininduzierte Capillardilatation und eine Constriction der Venolen mit gesteigerter Capillarpermeabilität und umschriebenem Ödem eine Rolle. Wahrscheinlich stellt die Rückdiffusion von Salzsäure (nach DAVENPORT) in die ischämische Schleimhaut beim Histaminulcus den initialen Prozeß dar (SCHWARTZ, 1970). Auch für das Histaminulcus gibt es ein natürlich vorkommendes Modell: Bei der generalisierten Mastocytose mit einem erhöhten Histaminspiegel im Blut treten gehäuft gastroduodenale Ulcera auf. VOITISEK et al. (1971) konnten durch Einspritzung von 5 ml Magensaft in die Schleimhaut von Hundemägen chronische callöse Magengeschwüre erzeugen, die sich weder makroskopisch noch mikroskopisch vom menschlichen peptischen Geschwür unterscheiden. Wurde aus dem Magensaft das Pepsin entfernt, waren die Defekte signifikant kleiner. Mit dieser Versuchsanordnung scheint es im Gegensatz zu den klassischen experimentellen Ulcusmethoden (Pylorusligatur, Stressulcus, medikamenteninduziertes Ulcus) zum ersten Mal möglich, das peptische Ulcus des Menschen nachzuahmen.

Die nächtliche Nüchternsekretion des Menschen beträgt etwa 10 bis 20 mval HCl in 12 Std. Sie kommt nach einer Durchtrennung des Vagus fast vollständig zum Erliegen. Dies veranlaßte Dragstedt u. Owens (1943), bei Patienten mit Ulcera duodeni, die 3- bis 10mal so viel Salzsäure nüchtern produzieren wie normale Menschen, eine Vagusdurchtrennung durchzuführen. In der Folgezeit auftretende Magengeschwüre ließen sich durch eine vermehrte Gastrinausschüttung aus dem durch Hypomotilität und Stase dilatierten Antrum erklären, eine Antrektomie oder Pyloroplastik verhinderte das Auftreten von Magengeschwüren. Ein ähnlicher Effekt, wie die Vagotomie auf die cephale Phase der Magensekretion, läßt sich durch Atropin erreichen, das die Übertragung des Reizes vom Nervus vagus auf das periphere Neuron und von den postganglionären Fasern und Plexus auf die sekretorisch aktiven Zellen in der Magenschleimhaut blockiert.

C. Das Stressulcus

Daß chronische emotionelle Reize bei hierzu disponierten Patienten zu funktionellen Störungen und schließlich zu einer organischen Krankheit führen können, ist eine experimentell und klinisch erwiesene Tatsache. 1936 beobachtete Selye, daß die Injektion eines Ovarialextraktes beim Versuchstier eine Hypertrophie der Nebennieren, eine akute Atrophie des thymolymphatischen Gewebes und gastroduodenale Ulcerationen zur Folge hatte. Durch Stress wird im Organismus eine Alarmreaktion ausgelöst, die ein allgemeines Adaptationssyndrom bewirkt. Diese Alarmreaktion kann nicht stattfinden, wenn man Versuchstieren die Hypophyse oder einen Teil des Diencephalons zerstört (Delay, 1961). Bonfils (1957) konnte durch Immobilisierung von Ratten (restraint) Hämorrhagien in der Magenschleimhaut bereits nach 30 min beobachten. Die Zahl der Ulcera nahm mit der Dauer des Experiments zu (nach 7 Std 60%, nach 24 Std 89% von 800 untersuchten Tieren) und mit der Häufigkeit der Wiederholung desselben ab. Ähnliche Schleimhautläsionen lassen sich durch ein operatives Trauma, Durchtrennung des Rückenmarks und durch Verbrennungen entsprechend dem Curling ulcer des Menschen erzielen. Bei den Läsionen handelt es sich jedoch in erster Linie um Erosionen, welche die Muskelschicht nicht erreichen und ohne Narbenbildung innerhalb von 4 bis 6 Tagen abheilen. Ähnliche Schleimhautveränderungen wie bei der Zwangsfesselung der Ratte konnte Wolf bereits 1943 bei einem Patienten mit einer Magenfistel beobachten, bei dem in Perioden von exzessivem emotionellem Stress Schleimhautläsionen in Erscheinung traten, die in Perioden der Erholung und Entspannung wieder verschwanden. Konfliktsituationen lösten auch bei Ratten innerhalb von 30 Tagen hämorrhagische Magenerosionen aus (Sawrey u. Weisz, 1956). Porter (1958) konnte bei Rhesusaffen durch Erzeugung von Angst und Bestrafung perforierende Ulcera im Duodenum erzeugen. Dem stehen Untersuchungen aus dem Walter Reed-Hospital (Brodie, 1963) an Affen gegenüber, die nach einem „shock avoidance"-Training während des 6stündigen Experiments einen Abfall des Säureoutputs und im freien Intervall ein Reboundphänomen boten. Im chronischen Versuch über 4 Wochen war bei allen Versuchstieren ein Anstieg des Säureoutputs zu verzeichnen, nach 4 Wochen wiesen 2 von 9 Tieren Duodenalerosionen auf. Eine elektrische Stimulation des Gehirns, vor allem des Thalamus (French, 1953) führte zu Schleimhautläsionen und einem raschen Abfall des Magen-pH.

Auf die Bedeutung des Magenschleims beim Stressulcus haben Lambert et al. (1971) hingewiesen. Bei 24stündiger Fesselung kam es in der Rattenmucosa zu einem signifikanten Abfall der Radiosulfatinkorporation in die Magenschleimhaut. Sowohl die neutralen wie auch die sauren sulfatierten Glykoproteine nahmen ab. Auf Grund von histoautoradiographischen Untersuchungen und Färbungen mit PAS und Alcianblau erschien diese Abnahme von Schleimsubstanzen am ausgeprägtesten in den Magengrübchen und weniger an der Oberfläche. Wahrscheinlich kommt es durch die Stressreaktion zu einer vermehrten Exkretion von Glycocorticoiden.

Für die Entstehung eines Stressulcus scheint das Hypothalamus-Hypophysen-Nebennierenrindensystem eine entscheidende Rolle zu spielen. Nach PORTER (1953) bedingt ein Stress, der den posterioren Hypothalamus trifft, eine ACTH-Freisetzung. So kommt es beim Menschen bereits bei einer Narkoseeinleitung zu einem Anstieg des Cortisonspiegels im Blut (MOORE, 1959), der sich wenige Stunden nach Beendigung des operativen Eingriffs wieder normalisiert (GOLD, 1958). Tritt eine postoperative Komplikation auf, bleibt der Hypercorticismus bestehen. Da beim Stressulcus vermehrt ACTH ausgeschüttet wird, wodurch Serumcortisolspiegel erreicht werden, die Konzentrationen nach Verabreichung von Steroiden entsprechen, dürfte diesem Mechanismus bei der Entstehung akuter Ulcera eine große Bedeutung zukommen. Ferner scheint ein erhöhter Vagustonus eine gewisse konditionierende Rolle zu spielen, da sich Stressulcera durch Anticholinergika (ROSENBERG, 1967) und Vagotomie (GÖKSEN, 1968) teilweise verhindern lassen. Inwieweit auch einem erhöhten Sympathicotonus bei der Pathogenese des Stressulcus eine gewisse Rolle zukommt, muß offengelassen werden; durch α-Methyldopa und Guanethidin konnten tierexperimentell ebenfalls Stressulcera verhindert werden (EMAS, 1964; DJAHANGUIRI, 1967).

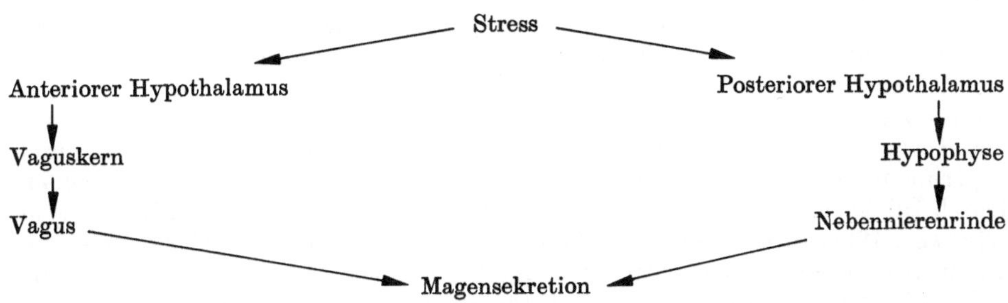

Abb. 3. Frühe und späte Stressreaktionskette (Nach SHAY)

Von LORENZ (1970) wurde die Bedeutung des in den Mastzellen der Magenschleimhaut lokalisierten Histamins bei der Entstehung des Stressulcus betont. Durch Glucocorticoide wird nämlich die Aktivität der Histidindecarboxylase, die Histidin zu Histamin und CO_2 umsetzt, wesentlich gesteigert und die Ausscheidung von Histamin im Urin erhöht (MITCHELL, 1959). Größere operative Eingriffe, insbesondere kardiovasculäre Operationen, postoperative Komplikationen, Infektionskrankheiten und ein bakterieller Schock bedingen einen Anstieg des Serumcorticoidspiegels, wobei auch der Hormonkatabolismus verlangsamt ist (CAMPBELL et al., 1960). Neben der hormonalen Komponente beim Stressulcus wird jedoch ein direkter Angriffspunkt am Zentralnervensystem sowie eine ischämiebedingte Anoxie der Schleimhaut als Folge eines hypovolämischen Schocks diskutiert.

Während der direkte Zusammenhang zwischen einem stumpfen Bauchtrauma und einem „Stressulcus" abzulehnen ist, sind postoperative Stressulcera seit BILLROTHS Erstbeschreibung (1867) nicht selten. Ihr Anteil schwankt je nach Schwere des operativen Eingriffs und belastenden Vorerkrankungen wie pulmonaler Insuffizienz zwischen 0,7 % (JENNY et al., 1968) und 20 % (BRIHAYE, 1969). Das Ulcus nach Verbrennungen (Curling-Ulcus) ist wahrscheinlich Folge einer passageren Mangeldurchblutung der Magenschleimhaut infolge exzessiven Plasmaverlustes. Das Curling-Syndrom, einem akuten Ulcus oder hämorrhagischen Erosionen entsprechend, findet sich vorwiegend bei Patienten mit flächenhaften Verbrennungen

3. Grades innerhalb der ersten 14 Tage nach dem Unfall. Bezogen auf ein inhomogenes Kollektiv von Verbrennungspatienten wird die Ulcusquote mit 0,8% (Weigel, 1953) bis 2,4% (Jackson, 1963) angegeben; nach Sevitt (1967) verstarben jedoch 24,7% von 291 Patienten mit ausgedehnten Verbrennungen 3. Grades an einer Ulcuskomplikation.

Neben einer Hitzeeinwirkung kann auch ein Kälteschaden zu einem Stressulcus führen. Pathogenetisches Bindeglied dürfte auch hierbei eine Minderperfusion der Schleimhautcapillaren sein, zumal da sich gezeigt hat, daß auch bei lokaler Kälteapplikation im Magen („gastric freezing") Ulcera beobachtet werden können.

D. Inkretorik und peptisches Ulcus

Hypothalamus und peptisches Ulcus. Cushing beobachtete 1932 3 Fälle einer akuten Ulcusperforation nach Operationen an intrakraniellen Tumoren. 1841 hatte bereits Rokitansky auf diese Assoziation hingewiesen. Cushing sah die Ursache des mit Hirnläsionen assoziierten peptischen Geschwürs in einer Stimulation des Parasympathicus. Wahrscheinlich läuft eine Reaktionskette über die Hypothalamus-Hypophysen-Nebennierenrindenachse (Werner u. Hoff, 1948) ab. So konnte Porter (1953) durch elektrische Stimulation des ventralen Hypothalamus einen pH-Abfall des Magensaftes nachweisen, der nach bilateraler Vagotomie ausblieb. Durch eine Stimulation der dorsalen Hypothalamuskerne war eine verzögerte Reaktion auf die Säuresekretion zu erzielen, die nach vorausgegangener beidseitiger Adrenalektomie ausblieb. Eine erste frühe Komponente war also an einen intakten Vagus, die späte Komponente an funktionstüchtige Nebennieren gebunden. Das erklärt auch die Beobachtung von Keller (1936), daß sich Ulcera durch experimentelle Hirnläsionen auch nach bilateraler Vagotomie erzeugen ließen. Durch Injektion von Hypophysenextrakten (Dodds et al., 1935) und Hypophysin (Nedzel, 1938; Saegesser, 1953) lassen sich im Tierexperiment Ulcera erzeugen. Die intravenöse Gabe von Pitressin steigert die Magensekretion und reduziert die Schleimhautdurchblutung um 50% (Cutting, 1937), wobei ein extremer Arteriolenspasmus in Zusammenwirkung mit dem Magensaft zu einer Nekrose der oberflächlichen Magenepithelschichten führt.

Nebennieren und peptisches Ulcus. Bei der Nebenniereninsuffizienz werden im allgemeinen niedere Säurewerte beobachtet: So fanden Rowntree u. Snell (1931) bei 53% ihrer Patienten mit Morbus Addison eine Achlorhydrie. Unter maximalen Stimulationsbedingungen kommen jedoch nach Untersuchungen von Smith (1961) recht unterschiedliche Säurewerte zur Beobachtung; eine Hypochlorhydrie läßt sich durch exogene Cortisonzufuhr bei diesen Patienten ausgleichen (Stempien u. Dagradi, 1954). So ist es nicht verwunderlich, daß Ulcera bei Addison-Patienten praktisch nie beobachtet werden. Narbige Veränderungen am Bulbus gehen meist auf Ulcera zurück, die vor Auftreten der Nebenniereninsuffizienz abgelaufen sind. Maranon et al. (1934) sahen bei 160 Patienten in 3 Fällen ein Ulcus ventriculi, Sparberg (1967) berichtete über ein einwandfrei nachgewiesenes Ulcus duodeni bei einem 34jährigen Patienten. Ulcera treten bei Morbus Addison-Patienten gewöhnlich erst unter einer Substitutionstherapie auf (Engel, 1955).

Obwohl beim Morbus Cushing erhöhte Säurewerte gefunden werden, die sich nach subtotaler Adrenalektomie zurückbilden (Kyle, 1956), besteht bei diesem Krankheitsbild keine erhöhte Ulcusneigung. Ellison (1959) konnte allerdings bei Autopsien 3- bis 5mal häufiger Adenome oder Hyperplasien der Nebennierenrinde unter Ulcuspatienten finden im Vergleich zu einer Kontrollgruppe.

Seit Einführung der Glucocorticoidtherapie bei rheumatischer Arthritis, Colitis ulcerosa und anderen Erkrankungen ist das Steroidulcus in den Mittelpunkt des

Interesses gerückt. Die Ulcusincidenz wird von LIE (1968) auf Grund einer Zusammenstellung von 1120 Patienten mit 0,5 bis 31% angegeben. Es konnte eine definitive Beziehung zwischen Ulcusincidenz und Dauer der Steroidtherapie hergestellt werden. Das Verhältnis Magen- zu Duodenalulcus lag bei 3:4, während es beim idiopathischen peptischen Geschwür 1:5 beträgt. Dies deutet darauf hin, daß die Steroide ihren Effekt hauptsächlich auf die Magenschleimhaut ausüben. Auch das Geschlechtsverhältnis von 1:1 widerspricht der Dominanz des männlichen Geschlechts beim üblichen peptischen Ulcus. Ursächlich kommen neben einer Stimulation von Säure und Pepsin eine Zunahme der Parietalzellen, eine lokale Freisetzung von Histamin aus den Mastzellen der Magenschleimhaut, eine Verminderung der Gewebsresistenz, eine Abnahme der Schleimsekretion und des Schleimgehalts an N-Acetylneuraminsäure sowie eine verminderte Zellregeneration der Magenschleimhaut (KIRKSEY, 1968) in Frage.

Das Steroidulcus verläuft zumeist schmerzlos, tritt relativ rasch auf und manifestiert sich nicht selten durch Melaena, Hämatemesis oder Perforation. In der Regel ist das peptische Geschwür im Pylorus oder präpylorischen Antrum lokalisiert.

Prospektive Studien über Cortisonnebenwirkungen sind nur wenige bekannt. Die Ulcusincidenz wird mit 3 bis 31% angegeben (GOOD et al., 1957; ADWATER et al., 1965). Beim endogenen Hypercortisolismus hingegen scheint das Ulcus pepticum selten zu sein (TAFURT, 1967). Tierexperimente mit Cortison sind nicht unbedingt auf die Verhältnisse der Menschen zu übertragen. So kommt es bei Ratten nach 5 mg Prednisolon subcutan zur Ausbildung von Magenulcera und zur Abnahme des Schleimgehalts im Magensaft und Magengewebe (Hexosamingehalt). Doch treten die Ulcera nur im Corpus ventriculi und niemals im Antrum auf (ROBERT u. NEZAMIS, 1963). Beim Menschen hingegen scheint die Langzeitgabe von Prednisolon eine signifikante Steigerung der stimulierten Säuresekretion zu bewirken (STRICKLAND et al., 1969). Bei der verwirrenden Fülle der sich z. T. widersprechenden Ergebnisse über die Bedeutung der Nebenniere bzw. der Glucocorticoide auf die Ulcusgenese muß man sich immer vor Augen halten, daß die Nebenniere die normale Magensekretion aufrecht erhält, und daß eine Nebenniereninsuffizienz zu einer Säurereduktion führt. Als Dauermedikation bewirken ACTH und Cortison eine Steigerung der stimulierten Säuresekretion, nicht der Basalsekretion; bei der Ulcusgenese scheint somit ein ätiologischer Zusammenhang gegeben.

Nebenschilddrüse und peptisches Ulcus. Die Incidenz des peptischen Geschwürs beim Hyperparathyreoidismus wird mit 7,7 bis 15% (MYERS, 1970) angegeben. Nach Untersuchungen von BARRERAS u. DONALDSON (1967) sowie OTTENJANN (1970) bewirkt eine Hypercalcämie eine direkte Stimulation der Magensekretion. BARRERAS u. DONALDSON konnten bei einer Patientin mit basaler Hyperchlorhydrie, multiplen Epithelkörperchenadenomen und Duodenalulcera nach Exstirpation der Adenome durch eine induzierte Hypercalcämie wieder die präoperativen Säurewerte erreichen. Nicht selten sind jedoch Epithelkörperchenadenome im Rahmen eines pluriglandulären Syndroms mit einem Zollinger-Ellison-Tumor vergesellschaftet. Auf der anderen Seite kann eine exogene Calciumzufuhr (15 mg/kg KG/Std) zur Diagnostik des Zollinger-Ellison-Syndroms herangezogen werden, wenn der Serumgastrinwert keine eindeutigen Ergebnisse liefert (PASSARO, 1972). Durch exogenes Calcium läßt sich hier dieselbe Säurestimulation erreichen wie durch Pentagastrin, während der Säureanstieg beim Gesunden nur ein Drittel der pentagastrinstimulierten Werte erreicht.

Schilddrüse und peptisches Geschwür. Nach KIRSNER (1968) kommen Über- und Unterfunktion nur selten zusammen mit einem peptischen Geschwür vor. Während bei der Hypothyreose die frühzeitige Gefäßsklerose infolge der Hypercholesterinämie ursächlich in Frage kommen dürfte, scheint es sich bei einer Hyperthyreose um ein zufälliges Zusammentreffen zu handeln.

Keimdrüsen und peptisches Geschwür. Die Beobachtung, daß Schwangere extrem selten an einem Ulcus erkranken, hat zu der Überlegung Anlaß gegeben, Östrogene in die Therapie des peptischen Geschwürs einzubeziehen[1]. Sandweiss (1939) fand bei Untersuchungen an 70310 Graviden nur in einem Fall ein florides Geschwürsleiden. Allerdings werden diese Patienten praktisch nie einer Röntgenuntersuchung unterzogen, so daß verläßliche Angaben nicht existieren dürften.

Die Magensekretion soll nach Kirsner (1953) zur Zeit der Menses und bis zur Schwangerschaftsmitte abnehmen und erst gegen Ende der Schwangerschaft und im Wochenbett ihre Ausgangswerte wieder erreichen. So fand Clark (1953) während der Gravidität bei 118 Ulcuspatienten bei 43,4% eine deutliche Besserung der Symptome, 44,8% waren während dieses Zeitraums beschwerdefrei. Im letzten Trimenon und nach der Entbindung traten erneut Beschwerden auf. Mit Erreichen des Klimakteriums erkranken auch Frauen zunehmend an Magengeschwüren, wobei von einigen Autoren der rasch zunehmenden Arteriosklerose nach Eintritt der Menopause eine kausale Bedeutung beigemessen wird.

Inselzelltumoren und peptisches Ulcus. Ein therapieresistentes Ulcus, häufig atypisch gelegen oder multipel auftretend, eine exzessive Hyperchlorhydrie, ein nichtinsulinproduzierender Pankreastumor und gelegentlich beobachtete exzessive Durchfälle kennzeichnen das Krankheitsbild, das von Zollinger u. Ellison (1955) erstmals beschrieben wurde. In rund 21% der Fälle finden sich gleichzeitig multiple endokrine Adenome in Hypophyse, Nebenniere, Pankreas und Nebenschilddrüse. Relativ selten handelt es sich um eine hereditäre endokrine Polyadenomatose Wermer (1954). 1960 gelang Gregory die Extraktion einer säurestimulierenden Substanz aus einem Zollinger-Ellison-Tumor der Bauchspeicheldrüse, die sich als Gastrin erwies.

Nach Zollinger u. Grant (1964) liegen bei rund 10% aller therapieresistenten Ulcera gastrinproduzierende Pankreastumoren vor, wobei in 10% eine diffuse Hyperplasie der D-Zellen des Inselapparates, in 30% ein Adenom und in 60% ein Adenocarcinom vorliegt. Der Anteil der Zollinger-Ellison-Tumoren unter Ulcera duodeni-Patienten dürfte bei 0,2 bis 0,33% liegen. Gelegentlich findet sich der ulcerogene Tumor auch in ektopem Pankreas, z. B. in der Duodenalwandung (Watson, 1968). Während sich die diagnostischen Bemühungen bislang noch auf den Nachweis einer glandulären Hyperplasie der Magenschleimhaut und eine exzessive Erhöhung der Basalsekretion beschränken mußten, wobei die Basalsekretion häufig mehr als 60% der Gipfelsekretion betrug, ist seit einigen Jahren die direkte Bestimmung des Serumgastrinspiegels möglich, der bei diesen Patienten deutlich erhöht ist und Werte über 3000 pg/ml erreichen kann. Bei Werten im oberen Normbereich (100 bis 200 pg/ml) bewirkt im Gegensatz zum normalen peptischen Ulcus die Gabe von Secretin oder Glucagon einen weiteren Anstieg der Serumgastrinspiegel.

E. Syntropie der Ulcuskrankheit

Erkrankungen, die das Gleichgewicht zwischen defensiven und aggressiven Faktoren der Magenschleimhaut zu beeinträchtigen vermögen, machen eine erhöhte Ulcusincidenz wahrscheinlich und plausibel. Schwieriger wird der Versuch einer

---

[1] Diese Überlegung ist falsch. In der Gravidität besteht eine relative Hyperprogesteronämie, nach der Menopause eine relative Hyperöstrogenämie. Gestagene steigen bekanntlich die Schleimfestigkeit z. B. in der Cervix. Die Parallele zum Magen liegt nahe.

pathogenetischen Verbindung mit entzündlichen Erkrankungen von Nachbarorganen wie Gallenblase, Bauchspeicheldrüse, Appendix und Adnexe, die häufig mit der Geschwürskrankheit vergesellschaftet sind (Wanke et al., 1969).

Das hepatogene Ulcus (Jahn 1949). Angaben über ein Zusammentreffen von Lebererkrankungen und peptischem Ulcus schwanken zwischen 1,5 und 40,9 % (Zittel, 1967). Seit der Beobachtung von Lebedinskaja (1933), daß Hunde mit Eckscher Fistel eine signifikante Sekretionssteigerung aufwiesen, wenn eine Obstruktion der Fistel vorgenommen wurde, sind wiederholt ähnliche Experimente mit einer Pfortaderunterbindung vorgenommen worden (Gregory, 1958), die alle einen Anstieg von Sekretvolumen und Acidität erkennen ließen. Nach portokavalem Shunt wurde ein erhöhter Serumhistaminspiegel gefunden (Anton u. Woodward, 1966); mit der Hypersekretion kam es zur Ulcusbildung. Storace (1965) erzielte durch Anlegen einer portokavalen Anastomose bei der experimentellen Lebercirrhose des Hundes eine Sekretionssteigerung um 200 bis 500%. Ob die Hypersekretion auf einen verminderten Histaminabbau oder einen mangelhaften Gastrinabbau durch die geschädigte Leber zurückzuführen ist, scheint noch nicht entschieden.

Von Gheorghiu (1972) wird die Entstehung des hepatogenen Ulcus auf eine Störung der Mucussekretion und weniger auf eine Hypersekretion zurückgeführt, wobei insbesondere eine Verzerrung des Zuckermusters, bei der hauptsächlich die N-Acetylneuraminsäure betroffen ist, eine Rolle spielen soll. Die Ulcusincidenz soll bei Lebererkrankungen dreimal größer sein als in einem Kontrollkollektiv (Uebelhart, 1957). Insbesondere bei der Lebercirrhose wird von einer positiven Coincidenz zwischen 7 und 17 % berichtet (Gliedman, 1965; Fainer u. Halsted, 1955).

Das kardiovasculäre Ulcus. Die Gefäßtheorie der Ulcusgenese, von Virchow (1853) und Hauser (1883) entwickelt, spielt vor allem beim Altersulcus (Spang, 1947) eine Rolle: Eine primäre Gefäßsklerose der Magenarterien führt zu einer ischämischen Wandnekrose des dazugehörigen Areals. Berichte über eine Coincidenz kardiovasculärer Erkrankungen und einem peptischen Geschwür sind widersprüchlich: Tokoro (1957) fand autoptisch bei 12,5 % der Ulcusträger eine kardiovasculäre Erkrankung, Brooks (1963) eine signifikante Beziehung zwischen coronarer Herzkrankheit und Ulcus duodeni, Woldman (1952) bei 26,8 % der an Herzversagen Verstorbenen Hämorrhagien und Ulcerationen. Thompson (1954) konnte hingegen keine eindeutigen Korrelationen ermitteln.

Trotz der häufig beim Diabetes mellitus anzutreffenden Angiopathie scheint die Ulcusincidenz nicht erhöht zu sein. Ellison (1959) konnte bei den von ihm untersuchten 812 autopsierten Ulcusträgern in 4,6 % zusätzlich einen Diabetes mellitus ermitteln.

Ulcus und pulmonale Erkrankungen. Über eine Syntropie von peptischem Geschwür und pulmonalen Erkrankungen finden sich widersprüchliche Angaben, wobei insbesondere beim chronischen Cor pulmonale mit Stauungserscheinungen vermehrt Ulcera gefunden werden sollen (Menguy, 1964; Kroeker, 1966). Durch Hyperkapnie und Hypoxie soll es nach Ellison (1964) zu einem gesteigerten Säureoutput kommen. Plausibler erscheint die Syntropie von Erwachsenenmucoviscidose und Ulcuskrankheit, auf die Koch (1964) hingewiesen hat, und bei der eine Dyskrinie die Schleimproduktion im Verdauungstrakt negativ beeinflußt.

F. Das medikamentös bedingte Ulcus

Einen ursächlichen Zusammenhang zwischen Medikamenteneinnahme und gastroduodenalen Ulcera zu beweisen, erscheint außerordentlich schwierig. Bei einigen Substanzen muß man jedoch eine ulcerogene Potenz annehmen, wenn eine enge, zeitliche Korrelation zwischen Medikamenteneinnahme und Erstmanifestation eines Ulcus besteht, wenn sich tierexperimentell mit dieser Substanz Ulcera produzieren lassen und wenn die Substanz eine Wirkung entfaltet, die bei der Ulcuspathogenese eine Rolle spielen dürfte. Kontrollierte Versuche unter Berücksichtigung einer möglichen Ulcusentstehung existieren fast nicht. Zwei Wirkungsmechanismen bei der Ulcusgenese scheinen eine Rolle zu spielen: Einmal eine kräftige Stimulation der Magensekretion (Histamin, Reserpin, Coffein) zum anderen eine Reduzierung der Schleimhautresistenz (Acetylsalicylsäure, Phenylbutazon, Cortison, 5-Fluorouracil).

Salicylate. Aus zahlreichen Veröffentlichungen scheint ein Zusammenhang zwischen der Einnahme von Acetylsalicylsäure und Blutungen des oberen Gastrointestinaltraktes gegeben. Verstärkte okkulte Gastrointestinalblutungen kommen regelmäßig bei Patienten vor, die 1,5 bis 3,0 g Acetylsalicylsäure/Tag einnehmen (Alvares u. Summerskill, 1958). Gastroskopische Verlaufsbeobachtungen unter Aspirineinnahme zeigten Schleimhautpetechien und eine hämorrhagische Gastritis bei rund 25 % der Probanden sowie einen Anstieg des fäkalen Blutverlustes von 0,38 auf 1,54 g/24 Std (Kuiper et al., 1969). Ein fortgesetzter geringgradiger Blutverlust dieser Art ist bei gewohnheitsmäßigen Salicylatkonsumenten anzunehmen. Von einigen Autoren wird die Einnahme von Salicylsäurepräparaten als auslösender Faktor einer akuten gastrointestinalen Blutung in 12,5 bis 94 % aller Fälle angenommen (Smith u. Babb, 1969; Muir u. Cossar, 1955).

Muir berichtet über eine Incidenz von dyspeptischen Beschwerden nach Aspirineinnahme von 1 auf 15 aus einer Gruppe von 3000 Klinikpatienten, 1 auf 10 bei 70 Patienten mit Polyarthritis, 1 auf 3 bei 300 Patienten mit peptischen Ulcera.

Histologisch sieht man an resezierten Mägen nach Aspirineinnahme eine Desquamation des Oberflächenepithels und frische hämorrhagische Extravasate zwischen dem Drüsenepithel (Roth, 1964). Salicylate und ihre Derivate können eine Hypoprothrombinämie, eine verlängerte Blutungszeit sowie eine Plättchenaggregationshemmung bewirken. Tierexperimentell ließ sich nach intravenöser Gabe von Salicylaten in hoher Dosierung eine Blutung aus Schleimhauterosionen provozieren (Brodie, 1967). Nach Cooke (1969) läßt sich dies beim Menschen bei intravenöser Applikation in therapeutischer Dosierung nicht reproduzieren. Untersuchungen von Davenport (1969) machen es wahrscheinlich, daß Aspirin in neutraler Lösung die Schleimhautbarriere nicht durchbricht und damit zu keiner Blutung führt. In Verbindung mit Alkohol kommt es jedoch zu einer Schleimhautblutung, die nach Neutralisation prompt sistiert. H-Ionen beeinflussen den Ionisierungsgrad der Salicylsäure und damit die Resorptionsquote des Aspirinmoleküls in die Zelle. Die Nebenwirkungen von Aspirin auf die Magenschleimhaut scheinen weniger ausgeprägt zu sein, wenn gleichzeitig ein Antacidum gegeben wird. Hoon (1969) konnte gastroskopisch drei Reaktionen auf Aspirin beobachten:

1. Eine Hypersekretion von Schleim, verbunden mit einer Hypermotilität.

2. Multiple petechiale Hämorrhagien in der Schleimhaut als Frühreaktion nach etwa 12 min.

3. Eine verzögerte Blutungsreaktion nach etwa 4 Std mit petechialen Blutungen in Haut und Magenschleimhaut.

Während die Bedeutung der Aspirineinnahme bei der akuten gastrointestinalen Blutung, entweder aus Schleimhauterosionen oder aus präexistenten Ulcera, außer Frage zu stehen scheint, gehen einige Autoren (Chapman u. Duggan, 1969) auf Grund ihrer Untersuchungen so weit, daß sie die auffallend hohe Anzahl von Magenulcera bei Frauen in Australien auf einen Aspirinabusus zurückführen. Im Gegensatz zum Ulcus duodeni konnten sie bei Frauen im Alter von 30 bis 59 Jahren eine signifikante Assoziation zwischen dem Auftreten der Magengeschwüren und der Einnahme von Aspirin herstellen.

Reserpin. Alkaloide von Rauwolfia serpentina, wie sie bei der Behandlung des Bluthochdrucks Verwendung finden, können rezidivierende Ulcussymptome und gastrointestinale Blutungen bewirken (WOFFORD u. CUMMINS, 1956). Experimentelle Untersuchungen deuten darauf hin, daß Reserpin über eine depressorische Wirkung auf den Hypothalamus wirkt. In einer Dosierung von 1 mg intravenös wird die Magensekretion beim Gesunden und beim Ulcus duodeni-Kranken stimuliert. Bei oraler Gabe über 7 bis 210 Tage fand sich jedoch keine Steigerung von Volumen und H-Ionenoutput im Magensekret (RIDER et al., 1957). Bei einer Dosis von 0,25 mg/Tag oral oder parenteral ist kein stimulatorischer Effekt auf die Basalsekretion festzustellen. Steigende Dosierung führt jedoch zu einer Steigerung des Säureoutputs, ein Effekt, der durch hoch dosierte Anticholinergika blockiert werden kann. Reserpinhaltige Medikamente sind deshalb in einer Dosierung von über 1 mg/Tag bei Patienten mit Ulcusanamnese oder früherer intestinaler Blutung kontraindiziert.

Butazolidin. Die Incidenz von Phenylbutazonulcerationen ist nicht genau bekannt, doch scheint eine Ulcusentstehung im Magen häufiger zu sein. Ob ein Ulcus duodeni durch Phenylbutazongabe reaktiviert werden kann, ist fraglich (ROTH, 1964). Ein Butazolidin-induziertes Ulcus tritt häufiger bei älteren Menschen, bei Patienten mit rheumatoider Arthritis und bei Patienten mit einer familiären Ulcusbelastung auf. Frauen erkranken gleich häufig wie Männer an derartigen medikamenteninduzierten Ulcera. Die Incidenz nimmt mit steigender Dosis (mehr als 400 mg/Tag) und mit der Dauer der Einnahme (mehr als 2 Wochen) zu. Phenylbutazon stimuliert beim Hund und beim Menschen in einer oralen Dosis von 200 bis 600 mg den Säureoutput, auch nach Vagotomie und bilateraler Adrenalektomie (KIRSNER u. FORD, 1957). Dieser Effekt scheint auf einer lokalen Reizung der Parietalzellen zu beruhen.

Indometacin. Seit der Einführung von Indometacin zur Behandlung rheumatischer Erkrankungen sind wiederholt Berichte über Magenulcera unter einer Dosierung von 75 bis 250 mg täglich beschrieben worden (TAYLOR et al., 1968; LOVGREN et al., 1965; HART, 1965; EMERY, 1967). Fast immer handelte es sich um präpylorische Ulcera. Bei präexistenten Duodenalulcera kam es zu einer Aggravierung der Symptome. Daneben wurden wiederholt symptomlose Blutungen aus dem Gastrointestinaltrakt und ausgeprägte sekundäre Anämien beobachtet. Wahrscheinlich handelt es sich auch beim Indometacin um eine lokal irritierende Wirkung auf die Magenschleimhaut, da die gastrointestinalen Nebenwirkungen bei Verabreichung der Substanz in Kapselform wesentlich seltener auftraten. Dagegen sprechen Beobachtungen einer aktiven Sekretion in den Magen, die auch nach Gabe der Substanz in Suppositorienform beobachtet wurde.

Nicotin. Zigarettenraucher haben bekanntermaßen eine höhere Incidenz an Duodenalulcera als Nichtraucher, ein ursächlicher Zusammenhang zwischen Nicotinabusus und Ulcusentstehung scheint jedoch nicht zu bestehen. Kymographisch läßt sich nach Rauchen einer Zigarette eine Steigerung der Magenmotilität nachweisen. Durchblutungsmessungen von SCHIMERT (1944) zeigten nach Injektion von 0,1 mg Nicotin intravenös beim Hund eine akute Blutüberfüllung des Magens für etwa 4 min, danach einen Abfall auf 20 bis 25% des Ausgangswertes. Nach etwa 16 bis 18 min kam es wieder zu einer Normalisierung der Magendurchblutung. KONTUREK et al. (1971) konnten hingegen keinen Einfluß auf Schleimhautdurchblutung und Magensekretion feststellen, doch kam es nach vier Zigaretten pro Stunde zu einem deutlichen Abfall der Bicarbonatsekretion der Bauchspeicheldrüse. Diese Hemmung der Bicarbonatsekretion von Pankreas und Leber könnte bei Rauchern zu einer verminderten Neutralisationskapazität des Duodenums führen und somit zur Ulcus duodeni-Entstehung beitragen. Andererseits liegen tierexperimentelle Beobachtungen vor, daß eine Langzeiteinwirkung von Nicotin zu einer Steigerung der Magensekretion führt (Thompson u. Angulo, 1970). Eine Beeinflussung der Abheilung des Magengeschwürs durch Einstellen des Zigarettenrauchens im Sinne einer beschleunigten Ulcusheilung konnte 1962 von Doll nachgewiesen werden. Für das Ulcus duodeni-Leiden ließ sich eine derartige eindeutige Korrelation nicht nachweisen.

Corticosteroide. Auf den Zusammenhang zwischen Corticosteroidmedikation und Ulcusentstehung wurde bereits hingewiesen, desgleichen auf die Abnahme der Schleimproduktion, der Viscosität des Magensafts, des Gehalts an N-Acetylneuraminsäure und die Beeinträchtigung der Schleimhautbarriere. Histologisch fehlt beim Steroid-assoziierten Ulcus die fibrotische Induration (Janowitz, 1958). Die

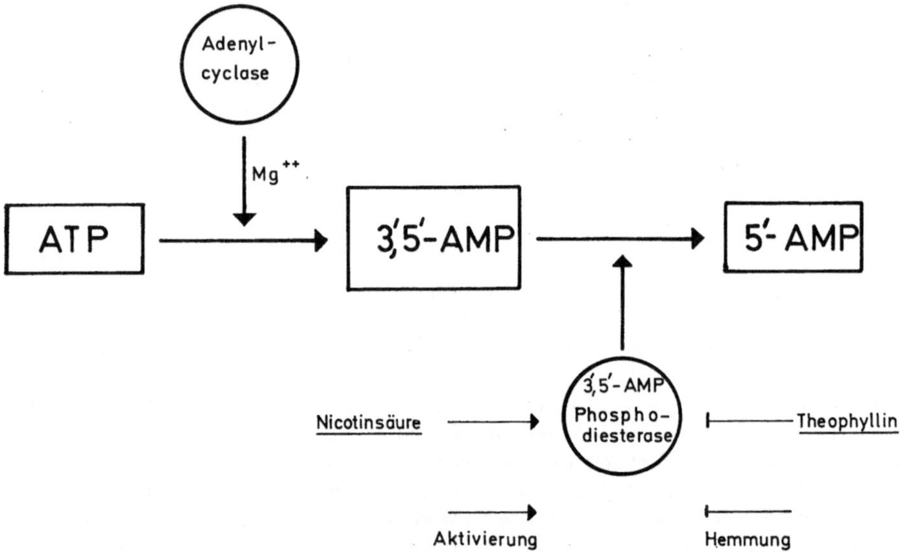

Abb. 4. Angriffspunkt von Theophyllin und Nicotinsäure am Stoffwechsel des cyclischen AMP

Abheilung einer experimentellen Ulceration wird durch Steroidgabe verzögert. Hieraus läßt sich möglicherweise der Entstehungsmechanismus ableiten, da Steroide häufig mit Analgetika und Antirheumatika kombiniert gegeben werden. So wäre es denkbar, daß das sog. Steroidulcus aus einer aspirininduzierten umschriebenen Schleimhautnekrose oder Erosion durch Beeinträchtigung des natürlichen Heilungsprozesses entsteht (Roth et al., 1962). Patienten jenseits des 40. Lebensjahres, insbesondere solche mit rheumatoider Arthritis, scheinen besonders zu einem Steroidulcus zu neigen. Das Ulcusrisiko ist größer bei hoher Dosierung (mehr als 40 mg Prednison oder 50 mg Cortisonacetat/die) und nimmt mit der Dauer der Medikation zu (länger als 3 Monate), wie Untersuchungen von Kern et al. (1958) gezeigt haben. Zwischen den einzelnen pharmazeutischen Cortisonmodifikationen erscheint hinsichtlich ihrer Ulcerogenität kein Unterschied zu bestehen. Der Anteil der Komplikationen (Blutung, Perforation) ist auffallend hoch, desgleichen die Mortalität und die Notwendigkeit einer chirurgischen Notfallintervention.

Coffein. Coffein stellt wie Nicotin ein weit verbreitetes Genußmittel dar, das auch in zahlreichen stimulierenden Getränken enthalten ist. Bei Katzen ließ sich nach durchschnittlich 10 Tagen durch tägliche intramuskuläre Injektion von

300 mg Coffein in 50% ein enterales oder präpylorisches Ulcus erzeugen (ROTH et al., 1944). Coffein wirkt einmal direkt stimulatorisch auf die Parietalzellen und hat einen potenzierenden Effekt auf andere Stimuli wie Histamin, Alkohol und Vagusreizung. Angriffspunkte der Methylxanthine allgemein dürfte der Abbau des cyclischen AMP durch die Phosphodiesterase sein, entsprechend der Second-Messenger-Theorie von SUTHERLAND. Methylxanthine bewirken eine intracelluläre Anhäufung von cyclischem AMP. Der in klinischen Bereichen inzwischen weitgehend überholte Coffeinprobetrunk (0,2 g) zur Stimulation der Säureproduktion entspricht, was den Coffeinanteil anbelangt, in etwa einer starken Tasse Bohnenkaffee. Deshalb sollten Ulcuspatienten und Patienten mit langjähriger Ulcusanamnese starken Bohnenkaffee meiden, insbesondere dann, wenn auf Milch oder Sahnezusatz verzichtet wird. Der stimulierende Effekt auf die Säuresekretion ist durch Milchzusatz wesentlich zu senken, da durch den relativ hohen Fettanteil duodenale Rückkoppelungsmechanismen in Gang gesetzt werden.

Varia. Neben den oben genannten Medikamenten sind von einzelnen Autoren noch eine Reihe anderer Medikamente in Zusammenhang mit blutenden Magenerosionen oder Magen-Duodenalulcera als pathogenetisch bedeutungsvoll angeschuldigt worden. So nennen KATZ u. SIEGEL (1968) Anticoagulantien, Kaliumchlorid, Digitalis, Nitrofuracon, Insulin, Tolbutamid, Thiacide und Antibiotica als mögliche ulcuserzeugende Substanzen. Einzelbeobachtungen liegen ferner von KLEITSCH (1951) über Aureomycin und von PAIN (1967) über Ethacrynsäure vor. Ein echter kausaler Zusammenhang zwischen Medikamenteneinnahme und Ulcusentstehung ist in allen diesen Fällen nur schwer zu ziehen, da häufig mehrere Medikamente simultan eingenommen wurden und andererseits die Ulcusentstehung auch durch die bestehende Grundkrankheit, Stress-Situation oder eine bereits bestehende Ulcusdiathese bedingt gewesen sein kann.

G. Das experimentelle Ulcus

Seit über 100 Jahren werden Versuche unternommen, das peptische Ulcus tierexperimentell zu erzeugen, wobei das Hauptproblem darin liegt, die akuten peptischen Läsionen chronisch werden zu lassen. Durch mangelnde Ernährung, Applikation bestimmter Hormone, Verletzung gewisser Bezirke des Zentralnervensystems, nach lokaler und generalisierter Verbrennung, nach Injektion von diversen Toxinen und Medikamenten, durch Exposition gegenüber Stress-Situationen und durch operative Eingriffe mit dem Ziel, eine Pufferung des Mageninhalts zu verhindern, lassen sich prinzipiell zwei Ulcustypen provozieren: Ulceröse Läsionen in der säureproduzierenden Fundusschleimhaut sowie Ulcera im präpylorischen Antrum und Duodenum.

Auch wenn es noch kein Ulcusmodell gibt, das die Ulcuskrankheit des Menschen in allen ihren ätiopathogenetischen und pathologisch-anatomischen Einzelheiten nachzuahmen vermag, lassen sich wichtige Teilaspekte im Tierexperiment reproduzieren: Ulcera, die auf eine Zunahme der aggressiven Faktoren zurückzuführen sind (Histaminulcus, operative Eingriffe), Ulcera durch Gefäßunterbindung oder Stress mit einer Resistenzminderung der Schleimhaut und Ulcera durch direkte chemische oder thermische Schleimhautschädigung. Ziel der meisten Ulcusmodelle ist die Untersuchung der Ulcusgenese, die Prüfung einer ulcerogenen Wirkung neuer Pharmaka und die Testung der Wirksamkeit neuer Ulcustherapeutica (Tab. 2). Im folgenden sollen kurz einige Modelle erwähnt werden.

Das Pantothensäuremangelulcus (Zucker-Ulcus). Durch Pantothensäuremangelernährung läßt sich bei Ratten im proximalen Duodenum, bei Mäusen unmittelbar distal des Pylorus, ein chronisches Ulcus erzeugen (SERONDE, 1965; ZUCKER, 1957).

Tabelle 2. *Das experimentelle Ulcus als pharmakoklinisch anwendbares Modell*
(nach GHEORGHIU)

Mechanismen	Experimentelle Formen	Klinische Analogien
A) Ulcusmodelle mit Zunahme aggressiver Faktoren		
1. Störung im Gastrinregelkreis mit andauernder HCl-Hypersekretion	Gastrinulcus Histaminulcus Parathormon	Zollinger-Ellison-Syndrom Hyperparathyreoidismus
2. Operative Eingriffe, Gallenrückfluß	Gastroenteroanastomose Shay-Ulcus Mann-Williamson-Ulcus	Ulcus pepticum jejuni Pankreatobiliäre Deviation
B) Ulcusmodelle durch Herabsetzung der Schleimhautresistenz		
I. Minderdurchblutung		
1. Vasculärarteriell	Cholesterinembolie	Arteriosklerotisches Ulcus
2. Neurovasculär	Zwangshaltung Laufbelastung Adrenalinulcus Stereotaktische Eingriffe Hypothalamische Stimulation Hypothalamusdestruktion	Stress-Situationen: Operation, Trauma Gehirntumoren Encephalitis Neurochirurgie, Hydrocephalus
3. Neurotoxisch	Verbrennung	Curling-Ulcus
4. Venöse Stauung	Ligatur der Vena coronaris ventriculi Ligatur der Vena hepaticae	Portale Hypertension
II. Mucosadystrophie	Globale Mangeldiät, Pantothenatkarenz (Zucker-Ulcus)	Hungerulcus
III. Störung der Mucussekretion		
1. Corticoide	ACTH, Cortison	Cushing-Ulcus, Cortisontherapie
2. Antirheumatika	Aspirin, Phenylbutazon, Indometacin	entsprechende Therapie
3. Hepatogenes Ulcus	CCl_4-Cirrhose	Lebercirrhose
C) Ulcusmodelle durch direkte Schleimhautschädigung		
1. Chemische Substanzen	Essigsäureinjektion[1] Formalininjektion	
2. Arzneimittel	Aspirin, Coffein, Cincophen, Serotonin	Aspirinbehandlung
3. Thermische Faktoren	Elektrocoagulation Gefrieren	Endoskopische Elektrocoagulation Gastric freezing

[1] Auch Magensaftinjektion wirksam (VOJTISEK et al. 1971).

Pantothensäure, eine Hauptkomponente des Coenzyms A, spielt bei der Produktion von Acetylcholin, Schleim und Steroiden eine große Rolle. Bei Mangelernährung scheint es zu einer Reduktion der Acetylcholinproduktion zu kommen. Nach Gabe von Pantothensäure heilen sowohl Pantothensäuremangelulcera wie auch Steroid- und Restraintulcera schneller ab (LYNCH, 1962). Über günstige therapeutische Resultate beim menschlichen Ulcus ist in Einzelfällen berichtet worden (WISSMER, 1960).

Essigsäureulcus. 1969 entwickelten TAKADI et al. eine Methode zur Erzeugung chronischer Magengeschwüre bei Ratten, indem sie Essigsäure submukös injizierten. Makroskopisch und histologisch erinnerte das experimentelle Ulcus an das menschliche chronische Geschwür. Diese Methode wurde von OKABE et al. (1970) dahingehend modifiziert, daß durch lokale Applikation von Essigsäure im Duodenum chronische Duodenalulcera erzeugt werden konnten. Im Gegensatz zur submukösen Injektion von Silbernitrat, Formalin, Nicotin oder Noradrenalin heilen diese Ulcera nicht innerhalb von 2 bis 3 Wochen ab, sondern sind zum Teil über 100 Tage lang ohne wesentliche Größenveränderungen nachweisbar.

Pylorusligatur. 1945 teilten SHAY et al. ihre Beobachtungen mit, daß mit großer Regelmäßigkeit nach einer Pylorusligatur perforierende Ulcera beobachtet werden konnten, wenn die Tiere 18 Std überlebten. Auf Grund von Vergleichsuntersuchungen mit akuten und chronischen Magenfisteln scheint festzustehen, daß die Pylorusligatur zu einer Stimulierung der Säuresekretion führt (BRODIE, 1966). Dieses Modell der Shay-Ratte hat vor allem für die Erprobung von Anticholinergika gute Dienste geleistet, da sich herausgestellt hat, daß die Magensekretion bei diesen Ratten überwiegend unter Vaguseinfluß steht und daß Anticholinergika das Auftreten der Geschwüre zu verhindern vermögen.

Chirurgische Methoden zur Ulcuserzeugung. Neben der Pylorusligatur lassen sich durch eine Reihe chirurgischer Eingriffe am Gastrointestinaltrakt experimentelle Ulcera erzeugen. Nach BERG (1949) bestehen grundsätzlich vier Möglichkeiten:

1. Ausschluß von Galle;
2. Ausschluß von Pankreassaft;
3. Ausschluß von Duodenalsaft;
4. Ausschluß von Galle- und Pankreassaft aus dem oberen Verdauungstrakt.

Am bekanntesten ist die Mann-Williamson-Präparation beim Hund geworden: Durch Schaffung einer Gastrojejunostomie bei gleichzeitiger Einnähung des Duodenalstumpfes in den aboralen Ileumanteil lassen sich nach 30 bis 40 Tagen bei 95% der Tiere perforierende Darmgeschwüre erzeugen, die auf die Entfernung des neutralisierenden Sekrets und eine Hypersekretion von Salzsäure zurückgeführt werden können.

Stressulcus. Durch Einschränkung der Bewegungsfreiheit der Ratte in einem engen Käfig über 4 bis 24 Std lassen sich in einem hohen Prozentsatz der Tiere im Drüsenteil des Rattenmagens oberflächliche Exulcerationen erzeugen (BRODIE, 1962; BONFILS, 1966). Durch eine Addierung von Stressfaktoren, wie Hunger, Fesselung und Kälteschock, ließen sich bei 100% der Tiere akute Magenblutungen provozieren (BRODIE, 1963). Ursächlich für die Entstehung der tierexperimentellen Stressulcera werden eine Steigerung der Säureproduktion (BRODIE, 1962), eine Reduzierung des Zell-turnovers der Magenepithelien (KIM et al., 1967) und Änderungen in der Magenschleimhautzirkulation (BRODIE, 1962) angenommen. Diese stressinduzierten Magenläsionen stellen letztlich Erosionen dar, da sie durch die Muscularis mucosae nicht penetrieren. Sie heilen rasch und ohne Narbenbildung, wenn man die Tiere sich erholen läßt. Sie entsprechen somit in keiner Weise dem klinischen Stressulcus. Nach WILSON (1971) erscheint jedoch auch beim Stressulcus der Ratte eine saisonale Abhängigkeit zu bestehen. Im Dezember war die Stressulcushäufigkeit bei Ratten am höchsten, im Juni am niedrigsten.

Das experimentelle Drogenulcus. Durch Pharmaka induzierte und provozierte Ulcera lassen sich bei der Ratte durch Serotonin (WILHELMI, 1957), 5-Hydroxytryptophan (HAVERBACK, 1957), Reserpin (BONFILS et al., 1953; BENDID, 1956), Phenylbutazon, Aspirin, Histaminliberatoren (FRANCO-BROWDER et al., 1959) und Corticoide (ROBERT u. NEZAMIS, 1958) auslösen.

Ulcera duodeni lassen sich bei Meerschweinchen durch Histamin (HAY et al., 1942), Coffein (JUDD, 1943), bei Hunden durch Histamin und Cincophen (VON WAGONER u. CHURCHILL, 1932), bei Katzen durch Histamin und Coffein induzieren.

Eine intravenöse Infusion von Gastrin führt bei Katzen zu Ulcera duodeni (Emas u. Grossman, 1967; Konturek et al., 1969).

Durch subcutane Infusion von Histamin, Pentagastrin und Carbachol konnte Robert (1971) bei Ratten Ulcera duodeni erzeugen, wenn die Infusionslösung über 24 bis 48 Std lief. Die meist multiplen, häufig perforierenden Ulcera ließen sich durch Antacida, Anticholinergika, Nahrungsaufnahme und Prostaglandine verhindern.

Experimentelle Beeinflussung der Schleimhautdurchblutung. Akute Magenerosionen sind bei einer Reihe von Tierspecies nach Gabe vasoconstrictiver wie auch vasodilatorischer Substanzen zu erzeugen. So führen Adrenalin und Noradrenalin (Wangensteen, 1945) wie auch Pitressin (Dotz et al., 1935) zu Schleimhautexulcerationen. Beim Histaminulcus scheint es über eine Vasodilatation mit Stase der Blutsäule zu einem Capillarschaden infolge Anoxie zu kommen. In vivo-Untersuchungen beim Entblutungsschock des Kaninchens zeigten fokale ischämische Bezirke der Magenschleimhaut, die schließlich exulcerierten (Harjola u. Sivula, 1966). Eine Unterbindung der Magenarterien soll nach einigen Autoren (Baron, 1914; Berg, 1947) zu frischen Ulcerationen führen, die mit Ausbildung von Kollateralen relativ rasch abheilen. Diese Ergebnisse konnten von Baronofsky (1948) und Littauer (1909), nicht bestätigt werden.

Durch künstlich provozierte Embolien (Cholesterinkristalle) sind im vergangenen und Anfang dieses Jahrhunderts von einer Reihe von Autoren Magengeschwüre erzeugt worden (Cohnheim, 1872; Payr, 1907). Zur Reproduktion akuter Magengeschwüre nach Knochenfrakturen erhielten Kaninchen Fettlösungen injiziert, die jedoch nur bei gleichzeitiger Gabe von Histamin in Bienenwachs Ulcera bewirkten (Baronofsky u. Wangensteen, 1945).

H. Psychosomatische und hereditäre Faktoren

Eine positive Familienanamnese wird bei Patienten mit peptischen Ulcera signifikant häufiger gefunden als bei Patienten mit anderen Erkrankungen. Die Angaben in der Literatur schwanken allerdings zwischen 5,5 und 46% (Katsch u. Pickert, 1953). Kalk (1934) kommt sogar zu dem Ergebnis, daß bei 75% bis 80% aller Ulcuspatienten, die vor dem 20. Lebensjahr erkranken, eine hereditäre Belastung vorliegt. Beobachtungen an eineiigen Zwillingen scheinen einen gewissen hereditären Einfluß bei der Geschwürsentstehung zu bestätigen (Camerer u. Schleicher, 1935; Weitz, 1943). Bei gezielter Untersuchung kristallisieren sich zwei Faktoren heraus, von denen in erster Linie eine Korrelation zur Ulcuskrankheit anzunehmen ist, nämlich die Parietalzellmasse und die Blutgruppenfaktoren bzw. die (Nicht-)Sekretion von Blutgruppenantigenen in den Magensaft.

Die Zahl der säurebildenden Belegzellen in der Korpusschleimhaut scheint genetisch determiniert zu sein, kann sich jedoch unter dem Einfluß nervaler und hormonaler Reize sowie entzündlich degenerativer Prozesse verändern. Eine Hyperplasie der Fundusschleimhaut ist wiederholt beim Zollinger-Ellison-Syndrom, hauptsächlich von Pollacek u. Ellison (1966) nachgewiesen worden. Dieser Effekt eines endogenen Hypergastrinismus im Sinne eines trophischen Reizes auf die Belegzellen konnte von Crean (1968) im Tierexperiment durch exogenes Gastrin reproduziert werden.

Im Mittel finden sich etwa 1 Milliarde Belegzellen in der Korpusschleimhaut. Die Zahl ist bei Frauen geringer und nimmt mit zunehmendem Alter auch ohne Vorliegen einer Entzündung ab.

Patienten mit Zwölffingerdarmgeschwür haben durchschnittlich etwa doppelt so viele Belegzellen wie Normalpersonen. Nach Cox (1952) besteht ein direkter Zusammenhang zwischen der Hyperchlorhydrie und der großen Anzahl von Parietalzellen beim Ulcus duodeni-Patienten und der relativ geringen Parietalzellpopulation und der eher verminderten Säureproduktion beim Magengeschwür. Aus Untersuchungen von Crean u. Davis (1960) sowie Card u. Marks (1960) wissen wir, daß 50 Millionen Belegzellen unter den Bedingungen des verstärkten Histamintests nach Kay 1 mval Salzsäure/Std zu produzieren vermögen. Somit läßt sich aus dem Ergebnis einer quantitativen Magensekretionsanalyse die Zahl der Parietalzellen annähernd ermitteln. Nach Holle (1971) soll es durch eine selektive proximale Vagotomie zu einer Abnahme der Parietalzellen um 36% bei Ulcus duodeni und 42% beim Ulcus ventriculi kommen. Daraus ließe sich auch ein direkter trophischer Reiz des Nervus vagus auf die Belegzellen ableiten.

Auch die endogene Gastrinproduktion scheint eine gewisse Rolle bei der Ulcusentstehung zu spielen. Die Angaben über die Serumgastrinspiegel in der Literatur schwanken allerdings beträchtlich. So fanden Trudeau u. McGuigan (1971) höhere Gastrinspiegel beim Ulcus ventriculi als bei Kontrollpatienten und bei Patienten mit Ulcus duodeni. Gegenteilige Ergebnisse, nämlich signifikant höhere Gastrinspiegel, wurden von Byrnes (1970) bei Ulcus duodeni-Patienten gefunden. Die Bedeutung des möglicherweise durch die Größe der Antrumregion bestimmten Gastrinspiegels als hereditärer Faktor muß noch offen gelassen werden.

A-, B-, 0-Blutgruppen. Seit Aird (1953) eine positive Korrelation zwischen Blutgruppe A und Magenkrebs herstellen konnte, ist wiederholt der Versuch unternommen worden, einen Zusammenhang zwischen dem Geschwürsleiden und der Blutgruppe herzustellen. Während dies für das Magengeschwür nicht eindeutig gelang, konnte in verschiedenen Ländern wie Italien, Frankreich, Japan, China, Großbritannien und den Vereinigten Staaten ein signifikanter Zusammenhang zwischen Blutgruppe 0 und dem Auftreten von Ulcera duodeni ermittelt werden (Roberts, 1957; Evans, 1961). Ältere Untersuchungen von Sievers (1959) und Köster (1955) wollen bei Personen mit Blutgruppe 0 eine geringfügig höhere Säuresekretion wie bei Personen der Blutgruppe A gefunden haben. Die Assoziation zwischen Blutgruppe 0 und Ulcus duodeni war besonders auffällig bei den Patienten, bei denen eine Hämatemesis oder Melaena auftrat (Langman u. Doll, 1965).

Seit 1932 ist bekannt, daß ein Teil der Menschen in der Lage ist, ABH-Substanzen in wasserlöslicher Form in ihren Speichel zu sezernieren. Es handelt sich hierbei um eine dominante Eigenschaft. Clarke et al. konnten 1956 eine signifikante Korrelation zwischen den sog. Nonsekretors, also Patienten, bei denen die A-, B-, H-Antigene nicht im Speichel und Magensaft nachweisbar waren, und dem Ulcus duodeni-Leiden finden. Wenn man alle Personen der Blutgruppe 0 und alle ABH-Nonsekretorpersonen aus einer Population ausschließen würde, wären 20 bis 25% weniger Ulcera duodeni zu erwarten (Evans, 1961). Da die Blutgruppenantigene Mucopolysaccharide sind, die einen wesentlichen Bestandteil des Magenschleims darstellen, ist vermutet worden, daß diese Blutgruppensubstanzen eine direkte, protektive Wirkung auf die Magen- oder Duodenalschleimhaut ausüben könnten. Clarke et al. (1959) konnten diese Ergebnisse jedoch nicht bestätigen.

Autonomes Nervensystem. Bergmann hatte bereits 1913 auf eine Funktionsstörung des vegetativen Nervensystems als mögliche Ursache bei der Ulcusgenese hingewiesen. Eine Vagusstimulation führt zu einer Steigerung von Volumen und H-Ionenkonzentration des Magensaftes. Durch eine kontinuierliche elektrische Stimulation der Vagi lassen sich ebenso wie durch hoch dosierte Gabe von Parasympathicomimetika (Pilocarpin, Acetylcholin, Mecholyl) Schleimhautblutungen und Magenerosionen bei Kaninchen, Katzen und Hunden erzeugen. In keinem Fall ließ sich jedoch die Entstehung eines chronischen peptischen Geschwürs nach Vagusreizung nachweisen. Eine Vagusüberfunktion scheint beim Ulcus duodeni eine gewisse Rolle zu spielen.

Familiäre Ulcusbelastung. Über Ulcussippen ist vor allem in der älteren deutschen Literatur viel geschrieben worden, wobei sich die familiäre Ulcusbelastung auf klinische und autoptische Untersuchungen stützte; sie wird besonders bei Ulcusträgern in der Adolescenz angenommen, wobei die Häufigkeitsangaben zwischen 15 und 80% schwanken (Wanke, 1971). In einer Studie von Bauer (1950) an Familien von 225 Ulcusträgern wird eine Incidenz von $17,3 \pm 6,7\%$ gegenüber $3,5 \pm 2,6\%$ bei 400 Kontrollpersonen genannt.

Die Beobachtungen über eine erbliche Komponente bei der Ulcusentstehung werden durch simultan auftretende Ulcera bei Zwillingen unterstützt. In einer Zusammenstellung konnte v. Verschuer (1959) aufzeigen, daß bei 72 eineiigen Zwillingspaaren 18 (25%) und bei 82 zweieiigen Zwillingspaaren nur 9 (11%) konkordant erkrankten. Ein gewisser erblicher Einfluß scheint somit gegeben zu sein, doch müssen auch exogene Faktoren maßgeblich an der Ulcusmanifestation beteiligt sein.

I. Pathophysiologie des Ulcus — Versuch einer Synopsis

Das peptische Geschwür ist gekennzeichnet durch Seltenheit (relative), Singularität und Chronizität mit Rezidivneigung. Wenn der verdauende Magensaft nur selten Geschwüre erzeugt, so muß das am Vorhandensein protektiver Faktoren liegen. Als solche sind bekannt:

a) die Schleimbarriere,
b) die Zellregeneration und
c) die gute Durchblutung als Voraussetzung für a) und b).

Daß die Schleimhautqualität wechseln kann, ist anzunehmen; Änderungen der Schleimhautqualität sind bekannt. So konnten Domschke u. Mitarb. (1972) zeigen, daß bei Ulcus ventriculi- und Ulcus duodeni-Trägern der Gehalt des Magenschleims an N-Acetylneuraminsäure (NANA) erniedrigt ist. Hierdurch sinkt die physikalische Festigkeit des Schleimes. Seine Fähigkeit im Sinne eines Ionenaustauschers die Rückdiffusion von H-Ionen aus dem Magenlumen in Richtung Schleimhaut zu bremsen, wird reduziert. Auch Cortison senkt den NANA-Gehalt des Magenschleimes. Das ist bemerkenswert, denn durch hohe Steroidgaben können bekanntlich akute Ulcera erzeugt werden.

Unsere Kenntnisse über die unterschiedliche quantitative Fähigkeit der kranken und gesunden Magenschleimhaut zur Zellregeneration sind gering

Eine Minderung der Schleimhautdurchblutung wurde bei der Ratte als begünstigender Faktor für die Bildung von Stressulcera nachgewiesen (Schellerer et al., 1974).

Im Gegensatz zu Erosionen, die in aller Regel multipel auftreten, sind peptische Geschwüre vorwiegend singulär. Das läßt an einen lokalen Faktor denken. Dieser könnte z. B. darin bestehen, daß eine circumscripte Läsion an der Magenschleimhaut dem sauren Magensaft Zutritt unter das Deckepithel verschafft. Daß die Magenmucosa durch mechanische Insulte leicht beschädigt werden kann, ist jedem Endoskopiker geläufig, der eine Biopsiezange unter leichtem Druck gegen ein gewünschtes Ziel über die Mucosa gleiten läßt. Eine andere Möglichkeit wäre eine Störung der Zirkulation in den Gefäßen. Auch eine neurale Komponente könnte einen lokalisatorischen Effekt haben.

Saugbiopsiedefekte heilen bei Ulcusträgern innerhalb weniger Tage mindestens ebenso rasch ab wie bei Gesunden ohne Abhängigkeit vom Säure-output des

Magens. Das bedeutet, daß die Chronizität durch allgemeine, die gesamte Schleimhautoberfläche betreffende Faktoren wie Schleim- oder Deckepithelqualität nicht gefördert wird.

Wenn man im menschlichen Magen Polypen mit der Diathermieschlinge abträgt, erzeugt man bis in die Submucosa reichende, fibrinbedeckte, oft bis zu mehreren Zentimetern Durchmesser aufweisende Defekte. Diese heilen aber nach unseren Erfahrungen im Durchschnitt nach 2 bis 4 Wochen, manchmal auch nach wenigen Tagen völlig ab, unabhängig davon, ob der Magensaft sauer ist oder nicht.

Das klassische peptische Geschwür des Menschen unterscheidet sich demgegenüber von nahezu allen experimentellen Ulcustypen durch seine Chronizität. Es benötigt zur Abheilung 6 bis 8 Wochen, in manchen Fällen heilt es jahrelang überhaupt nicht. Die Chronizität spricht dafür, daß ein Faktor vorhanden ist, der das Abheilen des Defektes nachhaltig verhindert. Nun ist bekannt, daß die kurzfristige Hitzeeinwirkung der Diathermieschlinge bei Polypektomie nur Bruchteile von Millimetern in die Tiefe reicht. Ganz anders sind die Verhältnisse nach der sog. Magenvereisung, mit der wir vor etwa 10 Jahren Erfahrungen sammelten. Anfang der 60er Jahre propagierte WANGENSTEEN sehr optimistisch seine Methode. Sie bestand darin, daß man in den menschlichen Magen einen an dessen Innenwand sich anlegenden Ballon einbrachte. Durch diesen wurde etwa 1 Std lang 96%iger Alkohol perfundiert, welcher eine Temperatur von $- 10$ bis $- 20\,°C$ hatte. WANGENSTEEN hatte die Vorstellung, daß eine mäßige, jedoch die Säuresekretion nachhaltig reduzierende Kälteschädigung der Magenschleimhaut entstünde. Hierdurch sollte dem Abheilen von Duodenalgeschwüren der Boden geebnet werden. Tatsache war jedoch, daß die Sekretionsminderung meist nur einige Wochen bis Monate anhielt, wohingegen sich an stark abgekühlten Stellen der Magenschleimhaut chronische Geschwüre bildeten. Diese hatten trotz reduzierter Säureproduktion eine ganz schlechte Heilungstendenz und führten manchmal zur Sanduhrstenose. Im Tierversuch konnte nachgewiesen werden, daß im Bereich solcher Ulcera intravasale Thrombosen in tieferen Schichten entstanden waren. Aus der Chronizität ist also mit großer Wahrscheinlichkeit ebenfalls, wie bei der Singularität, der Schluß zu ziehen, daß ein Verschluß großer, vermutlich submukös gelegener arterieller Gefäße das menschliche Magengeschwür wesentlich mitverursacht. Tatsächlich konnte im Tierversuch erstmals ein dem menschlichen Geschwür ähnliches chronisches Ulcus durch die Injektion oder lokale Applikation von Essigsäure erzeugt werden (OKABE u. PFEIFFER, 1971)[1]. Die lokale Rezidivneigung beim Menschen ist damit erklärbar, daß das Gebiet des früheren Ulcus bindegewebig vernarbt und damit auf Dauer schlechter durchblutet und gegenüber Salzsäure anfälliger wird.

Zusammenhang der Faktoren: Nach diesen Überlegungen sind Schleimbarriere und Gefäßfunktion entscheidend wichtig für das Entstehen des chronischen peptischen Geschwürs beim Menschen. Haben Beeinträchtigungen dieser beiden Faktoren miteinander zu tun? Man hat sich lange Zeit darüber gewundert, wie es möglich ist, daß ein Konzentrationsunterschied von H-Ionen zwischen Magenlumen und Magenmucosa des Grades aufrecht erhalten werden kann, wie er tatsächlich besteht. Eine endgültige Klärung des Phänomens existiert noch nicht. Man weiß jedoch, daß die H-Ionen die Neigung zur Rückdiffusion in die Schleimhaut zeigen. Wenn sie größere Ausmaße annimmt und Stellen der Schleimhaut trifft, die nicht, wie offenbar die Drüsenhälse im Corpus, gegen H-Ionen resistent sind, dann ist es leicht vorstellbar, daß Schädigungen des Deckepithels und der darunter liegenden Strukturen entstehen. Untersuchungen über die sog. back-diffusion

---

[1] Den gleichen Effekt erzielten VOJTISEK et al. (1971) mit Magensaft.

existieren. Sie besagen, daß sie beim Hundemagen im Antrum, bezogen auf die Oberflächeneinheit, etwa 15mal größer ist als im Fundus (Dyck et al., 1969), und daß die Permeabilität der duodenalen Schleimhaut für H-Ionen noch zwei- bis dreimal größer ist als diejenige des Antrums (Himal et al., 1970). Des weiteren ist die gastrale Säurerückdiffusion beim Ulcus ventriculi-Patienten gegenüber Kontrollpersonen deutlich erhöht (Overholt u. Pollard, 1968; Chapman et al., 1972). Auch nach Heilung des Geschwürs bleiben die hohen Säurediffusionsraten bestehen. Als Ursache wird eine „Antralisierung" der Magenmucosa durch fortschreitende Gastritis angenommen. Gesteigert findet sich die Säurerückdiffusion ferner bei der akuten erosiven Gastritis und bei der chronischen atrophischen Gastritis mit Intestinalisierung der Magenschleimhaut. Der gallige Reflux in den Magen steigert ebenfalls die Rückdiffusion von Säure (Ivey et al., 1970).

Nun ist aber bekannt, daß Ulcera bevorzugt dort entstehen, wo die Rückdiffusion am größten ist, nämlich im Bereich des Antrums, der gastritisch veränderten Schleimhaut mit Drüsenschwund und dem Bulbus duodeni. Noch genauer gesagt, die größte Häufigkeit besteht gerade in dem Bereich der nicht säureproduzierenden Schleimhaut, welche der säureproduzierenden am nächsten gelegen ist. Man kann also den Schluß ziehen, daß dort Geschwüre am ehesten entstehen, wo am meisten konzentrierte Säure die anazide Schleimhaut trifft, oder daß möglicherweise in diesem Grenzgebiet die größte Abwehrschwäche besteht. Galliger Reflux, Rückdiffusion und Ulcusbildung haben ebenfalls eine enge Beziehung zueinander (Rhodes et al., 1969). Wenn aber Geschwüre dort entstehen, wo Säure auf eine Schleimhaut mit nachgewiesener hoher Rückdiffusion trifft, dann muß gefolgert werden, daß diese Rückdiffusion eine Rolle bei der Ulcusentstehung spielt.

Wenn wir die Frage nach der Seltenheit von Geschwüren dahingehend beantwortet haben, daß sie, wenigstens teilweise, von der Schleimqualität abhängt, dann ist zu vermuten, daß in den genannten Fällen, nämlich bei Gastritis und galligem Reflux im Antrum und vielleicht auch im Bulbus duodeni, als ein Faktor diese Schleimqualität „schlechter" ist. Wenn andererseits Singularität und Chronizität durch einen Gefäßschaden bzw. einen Gefäßverschluß hervorgerufen werden, dann liegt es nahe anzunehmen, daß reichlich rückdiffundierende H-Ionen ein oder mehrere benachbarte Gefäße in der Submucosa treffen und in diesen durch einen Quellungs- oder Gerinnungsvorgang einen Verschluß hervorrufen. Verschlossene Gefäße am Ulcusgrund findet man tatsächlich auch beim Menschen, jedoch, ist das Geschwür einmal vorhanden, läßt sich die Frage, post oder propter schwer entscheiden. Das notwendige Zusammentreffen zweier Umstände, nämlich von minderer Schleimqualität und Gefäßschaden, macht Seltenheit und Singularität noch besser erklärlich.

Man hätte sich die Ulcusentstehung demnach wie folgt vorzustellen: Aggressiver salzsaurer Magensaft stößt auf eine relativ oder absolut schwache Schleimbarriere, welche von den H-Ionen unschwer durchdrungen wird. Diese gelangen zu den nächstgelegenen arteriellen Gefäßen der Submucosa und sorgen für deren Verschluß. Beim Ulcuspatienten könnte dabei noch ein begünstigender Gefäßfaktor hinzu kommen, im Sinne einer besonders empfindlichen Reaktion gegenüber einem pH-Abfall im Gewebe. Man müßte also ein Ulcus auslösen können, entweder durch einen massiven Ansturm von Säure auf eine normale Mucusschicht, wie beim Zollinger-Ellison-Syndrom zu vermuten (dabei wäre allerdings noch zu klären, ob die Hypergastrinämie nicht auch auf Schleim oder Gefäße im disponierenden Sinne wirkt), oder durch eine Schwächung der Schleimbarriere, wie sie beim Ulcus ventriculi-Patienten und unter Cortison nachweisbar ist. Bemerkenswert in diesem Zusammenhang ist Folgendes: Ulcera bei Frauen treten vorwiegend in den Jahren um die Menopause herum auf (TRUELOVE u. REYNELL, 1972), d. h. in einer Zeit der relativen Hyperoestrogenämie. Der cervicale Schleimpfropf wird durch Oestrogen während der wenigen Tage der Empfängnisfähigkeit im Intermenstruum verflüssigt, später durch Gestagen verfestigt und für Spermien impermeabel. Das heißt, Oestrogen verflüssigt den Cervicalschleim und macht vielleicht auch für das peptische Geschwür anfällig. Tatsächlich beobachtete ANTONSON (1963) eine Erhöhung der Ulcusquote bei weiblichen Shayratten, die durch Oestrogengaben noch gesteigert wurde. Ob man daraus den Schluß ziehen kann, Progesteron zur Ulcustherapie oder umgekehrt Magenschleimverfestiger zur Konzeptionsverhütung einzusetzen, bleibt dahingestellt. Man müßte ferner ein Ulcus durch den Verschluß von submukösen Arteriolen erzeugen können. Für diese letztere Möglichkeit gibt es ebenfalls zahlreiche Beweise in der menschlichen Pathologie. So kennt man Ulcera im Rahmen einer Panarteriitis nodosa, einer Endarteriitis obliterans und als Altersulcus im Rahmen der Arteriosklerose.

Für die Bedeutung der Gefäße bei der Entstehung des Ulcus spricht auch dessen bevorzugte Lokalisation. Weiß man doch, daß das Anastomosennetz in Form eines submukösen Plexus gerade im Antrumbereich nur schwach ausgeprägt ist und an der kleinen Kurvatur völlig fehlt (vgl. S. 40). Hinzu kommt, daß der häufigste Geschwürssitz in einem Bereich des Magens liegt, welcher der motorisch aktivste ist. Vorübergehende muskuläre Abklemmung der Gefäße oder Strömungsverlangsamung könnten die allfällige Einwirkung von Säure durch Stase begünstigen. Bei pylorokardialer Ausbreitung einer Gastritis wandert auch der Ulcussitz bekanntlich oralwärts, er verläßt dabei häufig die kleine Kurvatur und geht auf die ebenfalls mit Gefäßen schwächer versorgte Hinterwand über.

Nimmt man, wie beschrieben, die Ulcusentstehung an, bedingt durch Säurerückdiffusion, Gefäßschädigung, Zirkulationsstörung und sekundäre Abdauung des betroffenen Areals, dann lassen sich die klassischen drei Ulcustheorien, nämlich die der Entzündung (BROUSSAIS, 1816; CRUVEILHIER, 1829; ABERCROMBIE, 1828), der Pepsis (GÜNZBURG, 1852) und die des Gefäßschadens (VIRCHOW, 1853; HAUSER, 1883) zwanglos auf einen Nenner bringen. Das Bindeglied ist die Rückdiffusion, die durch eine entzündete oder atrophische Schleimhaut mit geschwächter Mucusbarriere leichter vonstatten geht, und welche der Säure Zutritt zu einem wehrlosen Gefäß verschafft, dessen Lumen sich verschließt.

II. Pathologische Anatomie des peptischen Ulcus

1. Erosionen und akutes Ulcus

Eine Erosion ist durch einen Schleimhautdefekt charakterisiert, der nicht durch die Muscularis mucosae penetriert und ohne Narbenbildung abheilt, wobei sich die Schleimhaut vom Rande her über den Defekt schiebt. Die Regeneration der Schleimhaut bei der Erosion geht so rasch vor sich, daß ein Übergang von Erosionen zum chronischen Ulcus praktisch nie gegeben ist, wenn nicht andere Faktoren eine Rolle spielen. So stellt auch die gastroskopische Biopsie letztlich einen erosiven Schleimhautdefekt dar, der innerhalb kürzester Zeit abheilt und nie zu einem Ulcus führt.

Ein Ulcus hingegen durchbricht die Tunica muscularis mucosae und benötigt zur Ausheilung ein Granulationsgewebe, das auch nach Ausheilung des Geschwürs als bindegewebige Narbe noch erhalten bleibt.

Das akute Ulcus ist durch eine äußerst geringgradige bindegewebige Reaktion in Ulcusgrund und Ulcusrand gekennzeichnet, wobei die Ulcusränder im Niveau

der umgebenden Schleimhaut liegen. Der Übergang einer Erosion in ein akutes
Ulcus kann immer wieder beobachtet werden, wie auch das simultane Vorkommen
multipler hämorrhagischer Erosionen und akuter Ulcera, wenn die Nekrose die
Submucosa mit erfaßt. Erosionen und akute Ulcera heilen in der Regel innerhalb
weniger Tage, wenn nicht Komplikationen auftreten. So werden immer wieder
Fälle beobachtet, wo sich einzelne akute Ulcera innerhalb von Stunden bis zur

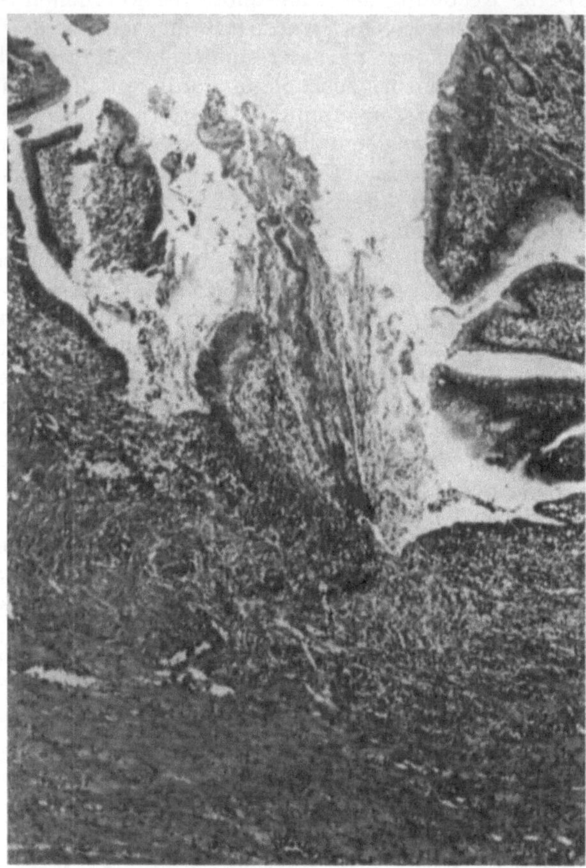

Abb. 5. Subakutes Ulcus mit frischer keilförmiger fibrinoider Nekrose und keilförmiger Überlappung des Ulcusgrundes durch angrenzende Schleimhaut

Perforation entwickeln. Histologisch finden sich nach Wanke et al. (1970) blande
Nekrosen mit ausgeprägtem mukösen und submukösen Randödem, während polymorphkernige Granulocyten weitgehend fehlen.

2. Das chronische peptische Ulcus

Das typische chronische peptische Geschwür ist ein runder oder ovaler, tiefgreifender Defekt der Magenwandung mit häufig verdickten Rändern, die nicht
selten unterminiert erscheinen. Die Schleimhaut des oralen Ulcusrandes wölbt sich
in der Regel über den Defekt, während der aborale Saum eine terassenförmige
Konfiguration erkennen läßt. Dieses Phänomen wird durch die Magenperistaltik

erklärt, die den kardialen Rand über den Krater schiebt. Durch den Zug der Muscularis mucosae bzw. eine narbige Retraktion vom Geschwürsgrund aus ordnen sich die Schleimhautfalten in der Ulcusumgebung in der Regel radiär auf das Ulcus zulaufend an. Der Geschwürsgrund ist durch eine graugelbliche Nekrose gekennzeichnet, in der mitunter Gefäßstümpfe zu erkennen sind. Die chronischen Magenulcera nach Cortisonmedikation sollen nach SCHADE (1958) flacher sein und im Niveau der Submucosa liegen.

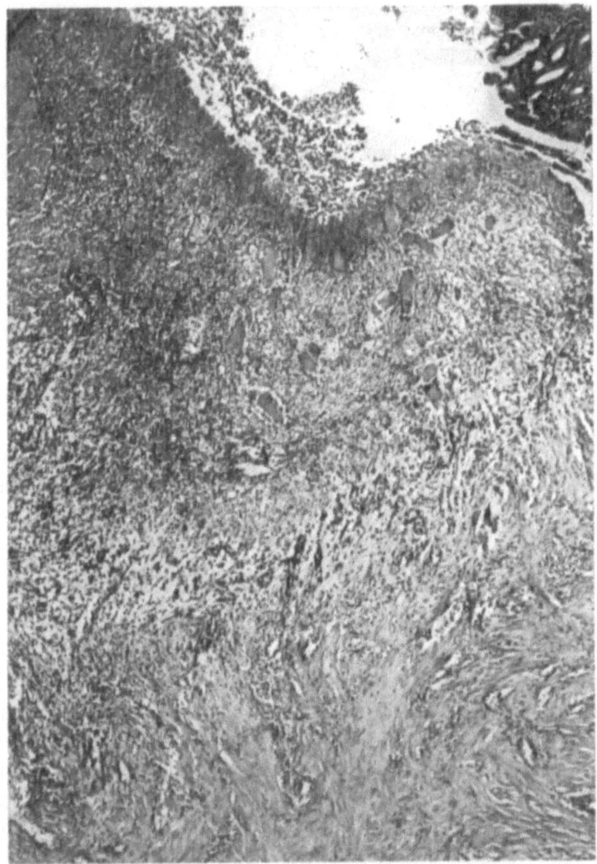

Abb. 6. Chronisches Ulcus ventriculi mit typischer Zonenbildung im Sinne von ASKANAZY

Die chronischen Duodenalgeschwüre lassen in der Regel keinen trichterförmigen Aufbau wie das Magengeschwür erkennen. Sie sind wesentlich kleiner und durch eine entzündliche Rundzellinfiltration in der Geschwürsumgebung charakterisiert.

Der feingewebliche Aufbau des chronischen Magen- und Duodenalgeschwürs ist von ASKANAZY (1921) eingehend beschrieben worden. Hierbei findet sich:

1. Eine oberflächliche Exsudatschicht aus Schleim, Fibrin, Leukocyten und Erythrocyten.

2. Eine Zone der fibrinoiden Nekrose, in der und mit der nach BECKER (1972) das weitere Schicksal des Ulcus entschieden wird.

3. Eine Zone des capillarreichen Granulationsgewebes.

4. Ein bindegewebiger Narbencallus.

Die Gefäße im Ulcusbereich weisen eine charakteristische Arteriitis obliterans (Friedländer, 1876) auf. Hierbei handelt es sich einmal um eine kontinuierlich zunehmende Intimaverdickung, daneben sind im Restlumen häufig noch Thromben zusätzlich nachweisbar. Synchron mit der Neubildung kollagener Fasern treten neurale Wucherungen, sog. „Stumpfneurome" auf (Störck, 1921). Auch glatte Muskelfasern können in die Callusbildung mit einbezogen sein. Bei diesen handelt es sich wahrscheinlich um Residuen der perivasalen Begleitmuskulatur (Wanke, 1959).

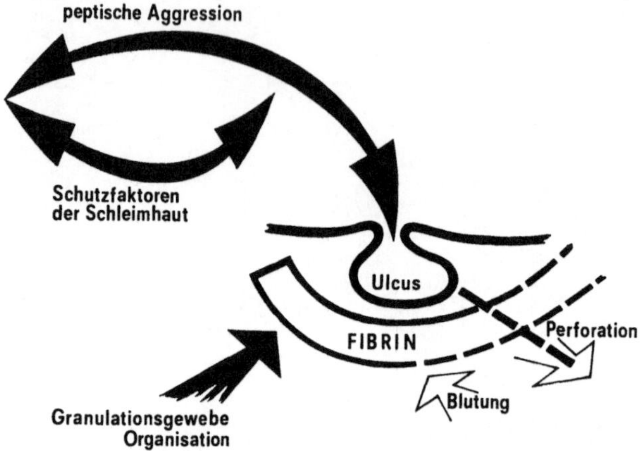

Abb. 7. Die Ausbildung eines Fibrinschorfs entscheidet über Perforation oder Organisation des Geschwürs (Nach Becker)

a) Ulcus und Gastritis

Die Kombination von Ulcus ventriculi und chronischer Gastritis ist seit langem bekannt, ein ätiopathogenetischer Zusammenhang wird immer wieder diskutiert. So fand Konjetzny (1928) in allen Magensektionspräparaten von Ulcus ventriculi-Patienten eine ausgeprägte Antrumgastritis, die sich in den proximalen Magenabschnitten verlor. Hierbei ist das Ulcus praktisch nie in der parietalzellhaltigen Fundusschleimhaut lokalisiert, sondern immer in der Grenzzone zwischen Schleimhaut mit mucoiden Drüsen und Schleimhaut mit Salzsäure produzierenden Zellen (Oi, 1959; Schrager, 1967; Kimura, 1969). Bioptische Untersuchungen aus der Ulcusumgebung von Stadelmann et al. (1971) zeigten, daß das Geschwür praktisch immer in einer deutlich entzündlich veränderten Antrumschleimhaut liegt, wobei die Ausdehnung der Antrumschleimhaut alterskorreliert zu sein scheint. 80% aller Magenulcera liegen im Bereich der kleinen Kurvatur, die wesentlich stärkere gastritische Veränderungen aufweist als die große Kurvatur (Ottenjann et al., 1972). Lediglich die unmittelbare Ulcusumgebung läßt gelegentlich ausgeprägte Veränderungen im Sinne einer intestinalen Metaplasie erkennen, während sich die weitere Umgebung nicht von der übrigen Schleimhaut unterscheidet. Das akute Ulcus ventriculi hingegen ist nicht selten auch in einer belegzelltragenden Schleimhaut anzutreffen, wobei gastritische Veränderungen häufig fehlen (Kawai et al., 1969). Beim Ulcus duodeni findet sich bei der überwiegenden Mehrzahl aller Patienten eine nicht entzündlich veränderte Fundusschleimhaut, während die Antrumschleimhaut eine wechselnd dichte entzündliche Infiltration aufweist. So fand auch Schade (1958) in 70% eine Umbaugastritis des präpylorischen Antrums bei Ulcus duodeni-Patienten. Die metaplastischen Umbauvorgänge in der Magenschleimhaut scheinen in der periulcerösen Zone nicht ausgeprägter zu sein als in ulcusfernen, mehr distal gelegenen Abschnitten (BLOMQUIST, 1954).

Die Ausdehnung der Gastritis bzw. die Lokalisation der Grenze zwischen säurebildender und vorwiegend schleimbildender Magenschleimhaut scheinen die Lokalisation des chronischen Magengeschwürs zu bestimmen. Da gleichzeitig mit einer pylorokardialen Expansion der Gastritis die Säureproduktion abnimmt (MIEDERER et al., 1969), scheint bei der Pathogenese mehr die Alteration der Defensivfaktoren im Vordergrund zu stehen. Je höher im Bereich der kleinen Kurvatur das Ulcus sitzt, desto weniger Säure kann der Magen noch produzieren (STADELMANN et al., 1971).

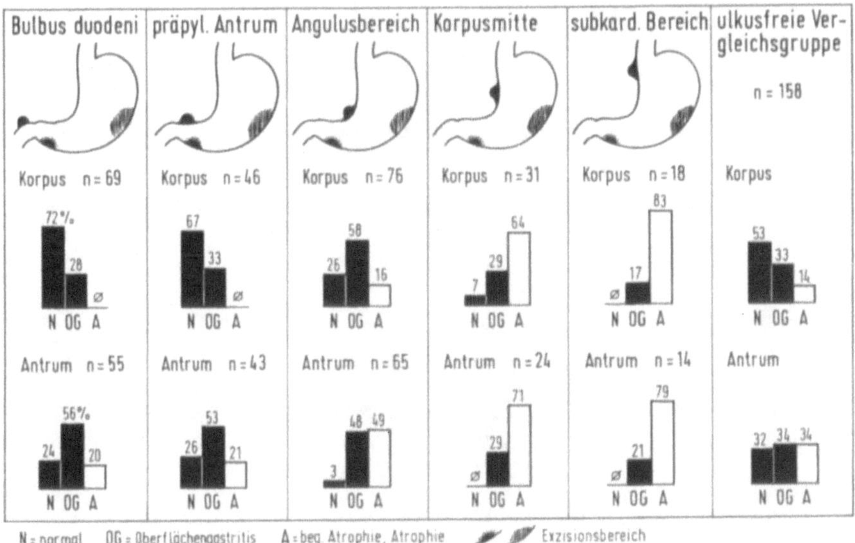

Abb. 8. Korpus- und Antrumgastritis in Abhängigkeit von der Ulcuslokalisation (Nach STADELMANN)

Die Gastritis scheint jedoch durch das Geschwürsleiden nicht beeinträchtigt zu werden. Bioptische Untersuchungen an Patienten mit unbehandeltem Magengeschwür haben gezeigt, daß eine Oberflächengastritis über mehrere Jahre in gleicher Intensität persistiert, wenn das Geschwür abgeheilt ist (GEAR et al., 1971; RÖSCH et al., 1971). Diese Befunde lassen den Schluß zu, daß zwar ein Ulcus ventriculi nie in einem Magen ohne gastritische Veränderungen angetroffen wird, daß jedoch die Gastritis primär vorliegt und durch das abgelaufene Geschwür in ihrem Verlauf nicht beeinflußt wird. In Anbetracht der Häufigkeit ihres Bestehens bei über Vierzigjährigen kommt der Gastritis somit keine kausale Bedeutung zu, ein prädisponierender Faktor kann ihr jedoch nicht abgesprochen werden.

Die Gastritis scheint somit eine Vorbedingung für das Auftreten von Magengeschwüren zu sein. Seit DU PLESSIS (1965) und RHODES (1969) durch Messung von Gallesalzen im Magenaspirat nachweisen konnten, daß Patienten mit einem Magengeschwür häufiger einen Reflux von Duodenalinhalt in den Magen aufweisen als Kontrollpatienten, gewinnt der Gedanke der Refluxgastritis an Bedeutung. Vom Billroth II-Magen ist bekannt, daß sich innerhalb weniger Jahre eine chronisch-atrophische Gastritis entwickelt. Tierexperimentell konnte von RITCHIE et al. (1969) eine kontinuierliche Abnahme der Parietal- und Hauptzellen und eine kon-

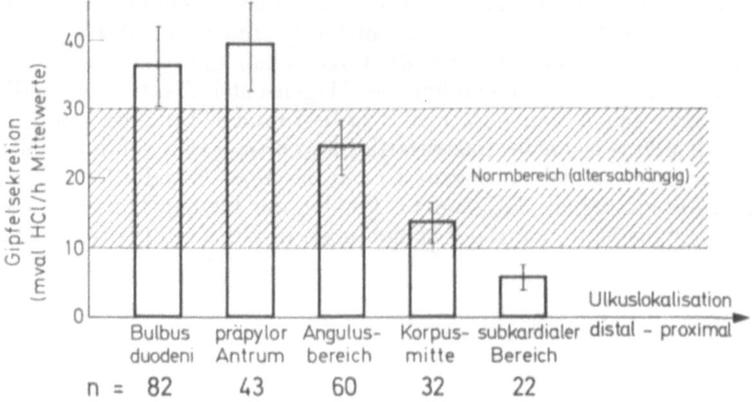

Abb. 9. Ulcuslokalisation und maximale Säuresekretion (Nach Stadelmann)

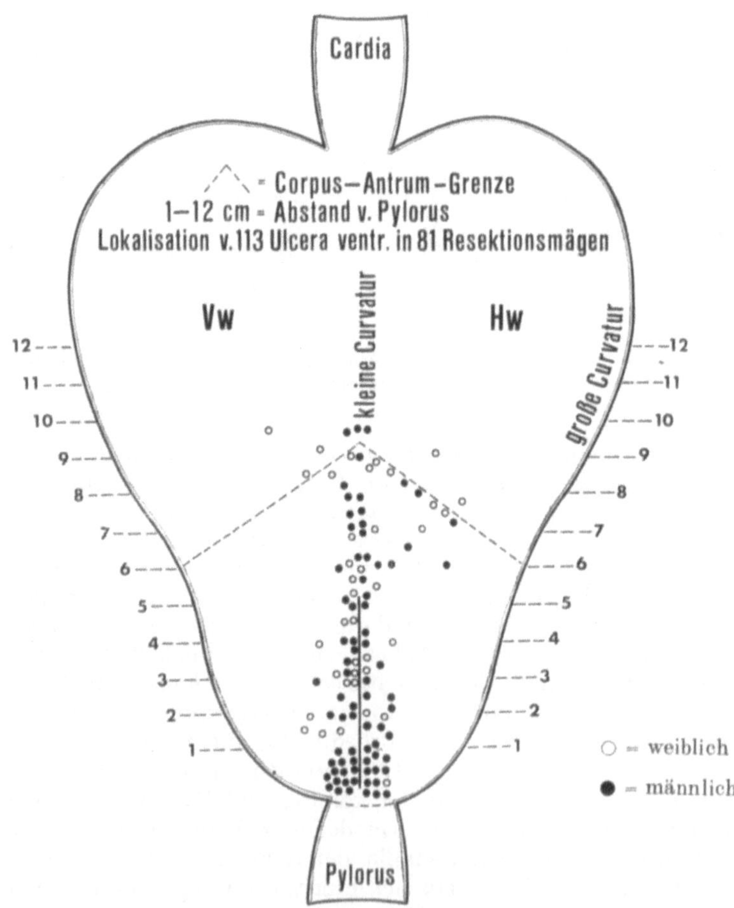

Abb. 10a. Ulcusverteilung und Ulcuslokalisation (Nach Wanke, 1971)

tinuierliche Zunahme von Schleim sezernierenden Zellen nach Umwandlung einer Billroth I-Resektion in eine Billroth II-Resektion nachgewiesen werden. Ferner konnte DAVENPORT (1968) nachweisen, daß durch Gallensalze die Schleimhautbarriere durchbrochen wird, und daß so H-Ionen rückdiffundieren können. Tierexperimentell läßt sich wiederum zeigen, daß die Gastritis die Schleimhautempfindlichkeit gegenüber einer Ulcusbildung erhöht. In den Tierexperimenten von RITCHIE u. DELANEY (1968) gelang es, nach Reimplantation atrophischer Magenschleimhaut in den Hundemagen bei 80% der Tiere durch Histamininjektionen Ulcera in der atrophischen Schleimhaut zu erzeugen. Von einigen Autoren wird angenommen, daß Pankreasenzyme eine Mucosaschädigung verursachen in Perioden, in welchen das Magen-pH annähernd neutral ist (DELANEY et al., 1970). Diese alterierte Schleimhaut wird dann vom sauren peptischen Potential des Magensaftes angegriffen.

b) Größe des peptischen Ulcus

Die Größe der peptischen Magengeschwüre schwankt zwischen Linsen- und Handtellergröße; dabei sind die Magenulcera in der Regel größer als Duodenalulcera. Von 260 Magengeschwüren zeigten 48% und von 235 Duodenalgeschwüren 38,6% bei der Autopsie einen Durchmesser von weniger als 9 mm (NIWAYAMA u. TERPLAN, 1969). Über 50% der Magengeschwüre maßen mehr als 1 cm und 20 (8,5%) mehr als 3 cm im Durchmesser. Riesenulcera kommen auch im Duodenum vor, sie können den gesamten Bulbus duodeni erfassen (KIRCH u. BRENDEL,

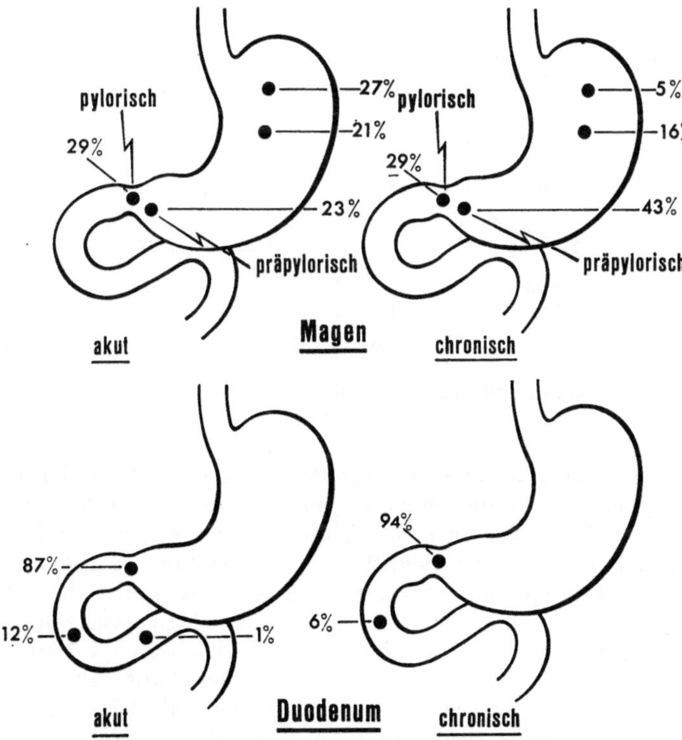

Abb. 10b. Ulcuslokalisation (Nach WANKE, 1971)

1968). Nur etwa ein Drittel dieser großen Geschwüre wurde röntgenologisch richtig
diagnostiziert. Nach Lumsden et al. (1970) sollte man dann von einem Riesengeschwür sprechen, wenn der Durchmesser mehr als 2 cm beträgt. Bei den Magengeschwüren wird heute in der Regel als Index für die Ulcusgröße das im Röntgenbild ermittelte Produkt von Durchmesser und Tiefe des Ulcuskraters genommen.
Als große Ulcera gelten Geschwüre mit einer Ausdehnung von mehr als 300 qmm,
als mittlere solche von 100 bis 300 qmm und kleine von einer Flächenausdehnung
von weniger als 100 qmm. Diese etwas willkürliche Größeneinteilung hat insbesondere für die Beurteilung der Abheilung eine gewisse Bedeutung. So scheinen größere
Geschwüre schlechter abzuheilen (Sun u. Stempien, 1971).

Alvares u. MacCarthy (1928) berichten aus einer Serie von 638 Ulcusfällen,
daß 80% einen Durchmesser von unter 18 mm aufwiesen; während sie noch refe-
rierten, daß kein Ulcus mit einem Durchmesser von über 4 cm benigne war, darf
heute die Größe des Magengeschwürs nicht mehr als diagnostisches Kriterium für
Malignität gewertet werden. So berichten Boudreau et al. (1941), daß 38% von
168 benignen Ulcera einen Durchmesser von mehr als 4 cm aufwiesen, Marshak
et al. (1953) über 7 Riesenulcera mit einem Durchmesser von bis zu 7 cm.

c) Lokalisation des peptischen Ulcus

Rund 60% aller Magengeschwüre sind in den distalen 6 cm des Pyloruskanals
lokalisiert (Portis u. Jaffe, 1938; Niwayama u. Terplan, 1959). Von 634 Ulcera

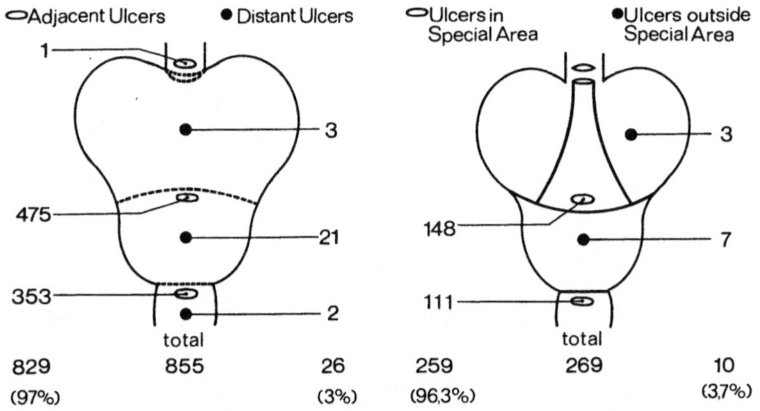

Abb. 11. Schleimhautgrenzen und Magenmuskulatur bestimmen die Lokalisation des peptischen Ulcus (Nach Oi)

waren 88,3% im Bereich der kleinen Kurvatur gelegen, 4,6% an der großen Kurvatur, 5,8% an der Hinterwand und 1,3% an der Vorderwand (Sun u. Stempien,
1971). Sie konzentrieren sich in erster Linie um den Angulus und unmittelbar
proximal davon (Abb. 10). Der Begriff der „Border-Zone" wurde von Oi et al.
(1959) geprägt und entspricht der Intermediärzone, wo sich Pylorusdrüsen und
Haupt- und Belegzellen durchmischen. Fast alle Magengeschwüre sind nach
Ansicht dieser Autoren durchschnittlich 0,32 cm, höchstens 1,5 cm von dieser
Intermediärzone entfernt und liegen in Pylorusschleimhaut. Ähnliche Beobachtungen wurden von Marks u. Shay (1959) als junctional ulcers mitgeteilt. Diese
Beobachtung von Oi wurde 1969 durch den sog. Dual Control-Mechanismus er-
gänzt, der besagt, daß die Ulcuslokalisation durch Schleimhautgrenze und Archi-

tektur der Muskulatur bestimmt wird. Dabei lagen 95,2% aller Magengeschwüre in einer Zone, in der sich Fundus-Antrumgrenze und zirkuläres Grenzbündel überschnitten. Von denselben Autoren stammen auch Untersuchungen über die Lokalisation des Ulcus duodeni. Dieses soll in über 99% in einer Distanz von maximal 2 cm von der Intermediärzone lokalisiert sein. Kleine und große Kurvatur sind gleich häufig Sitz eines Ulcus duodeni (KATSCH u. PICKERT, 1953). Gelegentlich finden sich auch Ulcera postbulbär oder, wie vor allem beim Zollinger-Ellison-Syndrom, im distalen Duodenum oder proximalen Jejunum.

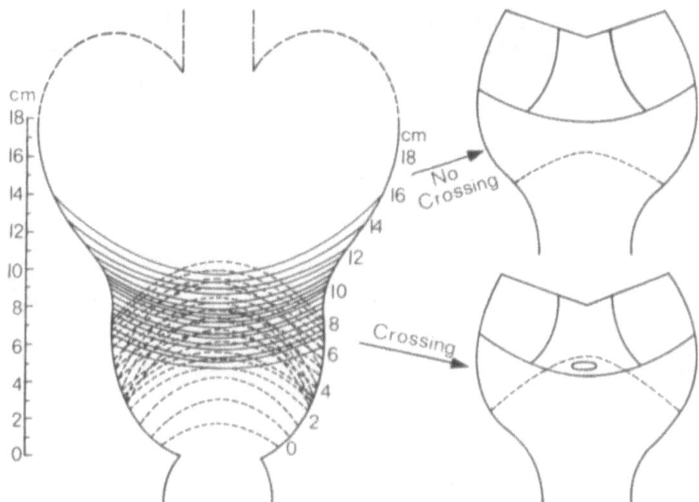

Abb. 12. In einem Magen, in dem sich fundopylorische Schleimhautgrenze und zirkuläres Muskelbündel nicht kreuzen, wird kein Ulcus beobachtet (Nach OI)

d) Multiple Ulcera

Multiple Magengeschwüre. In 5 bis 12,8% aller Fälle sollen multiple Magengeschwüre vorkommen (NIWAYAMA u. TERPLAN, 1959; OI et al., 1959). Neben multiplen Ulcera im präpylorischen Antrum sind sog. kissing ulcers im oberen Korpus, an Magenvorderwand und Hinterwand gelegen, zu beobachten. Daneben kommen simultan Ulcera in Pylorus- und in Kardiaschleimhaut vor. Akute Magenulcera hingegen treten relativ häufig multipel auf; sie sind in der Regel so flach, daß sie selten röntgenologisch nachgewiesen werden können. Die Diagnose wird meist erst bei der Autopsie, einer Notoperation oder anläßlich einer gastroskopischen Untersuchung gestellt. Hieraus erklärt sich auch die relativ hohe Frequenz von 5 bis 23% (BOYLE, 1971). Multiple Ulcera in unmittelbarer Nachbarschaft voneinander sind immer verdächtig auf das Vorliegen eines Malignoms, insbesondere eines scirrhös wachsenden Carcinoms oder eines Lymphosarkoms.

Multiple Ulcera duodeni. Multiple Duodenalgeschwüre, in der Regel als kissing ulcers im Bereich von Vorder- und Hinterwand gelegen, sind keine Seltenheit, die Literaturangaben schwanken zwischen 25% (BOCKUS, 1963) und 45% (STEWARD u. HURST, 1929). Bulbusnarben oder Bulbusdeformitäten werden nicht selten (16 bis 53%) bei Patienten mit Magengeschwüren beobachtet. Ein simultanes Auftreten florider Ulcera im Magen und Duodenum scheint hingegen seltener zu sein. MANGOLD (1958) nennt eine Incidenz von 2,7% bei über 5000 Ulcuspatienten. Da es sich in diesen Fällen fast ausschließlich um präpylorische Ulcera ventriculi handeln dürfte, scheint die Hyperchlorhydrie eine wesentliche pathogenetische Rolle zu spielen. Bei mehr kardiawärts gelegenen Ulcera ventriculi spielt möglicherweise eine Entleerungsstörung des Magens eine Rolle. Simultan auftretende Ulcera in Oesophagus, Magen und Duodenum stellen Raritäten dar (OI u. OSHIDA, 1959).

e) Die Ulcusheilung

Der Fibrinpfropf im Ulcusgrund löst die Bildung von Granulationsgewebe aus, das durch Capillarsprossen und lockeres Bindegewebe eine Durchdringung des Fibrinfilzes versucht. Erst wenn die submuköse Basis auf das alte Niveau gehoben ist, vermag die Epitheldecke über den Defekt hinwegzuziehen. Wie gezielte bioptische Untersuchungen an abheilenden Geschwüren gezeigt haben (RÖSCH, 1971), kommt es zunächst zu einer monocellulären Epithelisierung des Geschwürsgrundes.

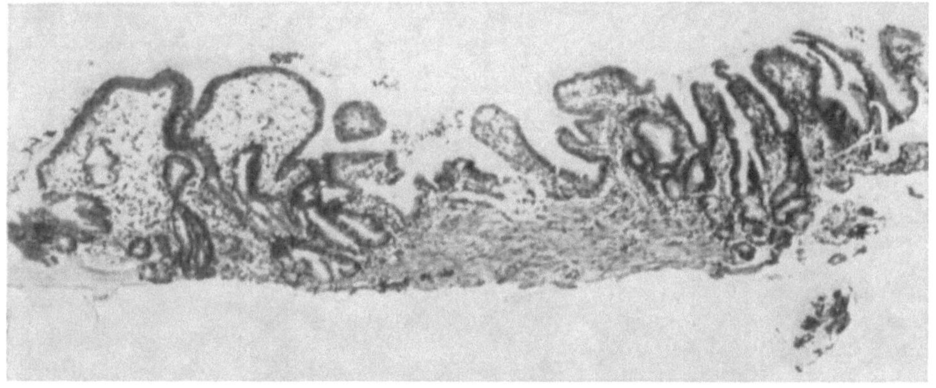

Abb. 13. Frisch reepithelisierter Ulcusgrund (Zangenbiopsie)

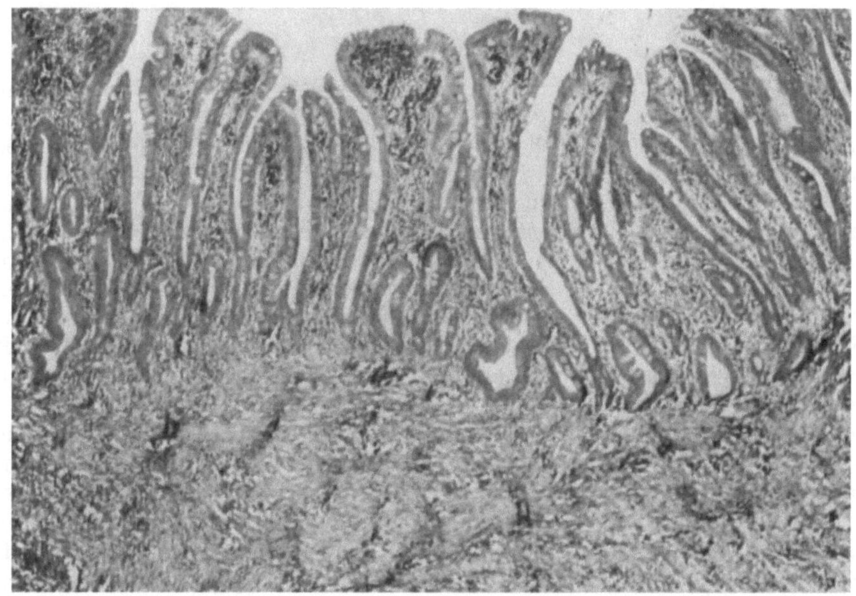

Abb. 14. Ulcusnarbe mit „intestinaler Schleimhaut" über der Ulcusschwiele

Wenig später findet sich dann eine pseudofoveoläre Hyperplasie der Schleimhautoberfläche und vorübergehend das Bild der chronisch atrophischen Gastritis, bis eine Restitutio ad integrum der Schleimhaut erfolgt ist. Die makroskopisch sichtbare Narbe ist ausschließlich durch das submuköse Granulationsgewebe und den Defekt in der Muskulatur bedingt. Gastroskopische Verlaufsbeobachtungen lassen mit zunehmendem Kleinerwerden des Geschwürs einen hyperämischen Randsaum erkennen (CLEMENCON, 1970). Die Abheilung kann durch konzentrische Einengung unter Beibehaltung der runden Form eintreten. Nicht selten erfolgt jedoch eine Transformierung zu einem linearen Ulcus. Bei diesem Verlauf soll die Heilungstendenz sehr verlangsamt und die Rezidivrate hoch sein (KAWAI et al., 1966). CUMMINS et al. (1968) ermitteln für das Ulcus duodeni eine durchschnittliche Heilungszeit von 40 Tagen, für das Ulcus ventriculi von 42 Tagen, unabhängig von Ulcusgröße, Alter des Patienten, Dauer der Symptome und Rezidivhäufigkeit. Das Duodenalgeschwür zeichnet sich durch eine ausgesprochen günstige Heilungstendenz aus, wobei nach DEELMAN (1959) die unterschiedlich anatomische Architektur mit sich verzweigenden Muskelfaserbündeln der Muscularis propria in der Duodenalschleimhaut bedingt, daß der exzentrische Zug des Scherengeflechtes der Muscularis mucosae beim Duodenalgeschwür fehlt. Dadurch nähern sich die Wundränder von Anfang an leichter. In der Randzone des Epithels findet sich eine deutliche Proliferationstendenz mit gesteigerter Mitoseaktivität (Tabelle 3).

Tabelle 3. Heilungsverlauf bei 638 Ulcera ventriculi (nach ROTH)

Vollständige Abheilung nach 3 Wochen	294 (46,1 %)
Vollständige Abheilung nach 6 Wochen	155 (24,3 %)
Vollständige Abheilung nach 12 Wochen	35 (5,5 %)
Therapieversager	154 (24,1 %)

f) Die Narbenbildung

Je nach Lokalisation des Magengeschwürs finden sich durch Narben bedingte Folgezustände. So erzeugt ein Ulcus in Korpusmitte einen Sanduhrmagen, präpylorische Ulcera eine Verkürzung der kleinen Kurvatur und Ulcera im Pyloruskanal eine Magenausgangsstenose.

Duodenalulcera können unter Hinterlassung einer flachen weißlichen Narbe, häufiger jedoch mit einer ausgeprägten kleeblattförmigen Deformierung des Bulbus abheilen. Hierbei kommt es meist zur Taschen- und Divertikelbildung. Röntgenologische Verlaufsbeobachtungen von Ulcusnarben im Magen machen es wahrscheinlich, daß der charakteristische Faltenstern über 2 bis 3 Jahre unverändert bestehen bleibt, bevor nur noch eine umschriebene Starre mit eingeschränkter Dehnbarkeit an das ehemalige Ulcus erinnert. Diese submukös gelegene bindegewebige Narbe hat zu Spekulationen über Durchblutungsstörungen der Schleimhaut Anlaß gegeben, wobei von einigen Autoren angenommen wird, daß die Narbe einen Locus minoris resistentiae darstellt und eine Prädilektionsstelle für ein Ulcusrezidiv abgibt (HOFFMANN, 1962).

III. Klinik des unkomplizierten chronischen peptischen Geschwürs

A. Epidemiologie

Die *Häufigkeit* des peptischen Geschwürs scheint von Geschlecht, Alter, rassischen und geographischen Faktoren wesentlich beeinflußt zu sein. In einer Über-

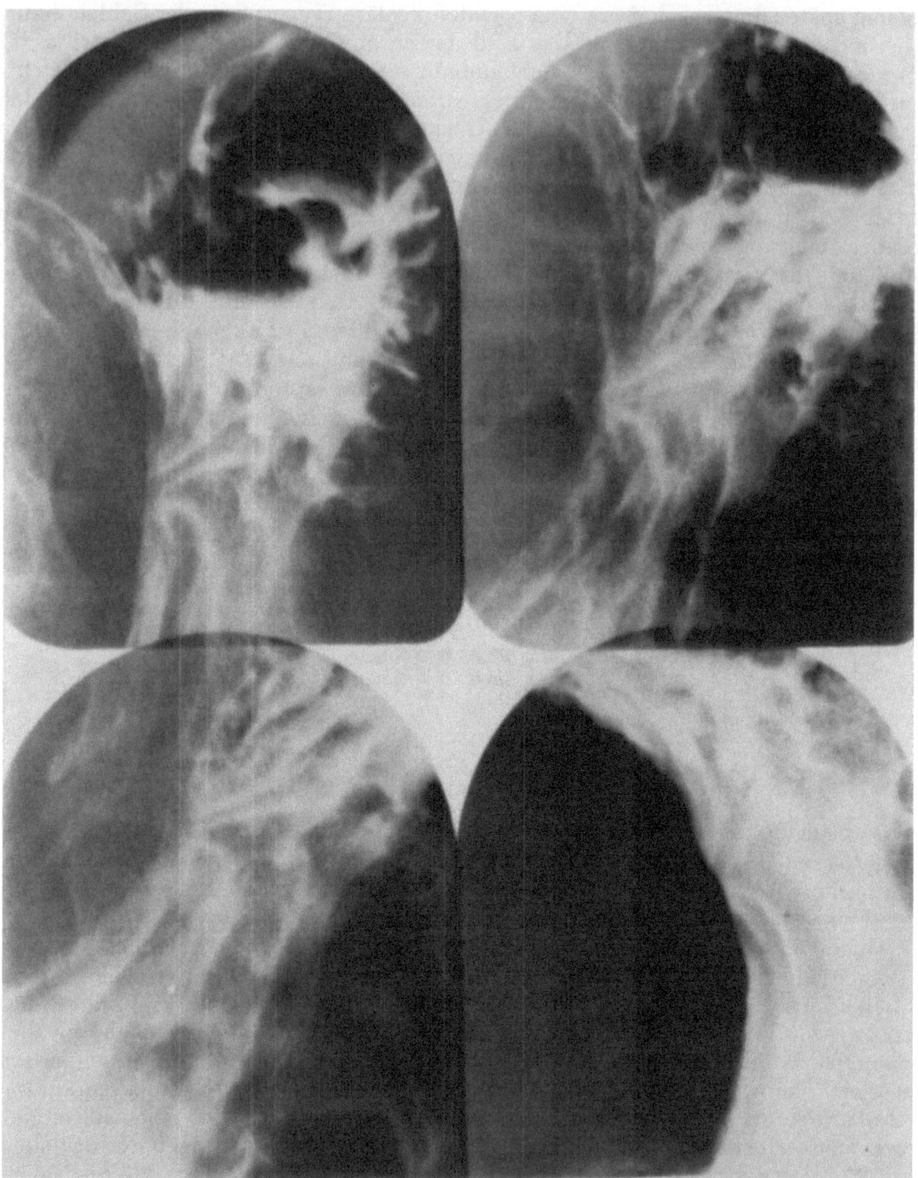

Abb. 15. Röntgenologische Ulcusnarbe in Magenmitte ohne Stenose

sicht von 6147 Angestellten des Öffentlichen Dienstes in Großbritannien nennen Doll et al. (1951) eine Incidenz von knapp unter 10% in der Altersgruppe von 45 bis 54 beim Mann; der Ulcusgipfel bei Frauen lag mit 6,1% zwischen dem 55. und 65. Lebensjahr. In den meisten Ländern beträgt das Verhältnis von Ulcus duodeni zu Ulcus ventriculi zwischen 3:1 und 4:1 (Beuler, 1959; Jordan, 1959).

Das Ulcus duodeni hat offensichtlich seit der Jahrhundertwende zugenommen. Ivy et al. (1950) geben drei Epochen an: Vor 1900 wurde das Ulcus duodeni bei der Autopsie nur in 0,1 bis 0,3% der Fälle gefunden. Um die Jahrhundertwende stieg

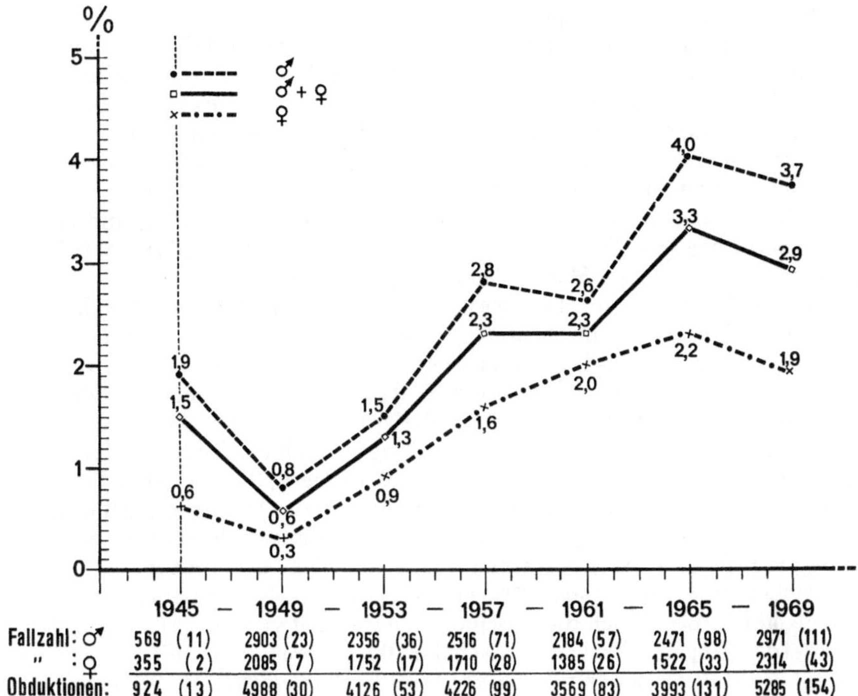

Abb. 16. Häufigkeit und Geschlechtsverteilung von Ulcus ventriculi und Ulcus duodeni im Obduktionsgut (Nach WANKE, 1971)

Tabelle 4. Häufigkeit peptischer Ulcera bei Männern und Frauen (Nach DOLL)

| Alter | Männer | | | | | Frauen | |
| | Zahl der Unter-suchten | Häufigkeit der peptischen Ulcera in % | | | | Zahl der Unter-suchten | Häufigkeit der pepti-schen Ulcera in % |
		Magen	Duo-denum	unsichere Lokali-sation	Total		
14—19	199	0,0	0,5	0,0	0,5	133	0,0
20—24	300	0,0	1,3	1,4	2,7	179	0,9
25—34	1128	0,4	1,8	1,2	3,4	266	0,9
35—44	1375	1,4	4,1	1,5	7,0	236	2,0
45—54	1089	2,8	3,9	2,9	9,6	167	2,0
55—64	625	1,9	3,7	3,4	9,0	82	6,1
über 65	155	1,9	3,2	2,6	7,7	17	6,1

dieser Prozentsatz auf 1% an, und nach 1913 lagen die entsprechenden Angaben zwischen 2,3 und 3,9%. Die Incidenz an gesicherten Ulcusfällen im klinischen Krankengut einer Inneren Klinik wird von KATSCH u. PICKERT (1953) mit 5% angegeben (Tabelle 4).

Peptische Ulcera kommen in jedem Lebensalter vor. Peptische Ulcera in der Neugeborenenperiode, die sich in der Regel durch Melaena manifestieren, sind zumeist akut und multipel in Magen und Duodenum. 2% der Erwachsenen mit peptischen Ulcera hatten bereits in ihrer Kindheit Ulcussymptome (PROCTOR,

1925). 56% der Kinder mit peptischen Ulcera weisen eine positive Familienanamnese auf (Coddington, 1968). Einige Autoren geben eine auffallend hohe Komplikationsrate von Hämatemesis, Melaena und Perforation an (Fabra, 1968; Homers, 1964), andere berichten wieder über gute Erfolge bei konservativer Behandlung (Lassrich u. Schäfer, 1965). Endoskopische Beobachtungen an Teenagern mit Magenulcus von Kawai (1970) lassen erkennen, daß es sich beim peptischen Ulcus dieser Altersgruppe um Ulcera mit den Charakteristika des akuten Geschwürs handelt. In 62% lagen multiple Ulcera mit irregulärer Form (57%) und asymmetrischer Anordnung (69%) vor, die rascher und ohne Narbenbildung abheilten im Vergleich zum chronischen Magenulcus des Erwachsenen.

Nach einer Übersicht von Eustermann u. Balfour (1935) beträgt das durchschnittliche *Lebensalter* beim Einsetzen von Ulcusbeschwerden für das Magengeschwür 41 Jahre, für das Duodenalgeschwür 33 Jahre. An unserer Klinik betrug das Durchschnittsalter des Ulcus duodeni-Patienten in den letzten Jahren (376 Fälle) 45 Jahre, das der Ulcus ventriculi-Patienten (430 Fälle) 53 Jahre (Rösch u. Dette, 1973). Sektionsstatistiken zeigen hingegen einen Gipfel bei beiden Geschwüren im 70. Lebensjahr (Wanke, 1971). Bei Ulcera, die nach dem 50. Lebensjahr erstmalig auftreten und die sich durch eine kurze Anamnese, schlechte Heilungstendenz und Blutungsneigung bei Gefäßsklerose auszeichnen, wird nach einem Vorschlag von Kalk (1943) von einem sog. Altersulcus gesprochen.

Levrat et al. (1966) sahen 16% von 1796 Ulcera bei Patienten jenseits des 60. Lebensjahres, wobei sich die Geschlechtsverteilung von 86:14% zugunsten der Männer bei den jüngeren Patienten, nach dem 60. Lebensjahr auf 65:35% verschob. Der Anteil der Magenulcera stieg von 33 auf 43%. Friedmann (1959) hingegen fand unter 62 Altersulcera 44 Duodenalgeschwüre. Das Ulcus duodeni scheint durchschnittlich 11 Jahre früher aufzutreten als das Magengeschwür (Veseley, 1968), doch entwickeln 18% der Ulcus duodeni-Patienten kombinierte präpylorische Ulcera ventriculi.

Amerikanische Lebensversicherungsgesellschaften schätzen, daß jeder 10. Amerikaner im Laufe seines Lebens an einem Ulcus duodeni erkrankt.

Im gebärfähigen Alter erkranken Frauen wesentlich seltener an einem Ulcus duodeni wie Männer. Spiro (1970) gibt ein Verhältnis von 1:8 an. Nach der Menopause steigt die Incidenz an Ulcera duodeni bei Frauen steil an und erreicht die Quote der jährlichen Neuerkrankungen bei Männern. Insgesamt gesehen, findet sich jedoch beim peptischen Ulcus ein Geschlechtsverhältnis von 3,4:1 zuungunsten der Männer, wobei das Verhältnis beim Ulcus duodeni etwa 4:1, beim Ulcus ventriculi 2,1:1 betragen dürfte (Eustermann u. Balfour, 1935).

Eine auffallende Verschiebung der Incidenz zwischen Männern und Frauen wird zur Zeit in Australien beobachtet, wo immer mehr Frauen an einem Magengeschwür erkranken. So nahm das Verhältnis Männer zu Frauen von 2,5:1 in den Jahren 1930 bis 1939 auf 1,3:1 in den Jahren 1945 bis 1955 ab und lag 1963 bei 0,6:1. Chapmans (1969) Versuch, diese Verschiebung auf die Einnahme von Steroiden, Phenylbutazon, Alkohol, Nicotin und Aspirin zurückzuführen, ergab keine eindeutige Korrelation.

Auch Rassenunterschiede scheinen eine gewisse Rolle zu spielen. So erkranken Bantuneger in Südafrika 10mal seltener als die im gleichen Gebiet lebenden Weißen. Unter den Plantagenarbeitern auf Sumatra weisen 11% der Chinesen ein peptisches Geschwür auf, während nur 0,6% der Einheimischen aus Java an einem Geschwür erkranken. In Indien tritt das Ulcus duodeni viel häufiger in den südlichen Landstrichen auf als im Norden (Malhotra, 1964), was auf die vorwiegende Ernährung in Breiform zurückzuführen ist, und schließlich ist in den Anden das Magengeschwür 20mal häufiger als das Ulcus duodeni, wobei zwei Drittel der Patienten aktiv bluten (GARRIDO-KLINGE u. PENA, 1959). Als plausible Erklärung hierfür wird ebenfalls die unterschiedliche Kostform, insbesondere ein relativer Eiweißmangel diskutiert.

B. Beschwerden

Bei der Diagnostik des peptischen Geschwürs kommt dem klinischen Beschwerdebild und der Erhebung einer sorgfältigen Anamnese eine große Bedeutung zu.

Schmerz. Drei Charakteristika kennzeichnen den Ulcusschmerz:

Rhythmik, Periodik und Chronizität. Die zeitliche Abhängigkeit von der Nahrungsaufnahme ist kennzeichnend; umschriebene epigastrische Schmerzen 1 bis 4 Std nach der Nahrungsaufnahme, d. h. gegen 11 Uhr vormittags, 16 Uhr nachmittags und abends gegen 22 Uhr sind typisch. Häufig wacht der Patient noch nachts gegen 1 bis 2 Uhr an seinem Nüchternschmerz auf, der durch eine erneute Nahrungsaufnahme, insbesondere durch Trinken von Milch oder Einnahme von Antacida, gelindert oder aufgehoben werden kann. Ulcusschmerzen in den Morgenstunden, wenn der Patient erwacht, sind relativ selten, da zu diesem Zeitpunkt die Magennüchternsekretion ihren geringsten Stand erreicht. Ursächlich wird die Schmerzentstehung auf eine direkte Einwirkung der Salzsäure des Magens auf eine ödematös oder entzündlich infiltrierte Schleimhaut zurückgeführt. Die Annahme, daß Hungerkontraktionen für die Schmerzen verantwortlich seien, ist weniger wahrscheinlich, da es sich nicht um einen intermittierenden, sondern um einen dumpfen kontinuierlichen Schmerz handelt. Motilitätsstörungen werden von anderen Autoren für die Schmerzen verantwortlich gemacht. So ist beim Magengeschwür die Antrummotilität vermindert (GARRETT et al., 1966), während sie beim Ulcus duodeni gesteigert sein soll (JABLONSKA, 1968).

Schmerzcharakter und Heftigkeit der Beschwerden werden durch eine Reihe von Faktoren beeinflußt wie Größe, Lokalisation, Schmerzempfindlichkeit, Serosabeteiligung und Ulcuskomplikationen. Das Magengeschwür, insbesondere, wenn es oberhalb des Angulus sitzt und die Serosa nicht miterfaßt, verursacht in der Regel weniger heftige Beschwerden als das Ulcus duodeni. Bei Ulcera im Corpus fehlt die Rhythmik des Schmerzes. Die Schmerzen setzen am Ende der Mahlzeit ein. Nahrungsaufnahme oder Antacida verschlechtern die Situation, während Erbrechen gelegentlich Erleichterung bringt (GLICKMAN et al., 1971). Ulcera mit einem Durchmesser von über 1 cm sollen heftigere Schmerzen verursachen als kleinere Geschwüre. Eine Serosabeteiligung kann dann angenommen werden, wenn die Rhythmik des Nüchternschmerzes einem Dauerschmerz Platz macht. Im allgemeinen gilt: Je früher nach dem Essen die Beschwerden auftreten, desto weiter ist in der Regel das Geschwür vom Pylorus entfernt (HAFTER, 1970). Das präpylorische Geschwür und das Ulcus duodeni sind durch den etwa 3 Std nach Nahrungsaufnahme entstehenden Spätschmerz und den nächtlichen Nüchternschmerz charakterisiert.

Die Lokalisation des Schmerzes entspricht in etwa dem Sitz des Geschwürs, häufig findet sich ein umschriebener Schmerz unterhalb des Xiphoids bis zum Nabel reichend, wobei der Schmerz beim Magenulcus mehr links, beim Duodenalulcus mehr rechts von der Mitte lokalisiert ist. Beim Hinterwandulcus, besonders bei Penetration ins Pankreas, wird ein heftiger, in den Rücken ausstrahlender Schmerz angegeben. In der Regel läßt sich beim Ulcus duodeni der Schmerz genauer auf einen Punkt lokalisieren als beim Ulcus ventriculi, wo nicht selten lediglich vage Oberbauchbeschwerden angegeben werden. Ulcera am oesophagokardialen Übergang können Schmerzen oberhalb des Xiphoids bedingen. Auch findet sich hier häufig zusätzlich eine Dysphagie. Sodbrennen ist ein unspezifisches

Symptom eines Refluxes von Mageninhalt in die Speiseröhre. Die substernalen Schmerzen, die sich gelegentlich bei Ulcuspatienten finden, können so heftig sein, daß eine echte Angina pectoris vorgetäuscht wird.

Food relief. Bestimmte Nahrungsmittel verstärken die Ulcusbeschwerden z. B. Kaffee, Alkohol, Fruchtsäfte und scharf gewürzte Speisen. Auf der anderen Seite gibt der Patient mit einem Ulcus duodeni an, daß das Trinken lauwarmer Milch oder die Einnahme von Antacida ihm innerhalb kurzer Zeit Erleichterung bringen. Die Besserung muß innerhalb von 5 min eintreten.

Das periodische Auftreten der Beschwerden in Schüben von 3 bis 5 Wochen mit täglichen Beschwerden, mehrmals im Jahr auftretend, gefolgt von beschwerdefreien Intervallen von Monaten bis Jahren, ist pathognomonisch für das peptische Ulcus. Dieser klassische Rhythmus ist allerdings beim Ulcus ventriculi weniger typisch ausgeprägt als beim Ulcus duodeni. Die meisten Autoren geben beim Ulcus duodeni einen Frühjahrs- und Herbstgipfel der Incidenz an, den Hafter (1958) in seinem Patientengut nicht nachweisen konnte.

Im beschwerdefreien Intervall können die Ulcuspatienten essen und trinken, was sie wollen, während das Rezidiv eine gewisse Einschränkung bei der Nahrungsaufnahme bedingt.

Übelkeit, Erbrechen und Inappetenz sind im Gegensatz zum Carcinom beim peptischen Ulcus seltener zu beobachten. Erbrechen tritt häufiger beim Magengeschwür auf, vor allem, wenn es im Antrum und Pylorus lokalisiert ist. Es deutet in der Regel auf eine beginnende Stase des Mageninhaltes infolge Pylorusstenose hin.

Eine spastische Obstipation mit schafkotartigem Stuhl alle 2 bis 4 Tage wird relativ häufig bei Ulcus duodeni-Patienten beobachtet. Nach Bockus (1963) ist mit einer chronischen Obstipation bei rund 25% aller Zwölffingerdarmgeschwürsträger zu rechnen, die nur in den wenigsten Fällen auf die Ulcusdiät direkt zurückgeführt werden kann. Die Beschwerden des spastischen Colons bestehen häufig auch über die Abheilung des Geschwürs hinaus; sie können eine Therapieresistenz des Ulcus vortäuschen.

Nicht selten werden röntgenologisch Ulcera im Magen und Duodenum gefunden, die keinerlei Beschwerdesymptomatik verursachen. 15 bis 25% der Patienten, bei denen eine Blutung von einem akuten Zwölffingerdarmgeschwür erfolgte, hatten bis zu diesem Zeitpunkt keine Beschwerden von seiten des Gastrointestinaltrakts, auch wenn viele später Symptome entwickeln (Spiro, 1970). Aufschlußreich ist in dieser Hinsicht eine Studie von Dunn u. Etter (1962), die bei 8% von 500 Männern, die älter als 45 Jahre waren, ein florides Ulcus duodeni oder einen Narbenbulbus fanden. 29% dieser Patienten mit röntgenpositiven Ulcera duodeni hatten keine auf ein Zwölffingerdarmgeschwür hinweisenden Symptome.

C. Körperliche Untersuchung

Die Inspektion des Patienten kann gewisse Hinweise auf das Vorliegen einer Ulcuskrankheit geben. Der Gesichtsausdruck des Ulcuskranken kann einen typisch leidenden Zug mit betonten Nasolabialfalten, halonierten Augen, gerunzelter Stirn und eingefallenen Wangen zeigen (Facies gastrica). Untersuchungen von Roulet u. Frutiger (1943) zur Frage des Habitus von Ulcuspatienten ergeben jedoch, daß nur 49% der Patienten Astheniker sind, während 41% dem pyknischen, 8% dem muskulösen und 2% dem dysplastischen Habitus zuzuordnen sind.

Viele Ulcus duodeni-Patienten zeigen vegetative Stigmata, wie relative Bradykardie und niedrigen Blutdruck.

Bei der Palpation des Abdomens findet sich meist ein umschriebener epigastrischer Druckschmerz, der mit dem Abheilen des Geschwürs verschwindet. Der

Kranke mit einem tiefgreifenden Ulcus duodeni hat eine circumscripte empfindliche Stelle zwischen dem Nabel und der Mitte des rechten Rippenbogens. Eine tastbare Resistenz oder eine Abwehrspannung deuten immer auf eine Ulcuskomplikation mit Serosabeteiligung hin. In der Regel ist die epigastrische Druckempfindlichkeit noch 1 bis 2 Wochen nachweisbar, wenn der Spontanschmerz des Geschwürs bereits verklungen ist. Eine Lokalisationskorrespondenz zwischen Ulcus und druckempfindlichem Areal besteht häufig nicht. Headsche Zonen spielen bei der Geschwürskrankheit und der abdominellen oberflächlichen Schmerzsymptomatik keine wesentliche Rolle. Auch der Boassche Druckpunkt neben dem 10. bis 12. BWK-Dornfortsatz ist häufig nicht nachweisbar.

D. Röntgendiagnose des peptischen Geschwürs

1. Magengeschwür

Das Röntgensymptom des Ulcus ist die Nische als Ausdruck eines Wanddefektes. Ihre Darstellung gelingt in 90 bis 95% der chronischen Ulcera und ist von der Erfahrung und der Geduld des Untersuchers abhängig. Eine zuverlässige Beurteilung ist nur möglich, wenn genügend Aufnahmen gemacht werden, welche die Nische und ihre Umgebung in verschiedenen Positionen (Aufsicht, Profil) zeigen, die in verschiedenen Neigungsgraden des Untersuchungstisches und bei verschiedenen Füllungsgraden des Magens gemacht werden. Bei kombinierter Untersuchungstechnik von Reliefdiagnostik, Prallfüllung und Doppelkontrast ist eine Differenzierung vom exulcerierten Carcinom fast immer möglich. 70 bis 80% der Magenulcera finden sich an der kleinen Kurvatur, meist etwas mehr der Hinterwand zu gelegen, so daß zu ihrer Darstellung eine leichte Achsendrehung notwendig ist. Ulcera der Hinterwand, wie sie in etwa 10% beobachtet werden, lassen sich in Seitenlage oder unter Kompression in Rückenlage darstellen, während Ulcera der Vorderwand nicht selten dem Röntgennachweis entgehen. Da das Ulcus häufig bis zur Muscularis propria reicht, stellt sich bei Aufnahmen im Profil eine über die Magenkontur vorspringende, glatt begrenzte Nische dar. Häufig ist eine sog. Hampton-Linie nachweisbar, eine nur etwa 1 mm breite Aufhellungslinie, die den Nischeneingang gegen den Schleimhautrand abgrenzt. Sie entsteht durch die über den Nischeneingang hängende Mucosa und soll pathognomonisch für ein benignes Ulcus ventriculi sein (SCHUHMACHER u. HAMPTON, 1956). Sie kann bei 25 bis 45% aller Ulcera nachgewiesen werden, ihr Fehlen spricht jedoch nicht gegen ein benignes Ulcus. Das den Nischeneingang umgebende Ödem führt zu einer bandförmigen Zone um den Ulcusrand, dem sog. Ulcuskragen (WOLF u. MARSHAK, 1957). Ist dieser Kragenrand glatt begrenzt und gegen das Magenlumen scharf abgesetzt, kann ein benignes Ulcus angenommen werden. Ein Ulcuswall, der nicht selten als rundlich in das Magenlumen hineinragende Erhabenheit um die Nische herum imponiert, kann den Eindruck einer versenkten Nische, wie er für das exulcerierte Carcinom typisch ist, hervorrufen. Im Aufsichtsbild kann dieser Wall einen Aufhellungsring um den Kraterrand bilden. Auch die glatte Begrenzung und die bis zum Kraterrand über den Wall ziehenden Schleimhautfalten sprechen für ein benignes Ulcus. Von besonderer Bedeutung für die Differenzierung Malignom und benignes Ulcus ist ferner die Nischenumgebung, insbesondere ein Mißverhältnis von Nischengröße zur Umgebungsreaktion und ein exzentrisch in einem pathologischen Wandbezirk sitzendes Ulcus. Auch Faltenveränderungen in den Nischenumgebungen wie Faltenabbruch, kolbige Auftreibung der Falten, Fusion mehrerer Falten und unregelmäßige Zähnelung stellen Hinweise auf ein malignes Ulcus dar.

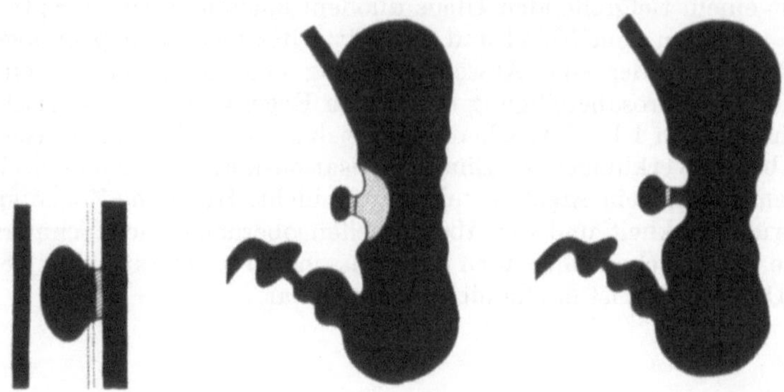

Abb. 17. Hampton-Linie als Charakteristikum eines benignen Ulcus

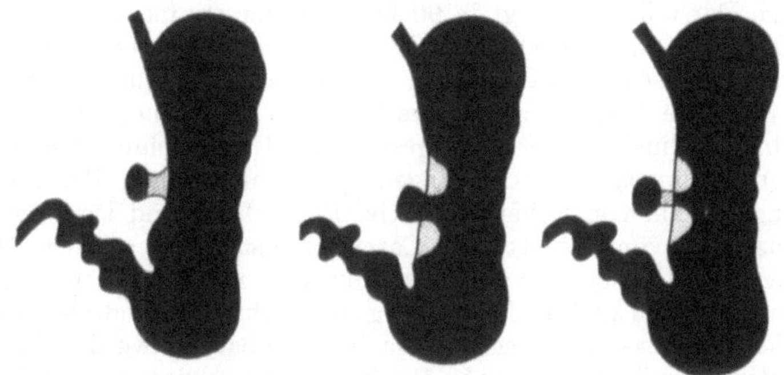

Abb. 18. Ulcuskragen und Ulcuswall als typische röntgenologische Kriterien des benignen Ulcus

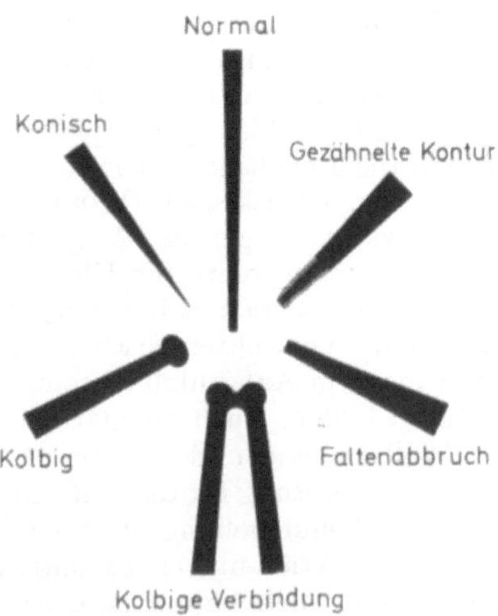

Abb. 19. Faltenveränderungen beim ulcerierten Magenfrühcarcinom

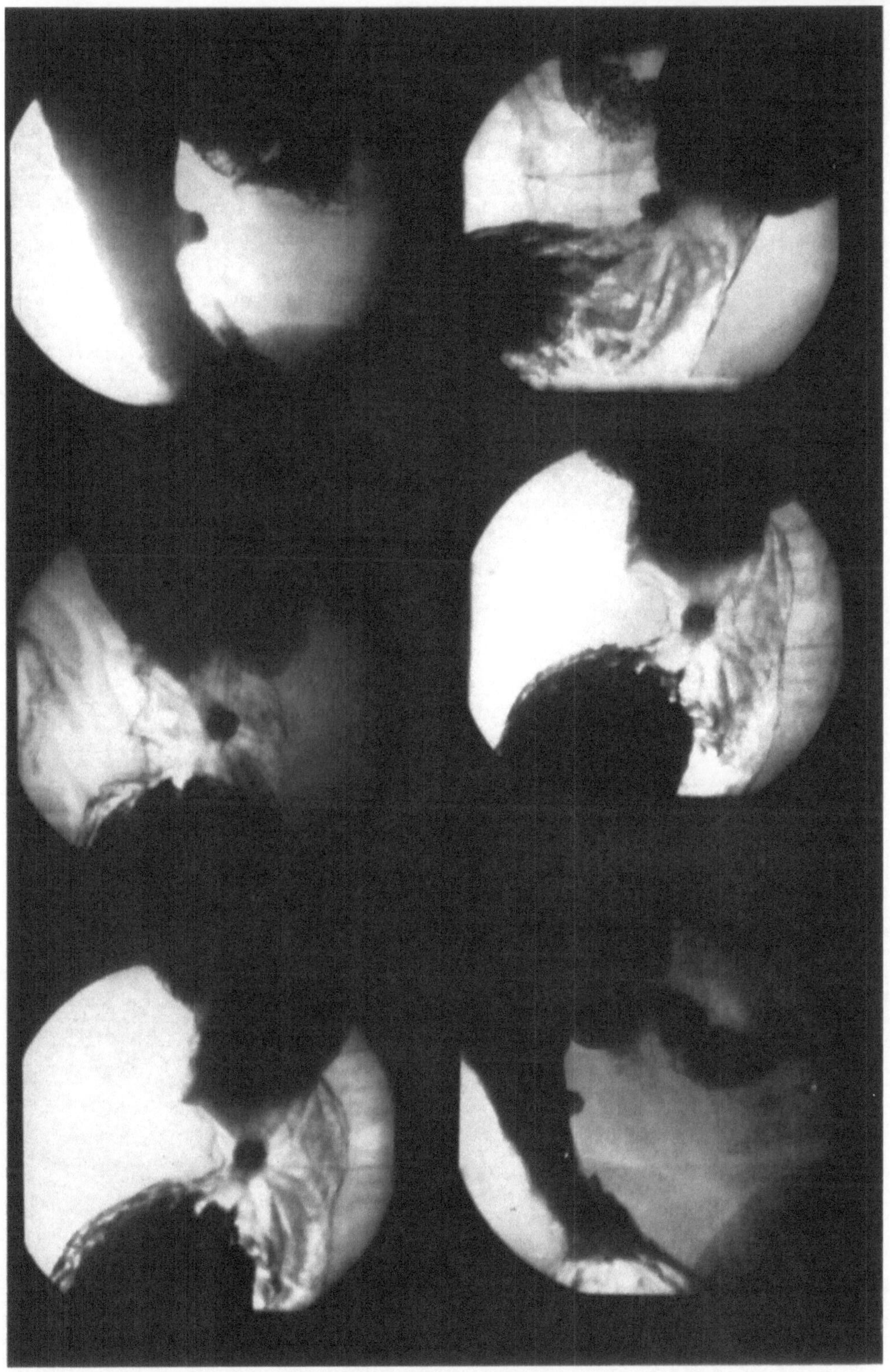

Abb. 20a. Ulcus ventriculi mit Hampton-Linie. Aufnahmetechnik mit 70 mm-Kamera

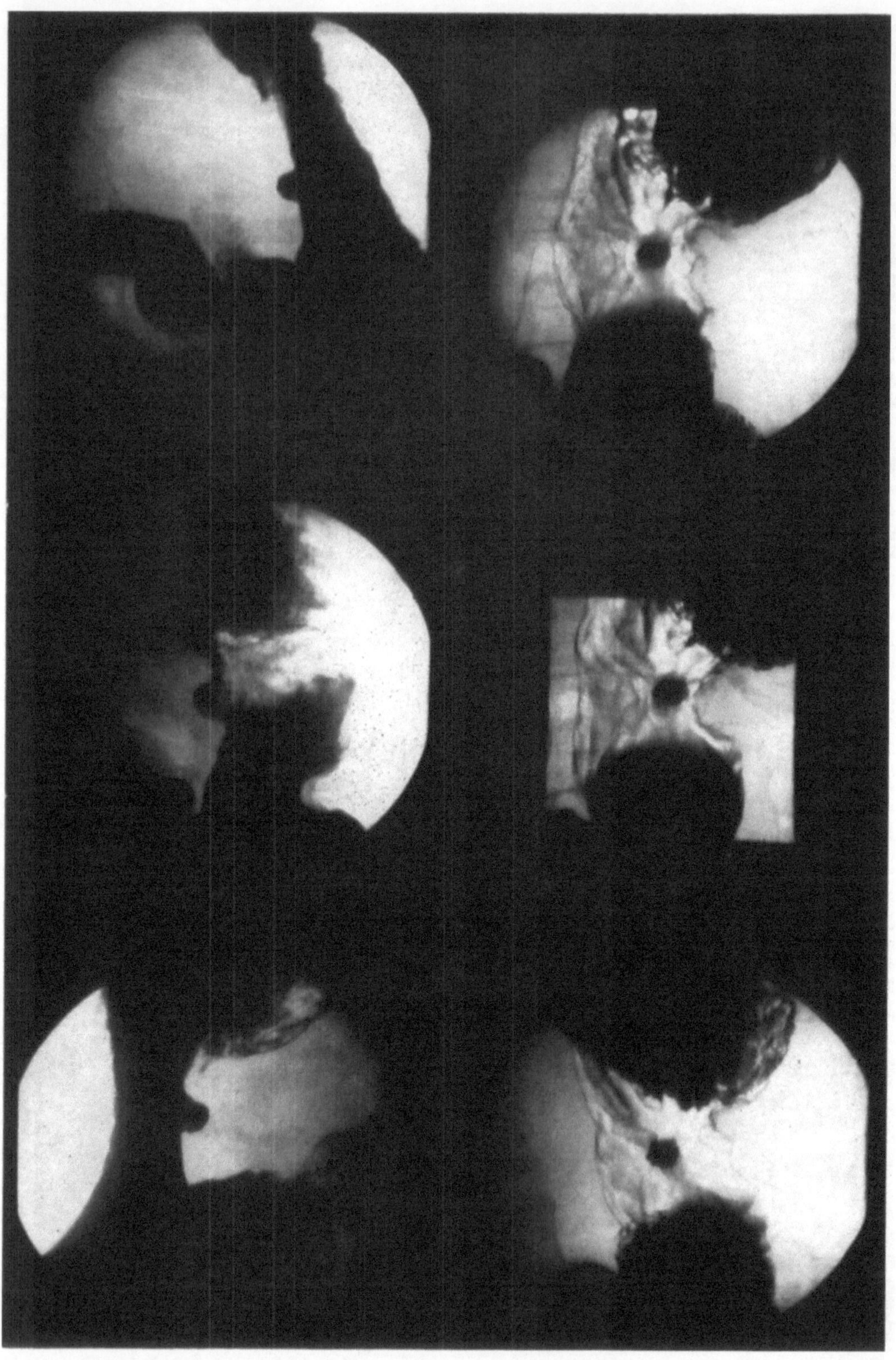

Abb. 20b. Ulcus ventriculi mit Hampton-Linie. Aufnahmetechnik mit 70 mm-Kamera

Die röntgenologische Abheilung des Magengeschwürs geht mit einer kontinuierlichen Abnahme des Nischendurchmessers und der Nischentiefe einher, wobei Ulcuskragen und Ulcuswall rasch verschwinden. Mit zunehmender Größenabnahme orientieren sich die umliegenden Schleimhautfalten sternförmig auf das Restulcus zu, wobei die ehemalige Ulcusregion noch längere Zeit als starre Kontur nachweisbar bleibt, die von der Peristaltik nicht miterfaßt wird. Die Größe der Ulcusnarbe ist in der Regel von der Größe des ursprünglichen Geschwürskraters abhängig. Ein Faltenstern kann über 2 bis 3 Jahre röntgenologisch nachweisbar sein, bevor

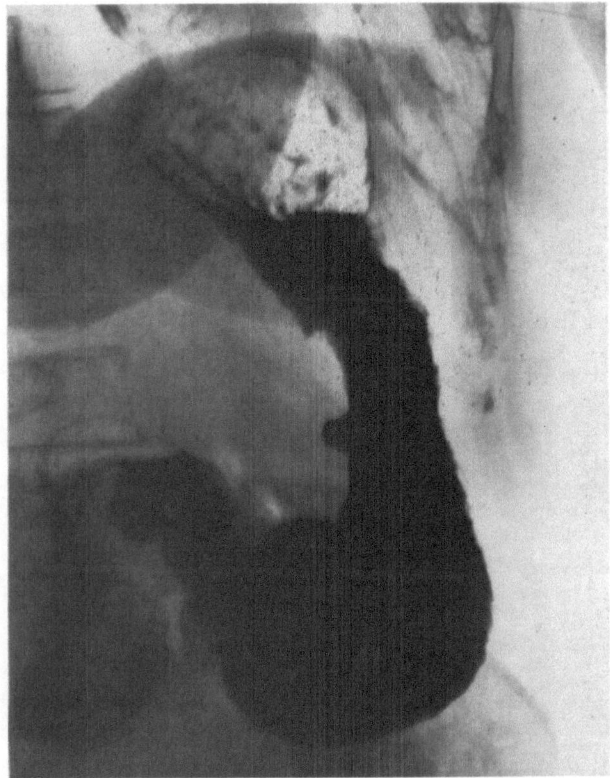

Abb. 21. Dasselbe Ulcus mit Prallfüllung (60jährige Patientin)

er an Größe und Ausdehnung langsam abnimmt (KELLER et al., 1970). Die röntgenologische Abheilung eines Magengeschwürs dauert in der Regel 2 bis 6 Wochen, während die histologische Restitution der Schleimhaut noch einige Wochen länger in Anspruch nimmt. Große Ulcera in der Nähe des Angulus heilen langsamer unter Hinterlassung eines Areals, in dem Schleimhautfalten praktisch fehlen. Abheilende Ulcera der kleinen Kurvatur des präpylorischen Antrums führen häufig zu einer vertikalen Faltenbildung, so daß der Eindruck eines antralen Diaphragmas entsteht (FARMAN et al., 1968).

Lineare Ulcera. Insbesondere von japanischen Autoren (SCHIRAKABE, 1961; KAWAI, 1970) ist auf die Bedeutung linearer Ulcera bei der Magendiagnostik hingewiesen worden. Hierbei handelt es sich um eine Abheilungsform des typischen runden Geschwürs, wie sie bei etwa 20% der Ulcera von den Autoren endoskopisch und röntgenologisch beobachtet werden konnte. Die Darstellung des linearen Ulcus gelingt am besten im Doppelkontrastverfahren. Die Bildung des linearen Restulcus erfolgt in der Regel senkrecht zur Längsachse des Magens; ein lineares Ulcus, das sich parallel zum Faltenverlauf ausbildet, soll häufiger zum Rezidiv neigen (Kawai, 1969).

Der Nachweis einer Ulcusnische gelingt nicht immer. In 5 bis 10% lassen sich endoskopisch sichtbare Ulcera röntgenologisch nicht primär dokumentieren. Einige indirekte Symptome lassen gelegentlich ein Ulcus vermuten, so eine umschriebene Druckempfindlichkeit bei Kompression des Magens mit dem Röntgentubus, ein atypisch unregelmäßiges Schleimhautrelief mit Wandstarre der Umgebung, eine

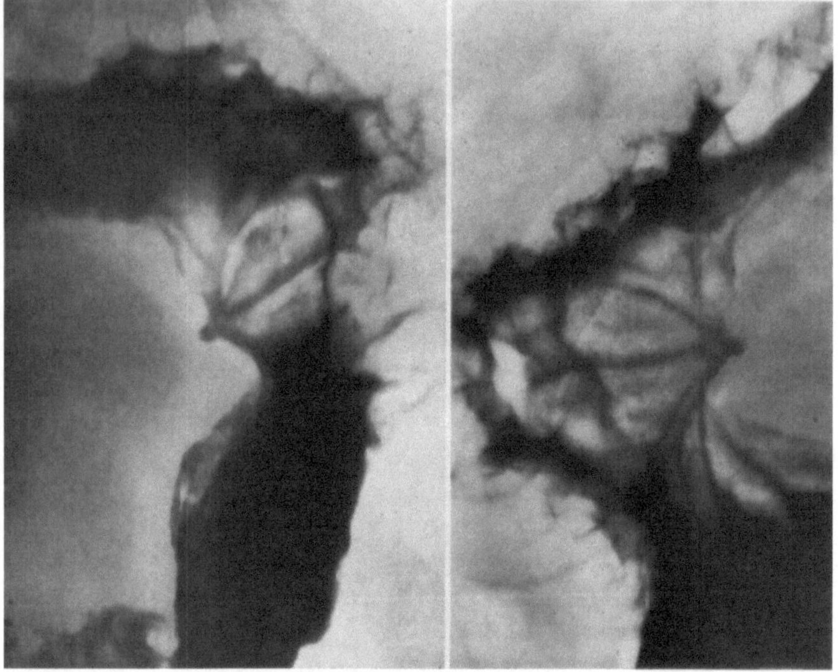

Abb. 22. Weitgehend abgeheiltes Ulcus bei einem 49jährigen Patienten. Die Falten laufen bis zur Restnische durch

spastische Einziehung im Bereich der großen Kurvatur, die wie ein Finger auf die Ulcusnische zeigt und zu einer funktionellen Sanduhrdeformierung des Magens führen kann. Chronische Ulcera der kleinen Kurvatur verursachen häufig eine Verlagerung des Pylorus nach links und eine Einrollung des Magens. Auch Motilitätsstörungen, die eine Bariumretention über Stunden bedingen, finden sich relativ häufig beim Ulcus ventriculi und zwar nicht nur dann, wenn das Ulcus unmittelbar präpylorisch lokalisiert ist, sondern auch bei hochsitzenden Ulcera.

Präpylorische, rezidivierende Ulcera, die gewöhnlich mit einer ausgeprägten entzündlichen Umgebungsreaktion und einer Magenausgangsstenose einhergehen, lassen sich häufig nur schwer darstellen, vor allem, wenn gleichzeitig eine erhebliche Retention von Mageninhalt und Nahrungsresten vorliegt. Da zudem nicht selten eine Deformierung des Bulbus duodeni vorliegt, ist eine exakte Lokalisation der Nische schwierig.

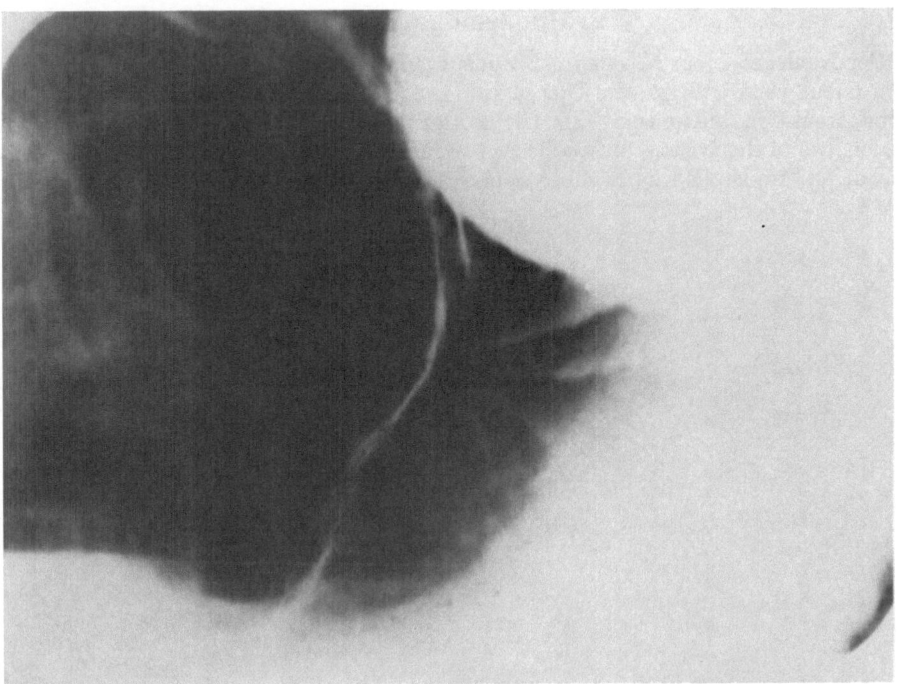

Abb. 23. Faltenstern, 2 Jahre nach Abheilung eines subkardialen Ulcus ventriculi

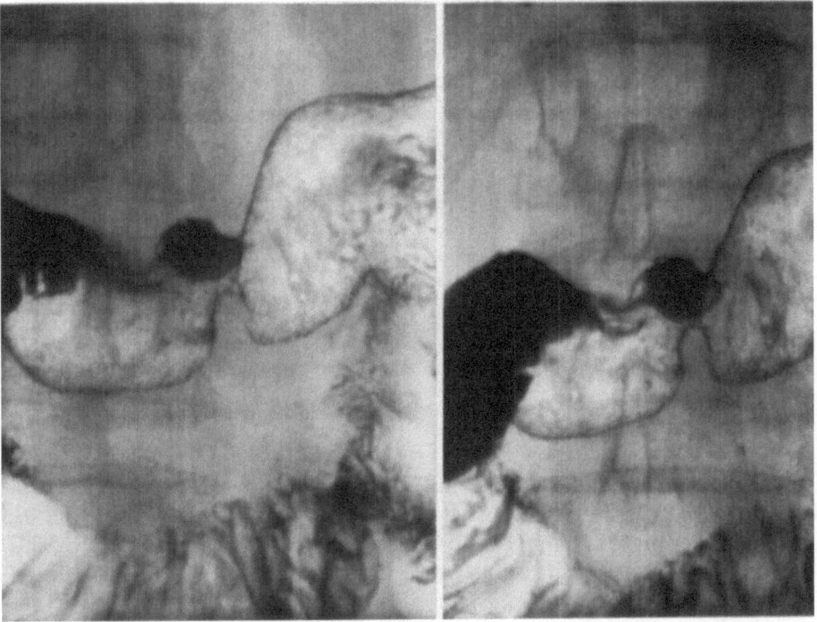

Abb. 24. Bohnenförmiges präpylorisches Ulcus bei 52jährigem Patienten

2. Duodenalgeschwür

Der Nachweis einer Nische im Bulbus duodeni gelingt lange nicht so häufig wie beim Ulcus ventriculi, da die Ulcera zumeist flacher sind und eine geringere Umgebungsreaktion aufweisen. Ein Ulcus kann nur dann als gesichert angesehen werden, wenn die Nische auf mehreren Serienbildern in derselben Position nachweisbar ist. Im Stehen kann die Nische durch Kompression „en face" dargestellt

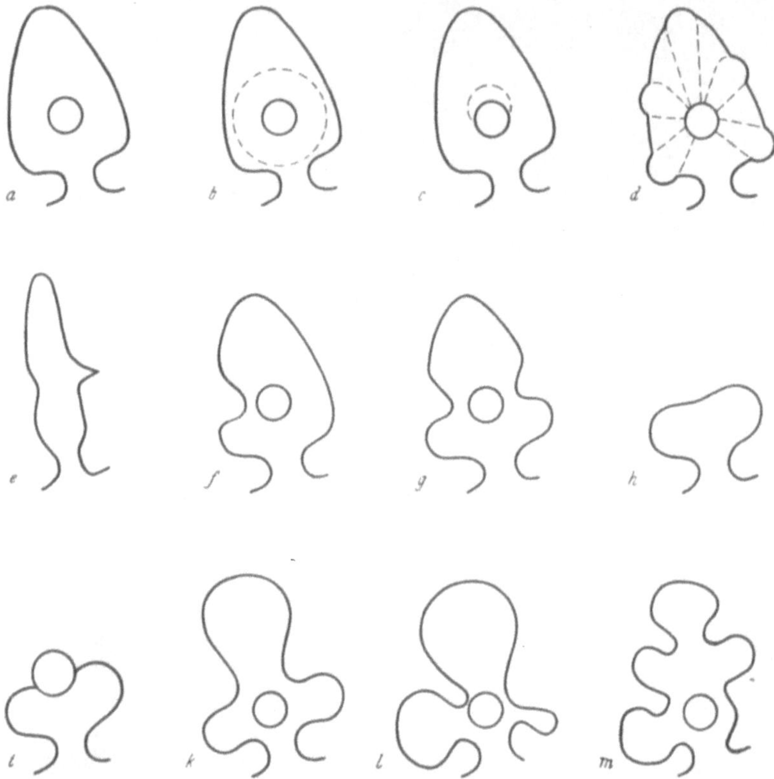

Röntgenaspekte des Ulcus duodeni. A.-p. Aufnahmen mit Ausnahme von e (Boxerstellung).

a) Zentrale Nische „en face",
b) zentrale Nische mit „Halo",
c) partieller Halo,
d) sternförmig konvergierende Schleimhautfalten,

e) Hinterwandulkus (Boxerstellung),
f) Einziehung der Majorseite,
g) Einziehung beider Konturen,
h) Querschnürung,

i) Querschnürung mit aufgelagerter Nische,
k) Kleeblattform mit zentraler Nische,
l) asymmetrische Kleeblattform,
m) multiple Rezessusbildung

Abb. 25. Röntgenaspekte des Ulcus duodeni (Nach Hafter)

und durch Drehen in „Boxerstellung" auf die Vorder- oder Hinterwand lokalisiert werden (Hafter, 1970). Bei dosierter Kompression gelingt häufig auch der Nachweis eines ödembedingten, scharf begrenzten Walles. Beim chronisch rezidivierenden Ulcus läßt sich auch ein Faltenstern darstellen. Durch Drehen in einen der schrägen Durchmesser (Boxer-/Fechterstellung) ist eine Differenzierung zwischen Vorder- und Hinterwandulcus möglich. 95% der Ulcera duodeni sind in einem Bereich von 3 cm hinter dem Pylorusring lokalisiert, die restlichen 5% weiter distal bis zur Ampulla Vateri. Mit steigender Zahl der Ulcusrezidive nimmt die Deformierung des Bulbus duodeni zu; während sich anfänglich nur eine kleine Starre in einem Bulbusabschnitt findet, die einer Ulcusnarbe (Bulbusnarbe) entspricht, finden sich bei einem ausgeprägten Narbenbulbus häufig Einziehungen beider Konturen, Kleeblattformen sowie multiple Recessusbildungen. Gelegentlich erscheint der Bulbus röntgenologisch auch vollkommen aufgebraucht (Phthisis bulbi), wobei die ursprüngliche Bulbusform nicht mehr zu erkennen ist. Bei hochgradigem Narbenbulbus ist eine Differenzierung zwischen floridem peptischen Geschwür und

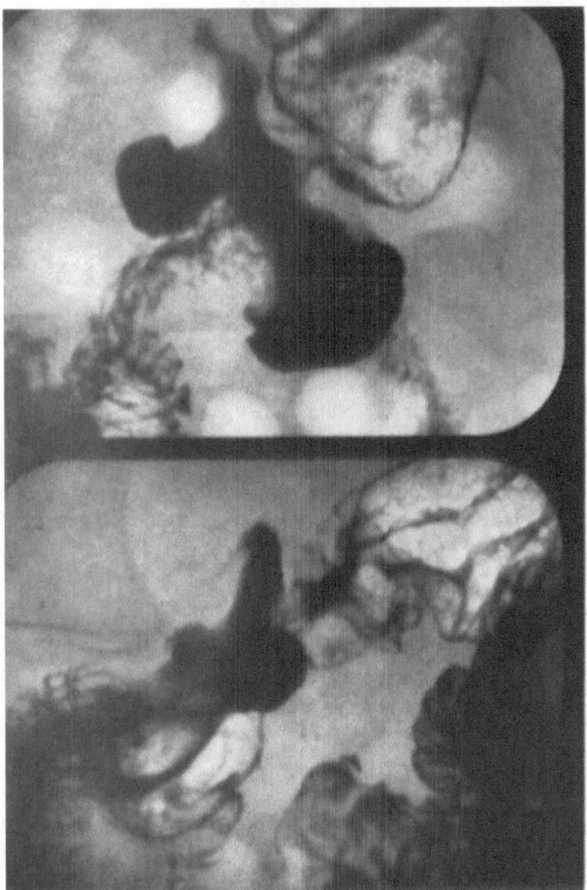

Abb. 26. Großes Ulcus bulbi mit Ulcuskragen und Wall (60jähriger Patient)

narbigen Veränderungen häufig nicht mehr möglich. So schätzt BOCKUS (1963), daß bei optimaler Untersuchungstechnik der Nischennachweis nur in rund 80% gelingt. Vergleichende Untersuchungen zwischen Radiologie und Bulboskopie (JENNY et al., 1972) lassen erkennen, daß sich in rund 35% diskrepante Befunde bei Patienten mit typischen Ulcusbeschwerden ergeben. Hinzu kommt, daß florides Ulcus und Narbenbulbus offensichtlich die gleichen Beschwerden verursachen können (FRÜHMORGEN et al., 1972).

Wenn der röntgenologische Nachweis der Nische nicht gelingt, können indirekte Symptome auf ein florides Ulcus hinweisen, wie umschriebene Druckempfindlichkeit im Bulbusbereich, Verdickung der Schleimhautfalten im Antrum,

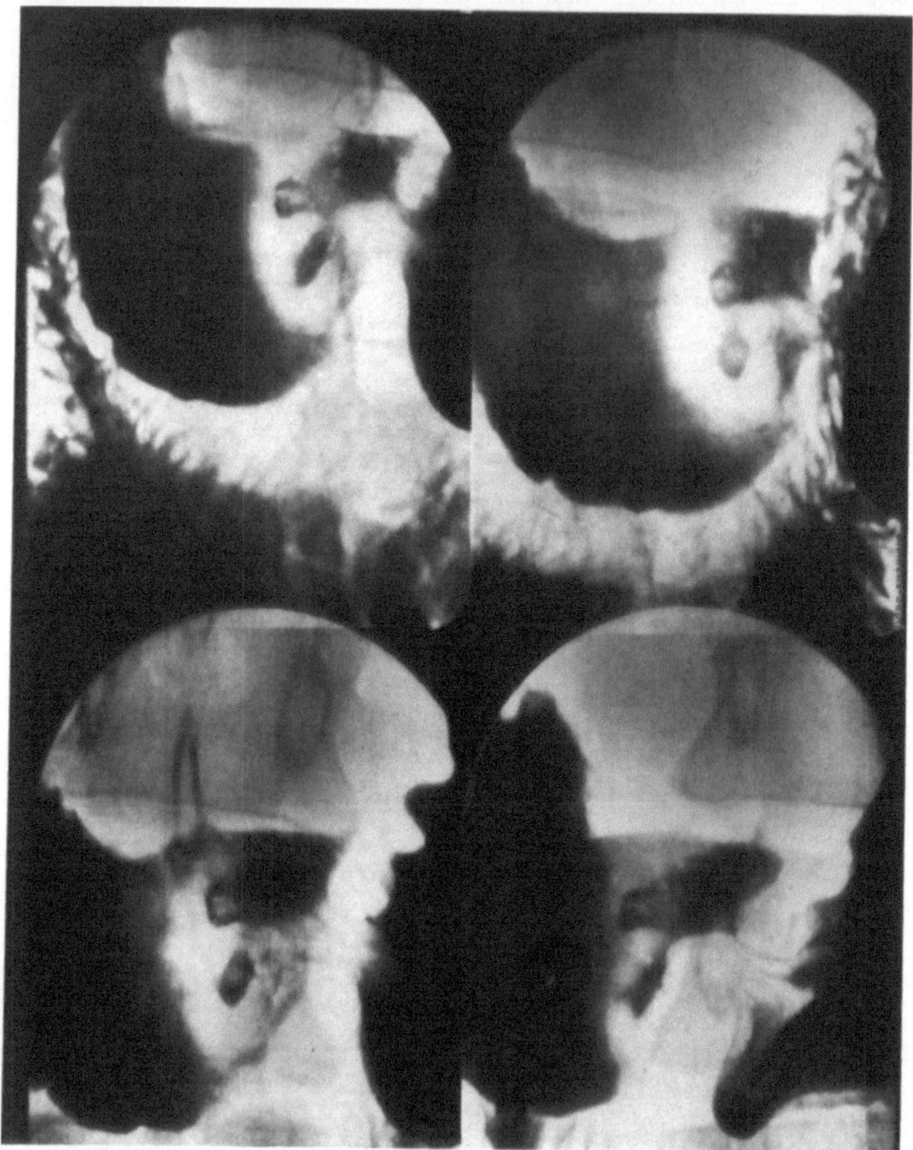

Abb. 27. Abheilendes Doppelulcus an der Bulbusbasis bei 27jähriger Patientin

rasche Bulbuspassage und ein vorübergehender Pylorospasmus. Eine gesteigerte Magenperistaltik und eine vermehrte Tonisierung werden nicht selten bei floriden Ulcera duodeni gesehen. Eine Retention des Bariumkontrastmittels über 6 Std spricht für eine Stenose im Bereich des Bulbus duodeni.

Das Ulcus duodeni kann ohne Narbenbildung abheilen, zumeist findet sich jedoch, vor allem nach mehreren Rezidiven, eine deutliche Konturdeformierung. Postbulbäre Ulcera werden überwiegend bei Männern mit einem Duodenum mobile und bei einer Papillenstenose, einem Pankreaskopfcarcinom und besonders häufig beim Zollinger-Ellison-Syndrom beobachtet. Komplikationen wie Perforation und Blutung sind relativ häufig, desgleichen Stenoseerscheinungen im Sinne eines hohen Ileus. Die Differenzierung von einem Divertikel in Papillenhöhe kann gelegentlich

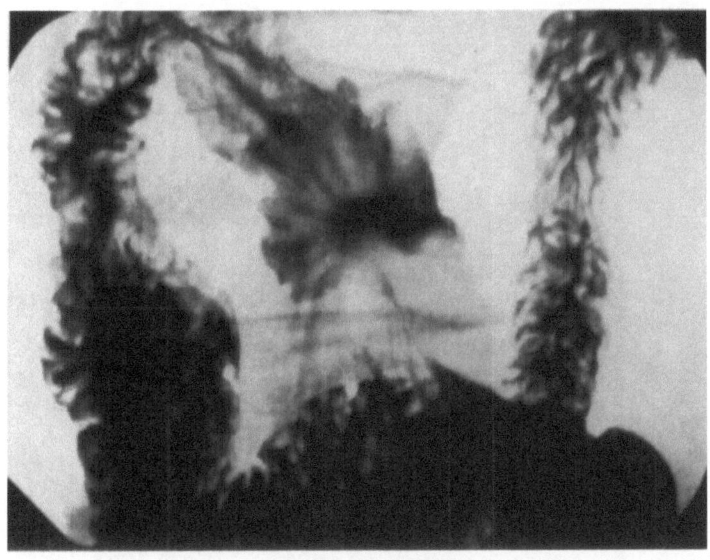

Abb. 28. Ulcusnarbe Mitte Bulbusbasis. Fächerförmige Faltenkonvergenz auf die ,,Narbenmulde'' zu

Schwierigkeiten bereiten, doch sprechen eine lokale Druckempfindlichkeit sowie spastische Wandveränderungen in der Ulcusumgebung für ein Geschwür. Das postbulbäre Ulcus, das fast immer oberhalb der Papille lokalisiert ist, läßt sich im Stehen oder in Bauchrechtslagerung gut darstellen.

E. Endoskopische Diagnostik des peptischen Geschwürs

1. Gastroskopie

Seit der Einführung des halbflexiblen Gastroskops von WOLF u. SCHINDLER (1932) hat die Magenspiegelung bei der Diagnostik des peptischen Geschwürs eine zunehmende Bedeutung erlangt. Die Einführung der Glasfaseroptik durch HIRSCHOWITZ (1958) leitete die Ära der dritten Generation von Gastroskopen ein, die infolge ihrer Flexibilität das Perforationsrisiko deutlich verringern und die Belästigung des Patienten durch den Untersuchungsvorgang auf ein Minimum reduzieren ließen.

Eine Parallelentwicklung zur direkten Besichtigung des Magens über ein Linsensystem stellt die Entwicklung der Gastrokamera dar. 1898 stellten bereits LANGE u. MELZING in der Münchner Medizinischen Wochenschrift eine an einem Magenschlauch befestigte Kamera vor, von der die Autoren meinten, daß man hiermit „auf eine ungefährliche und für den Kranken nicht lästige Weise einen Einblick in das Mageninnere bekomme, so daß die Diagnose des Ulcus und des beginnenden Carcinoms auf eine sichere Grundlage gestellt werde". Der Japaner Uji konstruierte 1950 schließlich ein Gastrokameramodell, bei dem hinter einer Optik ein 5 mm breiter Film schrittweise vorbeigezogen und durch kurze Beleuchtungsimpulse aus einer Wolframlampe belichtet wird. Durch systematische Foto-

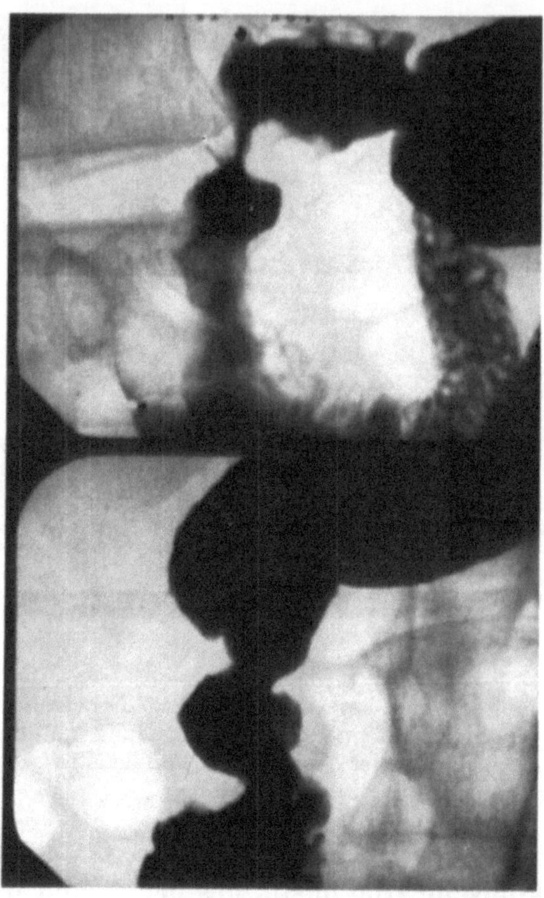

Abb. 29. Rundlichovaläres postbulbäres Ulcus („Perlschnurphänomen") bei 55jährigem Patienten

grafieserien von 32 Bildern läßt sich mit einiger Übung und Erfahrung der gesamte Magen blind fotografieren. Die sog. blinde Gastrokamera und weiter entwickelte Modelle ohne Biopsiemöglichkeiten fanden vorwiegend in Japan bei Reihenuntersuchungen zur Früherkennung des Magencarcinoms Verwendung, wurden jedoch auch mancherorts zur Ulcusdiagnostik eingesetzt. Die Methode kann heute als überholt gelten.

Prinzipiell stehen für die Magendiagnostik heute Instrumente mit prograder und orthograder (Seitblick) Optik zur Verfügung, wobei insbesondere Ulcera im

Bereich der kleinen Kurvatur mit dem Seitblickinstrument besser eingestellt werden können. Die Möglichkeit der gezielten Gewebsentnahme bzw. der gezielten Gewinnung cytologischen Materials durch eine Bürste eröffnet neue Möglichkeiten in der Differentialdiagnose zwischen benignem und malignem Ulcus ventriculi. Bei Reihenuntersuchungen des Magens in Japan an 422 125 Personen wurden in 1,33% Ulcera ventriculi und in 0,34% Narben nach Abheilung eines Geschwürs entdeckt (MASUDA, 1970). Im Gegensatz zu einem Erfahrungsbericht von FRUIN (1971), der nur 50% der röntgenologisch nachgewiesenen Ulcera endoskopisch einsehen konnte, glauben wir, daß es bei Einsatz der derzeit verfügbaren Gastroskope in jedem Fall gelingt, röntgenpositive Ulcera endoskopisch nachzuweisen. Die tägliche Erfahrung hat darüber hinaus gezeigt, daß insbesondere flache multiple Ulcera, subkardial gelegene Ulcera sowie weitgehend abgeheilte Ulcera dem Rönt-

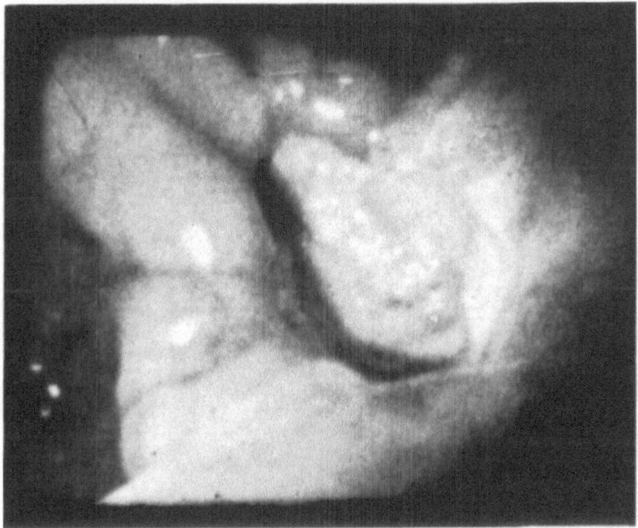

Abb. 30. 3 cm breites und 3 cm tiefes subkardiales Ulcus ventriculi

gennachweis entgehen können. Insbesondere zur Verlaufsbeobachtung und zur Verifizierung einer Ulcusheilung von neu entwickelten Ulcustherapeutica scheint die Gastroskopie dem Röntgenverfahren eindeutig überlegen zu sein (COHEN et al., 1966; COCKING u. McCAIG, 1968; OTTENJANN u. RÖSCH, 1970).

Das Magengeschwür stellt sich endoskopisch als Schleimhautdefekt dar, dessen Grund von einem grauweißlichen Fibrinschorf bedeckt ist. Gelegentlich finden sich im Geschwürsgrund Hinweise auf stattgehabte Blutungen wie salzsaures Hämatin oder kleinere Gefäßstümpfe. Form und Größe der benignen Ulcerationen variieren beträchtlich, doch herrscht eine rundliche oder ovaläre Form vor. Die umgebende Schleimhaut ist häufig ödematös gewulstet, der Schwellungsring kann gelegentlich so ausgeprägt sein, daß eine tiefe Nische nicht optimal eingesehen werden kann. Neben dem präpylorischen Antrum ist zumeist der endoskopische Magenwinkel Sitz eines peptischen Geschwürs. Dieser weist häufig, insbesondere während der Abheilung und im Stadium der Ulcusnarbe, eine spitzbogige Verziehung auf. Nicht selten kommt bei der Untersuchung eine ringförmige Falte vor dem Pylorus zur Darstellung, ein sog. Pseudopylorus (PAUL u. SEIFERT, 1971). Diese vom distalen

Antrumdach ausgehende und sowohl zur Vorderwand wie gelegentlich auch zur Hinterwand ziehende zirkuläre Schleimhautfalte ist in den meisten Fällen durch ein hinter der Faltenbildung liegendes florides Ulcus oder durch Narben eines abgeheilten peptischen Geschwürs bedingt. Nicht immer gelingt es durch pharmakologische Beeinflussung der Magenperistaltik, hinter diese blendenartige Falte zu sehen.

In 15 % finden sich nach Angaben japanischer Autoren (Kawai, 1970) multiple Ulcera im Magen. 82 % aller Geschwüre zeigen die klassische ausgestanzt erscheinende runde Form, die allerdings während des Abheilungsprozesses nicht selten Stern-, Rauten- oder Dreiecksform annimmt. Ulcera im Pylorus lassen sich mitunter mit den Seitblickinstrumenten nicht darstellen. Eine Verziehung des nor-

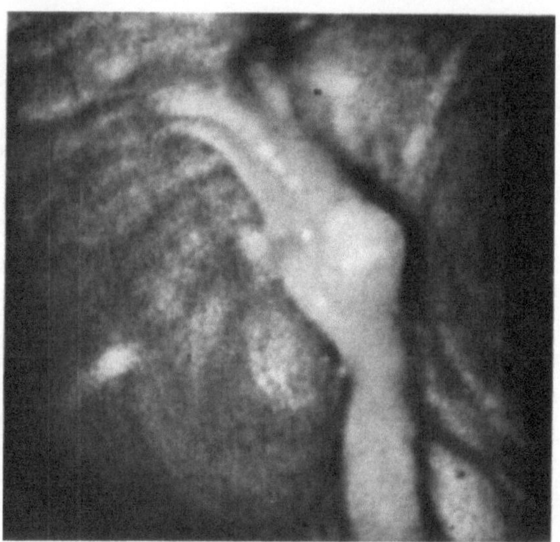

Abb. 31. Kleines Ulcus am Angulus

malerweise kreisrunden Pylorus, eine Behinderung des konzentrisch durchschnürenden Peristaltikablaufs, eine entzündliche Schwellung mit weitgehender Pylorusstenose sowie vom Antrum durch den Pyloruskanal ziehende Solitärfalten können Hinweise auf ein florides Ulcus ad pylorum geben, das jedoch mit Vorausblickoptikinstrumenten fast immer direkt gesehen werden kann.

Während der Geschwürsheilung kommt es meistens zur Ausbildung eines deutlichen Faltensterns. Nur etwa knapp 20 % aller Geschwüre heilen ohne makroskopisch erkennbare Narbe ab, wobei gelegentlich endoskopisch wie im Röntgenbild lediglich eine gewisse Starre der Magenwandung oder eine schneckenförmige Einrollung der kleinen Kurvatur imponiert. Nach unseren Erfahrungen sind etwa 10 bis 20 % der röntgenologisch abgeheilten Ulcera endoskopisch und bioptisch noch als kleines Restulcus im Zentrum eines Faltensterns nachweisbar. Fast alle Geschwüre zeigen bei Nahaufsicht während der Abheilung einen deutlichen hyperämischen Randsaum, der auf winzige Capillarsprossen im frisch epithelialisierten ehemaligen Ulcusgrund zurückzuführen ist (Clemencon, 1970). Dieser hyperämische Randsaum ist nach etwa 5 Monaten nicht mehr nachweisbar. Zu diesem Zeitpunkt findet sich lediglich noch eine Lumendeformierung und gelegentlich eine weißlich erscheinende Narbe. Bei diesen Narben handelt es sich jedoch um submuköse Veränderungen, da bioptische Untersuchungen gezeigt haben, daß eine Schleimhautatrophie im Sinne einer Verschmälerung der Schleimhaut nur in den ersten Wochen bis Monaten nach der Ulcusheilung nachweisbar ist. Zu einem späteren Zeitpunkt findet sich kein von der angrenzenden Schleimhaut differentes histologisches Bild (Rösch et al., 1971).

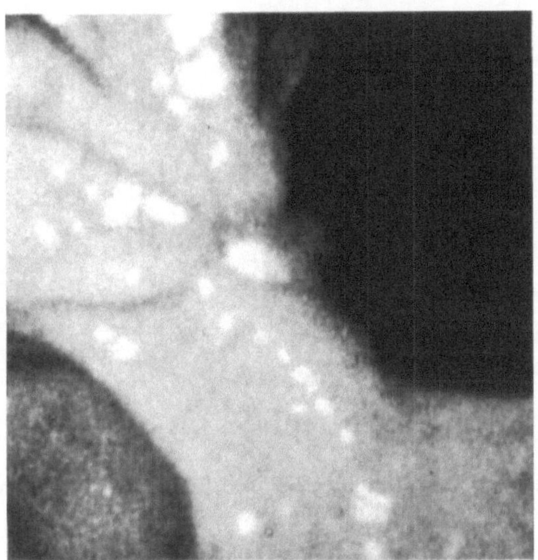

Abb. 32. Abheilendes supraanguläres Ulcus mit beginnendem Faltenstern

a) Gastroskopische Biopsie und Cytologie

Trotz zunehmender Erfahrung in der Differenzierung zwischen benignem oder malignem Ulcus auf Grund von makroskopischen Kriterien, auf die nachher noch näher eingegangen werden soll, ist man sich weitgehend darüber einig, daß 5 bis 10% aller benigne erscheinenden Ulcera Carcinome sind (Gear et al., 1969; Rösch, 1970; Sakita, 1971). Ferner muß man sich vor Augen halten, daß 0,5 bis 4% aller malignen Ulcera vorübergehend eine vollständige Abheilung zeigen können (Kukral, 1968). In einer von Sakita (1971) mitgeteilten Gruppe von 72 malignen Ulcera zeigten 70,8% eine signifikante Heilung während der Beobachtungszeit. Diese Beobachtungen unterstreichen die Forderung, daß jedes Geschwür im Magen durch gezielte Biopsie und Cytologie erfaßt werden sollte. Die Gewebsentnahme muß aus dem Ulcusrand, am besten in Form einer 4-Quadrantenbiopsie, sowie aus dem Ulcusgrund erfolgen, da das Frühcarcinom vom Typ II C der japanischen Nomenklatur nur durch Biopsie aus dem Ulcusgrund erfaßt werden kann.

Der hohe diagnostische Wert der gezielten Biopsie ist heute unbestritten: Eine „Trefferquote" von über 80% (Elster u. Kudlich, 1971) ist beim Ulcus ventriculi erreichbar. Histologisch findet sich bei der Ulcusrandbiopsie immer eine Schleimhaut, die mucoide Drüsen enthält. Stadelmann et al. (1970) konnten in keinem Fall im Ulcusgebiet säureproduzierende Korpusdrüsen nachweisen. Die gezielte Cytologie zeigt beim benignen Ulcus ventriculi die von Henning u. Witte (1970) beschriebenen sog. Ulcuszellen mit vergrößertem Nucleus und prominentem solitären Nucleolus.

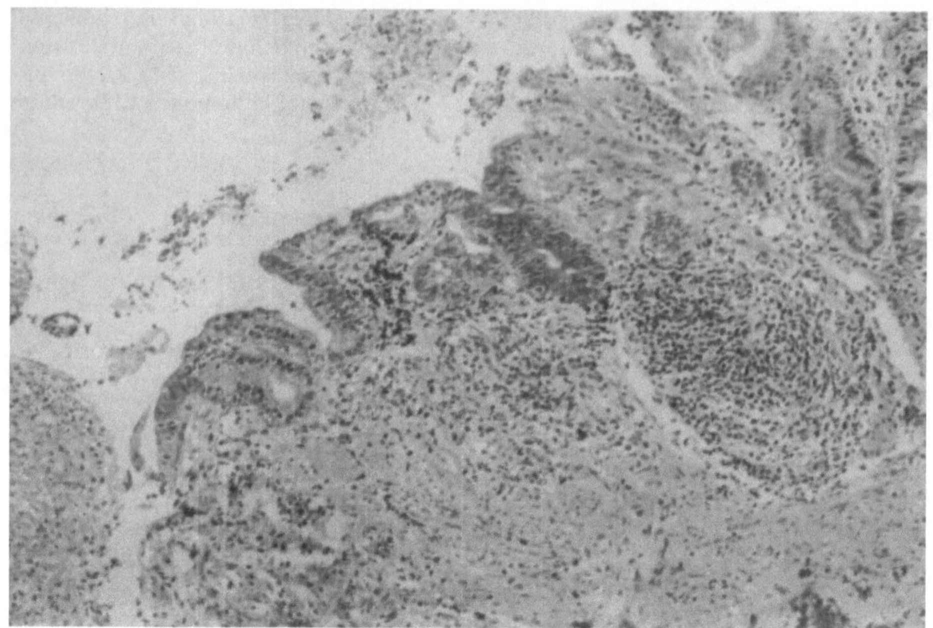

Abb. 33a. Ulcusrandbiopsie mit fibrinoider Nekrose (links), daran angrenzend monocelluläre Reepithelisierung mit deutlicher Kernunruhe

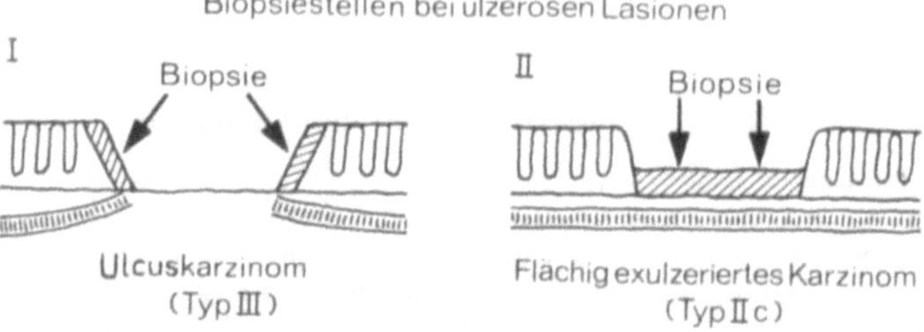

Abb. 33b. Biopsieentnahme beim ulcerösen Frühcarcinom

b) Endoskopische Differentialdiagnose zwischen benignem und malignem Ulcus

Folgende Kriterien sprechen für ein malignes Ulcus, wobei jedoch betont werden muß, daß das eine oder andere Erscheinungsbild auch bei einem benignen Geschwür beobachtet werden kann: ein schmutziggrauer Ulcuskrater mit mehreren kleineren Blutungsarealen, ein unregelmäßig geformter Krater mit treppenförmig abfallendem Rand, entsprechende Schleimhautfalten, die sich in Ulcusnähe verjüngen, fusionieren oder unregelmäßig begrenzt erscheinen, ein unterbrochener Capillarisierungsring um das Ulcus sowie eine polypös aufgeworfene Ulcusumgebung oder eine im Niveau versenkte Ulcusumgebung sprechen für ein malignes Ulcus (GABRIELSSON, 1972). Auf Grund dieser makroskopischen Kriterien gelingt auch in Japan nur in etwa 70% eine exakte Gruppierung der ulcerösen Läsionen (KOBAYASHI et al., 1972), so daß auf gezielte Biopsie und Cytologie nicht verzichtet werden darf.

2. Bulboskopie

Mit dem von HIRSCHOWITZ (1958) vorgestellten prograden Instrument gelang es gelegentlich, den Bulbus duodeni zu untersuchen. Meist war es jedoch nur möglich, transpylorisch bei im Antrum liegenden Instrument einen unvollständigen Überblick über den Bulbus duodeni zu gewinnen und dort liegende Ulcera zu diagnostizieren (DVORSKI, 1969). Die Entwicklung längerer Fiberendoskope ermöglichte es inzwischen, mit einer Geradeausoptik in einem Arbeitsgang Oesophagus, Magen und Bulbus duodeni zu untersuchen (KOCH et al., 1970; DEMLING et al., 1970). Dabei zeichnet sich ab, daß endoskopisch weit mehr Ulcera duodeni gefunden werden, als röntgenologisch zur Darstellung gelangen (JENNY et al., 1971; KOCH u. CLASSEN, 1971; SALMON et al., 1972). Dabei variiert die Zahl der röntgennegativen Ulcera duodeni zwischen 14 und 36%. Durch Verwendung zweier Instrumente mit Geradeausoptik und Seitblickoptik scheint sich die diagnostische Ausbeute bei der sog. Bulboskopie noch beträchtlich zu erhöhen.

Prinzipiell werden vom makroskopischen Erscheinungsbild drei auf ein peptisches Ulcus zurückzuführende Läsionen unterschieden: Das floride Ulcus duodeni, die Ulcusnarbe und der Narbenbulbus. Unter einem Narbenbulbus versteht man einen deformierten Bulbus, der häufig Recessus erkennen läßt und den Blick in die Pars descendens duodeni nicht freigibt. Eine Ulcusnarbe kann in einem Narbenbulbus lokalisiert sein, findet sich jedoch auch gelegentlich in einem sonst unauffälligen Bulbus. Hierunter verstehen wir eine sternförmige oder lineare weißliche Verfärbung der Schleimhaut, die konstant nachweisbar ist. Das floride peptische Geschwür entspricht makroskopisch dem Ulcus ventriculi, auch die hyperämische Randreaktion während der Abheilung ist wie beim Magengeschwür die Regel, desgleichen eine sternförmige Faltenraffung. Multiple Ulcera im Bereich von Vorder- und Hinterwand sind ausgesprochen häufig.

Eine gezielte Gewebsentnahme ist bei dem außerordentlich seltenen Vorkommen maligner Veränderungen im Bulbus und postbulbären Duodenum nicht nötig. Bioptisch findet sich in der unmittelbaren Ulcusumgebung häufig eine Abflachung der Dünndarmzotten und eine umschriebene diffuse entzündliche Infiltration, die sich jedoch in der weiteren Ulcusumgebung sofort verliert. Die histologische Abheilung des Duodenalgeschwürs scheint wie beim Ulcus ventriculi zunächst über eine monocelluläre Reepithelialisierung zu erfolgen.

Postbulbäre Ulcera duodeni lassen sich in der Regel nur mit einem Seitblickinstrument einstellen. Wie im Bulbus ist es auch hier gelegentlich nötig, die Peristaltik, die eine optimale Orientierung sehr erschwert, durch Pharmaka zu bremsen.

3. Notfallendoskopie

Man neigt heute zunehmend dazu, als Erstuntersuchung bei einer Blutung aus dem oberen Gastrointestinaltrakt eine sofortige endoskopische Untersuchung vorzunehmen. Während man anfänglich auf Grund der technisch noch nicht optimalen Instrumente nur Oesophagus und Magen inspizieren konnte, gibt man heute der kombinierten Untersuchung von Oesophagus, Magen und Bulbus duodeni den Vorzug. Im Gegensatz zu früheren Untersuchungen, wo Magenläsionen, insbesondere Erosionen und Ulcera die häufigste Blutungsquelle darstellten, zeichnet sich jetzt ab, daß das Ulcus duodeni als Blutungsquelle eindeutig an der Spitze steht. Nach unseren eigenen Erfahrungen dürfte das Ulcus duodeni für etwa 30% aller Blutungen aus dem oberen Gastrointestinaltrakt ursächlich in Frage kommen. Der endoskopischen Untersuchung im Notfall kommt somit eine entscheidende Bedeutung für das weitere therapeutische Vorgehen zu.

F. Magensekretionsanalyse

Die Magensekretionsanalyse spielt bei der Diagnostik des peptischen Geschwürs eine relativ geringe Rolle, lediglich bei der Diagnose des Zollinger-Ellison-Syndroms kann das Ergebnis der Sekretionsanalyse einen entscheidenden diagnostischen Beitrag liefern. Die qualitative Säurebestimmung nach Probefrühstück bzw. die fraktionierte qualitative Analyse nach pufferfreiem Coffein oder Alkoholprobetrunk gilt heute als überholt, da der Sekretionsreiz zu schwach ist und die ermittelten Werte nicht genügend reproduzierbar sind. 1953 inaugurierte Kay den maximalen Histamintest, durch den praktisch alle Belegzellen zur Sekretion angeregt werden. Wegen der Nebenwirkungen des Histamins wird diese maximale Stimulation heute mit Betazolhydrochlorid oder Pentagastrin vorgenommen.

1. Ulcus ventriculi

Entsprechend dem Diktum von Schwarz (1910) kann man davon ausgehen, daß bei jedem Magengeschwür unter maximalen Stimulationsbedingungen Säure nachgewiesen werden kann. Unlängst wurde jedoch ein gut dokumentierter Fall eines antralen Geschwürs vorgestellt, bei dem bei wiederholter Säurebestimmung keine Salzsäure nachgewiesen werden konnte (Isenberg et al., 1971). Möglicherweise kommt es bei einigen Patienten mit Magengeschwüren zu einer vorübergehenden Achlorhydrie, während zum Zeitpunkt der Ulcusentstehung noch eine Säureproduktion vorlag (Ricketts et al., 1949). pH-Messungen über die Säuretopik der menschlichen Magenschleimhaut von Kinzlmeier et al. (1952) zeigten, daß in solchen Mägen Areale mit niedrigem, für die peptische Verdauung geeignetem pH vorkommen, obwohl das Gesamtsekret achlorhydrisch erscheint. Nach Baron (1963) beträgt die Basalsekretion bei gesunden Probanden $1,3 \pm 1,6$ mval H-Ionen/Std, die stimulierte Sekretion (PAO) $21,6 \pm 13,8$ mval H-Ionen/Std. Ähnliche Werte konnten von Marcussen et al. (1970) bei 79 Ulcus ventriculi-Patienten ermittelt werden, wobei die durchschnittliche Säureproduktion abnahm, je weiter das Ulcus vom Pylorus oralwärts entfernt lag. Ein signifikanter Unterschied zwischen präpylorischem und im Korpus liegendem Ulcus war jedoch nicht möglich. Im Gegensatz dazu konnten Stadelmann et al. (1971) eine enge Korrelation zwischen Ulcuslokalisation und Säuresekretion bei 147 Patienten ermitteln. Zwischen der Säuresekretion von Ulcera im präpylorischen Antrum, am Angulus, in Korpusmitte und subkardial gelegenen Geschwüren, bestanden signifikante Unterschiede, wobei bei den präpylorischen Ulcera eine Normochlorhydrie, bei den subkardialen Ulcera immer eine Hypochlorhydrie (PAO unter 10 mval HCl/Std) nachweisbar war. Das Säuresekretionsvermögen des Ulcusmagens ging mit dem Ausmaß der Gastritis streng korreliert einher. Für das Auftreten von Ulcera duodeni und präpylorischen Antrumgeschwüren schien eine maximale Sekretionskapazität von mehr als 10 mval HCl/Std obligat zu sein. Nach Marcussen (1970) ist die Säureproduktion bei sekundären Magengeschwüren, d. h. bei präpylorischen Ulcera im Gefolge eines Ulcus duodeni, ähnlich hoch wie bei den im folgenden zu besprechenden Säureverhältnissen beim Ulcus duodeni selbst.

Einige Autoren (Levin, 1958; Dragstedt, 1964) legen Wert auf die Bestimmung der nächtlichen Nüchternsekretion. Diese beträgt im Durchschnitt bei Normalpersonen 18 mval HCl, beim Ulcus ventriculi 12 mval, beim kombinierten Magen- und Zwölffingerdarmgeschwür 40 mval, beim Ulcus duodeni 60 mval und beim Zollinger-Ellison-Syndrom 100 mval. Es scheint jedoch auch einige Patienten mit Magengeschwüren zu geben, die eine cephalische Hypersekretion von über 30 mval nächtliches Nüchternsekret zeigen (Dragstedt, 1971).

2. Ulcus duodeni

Das Säuresekretionsvermögen des Magens bei Ulcus duodeni-Patienten schwankt innerhalb großer Breiten: So wird die Basalsekretion von KAY (1970) mit 6,2 ± 6,5 mval/Std angegeben, die stimulierte Sekretion mit durchschnittlich 44 mval HCl/Std (KÖSTER, 1966). Es erscheint jedoch sicher, daß viele Ulcus duodeni-Patienten auf eine maximale Stimulation hin mehr Säure produzieren als ein Kontrollkollektiv (PETERSEN, 1970). Simultan mit der erhöhten Säureproduktion nimmt jedoch im Duodenum auch die Bicarbonatsekretion zu, so daß das Verhältnis Bicarbonat zu Säure konstant bleibt (PETERSEN, 1970) und sich das pH im Duodenum nicht ändert (RUNE, 1969). Die im Durchschnitt um 30% höher liegende Säureproduktion bei Ulcus duodeni-Patienten geht zum Großteil auf eine Gruppe von echten Hypersekretoren zurück, die den Durchschnittswert in die Höhe treiben (HASSAN u. HOBSLEY, 1971). Bei Männern mit Ulcus duodeni ließ sich eine statistisch signifikante Korrelation zwischen Alter- und Gipfelsekretion nachweisen, wobei der Säureoutput um 5 mval HCl/Std und Dekade abnahm. Bei Frauen betrug der Säureabfall 2 mval HCl/Std/Dekade (CHRISTEL, 1966). Zwischen Säuresekretionsvermögen und Bulbusdeformation, Faltenvergröberung in Duodenum oder Magen und der Existenz von transversal verlaufenden Falten im Pyloruskanal ließ sich keine signifikante Korrelation nachweisen (ANDERSSON et al., 1970; RHODES et al., 1968). Von DEMLING (1964) ist ein Mangel an endogenem Secretin bei gestörter Trophik der Duodenalschleimhaut bei Ulcus duodeni-Patienten diskutiert worden. WORMSLEY (1972) fand, allerdings beim Ulcus ventriculi, bei der Mehrzahl von elf untersuchten Patienten eine deutlich eingeschränkte Pankreassekretion unter maximaler Stimulation, obwohl sich bei der Laparotomie keine makroskopischen Pankreasveränderungen nachweisen ließen.

3. Zollinger-Ellison-Syndrom

Das Zollinger-Ellison-Syndrom ist durch rasch rezidivierende, konservativ nicht beherrschbare peptische Ulcera, eine Hypersekretion von Salzsäure und durch nicht-insulinproduzierende Inselzelltumoren der Bauchspeicheldrüse charakterisiert. Bei 26% der Patienten finden sich Ulcera an ungewöhnlicher Stelle, bei 10% multiple Geschwüre. Die Differentialdiagnose zwischen Ulcus duodeni und Zollinger-Ellison-Syndrom ist jedoch häufig problematisch. Zur Differenzierung dieser beiden Krankheitsbilder sind drei Kriterien angegeben worden:

1. Eine Basalsekretion (BAO), die 15 mval/Std übersteigt (AOYAGI u. SUMMERSKILL, 1966) spricht für Zollinger-Ellison-Syndrom, ferner:

2. Ein Verhältnis der Basalsekretion zur maximal stimulierten Sekretion (BAO/PAO) von mehr als 0,6 zu 1 (MARKS et al., 1961), sowie

3. Eine 12 Std-Nüchternsekretion von über 1000 ml oder 100 mval HCl.

Von RUPPERT u. GREENBERGER (1966) wurde als weiteres diagnostisches Kriterium das Verhältnis der Konzentrationen von basaler und stimulierter Säure (BAC/MAC) angegeben, das bei 5 Patienten mit Zollinger-Ellison-Syndrom über 0,6 lag, während es bei 48 Ulcus duodeni-Patienten immer niedriger lag. Untersuchungen von KAY et al. (1970) und WINSHIP (1969) haben jedoch gezeigt, daß auch dieses Kriterium nicht beweiskräftig ist. Bei 12 von 180 Sekretionsanalysen (7%) von Ulcus duodeni-Patienten waren zwei und mehr der drei Kriterien BAO, BAO/MAO und BAC/MAC hinweisend auf ein nicht existentes Zollinger-Ellison-Syndrom. Als entscheidendes diagnostisches Kriterium bietet sich die direkte Messung des Serumgastrinspiegels an, der bei diesen Patienten mit gastrinproduzierendem Tumor der Bauchspeicheldrüse exzessiv erhöht ist.

4. Anastomosenulcus

Die Aufstellung einer Norm für das Sekretionsverhalten operierter Mägen ist naturgemäß schwierig, da auch bei kontinuierlicher Absaugung über die Anastomose erhebliche Säuremengen verloren gehen können. Bei der Methode des verstärkten Histamintests nach Kay halten Hafter (1963) bei einem stimulierten Säurewert (PAO) von mehr als 12 mval HCl/Std, Ottenjann (1970) bei einem PAO von über 15 mval HCl/Std ein Anastomosengeschwür bei entsprechenden klinischen Beschwerden für wahrscheinlich, auch wenn es röntgenologisch und endoskopisch nicht nachgewiesen werden kann. Prinzipiell ist zu sagen, daß auch geringe Säuremengen ausreichen, um zur Bildung eines Anastomosengeschwürs zu führen. Das sog. Fadenulcus hingegen entsteht primär durch eine abszedierende Entzündung um nicht resorbierbares Nahtmaterial und ist in seiner Entstehung nicht auf das Vorhandensein von Salzsäure im Magen angewiesen (Small et al., 1968; Rösch, 1970; Gear et al., 1970).

G. Serumgastrinbestimmung beim peptischen Geschwür

Zum qualitativen bzw. semiquantitativen Nachweis von Gastrin dient ein Bioassay (hierbei wird Ratten mit einer Magenfistel Gastrin oder ein Serum, bei dem ein hoher Gastringehalt vermutet wird, appliziert und die Säureproduktion gemessen), der jedoch nicht empfindlich genug ist, um Gastrin im Plasma von Normalpersonen nachweisen zu können (Halter u. Smith, 1972). Die Gastrinbestimmung sollte jedoch nach Thomson (1970) bei allen Patienten mit deutlich erhöhtem Gastrinspiegel im Immunoassay durchgeführt werden, um den Nachweis eines Sekretagogums zu führen.

1968 haben McGuigan u. Trudeau einen Immunoassay für Gastrin angegeben, mit dem sie zunächst nachweisen konnten, daß beim Zollinger-Ellison-Syndrom exzessiv hohe Serumgastrinspiegel mit Werten zwischen 3500 und 21000 pg vorliegen. Mit diesem Immunoassay sind inzwischen an verschiedenen Orten die Serumgastrinspiegel beim peptischen Ulcus bestimmt worden. Von verschiedenen Gruppen werden unterschiedliche Gastrinspiegel bei Ulcus ventriculi und duodeni angegeben (Tabelle 5).

Bei den Ulcus duodeni-Patienten konnten Byrnes et al. (1970) auf eine proteinreiche Mahlzeit einen signifikant größeren Gastrinanstieg feststellen als bei Ulcus ventriculi-Patienten und einer Kontrollgruppe, was darauf zurückgeführt wird, daß durch die proteinreiche Nahrung Gastrinspeicher entleert werden.

Für die praktische Diagnostik entscheidend scheint die Möglichkeit des Nachweises einer exzessiven Gastrinproduktion beim Zollinger-Ellison-Syndrom im Bio- und Immunoassay zu sein.

Tabelle 5. Serumgastrinspiegel beim peptischen Ulcus

Autor	Kontrollgruppe	Magenulcus	pyloroantrales Ulcus	Ulcus duodeni	Anastomosenulcus
Trudeau u. McGuigan (1970)	165 pg	126 pg	118 pg	82 pg	—
Kormann et al. (1972)	32 pg	103 pg	—	16 pg	—
Kaess (1971)	74,5 pg	—	—	67 pg	—
Byrnes et al. (1970)	400 pg	0,4 ng	—	1,3 ng	2,1 ng

H. Labordiagnostik

Eine profuse gastrointestinale Blutung, die sich durch Teerstühle manifestiert, kann gelegentlich das erste und einzige Symptom eines peptischen Geschwürs sein. Aus diesem Grunde empfiehlt es sich, bei allen Patienten, die über eine plötzlich auftretende Schwäche, Kollapsneigung oder Schweißausbruch klagen, eine rectale Untersuchung vorzunehmen, um am behandschuhten Finger einen Teerstuhl nachzuweisen. Der Nachweis *okkulten Blutes* im Stuhl unter fleischfreier Kost gelingt beim Magengeschwür häufiger als beim Ulcus duodeni, trägt jedoch wenig zur Diagnostik bei, da auch andere Blutungsquellen aus dem Gastrointestinaltrakt, aber auch Zahnfleisch- oder Nasenbluten ursächlich in Frage kommen.

Eine *Anämie* wird beim unkomplizierten peptischen Geschwür selten gefunden. Eine höhergradige Anämie spricht immer für eine stattgehabte Blutung.

Eine *Leukocytose* weist meist in Verbindung mit einer erhöhten Blutsenkungsreaktion auf ein Geschwürsleiden mit Serosabeteiligung hin. Nach GÜLZOW (1969) ist die Blutsenkungsreaktion beim Magengeschwür meist etwas beschleunigt, beim Ulcus duodeni dagegen normal oder verlangsamt. Von einigen Autoren (TUCHFELD, 1931; MORRIS, 1932; SINGER, 1935) wurde auf die Kombination von Ulcus duodeni und *Polycythämie* hingewiesen, wobei ein mit der exzessiven Säureproduktion vermehrt abgeschiedener hämatopoetischer Faktor ursächlich in Frage kommen soll. Durch Magenspülung gelang es MORRIS sogar, die Erythrocytenzahl eines Patienten mit Polycythämie signifikant zu senken. WILBUR u. OCHSNER (1935) fanden unter 143 Polycythämiepatienten 12 peptische Ulcera. Die Tendenz zur Polycythämie bei Ulcus duodeni ist jedoch von VAN LERBERGHE (1951) wieder in Frage gestellt worden. Nach Untersuchungen von VORONINA (1968) sollen während der Phase einer Exacerbation eines Geschwürsleidens Gerinnungsveränderungen vorliegen. Prothrombinindex, Prokonvertin und Fibrinogenspiegel sollen erniedrigt, die Heparinkonzentration und der Faktor VIII-Gehalt erhöht sein. Während von einigen Autoren (ROMEO, 1968) Serumeiweißveränderungen und ein erhöhter Transaminasenspiegel bei Ulcuspatienten beobachtet wurden, konnte ADAMCZYK u. DUREK (1968) keine Veränderungen der Serumeiweißkörper nachweisen.

I. Ulcus und andere Krankheiten (vgl. S. 667)

Von verschiedenen Autoren ist auf eine positive Syntropie des Ulcusleidens mit anderen Krankheiten hingewiesen worden. Insbesondere in der älteren deutschen Literatur ist auf die Assoziation mit entzündlichen Erkrankungen wie Cholecystitis und Appendicitis hingewiesen worden, die jedoch einer kritischen statistischen Überprüfung nicht standhalten. Das peptische Ulcus soll besonders häufig bei chronischem Cor pulmonale und chronischer Bronchitis auftreten. So gibt WEST (1959) eine Incidenz von 29% an, VILARDELL (1935) nimmt an, daß 5% aller Patienten mit Lungentuberkulose gleichzeitig ein Ulcus haben. Die pathogenetischen Mechanismen sollen hierbei über eine Anoxie und Acidose der Mucosa bei gesteigerter zentral ausgelöster Säureproduktion laufen.

DE LA VEGA (1959) und JONES (1959) haben auf das gehäufte Vorkommen von coronarer Herzkrankheit und Ulcus duodeni hingewiesen. Aus dem Jahre 1943 liegt von ROULET u. FRUTIGER bereits eine Sektionsstatistik vor, die ein peptisches Ulcus gehäuft bei Bronchiektasen, Coronarsklerose und Lebercirrhose fand. Die Frage des hepatogenen Ulcus (JAHN, 1949) hat insbesondere im deutschen Schrifttum schon immer eine größere Rolle gespielt (STELZNER, 1965; SCHREIBER, 1964). So konnte STELZNER im Tierexperiment zeigen, daß eine gastrojejunale Anastomose nach Antrektomie beim Hund erst Ulcera aufweist, wenn eine Lebercirrhose durch CCl_4 induziert wird. Schreiber fand bei Lebercirrhose eine Ulcusincidenz von 5,6%, während eine Vergleichsgruppe nur in 0,7% Ulcera aufwies. Da das vom Gastrointestinaltrakt freigesetzte Gastrin über die Pfortader die Leber passieren muß, bevor es eine säurestimulierende Aktivität an der Parietalzelle entfaltet, wäre es denkbar, daß bei einem Vorliegen einer Lebercirrhose weniger Gastrin abgebaut wird (Beger et al., 1972). Ferner liegen eine Vielzahl von Arbeiten über ein gehäuftes Vorkommen des peptischen Ulcus mit selteneren Krankheitsbildern wie Parkinsonismus (Strang, 1966), Myasthenia gravis (Sanders u. Johns, 1969) und Sklerodermie (Horner et al., 1965) vor, die jedoch alle nicht eindeutig statistisch untermauert sind und zum Pathogeneseproblem der Ulcuskrankheit wenig beitragen.

Anders liegen die Verhältnisse bei endokrinen Adenomen, insbesondere beim Zollinger-Ellison-Syndrom. 1955 hatten Zollinger u. Ellison auf die Assoziation von therapiefraktären Ulcera des oberen Verdauungstraktes, Nicht-Beta-Inselzelltumoren der Bauchspeicheldrüse und extrem hohen Säurewerten hingewiesen. 1964 gelang es dann Gregory u. Tracy, in derartigen Pankreasadenomen Gastrin nachzuweisen. Inselzellcarcinome, Inselzelladenome und eine diffuse Inselzellhyperplasie können zu einer exzessiv gesteigerten Gastrinausschüttung führen, die einen trophischen Reiz auf die Belegzellen der Magenschleimhaut ausübt. Neben einer diffusen Belegzellhyperplasie in Form einer Ausbreitung der Fundusschleimhaut bis fast an den Pylorusring hin kann auch eine tumorförmige, glanduläre Hyperplasie der Magenschleimhaut resultieren (Ottenjann et al., 1967). Die exzessive Säureproduktion durch die konstant erhöhten Serumgastrinspiegel bewirken rezidivierende Ulcera, die in 10% multipel und in 26% in ungewöhnlicher Lokalisation (distales Duodenum, proximales Jejunum) auftreten (Ellison u. Wilson, 1960). In rund 20% aller Patienten mit Zollinger-Ellison-Syndrom finden sich vergesellschaftet endokrin aktive Tumoren der Hypophyse, der Nebenschilddrüse, der Nebenniere und der Betazellen des Pankreas. Eine multiple, hereditäre, endokrine Adenomatose (Wermer-Syndrom, 1954) wird nur in etwa 3% der Fälle beobachtet.

Die Ulcusincidenz beim Hyperparathyreoidismus wird mit 7,7% (Ostrow et al., 1960) bis 15% (Howard et al., 1953) angegeben. Die Hypercalcämie beim Hyperparathyreoidismus scheint für eine gesteigerte Magensekretion verantwortlich zu sein, wie Untersuchungen von Barreras (1967) gezeigt haben. Nach Entfernung eines Nebenschilddrüsenadenoms normalisierte sich die Säuresekretion seines Patienten, durch eine induzierte Hypercalcämie ließen sich die präexistenten Säurewerte wieder herstellen. Reeder et al. konnten 1970 nachweisen, daß es durch die Hypercalcämie zu einem Anstieg des Serumgastrinspiegels kommt. Durch Atropin läßt sich die calciuminduzierte Säuresekretion blocken, während der Serumgastrinspiegel nicht zu beeinflussen ist.

Für die praktischen Belange wichtig ist die Tatsache, daß etwa 1% aller Ulcera duodeni durch ein Zollinger-Ellison-Syndrom verursacht werden, und daß 0,73% aller Ulcuspatienten ein Nebenschilddrüsenadenom haben (Myers, 1970). Das endokrin bedingte peptische Geschwür ist folglich eine ausgesprochene Rarität.

J. Differentialdiagnose des peptischen Geschwürs

Im Gegensatz zum Ulcus duodeni ergeben sich beim Magengeschwür häufig differentialdiagnostische Probleme zwischen benigner und maligner Exulceration. Duodenalcarcinome sind selten, ein primäres Carcinom im Bulbus duodeni ist fast unbekannt. Nach Bockus (1963) ist in der medizinischen Literatur kein akzeptierbarer Fall eines benignen Ulcus duodeni beschrieben, bei dem im weiteren Verlauf eine maligne Degeneration beobachtet werden konnte. Anders liegen die Verhältnisse beim Ulcus ventriculi, wo die Existenz eines Ulcuscarcinoms bei den eingehenden Untersuchungen von HAUSER (1883) außer Zweifel steht. Die von KONJETZNY (1938) im damaligen Schrifttum vermittelte Carcinomincidenz beim chronischen peptischen Geschwür von 0 bis 100% ist im europäischen und anglo-amerikanischen Schrifttum auf 1 bis 20% abgesunken (Tabelle 6).

Tabelle 6. Ulcuscarcinomincidenz nach WANKE (1971)

ROBBINS (1959)	1,0%	HESS (1953)	4,4%
IHRE (1964)	1,1%	SCHORNAGEL (1955)	4,8%
TORRES (1954)	1—2%	MICHAUD (1950)	8,0%
BECKER u. MAILAND (1966)	3,1%	ENGSTRÖM (1952)	11,6%
SMITH (1966)	3,2%	LINDENSCHMIDT u. SCHWABE (1967)	15,0%
ERB (1955)	3,3%	CHIARI (1952)	16,5%
GÜTHERT (1957)	3,5%		

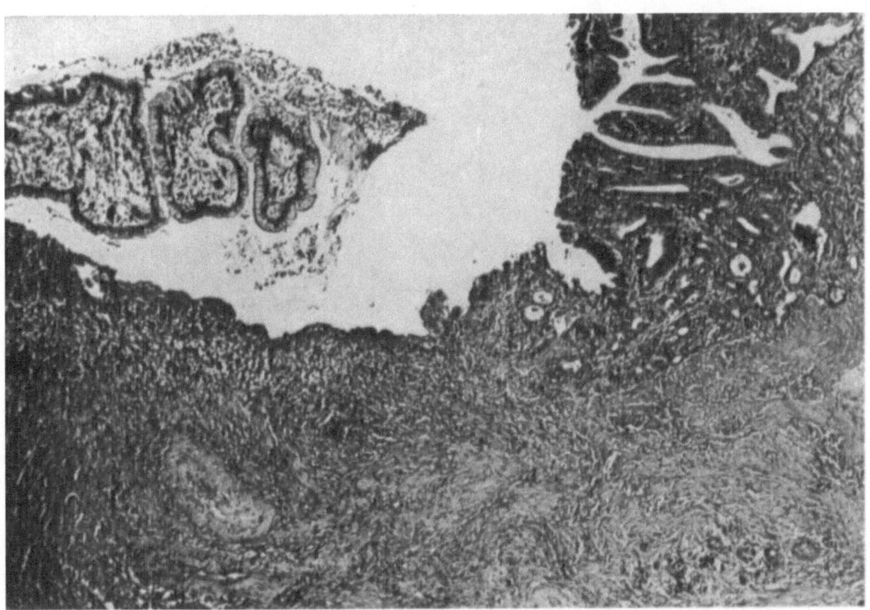

Abb. 34. Ulceriertes Carcinom oder Ulcuscarcinom: „Abtropfende" atypische Drüsenschläuche im rechten Bildwinkel

Viele Autoren lehnen das Ulcus ventriculi als Präcancerose ganz ab (MARSHALL u. ADAMSON, 1957; ACKERMAN, 1961; BOCKUS, 1963) und betonen, daß die meisten Carcinome bei Patienten mit Ulcusanamnese nicht am Ort des ehemaligen Geschwürsgrundes, sondern in einiger Entfernung entstehen. Die Differenzierung zwischen Carcinoma in ulcere und exulceriertem Carcinom kann im Einzelfall außerordentlich schwierig sein, da der Nachweis von Carcinomgewebe im Bereich eines Ulcuswinkels nicht den Schluß auf ein Ulcuscarcinom zuläßt. Ausschlaggebend für die Diagnose Ulcuscarcinom oder besser Carcinoma in ulcere ist das histologische Bild, wobei vier Kriterien neben dem Nachweis von verkrebsten Drüsenformationen am Geschwürsrand für die Diagnose Ulcuscarcinom entscheidend sind (Hauser, 1883; Konjetzny, 1938; Evans, 1956), da sie das chronische Ulcus kennzeichnen:

1. Der Geschwürsgrund muß die Muscularis mucosae durchbrochen haben.

2. Im Geschwürsgrund muß eine ausgeprägte Fibrose und Tumorzellinfiltration nachweisbar sein.

3. Die Muscularis mucosae ist am Geschwürsrand durch Vernarbung mit der Schleimhaut hochgezogen.

Muscularis mucosae und Muscularis propria gehen am Ulcusrand ineinander über.

4. Gefäße des Geschwürsgrundes zeigen eine Endangitis obliterans.

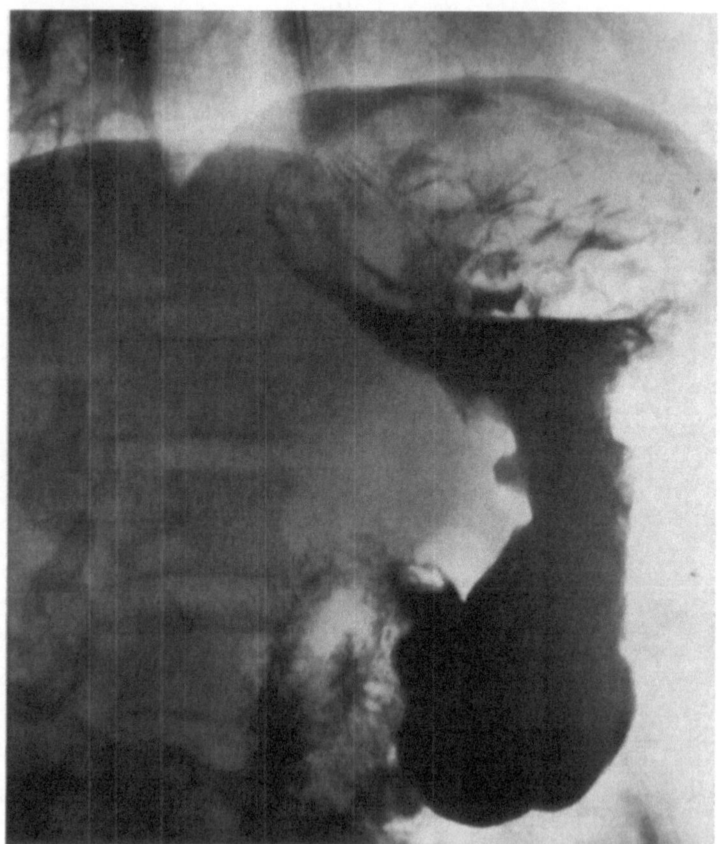

Abb. 35. Unter das Niveau versenkter Krater: exulceriertes Carcinom

Polymorphie, Hyperchromasie und gesteigerte Mitosenaktivität des Epithels am Geschwürsrand berechtigen noch nicht zur Annahme eines Ulcuscarcinoms, die Anaplasie des Regenerationsepithels kann im Detailbild durchaus an ein Carcinom erinnern. Entscheidend ist der Nachweis eines infiltrativen Wachstums mit Durchbrechung der präformierten Basalmembran (Wanke, 1971). Für den Kliniker jedoch ist die entscheidende Frage nicht, wie häufig ein Ulcus ventriculi maligne wird, sondern ob ein röntgenologisch oder endoskopisch diagnostiziertes Magenulcus nicht primär ein exulceriertes Carcinom ist.

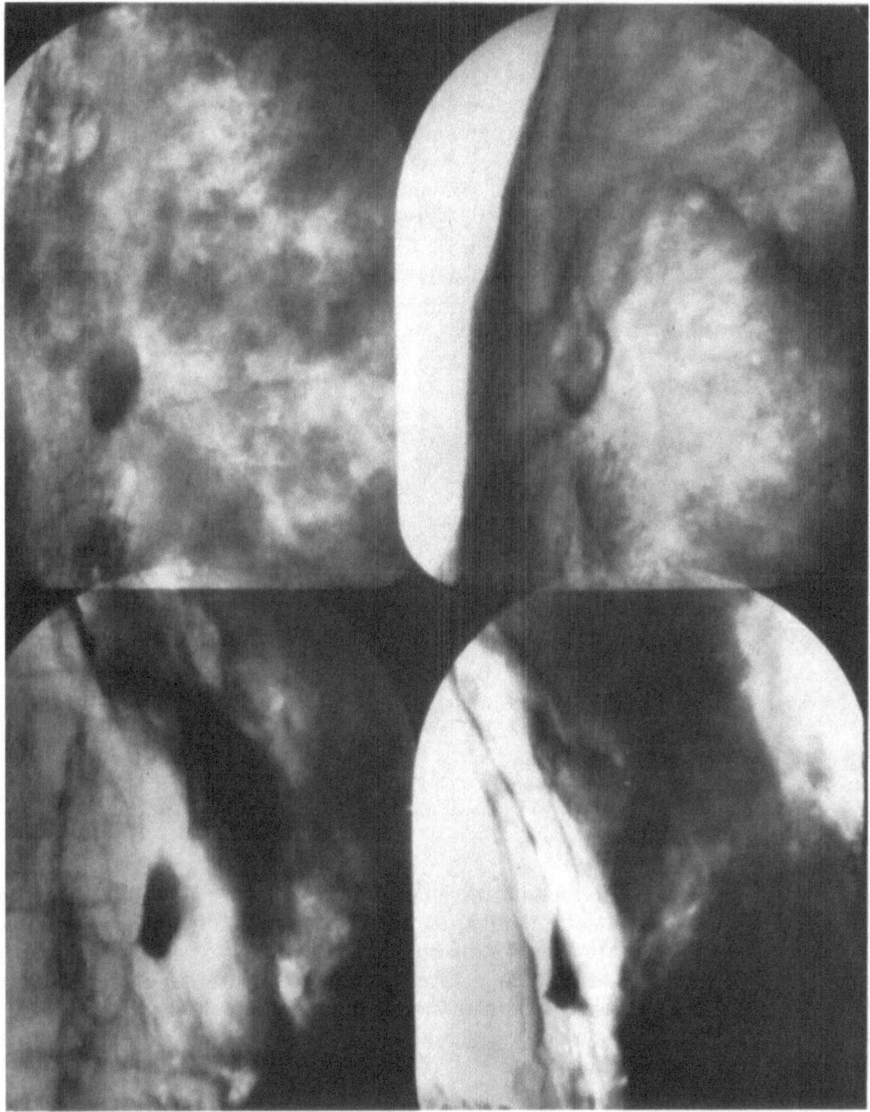

Abb. 36. Ulcus im Bereich der Hinterwand: histologisch M. Boeck

Alter, Geschlecht und klinisches Beschwerdebild tragen wenig zur Differential-diagnose zwischen Ulcus und Carcinom bei, auch wenn eine jahrelange Anamnese mit Remission und Rezidiven für ein benignes Ulcus spricht. Ein Wechsel des Beschwerdebilds von periodisch auftretenden Beschwerden zu einem konstanten Dauerschmerz ohne Abhängigkeit von Nahrungsaufnahme oder Antacidagabe, spricht ebenfalls für das Vorliegen eines Malignoms. Selbst kleine, auf die Schleim-haut beschränkte exulcerierte Frühcarcinome sind durch Beschwerden wie Völle-gefühl, Nüchternschmerz, Inappetenz und Erbrechen gekennzeichnet (FRÜH-MORGEN, 1972). Für die Differentialdiagnose entscheidend sind die röntgenologi-schen und endoskopischen Kriterien. 90% aller im Bereich der kleinen Kurvatur lokalisierten Ulcera sind benigne. Während Ulcera, die im Bereich der großen Kurvatur lokalisiert sind, in ungefähr 50% maligne sind (Findley, 1961) berichteten Sun u. Stempien (1971) unlängst über 29 Ulcera der großen Kurvatur in einer Serie von 657 konservativ behandelten Geschwüren, von denen keines maligne war. Die röntgenologische Verlaufsbeobachtung als differentialdiagnostisches Kriterium ist heute weitgehend wieder verlassen worden, da bis zu 70% aller malignen Geschwüre (Sakita et al., 1971) eine signifikante Heilungstendenz aufweisen und zum Teil vorübergehend vollständig abheilen (Kirsh, 1971; Hazzi, 1971). Der Befund einer Achlorhydrie in Verbindung mit einer ulcerösen Läsion vor allem im präpylorischen Antrum ist hochgradig verdächtig auf das Vorliegen eines Malignoms. Für die Differentialdiagnose entscheidend sind Röntgensymptome wie eine im Niveau versenkte Nische (Gutmann, 1933), ein unregelmäßig

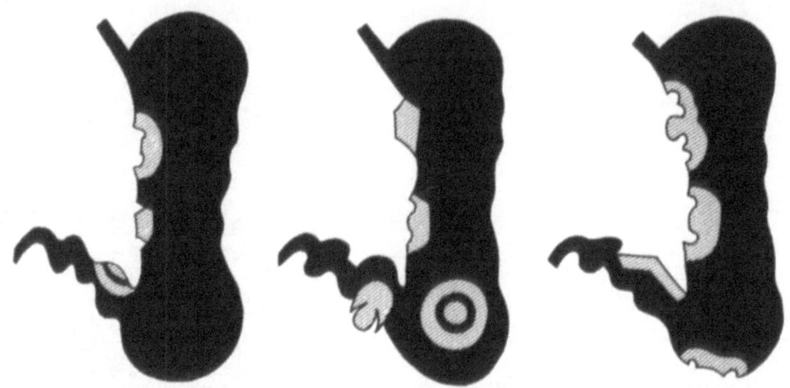

Abb. 37. Carcinomatöse Ulcusnische — röntgenologische Kriterien

begrenzter Ulcusrand mit Niveauunterschied, ein Fehlen der Hampton-Linie, ein Abbruch von Schleimhautfalten oder atypische Faltenbildungen in der Ulcusumgebung. Dieselben Kriterien treffen auch für die endoskopische Differentialdiagnose des peptischen Geschwürs zu. Auch wenn im Einzelfall vom makroskopischen Aspekt her die Differenzierung zwischen benignem und malignem Ulcus eindeutig ist, wird man sich nur selten allein auf den makroskopischen Aspekt verlassen können und wird in jedem Fall die histologische oder cytologische Bestätigung der Verdachtsdiagnose suchen. Die Biopsie sollte auch bei makroskopisch eindeutig benignen Ulcera in jedem Fall vorgenommen werden, da sich dadurch gelegentlich seltenere Krankheitsbilder, die klinisch als Ulcus ventriculi imponieren, nachweisen lassen, wie Morbus Boeck, Tuberkulose oder Morbus Crohn des Magens. Daneben sollte man sich immer die Möglichkeit vor Augen halten, daß in einem Magen benignes peptisches Geschwür und Carcinom nebeneinander vorkommen können.

IV. Konservative Therapie des peptischen Geschwürs

Da die Ätiologie des Geschwürsleidens nach wie vor unbekannt ist, hat sich bei der Behandlung des peptischen Geschwürs die empirische Therapie des 19. Jahrhunderts bis in unsere Zeit herüber retten können. Erst in jüngster Zeit sind Versuche unternommen worden, die Wirksamkeit der einzelnen Ulcustherapeutica statistisch zu erfassen und im Doppelblindversuch zu überprüfen. Schwierigkeiten in der Beurteilung der Wirksamkeit einzelner Präparate ergeben sich insbesondere dadurch, daß das peptische Geschwür eine gute spontane Heilungstendenz entwickelt. Das Verschwinden der Ulcussymptome läßt noch keine Rückschlüsse auf die Geschwürsheilung zu. Die röntgenologische Verlaufsbeobachtung, die sich am Kleinerwerden bzw. Verschwinden der Kontrastmittelnische orientiert, ist vor allem beim Ulcus duodeni mit Zurückhaltung anzuwenden. Für die exakte Dokumentation der Wirksamkeit einer Substanz muß heute eine vergleichende endoskopisch-röntgenologische Untersuchung gefordert werden (Rösch u. Ottenjann, 1970). Die Erfahrung zeigt, daß nicht selten endoskopisch noch ein flaches Ulcus nachweisbar ist, während röntgenologisch keine Nische mehr dokumentiert werden kann (Blendis et al., 1967). Andererseits gibt es nicht wenige Ulcera, bei denen röntgenologisch noch eine flache Nische zur Darstellung kommt, wo sich jedoch endoskopisch-bioptisch eine Reepithelialisierung des Geschwürsgrundes findet (Cohen et al., 1966).

Die konservative Ulcustherapie hat sich an drei Richtlinien zu orientieren: Sie soll die Beschwerden rasch beseitigen, sie soll die Ulcusheilung beschleunigen, und sie soll nach Möglichkeit dazu beitragen, die Rezidivquote von über 50% innerhalb von 2 Jahren zu senken.

Unter einer konservativen Therapie heilen 76% aller Magenulcera innerhalb von 12 Wochen ab, 46% innerhalb von 3 Wochen (Roth, 1971). Die Größe des Geschwürs scheint die Dauer der Heilung zu beeinflussen (Sun u. Stempien, 1971), wobei Ulcera mit einer Größenausdehnung von über 300 qmm langsamer abheilen. Desgleichen scheint die Lokalisation des Geschwürs die Heilungsdauer zu beeinflussen, subkardial gelegene Ulcera heilen langsamer ab (Rösch u. Ottenjann, 1971).

Aus der Pathogenese der Geschwürskrankheit ergibt sich, daß die Therapie versuchen muß, die schleimhautaggressiven Faktoren abzumildern und die protektiven Mechanismen zu forcieren. Dies wird einerseits durch Maßnahmen erreicht, die die Salzsäureproduktion vermindern, die die gebildete Salzsäure neutralisieren und die die proteolytischen Enzyme hemmen. Eine Verbesserung der Schleimhautresistenz wird durch Substanzen erreicht, die die Schleimproduktion quantitativ und qualitativ verändern sowie die lokale Durchblutung fördern. Hinzu kommen eine Reihe diätetischer und allgemeintherapeutischer Maßnahmen wie Bettruhe, Nicotinabstinenz, Milieuwechsel, Sedativa und Sondenernährung.

A. Diätetische Behandlung des peptischen Geschwürs

Kaum eine Behandlungsform des peptischen Ulcus hat sich in den letzten Jahren einem so grundlegenden Wandel unterziehen müssen wie die diätetische Behandlung des peptischen Geschwürs. Geblieben ist lediglich die Formel von häufigen kleinen Mahlzeiten, am besten in Form von drei sog. Hauptmahlzeiten und zwei Zwischenmahlzeiten und einem kleinen Imbiß vor dem Zubettgehen, so daß der Magen nie ganz leer wird.

Die strikten Diätvorschriften, wie sie sich auch heute noch in sog. Diätleitlinien finden, sind heute weitgehend wieder verlassen worden. Die von Leube vor der Jahrhundertwende aufgestellten Diätschemen für blutende Ulcera mit völliger Nahrungskarenz und anschließender, calorisch unzureichender Milchernährung über Wochen sind von Meulengracht (1935) überzeugend durch eine eiweißreiche Ernährung ersetzt worden. Die in Deutschland lange Zeit übliche Ulcuskur nach Kalk (1928) mit gestaffelten Übergangsformen ist ebenso wieder verlassen worden wie die Sippydiät aus stündlicher Milch- und Sahnegabe, unter der eine erhöhte Incidenz an Myokardinfarkten beobachtet werden mußte (Sandweiss et al., 1960). Doll (1964) konnte im klinischen Versuch bei keiner der üblichen Diätformen einen positiven Einfluß auf die Ulcusheilung nachweisen, so daß er zu dem Schluß kommt, daß es nicht gerechtfertigt sei, den Patienten ihr Leben durch die Forderung nach einer speziellen Diät zu komplizieren. Kennzeichnend für die heutige Situation der diätetischen Ulcusbehandlung ist der Satz Ingelfingers (1966):

Let the ulcer patient enjoy his food.

Nach Caron u. Roth (1971) halten sich nur etwa drei Viertel aller Patienten an die ihnen verordnete Diät. In kontrollierten klinischen Studien der letzten Jahre hat sich zudem gezeigt, daß Ulcusheilung und Besserung des klinischen Beschwerdebildes sich unter einer sog. blanden Schonkost wie unter einer nach Landessitte zusammengesetzten Ernährung gleich verhalten (Buchman et al., 1969; Doll u. Pygott, 1952; Lawrence, 1952; Truelove, 1960).

Die Ernährung beim peptischen Ulcus soll sich an folgenden Richtlinien orientieren:

1. Auf Grund ihrer Pufferwirkung erscheint eine eiweißreiche Kost empfehlenswert. Proteinreiche Nahrung reduziert die Acidität des Mageninhaltes über einen längeren Zeitraum im Vergleich zu einer eiweißarmen Kost (Schüle, 1895; Kahn, 1924; Lennard-Jones, 1968; Classen, 1971). Die Pufferkapazität der Nahrungseiweiße steht jedoch in einer quantitativ exakten Beziehung zu ihrer Stimulationswirkung nach Aufspaltung in Peptide. Dieser postprandiale Aciditätsgipfel läßt sich jedoch, wie Messungen von Babouris et al. (1965) gezeigt haben, durch Nahrungsaufnahme in 2stündigem Intervall coupieren.

2. Eine fettreiche Kost unterstützt die Pufferwirkung der Proteine über duodenale Hemmreceptoren der Säuresekretion. Durch Fett werden im Duodenum und oberen Dünndarm Hemmhormone (Enterogastrone) freigesetzt, die zusammen mit Secretin die Säureausschüttung hemmen (Debas et al., 1969). Hinzu kommt eine Abnahme der Magenmotilität (Keel et al., 1968). Die etwa 2 Std anhaltende Hemmung der Säuresekretion wird allerdings in den nachfolgenden Stunden durch eine vermehrte Säureproduktion wieder ausgeglichen. Da pflanzliche Fette aus ungesättigten Fettsäuren den postprandialen HCl-Gipfel ebenso verzögern wie tierische Fette (Debas, 1969), sollte wegen der atherogenen Nebenwirkung insbesondere bei Risikopatienten den ungesättigten Fettsäuren der Vorzug gegeben werden (Demling, 1972).

3. Die Kohlenhydratzufuhr sollte eingeschränkt werden. Die früher empfohlene kohlenhydratreiche Ulcuskost nach Dekkers (1956) entbehrt jeder Grundlage. Bei isocalorischen Mahlzeiten mit wechselndem Protein- und Kohlenhydratanteil ist der Säureoutput bei hoher Kohlenhydratzufuhr am ausgeprägtesten (Lennard-Jones, 1968).

4. Die Pufferkapazität des Speichels kann durch appetitlich zubereitete und gut gewürzte Speisen, die kräftig gekaut werden müssen, die Pufferkapazität der Nahrung noch wesentlich erhöhen. Volumen und Bicarbonat des Speichels (die Speicheldrüsen produzieren stündlich bis zu 12 mval Bicarbonat und mehr) sind wesentlich von Geschmacksempfindungen abhängig. Gewürze scheinen, zumindest in üblichen Dosen, die Sekretion weit weniger zu beeinflussen als gemeinhin angenommen (Sanchez-Palomera, 1951; Schneider et al., 1956). Lediglich Pfeffer, Enzian, Wermut und Senf in größeren Mengen führen röntgenologisch zu einer Zunahme der Magensekretion (Glatzel, 1968). Neue Untersuchungen von Demling (1973) konnten einen H^+-Anstieg nach Gabe von Meerrettich, Knoblauch, Paprika und Senf belegen. Inwieweit die allgemein übliche Empfehlungen an den Ulcuspatienten, stark gewürzte Speisen zu meiden, wirklich berechtigt ist, muß

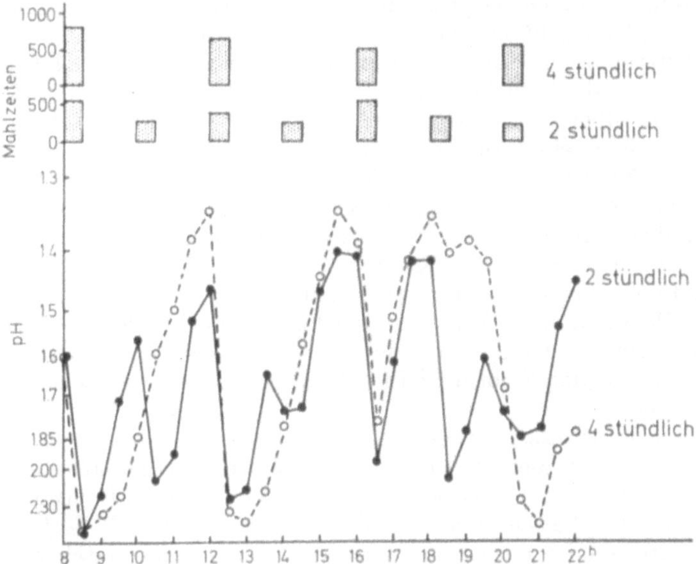

Abb. 38. Säuregipfel nach Mahlzeiten in 2- und 4stündigem Intervall (Nach BABOURIS, 1965)

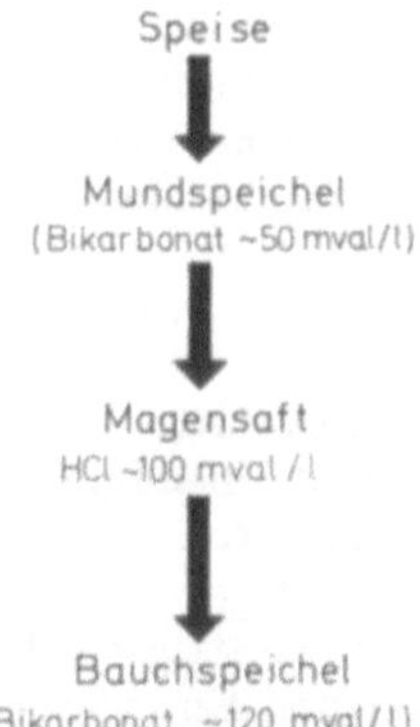

Abb. 39. Die Nahrungsaufnahme setzt die Sekretion alkalischer und saurer Sekrete in gleicher
Weise in Gang

offengelassen werden. Vielleicht sollte wegen der Bildung alkalischen Speichels nicht
nur gekocht, sondern möglichst appetitlich gewürzt, gedünstet, auf dem Rost oder
auf einer Kunststoffpfanne gebraten oder grilliert serviert werden.

Zu vermeiden sind Säurelocker ohne Pufferung wie schwarzer Kaffee, konzentrierter Alkohol und Colagetränke. Nahrungsbestandteile, von denen der Patient
selbst eine Unverträglichkeit festgestellt hat, sollten weggelassen werden, auch
wenn im Einzelfall immer zu prüfen sein wird, ob es sich wirklich um eine Nahrungsmittelunverträglichkeit oder eine ärztlich induzierte Abneigung handelt.
Milch, das alt überkommene Nahrungsantacidum, hemmt zwar die Magenacidität

momentan, führt aber zu einer postprandialen, wahrscheinlich kalziuminduzierten Hypersekretion. Dies trifft in erster Linie für das häufig empfohlene Glas Milch vor dem Zubettgehen zu. Milch sollte heutzutage nur noch als Nahrungsquelle und nicht primär als Antacidum genommen werden. Mit Milch läßt sich das Magen-pH nicht über 3,5 verschieben. Exzessiver Milchgenuß kann in Verbindung mit reichlich eingenommenen Antacida zur Entwicklung des sog. Milchalkalisyndroms (Niereninsuffizienz mit Alkalose), das sich durch starken Durst bei gleichzeitig erhöhtem Serumcalciumwert zu erkennen gibt, führen. Daneben ist in erster Linie auf eine Lactoseintoleranz bei angeborenem oder erworbenem Lactasemangel zu achten (Pieper, 1969; Kasper, 1970).

Eine strikte *Nicotinabstinenz* fördert signifikant die Heilung des Ulcus ventriculi (Doll et al., 1958). Diese im kontrollierten Versuch nachgewiesene Tatsache läßt sich allerdings nicht für das Ulcus duodeni-Leiden beweisen, auch wenn inzwischen nachgewiesen wurde, daß Nicotin die Bicarbonatproduktion von Leber und Bauchspeicheldrüse hemmt.

Die praktische diätetische Therapie des peptischen Geschwürs mag sich zwar an wissenschaftlich fundierten Untersuchungen über Magensaftreaktionen auf bestimmte Nahrungsmittel orientieren, entscheidend ist jedoch letztlich die subjektive Reaktion des Patienten auf die ihm verordnete Diät. Viele Kranke empfinden eine diätetische Führung als ärztliche Fürsorge und bestehen auf Richtlinien, von denen ihnen der gesunde Menschenverstand sagt, daß sie ihren geschwürig erkrankten Magen in motorischer und sekretorischer Hinsicht schonen (Demling, 1972). Hafter (1970) geht pragmatisch so vor, daß er sich bei der Erhebung der Anamnese die individuellen Erfahrungen einer Nahrungsmittelunverträglichkeit notiert und nach Abschluß der Diagnostik dem Patienten die Speisen empfiehlt bzw. verbietet, über die ihn der Patient informiert hat. Langjährigen Erfahrungen über Speisenunverträglichkeit und anerzogenen Abneigungen gegen bestimmte Speisen ist mit logischen Argumenten des Arztes häufig nicht beizukommen. Die subjektive Reaktion des Magenleidenden auf stark gewürzte, scharf gebratene Speisen, erhitztes Fett, Pfeffer, Meerrettich, Senf, Paprika, Zwiebeln, Knoblauch, Bohnenkaffee, Liköre, Schnäpse, Weißwein, Süßigkeiten und Citrusfrüchte ist meist schlecht.

Gut vertragen werden unter den Eiweißträgern, die mit etwa 1 g/kg Körpergewicht in jeder Diät neben ausreichend Vitaminen enthalten sein sollten, Milchprodukte, besonders frischer Käse, Eier (roh, weichgekocht oder in Mehlspeisen verrührt), gekochtes weiches Fleisch und gekochter Fisch. Bei den verabreichten Fetten sollten Fette mit reichlich ungesättigten Fettsäuren wegen ihrer antiatherogenen Wirkung und der vermehrten Enterogastronefreisetzung überwiegen. Neben frischer Butter und Sahne sollten zu etwa einem Drittel nicht oder wenig erhitzte Margarinesorten wie Becel, Vitaquell oder Eden vertreten sein.

An Kohlenhydraten gibt man Grieß, Reis, Nudeln, Haferflocken, Kartoffelbrei, altbackenes Weißbrot oder Schwarzbrot, Knäckebrot, zarte Gemüse, Salate und gewisse reife Obstsorten wie geriebene Äpfel, Birnen, Bananen und Himbeeren.

Als Getränke kommen Vollmilch, Milchkakao, Kräutertee und dünner schwarzer Tee in Betracht, wobei insbesondere dem Pfefferminztee eine spasmenlösende Wirkung zukommt.

Der Patient soll seine Nahrung in Ruhe zu sich nehmen und gut kauen, wobei das Essen weder zu kalt noch zu warm sein sollte. Sechs kleine Mahlzeiten sind besser als drei große, nicht nur weil sie das Magensekret besser abpuffern, sondern weil auch der Dehnungsreiz im Antrum mit konsekutiver Gastrinfreisetzung geringer ist.

B. Antacida

Die praktisch wichtigste therapeutische Maßnahme zur Linderung der Beschwerden ist die Gabe von Antacida, die die intragastrale Acidität über pH 5 verschieben und damit die proteolytischen Enzyme in ihrer Wirkung weitgehend einschränken sollen. Das erstrebenswerte pH von 5, wo die proteolytische Kapazität von Pepsin zum Stillstand kommt (PIEPER u. FENTON, 1965), wird praktisch nur für kurze Zeit erreicht. KINZLMEIER et al. (1954) haben verschiedene Antacida hinsichtlich ihrer intragastralen Pufferkapazität mit der Antimon- und Glaselektrode untersucht. Danach wird durch 3,0 g Natrium bicarbonicum das pH 75 min lang über pH 3 gehalten, 1,0 g Magnesiumtrisilicat wirkt 70 bis 100 min lang, 15 cm³ Aluminiumhydroxydsuspension 40 bis 50 min. Auf nüchternen Magen genommen, kommt es zwar bei den meisten Antacida zu einem raschen Anstieg des pH, die nach wenigen Minuten einsetzende vermehrte Peristaltik fördert das Antacidum jedoch bald wieder aus dem Magen heraus. Die rasche Beschwerdefreiheit wird sogar von einigen Autoren auf die gesteigerte Magenentleerung zurückgeführt (BUTLER et al., 1970). Durch eine pH-Verschiebung in Richtung alkalisches Milieu wird Kathepsin und Pepsin nachhaltig zerstört, das im Gegensatz zur Säure nur sehr viel langsamer nachgebildet wird. Einige Antacida besitzen darüberhinaus eine direkte antipeptische Aktivität. Die Halbwertszeit von Antacida bei mit Flüssigkeit gefülltem Magen liegt bei 30 min. Nach einer Mahlzeit dauert die Pufferwirkung 3 Std an, wobei noch zu bemerken wäre, daß die Pufferkapazität bei Einnahme 1 Std nach einer Mahlzeit doppelt so groß ist, wie wenn das entsprechende Präparat 3 Std postprandial eingenommen wurde. Antacida sollten deshalb am besten zu oder nach den Mahlzeiten eingenommen werden. Viele Patienten bevorzugen jedoch die Einnahme zwischen den Mahlzeiten oder direkt beim Auftreten von Beschwerden. Die häufig angewandte Praxis, Antacida 3mal täglich zu geben, ist obsolet (KIRSNER, 1964). MYHILL u. PIPER (1964) haben die Antacidadosis errechnet, die notwendig ist, um bei 90% der männlichen Ulcus duodeni-Patienten, der weiblichen Ulcus duodeni-Patienten, der männlichen Ulcus ventriculi-Patienten und der weiblichen Ulcus ventriculi-Patienten die gebildete Salzsäure zu neutralisieren. Durch Antacida müssen stündlich 50, 25, 25 bzw. 12 mval HCl neutralisiert werden. Wenn die Basalsekretion bekannt ist, läßt sich die Antacidagabe nach folgender Formel berechnen: Neutralisationskapazität des erforderlichen Antacidums/Std = 8mal Basalsekretion in mval/Std (4 bis 5 g Calciumcarbonat, Magnesiumoxyd oder Natriumbicarbonat, das entspricht einem Teelöffel, neutralisieren 50 mval HCl).

Eine Reihe von Antacida besitzen darüber hinaus eine antipeptische Aktivität, die von KURUVILLA (1971) an der Verdauung von Hämoglobin quantitativ erfaßt wurde (Tabelle 7).

Tabelle 7. Antipeptische Aktivität verschiedener Antacida (Nach KURUVILLA 1971)

Antacida	pH der Hämoglobinantacidamischung	antipeptische Aktivität in %
Wismutaluminat	2,3	1
Aluminiumhydroxyd	2,35	2,3
Wismut-Aluminiumcarbonat	2,35	2,3
Magnesiumtrisilicat	3,0	52
Calciumcarbonat	3,85	81
Magnesiumcarbonat	3,6	82
Natriumbicarbonat	4,0	85
Magnesiumoxyd	4,0	86

Die meisten Antacida sollen zumindest nach Angabe der Herstellerfirmen die Magenschleimhaut mit einer schützenden Schicht gegen die aggressiven Faktoren versehen. Endoskopische Beobachtungen zeigen, daß Antacida in fester Form sich zumeist im Bereich der Magenstraße in Klumpen ansammeln, während Präparate in flüssiger oder in Gelform sich mehr diffus im Magen verbreiten (Hoon, 1969). Die meisten handelsüblichen Antacida bestehen aus einer Mischung von Salzen, Oxyden und Hydroxyden von Calcium, Magnesium, Aluminium und Natrium. Präparate, die als besonders wirksam empfunden werden, weil sie die Beschwerden schnell beseitigen, enthalten meist Natriumbicarbonat.

1. Natriumbicarbonat

Natriumbicarbonat wirkt rasch und führt möglicherweise durch die Freisetzung von CO_2 zu einer raschen Beschwerdefreiheit, indem die Magenüberdehnung durch ein erleichterndes Aufstoßen beseitigt wird. Nachteilig macht sich bemerkbar, daß es vom Darmlumen vollständig resorbiert wird und zumindest theoretisch zu einer metabolischen Alkalose führen kann. Gefahren ergeben sich jedoch nur bei Patienten mit eingeschränkter Nierenfunktion oder bei Patienten, die außerordentlich hohe Dosen zu sich nehmen (Hardt u. Rivers, 1923; Van Goidsenhoven, 1954). Natriumbicarbonatpräparate sind deshalb bei Patienten kontraindiziert, die eine natriumarme Diät einhalten sollen, bei Herzinsuffizienz, Lebercirrhose oder nephrotischem Syndrom.

2. Calciumcarbonat

Calciumcarbonat ist fast genauso wirksam wie Natriumbicarbonat und wird als Calciumchlorid resorbiert. Nachteilig macht sich diese Resorption erst dann bemerkbar, wenn etwa 40 bis 50 g Calciumcarbonat täglich verabreicht werden, wobei dann in etwa 20 % mit einer Hypercalcämie gerechnet werden muß, die sich innerhalb weniger Tage und durch typische Beschwerden wie Durst, Polyurie, Adynamie und Erbrechen bemerkbar macht (Stiel et al., 1967). Diese Hypercalcämie führt zudem zu einer Stimulierung der Magensekretion (Barreras u. Donaldson, 1967; Ottenjann et al., 1965), selbst bei oraler Verabreichung von 4 bis 8 g (Barreras, 1968; Fordtran, 1968). Reeder et al. (1972) konnten zeigen, daß Calciumcarbonat die Freisetzung von Gastrin im Antrum stimuliert.

Calciumcarbonat trägt wie auch Natriumcarbonat zur Entwicklung des sog. Milchalkalisyndroms bei Patienten mit peptischen Ulcera bei, die aufgefordert werden, große Mengen Milch zu sich zu nehmen. Burnett et al. (1949) wiesen als erste auf dieses Syndrom von Hypercalcämie und Hypercalciurie hin, das von Übelkeit, Erbrechen, abdominellen Krämpfen, Polyurie und Durst begleitet ist und bis zur Urämie und metastatischen Calcifizierung führen kann.

Calciumcarbonat bewirkt eine Obstipation, die gelegentlich sogar wünschenswert ist. Thaler (1971) empfiehlt eine Mischung aus Calciumcarbonat und Magnesiumoxyd je nach Stuhlbeschaffenheit (s. Tabelle 8).

3. Magnesiumsalze

Magnesiumoxyd, Magnesiumperoxyd und Magnesiumtrisilicat erzeugen eine Diarrhöe, da sie fast überhaupt nicht resorbiert werden. Toxische Nebenwirkungen entstehen nur bei einer Niereninsuffizienz (Kirsner, 1964), wo die Gefahr einer Magnesiumvergiftung droht. Da Magnesium ein Antagonist des Calcium ist, läßt sich die von Barreras u. Fordtran nachgewiesene Stimulierung der gastralen Säuresekretion durch eine Calciumcarbonat induzierte Hypercalcämie durch Gabe von Magnesiumoxyd verhindern. Ottenjann (1970) konnte zeigen, daß bei gleich-

Tabelle 8.

Stuhlbeschaffenheit	Dosierung Calcium carbonicum	Magnesia usta
Flüssige Durchfälle	100,0	0
Breiige Stühle	90,0	10,0
Normalstuhl	80,0	20,0
Leichte Obstipation	70,0	30,0
Deutliche Obstipation	60,0	40,0
oder	50,0	50,0
Schwere Obstipation	30,0	70,0
	oder weniger	oder mehr

zeitiger Gabe von 3 g Calciumcarbonat und 1 g Magnesiumoxyd keine signifikante Veränderung der Basalsekretion zu beobachten war. Subjektiv noch wirksamer als die Mischung von $CaCO_3$ und MgO ist die Beimischung von Bismutum subnitricum. Letztere Substanz wirkt kaum antacid, jedoch adstringierend und schleimbildend. Nach Beobachtungen von HAFTER (1971) ziehen 8 von 10 Patienten ein wismuthaltiges Pulver wegen seiner rascher einsetzenden, intensiveren und längerdauernden analgetischen Wirkung anderen Antacida vor. Er empfiehlt eine Mischung von Calcii carbonici 60,0, Magnesii peroxydati, Bismuti subnitrici āā 20,0, wobei der Patient auf die Dunkel- bzw. Schwarzfärbung des Stuhls durch das Wismut aufmerksam gemacht werden muß, damit nicht eine Magenblutung vermutet wird.

4. Aluminiumhydroxyd

Aluminiumhydroxyd wird in Aluminiumphosphat umgewandelt. Seine Neutralisationskapazität ist relativ gering. Empfohlen werden die stündliche Verabreichung von 10 ml Aluminiumhydroxyd-Gel (PIPER, 1967). Da es die enterale Absorption von Phosphor hemmt, kann bei langdauernder Therapie eine Osteomalacie resultieren (LORZ et al., 1968). Alle Aluminiumpräparate enthalten nicht unerhebliche Mengen Natrium (BLIEFER et al., 1959) und sollten deshalb bei Patienten unter kochsalzarmer Diät nicht gegeben werden. Aluminiumhydroxyd-Gel absorbiert ferner Anticholinergika (GROTE u. WOODS, 1953; ZUPKO, 1956) und Antibiotica, vor allem Tetracycline (PAUL u. HARRINGTON, 1952; STOCKAD, 1959). Diese Substanzen sollten also nie simultan gegeben werden, wobei insbesondere bei Antibiotica auf die parenterale Zufuhr Wert zu legen ist. Inwieweit auch Steroide in ihrer Resorption beeinträchtigt werden, ist noch unklar.

5. Das ideale Antacidum

Das ideale Antacidum sollte rasch wirken, nicht absorbiert werden und keine Veränderungen der Stuhlgewohnheiten nach sich ziehen. Kein Antacidum erfüllt alle diese Kriterien. Es ist daher nicht verwunderlich, daß die meisten handelsüblichen Antacida eine Mischung verschiedener Substanzen beinhalten. Mischpräparate, die Anticholinergika enthalten, sind abzulehnen, da beide Substanzen individuell dosiert werden müssen und die pharmakologische Wirkung der Anticholinergika sich als limitierender Faktor zur Erreichung einer effektiven Dosis erweisen könnte (STOKES, 1971). Nach KIRSNER (1964) und GROSSMAN (1961) ist dem Calciumcarbonat trotz der oben genannten Einschränkungen von allen verfügbaren Antacida der Vorzug zu geben. Magnesiumoxyd ist 8 bis 10mal wirksamer als Magnesiumtrisilicat und Magnesiumcarbonat. Die letztgenannten Substanzen sollten nicht mehr in der Therapie Verwendung finden (PIPER, 1967). Aluminiumhydroxyd-Gele haben nur eine geringe Neutralisationskapazität (LITTMANN, 1967).

6. Dosierung der Antacida

Viele Dosierungsempfehlungen beruhen auf in vitro-Untersuchungen der Neutralisationskapazität bzw. auf Untersuchungen am leeren, nicht stimulierten oder exogen stimulierten Magen (Tabelle 9). Sie besitzen nur einen begrenzten praktischen

Tabelle 9. Die Wirksamkeit verschiedener Antacida (Nach Demling, 1972)

		mval HCl
1 g NaHCO$_3$	neutralisiert	11,5
1 g MgO	neutralisiert	8,5
1 g CaCO$_3$	neutralisiert	11,0
1 g Mg-Trisilicat	neutralisiert	1,0
1 g MgCO$_3$	neutralisiert	0,8
1 g Gelusil	neutralisiert	0,25
1 g Titralac	neutralisiert	4,25
1 g Aludrox-Suspension (5,8 %ig)	neutralisiert	0,17

Wert, da insbesondere die Pufferwirkung der zugeführten Nahrung nicht berücksichtigt wird. Im akuten Ulcusstadium wird die stündliche Gabe von 3 bis 5 g Calciumcarbonat bzw., wenn sich eine Obstipation einstellt, von 3 bis 5 g Magnesiumoxyd als morgendliche Dosis empfohlen. Sie ist kontraindiziert bei Patienten mit einer Nierensteinanamnese, Dehydratation und Elektrolytstörungen, bei Pylorusstenose, frischer gastrointestinaler Blutung, Proteinurie und Hochdruck (Wenger et al., 1957).

Diese von Piper empfohlene „maßgeschneiderte" Antacidatherapie läßt sich praktisch nur in der Klinik durchführen. Von angelsächsischen Autoren (Lineham u. Nash, 1959; Clark u. Hunt, 1958) werden Lutschtabletten, die Aluminiumglycinat enthalten, empfohlen, die der Patient auch während der Arbeitszeit lutschen kann. Auch wenn eine Beschleunigung der Ulcusheilung durch Antacida nicht nachgewiesen werden konnte (ein positiver Effekt auf die Ulcusheilun wurde allerdings unlängst von Hollander und Harland, 1973 mitgeteilt), haben sie eine souveräne Wirkung auf den Ulcusschmerz. Worauf das rasche Ansprechen der Antacida bei einer Verweildauer von 20 bis 30 min im nüchternen Magen zurückzuführen ist, ist nach wie vor unklar. Sicher spielt die Denaturierung von Pepsin eine wichtige Rolle, eine analgetische Wirkung soll auf einer Herabsetzung des pyloroduodenalen Tonus beruhen (Bockus, 1966). Da sich bei vielen Ulcus duodeni-Patienten durch Instillation von Säure in den Oesophagus ein „typischer Ulcusschmerz" auslösen läßt, wäre eine Erhöhung im Tonus des unteren Oesophagussphincters durch endogenes Gastrin, freigesetzt durch antacidabedingte pH-Verschiebung, eine weitere Erklärungsmöglichkeit für die rasche Wirkung von Antacida. Die Behandlung mit Antacida sollte nur solange fortgesetzt werden, wie Beschwerden bestehen; eine prophylaktische Einnahme ist nicht indiziert.

C. Anticholinergika

Anticholinergika hemmen die Acetylcholinstimulation der Parietalzelle, die Freisetzung von Gastrin aus dem Antrum, den Pepsin- und Schleimoutput. Dabei soll allerdings die Konzentration von Pepsin und Schleim im sezernierten Magensaft ansteigen (Piper, 1962, 1966).

Anticholinergika reduzieren folglich nicht die peptische Verdauungskapazität des Magensaftes, erleichtern jedoch die Neutralisation durch Nahrung oder Antacida. Anticholinergika müssen bis zum Auftreten von Nebenwirkungen wie Mundtrockenheit und Akkommodationsstörungen gegeben werden, um eine Wirkung durch eine „optimal wirksame Dosis" zu erzielen. Sie müssen deshalb individuell dosiert werden, was sich am einfachsten mit dem ältesten Medikament aus dieser Gruppe, dem Atropin in Form von Tinctura belladonnae erreichen läßt. Man beginnt mit 8 bis 10 Tropfen und steigert die Dosis bis zum Auftreten von Nebenwirkungen. Wegen geringerer Nebenwirkungen werden jedoch synthetische Atropinderivate bevorzugt gegeben.

Anticholinergika sollen 30 bis 60 min vor Einnahme einer Mahlzeit gegeben werden, da das Wirkungsoptimum etwa 2 Std nach Einnahme zu beobachten ist. Eine komplette medikamentöse Vagotomie läßt sich mit Anticholinergika nicht erreichen, da zwar die kompetitive Hemmung von Acetylcholin am peripheren Receptor vollständig ist, vagale Impulse jedoch nur teilweise gehemmt werden (INNES u. NICKERSON, 1965; JOHNSTON et al., 1966). Anticholinergika sind kontraindiziert bei Neigung zu akutem Glaukom und Prostatahypertrophie. Relative Kontraindikationen stellen eine Sphincterinsuffizienz mit gastrooesophagealem Reflux, eine schwere coronare Herzkrankheit und eine Pylorusstenose dar (SCHIFF, 1971).

Die Stellung der Anticholinergika im Therapieschema des peptischen Geschwürs ist umstritten. Während einige Autoren einen positiven Einfluß auf den Verlauf des Ulcus duodeni und bei der Rezidivprophylaxe gesehen haben wollen, gehen andere soweit, sie als „logische Placebos" zu bezeichnen. Eine Begründung für den Einsatz von Anticholinergika scheint die Gabe bei Patienten mit nächtlichen Schmerzen vor dem Zubettgehen zu sein, um die Säuresekretion zu einem Zeitpunkt zu bremsen, wo der Patient kein Antacidum nehmen kann und wo die Nebenwirkungen nicht zum Tragen kommen. FORDTRAN u. COLLYNS (1966) konnten bei Gabe eines Anticholinergikums 30 min vor einer Mahlzeit in Verbindung mit Calciumcarbonat 1 Std nach der Mahlzeit keinen Unterschied im Säureverhalten feststellen, wenn an Stelle des Anticholinergikums ein Placebo gegeben wurde.

Die bekannten Nebenwirkungen von Atropin führten zur Entwicklung zahlreicher synthetischer Anticholinergika, von denen jedoch keines eine selektive Wirkung auf den Magen, vergleichbar einer chirurgischen Vagotomie, hat. Hierbei handelte es sich meist um quartäre (seltener tertiäre) Ammoniumverbindungen mit Ganglienblockereigenschaften, die die Bluthirnschranke nicht passieren und im Gegensatz zu den tertiären Verbindungen das ZNS nicht beeinflussen.

Probanthine, Glykopyrrolat und Oxyphencyclimin haben eine gewisse selektive Wirkung auf den Magen, die dem Atropineffekt sogar noch überlegen ist (PIPER u. STIEL, 1962). Exakte pharmakologische Untersuchungen liegen nur von Propanthelin, Glykopyrrolat, Isopropamide, Oxyphencyclimin, Poldin-Methylsulfat, Oxyphenoniumbromid, Hyoscin-N-Butylbromid, Isopropamidjodid sowie Hexocycliumsulfat vor (MELROSE et al., 1961; PIPER u. FENTON, 1964; CLASSEN, 1971).

In den wenigen vorliegenden Doppelblindversuchen von LENNARD-JONES (1961) und MELROSE u. PINKERTON (1961) mit Poldin sowie von COCKING u. CHIR (1972) mit Propanthelin ließ sich keine Überlegenheit des Anticholinergikums gegenüber einem Placebo nachweisen. Über den Effekt einer Langzeitmedikation liegen recht unterschiedliche Literaturangaben vor. SUN (1964) berichtet über eine Abnahme der Rezidivquote von 71% auf 15% bei 18monatiger Gabe von Glykopyrrolat. HUNT u. WALES (1966) berichten, daß unter einer Langzeittherapie mit Poldin-Methylsulfat über 2 Jahre, die Säuresekretion als Reaktion auf eine Mahlzeit um etwa 50% abnahm und damit dem Effekt einer chirurgischen Vagotomie entsprach. Untersuchungen von KAY et al. (1970) mit Glykopyrronium und L-Hyoscyamin, von DREVINO et al. (1967) mit Glykopyrrolat und von NORGAARD et al. (1970) mit Poldine und Glykopyrrolat ergaben keine positive Beeinflussung der Säuresekretion, der Beschwerden und der Rezidivhäufigkeit. Nach dem Vorschlag von Piper (1967) empfiehlt sich die Gabe von Anticholinergika zur symptomatischen Therapie bei allen Patienten mit Ulcera duodeni, Anastomosenulcera und Magengeschwüren, wenn die Basalsekretion über 6 mval HCl/Std beträgt. Nach Sun u. Shay (1956) sollte das Anticholinergikum vor den drei Hauptmahlzeiten und vor dem Schlafengehen in einer Dosierung gegeben werden, daß kleinere Nebenwirkungen gelegentlich tagsüber beobachtet werden sowie beim morgendlichen Erwachen. Dem entspricht eine Dosierung von etwa 5 mg Oxyphencyclimin vor den Mahlzeiten und 10 mg zur Nacht oder 0,5 mg Glykopyrrolat vor den Mahlzeiten und 1,0 mg zur Nacht.

Die Dosierung muß dann den individuellen Verhältnissen angepaßt werden.

D. Weitere sekretionshemmende Substanzen

Analyse und Synthese des antralen Hormons Gastrin, das die Belegzelle direkt stimuliert und somit entscheidend die Säureverhältnisse im Magen beeinflußt, haben neue therapeutische Hoffnungen geweckt und die Suche nach Antigastrinen stimuliert. Bedi et al. (1967) berichteten über eine dem Phenylalanin ähnliche Substanz (2-Phenyl-2-(2)-Pyridil)-Thioacethamid, das die Histamin- und Insulinstimulierte Magensekretion im Tierexperiment hemmt (Connell et al., 1968; Lee u. Thompson, 1968). Nach Untersuchungen von Kahlson (1968) vermindert es die Empfindlichkeit von Haupt- und Belegzellen gegenüber Sekretagoga, hat jedoch keinen direkten Einfluß auf das Gastrinmolekül und kann somit auch nicht als spezifisches Antigastrin bezeichnet werden. Morley (1968) hat über 500 Derivate und analoge Substanzen des endständigen Gastrintetrapeptids auf ihren Antigastrineffekt hin untersucht, ohne eine therapeutisch nutzbare Substanz zu finden. Antigastrine hemmen natürlich auch erwünschte Gastrinwirkungen wie den tonisierenden Effekt auf den unteren Oesophagussphincter.

Eine Reihe weiterer Substanzen, die unter dem Begriff der nicht anticholinergen Antiulcuspräparate zusammengefaßt werden, befinden sich zur Zeit in der Erprobung.

2,2-Bipyridin, ein Ionenaustauscher, wirkt möglicherweise über sympathische oder serotonerge Wege hemmend auf die Magensekretion (Butler et al., 1970). Xylamid führt zu einer Abnahme des Säureoutputs beim Menschen in einer Dosierung von 800 bis 1600 mg täglich (Giordano u. Comi, 1967). Die Wirkung war bereits nach 7 Tagen zu verzeichnen (Bianchi et al., 1969). Nach Absetzen der Therapie normalisierten sich die Säureverhältnisse innerhalb von 3 Wochen (Borellini et al., 1969). Die Substanz ist derzeit nur in Italien in therapeutischem Gebrauch.

Die Gastrinfreisetzung läßt sich experimentell durch Lokalanästhetika hemmen (Redford u. Schofield, 1965). Oxethacain ionisiert im sauren Bereich im Gegensatz zu den meisten anderen Lokalanästhetika nicht, dringt in die Nervenscheiden ein und bewirkt damit eine Anästhesie. Im Tierexperiment führt die intragastrale Gabe von Oxethacain zu einem pH-Anstieg und zu einem Abfall der Histaminstimulierten Sekretion (Malis, 1966). Die Anwendung von Lokalanästhetika zur Linderung der Beschwerden beim Ulcus ventriculi geht auf Bayer (1934) zurück; positive Erfahrungsberichte mit Lidocain als Analgetikum aus mehreren Ländern müssen sehr kritisch gewertet werden, da die Substanz bei einem pH von etwa 1,2 ionisiert wird und die Schleimhaut nicht mehr zu durchdringen vermag. Classen (1971) hat Lidocain zusammen mit 20 mval Natriumbicarbonat ins Antrum instilliert und eine Pufferwirkung nur für 5 min telemetrisch nachweisen können.

Lidocain kommt somit allenfalls als Analgetikum in gastrointestinalen Regionen mit höherem pH-Wert eine gewisse Bedeutung zu.

Promethacin, eine tertiäre Ammoniumverbindung des Phenothiacins wirkt lokalanästhetisch, spasmolytisch und sekretionshemmend. Nach intravenöser Gabe hemmt es beim Hund die Freisetzung von Gastrin nach Perfusion einer Antrumtasche mit Acetylcholin (DOMBRO u. RAGINS, 1967). Gegenüber exogenem Gastrin ließ sich keine Wirkung nachweisen. Perorale Gabe von Promethacin senkt auch beim Menschen die postcönale Acidität signifikant (CLASSEN, 1971), wobei 50 mg Promethacin in ihrer Wirkung etwa 50 mg Hexocycliumsulfat entsprechen. Die Hemmung der Säureproduktion von vagal denervierten Heidenhain-Taschen beim Hund spricht dafür, daß die Promethacinwirkung teilweise auf einer Hemmung von endogenem Gastrin basiert.

Eine ganze Reihe von Substanzen mit anderem primären Indikationsgebiet hemmen die Magensekretion wie die Gruppe der Tranquilizer und Chlorpromacin (SUN u. SHAY, 1959), Carboanhydrasehemmer wie das Acetacolamid (JANOWITZ et al., 1952), Alphareceptorenblocker wie Phenoxybenzamin (JOW et al., 1960), Antimalariapräparate wie Chinin (BABKIN u. KAYS, 1947), Chinidin und Chlorguanid (BURN u. VANE, 1948). Eine antisekretorische Kapazität ist ferner vom Heparin und seinen Abkömmlingen (LERNER u. THOMPSON, 1963) und vom Phenylbutazon (BRODIE et al., 1962) bekannt. Heparin senkt in Dosen von 25 000 Einheiten die mit Pentagastrin maximal stimulierte Magensekretion um 40% (CLASSEN, 1971). Tierexperimentell läßt sich bei der Katze die Größe pentagastrininduzierter Duodenalulcera um etwa 80% reduzieren (OHNHAUS et al., 1970). Histamin ist in einer Dosierung von 0,04 mg pro kg Körpergewicht lange Zeit als ein potenter Stimulator der Magensekretion in der Funktionsdiagnostik verwendet worden. Dieser Effekt auf den Säureoutput läßt sich durch Antihistaminika nicht blockieren, da diese nur an den sogenannten H_1-Rezeptoren angreifen. Inzwischen sind jedoch einige Substanzen entwickelt worden, die an den H_2-Rezeptoren des Magens angreifen und durch deren Blockierung eine Reduktion des Volumen- und Säureoutputs bewirken. Die erste Substanz, Burimamid, erwies sich als doppelt so wirksam wie hohe Dosen von Atropin (WYLLI, J. H., HESSELBO, T., BLACK, J. W., LANCET 1972, II, 1117). Durch eine Weiterentwicklung, Metiamid, konnte die nächtliche Säure- und Pepsinproduktion von Ulcus duodeni-Patienten fast vollständig supprimiert werden (MAINARDI et al., 1974; GROSSMAN und KONTUREK, 1973). Toxische Nebenwirkungen auf das Knochenmark verbieten allerdings einen klinischen Einsatz der derzeit verfügbaren H_2-Rezeptor-Antagonisten.

E. Antipepsine

Alle Antacida, die den Säuregrad des Magensaftes bis pH 7 oder 8 verschieben, denaturieren Pepsin und wirken somit als Pepsininhibitoren. Einige, wie z. B. das Wismutcarbonat adsorbieren Pepsin. Heparin und oxydierte Stärkesulfate reduzieren die peptische Aktivität durch eine Komplexbindung mit Pepsin (NAMEKATA, 1962). Eine antipeptische Aktivität wurde ferner von ANDERSON (1968) von Dextransulfat-Dextranphosphat, vom Chondroitinsulfat und degradiertem Carrageenin nachgewiesen. Von mehreren 100 Substanzen mit antipeptischer Aktivität hat bislang lediglich das Amylopectinsulfat (Depepsin), ein wasserlösliches, polydisperses Makromolekül mit einem Molekulargewicht von 60×10^6 eine gewisse Bedeutung erlangt. Diese Substanz bindet direkt Pepsin und führt somit zu einem Enzyminhibitorkomplex. Ferner bindet sich die Substanz für mindestens 4 Std direkt an die Magenschleimhaut in Form einer mucinähnlichen Lage (CAMMARATA et al., 1971). Im Tierexperiment ließ sich eine ulcusprotektive Wirkung von Amylopectin nachweisen (ELLES u. NIKOLOW, 1969). Beim Menschen führen 200 bis 300 mg der Substanz, die nicht resorbiert wird, zu einer deutlichen Abnahme der peptischen Aktivität (SUN, 1967). Im Doppelblindversuch konnten ZIMMON et al. (1969) eine Beschleunigung der Ulcusheilung dokumentieren. SUN u. RYAN (1970) fanden bei 75 Patienten mit chronischem Ulcus duodeni bei Langzeitgabe von Amylopectinsulfat eine signifikante Beeinflussung der Rezidivhäufigkeit; während in einer Kontrollgruppe die Rezidivquote bei 75% lag, betrug diese unter Langzeitmedikation mit Amylopectin 16% und in Kombination mit Propanthelin sogar nur 12%. Diese positiven Ergebnisse sind durch eine jüngst von COCKING u. CHIR (1972) veröffentlichte Langzeitstudie wieder in Frage gestellt worden, die im Vergleich zu einer Placebomedikation keinen signifikanten Unterschied hinsichtlich der Kontrolle der Symptome nachweisen konnten. Aus Japan werden positive Ergebnisse bei der Ulcustherapie mit Aluminiumsucrosesulfat, einem weiteren Polysaccharidsulfat, berichtet (KAWAKAMI et al., 1969).

F. Gastrointestinale Hormone

Zwei Hormone, die die Magensekretion hemmend beeinflussen, erscheinen zumindest von theoretischem Interesse bei der Behandlung des peptischen Ulcus. Glucagon hemmt die Magensekretion (DEYHLE et al., 1970); bei Gabe eines Depotpräparates hält diese Hemmwirkung über 3 bis 4 Std an (OTTENJANN et al., 1972). Allerdings wird auch die exokrine Pankreassekretion durch Glucagon gehemmt. Möglicherweise liegt hierin die Ursache für die Beobachtung, daß die Ulcusentstehung durch Pentagastrin bei der Katze mit Glucagon nicht zu beeinflussen ist (OHNHAUS, 1970).

Secretin hemmt nicht kompetitiv die Gastrinwirkung an der Parietalzelle und steigert die Durchblutung der Magenschleimhaut (DEMLING u. CLASSEN, 1968). Bei Ulcuskranken folgt auf eine intraduodenale Instillation von Salzsäure eine verminderte Bicarbonatausschüttung der Bauchspeicheldrüse verglichen mit gesunden Personen (WORMSLEY, 1969). Exogenes Secretin hingegen steigert die Bicarbonatproduktion bei Ulcuskranken und Gesunden in gleicher Weise. Inwieweit der Vorschlag von GROSSMAN (1966), Secretin bei der Behandlung des Ulcus duodeni einzusetzen, zu verwirklichen ist, hängt zum Teil auch noch von der Applikationsform und der Entwicklung von Depotträgersubstanzen ab. Erste eigene Erfahrungen mit einem Depotsecretin ergaben eine Steigerung des Bicarbonat output um das Zehnfache über etwa 7 Std.

G. Carbenoxolon-Natrium

Das Süßholz gehört zu den ältesten Drogen der Menschheit; Ägypter, Inder und Hippokratiker kannten die äußerliche Anwendung von Süßholzabsud. THEOPHRAST verordnete die Droge bei Husten und Brustbeschwerden. Bärendreck oder Lakritze wird aus frischem oder getrockneten Süßholzwurzeln gewonnen, zerkleinert und in entsprechenden Apparaturen mit lauwarmem Wasser ausgezogen. Dieser Succus liquiritiae gilt als altes Volksmittel und wurde in einem Kräuterbuch aus dem Jahre 1865 bei gewissen Magenbeschwerden empfohlen, die ,,von einem Mangel an natürlichem Schleim herrühren, welcher normalerweise den Magen gegen die Schärfe der Nahrung und der in den Magen sezernierten Flüssigkeit schützt". RIEVERS (1948) gebührt das Verdienst, den Succus liquiritiae in die wissenschaftliche Medizin eingeführt zu haben. Er konnte selbst bei chronischen Magengeschwüren gute therapeutische Effekte erzielen. Seine Erfahrungen wurden in Deutschland von SCHULZE et al. (1954) bestätigt, wobei sich in erster Linie das

Magengeschwür, weniger das Duodenalgeschwür, therapeutisch beeinflussen ließ. Die ausgeprägten Elektrolytstoffwechselstörungen, ein Kaliumverlust und eine Natriumretention, die zu Ödembildung, Blutdruckerhöhung und Herzinsuffizienz führten, standen einer breiten Anwendung im Wege. Das Interesse am Succus liquiritiae wurde erneut geweckt, als es 1962 DOLL et al. gelang, mit einem Süßholzwurzelderivat, der Glycyrrhetinsäure, eine Beschleunigung der Ulcusheilung nachzuweisen.

Carbenoxolon-Natrium[1], der Bernsteinsäureester der Glycyrrhetinsäure besitzt eine stark entzündungshemmende Wirkung, die etwa einem Drittel der Wirkung von Hydrocortison entspricht und die auch nach Hypophysektomie bestehen bleibt, jedoch durch Adrenalektomie aufgehoben wird. Die Säureproduktion des Magens wird nicht beeinflußt. Der Magenschleim erfährt jedoch eine qualitative und quantitative Alteration, in dem in erster Linie der Gehalt an N-Acetylneuraminsäure (NANA) zunimmt (GHEORGHIU, 1971; DOMSCHKE, 1972). Beim Ulcus ventriculi, wo sich eine signifikante Verminderung der freien, gebundenen und gesamten N-Acetylneuraminsäurefraktionen des Magensaftes nachweisen ließ, kam es unter einer 4wöchigen Carbenoxolonbehandlung zu einer über den Normalwerten liegenden Zunahme des NANA-Gehaltes. Die Substanz wird fast vollständig im Magen resorbiert, als inaktives Conjugat in die Galle ausgeschieden und aus dem Dünndarm reabsorbiert. Sie besitzt eine Aldosteron-ähnliche Wirkung mit Wasser- und Natriumretention und Kalium- sowie Magnesiumexkretion und führt über eine Hypervolämie zu Hochdruck und Ödemen (WERNING, 1972). Carbenoxolon inaktiviert im Tierexperiment (HERMAN, 1970) und beim Menschen (BERSTAD, 1972) Pepsin und beeinflußt die Proliferationskinetik des Magenepithels, in dem der Zellturnover herabgesetzt wird und die Lebensdauer der einzelnen Epithelzelle signifikant verlängert wird (LIPKIN, 1970). Die Exkretion erfolgt zu 70 bis 80 % mit dem Stuhl als Carbenoxolon, 12 bis 20 % werden metabolisiert (PARKE et al., 1972).

Die von DOLL im ersten kontrollierten Doppelblindversuch im Jahre 1962 angegebene Dosis von 300 mg Carbenoxolon/die für 4 Wochen, womit eine Ulcusheilung von 72 % im Vergleich zu 34 % einer Kontrollgruppe erzielt werden konnte, wurde inzwischen dahingehend modifiziert, daß während der ersten Behandlungswoche 300 mg/Tag, während der folgenden Wochen 150 mg/Tag gegeben werden. Die signifikante Beschleunigung der Abheilung beim Ulcus ventriculi ist inzwischen von zahlreichen Arbeitsgruppen in England (HORWICH u. GALLOWAY, 1964; WATKINSON, 1968; MONTGOMERY, 1967; MIDDLETON et al., 1965; COCKING u. MACCAIG, 1969) und in Deutschland (OTTENJANN u. RÖSCH, 1970; LENZ et al., 1971; GÖBEL u. WITTE, 1971; KUNZ, 1971; ÜSTÜN, 1971; SCHIEMANN, 1972; STADELMANN et al., 1972) dokumentiert worden, wobei sich die Substanz auch insbesondere bei der ambulanten Behandlung des Ulcus ventriculi als vorteilhaft erwies. Zurückhaltung ist bei älteren Patienten mit kardialer, hepatischer und renaler Insuffizienz geboten. Ferner empfiehlt sich eine gelegentliche Kontrolle von Blutdruck, Körpergewicht, Gesamteiweiß und Elektrolyten. Als seltene Nebenerscheinungen sind Herzrhythmusstörungen (PARADE, 1970), Adynamie (MUIR, 1969), Quadriparese (MOHAMED et al., 1966) und Glucosetoleranzstörungen (BARON et al., 1970) beschrieben. In jüngster Zeit ist auch über das Auftreten einer hypokaliämischen Myopathie mit Myoglobinurie berichtet worden (BARNES u. LEONARD, 1971; MITCHELL, 1971). Die gelegentlich beobachteten Ödeme lassen sich mit Triamteren und Thiaciden ausschwemmen, wobei allerdings unter Thiacidbehandlung die Hypokaliämie verstärkt werden kann; Spironolactone sollte nicht gegeben werden, da durch diesen Aldosteronantagonisten die spezifische Ulcuswirkung des Carbenoxolons paralysiert wird (DOLL et al., 1968).

[1] In Deutschland als Biogastrone im Handel

Von Bank u. Marks (1970) stammt die erste Langzeitstudie zur Rezidivprophylaxe des Ulcus ventriculi mit Carbenoxolon-Natrium. Unter einer Dosierung von 150 mg täglich fanden die Autoren Ulcusrezidive in 18% gegenüber 40% bei einer Kontrollgruppe. Auffallenderweise sind auch die Nebenwirkungen, insbesondere eine Hypokaliämie von diesen Autoren in tropischen und subtropischen Regionen nie beobachtet worden.

So eindeutig positiv die Beeinflussung des Ulcus ventriculi durch Carbenoxolon dokumentiert worden ist, so widersprüchlich sind die Resultate beim Ulcus duodeni. Da Carbenoxolon zu 95% im Magen resorbiert wird, wurde eine spezielle „Positioned-Release-Kapsel" entwickelt, die im Magen aufquellen soll und ihren Inhalt, durch ein Treibgas freigesetzt, durch den Pylorus in den Bulbus duodeni entleeren soll (Lindup et al., 1970). Schwierigkeiten ergeben sich insbesondere in der optimalen Dokumentation des Therapieerfolgs, wenn ausschließlich das Röntgenverfahren zur Beurteilung herangezogen wird. Aus diesem Grund ist in einigen Doppelblindversuchen lediglich auf die Symptomatik eingegangen worden. Craig et al. (1967) und Cliff et al. (1970) konnten keine Beschleunigung der Ulcusheilung und keine raschere Beschwerdefreiheit nachweisen, zum selben Ergebnis kommt eine multizentrische Studie aus dem Jahr 1971. Positive Resultate liegen von Markos Perez (1968), Amure (1970) und Brown et al. (1972) vor, wobei insbesondere letztere Studie bemerkenswert erscheint, da hier röntgenologisch und duodenoskopisch ein signifikantes Kleinerwerden bzw. Verschwinden des Ulcus duodeni unter einer hoch dosierten Carbenoxolontherapie (konstant 300 mg) nachgewiesen werden konnte.

Versuche mit einem deglycyrrhizinierten Süßholzextrakt ergaben ebenfalls eine beschleunigte Ulcusheilung ohne die mineralocorticoiden Nebenwirkungen des Carbenoxolons. Stoffwechseluntersuchungen mit dieser Substanz zeigten, daß Körpergewicht, Blutdruck, Natrium, Kalium und Chlorgehalt sich nicht änderten (Cooke u. Baron, 1971). Positive Erfahrungen beim Ulcus ventriculi werden von Langman (1968), Tevari et al. (1968) und Turpie (1968) mitgeteilt, wobei allerdings die Wirkung von Carbenoxolon nicht annähernd erreicht wurde (Engquist et al., 1973; Langman et al., 1973). Eine Multicenterstudie mit dieser Substanz bei der Behandlung des Ulcus duodeni ging hingegen negativ aus. Erste klinische Versuche mit einer Weiterentwicklung des Carbenoxolon (Lauroylglycyrrhetinsäure-BX 24) ergaben ebenfalls eine signifikante Beschleunigung der Ulcusheilung ohne die Nebenwirkungen auf Elektrolyt- und Wasserhaushalt (Fraser et al., 1972).

Von den zahlreichen in Deutschland im Handel befindlichen Succus liquiritiae-Präparaten liegen keine klinisch kontrollierten Studien vor; Berndt et al. (1970) konnten mit der Wirksubstanz des Succus liquiritiae, der Glycyrrhetinsäure keinen signifikanten Behandlungserfolg gegenüber einer Placebobehandlung nachweisen.

H. Allgemeine Maßnahmen

Nur von einigen wenigen Maßnahmen ist statistisch gesichert, daß sie die Abheilung des peptischen Ulcus positiv beeinflussen. So konnte Doll (1964) bei einer vergleichenden Studie zeigen, daß Ulcus ventriculi-Patienten, die mit Bettruhe behandelt wurden und das Rauchen einstellten, eine signifikante Beschleunigung der Ulcusabheilung aufweisen. Die durchschnittliche Abheilung betrug in Prozent der ursprünglichen Ulcusgröße bei mit Bettruhe behandelten Patienten 59% gegenüber 15% von ambulant behandelten Patienten und 78% bei mit Bettruhe behandelten Rauchern, die das Rauchen aufgegeben hatten gegenüber 57% bei solchen,

die weiter rauchten. Für das Ulcus duodeni-Leiden konnten diese Ergebnisse nicht
bestätigt werden. Bettruhe bedingt nicht nur körperliche Schonung, sondern beeinflußt auch die allgemeine vegetative Situation. Feuchtwarme Kataplasmen tragen
nicht selten ebenfalls zur Linderung der Beschwerden bei, wobei die Wirkung auf
einer Spasmolyse und nicht auf einer Verbesserung der Durchblutung der Verdauungsorgane beruht (DEMLING, 1959). Sedativa erscheinen bei vielen Patienten,
insbesondere beim Ulcus duodeni indiziert, auch wenn über deren Wirkung auf die
Geschwürsheilung nur wenige Berichte vorliegen. So sollen unter hochdosierter
Meprobamatgabe (bis zu 4800 mg täglich) nach BODIE (1969) die Beschwerden
rasch verschwinden. Nach 10 mg Diazepam, oral gegeben, kommt es zu einer deutlichen Reduktion der Basalsekretion, die für etwa 5 Std anhält (BIRNBAUM et al.,
1971). Tranquilizer und Sedativa haben aus diesem Grund zumindest als therapeutisches Adjuvans eine Berechtigung. Eine Splanchnicusblockade dürfte nur bei
heftigsten Beschwerden indiziert sein (GERZNER, 1969).

Vom Ulcus duodeni ist bekannt, daß es wesentlich häufiger bei Männern auftritt als bei Frauen, und daß während einer Schwangerschaft die Beschwerden
rasch nachlassen. TRUELOVE (1960) hat den therapeutischen Einsatz von 1 mg
Stilböstrol bei Männern mit Ulcus duodeni erprobt und fand eine 5mal höhere
Heilungsquote als bei einem Vergleichskollektiv. Während SARVANOV (1966) ebenfalls einen positiven Effekt von Östrogenen auf die Ulcus duodeni-Heilung nachweisen konnte, sahen DOLL et al. (1968) und SIURALA (1969) im Doppelblindversuch keinen signifikanten Unterschied zur Placebomedikation.

Von einigen Autoren (CLAYMAN et al., 1968; BRONZINI, 1968) wird bei älteren
Patienten mit therapieresistentem Ulcus duodeni eine Strahlentherapie von insgesamt 1500 R empfohlen, die die Parietal- und Hauptzellen der Magenschleimhaut
zerstört und somit die Säure- und Pepsinsekretion nachhaltig beeinflußt.

In Experimenten mit pylorusligierten Ratten konnte nachgewiesen werden,
daß niedermolekulare Dextrane eine deutliche protektive Wirkung gegenüber dem
Auftreten von Magengeschwüren aufwiesen (RUDICK et al., 1968). LÖSEL (1964)
führte bei 29 Magenkranken, darunter 15 Patienten mit einem röntgenologisch
nachgewiesenen Ulcus duodeni, eine ambulante Infusionstherapie mit Rheomacrodex 10%ig durch. Unter dieser Behandlung konnte er bei fast allen Patienten
innerhalb weniger Tage eine deutliche Besserung des Beschwerdebildes erzielen.
Eigene Untersuchungen im Doppelblindversuch zeigten jedoch keine Beeinflussung
der Heilungsrate beim Ulcus ventriculi und Ulcus duodeni (RÖSCH u. OTTENJANN,
1969).

Da von einigen Autoren für das Auftreten des Ulcus ventriculi ein verstärkter
Reflux von Gallensäuren in den Magen verantwortlich gemacht wird, werden zur
Zeit auch Therapieversuche mit Cholestyramin, einer Substanz, die Gallensäuren
bindet, durchgeführt. Ergebnisse liegen jedoch bislang noch nicht vor. Die von
WANGENSTEEN (1958) vorgeschlagene Methode der Magenvereisung zur Drosselung
von Magenschleimhautdurchblutung und damit der Säuresekretion beim Ulcus
duodeni ist wegen der dabei beobachteten Kältenekrosen (DEMLING, 1965) wieder
verlassen worden.

Zusammenfassend läßt sich folgende Feststellung treffen: Während für die
symptomatische Therapie des peptischen Geschwürs eine Vielzahl therapeutischer
Maßnahmen in Frage kommen, läßt sich eine Beschleunigung der Ulcusheilung nur
von wenigen Maßnahmen eindeutig dokumentieren:

Beim Ulcus ventriculi von Bettruhe, Nicotinabstinenz und Carbenoxolon-
Natrium, für das Ulcus duodeni wahrscheinlich für keine der genannten Maßnahmen. Ein Medikament, daß die Rezidivneigung nachhaltig beeinflußt, ist nach
wie vor nicht gefunden.

V. Komplikationen des peptischen Geschwürs

Beim peptischen Ulcus handelt es sich um eine gutartige Erkrankung, die erst durch Komplikationen einen schwerwiegenden, oft unmittelbar tödlichen Verlauf nimmt. Gedeckte und freie Perforation, Blutung und ulcusbedingte Stenose stellen die wesentlichsten Komplikationen dar, wenn man die Therapieresistenz außer Betracht läßt. Die maligne Degeneration eines chronischen peptischen Geschwürs kann wegen ihrer Seltenheit nicht primär als Komplikation der Ulcuskrankheit angesehen werden.

Tabelle 10. Komplikationen des peptischen Ulcus (nach Haubrich)

	Fallzahl	Blutung	Stenose	freie Perforation
Ulcus ventriculi	896	12,4 %	0,3 %	6,5 %
Ulcus duodeni	4971	16,1 %	7,0 %	3,1 %

A. Ulcuspenetration (gedeckte Perforation)

Die zunehmende Penetration eines Geschwürs durch sämtliche Magenwand-schichten bewirkt bei entzündlicher Mitreaktion der Serosa ein Übergreifen des Prozesses auf Nachbarorgane, so daß es häufig zu Verklebungen und Adhäsionen

Tabelle 11.

Ulcus ventriculi	Leber	6,1 %
	Gallenwege	12,2 %
	Ligamentum hepatogastricum	26,6 %
	Pankreas	42,8 %
	Mesocolon	2,1 %
Andere Nachbarorgane		10,2 %
Ulcus duodeni	Leber	6,2 %
	Gallenwege	18,4 %
	Ligamentum hepatogastricum	10,7 %
	Pankreas	52,6 %
	Colon	1,5 %
	Bauchwand	0,7 %
Andere Nachbarorgane		9,9 %

kommt. Auf Grund der anatomischen Gegebenheiten penetrieren Ulcera der klei-nen Kurvatur bzw. der Magenhinterwand in das Pankreas oder das Colon trans-versum, Geschwüre der Magenvorderwand in den linken Leberlappen, hochsitzende Ulcera in Milz, Pankreasschwanz und linkes Nierenlager; Ulcera duodeni bei Sitz an der Hinterwand in die Bauchspeicheldrüse, bei Lokalisation an der Vorderwand in Leber, Gallenblase und Choledochus. Die klinische Symptomatik wird nur selten vom aktuellen Penetrationsvorgang bzw. den typischen Beschwerden des pene-trierten Organs bestimmt. Eine Änderung in Lokalisation und Dauer der ulcus-bedingten Schmerzen wird jedoch häufig beobachtet.

Haubrich (1963) gibt folgende Beteiligungen von Nachbarorganen durch bindegewebige Verwachsungsstränge und gedeckte Perforationen an.

Von 350 Patienten, die wegen eines Geschwürsleidens zur Operation kamen, zeigten 22,8 % eine gedeckte Perforation, 25,4 % Adhäsionen in der unmittelbaren

Ulcusnachbarschaft. Ähnliche Daten werden von CASSEL et al. (1951) mitgeteilt. In den Rücken ausstrahlende Schmerzen, neu auftretender nächtlicher Schmerz, Änderung der Schmerzlokalisation, Schmerzausbreitung und Intensität sowie eine Therapieresistenz gegenüber bislang wirksamen Medikamenten deuten auf eine Penetration des Geschwürs hin. Da sich die Schmerzen nach Nahrungsaufnahme häufig verstärken und nicht verschwinden, neigen die Patienten dazu, möglichst wenig zu sich zu nehmen. Ein deutlicher Gewichtsverlust kann die Folge sein. Der Schmerz wird allmählich gut lokalisierbar, kann aber auch in Richtung auf die vordere bzw. hintere Abdominalwand und die linke Schulter fortgeleitet werden.

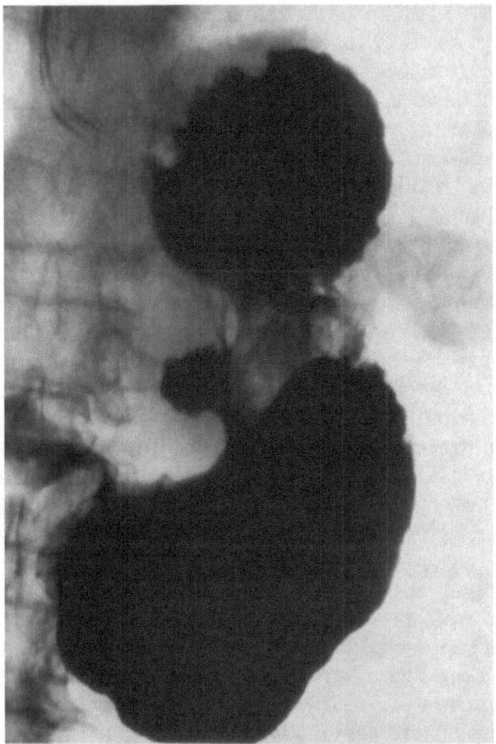

Abb. 40. Penetrierendes Ulcus ventriculi bei 73jährigem Patienten

Bei Penetration des Ulcus in die Bauchspeicheldrüse können für eine Erkrankung der Bauchspeicheldrüse charakteristische Symptome auftreten: Die Schmerzen werden bei flachem Liegen verstärkt, bei gekrümmter Haltung tritt eine Erleichterung ein im Gegensatz zum unkomplizierten Ulcus. Ein Anstieg der Serumamylasekonzentration wird hingegen nur selten beobachtet. Die Tiefe des röntgenologisch nachweisbaren Ulcuskraters läßt mitunter den Verdacht auf eine stattgehabte Penetration aussprechen. Auch bei der endoskopischen Untersuchung findet sich gelegentlich im Geschwürsgrund nicht die sonst übliche fibrinoide Nekroseschicht, sondern angedeutet die Architektur des penetrierten Organs. Eine gezielte Biopsie aus dem Ulcusgrund kann dann mitunter Fremdgewebe, z. B. Pankreas, als Beweis für eine stattgehabte Penetration erbringen.

Wenn der Verdacht auf das Vorliegen einer Ulcuspenetration auf Grund des Röntgenbildes und der klinischen Symptomatik erhoben wurde, sollte eine chirurgische Intervention erfolgen, da erfahrungsgemäß diese Ulcera schlecht heilen. Exakte Angaben über die Häufigkeit penetrierender Ulcera bei Patienten unter konservativer Therapie lassen sich naturgemäß nicht geben, doch läßt sich bei retrospektiver Betrachtung sagen, daß bei zwei Drittel aller Patienten, bei denen intraoperativ eine gedeckte Perforation gefunden wurde, die Indikation zur Operation wegen therapierefraktären Verhaltens des Geschwürs gestellt wurde.

B. Die akute freie Perforation des peptischen Ulcus

Der anteriore Aspekt von Magen und Duodenum wird durch kein Nachbarorgan geschützt. Eine Ulcusdurchdringung sämtlicher Wandschichten führt hier zur akuten freien Perforation in die Bauchhöhle mit nachfolgender Peritonitis. Eine Perforation im Hinterwandbereich erfolgt häufig in die Bursa omentalis als präformierter Peritonealsack, wo sich meist ein geschlossener Absceß bildet. Erst eine sekundäre Perforation derartiger Absceßhöhlen geht dann mit dem Bild der diffusen Peritonitis einher.

Angaben über die Häufigkeit von freien Perforationen unterliegen großen Schwankungen. Während Hauser (1926) für das Magenulcus eine Perforationsquote von 10% und für das Ulcus duodeni eine solche von 41% angibt, nimmt Kalk (1938) eine Häufigkeit von unter 10% an. Neuere Angaben von Haubrich (1963) nennen eine Perforationsquote beim Ulcus ventriculi von 6,5%, beim Ulcus duodeni von 3,1%. Während de Bakey (1940) noch eine stetige absolute Zunahme der Ulcusperforationen in den letzten Jahrzehnten beobachten konnte, scheint die Incidenz heute kontinuierlich abzunehmen. Die Perforationsincidenz dürfte inzwischen bei 10 bis 20 pro 100000 Einwohnern liegen (Cohen, 1971). In einer unlängt abgeschlossenen Multicenterstudie an 638 Patienten über 7 Jahre konnte Grossman (1971) eine jährliche Perforationsquote beim Ulcus ventriculi von nur 0,6% ermitteln. Anders liegen die Verhältnisse beim akuten peptischen Geschwür, wo eine Perforationsfrequenz von 13% angegeben wird (David et al., 1971).

Ein Häufigkeitsgipfel ist zwischen dem 4. und 5. Lebensjahrzehnt zu verzeichnen, wobei Patienten mit Magenperforationen signifikant älter sind als Patienten mit Perforationen der pyloroduodenalen Region (Cohen, 1971); das Durchschnittsalter der Patienten liegt zwischen dem 50. und 60. Lebensjahr (Cassel, 1969; Neilson, 1968; Berndt et al., 1970).

Das männliche Geschlecht scheint bevorzugt an einem perforierten peptischen Geschwür zu erkranken, wobei eine geschlechtsgebundene Incidenz von 87 bis 98% angegeben wird (Bockus, 1966). Während de Bakey (1949) unter 211 Perforationen nur 4 Perforationen bei Frauen beobachten konnte, scheinen die Perforationen bei Frauen in jüngster Zeit immer häufiger zu werden. Neuere Arbeiten (Cassell, 1969) nennen ein Verhältnis von 6:1 bzw. 3,6:1 (Cohen, 1971). Auch über den Zeitpunkt der Perforation sind interessante Einzelheiten ermittelt worden. Cohen (1971) fand Perforationen am häufigsten am Spätnachmittag, am Mittwoch und im Dezember, relativ selten während der Nacht, am Wochenbeginn und im September; Neilson (1968) kommt fast zum gleichen Ergebnis mit einem Gipfel im Dezember und an Freitagen. Der bekannte Frühjahrs- und Herbstgipfel in der Ulcusincidenz ließ sich bei den Perforationen nicht nachweisen. Mikal u. Morrison (1952) konnten feststellen, daß nur 18% der Perforationen während der Arbeit auftraten.

Die exakte Stelle der Perforation ist während der Laparotomie mitunter nicht eindeutig auszumachen, besonders in unmittelbarer Nähe des Pylorus. Aus diesem Grund werden in vielen Statistiken pyloroduodenale Ulcera oder juxtapylorische

Ulcera aufgeführt. In der Serie von DE BAKEY mit 11305 Fällen betrafen 38,9%
Magenulcera, 9,8% juxtapylorische Ulcera und 51,3% Ulcera duodeni. Die Serie
von HAUBRICH (1950 bis 1960) über 6281 Fälle verzeichnet 23,6% perforierte
Magengeschwüre, 5,1% perforierte juxtapylorische Geschwüre und 70,8% perforierte Ulcera duodeni. In den neueren Serien von COHEN (850 Fälle) waren Perforationen im pyloroduodenalen Bereich mit 88% am häufigsten (Tabelle 12). Während
CASSELL (1969) für den Zeitraum von 1950 bis 1959 ein Verhältnis von 1:12 zwischen perforierten Magen- und perforierten Duodenalgeschwüren angibt, gibt
BERNDT (1970) ein Verhältnis von 1,9:1 zwischen Magen- und Duodenumperfo-
rationen an.

Begleitkomplikationen zur Perforation, wie Blutung, sind relativ selten. DE
BAKEY (1940) nennt eine Blutungshäufigkeit von 6,1% beim perforierten Geschwür, MIKAL u. MORRISON (1952) von 12,8%. Die Letalität wird durch diese
beiden zusammentreffenden Komplikationen erheblich erhöht.

Tabelle 12. Lokalisation der Perforationsstelle
bei 850 Patienten (Nach COHEN)

Magen	92 (11 %)
Duodenum	746 (88 %)
Anastomose	12 (1 %)

Eine Ulcusperforation außerhalb des Gastrointestinaltraktes ist außerordentlich selten: Hochsitzende Magengeschwüre können bis in die Herzkammer perforieren (RAPPERT, 1950; MUR u. KRALIK, 1956; PENDL, 1958; RITZ u. FISCHER,
1966). Über die Ausbildung einer gastrobronchialen Fistel nach Ulcusperforation
berichtet GIMES (1970); HAUSER (1926) sowie HUDSON (1937) über eine Ulcusperforation in die Pleurahöhle.

1. Klinik der Perforation

Bei den meisten Patienten, bei denen eine akute Ulcusperforation beobachtet
werden kann, bestehen schon seit längerem Ulcussymptome, oder es liegt eine langjährige Ulcusanamnese vor. 1,1 bis 8,6% der Patienten sind schon früher an einem
akuten Ulcusdurchbruch erkrankt (DE BAKEY, 1940; MIKAL u. MORRISON, 1952).

Die akute Perforation macht sich durch einen plötzlichen, außerordentlichen
heftigen Oberbauchschmerz bemerkbar, der sich rasch über das gesamte Abdomen
ausbreitet und in den Rücken ausstrahlen kann. Nicht selten projiziert sich der
Schmerz, der in der Regel im Epigastrium beginnt, auch in die Schulterregion,
vorwiegend in die rechte. Die Intensität und die rasche Ausbreitung des Schmerzes
hängen letztlich vom Austritt von Mageninhalt in die Peritonealhöhle ab. Es handelt sich hierbei um einen Dauerschmerz, der sich durch Bewegung verstärkt, so
daß die Patienten meist ruhig auf dem Rücken zu liegen versuchen. Eine Verlagerung des zunächst in den Oberbauch lokalisierten Schmerzes in den rechten unteren
Quadranten entspricht einem Absinken des ausgetretenen Mageninhaltes der
Schwerkraft folgend. Übelkeit und Erbrechen werden nur gelegentlich beobachtet.
Ein Anstieg von Puls und Atemfrequenz, letztere durch eine flache Atmung
bedingt, gehen mit einem Blutdruckabfall einher, die Körpertemperatur ist eher
subnormal. Nach einigen Stunden kommt es zu einer vorübergehenden Schmerz-
abnahme, wobei sich auch die übrigen Zeichen wie Puls, Temperatur und Atmung
normalisieren können. Erst nach einigen Tagen bildet sich das Vollbild einer eitrigen Peritonitis mit aufgetriebenem Leib und paralytischem Ileus unter zunehmender Bauchdeckenspannung aus.

2. Körperliche Untersuchung

Bei der Palpation des Abdomens findet sich in der Regel eine „brettharte" Abwehrspannung, die zunächst auf den Oberbauch beschränkt sein kann, jedoch bald das gesamte Abdomen ergreift. Kaum eine andere Erkrankung der abdominellen Organe verursacht eine stärkere reflektorische Bauchdeckenspannung. Der Austritt von Luft durch die Perforationsöffnung kann zu einem Verschwinden der Leberdämpfung führen. Bei der rectaldigitalen Untersuchung kann ähnlich wie bei der akuten Appendicitis die rechte Seite druckschmerzhaft sein. Die Auskultation läßt zumeist die Zeichen des paralytischen Ileus mit fehlenden Darmgeräuschen erkennen. Katsch u. Pickert (1953) erwähnen ein gelegentlich auskultierbares weiches Reiben über dem Magen als Ausdruck der fibrinösen Perigastritis. Ein subcutanes Emphysem wird nur selten beobachtet. Bei alten Patienten findet sich nicht selten nur eine gering ausgeprägte peritoneale Reaktion auf die stattgehabte Perforation. Sie klagen nur über geringfügige Schmerzen, die Palpation des Abdomens läßt keinen zwingenden Hinweis auf eine Perforation erkennen. Lediglich die subphrenische Luftsichel unter dem Zwerchfell kann dann diagnostische Hinweise geben. Nach De Quervain u. Lengenhager (1950) läßt die Lokalisation des initialen Schmerzereignisses gewisse Rückschlüsse auf die Geschwürslokalisation zu: So führt eine Perforation eines kardianahen Geschwürs zu einem linksseitigen Schulterschmerz vom Typ der Angina pectoris, eine Perforation eines Geschwürs der kleinen Kurvatur nach der Rückseite hin zu einem pankreatischen Linksschmerz.

3. Diagnostik des perforierten Ulcus

Die peritoneale Reizung bewirkt einen deutlichen Flüssigkeitsverlust, der die Prognose ungünstig beeinflußt. Die Hämokonzentration macht sich in einem hohen Hämatokrit bemerkbar. Eine Leukocytose mit Werten zwischen 10000 und 20000 sowie eine deutliche Linksverschiebung sind die Regel. Das spezifische Gewicht des Urins steigt an. Infolge der verminderten Urinausscheidung kann die Serumamylase deutlich ansteigen, ohne daß sich daraus Hinweise auf die Lokalisation der Perforationsstelle ergeben. Da eine massive Pankreasnekrose ein klinisch ähnliches Bild hervorrufen kann, empfiehlt sich zur differentialdiagnostischen Abgrenzung die Probepunktion des Abdomens mit einer dünnen Nadel und die Bestimmung der Enzyme in der aspirierten Flüssigkeit. Bei der akuten Pankreatitis ist jedoch in der Regel die Bauchdeckenabwehrspannung nicht so ausgeprägt, Erbrechen ein häufiges Symptom.

Die Röntgenuntersuchung sollte wie bei allen Fällen von akutem Abdomen als Übersichtsaufnahme möglichst frühzeitig angefertigt werden. In 3 von 4 Fällen eines perforierten Ulcus ist mit freier Luft im Abdomen zu rechnen. Röntgenaufnahmen empfehlen sich in drei Positionen: Beim auf dem Rücken liegenden Patienten, in stehender oder sitzender Position und in Linksseitenlage. Bei der Aufnahme im Stehen lassen sich auch geringe Luftmengen unter dem rechten Zwerchfell nachweisen. In zweifelhaften Fällen kann ein Gastrografinschluck gegeben werden, wobei Aufnahmen in Rückenlage und Rechtsseitenlage empfohlen werden (Frimann-Dahl, 1962).

Die bakterielle Kontamination von Magen- und Duodenalinhalt führt in der Regel zur Ausbildung einer eitrigen Peritonitis. Nach Korttila (1951) handelt es sich zumeist um Organismen aus Mund und Nasopharynx, wie sie auch im Magensaft gefunden werden: Streptokokken, Staphylokokken, Hefepilze und Anaerobier. Er empfiehlt in Übereinstimmung mit anderen Autoren eine Resistenzbestimmung der in Magensaft und Peritonealflüssigkeit nachweisbaren Erreger, um möglichst frühzeitig eine gezielte antibiotische Therapie einleiten zu können.

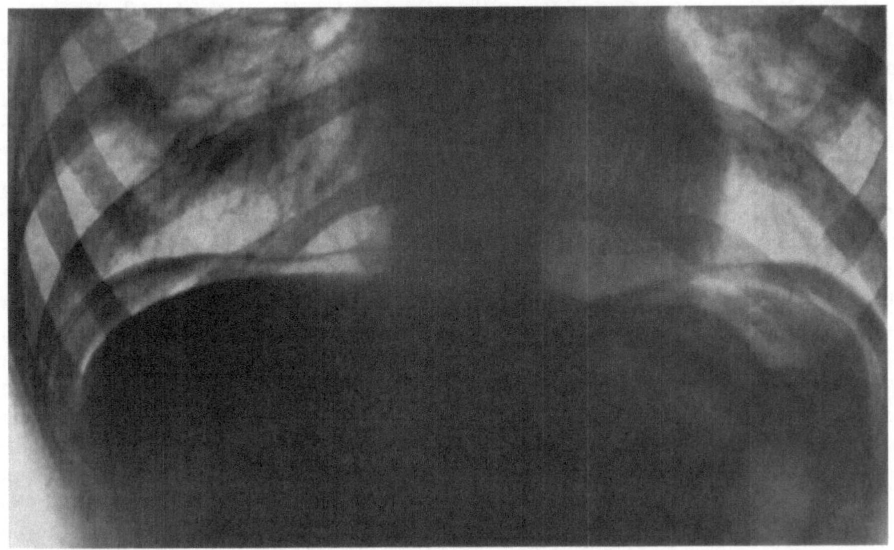

Abb. 41. Subphrenische Luftsicheln beiderseits nach Ulcusperforation in die freie Bauchhöhle

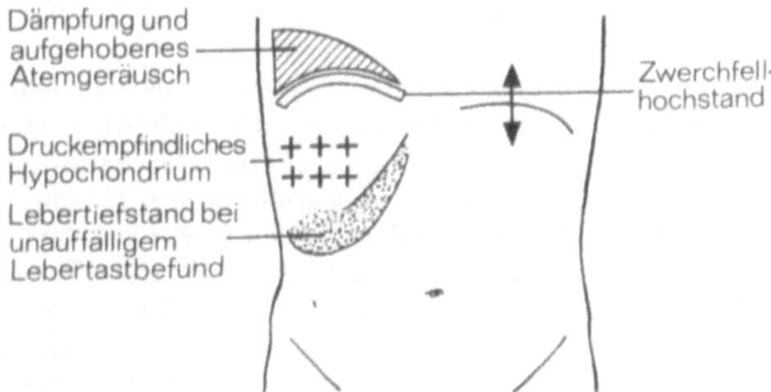

Abb. 42. Klinischer Befund bei subphrenischem Absceß nach Magenperforation (nach HAUB-RICH)

4. Therapie der Ulcusperforation

Eine Substitution des Flüssigkeits- und Elektrolytverlustes stehen am Anfang jeglicher therapeutischer Maßnahmen. Nach ELLIOTT u. LANE (1959) werden etwa 2 l Infusionsflüssigkeit benötigt, um den Volumenverlust in die Peritonealhöhle zu kompensieren. Eine einfache Übernähung der Perforationsstelle, eine sofortige partielle Resektion und der Versuch einer konservativen Therapie unter kontinuierlicher Absaugung des Mageninhaltes stehen als therapeutische Maßnahmen zur Debatte. Während die einfache Übernähung als schonendster Eingriff vorwiegend bei älteren Patienten und bei erhöhtem Operationsrisiko bevorzugt ist, wird in den letzten Jahren von vielen Autoren der sofortigen $^2/_3$-Resektion als kurativem Eingriff des Ulcusleidens der Vorzug gegeben. Sie soll dann durchgeführt werden, wenn der Patient in guter Verfassung und jünger als 60 Jahre alt ist, und wenn nicht mehr als 6 bis 12 Std seit der Perforation vergangen sind. Nach einer Sammelstatistik von AVERY-JONES (1953) liegt bei diesem Vorgehen die Mortalität unter 3%.

Gegen die operative Behandlung bei Ulcusperforation sprach sich Wangensteen (1935) aus und empfahl eine kontinuierliche Absaugung des Magensaftes, um die spontane Schließung der Perforation herbeizuführen. Dieser Gedanke wurde 1951 von Taylor aufgegriffen, der auf Grund seiner Erfahrungen an 256 Patienten folgendes Vorgehen empfiehlt: Im ersten Stadium erhält der Patient 15 mg Morphin i.v. zur Schmerzkupierung, anschließend wird der Magen gründlich entleert und kontinuierlich aspiriert; dann wird eine Röntgenaufnahme zur Bestätigung der Diagnose und zur Kontrolle der Verweilsonde veranlaßt. Läßt die peritoneale Reizung nicht nach und normalisieren sich Temperatur, Puls, Atemfrequenz und Blutdruck nicht, muß der Patient operiert werden. Bei Besserung des Allgemeinbefindens wird in viertel- oder halbstündigem Intervall aspiriert; Antibiotica und eine bilanzierte Flüssigkeitszufuhr unterstützen die konservativen Maßnahmen. Nach 12 Std wird erneut geröntgt. Die Sondenlage und die Luftmenge unter dem Zwerchfell sowie die Magenkontur werden kontrolliert. 24 bis 36 Std nach Beginn der konservativen Maßnahmen wird das Intervall zwischen den einzelnen Aspirationsmanövern auf 1 Std ausgedehnt. Nach jedem Aspirationsmanöver erhält der Patient 30 ml Wasser peroral. Die Absaugung wird auf weitere 36 bis 96 Std ausgedehnt, die orale Zufuhr kontinuierlich gesteigert. Erst wenn wieder eine aktive Darmperistaltik in Gang gekommen ist, wird die Sonde entfernt. In der Regel bleibt der Patient 10 Tage hospitalisiert und wird vor der Entlassung noch sorgfältig nach einem umschriebenen intraabdominellen Absceß untersucht, der bei etwa 4% der Patienten gefunden wird. Nach Taylor kommt man mit dieser konservativen Behandlung zu einer Mortalitätsziffer von 4,7% bei einer diagnostischen Genauigkeit von 94%.

Die konservative Behandlung des perforierten Ulcus hat jedoch keine allzu weite Verbreitung gefunden, da die Patienten außerordentlich streng überwacht werden müssen und die Indikation zur konservativen Behandlung nicht einfach zu stellen ist. Nach einer Literaturzusammenstellung von Haubrich anhand von 57 Arbeiten über perforierte Ulcera aus den Jahren 1950 bis 1959 liegt die Mortalität bei der einfachen Übernähung bei 11,2%, bei sofortiger Resektion bei 6,9% und bei konservativer Therapie bei 11,5%. Die Prognose ist in erster Linie abhängig von dem Intervall zwischen Perforation und Beginn der Behandlung. 24 Std nach der Perforation ist die Mortalität 5mal so groß, wie wenn sofort operiert wird. Ferner wird die Prognose vom Alter des Patienten wesentlich beeinflußt: Nach Norberg (1959) steigt die Mortalität von 0,9% bei noch nicht 40jährigen Patienten auf 30,4% bei den über 70jährigen an.

Im Gegensatz zur instrumentellen Perforation tritt ein Spontanverschluß der Perforationsstelle beim peptischen Ulcus nur selten ein. Gelegentlich kommt es jedoch, vor allem beim perforierten Ulcus duodeni, kurze Zeit nach der Perforation zu einer Verklebung zwischen Serosa und Peritoneum, so daß sich die Perforationsstelle wieder verschließt. Diese „Formes frustes" genannten Perforationen sind jedoch außerordentlich schwierig zu diagnostizieren und stellen sicher Ausnahmen dar.

C. Pylorusstenose

Ulcera des Duodenums, des Pyloruskanals oder des präpylorischen Antrums führen nicht selten entweder akut durch ein entzündliches Begleitödem oder durch narbige Abheilung zu einer Einengung des Magenausganges. Die oral angrenzenden Magenabschnitte zeigen häufig eine Hypertrophie der Muscularis propria und Muscularis mucosae. Nach Goldstein (1966) stellten unter 217 Fällen von Retention des Mageninhaltes 198mal gastroduodenale Ulcera, 13mal Carcinome und nur in 6 Fällen andere Krankheiten die Ursache der Entleerungsstörung dar. Bei 13%

der Ulcuspatienten von GOLDSTEIN war die Pylorusstenose die erste Manifestation der Ulcuserkrankung. BALINT u. SPENCE (1959) schätzen die Incidenz einer Pylorusstenose auf 2% aller gastroduodenalen Ulcera, nach MOODY (1964) findet sich eine Magenausgangsstenose bei 29% aller operierten Geschwüre.

1. Klinik

Die überwiegende Mehrzahl aller Patienten, bei denen sich eine ulcusbedingte Pylorusstenose findet, berichten anamnestisch über vorausgegangene Geschwüre oder Ulcussymptome. Die Symptome der Stenose sind die der Retention: Völlegefühl, Übelkeit, Inappetenz, Gewichtsverlust und Spätschmerz, der durch Erbrechen gelindert oder beseitigt wird. Vor allem morgendliches Erbrechen von Speiseresten des Vortages deutet auf eine erhebliche Magenausgangsstenose hin. Häufig läßt sich mit zunehmender Ausprägung der Entleerungsstörung des Magens eine Änderung des Schmerzcharakters verbinden: Der zunächst rhythmisch auftretende, gut zu lokalisierende, auf Antacida nachlassende Schmerz weicht einem unbestimmten Völlegefühl, das nach Nahrungsaufnahme zunimmt. Magenplätschern beim nüchternen Patienten oder mehr als 6 Std nach der letzten Nahrungsaufnahme sowie schmerzhafte, durch die abgemagerte Bauchdecke hindurch bisweilen sichtbare „Steifungen" sind weitere Hinweise auf eine Entleerungsstörung. Nicht selten bringt ein absichtlich induziertes Erbrechen Erlösung von dem Dehnungsschmerz. Dehydratation und Elektrolytentgleisung bedingen eine zunehmende Reduzierung des Hautturgors, eine gesteigerte neuromuskuläre Erregbarkeit, Kraftlosigkeit, Ermüdbarkeit und Schwindel.

Einen verläßlichen Hinweis auf das Vorliegen einer Magenausgangsstenose gibt die Ausheberung von reichlich Nüchternsekret. Während normalerweise das Nüchternsekret selten 30 ml übersteigt, können bei Magenausgangsstenose fast immer über 100 ml Mageninhalt aspiriert werden. Eine korrekte Untersuchung der Säurekonzentration ist allerdings nur möglich, wenn der Mageninhalt nicht mit Nahrungsresten vermischt ist. Zumeist liegt bei Patienten mit Magenausgangsstenose durch die kontinuierliche Dehnung des Antrums eine basale Hypersekretion vor.

2. Diagnose

Die Röntgenuntersuchung zeigt die veränderte Gestalt, die veränderte Motorik und die veränderte Transportleistung des überdehnten Magens. Ein abundanter Sekretsee, das schneeflockenartige Absinken und eine hochgradige Verdünnung des Kontrastbreies, die Vermengung mit retiniertem Speisebrei sowie die verzögerte Pyloruspassage sind eindeutige Hinweise auf eine Passagebehinderung. Zur exakten Lokalisation des Geschwürs muß häufig eine Magenspülung vor der Röntgenuntersuchung vorgenommen werden. Mit der üblicherweise verabreichten Kontrastmittelmenge stellt sich zumeist lediglich der untere Magenpol in Form einer halben Ellipse dar. Die Stenose im Pylorusgebiet bedingt eine Ausweitung des Antrums auf der großen Kurvaturseite bei gleichzeitiger Verkürzung des Abstandes zwischen Angulus und Pylorus. Die anfängliche Hyperperistaltik weicht bald einer Atonie und Ektasie. Eine Pharmakoradiografie, z.B. mit Paspertin, zur Stimulation der peristaltischen Aktivität, erleichtert die Beurteilung der Funktion des Magenausganges. Spätaufnahmen nach 4, 6 und 24 Std lassen meist noch eine große Bariummenge im Magen erkennen.

3. Differentialdiagnose der Magenausgangsstenose

Treten Symptome und röntgenologische Zeichen einer Magenausgangsstenose mit dem ersten Ulcusschub auf, kann ein akutes Ulcus ad pylorum vermutet

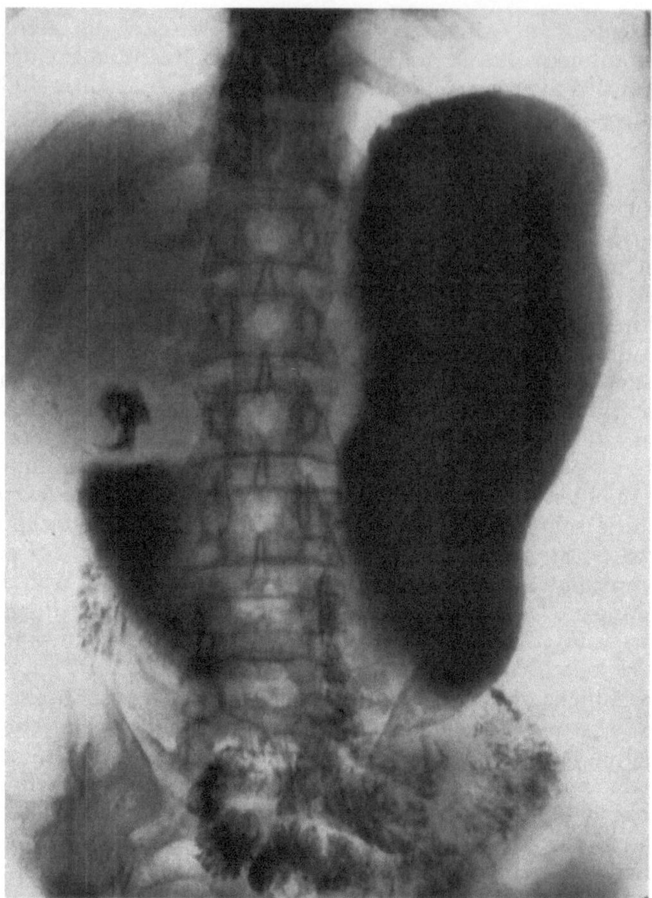

Abb. 43. Hochgradige Magenausgangsstenose durch Ulcus ad pylorum

Tabelle 13. Differentialdiagnose der Pylorusstenose (nach HAUBRICH)

	Peptisches Ulcus	Carcinom
Alter	30—60 (80 %)	40—70 (80 %)
Geschlecht	80 % Männer	65 % Männer
Säureverhältnisse	75 % Hyperchlorhydrie	60 % Achlorhydrie
Alkalose	häufig	selten
Tastbarer Tumor	nie	gelegentlich
sichtbare Stenoseperistaltik	in 50 %	selten
Röntgenzeichen:		
Magengröße	Eimermagen	meist wenig vergrößert
Pylorusdefekt	selten	fast immer vorhanden
Bulbus duodeni	Narbenbulbus	normal

werden. Bei älteren Patienten mit plötzlich auftretender Magenausgangsstenose muß jedoch in erster Linie an ein scirrhös lumenstenosierend wachsendes Antrumcarcinom gedacht werden. Ein durch den Pyloruskanal prolabierender Antrumpolyp, eine Magensyphilis und eine Magentuberkulose können gelegentlich eine Nahrungsretention bedingen. Eine Achlorhydrie spricht fast immer für das Vorliegen eines stenosierend wachsenden Carcinoms. Je größer der überdehnte Magen geworden ist, desto mehr ist dagegen an eine ulcusbedingte Stenose zu denken. Die Ektasie ist langsam entstanden und hat dabei einen hohen Grad erreicht. Durch die Pylorusstenose bedingt, kommt es gar nicht selten zum Auftreten sekundärer Magenulcera, die pylorusfern im Bereich der kleinen Kurvatur lokalisiert sind und die nicht als Ursache der Stase, sondern als deren Folge anzusehen sind (Tabelle 13).

4. Therapie

Im Vordergrund der therapeutischen Bemühungen steht der Ausgleich der Wasser- und Elektrolytstörungen. Durch das gehäufte Erbrechen kommt es neben

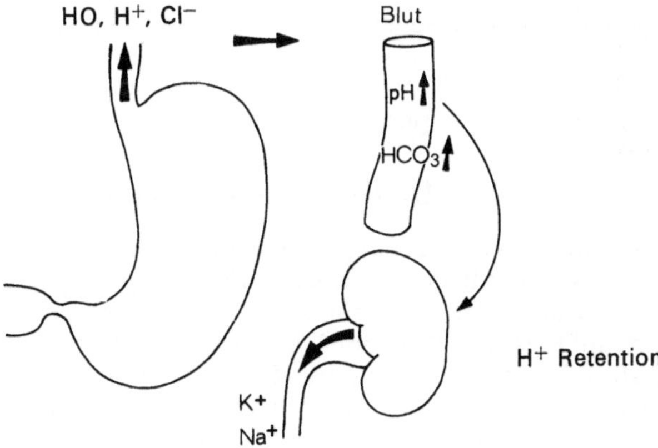

Abb. 44. Elektrolytstoffwechselstörung bei Magenausgangsstenose

einem Wasserverlust mit extracellulärer Dehydratation und Verminderung der Glomerulusfunktion zu einem Verlust von H-Ionen, der eine metabolische Alkalose mit Anstieg des Blut-pH und Bicarbonat bedingt. Der Verlust an Chloriden manifestiert sich in einer Hypochlorämie: Die fast immer nachweisbare Hypokaliämie ist weniger durch den Kaliumverlust beim Erbrechen, sondern durch eine vermehrte tubuläre K$^+$-Ausscheidung bedingt. Der Magen sezerniert beim Gesunden täglich rund 2,5 l Flüssigkeit, der überdehnte Magen sogar noch mehr Volumen, wobei gleichzeitig die orale Zufuhr wegen des gehäuften Erbrechens vom Patienten weitgehend eingestellt wird. Der Anstieg des Bicarbonats im Serum bewirkt eine verstärkte Ausscheidung über die Niere, wobei reichlich Natrium- und Kaliumionen verbraucht werden. Die Diurese dieser Kationen schließlich geht nur über eine verstärkte Wasserausscheidung. Der renale Kaliumverlust wird durch Austritt von intracellulärem Kalium ausgeglichen. Elektrolytbestimmung im Serum und EKG (intracelluläres Kalium) gewähren einen Überblick über das Ausmaß der Elektrolytverschiebung.

Die Behandlung der Dehydratation besteht in parenteraler Zufuhr isotoner Lösungen, meist in der Größenordnung von 3 bis 5 l. Solange noch keine Oligurie vorliegt, sollte reichlich Kalium zugeführt werden. Steht das Exkretionsvermögen

der Niere noch nicht fest, empfiehlt sich die Gabe von physiologischer Kochsalz-
lösung, wobei bis zu 100 mval Kaliumchlorid/24 Std zugesetzt werden können.
Eine 5%ige Glucoselösung verstärkt initial die Hypokaliämie. Bei ausgeglichener
Flüssigkeitsbilanz kann sie jedoch als Kaliumträger empfohlen werden.

Ein wichtiger Bestandteil der konservativen Therapie ist seit Kussmauls erster
Anwendung noch immer die Magenspülung mit physiologischer Kochsalzlösung.
Eine intermittierende Aspiration hat den Sinn, die überdehnte Magenmuskulatur
zu entlasten und die normale Peristaltik wieder herzustellen. Neben parenteraler
Ernährung kann bei einer Retention von weniger als 250 ml/Tag eine orale
Calorienzufuhr mit Formeldiäten, z. B. Biosorbin-MCT oder Vivasorb begonnen
werden. Unterstützt werden diese Maßnahmen durch eine konsequente konservative Ulcustherapie, wobei allerdings Anticholinergika wegen ihrer Hemmwirkung auf die Magenmotilität eher kontraindiziert erscheinen. Mit diesen Maßnahmen läßt sich eine akute Magenausgangsstenose, die durch akute Entzündung
und Begleitödem bedingt ist, in 2 bis 3 Wochen überwinden. Eine narbig bedingte
Magenausgangsstenose bedarf jedoch der chirurgischen Intervention.

Eine operative Behandlung sollte erst vorgenommen werden, wenn Wasser-
und Elektrolytstörung ausgeglichen sind. Dies geht aus der unterschiedlichen
Metalitätsziffer von 19% ohne ausreichende Wasser- und Elektrolytbilanz gegenüber 1,3% bei richtiger Vorbehandlung der Ulcusstenosen hervor (Goldstein,
1966). Eine Magenteilresektion nach Billroth II stellt in der Regel die Operation
der Wahl dar.

D. Der Sanduhrmagen

Ulcera der mittleren Magenabschnitte können zu einer narbigen Einschnürung
des Magens — ventriculus biloculatus — führen. Dem spastischen Sanduhrmagen
beim akuten Ulcus ventriculi in Magenmitte wird der anatomische Sanduhrmagen
durch Schrumpfungs- und Proliferationsprozesse der Magenwand gegenüber gestellt.
Die uhrglasförmige Deformierung des Magens bewirkt klinisch ein rasch eintretendes Völlegefühl nach Nahrungsaufnahme. Übelkeit, Inappetenz und Erbrechen
sowie auffällig laute Borborygmen sind kennzeichnend. Warum der Sanduhrmagen
fast nur bei Frauen zu beobachten ist, ist weitgehend ungeklärt. Röntgenologisch
ist der spastische Sanduhrmagen durch einen tiefen Geschwürskrater, der nicht
selten ins Ligamentum hepatogastricum penetriert, charakterisiert, auf den von
der großen Kurvatur aus eine spastische Einziehung wie mit einem Finger deutet.
Beim narbigen Sanduhrmagen nimmt dieser röntgenologisch eine charakteristische
B-Form ein. Die röntgenologische Differenzierung zwischen spastischer und narbiger Sanduhrdeformierung läßt sich leicht mittels Pharmakoradiografie (Buscopan, Morphin) erzielen. Bei der Magensekretionsanalyse findet sich zumeist eine
Normo- bis Hypochlorhydrie. Bei fehlender Säuresekretion muß der dringende Verdacht auf das Vorliegen eines Carcinoms geäußert werden, eine cytologische Untersuchung des Aspirates ist indiziert. Differentialdiagnostisch ist neben dem zirkulär
wachsenden Korpuscarcinom mit scirrhöser Schrumpfung der Magenmitte an eine
Magensyphilis, einen Kaskadenmagen sowie extragastrale Tumoren, vorwiegend
von der Bauchspeicheldrüse ausgehend, zu denken. Beim spastischen Sanduhrmagen ist eine konservative Ulcustherapie angezeigt, bei Fortdauern der Beschwerden oder bei narbiger Stenose eine Resektionsbehandlung.

E. Die Ulcusblutung

Ein Viertel aller Ulcus duodeni-Patienten muß wegen einer gastrointestinalen Blutung hospitalisiert werden, die sich durch Bluterbrechen oder Teerstuhl

manifestiert. Schon ein Verlust von 60 ccm Blut bedingt einen Teerstuhl. Der Blutung gehen häufig mehrere Tage mit Oberbauchbeschwerden voraus, nicht selten stellt jedoch die Blutung das erste Symptom eines Ulcus duodeni dar. Spiro (1970) nennt als Hinweis auf eine gastrointestinale Blutung das Verschwinden des Ulcusschmerzes durch die Pufferkapazität des ausgetretenen Blutes. Ein Blutverlust von über 1 l ist wahrscheinlich bei einer auffallend blassen Haut, einer Pulsfrequenz von über 100/min, einem Blutdruck von weniger als 100 mmHg systolisch, einem Hämoglobinwert unter 11 g-%, einem Harnstoff-N über 40 mg-% sowie einem Abfall des zentralen Venendrucks um 7 cm Wassersäule.

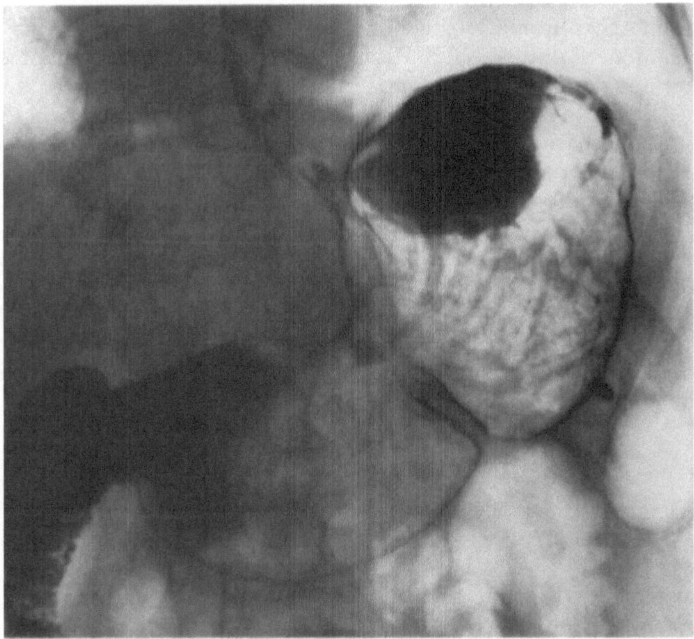

Abb. 45. Funktioneller Sanduhrmagen bei floridem Magenulcus

Unter den großen Blutungen aus dem Magen-Darmtrakt stehen gastroduodenale Ulcera nach Gall (1967) mit 49% mit Abstand an erster Stelle. Der gleiche Autor gibt in einer chirurgischen Sammelstatistik aus Veröffentlichungen der Jahre 1957 bis 1966 eine Incidenz von 32 bis 64,6% an. In einer großen Sammelstatistik an über 4000 Patienten des Central Middlesex Hospital fand Avery Jones (1969) akute und chronische peptische Ulcera bei über 80% der Patienten als Blutungsquelle. Nach Schiller (1970) gehen 15,1% aller Blutungen auf ein Ulcus ventriculi, 29% auf ein Ulcus duodeni zurück. Unter den Ulcus duodeni-Patienten scheint insbesondere die Blutgruppe 0 zur gastrointestinalen Blutung zu disponieren (Langman u. Doll, 1965; Schiller et al., 1970). Ferner sollen in den Monaten zwischen Oktober und März Ulcusblutungen gehäuft zu verzeichnen sein (Gardiner et al., 1966).

Bei der massiven Ulcusblutung handelt es sich fast immer um arterielle Hämorrhagien. Ulcera an der kleinen Kurvatur des Magens sowie an der Hinterwand des Bulbus duodeni bluten häufiger als Ulcera der Vorderwand. Die schwersten Blutungen gehen auf eine Arrosion der Arteria lienalis, der Arteria gastrohepatica und der Arteria coeliaca zurück. Als Blutungsquellen kommen jedoch auch folgende Gefäße in Betracht: Arteria coronaria superior dextra et sinistra, Arteria coronaria inferior dextra, Arteria coronaria inferior sinistra, Arteria gastroepiploica dextra, Arteria pancreatico-duodenalis und Arteria gastroepiploica sinistra. Die Blutung wird zumeist durch psychischen Stress, durch einen operativen Eingriff, ausgedehnte Verbrennungen, Alkoholabusus oder die Einnahme von Medikamenten wie Salicylaten, Phenylbutazon, Corticoiden oder Indomethacin begünstigt.

1. Klinik der Ulcusblutung

Die klinische Symptomatologie hängt weitgehend von der Menge des Blutverlustes und dem zirkulierenden Restvolumen ab. Symptome von seiten des Kreislaufs können dem Auftreten von Hämatemesis oder Teerstühlen um Stunden vorausgehen. Belastungsdyspnoe, Müdigkeit, Schwindel, Schwächegefühl, Durst und leichte Ermüdbarkeit sind die ersten Symptome einer gastrointestinalen Blutung. Bei massiven Blutungen bildet sich das klassische Bild eines Volumenmangelschocks aus mit Sistieren der Urinausscheidung. Gelegentlich wird die Blutung von einem sog. Blutungsfieber, das etwa 2 bis 5 Tage anhält und Temperaturen zwischen 38 und 39 °C erreicht, begleitet. Bei Auskultation des Abdomens ist fast immer eine Hyperperistaltik der mit Blut gefüllten Dünndarmschlingen zu hören. Bei älteren Patienten stehen gelegentlich als Symptome des Volumenmangels cerebrale Verwirrtheitszustände, Zeichen der coronaren Minderdurchblutung und eine beginnende Niereninsuffizienz bei eingeschränkter glomerulärer Filtration im Vordergrund.

2. Diagnostik der Ulcusblutung

Bei der Diagnostik der Ulcusblutung stehen zwei Probleme im Vordergrund:
1. Die Lokalisation der Blutungsquelle und die Frage der chirurgischen Intervention, sowie
2. das Ausmaß der Blutung und die Frage, ob die Blutung noch anhält.

Eine der einfachsten diagnostischen Maßnahmen mit relativ hoher Aussagekraft ist das Einführen einer Magensonde bei Patienten mit Teerstühlen. Wird bei diesen Patienten Blut aspiriert, ist die Blutungsquelle mit großer Wahrscheinlichkeit oberhalb des Treitzschen Bandes zu suchen. Läßt sich kein Blut oder Hämatin absaugen, ist eine aktive Blutungsquelle in Oesophagus und Magen wenig wahrscheinlich, sie kann jedoch im Duodenum lokalisiert sein. Die vor allem in den angelsächsischen Ländern gebräuchliche Fadensonde zur Lokalisation der Blutungsquelle hat sich bei uns nie recht durchsetzen können.

a) Notfallendoskopie

Nach Stabilisierung der Kreislaufverhältnisse empfiehlt sich eine endoskopische Untersuchung von Speiseröhre, Magen und Bulbus duodeni (Notfallendoskopie) in einem Arbeitsgang. Die Frage, ob vor jeder endoskopischen Untersuchung eine Eiswasserspülung des Magens, der nach Palmer (1961) auch ein therapeutischer Wert zukommen soll, vorgenommen werden muß, ist noch nicht eindeutig entschieden. Häufig läßt sich auch ohne diese zeitraubende Maßnahme der Magenspülung mit etwa 5 l Flüssigkeit die Blutungsquelle sichern, da bei Linksseitenlage des Patienten die kleine Kurvatur und der Bulbus duodeni gut zu übersehen sind, auch wenn der übrige Magen mit reichlich Blutcoageln gefüllt ist. Die Unter-

suchung sollte ohne weitere Prämedikation und ohne vorausgegangene Rachenanästhesie erfolgen, da die in ihrem Allgemeinbefinden häufig schon erheblich
beeinträchtigten Patienten nicht selten aspirieren.

Während noch vor einigen Jahren, als die technische Entwicklung lediglich eine
Inspektion des Oesophagus und Magens gestattete, Magenerosionen die häufigste
Blutungsquelle darstellten (KATZ et al., 1968; RÖSCH, 1970), hat sich bei gleich-
zeitiger Inspektion des Bulbus duodeni gezeigt, daß bei etwa 30% aller Patienten
mit Hämatemesis oder Teerstühlen ein Ulcus duodeni die Blutungsquelle darstellt
(KOCH et al., 1972). Nicht selten finden sich endoskopisch neben der aktuellen
Blutungsquelle noch Läsionen, die theoretisch ebenfalls als Blutungsquellen in
Frage gekommen wären. In einer umfangreichen prospektiven Studie an 1400 Pa-
tienten konnte PALMER (1969) z. B. bei etwa 50% aller endoskopisch untersuchten
Patienten potentielle Blutungsquellen nachweisen, die für die aktuelle Blutung
nicht in Frage kamen.

b) Röntgenuntersuchung

Die früher geübte Zurückhaltung vor einer Röntgenuntersuchung des oberen
Gastrointestinaltraktes nach vorausgegangener Blutung ist heute weitgehend
wieder verlassen worden. Eine Aussage läßt sich allerdings erst dann erzielen,
wenn der Magen sorgfältig von Blutresten gereinigt ist. Bei der Röntgenunter-

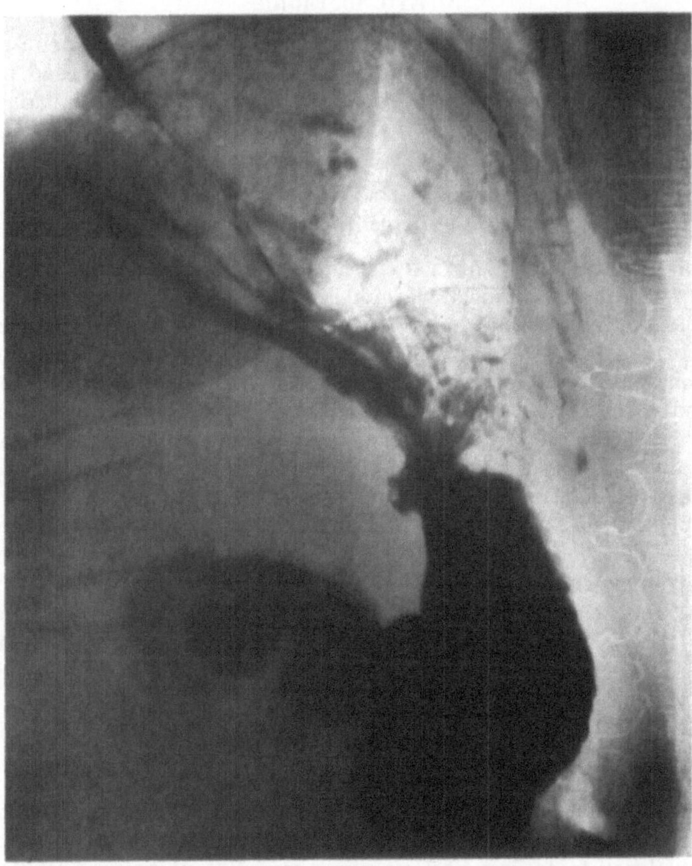

Abb. 46. Blutendes Ulcus ventriculi mit Gefäßfistel im Ulcusgrund

suchung sollte auf jede Palpation und Kompression verzichtet werden; bei instabilen Kreislaufverhältnissen muß die Untersuchung in Horizontallage ausgeführt werden. Die Befürchtung, daß der Ulcusgrund durch Blutcoagel weitgehend ausgefüllt ist, wird, wie Operationspräparate zeigen, nur selten objektivierbar sein. Hafter (1970) empfiehlt folgendes technisches Vorgehen bei der Röntgenuntersuchung nach Magenblutung: Man läßt den Patienten in Rückenlage einen Schluck Kontrastmittel trinken und sucht zunächst nach Varicen. Dann läßt man durch Rechtsdrehen des Patienten das Kontrastmittel aus dem Fornix entlang der kleinen Kurvatur ins Antrum fließen. Nach einer Aufnahme in Bauch-Rechtslage dreht sich der Patient wieder in Rückenlage, um eine Doppelkontrastdarstellung zu erreichen. Anschließend werden nach erneuter Kontrastmittelgabe Aufnahmen in Rücken-, Bauch-Rechts- und Bauchlage gemacht. Bei möglichst frühzeitigem Einsatz von Oesophagogastroskopie und Röntgenuntersuchung konnte Palmer (1969) in seiner bereits oben angeführten prospektiven Studie die Blutungsquelle in 93% lokalisieren. Entscheidend scheint hierbei ein kurzes Intervall zwischen Blutung und Diagnostik zu sein. Das Risiko ist bei beiden Untersuchungen verschwindend gering, auch wenn einschränkend gesagt werden muß, daß die Notfallendoskopie mit einem deutlich höheren Risiko belastet ist, als die routinemäßig durchgeführte endoskopische Untersuchung.

c) Arteriographie

Die Angiographie tritt bei Blutungen aus peptischen Läsionen weitgehend zurück, nicht zuletzt deshalb, weil die Ulcera häufig intermittierend bluten. Sie setzt einen Blutverlust von über 0,5 ml/min voraus und sollte erst dann durchgeführt werden, wenn die übrigen diagnostischen Maßnahmen keine eindeutige Lokalisation der Blutungsquelle zulassen.

3. Ausmaß der Blutung

Ob die Blutung bereits spontan sistiert hat oder ob es sich immer noch um eine aktive Blutung handelt, läßt sich fast immer endoskopisch klären. Die Bestimmung des Hämatokrits gibt Auskunft über das Ausmaß der Blutung. Der Hämatokritwert ist jedoch in seiner Wertigkeit sehr vorsichtig zu beurteilen. Unmittelbar nach einer massiven Blutung kann der Hämatokritwert noch normal sein, da noch keine Hämodilution erfolgt ist. Diese Verdünnung des Blutes durch Einströmen von Gewebswasser in die Blutbahn kann einige Tage in Anspruch nehmen und bewirkt ein kontinuierliches Abfallen des Hämatokritwertes, ohne daß daraus bereits auf eine anhaltende Blutung geschlossen werden darf. Auf der anderen Seite bietet bei Konstantbleiben der Hämatokritwert die Gewähr, daß die Blutung nicht andauert oder lebensbedrohliche Ausmaße annimmt. Die Bestimmung des Blutvolumens mit jodmarkiertem Serumalbumin dient wie die kontinuierliche Überwachung des zentralen Venendrucks einer besseren Erfassung der aktuellen Kreislaufsituation. Ein Abfall des zentralen Venendrucks zeigt sehr häufig eine Rezidivblutung an, bevor noch Blutdruck und Pulsfrequenz irgendwelche Veränderungen zeigen.

4. Therapie

Die Therapie der Ulcusblutung erfordert eine enge Zusammenarbeit zwischen Internisten und Chirurgen, um den günstigsten Zeitpunkt für eine Operation nicht zu verpassen. Wir halten eine Operation dann für indiziert, wenn

1. der Blutdruck trotz drei Blutkonserven von 500 ml weiter abfällt,
2. nach drei Blutkonserven innerhalb von 8 Std weitere 500 ml benötigt werden,

3. wenn die Blutung innerhalb von 24 Std nicht zum Stillstand gekommen ist,

4. wenn es sich um ein chronisches Magengeschwür bei einem über 40jährigen Patienten handelt,

5. wenn starke Schmerzen eine Perforation oder Penetration wahrscheinlich machen,

6. wenn eine Rezidivblutung vorliegt.

Selbstverständlich werden diese Kriterien nicht allzu schematisch angewandt.

Am Anfang der therapeutischen Bemühungen beim Patienten mit einer Ulcusblutung steht die Aufrechterhaltung der Kreislaufverhältnisse. Als allgemeine Regel kann gelten, daß bei einer Pulsfrequenz von über 120 oder einem Aufnahmehämatokrit von unter 30% Bluttransfusionen erforderlich sind. Bis Blut, am besten Frischblut, zur Verfügung steht, leisten Plasma oder Plasmaexpander gute Dienste. Bei älteren Patienten ist gewaschenen Erythrocyten der Vorzug zu geben, um den Kreislauf nicht mit Flüssigkeit zu überlasten. Nach 6 bis 8 Konserven empfiehlt sich die intravenöse Gabe von 10 ml einer 10%igen Calciumgluconatlösung. Da eine gastrointestinale Blutung den Patienten sehr beunruhigt, sollte eine Sedierung mit Barbitursäurepräparaten erfolgen. In den angelsächsischen Ländern hat sich die 4- bis 6stündige Gabe von 120 bis 200 mg Phenobarbital bewährt.

Die Nulldiät unter calorienarmer Diät nach SIPPY, LENHARTZ oder KALK ist inzwischen uneingeschränkt nach dem Vorschlag von MEULENGRACHT einer calorienreichen Ernährung in 1- bis 2stündigem Intervall gewichen. Wenn die Flüssigkeit und Elektrolytbilanz nicht durch eine parenterale Ernährung ausgeglichen wird, empfiehlt sich die stündliche Gabe von 100 bis 200 ml mit einem Antacidum angereicherter Milch oder leichter Kost.

Die Mehrzahl der Ulcusblutungen sistieren unter einer konservativen Therapie. Nicht wenige Patienten verbluten jedoch, wenn die Blutungsquelle nicht operativ angegangen wird. Die Operation der Wahl beim chronischen Magengeschwür stellt die partielle Gastrektomie dar, beim Ulcus duodeni wird von vielen Autoren einer Vagotomie mit Pyloroplastik und Umstechung des blutenden Gefäßes (READ et al., 1965) der Vorzug gegeben.

Die Prognose der Ulcusblutung hängt von verschiedenen Faktoren, wie Alter, Größe und Lokalisation des Geschwürs, Blutungsrezidiv und komplizierenden Faktoren wie kardiale, pulmonale und renale Insuffizienz zusammen. Der größte Einfluß kommt hierbei wohl dem Alter der Patienten zu, wobei sich jenseits des 60. Lebensjahres ein scharfer Anstieg der Mortalitätskurve findet. So berichtet SCHILLER (1970) bei Patienten, die jünger als 40 Jahre waren, über eine Mortalität von 2,7%, bei der Altersgruppe zwischen 40 und 59 von 4,8%, zwischen 60 und 79 von 13,5% jenseits des 80. Lebensjahres von 17,9%. Die Prognose hängt ferner von der Anzahl der Blutungsepisoden ab und steigt bei wiederholter Blutung auf über 20% an.

Beim blutenden Stressulcus wird im allgemeinen einer konservativen Therapie der Vorzug gegeben, da der kleinstmögliche Eingriff angestrebt werden muß. Nur bei raschem Blutverlust ist eine einfache Gastroduodenotomie mit Umstechung des blutenden Ulcus als effektivste Behandlungsmethode im Vergleich zu Magenresektion oder Vagotomie indiziert (ROTH, 1970; KUNZMAN, 1970).

Bei sorgfältiger Überwachung des Patienten scheinen keine wesentlichen Unterschiede zwischen konservativer und operativer Therapie bei der massiven Blutung zu bestehen: ENQUIST (1965) nennt eine Mortalität von 19,8% bei konservativer Therapie, 16,5% bei sofortigem operativem Vorgehen und 14,1% bei selektivem chirurgischem Eingriff.

Bei konservativem Vorgehen ist bei 25% der Patienten mit einer Rezidivblutung zu rechnen (SPIRO, 1970), wer ein zweites Mal blutet, hat mit einer Wahrscheinlichkeit von 66% mit einer dritten Blutung zu rechnen. Diese Zahlen sprechen für ein operatives Vorgehen bei der Ulcusblutung, zumal Jordan (1959) bei einer 4¹/₂jährigen Nachbeobachtungszeit bei 85% der Operierten kein Blutungsrezidiv, jedoch bei 73% der konservativ Behandelten ermitteln konnte.

Postoperative Rezidivblutungen sind nicht selten; die Literaturangaben stammen alle noch aus der Zeit, wo eine endoskopische Lokalisation der aktuellen Blutungsquelle noch nicht vorgenommen wurde. Ivy (1950) glaubt, daß Patienten, die vor dem operativen Eingriff geblutet haben, doppelt so häufig postoperativ bluten wie Patienten, die aus anderer Indikation operiert werden. Nach Langman (1965) bluteten 33% der Patienten erneut postoperativ, die bereits vor der Operation geblutet hatten. Donaldson (1965) nennt ähnliche Zahlen nach subtotaler Gastrektomie mit einer Rezidivquote von 20% innerhalb von 5 Jahren.

Letztlich ist die Entscheidung über das therapeutische Vorgehen vom Einzelfall abhängig, wobei immer wieder Patienten mit rezidivierenden gastrointestinalen Blutungen zur Beobachtung gelangen, die die obengenannten Kriterien für ein chirurgisches Vorgehen nicht erfüllen und die mit zwei bis drei Blutkonserven auskommen.

5. Komplikationen nach einer Ulcusblutung

Im Gefolge einer massiven gastrointestinalen Blutung können sich Augenhintergrundsveränderungen einstellen, die teils passager, teils permanent sind. Pears (1960) hat auf ein Papillenödem, Retinablutungen und ein Exsudat hingewiesen, das sich klinisch nicht bemerkbar macht, für Tage bis einige Wochen persistiert und folgenlos abheilt. Vom fundoskopischen Aspekt sind die Veränderungen nicht von denen beim malignen Hypertonus zu unterscheiden. Folgenschwerer ist eine akute Erblindung zwischen dem 3. und 7. Tag nach der Blutung (Ivy, 1950; Jennings, 1965), die einseitig, beidseitig, partiell oder vollständig sein kann und zumeist mit ischämischen cerebralen Erscheinungen einhergeht. Die Pupillen sind starr und dilatiert, der Augenhintergrund kann unauffällig sein, häufiger findet sich eine ischämische Neuritis N. optici oder ein Papillenödem. Während die erstgenannte Komplikation nur selten diagnostiziert wird, nicht zuletzt deshalb, weil es sich um eine passagere Erscheinung handelt, ist der Schaden bei der seltenen Atrophie des Sehnerven irreparabel.

Literatur

I. Ätiologie des peptischen Geschwürs. — II. Pathologische Anatomie des peptischen Ulcus

Aird, T., Bentall, H. H., Roberts, J. A. F.: Relationship between cancer of the stomach and the ABO blood groups. Brit. med. J. 1953 I, 799

Alvarez, A. S., Summerskill, W. H. J.: Gastrointestinal hemorrhage and salicylates. Lancet 1958 II, 920

Alvarez, W. C., McCarthy, W. C.: Sizes of resected gastric ulcers and gastric carcinomas. J. Amer. med. Ass. 91, 226 (1924)

Anton, A. H., Woodward, E. R.: High levels of blood histamine and peptic ulcer. Arch. Surg. 92, 96 (1966)

Askanazy, M.: Über Bau und Entwicklung des chronischen Magengeschwürs sowie Soorpilzbefunde in ihm. Virchows Arch. path. Anat. 234, 111 (1921)

Atwater, E. C., Mongan, E. S., Weiche, D. R., Jacox, R. F.: Peptic ulcer and rheumatoid arthritis. Arch. intern. Med. 115, 184 (1965)

Baron, A.: Zit. in Henning, N., Demling, L.: Das experimentelle Ulkus. In Boller, R.: Der kranke Magen. München: Urban und Schwarzenberg 1950

Bauer, J.: Is susceptibility to peptic ulcer inherited? Gastroenterology 16, 781 (1950)

Baronofsky, J. D., Wangensteen, O. E.: The experimental production of erosion or ulcer (gastric and/or duodenal) by the intravenous injection of small amounts of fat in animals. Bull. Amer. Coll. Surg. 30, 58 (1945)

Baronofsky, J. D.: An experimental evaluation of ligation of stomach vessels for peptic ulcer. Gastroenterology 10, 301 (1948)

BARRERAS, R. F., DONALDSON, R. M.: Role of gastric hypersecretion, parathyroid adenoma in peptic ulcer. New Engl. J. Med. **276**, 1122 (1967)

BECKER, V.: Die fibrinoide Nekrosezone beim Ulcus ventriculi. Leber, Magen, Darm **2**, 241 (1972)

BERG, B. N.: Gastric ulcers produced experimentally by vascular ligation. Arch. Surg. **54**, 58 (1947)

BERG, M.: The experimental production and treatment of peptic ulcers. A review of the literature. Amer. J. dig. Dis. **16**, 35 (1949)

BERGMANN, G. v.: Funktionelle Pathologie, eine klinische Sammlung von Ergebnissen und Anschauungen einer Arbeitsrichtung. Springer: Berlin 1936

BERNHARD, C.: Lesons de physiologie experimentale appliquée à la médicine. Paris: J. B. Bailliere, 1856

BILLROTH, TH.: Über Duodenalgeschwüre bei Septicämie. Wien. med. Wschr. **17**, 705 (1867)

BLOMQUIST, H. E.: Location of metaplasia in relation to duodenal and gastric ulcer. Ann. Med. intern. Fenn. **43**, 241 (1954)

BONFILS, S., HARDOUIE, J. P., BOUREL, M.: L'ulcère gastrique du rat par l'ingestion de phenylbutazone. C.R. Soc. Biol. (Paris) **147**, 2016 (1953)

BONFILS, S., LIEFOOGHE, G., LAMBLING, A.: L'ulcère de contrainte du rat blanc. Modifications de la frequence lesionnells par differents procedes peratoires et pharmacodynamiques. C.R. Soc. Biol. (Paris) **151**, 1149 (1957)

BOUDREAU, R. P., HARVEY, J. P., ROBBINS, S. L.: Anatomic study of benign and malignant gastric ulcerations. J. Amer. med. Ass. **147**, 347 (1941)

BOYLE, J. D.: Multiple gastric ulcers. Gastroenterology **61**, 628 (1971)

BRIHAYE, J., KIEKENS, R., VAN DER VOORT, G., DE ROY, G., DESNEUX, J. J., SNOECK, J. M.: Les ulcerations digestives dans les etats de stress. Acta chir. belg. Suppl. 1, 7 (1966)

BRODIE, D. A., VALITSKI, L. S.: Production of gastric hemorrhage in rats by multiple stresses. Proc. Soc. exp. Biol. (N.Y.) **113**, 998 (1963)

BRODIE, D. A.: Neurogenic factors in experimental peptic ulceration. In: SKORYNA, S. C.: Pathophysiology of peptic ulcer. Montreal: McGill University Press 1963

BRODIE, D. A.: The mechanism of gastric hyperacidity produced by pyloric ligation in the rat. Amer. J. dig. Dis. **11**, 231 (1966)

BRODIE, D. A., CHASE, B. J.: Role of gastric acid in aspirin-induced gastric irritation in the rat. Gastroenterology **53**, 604 (1967)

BRODIE, D. A.: Experimental peptic ulcer. Gastroenterology **55**, 25 (1968)

BROOKS, F. P., SANDWEISS, D. J., LONG, J. F.: Relationship between peptic ulcer and coronary occlusion. Amer. J. med. Sci. **245**, 277 (1963)

BÜCHNER, F., SIEBERT, P., MOLLOY, P. J.: Über experimentell erzeugte akute peptische Geschwüre des Rattenvormagens. Beitr. path. Anat. **81**, 391 (1928)

BYRNES, D. J., YOUNG, J. D., CHISHOLM, D. J., LAZARUS, L.: Serum gastrin in patients with peptic ulceration. Brit. med. J. **1970 II**, 626

CAMERER, SCHLEICHER, Die Bedeutung der Erbveranlagung für die Entstehung einiger häufig vorkommender Krankheiten nach Anamnesen von 1500 Zwillingspaaren. Erbarzt **75**, (1935)

CAMPBELL, D. W., MARKS, L. J., KARGER, R.: Effect of surgical operation on the plasma clearance of injected prednisolone. Ann. Surg. **152**, 22 (1060)

CAPPER, W. M., BUTLER, T. J., BUCKLER, K. G., HALLETT, C. P.: Variations in size of the gastric antrum: measurement of alkaline area associated with ulceration and pyloric stenosis. Ann. Surg. **163**, 281 (1966)

CARD, W. L., MARKS, I. N.: The relation between the acid output of the stomach following maximal histamine stimulation and the parietal cell mass. Clin. Sci. **19**, 147 (1960)

CHAPMAN, B. L., DUGGAN, J. M.: Environmental factors and the Australian gastric ulcer change. Med. J. Aust. **23**, 1179 (1969)

CHAPMAN, M. L., WERTHER, J. L., RUDICK, J., JANOWITZ, H. D.: Pentagastrin infusion-glycine instillation as a measure of acid absorption in the human stomach: comparison to an instilled acid load. Gastroenterology **63**, 962 (1972)

CLARK, D. H.: Peptic ulcer in women. Brit. med. J. **1953 I**, 1254

CLARKE, C. A., EVANS, D. A. P., McCONNELL, R. B., SHEPPARD, P. M.: Secretion of blood group antigens and peptic ulcer. Brit. med. J. **1956 II**, 725

CLARKE, C. A., PRICE EVANS, D. A., McCONNELL, R. B., SHEPPARD, P. M.: Secretion of blood groups. Antigens and peptic ulcer. Brit. med. J. **1959 I**, 603

CLEMENCON, G.: Gastroscopic morphology of benign gastric ulcer. Endoscopy **2**, 201 (1970)

COHNHEIM, J.: Untersuchungen über embolische Prozesse. Berlin 1872

COOKE, A. R., GOULSTON, K.: Failure of intravenous aspirin to increase gastrointestinal blood loss. Brit. med. J. **1969 III**, 330

Cox, A. J., Jr., Barnes, V. R.: Experimental hyperplasia of stomach mucosa. Proc. Soc. exp. Biol. (N.Y.) **60**, 48 (1945)

Cox, A. J., Jr.: Stomach size and its relation to chronic peptic ulcer. Arch. Path. **54**, 407 (1952)

Crean, G. P.: Hyperplasia of the gastric mucosa. In: Non-insulin producing tumors of the pancreas (Demling, L., Ottenjann, R., Eds.). Stuttgart: Thieme 1968

Cummins, A. J.: Zit. in Bockus, H. L.: Gastroenterology. Philadelphia: Saunders 1963

Cummings, G. M., Grossman, M. I., Ivy, A. C.: A study on the time of healing of peptic ulcer in a series of sixty-nine cases of duodenal and gastric craters. Gastroenterology **54**, 735 (1968)

Curling, T. B.: On acute ulceration of the duodenum in cases of burn. Trans. med. Soc. Lond. **25**, 260 (1842)

Curt, J. R. N., Pringle, R.: Viscosity of gastric mucus in duodenal ulceration. Gut **10**, 931 (1969)

Cushing, H.: Peptic ulcer and the interbrain. Surg. Gynec. Obstet. **55**, 1 (1932)

Cutting, W. C., Dodds, E. C., Noble, R. L., Williams, P. C.: Pituitary control of alimentary blood flow and secretion. The effect of posterior pituitary extract on the alimentary secretions in intact animals. Proc. roy. Soc. B **123**, 27 (1937)

Danilevski, A. J.: Arb. d. XI. Kongr. russ. Naturf. u. Ärzte, 1901

Davenport, H. W.: Gastric mucosal injury by fatty and acetylic acid. Gastroenterology **46**, 245 (1964)

Davenport, H. W.: Is the apparent hyposecretion of acid by patients with gastric ulcer a consequence of a broken barrier to diffusion of hydrogen ions into the gastric mucosa. Gut **6**, 513 (1965)

Davenport, H. W.: Salicylate damage to the gastric mucosal barrier. New Engl. J. Med. **276**, 1307 (1967)

Davenport, H. W.: Gastric mucosal hemorrhage in dogs. Effects of acid, aspirin and alcohol. Gastroenterology **56**, 439 (1969)

Deelman, H. T.: Zur Morphogenese der Ulkuskrankheit. Ciba Symposium **7**, 106 (1959)

Delaney, J. P., Cheng, J. W. B., Butler, B. A., Ritchie, W. R.: Gastric ulcer and regurgitation gastritis. Gut **11**, 715 (1970)

Demling, L.: Eine neue Methode zur Erfassung der arteriellen Durchblutung des menschlichen Magens. Verh. dtsch. Ges. inn. Med. **61**, 161 (1955)

Demling, L., Classen, M.: Einfluß gastrointestinaler Hormone auf Säuresekretion und Schleimhautdurchblutung des menschlichen Magens. In: Gregor, O., Riedl, O. (Eds.): Modern Gastroenterology. Stuttgart: Schattauer 1969

Demling, L., Classen, M., Koch, H., Kozu, T.: Duodeno-Jejunoskopie heute. Fortschr. Med. **89**, 359 (1971)

Djahanguiri, B., Hemmati, S., Sadeghi, D., Firouzabadi, A.: The prevention of acute gastric ulcer in the rat by α-methyldopa. Med. Pharmacol. Exp. **17**, 427 (1967)

Dodds, E. C., Hills, G. M., Noble, R. L., Williams, P. C.: The posterior lobe of the pituitary gland. Its relationship to the stomach and to the blood picture. Lancet **1935 I**, 1099

Domschke, W., Domschke, S., Classen, M., Demling, L.: Some properties of mucus in patients with gastric ulcer: the effect of treatment with carbenoxolone sodium. Scand. J. Gastroent. **7**, 647 (1972)

Du Plessis, D. J.: Pathogenesis of gastric ulceration. Lancet **1965 I**, 974

Dyck, P. W., Werther, J. L., Rudick, J., Janowitz, H. D.: Electrolyte movement across canine antral and fundic gastric mocosa. Gastroenterology **56**, 488 (1969)

Ellison, E. H., Abram, J. S., Smith, D. J.: A postmortem analysis of 812 gastroduodenal ulcers found in 20.000 consecutive autopsies with emphasis on associated endocrine diseases. Amer. J. Surg. **97**, 17 (1959)

Ellison, E. H., Wilson, S. D.: The Zollinger-Ellison syndrome: reappraisal and evaluation of 260 registered cases. Ann. Surg. **160**, 512 (1964)

Ellison, L. T., Ellison, R. G., Carter, C. H., Daniell, D., Moore, V. A.: Role of hypercapnia and hypoxia in etiology of peptic ulceration in patients with chronic obstructive pulmonary disease. Amer. Rev. resp. Dis. **89**, 909 (1964)

Emas, S.: Gastric acid secretion in sympathectomized gastric fistula cats, before and after reserpine treatment and in gastric fistula cats during guanethidine treatment. Acta physiol. scand. **60**, 57 (1964)

Emas, S., Grossman, M. I.: Production of duodenal ulcers by infusion of the porcine gastrin. Gastroenterology **52**, 959 (1967)

Emery, D. G.: Indomethacin and duodenal ulcer. Brit. med. J. **1967 III**, 312

Engel, F. L.: Addison's disease and peptic ulcer. J. clin. Endocr. **15**, 1300 (1955)

Evans, D. A. R.: Genetic factors in the etiology of duodenal ulcer. Gastroenterology **40**, 371 (1961)

Fainer, D. C., Halsted, J. A.: Sources of upper alimentary tract hemorrhage in cirrhosis of the liver. J. Amer. med. Ass. 157, 413 (1955)

Fogelman, M. J., Grossman, M. I., Ivy, A. C.: Further studies on the effect of continous intragastric infusion of acid and pepsin. Surgery 25, 60 (1949)

Franco-Browder, S., Masson, G. M. C., Corcoran, A. C.: Induction of acute gastric lesions by histamine liberators in rats. J. Allergy 30, 1 (1959)

Friedländer, C.: Über die Arteriitis obliterans. Zbl. med. Wiss. 4, 65 (1876)

Friedmann, M. H. F.: The response of different regions of the gastrointestinal tract to normal and abnormal stimuli. J. nat. Cancer Inst. 13, 1035 (1953)

Gear, M. W. L., Truelove, S. C., Whitehead, R.: Gastric ulcer and gastritis. Gut 12, 639 (1971)

Gensel, E.: Antipepsin als Ursache der Nichtselbstverdauung des Magens. Inaugur. Diss., St. Petersburg 1903; Jahrb. Physiol. 12, 212 (1903)

Gheorghiu, Th.: Klinisch experimentelle Untersuchungen zur Pathogenese des hepatogenen Ulkus. Bedeutung der Sekretionsstörungen der Magen-Mukosasubstanzen. Habilitationsschrift, Köln 1972

Gliedman, M. L., Girardet, R., Karlson, K. E.: Gastroduodenal congestion and the ulcer diathesis. Surgery 58, 638 (1965)

Göksen, Y., Hardy, J. D.: Prevention of steroid ulcerogenesis by vagotomy in dogs. Surg. Gynec. Obstet. 126, 547 (1968)

Gold, N. I., Singleton, E., Macfarlane, D. A., Moore, F. D.: Effects of adrenocorticotropin and complex trauma in the human. J. clin. Invest. 37, 813 (1958)

Good, R. A., Vernier, R. L., Smith, R. T.: Serious untoward reactions to therapy with cortisone and adrenocorticotropin in pediatric practice. Pediatrics 19, 95 (1957)

Gregory, R. A.: Gastric secretory responses after portal venous ligation. J. Physiol. (Lond.) 144, 123 (1958)

Gregory, R. A., Tracy, H. J., French, J. M., Sircus, W.: Extraction of a gastrin-like substance from a pancreatic tumor in a case of Zollinger-Ellison syndrome. Lancet 1960 I, 1045

Haelzel, F., da Costa, E.: Production of peptic ulcers in rats and mice by diets deficient in protein. Amer. J. dig. Dis. 4, 325 (1937)

Harjola, P. T., Sivula, A.: Gastric ulceration following experimentally induced hypoxia and hemorrhagic shock. In vivo study of pathogenesis in rabbits. Ann. Surg. 163, 21 (1966)

Hauser, G.: Die peptischen Schädigungen des Magens, Duodenum und der Speiseröhre und das peptische postoperative Jejunalgeschwür. In: Henke, P., Lubarsch, O.: Handbuch der speziellen pathologischen Anatomie und Histologie, Bd. IV, Teil 1. Springer: Berlin 1926

Haverback, B. I., Bogdanski, D. F.: Gastric mucosal erosions in the rat following administration of the serotonin precursor 5-hydroxytryptophan. Proc. Soc. exp. Biol. (N.Y.) 95, 392 (1957)

Hay, L. J., Varco, R. L., Code, D. F.: The experimental production of gastric and duodenal ulcers in laboratory animals by the intramuscular injection of histamine in beeswax. Surg. Gynec. Obstet. 75, 170 (1942)

Himal, H. S., Young, S. B., Rudick, J., Werther, J. L., Janowitz, H. D.: Ionic flux across the duodenal mucosa: effects of varying concentrations of acid. Gastroenterology 58, 959 (1970)

Hoffmann, V.: Das Magen-Zwölfingerdarmgeschwür, wesentlich eine Durchblutungsstörung — kein Ulcus pepticum. Münch. med. Wschr. 104, 1679 (1962)

Hollander, F.: The two-component mucous barrier. Arch. intern. Med. 93, 107 (1954)

Holle, G., Schauer, A., Fellner, K.: On the effect of selective proximal vagotomy on the parietal cells in duodenal and gastric ulcers. Acta hepato-gastroent. 1, 144 (1972)

Hoon, J. R.: Aspirin gastritis examined with intragastric photography. Industr. Med. 38, 52 (1969)

Hunter, J.: Essays and observations on natural history, anatomy, physiology, psychology and geology. London: J. Vavooret 1861

Hurst, A. F., Stewart, M. J.: Gastric and duodenal ulcer. London: Oxford University Press 1929

Ivy, A. C., Grossman, M. I., Bachrach, W. H.: Peptic ulcer. Philadelphia-Toronto: Blakiston & Co. 1950

Ivey, K. J., DenBesten, L., Clifton, J. A.: Effect of bile salts on ionic movement across the human gastric mucosa. Gastroenterology 59, 683 (1970)

Jackson, R. H., Blair, E. L., Dawson, P. J., Reed, J. D., Watts, W. P. T.: Gastrin activity of tumour tissue in a child with the Zollinger Ellison syndrome. Lancet 1963 II, 908

Jacobson, E. D., Linford, R. H., Grossman, M. I.: Gastric secretion in relation to mucosal blood flow studied by a clearance technic. J. clin. Invest. 45, 1 (1966)

Janowitz, H. D.: Effect of cortisone and corticotropin on healing of gastric ulcer: experimental study. Gastroenterology **34**, 11 (1958)
Jenny, M., Träbert, E., Bircher, J. B., Akovbiantz, A.: Das akute postoperative gastroduodenale Stressulkus. Schweiz. med. Wschr. **98**, 1507 (1968)
Jonsson, S. O.: Spätresultate von Billroth I. Acta chir. scand. **78** (1936)
Judd, E. S.: Experimental production of peptic ulcers with caffeine. Bull Amer. Coll. Surg. **28**, 46 (1943)
Kahn, J. R.: Absence of peptic ulcer in pernicious anemia. Amer. J. med. Sci. **194**, 463 (1937)
Kalk, H.: Über die Erblichkeit von Krankheiten des Verdauungskanals. Dtsch. med. Wschr. **2**, 1465 (1934)
Katsch, G., Pickert, H.: Die Krankheiten des Magens. In: Handbuch der Inneren Medizin (v. Bergmann, G., Frey, W., Schwiegk, H., Hrsg.) Berlin-Göttingen-Heidelberg: Springer 1953
Katz, D., Siegel, H.: Erosive gastritis and acute gastrointestinal mucosal lesions. In: Progress in gastroenterology, Vol. I (Jerzy-Glass, G. B., Ed.). New York-London: Grune and Stratton 1968
Kawai, K., Takada, H., Masuda, M.: On the genesis of the gastric linear ulcer observed endoscopically. Proc. 1st Congress Int. Soc. Endoscopy, Tokyo 1966
Kawai, K., Murasaki, K., Misaki, F.: Endoscopic observation of the gastric ulcer. Endoscopy **1**, 97 (1969)
Keller, A. D.: Ulceration of the digestive tract of the dog following intracranial procedures: preliminary study. Arch. Path. **1**, 165 (1936)
Keller, R. J., Wolf, B. S., Khilnani, M. T.: Roentgen features of healing and healed benign gastric ulcers. Radiology **97**, 353 (1970)
Kern, F., Lukens, J. G., Clark, G. M.: Peptic ulceration occuring during therapy for rheumatoid arthritis. Gastroenterology **33**, 25 (1958)
Kim, Y. S., Kerr, R., Lipkin, M.: Cell proliferation during the development of stress erosion in mouse stomach. Nature (Lond.) **213**, 1180 (1967)
Kimura, K., Takemoto, An endoscopic recognition of the atrophic border and its significance in chronic gastritis. Endoscopy **1**, 87 (1969)
Kirksey, C. T., Moncrief, J. A., Pruitt, B. A., O'Neill, J. A.: Gastrointestinal complications in burns. Amer. J. Surg. **116**, 627 (1968)
Kirsh, I. E., Brendel, T.: Importance of giant duodenal ulcer. Radiology **91**, 14 (1968)
Kirsner, J. B.: Hormones and peptic ulcer. Bull. N.Y. Acad. Med. **29**, 477 (1953)
Kirsner, J. B., Ford, H.: Phenylbutazone studies on the stimulation of gastric secretion and the formation of peptic ulcer in man. Gastroenterology **29**, 1 (1955)
Kirsner, J. B.: Peptic ulcer. Gastroenterology **54**, 611 (1968)
Kleitsch, W. P.: Fatal gastric hemorrhage following aureomycin. Amer. J. dig. Dis. **18**, 166 (1951)
Koch, E.: Mukoviszidose und Ulcus pepticum. In: Koch, E., Bohn, H., Koch, F.: Mucoviscidosis. Zystische Pankreasfibrose. Stuttgart: Schattauer 1964
Köster, K. H., Sindrup, E., Seele, V.: ABO blood group and gastric acidity. Lancet **1955 II**, 52
Konjetzny, G. E.: Die Entzündungen des Magens. In: Henke, P., Lubarsch, O.: Handbuch der speziellen pathologischen Anatomie und Histologie. Springer Berlin: 1928
Konjetzny, G. E.: Die Geschwürsbildung im Magen, Duodenum und Jejunum. Stuttgart: F. Enke 1947
Konturek, S. J., Dubiel, J., Gabrys, B.: Effect of exclusion, acidification and excision of the duodenum on gastric secretion and the production of pentagastrin-induced peptic ulcers in cats. Gastroenterology **56**, 703 (1969)
Konturek, S. J., Solomon, T. E., McCreight, W. G., Johnson, L. R., Jacobson, E. D.: Effects of nicotine on gastrointestinal secretions. Gastroenterology **60**, 1098 (1971)
Kroeker, E. J.: Pulmonary emphysema and peptic ulcer. Med. Clin. N. Amer. **50**, 479 (1966)
Kronberger, L.: Über pH-Veränderungen im Duodenum nach einem sauren Probetrunk beim Gesunden und beim Ulkuskranken. Med. Klin. **59**, 1934 (1964)
Kuiper, D. H., Overholt, B. F., Fall, D. J., Pollard, H. M.: Gastroscopic findings and fecal blood loss following aspirin administration. Amer. J. dig. Dis. **14**, 761 (1969)
Kyle, J., Welbourn, R. B., Nevin, H. O.: The effect of histamine on gastric secretion and ulceration in the pylorus-ligated rat. Gastroenterology **30**, 593 (1956)
Lambert, R., Truchot, R., Andre, C., Chayvialle, J. A.: A histological study of glycoproteins in the gastric mucosa of restrained rats. In: Peptic ulcer (Pfeiffer, C. J., Ed.). Copenhagen: Munksgaard 1971

LANGMAN, M. J. S., DOLL, R.: ABO blood group and secretor status in relation to clinical characteristics of peptic ulcers. Gut **6**, 270 (1965)

LEBEDINSKAJA, S.: Über die Magensekretion bei Eckschen Fistelhunden. Z. ges. exp. Med. **88**, 264 (1933)

LIE, T. S.: Steroid ulcers: their pathogenesis, incidence, localization and sex distribution. Zbl. Chir. **93**, 306 (1968)

LITTHAUER, M.: Experimentelle Untersuchungen zur Pathogenese des runden Magengeschwürs. Virchows Arch. path. Anat. **195**, 317 (1909)

LORENZ, W., FEIFEL, G.: Neue Gesichtspunkte zur Pathogenese des Stress- und Steroidulkus. Dtsch. med. Wschr. **95**, 1848 (1970)

LOVGREN, O., ALLANDER, E.: Indomethacin and peptic ulcer. Brit. med. J. **1965** I, 996

LUMSDEN, K., MAC LARNON, J. C., DAWSON, J.:Giant duodenal ulcer. Gut **11**, 592 (1970)

LYNCH, T. A., HIGHLEY, W. L., WORTON, A. G.: Pantothenyl alcohol effect on delta-1-cortisol induced gastric ulcers. J. pharm. Sci. **51**, 529 (1962)

MAKISHIMA, K.: Beitrag zur Erkenntnis der Ulkusentstehungspathogenese. Über zwei interessante Fälle von Magengeschwür. Langenbecks Arch. klin. Chir. **187**, 87 (1937)

MANGOLD, R.: Combined gastric and duodenal ulceration. Brit. med. J. **1958** IV, 1193

MANN, F. C., WILLIAMSON, C. S.: The experimental production of peptic ulcer. Ann. Surg. **77**, 409 (1923)

MARANON, G., SALA, P., ARGUELLES, G.: Digestive symptoms in chronic suprarenal insufficiency. Endocrinology **18**, 492 (1934)

MARSHAK, R. H., YARNIS, H., FRIEDMAN, A. I.: Giant benign gastric ulcers. Gastroenterology **24**, 339 (1953)

MENGUY, R. B.: Die Ätiologie des Zwölffingerdarmgeschwürs. Münch. med. Wschr. **106**, 575 (1964)

MIEDERER, S. E., PAUL, F., STADELMANN, O., DEYHLE, P., OTTENJANN, R.: Pyloro-kardiale Expansion der Gastritis? Endoscopy **1**, 170 (1969)

MITCHELL, R. G., CODE, C. F.: Urinary excretion of histamine after administration of cortisone. J. clin. Endocr. **14**, 707 (1959)

MOORE, F. D.: Metabolic care of the surgical patient. Philadelphia: Saunders Co. 1959

MUIR, A., COSSAR, I. A.: Aspirin and ulcer. Brit. med. J. **1955** II, 7

MYERS, R. T., BHATTI, A.: Peptic ulcer and parathyroid adenoma. Ann. Surg. **171**, 647 (1970)

NEDZEL, A. J.: Experimental gastric ulcer (pitressin episodes). Arch. Path. **26**, 988 (1938)

NIWAYAMA, G., TERPLAN, K.: A study of peptic ulcer based on necroscopy records. Gastroenterology **36**, 409 (1959)

OI, M., OSHIDA, K., SUGIMURA, S.: The location of gastric ulcer. Gastroenterology **36**, 45 (1959)

OI, M., OSHIDA, K.: The association of esophageal, gastric and duodenal ulcers. Gastroenterology **36**, 57 (1959)

OI, M., SAKURAI, Y.: The location of duodenal ulcer. Gastroenterology **36**, 60 (1959)

OI, M., ITO, Y., KUMAGAI, F., YOSHIDA, K., TANAKA, Y., YOSHIKAWA, K., MIHO, O., KIJIMA, M.: A possible dual control mechanism in the origin of peptic ulcer. A study on ulcer location as affected by mucosa and musculature. Gastroenterology **57**, 280 (1969)

OKABE, S., PFEIFFER, C. J.: The acetic acid ulcer model — a procedure for chronic duodenal or gastric ulcer. In: PFEIFFER, C. J. (Ed.): Peptic ulcer, p. 13, Copenhagen: Munksgaard 1971.

OKABE, S., PFEIFFER, C. J., ROTH, J. L.: Experimental production of duodenal and antral ulcers in rats. Fed. Proc. **29**, 255 (1970)

OTTENJANN, R.: Hyperkalzämie und Magensekretion. Dtsch. med. Wschr. **95**, 2620 (1970)

OTTENJANN, R., BARTELHEIMER, W., BECK, K., KANZLER, G., RÖSCH, W., ELSTER, K.: Die blinde Aspirationsbiopsie der Magenschleimhaut. Dtsch. med. Wschr. **97**, 221 (1972)

OVERHOLT, B. F., POLLARD, M.: Acid diffusion into the humen gastric mucosa. Gastroenterology **54**, 182 (1968)

PAIN, A. K.: Acute gastritis ulceration associated with drug therapy. Brit. med. J. **1967** I, 634

PALMER, W. L., NUTTER, P. B.: Peptic ulcer and achlorhydria. A further study of the role of acid gastric juice in the pathogenesis of peptic ulcer. Arch. intern. Med. **65**, 499 (1940)

PASSARO, E., BASSO, N.: New clinical tests in the Zollinger-Ellison syndrome. Surgery in Italy **2**, 7 (1972)

PAYR, E.: Experimente über Magenveränderungen als Folge von Thrombose und Embolie im Pfortadergebiet. Langenbecks Arch. klin. Chir. **84**, 799 (1870)

PETERSEN, M.: Geschwürsentstehung im Magen bei chronischem Säuremangel. In Festschrift Katsch, Greifswald 1952

POLACEK, M. A., ELLISON, E. H.: Parietal cell mass and gastric acid secretion in the Zollinger-Ellison syndrome. Surgery **60**, 606 (1966)

Porter, R. W., Movius, H. J., French, J. D.: Hypothalamic influence on hydrochloric acid secretion of the stomach. Surgery 33, 875 (1953)

Portis, S. A., Jaffe, R. H.: A study of peptic ulcer based on necropsy records. J. Amer. med. Ass. 110, 6 (1938)

Quincke, H.: Über die Entstehung des Magengeschwürs. Dtsch. med. Wschr. 8, 79 (1882)

Rhodes, J., Barnado, D., Phillips, S., Rovelstad, R., Hofmann, A.: Increased reflux of bile into the stomach in patients with gastric ulcer. Gastroenterology 57, 241 (1969)

Rider, J. A., Moeller, H. C., Gibbs, J. D.: The effect of reserpine on gastric secretion and its possible site of action. Gastroenterology 33, 737 (1957)

Ritchie, W., Delaney, J.: Gastric ulcer: an experimental model. Surg. Forum 19, 312 (1968)

Ritchie, W., Cheng, J. W. B., Delaney, J.: Changes in parietal and chief cell population following vagotomy and antrectomy. Surg. Forum 20, 319 (1969)

Robert, A.: Duodenal ulcers in the rat: production and prevention. In: Peptic ulcer (Pfeiffer, C. J., Ed.). Copenhagen: Munksgaard 1971

Robert, A., Nezamis, J. E.: Effect of prednisolone on gastric mucus content and on ulcer formation. Proc. Soc. exper. Biol. (N.Y.) 114, 545 (1963)

Roberts, J. A. F.: ABO blood group and duodenal ulcer. Brit. med. J. 1957 I, 758

Rösch, W., Schaudig, H., Elster, K., Demling, L.: Bioptische Untersuchungen zur Frage der Ulkusnarbe. Endoscopy 3, 129 (1971)

Rokitansky, C.: A manual of pathological anatomy. Sydenham Soc. London 2, 22 (1849)

Rosenberg, A.: Production of gastric lesions in rats by combined cold and electrostress. Amer. J. dig. Dis. 12, 1140 (1967)

Roth, J. L. A., Ivy, A. C.: Experimental production of acute and subacute gastric ulcers in cats by intramuscular injection of caffeine in beeswax. Gastroenterology 2, 274 (1944)

Roth, J. L. A., Nast, P. R., Vilardell, F.: Prevention and management of iatrogenic gastroduodenal ulcer. Postgrad. Med. 32, 442 (1962)

Roth, J. L. A.: Role of drugs in production of gastroduodenal ulcer. J. Amer. med. Ass. 187, 122 (1964)

Rowntree, L. C., Snüll, A.: Clinical study of Addison's disease. Philadelphia: W. B. Saunders 1931

Saegesser, M.: Zur Pathogenese des Ulcus ventriculi. Wien. klin. Wschr. 65, 7 (1953)

Sandweiss, D. J., Saltzstein, H. C., Farbman, A. A.: The relation of sex hormones to peptic ulcer. Amer. J. dig. Dis. 6, 6 (1939)

Sawrey, W. L.: Conditioned responses of fear in relationship to ulceration. J. comp. physiol. Psychol. 54, 347 (1961)

Schade, R. O. K.: The morbid anatomy of peptic ulceration. Schweiz. Z. Path. 21, 372 (1958)

Schellerer, W.: The role of mucosal blood flow in the pathogenesis of stress ulcers. Acta hepato-gastroent. 21, 138 (1974)

Schimert, W.: Die Wirkung des Nikotins auf die Durchblutung des Magens. Klin. Wschr. 257 (1944)

Schrager, J.: Sulphated mucopolysaccharides of the gastric secretion. Nature (Lond.) 201, 702 (1964)

Schrager, J., Spink, R., Mitra, S.: The antrum in patients with duodenal and gastric ulcers. Gut 8, 497 (1967)

Schwartz, J. C.: Gastric histamine in the pathogenesis of experimental ulcer. In: Peptic ulcer (Pfeiffer, C. J., Ed.). Copenhagen: Munksgaard 1971

Seley, H.: Einführung in die Lehre vom Adaptationssyndrom. Stuttgart: Thieme 1953

Seronde, J., Jr.: The pathogenesis of duodenal ulcer disease in the pantothenate deficient rat. Yale J. Biol. Med. 36, 141 (1963)

Sevitt, S.: Duodenal and gastric ulceration after burning. Brit. J. Surg. 54, 32 (1967)

Shay, H., Komarov, S. A., Fels, S. S., Meranze, D., Gruenstein, M., Siplet, H.: A simple method for the uniform production of gastric ulceration in the rat. Gastroenterology 5, 43 (1945)

Shay, H., Gruenstein, M., Siplet, H., Komarov, S. A.: Protection of gastric mucosa of the rat against ulceration by prefeeding with protein hydrolysates. Proc. Soc. exp. Biol. (N.Y.) 69, 369 (1948)

Sievers, M. L.: Hereditary aspects of gastric functions. Amer. J. Med. 27, 246 (1959)

Skillman, J. J., Bushnell, L. S., Goldman, H.: Respiratory failure, hypotension, sepsis and jaundice: a clinical syndrome assoziated with lethal hemorrhage from acute stress ulceration of the stomach. Amer. J. Surg. 117, 532 (1969)

Smith, A. W., Delamore, J. W., Williams, A. W.: Gastric acid secretions and mucosal appearances in Addison's disease and hypopituitarism. Gut 2, 163 (1961)

Smith, V. M., Babb, R. R.: Azetylsalizylsäure: Ursache akuter Gastrointestinalblutung? Fortschr. Med. 87, 1153 (1969)

Spang, K.: Das Altersulkus des Magens und Zwölffingerdarms. Klinik und Pathogenese. Dtsch. med. Wschr. 72, 605 (1947)

Sparberg, M.: Addison's disease and peptic ulcer. Gastroenterology 53, 450 (1967)

Stadelmann, O., Elster, K., Stolte, M., Miederer, S. E., Deyhle, P., Demling, L., Siegenthaler, W.: The peptic ulcer — histotopographic and functional investigations. Scand. J. Gastroent. 6, 613 (1971)

Stempien, S. J., Dagradi, A.: The histamine response of gastric mucosa in a patient with adrenal insufficiency. Effect of cortisone administration. Gastroenterology 27, 358 (1954)

Störck, O.: Über Nervenveränderungen im Narbenbereich des Ulcus pepticum. Wien. klin. Wschr. 34, 109 (1921)

Storage, R.: Effects of portocaval shunt on gastric secretion in cirrhotic dogs. Chir. Pat. sper. 13, 178 (1965)

Strickland, R. G., Fisher, J. M., Taylor, K. B.: Effect of prednisolone on gastric function and structure in man. Gastroenterology 56, 675 (1969)

Sun, D. C. H., Stempien, S. J.: Site and size of the ulcer as determinants of outcome. Gastroenterology 61, 576 (1971)

Sutherland, E. W., Robinson, G. A., Butcher, R. W.: Some aspects of the biological role of adenosine 3′, 5′-monophosphate (cyclic AMP). Circulation 37, 279 (1968)

Tafurt, C.: Zur Häufigkeit des Ulcus pepticum beim endogenen Hypercortisolismus. Endokrinologie 52, 8 (1967)

Takagi, K., Okabe, S., Saziki, R.: A new method for the production of chronic gastric ulcer in rats and the effect of several drugs on healing. Jap. J. Pharmacol. 19, 418 (1970)

Taylor, R. T., Huskisson, E. C., Whitehouse, G. H., Hart, F. D., Trapnell, D. H.: Gastric ulceration occuring during indomethacin therapy. Brit. med. J. 1968 IV, 734

Taylor, R. T., Huskisson, E. C., Whitehouse, G. H., Hart, F. D.: Indomethacin therapy. Brit. med. J. 1969 II, 53

Teorell, T.: On the permeability of the stomach mucosa for acid and some other substances. J. gen. Physiol. 23, 263 (1939)

Thompson, H.: An investigation into the postmortem incidence of peptic ulcers and erosions. Glasg. med. J. 35, 326 (1954)

Thompson, J. H., Angulo, M.: Chronic effects of nicotine on rat gastric secretion. Experientia (Basel) 26, 615 (1970)

Tokoro, Y.: The correlation of gastro-duodenal ulcers. Acta path. jap. 7, 253 (1957)

Trudeau, W. L., McGuigan, J. E.: Relations between serum gastrin levels and rates of hydrochloric acid secretion. New Engl. J. Med. 284, 408 (1971)

Truelove, S. C., Reynell, P. C.: Diseases of digestive system. Oxford-London-Edinburg: Blackwell 1972

Uebelhart, R.: Ulkuskrankheit und Leberschaden. Schweiz. med. Wschr. 87, 1325 (1957)

van Wagoner, H., Churchill, T. P.: Production of gastric and duodenal ulcers in experimental cinchophen poisoning of dogs. Arch. Path. 14, 860 (1932)

Verschuer, O. v.: Erbpathologie. Genetik des Menschen. München-Berlin: Urban und Schwarzenberg 1959

Virchow, R.: Historisches, Kritisches und Positives zur Lehre der Unterleibsaffektionen. Virchows Arch. path. Anat. 5, 281 (1853)

Vojtisek, V., Jelinek, V., Chlumska, A.: Experimental gastroduodenal ulcer. Amer. J. Surg. 121, 650 (1971)

Wanke, M.: Der Einbau von Blutgefäßen in die Wand des menschlichen Magens. Z. Zellforsch. 50, 78 (1959)

Wanke, M., Geiger, V., Bokelmann, D.: Pathologisch-anatomische Befunde an Leber und Pankreas bei Erkrankungen des Gallengangsystems. Med. Welt 20, 765 (1969)

Wanke, M.: Magen. In: Spezielle pathologische Anatomie (Doerr, W., Seifert, G., Ühlinger, E., Hrsg.). Berlin-Heidelberg-New York: Springer 1971

Washburn, R. N., Rosendaal, H. M.: Gastric lesions associated with pernicious anemia. Ann. intern. Med. 11, 2172 (1937)

Watson, C. G., Moseley, R. V., Wheeler, H. B.: Perforated jejunal ulcer and Zollinger Ellison syndrome. Arch. Surg. 96, 274 (1968)

Weigel, A. E., Artz, C. P., Reiss, E., Davis, J. H., Amspacher, W. H.: Gastrointestinal ulcerations complicating burns. A report of five cases and a review of 17 cases. Surgery 34, 826 (1953)

Weitz, W.: Studien an eineiigen Zwillingen. Z. klin. Med. 101, 115 (1924)

Wermer, P.: Genetic aspects of adenomatosis of endocrine glands. Amer. J. Med. 16, 363 (1954)

Werner, J., Hoff, H. E.: The neuro-humoral aspects of peptic ulcer formation. Canad. med. Ass. J. 59, 115 (1948)

Wilhelmi, G.: Über die ulzerogene Wirkung von 5-Hydroxytryptamin am Rattenmagen und deren Beeinflussung durch verschiedene Pharmaka. Helv. physiol. pharmacol. Acta 15, 83 (1957)

Wilson, T. R.: Monthly variations in the severity of experimental stress ulcers in rats. In: Peptic ulcers (Pfeiffer, C. J., Ed.). Copenhagen: Munksgaard 1971

Wissmer, B.: Le traitment de l'ulcer gastrique par l'acide pantothenique. Gastroenterology 94, 366 (1960)

Wofford, J. D., Cummins, A.: Hemorrhage from duodenal ulcer during the administration of reserpine. New Engl. J. Med. 255, 1193 (1956)

Woldman, E. E.: Acute ulcers of upper gastrointestinal tract: their relation to stress and adrenal damage. J. Amer. med. Ass. 149, 984 (1952)

Zittel, R. X., Weynand, H., Weynand, F.: Zur Bedeutung pathologischer Leberbefunde beim Magen-Duodenal-Ulkus und beim Ulcus pepticum jejuni. Dtsch. med. Wschr. 92, 791 (1967)

Zollinger, R. M., Grant, G. N.: Ulcerogenic tumor of the pancreas. J. Amer. med. Ass. 190, 181 (1964)

Zucker, T. F.: Pantothenate deficiency in rats. Proc. Animal care Panel 7, 193 (1957)

III. Klinik des unkomplizierten chronischen peptischen Geschwürs

Ackerman, L. V., Regato, J. A.: Diagnosis, treatment and prognosis. St. Louis: Mosby 1962

Adamczyk, B., Durek, K.: A study of the serum protein fractions in patients with gastric ulcers. Pol. Przegl. chir. 48, 553 (1968)

Andersson, H., Dotevall, G., Lingaas, H., Walan, A.: Correlation between radiological findings in the stomach and duodenum and gastric acid secretion in patients with peptic ulcer disease. Scand. J. Gastroent. 5, 123 (1970)

Aoyagi, T., Summerskill, W. H. J.: Gastric secretion with ulcerogenic islet cell tumor. Arch. intern. Med. 117, 667 (1966)

Baron, H. J.: Studies of basal and peak acid output with an augmented histamine test. Gut 4, 136 (1963)

Barreras, R. F., Donaldson, R. M.: Role of gastric hypersecretion, parathyroid adenoma in peptic ulcer. New Engl. J. Med. 276, 1122 (1967)

Beger, H. G., Meyes, M., Witte, C., Kraas, E.: The effect of the liver on the gastric secretion. Acta hepato-gastroent. 19, 2 (1972)

Boller, R.: Methods and results in treatment of gastric and duodenal ulcer in Austria. Proc. World Congress Gastroenterol. Baltimore: Williams and Wilkins 1959

Byrnes, D. J., Young, J. D., Chisholm, D. J., Lazarus, L.: Serum gastrin in patients with peptic ulceration. Brit. med. J. 1970 II, 626

Chapman, B. L., Duggan, J. M.: Environmental factors and the Australian gastric ulcer change. Med. J. Aust. 1, 1179 (1969)

Clemencon, G.: Gastroscopic morphology of benign gastric ulcer. Endoscopy 2, 201 (1970)

Cocking, J. B., Mac Caig, J. N.: Fibergastroscopy and x-rays in the study of healing ulcers. A symposium on carbenoxolone sodium. London: Butterworth 1968

Coddington, R. D.: Peptic ulcer in children. Psychosomatics 9, 38 (1968)

Cohen, N. N., Hughes, R. W., Manfredo, H. E.: Experience with 1000 fibergastroscopic examinations of the stomach. Amer. J. dig. Dis. 11, 943 (1966)

Demling, L., Ottenjann, R., Gebhardt, H.: Pankreas und peptisches Geschwür. Gastroenterologia (Basel) 102, 129 (1964)

Demling, L.: Der kranke Magen. München-Berlin-Wien: Urban und Schwarzenberg 1970

Doll, R., Avery-Jones, F., Buckatsch, M.: Occupational factors in the etiology of gastric and duodenal ulcers. Spec. Rep. Ser. med. Res. Coun. (Lond.) 276 (1951)

Dragstedt, L. R., Lawson, L. J.: Measurement of fasting gastric secretion. Arch. Surg. 88, 287 (1964)

Dragstedt, L. R., Lulu, D. J., Riley, W. J., Lawson, L. J.: Cephalic hypersecreting primary gastric ulcer patients. Arch. Surg. 102, 462 (1971)

Dunn, J. P., Etter, L. E.: Inadequacy of the medical history in the diagnosis of duodenal ulcer. New Engl. J. Med. 266, 72 (1962)

Dvorsky, A.: Indirekte Bulboskopie mit dem Standardtyp des gastroduodenalen Fibroskops (ACMI) in der Diagnostik des Ulcus bulbi duodeni. Endoscopy 1, 54 (1969)

Ellison, E. H., Wilson, S. D.: Zollinger-Ellison syndrome: reappraisal and evaluation of 260 registered cases. Ann. Surg. 160, 512 (1964)

Elster, K., Kudlich, W.: Die diagnostische Effektivität der Gastrobiopsie. Endoscopy 3, 126 (1971)

Eusterman, G. B., Balfour, D. C.: The stomach and duodenum. Philadelphia: W. B Saunders 1935

EVANS, R. W.: Histological appearances of tumors. Edinbourgh-London: Livingstone 1956

FABRA, O. A.: Peptic ulcers in childhood and adolescence. Rev. esp. Enferm. Apar. dig. **27**, 1147 (1968)

FARMAN, J., CYWES, S., WERBELOFF, L.: Pyloric mucosal diaphragm. Clin. Radiol. **19**, 95 (1968)

FINDLEY, J. W.: Ulcers of the greater curvature of the stomach. Gastroenterology **40**, 183 (1961)

FRIEDMAN, A. I.: Peptic ulcer in the elderly. Gastroenterology **31**, 15 (1959)

FRÜHMORGEN, P., CLASSEN, M., HERMANEK, P., DEMLING, L.: Diagnostik des Magenfrüh-karzinoms mit Glasfiberendoskopen. Dtsch. med. Wschr. **97**, 1443 (1972)

FRÜHMORGEN, P., JENNY, S., CLASSEN, M., BAUERLE, H., KOCH, H.: Anamnese bei Ulkus und Narben im Bulbus duodeni. Dtsch. med. Wschr. **97**, 188 (1972)

FRUIN, R. C.: Gastroscopy. Gastroenterology **61**, 632 (1971)

GABRIELSSON, N.: Benign and malignant gastric ulcers. Evaluation of the differential diagnostics in roentgen examination and endoscopy. Endoscopy **4**, 73 (1972)

GARRETT, J. M., SUMMERSKILL, W. H. J., CODE, C. F.: Antral motility in gastric ulcer. Amer. J. Dig. Dis. **11**, 780 (1966)

GARRIDO-KLINGE, G., PENA, L.: The gastroduodenal ulcer in high altitudes (Peruvian Andes). Gastroenterology **37**, 390 (1959)

GEAR, M. W. L., TRUELOVE, S. C., GWYN WILLIAMS, D., MASSARELLA, G. R., BODDINGTON, M. M.: Gastric cancer simulating benign gastric ulcer. Brit. J. Surg. **56**, 739 (1969)

GEAR, M. W. L., DOWLING, B. L.: Suture-line ulcer after gastric surgery caused by non-absorbable suture material. Brit. J. Surg. **57**, 356 (1970)

GLICKMAN, M. G., SZEMES, G., LOEB, P., MARGULIS, A. R.: Peptic ulcer of the pyloric region. Radiology **113**, 147 (1971)

GREGORY, R. A., TRACY, H. J., FRENCH, J. M., SIRCUS, W.: Extraction of gastrin-like substance from pancreatic tumour in case of Zollinger-Ellison syndrome. Lancet **1960 I**, 1045

GÜLZOW, M., KOELSCH, K., KUNTZEN, H.: Gastroenterologie. Jena: Fischer 1969

GUTMANN, R. A.: De quelques signes radiologiques du cancer gastrique au debut: la niche en plateau. Bull. Soc. radiol. med. France **21**, 347 (1933)

HAFTER, E.: Ist der periodische Verlauf des gastroduodenalen Ulkus saisongebunden? Gastroenterologia (Basel) **89**, 51 (1958)

HAFTER, E.: Der operierte Magen. Dtsch. med. Wschr. **88**, 937 (1963)

HAFTER, E.: Klinische Gastroenterologie, 4. Aufl. Stuttgart: Thieme 1970

HALTER, F., SMITH, G. M.: The biological assay of gastrin. Acta hepato-gastroent. **19**, 25 (1972)

HASSAN, M. A., HOBSLEY, M.: The accurate assessment of maximal gastric secretion in control subjects and patients with duodenal ulcer. Brit. J. Surg. **58**, 171 (1971)

HAUSER, G.: Das chronische Magengeschwür. Leipzig: J. B. Hirschfeld 1883

HAZZI, C. G., LINDNER, A. E., MARSHAK, B. H.: The healing of malignant ulcer. Amer. J. Gastroent. **56**, 252 (1971)

HENNING, N., WITTE, S.: Atlas of gastrointestinal cytodiagnosis. Stuttgart: Thieme 1970

HIRSCHOWITZ, B. J., CURTIES, L. E., PETERS, C. W., POLLARD, H. M.: Demonstration of a gastroscope "the fiberscope". Gastroenterology **35**, 50 (1958)

HORNER, B. A., SCUDAMORE, H. H., WINKELMANN, R. K.: Duodenal and gastric ulcers in systemic scleroderma. Amer. J. Gastroent. **43**, 195 (1965)

HOWARD, J. E., FOLLIS, R. H., YENDT, E. R., CONNOR, T. B.: Hyperparathyroidism. J. clin. Endocr. **13**, 997 (1953)

ISENBERG, J. I., SPECTOR, H., HOOTKIN, L. A., PITCHER, J. L.: An apparent exception to Schwarz's dictum, "no acid — no ulcer". New Engl. J. Med. **286**, 620 (1971)

JABLONSKA, M., SOUCKOVA, E., SKOP, V., STAMIDIS, L.: Relation between antral motility and maximal stimulated gastric secretion in patients with gastroduodenal ulcers. Sborn. lék. **70**, 301 (1968)

JAHN, D.: Das Krankheitsbild des hepatogenen Ulkus. Dtsch. med. Wschr. **74**, 229 (1949)

JENNY, S., FRÜHMORGEN, P., CLASSEN, M., BAUERLE, H., DEMLING, L.: Endoskopisch-radiologische Diagnostik des Bulbus duodeni. Dtsch. med. Wschr. **97**, 118 (1972)

JONES, F. A.: Epidemiology of peptic ulcer in Great Britain with special reference to smoking. Proc. World Congress Gastroent. Baltimore: Williams and Wilkins 1959

JORDAN, S. M.: Peptic ulcer in the United States of America. Proc. World Congress Gastroenterol. Baltimore: Williams and Wilkins 1959

KAESS, H.: Persönliche Mitteilung 1971

KALK, H.: Einige Beobachtungen über kriegsbedingte Veränderungen am Verdauungskanal und Kreislauf. Dtsch. Arch. klin. Med. **193**, 363 (1943)

KAWAI, K., MURAKAMI, K., MISAKI, F.: Endoscopical observation of the gastric ulcer. Endoscopy **1**, 98 (1969)

Kawai, K., Murakami, K., Misaki, F.: Endoscopical observation on gastric ulcers in teen-agers. Endoscopy 2, 206 (1970)

Kay, A. W.: Effect of large doses of histamine on gastric secretion of HCl. Brit. med. J. 1953 II, 77

Kaye, M. D., Rhodes, J., Beck, P.: Gastric secretion in duodenal ulcer with particular reference to the diagnosis of Zollinger-Ellison-syndrome. Gastroenterology 58, 476 (1970)

Keller, R. J., Wolf, B. S., Khilnani, M. T.: Roentgen features of healing and healed benign gastric ulcers. Radiology 97, 353 (1970)

Kinzlmeier, H., Demling, L., Mannuss, E.: Über die Säuretopik der menschlichen Magen-schleimhaut. Z. ges. inn. Med. 7, 516 (1952)

Kirsh, I. E.: Radiological aspects of cancer after apparent healing. Gastroenterology 61, 606 (1971)

Kobayashi, S., Sugiura, H., Kasugai, T.: Reliability of endoscopic observation on diagnosis of early carcinoma of the stomach. Endoscopy 4, 181 (1972)

Koch, H., Bauerle, H., Classen, M.: Kombinierte Ösophago-Gastro-Bulboskopie. 1. Euro-päischer Endoskopie-Kongress, München 1970

Koch, H., Classen, M.: Endoskopie des Bulbus duodeni (Bulboskopie). Leber, Magen, Darm 1, 21 (1971)

Köster, K. H.: Gastric acid secretion in patients with duodenal ulcer. Scand. J. Gastroent. 1, 199 (1966)

Konjetzny, G. E.: Der Magenkrebs. Stuttgart: Enke 1938

Korman, M. G., Soveny, C., Hansky, J.: Gastrin studies in gastric ulcer. Gut 13, 166 (1972)

Kukral, J. C.: Gastric ulcer: an appraisal. Surgery 63, 1024 (1968)

Lassrich, M. A., Schäfer, K. H.: Die Ulcuskrankheit beim Kinde. Internist 6, 40 (1965)

van Lerberghe, R.: Ulcere duodenale et polyglobulie. Acta gastro-ent. belg. 14, 509 (1951)

Levin, E., Kirsner, J. B., Palmer, W. L.: Nocturnal gastric secretion: studies on normal subjects and on patients with duodenal ulcer, gastric ulcer and gastric carcinoma. Arch. Surg. 56, 345 (1958)

Levrat, M., Pasquier, J., Lambert, R., Tissot, A.: Peptic ulcer in patients over 60. Expe-rience in 287 cases. Amer. J. dig. Dis. 11, 279 (1966)

Malhotra, S. L.: Peptic ulcer in India and its etiology. Gut 5, 412 (1964)

Marcussen, H., Wulff, H. R., Wulff, M. R.: Evaluation of acid secretion in gastric ulcer. A combined radiological and secretory study. Scand. J. Gastroent. 5, 65 (1970)

Marks, I. N., Selzer, G., Louw, J. H., Bank, S.: Zollinger-Ellison syndrome in a Bantu woman, with isolation of a gastrin-like substance from the primary and secondary tumors. Gastroenterology 41, 77 (1961)

Marshall, S. F., Adamson, N. E.: Cancer of stomach: follow-up study of 1708 patients. Sth. med. J. (Bgham, Ala.) 50, 776 (1957)

Masuda, H.: Zur Verbesserung der Prognose des Magenkarzinoms. Therapiewoche 20, 1753 (1970)

McGuigan, J. E., Trudeau, W. L.: Immunochemical measurement of elevated levels of gastrin in the serum of patients with pancreatic tumor of the Zollinger-Ellison variety. New Engl. J. Med. 278, 1308 (1968)

Morris, R. S., Schiff, L., Foulger, M.: Erythremia (polycythemia very): a theory regarding etiology. J. Med. 13, 318 (1932)

Myers, R. T., Bhatti, A.: Peptic ulcer and parathyroid adenoma. Ann. Surg. 171, 647 (1970)

Ostrow, J. D., Blanshard, G., Gray, S. J.: Peptic ulcer in primary hyperparathyroidism. Amer. J. Med. 29, 769 (1960)

Ottenjann, R., Gall, F., Elster, K.: Tumorförmige Hyperplasie der Magenschleimhaut bei Zollinger-Ellison-Syndrom. Dtsch. med. Wschr. 92, 1538 (1967)

Ottenjann, R.: Der operierte Magen. In: Demling, L., Elster, K., Frik, W., Gall, F., Ottenjann, R.: Der kranke Magen. München-Berlin-Wien: Urban und Schwarzenberg 1970

Paul, F., Seifert, E.: Der Pseudopylorus — Häufigkeit und diagnostische Bedeutung. Endoscopy 3, 65 (1971)

Petersen, H.: Relationship between gastric and pancreatic secretion in patients with duodenal ulcer. Scand. J. Gastroent. 5, 321 (1970)

Proctor, O. S.: Chronic peptic ulcer in children. Surg. Gynec. Obstet. 41, 63 (1925)

Reeder, D. D., Jackson, B. M., Ban, J., Clendinnen, B. G., Davidson, W. D., Thompson, J. C.: Influence of hypercalcemia on gastric secrection and serum gastrin concentrations in man. Ann. Surg. 172, 540 (1970)

Rhodes, J., Lawrie, J. H., Evans, K. T.: Coarse duodenal folds in patients with peptic ulcer. Gut 9, 609 (1968)

Ricketts, W. E., Palmer, W. L., Kirsner, J. B.: Achlorhydria and peptic ulcer: a further study of the role of peptic activity in the pathogenesis and course of peptic ulcer. Ann. intern. Med. 30, 24 (1949)

Rösch, W.: Early carcinoma. Endoscopy **2**, 64 (1970)

Rösch, W., Ottenjann, R.: Endoskopischen Verlaufsbeobachtung der Ulkusheilung am Beispiel des Carbenoxolon-Natriums. Endoscopy **2**, 31 (1970)

Rösch, W.: Suture material and suture-line ulcer following gastric surgery. Endoscopy **2**, 247 (1970)

Rösch, W., Schaudig, H., Elster, K., Demling, L.: Bioptische Untersuchungen zur Frage der Ulkusnarbe. Endoscopy **3**, 129 (1971)

Rösch, W., Dette, G.: Primärmanifestation der Ulkuskrankheit im Senium. Z. präklin. Ger. **3**, 119 (1973)

Romeo, S., Libra, S., Gruttadaura, G.: Study of some enzyme activities, serum iron levels, and serum proteine in patients with peptic ulcers. Fegato **14**, (3) 405 (1968)

Roulet, F., Frutiger, V.: Welche Schlüsse lassen sich aus der pathologischen Anatomie des Magengeschwürs für die Praxis ziehen? Schweiz. med. Wschr. **1**, 47 (1943)

Rune, S. J.: Duodenal pH values in normal controls and in patients with duodenal ulcer. Gut **10**, 569 (1969)

Ruppert, R. D., Greenberger, N. J.: Gastric secretion in ulcerogenic tumor of the pancreas (Zollinger-Ellison syndrome). Clin. Res. **14**, 433 (1966)

Sakita, T., Oguro, Y., Takasu, S., Fukutomi, H., Miwa, T., Yoshimori, M.: Observations on the healing of ulcerations in early gastric cancer. Gastroenterology **60**, 835 (1971)

Salmon, P. R., Brown, P., Htut, T., Read, A. E.: Endoscopic examination of the duodenal bulb: clinical evaluation of forward-and side-viewing fibreoptic systems in 200 cases. Gut **13**, 170 (1972)

Sanders, D. B., Johns, T. R.: Peptic ulcer in myasthenia gravis. J. Amer. med. Ass. **207**, 1875 (1969)

Schindler, R.: Ein völlig ungefährliches flexibles Gastroskop. Münch. med. Wschr. **78**, 1268 (1932)

Schreiber, H. W., Luchmann, A., Schriefers, K. H., Esser, G.: Über das Ulkus bei der Leberzirrhose. Dtsch. med. Wschr. **89**, 1787 (1964)

Schumacher, F. V., Hampton, A. O.: Radiographic differentiation of benign and malignant gastric ulcers. Clinical symposia, Ciba **8**, 161 (1956)

Schwarz, K.: Über penetrierende Magen- und Jejunalgeschwüre. Bruns Beitr. klin. Chir. **67**, 96 (1910)

Shirakabe, H., Kumakura, K., Koyama, R., Ichikawa, H.: X-ray diagnosis of gastric and duodenal ulcer. Proceedings 47th Annual Congress, Japan Gastroenterologic Society 1961

Singer, K.: Gibt es eine gastrogene Polyglobulie? Klin. Wschr. **14**, 751 (1935)

Small, W. P., Smith, A. N., Falconer, C. W. A., Sircus, W., Sir Bruce, J.: Suture line ulcer after gastric surgery. Amer. J. Surg. **115**, 477 (1968)

Spiro, H. M.: Clinical gastroenterology. Toronto: Macmillan 1970

Stadelmann, O., Elster, K., Ottenjann, R., Demling, L.: Endoskopische-bioptische Untersuchungen zur Histotopographie des Magenulkus. In: R. Ottenjann: Fortschritte der Endoskopie. Stuttgart: Schattauer 1970

Stadelmann, O., Elster, K., Stolte, M., Miederer, S. E., Deyhle, P., Demling, L., Siegenthaler, W.: The peptic ulcer of the stomach — histotopographic and functional investigation. Scand. J. Gastroent. **6**, 613 (1971)

Stelzner, F.: Die Frage des hepatogenen Ulkus. Deutung des peptischen Geschwürs als Folge einer Regulationsstörung der Leber im Widerstreit zur ulzerogenen Hepatopathie. Münch. med. Wschr. **107**, 773 (1965)

Stevenson, J. K.: Gastric carcinoma. In: Harkins-Hyhus: Surgery of the stomach and duodenum. Boston: Little, Brown and Co. 1962

Strang, R. R.: The occurence of peptic ulceration in patients with parkinsonism. Acta neurol. scand. **42**, 124 (1966)

Thomas, N. B., Jr., Jewett, T. C., Jr.: Peptic ulcers in infancy and childhood. J. Amer. med. Ass. **189**, 539 (1964)

Thomson, C. G., Cleator, I. G. M., Sircus, W.: Experiences with a rat bio-assay in the diagnosis of the Zollinger-Ellison syndrome. Gut **11**, 409 (1970)

Trudeau, W. L., McGuigan, J. E.: Serum gastrin levels in patients with peptic ulcer disease. Gastroenterology **59**, 6 (1970)

Tuchfeld, F.: Ulcus duodeni und Polyglobulie. Med. Klin. **27**, 130 (1931)

Vega, J. M. de la, Naves, J., Gonzales-Montesinos, F., Ponce de Leon, A.: An analysis of possible etiologic factors in peptic ulcer disease. Proc. World Congress Gastroenterol. Baltimore: Williams and Wilkins 1959

Vesely, K., Kubickova, Z., Dvorakova, M., Zvolankova, K.: Clinical data and characteristics differentiating types of peptic ulcer. Gut **9**, 57 (1968)

Vilardell, J.: Verh. Internat. Kongr. Gastroenterol., Brüssel 1935

Voronina, L. N., Sharova, I. A., Dubrovina, N. A.: The hemocoagulation system in patients with gastroduodenal ulcer during the phase of exacerbation. Ter. Arkh. 40, 27 (1968)

Wanke, M.: Magen. In: Doerr, W., Seifert, G., Uehlinger, E.: Spezielle pathologische Anatomie. Berlin-Heidelberg-New York: Springer 1971

Wermer, P.: Genetic aspects of adenomatosis of endocrine glands. Amer. J. Med. 16, 363 (1954)

West, W. O., Burns, R. O., Daniels, J. M., Jackson, H. A.: The syndrome of chronic pulmonary disease and gastroduodenal ulceration. Arch. intern. Med. 103, 65 (1959)

Wolf, B. S., Marshak, R. H.: Profile features of benign gastric niches on roentgen examination. J. Mt Sinai Hosp. 24, 604 (1957)

Wormsley, K. G.: Pancreatic exocrine function in patients with gastric ulceration before and after gastrectomy. Lancet 1972 II, 682

Wilbur, D. L., Ochsner, H. C.: The association of polycythemia vera and peptic ulcer. Ann. intern. Med. 8, 1667 (1935)

Winship, D. H.: Problems in the diagnosis of Zollinger-Ellison syndrome by analysis of gastric secretion. In: Demling, L., Ottenjann, R.: Non-insulin-producing tumors of the pancreas. Stuttgart: Thieme 1969

Zollinger, R. M., Ellison, E. H.: Primary peptic ulcerations of jejunum associated with islet cell tumors of pancreas. Ann. Surg. 142, 709 (1955)

IV. Konservative Therapie des peptischen Geschwürs

Amure, B. O.: Clinical study of duogastrone in the treatment of duodenal ulcers. Gut 11, 171 (1970)

Anderson, W., Baillie, A. J., Harthill, J. E.: Peptic inhibition by macroanions. J. Pharm. Pharmacol. 20, 715 (1968)

Babkin, B. P., Kays, D.: Effect of quinine and atabrine on gastric secretion. Canad. med. Ass. J. 56, 137 (1947)

Babouris, N., Fletcher, J., Lennard-Jones, J. B.: Effect of varying the size and frequency of meals. Gut. 6, 118 (1965)

Bank, S., Marks, I. N.: Maintenance carbenoxolone sodium in the prevention of gastric ulcer recurrence. Carbenoxolone sodium. London: Butterworths 1970

Barnes, P. C., Leonard, J. H. C.: Hypokalemic myopathy and myoglobulinuria due to carbenoxolone sodium. Postgrad. med. J. 47, 813 (1971)

Baron, J. H., Elkeles, R. S., Lloyd-Mostyn, R. H., Watt, I.: The effect of carbenoxolone sodium on carbohydrate metabolism. In: Baron, J. H., Sullivan, F. M.: Carbenoxolone sodium. London: Butterworths 1970

Barreras, R. F., Donaldson, R. M.: Effects of induced hypercalcemia on human gastric secretion. Gastroenterology 53, 670 (1967)

Barreras, R. F.: Oral calcium carbonate and gastric secretion. Clin. Res. 16, 446 (1968)

Bedi, B. S., Gillespie, G.: Effects of a specific gastrin antagonist on gastric acid secretion. Lancet 1967 I, 1240

Berndt, H., Gütz, H.-J., Jacobasch, K.-H., Marquardt, K., Prahl, B., Wolff, G.: Klinische Versuche zur Therapie des Ulcus pepticum. Dtsch. Z. Gesundh.-Wes. 25, 12 (1970)

Berstad, A.: Inhibition of peptic activity in man by carbenoxolone sodium. Scand. J. Gastroent. 7, 129 (1972)

Bianchi, P. G., Saccabusi, E.: Attivita terapeutica nelle ulcere gastriche e duodenali, nelle gastriti e gastroduodeniti di un farmaco antisecretivo, non anticholiergico. Minerva med. 60, 1044 (1969)

Birnbaum, D., Karmell, F., Tefera, M.: The effect of diazepam on human gastric secretion. Gut 12, 616 (1971)

Blendis, L. M., Cameron, A. J., Hadley: Analysis of 400 examinations using the gastrocamera. Gut 8, 38 (1967)

Bodi, T.: Use of meprobamate for control of stress associated with intractable peptic ulcer. Curr. ther. Res. 11, 216 (1969)

Borellini, D., Milvio, C.: Therapia dell' ulcera gastro-duodenale, gastriti e gastroduodeniti con un farmaco antisecretivo non anticholinergico. Minerva med. 60, 1053 (1969)

Brodie, D. A., Marshall, R. W., Moreno, O. M.: The effect of ulcerogenic drugs on gastric acidity in the rat with chronic fistula. Gastroenterology 43, 675 (1962)

Bronzini, C.: X-ray therapy for duodenal ulcer. Rass. int. Clin. Ter. 48, 1512 (1968)

Brown, P., Salmon, P. R., Thien-Htut, Read, A. E.: Double-blind trial of carboxolone sodium capsules in duodenal ulcer therapy, based on endoscopic diagnosis and follow-up. Brit. med. J. 1972 III, 661

Buchman, E., Kaung, D. T., Dolan, K., Knapp, R. N.: Unrestricted diet in the treatment of duodenal ulcer. Gastroenterology 56, 1016 (1969)

Burn, J. H., Vane, J. R.: The inhibitory effect of paludrine on the secretion of gastric juice. Brit. J. Pharmacol. 3, 346 (1948)

Burnett, C. H., Commins, R. R., Albright, F., Howard, J. E.: Hypercalcemia without hypercalcuria or hypophosphatemia, calcinosis and renal insufficiency: a syndrome following prolonged intake of milk and alkali. New Engl. J. Med. 240, 787 (1949)

Butler, E. D., Purdon, R. A., Bass, P.: Developments in non-anticholinergic anti-ulcer drugs. Amer. J. dig. Dis. 15, 157 (1970)

Cammarata, P. S., Bianchi, R. G., Fago, F. J.: Mechanism of the antipeptic action of amylopectin sulfate (SN-263), an antiulcer, mucin-like agent. Gastroenterology 61, 850 (1971)

Caron, H. S., Roth, H. P.: Objective assessment of cooperation with an ulcer diet: relation to antacid intake and to assigned physician. Amer. J. med. Sci. 261, 112 (1971)

Clark, T., Hunt, J. N.: The laboratory assessment of aluminium glycinate in the treatment of peptic ulcer. Practitioner 180, 334 (1958)

Classen, M.: Neubewertung der herkömmlichen Behandlung des unkomplizierten Ulcus duodeni-Leidens. Medizin u. Ernährung 12, 1 (1971)

Clayman, C. B., Palmer, W. L., Kirsner, J. B.: Gastric irradiation in the treatment of peptic ulcer. Gastroenterology 55, 403 (1968)

Cliff, J. M., Milton-Thompson, G. J.: A double-blind trial of carbenoxolone sodium capsules in the treatment of duodenal ulcer. Gut 11, 167 (1970)

Cocking, J. B., Mac Caig, J. N.: Effect of low dosage of carbenoxolone sodium on gastric ulcer healing and acid secretion. Gut 10, 219 (1969)

Cocking, J. B., Chir, M. B.: A trial of amylopectin sulfate (SN-263) and propantheline bromide in the long term treatment of chronic duodenal ulcer. Gastroenterology 62, 6 (1972)

Cohen, N. N., Hughes, R. W., Manfredo, H. E.: Experience with 1000 fibergastroscopic examinations of the stomach. Amer. J. dig. Dis. 11, 943 (1966)

Connell, A. M., Hill, R. A., Macleod, I. B., Sircus, W., Thompson, C. G.: Effects of SC-15396 on gastric secretion. Gut 9, 641 (1968)

Cooke, W. M., Baron, J. H.: Metabolic studies of deglycyrrhizinised liquorice in two patients with gastric ulcer. Digestion 4, 264 (1971)

Craig, O., Hunt, T., Kimerling, J. J., Parks, D. V.: Carbenoxolone in the treatment of duodenal ulcer. Practitioner 199, 109 (1967)

Debas, H. T., Bedi, B. S., Gillespie, G., Gillespie, I. E.: Mechanism by which fat in the upper small intestine inhibits gastric acid. Gastroenterology 56, 483 (1969)

Dekkers, H. J. N.: Carbohydrate diet for duodenal ulcer. Gastroenterologia (Basel) 86, 496 (1956)

Demling, L.: Untersuchungen zur therapeutischen Beeinflussung der Darm- und Pfortaderdurchblutung des Menschen. Verh. dtsch. Ges. inn. Med. 65, 838 (1959)

Demling, L.: Magenvereisung. Dtsch. med. Wschr. 90, 1370 (1965)

Demling, L.: Konservative Behandlung des Geschwürsleidens. Chirurg 39, 485 (1968)

Demling, L., Classen, M.: The influence of gastrointestinal hormones on local blood flow and H-ion concentration of the human gastric mucosa. In: Physiology of gastric secretion (Semb, L. S., Myren, J., Eds.). Oslo: Universitetsforlaget 1968

Demling, L.: Klinische Gastroenterologie. Stuttgart: Thieme 1973

Deyle, P., Nitzsche, R., Miederer, S. E., Ottenjann, R.: Über die Wirkung von Glukagon auf die Magensekretion. Verh. dtsch. Ges. inn. Med. 76, 973 (1970)

Doll, R., Pygott, F.: Factors influencing the rate of healing of gastric ulcers. Lancet 1952 I, 171

Doll, R., Jones, F. A., Pygott, F.: Effect of smoking on the production and maintainance of gastric ulcer and duodenal ulcer. Lancet 1958 I, 657

Doll, R., Hill, I. D., Hutton, C. F., Underwood, D. J.: Clinical trial of a triterpenoid liquorice compound in gastric and duodenal ulcer. Lancet 1962 II, 793

Doll, R.: Medical treatment of gastric ulcer. Scot. med. J. 9, 183 (1964)

Doll, R., Langmann, M. J. S., Shawdon H,. H.: Treatment of gastric ulcer with carbenoxolone: antagonistic effect of spironolactone. Gut 9, 42 (1968)

Doll, R., Langman, M. J. S., Shawdon, H. H.: Treatment of gastric ulcer with oestrogens. Gut 9, 46 (1968)

Dombro, R., Ragins, H.: Effect of promethazine HCl on the release of gastrin in the dog. Nature (Lond.) 216, 1225 (1967)

Domschke, W., Domschke, S., Classen, M., Demling, L.: Some properties of mucus in patients with gastric ulcer. Effect of treatment with carbenoxolone sodium. Scand. J. Gastroent. 7, 647 (1972)

Ellis, C., Nicoloff, D. M.: Protease inhibitors: their effect on peptic ulceration. Gastroenterology 56, 1155 (1969)

Fordtran, J. S., Collyns, J. A. H.: Antacid pharmacology in duodenal ulcer, effect of antacids on postcibal gastric acidity and peptic activity. New Engl. J. Med. **274**, 922 (1966)

Fordtran, J. S.: Acid rebound. New Engl. J. Med. **279**, 900 (1968)

Fraser, P. M., Doll, R., Langman, M. J. S., Misiewicz, J. J., Shawdon, H. H.: Clinical trial of a new carbenoxolone analogue (BX 24), zinc sulphate and vitamin A in the treatment of gastric ulcer. Gut **13**, 459 (1972)

Gerzner, L. F. J.: Treatment of gastric and duodenal ulcer by splanchnic nerve block. Med. J. Aust. **1**, 1052 (1969)

Gheorgiu, Th, Frotz, H., Klein, H. J.: Experimentelle und klinische Untersuchungen zum Mechanismus der Carbenoxolonwirkung. I. Einfluß von Carbenoxolon auf die Magensaft-Mukus-Sekretion der Ratte. Verh. dtsch. Ges. inn. Med. **77**, 511 (1971)

Giordano, G., Comi, L.: Attivita terapeutica del Milid nel trattamento dell'ulcera gastroduodenale antisecretiva. Minerva med. **58**, 3688 (1967)

Glatzel, H.: Die Gewürze. Ihre Wirkungen auf den gesunden und den kranken Menschen. Herford: Nicolai 1968

Göbel, D., Witte, S.: Carbenoxolon-Natrium in der Behandlung von Magen- und Zwölffingerdarmgeschwüren. Med. Welt **22**, 1394 (1971)

Grossman, M. I.: Physiologic approach to medical management of duodenal ulcer. Amer. J. dig. Dis. **6**, 56 (1961)

Grossman, M. I.: Treatment of duodenal ulcer with secretin: a speculative proposal. Gastroenterology **50**, 912 (1966)

Grote, I. W., Woods, M.: Studies in antacids: absorption effects of various aluminium antacids upon simultaneously administered anticholinergic drugs. J. Amer. pharm. Ass. **42**, 319 (1953)

Hafter, E.: Praktische Gastroenterologie, 4. Aufl. Stuttgart: Thieme 1970

Hardt, L. L., Rivers, A. B.: Toxic manifestations following alkaline treatment of peptic ulcer. Arch. intern. Med. **31**, 171 (1923)

Henman, F. D.: Inhibition of peptic activity by carbenoxolone and glycyrrhetinic acid. Gut **11**, 344 (1970)

Hoon, J. R.: Does an antacid really coat the stomach? Industr. Med. **38**, 117 (1969)

Horwich, L., Galloway, R. W.: Treatment of gastric ulceration with carbenoxolone sodium: clinical and radiological evaluation. Brit. med. J. **1965 II**, 1274

Hunt, J. N., Wales, R. C.: Progress in patients with peptic ulceration treated for more than 5 years with poldine including double-blind study. Brit. med. J. **1966 II**, 13

Ingelfinger, F. J.: Let the ulcer patient enjoy his food. In: Controversy in internal medicine. Philadelphia: Saunders 1966

Innes, I. R., Nickerson, M.: Drugs inhibiting the action of acetylcholine on structures innervated by postganglionic parasympathetic nerves (antimuscarinic or atropinic drugs). In: Pharmac.basis of therapeutics (Goodman, L. S., Gilman, A., Eds.). New York: Macmillan 1965

Janowitz, H. D., Colcher, H., Hollander, F.: Inhibition of gastric secretion of acid in dogs by carbonic anhydrase inhibitor, 2-acetyl-amino-, 1,3,4-thiadiazole-5-sulfonamide. Amer. J. Physiol. **171**, 325 (1952)

Johnston, D., Goligher, J. C., Duthie, H. L.: Medical vagotomy: an assessment. Brit. med. J. **1966 II**, 1481

Jow, E., Webster, D. R., Skoryna, S. C.: Effects of glucagon and insulin on gastric secretion in rats. Gastroenterology **38**, 732 (1960)

Kahlson, G., Rosengreen, E., Svensson, S. E.: Mode of action of a gastric-secretion antagonist. Brit. J. Pharmacol. **33**, 493 (1968)

Kahn, I., Yaure, G.: Zur Frage der Entstehung der Reaktion des Magensaftes bei der Verdauung. Pflügers Arch. ges. Physiol. **206**, 119 (1924)

Kalk, H.: Die Therapie des Ulcus ventriculi und duodeni. Klin. Wschr. **2**, 2254 (1928)

Kasper, H.: Neue Aspekte in der Diätetik von Magen- und Darmerkrankungen. Med. Klin. **65**, 329 (1970)

Kawakami, S., Soejima, K., Kawashima, S.: Experience with an antipepsin drug, Ulcerlmin. Shinryo-to-Shinyaka **6**, 830 (1969)

Kaye, M. D., Rhodes, J., Beck, P., Sweetnam, P. M., Davies, G. T., Evans, K. T.: A controlled trial of glycopyrronium and l-hyoscyamine in the long-term treatment of duodenal ulcer. Gut **11**, 559 (1970)

Keel, H. J., Goldstein, M. L., Haubrich, W. S., Roth, J. L. A.: The effect of unsaturated fatty acids in food products on gastric acidity, gastric motility and blood lipids. Schweiz. med. Wschr. **98**, 288 (1968)

Kinzlmeier, H., Henning, N., Demling, L.: Über die Testung säurebindender und sekretionshemmender Substanzen mit Hilfe der intragastralen pH-Messung. Klin. Wschr. **32**, 40 (1954)

KIRSNER, J. B.: Fact and fallacies of current medical therapy for uncomplicated duodenal ulcer. J. Amer. med. Ass. 187, 423 (1964)

KURUVILLA, J. T.: Antipeptic activity of antacids. Gut 12, 897 (1971)

LANGMAN, M. J. S.: Carbenoxolone sodium. Gut 9, 5 (1968)

LAWRENCE, J. S.: Dietetic and other methods in the treatment of peptic ulcer. Lancet 1952 I, 482

LEE, Y. H., THOMPSON, J. H.: Inhibition of gastric secretion in the rat by SC 15 396. Europ. J. Pharmacol. 3, 366 (1968)

LENNARD-JONES, J. E., FLETCHER, J., SHAW, D. G.: Effect of different foods on the acidity of the contents in patients with duodenal ulcer. Gut 9, 177 (1969)

LENZ, J., HARTEL, W., SCHUSTER, G.: Behandlung florider Gastroduodenalulzera mit Carbenoxolon vor der Magenresektion. Med. Klin. 66, 553 (1971)

LERNER, H. J., THOMPSON, J. C.: Heparin suppression of gastric acid secretion. Proc. Soc. exp. Biol. (N.Y.) 112, 730 (1963)

LINDUP, W. E., PARKE, D. V., COLIN-JONES, D.: The absorption of carbenoxolone administered orally as a positioned-release capsule. Gut 11, 555 (1970)

LINEHAM, W. D., NASH, J.: The influence of prodexin on gastric acidity. J. Irish med. Ass. 44, 145 (1959)

LIPKIN, M.: Carbenoxolone sodium and the rate of extrusion of gastric epithelial cells. In: Carbenoxolone sodium (BARON, J. H., SULLIVAN, F. M., Eds.). London: Butterworth 1970

LITTMAN, A.: Reactive and nonreactive aluminium hydroxide gels. Gastroenterology 52, 918 (1967)

LÖSEL, H.: Über die ambulante Infusionstherapie mit Rheomacrodex 10%. Med. Welt 13, 709 (1965)

LOTZ, M., ZIMAN, E., BARTTER, F. C.: Evidence for a phosphorous-depletion syndrome in man. New Engl. J. Med. 278, 409 (1969)

MALIS, J. L.: The effects of oxethazaine HCl, a potent local anesthetic on the secretion from the rat stomach. Pharmacologist 8, 186 (1966)

MARCOS PEREZ, V. M. DE: Carbenoxolon in der Behandlung von Duodenalulzera. Referat XI. Kongreß f. Verdauungspathologie, Barcelona 1968

MELROSE, A. G., PINKERTON, I. W.: Clinical evaluation of poldine methylsulphate. Brit. med. J. 1961 I, 1076

MEULENGRACHT, E.: Treatment of hematemesis and melena with food. Lancet 1935 II, 1220

MIDDLETON, W. R. J., COOKE, A. R., STEPHAN, D., SKYRING, A. P.: Biogastrone in patient treatment of gastric ulcer. Lancet 1965 I, 1030

MITCHELL, A. B. S.: Duogastrone-induced hypokalaemic nephropathy and myopathy with myoglobinuria. Postgrad. med. J. 47, 807 (1971)

MOHAMED, S. D., CHAPMAN, R. S., CROOKS, J.: Hypokalemia, flaccid quadruparesis, and myoglobinuria with carbenoxolone. Brit. med. J. 1966 I, 1581

MONTGOMERY, R. D.: Side effects of carbenoxolone sodium: a study of ambulant therapy of gastric ulcer. Gut 8, 148 (1967)

MORLEY, J. S.: Structure-function relationship in gastrin-like peptides. Proc. roy. Soc. B 170, 97 (1968)

MUIR, A., LAITHWAITE, J. A., WOOD, W.: Hypokalemia complicating carbenoxolone therapy. Brit. med. J. 1969 I, 512

MULFICENTRE TRIAL: Treatment of duodenal ulcer with glycyrrhizinic-acid-reduced liquorice. Brit. med. J. 1971 III, 501

MYHILL, J., PIPER, D. W.: Antacid therapy for peptic ulcer. A mathematical determination of antacids. Gut 5, 581 (1964)

NAMEKATA, M.: Studies on oxidized starch sulfates for medical purposes. Investigations on the complex of pepsin with sulfates of oxidized starch and its reduced products. Chem. Pharm. Bull. (Tokyo) 10, 182 (1962)

NORGAAD, R. P., POLTER, D. E., WHEELER, J. W., FORDTRAN, J. S.: Effect of long-term anticholinergic therapy on gastric acid secretion with observations on the serial measurement of peak acid output. Gastroenterology 58, 750 (1970)

OHNHAUS, E., KOCH, H., DEYHLE: P. Treatment of pentagastrin-induced duodenal ulcers by glucagon. 4. World Congress of Gastroenterology, Copenhagen 1970

OTTENJANN, R., WIDMAIER, F., DEMLING, L.: Magensekretion bei akuter Hyperkalzämie und Hypermagnesiämie. Verh. dtsch. Ges. inn. Med. 71, 160 (1965)

OTTENJANN, R., RÖSCH, W.: Therapie des peptischen Geschwürs mit Carbenoxolon-Natrium. Med. Klin. 65, 74 (1970)

OTTENJANN, R.: Neue Gesichtspunkte in der Therapie des peptischen Geschwürs. Therapiewoche 12, 473 (1970)

OTTENJANN, R., RÖSCH, W., DEYHLE, P.: Der Einfluß von Depot-Glukagon auf die Magensekretion beim Menschen. Med. Klin. 67, 479 (1972)

Parade, D., Baas, E. U.: Schwere Hypokaliämie nach Carbenoxolon. Therapiewoche 20, 3384 (1970)

Parke, D. V., Hunt, T. C., Iveson, P.: The fate of 14-C Carbenoxolone in patients with gastric ulcer. Clin. Sci. 43, 393 (1972)

Paul, H. E., Harrington, C. M.: Absorption characteristics of aureomycin and terramycin on aluminium hydroxyde gel and on bismuth subsalicylate preparations. J. Amer. pharm. Ass. 41, 50 (1952)

Piper, D. W., Stiel, M. C.: The effect of anticholinergic drugs on the mucus content of gastric juice. Gut 3, 177 (1962)

Piper, D. W., Fenton, B. H.: An evaluation of antacids in vitro. Gut 5, 585 (1964)

Piper, D. W., Fenton, B. H.: pH-stability and activity curves of pepsin with special references to their clinical importance. Gut 6, 506 (1965)

Piper, D. W.: Studies on gastric secretion. M. D. Thesis, University of Sidney 1966

Piper, D. W.: Antacid and anticholinergic drug therapy of peptic ulcer. Gastroenterology 53, 1009 (1967)

Piper, D. W.: Milk in treatment of gastric diseases. Amer. J. clin. Nutr. 22, 191 (1969)

Pollard, H. M., Augur, N. A.: Peptic ulcer over the past one hundred years. Practitioner 201, 139 (1968)

Redford, M., Schofield, B.: The effect of local anesthesia of the pyloric antral mucosa on acid inhibition of gastrin mediated acid secretion. J. Physiol. (Lond.) 180, 304 (1965)

Reeder, D. D., Conlee, J. L., Thompson, J. C.: Changes in gastric secretion and serum gastrin concentration in duodenal ulcer patients after oral calcium antacid. In: Demling, L.: Gastrointestinal Hormones. Stuttgart: Thieme 1972

Revers, F. E.: De behandeling van ulcus ventriculi en ulcus duodeni met succus liquiritiae. Ned. T. Geneesk 92, 2968 (1948)

Rösch, W., Ottenjann, R.: Low molecular weight dextran in patients with peptic ulcer. Germ. med. Mth. 14, 350 (1969)

Rösch, W., Ottenjann, R.: Endoskopische Verlaufsbeobachtung der Ulkusheilung am Beispiel des Carbenoxolon-Natrium. Endoscopy 2, 31 (1970)

Rösch, W., Ottenjann, R.: Doppelblindstudie mit Carbenoxolon-Natrium bei Ulcus ventriculi. Med. Klin. 66, 383 (1971)

Roth, H. P.: Healing of initial ulcers in relation to age and race. Gastroenterology 61, 570 (1971)

Rudick, J., Finkelstein, J., Kark, A., Dreiling, D.: Effect of low molecular weight dextran on gastric ulceration and gastric secretion in pylorus-ligated rats. Proc. Soc. exp. Biol. (N.Y.) 127, 781 (1968)

Sanchez-Palomera, E.: The action of spices on the acid secretion, on the appetite and on the caloric intake. Gastroenterology 18, 254 (1951)

Sandweiss, D. J., Sugarman, M. H., Berman, C. M.: Peptic ulcer, ulcer diets and arteriosclerotic (coronary) heart disease. Hebrew med. J. 2, 272 (1960)

Sarvanov, A. M.: Estrogen therapy of peptic ulcer. Probl. Endokr. Hormonotherap. 12, 48 (1966)

Schiemann, W. H. L.: Moderne Ulkustherapie mit klinischer, röntgenologischer und endoskopischer Abheilungskontrolle. Landarzt 48, 71 (1972)

Schiff, E. R.: Treatment of uncomplicated peptic ulcer disease. Med. Clin. N. Amer. 55, 305 (1971)

Schneider, M. A., de Luca, V., Gray, B. J.: The effect of spice ingestion upon the stomach. Amer. J. Gastroent. 26, 722 (1956)

Schüle, A.: Untersuchungen über die Sekretion und Motilität des Magens. Z. klin. Med. 28, 461 (1895)

Schulze, E., Franke, R., Keller, N.: Über die Wirkungen von Succus liquiritiae. Dtsch. med. Wschr. 79, 716 (1954)

Siurala, M., Varis, K., Gorbatow, O., Krause, P., Laulajainen, M., Nyberg, L. O.: The effect of estriol succinate upon healing of duodenal ulcer: a controlled study. Scand. J. Gastroent. 4, 469 (1969)

Stadelmann, O., Miederer, S. E., Werning, C., Zimmermann, K. G., Frost, H.: Aktuelle Probleme in der Pathogenese und Therapie des Magen-Duodenal-Ulkus. Fortschr. Med. 90, 123 (1972)

Stiel, J. N., Mitchell, C. A., F. J. Radcliff, Piper, D. W.: Hypercalcemia in patients with peptic ulceration receiving large doses of calcium carbonate. Gastroenterology 53, 900 (1967)

Stokes, J. F.: Antacids. Practitioner 206, 35 (1971)

Stockstad, E. L. R., Pemsack, J. M., Nuhtanen, C. N.: The effect of calcium salts on chlortetracycline absorption. Antibiot. Ann. 879 (1959—1960)

Sun, D. C. H., Shay, H.: Optimal effective dose of anticholinergic drug in peptic ulcer therapy. Arch. intern. Med. 97, 442 (1956)

Sun, D. C. H., Shay, H.: Mechanism for the inhibition of gastric secretion by chlorpormazine in the dog. J. Pharmacol. 126, 155 (1959)

Sun, D. C. H.: Long-term anticholinergic therapy for the prevention of recurrences in duodenal ulcers. Amer. J. dig. Dis. 9, 706 (1964)

Sun, D. C. H.: Effect of a synthetic sulfated polysaccharide on gastric peptic activity in humans. Ann. N.Y. Acad. Sci. 140, 747 (1967)

Sun, D. C. H., Ryan, M. L.: A controlled study on the use of propantheline and amylopectin sulfate (SN-263) for recurrences in duodenal ulcer. Gastroenterology 58, 756 (1970)

Sun, D. C. H., Stempien, S. J.: Site and size of the ulcer as determinants of outcome. Gastroenterology 61, 576 (1971)

Tewari, S. N., Trembalowicz, F. C.: Some experience with deglycyrrhizinated liquorice in the treatment of gastric and duodenal ulcers with special reference to its spasmolytic effect. Gut 9, 48 (1968)

Thaler, H.: Zit. in Martini, G. A.: Was ist gesichert in der Therapie der Geschwürskrankheit? Internist 12, 493 (1971)

Trevino, H., Anderson, J., Davey, P. G., Henley, K. S.: The effect of glycopyrrolate on the course of symptomatic duodenal ulcer. Amer. J. dig. Dis. 12, 983 (1967)

Truelove, S. C.: Stilboestrol, phenobarbitone and diet in chronic duodenal ulcer. Brit. med. J. 1960 II, 559

Turpie, A. G. G., Runcie, J., Thomson, T. J.: Deglycyrrhizinized liquorice in the treatment of gastric ulcer. Gut 9, 363 (1968)

Üstün, F.: Carbenoxolon bei der Behandlung therapieresistenter Magen- und Duodenalulzera. Med. Welt 22, 1527 (1971)

van Goidsenhoven, G. M., Gray, O. V., Price, A. V., Sanderson, P.H.: Effect of prolonged administration of large doses of sodium bicarbonate in man. Clin. Sci. 13, 383 (1954)

Wangensteen, O. H., Salmon, P. A., Griffen, W. O., Paterson, J. R., Fattah, F.: Studies of local gastric cooling as related to peptic ulcer. Ann. Surg. 150, 346 (1959)

Watkinson, G.: Treating ulcer disease with Carbenoxolone sodium. Postgrad. Med. 44, 92 (1968)

Wenger, J., Kirsner, J. B., Palmer, W. L.: The milk-alkali syndrome: hypercalcemia, alkalosis, and azotemia following calcium carbonate and milk therapy of peptic ulcer. Gastroenterology 33, 745 (1957)

Werning, C., Bayer, J. M., Fischer, N., Schweikert, H. U., Siegenthaler, W.: Die Wirkung von Carbenoxolon-Natrium auf den Blutdruck, die Plasma-Renin-Aktivität und die Serumelektrolyte bei adrenalektomierten Patienten. Dtsch. med. Wschr. 97, 91 (1972)

Wormsley, K. G.: Response to duodenal acidification in man. Scand. J. Gastroent. 8, 717 (1969)

Zimmon, D. S., Miller, G., Cox, G., Tesler, M. A.: Specific inhibition of gastric pepsin in the treatment of gastric ulcer. Gastroenterology 56, 19 (1969)

Zupko, A. G.: An investigational study of hydroxyaluminium magnesium aminoacetate, a new antacid. J. Amer. pharm. Ass. 45, 208 (1965)

V. Komplikation des peptischen Geschwürs

Avery-Jones, F.: Management of complications of peptic ulcer. Med. J. Aust. 1, 49 (1953)

Avery-Jones, F.: Problems of alimentary bleeding. Brit. med. J. 1969 II, 267

Bakey, M. E. de: Acute perforated gastroduodenal ulceration. Surgery 8, 852 (1940)

Balint, J. A., Spence, S.: Pyloric stenosis. Brit. med. J. 1959 I, 890

Berndt, V., Konrad, R. M., Biermann, B., Gräbensee, B.: Katamnestische Beurteilung der Übernähung perforierter Magen- und Zwölffingerdarmgeschwüre. Chirurg 41, 549 (1970)

Cassel, C., Ruffin, J. M., Bone, F. C.: The clinical features of walled-off perforated peptic ulcer. Sth. med. J. (Bgham, Ala.) 44, 1021 (1951)

Cassell, P.: The prognosis of the perforated acute duodenal ulcer. Gut 10, 574 (1969)

Cohen, M. M.: Perforated peptic ulcer in the Vancouver area. Canad. med. Ass. J. 104, 201 (1971)

David, E., Mcilrath, D. C., Higgins, J. A.: Clinical experience with acute peptic gastrointestinal ulcers. Proc. Mayo Clin. 46, 15 (1971)

Donaldson, R. M., Handy, J., Solomon, P.: Five-year follow-up study of patients with bleeding duodenal ulcer with and without surgery. New Engl. J. Med. 259, 201 (1958)

Elliott, J. L., Lane, J. D.: Perforated peptic ulcer treated by non-operative method. Amer. J. dig. Dis. 4, 950 (1959)

Enquist, O. F., Karson, K. E., Dennis, C., Fierst, S. M., Shafton, G. W.: Statistically valid ten-year comparative evaluation of three methods of management of massive gastroduodenal hemorrhage. Ann. Surg. 162, 550 (1965)

Frimann-Dahl, J.: Positive contrast medium in perforated ulceration. Acta radiol. (Stockh.) 57, 449 (1962)
Gardiner, G. C., Pinsky, W., Myerson, R. M.: The seasonal incidence of peptic ulcer activity-fact or fancy? With special reference to gastrointestinal hemorrhage. Amer. J. Gastroent. 45, 22 (1966)
Gall, F.: Die großen Blutungen aus dem Magen-Darm-Trakt. Med. Klin. 62, 450 (1967)
Gimes, B.: Gastrobronchiale Fistel. Fortschr. Röntgenstr. 112, 275 (1970)
Goldstein, H., Janin, M., Shapiro, M., Boyle, J. D.: Gastric retention associated with gastroduodenal disease. A. study of 217 cases. Amer. J. dig. Dis. 11, 887 (1966)
Grossman, M. I.: Resume and comment. Gastroenterology 61, 635 (1971)
Hafter, E.: Praktische Gastroenterologie. Stuttgart: Thieme 1970
Haubrich, W. S.: Complications of peptic ulcer disease. In: Bockus, H. L.: Gastroenterology. Philadelphia: Saunders 1966
Hauser, G.: Die peptischen Schädigungen des Magens, des Duodenums und der Speiseröhre und das peptische postoperative Jejunalgeschwür. In: Henke-Lubarsch: Handbuch der speziellen pathologischen Anatomie und Histologie. Berlin: Springer 1926
Ivy, A. C., Grossman, M. I., Bachrach, W.: Peptic ulcer. Philadelphia: Blakiston 1950
Jennings, G. H.: Causal influences in haematemesis and melaena. Gut 6, 1 (1965)
Kalk, H.: Ulcus pepticum (ventriculi, duodeni). In: Handbuch der Inneren Medizin. Berlin: Springer 1938
Koch, H., Frühmorgen, P., Rösch, W., Bauerle, H., Classen, M., Demling, L.: Urgent endoscopy with special reference to duodenoscopy. 2° Congres Europeen d'Endoscopie digestive, Paris 1972
Kortilla, K.: Bacterial studies in cases of perforated gastroduodenal ulcers with reference to clinical and pathological spects. Acta chir. scand. Suppl. 163 (1951)
Kunzman, J.: Management of bleeding stress ulcers. Amer. J. Surg. 119, 637 (1970)
Langman, M. J.: Relationship between preoperative bleeding and perforation and bleeding after operation for duodenal ulcer. Gut 6, 134 (1965)
Langman, M. J., Doll, R.: Blood group and secretor status in relation to clinical characteristics of peptic ulcer. Gut 6, 270 (1965)
Mikal, S., Morrison, W. R.: Acute perforated peptic ulcer: criteria for operation and analysis of 500 cases. New Engl. J. Med. 247, 119 (1952)
Moody, F. G., Cornell, G. N., Beal, J. M.: Pyloric obstruction complicating peptic ulcer. Arch. Surg. 88, 865 (1964)
Mur, J., Kralik, J.: Magenulkusperforation in den Ventrikel. Ref. Excerpta med. (Amst.) 9, 680 (1956)
Neilson, J.: Perforated peptic ulcer in south west Scotland. J. roy. Coll. Surg. 13, 40 (1968)
Norberg, P. B.: Results of surgical treatment of perforated peptic ulcer: a clinical and roentgenological study. Acta chir. scand. Suppl. 249 (1959)
Palmer, E. D.: Diagnosis of upper gastrointestinal hemorrhage. Springfield: Thomas 1961
Palmer, E. D.: The vigorous diagnostic approach to upper gastrointestinal tract hemorrhage. A 23-year prospective study. J. Amer. med. Ass. 207, 1477 (1969)
Pears, M. A., Pickering, G. W.: Changes in the fundus oculi after hemorrhage. Quart. J. Med. 29, 153 (1960)
Pendl, O.: Durchbruch eines peptischen Magengeschwürs in die linke Herzkammer. Wien. klin. Wschr. 70, 301 (1958)
Quervain, F. de, Lenggenhager, K.: Spezielle chirurgische Diagnostik. Berlin-Göttingen-Heidelberg: Springer 1950
Rappert, E.: Penetration eines Magenulkus in die linke Herzkammer. Med. Welt 5, 367 (1950)
Read, R. C., Huebl, H. C., Thal, A. P.: Randomized study of massive bleeding from peptic ulceration. Ann. Surg. 162, 561 (1965)
Ritz, A., Fischer, R.: Perforation eines Ulcus ventriculi in die linke Herzkammer. Schweiz. med. Wschr. 96, 327 (1966)
Rösch, W.: Diagnose und klinische Bedeutung der Magenerosionen. Dtsch. med. Wschr. 98, 1491 (1970)
Roth, H.: Zur operativen Behandlung des blutenden gastroduodenalen Stressulkus. Schweiz. med. Wschr. 100, 1278 (1970)
Schiller, K. F. R., Truelove, S. C., Williams, D. G.: Haematemesis and melaena with special reference to factors influencing the aoutcome. Brit. med. J. 1970 IV, 7
Spiro, H. M.: Clinical gastroenterology. London: Macmillan 1970
Taylor, H.: The non-surgical treatment of perforated peptic ulcer. Gastroenterology 33, 353 (1957)
Wangensteen, O. H.: Non-operative treatment of localized perforations of the duodenum. Minn. Med. 18, 477 (1935)

Chirurgische Therapie des peptischen Ulcus

E. Farthmann, M. Rehner und H. W. Schreiber, Hamburg

Mit 7 Abbildungen

I. Allgemeines, Aufgabenstellung

Chirurgische Maßnahmen haben für die Therapie des peptischen Geschwürs an Magen und Zwölffingerdarm einen variablen Stellenwert. Stehen sie für das unkomplizierte Ulcus gewöhnlich am Ende längerer medikamentöser, diätetischer, pädagogischer und auch sozialer Bemühungen, so wird dieser gleichförmige Ablauf durch das Einsetzen bedrohlicher Komplikationen regelmäßig unterbrochen.

Voraussetzungen und Basis der chirurgischen Behandlung lassen sich begrifflich fassen als: Indikationsstellung, operative Taktik und Verfahrenswahl. Ein Viertes ist diesen in der Praxis äquivalent: Die operative Technik und deren perfektionierte Handhabung. Sie ist erst der Eckwert zur praktikablen Anwendung von schematisierten Empfehlungen für Taktik und Operationswahl.

So definiert sich auch die Indikationsstellung als Moment einer lebendigen, oft nicht gradlinigen Entwicklung und nie als statischer Block gültiger Alternativen. Darüber hinaus ist unsere Darstellung von der persönlichen Erfahrung aus der täglichen Praxis geprägt. Weiß man dies, so muß es kein Nachteil sein.

Zur Verbesserung der praktischen Brauchbarkeit wurden die einzelnen Sachabschnitte gleichförmig entwickelt. Nach allgemeinen knappen Hinweisen stehen dabei im Mittelpunkt: Indikationsstellung, operative Taktik, Verfahrenswahl und eine kritische Würdigung der Ergebnisse chirurgischer Therapie.

II. Indikationsstellung

Die Indikationsstellung ist die Entscheidung zur und damit der Beginn der operativen Behandlung. Wenn wir eine kategorische Teilung in „absolute" und „relative" Indikationen vornehmen, so folgen wir damit einem historisch vorgegebenem Muster. In Wirklichkeit und in der Praxis handelt es sich um ein graduelles, relatives und statistisches Phänomen.

So bedeutet die Einordnung eines Krankheitsbildes oder einer Komplikation unter die Kategorie „absolute chirurgische Indikationen" nicht auch die forensisch relevante Aufforderung, in jedem Fall so zu verfahren. Gewichtige Gründe können mit Recht zum Verlassen dieses regelhaft empfehlenswerten Verhaltens führen.

Größer noch ist der Freiheitsraum im Bereich der „relativen Indikationen". Hier konkurrieren operative und konservative Therapie und können — zumindest zeitweilig — gleichwertig sein. Die konkrete Situation erfordert dabei ein ausgewogenes sachlich fundiertes Urteil über die jeweiligen Vor- und Nachteile. Analoges gilt auch für die Wahl bestimmter operativer Verfahren, die noch schwerer einer vereinfachenden Schematisierung unterworfen werden kann.

III. Absolute Indikationen

A. Ulcusblutung

1. Definition, pathologische Anatomie

In der Regel handelt es sich um Arrosionsblutungen aus submukösen Arteriolen und Venolen der Magen- oder Duodenalwand. Bei tieferer Penetration des Geschwürsgrundes kann es zur Massenblutung aus den Stämmen der Magenhauptarterien kommen. Am häufigsten anzutreffen sind dabei Blutungen aus dem Stamm der A. gastroduodenalis bzw. der A. pancreaticoduodenalis beim penetrierenden Geschwür der Hinterwand des Bulbus duodeni. Seltener sind Blutungen aus der A. gastrica sinistra beim hochsitzenden Kleinkurvaturulcus; Arrosionen der übrigen Magenhauptarterien sind Raritäten.

2. Frequenz

Über die absolute Häufigkeit von Ulcusblutungen existieren naturgemäß nur approximative Angaben. Ein heterogenes Krankengut mit unterschiedlich hohen relativen Frequenzen an Notfall- und Elektivoperationen sowie die diagnostische Intensität sind die entscheidenden Ursachen dieser Unklarheiten. Eine kursorische Übersicht über die Abhängigkeit der Blutungshäufigkeit vom jeweils untersuchten Krankengut ergibt Tabelle 1.

Tabelle 1. Frequenz von Ulcusblutungen als relatives Merkmal in Abhängigkeit von der jeweils untersuchten Patientenstichprobe

Autoren	Krankengut	relative Frequenz von Ulcusblutungen	n
Crook, J. N. (1972)	Oberbauchblutungen	Ulcus duodeni 42 % Ulcus ventriculi 9 %	768
Lukash, W. M. (1970)	Ulcuskranke (83 % Ulcus duodeni)	41 %	140
Eigenes Krankengut (1967—1973)	Billroth-I-Resektionen	Ulcus duodeni (251) 8 % Ulcus ventriculi 11 %	407

3. Indikationsstellung

Die schematische Differenzierung in dringliche und Elektivoperationen kennzeichnet keine grundsätzlichen Unterschiede. Lediglich die Wahl des Operationszeitpunktes ist die eigentliche Variable.

Eine Indikation zur chirurgischen Behandlung sehen wir im Prinzip bei allen Blutungen der Ulcuskrankheit, die eine Substitutionsbehandlung erfordern. Wir streben in der Regel die Operation im blutungsfreien Intervall an. Das Risiko der Notfalloperation ist bei üblichem Vorgehen gegenüber Elektiveingriffen wesentlich höher (Tabelle 2).

Tabelle 2. Risikobilanz von Notfall- und Elektivoperationen bei Ulcusblutung. Die ungünstigeren Ergebnisse für das Ulcus ventriculi werden dabei nicht erfaßt (nach J. N. Crook, 1972)

Indikationsstellung	Letalität	n
Notfalloperation	20 %	74
Elektivoperation	3,6 %	82
Durchschnitt	14,1 %	156

Der Versuch, alle Blutungen obligat bis zu einem Sistieren zunächst konservativ zu behandeln, ist unrealistisch. Bei folgenden Konstellationen befürworten wir die primäre unverzüglich anzustrebende *operative Blutstillung:*

a) Spritzende arterielle Blutung aus einer der Magenhauptarterien ungeachtet der Blutungsdauer, des Volumenverlustes und des Substitutionsvolumens;

b) Venöse oder gemischt arteriellvenöse Blutung mit Persistenz über mehr als 12 Std und einem Transfusionsvolumen von über 2 l und

c) Rasch rezidivierende Blutungen mit instabilem Effekt konservativer intensiver Behandlungsmaßnahmen.

Wir empfehlen unbedingt ein systematisches planvolles zügiges Vorgehen durch folgende Maßnahmen:

Sofortige anatomische und lokale Diagnose durch direkte Untersuchungsverfahren (Endoskopie und/oder Angiographie) bei gleichzeitiger Coupierung eines hämorrhagischen Schocks;

Unverzügliche operative Blutstillung bei spritzenden arteriellen Gefäßen sowie

Streng limitierter intensiver konservativer Behandlungsversuch mit unverzüglicher Änderung des taktischen Vorgehens bei Blutungspersistenz oder -rezidiv.

Tabelle 3. Risikobeeinflussung durch planmäßige Verkürzung der präoperativen Latenzzeit (eigenes Krankengut, 407 Patienten mit Magenresektion, Methode Billroth-I)

Operationsdiagnose	Blutungsfrequenz (%)	Letalität (%)	n
Ulcus duodeni	8	12,5	251
Ulcus ventriculi	11	9,1	156
Summe	19	10,5	407

Mit Hilfe dieser Maßnahmen und Verhaltensweisen konnten im eigenen Krankengut die Behandlungsergebnisse deutlich günstiger beeinflußt werden (Tabelle 3).

Dabei lösen sich die Alternativbezeichnungen „Notfalloperation" und „Elektivoperation" zugunsten eines zügigen planmäßigen integrierten operativen Vorgehens als untergeordnete Kriterien auf.

Man wird sich um so rascher zur operativen Blutstillung entschließen, je stärker der einzelne Kranke durch zusätzliche Risikofaktoren belastet ist (Alter, Zweit- und Mehrfacherkrankungen, insbesondere zusätzliche blutende Erosionen).

4. Operative Taktik

Für die operative Blutstillung stehen *drei verschiedene taktische Verfahrensgruppen* zur Verfügung.

Palliativverfahren. Sie zielen lediglich auf die lokale Blutstillung ab. Hierzu gehören die Gastrotomie mit Umstechung des blutenden Geschwürs, Ulcusexcision mit Übernähung im Bereich der Magenvorderwand, Ulcusexcision oder Umstechung mit Unterbindung der zuführenden Magenhauptarterie.

Radikale Verfahren. Sie erstreben neben einer unmittelbaren Blutstillung die gleichzeitige kurative Behandlung des Ulcusleidens. Am wichtigsten sind die klassischen Magenresektionen mit Reparation nach B-I oder B-II und die kombinierten Operationen jeweils mit Entfernung des komplikationsträchtigen Geschwürs und evtl. mit Unterbindung der blutenden Gefäße.

Eine *Zwischengruppe* mit Merkmalen palliativer und radikaler Behandlungsverfahren: In diese Gruppe fallen Resektionen zur Ausschaltung mit Ulcusum-

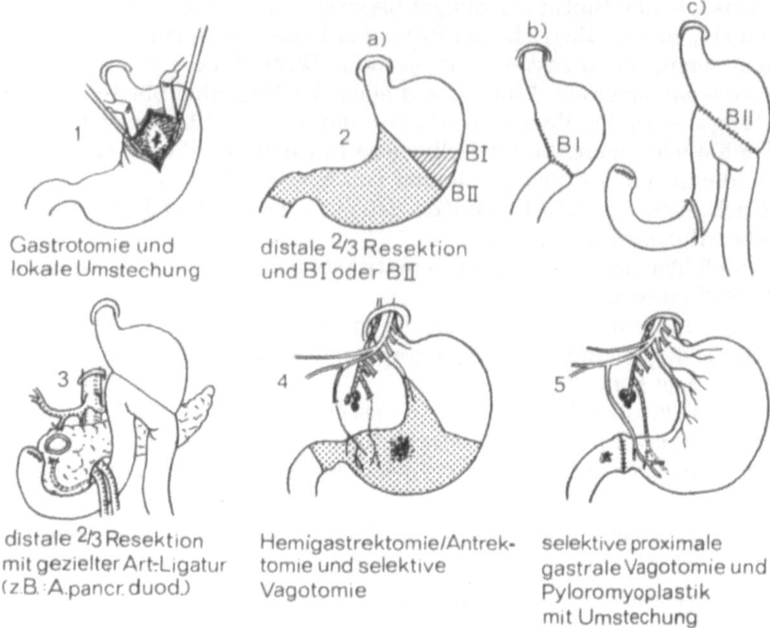

Abb. 1. Häufigst praktizierte Verfahren zur Behandlung der akuten Magen-Duodenalblutung

stechung oder Gefäßligatur, Ulcusumstechung oder -excision mit selektiver gastraler Vagotomie (Übersicht Abb. 1).

5. Operationswahl, Optimierungsproblem

Finden sich für die prinzipiellen taktischen operativen Behandlungsmöglichkeiten noch klare Verhältnisse, so beginnt die eigentliche Schwierigkeit in der praktischen Anwendung, d. h. der Zuordnung eines Verfahrens auf die definierte klinisch-pathophysiologisch-anatomische Situation des individuellen Kranken.

Bei der Auswahl der Behandlungsverfahren sind mehrere Gesichtspunkte zu berücksichtigen. Unter diesen erscheinen als wichtigste:

Spezifische Risiken einzelner Eingriffe;

Rückfallrisiko der Blutungskomplikationen;

Risiken der weiterbestehenden Grundkrankheit.

Die eindeutige spezifische Zuordnung von klinischer Situation und operativer Behandlung im Sinne einer planungsfähigen *Optimierung* ist derzeit noch nicht möglich. Im wesentlichen fehlt es an methodisch korrekten Auswertungen gleichförmig behandelter Patientenstichproben. Offenbar bereitet die *kontrollierte Anwendung* operativtaktischer Möglichkeiten gegenüber der Fortführung historisch vorgeprägter Verhaltensweisen in der Notsituation unverändert Schwierigkeiten.

Zur Klärung dieser weitgehend offenen Probleme der Verfahrenswahl ist die planmäßige Anwendung umfangreicherer kontrollierter Studien eine chirurgische Notwendigkeit. Bewährter methodischer Ansatz ist die vertretbare Randomisierung größerer Patientenstichproben. Aktueller noch erscheint für die Zukunft, in einem fortgesetzten Schritt Selektionskriterien für die Zuordnung zu den wichtigsten taktischen Verfahrensgruppen zu sichern. Sie sollten wesentliche Merkmale der Patienten, der Grundkrankheit und ihrer Komplikationen berücksichtigen.

Hier sehen wir einen wesentlichen Beitrag, Subjektivität und Imponderabilien durch objektive und harte Daten zu ersetzen.

6. Ergebnisse, Leistungsvergleich, Trendanalyse

Ein allgemein verbindlicher Leistungsvergleich, der zugleich Rückschlüsse für Indikationsstellung und operative Verfahrenswahl zuließe, scheitert an den genannten methodischen Unzulänglichkeiten. Heterogenes Krankengut, differente klinische Situationen, Unterschiede hinsichtlich Blutungsausmaß, Blutungsquelle, Operationszeitpunkt und Operationstaktik erlauben lediglich zurückhaltende Feststellungen. Im wesentlichen geht es um zwei Beurteilungsgruppen:

1. Leistungsfähigkeit operativer Maßnahmen im Vergleich zur konservativen Behandlung und

2. Bilanzen der verschiedenen operativtaktischen Möglichkeiten im echten Leistungsvergleich.

Bei einer orientierenden Bilanz schneiden operative und konservative Therapie zunächst mit vergleichbaren Leistungsziffern ab (Tabelle 4).

Tabelle 4. Leistungsquoten konservativer und operativer Behandlung bei Ulcusblutung; keine randomisierte oder planmäßig selektionierte Stichprobe (nach J. N. Crook, 1972)

Verfahrensgruppe	Letalität (%)	Rückfallblutung (%)	n
Konservative Therapie	16	20	356
davon Ulcus duodeni	14	22	300
Ulcus ventriculi	26	11	56
Magenresektion	15	11	65

Diese bis auf die höhere Rückfallfrequenz der konservativen Therapie vergleichbare Situation erfährt eine wesentliche Einschränkung: Bei allen operierten Patienten handelt es sich um eine negative Auslese, d. h. es war ein auf die Dauer erfolgloser konservativer Behandlungsversuch vorausgegangen mit den unausbleiblichen Folgen einer ungünstigen Ausgangssituation durch längere Dauer der Blutungskrankheit.

Unter diesem Aspekt erscheinen die Möglichkeiten der operativen Blutstillung insgesamt absolut leistungsfähiger. Diese Feststellung gilt einheitlich für die Ergebnisse der meisten analysierten Patientenstichproben, die derzeit zur Verfügung stehen.

Analoge Schwierigkeiten ergeben sich beim Versuch eines Leistungsvergleichs einzelner operativer Verfahrensgruppen. Auch hier muß bei der Interpretation der bisher erstellten Daten wegen methodischer Schwächen zurückhaltend geurteilt werden. Eine Übersicht ergibt sich aus Tabelle 5.

Es werden die Ergebnisse der Resektionsbehandlung, also eines radikalen taktischen Vorgehens, der Vagotomie mit Ulcusumstechung als gemischt radikalpalliativer Maßnahme gegenübergestellt. Dabei handelt es sich um die Ergebnisse einer größeren Sammelstichprobe von zwölf Autoren, deren Trend in den Einzelmerkmalen nicht einheitlich ist. So bewegen sich die Angaben zur Letalität bei der Resektionsbehandlung zwischen 13 und 30%, für Vagotomie und Umstechung zwischen 0 und 70%. Die Ziffern für die Quoten von Rückfallblutungen lauten: Resektion zwischen 3 und 25%, Vagotomie mit Umstechung zwischen 3 und 36%. In diesen Angaben drücken sich die differenten Handhabungen von Indikationsstellung und Verfahrenswahl unübersehbar eindeutig aus. Die Nivellierungen einer Sammelstatistik (Tabelle 5) stellen daher nur erste Angaben zu einem möglichen realen Trend dar. Für die Zukunft ergeben sich hier vergleichbare Aufgaben wie für die primäre Prüfung der chirurgischen Indikationsstellung.

Versucht man eine allgemeinere sichtbare Trendanalyse der zur Zeit praktizierten Verfahrenswahl zur operativen Therapie der Ulcusblutung, so findet sich neben:

Unverzüglicher diagnostischer Klärung von Blutungsquelle, Lokalisation und Blutungsvolumen und

Verkürzung eines ineffektiven, belastenden präoperativen Intervalls

die überwiegende *Tendenz zur Bevorzugung primär radikaler oder gemischt palliativ-radikaler Operationsverfahren* mit sicherer Blutstillung und gleichzeitiger Therapie der Grundkrankheit.

Tabelle 5. Leistungsvergleich operativer Behandlungsverfahren beim Notfalleingriff wegen Ulcusblutung (nach J. N. Crook, 1972)

Operative Verfahrensgruppe	Letalität (%)	Rückfallblutung (%)	n
Magenresektion (Billroth-I oder Billroth-II)	20	8,3	662
Vagotomie mit Umstechung	10	12	410
Gesamtstichprobe	16,1	9,8	1072

Dies erscheint uns vertretbar unter *Beachtung der notwendigen operativtechnischen Äquivalente*. Sie lauten: Zügiges, planvolles, gewebsschonendes Operieren mit Vermeiden unnötiger intraoperativer Blutverluste und die souveräne Beherrschung aller nötigenfalls anzuwendenden taktischen Möglichkeiten.

B. Ulcusperforation

1. Definition, pathologische Anatomie

Ursache der Ulcusperforation ist die lokale Nekrose bzw. Nekrobiose der Magenwand. Diese Erklärung entspricht im wesentlichen der pathologisch-anatomischen Definition der Ulcuskrankheit. Das entscheidende zusätzliche Merkmal besteht in der Überschreitung anatomischer Grenzlamellen des Intestinaltrakts. Neben diesem quantitativen Merkmal — das in gleichem Maße Penetration und gedeckte Perforation kennzeichnet — kommt ein zweiter Lokalisationsfaktor hinzu. Das spezifische klinische Bild der freien Perforation findet sich fast ausschließlich bei Ulcerationen der Magen- und Duodenalvorderwand bei gleichzeitiger unzureichender Deckung durch Organe der Umgebung (z. B. Leberunterfläche, Netz). Selten wird die klinische Komplikation der freien Ulcusperforation bei Geschwüren der Magenhinterwand und der kleinen Kurvatur gesehen. Das Ereignis einer freien Geschwürsperforation kommt demnach durch die zufällige ungünstige Konstellation mehrerer biologischer und anatomischer Voraussetzungen zustande.

2. Frequenz, Prognose

Die Frequenz einer freien Perforation variiert zwischen 3 bis 15% aller Geschwüre bei ungleicher Verteilung in der Gesamtstichprobe der Ulcuskranken. Übereinstimmend wird von einem Überwiegen männlicher Probanden sowie der Altersgruppe der 30- bis 50jährigen berichtet (Bonfils et al., 1973). Die Prognose

— ungeachtet der eingeschlagenen Therapie — der Kranken mit Ulcusperforation ist im wesentlichen abhängig von folgenden Merkmalen:

Gleichzeitig bestehende Zweit- oder Mehrfacherkrankungen;

Alter über 70 Jahre mit Dekompensationsgefährdung vitaler Organsysteme und Vorfüllung des Magens zum Zeitpunkt der Perforation.

Regelhaft wird auch eine lineare oder sprunghafte Beziehung der Prognose zum Zeitpunkt des Therapiebeginns angegeben. Am häufigsten wird ein Grenzwert des Prognoseumschlags für eine risikoarme Versorgung mit dem Zeitraum von 6 bis 8 Std diskutiert (BONFILS et al., 1973; ZUKSCHWERDT, 1969). Inwieweit sich hier ein echter Lokalfaktor als risikoträchtig realisiert (bakterielle, chemische Kontamination und Ähnliches mehr) oder Sekundärschäden manifest werden, muß offen bleiben. Eine statistisch abgesicherte Beziehung zwischen Komplikationsdauer, Risiko und Operationsverfahren ist in den vorgegebenen Daten gewöhnlich nicht vorhanden.

3. Indikationsstellung

Die Indikation ist stets dringlich zu stellen. Dies gilt auch für den Verdacht auf eine freie Perforation; bekanntlich fehlen in etwa einem Viertel der Fälle die typischen anamnestischen und röntgenologischen Hinweise (BONFILS et al., 1973).

Tabelle 6. Ulcusperforation — Leistungsquote konservativer Therapie der Komplikation

Autoren	Letalität (n)	Letalität (%)	konservativ Behandelte (n)	n
WANGENSTEEN (1972)	2	22	9	138
DONALDSON (1970)	30	59	56	417
TAYLOR (1956)	4	2,6	153	?

Mit atypischen Lokalisationen, d. h. hinteren oder auch retroperitonealen Perforationen sowie mit späteren lokalen septischen Prozessen ist stets zu rechnen. Eine blande klinische Symptomatik mit lediglich persistierendem oder rezidivierendem inkompletten Ileus findet sich besonders bei älteren Kranken. In der Regel jedoch besteht das typische klinische Syndrom des „akuten Abdomen" mit den Merkmalen: Schweres abdominelles Schmerzbild, Zeichen der schweren allgemeinen Erkrankung und Störungen der Grundfunktionen des Magen-Darmkanals.

Eine Indikation zur röntgenologischen Untersuchung mit Kontrastmittelfüllung sehen wir in der Regel nicht. Ist die Entscheidung zur explorativen Laparotomie infolge schwerwiegender Sekundärrisiken mit Zurückhaltung zu fällen, kann die Verwendung wasserlöslicher resorbierbarer Kontrastmittel vertreten werden. Von einer endoskopischen Untersuchung nehmen wir in der Regel Abstand. Sie bedeutet gegenüber anderen Untersuchungsverfahren eine stärkere Belastung.

Die Leistungsfähigkeit der *konservativen Behandlung* ist bei den Überlegungen zur chirurgischen Indikationsstellung kritisch einzubeziehen (Übersicht Tabelle 6). Dabei ist zusätzlich zu berücksichtigen, daß es sich bei der so behandelten Stichprobe um eine Gruppe mit primär besonders hohem Risiko handelt. Die erheblichen Divergenzen in den Angaben des Risikos sind derzeit nicht zu erklären. Randomisierte Stichproben liegen unseres Erachtens bisher nicht vor. Zu berücksichtigen ist auf der anderen Seite eine vermutliche Frequenz von 3 bis zu 20% an primär *perforierten Magencarcinomen*, die so fälschlich und unerkannt als Ulcera ventriculi behandelt werden können.

4. Operative Taktik

Jeder Eingriff beginnt zunächst mit der Exploration. Sie hat zur Aufgabe:

1. Klärung von Komplikationen und Grundkrankheit, d. h. endgültige Diagnosestellung;

2. Ausschluß von operationspflichtigen Zweit- und Mehrfacherkrankungen der Bauchhöhle und endet mit der

3. Festlegung der einzuschlagenden operativen Taktik.

Zugangswege, präoperative Vorbereitung und äußere Organisation des Eingriffs haben diesen Aufgabenstellungen Rechnung zu tragen.

Für die chirurgische Behandlung des perforierten Geschwürs stehen folgende *Verfahrensgruppen* zur Verfügung:

Palliativmaßnahmen. Hierzu gehören die einfache Übernähung, Ulcusexcision und Naht, Ulcusexcision am Bulbus mit gleichzeitiger Pyloroplastik.

Radikaloperationen. Am wichtigsten sind hier die klassischen $^2/_3$- bzw. $^3/_4$-Resektionen mit Reparationen nach B-I oder B-II, die kombinierten Magenoperationen (Hemigastrektomie oder Antrektomie und selektive gastrale Vagotomie).

Daneben existiert eine *Zwischengruppe* mit Merkmalen palliativer und radikaler Verfahren. Die wichtigsten sind: Ulcusexcision und selektive gastrale Vagotomie, Übernähung und selektive oder trunculäre Vagotomie.

Ziel der beiden letztgenannten Verfahrensgruppen ist die *primäre Definitivversorgung* mit Behebung der Komplikation und operativer endgültiger Behandlung der Grundkrankheit zum gleichen Zeitpunkt. Wert legen wir in allen Fällen auf die histologische Untersuchung nekrotischer-nekrobiotischer Bezirke speziell der Magenwand. Die relativ hohen Anteile perforierter Carcinome an den sog. Magengeschwürsdurchbrüchen mahnen zur Vorsicht.

5. Verfahrenswahl

In der Regel erfolgt die Verfahrenswahl empirisch-historisch vorgeprägt. Die Mehrzahl der Chirurgen führt eine Übernähung bzw. Ulcusexcision mit Übernähung und eine Radikaloperation erst bei Krankheitspersistenz als Zweiteingriff durch. Zunehmend mehr jedoch setzt sich die flexiblere Handhabung der taktischen Möglichkeiten durch.

Als wichtigste Kriterien einer *Selektion zur primären* Definitivversorgung gelten weitgehend übereinstimmend (McDonough, 1972):

Stabile Vitalfunktionen;

Männliche Patienten unter 70 Jahren;

Längere Anamnesedauer;

Perforationen oder Blutungen in der Vorgeschichte;

Klinische Obstruktionszeichen.

Eine primäre Definitivversorgung sollte zugunsten von Palliativmaßnahmen zurückgestellt werden bei den Merkmalen:

Sehr kurze Ulcusanamnese;

Patienten mit antirheumatischer Allgemeinbehandlung;

Gewichtige zusätzliche Risikofaktoren.

6. Ergebnisse

Randomisierte Patientenstichproben mit der Möglichkeit eines echten Leistungsvergleichs zur Behandlung der Ulcusperforation liegen unseres Erachtens bisher nicht vor. Das gleiche gilt für die planmäßige Prüfung von Selektionskriterien für konservative und verschiedene operative Behandlungsmöglichkeiten. Aus der Analyse größerer Patientenstichproben dürfen jedoch gröbere Trends zur Beurteilung entnommen werden. Eine Übersicht enthält Tabelle 7 mit der Dokumentation des operativen Risikos bei Übernähung und primärer Definitivversorgung in unterschiedlich selektionierten Patientengruppen.

Auffällig in dieser Bilanz ist das unerwartet niedrige Risiko des primär definitiven Eingriffs, für den die relativ umfangreiche Probandengruppe ausreichend repräsentativ sein dürfte. Wenn es sich bei den Patienten mit Übernähung auch um eine spezielle Risikogruppe handelt mit primär höher zu veranschlagender

Tabelle 7. Leistungsvergleich zwischen Ulcusübernähung und primärer Definitivversorgung bei differenten Patientenstichproben

Autoren	Übernähung		primäre Definitivversorgung	
	Anzahl	Letalität (%)	Anzahl	Letalität (%)
DESMOND (1957)	50	12	58	2
NUBOER (1951)			110	2,8
HUANG CHIA-SSU (1959)			684	2,6
HARVEY (1963)	112	9,8	47	0
TIEN-CHENG (1964)	84	32	681	1,8
JARRETT (1972)	300	9	46	2
WANGENSTEEN (1972)	89	1,8	41	1,8
McDONOUGH (1972)	187	11	23	9
DONALDSON (1970)	341	10	74	1

Tabelle 8. Ulcusperforation — Indikation zur Reoperation infolge erneuter Komplikationen nach primärer alleiniger Ulcusübernähung

Autoren	Gesamtstichprobe (n)	Übernähungen (n)	dabei Reoperationen (%)
WANGENSTEEN, S. L. (1972)	138	89	69
McDONOUGH, J. M. (1972)	210	169	26
DONALDSON, G. A. (1970)	471	341	21
Ulcus ventriculi	67	40	27
Ulcus duodeni	395	300	21
REES, J. R. (1970)	184	167	24

Letalität, so muß doch noch ein weiterer Gesichtspunkt berücksichtigt werden: Der Fortbestand der Ulcuskrankheit mit Komplikationsrisiken, (Blutung, Reperforation, Stenosen) und dem Zwang zur definitiven Sekundärversorgung.

Tabelle 8 stellt eine Übersicht zu den nach Übernähung erneut auftretenden Komplikationsraten und der Reoperationsfrequenz vor.

Versucht man ein vorläufiges Résumé, sind nach den vorliegenden Daten folgende Aussagen erlaubt:

1. Die Forderung nach ausschließlicher Anwendung primärer Palliativmaßnahmen bei freier Ulcusperforation (d. h. die alleinige Übernähung) kann nicht überzeugend aufrecht erhalten werden.

2. Die Ergebnisse des Behandlungsrisikos an größeren Stichproben sprechen zugunsten einer expansiveren Handhabung einer primären Definitivversorgung (= Ulcusexstirpation mit/durch Resektion oder kombinierte Operation).

3. Die Verfahrenswahl bei primärer Definitivversorgung sollte mit validen Selektionskriterien weiter abgesichert werden.

4. Ratsam erscheint die komplette Excision des Geschwürs mit histologischer Untersuchung bei Perforation eines Ulcus ventriculi.

C. Pylorusstenose mit kompletter Passagebehinderung

1. Definition, pathologische Anatomie

Ursache des kompletten narbigen Verschlusses im Bereich des distalen Magen-antrums, des Pylorus und des Bulbus duodeni ist das langjährig bestehende rezidivierende Ulcus duodeni-Leiden. In die stenosebildende Narbenreaktion sind alle Darmwandschichten, oft auch die Umgebung des Darms, mit einbezogen. Nicht selten kommt es zur akuten kompletten Verlegung der Lichtung erst durch zusätz-liche entzündliche Schwellung der Darmwand infolge eines frischen Geschwürs. Selten liegt ein reiner akuter Verschluß ohne regelrechte Ulcusanamnese vor. Ursache ist dann regelmäßig ein callöses präpylorisches Geschwür oder ein Ulcus ad pylorum mit starker exsudativer Komponente. Beim chronischen Ulcusleiden entwickelt sich in unterschiedlichem Ausmaß eine Hyperplasie der Lamina muscu-laris propria des Magens mit allmählicher Ektasie der Wand und teilweiser mon-ströser Vergrößerung des Fassungsvermögens. Die Frequenz einer Obstruktion (komplett oder annähernd komplett) wird aus einem größeren chirurgischen Krankengut mit 28% beim Ulcus duodeni, und mit 13% beim Ulcus ventriculi angegeben (OCHSNER et al., 1970).

2. Indikationsstellung

Die Indikation ist stets absolut, jedoch praktisch nie dringlich zu stellen. Wich-tiger als einen möglichst frühen Operationszeitpunkt zu erzwingen ist es, eine plan-mäßige Vorbereitung mit Kompensation gestörter Körperfunktion zügig einzu-leiten. Entscheidend ist die Dekompressionsbehandlung des Magens mit Hilfe einer oralen Verweilsonde, der Ausgleich von Störungen des Elektrolyt- und Säure-Basenhaushalts und eine bilanzierte parenterale Zufuhr von Flüssigkeit und Calo-rien. In der Regel kommt man mit einem Zeitraum von 2 bis 3 Tagen für die Vor-bereitung aus. Längere Verzögerungen (über 1 bis 2 Wochen) der definitiven ope-rativen Behandlung bedeuten keine Vorteile, sie erschweren im Gegenteil eher die Aufrechterhaltung eingeleiteter Kompensationsmaßnahmen. Dies gilt speziell für Kranke in stark reduziertem Allgemein- und Ernährungszustand.

3. Operative Taktik

An operativen Behandlungsmöglichkeiten stehen zur Verfügung:

Palliativmaßnahmen. Sie haben die Aufgabe, das Passagehindernis zu umgehen oder direkt aufzuheben. Hierzu gehören die G.E., die verschiedenen Formen der Pyloroplastik, die laterolaterale Gastroduodenostomie.

Radikaloperationen. Sie beseitigen die Passagestörung und sind zugleich ad-äquate operative Behandlung des Ulcusleidens. Wichtigste Verfahren sind: Magen-resektion mit Anastomose nach B-I oder B-II, kombinierte Operationen jeweils mit Exstirpation des Ulcus bzw. Resektion des narbigen Duodenalabschnitts.

Daneben existiert eine *Zwischengruppe* mit den Merkmalen radikaler und pal-liativer Verfahren: Selektive gastrale Vagotomie und Pyloroplastik bzw. mit laterolateraler Gastroduodenostomie (JABOULAY), evtl. Vagotomie mit G.E.

4. Operationswahl und Ergebnisse

In der Mehrzahl der Fälle wird eine Radikaloperation angestrebt in Form einer $^2/_3$- oder $^3/_4$-Resektion mit einer Anastomose nach B-I oder B-II. Dieses Vorgehen sichert bei gleichzeitiger Entfernung des komplikationsträchtigen Geschwürs gute Nah- und Fernergebnisse bei vertretbar niedrigem Risiko (OCHSNER et al., 1970).

Galten bis in jüngerer Zeit alle Verfahren in Verbindung mit einer Vagotomie, d. h. kombinierte Magenoperationen und nichtresezierende Verfahren, als obsolete Maßnahmen bei der Pylorusstenose mit Ektasie des Magens, so hat sich diese starre Frontstellung allmählich gelockert. Offenbar trifft die Vermutung in der Praxis nicht zu, daß eine zusätzliche Vagotomie beim ektatischen Magen nur noch weitere funktionelle Schäden anrichten müßte. Entscheidend für die Prognose ist in der Tat lediglich die Umgebung oder sichere Entfernung der lokalen Passagebehinderung. Über günstige Resultate mit alleiniger Vagotomie und Pyloroplastik wurde wiederholt berichtet (DAVIS et al., 1963; ELLIS et al., 1966).

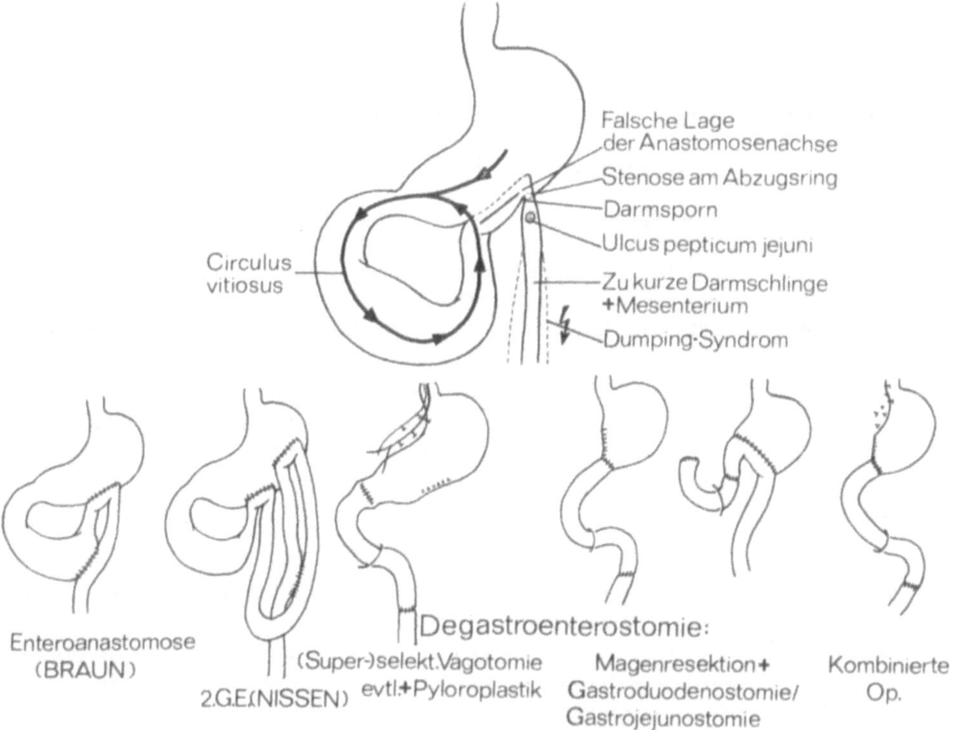

Abb. 2. Störungen nach Anlage einer Gastroenterostomie und Möglichkeiten der operativen Korrektur

Palliativmaßnahmen, in der Regel als untere G.E. ausgeführt, gelten häufig als Verfahren der Wahl bei besonders ausgeprägter Ektasie des Magens und vermuteter muskulärer Dekompensation sowie zugleich vorhandener allgemeiner Risikofaktoren. Wir können uns dieser Ansicht nicht uneingeschränkt anschließen und streben nach gezielter zügiger Vorbereitung grundsätzlich ein radikales oder nichtresezierendes Behandlungsverfahren bei der benignen Pylorusstenose an. Schwerwiegende Nachteile der alleinigen G.E. bei Ulcuskrankheit sind: Gelegentliche — nicht zu seltene — vorübergehende Funktionsuntüchtigkeit, höhere Frequenzen von Anastomosengeschwüren und die Entwicklung funktioneller Störungen (sog. G.E.-Krankheit, Abb. 2).

Vergleichende Analysen der Operationsergebnisse in Form einer geplanten randomisierten Studie existieren unseres Erachtens bisher nicht. Die retrospektive

Analyse größerer Patientenstichproben weisen durchweg auf gleichförmige Trends. Ihr wesentlicher Inhalt lautet:

1. Entscheidend für das Behandlungsergebnis und die Durchführung der operativen Therapie ist die zügige planmäßige Einleitung der vorbereitenden konservativen Behandlungsmaßnahmen.

2. Unter diesen Bedingungen kann eine radikale Behandlungsmaßnahme mit Entfernung des komplikationsträchtigen Geschwürs und kurativer Therapie der Grundkrankheit in der Regel vertreten werden.

3. Nichtresezierende Verfahren, d. h. selektive gastrale Vagotomie mit Pyloroplastik oder besser noch: mit laterolateraler Gastroduodenostomie, oder kombinierte Operationen sind nicht kontraindiziert.

D. Intraluminäre Perforationen in Darm und Gallenwege

1. Definition und Indikationsstellung

Es handelt sich um spezielle Formen der Perforation oder Penetration. Am wichtigsten sind die primäre gastrokolische oder gastrojejunokolische Fistel und Penetrationen in den Ductus choledochus mit und ohne Fistelbildungen. Leitsymptome sind einerseits die Zeichen des enteralen Verlust- oder Blindsacksyndroms, andererseits der meist inkomplette Verschluß der extrahepatischen Gallengänge mit ascendierender Cholangitis.

Die Indikation zur operativen Revision ist stets nach zügiger Vorbereitung relativ dringlich zu stellen, die endgültige präoperative Diagnose kann gelegentlich schwierig sein. Sie gelingt nicht selten nur durch retrograde Kontrastmittelfüllungen vom Dickdarm und Ductus choledochus aus.

2. Operative Taktik

Für das operative Vorgehen bei diesen Ulcuskomplikationen werden keine gleichförmigen taktischen Maßnahmen empfohlen:

Gastrokolische Fistel. Komplette Exstirpation einschl. der tragenden Wandabschnitte mit kurativer Behandlung des Ulcusleidens durch $^2/_3$-Resektion oder kombinierte Operation (= radikale operative Therapie).

Gastrojejunokolische Fistel im Billroth II-Magen. Komplette Exstirpation der Fistel und der tragenden Wandabschnitte mit Umwandlungsoperation B-II in B-I und ergänzender selektiver gastraler Vagotomie.

Penetration zum Ductus choledochus mit und ohne Fistelbildung. Bei dieser Komplikation wird weitgehend übereinstimmend der kombinierte Einsatz entlastender Umgehungsanastomosen vorgeschlagen: Choledochoduodeno- oder -jejunostomie zur Entlastung des extrahepatischen Verschlußikterus und zusätzliche selektive gastrale Vagotomie evtl. mit G.E. Eine Pyloroplastik oder laterolaterale Gastroduodenostomie sind aus topographischen Gründen gewöhnlich nicht durchführbar (Glick, 1971).

Radikale chirurgische Maßnahmen, d. h. Fistelexstirpation, Magenresektion und evtl. Gallengangsrevision werden übereinstimmend als risikoträchtig beschrieben.

Es handelt sich hier um seltene Komplikationen, die in der Regel kasuistisch dargestellt werden. Eine kritische Würdigung unterschiedlicher operativer Maßnahmen bereitet daher bisher methodische Schwierigkeiten.

IV. Relative Indikationen

A. Chronisches unkompliziertes Ulcus duodeni

1. Allgemeines

Eine verbindliche Orientierung über den derzeitigen Stand der operativen Behandlung der Geschwürskrankheit am Zwölffingerdarm ist z. Zt. schwierig. Neue chirurgische Behandlungsverfahren haben einen über Jahrzehnte bewährten Indikationskatalog wenigstens zeitweilig verunsichert. So durchläuft beispielsweise die selektive Parietalzelldenervierung in Verbindung mit einer Drainageoperation eine Phase der zwar fortgeschrittenen, aber noch nicht abgeschlossenen Erprobung. Die fortlaufende Prüfung von Indikationen und Technik erfolgt auf der Basis vergleichbarer klinischer Vorstellungen in Anlehnung an experimentelle Befunde.

2. Operationsziele

Gemeinsame Ziele aller operativen Behandlungsverfahren sind:
1. Die Ausschaltung der chirurgisch faßbaren ulcerogenen Faktoren, vor allem der Störungen der Sekretion und der Motilität;
2. Die Erhaltung der Grundfunktionen des Magens und seiner Steuerfunktion;
3. Vermeidung eines Rückfallgeschwürs und
4. Ein kalkulierbares geringes operatives Trauma und Risiko.

3. Operative Taktik

a) Allgemeines. Die operative Taktik verfolgt mit einer Änderung der gestörten Form und einer strukturell vorgegebenen, d. h. operativ faßbaren Steuerungsmöglichkeit des Magens zwei Aufgaben: Einmal die direkte oder mittelbare Entfernung des Ulcus, die Beseitigung von Störungen der Passage und die Sicherung eines ausreichenden Magenreservoirs. Dazu kommt die Reparation eines Resektionsdefektes und die Schaffung von Verhältnissen, die eine Verhütung von Rückfallgeschwüren und die Sicherung möglichst normaler Funktionen des Magens zum Ziel haben. Global wird die Verbindung einer möglichst normalen Form mit einer möglichst normalen Funktion angestrebt.

Zur Erfüllung dieser unterschiedlichen Aufgaben stehen mehrere operative Möglichkeiten zur Verfügung, die z. T. in unterschiedlichen Kombinationen angewendet werden: die partielle oder totale Entfernung des Antrums, die Verkleinerung der Parietalzellfläche, die Dissektion der gastralen Vagusfasern mit Gewährleistung einer störungsfreien gesteuerten Magenentleerung und das Belassen eines großen Magenreservoirs.

Diese Aufgaben sind nicht Gegenstand spekulativer Überlegungen, sondern sie sind planungsfähig, also zu einem realen Faktor der Anzeigestellung geworden. Katamnestische statistische Untersuchungen haben gezeigt, daß jedes Operationsverfahren einen spezifischen Reduktionsindex für die Sekretion der Salzsäure besitzt. Der mögliche operative Senkungseffekt ist durch präoperative Untersuchungen weitgehend im Bereich statistischer Wahrscheinlichkeit errechenbar. So erreichen wir mit der selektiven Vagotomie mit und ohne Pyloroplastik ungeachtet der Ausgangssituation eine Säuredepression von durchschnittlich 65 bis 70%, mit der $^2/_3$-Resektion ohne Vagotomie 85% und mit den kombinierten Operationen über 90%. Damit ist ein entscheidender Teil der Indikationsstellung zur Verfahrenswahl meßbar geworden.

Die Häufigkeit der Ulcuskrankheit und die damit gegebene praktische Bedeutung der Ulcuschirurgie erfordern möglichst einfache, sichere und standardisierbare Operationsverfahren, die allen, auch selteneren Situationen gerecht werden. Sie sollten auf eine möglichst kleine Zahl von Methoden und auf eine überschaubare Technik beschränkt bleiben.

Es stehen so folgende Verfahrensgruppen zur Verfügung (Abb. 3):

1. Die konventionelle Magenresektion;
2. Die nichtresezierenden Magenoperationen und
3. Die sog. kombinierten Magenoperationen.

Alle diese Verfahren sind durch definierte Vor- und Nachteile gekennzeichnet. Ihre Kenntnis erlaubt den möglichst optimalen Einsatz jedes Verfahrens, indem präoperative Ausgangssituationen und Operationsziel soweit meßbar harmonisiert werden.

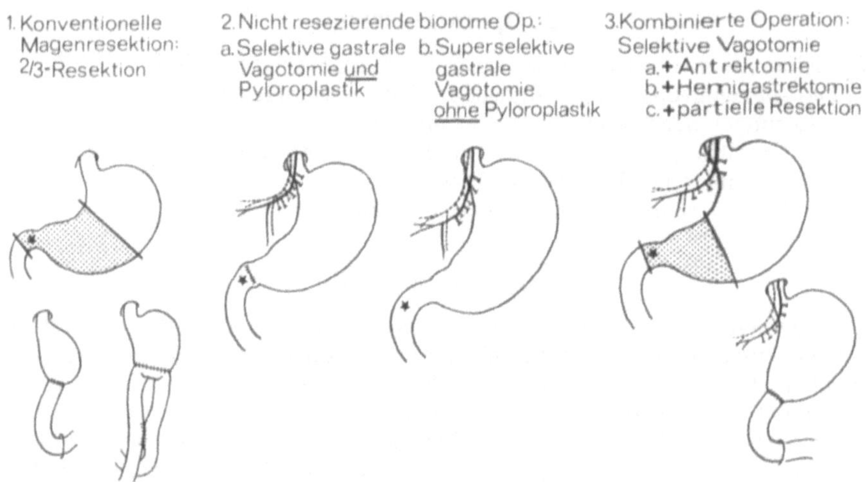

Abb. 3. Standardverfahren zur Behandlung eines peptischen Ulcus duodeni sive ventriculi

b) Konventionelle Magenresektion. Es handelt sich dabei um eine $^2/_3$- oder $^3/_4$-Resektion des meist distalen ulcustragenden Magens. Dabei kommt es durch Entfernung des Magenantrum wahrscheinlich zu einer Verminderung der Gastrinproduktion, zu einer Verkleinerung der Korpusdrüsenfläche mit weitgehender Reduktion der Sekret- und Salzsäureproduktion sowie zu einer Ausschaltung der antralen, duodenalen, mechanischen, chemischen und hormonalen Sekretregulierungen. Der Resektionsdefekt wird überbrückt durch eine Gastroduodenostomie oder Gastrojejunostomie.

Unter Berücksichtigung technischer Modifikationen kann die Methode bei allen Lokalisationen und Komplikationen des Ulcus angewendet werden. Regelrecht empfohlen werden sollte die $^2/_3$-Resektion bei den Merkmalen:

1. Nachweis einer provozierten Salzsäuresekretion (PAO) im standardisierten Test (0,5 mg Pentagastrin) von über 30 bis 35 mval/Std (realer 1-Std-Wert). Es wird auf diese Weise post operationem ein relativ sicheres Ausbleiben der pathologisch-interdigestiven Salzsäureproduktion gesichert.

2. Ulcus im operierten Magen;
3. Anastomosenulcus.

Für die Bewertung der Anastomose nach Billroth-I mit Erhaltung der orthograden Duodenalpassage oder nach Billroth-II mit einer Gastrojejunostomie und Versetzen des Duodenum in den Nebenschluß gilt: Sofern man nahezu anacide oder hypovoluminöse Magensaftverhältnisse hinterläßt, wie dies mit wenigen Ausnahmen nach einer $^2/_3$-Resektion sich nach Jahren entwickelt, ist es im Prinzip gleichgültig, welches Verfahren man zur Anastomose durchführt. Die Vorzüge der Gastroduodenostomie mit Erhaltung der antralduodenalen Säure- oder Enzymsteuerung kommen erst zum Tragen bei wenigstens subnormalen Säure- und Sekretionsverhältnissen. Die Nachteile der $^2/_3$-Resektion liegen in der allerdings vermeidbaren Gefahr einer zu erheblichen Verkleinerung des Restmagens, einer so bedingten Exokarenz und im Auftreten einer Schleimhautatrophie. Postoperative Störungen von seiten des gastroduodenalen Stoffwechsels sind in der Regel autonom kompensierbar. Ohne gezielte und planmäßige Kontrolle sowie Substitutionsbehandlung können diese Ausgleichsmechanismen langfristig, und zwar vornehmlich bei der Gastrojejunostomie vor allem für den Eiweiß-, Calcium-, Eisen- und Blutzellstoffwechsel dekompensieren. Der Billroth-II-Magen scheint auch häufiger als die übrigen Methoden von einem späteren Carcinom befallen zu sein. Zu den Nachteilen der $^2/_3$-Resektion gehört auch das Operationsrisiko, das mit 2 bis 5% für die normale Resektion und mit über 10% für den komplizierten Fall relativ hoch liegt.

c) **Kombinierte Magenoperation.** Die kombinierte Magenoperation verbindet die Vorzüge der Resektion mit denen der selektiven gastralen Vagotomie. Sie erreicht mit über 90% den im Mittel höchsten unmittelbar postoperativ meßbaren Reduktionsindex. Die selektive Denervierung erlaubt eine sparsame Resektion der Belegzellfläche.

Man versteht unter dieser kombinierten Operation gewöhnlich eine Antrektomie in Verbindung mit einer selektiven beidseitigen gastralen Vagotomie. Der Resektionsdefekt wird durch eine Gastroduodenostomie überbrückt. Weitere Variationsmöglichkeiten bieten sich an durch sparsame partielle zirkuläre Resektionen.

Die Vorzüge der Methode entsprechen weitgehend denen der nichtresezierenden Operationen. Das Risiko entspricht zwangsläufig dem der Resektionsmethoden. Dies ist gegenüber den nichtresezierenden Verfahren ein entscheidender Nachteil. Das Operationsverfahren ist indiziert beim Vorliegen einer provozierten Salzsäuresekretionsleistung (PAO) von mehr als 30 mval/Std (realer Wert) im standardisierten Test, ferner bei der umschriebenen erforderlichen Ulcusexcision, die in jedem Magenabschnitt — also auch im subkardialen Bereich — erfolgen kann. Man erreicht bei weitgehender Erhaltung einer normalen Magenform eine noch stärkere Säure- und Sekretreduktion als dies bei den nur partiellen Resektionen der Fall ist.

d) **Nichtresezierende Magenoperationen.** Unter mehreren möglichen Methoden (Abb. 4) ist die beidseitige selektive gastrale Vagotomie das Vorgehen der Wahl. Die Denervation beschränkt sich auf den Magen, die proximale Variante nur auf das Belegzellareal. Erhalten bleiben die hepatischen, zöliakalen und duodenalen Fasern, bei der proximalen Form auch die antrale Innervation. Nach Möglichkeit läßt man die motorische Versorgung des Antrum intakt.

Die trunculäre Vagotomie gilt als Notmaßnahme; sie erscheint deshalb als Bezugsbasis einer Beurteilung der Methode nur wenig geeignet. Ihre Propagierung bei Elektiveingriffen erfolgt zunehmend zurückhaltender. Einmal ist sie wegen der netzartigen Verflechtungen beider Hauptstämme nicht sicher komplett, zum anderen sind unerwünschte Komplikationen bekannt. Am wichtigsten ist die Diarrhoe.

Sie tritt unterschiedlich, oft launisch auf. Bei der selektiven Vagotomie ist sie seltener und nicht so hochgradig.

Die Vagotomie, nachfolgend nur selektiv verstanden, wird in der Regel mit einer Drainageoperation verbunden. Dies geschieht: 1. Zur direkten oder vorsorglichen Beseitigung eines ulcerogenen Stasefaktors und 2. Zur Überwindung der nach Durchtrennung der antralen Fasern transitorisch auftretenden Insuffizienz der Peristole des Magens, d. h. also einer relativen Pylorussperre. Meist wird die Vagotomie mit einer Pyloroplastik nach Heineke-Mikulicz, Jaboulay oder Aust (Abb. 5), also mit Erhalten des duodenalen Transits, von einigen Operateuren — zu-

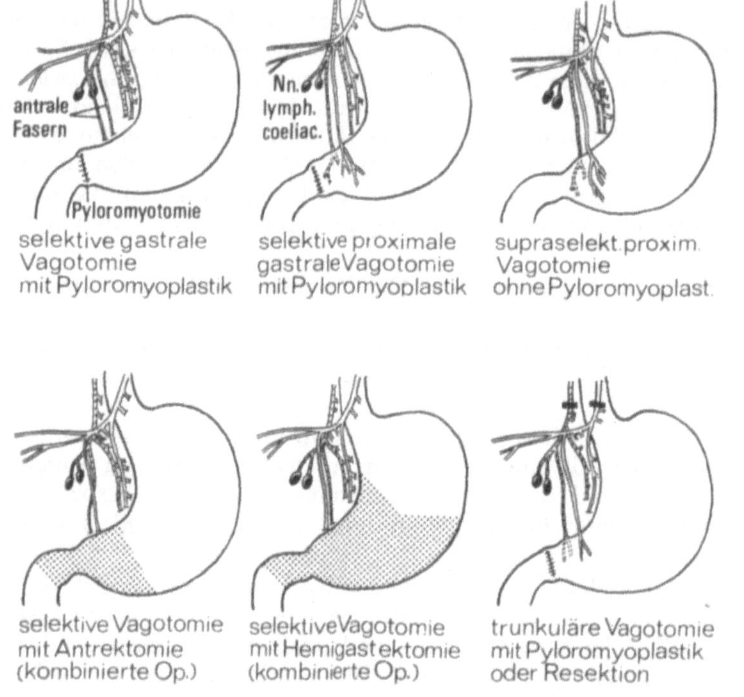

Abb. 4. Formen der Vagotomie bei nichtresezierenden und kombinierten Magenoperationen

nehmend seltener — auch mit einer G.E. verknüpft. Andere ziehen grundsätzlich die Antrektomie oder Hemigastrektomie, also die kombinierte Operation vor, wieder andere — wie wir — nur gezielt, d. h. speziell beim Vorliegen hoher Säuresekretionsleistungen. Eine Übersicht zu den häufigsten und bewährtesten Indikationen gibt Tabelle 9.

In jüngster Zeit ist die supraselektive oder hohe selektive Vagotomie (H.S.V.) hinzugekommen. Unter den Voraussetzungen eines unkomplizierten Ulcus duodeni und eines intakten Pylorus verzichtet man auf die Drainage und begnügt sich ausschließlich mit der proximalen gastralen Vagotomie.

Angestrebt werden durch die Vagotomie: 1. Eine Minderung oder Ausschaltung der chirurgisch faßbaren ulcerogenen Faktoren, also von Säure und Stase. Dies entspricht absolut den Maximen der Resektion; damit wird u. a. offenbar, daß die Unterschiede zwischen Vagotomie und Resektion mehr methodischer denn grundsätzlicher Art sind. 2. Geht es um die Erhaltung der Partialfunktion des Magens, vor allem des Aufnahme- und Reservoirvermögens, der duodenalen Passage, der lokal angeschlossenen Reglerkreise und um das Vermeiden einer Atrophie der Mucosa. Es handelt sich also um die Verhütung erst langfristig manifest werdender agastrischer Syndrome. 3. Diese Ziele sollen mit einem geringen Operationsrisiko erreicht werden. Eine entscheidende Teilaufgabe ist, ebenso wie bei der Resektion, die Reduktion der Salzsäuresekretion.

Sie wird, sofern die Vagotomie komplett ist, nachhaltig erreicht. Damit ist ein entscheidender Zweifel an der Wirksamkeit der Vagotomie und ein vielleicht

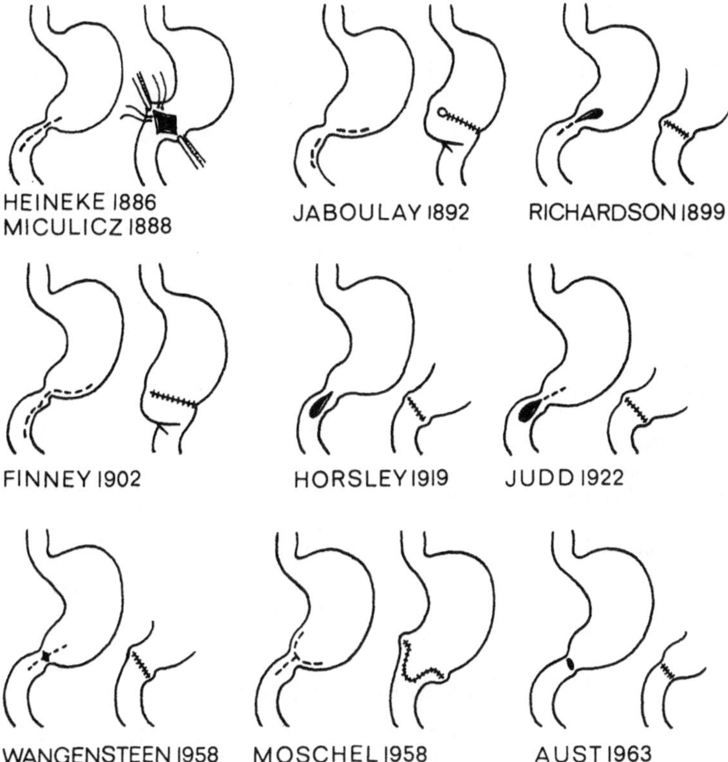

Abb. 5. Formen der Pyloroplastik zur Drainage des Magens nach Vagotomie

anfänglich vorhandener Experimentalcharakter beseitigt. Ausgeschaltet wird die interdigestive, erhalten bleibt die zweckmäßige nutritive Sekretion.

Vergleichende prä- und postoperative Untersuchungen haben gezeigt, daß man mit der selektiven gastralen Vagotomie ungeachtet der Ausgangssituation eine gleichförmige Reduktion der Salzsäuresekretion von rund 65% erzielt. Diese mittlere Reduktionsleistung bleibt über Jahre auf gleichem Niveau unverändert bestehen (SCHREIBER, 1972). Damit ist das Operationsergebnis im Hinblick auf die Säuresekretion meßbar geworden. Hier stellt sich uns ein praktikabler Wegweiser für die Aufstellung der Indikationskriterien.

Wenn man bemüht ist, normale oder besser subnormale Säureverhältnisse zu erreichen, wird man beim gezielten Vorgehen jeweils die Methode wählen, die mit optimalem Effekt und minimalem Risiko geeignet ist, die angestrebte Säuredepression zu ermöglichen. So ist die selektive Vagotomie mit und ohne Pyloroplastik indiziert bei einer Säureprovokation bis 30 mval/Std (realer 1-Std-Wert) im standardisierten Test. Darüber hinaus kommen die kombinierten Operationen in Frage oder aber die übliche $^2/_3$-Resektion, die also auch unter diesen Gesichtspunkten einen festen Platz in der Indikationsskala hat (Übersicht Tabelle 9).

Übersteigen basale oder provozierte Sekretion 15 bzw. 60 mval/Std, sucht man nach extragastralen Säureweckern. Es ist gelegentlich der Eindruck entstanden, daß für die Indikationsstellung die Säureverhältnisse allein maßgeblich seien. Das trifft nicht zu. Ebenso entscheidend sind vielmehr Art und Lokalisation des Ulcus, letztlich die anatomische in situ-Situation. Die Säurewerte haben eine wichtige, aber keinesfalls allein maßgebliche Wegweiserfunktion.

Tabelle 9. Indikation und Kontraindikation zur Durchführung einer nichtresezierenden Operation mit den am häufigsten berücksichtigten Geschwürs- und Schleimhautmerkmalen

Indikationen zur nichtresezierenden Operation	Kontraindikationen
Nichtkompliziertes chronisches Ulcus duodeni an typischer Lokalisation mit einer provozierten Salzsäure bis 30 mval/Std im standardisierten Test	Kompliziertes Ulcus mit einer provozierten Salzsäure von mehr als 30 mval/Std im standardisierten Test
Narbenbulbus	Mehrfachgeschwüre
Pylorusstenose	Atypische Lokalisation
Erosive Gastritis	Ulcus callosum
Arrosionsblutungen aus intramuralen Gefäßen	Riesenulcus
Symptomatische Refluxoesophagitis	Atrophische Gastritis
Excisionsfähiges kleines Ulcus callosum mit intraoperativer histologischer Sicherung	Arrosionsblutungen aus extragastralen Hauptarterien
Sog. nichtresezierbares Ulcus	Hochgradige Überdehnung der Magenwand mit muskulärer Dekompensation
	Unzureichende anatomische Übersicht über den Verlauf der Nn. vagales
	Extragastrale Säurewecker (Strøm-Zollinger-Ellison)

4. Ergebnisse, Leistungsvergleich

Der Versuch eines Leistungsvergleichs zwischen Vagotomie und Drainageoperation und konventioneller Resektion ist noch schwierig. In Ermangelung langfristiger Nachuntersuchungen müssen wir uns zur Zeit mit einer Aufstellung, die kritischen statistischen Anforderungen entspricht, begnügen. Es handelt sich dabei um die Bilanz einer prospektiven Studie (Tabelle 10). Die Auswahl der Patienten

Tabelle 10. Leistungsvergleich zwischen nichtresezierenden Operationen (selektive Vagotomie) und konventionellen Magenresektionen (Billroth-I und Billroth-II) an einem randomisierten Krankengut (nach W. E. Price, 1970)

Beurteilungskriterien	Vagotomie (n = 337)	Resektion (n = 346)
Letalität	1,2 %	2,0 %
Komplikationen	6,2 %	9,0 %
Schweres Dumping	1,9 %	1,3 %
Gewichtsverlust	39 %	43,6 %
Schwere Diarrhoe	5,2 %	1,7 %
Rezidivgeschwüre	8,9 %	2,3 %
„Gutes Ergebnis"	80,9 %	82,4 %

für die Operationstypen erfolgte nach Zufallskriterien. Man findet ein weitgehend gleichförmiges Verhalten, einschließlich des vom Patienten selbst mitgeprägten Endergebnisses, bis auf die wichtige Gruppe der Rezidivgeschwüre. Sie ist bei den Vagotomien etwa 3,5mal so groß wie bei den Resektionen. Die Vagotomie schneidet hier eindeutig schlechter ab.

Die Situation ändert sich, wenn der Einfluß des Auswahlverfahrens, also Randomisierung oder Selektion berücksichtigt wird, und zwar hier am Beispiel für die wichtigsten Kriterien, die Letalitäts- und Rezidivquote (Tabelle 11). Zugrunde liegen das gleiche Krankengut wie zuvor sowie die Daten von HOLLE (1973) und die eigenen 5-Jahresergebnisse.

Dabei erscheint die Letalität von 1 bis 2 % als eine offenbar operationsspezifische Größe, die von der Art der Indikationsstellung nicht wesentlich beeinflußt wird. Im Gegensatz dazu ist die Selektion des Krankengutes, die klinische, pathophysiologische (Säuresekretion!) und auch anatomische Prämissen berücksichtigt, offen-

Tabelle 11. Einfluß des Auswahlverfahrens (Randomisierung oder Selektion) auf Letalität und Rezidivquote bei nichtresezierenden Operationen

Autoren	Auswahlverfahren	n	Letalität	Rezidiv	Zeit
JORDAN, CONDON (1970)	Random	106	1,9 %	2,9 %	1 bis 5 Jahre
PRICE, W. E. (1970)	Random	337	1,2 %	8,9 %	2 Jahre
HOLLE, F. (1970)	Selektion	267	1,0 %	0,7 %	1 bis 6 Jahre
SCHREIBER, H. W. (1972)	Selektion	103	1,9 %	1,0 %	5 Jahre

Tabelle 12. Einfluß des Auswahlverfahrens auf Letalität und Rezidivquote bei kombinierten Operationen

Autoren	Auswahlverfahren	n	Letalität	Rezidiv	Zeit
JORDAN, CONDON (1970)	Random	90	0	0	1 bis 5 Jahre
PRICE, W. E. (1970)	Random	675	0,7 %	3,1 %	2 Jahre
HOLLE, F. (1970)	Selektion	34	9 %	0	1 bis 6 Jahre
SCHREIBER, H. W. (1972)	Selektion	124	3,2 %	0,8 %	1 bis 5 Jahre

bar in der Lage, die Rezidivquote entscheidend zu senken. Dieser Gesichtspunkt ist von erheblicher praktischer Bedeutung. Er sollte deshalb bei Bewertungen und bei weiteren prospektiven Studien stärker berücksichtigt werden.

Vergleicht man ähnlich den Einfluß des Auswahlverfahrens auf die Ergebnisse der kombinierten Operation, ergibt sich inhaltlich eine vergleichbare Interpretation (Tabelle 12).

Es findet sich kein einheitlicher Trend für die Häufigkeit von Rezidivgeschwüren. Die Kriterien der Selektion wirken sich hier in einer höheren Letalitätsquote aus, sofern komplizierte Ulcera überrepräsentiert und mediale oder proximale Resektionen praktiziert werden (HOLLE). Die günstigere allgemeine Ausgangssituation beeinflußt die Ergebnisse der randomisierten Stichprobe positiv.

Mit diesen Informationen kann man z. Zt. folgendes aussagen:

1. Die selektive Vagotomie mit oder ohne Drainage oder Resektion bedarf einer kritischen Indikationsstellung. Die Auswahl der Patienten muß durch eine spezifische Selektion und nicht zufällig erfolgen.

2. Die Ergebnisse der richtig indizierten und technisch einwandfrei durchgeführten Vagotomie sind mit denen der konventionellen Resektion z. Zt. unbedingt vergleichbar. Die niedrigen Quoten von Letalität und Rezidiven sind bemerkens-

wert, allein es fehlt am Stabilisierungseffekt langfristiger Ergebnisse. Die Resektion wird damit keinesfalls verdrängt, und es handelt sich nicht um ein Alternativproblem sondern um eine Ergänzung.

3. Die Vagotomie hat eine sehr wohl begründete pathophysiologische Basis. Sie erscheint mit den hier vorgelegten Ergebnissen noch nicht ausgeschöpft. Es werden vielmehr weitere Erwartungen in das Verfahren gesetzt; sie können jedoch erst nach langfristigen Kontrollen sichtbar werden, die sich unter Berücksichtigung der biostatistischen Untersuchungen über das Vorkommen eines Carcinoms im operierten Magen über einen Zeitraum von wenigstens 7 bis 20 Jahren erstrecken müssen. Sie gelten auch dem Vermeiden der agastrischen Syndrome. Dies ist eine zwar begründete, aber im Augenblick noch spekulative Betrachtung.

B. Chronisches unkompliziertes Ulcus ventriculi

1. Chirurgische Aufgaben und Angriffspunkte

Die chirurgische Behandlung des Geschwürsleidens im Magen verfolgt zugleich mehrere Ziele:

1. Entfernung des Geschwürs und Ausschaltung lokaler und allgemeinerer Komplikationsmöglichkeiten.

2. Beseitigung der bekannten ulcerogenen, operativ änderungsfähigen Faktoren. Unter diesen sind am wichtigsten: Stase durch Transportbehinderung am Magenausgang und Verkleinerung der Salzsäure produzierenden Belegzellfläche.

3. Erhaltung der wichtigsten Grundfunktionen des Magens, unter denen der Reservoirleistung eine entscheidende Funktion zukommt.

2. Indikationsstellung

Entscheidend für die Indikationsstellung ist das chronische, nicht heilende oder rasch rezidivierende Geschwür in Verbindung mit den bekannten klinischen Beschwerden. Unterstützt wird die Entscheidung durch zusätzliche Merkmale eines lokalen Risikos wie: Lokalisation in der Nähe größerer Gefäßstämme, klinische und biochemische Zeichen einer Penetration in Nachbarorgane, Ulcusformen und Lokalisationen, von denen auf Grund größerer Beobachtungsserien eine ungünstige Spontanheilungsprognose zu erwarten ist. Hinzu kommen spezifische Lokalisationen, die durch gehäuftes Auftreten maligner Ulcera belastet sind, wie z. B. kardianahes Ulcus und wahrscheinlich auch das Ulcus der großen Magenkurvatur. Die Indikation wird stets im engen Verbund mit den Internisten bzw. Gastroenterologen gestellt und überprüft.

Die Wahl des Operationszeitpunktes ist in der Regel flexibel möglich. Seltener handelt es sich um dringliche Eingriffe. Endoskopische Serienuntersuchungen haben gezeigt, daß die üblichen Kontroll- und Grenzzeiten der Beobachtung und Therapiekontrolle relativ zu kurz bemessen sind. Als Regel kann festgehalten werden, daß sich eine Therapieresistenz nicht vor einer Frist von 6 bis 8 Wochen nachweisen läßt. Der Einsatz leistungsfähiger diagnostischer Möglichkeiten, speziell der Endoskopie, Biopsie, evtl. Schlingenbiopsie und der Cytologie werden als selbstverständlich vorausgesetzt.

3. Operative Taktik

Den chirurgischen Grundaufgaben werden praktisch alle operativen Verfahrensgruppen gerecht. Es sind im einzelnen:

Resezierende Operationsverfahren. $^2/_3$- oder $^3/_4$-Resektion mit Gastroduodenostomie (B-I) oder Gastrojejunostomie (B-II).

Nichtresezierende Operationen. Selektive gastrale Vagotomie mit und ohne Drainageoperation, selektive proximale Vagotomie (H.S.V.), evtl. trunculäre Vagotomie mit Drainageoperation — sämtliche stets und obligat mit vollständiger Excision des Ulcus.

Kombinierte Operationen. Distale (Antrektomie, Hemigastrektomie) oder seltenere segmentäre oder proximale sparsame Resektion in Verbindung mit einer selektiven Vagotomie.

4. Operationswahl

Überwiegend angewandtes Operationsverfahren ist die klassische Magenresektion. Bei dieser Bevorzugung kommen mehrere vernünftige Gesichtspunkte zum Tragen: Berücksichtigung einer relativ hohen Frequenz ulcerierender Carcinome (bis zu 10%, DEMLING, 1973), sicheres Ausschalten der lokalen Geschwürskomplikationen und ausgereifter technischer Standard mit bekannten Vor- und Nachteilen. Für die speziellere Verfahrenswahl und Anastomosenform gelten die gleichen Gesichtspunkte wie beim Ulcus duodeni.

Nichtresezierende Verfahren werden zur Behandlung seltener angewendet. Sie haben offenbar — allgemein respektiert — ihre Domäne bei der Therapie des Ulcus duodeni.

Häufiger anzutreffen sind kombinierte Operationsverfahren. Sie haben gegenüber den resezierenden Operationen die Vorteile einer geringeren Verkleinerung des Magenreservoirs bei sofortiger Ausschaltung der lokalen Ulcuskomplikationen. In diesen Rahmen gehört auch das System der „Form- und Funktionsgerechten Magenoperationen" (HOLLE, 1973), bei dem auch mediale und proximale Resektionen bzw. keilförmige Ulcusexcisionen praktiziert werden.

Wir praktizieren kombinierte Verfahren in der Regel nur beim präoperativ erfolgten Nachweis einer erhöhten Salzsäureproduktion oder beim gleichzeitigen Vorliegen und offenbar in der Pathogenese bedeutsamen Ulcus duodeni mit reaktiver Passagebehinderung.

5. Ergebnisse

Die Ergebnisse der operativen Therapie des Ulcus ventriculi entsprechen denen der Resektionsverfahren beim Ulcus duodeni. Dies betrifft insbesondere das operative Risiko. Die Rückfallraten sind beim Magengeschwür allerdings von unter-

Tabelle 13. Komplikationen nach Magenresektion mit Gastroduodenostomie, einschl. Noteingriffe wegen Blutung und Perforation (n = 429)

Art der Komplikation	Frequenz		Letalität	
	n	%	n	%
Nachblutungen	14	3,3	5	1,2
Peritonitis, Empyeme	12	2,8	4	0,9
Anastomosenstenose	3	0,7	—	—
Kardiopulmonale Komplikationen	11	2,6	5	1,2
Gesamtkomplikationsrate	40	9,4	14	3,3

geordneter Bedeutung. Die weiteren spezifisch chirurgischen und allgemeinen Komplikationen sollten darüberhinaus ebenfalls berücksichtigt werden. Eine Übersicht zu ihrer relativen Frequenz gibt die Analyse unseres eigenen Krankenguts, das für den B-I in etwa repräsentativ sein dürfte (Tabelle 13).

Die Frequenz von Spätstörungen, wie z. B. des Transports, das Verhalten des Gewichts und der körperlichen Leistungsfähigkeit entspricht ebenfalls den Verhältnissen der Resektionsbehandlung beim Ulcus duodeni. Hierzu gehört auch die subjektive Einschätzung des Behandlungsergebnisses durch die Patienten selbst.

V. Wiederholungseingriffe am operierten Ulcusmagen

A. Allgemeines

Die Voraussetzung des Zweit- oder Mehrfacheingriffs unterscheiden sich wesentlich von denen einer Erstoperation. Folgende Prämissen mögen dies kennzeichnen: Der Kranke kommt gewöhnlich in reduzierter Verfassung zur Operation. Die anatomischen Verhältnisse sind häufig schwierig; deshalb werden die Technik aufwendiger, die Operationsdauer länger und die Möglichkeit intra- und postoperativer Störungen größer. Daraus resultieren: Ein gesteigertes Operationsrisiko, eine kritische Indikationsstellung und das Einkalkulieren überraschender Befunde.

Die Operationsletalität schwankt zwischen 5 und 20% und darüberhinaus. Wir selbst haben bei 113 Wiederholungseingriffen wegen gutartiger Erkrankungen 9 Patienten (7,6%) verloren.

B. Indikationsstellung

1. Allgemeines

Der Vielfalt der Erkrankungen und Störungen steht ein gleichförmiges Prinzip taktischer Möglichkeiten gegenüber. Entscheidend für die Auswahl sind: Klinische Situation und anatomische Besonderheiten. Sie können die technische Indikationsstellung noch während der Operation ändern und eben dies ist spezifisch für den Späteingriff. Eine Übersicht zu den möglichen Indikationen ergibt sich aus Tabelle 14.

Tabelle 14. Indikationen zu späten Wiederholungseingriffen am operierten Ulcusmagen

Therapierefraktäres Dumpingsyndrom
Ulcus pepticum jejuni (Billroth-II-Magen)
Magen-Dünndarm-Dickdarmfistel
Ulcus nach Vagotomie mit und ohne Resektion
Stenose nach Gastroduodenostomie oder Pyloroplastik
Zu kleiner Magenrest oder Ersatzmagen
Therapierefraktäre Blutungen
Magenstumpfcarcinom
Unspezifische Stenosen im Ersatzmagen oder Oesophagus
Hiatushernie mit Refluxoesophagitis
Schlingensyndrome
Jejunale Invagination in den Magen
G.E.-Krankheit (ohne Resektion)
Blindsacksyndrom

2. Dumping-Syndrom

Bei etwa 3% der Operierten mit und ohne Resektion stellt sich die Indikation beim Zusammentreffen von postprandialem Kollabieren, therapierefraktärer Diarrhöe, anfallartigen Schmerzen, Gewichtsverlust und Arbeitsunfähigkeit. Neben dieser ausschließlichen Anzeigenstellung zeigt sich das Syndrom gelegentlich als zusätzlicher Beschwerdekomplex bei anderen dominierenden Störungen.

Für die operative Taktik geht es um die Verhütung einer zu raschen Auffüllung
des oberen Jejunums mit hyperosmolaren Lösungen. Ursächlich beteiligt sind:
Der Ausfall der Pylorusfunktion und die Verkleinerung des Magenrestes. Für die
operative Korrektur resultieren zwei taktische Ziele: Zunächst die Nachahmung
der Pylorusfunktion. Sie kommt am ehesten zustande durch den zirkulären Narben-

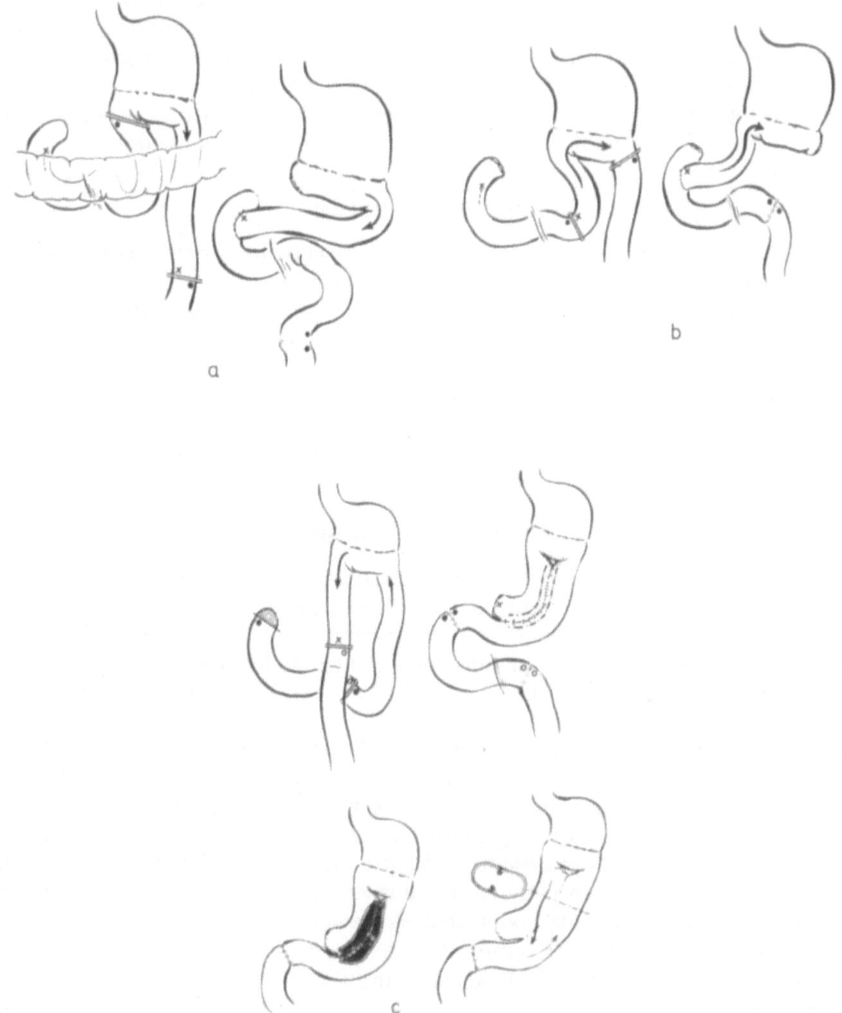

Abb. 6. Umwandlungsoperationen B II—B I unter Verwendung a) der abführenden, b) der
zuführenden Schlinge und c) mit Reservoirbildung

ring einer terminoterminalen oder terminolateralen Anastomose der Gastroduodenostomie nach Billroth-I. Das zweite Postulat ist die Gewährleistung eines
genügend großen Reservoirs des Magenrests. Dieser Erklärung entsprechen sowohl
das relativ häufigere Auftreten des Dumping-Syndroms beim kleinen B-II-Magen
als auch der Effekt der Umwandlungsoperation zum B-I-Magen mit duodenalem
Transit.

Am einfachsten geschieht die Korrektur des Pylorusverlustes und zugleich die des zu kleinen Magens durch Verbindung des abführenden Dünndarmschenkels mit dem Duodenalstumpf (Methode Henley-Soupault, Abb. 6). Kann man kein Segment der G.E. verwenden und ist der Restmagen zu klein, schaltet man eigens eine etwa 12 bis 15 cm lange Jejunalschlinge aus, führt sie retrokolisch hoch und interponiert sie isoperistaltisch. Beim Nachweis freier Salzsäure und Dünndarminterposition ist die Vagotomie obligat. Sie wird auch beim operierten Magen möglichst selektiv durchgeführt. Ist der Restmagen ausreichend groß, reseziert man die G.E. und legt eine direkte terminoterminale oder terminolaterale supra- oder kontrapapilläre Gastroduodenostomie an. In jedem Fall wird man auch bei der Operation des Dumping-Syndroms nach lokalen und extragastralen ulcerogenen Faktoren suchen und diese, sofern möglich, mitbehandeln.

3. Schlingensyndrom

Postprandiale Beschwerden mit Völlegefühl, Erbrechen, Schmerzen, unzureichender Resorption und Exokarenz sind die Merkmale des Schlingensyndroms. Zahlreiche Ursachen wie zu enge Anastomosen, torquierte, gespannte und unsymmetrisch fixierte Darmschenkel und ähnliches mehr setzen eine subtile prä- und intraoperative Diagnostik voraus.

Die chirurgische Behandlung gilt der Wiedererlangung einer glatten Passage. Die Maßnahmen entsprechen weitgehend denen der Therapie des Dumping-Syndroms. Als Palliativmaßnahme kann die Anlage einer Enteroanastomose (Braun) erwogen werden.

4. Gastroenterostomie

Die Indikation zum Späteingriff wird bestimmt vom Beschwerdebild und seinen Ursachen, von der klinischen Situation und Belastbarkeit des Kranken und von der Primärindikation zur G.E., also vom palliativen transitorischen oder definitiven Charakter der Erstoperation. Am einfachsten liegen die Verhältnisse bei postprandialen Beschwerden ohne Ulcus (G.E. als Krankheit, Abb. 2). Zahlreiche Ursachen sind bekannt.

Ist ein Ulcus ausgeschlossen, kann man die Degastroenterostomie ohne Resektion durchführen. Ist die Säuresekretion erhalten und liegt ein Narbenbulbus vor, dann sind eine selektive proximale Vagotomie und eine Pyloroplastik angezeigt. Findet man den Pylorus unauffällig und dabei normale bis subnormale Säureverhältnisse, kann man eine supraselektive Vagotomie ohne Pyloroplastik erwägen. Als Palliativmaßnahmen kommen eine Braunsche Enteroanastomose zwischen zu- und abführendem Darmschenkel oder aber eine zweite G.E. oberhalb der ersten in Frage. Beim Ulcus führt man eine übliche Resektion, u. U. zweizeitig nach v. Eiselsberg aus und unter Berücksichtigung der Säureverhältnisse eine selektive Vagotomie.

5. Ulcus im Billroth-II-Magen

Die Häufigkeitsangaben für das Rückfallgeschwür variieren zwischen 0,5 und 15%. Mit der Diagnose ist in der Regel auch die Indikation zur Wiederholungsoperation gegeben. Hat man sich zur radikalen Operation entschlossen, so gilt folgende taktische Regel: Je systematischer und behutsamer die Präparation erfolgt, um so größer und leichter sind die Möglichkeiten der Reparation und um so kürzer die Operationsdauer. Als Vertreter einer physiologisch ausgerichteten Chirurgie am Magen streben wir nach Möglichkeit die Anastomose nach Billroth-I an, das heißt die Erhaltung der natürlichen vorgezeichneten duodenalen Passage mit lokaler und zeitlicher Bewahrung der hier fixierten Regelkreise. Mit der Mobilisation der kleinen Kurvatur kann man gleichzeitig die selektive gastrale Vagotomie verbinden und dafür die große Kurvatur sparsamer resezieren. Auf diese Weise erhält man den wünschenswerten nutritiven Sekretionsreiz und eliminiert die ulcusträchtige interdigestive Sekretion. Ist der Magenrest kleiner als ein Viertel, sicher aber als ein Fünftel des Normalvolumens oder ist eine Billroth-I-Anastomose auch nach Kocherscher Mobilisation des Duodenums und hohem Absetzen des Lig. gastrolienale nur unter Spannung möglich, so schaltet man ein oberes Jejunalsegment aus und interponiert es isoperistaltisch (Abb. 7). Ist der Restmagen kleiner als ein Fünftel, so handelt es sich — wie dies bei Mehrfachresektionen der Fall sein kann — um einen ernährungsgestörten Fundus-Fornixrest, und man muß unter Umständen eine Gastrektomie durchführen.

Selbstverständlich kann man die neuerliche Anastomose auch nach Billroth-II durchführen; man muß dann aber einen kleinen Magenrest und eine hohe Quote

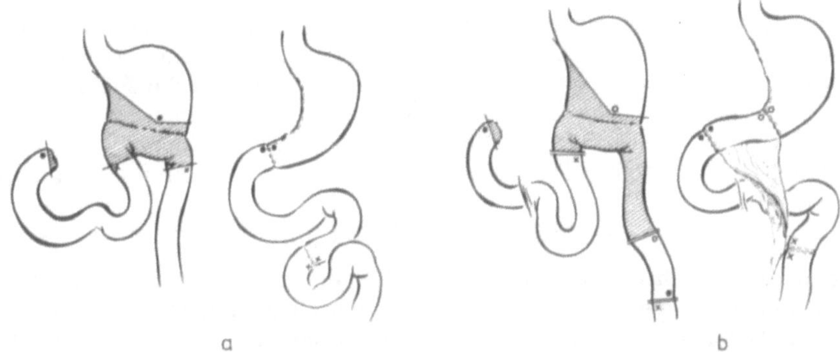

Abb. 7. Nachresektion des B II-Magens und Umwandlungsoperation B II—B I durch a) direkte Anastomose und b) Dünndarmzwischenschaltung

eines Dumping-Syndroms in Kauf nehmen. Sofern man dies für notwendig hält, sollte man nur selektiv vagotomieren, um die zum Plexus coeliacus verlaufenden Fasern, die auch für die Versorgung des Pankreas sowie des Dünndarms zuständig sind, nicht zu durchtrennen. Für den Billroth-II-Magen sind obligat: Antrektomie und Verkleinerung der Belegzellfläche. Die Erhaltung der für den Billroth-I-Magen nützlichen subnormalen Säuresekretion ist beim B-II-Magen kontraindiziert. Dies gilt gleichsinnig auch für den Versuch einer medikamentösen postoperativen Substitution. Als Palliativmaßnahme ist die trunculäre Vagotomie bekannt und bewährt.

6. Ulcus im Billroth-I-Magen

Die Häufigkeitsangaben über dieses Rückfallgeschwür bewegen sich zwischen 1 und 20%, ebenso variieren methodische Vielfalt und die Meinungen über Technik und Voraussetzungen.

Bei radikaler Wiederholungsoperation erfolgen eine übliche Skeletierung, die notwendige Resektion und möglichst auch eine selektive gastrale Vagotomie, die man mit der Devascularisierung der kleinen Magenkurvatur, die den terminalen Oesophagus miterfaßt, verbindet. Die Größe des Magenrests entscheidet, ob man eine direkte Gastroduodenostomie oder eine Dünndarminterposition vornehmen muß. Ein kritischer Punkt der Anastomose sind u. a. gesunde Lefzen der Hinterwand des freien Duodenums. Macht dies Schwierigkeiten, so kann man eine ter-

minolaterale Anastomose anlegen und den Duodenalstumpf notfalls mit der kleinen
Magenkurvatur decken bzw. sichern.

7. Ulcus nach Vagotomie

Vom Rezidivulcus nach Vagotomie ist die gastrale selektive Methode mit
Pyloroplastik nach HEINEKE-MIKULICZ am häufigsten betroffen. Ursachen sind
gewöhnlich die inkomplette oder falsch indizierte Vagotomie. Dem Alter und dem
technischen Schwierigkeitsgrad der Methode entsprechend, schwanken die Rück-
fallquoten zur Zeit beträchtlich (unter 1 bis 8,9%). Nicht selten wird die Diagnose
irrtümlich gestellt, und bei der Endoskopie oder Reoperation finden sich Taschenbildungen im Bereich der Pyloroplastik oder es fehlt gar ein morphologischer
Befund — und dies bei glaubhaften ulcusähnlichen Beschwerden. Die nach kompletter Vagotomie erreichte Säurereduktion bleibt erhalten. Eine Reinnervation
durch Regeneration wird gelegentlich vermutet, der Nachweis ist schwer zu
erbringen.

Rückfallgeschwüre nach kombinierter Operation sind höchst selten. Das sicher-
ste Vorgehen sind Antrektomie und Hemigastrektomie. Kommt es nach einer
kombinierten Operation zu einem Rezidivulcus, so wird man die Belegzellfläche
des Korpus verkleinern. Schwierigkeiten kann die Nachresektion nach einer latero-
lateralen Gastroduodenostomie nach JABOULAY bereiten. Zweckmäßig ist dabei die
vorsorgliche Darstellung des Ductus Choledochus durch Einführen eines gut pal-
pablen Bougies.

8. Magenstumpfcarcinom

In den letzten Jahren mehren sich Mitteilungen über ein gehäuftes Auftreten
von Carcinomen im operierten Ulcusmagen. In der Regel handelt es sich um fortgeschrittene Carcinome, Früh- oder Oberflächencarcinome wurden erst vereinzelt
beobachtet. GRIESSER u. SCHMIDT (1964) kommen bei statistischer Überprüfung
des Problems zu folgendem Schluß: Unter den verschiedenen Operationsmethoden des Ulcus ventriculi ist die Gastrojejunostomie (ohne und mit Magenresektion) mit einer Quote von 15 bis 16% mit einem Intervall von 23 bis 50 Jahren
an späteren Carcinomen am häufigsten belastet, gegenüber der Magenresektion
nach Billroth-I mit nur etwa 7%. Bei der Resektion eines Magengeschwürs
sollte daher die Methode Billroth-II soweit irgend möglich zugunsten der nach
Billroth-I mit der anatomisch und physiologisch günstigeren Gastroduodenostomie
verlassen werden.

Hier handelt es sich um eine außerordentlich ernste Aussage, die noch der
weiteren klinischen Prüfung bedarf. Dennoch ist es bemerkenswert, wie diskret
diese schwerwiegende Hypothek, die vor allem die Indikationsstellung und Operationswahl jüngerer Patienten betreffen muß, bislang in Wort und Schrift behandelt wird.

Die Patienten kommen im allgemeinen spät zur Operation. Die Resektions-
quoten liegen mit 10 bis 30% niedrig, in der Regel ist eine Gastrektomie erforderlich. Selten genügt in günstigen Situationen die Nachresektion des Magenstumpfes,
in Verbindung mit einer Umwandlung des B-II-Magens zum Billroth-I mit termino-
terminaler oder terminolateraler Anastomose.

Literatur

Bonfils, S., Bernades, U. P.: Komplikationen des Geschwürsleidens. In: Klinische Gastro-
    enterologie, Band I. Stuttgart: Thieme 1973
Cocks, J. R., Desmond, A. M., Swinnerton, B. F., Tanner, N. C.: Partial gastrectomy for
    haemorrhage. Gut 13, 331 (1972)

CROOK, J. N., GRAY, L. W., NANCE, F. C., COHN, I. Upper gastrointestinal bleeding. Ann. Surg. **175**, 771 (1972)

DAVIS, N. P., WILLIAMS, J. A.: Duodenal ulcer stenosis with gastric dilatation. Amer. J. Surg. **118**, 260 (1969)

DEMLING, L.: Peptisches Ulkus. In: Klinische Gastroenterologie, Band I. Stuttgart: Thieme 1973

DONALDSON, G. A., JARRETT, F.: Perforated gastroduodenal ulcer disease at the Massachusetts General Hospital from 1952 to 1970. Amer. J. Surg. **120**, 306 (1970)

ELLIS, H., STARER, F., VENABLES, C., WARE, C.: Clinicl and radiological study of vagotomy and gastric drainage in the treatment of pyloric stenosis due to duodenal ulceration. Gut **7**, 671 (1966)

GLICK, S.: Benign non-traumatic stricture of the common bile-duct, owing to penetrating duodenal ulcer. Brit. J. Surg. **58**, 918 (1971)

GRIESSER, G., SCHMIDT, H.: Statistische Erhebungen über die Häufigkeit des Karzinoms nach Magenoperation wegen eines Geschwürsleidens. Med. Welt (1964), 1836

HOLLE, F.: Individualisierende chirurgische Behandlung des Gastroduodenalulkus (GDU). In: Klinische Gastroenterologie, Band I. Stuttgart: Thieme 1973

JARRETT, F., DONALDSON, G. A.: The ulcer diathesis in perforated duodenal ulcer disease. Amer. J. Surg. **123**, 406 (1972)

LUKASH, W. M., JOHNSON, R. B., FLETCHER, J. R.: Gastric analysis in the evaluation of postvagotomy gastric stasis. Amer. J. Gastroent. Bd. 437, (1970)

McDONOUGH, J. M., FOSTER, J. H.: Factors influencing prognosis of perforated peptic ulcer. Amer. J. Surg. **123**, 411 (1972)

NATALE, C., PELLEGRINO, A.: Notre expérience de la vagotomie dans le traitement de l'ulcère duodénale perforé. Acta gastro-ent. belg. **32**, 628 (1969)

NEMANICH, G. J., NICOLOFF, D. M.: Perforated duodenal ulcer: Long-term follow-up. Surgery **67**, 727 (1970)

OCHSNER, A., ZEHNDER, P. R., TRAMMELL, S. W.: The surgical treatment of peptic ulcer: a critical analysis of results from subtotal gastrectomy and from vagotomy plus partial gastrectomy. Surgery **67**, 1017 (1970)

PRICE, W. E., GRIZZLE, J. E., POSTLETHWAIT, R. W., JOHNSON, W. D., GRABICKI, P.: Results of operations for duodenal ulcer. Surg. Gynec. Obstet. **131**, 233 (1970)

SCHREIBER, H. W.: Magen incl. Ulcus duodeni. In: Spezielle Chirurgie für die Praxis, Band II, Teil 1. Stuttgart: Thieme 1969

SCHREIBER, H. W., VAN ACKEREN, H., REHNER, M.: Zur Vagotomie: Definition, Indikationsstellung, Technik und Ergebnisse. Chirurg **43**, 174 (1972)

SCHREIBER, H. W., VAN ACKEREN, H., REHNER, M.: Späteingriffe am operierten Magen. Bruns Beitr. klin. Chir. **220**, 133 (1973)

WANGENSTEEN, S. L., WRAY, R. C., GOLDEN, G. T.: Perforated duodenal ulcer. Amer. J. Surg. **123**, 538 (1972)

ZUKSCHWERDT, L., FARTHMANN, E.: Indikationen zur Magenoperation und Darstellung der konventionellen und modernen Verfahren. In: Magenoperation und Magenoperierter. Berlin: de Gruyter 1969

Der operierte Magen

K. Krentz, Aachen

Mit 7 Abbildungen

A. Der resezierte Magen

Aus internistischer Sicht bedeutet der operative Eingriff am Magen das Aufgeben der bisherigen konservativen Behandlungsmöglichkeiten. Es wird durch den operativen Eingriff am Magen oder an seinen nervalen Versorgungsbahnen eine meist irreversible Veränderung geschaffen, die eine Störung des physiologischen Funktionsablaufes dieses Organes zur Folge hat. Bei Resektion wird die Speicherungsfunktion, der physiologische Entleerungsmechanismus und die autonome Säureregulation durch Ausschaltung der Bildungsstätten des Gastrins sowie durch eine zahlenmäßige Verminderung der Säure produzierenden Belegzellen entscheidend beeinflußt. Der Ausfall der Gastrinwirkung durch die Ausschaltung des Antrum ventriculi ruft darüber hinaus auch Störungen im funktionellen Zusammenspiel der benachbarten Organe hervor.

Bei Eingriffen am autonomen Nervensystem wird neben der Sekretionskapazität auch die Motilität des Magens unmittelbar betroffen.

Zu den Spätfolgen eines Resektionsmagens können Anämien, Resorptionsstörungen, Veränderungen im Eiweißhaushalt, Gewichtsabnahme, osteoporotische Veränderungen und schließlich eine Umwandlung der Magenschleimhaut im Sinne einer Atrophie der Korpusdrüsen gehören.

Die auftretenden Störungen sind bei den einzelnen Operationsarten ganz unterschiedlich und können neben einer Reihe von organpathologischen Veränderungen auch durch die Veränderung ihres Funktionsablaufes Störungen und Beschwerden verursachen.

Den geringsten Einfluß auf die Änderung der Funktion und auf die Form des Magens haben die *nicht resezierenden bionomen Verfahren.*

Dabei werden nach Allgöwer u. Hegglin (1966) die normalen Form- und Funktionsverhältnisse des Magens möglichst erhalten, wobei das Prinzip der formalpathogenetisch wichtigen Disposition von Säure und Stase im Magen durchbrochen wird.

Diese Bedingungen können durch eine beidseitige selektive gastrale Vagotomie unter Belassung der Rami antrales (Hart, 1966; Holle u. Hart, 1964, 1967) sowie durch eine Pyloromyoplastik erreicht werden. Durch eine gleichzeitige Verkleinerung der antralen Schleimhautpartie bei Anlage der gastroduodenalen Anastomose wird zusätzlich eine Einschränkung der mechanischen Dehnungsfähigkeit dieses Magenabschnittes und somit reflektorisch eine Verminderung der Gastrinfreisetzung erzielt. Als unmittelbare Folge tritt zusätzlich eine weitere Drosselung der Säurebildung auf. Durch die beidseitige selektive gastrale Vagotomie wird die cephale Phase der Säurestimulation ausgeschaltet und zugleich die Reaktionsbereitschaft der Belegzellen zur Säurebildung durch andere Reizmittel vermindert.

Als Vorteile dieser Methode ist die Erhaltung der Speicherungskapazität des Magens, das Intaktbleiben einer reaktiv nahrungsbedingten antralduodenalen Säure-, Enzym- und Resorptionssteuerung sowie die schubweise Entleerung des

Speisebreies in das Duodenum zu erwähnen, wobei auch bei dem Speisetransport jegliche Art einer Sturzentleerung vermieden wird. Ein weiterer Vorteil scheint darin zu liegen, daß nach diesem Eingriff die Atrophie der Korpusdrüsen der Magenschleimhaut unterbleibt.

Als Nachteile müssen das bisherige Fehlen von Langzeitbeobachtungen und das häufige Auftreten von Rezidivulcera bei nicht komplett durchgeführter selektiver gastraler Vagotomie erwähnt werden.

Bei den in Deutschland vor allem von Schreiber et al. (1964, 1969) herausgestellten kombinierten Magenoperationen sollen die Vorzüge einer biotechnischen und bionomen Operationsweise ausgenutzt werden. Neben der selektiven gastralen Vagotomie wird eine möglichst sparsame Resektion im Sinne einer Antrektomie oder auch Hemigastrektomie durchgeführt, wobei der Magen maximal nicht um zwei Drittel, sondern nur um höchstens 50% verkleinert wird. Zur Aufrechterhaltung der gastrointestinalen Passage kann die Anastomosierung nach Billroth II oder besser nach Billroth I angewendet werden.

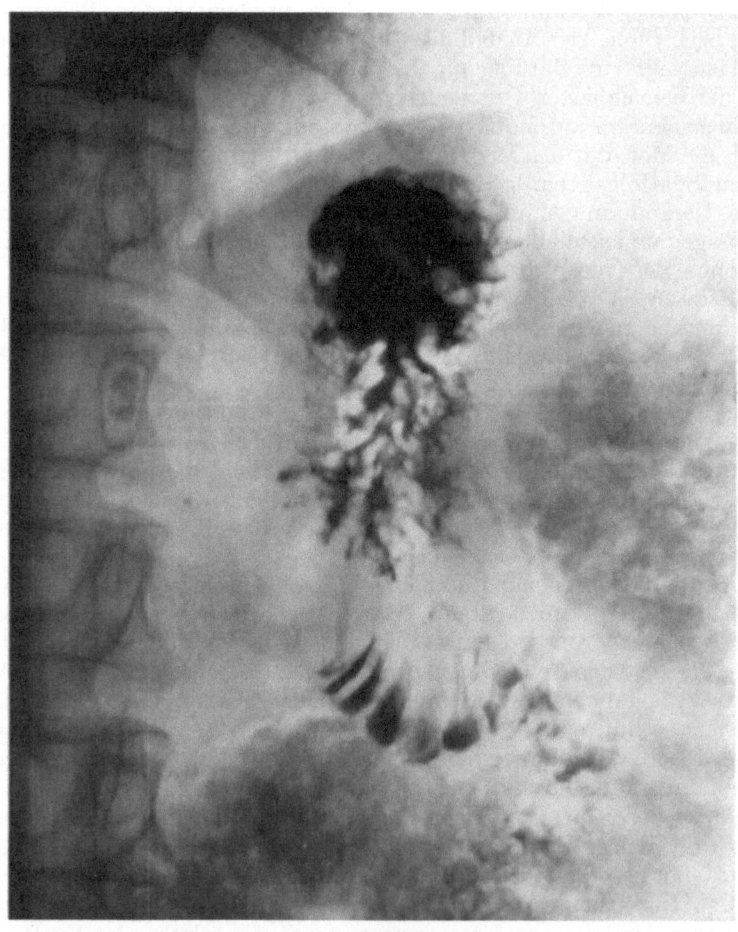

Abb. 1. Nach Billroth II resezierter Magen mit gut funktionierender unauffälliger Anastomose

Modifikationen dieser Methode sind die von HOLLE u. HART 1967 angeführten partiellen Resektionen in Verbindung mit einer beidseitigen selektiven proximalen gastralen Vagotomie unter Schonung der vorderen und hinteren antralen Vagusäste.

Bei diesem kombinierten Operationsverfahren ist durch die teilweise oder völlige Ausschaltung des Antrums die Einwirkung auf die Säurebildung weitaus nachhaltiger.

Bei den $^2/_3$-Resektionen des distalen Magens wird eine totale Antrektomie und zugleich eine Verkleinerung der Korpusdrüsenfläche angestrebt und auf diesem Wege neben der Entfernung des Ulcus eine starke Reduzierung der Magensekretion, speziell der Säurebildung erreicht. Gleichzeitig werden aber durch diesen Eingriff sämtliche antralduodenalen Regulationsmechanismen außer Funktion gesetzt.

Die Vorteile dieses Operationsverfahrens liegen in der Ausschaltung und Entfernung des ulcustragenden Magenabschnittes, wodurch die Möglichkeit einer malignen Umwandlung bei einem chronisch persistierenden Ulcus ausgeschaltet wird. Durch die langjährigen Nachbeobachtungen nach diesen Operationsverfahren existieren klare Vorstellungen über die bestehende Operationsmortalität, die Zahl der zu erwartenden Rezidivulcera und über den Grad einer evtl. eintretenden Berufsunfähigkeit.

Zur Überbrückung des Resektionsdefektes bieten sich die Anastomosenbildung nach Billroth I mit Erhaltung der direkten Duodenalpassage oder der Billroth II mit einer Gastrojejunostomie unter Belassung eines blinden Duodenalstumpfes als Nebenschluß an. Letztere Methode soll nur dann angewendet werden, wenn eine Anacidität und eine gleichzeitige drastische Verminderung der Magensekretion gewährleistet ist.

Bei Anwendung einer Billroth I-Anastomose wird die antralduodenale Säuresteuerung weitgehend erhalten und somit eine Atrophie der Belegzellen im Korpusbereich des Magens vermieden. Der gastrointestinale Speisentransport verläuft meist störungsfrei.

Bei dem Billroth II-Verfahren darf das pH nicht über 5,0 ansteigen, da sonst in der ungeschützten Jejunalschleimhaut Ulcera peptica jejuni auftreten.

Als Nachteile beider Operationsverfahren ist die Verminderung der Speicherfunktion des Magens durch die entsprechende Organverkleinerung ebenso wie die postoperative Umwandlung der Magenschleimhaut im Sinne einer Atrophie herauszustellen, die in ihrer weiteren Folge die Ausbildung einer Achlorhydrie mit Resorptionsstörungen, speziell auch der Eisenresorption nach sich zieht. Bei einer eingetretenen Atrophie der Magenschleimhaut besteht auch zusätzlich meist eine Störung der Intrinsicfaktorbildung, so daß Anämien verschiedenster Genese auftreten können. Diese Veränderungen sind naturgemäß bei der B II-Modifikation stärker ausgeprägt.

Die alleinige Gastroenterostomie wird heute praktisch nur noch in Ausnahmefällen angewendet, da bei unveränderten Sekretionsverhältnissen der Magenschleimhaut die Disposition zu einer erneuten Ulcusbildung am Magen und am anastomosierten Dünndarm unvermindert weiter besteht. Auch bei diesen Operationsverfahren ist eine Umwandlung der Magenschleimhaut in eine Schleimhautatrophie die Regel, wobei für das Zustandekommen dieser Veränderungen ein Rückfluß von gallehaltigem Dünndarmsekret eine besondere Rolle spielen soll. Der Eingriff hat eigentlich nur beim nicht resektionsfähigen Carcinom des unteren Magenabschnittes noch eine gewisse Bedeutung zur Abwendung einer malignen Pylorusstenose.

Die größten strukturellen und funktionellen Einwirkungen auf die Morphologie und Physiologie des oberen Verdauungstraktes bringt die totale Gastrektomie mit sich. Bei diesem Eingriff wird durch die Kommunikation mit einer etwa 25 bis 30 cm langen oberen Jejunumschlinge eine Art von Ersatzmagen geschaffen, der eine gewisse Speicherfunktion übernehmen kann. Nach Schreiber (1969) müssen dabei vier Grundvoraussetzungen für ein normales Funktionieren dieses postoperativ veränderten Funktionsablaufes erfüllt sein:

1. ein genügend großes Speicherungsvermögen der interponierten Jejunumschlinge;

2. eine zur Proteolysezündung ausreichende Verweildauer;

3. eine schubweise Entleerung in das Duodenum und

4. die Vermeidung eines alkalischen oder sauren Refluxes in die Speiseröhre.

Sind diese Voraussetzungen gegeben, so kann der Dünndarm alle übrigen Verdauungsfunktionen übernehmen, alle sonstigen, durch die Gastrektomie hervorgerufenen Ausfälle, z. B. die Intrinsicfaktorbildung, können anderweitig ausgeglichen werden.

Die aufgeführten, unterschiedlichen Operationsverfahren haben einen ganz auf den Einzelfall ausgerichteten Indikationsbereich und müssen zwangsläufig durch die unterschiedliche Art des operativen Vorgehens verschiedene Ausfälle der Magenfunktion hervorrufen. Unabhängig von diesen postoperativen, pathophysiologischen Veränderungen, die in jedem Fall nach der Operation auftreten und z. T. auch in ihrer Wirkung beabsichtigt sind, können durch individuelle Eigenarten im anatomischen oder funktionellen Verhalten, häufiger aber noch bei Operationsfehlern Anlaß zu mannigfaltigen Störungen und Beschwerden sein.

Bei durchschnittlich etwa 3,3% von Magenresektionen im Sektionsmaterial aller im Erwachsenenalter verstorbenen Personen (Mörl u. Venzmer, 1966) gehören Magenresektionen zu den häufig durchgeführten Operationen.

Nach größeren postoperativen Verlaufskontrollen (Hafter, 1963) werden etwa 80 bis 85% der Magenoperierten im Anschluß an die Operation beschwerdefrei. Nur etwa 10 bis 15% der Operierten haben mehr oder weniger stärker ausgeprägte Beschwerden, die ihre Ursachen in einem veränderten funktionellen Verhalten oder aber in einem Operationsfehler haben. Eine eigentliche „Resektionskrankheit" läßt sich pathologisch-anatomisch nicht nachweisen. Postoperative Betriebsstörungen sind nach Becker (1969) auf die Art der Anastomosenbildung, auf die örtlichen Schleimhautverhältnisse der Anastomose, auf die eigentliche Grundkrankheit und auf die mehr oder minder stark ausgeprägte Schädigung der benachbarten Organe zurückzuführen. Letztere können durch das Grundleiden selbst, durch die Art des operativen Eingriffes und nicht unwesentlich auch durch die Herausnahme des Organes aus der vorhandenen Funktionseinheit des oberen Verdauungstraktes bedingt sein. Bei der Abwägung sog. postoperativer Beschwerden ist zu berücksichtigen, daß ein Teil dieser Symptome auch durch präoperative Ursachen hervorgerufen werden kann. Hierbei spielen vegetative Dysregulationen, wie beispielsweise Durchblutungs- oder Motilitätsstörungen, eine gesteigerte Schmerzempfindlichkeit und andere Faktoren eine nicht unerhebliche Rolle. Da diese Funktionen nicht nur auf ein Organ beschränkt sind, sondern das funktionelle Zusammenspiel aller am Verdauungsvorgang beteiligten Organe regeln und beeinflussen, können präoperativ vorhanden gewesene Beschwerden sich auch nach der Operation weiterhin auswirken, ohne daß sie dem operativen Eingriff unmittelbar zugeschrieben werden dürfen. Andererseits sind aber auch durch die Operation bedingte Veränderungen, wie z. B. die Verkleinerung des Magens, die sich röntgenologisch anschaulich nachweisen läßt, nicht immer nur als Ausdruck dieser flächenhaften Verminderung zu werten, da auch unter physiologischen Umständen die Magengröße sehr erheblich schwanken kann, ohne daß hierdurch subjektive Störungen und Mißempfindungen auftreten müssen.

Bei einer Darstellung der postoperativen Beschwerden wird man einerseits zwischen den frühzeitig auftretenden Beschwerden und den Spätkomplikationen, andererseits aber auch zwischen Störungen, die unmittelbar von durch die Operation hervorgerufenen örtlichen Veränderungen abhängen und den Abweichungen einer veränderten Funktion der direkt oder mittelbar von der Operation betroffenen Organe zu unterscheiden haben.

Zu den ersten Störungen gehören die Hiatushernie und die Refluxoesophagitis. Nach GÜTGEMANN et al. (1963) treten diese Veränderungen besonders nach Gastrektomie und Resektion des oberen Magenabschnittes auf. Aus diesen Beobachtungen ist bereits ersichtlich, daß der Säurefaktor bei dem Zustandekommen der Oesophagitis nicht eine so entscheidende Bedeutung haben kann.

Die Beschwerden bestehen in einem epigastralen oder retrosternalen Schmerz, der in seiner Intensität an einen Angina pectoris-Anfall erinnern kann. Pyrosis, Speichelfluß und Schluckstörungen können den Schmerz begleiten. Erosive Veränderungen im unteren Oesophagusabschnitt können zu Blutaustritten und zur Entstehung einer Anämie führen. Bei dem dabei häufigen Erbrechen kann ein Mallory-Weiss-Syndrom auftreten.

Die *Diagnose* der Oesophagitis kann endoskopisch gestellt werden, wobei sich im unteren Abschnitt der Speiseröhre Rötungen, Schwellungen und erosive Veränderungen an der Schleimhaut nachweisen lassen. Unterstützende Bedeutung hat auch der sog. Provokationstest mit Salzsäure. Hierbei wird eine dünne Magensonde etwa 25 cm in den Oesophagus eingeführt und anschließend über 30 min 200 ml einer n/10 HCl instilliert. Im Falle einer Oesophagitis wird durch diese Berieselung der Schleimhaut ein sehr intensiver retrosternaler Schmerz ausgelöst.

Postprandial auftretende retrosternale Schmerzen mit Ausstrahlungen in den seitlichen Thoraxbereich, bisweilen auch bis in die Schultergegend sind immer verdächtig auf das Vorliegen einer Hiatushernie, sofern eine Coronarinsuffizienz ausgeschlossen werden kann. Das meist gleichzeitig bestehende Sodbrennen kann den Verdacht auf das Vorliegen einer Hiatushernie verstärken, besonders, wenn es lageabhängig auftritt. Die Diagnose einer Hiatushernie läßt sich röntgenologisch nicht immer mit letzter Sicherheit stellen. In Zweifelsfällen kann die Inversionsgastroskopie weiterhelfen, bei der durch die retrograde Betrachtungsweise der Fundusregion ein weiter, schlaffer Hiatusring nachgewiesen werden kann. Auch bei bestehendem Organbefund haben diese Veränderungen nicht immer einen unbedingten Krankheitswert. Beschwerden verursachen sie meist erst durch eine Begleitoesophagitis, bzw. durch Einklemmung mit der oft konsekutiven Blutung sowie durch ihre reflektorisch ausgelösten vegetativen Dysregulationen (kardiale Sensationen, Beklemmungen, asthmaähnliche bronchospastische Zustände).

Wenn auch eine besondere Häufung dieser Veränderungen nach Magenresektionen nicht beobachtet werden kann, so kann jedoch besonders bei den resezierenden Eingriffen am oberen Magenabschnitt durch eine Veränderung des sog. Hissschen Winkels, der Einmündungsstelle des Oesophagus in den Magen, der normale Verschlußmechanismus im oesophagogastralen Übergangsbereich gestört werden, so daß es zu einem Rückfluß von Magen- oder alkalischem Dünndarminhalt in die untere Speiseröhre kommen kann, wobei eine Säureschädigung oder aber ein Einwirken tryptischer Enzyme auf die untere Oesophagusschleimhaut vorkommen kann (WINDSOR, 1964). Ganz besonders wird von MÜLLER-WIELAND (1969) auch der hohe Prozentsatz oesophagitischer Veränderungen bei Alkoholikern hervorgehoben, die man im Zusammenhang mit einer Hiatushernie bei diesem Personenkreis auch nach Magenresektion nicht selten antreffen kann.

1. Stumpfgastritis

Unmittelbar postoperativ spielen sich nach einer Magenresektion an der Schleimhaut des Magenstumpfes Veränderungen ab, die als akute Gastritis gedeutet werden können. Die Schleimhaut ist makroskopisch geschwollen, ödematös, leicht vulnerabel und zeigt histologisch neben einem Ödem auch Zeichen einer entzündlichen Infiltration. Diese Veränderungen lassen sich gastroskopisch und histologisch durch blinde oder gezielte Biopsie erfassen. Sie klingen meist nach 3 bis 4 Wochen ab und können sich vollständig zurückbilden. Nach präoperativer Ausgangskontrolle mit unauffälligem histologischen Schleimhautbefund lassen sich im späteren Verlauf Umwandlungen in der Schleimhaut erkennen, die als Ausdruck einer Atrophie der Korpusdrüsen gedeutet werden müssen. Diesbezügliche Vergleichsuntersuchungen sind von Palmer (1948), Heinkel et al. (1955), sowie von Krentz (1964) mitgeteilt worden. Bereits 5 Jahre post operationem ist bei der Mehrzahl der untersuchten Kranken eine Gastritis ausgebildet, die sich über die Oberflächenentzündung zur atrophischen Gastritis bzw. Atrophie der Korpusdrüsen weiterentwickelt. Beziehungen zwischen der Atrophie des Magenstumpfes und dem sich später offenbar auf dem Boden dieser Veränderungen entwickelnden Stumpfcarcinom des Magens sind von Griesser u. Schmidt (1964), Gerstenberg et al. (1965), sowie von Albrecht et al. (1966) besonders herausgestellt worden.

Die Beschwerden bei der Stumpfgastritis sind uncharakteristisch und im wesentlichen unabhängig vom Grade der morphologischen Veränderung. Häufig besteht ein unbestimmtes, dumpfes Druckgefühl im Epigastrium, das von weiteren subjektiven Mißempfindungen wie allgemeine Leistungsminderung, Mattigkeit und gelegentliches Übelsein begleitet wird. Postprandial kann gelegentlich eine Verstärkung der Beschwerden auftreten, bisweilen verbunden mit Übelkeit und Erbrechen. Inwieweit diese Beschwerden auf die Stumpfgastritis ursächlich zurückgeführt werden können, ist ungeklärt, häufig bestehen gleichzeitige Veränderungen an der Anastomose oder bei der Auffüllung der zu- und abführenden Schlinge, deren Anteil am Zustandekommen dieser Beschwerden nicht recht faßbar ist.

Pseudopolypöse Schleimhautwulstungen im Anastomosenbereich eines Billroth II-Magens sind endoskopisch sehr häufig anzutreffen. Sie stellen im allgemeinen lokale Schleimhautreaktionen gegenüber dem bei der Operation verwendeten Nahtmaterial dar. Bei genügend weit angelegter Anastomose können auch bisweilen sehr stark ödematös veränderte pseudopolypöse Schleimhautbildungen niemals ein echtes Austreibungshindernis für die im Magen befindlichen Speisen darstellen. Demling u. Ottenjann konnten 1960 bei gezielten endoskopischen Gewebsentnahmen aus der Schleimhaut des Magenstumpfes und aus den pseudopolypösen Anastomosenveränderungen keine echten polypösen Neubildungen feststellen und sahen gegenüber den entzündlichen Veränderungen an der gesamten Magenschleimhaut auch im Anastomosenbereich keine besonderen spezifischen gastritischen Veränderungen. Eigene Vergleichsuntersuchungen können diese Befunde im wesentlichen bestätigen, doch fanden sich bei Zeichen eines Fadenoder Clipsdurchbruches durch die Schleimhaut fast regelmäßig darüber hinaus auch Zeichen einer polymorphkernigen leukocytären Schleimhautinfiltration. Trotz der häufig gemachten Feststellung, daß ein durchbrechender Faden oder sonstiges Nahtmaterial keine Beschwerden verursachen sollen, sahen wir mehrere Kranke, bei denen besonders postprandial auftretende Beschwerden sich nach endoskopischer Entfernung eines durchbrechenden Fadens bzw. eines Metallclips schlagartig verloren, so daß ein gewisser Zusammenhang mit diesen gastralen Beschwerden nicht geleugnet werden kann. Die Gewebsverträglichkeit gegenüber dem verwendeten Nahtmaterial ist offensichtlich sehr unterschiedlich. Die stärksten lokalen Schleimhautreaktionen sahen wir nach Verwendung von Metallclips und nach Seidennähten. Ob die Verwendung von Kunststoffmaterial, z. B. von Merseline, eine wirkliche Verbesserung der Nahttechnik durch Vermeidung von lokalen Gewebsreaktionen darstellt, ist noch ungewiß.

Die Bedeutung der von BOLLER (1954) als eigenständiges Krankheitsbild herausgestellten Anastomositis ist wohl nicht so groß, obwohl man gelegentlich bei einer besonders starken lokalen Schleimhautreaktion berechtigt sein kann, von einer Anastomositis zu sprechen.

2. Der zu kleine Resektionsmagen

Jeder resezierende Eingriff am Magen verkleinert die Speicherungskapazität des Organs. Darüber hinaus wird durch die Antrektomie zugleich auch die rhythmisch ablaufende Entleerung des Magens verändert. Es kann somit nach einer reichlichen Nahrungsaufnahme bei weiter Anastomose zu einer Sturzentleerung oder aber bei einer relativ engen Anastomose zu einer Rückstauung der Speisen in den Magen mit Aufweitung und Dehnung der Magenwand kommen. Beide Zustände können unterschiedliche, sich auch gegenseitig überlagernde Beschwerden auslösen. Gemeinsam ist diesen Störungen das fehlende, schubweise Weiterreichen der Speisen vom Magen in das Duodenum bzw. Jejunum. Es handelt sich hier vorwiegend um ein Problem, das die Magenentleerung und keineswegs allein die Speicherungskapazität des Organs betrifft. Bei der $^2/_3$-Resektion wird das ganze Antrum ventriculi entfernt, das an dem eigentlichen Speicherungsvorgang nicht beteiligt ist. Vom Antrum wird aber physiologischerweise die schubweise Entleerung des Speisebreies in das Duodenum gesteuert. Durch den Fortfall dieses Steuerungsmechanismus müssen zwangsläufig Störungen auftreten, die unter Umständen sehr charakteristische, dem Dumpingsyndrom ähnelnde Erscheinungen aufweisen. Durch eine unverhältnismäßig starke Dehnung des meist zur Anastomosierung verwendeten Jejunums (Billroth II), aber auch der Magenwand kann es neben heftigem Druck- und Völlegefühl auch zum Auftreten von Übelkeit und Erbrechen kommen. Herzklopfen, Schweißausbruch und Zeichen eines Kreislaufkollapses komplettieren das vielseitige Beschwerdebild des sog. „kleinen Magens". Meist treten diese Beschwerden erst im weiteren postoperativen Verlauf bei einer wieder den normalen Verhältnissen entsprechenden Nahrungsaufnahme auf und können über Monate hinweg in wechselnder Intensität vorhanden sein. Nach durchschnittlich etwa einem Jahr verlieren sich in Folge einer besseren Adaption diese vorwiegend funktionellen Beschwerden, ohne daß eine Zunahme des Speicherungsvermögens des Magenrestes eintritt. Bedrohlich sind die Erscheinungen fast niemals. Sie können gemildert werden durch die Einschaltung häufiger kleinerer Mahlzeiten sowie durch die Einhaltung einer Horizontallage während und nach dem Essen. Eine darüber hinausgehende Therapie erübrigt sich.

3. Anastomosenulcus und Ulcus pepticum jejuni

Rezidivulcera im Anastomosenbereich oder vor allem im absteigenden Schenkel der oberen Jejunumschlinge beim Billroth II-Magen kommen in einer Häufigkeit von etwa 3% beim Magenresezierten vor. Fast immer wurde in diesen Fällen die Operation wegen eines vorausgehenden Ulcus duodeni durchgeführt. Ulcera peptica jejuni nach vorausgegangenem Ulcus ventriculi treten in ihrer Häufigkeit stark zurück. Findet sich eine entsprechende anamnestische Angabe, so ist vor allem an das Vorliegen eines Hyperparathyreoidismus oder aber an ein Zollinger-Ellison-Syndrom zu denken.

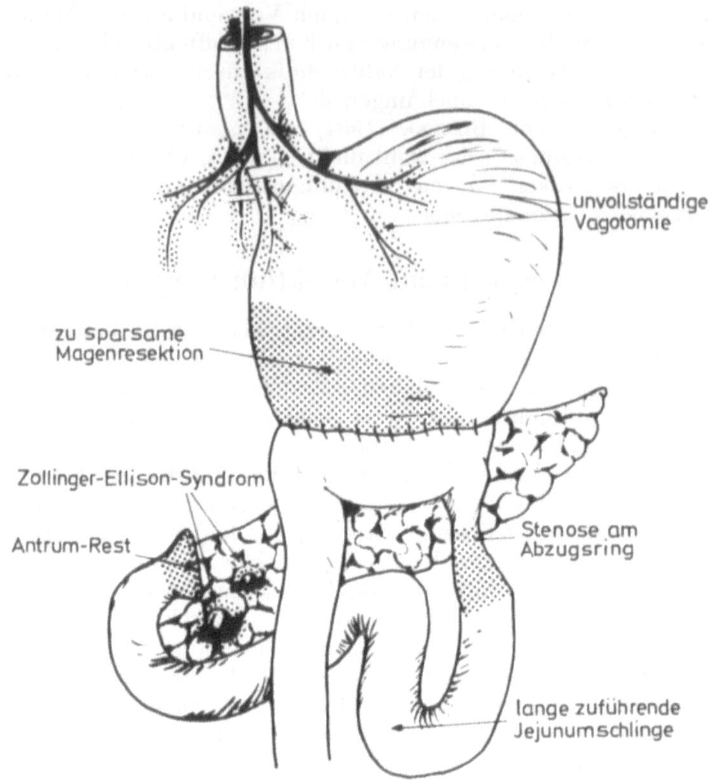

Abb. 2. Ursachen für die Entstehung eines Ulcus pepticum jejuni (nach Wedell)

Sitz des Rezidivulcus ist fast immer der unmittelbar hinter der Anastomose gelegene Abschnitt der abführenden Jejunalschlinge oder aber die Nahtstelle der beiden anastomosierten Schleimhautbereiche. Nur ganz selten liegt das Ulcus oberhalb der Anastomose im Magenstumpf (Abb. 3, Abb. 4).

Nach Gastroenterostomien ist die Häufigkeit eines peptischen Ulcus größer. Sie wird mit etwa 33% angegeben (Hoffmann, 1939, 1964; Olch u. Harkins, 1960). Grundsätzlich scheinen die Rezidivulcera bei Männern häufiger als bei Frauen vorzukommen (70 bis 90% gegenüber 10 bis 30%). Diese Tatsache kann mit der primären größeren Häufigkeit des Ulcus duodeni bei Männern, aber auch andererseits mit der nachgewiesenen höheren Sekretionskapazität bei Männern zusammenhängen. Ganz entscheidend für die Entstehung eines Rezidivulcus nach Magenresektion sind die präoperativen Sekretionsverhältnisse einerseits und die Größe der resezierten Fläche der Korpusschleimhaut andererseits. So gehören Ulcera peptica jejuni nach Magenresektion wegen eines Magencarcinoms zu den größten Seltenheiten, da hier bereits präoperativ meist eine erniedrigte Sekretionskapazität der Schleimhaut bestand. Eine zusätzlich durchgeführte selektive, gastrale Vagotomie kann durch eine weitere Drosselung der Säurebildung das Entstehen von peptischen Geschwüren vermindern. Während man früher dem angewendeten Anastomosentyp eine wesentliche Bedeutung für die Entstehung des Ulcus zusprach, haben Verlaufsbeobachtungen gezeigt, daß die operative Technik bei der Anlegung der Anastomose keinen entscheidenden Einfluß auf die Häufigkeit eines Rezidives hat (Müller-Wieland, 1969). Am häufigsten wurden Rezidivulcera

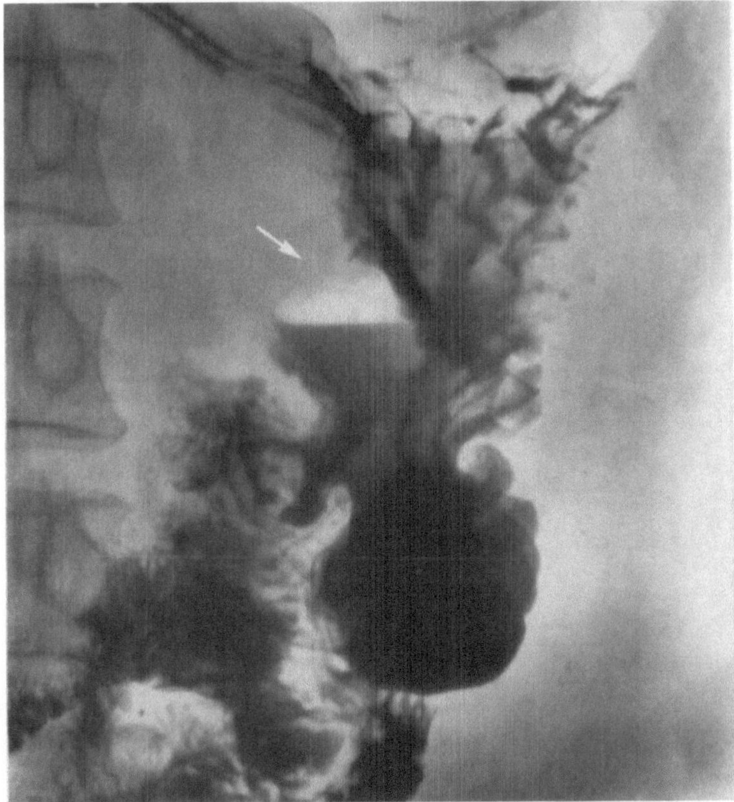

Abb. 3. Nach Billroth II resezierter Magen mit groben Schleimhautfalten. Anastomosennahes Ulcus pepticum jejuni an der abführenden Schlinge. Neutral am Magenstumpf mandarinen-große Luftblase mit Sekretspiegel

nach gastroduodenalen Anastomosen beobachtet, obwohl die gastrointestinalen Steuerungsmechanismen bei der gastrojejunalen Anastomose stärker betroffen sind (TROEL, 1954; WALLENSTEN, 1954; ORDAHL et al., 1955).

Zu den häufigsten Rezidiven kommt es bereits innerhalb der ersten Jahre nach der Operation. Nach einem Zeitraum von 4 Jahren sind Rezidivulcera selten. Diese Tatsache dürfte mit der postoperativen Umwandlung der Magenschleimhaut im Sinne der Atrophie der Korpusschleimhaut zusammenhängen. Nur nach Gastroenterostomien können Rezidivulcera auch zu einem späteren Termin vorkommen, wobei möglicherweise durch das erhalten gebliebene Antrum trotz bestehender Oberflächengastritis die eigentliche Atrophie der Korpusdrüsen (Inaktivitätsatrophie?) später auftritt.

Hinsichtlich der Ätiologie des postoperativen Ulcus bestehen keine grundsätzlichen Unterschiede zu der primär ulcusauslösenden Ursache. Auch hier findet sich eine Störung des Gleichgewichtes zwischen den aggressiven (Salzsäure und Proteinasen) und den protektiven Kräften (Intaktheit des Oberflächenepithels, Schleimschutz, ausreichende Schleimhautdurchblutung). Als ätiologischer, postoperativer Faktor für die Entstehung des Ulcus pepticum jejuni muß eine ungenügende Resektion des Antrums und der Korpusschleimhaut oder aber eine inkom-

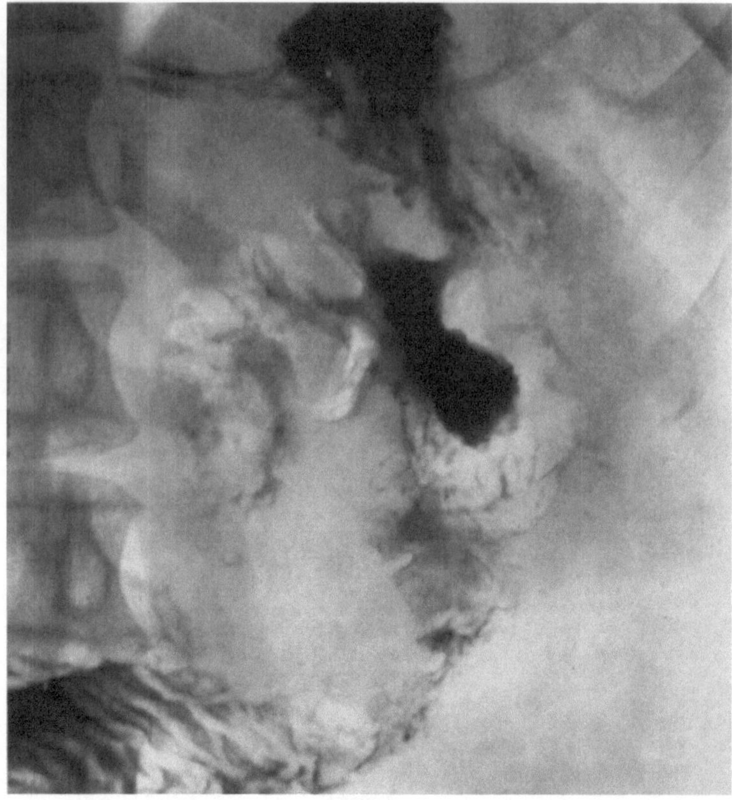

Abb. 4. Zustand nach Abheilung des Ulcus pepticum jejuni. Gleicher Fall wie Abb. 3.

plette Vagotomie angenommen werden. Eine Ausnahme machen lediglich die das Zollinger-Ellison-Syndrom verursachenden extragastralen gastrinbildenden Adenome.

Bei Rezidivulcera nach selektiver, gastraler Vagotomie, evtl. auch in Kombination mit einer Antrektomie bei Anlage einer gastroduodenalen oder gastrojejunalen Anastomose fanden Scott et al. (1960) nach 800 Operationen nur 4mal ein Anastomosenulcus. Von diesen Rezidivpatienten war die gastrale Vagotomie in 3 Fällen inkomplett, bei dem 4. Kranken lag ein Zollinger-Ellison-Tumor vor.

a) Subjektive Beschwerden

Übereinstimmend geben die Kranken mit einem Ulcus pepticum jejuni an, daß die postoperativ aufgetretenen Oberbauchschmerzen in ihrem Schmerzcharakter anders verlaufen, als vor der Operation. Die Schmerzen treten episodisch auf, sind in ihrer Intensität heftiger und besitzen kürzere Remissionen. Oft bestehen Ausstrahlungen über das ganze Abdomen, wobei sich ein maximaler Schmerzpunkt nicht genau festlegen läßt. Übelkeit und Erbrechen sind häufige Begleitsymptome des postoperativen Geschwürs. Häufig wird wie beim Ulcus duodeni nach Gaben von Antacida Erleichterung angegeben.

Bei der Palpation findet sich eine besondere Empfindlichkeit im epigastrischen Winkel, ohne daß hier ein spezieller Druckpunkt nachgewiesen werden kann. Bisweilen findet sich auch ein Palpationsschmerz im linken Hypochondrium. Tastbare Resistenzen sind oft auf postoperative Adhäsionen zu beziehen.

Das Vorliegen eines Ulcus pepticum jejuni kann vermutet werden, wenn nach einem beschwerdefreien, postoperativen Intervall erneut über epigastrale Schmerzen geklagt wird, insbesondere wenn bei einer Sekretionsanalyse freie Salzsäure im Magensekret angetroffen wird. Bei der großen Neigung zu Blutungen kann das Auftreten einer Hämatemesis oder einer Melaena fast immer auf ein Rezidivulcus bezogen werden. Der Röntgennachweis eines Anastomosenulcus ist bisweilen schwierig, gastroskopisch lassen sich heute durch die modernen Fiberinstrumente die Schleimhautanastomosen meist recht gut überblicken, so daß die endoskopische Diagnostik gegenwärtig am meisten zur Feststellung dieser Ulcerationen beitragen kann.

Die *häufigsten Komplikationen* des Ulcus pepticum jejuni liegen in der gesteigerten Blutungstendenz. Fast 80 % aller postoperativen Ulcera gehen mit okkulten oder manifesten Blutungen einer (ZUKSCHWERDT, 1932; WALTERS et al., 1953; GALL, 1963). Eine weitere Komplikation liegt in der nicht ganz seltenen Neigung zu Perforationen. Ulcera peptica jejuni perforieren häufiger als die im übrigen auch seltener vorkommenden direkten Anastomosenulcera.

Neben der Perforation in die freie Bauchhöhle können auch gedeckte Perforationen in benachbarte Organe auftreten. Am relativ häufigsten ist hier die sog. *gastrokolische Fistel* zu nennen, die in etwa 6 % der Ulcusrezidive auftritt (WALTERS, 1953). Besonders häufig kommt es zu dieser Komplikation nach Gastroenterostomie. Auch bei dieser Komplikation ist das männliche Geschlecht stärker bevorzugt. Das hervorstechendste Symptom ist der rapide Gewichtsverlust und das Auftreten von voluminösen, oft unverdaute Speisen enthaltenden Stühlen. Häufig sind dabei Diarrhoen, die durch Übertreten von Dickdarminhalt in den Dünndarm hervorgerufen werden. Es resultiert eine Enteritis mit Passagebeschleunigung und eine bakterielle Fehlbesiedlung des Dünndarmes. Sehr häufig kommt es hierbei zum Auftreten von Miserere. Oft besteht auch in den Intervallen ein fäkulenter Foetor ex ore. Durch Störungen der Maldigestion und Malabsorption kommt es zu einer fortschreitenden Anämie, Osteoporose sowie Exsiccose bei rasch zunehmender Kachexie.

An subjektiven Klagen werden oft Schmerzen im Oberbauch von wechselnder Intensität angegeben, der üble Mundgeruch, die Gewichtsabnahme, die durchfälligen, nicht blutigen Stuhlentleerungen und die protrahiert verlaufende Gewichtsabnahme machen die Diagnose einer gastrokolischen Fistel sehr wahrscheinlich.

Zur Diagnose führt meist ein Colonkontrasteinlauf mit dem retrograden Übertritt des Kontrastbreies in den Dünndarm bzw. in den Magen. Auch die Gastroskopie mit einem prograden Instrument erlaubt bisweilen die Diagnose dieser Fistelbildung, obwohl die Übersicht bei den oft verschmutzten Schleimhautbereichen schwierig zu erlangen ist. Weitere Nachweismöglichkeiten liegen in der Verabfolgung einer Farbstofflösung per Einlauf bei anschließender Ausheberung des Magensekretes über eine Verweilsonde (BOLLER, 1954).

4. Jejunitis

Histologische Untersuchungen nach Gewebsentnahmen aus Schleimhautbereichen der zu- und abführenden Schlinge haben gezeigt, daß postoperativ entzündliche Veränderungen im Stroma dieser Darmabschnitte angetroffen werden können.

Es handelt sich hierbei meist um eine lymphocytäre oder plasmacelluläre Infiltration sowie auch um partielle Veränderungen an den Schleimhautzotten im Sinne einer Höhenabnahme und Verplumpung. Ein besonderer Beschwerdekomplex kommt diesen Veränderungen ebensowenig wie ein spezieller Krankheitswert zu. Ob diese Veränderungen sich im weiteren Verlaufe ausbreiten und zu einer diffusen Schädigung der Jejunalschleimhaut führen, ist bisher nicht bewiesen.

5. Invagination des Jejunums in den Magenstumpf

Eine Invagination des Jejunums in den Magenstumpf kommt praktisch nur bei der Gastroenterostomie und bei dem nach Billroth II resezierten Magen vor. Die Komplikation ist selten, aber schwerwiegend. Nur ein rasches Erfassen der bestehenden Situation mit konsekutivem, operativen Vorgehen schützt vor dem gangränösen Verfall der invaginierten Darmschlinge und der meist tödlichen Peritonitis. Von der sehr seltenen Komplikationen dieser Art ist die efferente Schlinge häufiger betroffen.

Das Krankheitsbild verläuft hoch akut, es treten heftigste epigastrale Schmerzen auf, häufig mit gleichzeitigem Erbrechen von blutigem Schleim.

Bei chronischen Invaginationen, die sich nach kürzerer Zeit wieder spontan lösen können, sind die klinischen Erscheinungen nicht so stürmisch, obwohl vorübergehend auch hier das Bild eines akuten Abdomens bestehen kann.

Differentialdiagnostisch ist bei diesen Zuständen auch an das Vorliegen eines *Bridenileus* zu denken, der durch Abklemmungen einzelner Darmschlingen durch Adhäsionen hervorgerufen wird.

In diesen Fällen besteht eine ausgesprochene Ileussymptomatik mit plötzlich einsetzenden krampfartigen Schmerzen, die über das ganze Abdomen laufen und Ausstrahlungen bis in den Rücken zeigen können. Übelkeit, Brechreiz und Erbrechen, Kreislaufkollaps, Meteorismus und das Verhalten von Stuhl und Winden charakterisieren den Ernst der Situation und führen zum Vollbild des akuten Abdomens.

Therapeutisch kommt auch hier praktisch nur die Relaparotomie in Frage.

Differentialdiagnostisch kommt sonst nur noch der akute Mesenterialarterienverschluß bei meist älteren Personen in Betracht.

6. Das Dumping-Syndrom

Zu den Frühsymptomen nach Magenresektion gehört auch das Dumpingsyndrom. Es hat unter den postoperativen Folgestörungen den größten Krankheitswert. Obwohl das Dumpingsyndrom auf Grund seines typischen Ablaufes nur selten verkannt wird, liegen die eigentlichen Ursachen für den Ablauf und die Entstehung dieses vielseitigen Beschwerdekomplexes bisher noch immer im Dunkel.

Auslösend für das Dumpingsyndrom ist der Verlust der normalen Pylorustätigkeit. Die Beschwerden stehen daher in einem engen zeitlichen Zusammenhang mit der Nahrungsaufnahme. Durch die gestörte Funktion im Magen und oberen Dünndarm wird ein Mechanismus ausgelöst, der sich besonders auf den Kreislauf auswirkt.

So beginnt die *Symptomatik* des Dumpingsyndroms mit einer motorischen Unruhe im Epigastrium, verbunden mit Übelkeit, Brechreiz und Erbrechen bei gleichzeitigem Druck- und Völlegefühl. Nach wenigen Minuten kommt es zu heftigem Stuhldrang und zum Auftreten von Durchfällen. Oft treten Schwindel und Kreislaufstörungen mit Tachykardie, Schweißausbruch und allgemeiner körperlicher Schwäche auf, wobei der Nachweis von Extrasystolen und leichteren Rhythmusstörungen nicht selten ist. Es besteht ein enger zeitlicher Zusammenhang mit der Nahrungsaufnahme, wobei die Beschwerden während des Essens oder unmittelbar danach auftreten. Die Dauer dieser Erscheinungen kann etwa mit 1 Std begrenzt werden. Das Einnehmen einer Horizontallage kann die Beschwerden mindern und zeitlich abkürzen. In seiner Intensität können die Erscheinungen des Dumpingsyndroms starken individuellen Schwankungen unterliegen. In Einzelfällen können sie sehr diskret ablaufen und können nur durch sorgfältiges Erfragen erfaßt werden, in anderen Fällen führen sie zu einer so starken Belästigung des Kranken, daß diesen Erscheinungen ein echter Krankheitswert zugesprochen werden muß. Die Häufigkeit des Auftretens schwankt zwischen 5 und 15% (HAFTER, 1963; HENNING et al., 1966; DRUBE, 1967). Die ersten erkennbaren Zeichen eines Dumpingsyndroms treten meist 1 bis 3 Wochen nach der Operation auf, oft zu dem Zeitpunkt, an dem der Kranke wieder größere Nahrungsportionen zu sich nimmt. Nach kurzfristiger Anpassungsphase klingen in den meisten Fällen die Dumpingerscheinungen im Verlauf weniger Tage und Wochen ab oder verlaufen nur so diskret, daß die davon Betroffenen nicht nennenswert belästigt werden. Treten die Dumpingerscheinungen jedoch von vornherein massiver auf, so ist mit einem langfristigen Andauern derselben zu rechnen.

Möglicherweise besteht ein kausaler Zusammenhang zwischen der Größe und Ausdehnung der Magenresektion und der Häufigkeit und Intensität der Dumpingerscheinungen. Am häufigsten wird es bei $^3/_4$-Resektionen nach Ulcus duodeni angetroffen, am seltensten nach Magenoperationen wegen eines Carcinoms. Auch die Weite des Anastomosenstomas spielt wohl eine Rolle, je enger das Stoma, desto geringer die Häufigkeit des Auftretens eines Dumpingsyndroms. Häufiger und schwerer waren die subjektiven Klagen nach Gastrojejunostomie im Gegensatz zur Gastroduodenostomie. WALLENSTEN (1954) fand ein Verhältnis von 16 zu 5%.

In einer von MÜLLER-WIELAND (1969) dargestellten Skizze sind die pathogenetischen Ursachen des Dumpingsyndroms recht übersichtlich dargestellt (Abb. 2). Wir bereits erwähnt, steht die Passagestörung durch den Ausfall der normalen Pylorusfunktion ganz im Vordergrund der auslösenden Ursachen. Es kommt besonders begünstigt durch eine noch weite Anastomose zu einer schnellen Entleerung der Speisen aus dem Magenrest (Sturzentleerung). Die weitere Passage durch den anschließenden Dünndarm erfolgt beschleunigt. Während normalerweise der Magen die Speisen in einem Zeitraum von 3 bis 4 Std in kleinen Portionen an das Duodenum abgibt, kommt es bei der Magenresektion zu einer raschen Entleerung der Speisen aus dem Magenrest, wobei die Phase der Ptyalinverdauung und auch die genügende Einwirkung der Magenproteasen auf den Speisebrei fehlt. Der nicht genügend aufgespaltene Speisebrei entleert sich rasch in den Dünndarm, wobei größere Partikel des Breies nicht genügend zerkleinert worden sind und daher einer enzymatischen Verdauung schwerer zugänglich werden. Durch das fehlende Magensekret, das den Nahrungsbrei stark verdünnt und verflüssigt, kann das Einströmen von hypertonen Lösungen in den Dünndarm nicht vermieden werden. Die Sturzentleerung der Speisen aus dem Magenstumpf führt andererseits auch zu Motilitätsstörungen der sich anschließenden Dünndarmabschnitte. Die ungenügend aufgespaltene Nahrung löst weitere Störungen der intraluminären Verdauung aus, die sowohl die Darmsekretion als auch die Resorption betreffen.

Durch die rasche, unkontrollierte Entleerung der Speisen in das Jejunum und die anschließende rasche Passage durch die folgenden Schlingen des Jejunums kommt es zu einer Verlagerung der Hauptverdauungsphase vom Jejunum in das Ileum.

Die mangelnde mechanische und chemische Vorbereitung in den oberen Abschnitten des veränderten Gastrointestinaltraktes führen dazu, daß unverdaute
Nahrungsteile in das Colon gelangen, wo sie eine wesentliche Rolle beim Zustandekommen von Gärungs- oder Fäulnisdyspepsien spielen.

An der Motilitätssteigerung des Dünndarmes sind nicht nur lokale Reflexe,
sondern das ganze autonome Nervensystem beteiligt. Auch die unphysiologische
Dehnung der Jejunumschlinge stellt für das Zustandekommen des Dumping-

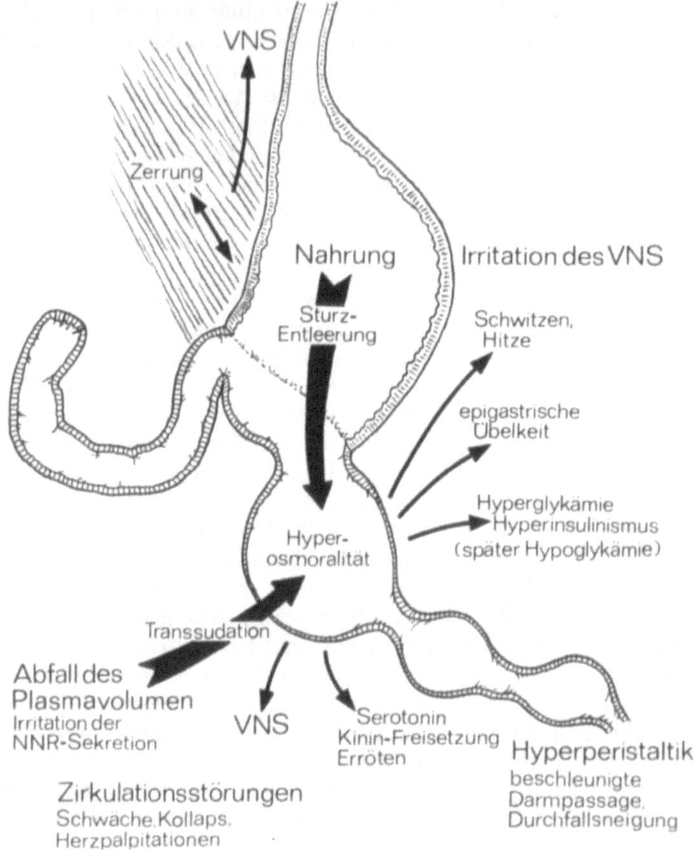

Abb. 5. Pathogenetische Faktoren des Dumpingsyndroms (Tabelle nach Müller-Wieland)

syndroms einen wesentlichen pathogenetischen Faktor dar. Daher spielt auch die
Weite der Anastomose für die Häufigkeit des Dumpingsyndroms eine wichtige
Rolle. Bei einer eng angelegten Anastomose tritt das Dumpingsyndrom seltener auf,
die möglichen Beschwerden sind geringer und oft auch nur passager.

Abgesehen von der Sturzentleerung kann aber eine Dehnung des Jejunums
auch durch das Einströmen größerer Flüssigkeitsmengen aus der Darmwand in das
Darmlumen zustandekommen. Dies ist beispielsweise der Fall, wenn hypertone
Lösungen in das Jejunum eingeführt werden. Durch das fehlende zur Verdünnung
des Speisebreies wichtige Magensekret kommt es beim Dumpingsyndrom, besonders, wenn reichlich osmotisch wirksame Nahrungsmittel aufgenommen wurden
(Zucker), zu einer massiven Transsudation von Flüssigkeit innerhalb kurzer Zeit

in das Darmlumen. Neben der rein osmotischen Wirkung auf die Zellen der Darmwand kommt es gleichzeitig auch zu einer Motilitätssteigerung, die offenbar unabhängig vom eigentlichen Dehnungsreflex eintritt. Somit erfüllt der intakte Magen mit seiner schubweisen Speiseentleerung eine wichtige osmotische Schutzfunktion für den folgenden Dünndarm. WELCH u. ATTAVIAN (1964) glauben, daß durch Ansäuerung des Speisebreies die Aktivität des Ptyalins und der Pankreasamylase gehemmt wird, so daß die Hydrolyse der Kohlenhydrate langsamer abläuft und die Entstehung einer Hyperosmolarität durch die Spaltprodukte verhindert wird. Die Transsudation einer großen Flüssigkeitsmenge aus der jejunalen Darmwand ins Darmlumen führt zu Auswirkungen auf die zirkulierende Blutmenge. Diese vermindert sich während des Dumpingsyndroms nach den Befunden von ROBERTS et al. (1954). Dabei beträgt die postprandiale Verminderung des Plasmavolumens 400 bis 1000 ml. Es besteht eine Abhängigkeit von der osmolaren Differenz zwischen Darminhalt und Plasma. Hypertone Lösungen von Kohlenhydraten haben dabei einen größeren osmotischen Effekt als Aufschwemmungen von Eiweißkörpern.

Nach MÜLLER-WIELAND (1969) läßt sich in der Frühphase des Dumpingsyndroms eine vermehrte periphere Zirkulation ermitteln. Danach setzen Vorgänge ein, die als Zentralisation des Kreislaufes bezeichnet werden. Während dieser Zirkulationsstörungen treten Tachykardien, Herzpalpitationen und Synkopen auf.

Vermutungen, daß die Erscheinungen des Dumpingsyndroms mit dem Verhalten des Blutzuckers im Zusammenhang stehen, lassen sich nicht beweisen. Die Stärke des Dumpingsyndroms ist nicht abhängig von der postalimentären Hyperglykämie. Die nach Magenresektion zu beobachtenden starken Schwankungen des Blutzuckers erklären sich durch eine rasche Resorption der löslichen Kohlenhydrate bei Sturzentleerung des Magens. Hierdurch wird eine starke endogene Insulinausschüttung verursacht, die bis zur Hypoglykämie führen kann. Die Zeichen eines leichten hypoglykämischen Schocks ähneln zwar denen des Dumpingsyndroms, stehen aber in keiner echten pathogenetischen Beziehung zueinander.

Interessant sind die Beobachtungen, daß es während der Erscheinungen eines Dumpingsyndroms zu einer Verminderung des Kaliumgehaltes im Serum kommt. Diese Veränderungen können elektrokardiographisch oder elektromyographisch nachgewiesen werden. Klinisch resultiert ein allgemeines Schwächegefühl, das durch intravenöse Gabe von Kalium ebenso wie die elektrokardiographischen Veränderungen beseitigt werden kann, während das Dumpingsyndrom unbeeinflußt bleibt.

Wegen des häufigen, gleichzeitigen Vorliegens einer Milchunverträglichkeit bei Kranken mit einem Dumpingsyndrom wurden auch allergische Momente in die Pathogenese dieser Erscheinungen einbezogen. Nach ZELDIS u. KLINGER (1952) wird eine Anreicherung von Antikörpern in der Dünndarmschleimhaut angenommen, so daß es zu einer schnellen Reaktion mit dem Nahrungseiweiß kommt, das einen anaphylaktischen Schock auslösen soll. Ein Beweis für diese Theorie ließ sich bisher jedoch noch nicht erbringen. Ebensowenig ergaben sich Beziehungen zwischen der Milchunverträglichkeit und einem Lactasemangel der Dünndarmschleimhaut nach Magenresektion.

Außer den osmotischen Einwirkungen auf das zirkulierende Blut beim Dumpingsyndrom wurde auch eine vermehrte Abgabe von 5-Hydroxytryptamin aus dem Dünndarm in das Blut angenommen (DUTHIE et al., 1960). Wegen der Ähnlichkeit des Dumpingsyndroms mit dem Carcinoidsyndrom wurde auch in diesem Zusammenhang nach kininähnlichen Polypeptiden gesucht. Von diesen ist das Bradykinin bekannt, das durch eine Vasodilatation zur Hypotonie führen kann.

Beim Vorhandensein stärkerer vasomotorischer Dysregulationen während des Dumpingsyndroms konnten Polypeptide mit Bradykininwirkung im Blut vermehrt nachgewiesen werden (Zeitlin et al., 1966).

Während der klinischen Erscheinungen eines Dumpingsyndroms ist der Blutserotoningehalt erhöht, auch im Urin läßt sich eine vermehrte Ausscheidung an 5-Hydroxyindolessigsäure nachweisen (Silver et al., 1965). Therapeutisch ist durch Gabe von Reserpin versucht worden, die Serotoninfreisetzung zu vermindern und damit eine Linderung der Dumpingbeschwerden herbeizuführen.

Die Vielseitigkeit der für das Dumpingsyndrom angeschuldigten ursächlichen Momente ist so groß, daß die einzelnen Ursachen nur Teilkomplexe beim Zustandekommen dieses Syndromes darstellen können.

Eine wirksame interne Therapie muß versuchen, die Magenentleerung zu verlangsamen und durch geeignete Auswahl der Speisen den plötzlichen Anfall von hyperosmolaren Substanzen zu vermindern. Das Einnehmen einer Horizontallage während oder nach den Mahlzeiten kann die subjektiven Erscheinungen etwas mildern. Zucker und konzentrierte Eiweißnahrung sollten vermieden werden. Durch eine langsame Adaption können die klinischen Erscheinungen des Dumpingsyndroms im Laufe der Zeit gemildert werden.

Unter dem *Syndrom der afferenten Schlinge* versteht man ein Krankheitsbild, dessen Leitsymptom das gallige Erbrechen ist.

Nach zunächst völligem Wohlbefinden im postoperativen Verlauf kommt es zum Auftreten von Druck- und Völlegefühl, Übelkeit und krampfartigen Schmerzen kurze Zeit nach der Nahrungsaufnahme. Anschließend tritt ein massives Erbrechen von gallig gefärbtem Magen- und Dünndarminhalt auf. In anderen Fällen kann das Erbrochene auch aus einer gelblich gefärbten Flüssigkeit bestehen.

Das Schmerzmaximum liegt meist im rechten Oberbauch. Nach ausgiebiger Entleerung des gallig gefärbten Speisebreies tritt schlagartig Erleichterung auf.

Bisweilen kann es bei Druck- und Spannungsgefühl im rechten Hypochondrium auch zum Erbrechen von nicht galligem Speisebrei kommen. Dann liegt ein kompletter Verschluß der afferenten Schlinge vor.

Gegenüber dem Dumpingsyndrom läßt sich beim Syndrom der afferenten Schlinge meist eine Verstärkung der Beschwerden beim Liegen feststellen.

Das afferent-loop-Syndrom wird durch einen partiellen Verschluß der zuführenden Schlinge an der Anastomose mit dem Magenstumpf hervorgerufen. Entzündliche Verklebungen oder narbige Verziehungen hindern den Abfluß des Galle und Enzyme enthaltenden Duodenalsekretes in den Magen. Als Folge resultiert eine Stase und Dehnung der afferenten Schlinge, wodurch besonders bei einer langen oder sehr kurzen zuführenden Schlinge eine weitere Abknickung ermöglicht wird. Durch Stase und Dehnung der Duodenalwand kommt es zum Auftreten einer zunächst nur unangenehmen Spannung, die dann allmählich in einen krampfartigen Schmerz übergeht, der nach dem Erbrechen der aufgestauten Sekrete spontan abklingt.

Zum Syndrom der afferenten Schlinge kommt es, wenn die Anastomose so angelegt ist, daß der Speisebrei sich zuerst in die zuführende Schlinge entleert. Dies läßt sich röntgenologisch durch eine Kontrastbreiauffüllung leicht erkennen. Weitere Erscheinungen des „Syndroms der blinden Schlinge" sind Abmagerung, Steatorrhoe, Eiweißmangel mit Ödemen und schließlich eine megaloblastäre Anämie als Folge eines Vitamin-B_{12}-Mangels.

Therapeutisch ist eine operative Korrektur der Stauung in der zuführenden Schlinge anzustreben, evtl. die Umwandlung des Billroth II in einen Billroth I. Hafter empfiehlt auch die Anlegung einer Braunschen Anastomose, die jedoch mit einer Vagotomie kombiniert werden sollte, um ein Ulcus pepticum jejuni zu vermeiden. Eine ähnliche Symptomatik mit Druck- und Spannungsgefühl, Übelkeit und Erbrechen, allerdings von nicht galliger Flüssigkeit oder Speisebrei, kommt auch bei einer Abflußbehinderung aus dem Magen in die abführende Schlinge zustande. Sie kann auftreten, bei einer primär zu eng angelegten Anastomose oder aber bei Abknickungen der abführenden Schlinge. Die subjektiven Beschwerden, die von einem leichten Druckgefühl bis zu intensiven krampfartigen Schmerzen variieren können, treten meist während oder unmittelbar nach dem Essen auf und erfahren kein Nachlassen nach ausgiebigem Erbrechen.

Röntgenologisch findet sich eine Aufstauung von Speisen und Bariumbrei im Magen als Ausdruck einer Behinderung des Abflusses in die abführende Schlinge.

Dabei kann eine zu eng angelegte Anastomose, eine entzündliche oder narbige Schwellung, ein Anastomosenulcus, ein Stumpfcarcinom oder ein lokales Tumorrezidiv, in seltenen Fällen auch ein Jejunalprolaps oder eine Invagination Ursache dieser Stenose sein.

Die Behandlung ist rein operativ und hängt von der ursächlichen Störung ab.

7. Das postprandiale Spätsyndrom

Das postprandiale Spätsyndrom ähnelt in seiner Beschwerdesymptomatik dem Dumpingsyndrom, von dem es jedoch grundsätzlich zu trennen ist. Im Gegensatz zum Dumpingsyndrom stellt es einen Zustand von Hypoglykämie dar und tritt etwa 2 bis 3 Std nach der Nahrungsaufnahme auf. Seine Häufigkeit schwankt zwischen 0,8 und 7 %.

Klinisch bestehen während der hypoglykämischen Zustände Hunger- und Schwächegefühl, Schweißausbruch, Zittern, Sehstörungen, Herzsensationen und hochgradige neuromotorische Unruhezustände. Wichtig ist das zeitliche Auftreten von der Nahrungsaufnahme in einem Abstand von etwa 2 bis 3 Std. Die Erscheinungen des hypoglykämischen Schocks können durch intensive körperliche Betätigung verstärkt werden. Sie klingen nach erneuter Nahrungsaufnahme rasch ab und sind unabhängig von der Lagerung des Kranken nach der Mahlzeit. Eine besondere Therapie, abgesehen von der Nahrungsaufnahme, erübrigt sich.

8. Postoperative Diarrhoen

Nach Magenresektion oder nach einer Vagotomie kann es gelegentlich zum Auftreten von Diarrhoen kommen.

Veränderungen der Darmmotilität durch die operativ bedingten Veränderungen des physiologischen Funktionsablaufes können die Ursache dieser Störungen sein. Die sog. „gastrogene Diarrhoe" als Folge eines Ausfalles der proteolytischen Verdauungsfunktion der Magenenzyme ist nach den neueren Vorstellungen niemals die Ursache dieser Erscheinungen. Fast immer besteht in diesen Fällen eine gleichzeitige chronische Pankreatitis mit Störungen der Enzymbildung des Pankreas.

Durchfallartige Stuhlentleerungen können Teilerscheinungen eines Dumpingsyndroms sein, besonders wenn eine zeitliche Beziehung zur Nahrungsaufnahme besteht. Andererseits kann bei besonders voluminösen dünnbreiigen Stuhlentleerungen auch eine Steatorrhoe vorhanden sein, deren Ursache eine Enteritis mit Störungen der Resorptionsfunktion oder aber eine Maldigestion auf dem Boden einer chronischen Pankreatitis ist. Beschrieben sind besonders nach Vagotomie auftretende Durchfälle, die in Einzelfällen so stark sein können, daß sie die Lebensführung und Berufstätigkeit des Kranken entscheidend beeinflussen können. Letztlich können postoperativ auftretende Diarrhoen auch Folge einer pathogenen Keimbesiedlung des Dünndarmes sein, wobei die entzündlichen Veränderungen

am Schleimhautstroma zu einer vermehrten Exsudation und zu einer Motilitätssteigerung führen, die klinisch in Form der durchfälligen Stuhlentleerungen sowie
mit Blähungen, Meteorismus und Zeichen einer Dyspepsie einhergehen kann. Gabe
von Antibiotica oder schwerlöslichen Sulfonamiden sowie eine Umstellung der
Ernährung können hier therapeutisch wirksam sein.

B. Postoperative Störungen und Beschwerden nach Vagotomie

Nach Vagotomien haben die eben genannten Diarrhoen den größten Krankheitswert aller postoperativ nach diesem Eingriff auftretenden Störungen. Gelegentlich treten sie nur zeitweise auf, in Einzelfällen können sie recht erheblich sein.

Von den übrigen, auf den Eingriff am Nervensystem zurückgehenden Beschwerden sind Völlegefühl, Blähungen und Meteorismus zu nennen. Bei diesen
Störungen ist sehr zwischen dem zeitlichen Auftreten und dem operativen Eingriff
zu unterscheiden. Meist pflegen sich die Beschwerden kürzere Zeit nach dem Eingriff am Vagus einzustellen, wobei die fehlenden Adaptationsvorgänge eine wichtige Rolle spielen. Von den endoskopischen Befunden nach selektiver, gastraler
Vagotomie wissen wir, daß die Magenschleimhaut unmittelbar post operationem
eine Reihe von sehr entscheidenden Veränderungen durchmacht, zu denen neben
der Verminderung der Sekretion auch eine Herabsetzung des Tonus der Magenwand und eine Abflachung des Faltenreliefs gehören. Diese Veränderungen sind
von der verminderten Sekretionskapazität abgesehen, sämtlich innerhalb eines
Jahres reversibel, daher ist es verständlich, daß die dyspeptischen Beschwerden
sich besonders in den ersten Wochen und Monaten nach der Operation einstellen,
in denen die motorische Funktion des Magens noch nicht wiederhergestellt ist.
Weitere Störungen können auch durch eine ungenügende Pyloromyoplastik hervorgerufen werden, insbesondere dann, wenn die Passage des Speisebreies in das
Duodenum gestört ist.

Ein gelegentliches Auftreten von Achalasie ist auf motorische Störungen im
Bereich der oesophagogastralen Verbindung zurückzuführen, sie bildet sich meist
ohne besondere Behandlung zurück.

C. Beschwerden nach Gastrektomie

Die Verbesserungen der Anästhesie und der Technik der modernen Magenchirurgie haben dazu geführt, daß bei Magencarcinomen in noch operablem Zustand in immer größerer Häufigkeit eine Gastrektomie durchgeführt wird.

Durch den totalen Ausfall des Magens in seiner Gesamtfunktion müssen zwangsläufig eine Reihe von Störungen auftreten, deren Ausmaß und Größe von der
Leistung des sog. „Ersatzmagens" abhängig ist. Untersuchungen über die Arbeitsfähigkeit der Gastrektomierten (Scott u. Longmire, 1949; Helsingen, 1959;
Barber et al., 1963; Adams, 1967) haben gezeigt, daß etwa 50% der Operierten
wieder arbeitsfähig werden.

Die häufigste Klage nach Gastrektomie sind körperliche Schwäche, Leistungs-
unfähigkeit und leichte Ermüdbarkeit. Relativ häufig findet sich eine Anorexie.

Im postoperativen Verlauf kann es gelegentlich an der Anastomose am unteren
Oesophagus zu einer Striktur kommen, die die Speisenentleerung in den folgenden
anastomosierten Darmabschnitt behindert. Bei fehlender Adaptation sind dyspha-

gische Beschwerden daher recht häufig. Gelegentlich werden durch tryptische Andauung der Schleimhaut des unteren Oesophagus Reizerscheinungen im Sinne einer Oesophagitis beschrieben, die mit quälendem Sodbrennen einhergehen können, dabei bestehen auch epigastrale und retrosternale Schmerzempfindungen. Die Beschwerden sprechen gelegentlich auch auf Antacida an; bisweilen helfen auch Spasmolytika.

Das verminderte Speicherungsvermögen durch den Fortfall des Magens kann zu Druck- und Völleerscheinungen führen, die subjektiv sehr erheblich sein können. Die fehlende Speicherungsfunktion ist auch für den Ernährungszustand recht bedeutungsvoll. Auch hier kann sich im Laufe der Zeit ein gewisses Adaptationsvermögen günstig auswirken, besonders wenn die interponierte Darmschlinge eine Art Speicherfunktion übernehmen kann. Diätetisch ist darauf zu achten, daß die einzelnen Mahlzeiten in häufiger Folge gereicht werden, wobei die Einzelportionen quantitativ etwas weniger voluminös sein sollten.

Durch die veränderten funktionellen Verhältnisse bilden sich bei Gastrektomierten gelegentlich auch Erscheinungen eines Dumpingsyndroms aus. Bei zwangsläufig fehlendem Kardiaverschluß kommt es bei diesen Kranken sehr häufig zu einem Aufstoßen von übelriechenden Darmgasen sowie zu einem häufigen Foetor ex ore. Diarrhoen können besonders in der ersten Zeit postoperativ sehr häufig beobachtet werden, sie verlieren sich mit zunehmender Anpassung an die veränderten Funktionsverhältnisse.

Nach den Untersuchungen von SCHREIBER u. BARTSCH (1964) können sich auch bei scheinbar totaler Entfernung des Tumors lokale Rezidive noch innerhalb der folgenden 8 Jahre einstellen, die dann zusätzlich durch Stenoseerscheinungen die Beschwerdesymptomatik komplizieren. Ein relativ frühzeitig die weitere maligne Entwicklung charakterisierendes Kennzeichen ist eine Verschiebung der Alpha-2-Globulinfraktion in der Elektrophorese.

D. Spätsyndrome nach Magenresektion

1. Ernährungsstörungen

Die Mehrzahl der magenresezierten Personen ist nach der Operation nicht in der Lage, ihr Normalgewicht zu halten oder das präoperative Gewicht wieder zu erlangen (RAUCH, 1952; WALLENSTEN, 1954; ZOLLINGER u. ELLISON, 1954). Ein postoperatives Mangelsyndrom wird nach Magenresektion bis zu 80% beobachtet (MÜLLER-WIELAND, 1969). Entscheidend für die Beurteilung einer positiven Stoffwechselbilanz ist das Gewichtsverhalten vor der Operation. Hatten die Kranken präoperativ ihr normales Gewicht, so konnten auch die postoperativen Gewichtsverhältnisse relativ konstant gehalten werden. Bei bereits primär untergewichtigen Personen wurde das Sollgewicht postoperativ niemals erreicht. Diese Beobachtungen deuten darauf hin, daß das Auftreten einer postoperativen Gewichtsabnahme nicht in jedem Fall auf die durch den Eingriff bedingten Resorptionsstörungen zurückzuführen ist. Am geringsten sind die Gewichtsverschiebungen nach selektiver gastraler Vagotomie und partieller Antrektomie (SCOTT et al., 1960), doch wurden auch hier Gewichtsverluste bis zu 5 kg beobachtet.

Das Auftreten von ausgesprochen dystrophischen Zuständen nach Magenresektion wird jedoch im allgemeinen nicht häufiger als bei 1% der Resezierten beobachtet.

Als häufigste Ursache der Gewichtsabnahme wird eine mangelhafte Ernährung angesehen. Eine einseitige, untercalorische Kost, dysphagische Beschwerden im unteren Oesophagus oder ein sehr rasch eintretendes Sättigungsgefühl verhindern ebenso wie ein frühzeitig postprandial auftretendes Schmerzempfinden die erforderliche Nahrungsaufnahme. Gelegentlich können nach Gaben von Milch oder Zucker dyspeptische Erscheinungen mit Diarrhoen auftreten, die eine zusätzliche Ursache für die bestehende Maldigestion und Malabsorption darstellen.

Nach einer Gastrektomie tritt stets ein Calorienverlust in Folge der Steatorrhoe auf. Ähnliche, jedoch stark abgemilderte Störungen lassen sich gelegentlich auch nach einer $^2/_3$-Resektion beobachten. Nach HOLLE et al. (1957) spielt hierbei die Erhaltung der Duodenalpassage eine wichtige Rolle für die geordnete Resorption. Deutliche Unterschiede im Gewichtsverhalten fanden HARKINS u. NYHUS (1956) zwischen Kranken nach Billroth I- und Billroth II-Resektion. Die auffallendsten und häufigsten Gewichtsverluste wurden nach Billroth II-Resektionen beobachtet. Eine besonders starke Gewichtsabnahme fand sich bei den Kranken, die klinisch die Zeichen eines Dumpingsyndroms mit Sturzentleerung und Diarrhoen aufwiesen (WOLLAEGER et al., 1946- VIIKARI u. KLOSSNER, 1956; RANDALL, 1958). Medikamentös können Gaben von Reasec® und Atropin® durch Verlangsamung der Darmpassage eine bessere Nahrungsausnutzung und Resorption hervorrufen. Während der Gewichtsverlust unmittelbar postoperativ eine Folge der fehlenden Anpassung an die postoperativen Verhältnisse ist, kann durch eine spätere Adaptation die Nahrungsausnutzung verbessert und wieder eine stabile Gewichtsbilanz erreicht werden. Bei tatsächlich bestehenbleibenden Resorptionsstörungen ist die Steatorrhoe meist das führende klinische Symptom. Eine gestörte Fettresorption bedeutet einen ständigen Calorienverlust und sekundäre Resorptionsstörungen, vor allem von fettlöslichen Vitaminen. Darüber hinaus haben die Fette im Dünndarm eine motilitätssteigernde Wirkung, vor allem in Form der Fettsäuren und ihrer Calciumverbindungen.

Am Zustandekommen einer Steatorrhoe kann aber auch eine bakterielle Besiedlung der afferenten Schlinge ursächlich beteiligt sein. Eine Verminderung der Salzsäurebildung, wie sie nach resezierenden Eingriffen am Magen die Regel ist, stört die Bactericidie des Dünndarmes und führt zu einer pathologischen Keimbesiedlung.

Fett, Eiweiß und die meisten Nährstoffe werden im proximalen Dünndarm resorbiert, während die Aufnahme des Vitamin B_{12} im Ileum erfolgt, daher sind Sitz und Ausdehnung eines funktionsgestörten Dünndarmabschnittes sehr entscheidend für das Ausmaß der Resorptionsstörung.

Der postoperative Eiweißverlust durch Ausfall der proteolytischen Magenfermente wird meist durch Enzyme des Pankreas und der Darmschleimhaut kompensiert. Für das Zustandekommen des postoperativen Gewichtsverlustes spielt er daher keine große Rolle. Völlig anders sind die Verhältnisse jedoch dann, wenn eine exsudative Enteropathie besteht, die zu einer Hypoproteinämie und Hypalbuminämie führt. Als Endstadium kann hier eine echte Dystrophie entstehen.

Resorptionsstörungen der wasserlöslichen Vitamine können bei ausgedehnten Dünndarmresektionen auftreten und zu gastrointestinal-bedingten Polyneuropathien, Hyperpigmentationen und seborrhoeischen Hautveränderungen führen. Gelegentlich sieht man auch Hämorrhagien und petechiale Blutungen als Ausdruck einer ungenügenden Vitamin-K-Resorption. Das Entstehen von Mundwinkelrhagaden, einer Cheilitis sowie einer Glossitis deutet auf Mangel an Vitamin B und Eisen hin. Brüchigkeit der Haare, Glanzlosigkeit, frühzeitiges Ergrauen und Haarausfall können ebenfalls Ausdruck einer avitaminotischen Störung sein.

Am stärksten sind diese Veränderungen bei der agastrischen Dystrophie nach Gastrektomie zu beobachten.

Hier können auch Störungen der Wasserresorption und Elektrolytverschiebungen auftreten und ihrerseits zu eigenständigen Symptomen führen.

2. Atrophie des Magenstumpfes

Nach resezierenden Eingriffen am Magen unter Fortfall des Antrum ventriculi kommt es nach mehr oder weniger kürzerer Zeit zum Auftreten von Veränderungen im Magenstumpf, die zu einer Atrophie der Korpusdrüsen führen (PALMER, 1948; KRENTZ, 1964). Ungeklärt ist bisher der Mechanismus, auf dem diese Atrophie zustandekommt. Ursächlich werden ein Reflux von gallehaltigem Duodenalsekret (HAFTER, 1963), andererseits aber auch eine Inaktivitätsatrophie der Korpusdrüsen durch die fehlende Gastrinstimulierung nach Fortfall des Antrums angeführt.

Eine besondere klinische Bedeutung hat diese Atrophie eigentlich nur darin, daß es auf ihrem Boden zur Entwicklung eines Stumpfcarcinomes kommen kann (HELSINGEN u. HILLESTAD, 1956; HEINZELL et al., 1960; GRIESSER u. SCHMIDT, 1964; GERSTENBERG et al., 1965). Diese Entwicklung scheint nach selektiver gastraler Vagotomie und Pyloromyoplastik auszubleiben.

Das auf dem Boden dieser atrophischen Veränderungen offenbar entstehende *Stumpfcarcinom* des Magens hat eine Frequenz von 13 bis 16% (GRIESSER u. SCHMIDT, 1966). Das beschwerdefreie Intervall vom Zeitpunkt der Operation bis zur Entwicklung des Stumpfcarcinoms ist offenbar sehr abhängig von dem Lebensalter des Kranken sowie vom Zeitpunkt der durchgeführten Operation. Sehr entscheidend sind offenbar auch die präoperativ bestehenden Schleimhautveränderungen. Das Zeitintervall zwischen der Magenresektion und der Tumormanifestation schwankt im allgemeinen zwischen 10 und 25 Jahren, im Mittel etwa bei 17 Jahren. Da die Vorschädigung der Korpusschleimhaut beim Ulcus ventriculi stärker ausgeprägt ist als beim Ulcus duodeni kann nach einer Magenresektion wegen eines Ulcus ventriculi mit einer größeren Häufigkeit des Auftretens eines Stumpfcarcinoms gerechnet werden.

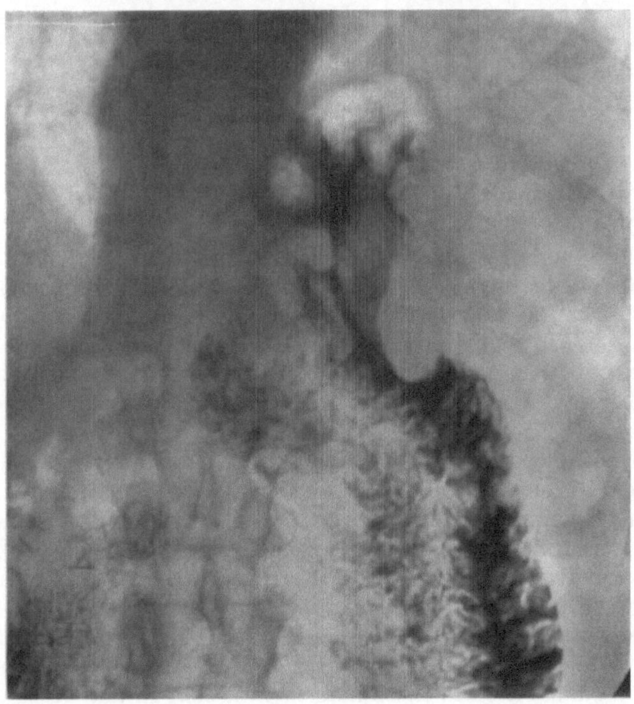

Abb. 6. Ausgedehntes Magenstumpfcarcinom bei einem nach Billroth II resezierten Magen

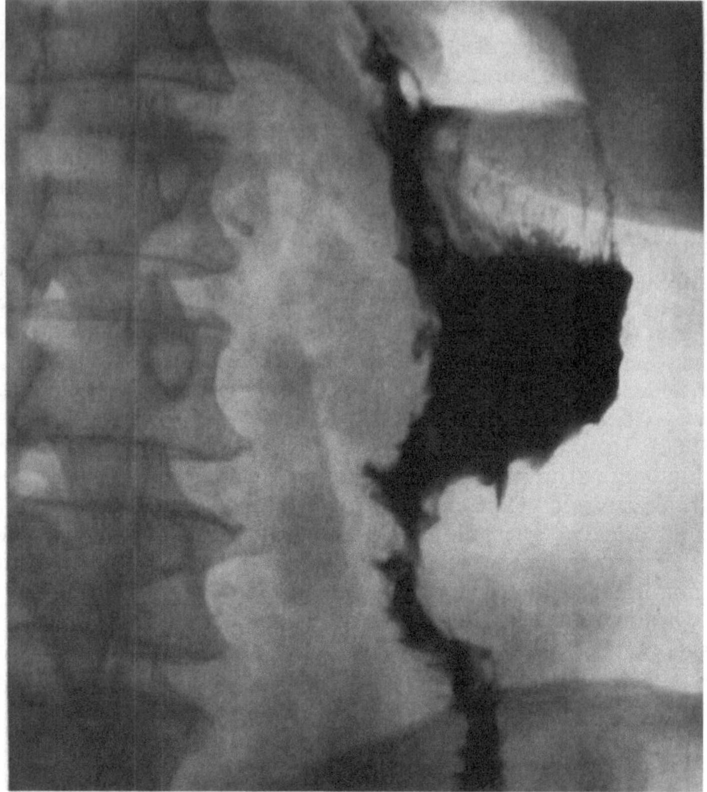

Abb. 7. Carcinomrezidiv am Magenstumpf

3. Eisenmangelanämien nach Resektionen

Durch zahlreiche Beobachtungen ist ein Zusammenhang zwischen Magenresektion und Eisenmangelanämie sichergestellt. Da der Magen für die Erythropoese keine besondere Funktion hat, muß angenommen werden, daß durch Ausschaltung größerer Magenabschnitte die Resorption von Stoffen, die für die Bildung von Erythrocyten benötigt werden, gestört ist. Möglicherweise handelt es sich hier um Eisen, Vitamin B_{12}, Folsäure, Vitamin B-, einige Aminosäuren und Spurenelemente. Daher sind alle Anämien, die nach partieller Magenresektion auftreten, als Mangelanämien anzusehen.

Bei einem bestehenden Eisenmangel handelt es sich entweder um eine reine Sideropenie oder um eine echte Eisenmangelanämie. Zu den klinischen Symptomen, die bei einem Eisenmangel vorliegen, gehören Adynamie, allgemeine schnelle Erschöpfbarkeit, Brüchigkeit der Fingernägel, Haarausfall sowie Zeichen einer vermehrten vegetativen Stigmatisation, Reizbarkeit und eine Neigung zu Tachykardien (Pribilla, 1969).

Der Nachweis einer Sideropenie geschieht durch Bestimmung des Serumeisenspiegels sowie der freien Eisenbindungskapazität. Nach Baird et al. (1959) schwankt die Häufigkeit eines Eisenmangels zwischen 10 und 50%, dabei besteht eine Abhängigkeit vom Zeitraum nach der Operation sowie von der Art der Magenoperation. Bei Frauen ist die Häufigkeit größer, ebenso bei Patienten nach Billroth II-Operation. Als Ursache der Sideropenie kommen ein enteraler Eisenverlust, eine ungenügende Eisenaufnahme oder Störungen der Eisenresorption in Betracht. Ein Eisenverlust kann durch Blutungen, z. B. nach einem Ulcus pepticum jejuni auftreten, insbesondere auch nach chronischen Blutverlusten. Eine mangelnde Eisenaufnahme mit der Nahrung dürfte relativ selten sein, so daß die häufigste Ursache der Sideropenie nach Magenresektion in einer gestörten Eisenresorption liegt. Möglicherweise liegt die Ursache dieser Resorptionsstörung darin, daß das mit der Nahrung aufgenommene dreiwertige, organisch gebundene Eisen im Magen in zweiwertiges, ionisiertes Eisen umgewandelt wird. Dabei spielt die Salzsäure des Magensaftes eine wesentliche Rolle. HALLBERG et al. (1966) haben mit Isotopenmethoden das Resorptionsverhalten des Eisens bei Magenresezierten untersucht. Sie fanden dabei eine quantitative Störung der Eisenresorption, die bei den nach Billroth II resezierten Kranken größer war als nach der Billroth I-Operation. Bei Kranken mit Dumpingsyndrom oder Sturzentleerung des Magens wird durch die beschleunigte Darmpassage die Resorption des ionisierten Eisens vermindert, so daß bei längerem Bestehen dieser Störungen eine Sideropenie auftreten muß. Ob sich aus dieser Sideropenie eine manifeste Eisenanämie entwickelt oder nicht, hängt neben der Dauer dieses Eisenmangels auch von dem Eisenbestand des Organismus zur Zeit der Operation ab. Bei massiver, vorausgegangener Blutung in den Gastrointestinaltrakt sind die Eisenreserven vermindert und begünstigen somit die Entwicklung einer postoperativen Sideropenie bzw. Eisenmangelanämie. Ähnliche Verhältnisse dürften auch bei menstruierenden Frauen vorliegen, bei denen post menstruationem die Eisenreserven vermindert sind. Da ein bestehender Eisenmangel auch unter physiologischen Umständen ohne therapeutische Zufuhr von Eisen bisweilen recht schwer ausgeglichen werden kann, ist die Aufnahmefähigkeit des Organismus nach einer Magenresektion in Folge der veränderten Resorptionsbedingungen noch weitaus schlechter, so daß therapeutisch in diesen Fällen das Eisen intravenös zugeführt werden muß. Ist der Resorptionsprozeß nicht gestört, so kann auch eine orale Zufuhr von Eisen in hohen Dosen wirkungsvoll sein. Bei fehlendem Ansprechen ist daran zu denken, daß unter Umständen auch weitere Mangelzustände vorliegen können, durch die die Erythropoese ungünstig beeinflußt werden kann. In diesem Zusammenhang ist vor allem an eine gestörte Vitamin B_{12}-Resorption oder an einen Folsäuremangel zu denken.

4. Vitamin B-12-Mangel

Nach Magenresektionen tritt ein Vitamin-B_{12}-Mangel im allgemeinen im Gegensatz zu einer totalen Gastrektomie nur selten auf. Die Ursache hierfür liegt darin, daß die Intrinsic faktor-Bildung in der Korpusschleimhaut durchgeführt wird, die bei den üblichen $^2/_3$-Resektionen nur in geringem Maße mitbetroffen wird. Die Resorption des an den Intrinsic faktor gebundenen Vitamin B_{12} erfolgt im unteren Ileum, also in einem Bereich, der weder durch die Billroth I-Anastomose, noch nach Billroth II-Operation nennenswert beeinflußt werden kann, sofern nicht andere pathophysiologische Verhältnisse im postoperativen Verlauf auftreten. Bei einer totalen Gastrektomie fehlt die Intrinsic faktor-Bildung durch die Korpusschleimhaut des Magens, daher kann das mit der Nahrung in ausreichendem Maße zugeführte Vitamin B_{12} nicht resorbiert werden, da die Resorption an die Intrinsic faktor-Bildung gebunden ist. Bei oraler Zufuhr von hohen Dosen von reinem Vitamin B_{12} wird ein geringer Anteil auch ohne Intrinsic faktor-Bildung resorbiert, so daß auch bei agastrischen Patienten unter diesen Umständen eine gewisse Vitamin-B_{12}-Aufnahme erfolgen kann.

Die klinischen Erscheinungen eines Vitamin-B_{12}-Mangels entsprechen dem Bild einer perniziösen Anämie. Zeichen einer funiculären Myelose mit Apathie, Paraästhesien, Gangunsicherheiten und vorwiegend neurologischen Ausfallserscheinungen können sich mit Zungenbrennen und den charakteristischen hämatologischen Veränderungen kombinieren und das Bild einer makrocytären Anämie mit Leuko- und Thrombopenie bieten.

Meist entwickeln sich bei totaler Gastrektomie die Zeichen einer megalocytären Anämie 4 Jahre nach der Operation, wobei jedoch klinische Symptome schon 2 Jahre post operationem auftreten können.

Magenresektionen mit z. T. erhaltenen Korpusabschnitten führen selten zur Entwicklung einer perniziösen Anämie. Je größer der operative Eingriff am Magen ist, desto stärker werden die Bildungsstätten des Intrinsic faktors ausgeschaltet und somit Störungen der Vitamin-B_{12}-Resorption erzeugt. Die sich postoperativ im Magenstumpf entwickelnde atrophische Gastritis kann auch nach vielen Jahren ebenfalls dazu beitragen, die Intrinsic faktor-Bildung auch bei erhaltener Korpusschleimhaut des Magens spürbar zu vermindern, so daß gelegentlich rudimentäre megalocytäre Anämieformen beobachtet werden können.

Änderungen der Bakterienflora mit Ascension in die Dünndarmabschnitte oder die Entwicklung eines sog. blind loop-Syndromes können dazu führen, daß bakteriell die Vitamin B_{12} Mengen im Darm zerstört werden, so daß unter diesen pathophysiologischen Umständen ebenfalls makrocytäre Anämieformen entstehen können.

Die Therapie besteht neben der Ausschaltung dieser ursächlich in Frage kommenden Umstände in einer parenteralen Zufuhr von Vitamin B_{12}.

5. Folsäuremangel

Auch die Folsäure ist eine für die normale Blutentwicklung notwendige Substanz. Ihr Mangel ruft ebenso wie ein Vitamin-B_{12}-Mangel eine makrocytäre Anämie hervor. Wenn nach einer Magenresektion eine megalocytäre Anämie auftritt, die auf parenterale Gaben von Vitamin B_{12} nicht anspricht, so ist nach einem Folsäuremangel zu fahnden. Bei allen Zuständen einer beschleunigten Darmpassage, aber auch bei Steatorrhoe, sowie bei Alkoholikern ist an die Möglichkeit eines Folsäuremangels zu denken. Leichte Zustände eines Folsäuremangels kommen nach Magenoperationen nicht selten vor, der Nachweis einer gestörten Resorption von Folsäure nach Magenresektion ist von Chanarin et al. (1958) in einigen Fällen erbracht worden.

Therapeutisch sollte bei megalocytären Anämien nach Magenresektionen immer zugleich neben dem Vitamin B_{12} auch Folsäure parenteral verabreicht werden.

6. Eiweißmangel

Eine Störung der Hämoglobinsynthese kann auch durch einen Mangel an spezifischen, für den Aufbau dieses Polypeptids erforderlichen Aminosäuren hervorgerufen werden. Meist ist diese Störung zugleich Teilerscheinung einer allgemeinen Dystrophie. Am häufigsten findet sie sich nach der totalen Gastrektomie. Nach Booth et al. (1964) kommen Verminderungen des Serumeiweiß-Pools auch nach Resektionen vor. Da in diesen Fällen die Hämoglobinsynthese gestört ist, kommt es zum Auftreten von Anämien, die mit den üblichen Mitteln nicht zu beeinflussen sind. Die Behandlung der bestehenden Dystrophie kann in diesen Fällen zugleich auch eine Besserung der Anämie bedingen.

7. Sonstige Resorptionsstörungen im Sinne von Spätkomplikationen nach Magenresektionen

Durch Störungen der Resorption von Calcium und von Vitamin D können im späteren postoperativen Verlauf Veränderungen am Skeletsystem des Kranken auftreten, die zu Entkalkungen und zu osteomalacischen Veränderungen führen.

Die Calciumresorption wird durch Ausschaltung des Duodenums erheblich verändert, da Calcium normalerweise von der Duodenalschleimhaut resorbiert wird. Wenn auch, wie aus den Befunden von SCHACHTER u. ROSEN (1959) hervorgeht, eine Calciumresorption auch in den tiefer gelegenen Jejunum- und Ileumabschnitten stattfindet, so ist die Resorptionsgeschwindigkeit im Duodenum jedoch am größten. Daher sind die Ausfallserscheinungen der Calciumresorption beim Billroth II stärker ausgeprägt, als nach der Billroth I-Resektion. Da häufig nach resezierenden Eingriffen am Magen auch die Fettresorption beeinträchtigt wird, ist zwangsläufig eine gestörte Aufnahme des fettlöslichen Vitamin D und seiner Provitamine die unausbleibliche Folge. Möglicherweise beruhen die Resorptionsstörungen, besonders nach totaler Gastrektomie auf histologisch nachweisbaren schweren Schleimhautveränderungen im Jejunum. So konnten LEUTHOLD et al. (1964) nach proximalen Jejunalschleimhautbiopsien lupenmikroskopisch schwerste strukturelle Schleimhautveränderungen nach Billroth II feststellen, wie sie sonst nur bei der idiopathischen Sprue vorkommen. Nach KUHLENCORDT (1969) bestehen bei der Ausschaltung vom Duodenum nach $^2/_3$-Resektion eine Reihe von intestinalen Malabsorptionsprozessen, die für die Störungen am Skeletsystem eine wichtige Rolle spielen. Dabei hat die verminderte intestinale Calciumresorption die größte Bedeutung, da durch sie über eine relative oder absolute Hypocalcämie der Abbauprozeß am Skeletsystem eingeleitet wird.

Literatur

ADAMS, J. F.: The clinical and metabolic consequences of total gastrectomy. I. Morbidity, weight, and nutrition. Scand. J. Gastroent. **2**, 137 (1967)

ALBRECHT, A., GERSTENBERG, E., KRENTZ, K., VOTH, H.: Das Magenstumpfcarcinom: Diagnose und Differentialdiagnose. Radiologe **6**, 353—359 (1966)

ALLGÖWER, M., HEGGLIN, J.: Selektive Vagotomie und Pyloroplastik in der Behandlung des Gastroduodenalulcus und der Gastritis hämorrhagica. Dtsch. med. Wschr. **91**, 648 (1966)

BAIRD, I. M., BLACKBURN, E. K., WILSON, G. M.: The pathogenesis of anaemia after partial gastrectomy. I. Development of anaemia in relation to time after operation, blood loss and diet. Quart. J. Med. **28**, 21—34 (1959)

BARBER, K. W., RE MINE, W. H., PRIESTLEY, J. T., GAGE, R. P.: A critical evaluation of total gastrectomy. Arch. Surg. **87**, 39 (1963)

BECKER, V.: Pathologische Anatomie des resezierten Magens. In: BARTELHEIMER, MAURER, SCHREIBER, Magenoperationen und Magenoperierter. Berlin: de Gruyter 1969

BOLLER, R.: Der Magen und seine Krankheiten. Wien-Innsbruck: Urban u. Schwarzenberg 1954

BOOTH, C. C., BRAIN, M. C., JEEJEBHOY, K. N.: Late post-gastrectomy syndromes. Hypoproteinaemia after partial gastrectomy. Proc. roy. Soc. Med. **57**, 582—585 (1964)

CHANARIN, I., MOLLIN, D. L., ANDERSON, B. B.: The absorption of folic acid. Brit. J. Haemat. **4**, 156—166 (1958)

DEMLING, L., OTTENJANN, R.: Gezielte endoskopische Biopsie bei polypoider Anastomositis. Čs. Gastroent. Vyž. **20**, 355—359 (1960)

DRUBE, H. C., HANSEN, H. T., KLEIN, U. E., ZIELKE, K.: Über die Disaccharidasen-Aktivität der Jejunalschleimhaut bei Gesunden u. Magenresezierten. Dtsch. med. Wschr. **92**, 960 (1967)

DUTHIE, H. L., McKELLAR, N. J.: Radiologic appearences in the post-gastrectomy dumping-syndrome. Brit. J. Radiol. **33**, 171 (1960)

GALL, F.: Das Anastomosenulkus nach Magenoperation. Dtsch. med. Wschr. **88**, 468 (1963)

GERSTENBERG, E., ALBRECHT, A., KRENTZ, K., VOTH, H.: Das Magenstumpfkarzinom: eine Spätkomplikation des operierten Magens? Dtsch. med. Wschr. **90**, 2185 (1965)

Griesser, G., Schmidt, H.: Med. Welt **1964**, 1836

Gütgemann, A., Schreiber, H. W., Bernhard, A.: Erfahrungen mit der totalen Gastrektomie. Langenbecks Arch. klin. Chir. **303**, 73 (1963)

Hafter, E.: Der operierte Magen. Aus der Sicht des Internisten. Dtsch. med. Wschr. **88**, 937 (1963)

Hafter, E.: Praktische Gastroenterologie, 5. Aufl. Stuttgart: Thieme 1973

Hallberg, L., Sölvell, L., Zederfeldt, B.: Iron absorption after partial gastrectomy. Acta med. scand. Suppl. **445**, 269 (1966)

Harkins, H. N., Nyhus, L. M.: A comparison of the Billroth I and Billroth II procedures: clinical and experimental studies. Bull. Soc. int. Chir. **15**, 111 (1956)

Hart, W.: Neue physiologische und anatomische Gesichtspunkte zur Frage der vagalen Innervation des Magens und ihre Bedeutung für die Magenchirurgie. Z. Gastroent. **4**, 324 (1966)

Heinkel, K., Elster, K., Henning, N.: Die Diagnose der Oberflächengastritis. Dtsch. med. Wschr. **80**, 868—869 (1955)

Heinzell, G., Hess, H., Lagua, H.: Karzinombildung in Mägen, die wegen Ulkus ventriculi bzw. duodeni reseziert wurden. Bruns Beitr. klin. Chir. **201**, 156 (1960)

Helsingen, N.: Oesophagitis following total gastrectomy. A follow-up study on 9 patients 5 years or more after operation. Acta chir. scand. **118**, 190 (1959/60)

Helsingen, N., Hillestad, L.: Cancer development in gastric stump after partial gastrectomy for ulcer. Ann. Surg. **143**, 173 (1956)

Henning, N., Berg, G., Wüst, H., Zeitler, G.: Störungen nach Magenresektion. Dtsch. med. Wschr. **91**, 843 (1966)

Hoffmann, V.: Klinische Krankheitsbilder nach Magenresektionen. Münch. med. Wschr. **86**, 323 (1939)

Hoffmann, V.: Das Anastomosengeschwür nach Magenoperationen. Münch. med. Wschr. **106**, 592 (1964)

Holle, F., Heinrich, G., Piekarski, H. G.: Die postoperative funktionelle Leistungsfähigkeit verschiedener Typen von partieller und totaler Magenresektion. Langenbecks Arch. klin. Chir. **285**, 516 (1957)

Holle, F., Hart, W.: Form- und Funktionsgerechte Operation, ein Grundsatz moderner Ulkuschirurgie. Langenbecks Arch. klin. Chir. **309**, 205 (1964)

Holle, F., Hart, W.: Neue Wege der Chirurgie der Gastroduodenulcus. Med. Klin. **62**, 441 (1967)

Krentz, K.: Gastroskopische und saugbioptische Befunde am operierten Magen. Dtsch. med. Wschr. **89**, 664—671 (1964)

Kuhlencordt, F.: Skelett- und Calcium-Stoffwechselveränderungen nach Magenresektion. In: Bartelheimer, Maurer, Schreiber, Magenoperationen und Magenoperierter. Berlin: de Gruyter 1969

Leuthold, E., Ammann, R., Pfenninger, E., Haemmerli, U. P.: Bioptische Befunde am Dünndarm nach Magenresektion. Bibl. gastroent. (Basel) **6**, 217 (1964)

Mörl, H., Venzmer, J.: Der Myokardinfarkt bei Magenresezierten. Virchows Arch. path. Anat. **341**, 79 (1966)

Müller-Wienand, K.: Subjektive und objektive Symptome beim operierten Magen. In: Bartelheimer, Maurer, Schreiber, Magenoperation und Magenoperierter. Berlin: de Gruyter 1969

Olch, P. D., Harkins, H. N.: Quantitative assessment of extend of gastric resection: comparison of pattern-planimeter and pattern-weight methods. Surgery **48**, 437 (1960)

Ordahl, N. B., Ross, F. P., Baker, D. V., Jr.: The failure of partial gastrectomy with gastroduodenostomy in the treatment of duodenal ulcer. Surgery **38**, 158 (1955)

Palmer, E. D.: Observations on the etiology of postoperative gastritis. Gastroenterology **10**, 67—680 (1948)

Pribilla, W.: Aneamien nach Magenresektion und Gastrektomien. In: Bartelheimer, Maurer, Schreiber, Magenoperation und Magenoperierter. Berlin: de Gruyter 1969

Randall, H. T.: Alterations in gastrointestinal tract function following surgery. S. Clin. N. Amer. **38**, 585 (1958)

Rauch, R. F.: An evaluation of gastric resection for peptic ulcer; review of 893 cases. Surgery **32**, 638 (1952)

Roberts, K. E., Randall, H. T., Farr, H. W., Kidwell, A. P., McNeer, G. P., Pack, G. T.: Cardiovascular and blood volume alterations resulting from intrajejunal administration of hypertonic solutions to gastrectomized pat. the relationship of theses charges to the dumping-syndrome. Ann. Surg. **140**, 631 (1954)

Schachter, D., Rosen, S. M.: Active transport of Ca45 by small intestine and its dependence on vitamin D. Amer. J. Physiol. **196**, 357 (1959)

Schreiber, H. W., Bartsch, W. M.: Anamnesedauer und Überlebenszeit bei Magenkrebskranken. Zbl. Chir. **89**, 460 (1964)

SCHREIBER, H. W.: In: BARTELHEIMER, MAURER, SCHREIBER, Magenoperation und Magen-
operierter. Berlin: de Gruyter 1969
SCOTT, H. W., HERRINGTON, J. L., EDWARDS, L. W., SKULL, H. J., STEPHENSON, S. E.,
SAWYERS, J. L., CLASSEN, K. L.: Results of vagotomy and antral resection in surgical
treatment of duodenal ulcer. Gastroenterology 39, 590 (1960)
SCOTT, H. W., HERRINGTON, J. L., EDWARDS, L. W., SKULL, H. J., STEPHENSON, S. E.,
SAWYERS, J. L., CLASSEN, K. L.: Results of vagotomy and antral resection in surgical
treatment of duodenal ulcer. Gastroenterology 39, 560 (1960)
SCOTT, H. W., LONGMIRE, W. P.: Total gastrectomy. Report of sixty-three cases. Surgery 26,
488 (1949)
SILVER, D., ANLYAN, W. G., POSTLETHWAIT, R. W., MORGAN, C. V., MENGEL, C. E.: Serotonin
metabolism and the dumping syndrome. Ann. Surg. 161, 995 (1965)
TROELL, L.: The Billroth II resection for gastric and duodenal ulcer; immediate and late
results. Acta chir. scand. 108, 25 (1954)
VIIKARI, S. G., KLOSSNER, O.: Acta chir. scand. Suppl. 220 (1956)
WALLENSTEN, S.: Results of the surgical treatment of peptic ulcer by partial gastrectomy
according to Billroth I and II methods, clinical study based on 1256 operated cases. Acta
chir. scand. Suppl. 191 (1954)
WALTERS, W., CHANGE, D. P.: Vagotomy as a prophylactic and curative procedure in peptic
ulcer. J. Amer. med. Ass. 153, 993 (1953)
WELCH, J. D., ATTAVIAN, X. E.: Intragastral amylase activity and dumping syndrome.
Arch. Surg. 89, 203 (1964)
WINDSOR, C. W. O.: Gastro-oesophageal reflux after partial gastrectomy. Brit. med. J. 1964 II,
WINDSOR, C. W. O.: Gastro-oesophageal reflux after partial gastrectomy. Brit. med. J.
1964 II, 1233
WOLLAEGER, E. E., COMFORT, M. W., WEIR, J. F., OSTERBERG, A. E.: The total solids, fat and
nitrogen in the feces: II. A Study of persons who had undergone partial gastrectomy with
anastomosis of the entire cut end of the stomach and jejunum (Polya anastomosis).
Gastroenterology 6, 93 (1946)
ZEITLIN, I. J., SMITH, A. N.: 5-Hydroxyindoles and kinins in the carcinoid and dumping
syndromes. Lancet 1966 II, 986
ZELDIS, A. M., KLINGER, J. R.: Sindrome postgastrectomia. Surg. Gynec. Obstet. Intern.
Abstr. Surg. 94, 546 (1952)
ZOLLINGER, R. M., ELLISON, E. H.: Nutrition after gastric operation. J. Amer. med. Ass.
154, 811 (1954)
ZUKSCHWERDT, L.: Dtsch. Z. Chir. 236, 424 (1932)

Gutartige Geschwülste des Magens

H. Berndt, Berlin

Mit 7 Abbildungen

Literatur (Übersichten): Beard et al. (1968); Bücker u. Stössel (1961), Calenoff u. Sparberg (1971), Dimakakos (1969), Eder et al. (1970), Eklöf et al. (1960), Eklöf (1962), Gregl et al. (1968), Heberer et al. (1970), Helelä u. Scheinin (1969), Hügel (1969), McNeer u. Pack (1967), Petrow u. Pekerman (1967), State u. Hay (1962), Wanke (1971), Wilhelm u. Bedacht (1969)

I. Allgemeines

Gutartige Geschwülste des Magens scheinen nicht selten zu sein (s. Abschnitt „Häufigkeit"), bereiten jedoch meist keine Beschwerden und werden daher nicht oder nur anläßlich systematischer Suche (z. B. bei eigens geplanten Untersuchungen von Obduktionsfällen) entdeckt. Die Literatur zum Thema ist reich, doch überwogen unter mehr als 1000 für dieses Handbuch gesichteten Quellen die kasuistischen Mitteilungen. Diese sind sehr stark durch Selektion verzerrt (Interessantheitsauslese). Die Ansichten über die Zuordnung pathologischer Erscheinungen zu den gutartigen Geschwülsten wechseln. So schließen manche Autoren die tumorartigen oder besser tumorähnlichen Erkrankungen mit ein: Xanthomatose, eosinophile Granulome, aberrierende Pankreasinseln, Bezoar oder Sarkoidose des Magens. Manchmal werden polypenförmige Hyperplasien hinzugezählt. Auch hat sich die Klassifikation dank neuer Befunde gewandelt. So beschrieb Stout das Leiomyoblastom des Magens, das zuvor für ein Neurinom gehalten wurde, gab aber auch an, daß er nie ein Neurinom (Schwannom) gesehen habe. Es ist deshalb nicht einfach, ein klares Urteil zu Einzelfragen zu gewinnen und zu begründen.

Für den Kliniker sind diese Geschwülste aus drei Gründen von Bedeutung:

1. Sie können Beschwerden verursachen, die ärztliches Handeln verlangen.

2. Die Differentialdiagnose gegenüber bösartigen Neoplasmen und tumorsimulierenden Veränderungen kann für das Schicksal des Kranken entscheidend sein.

3. Einige gutartige Neoplasmen können maligne entarten. Die Angaben hierüber gehen sehr stark auseinander, und im Einzelfalle ist kaum zu entscheiden, ob es sich um eine maligne Entartung handelt oder ob ein sehr langsam wachsender, primär maligner Tumor vorliegt.

Den gutartigen Gewächsen ist eigen, daß es sich um eine große Vielfalt morphologisch und histogenetisch unterschiedlicher Tumoren handelt, daß aber ihr klinisches Verhalten und ihr Erscheinungsbild bei der Röntgenuntersuchung viel Gemeinsames aufweisen. Das Kapitel ist deshalb so gegliedert, daß am Anfang zusammenfassende Abschnitte stehen, denen Ausführungen zur Klinik und zu den Besonderheiten der einzelnen Typen von Gewächsen folgen.

II. Häufigkeit

Angaben über die Häufigkeit hängen sehr von der Art oder Auswahl des Untersuchungsmaterials ab. Nach einer Zusammenstellung von Wanke (1971) werden sie in 0,3 bis 0,97 % aller Obduktionen gefunden. In klinischen Statistiken sind sie

Tabelle 1. Häufigkeit von gutartigen Magengeschwülsten in Relation zu bösartigen nach Angaben bei McNeer u. Pack (1967)

Autor	Berichtsjahr	Gesamtzahl der untersuchten Fälle	davon bösartige	gutartige Geschwülste
Sektionsstatistiken				
Rigler u. Ericksen	1936	6 743	187	47 = 26 %
Dudley et al.	1942	4 413	113	32 = 22 %
Stewart	1929		263	78 = 22,9 %
Operationsstatistiken				
Eusterman u. Senty	1922	2 195	2 168	27 = 1,3 %
McNeer u. Pack	1967	1 768	1 686	82 = 4,7 %

Tabelle 2. Relative Häufigkeit (in %) gutartiger Magengeschwülste aus Wanke (1971)

Histologischer Typ	Autor und Berichtsjahr				
	Eliason u. Wright 1925	Minnes u. Geschickter 1939	Stout 1953	Grafe et al. 1960	Moutier et al. 1961
Epithelial	22,6	39,3	43,0	49,5	50,0
Adenomatöser Polyp	5,9	24,2	32,0	48,5	
Papillom	9,8	9,6			
Polyposis	2,0	1,8	10,0		
Carcinoid			1,0	1,0	
Cysten	4,9	3,7			
Mesenchymal	80,6	53,7	56,0	49,5	35—40
Leiomyom	53,2	37,0	39,0	42,5	8,0
Myoblastenmyom			1,0		
Fibrom	4,8	4,5			5,0
Lipom	4,8	3,5	1,0	7,0	2—3
Hämangiom	1,6	1,7			
Endotheliom		1,2			
Hämangiopericytom			4,0		
Glomustumor			2,0		
Lymphangiom	2,3	1,6	2,0		
Myxom	0,5				
Osteom	0,2	0,1			
Osteochondrom	0,2	0,1			
Neurogen		11,0	3,0	1,0	10—15
Eosinophiles Granulom			5,0		
Nicht klassifiziert	1,8				

etwas häufiger (1,6 bis 1,9 %), wobei die Selektion zu beachten ist. Klinische Berichte beziehen sich in der Regel auf Kranke mit Beschwerden. Bezogen auf die Gesamtzahl aller Geschwülste des Magens liegt die Häufigkeit der gutartigen Neoplasmen zwischen 1,9 und 9,2 % in klinischen und zwischen 13,6 und 24,1 % in Sektionsstatistiken. Diese Differenzen beruhen auf unterschiedlicher Selektion, verschiedenen Untersuchungsmethoden und Definitionen der gutartigen Gewächse (Tabelle 1).

In Operationsstatistiken schwankt der Anteil der gutartigen Geschwülste zwischen ungefähr 0,3 und 10%. Daraus darf man aber nicht auf die relative Häufigkeit dieser Tumoren schließen, sondern allenfalls auf den Anteil dieser Geschwülste, welche so schwere klinische Symptome verursachen, daß eine Operation indiziert erscheint.

Noch weniger verläßlich sind zur Beurteilung der Häufigkeit Angaben aus Röntgenstatistiken, da nicht einmal die Sicherung der Diagnose und die Abgrenzung gegen tumorähnliche Befunde zuverlässig genug ist, um sichere Schlüsse zu ziehen.

Über die Incidenz (Neuerkrankungen auf die lebende Bevölkerung bezogen) oder die Mortalität (Sterbefälle, bezogen auf die lebende Bevölkerung) kann keine Aussage gemacht werden.

Noch ungewisser sind alle Angaben über die Verteilung der gutartigen Geschwülste auf verschiedene histologische Formen. Sie leiden sehr unter der unterschiedlichen Auswahl der in die Analyse eingehenden Fälle und unter der uneinheitlichen morphologischen Klassifikation (s. Abschnitt Pathologie). Zur Orientierung geben wir nachstehend eine Tabelle aus WANKE (1971) wieder (Tabelle 2).

III. Pathologie

G. P. WILDNER, Berlin

Die von der Schleimhaut ausgehenden *gutartigen epithelialen Tumoren* wölben sich fast ausschließlich als Polypen in die Magenlichtung vor. Sie sind nicht allzu häufig. BORRMANN (1926) fand 0,1%, STEWART (1931) 0,4% und LAWRENCE (1936) 0,7% im Sektionsgut, SCHINDLER (1950) 2% der gastroskopierten Patienten; sie stellen allerdings nach OCHSNER et al. (1965) in der Klinik mit 38% den größten Teil der gutartigen Magentumoren. Die meist kleinen, gestielt oder breitbasig aufsitzenden Polypen können solitär oder multipel als Polyposis nach STOUT (1959) in einem Drittel, nach WILLIS (1953) in der Hälfte der Fälle vorkommen.

Histologisch unterscheidet man hyperplastische (Regenerationspolypen) und adenomatöse Polypen (polypöse Adenome). Letztere heben sich histologisch durch die schmalen, z. T. mehrreihigen, Cylinderzellen mit verlängerten hyperchromatischen und palisadenförmig dicht gepackten Kernen der unregelmäßig gewucherten Drüsen deutlich vom Oberflächen- und Grübchenepithel der benachbarten Schleimhaut ab. Besteht durch Aufzweigung des Bindegewebsstockes eine stärkere Untergliederung, spricht man von einem Papillom. Eine seltene Sonderform ist das villöse Adenom, das zottenförmig gewucherte Drüsen in sessiler Ausbreitung aufweist (Ross, 1966; BREMER et al., 1968). Die hyperplastischen Polypen bauen sich dagegen aus verzweigten, oft cystisch ausgeweiteten Drüsen auf, deren Cylinderzellen mit dem benachbarten Schleimhautepithel weitgehend identisch sind (BORRMANN, 1926). Im Bereiche oberflächlicher Ulcerationen können auch hier Zell- und Kernunregelmäßigkeiten auftreten. Das Stroma besteht aus ödematös aufgelockertem Bindegewebe, das sich bevorzugt um Gefäße formiert und oft reichlich von eosinophilen Leukocyten, aber auch Lymphocyten, Plasmazellen und Histiocyten infiltriert wird. Nicht selten sind Bündel der Muscularis mucosae irregulär einbezogen. Die Abgrenzung vom adenomatösen Polypen kann Schwierigkeiten bereiten, wenn Zwischenstadien vorliegen, doch kann sich der Übergang vom hyperplastischen zum adenomatösen Polyp innerhalb eines Polypen gelegentlich gut darstellen. Für MASSON (1956) sind indessen die polypösen Adenome und Polyadenome (Polyposis) entzündlich hyperplastischer Natur.

Während die polypösen Adenome die Antrum- und Pylorusregion bevorzugen, hätten nach Tomasulo (1971) die mehr als 3mal, nach Ming et al. (1965) 8mal häufigeren hyperplastischen Polypen im Magen eine zufällige Sitzverteilung. Letztere sind als polypöse Schleimhauthyperplasien Teilerscheinung einer chronischen Gastritis (Gastritis polyposa), oft auch einer chronisch atrophischen Gastritis mit intestinaler Metaplasie, nach Tomasulo (1971) in 79% der Fälle, die jedoch mit 94% in engerer Beziehung zu den polypösen Adenomen steht. Ein Teil der Pathologen sieht in diesen eine Weiterentwicklung der hyperplastischen Polypen und damit auch eine Gastritisfolge (Konjetzny, 1928), während andere die polypösen Adenome als Neoplasien werten (Borrmann, 1926; Stämmler, 1940), die sich ätiologisch aus kongenitalen Gewebsdystopien entwickelten. Der Nachweis von Epithelzellen mit Bürstensaum und von Becherzellen, wie sie die Darmschleimhaut besitzt, in wenigstens 5 von 6 Magenpapillomen Järvis et al. (1951) sowie in 5 von 12 Magenpolypen Morsons (1955), der verschiedentlich auch Panethzellen und argentaffine Zellen in diesen sowie eine intestinale Metaplasie der umgebenden Magenschleimhaut nachweisen konnte, ließ in den letzten Jahren eine weitere Einteilung in echte Magenschleimhautpolypen und solche mit intestinalem Epithel (intestinaler Magenschleimhautpolyp) aufkommen. In der Einteilung von Nakamura (1970) besteht der Typ III aus atypischem Darmepithel, während der Typ I dem bekannten hyperplastischen Polypen entspricht und der Typ II eine Sonderform mit multipler bandartiger Anordnung im antrumnahen Korpusbereich und eigenartiger zwiebelschalenartiger Drüsenstruktur darstellt.

Autoradiographische Studien der Zellerneuerung konnten mit Hilfe von H_3-Thymidin zeigen, daß sich beim hyperplastischen Polyp die Keimzone noch an typischer Stelle befindet, aber eine gesteigerte Zellproliferation vorliegt, während beim adenomatösen Polyp die Zone der proliferationsfähigen Zellen bis zur Oberfläche verlagert ist, wobei die Differenzierung zumindest teilweise gestört ist; beim villösen Polyp liegt eine weitere Steigerung der Proliferationsraten vor (Eder, 1969). Dementsprechend stehen die polypösen Adenome dem Magencarcinom näher als die hyperplastischen Polypen. Erstere waren bei Tomasulo (1971) mit einem Carcinom in 59%, letztere in 28% vergesellschaftet; Stewart (1931) ermittelte eine Coincidenz in 27% der Polypen und 49% der Carcinommägen. Auf die höhere Gefahr der carcinomatösen Entartung der über 2 cm großen Magenpolypen hat Hay (1953) hingewiesen; er fand nur 1 maligne Entartung bei 82 Polypen unter 2 cm Größe. Bei Stout (1953) war keiner der entarteten oder krebsverdächtigen Magenpolypen kleiner als 1,5 cm und von Tomasulos (1971) 5 krebsig entarteten Magenpolypen waren 4 größer als 2 cm. Eine begrenzte carcinomatöse Umwandlung ohne Infiltration der Muscularis mucosae (Carcinoma in situ) fand sich bei Tomasulo in 5 von 23 adenomatösen Polypen, bei Ming et al. (1965) in 4 von 10 Fällen, aber bei keinem hyperplastischen Polypen. Hohe Anteile carcinomatöser Entartungen polypöser Adenome von knapp 20% bis über 50% stellten Meyer et al. (1925), Miller et al. (1930), Benedict et al. (1934), Spriggs (1943) und Willis (1953) fest, während Brunn et al. (1926), Kiefer et al. (1956) und Edwards et al. (1950) nur zwischen 10 und 12% fanden. Die Zusammenstellung Wankes (1971) von 1534 Polypen aus dem Weltschrifttum (18 Arbeiten der Jahre 1926 bis 1963) ergab eine Malignitätsquote von 14,4%. Andere Autoren bezweifeln demgegenüber die carcinomatöse Entartung von Magenpolypen überhaupt (Niemetz et al., 1955; Paul et al., 1947; Ravitch, 1948; Ackermann, 1948; Saphir, 1959), wobei letzterer im Vorliegen atypischer Drüsenstrukturen noch keinen überzeugenden Beweis sieht und die gemeinsame Entstehung mit dem Magencarcinom durch den gleichen ätiologischen Faktor ausgelöst sein könnte. Im Krankengut von Monaco et al. (1962) waren 14 Polypenfälle, darunter 4 mit einer diffusen Polyposis, durchschnittlich 5 Jahre lediglich röntgenologisch und gastroskopisch ohne Veränderung nachbeobachtet worden, und 66 operierte Fälle, darunter 14 mit einer Polyposis, wiesen nach durchschnittlich $8^1/_2$jähriger (bei der Polyposis 5jähriger) Beobachtungszeit weder Rezidive noch eine carcinomatöse Entartung auf, obwohl in 7 über 2 cm großen adenomatösen Polypen ein Carcinoma in situ (10% der Gesamtzahl) und in einem weiteren eine Mikroinvasion nachgewiesen worden war.

Die Mehrheit der Autoren nimmt aber einen Zusammenhang an, wofür die Übereinstimmung in der Bevorzugung der Antrum- und Pylorusregion, der häufigen Hypo- und Achlorhydrie, des höheren Lebensalters und des männlichen Geschlechts spricht. Ein weiterer mittelbarer Hinweis sind die erhöhte Coincidenz von Polyp und Carcinom im Magen und das gemeinsam gehäufte Vorkommen bei der perniziösen Anämie.

Ein Teil der Differenzen im Schrifttum läßt sich aus der unterschiedlichen histologischen Definition der entzündlichen und adenomatösen Polypen erklären. Insgesamt dürfte aber nur ein sehr kleiner Anteil der Magencarcinome direkt aus Polypen entstehen (RINGERTZ, 1961).

Der von CRUVELLHIER (1829) zuerst beschriebenen Magenpolyposis wird verschiedentlich eine Sonderstellung eingeräumt. Die Polypen, meist vom adenomatösen Typ, sind entweder in einem begrenzten Magenabschnitt, bevorzugt in der Pylorus-Antrumregion, oder diffus über die ganze Magenschleimhaut angesiedelt, oder treten im Rahmen einer Polyposis des Magen-Darmtraktes auf. MÉNÉTRIER (1888) unterschied „Polyadénomes polypeux" (multiple polypöse Adenome) und „Polyadénomes en nappe" (von der umgebenden, regelrecht differenzierten Schleimhaut scharf abgegrenzter flächenhafter Herd konfluierender polypöser Adenome), wobei er dieses Krankheitsbild scharf von der chronischen Gastritis abgegrenzt wissen wollte. KONJETZNY (1928) und STOUT (1953) sehen in der Magenpolypose eine Sonderform der hypertrophischen Gastritis, doch wird auch im neueren Schrifttum die Unabhängigkeit dieser Veränderungen von der chronischen Gastritis vertreten (STEMPIEN et al., 1964) und dazu die Bezeichnung „hypertrophische Gastropathie" vorgeschlagen. Beobachtungen vom Übergang der diffusen Hypertrophie über die Bildung adenomatöser Polypen zum Carcinom sprechen nach Ansicht von CHUSID et al. (1964) für eine primäre Fehlbildung.

Eine familiäre Belastung wurde bei der Magenpolyposis nicht ermittelt, wenn auch ein Erbfaktor bei den im Kindes- und Jugendalter, ja selbst bei Neugeborenen beobachteten Polypen nicht ausgeschlossen werden kann. Magenpolypen bei familiärer intestinaler Polypose beschrieben YONEMOTO et al. (1969) bei drei Kindern. Familiäres Vorkommen liegt auch beim Peutz-Jeghers-Syndrom (Übersicht bei DORMANDY, 1957) vor, das Polypen im gesamten Magen-Darmtrakt, bevorzugt im Dünndarm, zusammen mit Melaninpigmentierung von Haut und Schleimhäuten aufweist. Diese Polypen werden indessen als Hamartome (DOZOIS et al., 1969) und nicht als Neoplasien bewertet. Die Polypen variieren hierbei sehr in Größe, Gestalt, Basis (gestielt oder breitbasig aufsitzend), Anzahl und Lokalisation. Während makroskopisch keine Abgrenzung von den „banalen" Magenpolypen gelingt, stellt sich feingeweblich eine Proliferation der ortsständigen Schleimhaut mit Erhaltung der Struktur, cystischer Drüsenausweitung und verzweigter Einbeziehung der Muskellagen in das Polypenstroma dar. Polypen gleichartiger Struktur finden sich auch beim Cronkhite-Canada-Syndrom, das durch eine ausgedehnte Polyposis des gesamten Gastrointestinaltraktes in Verbindung mit ektodermalen Veränderungen gekennzeichnet ist.

Die *gutartigen nicht epithelialen Magengewächse* werden gewöhnlich als kleine Knötchen in 5 bis 10% der Sektionen (SAPHIR, 1959) oder am Operationspräparat als Nebenbefund entdeckt. Größere Tumoren sind seltener. Die recht seltenen *Hämangiome* (Bongiovi et al., 1967) und *Lymphangiome*, bei Wucherung der Endothelien oder Pericyten die *Häm-* bzw. *Lymphangioendotheliome* und *Pericytome* (Tachdjian, 1963) sowie die histogenetisch verwandten *Glomustumoren* (Wanke, 1971; dort Lit.) können an jedem Ort des Magens vorkommen, erreichen aber selten größere Maße. Selten sind auch größere *Lipome* (Scott et al., 1946; Turkington, 1965), obwohl in der Schleimhaut kleine Fettgewebsinseln recht oft gesehen werden. Ihr Anteil unter den benignen Magentumoren wird mit 2 bis 4% beziffert (Hobbs et al., 1946; Moutier et al., 1961; Eklund et al., 1961). Eine Literaturübersicht über 125 Fälle legten Yoon et al. (1958) vor. Bevorzugter Sitz der meist solitären, selten multiplen Tumoren ist die Antrumvorder- und -hinterwand (in 69% der Fälle nach Palmer, 1951), wo sie zur Magenausgangsstenose führen können (Hart, 1967). *Xanthome* der Magenwand beschrieben Halpert et al. (1956) und Kaufmann (1967). Der von Palmer (1951) in seiner Sammelstatistik (144 Fälle; von Fovet et al. 1960 auf 160 Fälle erhöht) ermittelte Anteil von 35,7% *Fibromen* unter den gutartigen Magentumoren wird für überhöht gehalten und vermutet, daß die Mehrzahl neurogene Tumoren sein dürften. Die gleiche Meinung vertritt Feyrter (1949), der sie für extrem seltene Tumoren hält. Moutier et al. (1961) fanden in ihrer Übersicht 5% Fibrome. Sie können als wechselnd große (mittlerer Durchmesser 1,2 cm nach Palmer), meist runde bis ovale Tumoren in allen Magenabschnitten submukös oder subserös, u. U. mit endo- oder exogastrischer Entwicklung, in jedem Lebensalter, gehäuft aber in der 4. und 6. Lebensdekade, auftreten. Riesenfibrome (u. a. Timonen, 1948) sind selten. Exulcerationen der bedeckenden Schleimhaut (in 50% nach Palmer), u. U. mit massiven Blutungen oder Pylorusstenosierung oder einem Prolaps in das Duodenum durch gestielte Fibrome, sind mögliche Komplikationen. Neben reinen Fibromen wurden Myofibrome, Myxofibrome sowie Xanthofibrome beschrieben (Lit. bei Wanke, 1971). Einzelne Beobachtungen gibt es über *Histiocytome* (di Matteo et al., 1953, Lit.) und über ein *Osteochondrom* des Magens (Ekkles, 1919).

Die Schrifttumsangaben über die Häufigkeit der *Leiomyome* des Magens schwanken sehr, da ihre Abgrenzung von den Fibromen und besonders von den neurogenen Tumoren des Magens häufig nach uneinheitlichen histologischen Kriterien und Färbemethoden erfolgt ist. Die von Feyrter (1948, 1949) eingeführte Einschlußfärbung mit weinsteinsaurem Thionin hat sich bisher wegen ihrer Labilität nicht durchsetzen können. Golden et al. (1941) führen das Fehlen einer „mikroskopischen" Kapsel beim Leiomyom gegenüber den „immer" gekapselten Neurinomen an. In den Sammelstatistiken von Eliason et al. (1925) und von Minnes et al. (1936) sind 57,3 resp. 36,6%, im Obduktionsgut 23% sowie im Operationsmaterial 33,3% Leiomyome angegeben. Bei sorgfältiger Suche könnten nach Leidler (zit. nach Stout, 1953) in 23%, nach Meissner (1944) sogar in 46% der Obduzierten Leiomyome gefunden werden. Es sind meist kleinere, auch multipel vorkommende, gut abgegrenzte blaßrosa Knoten mit faseriger Schnittfläche, die bevorzugt in Korpus (40%) und Antrum (25%) gelegen sind und selten Gewichte von mehr als 1 kg (Palmer, 1951) erreichen. Sie gehen bevorzugt, nach Feyrter (1948, 1949), immer von den inneren Muskelschichten aus. Eine Sonderform ist das epitheloide Leiomyom, das von Martin et al. (1960) an sechs Fällen erstmals als „intramuraler myoider Tumor" der Magenwand hervorgehoben und von Stout (1962) als „bizarrer Tumor der glatten Muskulatur" bestätigt wurde, wobei er die Bezeichnung Leiomyoblastom vorschlug. Von den in Zügen formierten langgestreckten Zellen des Leiomyoms unterscheidet sich dieser Typ durch die relativ großen runden oder polygonalen Zellen, fehlende Faserbildung und das oft vorherrschende Vorhandensein eines hellen („leeren") Hofes um den Kern herum.

Die Kerne können polymorphe Formen zeigen, Mitosen sind selten. Ihre erhöhte Zahl ist ein Hinweis auf eine sarkomatöse Entartung. Ungewöhnlich ist die Beobachtung eines *Rhabdomyoms* des Magens von TUAZON (1969). Das *Adenomyom* ist ein Hamartom, das meist in der Submucosa gelegen aus gut differenzierten mucoiden Drüsenschläuchen, zwischen welchen Bündel glatter Muskulatur gelegen sind, aufgebaut ist.

Während OCHSNER et al. (1965) das Leiomyom nach den polypösen Adenomen als zweithäufigsten gutartigen Magentumor und nur 2% neurogene Tumoren fand, werden von PALMER (1951) und SAPHIR (1959) die *neurogenen Gewächse*, insbesondere die Neurofibrome, seltener die Neurinome (Schwannome), als häufigste nicht epitheliale Magentumoren angesehen. Ihre Häufigkeit schwankt im Schrifttum zwischen 0 und 35% (DELANNOY, 1965; GÜNTHER et al., 1966). Sie können isoliert oder bei der von Recklinghausenschen Neurofibromatose auch im Magen vorkommen. Es sind meist feste, grauweißliche oder rötliche, umschriebene, nahe der Schleimhaut oft bewegliche Knoten, die sich bei subserösem Sitz auch extragastral entwickeln können. Meist klein, können sie auch Kindskopfgröße erreichen. Eine cystische Degeneration ist nicht selten. Bei submukösem Sitz im Pylorus vermögen sie durch diesen zu prolabieren und zu partieller Magenwandinvagination zu führen. Auch histologisch ist die Nomenklatur nicht einheitlich. FEYRTER (1948/49) leitet die Neurome vom peripheren Nervengewebe des Plexus myentericus und die Neurofibrome vom endoperineuralen Hüllgewebe der feineren Netze des nervösen örtlichen Geflechtes ab, wogegen besonders im angelsächsischen Schrifttum letztere, aber auch die den Neuromen FEYRTERS entsprechenden Neurinome (Neurolemmome, Schwannome), ihre Matrix in den Zellen der Schwannschen Scheide haben sollen. Makroskopisch findet man spindelige, zwischen den Muskelschichten gelegene Tumoren oder auch knollig gelappte Knoten, die sich bei Größenzunahme endo- oder exogastrisch vorwölben, Schleimhautulcera induzieren und gelegentlich auch napfförmig ausgehöhlt werden können. Die Angaben über eine maligne Entartung schwanken zwischen 0 und 60% (JELLINEK et al., 1967). Einzelbeobachtungen liegen über Ganglioneurome (BERTINI, 1936; PITTS et al., 1947; DAHL et al., 1957) und Paragangliome des Magens (JONES et al., 1949) vor.

Die Histogenese des Granularzelltumors (Myoblastenmyom Abrikossow), ist noch ungeklärt. In letzter Zeit wird zunehmend die neurogene Herkunft (granuläres Neurom) vertreten; möglicherweise liegt aber eine heterogene Genese vor (HARKIN et al., 1969). Bis heute liegen elf Beobachtungen dieser Tumoren im Magen vor (Lit. bei WANKE, 1971).

Die von FEYRTER (1948) zunächst als „eigenartige Polypen der Pars pylorica", von BOLCK (1949) als „Granuloblastome", von VANEK (1949), später von FEYRTER (1951) und von KOFLER (1952) und heute allgemein im Schrifttum als „eosinophile Granulome des Magens" bezeichneten, meist solitären, polypösen („entzündliche Fibroidpolypen" nach HELWIG et al., 1951), aber auch nur intramural gelegenen, in der Submucosa entstehenden granuloblastomatösen Bildungen des Magen-Darmtraktes werden von BOLCK et al. (1972) als reaktiv bedingte Hyperplasien des fibroblastisch histiocytären Gewebes (Fibrohystiocytosen) der Submucosa gedeutet, wobei pathogenetisch Mikrotraumen, evtl. abgeheilte Ulcera und Fremdkörper unter Mitwirkung des Magensaftes in Erwägung gezogen werden. Andererseits wird auch eine entzündliche Verursachung (Übersicht bei WANKE, 1971) oder eine allergisch reaktive Genese (KOFLER, 1954) vertreten. Eine Beziehung zum eosinophilen Granulom der Knochen, Lungen, Haut und anderen Organen (Variante der sog. Histiocytosis X) besteht nicht.

Sehr selten gibt es im Magen *Cysten*, meist kleine Retentionscysten auf dem Boden der chronischen Gastritis, Formes frustes der Gastritis cystica, seltener enterogene Cysten, das sind ontogenetisch versprengte Schleimhautinseln (Choristien). Kleinere oder größere cystische Hohlräume können auch die ungewöhnlich seltenen *Dermoide* und *Teratome* des Magens (Lit. bei Wanke, 1971) aufweisen, die sich bevorzugt an der Hinterwand endo- und exogastrisch entwickeln können. Hier sind die nicht ungewöhnlichen *dystopischen Pankreasinseln* (Feyrter, 1931; Faust et al., 1940; Palmer, 1951) anzufügen, die Acini, Gänge und selbst Langerhanssche Inseln aufweisen. Meist klein und symptomlos in der Pylorus- und Antrumregion gelegen, können sie gelegentlich auch größere Knoten bilden und dann zur Pylorusstenose führen. Ungewöhnlich ist ihre hämorrhagische Entzündung oder Nekrose (Chapman et al., 1947); selten wurde eine maligne Entartung beschrieben (Übersicht bei Järvi et al., 1964).

Eine Mittelstellung zwischen den gutartigen und bösartigen Magentumoren nimmt das seltene Carcinoid ein. Von 2579 Fällen des Schrifttums (Sanders et al., 1964) waren 86 im Magen lokalisiert, wovon 28% metastasiert hatten. Als kleiner, festelastischer Tumor entsteht es aus den argentaffinen (sog. gelben) Zellen der intestinalen Metaplasie des Magens an der Basis der Schleimhaut, wölbt sich flach in die Magenlichtung vor, kann ulcerieren und bluten (Davies, 1960).

IV. Diagnose und Differentialdiagnose

Da die meisten gutartigen Geschwülste keine Beschwerden verursachen, werden sie zu Lebzeiten auch nicht festgestellt. Gar nicht so selten allerdings werden sie anläßlich einer Untersuchung wegen dyspeptischer Symptome entdeckt, wobei offen bleibt, ob die Beschwerden durch die Geschwulst verursacht werden oder von ihr unabhängig sind. Die Indikation zur operativen Therapie kann allerdings auch bei solchen zufällig entdeckten Geschwülsten gegeben sein, wenn ein Carcinom nicht sicher auszuschließen ist oder begründeter Verdacht besteht, anhaltende Beschwerden könnten durch die Geschwulst verursacht sein. Einzelheiten werden bei den speziellen Formen besprochen, hier sei nur soviel gesagt, daß überwiegend Komplikationen, z. B. Blutungen, Anlaß zur Feststellung des Tumors geben.

Das Beschwerdebild ist nicht charakteristisch und erlaubt allein keine Diagnose, allenfalls den Verdacht auf eine Magengeschwulst. Das wichtigste Mittel zur Diagnose ist die Röntgenuntersuchung, wobei auch heute noch die allgemeinen Hinweise von Moore (1924) gelten: Gutartige Geschwülste verursachen einen umschriebenen Füllungsdefekt der Magenwand, selten an den Kurvaturen. Anordnung und Form der Schleimhautfalten um den Tumor herum sind normal. Die Peristaltik ist nicht oder kaum gestört. Eine spastische Reaktion fehlt im Röntgenbild.

Wegen der relativ einförmigen Manifestation der gutartigen Magengeschwülste, von denen nur wenige ein charakteristisches Röntgenbild aufweisen, kann die Abgrenzung gegen Pseudotumoren recht schwierig sein. Hiermit sind an dieser Stelle nur die sicher nicht neoplastischen Veränderungen gemeint, die eine Geschwulst vortäuschen können, im Gegensatz zu denen, deren histogenetische Stellung unklar ist (z. B. eosinophiles Granulom).

Faltenwulstungen unterschiedlicher Ätiologie können eine Geschwulst simulieren (Bürkle u. Frommhold, 1971). Sehr kleine Füllungsdefekte können ohne histologische Untersuchungen gewöhnlich nicht klassifiziert werden. Hyperplastische Mucosaknötchen, entzündliche Polypen, Hamartome und echte Neoplasmen sehen gleich aus (Bonfield et al., 1968). Die Verwechslung ulcerierter gutartiger Gewächse mit peptischen Ulcera ist leicht zu vermeiden (Siegelman et al., 1969), während in seltenen Fällen ein Magengeschwür im Röntgenbild einen intramuralen submukösen Tumor vortäuschen kann (LINSMAN, 1967).

Gutartige Geschwülste werden unter anderem vorgetäuscht durch:

1. Umschriebene Schleimhauthypertrophie (SUSSMAN et al., 1965);
2. Polypös wuchernde Gastritis (KRONE u. GELFAND, 1969);
3. Magenvaricen (Füllungsdefekt im Fundus), meist begleitet von Splenomegalie (BELGRAD et al., 1964);
4. Milzektopie (FONT et al., 1970);
5. Hämatom der Magenwand (ROTHSTEIN et al., 1968), insbesondere bei Hämophilie (WRIGHT u. MATTHEWS, 1971).

BENKÖ (1969) macht darauf aufmerksam, daß der mit Flüssigkeit gefüllte Fundus des Magens bei abdominaler Aortographie einen Tumorschatten nachahmen kann.

Auch Kompression des Magens durch extragastrale Geschwülste ist schon mit gutartigen Magenneoplasmen verwechselt worden (GRENDYKE et al., 1971), und Metastasen im Magen können als glatt begrenzte Füllungsdefekte in Erscheinung treten (HAUGER u. HERZER, 1972).

Es ist daher angezeigt, bei röntgenologischem Verdacht auf eine gutartige Geschwulst eine differentialdiagnostische Klärung mit Gastroskopie und gezielter Biopsie zu versuchen. In den meisten Fällen gelingt es, Pseudotumoren zu entlarven und dem Kranken eine unnötige Operation zu ersparen (CALENOFF u. SPARBERG, 1971).

V. Röntgenbefunde bei gutartigen Magengeschwülsten

K. RICHTER und P.-F. ZIEGLER, Berlin

Aus der expansiven, nicht infiltrativen Wachstumsart gutartiger Tumoren lassen sich röntgenmorphologische Symptome ableiten, die in gewissen Grenzen eine Unterscheidung von malignen Geschwülsten des Magens ermöglichen. Es sei jedoch hervorgehoben, daß die durch Röntgenuntersuchungen erzielbaren Informationen für die Differenzierung zwischen benignen und malignen Tumoren oft nicht ausreichen. Da besonders bei Frühcarcinomen sowohl im Röntgenbild als auch endoskopisch ähnliche Befunde wie bei gutartigen Geschwülsten auftreten können, ist das Ergebnis der histologischen Untersuchung (Operation, gezielte Biopsie) entscheidend (AOYAMA, 1969). Das röntgenologische und endoskopische Bild erlaubt nur ausnahmsweise und unverbindlich Rückschlüsse auf die gewebliche Zusammensetzung der Neubildung. Wegen dieser Schwierigkeit werden im klinischen und röntgenologischen Schrifttum die gutartigen Tumoren vielfach unter dem Begriff „Polypen" zusammengefaßt.

A. Die gutartigen epithelialen Tumoren

Ungefähr 80% der gutartigen Tumoren sind polypöse Geschwülste. Ihr Formenkreis umfaßt einerseits echte Polypen und andererseits pseudopolypöse Tumoren, die hyperplastische, im Gefolge chronischer entzündlicher Gewebeprozesse gewucherte Schleimhautbezirke darstellen. Sie können einzeln, in Gruppen oder selten auch generalisiert vorkommen. Ihr Durchmesser schwankt zwischen wenigen Millimetern und einigen Zentimetern. Anfangs besteht der Befund lediglich in breiten verformbaren Schleimhautfalten, die allmählich eine polypöse Gestalt annehmen und entweder breitbasig der Magenwand aufsitzen oder einen Stiel

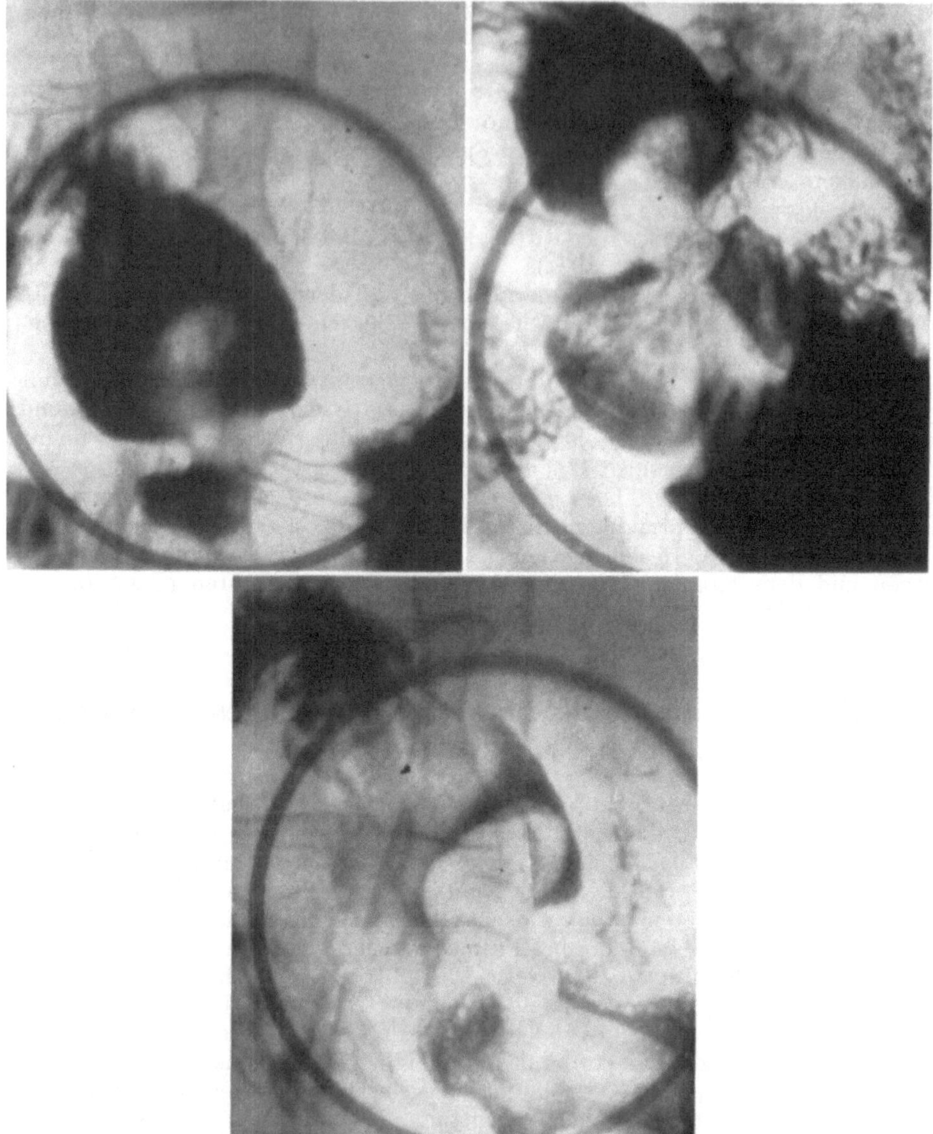

Abb. 1. Gestielter Polyp der präpylorischen Schleimhaut, durch den Pylorus in den Bulbus duodeni geschlüpft (Größe 1,5 × 2 cm). Histologischer Befund des Operationspräparates: Adenom ohne Zeichen von Malignität. 51jähr. Mann. Abt. für Röntgendiagnostik der I. Med. Klinik und Med. Poliklinik der Charité, Humboldt-Universität zu Berlin

bilden. Gestielte Polypen der Pars pylorica können beim Entleerungsvorgang des Magens über den Pylorus in den Bulbus duodeni „geboren" werden und wieder in den Magen zurückschlüpfen. Bei Kontrolluntersuchungen beobachtet man in diesen Fällen charakteristisch wechselnde Befunde. Bei gezielter Darstellung gelingt oft die Differenzierung des Tumorstiels, der sich als schmales Aufhellungsband an die rundliche oder ovale Aussparungsfigur des Polypen anschließt (Abb. 1 u. 2).

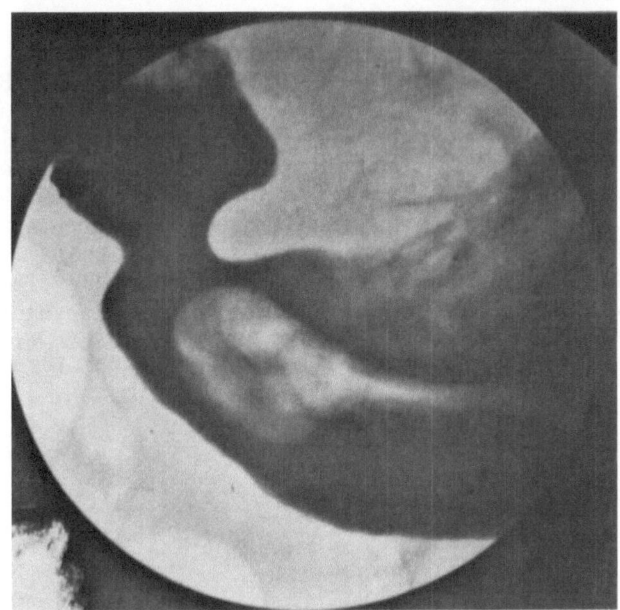

Abb. 2. Gestielter Polyp der Pars pylorica. Füllungsdefekt (Größe 2 × 2,5 cm) mit kleinem zentralem Kontrastmitteldepot und langer Stielbildung. Operationspräparat: Submuköses Adenom der Pars pylorica. Histologischer Befund: Reifes, im Beginn stehendes Adenocarcinom. 64jähr. Mann. Robert Rössle-Klinik der Akademie der Wissenschaften der DDR, Röntgenaufnahme Dr. B. MATEEV

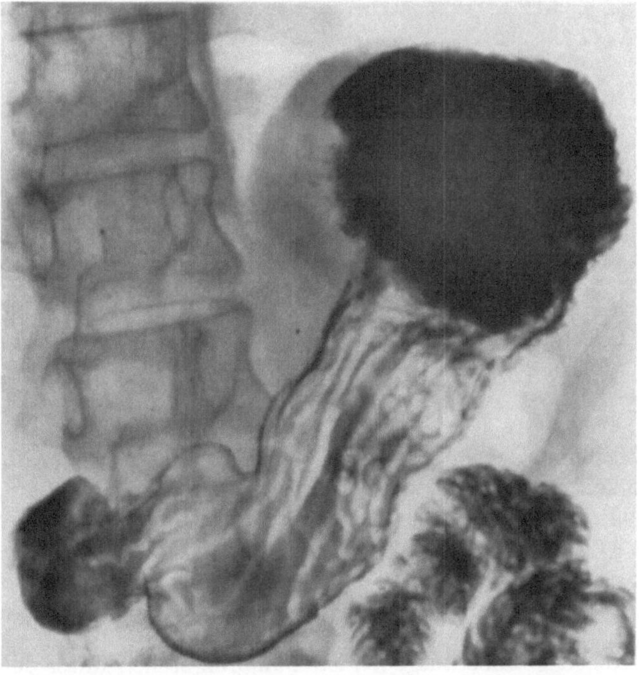

Abb. 3. Multiple Polypen des Corpus ventriculi. Zahlreiche rundliche Aufhellungen im Reliefbild bei unauffälligen Schleimhautfalten. Bei endoskopisch gezielter Biopsie aus zwei Polypen histologisch kein Anhalt für Malignität. Die vorgesehene Gastrektomie wurde von der Patientin abgelehnt. 40jähr. Frau. Abt. für Röntgendiagnostik der I. Med. Klinik und Med. Poliklinik der Charité, Humboldt-Universität zu Berlin

Echte Schleimhautpolypen des Magens sind Adenome. In der Regel handelt es sich um runde, ovale, seltener polycyclisch begrenzte Tumoren, die im Röntgenbild bei Kontrastmittelfüllung glatt begrenzte, rundliche oder gelappte Füllungsdefekte hervorrufen (Abb. 1 bis 4). Im Doppelkontrastbild zeigt die Tumorumgebung ein völlig normales Relief. Die Beweglichkeit der Magenwände bleibt erhalten.

Trotz ihrer primären Gutartigkeit ist stets an die Möglichkeit einer malignen Entartung der Schleimhautpolypen zu denken (Good, 1965; Davis u. Jackson, 1959; Eklöf et al., 1960; Monaco et al., 1962; Eklöf, 1962). Folgende röntgen-morphologische Kriterien gelten als Hinweise für eine maligne Umwandlung (Benzer, 1959; Heberer et al., 1970; Huppler et al., 1960; Miln et al., 1968):

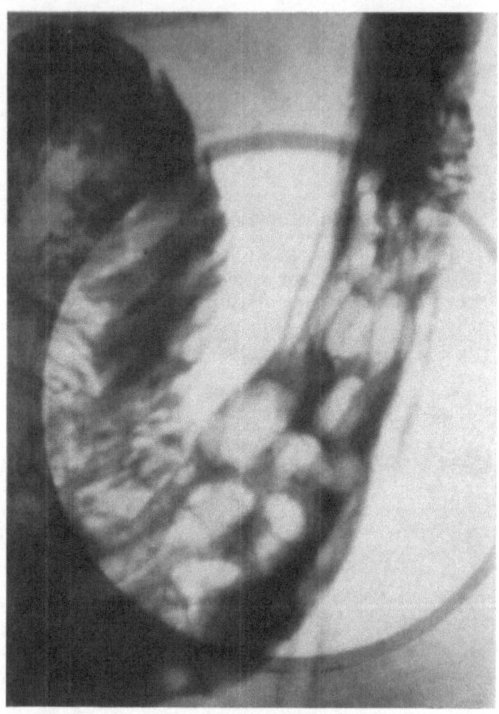

Abb. 4. Multiple Polypen des Corpus ventriculi. Zahlreiche rundliche und ovale Füllungsdefekte. 43jähr. Mann. Abt. für Röntgendiagnostik der I. Med. Klinik und Med. Poliklinik der Charité, Humboldt-Universität zu Berlin

Anwachsen des Tumordurchmessers auf mehr als 1,5 bis 2,0 cm (Abb. 2), auffällige Unregelmäßigkeiten und Nischen an der Tumoroberfläche, Reliefveränderungen in der Umgebung der Polypen, Elastizitätsminderung oder -verlust der Magenwand an der Basis der Polypen.

B. Die gutartigen nichtepithelialen Tumoren

Die vom Nervengewebe ausgehenden Tumoren stellen unter den nichtepithelialen benignen Magengeschwülsten mit 10 bis 25 % eine große Gruppe dar (Gregl et al., 1968; Hottinger, 1957; Jelinek u. Zeitlhofer, 1967; Pape u. Hackenseliner, 1952; Wülfing u. Schreiber, 1961; Bücker, 1961). Die verschiedenartigen Bezeichnungen beziehen sich jeweils auf den vermuteten Zellursprung.

So stellt das Neurinom eine Neubildung ektodermaler Herkunft dar, während das Neurofibrom aus dem Bindegewebe des Peri- und Endoneurium hervorgeht. Beide Formen können ineinander übergehen, so daß FEYRTER (1948) die zusammenfassende Bezeichnung *Neurom* vorgeschlagen hat. Die linsen- bis kastaniengroßen, endogastral wachsenden Neurome führen im Röntgenbild zu glatt und scharf begrenzten rundlichen Füllungsdefekten, in deren Mitte vielfach eine oder mehrere Nischen auftreten (Abb. 5). Da die Neurome sich häufig zwischen der Schleimhaut

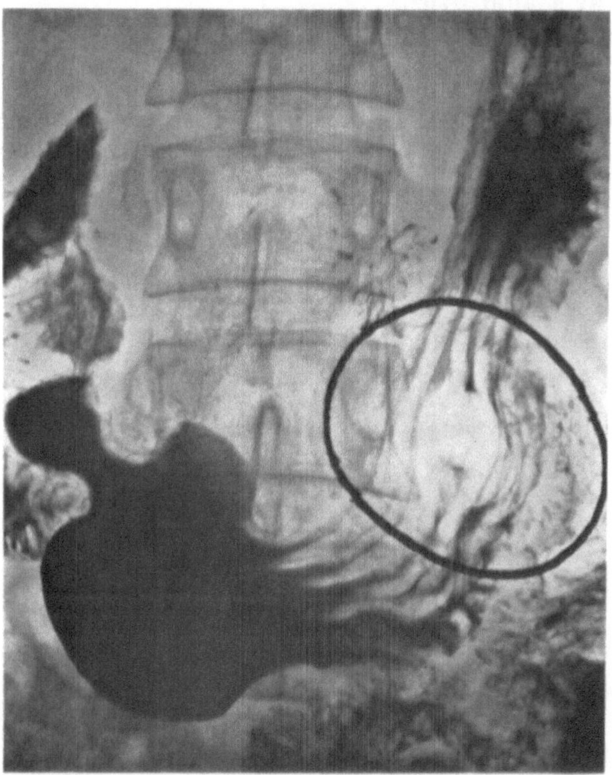

Abb. 5. Neurom des Corpus ventriculi. Walnußgroße, glatt und scharf begrenzte Aussparung im Faltenrelief mit bogenförmiger Verdrängung von Schleimhautfalten und kleinem zentralem Kontrastmitteldepot. Histologischer Befund: Neurofibrom. 40jähr. Mann. Robert Rössle-Klinik der Akademie der Wissenschaften der DDR. Röntgenaufnahme Dr. B. MATEEV

und der Muskelschicht des Magens in der Submucosa verschieben lassen, entsteht das Symptom der „wandernden Ulcusnische". Die Quote der malignen Entartung wird mit 10 bis 15% angegeben (HEBERER et al., 1970; STEINER, 1952; WÜLFING u. SCHREIBER, 1961).

Die Häufigkeit der *Leiomyome* unter den benignen Magengeschwülsten wird zwischen 8 und 46% angegeben (MOUTIER et al., 1961; BENZER, 1959; CUSSEN, 1959; NORDENSTAM u. NORDSTRÖM, 1963; PENA u. BRAASCH, 1966; TARBIAT, 1964; WOLF, 1956). Sie sind überwiegend im Magen lokalisiert (zu 80%), seltener in verschiedenen Darmabschnitten (FEYRTER, 1949). Nach dem Sitz unterscheidet man innere, intramurale und äußere Myome (HEBERER et al., 1970). Die Mehrzahl erreicht einen Durchmesser von höchstens 3 bis 4 cm. Vielfach werden Leiomyome zufällig entdeckt. Antonie (1953) fand unter 50 Fällen 5 Patienten mit multiplen Myomen, in 4 Fällen eine sichere, in 8 eine zweifelhafte maligne Entartung. Die röntgenologischen Malignitätszeichen entsprechen weitgehend der Symptomatik von Carcinomen (Medhurst, 1958). Die Metastasierung erfolgt vorwiegend in die Leber (Wilhelm u. Bedacht, 1969; Frodl, 1970). Endogastrisch wachsende Leiomyome führen zu glatten, rundlichen oder ovalen Füllungsdefekten, die ähnlich wie Neurome Nischen durch Ulcerationen aufweisen können (Abb. 6). Selten kommt es im Gefolge regressiver Veränderungen der Geschwülste zu Kalkeinlagerungen (Crummy u. Juhl, 1962).

Exogastrisch wachsende Leiomyome können je nach Größe zu uncharakteristischen Deformierungen der Magenkonturen führen (Frik, 1965).

Fibrome, Fibrolipome und *Lipome* kommen seltener vor als Neurome und Leiomyome. Die Häufigkeitsangaben schwanken zwischen 1 und 5% (Wilhelm u. Bedacht, 1969; Tarbiat, 1964; Chodoff u. Leon, 1959; Pena u. Braasch, 1966). Die meisten der als Fibrome beschriebenen Tumoren des Magens sind histologisch nicht einheitlich zusammengesetzt. Diese Neubildungen erreichen mitunter

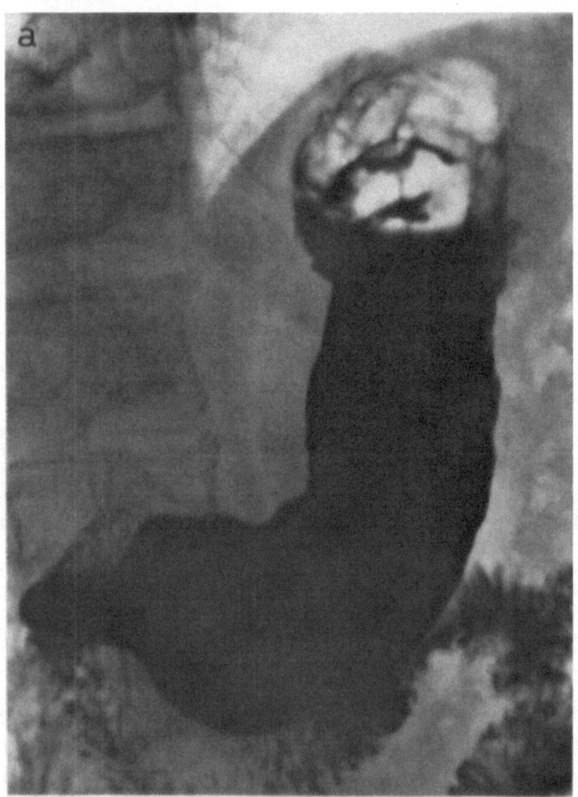

Abb. 6 a

Abb. 6. Leiomyom des Fundus ventriculi. Unregelmäßiger ringförmiger Füllungsdefekt mit zentralem Kontrastmitteldepot (Abb. 6a), das nach Drehen des Patienten in den ersten schrägen Durchmesser im Profil als Nische dargestellt wird (Abb. 6b). Das Resektionspräparat zeigt den in das Magenlumen vorgewölbten, zentral ulcerierten Tumor (Abb. 6c). Histologischer Befund: Leiomyom in den Muskelschichten der Magenwand mit Kompression der Submucosa und Vorwölbung der Mucosa. Auf der Kuppe des Tumors Ulceration mit fibrinoider Nekrose. 53jähr. Mann. Robert Rössle-Klinik der Akademie der Wissenschaften der DDR. Röntgenaufnahme Dr. B. Mateev

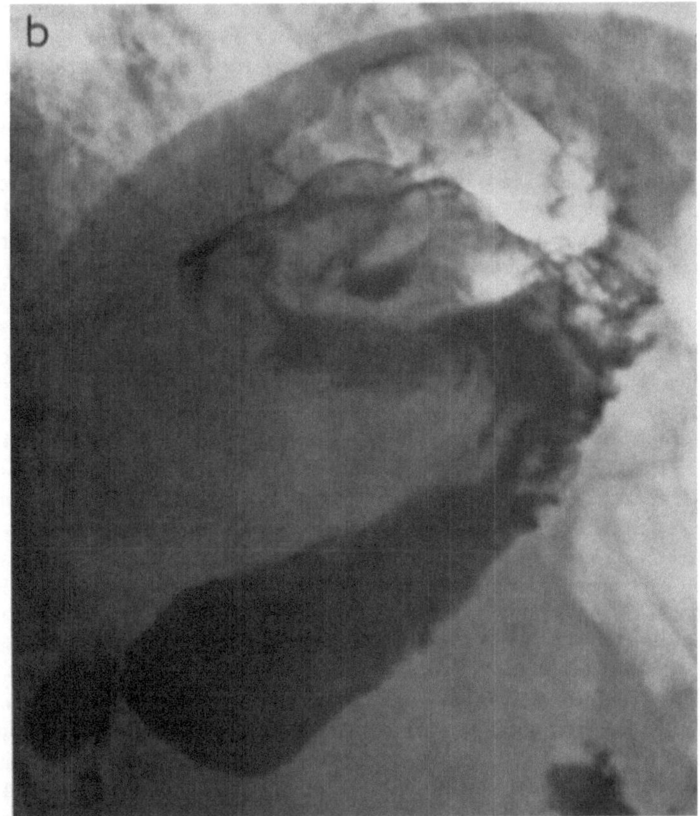

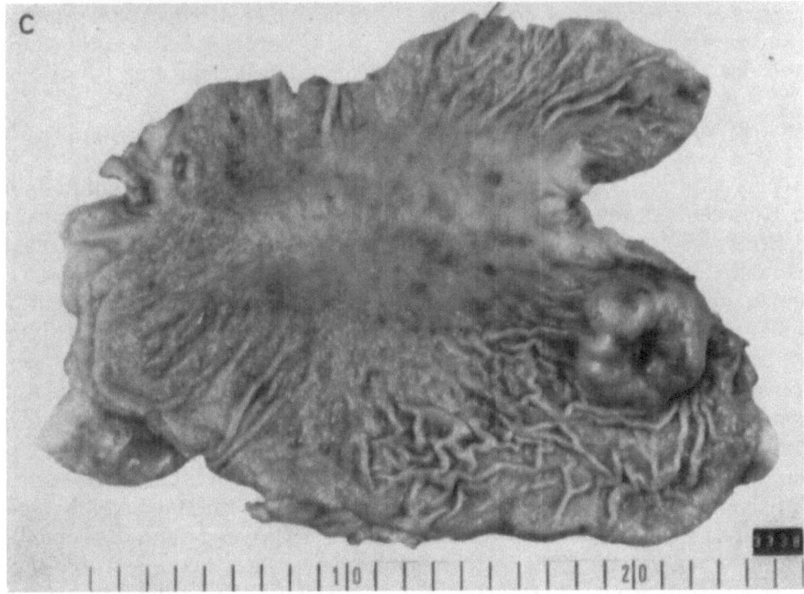

Abb. 6 b und c

erhebliche Ausdehnungen, wachsen endo- oder exogastral und führen zu glatten rundlichen und polypösen Füllungsdefekten oder Formänderungen des Magens. Die endogastral wachsenden Tumoren erzeugen im Doppelkontrastbild nahezu kontrastmittelfreie Areale, von denen die Schleimhautfalten lediglich unterbrochen werden. Kaliberschwankungen und Verplumpungen der Falten fehlen jedoch. Die Lipome gehen meist von der Submucosa aus und entwickeln sich vorwiegend in den aboralen Magenanteilen. Sie führen zu Füllungsdefekten, die ein gelapptes Aussehen zeigen können. Hurwitz et al. (1967) beschrieben bei Lipomen während der Peristaltik und bei der Palpation deutliche Formveränderungen.

Hämangiome und *Lymphangiome* des Magens sind ausgesprochen selten (Moutier et al., 1961). Größere Angiome können als uncharakteristische Füllungsdefekte dargestellt werden, während kleinere in der Regel dem Nachweis entgehen. Gelegentlich lassen sich innerhalb des Tumors kleinere Kalkschatten (Phlebolithen) erkennen. Die röntgenmorphologische Sicherung der Diagnose gelingt mittels Zöliakographie.

Bevorzugter Sitz der *Carcinoide* sind das Korpus und die Pars pylorica des Magens. Die Größe dieser Tumoren erreicht nur selten einen Durchmesser bis zu 6 cm (Frank u. Zandanell, 1956). Meist sind sie wesentlich kleiner und führen zu rundlichen, scharf begrenzten Füllungsdefekten (Marshak u. Friedman, 1951). Gelegentlich treten im carcinoiden Gewebe Ulcerationen auf, die wahrscheinlich mit dem erhöhten Serotoningehalt in Zusammenhang stehen und als Nischen im kontrastmittelfreien Tumorareal zur Darstellung gelangen (Christopher et al., 1963). Eine maligne Entartung und Metastasierung wird bei etwa 30% der Magencarcinoide beschrieben (Poschaczewsky u. Sherman, 1959).

Unter den granulomatösen Geschwülsten des Magens steht das *eosinophile Granulom* im Vordergrund. Der röntgenmorphologische Befund ist wenig charakteristisch, das Bild gleicht dem, wie es bei Polypen und anderen benignen Geschwülsten des Magens beobachtet wird. Nach Caby u. Andrieux (1964) besteht bei etwa 10% der Patienten mit eosinophilem Granulom eine Bluteosinophilie.

Lymphome, Reticulome, Chondrome, Osteochondrome, Phäochromocytome rufen uncharakteristische Füllungsdefekte hervor. Verkalkungen und Verknöcherungen innerhalb des Tumors deuten auf ein Chondrom oder Osteom hin.

C. Vorgetäuschte Tumorbefunde (Pseudotumoren)

Unter besonderen Bedingungen und bei einer Reihe von Krankheitsbildern können Röntgenbefunde vorkommen, die einen Magentumor vortäuschen (Richter u. Böck, 1969). Bei der Röntgenbildanalyse und Interpretation sind diese Irrtumsmöglichkeiten zu beachten.

Kommt der Patient nicht nüchtern, sondern nach Nahrungsaufnahme zur Untersuchung, dann entstehen Füllungsdefekte, die zu einer Verwechslung mit Geschwülsten führen können. Die Kontrastmittelaussparungen durch *Nahrungsinhalt im Magen* sind verschieblich und ändern bei Lagewechsel des Patienten ihre Lokalisation. Im Gegensatz zu Tumoren fehlen Wanddefekte. In solchen Fällen muß die Untersuchung wiederholt werden, da im Sinne eines Ausschlusses pathologischer Prozesse keine sichere Beurteilung möglich ist. Bei Stenosen, besonders im Bereich der Pars pylorica, können Nahrungsbestandteile im Magen auch angestaut werden. In dieser Situation läßt sich nach Absaugen des Mageninhaltes eine bessere Darstellung erzielen, die eine Unterscheidung zwischen benigner und maligner Stenose erleichtert. Auch *Blutcoagula* rufen ähnliche Füllungsdefekte hervor.

Bezoare verursachen meist große Füllungsdefekte mit Anpassung an die Magenform oder Deformierung des Magens (Brown u. Davis, 1960; Frik, 1965). Das

Kontrastmittel kann die Bezoare umfließen oder infolge Imbibition in Form unregelmäßiger Figuren auch innerhalb des Konglomerates nachgewiesen werden.

Die ausgesprochen seltenen *Magencysten* verursachen rundliche, scharf begrenzte Füllungsdefekte und imponieren (auch gastroskopisch) wie gutartige Polypen (WILSON u. PIROZYNSKI, 1965). Bei großen Cysten können Pelotteneffekte am Magen entstehen (LACKNER, 1969). Cystenperforationen stellen Raritäten dar. Nach einem solchen Ereignis findet sich an Stelle eines Füllungsdefektes eine Nischenbildung (TESCHENDORF, 1964).

Bei *Magenvaricen* werden bogig und geschlängelt verlaufende, meist breite und bandförmige Füllungsdefekte nachgewiesen (ROSSI et al., 1964), die im Doppelkontrastbild plastisch erscheinen. Das normalerweise schon relativ grobe Schleimhautrelief des Fundus erfährt durch eine Varicosis eine deutliche Verplumpung (BÜCKER, 1969). Die Unterscheidung von tumorbedingten Füllungsdefekten (FOGEL u. FEJER, 1955; RICHTER et al., 1962) gelingt am zuverlässigsten durch Splenoportographie.

Bei den seltenen pseudoneoplastischen Formen der *Magentuberkulose* bilden sich an beiden Kurvaturen unregelmäßige Wandverdickungen (POLGAR u. JANKOVICH, 1966). Der Röntgenbefund gleicht weitgehend dem eines Carcinoms.

Die diffuse fibröse Variante der *Magenlues* führt zu Verdickungen der Magenwände, die mit einer Schrumpfungstendenz des gesamten Organs einhergehen. Das röntgenologische Bild kann dem eines scirrhösen Magencarcinoms weitgehend entsprechen. Bei einem Teil der Fälle kommt es zur Ausbildung eines Sanduhrmagens, bei anderen zu zapfenartigen Einengungen der Pars pylorica (GOTTLIEB et al., 1952). Die gummöse Form der Magenlues führt zu tumorvortäuschenden Füllungsdefekten. Bei Einschmelzung der Gummen werden Nischen nachweisbar, die im Gegensatz zu Magengeschwüren meist verdickte überhängende Ränder aufweisen (SIELMAN, 1956).

Bei *Aktinomykose* des Magens werden größere flächenhafte Wandinfiltrationen beschrieben, die zu Konglomerattumoren mit Nachbarorganen führen können. Der Röntgenbefund kann einen Magenkrebs vortäuschen.

Bei länger zurückliegenden *Verätzungen* werden z.T. hochgradige Einengungen, besonders der distalen Magenabschnitte, gesehen, so daß sanduhrförmige Deformierungen des Organs resultieren. Häufig gleichen die Röntgenbilder denen eines stenosierenden Carcinoms.

Pankreasinseln der Magenwand können röntgenologisch als solitäre, polypenartige, oft auch girlandenförmige Füllungsdefekte sichtbar sein. Oberflächliche Ulcerationen bedingen kleine Breidepots. Die benachbarten Schleimhautfalten weichen dem *Choristom* aus, die auf das Zentrum zulaufenden Falten brechen am Rand der Insel ab (REINBERG u. JEGOROW, 1963).

Die *Riesenfaltengastropathie* (Gastropathia hypertrophica gigantea) ruft ausgedehnte oder umschriebene Riesenfaltenbildungen der Schleimhaut hervor. Dadurch entsteht ein hirnwindungsartig oder polypös erscheinendes Schleimhautrelief (BÜRKLE u. FROMMHOLD, 1971; MARTINI u. DÖLLE, 1961; PALMER, 1958). Teilweise sind ausgedehnte, durch die Riesenfalten bedingte lacunäre Füllungsdefekte sichtbar (Abb. 7). Die Röntgenbefunde gleichen dadurch weitgehend den Bildern fortgeschrittener Carcinome (bei umschriebenen Riesenfalten) oder anderer maligner Geschwulstbildungen, z. B. Lympho-, Reticulo- oder Hodgkin-Sarkomen (bei diffuser Ausbreitung). Die Differenzierung ist sehr schwierig, da sich das klinische Bild und die Röntgenbefunde vielfach entsprechen (MESSMER et al., 1968; REESE et al., 1962). Orientierende Anhaltspunkte können bei kurzfristig durchgeführten Kontrolluntersuchungen gewonnen werden: Während tumorbedingte Faltenbildungen starr und unverändert bestehen bleiben, läßt sich bei Morbus

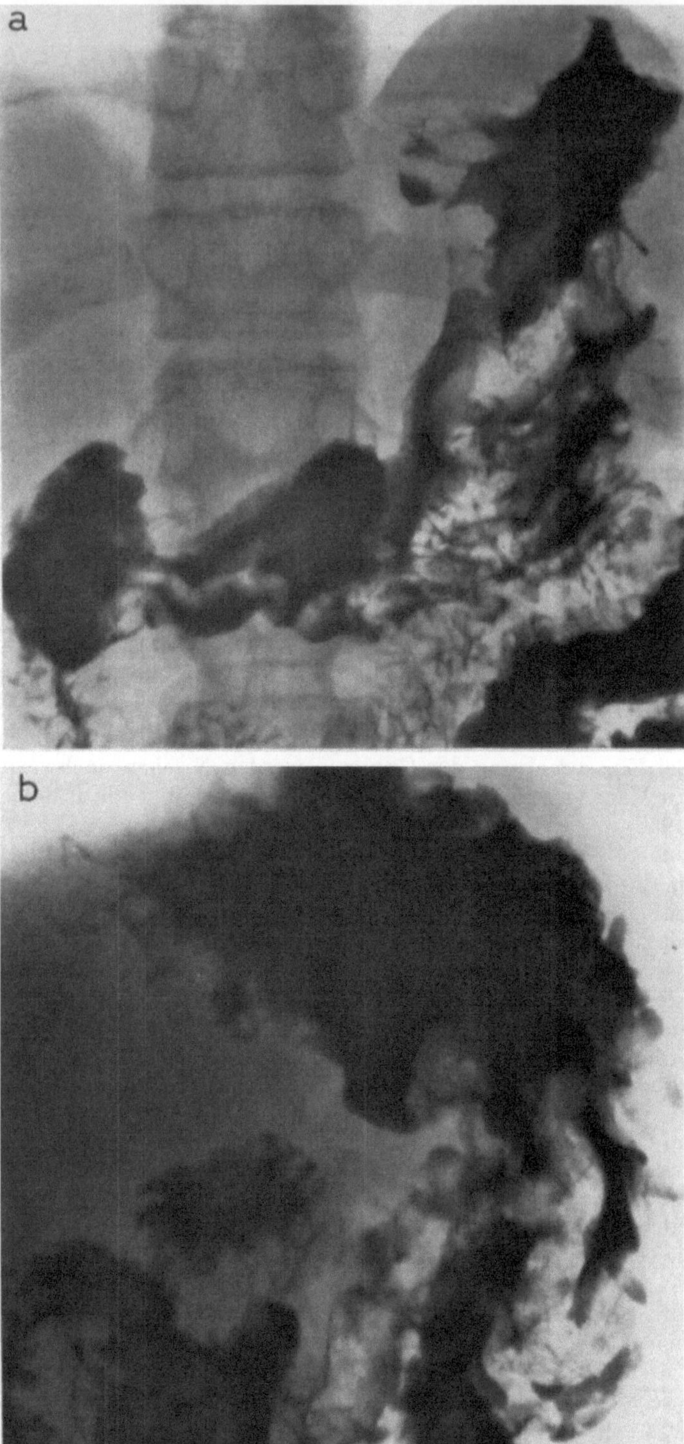

Abb. 7 a und b

Ménétrier und bei circumscripter beetartiger Gastritis (FRANK, 1967) ein Wandel und Umbau der Falten feststellen. Die Sicherung der Diagnose gelingt nur histologisch.

VI. Epitheliale Geschwülste (Adenome)

Gutartige epitheliale Geschwülste des Magens werden gemeinhin nach ihrer groben Morphologie im Röntgenbild oder im Operationspräparat als Polypen bezeichnet. Uns geht es hier nur um die echten Geschwülste, die zutreffender polypöse Adenome oder adenomatöse Polypen genannt werden. Sie sind, wie im Kapitel „Pathologie" ausgeführt, zu trennen von den regenerativen (MING u. GOLDMAN, 1965), die entzündlicher oder traumatischer Genese sein sollen. Diese entsprechen etwa den von TOMASULO (1971) als hyperplastisch charakterisierten. Hierzu gehört als Sonderform die der inflammatorischen fibroiden Polypen (HELWIG u. RANIER, 1963), die früher oft mit histogenetisch andersartigen verwechselt wurden.

Die Literatur zum Gegenstand ist sehr reich und voller Widersprüche. Übersichten finden sich bei BAETHKE u. KRENTZ (1963), BUSSEY (1970), CORNET et al. (1971), GOLDMAN u. APPELMAN (1972), HUPPLER et al. (1960), MARSHAK u. FELDMAN (1965), MING u. GOLDMAN (1965), MONACO et al. (1962), VODOLAGIN (1970), sowie in den einschlägigen Monographien und Handbüchern.

Die heute im Vordergrund stehenden Fragen sind die nach der Ätiologie und Histogenese, wozu vielfältige und widersprüchliche Auffassungen vorliegen, ihrer Beziehung zur Krebsentstehung und der differentialdiagnostischen Abgrenzung zu bösartigen Geschwülsten. Davon hängt das therapeutische Vorgehen ab, das durch die endoskopische Polypektomie eine Bereicherung erfahren hat (SEIFERT u. ELSTER, 1972).

A. Häufigkeit

Angaben über die Häufigkeit variieren nach der Herkunft des Materials, der Methode der Untersuchung und der Anschauung über die Klassifikation der Magengeschwülste. Darüber gibt Tabelle 3 Auskunft. Bezieht man den röntgenolo-

Tabelle 3. Häufigkeit der echten adenomatösen Polypen bezogen auf alle beobachteten gutartigen Magengeschwülste nach TACHAJIAN (1963) (Angaben in %)

Autor (Berichtsjahr)	Anzahl	adenomatöse Polypen	Papillom	Polyposis
EUSTERMAN (1922)	176	56,2	1,1	5,7
THOMPSON u. OYSTER (1950)	94	59	—	—
GRAFE et al. (1960)	104	48	—	—
MINNES u. GESCHICKTER (1936)	931	24	9,5	1,7
ELIASON u. WRIGHT (1925)	560	11,8	7,8	1,9
STOUT (1953)	651	29	—	9,1

Abb. 7. Riesenfaltengastropathie, Ménétrier-Syndrom. Ausgedehnte, stark gewundene Füllungsdefekte im gesamten Magen durch Riesenfaltenbildungen. Der röntgenmorphologische Befund ähnelt weitgehend dem Bild einer fortgeschrittenen malignen Geschwulst. Die gastroskopisch mehrfach durchgeführte Schleimhautbiopsie ergab folgenden histologischen Befund: Hyperplastische Schleimhaut mit starker oberflächlicher Schleimauflagerung. In die wulstigen Falten strahlen Bindegewebszüge ein. Die Drüsen ragen tief und aufgezweigt in die Schleimhaut hinein, teilweise findet sich narbiges Gewebe in der Submucosa. Chronische schleimbildende Gastritis vom Grad II. 46jähr. Mann. Abt. für Röntgendiagnostik der I. Med. Klinik und Med. Poliklinik der Charité, Humboldt-Universität zu Berlin

gischen Begriff Magenpolyp ein, unter dem sich auch die adenomatösen Polypen verbergen, so beträgt die Prävalenz in größeren Reihen nach Marshak u. Feldman (1965):

Autor (Berichtsjahr)	Anzahl der Röntgen-untersuchungen	Polypen absolut	%
Marshak u. Feldman (1965)	50 000	138	0,3
Carman (1920)	50 000	2	0,004
Finesilver (1942)	43 200	7	0,016
Overgarrd (1948)	3 600	17	0,47
Ketunnen (1958)	14 566	37	0,25

Die durchschnittliche Häufigkeit in gesammelten Sektionsstatistiken beträgt 0,43% unter 74 823 Autopsien (Marshak u. Feldman, 1965).

B. Klinik

So wichtig die morphologische Klassifikation für das Verständnis der Histogenese und die Ursachenforschung ist, eignet sich doch für die Klinik die Einteilung in a) solitäre Adenome; b) multiple Adenome; c) adenomatöse Polyposis und d) besondere Syndrome. Die Beurteilung des Kranken und die Entscheidung über das therapeutische Vorgehen sind ferner bestimmt von der Göße der Geschwulst, die einen Hinweis auf die Gefahr der Malignität gibt.

Viele Adenome verursachen keine Beschwerden. Sie werden nur entdeckt, weil der Patient Magenbeschwerden anderer Ursache hat oder anläßlich einer Obduktion. Deshalb gehen auch die Häufigkeitsangaben zwischen klinischen Untersuchern, die vorzugsweise Patienten mit Beschwerden zu betreuen haben, und Pathologen, deren Material in dieser Hinsicht unausgewählt ist, so weit auseinander.

Die häufigsten Symptome sind:

a) Unbestimmte *dyspeptische Beschwerden,* wie Druck und Völlegefühl, epigastrischer dumpfer Schmerz, auch gastrogene Diarrhoe. Solche Beschwerden führen den Patienten zum Arzt und geben Veranlassung zur Röntgenuntersuchung, doch kann, ausgenommen bei sehr großen Geschwülsten, kaum entschieden werden, ob die Symptome ihre Ursache in der Geschwulst haben oder bedingt sind durch die in der Regel ebenfalls vorhandene chronische atrophische Gastritis.

b) *Blutung und Anämie.* Es kommen sowohl intermittierende größere Blutungen vor, die mit Hämatemesis und Melaena einhergehen, als auch chronische, schleichende Blutverluste, die zu einer Eisenmangelanämie führen. Die in der Regel (etwa in 80 bis 90%) bestehende Anacidität mag dazu beitragen, daß dank geringerer Utilisation von Nahrungseisen und Vitamin B_{12} die Anämie stärker und rascher ausgeprägt wird, als durch den Blutverlust allein zu erklären. Größere Blutungen sind um so häufiger je größer das Adenom ist.

c) *Ulcusähnliche Schmerzen* bei oberflächlich ulcerierten Polypen in der Nähe des Pylorus.

d) Ein *präpylorischer Polyp,* besonders ein gestielter, kann in den Pylorus prolabieren und diesen verschließen bzw. Anlaß zu einem gastroduodenalen Mucosaprolaps sein. Dann treten heftige krampfartige rechtsseitige Oberbauchschmerzen und Erbrechen auf. Gewöhnlich hält dieser Zustand nur kurze Zeit an und rezidiviert in unregelmäßigen Abständen.

e) *Anacidität* ist sehr häufig, häufiger noch als beim Carcinom. Literaturangaben sind schwer vergleichbar, weil in älteren Berichten keine standardisierte maximale Stimulation angewandt wurde, doch besteht kaum ein Zweifel an der Richtigkeit der Beobachtung selbst. MARSHAK u. FELDMAN (1965) fanden histaminrefraktäre Anacidität bei 91 % ihrer Patienten. CROMER et al. (1949) geben an, daß Anacidität um 65 % häufiger angetroffen wird als in einer Kontrollgruppe. Die Anacidität geht der Entdeckung des Polypen um Jahre voraus (Übersicht bei BAETHKE u. KRENTZ, 1963).

Nach EKLÖF et al. (1962) findet sich im Schilling-Test in etwa einem Viertel der Fälle (bei 11 von 42 Polypenträgern) eine herabgesetzte Intrinsic factor-Bildung.

f) Polypen finden sich besonders oft bei Kranken mit *perniziöser Anämie*. Bei der regelmäßigen Kontrolle des Blutbildes dieser Patienten kann trotz adäquater Vitamin B_{12}-Substitution eine zunehmende, nun mikrocytäre Anämie auffallen, die zur Suche nach einem Carcinom oder Adenom des Magens Anlaß geben sollte.

C. Solitäre und multiple Adenome

Einzelne Polypen werden in etwas mehr als der Hälfte der Fälle angetroffen und sind zu 70 bis 80 % im Antrum lokalisiert (VODOLAGIN, 1970). Auffallend häufig finden sich zugleich andere bösartige Geschwülste im Verdauungstrakt und

Tabelle 4. Häufigkeit des Krebses in Polypen (nach MONACO et al., 1962 und JAMIESON u. LUDBROOK, 1972)

Autor (Berichtsjahr)	Anzahl der Adenome	davon maligne	in %
BRUNN u. PEARL (1926)	89	11	12
STEWART (1931)	56	15	27
SPRIGGS u. MARXER (1943)	48	9	19
CAREY u. HAY (1948)	71	5	7
CROMER et al. (1949)	185	35	19
KADE (1949)	260	34	13
STATE et al. (1949)	85	7	8
CARLSON u. WARD (1958)	71	11	15
EKLÖF et al. (1960)	122	27	22
MONACO et al. (1962)	153	15*)	10*)
HUPPLER et al. (1960)	206	25	12
HAY (1956)	23	0	0
PLACHTA u. SPEER (1957)	65	0	0
BERG (1958)	106	13	12
Gesamt	1 440	206	etwa 13

*) Carcinoma in situ.

im Magen (MILN u. HANNAH, 1968; EKLÖF et al., 1962; GOLDMAN u. APPELMAN, 1972). Sie enthalten nicht selten atypische hyperplastische Epithelbezirke, die als Carcinoma in situ aufgefaßt werden (MONACO et al., 1962), doch kommen offenbar Metastasierung und Infiltration in die Tiefe als biologische Kriterien der Malignität sehr selten vor. Die Häufigkeit des Vorkommens von atypischen Epithelbezirken nimmt mit der Größe des Adenoms zu, wie Tabelle 6 nach MONACO et al. (1962) zeigt. Nach einer Zusammenstellung von JAMIESON u. LUDBROOK (1971) fanden sich carcinomatöse Veränderungen in 1,5 % (3 von 188 Fällen) bei Polypen von weniger als 2 cm Durchmesser und in 40 % (30 von 75 Fällen) bei einer Größe von 2 cm und mehr (s. a. Tabelle 5).

Für die wichtige Frage, was therapeutisch zu tun ist, wenn ein oder mehrere Polypen festgestellt werden, ist also die Bestimmung des Durchmessers von großer Bedeutung, obwohl nicht auszuschließen ist, daß auch kleinere Polypen bösartig sind oder werden. Deshalb verdient das Schicksal von Patienten mit unbehandelten Polypen besonderes Interesse. Tabelle 5 zeigt, daß nur 2 von 76 Patienten bei einer Beobachtungszeit von 1 bis 13 Jahren Magenkrebs bekamen (s. auch ARIGA et al., 1966).

Tabelle 5. Häufigkeit der Entwicklung von Magencarcinom bei unbehandelten Adenomen (nach JAMIESON u. LUDBROOK, 1971)

Autor (Jahr)	Dauer der Nachbeobachtung (Jahre)	Anzahl der Patienten	Anzahl der Patienten mit Magencarcinom
HAY (1956)	4—13	26	1
BLOCK et al. (1966)	1— 8	27	0
MONACO et al. (1962)	2— 8	10	0
JAMIESON u. LUDBROOK (1971)	1— 6	13	1
Gesamt	1—13	76	2

Tabelle 6. Beziehung zwischen der Größe des Adenoms und dem Nachweis atypischer Epithelien (Carcinoma in situ) nach MONACO et al. (1962)

Gruppe	Anzahl	Anzahl größer als 2 cm	davon mit Carcinoma in situ	Polypen kleiner als 2 cm mit Carcinoma in situ
1 ein oder mehrere diskrete Adenoma	125	41	14*)	0
2 lokalisierte Polypose	15	0	0	0
3 diffuse Polypose	13	8	1	0

*) In einem Fall lag eine Mikroinvasion vor.

D. Diffuse Polypose und spezielle Syndrome

Die diffuse Polypose unterscheidet sich aus der Sicht des Klinikers in erster Linie durch die viel größere Krebsgefahr von solitären und multiplen Polypen und erfordert daher ein aggressiveres diagnostisches und therapeutisches Handeln. Hierbei sind einige seltene Syndrome zu nennen, die mit einer Polypose des Magens einhergehen können.

Peutz-Jeghers-Syndrom (PEUTZ, 1921; JEGHERS et al., 1949). Es handelt sich um ein dominant erbliches Leiden, das sich gewöhnlich nach dem 20. Lebensjahr manifestiert und gekennzeichnet ist durch das Auftreten multipler hamartöser Polypen, vorzugsweise im Dünndarm, gefolgt von Colon und Magen, sowie Pigmentflecken circumoral und in der Mundhöhle. Maligne Tumoren sind extrem selten (Übersicht bei MCCONNELL, 1966). GOLDMAN u. APPELMAN (1972) haben eine bis dahin unbekannte Form des Magenpolypen beschrieben, den sie „antral foveolaren Polypen" nennen. Er ist histologisch den Hamartomen des Peutz-Jeghers-Syndroms sehr ähnlich.

Cronkhite-Canada-Syndrom. Das sehr seltene Syndrom ist ausgezeichnet durch eine generalisierte gastrointestinale Polypose, Nagelatrophie, Haarausfall und Hautpigmentation, die sich in mittlerem Lebensalter einstellen. Die Ursache ist unbekannt. Histologisch finden sich cystische Adenome. Klinisch steht das Malabsorptionssyndrom mit Diarrhoe, Elektrolyt- und Proteinverlusten, Tetanie und Anämie im Vordergrund (CRONKHITE u. CANADA, 1955; JARNUM u. JENSEN, 1966; MANOUSOS u. WEBSTER, 1966).

Familiäre Polypose des Gastrointestinaltrakts. Neben der auf das Colon beschränkten häufigeren Form der familiären Polypose kommt sehr viel seltener — etwa in 5% — auch eine diffus den gesamten Verdauungskanal vom Magen bis zum Rectum befallende Form vor, die von RAVITCH (1948) zum ersten Mal beschrieben wurde. Klinisch steht die Polypose des Dickdarms im Vordergrund, wo auch maligne Entartung viel öfter oder doch früher eintritt als im Magen oder Dünndarm. Die Krankheit tritt gewöhnlich in kindlichem oder jugendlichem Alter auf und erfordert immer erneute operative Eingriffe. So wurde bei einem 19jährigen Patienten eine Colektomie vorgenommen, der im Alter von 26 Jahren eine Ileumresektion und mit 39 Jahren eine subtotale Gastrektomie folgten (POLLACK u. SWINTON, 1955). Bisher wurden ungefähr 20 Patienten mit diesem Syndrom beschrieben (YONEMOTO et al., 1969).

ARBETER et al. (1970) teilen die Krankengeschichte eines halbjährigen Säuglings mit diffuser gastrointestinaler Polypose, persistierender blutiger Diarrhoe, Anämie, Hypoproteinämie, Anasarca und Ausgang in tödliche Magen-Darmblutung mit. Dies scheint ein Einzelfall zu sein, der nicht einem der bekannten Syndrome zuzuordnen ist.

E. Polypen und Magencarcinom

Es handelt sich um die Fragen:

a) Gründe für das gehäufte Zusammentreffen von Polypen und Magencarcinom, das in ungefähr 10 bis 15% beobachtet wird;

b) Bedeutung der malignen Transformation von Polypen in Carcinom;

c) Differentialdiagnostische Abgrenzung gutartiger Polypen von polypösen Carcinomen.

Coincidenz von Polyp und Carcinom. Ohne Zweifel finden sich über Erwarten häufig zugleich gutartige Polypen und Carcinome im gleichen Magen. Dazu tragen mehrere Gründe bei.

a) Das Operationspräparat eines Krebsmagens wird gewöhnlich sorgfältig untersucht, vorhandene Polypen, die keine Symptome verursachten, werden daher weitgehend vollständig auch gefunden und beschrieben.

b) Polypen und Carcinom entwickeln sich bevorzugt bei Menschen mit chronischer atrophischer Gastritis, ganz besonders bei solchen mit einer perniziösen Anämie, also führt die gleiche Ursache — die selbst unbekannt ist — zur Entwicklung sowohl gutartiger als auch bösartiger Geschwülste.

c) Aus primär gutartigen Polypen entsteht sekundär ein Carcinom.

Maligne Transformation von Polypen. Hierzu wurden bereits einige Angaben gemacht, die hier zusammenfassend bewertet werden sollen, soweit das bei den einander widersprechenden Angaben der Untersucher möglich ist.

Anscheinend ist das Auftreten von atypischen Epithelherden in gutartigen Polypen, die als Carcinoma in situ zu werten sind, weil sie die histologischen Zeichen der Malignität ohne Merkmale der Invasion und Metastasierung aufweisen, nicht selten. Es ist jedoch strittig, welche Bedeutung dieser Vorgang hat. GOLDMAN u. APPELMAN (1972) fanden eine atypische Hyperplasie bei 9 von 38 Patienten, ein Magencarcinom entwickelte sich bei 3 Kranken, von denen nur einer zuvor einen Polypen mit atypischer Hyperplasie aufgewiesen hatte. Aber unter 17 Polypen mit atypischer Epithelhyperplasie entdeckten sie 9 mit echten invasiven Adenocarcinomherden, 4 davon infiltrierten die Submucosa, aber keines metastasierte.

Monaco et al. (1962) fanden Epithelatypien in 15 Fällen unter 153 adenomatösen Polypen, aber nie Metastasierung, und kamen zu dem Schluß, daß es keinen Hinweis gäbe für eine Progression banaler adenomatöser Polypen zum gewöhnlichen infiltrierenden Carcinom. Vodolagin (1970) weist darauf hin, daß früher die Häufigkeit der malignen Transformation mit 35 bis über 60% angegeben wurde, gegenwärtig bei offenbar strengeren Kriterien der Beurteilung dagegen dieser Vorgang nur in ungefähr 20% angenommen wird.

Ob nun das Carcinom aus dem Adenom entsteht oder nur auf dem gleichen Boden, der chronischen atrophischen Gastritis, für die klinische Tätigkeit ist wichtig, daß Krebsentstehung häufiger beobachtet wird bei a) multiplen Polypen und Polypose gegenüber solitären Adenomen und b) Sitz im Korpus und Fundus gegenüber Lokalisation im Antrum.

Differentialdiagnose von gutartigen Adenomen und polypösen Carcinomen. Die klinischen Symptome und die physikalische Untersuchung gestatten keine Unterscheidung von gutartigen und bösartigen Polypen. Röntgenologische Zeichen der Bösartigkeit sind ebenfalls unsicher. Die solitären oder multiplen, scharf und glatt begrenzten, selten gestielten Polypen, die als intraluminaler Füllungsdefekt imponieren, oft kontinuierlich in eine Schleimhautfalte übergehen, Magenkontur und Peristaltik intakt lassen, sind fast immer gutartig (Marshak u. Feldman, 1965).

Villöse Adenome, ob isoliert oder multipel, sind oft bösartig. Sie sind kenntlich an der zerklüfteten Oberfläche und verursachen daher ein „seifenblasenartiges" Röntgenbild (Ross, 1966; Meltzer et al., 1966; Marshak u. Feldman, 1965). Die Doppelkontrastmethode ist zur Unterscheidung des Typs des Polypen und zur Abgrenzung sessiler Polypen vom Ulcus nützlich (Shima, 1967).

Polypöse Carcinome imponieren meist als irregulär geformte, breitbasig aufsitzende, oberflächlich ulcerierte Polypen, die eine umschriebene Wandstarre verursachen.

Im Einzelfalle ist eine Entscheidung schwierig, und man halte sich vor Augen, daß Polypen mit einem Durchmesser von 2 cm und mehr sehr oft bösartig sind (s. a. Tabelle 6).

Fortschritte in der Differentialdiagnose verdanken wir der Gastroskopie und endoskopischen Biopsie.

Endoskopisch bioptische Diagnose. Gastroskopisch sind Polypen scharf begrenzte, rundliche oder elliptoide Vorwölbungen in das Magenlumen, die von glatter Schleimhaut überzogen sind. Die Artdiagnose, d. h. ob es sich um polypöse Adenome oder Polypen anderer Genese (z. B. mesenchymale Geschwülste) handelt, ist endoskopisch nicht zuverlässig möglich.

Oberflächlich geschwüriger Zerfall, unscharfe Begrenzung, zerklüftete Oberfläche und breite Basis sind verdächtig auf Malignität, beweisen diese aber nicht.

Es ist deshalb notwendig, jeden gastroskopisch gefundenen Polypen bioptisch zu untersuchen. Dabei sollen mehrere Biopsiepartikel aus Kuppe und Basis entnommen werden. Die Biopsie reicht allerdings nicht in die Submucosa, so daß auch histologisch eine Infiltration in die Tiefe nicht immer mit Sicherheit erfaßt werden kann. Nach Rösch et al. (1971), in Übereinstimmung mit japanischen Untersuchern (Hayashi, 1969; Ueno et al., 1970), gelingt eine ausreichende Biopsie in mehr als 90% der Untersuchungen. Liegen mehrere Polypen vor, so soll aus jedem eine Biopsie entnommen werden, da gutartige und maligne Polypen nebeneinander vorkommen.

Mit Hilfe der endoskopischen Biopsie läßt sich in der Regel eindeutig erklären, ob ein gutartiger adenomatöser Polyp, ein polypöses Carcinom oder eine andere Art von Polyp vorliegt (Rösch et al., 1971; Demling et al., 1972). Die endoskopische Biopsie kann ergänzt werden durch eine cytologische Untersuchung, wobei das Material zweckmäßig durch gezielte Spülung gewonnen wird, die mit den modernen Fiberskopen leicht möglich ist.

F. Therapie

Für die Entscheidung über das Vorgehen, wenn ein Polyp gefunden wird, empfehlen JAMIESON u. LUDBROOK (1972):

a) Klärung bzw. Sicherung der Diagnose durch Gastroskopie und Biopsie.

b) Entscheidung darüber, ob die Beschwerden des Patienten durch den Polypen verursacht sind oder nach einer anderen Ursache gesucht werden muß.

c) Beurteilung der Gefahr einer bereits bestehenden oder drohenden malignen Transformation und Abwägung des Risikos eines operativen Eingriffs.

d) Besteht kein Krebsverdacht, soll der Polyp durch lokale Excision (Gastrotomie) entfernt und während der Operation im Gefrierschnitt untersucht werden. Erweist sich das Gewebe wider Erwarten doch als bösartig, ist die Resektion angezeigt.

An Stelle der Gastrotomie wird künftig mehr und mehr die endoskopische Polypektomie an Bedeutung gewinnen. Sie wurde 1970 von TSUNEOKA u. UCHIDA angegeben und hat sich nach Erfahrungen von SEIFERT u. ELSTER (1972) an 24 Polypen bei 20 Patienten ausgezeichnet bewährt. Sie bestimmten zunächst die Größe des Polypen und entnahmen eine Biopsie. Erwies sich die Geschwulst als gutartig, wurde in einer zweiten Sitzung eine Hochfrequenzschlinge um die Basis des Polypen gelegt, diese mittels eines Stromstoßes durchtrennt, und der abgetragene Polyp durch Absaugen oder mit Hilfe einer Greifzange gewonnen. Der Eingriff ist schmerzlos, läßt sich daher auch ambulant durchführen, und der entstandene Defekt heilt rasch und komplikationslos ab.

Man kann danach heute den folgenden *Therapieplan* vorschlagen:

1. Bei *sicher gutartigen Polypen*, d. h. nach endoskopisch bioptischer Klärung der Histologie, wird eine endoskopische Polypektomie vorgenommen. Wo dies nicht möglich ist, kommt die lokale Excision durch Gastrotomie in Betracht, wenn der Allgemeinzustand des Kranken gut und daher das Operationsrisiko gering ist. Bei sehr alten Menschen oder anderen Ursachen eines erhöhten Operationsrisikos genügt die Verlaufskontrolle. Nach UEMATSU et al. (1968) nehmen gutartige Polypen auch über Jahre kaum an Größe zu, während frühe Magenkrebse vom polypösen („protruded") Typ rasch wachsen.

2. Bei *Krebsverdacht* ist die operative Entfernung notwendig. Es empfiehlt sich, zunächst den Polypen mit der Basis zu exstirpieren und durch Gefrierschnitt Gewißheit über die Art der Geschwulst zu erlangen. Handelt es sich um ein Carcinom, folgt die Resektion.

Dieses Vorgehen ist wahrscheinlich auch bei Polypen von mehr als 2 cm Durchmesser angebracht, unabhängig davon, ob die Biopsie Gutartigkeit ergab, denn der negative bioptische Befund kann Malignität nicht sicher ausschließen. Von 192 Polypen mit einem Durchmesser unter 2 cm waren nur 3 bösartig, aber 14 von 25 mit einem größeren Durchmesser (ARIGA et al., 1966).

3. Wird präoperativ ein *bösartiger Tumor* nachgewiesen, ist die radikale Resektion notwendig (s. Bösartige Geschwülste des Magens).

4. Gutartige Polypen, die *Beschwerden* verursachen, werden behandelt, wie es die individuelle Situation verlangt. Kleine können endoskopisch abgetragen werden. Bei transpylorischer Polypeninvagination ist die Resektion des polypentragenden Segments indiziert, mit der zugleich die begleitende Pylorushypertrophie beseitigt wird (KÜMMERLE u. SCHMITT-KÖPPLER, 1971).

5. Bei *multipler Polypose* des Magens sprechen sich die meisten Chirurgen heute für eine totale Gastrektomie aus. Ihr Risiko ist geringer als das der malignen Transformation (Roxburgh, 1962; Kümmerle u. Schmitt-Köppler, 1971).

Nach endoskopischer oder operativer Entfernung von Polypen sollte der Patient in dauernder Kontrolle bleiben. Da ein Rezidiv nur durch gastroskopische oder röntgenologische Nachuntersuchung frühzeitig erkannt werden kann, werden, um unnötige Strahlenbelastung zu vermeiden, jährliche Kontrollgastroskopien empfohlen.

G. Prognose

Die Prognose ist sehr gut. Die Entfernung von gutartigen Adenomen bedeutet gewöhnlich Dauerheilung. Die Rezidivneigung ist größer nach primär multiplen Polypen und bei Perniciosa. Die Heilungsergebnisse werden offenbar durch den mikroskopischen Nachweis von Epithelatypien nicht getrübt. Es mag sein, daß die Lebenserwartung gegenüber der Durchschnittsbevölkerung gleichen Alters durch das erhöhte Risiko der Entwicklung eines Krebses verkürzt ist, doch fehlen darüber verläßliche Angaben.

VII. Carcinoid

Carcinoide des Magens sind selten, denn bis 1956 wurden nur 40 beschrieben (Lattes u. Grossi, 1956), denen Eklöf (1961) und Fredell (1960) 23 hinzufügten. 17 davon waren Zufallsbefunde bei der Autopsie. Die klinische Diagnose vor der Operation ist ganz ungewöhnlich. In zwei publizierten Fällen war ein typisches Carcinoidsyndrom Anlaß zur Diagnose, bei den übrigen wurden uncharakteristische Beschwerden und Blutungssymptome (Hämatemesis, Melaena, allgemeine Anämiesymptome) beschrieben (Touzard, 1969; Eklöf, 1961). Angeblich findet sich häufig zugleich ein Ulcus duodeni (Thompson u. Coon, 1964). Einmal wurde das Zusammentreffen von M. Ménétrier und Magencarcinoid beobachtet (Sarrazin et al., 1971).

Ein von den argentaffinen Zellen ausgehendes schleimbildendes Adenocarcinom wurde von Soga et al. (1971) beobachtet.

VIII. Leiomyoblastom

Unter den gutartigen Muskelgeschwülsten des Magens sind zu unterscheiden: a) Leiomyoblastom; b) Myoblastenmyom (Klarzelltumor nach Abrikosoff) und c) Rhabdomyom. Angaben über die Häufigkeit dieser Geschwülste aus älteren Berichten sind kaum verwertbar, da die Abgrenzung zu neurogenen Tumoren und Fibromen erst seit Feyrter (1948, 1949) zuverlässig gelang. Wir stützen uns deshalb hier vorzugsweise auf die Übersichten von Skandalakis u. Gray (1962), Wanke (1971) und Abramson (1973) (s. a. weitere Quellen im Literaturverzeichnis). Nur die Leiomyoblastome verdienen die Aufmerksamkeit des Klinikers, die beiden anderen Typen sind extrem selten (Aston u. Tompkins, 1973).

Die Morphologie dieser Geschwulst wurde von Martin et al. (1960) und von Stout (1962) abgegrenzt. Inzwischen sind ungefähr 190 Fälle bekannt geworden (Abramson, 1973). Das Durchschnittsalter liegt bei 57 Jahren, dabei sind 85% älter als 40 Jahre und nur 9% jünger als 30 Jahre. Das Geschlechtsverhältnis beträgt 9:7.

Sehr kleine Geschwülste verursachen gewöhnlich keine Beschwerden, größere gehen mit epigastrischen Schmerzen und uncharakteristischen dyspeptischen Beschwerden einher. Präpylorische Geschwülste können diesen verlegen und heftiges anhaltendes Erbrechen vervorrufen. Einmal wurde ein Prolaps in das Duodenum beschrieben (SHORT u. YOUNG, 1968). Oberflächliche Ulceration ist häufig und führt zu Blutungen (etwa 44%) und Anämie. Zuweilen werden exogastrisch entwickelte Tumoren sehr groß und sind tastbar, ohne daß auf den Magen hinweisende Beschwerden bestehen. In Einzelfällen perforieren sie in die Bauchhöhle und verursachen einen Hämaskos.

Nur in etwa 60% wird präoperativ die Diagnose einer Magengeschwulst gestellt, kaum jemals die exakte Typendiagnose (ABRAMSON, 1973).

Zur Röntgenuntersuchung s. S. 250ff. Gastroskopie kann die Röntgenuntersuchung wirkungsvoll ergänzen. Typisch ist ein submuköser oder polypöser Tumor mit meist glatter Oberfläche und zentralem Nabel oder Ulceration. Da die Leiomyoblastome oft exogastrisch wachsen, zuweilen gestielt von der Magenwand in die Bauchhöhle hängen, ist die Laparoskopie im Verdachtsfall angezeigt.

Die Behandlung ist operativ und hängt von Lage und Größe der Geschwulst ab, wobei der Verdacht auf Malignität zu radikalem Vorgehen zwingt. In etwa zwei Drittel der mitgeteilten Fälle wurde eine Magenresektion vorgenommen, bei 30% eine lokale Excision oder Segmentresektion. Rezidive kommen bei ungenügender Radikalität der Operation vor. Eine Strahlenbehandlung sollte nur versucht werden, wenn die vollständige chirurgische Entfernung nicht gelingt oder Tumorreste zurückgeblieben sind.

IX. Neurogene Geschwülste

Zu den neurogenen Geschwülsten gehören die gutartigen Schwannome oder Neurilemmome, die meist gutartigen, doch gelegentlich maligne werdenden Neurofibrome und die neurogenen Sarkome. Über die Einteilung und Histogenese besteht keine völlige Übereinstimmung (CANNEY, 1948; GRÖZINGER u. BENZ, 1963; JELINEK u. ZEITLHOFER, 1967), gewöhnlich wird unterschieden zwischen den isolierten gutartigen und den noch selteneren bösartigen Neurilemmomen (Schwannomen), den Neurofibromen im Zusammenhang mit einer Neurofibromatose Recklinghausen, welche von den Nervenscheiden ausgehen, sowie den neuroblastischen Gewächsen des sympathischen Nervensystems (WESTBROOK et al., 1972).

A. Neurilemmom

Gutartige Neurilemmome sind selten im Magen lokalisiert. So fand sich unter 303 Patienten mit derartigen Geschwülsten aus einer Periode von fast 30 Jahren nie ein Schwannom des Magens (DAS GUPTA et al., 1969). PROSS et al. (1972) berichten über eine Zunahme der Häufigkeit, die wahrscheinlich einer besseren diagnostischen Erfassung zuzuschreiben ist. Bevorzugte Lokalisation ist die Vorderwand im Korpus-Fundusbereich.

Klinik. Die Beschwerden hängen von Sitz und Größe der Geschwulst ab und sind meist uncharakteristisch. Gestielte pylorusnahe Gewächse verursachen rezidivierende epigastrische Schmerzen und Erbrechen. Das häufigste Symptom ist die intermittierende Blutung, die oft heftig ist (Hämatemesis, seltener Melaena) und zu fortschreitender Anämie führt. Sie gibt gewöhnlich Anlaß zur gezielten Untersuchung (CANNEY, 1948; PROSS et al., 1972). Oberflächliche Ulceration ist nicht nur Ursache der häufigen Blutung, sondern kann auch Schmerzen wie beim peptischen Ulcus hervorrufen. Maligne Neurinome erreichen zuweilen ein Gewicht von mehreren Kilogramm und sind dann leicht tastbar.

Diagnostik. Die Diagnose wird gewöhnlich durch die Röntgenuntersuchung gestellt (zur Beschreibung der Röntgensymptome s. S. 253 f.). Mittels Endoskopie und gezielter Biopsie kann schon präoperativ die Art des Gewächses bestimmt und das operative Vorgehen exakt geplant werden. Subseröse Geschwülste ohne Beziehung zur Schleimhaut können gelegentlich durch die Laparoskopie entdeckt werden. Die selektive Arteriographie des Truncus coeliacus hilft bei der Beurteilung von Sitz und Ausdehnung der Geschwulst sowie zur Lokalisation einer Blutungsquelle (Fujii et al., 1972).

Therapie. Sämtliche neurogenen Gewächse sollen operativ entfernt werden. Bei kleinen gutartigen genügt die lokale Excision, größere erfordern eine partielle Resektion, bösartige eine Gastrektomie (McNeer u. Pack, 1967; Pross et al., 1972).

B. Neurofibrom

Neurofibrome treten isoliert oder als örtliche Manifestation einer generalisierten Neurofibromatose auf. Perea u. Gregory (1962) fanden unter 29 in der englischsprachigen Literatur publizierten Fälle nur 5 von Recklinghausenscher Krankheit. Die häufigsten Beschwerden waren Schmerzen, Anämie, gastrointestinale Blutung, tastbarer Tumor, Erbrechen, Übelkeit, Gewichtsabnahme. Alle Patienten waren älter als 30 Jahre, Frauen überwogen etwas (18 von 29). Eine Unterscheidung von Neurilemmomen ist nur mittels histologischer Untersuchung möglich. Es gelten die gleichen therapeutischen Richtlinien wie für andere neurogene Gewächse.

X. Lipom

Magenlipome sind selten [4% unter 4000 gutartigen operierten Geschwülsten des Verdauungskanals nach Mayo et al. (1962)], meist im Antrum lokalisiert, gewöhnlich endogastrisch entwickelt und nicht selten multipel. Sie sind immer gutartig. Ungefähr die Hälfte ist symptomlos und wird zufällig gefunden. Die wichtigsten Symptome sind Blutungen (etwa 50% der Patienten mit Beschwerden), Obstruktion des Pylorus oder des Antrums (33%), Schmerzen (37%) und Dyspepsie (27%). Die Diagnose wird selten präoperativ gestellt. Als röntgenologisches Hinweiszeichen gilt die Transparenz des Füllungsdefekts (Übersicht bei Turkington, 1965). Dennoch werden sie bemerkenswert oft für ein Carcinom gehalten (Reichbach u. Kobayashi, 1970; Hurwitz et al., 1967; Turkington, 1965).

XI. Hämangiom, Hämangiopericytom

Hämangiome und Hämangiopericytome, deren morphologische Abgrenzung vom Glomustumor nicht unproblematisch ist, sind wegen ihrer Seltenheit fast nur aus kasuistischen Beobachtungen bekannt (Badon u. Bonneau, 1960; Bongiovi u. Duffy, 1967; Bronzini u. Canepa, 1965; Le Cluyse, 1961; Ehlert, 1964; Kerekes, 1964; Marangos, 1965; van der Voort, 1960). Sie neigen zur Blutung. In fast der Hälfte der Fälle wurde die Erkrankung anläßlich einer massiven oberen gastrointestinalen Blutung bei der Operation gefunden. Sie kann Teil einer diffusen Angiomatose des Verdauungskanals sein (Ehlert, 1964).

XII. Glomustumor

Glomustumoren sind sehr selten (17 Fälle bis 1964 nach Fieber u. Schafer, 1964). Die Histogenese ist unklar, so daß auch die Einordnung zu den echten Geschwülsten strittig ist. Es könnte sich auch um Hamartome oder funktionelle Hyperplasien handeln (APPELMAN u. HELWIG, 1969). Häufigste Symptome sind Magenblutung und uncharakteristische dyspeptische Beschwerden. Röntgenologisch verursacht der submukös gelegene Tumor einen rundlichen Füllungsdefekt, der überwiegend im Antrum lokalisiert ist. Da die Geschwülste gutartig sind, genügt die Exstirpation oder Resektion.

XIII. Teratom

Teratome sind sehr selten. GRAY et al. (1964) sammelten 13 Fälle. Sie kommen überwiegend bei kleinen Kindern vor, können sehr groß werden (bis zu 1000 g), imponieren als tastbarer Tumor und verursachen zuweilen Schmerzen und Fieber. Ulceration der Mucosa kann zu Blutungen führen. Wegweisend für die Diagnose ist der Nachweis von zahnförmigen Verkalkungen im Röntgenbild. Sie sind anscheinend immer gutartig.

XIV. Hamartom

Als Hamartom werden Mißbildungstumoren bezeichnet, die offenbar das Ergebnis eines gestörten Entwicklungsprozesses sind. Streng genommen gehören sie eher zu den Mißbildungen, klinisch imponieren sie jedoch als Geschwülste. Sie sind immer gutartig. Je nach der vorherrschenden Struktur im gemischten Aufbau werden sie als Adenomyom oder Adenom oder Polyp der Brunnerschen Drüsen bezeichnet (Übersicht bei DAWSON, 1969)

XV. Choristom

Das extrem seltene respiratorische Choristom ist eigentlich eine Mißbildung, bestehend aus einer Cyste, die mit cilientragendem cuboiden Epithel ausgekleidet ist. Klinisch kann es unter dem Bilde eines Magentumors im höheren Lebensalter in Erscheinung treten (TANENBAUM et al., 1971).

XVI. Magencysten

Cysten sind offenbar keine echten Geschwülste, sondern Mißbildungen, die solitär oder multipel auftreten. Solitäre werden als Duplikaturen oder aberrierende Dysembryopathie bezeichnet (WAGNER u. SAILER, 1966; LACKNER, 1969). Bei multiplem Auftreten finden sich Deutungen als Pneumatosis cystica gastrica (auf den Magen beschränkt) (DELENDI, 1967), als diffuse heterotopische cystische Mißbildung (OBERMAN et al., 1963) oder als multiple Cystadenome (WOLFF u. WOLF, 1964). Sie können gemeinsam mit einem Carcinom vorkommen, wahrscheinlich zufällig (IGNATIUS et al., 1970), können ein Carcinom oder auch eine Polyposis vortäuschen. Sie werden hier nur wegen der differentialdiagnostischen Abgrenzung zu echten Geschwülsten erwähnt.

XVII. Pankreasheterotopie

Die Pankreasheterotopie oder das akzessorische Pankreasgewebe im Magen ist eine dem Kliniker selten begegnende und dann gewöhnlich nicht korrekt diagnostizierte Anomalie (McNeer u. Pack, 1967). In ihren 115 Fällen wurde die richtige Diagnose nie vor der Operation bzw. Obduktion gestellt, doch hatten 69 Patienten Beschwerden, die einen chirurgischen Eingriff rechtfertigten. Wegen der Seltenheit werden auch Einzelbeobachtungen gewöhnlich veröffentlicht (Besemann et al., 1969; Clot et al., 1970; Copleman, 1963; Elfving u. Hästbacka, 1965; Hale, 1962; Hempel et al., 1965; Krieg, 1941; Melnikow, 1972; Pearson, 1951; Schmitt-Köppler u. Ehlert, 1967; Tonkin et al., 1962).

A. Pathogenese und Pathologie

Über den Prozeß der Abtrennung des akzessorischen Pankreas von der Anlage der Bauchspeicheldrüse wurde eine befriedigende und übereinstimmende Deutung bisher nicht erzielt (Bonard, 1970). Makroskopisch handelt es sich um feste, scharf umschriebene, manchmal lobulierte gelbliche Knötchen, die in etwa 60% submukös und in 23% in der Muskulatur gelegen sind. Selten breitet sich das Pankreasgewebe diffus zwischen den Muskelschichten aus. Auch subseröse Lokalisation wurde beschrieben. Die Knötchen sind klein, meist nur wenige Millimeter im Durchmesser, nie größer als 5 cm. Charakteristisch ist der zentrale Nabel, verursacht durch die Mündung des Drüsenkanals in die Magenschleimhaut. Die Schleimhaut bleibt gewöhnlich intakt, doch kommen Ulcerationen vor.

Histologisch findet man verschiedene Typen (McNeer u. Pack, 1967); Typisches Pankreasdrüsengewebe mit Inseln und Ausführungsgänge; Pankreasgewebe ohne Inseln; nur Ausführungsgänge; oder Inseln mit Ausführungsgängen.

Es wurden auch Inselzelltumoren, Adenome und Carcinome in Pankreasheterotopien des Magens beschrieben, doch wurden diese Beobachtungen von Järvi u. Laurén (1964) kritisiert. Danach handelt es sich um besondere Formen von Geschwülsten der Magendrüsen selbst.

B. Häufigkeit

Nach einer Sammelstatistik von Bonard (1970) wurden unter fast 2800 Autopsien in 48 Fällen oder 1,7% Pankreasheterotopien verschiedener Lokalisation gefunden, davon ungefähr ein Viertel im Magen. Diese Angaben variieren jedoch sehr stark, so zwischen 0,6% und 5,6% für Obduktionsstatistiken, wahrscheinlich in Abhängigkeit von dem Interesse des Untersuchers, und müssen daher zurückhaltend bewertet werden.

Das Geschlechtsverhältnis beträgt ungefähr 2 bis 3:1. In etwa der Hälfte der Fälle treten Symptome vor dem 40. Lebensjahr auf, nicht selten bei Kindern und Jugendlichen (Übersicht bei Fernald, 1969).

C. Symptomatik

Da die Veränderung fast immer innerhalb von 5 cm vom Pylorus gelegen ist, sind die Symptome von denen eines Ulcus nicht leicht zu unterscheiden. Epigastrische Schmerzen, die durch Nahrungsaufnahme und Antacida beeinflußt werden können, intermittierender Pylorusverschluß mit Schmerzen und Erbrechen (Krieg, 1941) und Blutungen werden als häufigste Symptome angegeben. Charakteristisch ist die lange Dauer der Vorgeschichte bis zur Klärung der Ursache bzw. zur operativen Behandlung.

D. Diagnose

Die Diagnose stützt sich auf Röntgenuntersuchung und Gastroskopie. Das typische Röntgenbild zeigt einen kleinen „Polypen" oder intramural gelegenen Tumor nahe dem Pylorus mit einem zentralen Fleck, der Mündung des Ausführungskanals, der sich in 15% mit Kontrastmittel füllt. Nach PALMER (1951) konnte in 15 von 71 Fällen die Diagnose röntgenologisch nicht gestellt werden. In etwa der Hälfte der Untersuchungen wird vom Röntgenologen ein gutartiger Tumor diagnostiziert, in etwa 20% ein Ulcus und manchmal ein Carcinom (McNEER u. PACK, 1967). Auch sehr kleine, röntgenologisch nicht erkennbare Herde werden gastroskopisch zuweilen gefunden. Sie sind kenntlich an ihrem Nabel, wenn sie submukös liegen (NELSON u. SCOTT, 1958).

E. Behandlung

Wenn Beschwerden bestehen, die auf die Pankreasheterotopie zurückzuführen sind, ist die operative Entfernung angezeigt. Dabei wird die Magenresektion bevorzugt (McNEER u. PACK, 1967; TONKIN et al., 1962; FERNALD, 1969). Kleine, anläßlich einer Laparotomie zufällig gefundene Läsionen werden excidiert. Bei der Operation finden sich anscheinend häufiger Komplikationen, als zuvor klinisch vermutet werden konnte (FERNALD, 1969). Dazu gehören neben der Pylorusstenose auch Pankreatitis, Ulceration und Cancerisierung. Um diese zu erkennen bzw. auszuschließen und das operative Vorgehen entsprechend zu planen, sind Biopsie und Gefrierschnitt angezeigt.

F. Funktionell aktive Pankreasheterotopie

Wenn das akzessorische Pankreasgewebe reichlich Langerhanssche Inseln enthält, können Hyperinsulinismus und Hypoglykämie resultieren. Das ist extrem selten, denn FERNALD (1966) fand nur 9 unter 720 gesammelten Fällen von Pankreasheterotopie verschiedener Lokalisation. Die Bildung einer gastrinähnlichen Substanz wird vermutet, doch stehen Beweise dafür aus. Mit der endokrinen Aktivität wird die angebliche Häufung von peptischen Geschwüren bei Pankreasheterotopie begründet. Es sei hierzu insbesondere auf die Übersicht von FERNALD (1969) und die Kritik von JÄRVI u. LAURÉN (1964) verwiesen.

XVIII. Eosinophiles Granulom und Xanthofibrom

Das eosinophile Granulom des Magens kann isoliert auftreten oder verbunden sein mit anderen eosinophilen Infiltraten im Verdauungskanal. Eosinophilie im Blutbild kann vorhanden sein oder fehlen. Wegen der Seltenheit der Erkrankung ist es nicht einfach zu entscheiden, ob das isolierte eosinophile Granulom und die eosinophile Gastritis verschiedene Krankheiten oder lediglich unterschiedliche Manifestationen des gleichen Leidens sind (EIDELMAN, 1969; HAYNES et al., 1964; SEIDL, 1970; THOMFORD u. BEMAN, 1970). WANKE (1971) rechnet sie zu den entzündlich hyperplastischen Magenpolypen und stellt folgende Reihe auf:
1. Polyploides Fibrom;
2. Inflammatorischer fibroider Polyp;
3. Submuköses Granulom mit eosinophiler Infiltration;
4. Eosinophiles Granulom;
5. Granuloblastom.
O'NEILL (1970) schlägt eine Klassifikation auf Grund des peripheren Blutbildes vor, die klinisch brauchbar scheint (Tabelle 7). Die Klinik dieser „Geschwülste" weist bis auf die erwähnte Bluteosinophilie nichts Charakteristisches auf. Pylorusstenose mit Muskelhypertrophie kommt vor (SEIDL, 1970). Wegen der differentialdiagnostischen Schwierigkeiten der Abgrenzung von bösartigen Geschwülsten wird

in der Regel eine Laparotomie und Magenresektion nicht zu umgehen sein. Vieles spricht für eine allergische Genese. Daher ist es nicht überraschend, wenn Rezidive vorkommen.

Das Xanthofibrom, Xanthom oder Xanthogranulom wird von einigen Autoren als narbiger Ausheilungszustand eines eosinophilen Granuloms angesehen (Alerte, 1963). Das Xanthelasma des Magens hat vielleicht damit nichts zu tun, sondern ist eine lokale Stoffwechselstörung (Takebayashi, 1970).

Tabelle 7. Eosinophiles Granulom. Klassifikation nach O'Neill (1970)

	Gruppe I	Gruppe II
Bluteosinophilie	vorhanden	fehlt
Klinik		
Asthma, Allergie	häufig	fehlt
Reaktion auf NNR-Steroidtherapie	kurativ	wirkungslos
Rezidiv	häufig	nein (nach Operation)
Pathologie		
Makroskopisch	multipel	solitär
	schlecht abgegrenzt	scharf abgegrenzt
Histologie	diffuse eosinophile Infiltration	submuköse eosinophile Infiltration
Komplikationen (z. B. Ascites)	kommen vor	nein
Lokalisation	meist Dünndarm, selten Magen	Magen in 50 % der Fälle

Literatur

I. Allgemeines — II. Häufigkeit

Beard, R. J., Gruebel Lee, E. C., Haysom, A. H., Melcher, D. H.: Non-carcinomatous tumours of the stomach. Brit. J. Surg. **55**, 535—538 (1968)

Bücker, J., Stössel, H. G.: Über gutartige Magentumoren. Fortschr. Röntgenstr. **94**, 159—175 (1961)

Calenoff, L., Sparberg, M.: Gastric pseudolesions: roentgenographic-gastrophotographic correlation. Amer. J. Roentgenol. **113**, 139—146 (1971)

Dimakakos, P. B.: Zum Krankheitsbild der gutartigen Magentumoren. Schweiz. med. Wschr. **99**, 1361—1368 (1969)

Dudley, G. S., Miscak, L., Morse, S. F.: Benign tumors of the stomach. Rev. Gastroent. **10**, 31—44 (1943)

Eder, M., Wiebecke, B., Klein, H. J.: Pathologisch-anatomische Aspekte der Krebsvorstufen des Gastrointestinaltraktes. Chirurg **41**, 97—103 (1970)

Eklöf, O., Sahlin, O.: Benign epithelial tumors of the stomach and duodenum. Acta chir. scand. **255**, 1—32 (1960)

Eklöf, O.: Benign tumours of the stomach and duodenum. Acta radiol. (Stockh.) **57**, 177—198 (1962)

Eliason, E. L., Wright, Z. W.: Benign tumors of the stomach. Surg. Gynec. Obstet. **41**, 461 (1925)

Eusterman, G. B., Senty, E. G.: Benign tumors of the stomach: report of 27 cases. Surg. Gynec. Obstet. **34**, 5—15 (1922)

Grafe, W., Thorbjarnarson, B., Pearce, J. M., Beal, J. M.: Benign neoplasms of stomach. Amer. J. Surg. **100**, 561 (1960)

Gregl, A., Niemann, H., Schlachetzki, J., Schulze-Niehoff, M., Eydt, M.: Benigne und semimaligne Magengeschwülste. Chirurg **39**, 19—22 (1968)

Heberer, G., Larena, A., Zumtobel, V.: Krebsrisikoerkrankungen und gutartige Geschwülste der Speiseröhre und des Magens. Chirurg **41**, 107—116 (1970)

Helelä, T. M., Scheinin, T. M.: Benign tumours of the stomach and duodenum. Ann. Clin. Res. **1**, 187—196 (1969)

Hügel, E.: Die benignen Tumoren. Radiologe **9**, 257—264 (1969)

McNeer, G., Pack, G. T.: Neoplasms of the stomach, p. 518—544. Philadelphia: J. B. Lippincot 1967

Minnes, J. F., Geschickter, C. F.: Benign tumors of the stomach. Amer. J. Cancer 28, 136 (1936)

Moutier, Fr., Cornet, A., Nora, J.: Considérations sur le radiodiagnostic des tumeurs gastriques bénignes ou soi-disant telles. Roentgen-Europ. 1, 15 (1961)

Palmer, E. D.: Benign intramural tumors of the stomach. Medicine (Baltimore) 30, 81 (1951)

Petrow, A. F., Pekerman, M. Ja.: K voprosu o dobrokačestvennych neěvpitelial'nych opucholjach zeludka. Klin. Chir. 6, 32—35 (1967)

Rigler, L. G., Erichsen, L. G.: Benign tumors of the stomach; observations on their incidence and malignant degeneration. Radiology 26, 6—15 (1936)

State, D., Hay, L. J.: Benign tumors of the stomach. In: Tumors of the gastrointestinal tract, pancreas, biliary system, and liver, p. 95—103 (Pack, G. T., Ariel, I. V., Eds.). London: Pitman 1962

Stewart, M. J.: Observations on the relation of indignant disease to benign tumours of the intestinal tract. Brit. med. J. 1929 II, 567—569

Wanke, M.: Magen. In: Spezielle pathologische Anatomie, Bd. 2, T. 1, S. 522—594 (Doerr, W., Seifert, G., Uehlinger, E., Hrsg.). Berlin-Heidelberg-New York: Springer 1971

Wilhelm, M., Bedacht, R.: Die benignen Magentumoren in Klinik und Röntgenbild. Med. Klin. 64, 653—658 (1969)

III. Pathologie

Ackerman, L. V.: Surgical pathology. St. Louis: C. V. Mosby Co. 1968

Benedict, E. B., Allen, A. W.: Adenomatous polyps of stomach with special reference to malignant degeneration. Surg. Gynec. Obstet. 58, 79 (1934)

Bertini, G.: Polipo ganglioneuromatoso pedente dalla parete gastrica. Arch. Sci. med. 61, 566 (1936)

Bolck, F.: Die Granuloblastome des Magens. Beitr. path. Anat. 110, 635 (1949)

Bolck, F., Kulenkamp, D., Stiller, D.: Herdförmige tumorartige Bindegewebshyperplasien des Magens. Virchows Arch. path. Anat. 357, 299 (1972)

Bongiovi, J. J., Duffy, J. L.: Gastric hemangioma associated with upper gastrointestinal bleeding. Arch. Surg. 95, 93 (1967)

Borrmann, R.: Geschwülste des Magens und Duodenums. In: Henke, F., Lubarsch, O.: Handbuch der speziellen pathologischen Anatomie und Histologie. Berlin: Springer 1926

Bremer, E. H., Ballaille, W. C., Bulle, P. H.: Villous tumors of the upper gastrointestinal tract. Amer. J. Gastroent. 50, 135 (1968)

Brunn, H. B., Pearl, F. L.: Diffus gastric polyposis — Adenopapillomatosis gastrica, Report of 5 proven and 7 probable cases. Surg. Gynec. Obstet. 43, 559 (1926)

Chapman, B. M., Vogel, W. F., Schomaker, T. P.: Massive gastric hemorrhage associated with aberrant pancreas in the stomach. Gastroenterology 8, 367 (1947)

Chusid, E. L., Hirsch, R. L., Clocher, H.: Spectrum of hypertrophic gastropathy. Giant rugal folds, polyposis and carcinoma of the stomach. Arch. intern. Med. 114, 621 (1964)

Cruveilhier, I.: Maladies de l'estomac. Paris: J. B. Baillière 1829/35

Dahl, E. V., Waugh, M. D., Dahlin, D. C.: Gastrointestinal ganglioneuromas. Amer. J. Path. 33, 953 (1957)

Davies, A. J.: Carcinoid tumors. Brit. Prac. Surg. Progr. 78 (1960)

Delannoy, E.: Tumeurs benignes de l'estomac. Lyon chir. 61, 161 (1965)

Dormandy, T. L.: Gastro-intestinal polyposis with mucocutaneous pigmentation. (Peutz-Jegher's Syndrome) New Engl. J. Med. 256, 1093, 1141, 1186 (1957)

Dozois, R. R., Judd, E. S., Dahlin, D. C., Bartholomew, L. G.: The Peutz-Jeghers syndrome. Is there a preposition to the development of intestinal malignancy. Arch. Surg. 98, 509 (1969)

Eder, M.: Neuere morphologische Aspekte der Magen-Darm-Tumoren. In: Fortschritte der Krebsforschung — Molekularbiologie, Wachstum, Klinik. 10. Wissenschaftliche Tagung des Deutschen Zentralausschusses für Krebsbekämpfung und Krebsforschung, Berlin, 1968. Stuttgart: Schattauer 1969

Edwards, R. V., Brown, C. H.: Benign disease of antral portion of stomach; benign gastric polyp and their relation to carcinoma of stomach. Gastroenterology 16, 531 (1950)

Erkles, K.: A case of osteochondroma of stomach wall. Ned. T. Geneesk. 11, 1769 (1919)

Eklund, A. A., Eklöf, O., Haerling, M., Ohlsson, I.: Benign nonepithelial tumors of the stomach and duodenum. Acta chir. scand. 121, 439 (1961)

Faust, D. B., Mudgett, C. S.: Aberrant pancreas, with review of the literature and report of a case. Ann. intern. Med. 14, 717 (1940)

Feyrter, F.: Über angeborene heterotope knotige Gewebswucherungen des menschlichen Magens und Darmes (Nebenpankreas, rudimentäres Nebenpankreas, angeborene heterotope Epithelwucherungen). Z. mikr.-anat. Forsch. 27, 519 (1931)

Feyrter, F.: Über die Pathologie der vegetativen nervösen Peripherie und ihre ganglionären Regulationsstätten. Wien: W. Maudrich 1948

Feyrter, F.: Über Neurome und Neurofibromatose, nach Untersuchungen am menschlichen Magen-Darmtrakt. Wien: W. Maudrich 1948

Feyrter, F.: Über die granulären neurogenen Gewächse. Beitr. path. Anat. 110, 181 (1949)

Fovet, A., Guerrin, F.: Fibroma of the stomach. Arch. Mal. Appar. dig. 49, 1696 (1960)

Günther, K., Urban, P.: Ein Beitrag zu den seltenen Tumoren des Magens: Das Neurinom. Dtsch. Gesundh.-Wes. 21, 1535 (1966)

Halpert, B., Gjörkey, F., Paulsen, P. F.: Xanthomatosis of the stomach. Surgery 39, 325 (1956)

Harkin, J. C., Reed, R. J.: Tumors of the peripheral nervous system. Atlas of tumor pathology, 2nd Series, Fasc. 3. Washington: Armed Forces Institute of Pathology 1969

Hart, J.: Submucous lipoma of the stomach, presenting as pyloric obstruction. Brit. J. Surg. 54, 157 (1967)

Hay, L. J.: Polyps and adenomas of the stomach. Surgery 33, 446 (1953)

Helwig, E. B., Ranier, A.: Inflammatory fibroid polyps of the stomach. Amer. J. Path. 28, 535 (1952)

Hobbs, W. H., Cohen, J. E.: Gastroduodenal invagination due to a submucous lipoma of the stomach. Amer. J. Surg. 71, 505 (1946)

Järvi, O., Laurén, P.: On the role of heterotopias of the intestinal epithelium in the pathogenesis of gastric cancer. Acta path. microbiol. scand. 29, 26 (1951)

Järvi, O., Laurén, P.: Gastric glandular tumours provided with excretory ducts, and criticism of the theory of the tumours arising in heterotopic pancreas. Acta path. microbiol. scand. 62, 1 (1964)

Jelinek, R., Zeitlhofer, J.: Neurom des Magens. Zbl. Chir. 92, 193 (1967)

Jones, Ch. K., McKee, F. W.: Gastric paraganglioma with ulceration. Arch. Path. 48, 570 (1949)

Kaufmann, F.: Zur Kenntnis des Xanthofibroms des Magens. Zbl. allg. Path. path. Anat. 110, 144 (1967)

Kiefer, E. D., Christiansen, P. A.: Benign tumors of stomach and duodenum. Med. Clin. N. Amer. 40, 381 (1956)

Kofler, E.: Über die Granulome des Magen-Darmschlauches. Virchows Arch. path. Anat. 321, 121 (1952)

Kofler, E.: Zur Ätiologie und Klinik der eosinophilen Magengranulome. Wien. med. Wschr. 104, 473 (1954)

Konjetzny, G. E.: Die Geschwülste des Magens. Dtsch. Chirurg 1, 1 (1921)

Konjetzny, G. E.: Die Entzündungen des Magens. In: Henke-Lubarsch, Handbuch d. spez. pathol. Anatomie und Histologie, Bd. IV, 2. Berlin: Springer 1928

Lawrence, J. C.: Gastrointestinal polyps — Statistical study of malignancy incidence. Amer. J. Surg. 31, 499 (1936)

Martin, J.-F., Bazin, P., Féroldi, J., Cabanne, F.: Tumeurs myoides intramurales de l'estomac. Ann. Anat. path. 5, 484 (1960)

Masson, P.: Tumeurs humaines, 2. Ed. Paris: Librarie Maloine 1956

Matteo di, G., Novi, J.: Tumori primitivi benigni del sistema reticulo istiocitario a sede gastrica. Arch. ital. Chir. 76, 484 (1953)

Ménétrier, P.: Des polyadénomes gastriques et de leur rapports avec le cancer de l'estomac. Arch. physiol. norm. path. 321, 32 236 (1888)

Meyer, K. A., Brams, W. A.: Non-carcinomatous tumors of stomach. Surg. Gynec. Obstet. 41, 311 (1925)

Miller, T. G., Eliason, E. L., Wright, V. W. M.: Carcinomatous degeneration of polyp of stomach; report of 8 cases with review of 24 recorded by others. Arch. intern. Med. 46, 841 (1930)

Ming, S. C., Goldman, H.: Gastric polyp, a histogenetic classification and its relation to carcinoma. Cancer (Philad.) 18, 1721 (1965)

Monaco, A. P., Roth, S. J., Castleman, B., Welch, C. E.: Adenomatous polyps of the stomach: A clinical and pathological study of one hundred and fifty-three cases. Cancer (Philad.) 15, 456 (1926)

Morson, B. C.: Gastric polyps composed of intestinal epithelium. Brit. J. Cancer 9, 550 (1955)

Moutier, F. A., Cornet, A., Nora, J.: Considérations sur le radiodiagnostic des tumeurs gastriques benignes ou soi-disant telles. Roentgen-Europ. (Paris) 1, 15 (1961)

Nakamura, T.: Pathohistologische Einteilung der Magenpolypen mit spezifischer Betrachtung ihrer malignen Entartung. Chirurg 41, 122 (1970)

Niemetz, D., Wahrton, G. U.: Benign gastric polyps. Ann. intern. Med. 42, 339 (1955)

Ochsner, S. F., Ianitos, G. P.: Benign tumors of the stomach. J. Amer. med. Ass. 191, 881 (1965)

PALMER, E. D.: Benign intramural tumors of the stomach: A review with special reference to gross pathology. Medicine (Baltimore) **30**, 81 (1951)

PAUL, W. D., LOGAN, W. P.: Polyps of stomach with reference to gastroscopic finding. Gastro-enterology **8**, 592 (1947)

PITTS, H. H., HILL, J. E.: Ganglioneuroma of the stomach. Canad. med. Ass. J. **56**, 937 (1947)

RAVITCH, M. N.: Polypoid adenomatosis of entire gastro-intestinal tract. Ann. Surg. **128**, 283 (1948)

RINGERTZ, N.: The pathology of gastric cancer and its relationship to gastric polyps, and ulcer. Acta Un. int. Cancr. **17**, 289 (1961)

ROSS, R. J.: Villous adenoma of the stomach. J. Amer. med. Ass. **195**, 583 (1966)

SANDERS, R. J., AXTELL, H. K.: Carcinoids of the gastrointestinal tract. Surg. Gynec. Obstet. **199**, 369 (1964)

SAPHIR, O.: A text of systematic pathology, Vol. II. New York and London: Grune and Stratton 1959

SCHINDLER, R.: Gastroscopy. Chicago: Univ. of Chicago Press 1950

SCOTT, O. B., BRUNSCHWIG, A.: Submucosal lipomas of the stomach; a review of the literature and a report of a case associated with carcinoma. Arch. Surg. **52**, 253 (1946)

SPRIGGS, E. J.: Polyps of the stomach and polypoid gastritis. Quart. J. Med. **12**, 1 (1943)

STÄMMLER, M.: Geschwürs- und Krebsbildung. Zbl. Chir. **67**, 34 (1940)

STEMPIEN, J., DEGRADI, A. E., REINGOLD, J. M., HERSKELL, C. L., GOODMAN, J. R., WEAYER, D. S.: Hypertrophic hypersecretory gastropathy. Amer. J. dig. Dis. **9**, 471 (1964)

STEWART, M. J.: Precancerous lesions of the alimentary tract. Lancet **1931 II**, 565, 617, 669

STOUT, A. P.: Tumors of the stomach. In: Atlas of tumor pathology, Vol. VI. Washington, D. C.: Armed Forces Inst. Path. 1953

STOUT, A. P.: Bizarre smooth muscle tumors of the stomach. Cancer (Philad.) **15**, 400 (1962)

TACHDJIAN, V.: Benign tumors of stomach. In: Gastroenterology, 2nd. ed., Vol. I. (BOCKUS, H. L., Ed.). Philadelphia-London: W. B. Saunders and Co. 1963

TAKIZAWA, N.: (Chairman of the Committee on Histol. Classification of Gastric carcinoma): Histological classification of gastric carcinoma. Gann **61**, 93 (1970)

TIMONEN, S.: On gastric myoma and fibroma. Ann. Chir. Gynaec. Fenn. **37**, 52 (1948)

TOMASULO, J.: Gastric polyps. Histologic types and their relationship to gastric carcinoma. Cancer (Philad.) **27**, 1346 (1971)

TUAZON, R.: Rhabdomyoma of the stomach. Amer. J. clin. Path. **52**, 37 (1969)

TURKINGTON, R. W.: Gastric lipoma. Report of a case and review of the literature. Amer. J. dig. Dis. **10**, 719 (1965)

VANEK, J.: Gastric submucosal granuloma with eosinophilic infiltration. Amer. J. Path. **25**, 397 (1949)

WANKE, M.: Magen. In: Spezielle pathologische Anatomie, Bd. 2, Teil 1. (DOERR, W., SEIFERT, G., UEHLINGER, E., Hrsg.). Berlin-Heidelberg-New York: Springer 1971

WILLIS, R. A.: The pathology of tumours, Ed. 2. St. Louis: C. V. Mosby Co. 1953

YONEMOTO, R. H., SLAYBACK, J. B., BYRON, R. L., ROSEN, R. B.: Familial polyposis of the entire gastrointestinal tract. Arch. Surg. **99**, 427 (1969)

YOON, I., LUDDECKE, H. F.: Lipoma of the stomach. Amer. J. Surg. **96**, 453 (1958)

IV. Diagnose und Differentialdiagnose

BELGRAD, R., CARLSON, H. C., PAYNE, W. S., CAIN, J. C.: Pseudotumoral gastric varices. Amer. J. Roentgenol. **91**, 751—756 (1964)

BENKÖ, G.: Tumorähnliche Schatten des normalen Magens und des Zwölffingerdarmes im Angiogramm. Fortschr. Röntgenstr. **110**, 322—328 (1964)

BONFIELD, R. E., MARTEL, W., BATSAKIS, J. G.: The significance of small gastric filling defects. Surg. Gynec. Obstet. **127**, 1231—1235 (1968)

BÜRKLE, G., FROMMHOLD, W.: Tumorsimulierende Magenerkrankungen und ihre Differential-diagnose. Fortschr. Röntgenstr. **114**, 231—246 (1971)

CALENOFF, L., SPARBERG, M.: Gastric pseudolesions: roentgenographic-gastrophotographic correlation. Amer. J. Roentgenol. **113**, 139—146 (1971)

FONT, R. G., SPARKS, R. D., HERBERT, G. A.: Ectopic spleen mimicking an intrinsic fundal lesion of the stomach. Amer. J. dig. Dis. **15**, 49—56 (1970)

GREENDYKE, W. H., RESNICK, D. L., SCHELLHAMMER, P. F.: Clear cell carcinoma of the kidney simulating an intramural gastric tumour. Clin. Radiol. **22**, 222—224 (1971)

HAUGER, W., HERZER, R.: Melanommetastasen im Fundus ventriculi. Fortschr. Röntgenstr. **117**, 100—101 (1972)

KRONE, C. L., GELFAND, M. D.: Gastritis presenting as multiple polyposis of the stomach. Gastroenterology **57**, 703—708 (1969)

LINSMAN, J. F.: Gastric ulcers simulating intramural, extramucosal tumors. Amer. J. Roentgenol. **101**, 421—424 (1967)

Rothstein, J. D., Sandusky, W. R., Keats, T. E.: Hematoma as a cause of radiographic deformity of stomach. Radiology 90, 116—117 (1968)
Sussman, H. M., Weingarten, B., Mossberg, S. M.: Localized gastric mucosal hypertrophy simulating tumor. Amer. J. dig. Dis. 10, 710—718 (1965)
Siegelman, St. S., Gold, J. A., Simon, M., Soifer, I.: Ulceration of intramural gastric neoplasms. Amer. J. dig. Dis. 14, 127—134 (1969)
Wright, F. W., Matthews, J. M.: Hemophilic pseudotumor of the stomach. Radiology 98, 547—549 (1971)

V. Röntgendiagnostik

Antonie, T.: Myoma of the stomach. A review of 50 cases. Aust. N. Z. J. Surg. 22, 286—296 (1953)
Benzer, H.: Gutartige Neubildungen des Magens. Wien. med. Wschr. 109, 159 (1959)
Brown, W. H., Davis, F. W., Jr.: Bezoar and its potential imitator. Roentgenol. 82, 1041—1047 (1959)
Bücker, J., Stössel, H. G.: Über gutartige Magentumoren. Fortschr. Röntgenstr. 94, 159 (1961)
Bürkle, G., Frommhold, W.: Tumorsimulierende Magenerkrankungen und ihre Differentialdiagnose. I. Mitt.: Zur Polyätiologie von Faltenwulstungen im Magenschleimhautrelief. Fortschr. Röntgenstr. 114, 231 (1971)
Caby, F., Andrieux, J.: Le granulome éosinophile de l'estomac. J. Radiol. Electrol. 84, 151 (1965)
Chodoff, J., Leon, A.: Lipoma of the stomach. Surgery 46, 841 (1959)
Christopherson, W. M., Higgins, J. R., Cullough, J. Y., Wolfe, N. H.: Carcinoid tumors of the stomach. Amer. J. Surg. 86, 224 (1953)
Crummy, A. B., Jr., Juhl, J. H.: Calcified gastric leiomyoma. Amer. J. Roentgenol. 87, 727—728 (1962)
Cussen, L. J.: The incidence of leiomyomata of the stomach. Med. J. Aust. 713 (1959)
Davies, G. R., Jackson, B. A.: Gastric polyps. Canad. J. Surg. 2, 397—406 (1959)
Eklöf, O.: Benign tumours of the stomach and duodenum. Acta radiol. (Stockh.) 57, 177—198 (1962)
Eklöf, O., Erikson, E., Sahlin, O.: Benign epithelial tumours of the stomach and duodenum. Acta chir. scand. 255, 1—32 (1960)
Feyrter, F.: Über Neurome und Neurofibromatose nach Untersuchungen am menschlichen Magen-Darm-Schlauch. Wien: W. Maudrich 1958
Feyrter, F.: Über die Myome des menschlichen Magen-Darm-Schlauches. Virchows Arch. path. Anat. 316, 689—707 (1949)
Fogel, M., Fejer, R.: Röntgenologische Veränderungen varikösen Ursprungs am Magenfornix. Fortschr. Röntgenstr. 83, 204—207 (1955)
Frank, A.: Zur Differentialdiagnose der sogenannten zirkumskripten beetartigen Gastritis. Fortschr. Röntgenstr. 106, 102 (1967)
Frank, A., Zandanell, E.: Über das Karzinoid des Magens. Radiol. austriaca 9, 47 (1956)
Good, C. A.: Benign tumors of the stomach and duodenal bulb. J. Canad. Ass. Radiol. 16, 92—104 (1965)
Gottlieb, Ch., Berenbaum, S. L., Weiner, M. L.: Syphilis of the stomach. Radiology 59, 193 (1952)
Gregl, A., Niemann, H., Schlachetzky, J.: Klinische Symptomatik neurogener Magentumoren. Bruns Beitr. klin. Chir. 216, 640 (1968)
Hererer, G., Larena, A., Zumtobel, V.: Krebsrisikoerkrankungen und gutartige Geschwülste der Speiseröhre und des Magens. Chirurg 41, 107 (1970)
Hoeffken, W.: Krankheiten des Magens und Duodenums. In: Haubrich, R., Klinische Röntgendiagnostik innerer Krankheiten, Bd. 2, S. 152ff. und 159ff. Berlin-Heidelberg-New York: Springer 1966
Hottinger, P. R.: Über Magenneurinome. Inaug. Diss., Zürich 1957
Huppler, E. G., Priestley, J. T., Morlock, C. G., Gage, R. P.: Diagnosis and results of treatment in gastric polyps. Surg. Gynec. Obstet. 110, 309 (1960)
Hurwitz, M. M., Redleaf, P. D., Williams, H. J., Edwards, J. E.: Lipomas of the gastrointestinal tract. An analysis of twenty-two tumors. Amer. J. Roentgenol. 99, 84—89 (1967)
Jelinek, R., Zeitlhofer, J.: Neurinome des Magens. Zbl. Chir. 92, 193—201 (1967)
Lackner, J.: Submuköse Magenzyste. Fortschr. Röntgenstr. 111, 296—297 (1969)
Marshak, R. H., Friedman, A. J.: Carcinoids (argentaffinomas) of the stomach. Amer. J. Roentgenol. 66, 200 (1951)
Martini, G. A., Dölle, W.: Ménétrier-Syndrom. Dtsch. med. Wschr. 86, 2524—2530 (1961)
Medhurst, G. A.: Gastric leiomyoma. Brit. J. Radiol. 31, 372—376 (1958)

MESSMER, G., AKOVBIANTZ, A., MEYER, H. J., PFENNINGER, E.: Zur Diagnose und Therapie der Riesenfaltengastropathie. Dtsch. med. Wschr. **93**, 2054—2060 (1968)

MILN, D. C., HANNAH, G.: The single gastric polyp. Brit. J. Surg. **55**, 599 (1968)

MONACO, A. P., ROTH, S. J., CASTLEMAN, B., WELCH, C. E.: Adenomatous polyps of the stomach. A clinical and pathological study of 153 cases. Cancer (Philad.) **15**, 456—467 (1962)

MOUTIER, F., CORNET, A., NORA, J.: Considérations sur le radiodiagnostic des tumeurs gastriques bénignes ou soi-disant telles. Roentgen Europ. **1**, 15—43 (1961)

NORDENSTAM, H., NORDSTRÖM, S.: Benign non-epithelial tumors of the stomach. Acta chir. scand. **125**, 139 (1963)

PALMER, P. E. S.: Giant hypertrophic (tumour simulating) gastritis. J. Fac. Radiol. (Lond.) **9**, 175—182 (1958)

PAPE, R., HACKENSELLNER, H. A.: Das röntgenologische Erscheinungsbild der neurogenen Tumoren des Verdauungstraktes. Fortschr. Röntgenstr. **76**, 691 (1952)

PENA, O., BRAASCH, J. W.: Benign tumors of the stomach. Lahey Clin. Bull. **17**, 89 (1966)

POLGAR, J., JANKOVICH, R.: Un cas de tuberculose gastrique. Ann. Radiol. **9**, 407—409 (1966)

POSCHAOZEWSKI, R., SHERMAN, S.: The roentgen appearance of gastric argentaffinoma. Radiology **72**, 330 (1959)

PRÉVOT, R., LASSRICH, M.: Röntgendiagnostik des Magen-Darmkanals. Stuttgart: Thieme 1959

REESE, D. F., HODGSON, J. R., DOCKERTY, M. B.: Giant hypertrophy of the gastric mucosa (Menetrier's disease). A correlation of the roentgenographic, pathologic, and clinical findings. Amer. J. Roentgenol. **88**, 619—626 (1962)

REINBERG, S. A., JEGOROW, J. P., WLASSOW, W. P., LICHATSCHEW, J. P., WJERETENAIKOWA, W. P.: Klinisch-röntgenologische Beobachtungen an akzessorischen Pankreasinseln (Choristom) in der Wand des Magens und des Bulbus duodeni. Radiol. diagn. (Berl.) **4**, 605—622 (1963)

RICHTER, K., ANDERSCH, H., JOHN, H.: Die Erkennung von Magenvarizen im Röntgenbild. Dtsch. Gesundh.-Wes. **21**, 845 (1962)

RICHTER, K., BÖCK, G.: Grundlagen für eine methodische Standardisierung der Röntgenuntersuchung des Magens und Duodenums. Dtsch. Gesundh.-Wes. **24**, 1363 (1969)

ROSSI, N. P., COHEN, W. N., GULESSERIAN, H., EHRENHAFT, J. L.: Isolated varices of the gastric fundus. Ann. Surg. **165**, 640—643 (1967)

SIELMAN, H.: Zur Diagnose der Syphilis des Magens. Fortschr. Röntgenstr. **85**, 515—518 (1956)

STEINER, D. W.: Die neurogenen Tumoren des Magens. Praxis **21**, 637 (1952)

TANAKA, M., YAMASHITA, H., SUZUKI, S.: Benign protrudent change of the stomach and duodenum. XII. International Congress of Radiology. Book of Abstracts, 240, Tokyo 1969

TARBIAT, S.: Gutartige Magentumoren. Bruns Beitr. klin. Chir. **208**, 456 (1964)

TESCHENDORF, W.: Lehrbuch der röntgenologischen Differentialdiagnostik. Bd. II, Erkrankungen der Bauchorgane. Stuttgart: Thieme 1964

WILHELM, M., BEDACHT, R.: Die benignen Magentumoren in Klinik und Röntgenbild. Med. Klin. **64**, 653—658 (1969)

WILSON, R. E., PIROZYNSKI, W. J.: Diffuse cystic malformation of the stomach, manifested as multiple polypoid lesions, a case report. J. Canad. Ass. Radiol. **16**, 159—198 (1965)

WOLF, W.: Benigne Magentumoren. Dtsch. med. Wschr. **81**, 1081 (1956)

WÜLFING, D., SCHREIBER, H. W.: Das Neurinom des Magens. Bruns Beitr. klin. Chir. **203**, 429 (1961)

VI. Epitheliale Geschwülste (Adenoma)

ARBETER, A. M., COURTNEY, R. A., GAYNOR, M. F.: Diffuse gastrointestinal polyposis associated with chronic blood loss, bypoproteinemia, and anasarca in an infant. J. Pediat. **76**, 609—610 (1970)

ARIGA, K., HONDA, T., KOIZUMI, H.: Studies on the endoscopic findings of gastric polyp. Proc. First Congress Int. Soc. Endoscopy, p. 314—350. Tokyo 1966

BAETHKE, R., KRENTZ, K.: Die klinische Bedeutung polypöser Adenome des Magens. Internist **4**, 233—238 (1963)

BERG, J. W.: Histological aspects of relationship between gastric adenomatosis polyps and gastric cancer. Cancer (Philad.) **11**, 1149 (1958)

BOWDEN, L.: Adenocarcinoma in a small gastric polyp. A case report. Cancer (Philad.) **15**, 468—470 (1962)

BRUNN, H., PEARL, F.: Diffuse gastric polyposis-adenopapillomatosis gastrica. Surg. Gynec. Obstet. **43**, 559 (1926)

BUSSEY, H. J. R.: Progress report: Gastrointestinal polyposis. Gut **11**, 970 (1970)

CAREY, J. B., HAY, L.: Gastric polyps. Gastroenterology **10**, 102 (1948)

CARLSON, E., WARD, J. G.: Surgical considerations in gastric polyps, gastric polyposis and giant hypertrophic gastritis in 74 cases. Surg. Gynec. Obstet. **107**, 727 (1958)

Cornet, A., Renault, P., Carnot, F., Blanc, E., Pleavierre, P., Terris, G.: Polypes Gastriques. Polypose et gastrite chronique. Arch. Mal. Appar. dig. **60**, 507—524 (1971)

Cromer, H. E., Jr., Comfort, M. W., Butt, H. R.: Gastric acidity in cases of adenomatous gastric polyp. J. nat. Cancer Inst. **10**, 497 (1949)

Cronkhite, I. W., Canada, W. J.: Generalized gastrointestinal polyposis. An unusual syndrome of polyposis, pigmentation, alopecia and onychotrophia. New Engl. J. Med. **252**, 1011—1015 (1955)

Demling, L., Ottenjann, R., Elster, K.: Endoskopie und Biopsie der Speiseröhre und des Magens. Ein Farbatlas. Stuttgart-New York: Schattauer 1972

Eklöf, O., Erikson, E., Sahlin, O.: Benign epithelial tumors of stomach and duodenum. Diagnosis and treatment. Acta chir. scand. Suppl. **255**, 1—32 (1960)

Eliason, E. L., Wright, V. W. M.: Benign tumors of the stomach. Surg. Gynec. Obstet. **41**, 461 (1925)

Eusterman, G. B., Senty, E. G.: Benign tumors of the stomach. Surg. Gynec. Obstet. **34**, 5 (1922)

Goldberg, H. I., Margulis, A. R.: Adenomyoma of the stomach. Report of a case. Amer. J. Roentgenol. **96**, 382—387 (1966)

Goldman, D. S., Appelman, H. D.: Gastric mucosal polyps. Amer. J. clin. Path. **58**, 434—444 (1972)

Grafe, W., Thorbjarnarson, B., Pearce, J. M., Beal, J. M.: Benign neoplasms of stomach. Amer. J. Surg. **100**, 561 (1960)

Hay, L. H.: Gastric polyps, a clinical study. Minn. Med. **34**, 362 (1951)

Hay, L. H.: Polyps and adenomas of the stomach. Surgery **33**, 446—467 (1953)

Hayashi, T., Takahashi, K., Maeda, H., Ariga, K.: Stomach polyps in Japan. In: Gregor, O., Riedl, O. (Eds.), Modern Gastroenterology. Stuttgart: Schattauer 1969

Helwig, E. B., Ranier, A.: Inflammatory fibroid polyps of the stomach. Surg. Gynec. Obstet. **96**, 355—367 (1963)

Huppler, E. G., Priestley, J. T., Morlock, C. G., Gage, R. P.: Diagnosis and results of treatment in gastric polyps. Surg. Gynec. Obstet. **110**, 309—313 (1960)

Jamieson, G. G., Ludbrook, J.: The problems of "benign" polypoid lesions of the stomach. Aust. N. Z. J. Surg. **41**, 123—130 (1971)

Jarnum, St., Jensen, H.: Diffuse gastrointestinal polyposis with ectodermal changes. Gastroenterology **50**, 107—118 (1966)

Jeghers, H., McKusick, V. A., Katz, K. H.: Generalized intestinal polyposis and melanin spots of oral mucosa, lips and digits, syndrome of diagnostic significance. New Engl. J. Med. **241**, 993—1005 (1949)

Kade, H.: Die Bedeutung der chronischen Gastritis als präcarcinomatöse Erkrankung. Hamburg: H. H. Nölke Verlag 1949

Kümmerle, F., Schmitt-Köppler, A.: Magenpolypen. Dtsch. med. Wschr. **96**, 1485—1490 (1971)

Manousos, O., Webster, C. U.: Diffuse gastrointestinal polyposis with ectodermal changes. Gut **7**, 375—379 (1966)

Marshak, R. H., Feldman, F.: Gastric polyps. Amer. J. dig. Dis. **10**, 909—935 (1965)

McConnell, R. B.: The genetics of gastro-intestinal disorders. London-New York-Toronto: Oxford University Press 1966

Meltzer, A. D., Ostrum, B. J., Isard, H. J.: Villous tumors of the stomach and duodenum. Radiology **87**, 511—513 (1966)

Miln, D. C., Hannah, G.: The single gastric polyp. Brit. J. Surg. **55**, 599—602 (1968)

Ming, S., Goldman, H.: Gastric polyps. A histogenetic classification and its relation to carcinoma. Cancer (Philad.) **18**, 721—726 (1965)

Minnes, J. F., Geschickter, C. F.: Benign tumors of stomach. Amer. J. Cancer **28**, 136 (1936)

Monaco, A. P., Roth, S. I., Castleman, B., Weich, C. E.: Adenomatous polyps of the stomach. Cancer (Philad.) **15**, 456—467 (1962)

Morrissey, J. F.: Gastrointestinal endoscopy. Gastroenterology **62**, 1241—1268 (1972)

Muto, T., Oota, K.: Polypogenesis of gastric mucosa. Gann **61**, 435—442 (1970)

Peutz, J. C. A.: Over een zeer merkwaardige, gecombineerde familiaire polyposis van de slijmvliezen van den Tractus intestinalis met die van Neusheelholte en gepaard met eigenaardige pigmentalies van hind-en slijmvliezen. Ned. Maandschr. Geneesk. **10**, 134—146 (1921)

Plachta, A., Speer, F. D.: Gastric polyps and their relationship to carcinoma of the stomach. Review of literature and report of 65 cases. Amer. J. Gastroent. **28**, 160—175 (1957)

Pollack, J. L., Swinton, N. W.: Congenital polyposis of the colon with extension to the small intestine and stomach. Lahey Clin. Found. Bull. **9**, 174—179 (1955)

Ravitch, M. M.: Polypoid adenomatosis of the entire gastrointestinal tract. Ann. Surg. **128**, 283—288 (1948)

Rösch, W., Elster, K., Ottenjann, R.: Endoskopisch-bioptische Diagnose der Magen-polypen. Dtsch. med. Wschr. 96, 39—40 (1971)
Ross, R. J.: Villous adenoma of the stomach. J. Amer. med. Ass. 195, 583—584 (1966)
Roxburgh, R. A.: The case for total gastrectomy in multiple polyposis of the stomach. Gut 3, 224—231 (1962)
Sagaidak, V. N.: Magenpolypen (Russ.). Vop. Onkol. 6, 1155 (1960)
Seifert, E., Elster, K.: Endoskopische Polypektomie am Magen. Dtsch. med. Wschr. 97, 1199—1204 (1972)
Shima, T.: Diagnosis of gastric polyps by double contrast method. Yonago Acta med. 11, 35—39 (1967)
Spriggs, E. I., Marxer, O. A.: Polyps of stomach and polypoid gastritis. Quart J. Med. 12, 1 (1943)
State, E., Gaviser, D., Hubbard, T. G., Wangensteen, O. H.: An attempt to identify likely precursor group of gastric cancer. J. nat. Cancer Inst. 10, 443 (1949)
Stewart, M. J.: Precancerous lesions of the alimentary tract. Lancet 221, 669 (1931)
Stout, A. P.: Tumors of the stomach. Atlas of tumor pathology. Washington, D. C.: Armed Forces Institute of Pathology 1953
Strohmeyer, G.: Polypen und Polyposis im Magen-Darm-Kanal. Internist 11, 413—415 (1971)
Tachdjian, V.: Benign tumors of the stomach. In: Bockus, H. L. (Ed.), Gastroenterology, Vol. I, 2nd Ed., p. 817—834. Philadelphia-London: W. B. Saunders 1963
Thompson, H. L., Oyster, J. M.: Neoplasms of the stomach other than carcinoma. Gastro-enterology 15, 185 (1950)
Tomasulo, J.: Gastric polyps. Histologic types and their relationship to gastric carcinoma. Cancer (Philad.) 27, 1346 (1971)
Tsuneoka, K., Uchida, T.: Endoscopic polypectomy of the stomach. 2nd World Congress of Gastrointestinal Endoscopy. Rom-Copenhagen 1970
Uematsu, T., Takekoshi, T., Masuda, T.: Long term observation of polypoid lesions by endoscopic examinations. Gastroenterological Endoscopy 10, 218—223 (1968)
Ueno, K., Yamagata, S., Oshiba, S., Kitagawa, M., Kano, A., Yago, H., Narita, S., Yamagata, H., Shirane, A.: Clinical observation of gastric polyp. 4. Weltkongreß für Gastroenterologie, Kopenhagen 1970
Vodolagin, V. D.: Polipoz želudka (Sovremennoje sostojanije voprosa). Klin. Med. (Mosk.) 51, 26—31 (1970)
Yonemoto, R. H., Slayback, J. B., Byron, R. L., Rosen, R. B.: Familial polyposis of the entire gastrointestinal tract. Arch. Surg. 99, 427—434 (1969)

VII. Carcinoid

Eklöf, O.: Carcinoid tumours of the stomach. Acta chir. scand. 121, 118—126 (1961)
Fredell, H. C.: Carcinoid tumor of the stomach. Arch. Surg. 80, 620 (1960)
Lattes, R., Grossi, C.: Carcinoid tumors of the stomach. Cancer (Philad.) 9, 698 (1956)
Sampsel, J. W., Callaway, F.: Gastric carcinoid with ossification. Amer. J. Surg. 124, 108—111 (1972)
Sarnazin, A., Simon, J., Bousquet, O., Paillas, J., Monod-Broca, Ph.: Un cas de maladie de Ménétrier avec tumeur carcinoide microscopique de l'estomac. Arch. Mal. Appar. dig. 60, 331—336 (1971)
Soga, J., Tazawa, K., Aizawa, O., Wada, K., Tuto, T.: Argentaffin cell adenocarcinoma of the stomach: An atypical carcinoid? Cancer (Philad.) 28, 999—1003 (1971)
Thompson, N. W., Coon, W. W.: Carcinoid of the stomach. Amer. J. Surg. 108, 798—801 (1964)
Touzard, R. C.: A propos d'une tumeur rare de l'estomac: tumeur carcinoide. Sem. Hop. Paris 45, 1168—1169 (1969)

VIII. Leiomyoblastom

Abrams, J. S., Hubay, C. A.: The surgical management of smooth-muscle tumors of the gastro-intestinal tract. Arch. Surg. 81, 971—982 (1960)
Abramson, D. J.: Leiomyoblastomas of the stomach. Surg. Gynec. Obstet. 136, 118—125 (1973)
Aston, Sh. J., Tompkins, R. K.: Granular cell myoblastoma of stomach. Ann. Surg. 177, 288—231 (1973)
Berk, R. N., Scher, G. S., Bode, D. F.: Unusual tumors of the gastrointestinal tract. Amer. J. Roentgenol. 113, 159—170 (1971)
Bockel, P., Doryan, E.: Leiomyoblastom des Magens. Dtsch. med. Wschr. 91, 1380—1382 (1966)
Bose, B., Candy, J.: Gastric leiomyoblastoma. Gut 11, 875—880 (1970)
Crocker, D. W.: Smooth muscle tumors of the stomach. Ann. Surg. 170, 239—243 (1969)

De Castro, F. J., Olsen, W. R., Littler, E. R.: Gastric leiomyoblastoma in an adolescent. Amer. J. Surg. **123**, 614 (1972)

Feyrter, R.: Über Neurome und Neurofibromatose nach Untersuchungen am menschlichen Magen-Darmschlauch. Wien: W. Maudrich 1948

Feyrter, F.: Über die Myome des menschlichen Magen-Darmschlauchs. Virchows Arch. path. Anat. **317**, 689—707 (1949)

Graham, J. C., Blanchard, I. T., Scatliff, J. H.: Calcified gastric leiomyoma presenting as a mediastinal mass. Amer. J. Roentgenol. **114**, 529—531 (1972)

Leger, L., Hamel, D., Lemaigre, G., Delaitre, B.: Tumeurs myoides de l'estomac. J. Chir. (Paris) **103**, 205—220 (1972)

Martin, J. F., Bazin, P., Ferolde, J., Cabanne, R.: Tumeurs myoides intramurales de l'estomac; considérations microscopiques à propos de 6 cas. Ann. Anat. path. **5**, 484 (1960)

Muller, M., Ruegsegger, C. H., Pettavel, J., Gardiol, D.: Tumeurs gastriques d'origine musculaire. Schweiz. med. Wschr. **101**, 1305 (1971)

Muller, M., Ruegsegger, C. H., Pettavel, J., Gardiol, D.: Evolution et pronostic des leiomyoblastomes gastriques (tumeurs myoides). Arch. Mal. Appar. dig. **61**, 181—192 (1972)

Naidech, H. J., Axelrod, R. S., Seliger, G.: Granular cell tumor (myoblastoma) of the stomach. Amer. J. Roentgenol. **113**, 245—247 (1971)

Russel, R. C. G., Wood, B. A.: Exogastric leiomyomata. Int. J. Cancer **10**, 434 (1972)

Schofield, P. F., Fox, H.: Leiomyoblastoma of stomach. Brit. J. Surg. **52**, 928—930 (1965)

Short, W. F., Young, B. R.: Roentgen demonstration of prolapse of benign polypoid gastric tumors into the duodenum, including a Dumbbell shaped leiomyoma. Amer. J. Roentgenol. **103**, 317—320 (1968)

Sinnreich, M., Friedman, R., Dacso, M. R., Stern, W.: Bizarre gastric leiomyoblastoma simulating a pedunculated uterine fibromyoma. Obstet and Gynec.. **27**, 690—694 (1966)

Skandalakis, J. E., Gray, S. W., Shepard, D.: (1) Smooth muscle tumors of the stomach. Surgery **110**, 209—226 (1960)

Skandalakis, J. E., Gray, S. W., Shepard, D.: (2) Leiomyoma and leiomyosarcoma of the stomach. Sth. med. J. (Bgham, Ala.) **53**, 540—547 (1960)

Skandalakis, J. E., Gray, S. W.: Smooth muscle tumors of the alimentary tract. Springfield, Ill.: Ch. C. Thomas 1962

Smithwick, W., Biesecker, J. L., Leand, P. M.: Leiomyoblastoma: Behavior and prognosis. Cancer (Philad.) **24**, 996—1003 (1969)

Stout, A. P.: Bizarre smooth muscle tumors of the stomach. Cancer (Philad.) **15**, 400—409 (1962)

Tallqvist, G., Salmela, H., Lindström, B. L.: Leiomyoblastoma of the stomach. Acta. path. microbiol. scand. **71**, 194—202 (1967)

Tuazon, R.: Rhabdomyoma of the stomach. Amer. J. clin. Path. **52**, 37—41 (1969)

Wanke, M.: Magen. In: Spezielle pathologische Anatomie, Bd. 2, Teil 1, S. 557—566 (Doerr, W., Seifert, G., Uehlinger, E., Hrsg.). Berlin-Heidelberg-New York: Springer 1971

Yannopoulos, K., Stout, A. P.: Smooth muscle tumors in children. Cancer (Philad.) **15**, 958—971 (1962)

IX. Neurogene Geschwülste

Canney, R. L.: Neurogenic tumours of the stomach. Brit. J. Surg. **36**, 139—147 (1948)

Das Gupta, T. K., Brasfield, R. D., Strong, E. W., Hajdu, S. I.: Benign solitary Schwannomas (neurilemomas). Cancer (Philad.) **24**, 355—366 (1969)

Fujii, K., Yamagata, S., Suzuki, J., Sasaki, R., Shoji, T., Makabe, M., Memezawa, H.: Angiographic features of submucosal tumors of the stomach. Tohoku J. exp. Med. **107**, 287—299 (1972)

Grözinger, K.-H., Benz, K.: Über Neurinome des Magens. Langenbecks Arch. klin. Chir. **303**, 140—169 (1963)

Jelinek, R., Zeitlhofer, J.: Neurome des Magens. Zbl. Chir. **92**, 194—201 (1967)

McNeer, G., Pack, G. T.: Neoplasms of the stomach. Philadelphia: J. B. Lippincott 1967

Perea, V. D., Gregory, L. J.: Neurofibromatosis of the stomach. J. Amer. med. Ass. **182**, 259—263 (1962)

Pross, E., Hill, K., Schmitt-Köppler, A.: Zur Klinik und Histogenese der neurogenen Tumoren des oberen Gastrointestinaltraktes. Dtsch. med. Wschr. **97**, 89 —902 (1972)

Westbrook, K. C., Bridger, W. M., Williams, G. D.: Malignant nonchromaffin paraganglioma of the stomach. Amer. J. Surg. **124**, 407 (1972)

X. Lipom

Hurwitz, M. M., Redleaf, P. D., Williams, H. J., Edwards, J. E.: Lipomas of the gastrointestinal tract. Amer. J. Roentgenol. **99**, 84—99 (1967)

Mayo, Ch. W., Pagtaluman, J. G., Brown, D. J.: Lipoma of the alimentary tract. Surgery 53, 598—603 (1963)
Reichbach, E., Kobayashi, S.: Gastric lipoma mimicking a gastric malignancy. Digestive Diseases 15, 359—363 (1970)
Turkington, R. W.: Gastric lipoma. Amer. J. dig. Dis. 10, 719—726 (1965)

XI. Hämangiom, Hämangiopericytom

Badon, A., Bonneau, H.: Un cas d'hémangiopéricytome de l'estomac. Arch. Mal. Appar. dig. 49, 1750—1753 (1960)
Bongiovi, J. J., Duffy, J. L.: Gastric hemangioma associated with upper gastrointestinal bleeding. Arch. Surg. 95, 93—98 (1967)
Bronzini, E., Canepa, M.: Angiomi dello stomaco. Pathologica 57, 115—122 (1965)
Le Cluyse, R.: Hémangiopéricytome de l'estomac. Acta gastro.-ent. belg. 24, 583—585 (1961)
Ehlert, C. P.: Diffuse Angiomatose am Magen, Dünndarm und Dickdarm. Chirurg 35, 372—374 (1964)
Kerekes, E. S.: Gastric hemangioma: a case report. Radiology 82, 468—469 (1964)
Marangos, G. N.: Haemangiopericytoma of the stomach. Gut 6, 77—79 (1965)
Van der Voort, G.: L'hémangiopéricytome gastrique. Acta chir. belg. 59, 755—761 (1960)

XII. Glomustumor

Allan, W. S. A., Miller, R. W. S.: Glomus tumour of the stomach. Brit. J. Surg. 48, 145—148 (1960)
Appelman, H. D., Helwig, E. B.: Glomus tumors of the stomach. Cancer (Philad.) 23, 203—213 (1969)
Arge, E.: Glomus tumour of the gastric wall. Acta path. microbiol. scand. 48, 197—200 (1960)
Bley, J.: Ein maligner Glomustumor des Magens. Zbl. Chir. 93, 1041—1045 (1968)
Fieber, St. S., Schafer, H.: Glomus tumor of the stomach. Ann. Surg. 160, 232—238 (1964)
Kleyn, K. A., Mandell, G. H., Sakwa, S., Kobernick, S. D.: Glomus tumor of the stomach. Arch. Surg. 97, 111—113 (1968)
Ruding, R., Harmsen, A. E.: Glomus tumor of the stomach: Hemangioglomocytoma. Ann. Surg. 155, 221—229 (1962)
Schneider, H. J.: Glomus tumor of the stomach. Amer. J. Roentgenol. 92, 1026—1028 (1964)
Weitzner, St.: Glomus tumor of the stomach. Amer. J. Gastroenterol. 51, 322—328 (1969)

XIII. Teratom

Gray, St. W., Johnson, H. C., Skandalakis, J. E.: Gastric teratoma in an adult: with a review of the literature. Sth. med. J. (Bgham, Ala.) 57, 1346—1351 (1964)

XIV. Hamartom

Dawson, I.: Hamartomas of the alimentary tract. Progress report. Gut 10, 691—694 (1969)

XV. Choristom

Tannenbaum, B., Levowitz, B. S., Ponce, M., Manubay, S.: Respiratory choristoma of stomach. N. Y. St. J. Med. 71, 373—375 (1971)

XVI. Magencysten

Delendi, N.: Sulla pneumatosi cistica gastrica. Pathologica 59, 317—323 (1967)
Ignatius, J. A., Armstrong, Ch. D., Eversole, St. L.: Multiple diffuse cystic disease of the stomach in association with carcinoma. Gastroenterology 59, 610—614 (1970)
Lackner, J.: Submuköse Magenzyste. Fortschr. Röntgenstr. 111, 296—297 (1969)
Obermann, H. A., Lodmell, J. L., Sower, N. D.: Diffuse heterotopic cystic malformation of the stomach. Med. Intell. 269, 909—911 (1963)
Wagner, E., Sailer, F. X.: Die präpylorischen Magenwandzysten. Zbl. Chir. 30, 1084—1086 (1966)
Wolff, G., Wolf, M.: Multiple Cystadenome des Magens, klinisch ein Carcinom vortäuschend. Chirurg 35, 515—517 (1964)

XVII. Pankreasheterotopie

Besemann, E. F., Auerbach, S. H., Wolfe, W. W.: The importance of roentgenologic diagnosis of aberrant pancreatic tissue in the gastrointestinal tract. Amer. J. Roentgenol. 107, 71—76 (1969)
Bonard, M.: Hétérotopies pancréatiques. Schweiz. Rundschau Med. 59, 13—22 (1970)

Clot, Ph., Deloche de Noyelle, A., Lemaigre, G.: Pancréas aberrant. J. Chir. (Paris) 100, 503—505 (1970)
Copleman, B.: Aberrant pancreas in the gastric wall. Radiology 81, 107—111 (1963)
Elfving, G., Hästbacka, J.: Pancreatic heterotopia and its clinical importance. Acta chir. scand. 130, 593—602 (1965)
Fernald, J. M.: Heterotopic pancreatic tumors. Int. Surg. 52, 44—62 (1969)
Hale, K.: A study of the accessory pancreas. Ann. Surg. 83, 774—781 (1962)
Hempel, G. K., Brochu, F. L., Hays, R. P.: Aberrant pancreas of the stomach. Amer. Surg. 31, 267—271 (1965)
Järvi, O., Lauren, P.: Gastric glandular tumours provided with excretory ducts, and criticism of the theory of the tumours arising in heterotopic pancreas. Acta path. microbiol. scand. 62, 1—23 (1964)
Krieg, G.: Heterotopic pancreatic tissue producing pyloric obstruction. Ann. Surg. 113, 364—370 (1941)
McNeer, G., Pack, G. T.: Neoplasms of the stomach. Philadelphia: J. B. Lippincott 1967
Melnikow, P. A.: Über das Pancreas accessorium in der Magenwand (Russ.). Vestn. Khir. 108, 43—46 (1972)
Nelson, R. S., Scott, N. M.: Heterotopic pancreatic tissue in the stomach — gastroscopic features. Gastroenterology 34, 452—459 (1958)
Palmer, E. D.: Benign intramural tumors of the stomach. Medicine (Baltimore) 30, 81—181 (1951)
Pearson, S.: Aberrant pancreas. Arch. Surg. 63, 168—184 (1951)
Schmitt-Köppler, A., Ehlert, C. P.: Heterotopes Pankreasgewebe im Antrum des Magens. Langenbecks Arch. klin. Chir. 317, 368—375 (1967)
Tonkin, R. D., Field, T. E., Wykes, P. R.: Pancreatic heterotopia as a cause of dyspepsia. Gut 3, 135—139 (1962)

XVIII. Eosinophiles Granulom

Alerte, F.: Xanthofibroma of the stomach. Arch. Path. 75, 99—116 (1963)
Eidelman, A.: Eosinophilic granuloma of the stomach. Digestion 2, 272—281 (1969)
Haynes, C. D., Anderson, J. E., Thoroughman, J. C.: Eosinophilic "granuloma" of the stomach and small intestine. Amer. Surg. 30, 239—242 (1964)
O'Neill, T.: Eosinophilic granuloma of the gastro-intestinal tract. Brit. J. Surg. 57, 704—708 (1970)
Seidl, P.: Eosinophile Infiltration und Hypertrophie des Magenausgangs. Langenbecks Arch. Chir. 326, 271—279 (1970)
Takebayashi, S.: Fine structure of xanthelasma of the stomach. Acta path. jap. 20, 357—363 (1970)
Thomford, N. R., Beman, F. M.: Polypoid eosinophilic gastritis. Amer. J. dig. Dis. 15, 296—300 (1970)

Bösartige Geschwülste

H. BERNDT, Berlin

Mit 30 Abbildungen

Da die fünfte Auflage dieses Handbuches die vierte ergänzen und fortführen, nicht ersetzen soll, strebt die Darstellung der bösartigen Geschwülste des Magens keine Vollständigkeit an. Es geht uns vielmehr darum, die aktuellen Fragen ausführlich zu erörtern und das gründlicher zu behandeln, was seit der vierten Auflage an klinisch wichtigen Erkenntnissen hinzugekommen ist.

Diese neuen Erkenntnisse beziehen sich vorzugsweise auf die Epidemiologie und Ätiologie, ganz besonders auf die Früherkennung und Diagnostik dank technischer Entwicklungen der Endoskopie und Biopsie, aber auch der Röntgenuntersuchungstechnik, ferner auf die prätherapeutische Beurteilung der Ausbreitung des Krebses. In der Therapie sind die Fortschritte nicht so eindrucksvoll. Die operative Behandlung profitiert mehr von den Ergebnissen der allgemeinen und geriatrischen Chirurgie und von der Anästhesiologie, technisch scheint sie abgeschlossen. Der Beitrag der Strahlentherapie ist bescheiden, und die Chemotherapie läßt zwar für die Zukunft hoffen, leistet gegenwärtig aber wenig.

Historische Angaben wurden bewußt vermieden, und es wird fast ausschließlich die Literatur der letzten 25 Jahre, überwiegend die des letzten Jahrzehnts zitiert. Mehr als in früheren Auflagen werden die Ergebnisse der sowjetischen Forschung verarbeitet. Die Literaturauswahl, welche ebenfalls nicht annähernd vollständig sein kann, reflektiert die Tatsache, daß die wesentlichen Fortschritte der Forschung außerhalb des deutschsprachigen Raums erzielt wurden.

Im Interesse der Geschlossenheit des Kapitels werden absichtlich gewisse Überschneidungen mit anderen Kapiteln des Handbuches und auch einige Wiederholungen in mehreren Abschnitten dieses Kapitels in Kauf genommen.

I. Epidemiologie

Epidemiologie bezeichnet die Betrachtung der Krankheit als Massenerscheinung, ihr Auftreten nicht beim Individuum, sondern in Populationen (BERNDT, 1964). Die Analyse der Krankheitshäufigkeit in einer Bevölkerung in Abhängigkeit von endogenen und Umweltfaktoren sowie der Änderung ihres Auftretens in Zeit und Raum gibt wichtige Hinweise auf Bedingungen, die das Entstehen oder die Manifestation der Erkrankung fördernd und hemmend beeinflussen. Dabei werden zunächst formal statistische Zusammenhänge aufgedeckt, aus denen nicht ohne weiteres auf ursächliche Verknüpfung geschlossen werden darf. Der Nachweis kausaler Beziehungen bedarf vertiefter Analyse und des Einsatzes weiterer Untersuchungsverfahren, z. B. experimenteller Prüfung am Tier. Da es nicht zulässig ist, aus Beobachtungen am Versuchstier unmittelbar Schlüsse auf den Menschen zu ziehen, und da es nicht leicht ist, im Tierversuch Krankheiten zu simulieren, die vollkommen denen des Menschen entsprechen, hat die experimentelle Prüfung epidemiologischer Befunde enge Grenzen. Die experimentelle Epidemiologie zielt darauf ab, durch Interventionsstudien den Effekt der Ausschaltung verdächtiger Faktoren zu prüfen. Führt die Elimination verdächtiger Faktoren zur Senkung des Erkrankungsrisikos, so ist der Nachweis einer kausalen Beziehung hinreichend geführt. Als „unfreiwillige Interventionsstudien" könnte man die Veränderung der Lebensbedingungen durch soziale und wirtschaftliche Wandlungen bezeichnen, die Teile von Populationen betreffen. Dazu gehören auch Beobachtungen an wandernden Gruppen (z. B. Emigranten).

Im Ergebnis der epidemiologischen Forschung lassen sich Risikofaktoren definieren, d. h. krankheitsfördernde (oder vorsichtiger: mit Krankheitshäufung assoziierte) Bedingungen, die Hinweise für die primäre Prävention oder Ausschaltung von Krankheitsursachen zur Verminderung des Erkrankungsrisikos geben. Zum anderen lassen sich Risikogruppen identifizieren, d. h. Segmente aus der Population mit gesteigertem Krankheitsrisiko. Die prophylaktische Überwachung solcher Gruppen kann ein wirksamer Beitrag zur Früherkennung durch Erfassung und Sanierung präcanceröser Veränderungen sein. Schließlich lassen sich aus epidemiologischen Beobachtungen auch grundsätzliche Überlegungen zur Theorie der Krebsentstehung ableiten, die nicht weiter erörtert werden sollen (s. z. B. Doll, 1968; Stocks, 1953). Die methodischen Grundlagen sind bei Lilienfeld et al. (1967), Pflanz (1973) und Macmahon u. Pugh (1970), beschrieben.

Diese Bemerkungen über die allgemeine Epidemiologie sind notwendig, weil fast alles, was wir über die Ursachen des Magenkrebses wissen, aus der Epidemiologie folgt. Deshalb werden auch die epidemiologischen Befunde hier ausführlicher erörtert als in früheren Auflagen des Handbuches. Eine vorzügliche Übersicht findet sich bei Wanke (1971).

A. Häufigkeit, Alters- und Geschlechtsverteilung

Bösartige Geschwülste des Magens, gemeinhin als Magenkrebs zusammengefaßt, stehen in Mitteleuropa an der Spitze der Häufigkeitsskala maligner Tumoren. Als Beispiel geben wir Daten aus der Deutschen Demokratischen Republik, in der seit 1952 alle bösartigen Geschwülste meldepflichtig sind. Daher liegen zuverlässige Angaben über die Morbidität vor. Unter den ungefähr 17 Millionen Einwohnern treten jährlich fast 8000 Neuerkrankungen auf (Tabelle 1). Die Incidenz (Neuerkrankungsziffer auf 100000 Lebende gleichen Alters und Geschlechts) ist im Alter bis 40 Jahre sehr niedrig und steigt dann steil bis in das höchste Alter an (Abb. 1). Sie beträgt für beide Geschlechter zusammen etwa 45 auf 100000 jährlich. Die Altersverteilung ist abhängig von der Bevölkerungsstruktur. Da die höchsten Altersklassen schwächer besetzt sind, ist der Gipfel der Erkrankungen in der Altersklasse von 65 bis 74 Jahre. Etwa 14% aller bösartigen Geschwülste und etwa 40% der Krebse der Verdauungsorgane sind im Magen lokalisiert. Das Geschlechtsverhältnis, berechnet aus der Incidenz, beträgt 1,56, d. h. das männliche Geschlecht ist stärker gefährdet. Das Geschlechtsverhältnis ist vom Sitz der Geschwulst abhängig und besonders hoch bei Krebs der Kardia und des Fundus (Sterup u. Mosbech, 1971). Die Zahl der Todesfälle ist kaum niedriger als die Anzahl der Neuerkrankungen, im höchsten Alter sogar etwas höher. Das weist — bei annähernd konstanter Situation der Erfassung und Behandlung — auf die sehr schlechte allgemeine Prognose des Magenkrebses hin.

Die Daten aus der DDR sind beeinflußt von der Bevölkerungsstruktur, die einen sehr hohen Anteil alter Menschen aufweist. Grundsätzlich dürfte die Situation jedoch in anderen mitteleuropäischen Staaten kaum anders sein, wie der Vergleich internationaler Morbiditäts- und Mortalitätsstatistiken zeigt (Doll et al., 1970; Segi, 1960, 1963, 1969). Der Altersgang des Magenkrebses ist vereinbar mit

Tabelle 1. Magenkrebs in der DDR 1967/1968 (aus BERNDT u. GÜTZ, 1972)

Alter (Jahre)	(1) N m	w	(2) I m	w	(3) A m	w	(4) P_1 m	w	(5) P_2 m	w	(6) SR m/w von (2)	(7) T m	w	(8) M m	w
0—															
5—												1	0,01		
10—															
15—	1		0,02		0,02		1,0		11,1						
20—	1	4	0,02	0,09	0,02	0,1	1,0	4,1	10,0	33,3	0,22	4	2	0,09	0,05
25—	7	4	0,10	0,06	0,2	0,1	3,9	1,5	25,9	19,05	1,66	2	5	0,03	0,08
30—	19	13	0,33	0,23	0,4	0,4	8,4	2,6	40,4	40,6	1,43	14	9	0,23	0,15
35—	28	28	0,55	0,57	0,6	0,8	8,73	3,5	32,9	41,1	0,96	23	21	0,45	0,40
40—	45	47	1,25	0,88	1,0	1,3	11,0	3,7	38,8	34,8	1,42	37	31	0,97	0,58
45—	91	65	2,97	1,30	2,0	1,8	15,6	3,7	45,3	29,7	2,29	89	64	2,65	1,17
50—	188	121	6,00	2,36	4,1	3,4	16,4	5,2	49,9	31,0	2,54	99	75	3,77	1,72
55—	458	266	10,11	3,85	10,0	7,6	16,0	7,2	46,9	30,3	2,62	357	246	8,20	3,62
60—	741	462	15,03	6,97	16,2	13,2	16,0	10,8	46,7	34,5	2,30	601	387	15,51	5,82
65—	967	670	28,61	11,47	21,13	9,1	17,5	13,7	49,3	37,2	2,49	953	599	22,75	10,18
70—	885	750	33,26	16,49	19,33	22,4	20,0	16,3	41,8	37,5	2,03	857	787	31,55	16,93
75—	672	627	38,22	20,27	14,7	17,9	20,4	17,2	49,9	38,05	1,89	753	688	43,66	22,03
80—	366	330	39,14	20,41	8,0	9,4	21,4	17,8	48,8	37,5	1,90	382	425	40,74	25,53
85—	105	122	25,30	16,73	2,3	3,5	16,9	15,7	43,77	37,1	1,51	127	155	31,21	21,13
Gesamt	4574	3509	5,91	3,79	100 %	100 %	17,4	11,3	48,4	35,9	1,56	4299	3494	5,49	3,78

Spalte (1) N = Absolute Zahl der gemeldeten Neuerkrankungen
(2) I = Incidenz (Neuerkrankungen) auf 10000 Lebende gleichen Alters und Geschlechts
(3) A = Altersverteilung in % bezogen auf alle Magenkrebserkrankungen gleichen Geschlechts
(4) P_1 = Prozentualer Anteil des Magenkrebses an allen gemeldeten bösartigen Geschwülsten (I.C.D. No. 140-208) gleichen Geschlechts und Alters
(5) P_2 = Prozentualer Anteil des Magenkrebses an allen bösartigen Geschwülsten der Verdauungsorgane (I.C.D. No. 140-159)
(6) SR = sex ratio — Geschlechtsverhältnis m:w aus (2)
(7) T = Todesfälle (absolute Zahl der Gestorbenen) 1968
(8) M = Mortalität (Gestorbene bezogen auf 10000 Lebende gleichen Alters und Geschlechts) 1968

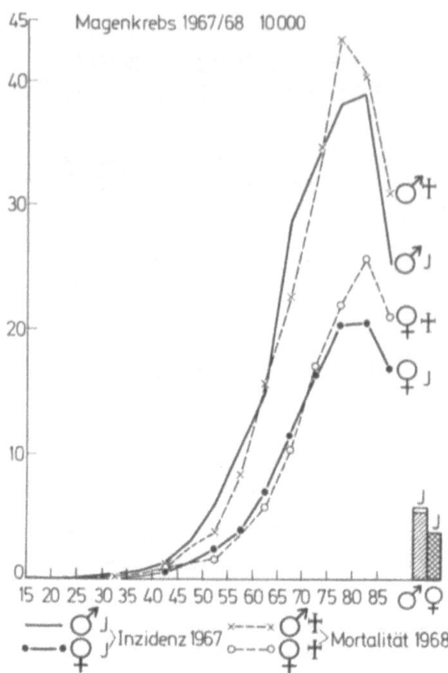

Abb. 1. Häufigkeit des Magenkrebses in der DDR 1967/68

der Annahme, daß mehrere (etwa fünf) aufeinander folgende Mutationen zur Entstehung des Krebses notwendig sind (Stocks, 1953).

B. Genetische Faktoren

Die Entstehung des Magenkrebses wird durch genetische Faktoren begünstigt. Dafür sprechen die familiäre Häufung und die Beziehungen zu den Blutgruppen, insbesondere zur Blutgruppe A (Übersicht bei Lynch, 1967).

Zwillingsstudien haben bisher keinen sicheren Beweis der Mitwirkung genetischer Anlagen geliefert, in erster Linie wohl wegen des geringen Umfangs der Beobachtungen (Übersicht bei McConnell, 1966; von Verschuer, 1959). Eine familiäre Häufung wurde wiederholt eindeutig nachgewiesen (Videbaek u. Mosbech, 1954; Woolf, 1956; Hörnecke u. Berndt, 1964, 1965; Maimon u. Zinninger, 1953; Macklin, 1955). Dabei ist die Gesamtzahl der Krebserkrankungen innerhalb der Sippe nicht erhöht, wohl aber zugunsten des Magenkrebses, also auf Kosten anderer Krebslokalisationen verschoben. Tabelle 2 zeigt die Ergebnisse von Familienuntersuchungen (McConnell, 1966). Ehepartner sind dagegen nicht stärker gefährdet als Kontrollpersonen (Woolf, 1961).

Die Blutgruppen gehören zu den wenigen Merkmalen, welche ausschließlich genetisch bestimmt und durch Umwelteinflüsse nicht veränderlich sind. Die eindeutige Beziehung zwischen dem Risiko einer Erkrankung an Magenkrebs und der Blutgruppe A in vielen Stichproben ist zwingender Beweis dafür, daß die Entstehung des Magenkrebses durch erbliche Anlagen begünstigt wird.

Nach einer Übersicht von Vogel u. Krüger (1968) lassen sich die Ergebnisse seit der ersten methodisch korrekten Studie von Aird et al. (1953) zusammenfassen in Tabelle 3. Menschen mit der Blutgruppe 0 tragen ein geringeres Erkrankungsrisiko als Menschen mit der Blutgruppe A, obwohl die untersuchten Serien heterogen sind (aus unterschiedlichen Stichproben mit sehr verschiedener Blutgruppenverteilung in der zugrundeliegenden Population). Aus einer Untersuchung, die nur Patientenzahlen von $N \geq 500$ und methodisch korrekte Untersuchungen berücksichtigt, folgt ebenso sicher die um etwa 12 bis 16% höhere Gefährdung der Blutgruppe A (Tabelle 4).

Es ist umstritten, ob sich Krebs verschiedener Lokalisation innerhalb des Magens hinsichtlich der A-B-0-Blutgruppenverteilung unterschiedlich verhält (GLOBER et al., 1971). Auch sind die Beziehungen zu anderen Blutgruppen (außer-

Tabelle 2. Sterblichkeit an Magenkrebs unter den Blutsverwandten von Kranken mit Magenkrebs im Vergleich zu Kontrollen (aus McCONNELL, 1966)

	MACKLIN		VIDEBAEK u. MOSBECH		WOOLF		HAGY	
	Kranke	Kontrollen	Kranke	Kontrollen	Kranke	Kontrollen	Kranke	Kontrollen
Väter	10/122	4,3	36/284	13,7	5/173	3	3/79	0/57
Mütter	10/120	5,5	25/284	12,6	11/168	4	0/80	0/57
Brüder	16/164	4,9	33/731	12,6	38/390	17	2/237	0/139
Schwestern	12/142	3,9	22/684	11,5	12/260	8	2/223	0/127
Gesamt	48/548	18,6	116/1983	50,4	66/991	32	7/691	0/380

Tabelle 3. Blutgruppen und Magenkrebs (nach VOGEL u. KRÜGER, 1968)

Anzahl der Serien	Anzahl der Kranken	Anzahl der Kontrollen	Vergleich (A-B-0-Gruppen)	× ×	Chi² für ×	Signifikanz	Chi² für Heterogenität	Freiheitsgrade	Signifikanz
101	55 434	1 852 288	A:0	1,2238	386,267	× × ×	278,127	100	× ×
			B:0	1,0516	11,239	× × ×	125,470	100	×
			AB:0	1,1058	22,583	× × ×	138,309	98	× ×
			A:B:AB:0	1,1695	266,848	× × ×	244,581	100	× ×

halb des A-B-0-Systems) nicht eindeutig geklärt (Übersicht bei McCONNELL, 1966; BUCKWALTER, 1965 und VOGEL, 1972). Der Mechanismus des Zusammenhanges ist noch Gegenstand der Spekulation (HELMBOLD, 1959).

C. Perniziöse Anämie

Die erhöhte Disposition des Perniciosakranken zum Magenkrebs ist zweifelsfrei gesichert. Dabei ist die Gesamtzahl der bösartigen Geschwülste nicht vermehrt, sondern zugunsten des Magenkrebses verschoben. Die Lebenserwartung von Kranken mit perniziöser Anämie ist dennoch nur beim männlichen Geschlecht verkürzt (BERKSON et al., 1956; DEMMLER, 1966; JENNER, 1939; JØRGENSEN, 1951; MOSBECH u. VIDEBAEK, 1950; ZAMCHECK et al., 1955). PAYNE (1961) fand in England und Wales in zehn untersuchten Regionen eine fast identische Verteilung der Häufigkeit von perniziöser Anämie und Magenkrebs, wobei die Häufigkeit von Norden und Westen nach Süden und Osten hin abnimmt. Die Perniciosa ist eine familiär gehäuft auftretende Erkrankung, die ebenfalls Menschen der Blutgruppe A bevorzugt (CALLENDER u. DENBOROUGH, 1957; MOSBECH, 1953).

Tabelle 4. Häufigkeit der Blutgruppen 0 und A bei Magenkrebs und Kontrollpersonen in 34 Stichproben (N > 500) (aus BERNDT u. PIETSCHKER, 1966)

Autor	Ort	1	Ca		Ko		A/(A + 0) %		Differenz	x	χ^2	P
			0	A	0	A	Ca	Ko				
AIRD	London	S	578	617	4 578	4 219	51,63	47,96	+ 3,57	1,158	5,70	+
AIRD	Manchester	S	343	349	4 532	3 379	50,43	42,71	+ 7,72	1,365	15,49	+ + +
BALESTRA	Genua	A	316	421	239	194	57,12	44,80	+ 12,32	1,641	16,58	+ + +
BECKMAN	Stockholm	R	351	506	1 550	2 127	59,04	57,85	+ 1,19	1,051	0,41	×
BECKMAN	Göteborg	R	266	418	2 029	2 297	61,11	52,97	+ 8,14	1,388	15,23	+ + +
BECKMAN	Malmö	R	322	348	359	429	51,94	54,44	− 2,50	0,904	0,91	×
BENDA	Perugia	PRBA	400	482	8 233	7 912	54,65	49,01	+ 5,64	1,254	10,61	+ +
BERNDT	Berlin	F	305	410	7 724	9 117	57,34	54,14	+ 3,20	1,139	2,84	×
BEOLCHINI	Mailand	B	262	327	1 006	981	55,32	49,37	+ 6,15	1,280	6,89	+ +
BREITFELD	Leipzig	P	420	600	1 920	2 117	58,82	52,44	+ 6,38	1,296	13,31	+ + +
BROCKMÜLLER	Tübingen	BF	198	273	16 283	16 745	57,96	50,70	+ 7,26	1,341	9,76	+ +
BUCKWALTER	Iowa City	B	383	416	2 892	2 625	52,06	47,58	+ 4,48	1,197	5,60	+
DOLL	London	S	362	392	4 578	4 219	51,99	47,96	+ 4,03	1,175	4,53	+
EISENBERG	Connecticut	B	344	401	33 174	30 601	53,83	47,98	+ 5,85	1,264	10,75	+ +
GEDICKE	Leipzig	P	193	234	1 198	1 341	54,80	52,82	+ 1,98	1,083	0,58	×
HIROSE	Niigata	A	1 375	1 891	3 624	4 522	57,90	55,51	+ 2,39	1,102	5,39	+
HOLLÄNDER	Basel	B	255	374	1 875	2 040	59,46	52,12	+ 7,34	1,347	11,72	+ + +
ISTVÁN	Ungarn	B	148	288	7 567	9 637	66,06	56,02	+ 10,04	1,528	17,49	+ + +
KHEROUMIAN	Paris	B	591	700	91 422	91 276	54,22	49,96	+ 4,26	1,186	9,31	+ +
LUDWIG	Greifswald	BP	214	305	4 760	5 884	58,77	55,28	+ 3,49	1,153	2,44	×
MATSUNAGA	Tokio	Sch	439	660	614	722	60,05	54,04	+ 6,01	1,279	8,86	+ +
MONIWA	Sendai	Sch	499	671	6 769	7 786	57,31	53,49	+ 3,82	1,167	6,35	+
MOSBECH	Kopenhagen	B	962	1 261	6 299	5 804	56,73	47,96	+ 8,77	1,423	57,61	+ + +
SCHOLZ	Berlin	F	154	233	4 437	5 107	60,21	53,51	+ 6,70	1,313	6,71	+ +
SEIFERT	Dresden	B	375	416	18 370	21 125	52,59	53,49	− 0,901	0,965	0,77	×
SEYFFERT	Erfurt	B	247	341	26 981	32 386	57,99	54,53	+ 3,46	1,150	2,78	×
SOCHA	Krakau	BF	545	1 001	12 151	14 863	64,75	55,02	+ 9,73	1,501	56,18	+ + +
SPADA	Bologna	P	281	315	1 499	1 217	52,85	44,81	+ 8,04	1,381	12,72	+ + +
SZABOLCS	Ungarn	B	196	371	7 567	9 637	65,43	56,02	+ 9,41	1,486	19,72	+ + +
TSCHUDINA	Moskau	B	310	359	2 598	2 737	53,66	51,30	+ 2,36	1,099	1,33	×
TURUNEN	Helsinki	P	293	452	1 145	1 396	60,67	54,94	+ 5,73	1,265	7,68	+ +
VISCONTI	Mailand	B	544	586	3 975	4 133	51,86	50,97	+ 0,89	1,036	0,31	×
VAN WAYJEN	Amsterdam	BR	188	261	3 380	2 944	58,13	46,55	+ 1,58	1,594	22,93	+ + +
WEISER	Wien	A	2 6	308	3 631	4 422	58,78	54,9.	+ 3,87	1,171	2,99	×
Summe			12 875	16 986	298 958	315 941	56,88	51,38	+ 5,50	1,248	345,27	

P = s. Legende zu Tabelle 1; x = Relative Häufigkeit (s. Text); 1 = Art der Kontrollpersonen (S = Schwangere, R = Rekruten, B = Blutspender, P = Patienten, A = Andere, F = Forensische Untersuchungen, Sch = Schüler und Studenten).

D. Hormonale Einflüsse

Das Geschlechtsverhältnis der Erkrankungs- und Sterbefälle ist in fast allen Ländern gleich (GRIFFITH, 1968). Die altersspezifischen Mortalitätsraten der Frauen weisen auf eine erhöhte Gefährdung nach der Menopause hin (HEMS, 1968). Das deutet auf die Beteiligung hormonaler Faktoren.

E. Ionisierende Strahlen

Strahlenexposition scheint nach den Erfahrungen der Atombombenfolgen bebedeutungslos zu sein (YAMAMOTO, 1971; YAMAMOTO u. KATO, 1971; PASTORE et al., 1972).

F. Geburtsmonat

Anscheinend erkranken im ersten Drittel des Jahres geborene Männer häufiger, die in den späteren Monaten des Jahres geborenen seltener an Magenkrebs (BERNDT u. WILDNER, 1966).

G. Geographische Pathologie

Es existieren sehr große Unterschiede in der Incidenz (Abb. 2) und Mortalität zwischen verschiedenen Ländern wie innerhalb der Länder [DOLL et al., 1970; SHIVAS, 1967; MURRAY, 1967; ASHLEY u. DAVIES, 1966; BARCLAY, 1955; BERNDT u. GUMMEL, 1962; BERNDT et al., 1968; BURDETTE, 1965; CLEMMESEN u. SØRENSEN, 1959; DENK et al., 1967; DUNHAM u. BAILAR, 1968; GOTI, 1967; GREGOR et al., 1969; HAENSZEL, 1958; LANCASTER, 1954; MIKAT, 1961; MORK, 1964; NUNG WAN CHOI, 1968; RENNAES u. ØSTBERG, 1955; RINGERTZ, 1967; SEGI et al., 1959; SIGURJONSSON, 1966 (1, 2); STOCKS, 1950; SCHUBERT, 1959; TAKEDA, 1955]. Diese Unterschiede könnten auf Differenzen angeborener Art (z. B. verschiedene Blutgruppenhäufigkeit) oder auf verschiedenartige Lebensbedingungen zurückgeführt werden. Die Rolle genetischer Faktoren ist offenbar gering. So ist die Blutgruppe A im Süden Englands häufiger, der Magenkrebs jedoch im Norden. Ihre Häufigkeit nimmt in Europa von Westen nach Osten zu ab, die Morbidität an Magenkrebs verhält sich gerade umgekehrt.

Selbst innerhalb einer recht homogenen Bevölkerung eines kleinen Landes, in der DDR, fallen große regionale Differenzen der Sterblichkeit auf (Tabelle 5).

Die Annahme, daß Umweltbedingungen bestimmend sind, wird durch weitere Beobachtungen stark gestützt, vor allem durch die sinkende Häufigkeit der Erkrankung, Untersuchungen an Auswanderern und in verschiedenen sozialen Schichten.

H. Abnahme der Häufigkeit des Magenkrebses

In vielen entwickelten Industriestaaten geht die Sterblichkeit an Magenkrebs zurück (Abb. 3). Das beruht zu einem Teil auf der Verbesserung der Behandlungsergebnisse (PEDERSEN, 1963). In großen Sektionsstatistiken ist der Anteil des Magenkrebses an den Verstorbenen und an der Gesamtzahl der bösartigen Geschwülste gesunken (BOLES et al., 1963; JÄGER, 1961). Das könnte auf verbesserter Diagnostik und Behandlung beruhen, doch ist ohne Zweifel die Morbidität gesunken (BARCLAY, 1955; BOLES u. BAUM, 1955; CUTLER, 1969; HAKAMA, 1972; HAENSZEL, 1958; Übersicht bei BERNDT u. GUMMEL, 1962; SEGI, 1963; BURBANK, 1971; WYNDER et al., 1963). Entgegen GILBERTSENS Auffassung (1962) läßt sich dieser Trend nicht allein auf eine feinere Diagnostik zurückführen, obwohl diese

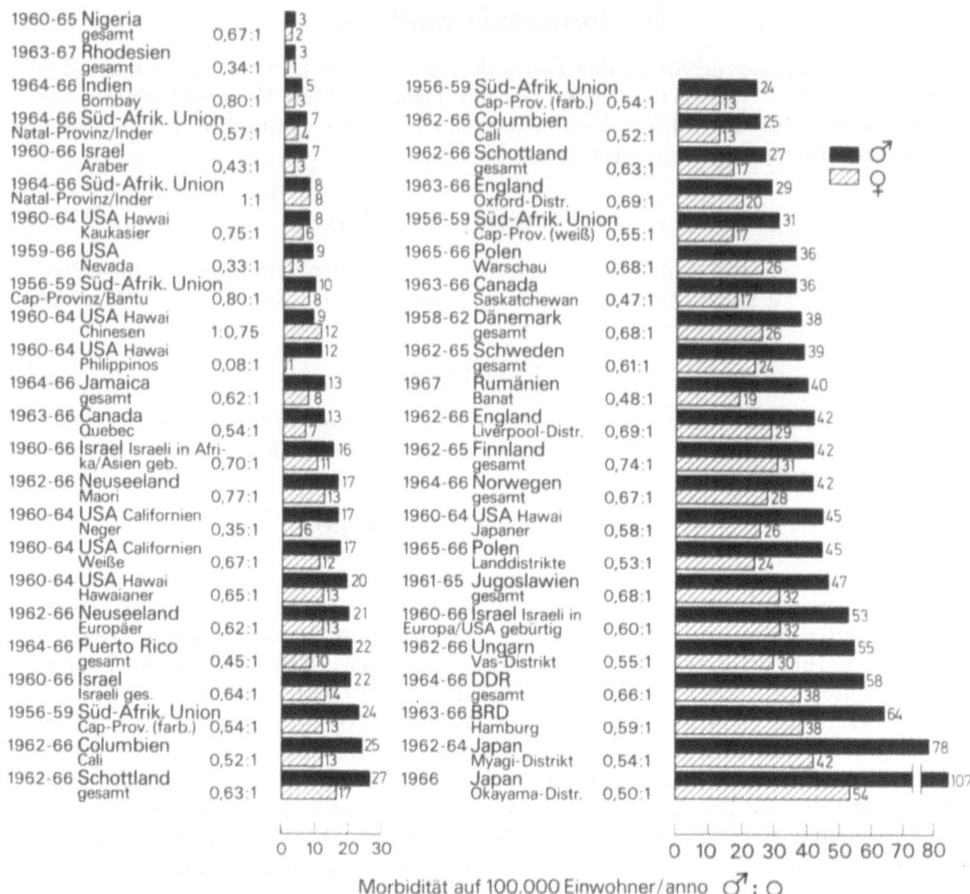

Abb. 2. Morbidität (Neuerkrankungsziffer auf 100000 der Bevölkerung) an Magenkrebs (alle bösartigen Geschwülste ausgenommen lymphoreticuläre Neoplasmen) nach Angaben in Cancer Incidence in Five Continents (1970) aus Wanke, 1971 (S. 598)

an der Abnahme des Magenkrebses und der Zunahme von Pankreas- und Gallenweggeschwülsten sicher ihren Anteil hat (Barclay, 1955).

In den USA hat diese Entwicklung zuerst begonnen und ist am deutlichsten ausgeprägt. Am stärksten von der sinkenden Gefährdung sind gerade die Bevölkerungsgruppen betroffen, die bereits zuvor die niedrigste Sterblichkeit aufwiesen (Terris u. Hall, 1963). In den mitteleuropäischen Staaten ist die Mortalität ebenfalls gesunken; die zuvor bestehenden Unterschiede zwischen der ländlichen und der städtischen Bevölkerung streben zum Ausgleich. Auch im Krebskrankenregister der DDR findet sich beim Vergleich der Jahre 1956 und 1966 ein geringer Rückgang der Neuerkrankungsziffern (Berndt u. Wildner, 1971), ebenso ist die altersstandardisierte Mortalität gesunken (Tabelle 5).

I. Untersuchungen an Auswanderern und ethnischen Gruppen

In den USA und Kanada weisen Einwanderer aus Ländern mit hoher Sterblichkeit eine erhöhte Mortalität gegenüber den seit Generationen im Lande an-

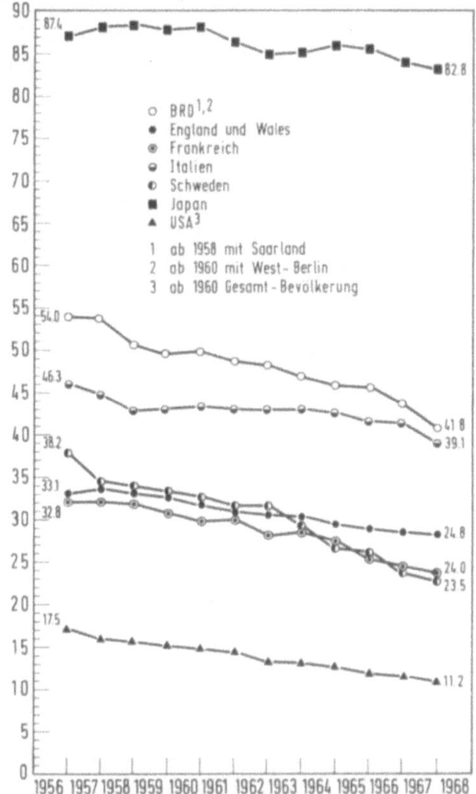

Abb. 3. Mortalität (Sterbefälle auf 100000 der Bevölkerung pro Jahr, altersstandardisiert) an Magenkrebs aus WANKE (1971) (S. 596)

Tabelle 5. Mortalität an Magenkrebs (I.C.D. Nr. 151) in der DDR 1960 bis 1969 nach Bezirken, standardisiert auf die Bevölkerung vom 31. 12. 1970

Bezirk	männlich			weiblich		
	1960—69	1960—64	1965—69	1960—69	1960—64	1965—69
Rostock	73,2	76,4	69,9	36,9	40,4	33,8
Schwerin	74,1	78,3	69,8	40,9	43,4	38,4
Neubrandenburg	74,8	76,5	73,0	39,7	44,3	35,4
Potsdam	64,6	67,8	61,3	36,2	39,2	33,3
Frankfurt/Oder	66,4	68,7	64,0	36,1	36,9	33,8
Cottbus	67,2	70,0	64,8	35,7	38,6	33,1
Magdeburg	66,8	69,7	63,8	35,3	37,1	33,6
Halle	69,6	70,8	68,3	36,2	38,2	34,2
Erfurt	60,8	61,9	56,4	31,6	34,1	29,1
Gera	76,3	81,4	71,4	41,1	43,1	39,1
Suhl	70,8	75,2	66,6	36,9	41,9	32,4
Dresden	70,4	73,5	67,3	34,9	37,2	32,7
Leipzig	75,1	79,5	70,7	38,3	40,8	35,9
Karl-Marx-Stadt	82,9	87,6	78,5	42,8	45,3	40,5
Berlin	61,8	68,3	54,7	32,8	41,2	30,3
DDR	71,0	73,2	67,1	37,0	39,5	34,6

sässigen Amerikanern auf (s. Tabelle 6) [Choi et al., 1971; Dorn u. Cutler, 1958; Dublin, 1920; Haenszel, 1958, 1961 (1, 2); Macmahon, 1960; Graham et al., 1960). In jeder folgenden Generation sinkt die Gefährdung und erreicht schließlich die niedrigen Raten der Südstaaten der USA. Rückgang der Einwanderung und damit verbundene Verringerung der Risikogruppe erklärt jedoch nicht die ganze Abnahme der Mortalität (Terris u. Hall, 1963). „Farbige" Amerikaner, also

Tabelle 6. Mortalitätsraten an Magenkrebs in den USA nach Haenszel (1961)
(Durchschnittsmortalität in den USA = 100)

Herkunftsland	Geschlecht	
	m	w
Alle Einwanderer	179	190
England	151	169
Irland	149	204
Norwegen	189	236
Schweden	181	175
Deutschland	182	189
Österreich	168	185
Tschechoslowakei	222	264
Polen	225	209
UdSSR	187	210
Italien	123	153
Kanada	138	130
Mexiko	177	238

(Alle Abweichungen sind mit 1 % Irrtumswahrscheinlichkeit gesichert)

afrikanischer, japanischer oder indianischer Herkunft (ein großer Teil der Spanisch-Amerikaner), weisen eine höhere Sterblichkeit an Magenkrebs auf als „Weiße" (Burbank, 1971).

J. Soziale Schichten

Pernu (1960) hat gezeigt, daß Kranke mit Krebs der oberen Luft- und Speisewege im Vergleich zu Kontrollen häufiger den unteren Sozialschichten angehören,

Tabelle 7. Magenkrebsmortalität nach sozialen Klassen (aus Berndt u. Gummel, 1962)

Soziale Klasse	USA 1947 Dorn u. Cutler „Weiße"		Kopenhagen 1943—1947 Clemmesen u. Nielsen		England/Wales 1950 Logan 20- bis 64jährige	
	m	w	m	w	m	w
Gesamt	100	100	100	100	100	100
I	71	80	87	76	57	57
II	90	98	89	101	67	72
III	102	98	89	93	100	101
IV	105	112	119	104	114	106
V	124	112	108	107	132	138

Anmerkung: I bezeichnet die oberste, V die unterste Sozialschicht. Die Kriterien der sozialen Schichten sind bei den zitierten Autoren verschieden.

so daß ein ganzer Komplex von Merkmalen — z. B. schlechte Wohnbedingungen, frühe und schwere körperliche Arbeit, mangelhafte Schulbildung und anderes mehr — statistisch mit dem Magenkrebsrisiko verknüpft ist. Gleich, ob man die soziale Schicht nach der Schulbildung, der beruflichen Tätigkeit oder dem Einkommen definiert, läßt sich diese Beziehung stets bestätigen [ASHLEY, 1969; BERNDT, 1967 (1); LOGAN, 1959; STOCKS, 1963; COHART u. MULLER, 1955; DOLL, 1956] (Tabelle 7). Krebs des Dickdarms dagegen, der in den wohlhabenden Industriestaaten zunimmt, bevorzugt die oberen Sozialschichten.

Eine spezifische Gefährdung bestimmter Berufe ist nicht sicher nachweisbar [BERNDT, 1967 (2); ASHLEY, 1969), doch scheint es, daß die Exposition gegenüber Eisenstaub, Getreidestaub und anorganischem Staub mit freien Silicaten im Zusammenhang mit der Arbeit, aber auch ganz allgemein starke Luftverschmutzung, unabhängig vom Beruf, das Magenkrebsrisiko erhöht (ASHLEY, 1969; KRAUS u. GERHARDT, 1957; FERŠTUDT, 1966; NEAL u. RIGDON, 1969; WINKELSTEIN u. KANTOR, 1969). Höhere Magenkrebsincidenz im Kohlenbergbaugebiet Utahs mag ebenfalls mit Staubinhalation zusammenhängen (MATOLO, 1972). Höhere Magenkrebssterblichkeit bei körperlich schwer Arbeitenden führen STUKONIS u. DOLL (1969) auf die damit verbundene größere Nahrungsaufnahme und stärkere Exposition gegenüber Cancerogenen in der Nahrung zurück.

K. Ernährung

Die naheliegende Vermutung, es bestünden Beziehungen zwischen Magenkrebs und Ernährungsweise, ist sehr schwer zu prüfen. Retrospektive Ernährungsanamnesen sind fast wertlos, und da angenommen werden muß, die Ursachen des Magenkrebses wirken schon in der Kindheit und Jugend, kommt es nicht so sehr auf die unmittelbar vor der Manifestation der Erkrankung wie auf die vor langer Zeit genossene Kost an (AVERY JONES, 1966). Eine Beziehung zur Menge der aufgenommenen Nahrung und damit vielleicht zur Exposition gegenüber cancerogenen Noxen in dieser wird nahegelegt durch die größere Gefährdung übergewichtiger Personen (ZACHO et al., 1965), körperlich schwer arbeitender Männer (STUKONIS u. DOLL, 1969) und des männlichen gegenüber dem weiblichen Geschlecht (GRIFFITH, 1968). Andererseits findet sich eine negative Korrelation zwischen dem Calorien- und speziell dem Proteinkonsum und der Magenkrebsmortalität [GREGOR et al., 1969 (1, 2), 1971] (Tabelle 8). Retrospektive Studien der Ernährungsgewohnheiten geben Hinweise auf Zusammenhänge zwischen Magenkrebs und unregelmäßigem Essen, reichem Gehalt der Kost an Kartoffeln und stärkehaltigen Speisen, obst- und gemüsearmer Ernährung, Gebrauch von Abführmitteln (ACHESON u. DOLL, 1964; GRAHAM et al., 1967, 1972; HIGGINSON, 1966; WYNDER et al., 1963). Als Ursache der hohen Magenkrebsincidenz in Japan wird die Verwendung von Talkum zum Polieren des Reises verdächtigt, der regelmäßig Asbestfasern enthält (MERLISS, 1971). In einigen Gegenden mit sehr hoher Magenkrebsmorbidität waren selbst geräucherte Fleisch- und Fischwaren ein Hauptnahrungsmittel. Darin wurden cancerogene Kohlenwasserstoffe nachgewiesen (DUNGAL, 1961). Die höhere Sterblichkeit der Seeleute und Fischer in Island im Vergleich zu anderen Berufsgruppen mag damit zusammenhängen (SIGURJONSSON, 1967). In England und Wales fand STOCKS [1960 (1, 2), 1964] in Gebieten mit lokaler Magenkrebshäufung einen hohen Gehalt an Zink, Chrom und Kobalt im Boden und sehr weiches Wasser (das vielleicht ionisierte Metalle besser in Lösung hält als hartes). Ähnliche Beziehungen wurden in den Niederlanden gefunden (DIEHL u. TROMP, 1955; TROMP u. DIEHL, 1955; TROMP, 1956). Offenbar spielen Kaffee (GOLDSTEIN u. WARREN, 1962), Gewürze, Temperatur der Kost, Gründlichkeit des Kauens und Geschwindigkeit des Essens keine Rolle in der Epidemiologie des Magenkrebses (WYNDER et al., 1963). Tabak- und Alkoholgenuß sind anscheinend ebenfalls unschuldig oder doch von geringer Bedeutung (ZACHO et al., 1973; WYNDER et al., 1963; ZACHO et al., 1971). Der größere

Tabelle 8. Beziehung zwischen Mortalität an Krebs aller Lokalisationen, Krebs des Magens und des Darms, durchschnittlichem Eiweißkonsum und jährlicher Veränderung (Zunahme bzw. Abnahme) der Sterblichkeitsraten. Aus GREGOR et al. (1971): Relation of gastrointestinal cancer mortality to cancer in general. Scand. J. Gastroenterol. Suppl. 9, 79—85 (1971)

Land	Sterblichkeitsrate 1962/63						Konsum von tierischem Eiweiß 1947/48	Jährliche Rate der Zunahme (Abnahme) der Sterblichkeitsrate					
	Alle Lokalisationen		Magen		Darm			Alle Lokalisationen		Magen		Darm	
	M	F	M	F	M	F		M	F	M	F	M	F
a	1	2	3	4	5	6	7	8	9	10	11	12	13
1. Kanada	139,7	112,1	18,69	8,76	13,88	15,00	64,3	101,02	99,55	97,75	96,54	100,26	98,82
2. Chile	146,5	134,6	64,63	41,04	2,73	3,43	24,5	100,44	99,43	98,93	98,03	105,50	104,53
3. USA (Weiße)	135,4	100,6	18,12	5,10	12,62	12,52	70,0	100,39	99,84	97,62	95,54	100,03	99,54
4. USA (Farbige)	155,2	116,4	9,79	8,26	10,14	10,53		102,04	99,48	95,38	96,78	102,06	100,52
5. Japan	137,0	95,4	67,96	35,99	2,97	2,96	10,3	101,98	100,42	100,45	100,20	101,72	100.95
6. Deutschland (BRD)	168,1	126,5	38,41	22,08	9,15	7,98	21,9	101,71	100,00	98,51	97,13	102,45	101,33
7. Österreich	190,0	129,6	43,04	24,22	9,59	8,78	21,5	100,87	99,78	97,98	96,64	99,32	99,0
8. Belgien	175,5	124,3	29,46	17,25	12,99	12,91	32,1	102,05	100,20	99,04	98,15	102,46	101,21
9. Dänemark	163,3	140,3	23,92	14,41	13,91	13,60	57,3	101,96	100,37	96,93	96,06	101,35	100,16
10. Finnland	187,7	106,1	44,80	22,96	5,20	5,88	36,7	100,65	99,33	96,21	94,53	99,73	100,51
11. Frankreich	167,8	102,8	23,03	11,57	11,34	10,54	28,8	101,75	100,00	98,32	97,68	100,64	99,48
12. Irland	138,4	112,6	25,68	16,22	11,86	12,56	47,3	101,15	100,60	99,24	97,52	98,82	99,92
13. Italien	143,4	100,1	34,22	18,24	7,97	6,90	15,1	105,53	101,20	99,13	98,10	103,87	101,97
14. Norwegen	126,6	100,8	27,67	15,30	7,89	7,37	44,6	100,26	99,08	95,70	95,50	99,33	99,25
15. Niederlande	165,8	118,0	29,50	15,64	10,53	11,54	37,4	101,25	98,22	97,30	95,57	102,68	100,20
16. Portugal	108,2	82,8	32,60	17,99	6,65	8,01	17,1	104,30	99,23	106,00	100,77	101,50	101,40
17. England	177,9	113,3	24,68	12,57	12,02	12,00		100,81	99,61	98,61	97,47	97,76	98,05
18. Schottland	199,4	125,9	26,20	15,47	16,47	15,77	49,3	101,40	99,65	98,58	97,02	98,29	98,13
19. Nordirland	145,2	105,7	25,30	14,45	10,69	10,34		100,58	99,38	98,69	96,94	96,46	97,22
20. Schweden	131,4	108,3	24,83	12,98	9,78	9,22	59,4	100,90	99,49	97,67	95,04	99,74	100,03
21. Schweiz	158,5	107,7	27,81	16,05	10,57	8,76	45,4	99,65	98,99	96,33	95,01	99,45	99,69
22. Australien	136,5	98,0	17,06	8,93	12,68	13,26	60,7	101,15	99,68	96,62	96,38	99,48	99,04
23. Neuseeland	148,3	110,2	17,90	9,00	12,45	14,90	75,1	100,95	99,61	96,67	96,60	99,44	99,15
24. Kolumbien	78,0	95,7	21,20	18,35	2,24	2,99	21,4						
25. Mexiko	48,3	72,2	8,72	8,58	1,62	2,67	17,4						
26. Venezuela	102,7	112,8	33,00	21,96	4,10	5,03	20,2						
27. Ceylon	39,0	36,2	5,21	8,16	0,87	0,71	15,0						
28. Tschechoslowakei	177,9	117,2	43,59	23,97	4,49	5,27	27,4						
29. Griechenland	111,4	72,3	15,17	9,47	4,14	4,59	14,1						
30. Ungarn	150,8	118,2	46,40	26,11	6,26	7,06	15,4						
31. Polen	113,1	87,2	39,79	19,39	2,95	2,62	16,8						
32. Spanien	122,1	87,1	30,37	18,09	6,15	6,91	16,9						
33. Jugoslawien	94,6	72,7	21,72	12,07	2,16	1,97	10,0						

Anteil von älteren Männern, die Tabak schnupfen oder kauen, läßt sich zwanglos mit der sozialen Herkunft der Magenkrebskranken erklären (ZACHO et al., 1968).

Die bisher vorliegenden Studien über die Rolle der Ernährung als Ursache des Magenkrebses lassen sich verschieden interpretieren:

a) Die Nahrung, welche den Magenkrebs begünstigt (z. B. lange und intensiv geräuchertes Fleisch oder Fisch in Island, Reis in Japan) enthält cancerogene Stoffe. Die typische Nahrung der entwickelten Industriestaaten ist weitgehend frei von solchen Schadstoffen (z. B. Pilzverunreinigungen; Übersicht bei GIBEL u. SCHRAMM, 1968).

b) Die kohlenhydratreiche und protein- und vitaminarme Kost der ärmeren Bevölkerungsschichten und Agrarstaaten ermangelt bestimmter Nährstoffe — etwa einiger Vitamine —, die zum Schutz vor Krebs benötigt werden.

c) Magenkrebs findet sich bevorzugt in den unteren Sozialschichten entwickelter Industriestaaten und in den industriell weniger entwickelten Ländern mit vorherrschender Agrarstruktur. Die Beziehungen zwischen Magenkrebs und bestimmten Ernährungsgewohnheiten beruhen allein darauf und haben keine kausale Bedeutung.

Jedenfalls läßt sich schließen, daß die moderne Ernährung, also auch die industrielle Bearbeitung der Lebensmittel, kaum für die Entstehung des Magenkrebses verantwortlich sein kann. Das bedeutet natürlich nicht, daß sie bereits optimal ist. So ist der hohe Nitratgehalt durchaus bedenklich (Übersicht bei OSSKE, 1972), ebenso wahrscheinlich die Verwendung von stabilen Pestiziden wie DDT.

L. Magengeschwür

Aus klinischen und morphologischen Untersuchungen ist bekannt, daß sich in einem gutartigen Magengeschwür ein Krebs entwickeln kann. Die Häufigkeit des Ulcuscarcinoms wird sehr verschieden angegeben, wobei die Kriterien der Definition eine große Rolle spielen. Es ist jedoch zu vermuten, daß viele Ulcuscarcinome primäre ulcerös und langsam wachsende Magencarcinome sind. Die Bedeutung des Magengeschwürs in der Epidemiologie des Magenkrebses wurde offenbar überschätzt, wie aus den wenigen langfristigen Beobachtungen an großen Serien von Ulcuskranken hervorgeht. So verfolgte HIROHATA (1968) das Schicksal von 1038 konservativ behandelten und 890 operierten Kranken mit Magengeschwür über 8 bis 18 Jahre und fand keine Häufung des Magenkrebses als Todesursache gegenüber der Gesamtbevölkerung. RONNER-JESSEN et al. (1965) kommen zum gleichen Ergebnis, ebenso WYNDER et al. (1963) in einer retrospektiven Untersuchung. Das scheinbar widersprechende Resultat der Langzeitbeobachtung an mehr als 3600 konservativ behandelten Patienten mit Magengeschwür in Oslo zeigt vielleicht nur die Häufigkeit von Fehldiagnosen an (WESTLUND u. RIIS, 1963). Zwar findet sich eine positive Korrelation zwischen der Sterblichkeit an Magengeschwür und der an Magenkrebs in 46 Staaten (SEGI et al., 1959), doch zeigt sich innerhalb Japans, das die höchste Magenkrebssterblichkeit der ganzen Welt aufweist, daß die Bezirke mit hoher Magenkrebssterblichkeit nicht die mit hoher Ulcusmortalität sind, vielmehr zeigen beide Krankheiten eine ganz unterschiedliche Verteilung innerhalb des Landes (HIROHATA u. KURATSUNE, 1969). Das weckt Zweifel an der von Klinikern aus Japan mitgeteilten Häufigkeit des Ulcuscarcinoms.

M. Gastritis
(Übersicht bei WOLFF, 1968, 1972, 1974)

Aus der morphologischen Betrachtung ist seit KONJETZNY (1921) gut bekannt, daß Magenkrebs und chronische Gastritis gewöhnlich, allerdings nicht immer, gemeinsam im resezierten Magen angetroffen werden. Daraus geht nicht hervor, ob die Gastritis dem Magenkrebs vorausgeht oder ihn begleitet bzw. ihm folgt. Das Fehlen einer strengen Beziehung zwischen dem Sitz der Geschwulst und Lokalisation (Antrum oder Korpus) und der Ausdehnung der Gastritis (Hebbel, 1943, 1949) deutet darauf hin, daß jedenfalls der Krebs nicht die Ursache der Gastritis ist. Dagegen fand Krentz (1971) das Carcinom stets in einem Areal atrophischer Gastritis. Für die Frage, ob die chronische Gastritis in der Epidemiologie des Magenkrebses als ein kausaler oder doch begünstigender Faktor anzuschuldigen ist, lassen sich diese Studien nicht verwerten, weil sie nichts über die zeitliche Folge aussagen.

Für die Annahme, daß die chronische atrophische Gastritis in der Regel dem Magenkrebs vorausgeht — oder anders gesagt — gehäuft von Magenkrebs gefolgt wird, sprechen folgende Fakten:

a) Patienten mit perniziöser Anämie haben das 22fache Risiko und solche mit histaminrefraktärer Anacidität das 5,4fache Risiko einer späteren Magenkrebserkrankung (Hitchcock et al., 1957). Die Perniciosa ist immer und die histaminrefraktäre Anacidität wohl fast stets mit einer chronischen atrophischen Gastritis verbunden.

b) Intestinale Metaplasie ist in den USA bei niedriger Magenkrebsincidenz selten, in Japan, das durch sehr hohe Morbidität an Magenkrebs ausgezeichnet ist, häufig (Kubo u. Imai, 1971). Chronische Gastritis ist in Populationen mit hohem Magenkrebsrisiko verbreiteter als in solchen mit geringerer Gefährdung (Correa et al., 1970; Imai u. Watanabe, 1971; Imai et al., 1971).

c) Der von Lauren (1965) beschriebene intestinale Typ des Magenkrebses, histogenetisch abgeleitet von der intestinalen Metaplasie, ist die vorherrschende Form in Gegenden mit hoher Magenkrebsmobidität und nimmt relativ zur anderen, der diffusen Form mit sinkender Incidenz ab (Munoz et al., 1968; Munoz u. Connelly, 1971; Munoz u. Asvall, 1971; Munoz u. Steinitz, 1971; Kim et al., 1972; Kubo, 1971; Yamamoto u. Kato, 1971). Dabei findet sich der intestinale Typ häufiger bei älteren, der diffuse häufiger bei jüngeren Menschen (Kim et al., 1972; Yamamoto u. Kato, 1971; Kubo, 1971).

d) Die Epidemiologie der chronischen atrophischen Gastritis weist bemerkenswerte Übereinstimmung mit den Beobachtungen am Magenkrebs auf (Berndt, 1971; Wolff u. Läuter, 1971; Wolff, 1972). Sie bevorzugt ebenfalls die unteren Sozialschichten und ist verknüpft mit Zahnausfall, Magenkrebs in der Familie und unabhängig von Kaffee-, Tabak- und Alkoholkonsum.

e) Prospektive Beobachtungen von Siurala et al., (1960, 1963, 1966) an Menschen mit bioptisch untersuchter Magenschleimhaut ergeben, daß nur bei denen mit atrophischer Gastritis später Magenkrebs auftrat (Tabelle 9). Zwar sind Zahl und Dauer der Beobachtung zu gering, um als beweiskräftig anerkannt zu werden, doch kann im Zusammenhang mit den zuvor angeführten Beobachtungen kaum ein Zweifel daran bestehen, daß in der Regel die chronische atrophische Gastritis dem Magenkrebs vorausgeht. Das Magenkrebsrisiko ist stark erhöht bei Menschen mit niedrigem Serumpepsin und abnormem Ausfall der sondenlosen Aciditätsprüfung mit Diagnoxblau, ein indirekter Hinweis auf eine atrophische Gastritis (Pastore et al., 1972).

Der Zusammenhang kann verschieden interpretiert werden:

a) Gleiche genetische oder exogene Faktoren verursachen zuerst die chronische Gastritis, später den Magenkrebs, meist nur eine Gastritis, zuweilen nur einen Magenkrebs. Die Blutgruppen gehören gewiß nicht dazu (Wolff u. Läuter, 1971).

b) Die entzündlich geschädigte Schleimhaut ist empfindlicher gegenüber cancerogenen Noxen. Die resorptionsfähige intestinale Metaplasie begünstigt das Eindringen von Cancerogenen und ihre lokale Wirkung.

c) Aus Fehlregenerationen in der entzündeten Mucosa entsteht ein Carcinom. Dafür spricht z. B. die erhöhte Epithelproliferation bei chronischer atrophischer Gastritis und in der Schleimhaut von Mägen mit Krebs außerhalb des Tumors (STEENBECK u. WOLFF, 1971; s. auch DESCHNER et al., 1972).

d) Die verlangsamte Entleerung des Magens bei atrophischer Gastritis gestattet einen längeren Kontakt der Schleimhaut mit cancerogenen Stoffen. Die rasche Entleerung beim Ulcus duodeni reduziert diesen Kontakt und erklärt die Seltenheit des Magenkrebses bei Patienten mit Zwölffingerdarmgeschwür (DAVIES et al., 1968, 1971).

e) In der Fetalentwicklung sind im Oberflächenepithel der Magenschleimhaut sowohl Magen- als auch Dünndarmantigene nachweisbar. Die intestinale Komponente verschwindet kurz nach der Geburt und tritt im hohen Alter, bei intestinaler

Tabelle 9. Häufigkeit der Entstehung von Magentumoren bei verschiedenen Graden der chronischen Gastritis nach Angaben von SIURALA (aus BERNDT u. WOLFF, 1967)

Grad der Gastritis	Anzahl der Patienten	Durchschnittsalter bei der 1. Untersuchung (Jahre)		Intervall zwischen den Untersuchungen (Jahre)	Magencarcinom	Magenpolyp
		1.	2.			
schwere atrophische Gastritis	53	50,8	56,6	5,8	5	1
mäßige atrophische Gastritis	63	52,0	58,0	6,0	1	—
Oberflächengastritis	93	46,4	54,8	6,4	—	—
normale Mucosa	168	44,2	53,7	9,5	—	—

Metaplasie und Krebs wieder auf, während das Magenantigen verschwindet. Es mag deshalb sein, daß eine Störung des immunologischen Überwachungsmechanismus die Ursache der chronischen Gastritis und des Magenkrebses ist (DE BOER et al., 1969).

Schlußfolgerungen zum Zusammenhang zwischen chronischer Gastritis und Magenkrebs (zitiert aus WOLFF, 1972): „Histologische Ähnlichkeit zwischen chronischer Gastritis und Magenkrebs, häufiges gemeinsames Vorkommen, histochemische, cytologische und histoautoradiographische Untersuchungsergebnisse, statistische Überlegungen, Häufung des Magenkrebses bei der Perniciosa und mögliche genetische Zusammenhänge weisen darauf hin, daß sich der Magenkrebs auf dem Boden einer chronischen Gastritis entwickeln kann. Die klinische Verlaufsbeobachtung liefert den Beweis, daß — in einer Patientengruppe in Finnland — das Magencarcinom ausschließlich aus der atrophischen Gastritis hervorgeht. Danach gehen mit Sicherheit ein großer Teil und mit Wahrscheinlichkeit alle Magencarcinome aus der atrophischen Gastritis hervor."

N. Gutartige Geschwülste

Gutartige Geschwülste, insbesondere die summarisch als „Polypen" bezeichneten epithelialen Tumoren, werden und wurden früher noch öfter als Präcancerose betrachtet. Quantitativ spielt dieser umstrittene Vorgang der „malignen Degeneration" primär benigner Adenome für die Cancerogenese im Magen sicher keine Rolle. Es wird deshalb hier auf das Kapitel über die gutartigen Geschwülste verwiesen.

O. Versuch einer Synthese

Aus den dargelegten Fakten geht hervor, daß das Magencarcinom — jedenfalls in aller Regel — nicht die Folge einer einzigen Ursache ist, vielmehr wirken endogene Faktoren — die Reaktionsweise des Organismus — und exogene Schäden in unübersichtlicher Weise zusammen. Es handelt sich wie bei den meisten menschlichen Krebsen um eine multifaktorielle Genese. Familiäre Häufung und Beziehung zur Blutgruppe A weisen auf die genetische Disposition hin. Offensichtlich sind jedoch die exogenen Faktoren von größerer Bedeutung. Das wird bewiesen durch die stark sinkende Incidenz des Magenkrebses in den entwickelten Industriestaaten und bei wandernden Populationen. Die eindeutig und wiederholt beobachtete Korrelation zur ökonomischen und sozialen Lage und der Rückgang der Erkrankung in wohlhabenden urbanisierten Gesellschaften beweisen, daß die cancerogenen Umweltbedingungen irgendwie mit den Lebensbedingungen der unteren Sozialschichten und der Agrargesellschaft zusammenhängen. Dabei ist in erster Linie an die Ernährung zu denken. Ob es sich dabei um Schadstoffe in der Nahrung handelt, die in den industriell bearbeiteten Lebensmitteln weniger vorkommen, oder aber um den Mangel an schützenden Nährstoffen, ist noch offen. Es kann sich jedoch kaum um die gleichen Noxen handeln, die den Dickdarmkrebs verursachen, weil dieser unter den Bedingungen der abnehmenden Morbidität an Magenkrebs sogar zunimmt.

Das Ulcuscarcinom spielt wahrscheinlich quantitativ eine geringe Rolle, wie Langzeitbeobachtungen an konservativ behandelten und operierten Ulcuskranken zeigen. Da auch das Magengeschwür die unteren Sozialschichten stärker befällt und mit der chronischen Gastritis überzufällig verknüpft ist, mag der Zusammenhang mit dem Magenkrebs auf gemeinsame epidemiologische Bedingungen zurückzuführen sein. Die Beziehung zur chronischen atrophischen Gastritis ist viel enger. Sie ist eine fakultative Präcancerose und geht dem Magenkrebs gewöhnlich voraus. Der Mechanismus dieser Beziehung ist noch ungeklärt.

II. Pathologie
(G. P. Wildner)
(Übersicht bei Wanke, 1971; Ming, 1973)

Das weitaus häufigste Gewächs des Magens ist das Carcinom. Sein Anteil betrug nach Smetana et al. (1952) 83% von 1882 primären Magentumoren. Wegen der verschieden interpretierten topographischen Bezeichnungen und der unterschiedlichen Auswahl des Operations- und Sektionskrankengutes gehen die Angaben über die Häufigkeit des Carcinoms in den einzelnen Magenabschnitten weit auseinander. Aus der Sammelstatistik Konjetznys (1921), ergänzt von Borrmann (1926), mit insgesamt 6700 Fällen ergibt sich folgende Verteilung: Pylorusregion 57,4%, Korpus 19,1% (davon kleine Kurvatur 11,7%, große Kurvatur 2,1%, Vorderwand 1,7%, Hinterwand 3,6%), Fundus 1,2%, Kardia 9,1%, diffuse Ausbreitung 5,7%; beim Rest muß man fehlende Angaben oder keine mögliche Zuordnung annehmen. Lewin (1960) hatte unter 1161 partiellen und totalen Magenresektionen 69,4% Pylorus- und Antrum-, 17,5% Korpus- und 0,9% Kardiacarcinome; 12,2% nahmen das ganze Operationspräparat ein. Berndt et al. (1969) ermittelten: Antrum 41%, Korpus 29%, Kardia 4%, Gesamtmagen 12%, ungruppiert 14%.

Der *Wachstumstyp* des Magencarcinoms steht in Beziehung zur histologischen Struktur und Prognose. Borrmann (1901, 1926) unterschied:

1. Circumscripte, solitäre, polypöse Carcinome ohne erhebliche Ulceration;
2. ulcerierte Carcinome mit wallartigen Rändern und scharfer Begrenzung;
3. ulcerierte Carcinome mit teils wallartiger Begrenzung, teils diffuser Ausbreitung und
4. diffuse Carcinome.

Moore (1951) unterscheidet vereinfacht ulcerative, vegetative und infiltrative Magencarcinome. Dockerty (1952) fand 60% ulcerative. 10% polypöse, 12% scirrhöse, 15% mucinöse (Kolloid-)Carcinome sowie 1 % carcinoma „en nappe" und SCHENKEN et al. (1957) 60 % ulcerative, 25 % polypöse und 10 bis 12 % diffuse Carcinome. LEWIN (1960) teilte in Anlehnung an BORRMANN seine 1161 Magenresektionsfälle in 14,4 % papillomatöse oder polypöse, 44,9 % noduläre (grobknotige oder flach erhabene, z. T. ulcerierte Tumoren), 13,6 % ulcero infiltrative, 26,7 % diffus infiltrative und schließlich 0,4 % kleine, lokal infiltrierende Carcinome ein. RINGERTZ (1961) zieht die Einteilung von STOUT (1953) in fungöse (27,4 %), penetrierende (27,4 %) und flächenhaft infiltrierende (spreading) Carcinome vor, wobei letztere in oberflächlich wachsende (8,3 %) und fibröse (Linitis plastica; 4,5 %) Carcinome unterteilt werden; diese anatomische Einteilung würde besser mit dem Röntgenbefund übereinstimmen. Von den 39 oberflächlich wachsenden Carcinomen waren 7,2 % mit einem peptischen Ulcus kombiniert. Keinen speziellen Typ wiesen 37 % der insgesamt 470 Stoutschen Fälle auf.

Zum Zeitpunkt der Behandlung hat die Mehrheit der Carcinome die Magenwand bereits durchbrochen. Die kontinuierliche Ausbreitung des Carcinoms in den verschiedenen Schichten und in die Tiefe der Magenwand wird durch stark ausgeprägte Lymphbahnnetze begünstigt, die besonders dicht in der Submucosa ausgebildet sind und die oft weite Ausdehnung des Carcinoms über seine tastbare Grenze hinaus verständlich macht. Entfernt vom Primärherd kann es wieder nach oben in die Schleimhaut einbrechen und eine Metastase vortäuschen. KONJETZNY (1938) hat auf die besondere Reichhaltigkeit der Lymphbahnen an der kleinen Kurvatur hingewiesen, wo die Neigung zu kardiawärtiger Ausbreitung viel größer ist als an der Vorder- und Hinterwand sowie an der großen Kurvatur, so daß eine ausgiebigere Resektion erforderlich ist.

Durch eine flächenhafte Netzabdeckung wird die Ausdehnung des Carcinoms über den Magen hinaus oft hinausgezögert. Von 99 Patienten der Robert Rössle-Klinik (1953 bis 1965), die nach partieller oder totaler Magenresektion 5 Jahre symptomfrei überlebt hatten, wiesen 49 histologisch einen Serosadurchbruch in das Fettgewebe des kleinen oder großen Netzes, ein Fall einen Bauchwandeinbruch auf. Die freie Magenwandperforation mit Peritonitis oder „gedeckt" mit abgegrenzter Eiterhöhlenbildung ist beim Magencarcinom gegenüber der Geschwürskrankheit selten, KONJETZNY (1938) gibt 3,5 bis 7 % an. Häufig liegt beim fortgeschrittenen Magencarcinom ein direkter Einbruch in benachbarte Organe, wie in das Pankreas und Duodenum, vor, bevorzugt von Antrum- und Pyloruscarcinomen aus, weiter über das kleine Netz zur Leberwurzel hin in die äußeren Gallengänge, in die Pfortader mit ihren Zuflüssen, die Gallenblase und in die Leber (letzteres besonders bei kardianahen Carcinomen), in die Vena cava oder über das Ligamentum gastrocolicum in das Colon transversum, u. U. mit Ausbildung einer Magen-Dickdarmfistel, weiter in die Milz, das Zwerchfell und schließlich auch in die Bauchwand. Perigastrische Adhäsionen können diesen Vorgang begünstigen.

Der intraoperativ palpierte und makroskopisch sichtbare Stop des Magencarcinoms am Pylorus ist oft eine Täuschung, da mikroskopisch eine Ausdehnung auf das Duodenum bis zu 2 cm und mehr nachgewiesen werden kann, nach BORRMANN (1901) in 32 %, nach CASTLEMAN (1936) in 25 %, nach ZINNINGER et al. (1949) in 40 % der Fälle, davon in 10 % mehr als 0,5 cm weit. Wegen der engen Verbindung der Lymph- und Blutbahnen von Kardia und Speiseröhre gilt ähnliches für das Kardiacarcinom, das häufig auf die Speiseröhre übergreift und nicht selten ein tiefsitzendes Oesophaguscarcinom vortäuscht. MAJIMA et al. (1964) wiesen in 51 % von 202 Carcinomen des oberen Magenanteils ein Übergreifen auf die Speiseröhre nach (einbezogen 94 Kardiacarcinome mit einer Oesophagusinvasion von 66 %), wobei zwei Hauptwege ermittelt wurden; die submukösen Lymphbahnen (42 %) und über die carcinomatös infiltrierte Magenserosa bei beginnender „Peritonitis carcinomatosa" (33 %).

Die *Metastasierung* des Magencarcinoms erfolgt auf dem Lymphwege, durch peritoneale Aussaat und über die Blutbahn. Die Kenntnis der Lymphabflußwege ist besonders für die chirurgische Behandlung von großer Bedeutung. Den verschiedenen Magenabschnitten sind unterschiedliche Lymphknotengruppen zugehörig. Beim carcinomatösen Befall ist mit Umgehungsbahnen und selbst mit retrogradem Lymphfluß zu rechnen. Von den Lymphonodi der Art. gastrica sin. (einschließlich Zufluß von den parakardialen Lymphknoten) und den Lymphonodi pancreatico-lienales geht der Lymphfluß weiter zu den Lymphonodi coeliacae und von dort zum Ductus thoracicus, von den suprapylorischen und infrapylorischen Lymphknoten über die Lymphonodi hepaticae ebenfalls dorthin, u. U. von den infrapylorischen Lymphknoten auch über die Lymphknoten an der Mesenterialwurzel oder von diesen direkt in den Ductus thoracicus.

Der Einbruch in den Ductus thoracicus oder seine Hauptäste führt oft zur embolischen Aussaat in die Lungen, wodurch das Magencarcinom zur häufigsten Ursache einer miliaren Lungencarcinomatose wird (WILLIS, 1967). Ein Drittel der Ductus thoracicus-Carcinome wird durch das Magencarcinom verursacht (WILLIS, 1952). Die sog. Virchowsche Drüse, ein metastatischer Befall der supraclaviculären Lymphknoten links, ausnahmsweise rechts, wird durch den retrograden Transport von Krebszellen aus dem Ductus thoracicus erklärt, wobei der seltene rechtsseitige Befall entweder auf dem Umwege über die linksseitigen, evtl. selbst nicht erkrankten Lymphknoten, oder über den direkt in die Venen der rechten Körperhälfte mündenden Ductus thoracicus erfolgt (Hosch, 1908). Die sog. Virchowsche Drüse findet man jedoch relativ selten, Konjetzny (1938) zitiert Literaturangaben zwischen 3,4 und 5,4%, fast immer verbunden mit schwerster Metastasierung. Auf dem Wege zum Ductus thoracicus können die mediastinalen, bronchialen, claviculären und auch axillären Lymphknoten erkranken. Zu weiteren Metastasen auf dem Lymphwege kann es in den mesenterialen, retroperitonealen, periportalen, iliacalen und inguinalen Lymphknoten kommen. Über die retroperitonealen Lymphknoten, aber auch durch das subperitoneale Lymphbahnnetz gelangen Krebszellen in das Mesenterium und Mesocolon, die oft zu derb infiltrierten Platten werden.

Die *peritoneale Aussaat* des Magencarcinoms (Bauchfellcarcinose, Carcinosis peritonei, fälschlich „Peritonitis carcinomatosa) ist ein häufiges Ereignis, im Sektionsgut von Stout (1943) in 43% der 143 Fälle, bei Willis (1953) in 26 von 85 Fällen. Es bilden sich auf dem Bauchfell bzw. auf der Serosa der Bauchhöhlenorgane multiple kleine Knötchen oder ausgedehnte flächenhafte Infiltrate oder massive Schleimansammlungen mit oder ohne Ascites. Durch Verwachsung von Darmschlingen können Darmstenose oder -verschlingungen mit ihren Folgen auftreten. Bei tumorartigen Resistenzen in der Excavatio recto-uterina s. rectovesicalis sollte immer an die Absiedlung eines Magencarcinoms gedacht werden. Beim Übergreifen auf das Rectum kann ein primär stenosierender Mastdarmkrebs vorgetäuscht werden.

Von diagnostischer Bedeutung ist die Absiedlung des Magencarcinoms in die Eierstöcke, die in den meisten Fällen wohl auf transabdominalem Weg erfolgt (Willis, 1967). Unter 79 Fällen von sekundärem Ovarialkrebs Schlagenhaufers (1902) saß der Primärtumor 61mal im Magen. Bei sechs Literaturangaben Konjetznys (1938) lag der Anteil der Ovarialmetastasen des Magenkrebses in den Sektionsberichten zwischen 3,2 und 10%. Nach einer Sammelstatistik von Crousse et al. (1935) waren von 259 Patienten mit Eierstockmetastasen eines Krebses der Verdauungsorgane 55 unter 30 Jahre und 78 zwischen 30 und 40 Jahre alt. Das Ovar im Generationsalter bietet danach für die Krebsabsiedlung einen günstigeren Boden als das altersatrophierte Ovar. Die Metastasen entwickeln sich fast ausnahmslos in beiden Ovarien. Histologisch weichen die Ovarialmetastasen u. U. von der Struktur der primären Magencarcinome weit ab, doch siedelt nach Konjetzny (1938) am häufigsten das scirrhöse Carcinom dort ab und bietet das histologische Bild der sog. Krukenberg-Tumoren (von Krukenberg 1896 ursprünglich als primäres „Fibrosarcoma mucocellulare carcinomatodes" der Eierstöcke gedeutet). Weitere seltene Besonderheiten der peritonealen Aussaat des Magencarcinoms sind die Absiedlungen in einen Bruchsack und Nabelmetastasen, die meist entlang dem Ligamentum umbilicale laterale dorthin gelangen.

Das weitaus häufigste Ziel der *hämatogenen Fernmetastasen*, meist über den Einbruch in die Zuflüsse der Vena portae, ist die Leber, bei Sektionsfällen fast in der Hälfte der Fälle (Sammelstatistik des Berliner Krebskomitees, 1924: 42,5% von 1967 Fällen; Borrmann, 1901: 56,4%; Kitain, 1922: 49%; Poscharissky, 1930: 36%; Kaufmann, 1931: 33%; Willis, 1948: 46%). Mit weitem Abstand folgen die Lungen (6,4; 4,7; 13% in den ersten drei Statistiken), wobei jedoch die bereits behandelte transabdominale Bauchfellcarcinose (23,4 20,4; 40,2%) sowie die überwiegend lymphogene Netzmetastasierung (12; 15,6; 22%) und Pleuracarcinose (7,3; 8,1; 8,1%) nach der Häufigkeit dazwischen liegen. In der Sammelstatistik rangiert allerdings vor den Lungen noch die Bauchspeicheldrüse (6,6%), die aber auch auf retrogradem lymphogenem Wege über die befallenen parapankreatischen Lymphknoten erreicht werden kann. Borrmann fand nur 3,4% und Kitain 3,3% Pankreasmetastasen. Weitere bevorzugte Organe für die Fernmetastasierung des Magencarcinoms sind: der Darm (6,1; 5,5; 9,9%), die Knochen (5,3; 2,7; 3,3%), die Ovarien (4,3; 7,8; 7%), wobei der transabdominale Weg ganz im Vordergrund steht (Willis, 1967), was einschließlich des lymphogenen Weges auch für das Gekröse (4; 9,5%) gelten wird. Es folgen weiter die Nebennieren (3,7; 1,3; 7,6%), die Nieren (3; 1,3; 4,4%), die Milz (2,2; 3,4; 6,5%), die Speiseröhre (1,4; 0,6; 1,1%) und die Gallenblase (1,4; 2,1; 1,1%), während alle übrigen Organe in weniger als 1% der Fälle durch Magenkrebsmetastasen besiedelt werden. Das gilt insbesondere auch für die Haut und das Gehirn, für die nur in der ersten Statistik 0,4 bzw. 0,6% Metastasen vermerkt sind.

Histologisch ist das Magencarcinom fast ausschließlich ein Adenocarcinom, das jedoch von Tumor zu Tumor, aber auch innerhalb eines Tumors große Strukturunterschiede aufweisen kann, so daß Willis (1967) nur von histologischen Strukturvarianten der Einheit „Magencarcinom" spricht. Auch Stout (1953) beschreibt lediglich den Grad der histologischen Differenzierung ohne Typenbezeichnung. Ackerman et al. (1962) verneinen den Wert einer histologischen Klassifikation des Magencarcinoms. Diese Strukturvarianz macht die große Zahl unterschiedlicher histologischer Einteilungen verständlich. Borrmann (1926) kam zu einer neuen Klassifizierung, die in der Tabelle 10 mit sechs anderen Einteilungen der letzten Jahre angeführt ist. Während im deutschsprachigen Schrifttum (u. a. Konjetzny, 1936; Merkel, 1956) dem Krankheitsbild der *Linitis plastica*, makroskopisch eine erhebliche Verdickung der Magenwand durch Bindegewebe mit Beteiligung aller Schichten, entweder nur begrenzt herdförmig das Antrum- und Pylorusgebiet ringförmig einnehmend (hypertrophische

Pylorusstenose) oder diffus den ganzen Magen ergreifend (diffuser Schrumpfmagen), eine unterschiedliche Ätiologie zugeschrieben wird, so neben entzündlichen Erkrankungen auch eine krebsige Wucherung besonderer Art, steht im ausländischen Schrifttum die krebsige Genese (STOUT, 1953; MASSON, 1956; EVANS, 1956; SAPHIR, 1959 u. a.) ausschließlich im Vordergrund. Der veraltete Begriff der Linitis plastica sollte endgültig verlassen werden, wie er auch schon von WILLIS (1956) vermieden wurde.

Das unter diesem Bilde auftretende Carcinoma disseminatum (KROMPECHER, 1910), Carcinoma fibrosum (KONJETZNY, 1938), Carcinoma scirrhosum oder *Scirrhus* wird als Sonder-

Tabelle 10. Vorschläge zur histologischen Klassifikation des Magencarcinoms

A. BORRMANN (1926)	B. KONJETZNY (1938)

1. Adenomatöses Carcinom
  a) Cylinderzelliges Carcinom
  b) Papilläres Cystocarcinom
	1. Adenomatöses Carcinom

2. Alveoläres solides Carcinom
  a) Gallertcarcinom
  b) Scirrhus
	2. Solides Carcinom

3. Diffus polymorphzelliges Carcinom 4. Mischformen	3. Mischformen 4. Fibröses Carcinom 5. Seltenere Formen Gallertcarcinom in 1 und 2
C. VON ALBERTINI (1955)	D. WILLIS (1967)
1. Cylinderzelliges adenomatöses Carcinom 2. Adenomatöses Carcinom, evtl. schleim- bildend	1. Adeno- oder Adénopapilläres Carcinom 2. Mucoidcarcinom, Variante von 1.

3. Einfach solides Carcinom, cylinder-
  zellig oder scirrhös oder gelatinös;
  meist Mischformen
	3. Siegelringzellcarcinom

4. Disseminierendes Carcinom, evtl.
  gelatinös, meist Mischformen
	4. Infiltrierendes Rundzellcarcinom, iden-
	  tisch mit 3., aber ohne Schleimsekretion
	5. Plattenepithelcarcinom
	6. Anaplastisches Carcinom

E. TAKIZAWA (1970)	F. WANKE (1971)

1. Adenocarcinom, papillär, tubulär,
  acinös, muconodulär oder -cellulär;
  medulläres oder scirrhöses Wachstum
	1. Cylinderzelliges Adenocarcinom, tubu-
	  lär, papillär, solide oder scirrhös

2. Carcinoma simplex, makromeso- oder
  mikroalveolär, mucocellulär, medullär
  oder scirrhös
	2. Rundzellcarcinom, medullär, einfach
	  solide oder scirrhös

3. Plattenepithelcarcinom, verhornt,
  nicht verhornt, medullär oder scirrhös
4. Adenoakanthom
	3. Gallertcarcinom
	  adenomatöse und scirrhöse Variante
	4. Seltene Formen: Plattenepithelcarci-
	  nom, Adenoakanthom, Psammocarci-
	  nom, Flimmerepithelcarcinom, Carcino-
	  sarkom, Kollisionstumor, Carcinome
	  aus Pankreasdystopien

5. Mischtyp	

form des Magencarcinoms von den meisten Autoren hervorgehoben. SAPHIR (1951) unterscheidet unter den diffus infiltrierenden sog. „Linitis plastica-Carcinomen" des Magens:

1. Das relativ benigne scirrhöse Carcinom, das gewöhnlich in der Kardiaregion beginnt, langsam wächst, diffus große Abschnitte infiltriert, spät metastasiert und sich histologisch als ein Cylinderzellcarcinom mit schmalen Strängen oder Gruppen von meist kleinen Zellen mit und ohne Drüsenbildung in einem mitgewucherten Bindegewebe erweist, sowie

2. Das Siegelringzellcarcinom, das makroskopisch, histologisch und vielleicht auch klinisch als eine spezielle Einheit betrachtet wird, die Antrum- und Pylorusregion bevorzugt, gelegentlich den Fundus, selten aber den ganzen Magen befällt, sehr bösartig ist und häufiger Metastasen in die Ovarien und den Douglasschen Raum absiedelt als die erstgenannte Form.

Als *Magencarcinom vom intestinalen Typ* bezeichnet MASSON (1956) adenoide Carcinome aus schmalen, zylindrischen, basophilen Zellen mit eingestreuten Becherzellen, die somit die

Struktur des Darmkrebses zeigen, wobei er die Möglichkeit ihrer Entstehung als metaplastische Carcinome der Magenschleimhaut oder aus angeborenen intestinalen Inseln im Magen in Erwägung zog. Heute wird die im Verlaufe der chronisch atrophischen Gastritis entstandene intestinale Metaplasie, von Büchner (1927) als Umbaugastritis zusammengefaßt, als Ausgangsort angesehen. Diese Inseln oder größere Areale intestinaler Metaplasie besitzen alle typischen Elemente der Dünndarmschleimhaut und auch deren funktionelle Fähigkeiten, wie der Nachweis der sonst in der normalen Magenschleimhaut fehlenden Aktivität der alkalischen Phosphatase und Aminopeptidase im Bürstensaum der Epithelien zeigt (Planteydt et al., 1960). Die intestinale Metaplasie wird heute allgemein als Ergebnis einer fehlerhaften Regeneration bei der chronisch atrophischen Gastritis anerkannt, wobei allerdings unterschiedliche Häufigkeitsangaben von 11 bis 100 % gemacht werden. Sie ist nach Morson (1955) mit dem Magencarcinom in 92 % vergesellschaftet. Järvi et al. (1951) fanden in fast 50 % der 185 mikroskopisch untersuchten Magencarcinome unzweifelhaft und in 12 % zweifelhaft einen Bürstensaum an Carcinomzellen und bei der Mehrheit dieser Tumoren auch Becherzellen und eine positive Mucikarminfärbung des Schleimes, wie sie für das Darmepithel charakteristisch ist. Sie schließen daraus, daß etwa die Hälfte der Magenkrebse vom intestinalen Typ sind und in intestinalen Schleimhautinseln entstehen. Mulligan et al. (1954) konnten den Ursprung von 25 % ihrer 138 Magencarcinome in einer Darmepithelinsel nachweisen, Morson (1955) in 33 % seiner 107 Fälle. Wattenberg (1959) fand in 7 von 20 Magencarcinomfällen und Planteydt et al. (1960) in 21 von 30 Fällen in Magencarcinomzellen eine positive Aminopeptidaseaktivität, ein Enzym, das im Darmepithel, aber nicht in der normalen Magenschleimhaut darstellbar ist. Diese Befunde stützen nach Järvi (1961) die Meinung, daß die Mehrheit der Magencarcinome sich in Inseln intestinaler Metaplasie entwickelt. Sie bilden ein Kettenglied in der Histogenese von der chronisch atrophischen Gastritis zum Carcinom.

Laurén (1965) gab eine ausführliche histomorphologische Analyse des Magencarcinoms vom intestinalen Typ (53 % von 715 Fällen), das er von einem zweiten Haupttyp, dem diffusen Magencarcinom (33 %) abgrenzt, welches etwa dem scirrhösen Typ entspricht. Danach ist ersterer ausgezeichnet durch die bessere drüsige Differenzierung mit meist nachweisbarem Bürstensaum an den gut polarisierten Cylinderzellen, eine geringere Schleimbildung, mehr abgegrenzte Ausbreitung, den häufigeren polypös fungösen Wachstumstyp, das stärkere Überwiegen männlicher und durchschnittlich älterer Patienten, weitaus häufigerer chronisch atropischer Gastritis in der übrigen Magenschleimhaut mit dementsprechend höherem Prozentsatz intestinaler Metaplasie und besserer Prognose.

Selten ist das primäre *Plattenepithelcarcinom* (Pflasterzellkrebs) des Magens. Häufiger wird indessen eine Kombination von Plattenepithel- und Adenocarcinom beobachtet, das sog. Adenocancroid oder Adenoacanthom (Lit. bei Borrmann, 1926; Konjetzny, 1938; Puccini et al., 1950; Merkel, 1956). Sasano (1966) fand 10 Fälle unter 435 resezierten, licht- und elektronenmikroskopisch untersuchten Magencarcinomen; bei Heranziehen der Intercellularbrücken und intracytoplasmatischen Filamente als Hinweis auf Keratohyalinsubstanz in drüsig und solid gebauten Carcinomen als Merkmal wurden weitere 19 wahrscheinliche Fälle ermittelt, wobei 26 der insgesamt 29 Fälle im Pylorus- und Antrumbereich lokalisiert waren.

Über die Vor- und Frühstufen der Wachstumsformen und histologischen Typen des Magencarcinoms gibt es wenig umfassende Informationen. Als „*Frühkrebs des Magens*" *(early cancer)* wird ein kleines, lokal begrenztes und nur histologisch sicher diagnostizierbares Carcinom verstanden, das durchaus nicht auch zeitlich ein früher Krebs zu sein braucht. Seine Definition ist nicht einheitlich festgelegt. Der früher für die Magenkrebsdiagnose vorausgesetzte Nachweis der Infiltration der Submucosa wird heute nicht mehr allgemein gefordert, da auch das intramucöse Carcinomwachstum sich durch eine Infiltration der Lamina propria mit Destruktion der Schleimhautdrüsen darstellt. Diese Veränderungen gehen über den Befund des sog. Carcinoma in situ hinaus, wie er an der Portio uteri definiert wird, weshalb dieser Terminus und seine Synonyma (intraepitheliales oder präinvasives Carcinom, Oberflächencarcinom) für das intramuköse Carcinom nicht angewendet werden sollte. Collins et al. (1952) beschrieben als präinvasives Carcinom (Carcinoma in situ) unverkennbare Alterationen des Schleimhautepithels, die in den meisten Fällen durch die Basalmembranen der Drüsenacini, in jedem Falle durch die Muscularis mucosae begrenzt waren, wobei eine vollständige Umwandlung des befallenen Magensegmentes ungewöhnlich war. Meist traten die Veränderungen in zufälliger Verteilung in verstreuten Acini auf, wobei nur eine Wand des Acinus oder nur das Oberflächenepithel befallen sein konnten.

Konjetzny (1938) gliederte die Wachstumsformen des Frühcarcinoms folgendermaßen:

1. Warzige, beetartige, kammartige oder polypöse Schleimhautverdickungen;

2. Umschriebene flächenhafte, oft wenig auffallende Magenwandverdickungen mit oberflächlichen unregelmäßigen oder serpiginösen Erosionen;

3. Große flächenhafte Erosionen mit deutlichem Schleimhautwall, die ganz den Eindruck eines oberflächlichen Geschwürs machen;

4. Muldenförmiges flaches Geschwür und

5. Typisches penetrierendes benignes chronisches Geschwür mit früher carcinomatöser Entartung.

Berichte über Einzelfälle oder ein kleines Beobachtungsgut finden sich mehrfach im Schrifttum (EWING, 1936, 1940; MALLORY, 1940; STOUT, 1942; RÖSSLE, 1944; KONJETZNY, 1953). Die umfangreichsten Untersuchungen über das Frühcarcinom des Magens liegen aus Japan vor. Die japanische gastroenterologische Gesellschaft definiert das „Frühcarcinom" als einen Magenkrebs, dessen Invasion auf Schleimhaut und Submucosa begrenzt ist (KURU, 1967). NAGAYO (1966) unterteilt das Frühcarcinom in Fälle mit Begrenzung auf die Mucosa (Grad I: 54 % der Frühcarcinome) und Fälle mit leichter Invasion (Grad II: 46 %), wobei er je drei Wachstumstypen unterscheidet:

Typ I: Vorwölbung der Mucosa in umschriebener knotiger, polypöser, papillärer, halbkugeliger oder plateauartiger Form, oft multipel, mehr im Antrum als im Corpus ventriculi;

Typ II: Oberflächentyp, ausschließlich im Antrum, wobei a) eine flache Erhebung mit papillärem Aussehen, b) eine nur histologisch erkennbare Veränderung (Zufallsbefund bei Ulcus ventriculi) und c) eine Atrophie oder Erosion der Schleimhaut vorliegen kann, und

Typ III: Ulcus unterschiedlicher Größe, Form, Tiefe und Chronizität inmitten einer oberflächlichen carcinomatösen Infiltration mit bevorzugter Lokalisation im Angulus der kleinen Kurvatur und dem angrenzenden Korpus, selten im Antrum.

Das Verhältnis von Typ I zu II und III betrug 1:2:7. Unter 60 Fällen des Types II waren 80 % vom Subtyp IIc. Histologisch entsprach der Wachstumstyp I einem gut differenzierten, bevorzugt tubulären oder tubulopapillären Adenocarcinom, ebenso der Typ IIa (evtl. Vorstadium von I), während beim Typ IIb neben dem erstgenannten auch wenig differenzierte Adenocarcinome beobachtet wurden. Das gelte auch für die kleinen erosiven Carcinome bis zu 1 cm vom Typ IIc, wogegen die größeren flächenhaft erosiven Carcinome und der Ulcustyp III, deren Abgrenzung voneinander gelegentlich schwierig sei, neben gut differenzierten auch undifferenzierte, dissoziiert wachsende, rundzellige, z. T. Schleim enthaltende (Siegelringzellen-)Carcinome oder Mischformen aufwiesen. Regionale Lymphknotenmetastasen wurden nur bei Invasion der Submucosa beobachtet. Unabhängig vom makroskopischen Wachstumstyp der Frühcarcinome bestand zwischen dem gut differenzierten Adenocarcinom und der intestinalen Metaplasie der übrigen Antrumschleimhaut eine enge Korrelation, eine nur geringe mit den wenig oder undifferenzierten Carcinomen.

Nicht allzu selten liegen beim Frühcarcinom des Magens zwei oder *mehrere Herde* vor, die durch krebsfreie Schleimhautbrücken voneinander getrennt sind und eine Beziehung zueinander durch submuköse lymphangitische Metastasierung vermissen lassen, so daß eine multizentrische Krebsentstehung angenommen werden muß. KOBAYASHI et al. (1972) berichteten über 8 solcher Fälle unter 191 Frühcarcinomen des Magens, RÖSCH et al. (1973) über 4 in 124 Magencarcinomresektionspräparaten, COLLINS et al. (1952) über 4 in 117 Magenresektaten, wozu nach sorgfältiger histologischer Untersuchung der übrigen Magenschleimhaut noch weitere 22 multizentrisch entstandene „Carcinomata in situ" kamen. Nach KONJETZNY (1938) beginnt der Magenkrebs meist in breiter Fläche und an mehreren Stellen, so daß eine multizentrische Entwicklung die Regel sei, allerdings die makroskopisch sofort in die Augen springende Ausbildung mehrerer primärer Magenkrebse relativ selten, wenn man vom Auftreten der krebsigen Entartung multipler polypöser Wucherungen absehe. Den 40 multizentrischen Magencarcinomen MOERTELS (1966) lag in 10 % eine Polyposis zugrunde, bzw. 19 % der Magenkrebsfälle, die mit einer Polyposis kombiniert waren, wiesen eine multizentrische Genese auf. Gelegentlich kann man auch innerhalb fortgeschrittener Tumoren histologisch verschiedene Carcinomstrukturen finden, die sich mit scharfer Grenze voneinander absetzen und an eine heterofokale Entstehung denken lassen. JASIENSKI (1932) und CIONE et al. (1935) wiesen auf die chronische Gastritis als Boden für die Entstehung mehrerer primärer Carcinome hin. Nach EDER et al. (1970) würde besonders die proliferative Form der intestinalen Metaplasie zu derartigem multifokalem Wachstum prädisponieren, und KARPAS et al. (1971) fanden multizentrische Carcinomherde bei 20 % von 40 sorgfältig histologisch untersuchten Resektionspräparaten. Besonders exponiert sind Patienten mit einer perniziösen Anämie. SCHELL et al. (1954) fanden in 27 % ihrer Kombinationsfälle von Perniciosa und Magencarcinom ein multizentrisches Carcinomwachstum.

Von den nicht epithelialen bösartigen Gewächsen sind die *Sarkome* in den letzten Jahren mehr in den Vordergrund des Interesses gelangt, weil sie eine bessere Prognose als das Magencarcinom haben. Sie stellen nach dem Carcinom die zweithäufigste Gruppe der primären Magentumoren dar, gefolgt von den gutartigen epithelialen Neubildungen, den Myomen, Neurinomen und den übrigen wesentlich selteneren Gewächsen. GÜTGEMANN et al. (1960) ermittelten folgende Anteile: Carcinome 96,2 %, Sarkome 2 %, gutartige Tumoren 1,8 %. Die Autoren bringen eine Schrifttumsübersicht, in der die Relationen zum Magencarcinom 0,5 bis 7,4 % betragen, während der Anteil der Magensarkome unter allen Sarkomen zwischen 0,5 und 2,9 % liegt. Im Krebskrankenregister der DDR der Jahre 1956 bis 1960 waren es

3,5 % (Wildner et al., 1968). Gütgemann et al. ermittelten weiter aus dem Schrifttum unter den Magensarkomkranken ein Überwiegen des männlichen Geschlechts von 60:40 und ein Durchschnittsalter von 49 Jahren bei 613 gesammelten Fällen. Im angeführten Krebsregister wurde das gleiche Geschlechtsverhältnis (1,5:1, gegenüber 1,7:1 beim Magencarcinom) ermittelt und errechnet, daß 0,4 % der Magensarkomkranken unter 15 Jahre, 2,6 % 15 bis unter 25 Jahre, 19,9 % 25 bis unter 50 Jahre und 77,1 % 50 Jahre alt und älter waren.

Jede Schicht der Magenwand kann Ausgangsort eines Magensarkoms sein. Die Mehrheit der Magensarkome (65 %), insbesondere aber die Lymphocyto- und Reticulumzellsarkome entwickeln sich in der Submucosa, die auf entzündliche Reize rasch mit einer lymphohistiocytären Infiltration bis zur lymphatischen Hyperplasie reagiert, aber normalerweise kein lymphatisches Gewebe enthält.

Der Befall der Magenabschnitte unterscheidet sich von dem des Carcinoms. Gütgemann et al. (1960) ermittelten von 465 im Schrifttum gesammelten Magensarkomfällen folgende Häufigkeitsfolge: Pylorus- und Antrumregion 23,1 %, Korpus 51 % (davon große Kurvatur 19,7 %, Hinterwand 14,2 %, kleine Kurvatur 10,9 %, Vorderwand 6,2 %), Kardiabereich 1,7 %, Fundus 1,1 % und diffus gewachsene, nicht lokalisierbare Formen 22,9 %. Gegenüber dem Carcinom fällt besonders der relativ häufige Befall der großen Kurvatur auf. Von den verschiedenen Einteilungen der makroskopischen Wachstumsformen der Magensarkome hat sich bisher die von Konjetzny (1921) am besten bewährt: I. Äußere (exogastrische) Sarkome, a) gestielte derbe Tumoren (T.), b) gestielte weiche bis cystische T., c) breitbasig aufsitzende weiche T. II. Gestielte innere (endogastrische) Sarkome, III. Flächenhaft in der Magenwand wachsende Sarkome. a) mehr expansiv wachsende fungöse und b) flächenhafte, ausgesprochen infiltrativ wachsende Tumoren. Palmer (1950) unterschied folgende Formen: Diffus flach infiltrierend, infiltrierend mit wenigen geringgradig prominierenden Tumorknoten, solitär knotig (evtl. gestielt), tumorös ulceriert und fungös, gewöhnlich mehrfach ulceriert. Gütgemann et al. (1960) vereinfachten diese Einteilungen zu I. Umschriebene endo- oder exogastrische Magensarkome II. Diffus infiltrierende Magensarkome und III. Übergangsformen als Kombination von I und II, wobei letztere mit 60 bis 80 % intra operationem am häufigsten beobachtet werden könnten.

Histologisch verteilten sich die im Krebskrankenregister der DDR erfaßten 233 histologisch gesicherten Magensarkomfälle auf folgende Typen: Reticulumzellsarkome 43,8 %, lymphocytäre Sarkome 12,4 %, Myosarkome 4,3 %, Fibro- und Myxosarkome 3,9 %, Angiosarkome 3 %, Neurinosarkome (maligne Neurinome) 3 % sowie undifferenzierte Sarkome 29,2 %, wovon 13,7 % als Rundzellen-, 4,3 % als Spindelzellen-, 3,9 % als polymorphzellige und 7,3 % als sonstige undifferenzierte Sarkome diagnostiziert worden waren. Wenn man aus Palmers Zusammenstellung (1950) von 500 Magensarkomfällen die 45 Fälle von M. Hodgkin und 4 plasmacellulären „Sarkome" eliminiert, lassen sich folgende Prozentsätze zum Vergleich errechnen: Lymphosarkome 46,7 %, Reticulosarkome 9,8 %, Leiomyosarkome 22,1 %, Spindelzellsarkome 8,9 %, angiogene Sarkome 4,6 %, Fibrosarkome 2,9 %, neurogene Sarkome 1,3 %, gemischtzellige Sarkome 0,4 %, nicht klassifizierbare Sarkome 3,3 %.

In beiden Statistiken nehmen die vom lymphoreticulären Gewebe ausgehenden *Reticulum- und Lymphocytosarkome* weit mehr als die Hälfte der Gesamtzahl ein. Eine Unterscheidung dieser beiden Sarkomtypen ist nur mikroskopisch möglich. Makroskopisch können beide polypöse, die Schleimhaut verwölbende, oft auf der Höhe ulcerierte Tumoren oder flache, meist großflächige Ulcera mit beträchtlich erhöhten Rändern oder ein diffus infiltrierendes Wachstum zeigen, wobei die Muskelschichten lange Zeit nicht penetriert werden. Ausgangsort ist meist die Submucosa. Die Mucosa wird sekundär diffus infiltriert, wobei sie sich verbreitert, eine vergrößerte Flächenstruktur mit Riesenfaltenbildung zeigt und fest mit der Submucosa verhaftet ist. Die primären Magensarkome vom lymphoreticulären Typ haben eine bessere Prognose als das Magencarcinom (Snoddy, 1952) und nach Madding et al. (1940), Becker (1955) und Muhlhardt (1955) wiederum die Lymphocytosarkome eine bessere als die Reticulumzellsarkome, während sich Warren et al. (1942) sowie Gütgemann et al. (1960) dieser letzten Feststellung nicht anschließen.

Seltener als die vorgenannten Sarkomtypen finden sich im Magen die *Leiomyosarkome.* Ihr Anteil unter den Magensarkomen wird unterschiedlich angegeben: Borrmann (1926) 16 %, Palmer (1950) 20 %, Giberson et al. (1954) 25 %, France et al. (1950) 10 %. Der niedrigere Anteil von 4,3 % in der Registerstatistik der DDR (Wildner et al., 1968) erklärt sich aus dem höheren Anteil an neurogenen Sarkomen und undifferenzierten Sarkomen als in den vorgenannten Statistiken. Die histologische Abgrenzung vom neurogenen Sarkom ist oft schwierig, da auch Leiomyom und -sarkom rhythmische Zellstrukturen mit Palisadenstellung der Kerne zeigen können, wie sie oft für die Diagnose des Neurinoms und Neurosarkoms herangezogen werden. Die histologische Strukturvarianz des Leiomyosarkoms ist groß und reicht vom typischen Bild mit spindeligen Zellen und langgestreckten stäbchenförmigen Kernen in zügiger Anordnung bis zu Formationen aus polygonalen Zellen mit ovalen oder vielgestaltig verformten Kernen, die ein anaplastisches Zellbild bieten. Bei unreifen Formen wird nicht selten die histogenetisch indifferente Diagnose eines undifferenzierten spindel- oder polymorphzelligen Sarkoms gestellt.

Das Leiomyosarkom stellt sich meist als solitärer, knollig umschriebener, hühnerei- bis apfelgroßer, nicht selten auch größerer Tumor mit glatter Oberfläche und gelbweißer, gefelderter Schnittfläche dar. Die Konsistenz ist unterschiedlich, bei unreifen zellreichen Formen fleischig weich, bei faserreichen Formen fester. Eine cystische Degeneration ist eher selten, nicht aber Nekrosen und Blutungen. Es wächst meist langsam, bevorzugt den Magenkörper mit leichter Häufung zur kleinen Kurvatur hin, wird selten in der Pylorus- und Kardiaregion gefunden, metastasiert spät, so daß die Prognose relativ gut ist. Wenn es von den inneren Magenwandschichten ausgeht, erfolgt das Wachstum über die Submucosa endogastrisch, wobei die Schleimhaut zunächst vorgewölbt wird, schließlich aber ulceriert und zu Blutung und Anämie führen kann. Bei exogastrischer Ausdehnung kann das zunehmende Gewicht der oft großen Tumoren zur Ausziehung der Tumorbasis mit Bildung eines Stieles führen und einen Magenvolvulus verursachen. Seltener gibt es den sog. Sanduhrtyp mit Tumorausdehnung über die Innen- und Außenseite der Magenwand hinaus. Von der Magenvorderwand oder der großen Kurvatur bricht der Tumor in das große Netz ein, so daß ein primärer Netztumor vorgetäuscht werden kann, während die von der Hinterwand und der kleinen Kurvatur ausgehenden Tumoren sich in den Retroperitonealraum des Pankreas oder über das kleine Netz in die Leber entwickeln. Lymphknotenmetastasen sind selten und treten erst spät auf. Die Metastasierung bevorzugt die Organe des Abdominal- und Retroperitonealraumes, sie erfolgt seltener extraabdominal. Die Abgrenzung vom Leiomyom, das nach GOLDEN et al. (1941) 8mal häufiger ist, aus dem es sich aber entwickeln kann, ist bei den ausdifferenzierten Formen makroskopisch und mikroskopisch schwierig. Nicht selten ist die erhöhte Mitoserate das einzige Kriterium.

Auf die schwierige Abgrenzung des *malignen Neurinoms* (neurogenes Sarkom, Neurosarkom, Neurofibrosarkom) vom Leiomyosarkom wurde bereits hingewiesen. PALMER (1950) gab 1,2 % der Magensarkome an; D'ANOUY et al. (1930) fanden im Schrifttum nur 1 Fall unter 135 Magensarkomen. Es wird jedoch mehrfach über beobachtete Fälle berichtet (RANSOM et al., 1940; CANNAY, 1948; WEST et al., 1948). Unterschiedlich wird auch die Häufigkeit des *Fibrosarkoms* angegeben. BALFOUR et al. (1930) fanden es mit 13,3 % häufiger als das Leiomyosarkom. D'ANOUY et al. (1930) sammelten 7 (5 %) unter 135 Magensarkomfällen des Schrifttums, PALMER (1950) 2,6 % unter 500 Fällen. Sie unterscheiden sich makroskopisch und biologisch nicht vom Leiomyosarkom, so daß STOUT (1953) den Verdacht hat, es könnte sich meist um solche handeln. Weitere seltene Sarkomtypen am Magen sind das *Myxosarkom* (GALLO et al., 1957; THORBJARNARSON et al., 1959), das *Liposarkom* (PACK et al., 1954) und das *Hämangiosarkom* (malignes Haemangioendotheliom), von welchen D'ANOUY et al. (1930) 1 Fall unter 135 Schrifttumsangaben fanden, LEMON et al. (1942) 2 Fälle beschrieben, aber EKER et al. (1956) ganz ungewöhnlich unter 45 Magensarkomen 21 Fälle diagnostizierten.

Die Veröffentlichung von Klassifikationsschemata mit einheitlichen Kriterien durch Spezialistenkommissionen der Weltgesundheitsorganisation, die jeweils den Tumor eines Organs oder Organsystems bearbeiten, wird in Zukunft die unterschiedliche Interpretation der histologischen Strukturen von sarkomatösen Tumoren weitgehend beseitigen, so daß mit vergleichbaren Häufigkeitszahlen der einzelnen Magensarkomtypen gerechnet werden kann.

Auch über die Häufigkeit der primären *Lymphogranulomatose* (Lg., *Morbus Hodgkin*) des Magens gibt es geteilte Meinungen. In PALMERS Sammelstatistik (1950) waren 45 Fälle enthalten. Im Krebskrankenregister der DDR der Jahre 1956 bis 1960 waren unter 1873 erfaßten Lg.-Fällen 14 Fälle (0,7 %) einer primären Magen-Lg., JACKSON (1957) stellte aus dem amerikanischen Schrifttum 36 Fälle zusammen. Die Sammlung von weiteren 58 Beobachtungen gaben GÜTGEMANN et al. (1960) an. Das makroskopische Bild ist nicht von demjenigen der Sarkome des lymphoreticulären Gewebes zu trennen. Die Diagnose wird histologisch gestellt.

Unter den mehr als 250 Fällen von extramedullärem *Plasmocytom* finden sich 26 (18 männliche, 8 weibliche Patienten) mit isoliertem Plasmocytom des Magens (Übersicht bei WANKE, 1971). Im Krebskrankenregister der DDR (1956 bis 1960) wurden neben 236 Sarkomen 2 Fälle von Plasmocytom des Magens erfaßt. Makroskopisch liegen umschriebene, häufig ulcerierte Tumorbildungen vor. Bevorzugte Lokalisation ist die Pylorusregion (HOPF, 1957).

Ganz vereinzelt wurde auch das primäre *Lymphoblastoma folliculare* (M. BRILL-SYMMERS, großfollikuläres Lymphoblastom) des Magens beschrieben (MEESEN, 1954). Im Krebskrankenregister der DDR wurden 1956 bis 1960 3 Fälle erfaßt. Differentialdiagnostisch muß die chronisch lymphatische Gastritis (KONJETZNY, 1938) in Rechnung gestellt werden (PRINZ, 1951).

Sekundär wird der Magen am häufigsten durch Übergreifen von Carcinomen der Nachbarorgane, an erster Stelle durch das Carcinom der Speiseröhre, aber auch der Gallenblase und

-gänge, der Bauchspeicheldrüse, Leber und des Querdarms befallen. *Carcinommetastasen* sind im Magen relativ selten. Walther (1948) sammelte 1973 entsprechende Schrifttumsbeobachtungen. Maligne Melanome metastasieren in etwa 20 % in die Magenschleimhaut (Calderon et al., 1955; Pommerantz et al., 1962; Potchen et al., 1964). Ähnliches gilt für das Magensarkom (Walther, 1948), doch sollen nach McNeer et al. (1959) 42 % der Lymphocyto- und 40 % der Reticulumzellsarkome in den Magen absiedeln. In der Regel stellen sich die Magenmetastasen als scharf begrenzte, wechselnd große, gewöhnlich abgeflachte rundliche oder münzenförmige, seltener intramural infiltrierende Herde dar, die meist primär in der Submucosa lokalisiert sind, von wo sie die Mucosa infiltrieren und durch sekundäre Ulceration ein primäres ulceriertes Magencarcinom vortäuschen können.

III. Experimentell erzeugter Magenkrebs

Die experimentelle Induktion von Magencarcinomen könnte Hinweise auf die Ätiologie des menschlichen Krebses geben, wenn die Versuchsanordnung den menschlichen Lebensbedingungen vergleichbar ist und die erzeugten Tumoren denen des Menschen entsprechen.

An der Ratte lassen sich intestinale Metaplasie und Adenocarcinome durch intramurale Applikation von 3-Methylcholanthren hervorrufen (Archipov, 1968, 1970; Feit et al., 1967; Stewart et al., 1965; Takahashi et al., 1971; Wong u. Grant, 1966; Zaldivar, 1965). Experimentelle Neurosen begünstigen die Krebsentstehung (Archipov, 1971). Die durch Verfütterung von Benzpyren an Mäuse erzeugten Vormagentumoren sind Plattenepithelcarcinome (Griem u. Engelhardt, 1968; Neal u. Rigdon, 1967). Mit einer sehr komplizierten Versuchsanordnung gelang Kandelis (1966) die Induktion von Adenocarcinomen am Hund. Diese Versuche haben zur Aufklärung der Ätiologie des menschlichen Krebses wenig beigetragen, weil die Versuchsbedingungen oder die Tumoren mit der Humanpathologie nicht vergleichbar sind.

Die Induktion von Adenocarcinomen gelingt am Goldhamster mit N-Methyl-N'-nitro-N-nitrosoguanidin (Sugimura u. Fujimura, 1967; Fujimura et al., 1970), am Meerschweinchen mit Methylnitrosoharnstoff und -urethan (Druckrey et al., 1968), mit mehreren Nitrosoderivaten auch an der Ratte (Bücheler u. Thomas, 1971), mit Nitrosochinolinoxid an Mäusen und Ratten (Morris et al., 1970; Mori u. Ohta, 1967) und durch lokale Röntgenbestrahlung an der Maus (Hirose, 1969). Diese Versuchsergebnisse haben insofern Bedeutung für das Verständnis der Cancerogenese beim Menschen, als sehr wahrscheinlich unter bestimmten Bedingungen im Verdauungstrakt aus Nitraten und Nitriten cancerogene Nitrosoverbindungen entstehen. Die Verfütterung von Erdnüssen, die mit Aflatoxin verunreinigt waren, führte zur Ausbildung von Adenocarcinomen an der Ratte (Butler u. Barnes, 1966). Die Beteiligung der Aflatoxine und vielleicht anderer Mykotoxine an der Genese des malignen Hepatoms des Menschen ist sehr wahrscheinlich und damit auch nicht ausgeschlossen als mögliche Ursache von Magengeschwülsten (Gibel u. Schramm, 1968).

Spontane Krebse des Magens sind im Tierreich sehr selten. Man hatte daher die Entdeckung eines häufig auftretenden Adenocarcinoms an der Natalratte (Praomys oder Mastomys natalensis) als natürlich vorkommendes Modell zur experimentellen Untersuchung begrüßt (Oettlé, 1957, 1961), doch handelt es sich offenbar um ein Carcinoid der argentaffinen Zellen und ist somit kein dem menschlichen Magenkrebs analoger Tumor (Snell u. Stewart, 1969).

Die experimentelle Erforschung der Ätiologie des Magenkrebses hat bisher keine praktisch verwertbaren Ergebnisse erzielt.

IV. Symptomatologie des Magenkrebses

A. Vorgeschichte

Magenkrebs ist eine Erkrankung des höheren Lebensalters, deshalb findet sich in der Vorgeschichte eine Akkumulation von durchgemachten Krankheiten. Wir ermittelten bei 548 Kranken folgende Häufigkeit von Verdauungskrankheiten in der Anamnese: „Gastritis" (d. h. Magenbeschwerden ohne Ulcusnachweis) 3,8%; Ulcus ventriculi 1,1%; Ulcus duodeni 2,0%; Ulcus unbestimmter Lokalisation 4,8%; Magenoperationen wegen Ulcus 5,5%; Gallenleiden (meist Cholelithiasis) 5%; Gallenoperationen 1% und Leberkrankheiten 5,3%. Fast 67% der Kranken gaben an, nie Krankheiten der Verdauungsorgane durchgemacht zu haben, abgesehen von einer Appendektomie (7,1%). Nur 1,5% wurden wegen einer Perniciosa behandelt.

Für die Betreuung (Operationsvorbereitung und postoperative Versorgung) ist interessant, daß 1,2% Diabetiker sind, 6,2% geben Alkoholabusus zu und 0,6% litten an arteriellen Durchblutungsstörungen. In 35% fanden sich Krankheiten der Atmungsorgane in der Vorgeschichte oder als Nebenbefund.

Das sind Häufigkeitsangaben, die einem geriatrischen Krankengut entsprechen und in fast der gleichen Frequenz von Kranken gleichen Alters mit anderen Krankheiten erhalten wurden.

Obwohl Magenkrebs nach Perniciosa und — nach vielfach verbreiteter, jedoch unbewiesener Auffassung — auch nach Magengeschwür und Magenresektion öfter vorkommt, hilft die Vorgeschichte für die Diagnose und Differentialdiagnose wenig.

Verdächtig ist eine Änderung des Charakters der Beschwerden bei Menschen mit bekanntem Magenleiden (Dyspepsie, Ulcus ventriculi oder duodeni). Rezidiv oder Therapieresistenz einer perniziösen Anämie trotz richtig dosierter Behandlung mit Cyanocobalamin soll ebenfalls zur Suche nach einem Tumor auffordern.

B. Dauer der Vorgeschichte

In der Vorgeschichte vom ersten Symptom bis zur Therapie unterscheidet man die Phasen der

Diagnoseverzögerung durch den Patienten, definiert als Zeit vom Auftreten des ersten Krankheitszeichens bis zur ersten Arztkonsultation (a in Tabelle 11);

Diagnoseverzögerung durch den Arzt von der ersten Konsultation bis zur richtigen Diagnose oder entscheidenden Verdachtsdiagnose (Einleitung zweckmäßiger Diagnostik, Überweisung zur Spezialklinik) (b in Tabelle 11), und

Verschleppungszeit vom ersten Symptom bis zur Therapie, die noch die Wartezeit auf die Krankenhausaufnahme und die Operationsvorbereitung einschließt (c in Tabelle 11).

Fast zwei Drittel aller Kranken suchen innerhalb von 4 Wochen nach dem Wahrnehmen von Beschwerden den Arzt auf. Jüngere Patienten und Patienten mit Geschwülsten bestimmter Lokalisation und Wuchsform gehen eher zum Arzt. Die Diagnoseverzögerung durch den Patienten zeigt Beziehung zum Stadium der Ausbreitung bei Therapiebeginn und ist bei den geheilten Kranken kürzer (Tabelle 11).

Die Verantwortung für die verzögerte Diagnose liegt vor allem beim Arzt. Nur wenig mehr als ein Drittel der Magenkrebse wird innerhalb 1 Monats erkannt. Besonders bei jüngeren Kranken wird spät an eine Magengeschwulst gedacht. Tumoren des Antrums und des Pylorus werden früher diagnostiziert als solche im

Korpus oder an der Kardia. Die polypösen Geschwülste sind anscheinend der Diagnostik besser zugänglich als die ulcerösen und infiltrierenden Wuchsformen. Die ärztliche Diagnoseverzögerung ist im Stadium I offenbar kürzer als in weiter fortgeschrittenen Stadien.

Tabelle 11. Dauer der Vorgeschichte bei 940 Patienten mit Magenkrebs (Robert Rössle-Klinik 1949 bis 1964). Angaben in %

	Anzahl der Patienten (100 %)	a	b	c
Geschlecht				
Männlich	575	64,7	34,8	54,1
Weiblich	365	61,3	35,9	52,9
Alter				
Bis 49 Jahre	75	70,8	27,7	42,4
50—59 Jahre	209	59,5	32,3	52,5
60—69 Jahre	404	62,8	35,5	54,6
Über 70 Jahre	252	65,2	38,6	55,2
Operation				
Keine	87	70,0	38,0	56,2
Laparotomie	240	61,2	36,1	51,5
Distale Magenresektion	271	65,3	37,6	55,1
Gastrektomie	232	59,4	30,7	46,6
Kardiaresektion	38	68,0	30,0	46,0
Ernährungsfisteln und Umgehungsanastomosen	72	65,3	35,7	50,7
Lokalisation				
Kardia	168	65,6	27,3	47,0
Fornix	36	61,0	36,0	55,6
Korpus	251	68,9	32,9	53,7
Antrum	337	58,6	41,3	58,5
Pylorus	32	80,0	40,0	50,0
Ganzer Magen	114	58,3	29,0	46,8
Wachstumsform (nach Borrmann)				
Typ I (polypös)	73	72,0	41,8	51,5
Typ II (schüsselförmig)	161	67,3	32,1	58,2
Typ III (ulcerös infiltrierend)	193	62,6	36,9	58,7
Typ IV (diffus infiltrierend)	139	54,1	33,1	48,5
Stadium				
I	27	90,0	50,0	60,0
II	146	62,1	32,4	52,1
III	396	64,4	34,3	58,7
IV	322	60,2	35,6	48,5
5-Jahreüberlebende	57	75,9	46,3	66,1

a = Zeit vom ersten Symptom bis zum ersten Arztbesuch weniger als 1 Monat
b = Zeit vom ersten Arztbesuch bis zur richtigen Diagnose oder entscheidenden Verdachtsdiagnose weniger als 1 Monat
c = Zeit vom ersten Symptom bis zur Therapie weniger als 6 Monate

In der Dauer der gesamten Verschleppungszeit kommt die erschreckende Tatsache zum Ausdruck, daß es eines halben Jahres bedarf, ehe die Hälfte der Krebskranken behandelt wird.

Eine Analyse der *Dauer der Vorgeschichte* zeigt, daß die Verantwortung für die rechtzeitige Erkennung des Magenkrebses beim Arzt liegt und wenig durch

Gesundheitserziehung der Öffentlichkeit beeinflußt werden kann. Ein hoher Grad an Wachsamkeit ist notwendig, um die Situation zu verbessern. Aus dem Krebskrankenregister der DDR geht hervor, daß sich in den letzten 20 Jahren wenig an der Stadienverteilung und der Erfassungssituation zum Positiven hin verändert hat. Die Gründe liegen sowohl in der unterlassenen Röntgenuntersuchung als auch im Versagen der Röntgendiagnostik. Oft wird die Röntgenuntersuchung spät veranlaßt, wenn symptomatische Therapie die Beschwerden nicht lindert. In nur 68% wird die richtige Diagnose bei der ersten Röntgenuntersuchung gestellt, in 20% bei der zweiten und in 6% erst bei weiteren Wiederholungen. In 6% der uns überwiesenen Patienten war die Diagnose trotz mehrfacher Untersuchung verfehlt worden. Die Diagnose wird weiter verzögert, wenn der Arzt bei negativem oder unklarem Röntgenbefund trotz verdächtiger Beschwerden symptomatisch behandelt, anstatt energisch eine Klärung des Befundes durch Spezialuntersuchungen anzustreben.

C. Symptome

Die Symptome des Magenkrebses, geordnet nach der Häufigkeit, zeigt Tabelle 12. Die Angaben verschiedener Autoren unterscheiden sich voneinander, da die Symptomatologie von der Lokalisation, der Wuchsform und dem Ausbreitungsstadium abhängt.

Tabelle 12. Häufigkeit der Symptome des Magenkrebses (Robert Rössle-Klinik)

	Anzahl	%
Gesamt	630	100
Gewichtsabnahme	461	73,3
Schmerzen, Druck im Oberbauch, „epigastric dyscomfort"	395	62,7
Appetitlosigkeit	343	54,4
Übelkeit, Brechreiz, Erbrechen	208	33,1
Schwäche, Mattigkeit, Krankheitsgefühl	141	22,4
Aufstoßen	130	20,6
Veränderungen des Stuhlgangs (Diarrhoe, Obstipation)	120	19,1
Syndrom der Pylorusstenose	115	18,3
Allgemeine Anämiesymptome	101	16,0
Dysphagie	96	15,3
Fieber, Temperaturerhöhung	96	15,3
Magenblutung (Bluterbrechen, Teerstuhl)	70	11,1
Ulcussyndrom	46	7,3
Veränderung des Sättigungsgefühls	27	4,3
Foetor ex ore	23	3,7
Regionäre oder Fernmetastasen	20	3,2
Meteorismus, Blähungen	8	1,3

Die ersten *Lokalsymptome* sind gewöhnlich uncharakteristisch und werden zutreffend als „Syndrom der kleinen Symptome", als „epigastric dyscomfort" oder „indigestion" bezeichnet. Vom Ulcus unterscheidet sie der fehlende Schmerz oder die Art des Schmerzes, der dumpf und unbestimmt und selten heftig ist. Scheinbar auf den Darm weisende Beschwerden, wie Meteorismus und Veränderung des Stuhlgangs, sind häufig und können das erste Zeichen sein.

Ein *Ulcussyndrom* (s. Tabelle 13) kann ein benignes Ulcus vollkommen simulieren. Wenn im Laufe der Zeit der Abstand von der Nahrungsaufnahme zum Auftreten der Schmerzen sich verkürzt, die Schmerzen ihren Charakter wechseln und Antacida wirkungslos werden, wird ein Carcinom sehr wahrscheinlich. Die Differentialdiagnose kann nur mit zusätzlichen Untersuchungen, nicht auf Grund der Symptome geklärt werden.

Das Syndrom der *Kardiastenose* ist nicht zu unterscheiden von tiefsitzenden Oesophagustumoren und wird auch durch eine im oberen Magendrittel lokalisierte Sanduhrstenose verursacht. Führendes Symptom ist die Dysphagie, der Gewichtsverlust und Exsiccose rasch folgen. Symptome der Stenose können zugleich mit denen der Kardiainsuffizienz vorkommen.

Das Syndrom der *Pylorusstenose* ist bekannt. Beim Carcinom fehlt oft eine Ulcusanamnese, doch hilft das differentialdiagnostisch wenig. Anacidität spricht

Tabelle 13. Symptomatologie des Magenkrebses

I. Lokale (gastrale) Symptome

I.1 Unspezifische („frühe")

Druck, Dyspepsie, Völle
(„epigastric dyscomfort")
Aufstoßen
Übelkeit, Brechreiz
Meteorismus, Blähungen
Veränderungen des Stuhlgangs
Ulcussyndrom: Nüchtern- oder Spätschmerz,
Linderung durch Nahrungsaufnahme oder
Antacida
Magenblutung (Teerstuhl, Bluterbrechen)

I.2 Typische („späte")

Kardiastenose: Langsam zunehmende
Dysphagie mit oder ohne retrosternale
Schmerzen
Kardiainsuffizienz: Regurgitieren der
Speisen, Aufstoßen, Foetor ex ore
Pylorusstenose: Völlegefühl, Erbrechen von
Speiseresten, Gewichtsabnahme, Exsiccose

II. Extragastrale Symptome

II.1 Unspezifische Allgemeinsymptome

Gewichtsabnahme
Schwäche, Mattigkeit, Krankheitsgefühl
Blässe
Trockene Haut
Appetitlosigkeit, Widerwillen gegen Fleisch
und Wurst
Abneigung gegen Rauchen
Fieber, Temperaturerhöhung
Allgemeine Anämiezeichen:
Blässe, Dyspnoe, Herzklopfen, Tachykardie,
orthostatische Beschwerden, Ohrensausen
Rezidiv oder Therapieresistenz einer korrekt
behandelten Perniciosa

II.2 Paraneoplastische Syndrome

Hämatologie: Leukoerythroblastische
Anämie, mikroangiopathische hämolytische
Anämie, Eosinophilie, Thrombopenie, fibrino-
lytische Purpura
Neuromyopathie: cerebellare Degeneration
mit Ataxie, Myelopathie, sensorische oder
sensomotorische Neuropathie, Neuromyo-
pathie
Dermatologie: Vitiligo, Dermatomyositis,
Acanthosis nigricans
Ektopische Hormonbildung: Zollinger-Ellison-
Syndrom, Porphyrie, ektopische Produktion
von alkalischer Phosphatase

III. Ultragastrale Symptome

Perforation in Nachbarorgane oder in die freie Bauchhöhle
Ascites, Peritonealcarcinose
Lebervergrößerung, Ikterus
Ovarialtumor (sog. Krukenberg-Tumor)
Lymphknoten im linken Venenwinkel (Virchowsche Drüse) oder links subpectoral
Hämatogene Fernmetastasen

entschieden gegen eine narbige Pylorusstenose, normale oder gesteigerte Säuresekretion schließt ein Carcinom nicht aus.

Eine *exsudative Gastropathie* mit Hypalbuminämie infolge fäkaler Proteinverluste ist vielleicht nicht selten (Jarnum u. Schwartz, 1960).

Unter den *unspezifischen Allgemeinsymptomen* ist die Gewichtsabnahme das häufigste und sehr oft auch das erste Symptom, zuweilen von adipösen Kranken zunächst begrüßt und als Erfolg ihres Bemühens um Gewichtsreduktion fehlgedeutet. Zur Gewichtsabnahme trägt vielleicht die häufige milde Steatorrhoe bei.

Fieber und subfebrile Temperatur sind nach unseren Erfahrungen viel häufiger als bekannt. Die Temperaturerhöhung kommt besonders bei anämischen Kranken mit fortgeschrittenen Tumoren vor.

Die *paraneoplastischen Syndrome* sind selten und verdienen keine eingehende Besprechung (Literaturhinweise: BANIHASCHEMI u. KANZOW, 1965; BOYLE u. BUCHANAN, 1971; BRAIN u. WALTON, 1969; GEHRMANN u. HECK, 1971; GOULON et al., 1969; OTTENJANN u. ELSTER, 1967; RICHARDS u. STALEY, 1960; ROMSKO et al., 1971; SCHNYDER u. SCHRÖTER, 1970; WRIGHT et al., 1970; ZACHO et al., 1971).

Ultragastrale Symptome, also Symptome durch Übergreifen des Tumors auf Nachbarorgane, durch regionäre oder Fernmetastasen sind wahrscheinlich insgesamt häufiger als in klinischen Statistiken, da solche Patienten oft nicht mehr der Klinik überwiesen werden. Am häufigsten sind Ascites, Lebervergrößerung und Ikterus. Zuweilen werden Patienten unter der Diagnose eines Ovarialtumors operiert, der sich dann als Metastasierung eines Magenkrebses erweist. Die als typisch geltende Virchowsche Drüse wird in weniger als 1 % der Kranken angetroffen. Knochen- und Hodenmetastasen wurden als erstes Symptom beschrieben (BLANKOFF et al., 1964; EADIE, 1962).

Die Symptomatologie ist abhängig von der Lokalisation der Geschwulst (z. B. Stenosesymptome bei Sitz an Kardia oder Pylorus), vom Ausbreitungsstadium (unter den frühen Carcinomen findet sich das Ulcussyndrom gehäuft) und von der Wuchsform. So sind allgemeine Anämiesymptome und Veränderung des Stuhlgangs bei ulcerösen Geschwülsten viel häufiger als bei polypösen und diffus infiltrierenden.

Das frühe Magencarcinom läßt sich vom Ulcus oder anderen dyspeptischen Magenbeschwerden allein auf Grund der Symptome nicht sicher abgrenzen (ausführliche Diskussion bei McNEER u. PACK, 1967). Das einzelne Symptom ist nicht spezifisch, aber die Kombination mehrerer Symptome weckt den Verdacht auf Magenkrebs. Die typischen Zeichen des Magenkrebses sind Spätsymptome der fortgeschrittenen Erkrankung. Für die Klinik kommt es darauf an, bei jedem verdächtigen Symptom sogleich und gründlich die zweckmäßige Diagnostik einzuleiten und bis zur Klärung der Ursache von Beschwerden voranzutreiben. Klärung durch Abwarten ist gefährlich. Abwartendes Verhalten — z. B. symptomatische Behandlung ohne zielgerechte Diagnostik bei unklarem Röntgenbefund oder bei negativem Röntgenbefund trotz verdächtiger Symptome — ist für die späte Erkennung des Magenkrebses und damit für die schlechten Therapieresultate in großem Maße verantwortlich.

V. Röntgenbefunde

(K. H. RICHTER und P. F. ZIEGLER)

A. Klassifikation der Röntgenbefunde bei Magencarcinom

Die Röntgendiagnostik des Magencarcinoms beruht auf der Darstellung morphologischer Veränderungen des Organs. Gleichzeitig ermöglicht sie die Erkennung von Funktionsstörungen und Komplikationen, die als Folge des Tumors und in Abhängigkeit von seiner Lokalisation und Ausdehnung auftreten können. Die röntgenologische Darstellung der Geschwulst setzt voraus, daß sie eine makroskopisch erkennbare Größe erreicht hat. Dabei entsprechen den röntgenpathologischen Kriterien jeweils bestimmte anatomisch pathologische Befunde: Füllungsdefekte sind das Zeichen einer *Tumorproliferation*, Nischenbildungen werden von *Tumorulcerationen* hervorgerufen, und eine *Starre der Magenwand* weist auf eine *Tumorinfiltration* der tieferen Magenwandschichten hin (Albot u. Toulet, 1957; Kny, 1958). Die genannten Röntgensymptome können je nach Tumorart und -größe einzeln oder gemeinsam vorkommen. Sie geben über das makroskopische Bild Auskunft, ermöglichen jedoch keine Aussagen über die gewebliche Art der Neubildung. Mit Hilfe der Relieftechnik ist nicht nur die Oberflächengestalt eines Krebses, sondern auch die seiner Umgebung beurteilbar (Bücker, 1969). Besonders bei Frühcarcinomen können daraus entscheidende Informationen gewonnen werden. Eine genaue Kenntnis der makroskopischen Formen des Krebses und ihrer Morphologie sind deshalb notwendige Voraussetzungen für eine erfolgreiche Diagnostik.

Tabelle 14. Formen des Magencarcinoms in Beziehung zur Darstellung im Röntgenbild (Berg, 1931)

Pathologisch anatomische Einteilung nach Borrmann-Konjetzny	Relative Häufigkeit	Wachstumsform	Röntgenologische Charakteristik
1. Circumscripte solitäre, polypöse Carcinome ohne erhebliche Ulcerationen	seltener	umschrieben expansiv Pilzform	umschriebener Füllungsdefekt, kugelig, knollig. Nachweis auch bei kleinen Tumoren leicht
2. Ulcerierte Carcinome mit häufigen wallartigen Rändern und scharfer Grenze	häufiger	umschrieben expansiv Schüsselform	starrer, gehöckerter Bezirk mit scharfem Abbruch des Faltenreliefs am Randwall, Vertiefung bei Ulcerationen bis zur Kraterbildung
3. Ulcerierte Carcinome mit teils diffuser Ausbreitung	noch häufiger	über die umschriebene expansive Zone hinaus infiltrierend	Faltenrelief oft über die Tumorerhebung hinaus verändert bis zur Unbeweglichkeit (Starre)
4. Diffuse Carcinome	häufig	flächenhaft, beetartige Infiltration, weich, markig oder fest, keine scharfe histologische Grenze, Scirrhus, Carcinoma fibrosum	an Stelle des Füllungsdefektes Starre des Organs vorherrschend, Kontur oft angenagt. Relief mit flächenhaft beetartigen Arealen, mit aufgehobener Faltung, aufgehobene Dehnbarkeit. Oft Verkleinerung des ganzen Organs oder großer Teile durch die Schrumpfungskomponente

Eine vielfach verwendete Einteilung der Wachstumsart *fortgeschrittener Carcinome* geht auf Konjetzny (1938) zurück und umfaßt folgende Gruppen:

1. Circumscripte, polypöse, meist nicht ulcerierende, vorwiegend endogastrisch wachsende Carcinome;

2. Schüsselförmige, ulcerierte Carcinome mit gut begrenztem wallartigem Rand;

3. Ulcerierte Carcinome ohne Randwallbildung mit fortschreitender Infiltration der Magenwand;

4. Diffus infiltrierende Carcinome mit Verdickung der Magenwand.

Berg (1931) stellte diesen makroskopischen Formen des Carcinoms die entsprechenden röntgenmorphologischen Symptome gegenüber (Tabelle 14).

Als zweckmäßig erwies sich eine gesonderte Klassifikation des *kleinen Magencarcinoms* (Gutmann, 1956), denn solange das Tumorwachstum auf die Schleimhaut begrenzt bleibt, liegt mit relativ großer Wahrscheinlichkeit noch keine

Metastasierung vor (FRIK, 1965). GUTMANN unterscheidet drei Grundformen des kleinen Magenkrebses:

1. Die infiltrierende Form;
2. Die ulcerierende Form;
3. Die tumorbildende Form.

Der von der japanischen Medizinischen Gesellschaft für Früherkennung des Magencarcinoms eingeführte Begriff „*early gastric cancer*" wird ausschließlich auf solche Krebse beschränkt, die lediglich tunica mucosa und tunica submucosa, nicht aber tunica muscularis oder Serosa der Magenwand infiltriert haben. Die peristaltischen Bewegungen der Magenwände bleiben auch im Bereich des Schleimhautcarcinoms unverändert erhalten. Die Prognose wird von der Infiltrationstiefe des Tumors, nicht von seiner Flächenausdehnung bestimmt. Aus der Flächengröße eines Schleimhautkrebses lassen sich jedoch keine verbindlichen Rückschlüsse auf die Infiltrationstiefe ableiten (KOGA et al., 1969).

Von zahlreichen japanischen Autoren werden unter Bezugnahme auf die Wachstumsart drei Grundtypen des Schleimhautcarcinoms unterschieden:

1. Protruded type. Dieser Schleimhautkrebs besitzt polypösen Charakter und überragt das Schleimhautniveau um mehr als 5 mm.

2. a) Elevated type; b) Flat type; c) Depressed type. Diese Carcinome führen mit Ausnahme des flachen Typs, der sich im Schleimhautniveau ausbreitet, entweder zu einer Verdickung oder zu einer oberflächlichen erosionsartigen Veränderung der Magenwand (Maximalhöhe bzw. -tiefe der tumorbedingten Veränderung 5 mm).

3. Excavated type. Ulcerös wachsendes Schleimhautcarcinom mit einer Kratertiefe von mehr als 5 mm.

Durch weitgehend standardisierte Untersuchungsmethoden, die eine größere Zahl von Aufnahmen umfassen und bei denen die Doppelkontrastdarstellung in Ergänzung zur Relief- und Vollfüllungstechnik grundsätzlich Anwendung findet (YAMAGATA et al., 1969; ISHIKAWA, 1969; KUMAKURA, 1969; SHIRAKABE, 1966), können Schleimhautcarcinome vom Typ 2a) bis zu einer Größe von 10×10 mm und solche vom Typ 2c) bis 15 mm nachgewiesen werden.

Komplikationen des Magencarcinoms sind einesteils durch charakteristische Röntgenbefunde gekennzeichnet und erfordern anderenteils auch bestimmte Anpassungen der Untersuchungsmethodik an die besonderen Situationen:

1. *Stenosen* des Magenlumens können im Bereich der Kardia und des Pylorus bereits bei relativ kleinen Tumoren auftreten, während im Korpusgebiet erst ausgedehnte Geschwülste das Lumen verschließen. Haben sich im Oesophagus oder Magen vor dem Hindernis Nahrungsbestandteile angestaut, so gelingt nach deren Absaugen in der Regel eine wesentlich zuverlässigere Röntgendiagnostik, besonders im Hinblick auf die Unterscheidung maligner und benigner Prozesse.

2. Bei Verdacht auf *Perforation* eines Tumors in die freie Bauchhöhle sind an Stelle von Bariumsulfat wasserlösliche Kontrastmittel (jodhaltige Kontrastmittel vom Typ der Diatrizoate) anzuwenden.

3. Die *Penetration* eines Magencarcinoms in Nachbarorgane läßt sich auf Grund des Röntgenbefundes manchmal vermuten. In fortgeschrittenen Fällen gelingt jedoch keine zuverlässige Unterscheidung zwischen penetrierenden Magenschwülsten einerseits und malignen Tumoren der Nachbarorgane (besonders des Pankreas), die in den Magen eingewachsen sind, andererseits.

4. Die große *Magenblutung* ist bei Magencarcinomen seltener als bei benignen Ulcera. Blutcoagula können dabei röntgenologische Tumorbefunde überdecken. Im akuten Blutungsstadium sind jedoch Spülungen des Magens zur besseren Darstellung der Röntgenbefunde umstritten.

B. Röntgenbefunde bei fortgeschrittenem Magencarcinom
1. Das polypös wachsende Magencarcinom

Der polypös wachsende Magenkrebs erscheint als eine in das Magenlumen vorspringende Geschwulst mit meist unregelmäßiger blumenkohlartiger Ober-

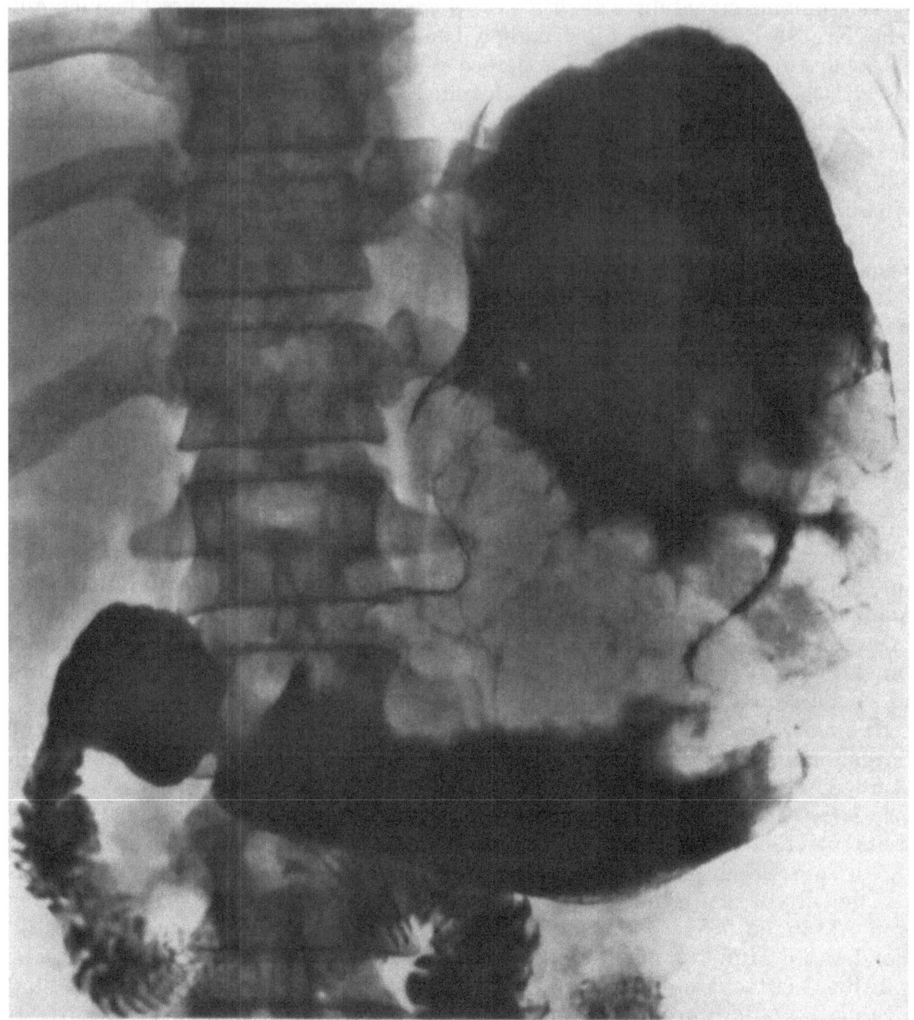

Abb. 4. Polypös wachsendes Magencarcinom. Ausgedehnte Füllungsdefekte im gesamten Corpus ventriculi. 56jähr. Frau. Abt. für Röntgendiagnostik der I. Med. Klinik und Med. Poliklinik der Charité, Humboldt-Universität zu Berlin

fläche. Seine Basis an der Magenwand ist unterschiedlich breit, in der Regel scharf begrenzt, manchmal auch stielförmig gestaltet. Bei Füllung des Magens mit Kontrastmittel entsteht ein *Füllungsdefekt*. Wird die Tumorbasis oder ein Teil derselben im Profil abgebildet, so liegt der Füllungsdefekt an dieser Stelle randständig. Daraus ergibt sich eine Unterbrechung der Magenkontur. Aufnahmen mit Profildarstellung des Tumors unterrichten daher zuverlässig über seine Aus-

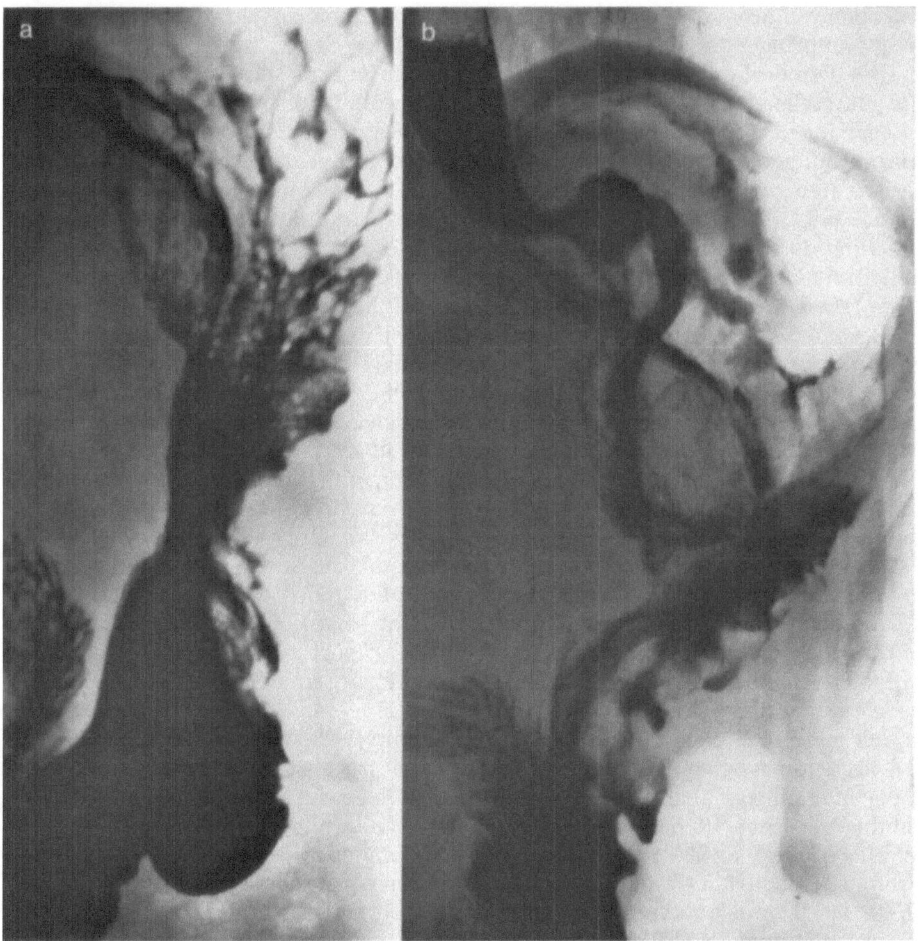

Abb. 5. Polypös wachsendes Carcinom im oberen Magendrittel. Entwicklung des Krebses von 1962 (Abb. 5 a) bis 1965 (Abb. 5 b). Der Patient wurde anderenorts wegen rezidierender Ulcera ventriculi jahrelang behandelt. Abb. 5 a zeigt in der Mitte der kleinen Kurvatur die Ulcusnische und im oberen Magendrittel unterhalb der Kardia einen lokalen, bei der Untersuchung übersehenen Füllungsdefekt durch den Tumor. Abb. 5 b läßt 3 Jahre später ausgedehnte Füllungsdefekte im gesamten oberen Magendrittel und ein kardianahes Kontrastmitteldepot erkennen. Pathologisch anatomischer Befund: Handflächengroßes polypöses Carcinom mit Ulceration, multiple Serosametastasen. Histologischer Befund: Partiell solide wachsendes tubuläres Adenocarcinom. 66jähr. Mann. Robert Rössle-Klinik der Akademie der Wissenschaften der DDR. Röntgenaufnahme Abb. 5 b Dr. B. MATEEV

breitung in der Magenwand. Die Wahl der geeigneten Projektionen erfolgt durch Drehen des Patienten im Stehen und Liegen unter Durchleuchtung.

Polypös wachsende Carcinome, die das Magenlumen noch lokal und erst teilweise einengen, können durch Überfüllung des Magens vom Kontrastmittel völlig überdeckt werden und bei unzureichender Untersuchungstechnik, z. B. bei alleiniger Darstellung in *Vollfüllung*, unerkannt bleiben. Bei ausgedehnten Geschwülsten hingegen fließt das Kontrastmittel meist durch eine auffällig deformierte Magenlichtung (Abb. 4 und 5), ein Befund, der in der Regel auch bereits vom weniger erfahrenen Untersucher erkannt wird. Breitbasig den Kurvaturen

aufsitzende Carcinome bedingen am Übergang zur normalen Magenwand sporn-
artig vorspringende Konturen von unregelmäßiger Begrenzung.

Die Tumoroberfläche läßt sich mit kleineren Kontrastmittelmengen im *Reliefbild* darstellen. Dabei werden knollige Vorwölbungen durch Kontrastmittelaussparungen, Tumoreinsenkungen und -ulcerationen durch Kontrastmittelansammlungen sichtbar. Große Geschwülste können *Nativschatten* (Halbschatten)
hervorrufen, wodurch sich manchmal die zur Serosafläche hin gelegene Tumor-
begrenzung abzeichnet. Die *Doppelkontrastmethode* erlaubt eine zusätzliche Beurteilung der umgebenden Schleimhautbereiche. Der Übergang in ein „warziges"
Relief mit Defekten läßt bisweilen die Ausbreitung der Geschwulst erkennen. Am
Tumorrand brechen die Schleimhautfalten plötzlich ab.

Besondere Schwierigkeiten ergeben sich bei der Erkennung von *Carcinomen
im oberen Magendrittel* (Finby u. Eisenbud, 1954; Chatton et al., 1954; Rimon-
dini, 1955; Wohl u. Shore, 1959, u. a.). Die Häufigkeitsangaben über diese
Lokalisation schwanken zwischen 4 und 50% der Magenkrebse (Hoeffken, 1966;
Sokolov u. Antonowitsch, 1961; Schmitzer u. Zissu, 1957; Toth et al., 1962).
Die auffällig differenten Angaben im Schrifttum dürften zu einem wesentlichen
Teil darauf zurückzuführen sein, daß der hochsitzende Magenkrebs der Röntgendiagnostik leicht entgeht, wenn nicht sorgfältig danach gefahndet wird (Abb. 10).
Das Kardiacarcinom geht entweder von der unteren Speiseröhre aus und greift
auf die Kardia und das obere Magendrittel über, oder es breitet sich von der
Kardia auf Fundus oder Oesophagus aus. Nicht selten entsteht der Tumor auch
im oberen Magendrittel (Teschendorf, 1964), wächst in cranialer Richtung und
umfaßt schließlich den Bereich der Kardia und unteren Speiseröhre. Besonders
die letztgenannten Tumoren bleiben über einen längeren Zeitraum klinisch stumm.
In den meisten Fällen handelt es sich um exophytisch wachsende Carcinome, die
zu Ulcerationen neigen (Tager u. Novikov, 1966). Selbst große Carcinome können
in der Magenblase übersehen und in Horizontallage durch das Kontrastmittel im
Fundus verdeckt werden (Dinkel, 1966). Veränderungen von Form und Größe
der Magenblase sowie Vergrößerungen des Abstandes zwischen Funduskuppel und
Zwerchfell bedürfen deshalb in jedem Fall einer genauen Klärung (Rimondini,
1956). Die Doppelkontrastdarstellung vermittelt dabei wertvolle Informationen.
Bei Aufblähung des Fundus verstreichen normale Schleimhautfalten, während
Schleimhautwülste sowie an der Magenwand haftende Luftblasen und Schleim-
flocken infolge der Wanddehnung ihre Form und Größe ändern. Demgegenüber
bleiben Breistraßen auf einer Tumoroberfläche unverändert bestehen. Unklare
Befunde lassen sich mittels *Parietographie* besser differenzieren, denn durch
Anlage eines Pneumoperitoneums und gleichzeitige Aufblähung des Magens werden sowohl die Schleimhautoberfläche als auch die peritoneale Fläche der Magenwand als Konturen sichtbar. Durch tomographische Darstellung der Befunde
gewinnt ihre Deutung an Zuverlässigkeit. Wie bei der Doppelkontrastmethode
kann die Aufblähung auch mit der Applikation von Bariumsulfat kombiniert
werden, so daß ein Kontrastmittelbeschlag der Schleimhautoberfläche resultiert
(Mateev u. Gummel, 1967). Greift das Carcinom auf die Kardia über, so sind

---

Abb. 6. Carcinom in der Pars pylorica. Abb. 6 a Zielaufnahme: Unregelmäßige konstante Einengung des Magenlumens präpylorisch im Canalis pyloricus. Wandkonturen sowohl auf seiten
der großen als auch der kleinen Kurvatur von randständigen Füllungsdefekten unterbrochen
und wie angenagt erscheinend. Abb. 6 b Resektionspräparat: Teil polypös (<—), teils flach
wachsendes (▲) Carcinom. Histologischer Befund: Cylinderzelliges gut differenziertes Adenocarcinom. 37jähr. Frau. Robert Rössle-Klinik der Akademie der Wissenschaften der DDR,
Röntgenaufnahme Dr. B. Mateev

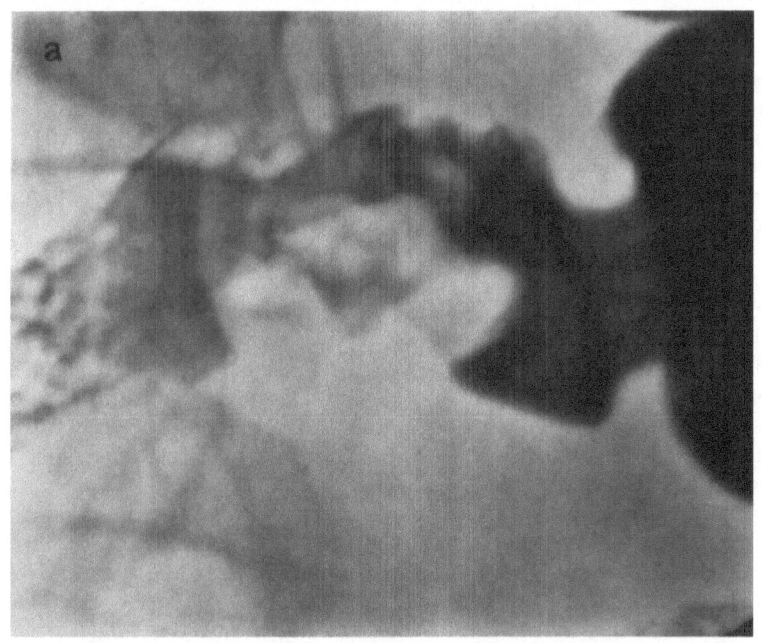

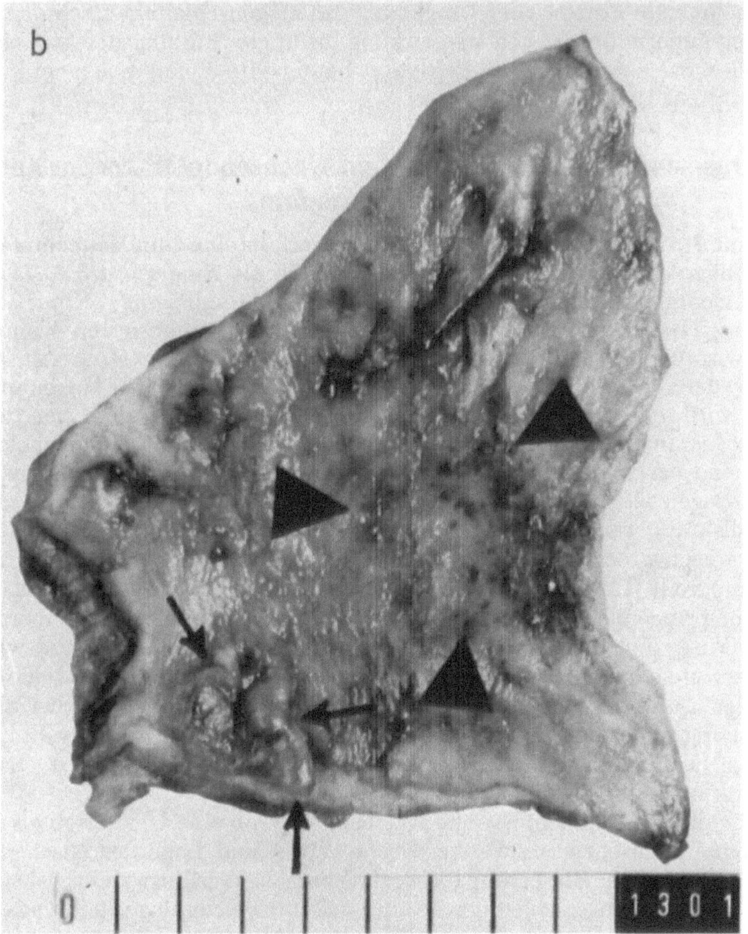

Abb. 6

Passagestörungen die Folge, und das Kontrastmittel staut sich schließlich vor dem Hindernis in den Oesophagus zurück. Bei Coincidenz anderer pathologischer Befunde an der Kardia, z. B. Hiatushernien (van de Loo u. Ramm, 1971) werden kardianahe Carcinome besonders leicht maskiert (Studer u. Rossetti, 1963). Tumorähnliche Befunde im Fundusbereich können gelegentlich von Magenvaricen hervorgerufen werden (Fogel u. Fejer, 1955; Richter et al., 1962).

Expansiv wachsende *Krebse im Korpus* und in der *Pars pylorica* sind im allgemeinen einfacher nachzuweisen. Das Magenlumen wird von ihnen unregelmäßig eingeengt, die Wandkonturen erscheinen wie angenagt (Abb. 6). Die Peristaltik ist im Tumorbereich erloschen und setzt pyloruswärts hinter der Infiltration wieder ein. Ausgedehnte Tumorbezirke liegen gleichsam wie eine tote Insel innerhalb der peristaltischen Wellen. Bei umschriebenen Geschwülsten kann die infiltrierte Wandstelle durch die Peristaltik der angrenzenden Magenwandabschnitte in toto hin- und herbewegt werden, vergleichbar mit einem Brett, das sich auf den Wellen auf- und abbewegt.

Von carcinombedingten Füllungsdefekten sind Einengungen der Magenlichtung zu unterscheiden, die durch Pelottenwirkungen extragastraler Prozesse (vor allem Pankreascysten, Pankreastumoren, Milzvergrößerungen, Cysten und Tumoren der linken Niere, retroperitoneale Tumoren) entstehen. Im Gegensatz zu Tumorinfiltrationen bleibt bei Druckwirkungen auf die Magenwand durch raumeinnehmende Prozesse der Umgebung das Magenschleimhautrelief ungestört. Außerdem ändern durch Pelottenwirkung bedingte Füllungsdefekte bei Lagewechsel des Patienten und bei Palpation häufig ihre Lokalisation und Ausdehnung (Harder, 1964).

2. Das schüsselförmig ulcerierend wachsende Magencarcinom (Ringwallcarcinom)

Carcinome, die im Zentrum infolge Gewebezerfalls eine zum Magenlumen offene kraterförmige Vertiefung aufweisen, werden auch als *Ringwallcarcinome* bezeichnet. Im Röntgenbild zeigen sie eine kreis- oder ovalförmige Kontrastmittelaussparung (Ballonreifensymptom), die am besten bei dosierter Kompression sichtbar wird und durch den wallartigen Tumorrand entsteht (Hornykiewytsch, 1953). Da der zentrale Teil des Tumors nekrotisiert und in das Magenlumen abgestoßen wird, entsteht ein kraterförmiger Gewebedefekt, in dem sich das Kontrastmittel sammeln kann (Abb. 7 u. 8). Diese typischen röntgenmorphologischen Befunde sind nachweisbar, wenn der Krebs an der Vorder- oder Hinterwand des Magens gelegen ist. Bei Lokalisation des Tumors an den Kurvaturen erscheint der Zerfallskrater randständig. Im Röntgenbild wird dann ein halbkreisförmiger, unregelmäßig begrenzter Füllungsdefekt nachweisbar, der den Zerfallskrater des Krebses umgreift (Linsman, 1967). Die Vertiefung entsteht in einem in das Magenlumen vorspringenden Geschwulstknoten (Abb. 7b). Demzufolge überragt die Nischenbildung im Gegensatz zum Ulcus ventriculi nicht oder nur wenig die Kontur der Magenwand, auch wenn ein ausgeprägter Ringwall besteht. Bei ungenügender Auffüllung der Vertiefung mit Kontrastmittel, z. B. bei alleiniger Untersuchung im Stehen, kann der Befund übersehen und der Ringwall mit einer gutartigen Schleimhautschwellung verwechselt werden (Prévôt u. Lassrich, 1959; Richter u. Böck, 1969).

Für die differentialdiagnostische Entscheidung, ob eine Ulceration als maligne oder benigne anzusehen ist, werden Größe, Form und Lage der Nischenbildung herangezogen. Bei der Bewertung dieser Kriterien ist allerdings zu berücksichtigen, daß ihre Dignität unterschiedlich ist und auf ihrer Grundlage keine absolut zu-

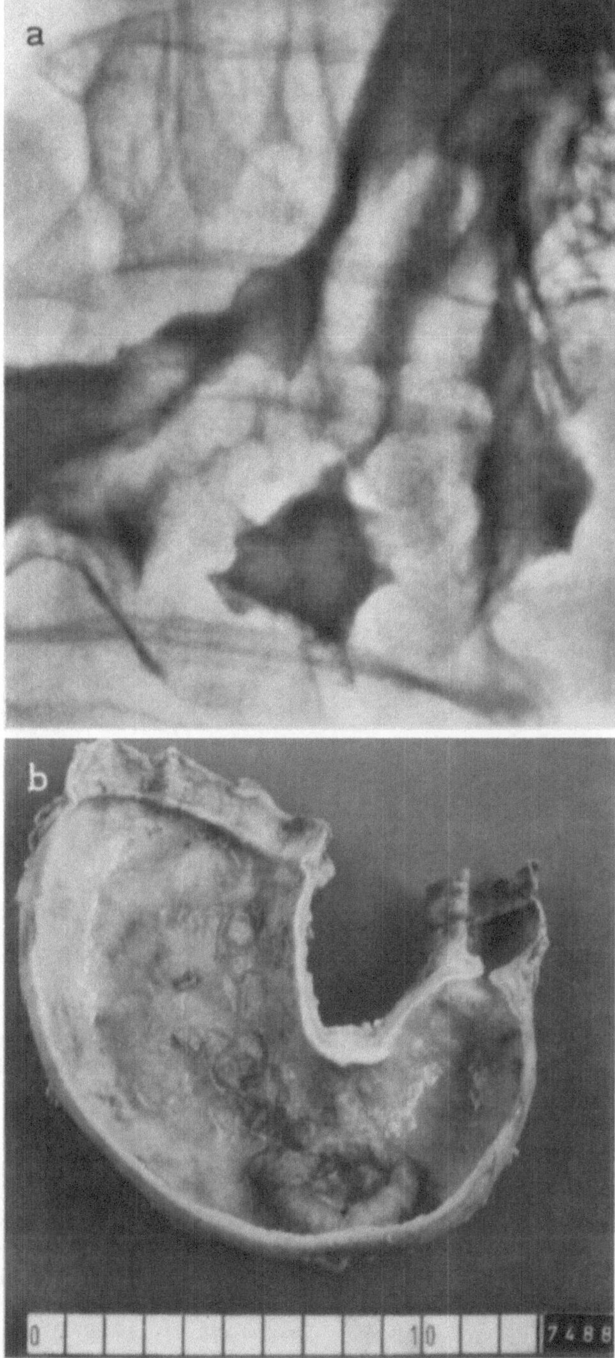

Abb. 7. Ringwallcarcinom. Abb. 7 a. Zielaufnahme bei dosierter Kompression: Ballonreifen-
symptom. Abb. 7 b. Resektionspräparat nach Gastrektomie: Ins Magenlumen vorspringender
Geschwulstknoten mit zentralem kraterförmigen Gewebsdefekt. 66jähr. Frau. Robert Rössle-
Klinik der Akademie der Wissenschaften der DDR, Röntgenaufnahme Dr. B. MATEEV

verlässige Unterscheidung getroffen werden kann (Stein et al., 1961; Harper u. Green, 1961). Der überwiegende Teil benigner Magengeschwüre ist an der kleinen Kurvatur gelegen (Gülzow u. Arendt, 1967). Bei Ulcerationen an der großen Kurvatur ist daher die Möglichkeit eines Carcinoms allein auf Grund der Häufigkeitsverteilung größer. Ein wesentliches formales Unterscheidungsmerkmal benigner und maligner Ulcerationen wurde bereits von Schmieden (1911) und Carman (1921) beschrieben. Während die mit Kontrastmittel gefüllte Nische des Ulcus ventriculi das Niveau der Schleimhautoberfläche als in die Magenwand

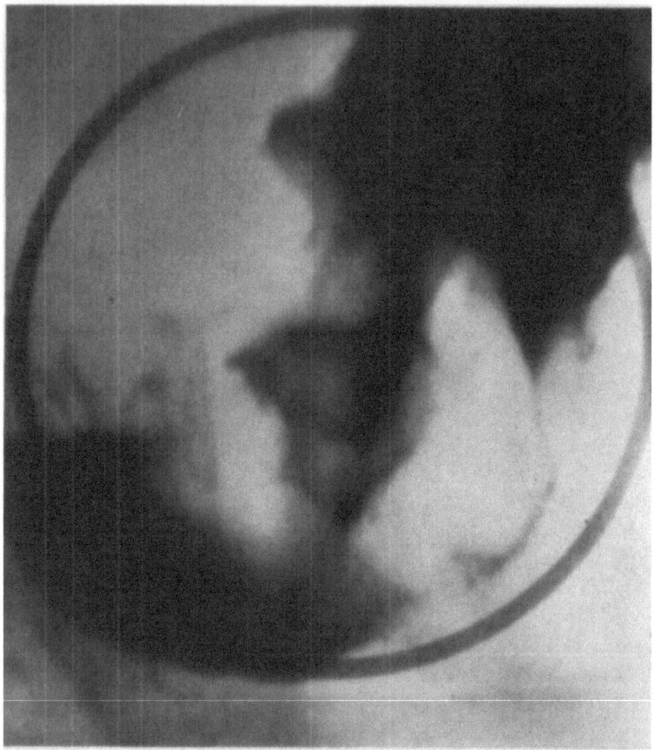

Abb. 8. Ringwallcarcinom. Zielaufnahme bei dosierter Kompression: Halbkreisförmiger, unregelmäßig begrenzter Füllungsdefekt, der eine kraterförmige Nische umgreift. Diese ist im Gegensatz zum benignen Ulcus in das Mageninnere verlagert. 76jähr. Mann. Abt. für Röntgendiagnostik der I. Med. Klinik und Med. Poliklinik der Charité, Humboldt-Universität zu Berlin

hineinragende Vertiefung unterbricht, erscheint bei einem ulcerierten Magenkrebs die Nische mit Randwall im Profilbild in das Mageninnere verlagert, denn im Gegensatz zum benignen Ulcus erhebt sich der Tumor als Vorwölbung von der Schleimhautoberfläche in die Magenlichtung (Abb. 8). Überragt daher die Nische die Magenkontur, so kann das Ulcus mit relativ großer Wahrscheinlichkeit als gutartig angesehen werden (Plenk u. Lin, 1954; Hafter, 1971). Eine weitgehende Unterscheidung zwischen tumorbedingten und benignen Ulcera gelingt mittels der Relieftechnik und der Doppelkontrastmethode, weil sich damit kleine morphologische Details der Ulceration selbst und ihrer unmittelbaren Umgebung darstellen lassen. Im Gegensatz zur Nische des benignen Ulcus ist die des malignen Tumors oft flacher gestaltet und unregelmäßig begrenzt (Ott, 1957). Der Grund des Tumorkraters erscheint uneben, zeigt Vertiefungen und Höcker, die durch kleine Kontrastmitteldepots und Füllungsdefekte erkennbar werden. Der wulstige Ringwall um den Krater weist z. T. buchtig geformte Defekte auf oder wird manchmal von flachen höckerigen Gewebsmassen verbreitert (BÜCKER, 1969). Nach Untersuchungsergebnissen GUTMANNS (1956) sind folgende Nischenkriterien krebsverdächtig (Abb. 9):

1. Ein plateauförmiges, stufenartig gegen die Umgebung abgesetztes Ulcus;
2. Ein Ulcus in einem „aspect encastré";
3. Eine spitze Nische mit umgebender oder anschließender Wandstarre;
4. Eine Nische mit halbmondförmigem Wall.

HARPER (1961) gibt sechs Kriterien an, die für die Bösartigkeit einer Nischenbildung sprechen:

1. Starre winklige Ränder der Ulceration;

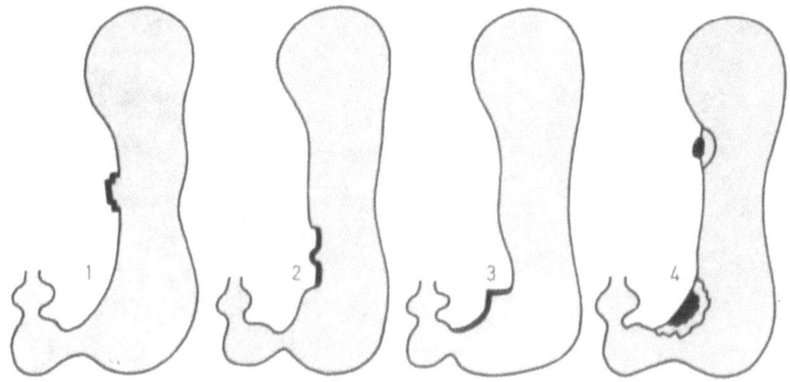

Abb. 9. Krebsverdächtige Nischenkriterien nach GUTMANN (in Anlehnung an BERNDT, 1969). 1 = Plateauförmige Ulceration; 2 = Nische in einem „aspect encastré"; 3 = Spitze Nische im horizontalen Abschnitt der kleinen Kurvatur mit anschließender Wandstarre; 4 = Ulceration bei schüsselförmigem Carcinom (im cranialen Teil der kleinen Kurvatur ist eine gutartig imponierende Nischenbildung gegenübergestellt)

2. Große flache und unregelmäßig begrenzte Kraterbildungen;
3. Vorhandensein eines Meniskuszeichens (Zeichen für ein kleines schüsselförmiges Carcinom mit flacher Ulceration);
4. Füllungsdefekte in der Umgebung der Ulcusbasis;
5. Verschwinden des Ulcus ohne Rückgang der Starre der entsprechenden Magenwandregion;
6. Ausgedehnte Starre in der Ulcusumgebung.

Eine radiäre Konvergenz der Schleimhautfalten kann sowohl bei Ulcus ventriculi als auch bei Tumorulcerationen auftreten. Bei Carcinomen wird jedoch die Regelmäßigkeit in der Faltenanordnung weitgehend vermißt, die Falten erscheinen verplumpt, unregelmäßig begrenzt und brechen am Tumorrand ab. Bei benignen Nischen läßt sich dagegen der Faltenverlauf z. T. bis in die Ulceration hinein beobachten (KIRSH, 1955).

3. Das infiltrativ ulcerierend wachsende Magencarcinom

Infiltrativ ulcerierend wachsende Magencarcinome rufen Nischenbildungen ohne scharf begrenzten Randwall hervor. Durch den Tumor wird die Magenwand verdickt. An der Grenze der Geschwulst verliert sich die Infiltration ohne stufenartigen Übergang zur normalen Magenwand. Wächst der Tumor zirkulär, so wird die Magenlichtung eingeengt, und es entsteht ein starrer röhrenförmiger Organabschnitt. Im Canalis pyloricus führt eine zirkulär fortschreitende Infiltration schließlich zu conusartiger Stenose, im Magenkorpus resultiert manchmal eine sanduhrförmige Deformierung. Während der Sanduhrmagen auf der Basis eines entzündlich schrumpfenden Vorganges ein exzentrisch an der Minorkontur gelegenes Restlumen besitzt, verläuft die Achse des malignen Sanduhrmagens eher in Korpusmitte (HOEFFKEN, 1966). Durch die zirkuläre flächenhafte Infiltration der Wand wird die Mucosa zerstört, und es bilden sich große geschwürige Flächen ohne Randwall (BÜCKER, 1969). Im Röntgenbild (Abb. 10 u. 11) kommen unregel-

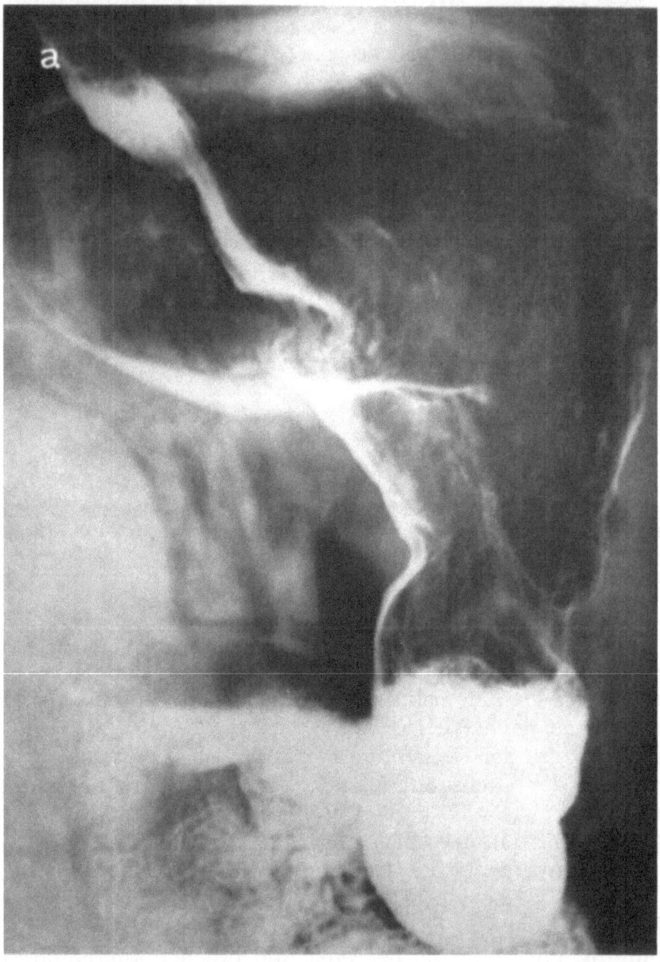

Abb. 10. Infiltrativ ulcerierend wachsendes Carcinom der kleinen Kurvatur. Abb. 10 a zeigt einen an der Kardia beginnenden Füllungsdefekt. Die Kontur der kleinen Kurvatur erscheint im cranialen Teil unregelmäßig gestaltet. Auf Abb. 10 b erkennt man im frontalen Strahlengang an der Magenhinterwand einen flächenhaft ausgedehnten Tumorbezirk, der sich unregelmäßig flach in die Magenlichtung vorwölbt und keine scharfen Grenzen aufweist. Am Operationspräparat nach totaler Gastrektomie (Abb. 10 c) ist das Carcinom an der kleinen Kurvatur von der Kardia bis zur Pars pylorica sichtbar. Histologischer Befund: Unreifes Carcinom, das alle Magenwandschichten durchbrochen hat. 65jähr. Mann. Robert Rössle-Klinik der Akademie der Wissenschaften der DDR. Röntgenaufnahme Dr. B. MATEEV

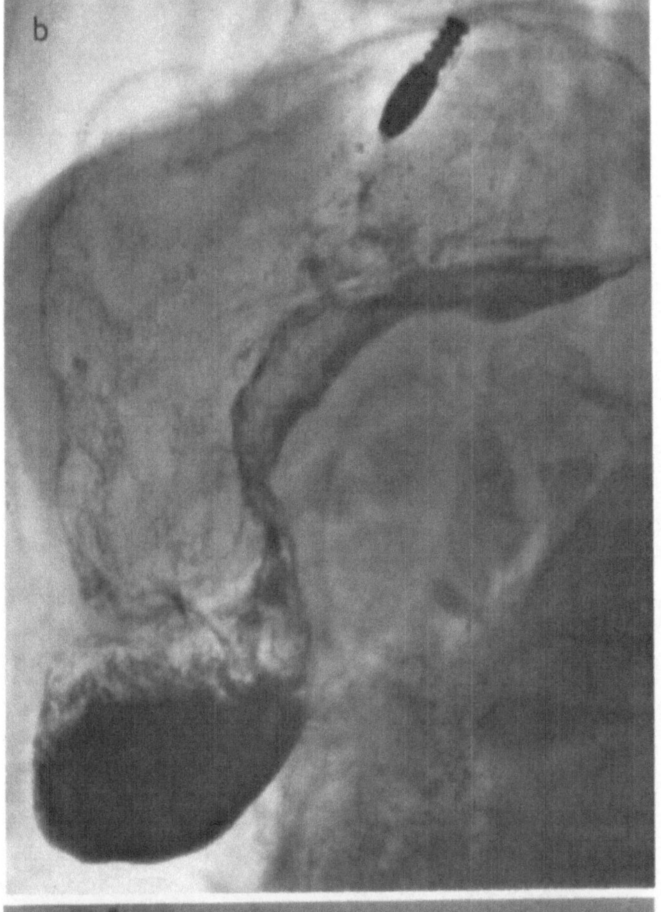

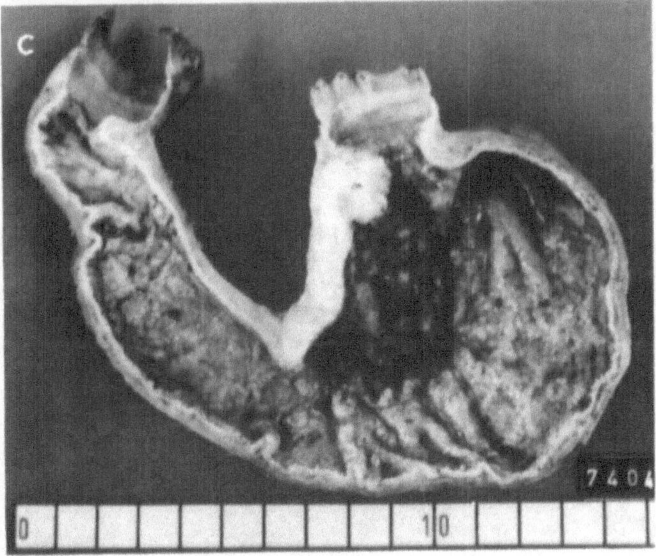

Abb. 10b und c

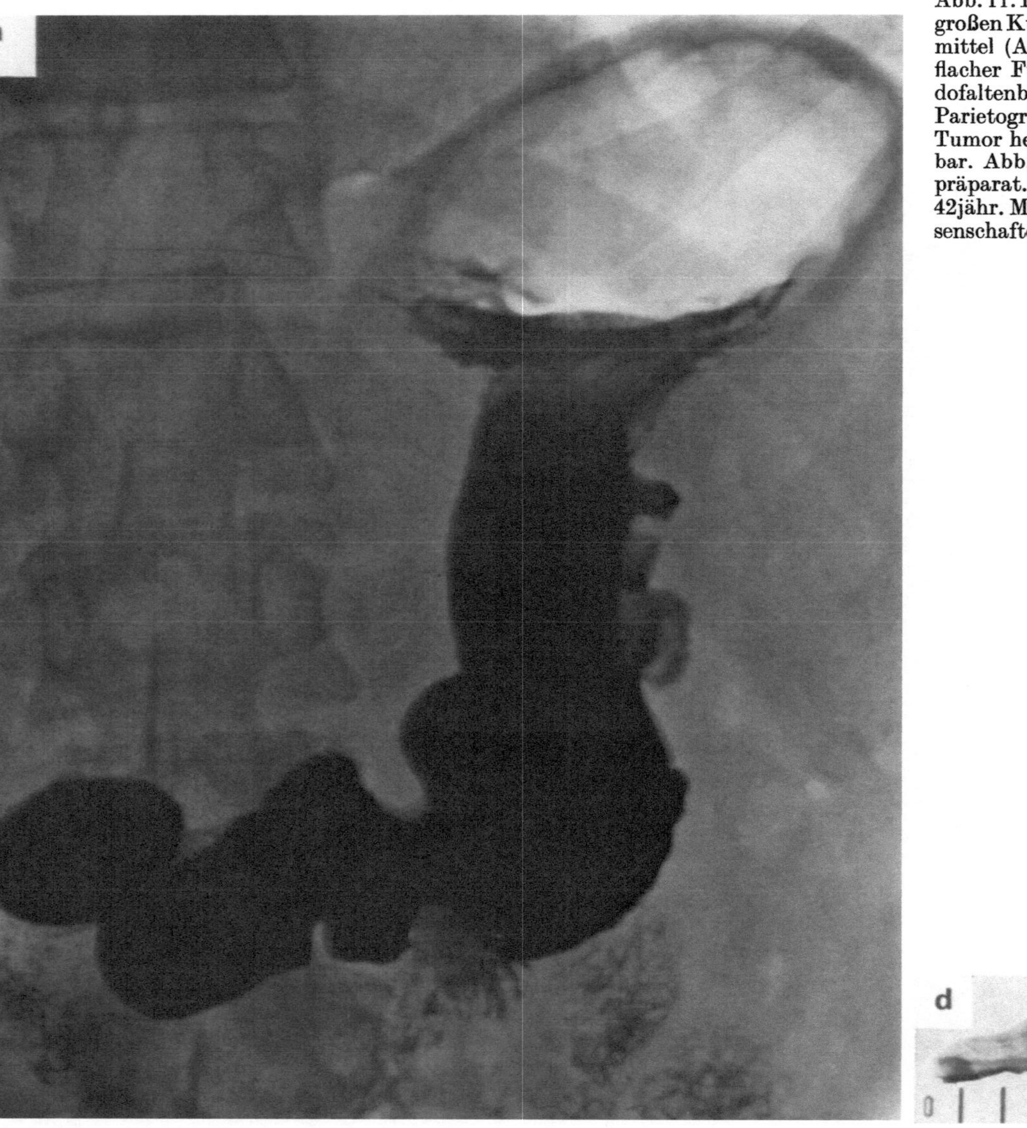

Abb. 11. Infiltrativ ulcerierend wachsendes Carcinom an der großen Kurvatur. Bei Vollfüllung des Magens mit Kontrastmittel (Abb. 11a) und im Doppelkontrastbild (Abb. 11b) flacher Füllungsdefekt mit Ulcerationen und starren Pseudofaltenbildungen durch polypöse Wucherungen. Bei der Parietographie (Abb. 11 c) wird tomographisch die vom Tumor hervorgerufene Verdickung der Magenwand sichtbar. Abb. 11 d. Tumor nach Isolierung vom Resektionspräparat. Histologischer Befund: Anaplastisches Carcinom. 42jähr. Mann. Robert Rössle-Klinik der Akademie der Wissenschaften der DDR. Röntgenaufnahme Dr. B. MATEEV

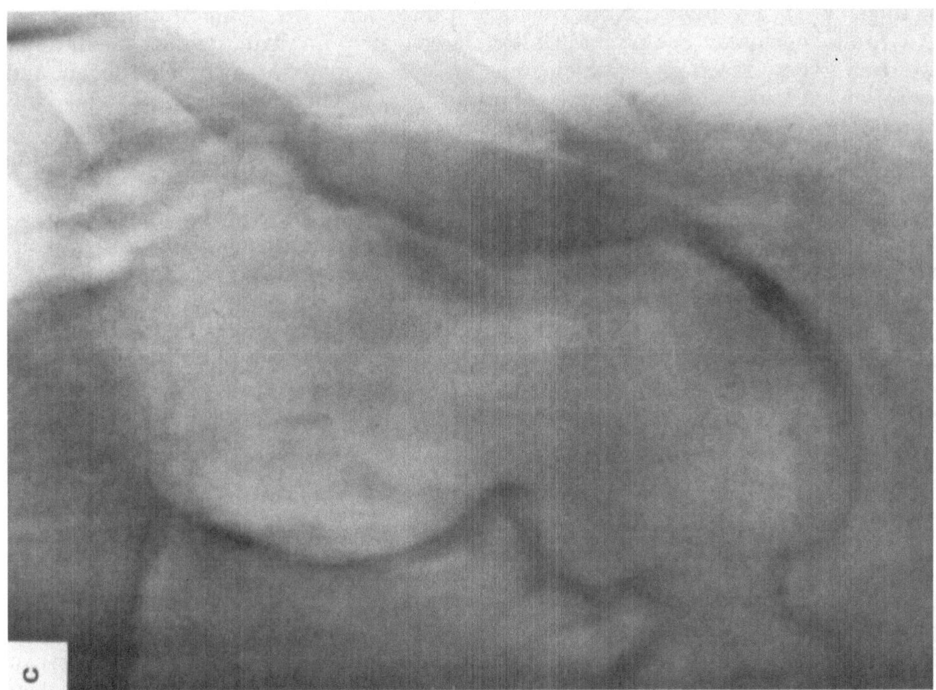

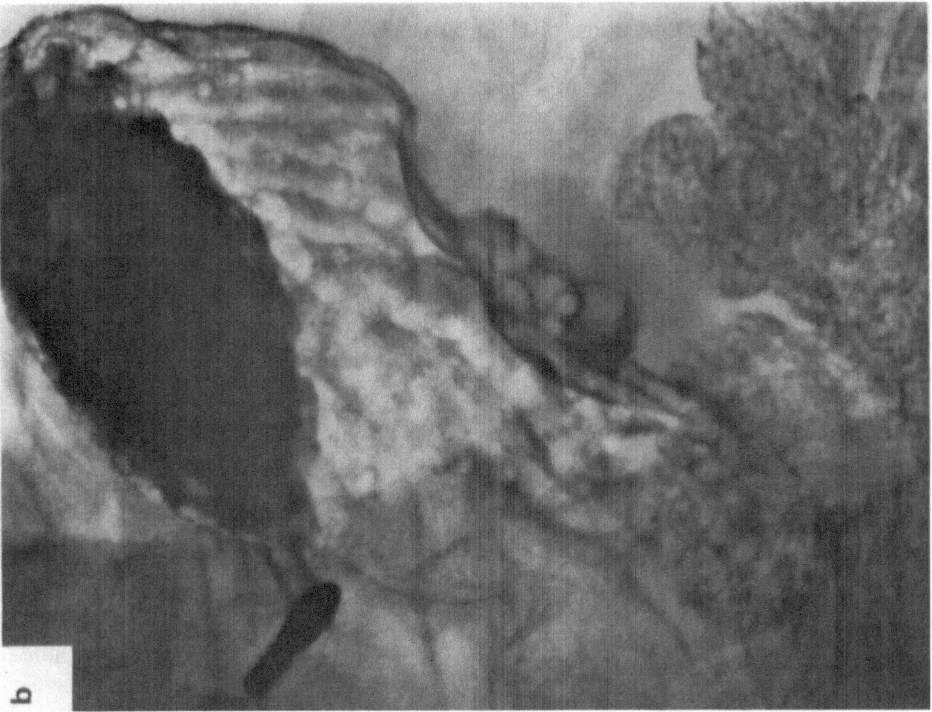

mäßige, z. T. gezähnelte Konturen zur Darstellung, die keine Motilität zeigen. An Stelle normaler Schleimhautfalten lassen sich im Tumorgebiet mehr oder weniger glatte Flächen mit kleineren Erosionen, polypösen Wucherungen und atypisch verlaufenden Pseudofaltenbildungen darstellen, erkennbar an einer unregelmäßigen Anordnung kleiner Füllungsdefekte und flacher Kontrastmittelansammlungen. Im oberen Magendrittel lokalisierte, infiltrativ wachsende Carcinome können infolge ihrer diskreten Symptome der röntgenologischen Erkennung lange Zeit entgehen. Hat der Tumor jedoch die Kardiaregion erfaßt, so kommt es rasch zu Kardiainsuffizienz mit wasserfallähnlicher Passage des Kontrastmittels in den Magen und bei zunehmender Stenosierung zu einem Rückstau des Kontrastmittels in den Oesophagus.

Differentialdiagnostisch sind Befunde des infiltrativ ulcerierend wachsenden Magenkrebses von Pelotteneffekten durch Colon, Milz, Lymphknoten, Füllungsdefekten durch Polypen, Varicen und Befunden bei Hernien und Divertikeln abzugrenzen (Wohl u. Shore, 1959).

4. Das infiltrativ wachsende Carcinom mit starker Schrumpfungsneigung

Das *scirrhöse Magencarcinom* steht hinsichtlich seiner Häufigkeit unter den Magenkrebsen an dritter Stelle. Das Tumorwachstum beginnt in den meisten Fällen präpylorisch und schreitet kardiawärts fort (Abb. 12). Entwickelt sich eine Pylorusstenose, so kommt es zur Dilatation der vor dem Tumorgebiet gelegenen Magenabschnitte, die unter Umständen zu einem riesigen tonuslosen sackähnlichen Gebilde ausgeweitet werden können. Zwischen dem erweiterten Magenteil und dem Bulbus duodeni entsteht eine röhrenförmige, meist exzentrisch an der kleinen Kurvatur gelegene Enge. Die Konturen dieses Abschnittes erscheinen unregelmäßig begrenzt. Im Doppelkontrastbild läßt sich ein völliges Fehlen des normalen Schleimhautreliefs erkennen.

Bei fortgeschrittenem Scirrhus kann die Magenwand auch knotige Vorwölbungen aufweisen (Abb. 13). Eine *Verkleinerung des Organs* ohne grobe Formänderungen läßt sich beobachten, wenn der Krebs den ganzen Magen erfaßt hat. Schließlich bilden die tumorinfiltrierten Magenwände nur ein starres Rohr. In diesem Stadium gibt es kaum Zweifel an der Diagnose, denn Peristaltik, Schleimhautrelief und Dehnbarkeit des Organs fehlen weitgehend oder vollständig. Das Kontrastmittel staut sich vorübergehend vor der Kardia, um danach den tumorös verengten Magen rasch und ohne jede Verweildauer zu passieren. Gutmann (1956) sowie Massa (1961) beschrieben auf Grund der Wachstumsart und an Hand der Lokalisation charakteristische röntgenmorphologische Symptome des infiltrierenden Magenkrebses, die in Abb. 14 erläutert werden.

Röntgenmorphologisch ähnliche Bilder können bei Sklerodermie, nach Verätzungen, bei Leukosen, Reticulosen und Sarkomen entstehen. Spastisch bedingte Engen lassen sich mit Hilfe der Pharmakoradiographie unterscheiden.

C. Röntgenbefunde bei kleinem Magencarcinom

Konjetzny beschrieb bereits 1937 die röntgenmorphologischen Symptome kleiner Magencarcinome und untergliederte diese in drei Gruppen:

1. Warzige, beetartige, kammähnliche oder polypöse Schleimhautveränderungen, die im Reliefbild polypen- oder faltenähnliche Füllungsdefekte hervorrufen.

2. Ausgedehnte Erosionen mit Wandverdickungen, gelegentlich mit ausgeprägtem Schleimhautwall, die im Röntgenbild als kleine Ulcera imponieren. Dabei weisen Stufenbildungen im Verlauf der Faltentäler, unregelmäßige Füllungsdefekte und Kontrastmitteldepots auf den malignen Prozeß hin.

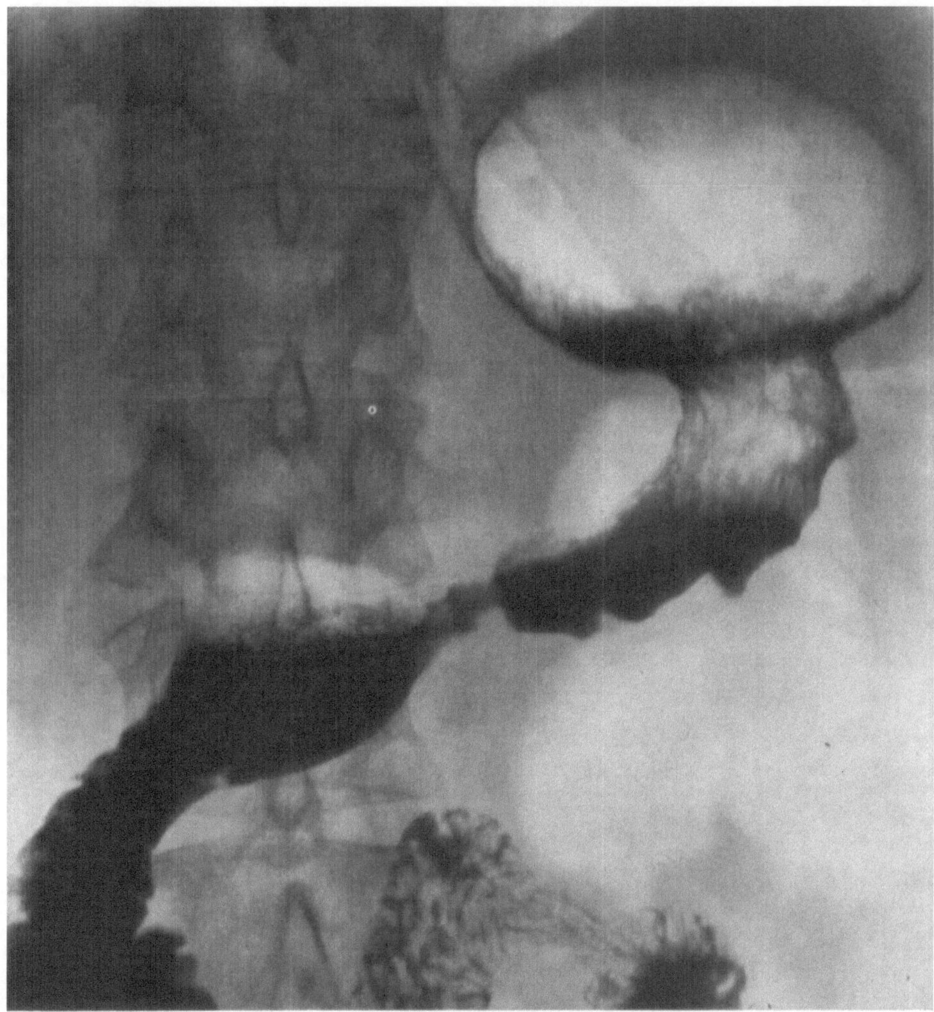

Abb. 12. Scirrhöses Magencarcinom. Röhrenförmige Verengung der Pars pylorica und des Korpus mit unregelmäßigen Konturen. Bei der Durchleuchtung läßt sich keine Peristaltik beobachten. Verkleinerung des Magens infolge der starken Schrumpfungsneigung des Tumors. 46jähr. Mann. Abt. für Röntgendiagnostik der I. Med. Klinik und Med. Poliklinik der Charité, Humboldt-Universität zu Berlin

3. Penetrierende chronische Geschwüre, die zu unregelmäßig begrenzten Nischenbildungen führen und nur mangelhafte Rückbildungstendenz aufweisen.

Die fortschreitende krebsige Infiltration der Magenwand bedingt in der Umgebung polypöser oder ulceröser Veränderungen atypische Faltenbildungen, die am Tumorrand abbrechen (Abb. 15). Die infiltrierten Schleimhautareale erscheinen

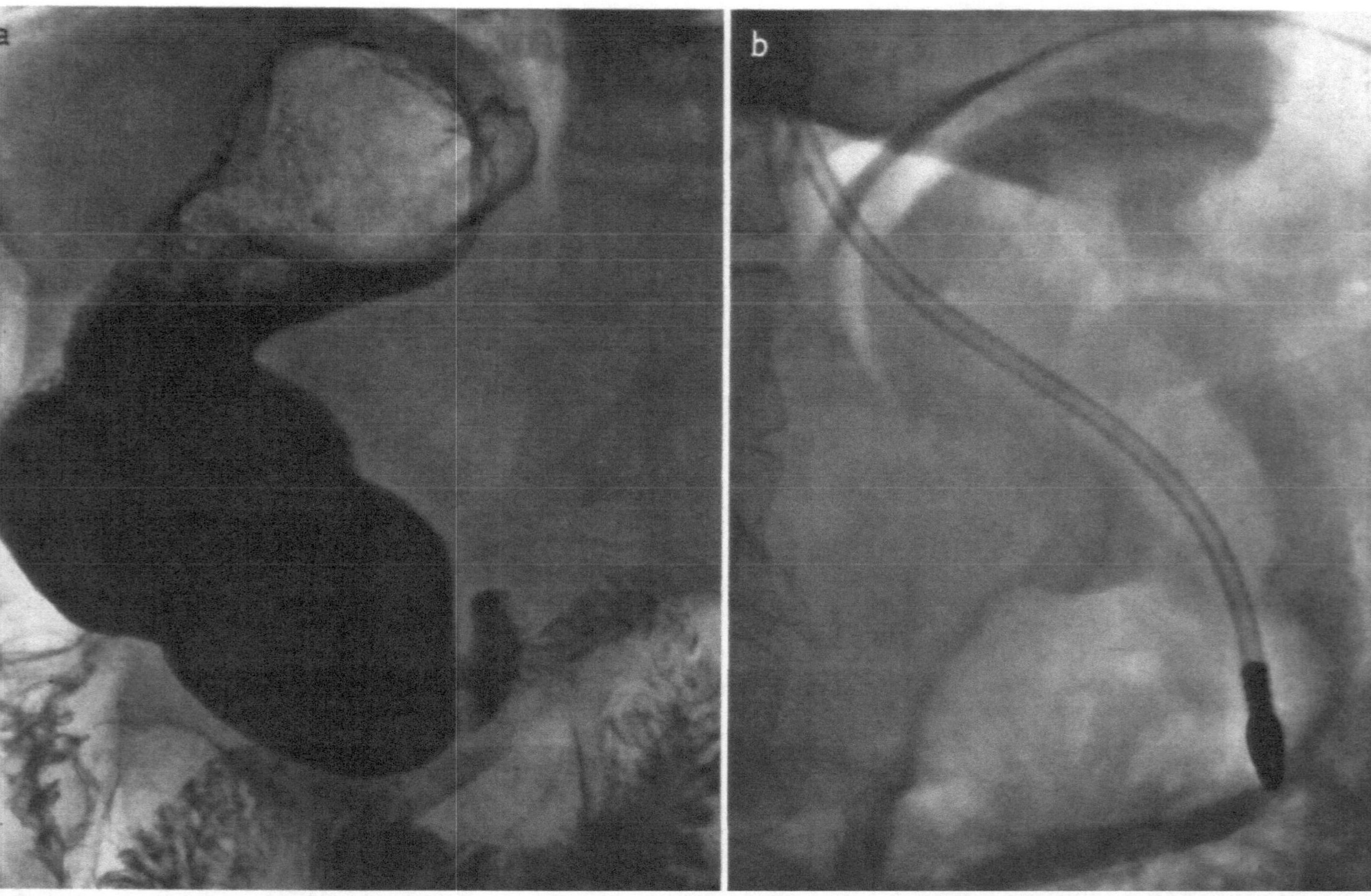

Abb. 13. Scirrhöses Magencarcinom. Starre Verengung des Korpus und Fundus ventriculi (Abb. 13 a). Im Parietogramm sind tomographisch die Verdickung und bucklige Vorwölbungen der tumorinfiltrierten Magenwände sichtbar (Abb. 13 b). Histologischer Befund: Anaplastisches, scirrhös wachsendes Carcinom, das alle Magenwandschichten ergriffen hat. Metastasen in den Lymphknoten beider Kurvaturen und im Milzhilus. 51jähr. Frau. Robert Rössle-Klinik der Akademie der Wissenschaften der DDR. Röntgenaufnahme Dr. B. Mateev

entweder faltenlos, warzig, gehöckert oder zeigen umschriebene beetartige Wandverdickungen, die von flachen, unregelmäßigen Vertiefungen begrenzt werden.
Größere Ulcerationen lassen im Grund der Geschwüre Niveauunterschiede und
am Rand höckerig oder stufenförmig verlaufende Konturen erkennen. Im Profilbild liegen die Ulcerationen innerhalb von Schleimhautinfiltraten.

Am zweckmäßigsten erweist sich die japanische Einteilung des Schleimhautkrebses (s. Abschnitt 1), die den gegenwärtigen Erkenntnisstand auf dem Gebiete

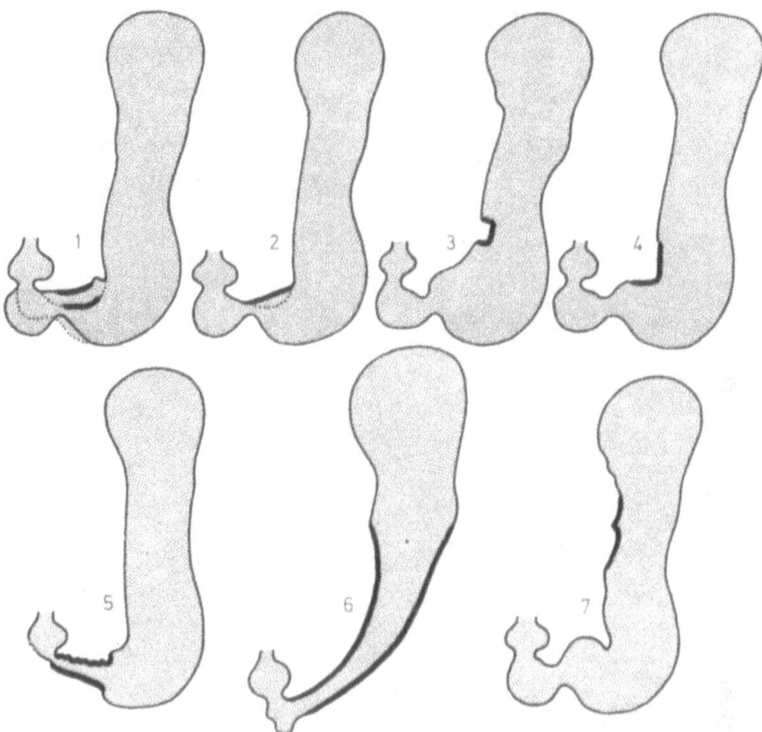

Abb. 14. Röntgensymptome des scirrhösen Magenkrebses nach GUTMANN sowie MASSA (in
Anlehnung an BERNDT, 1969). 1 = Der durch den Tumor bedingte starre Wandbezirk in der
Pars pylorica kann mit der Peristaltik hin- und herbewegt werden, ohne dabei seine Form zu
verändern; 2 = Der infiltrierte Wandbereich biegt sich wie eine Korsettstange; 3 = Der Infil-
trationsbezirk kann stufenförmig als „aspect encastré" erscheinen; 4 = Der Angulus bildet
einen rechten oder stumpfen Winkel; 5 = Es besteht eine tumorbedingte Pylorusstenose mit
konischen unbeweglichen, manchmal abgewinkelten präpylorischen Konturen; 6 = Der Krebs
hat außer der Pars pylorica auch Teile des Korpus ergriffen, es resultiert das Bild des Feld-
flaschenmagens; 7 = In infiltrierten Bezirken treten zentrale Ulcerationen auf

der Frühdiagnostik des Magencarcinoms repräsentiert. Bei der Befunderfassung
und -bewertung wird prinzipiell berücksichtigt, daß sich der Krebs anfangs in der
Schleimhaut ausbreitet und die Muskelschicht noch nicht infiltriert. Infolgedessen
fehlen im Frühstadium die klassischen röntgendiagnostischen Kriterien des
Magencarcinoms, wie Abbruch der Peristaltik am Tumorrand sowie Rigidität
der Magenwand vollständig, und Füllungsdefekte oder Nischenbildungen sind nur
in diskreter Form nachweisbar. Die Diagnose stützt sich deshalb auf *röntgen-
pathologische Befunde des Innenreliefs*. Der Tumorbereich wird von atypischen
unregelmäßigen und unscharf begrenzten Faltenbildungen gekennzeichnet, die

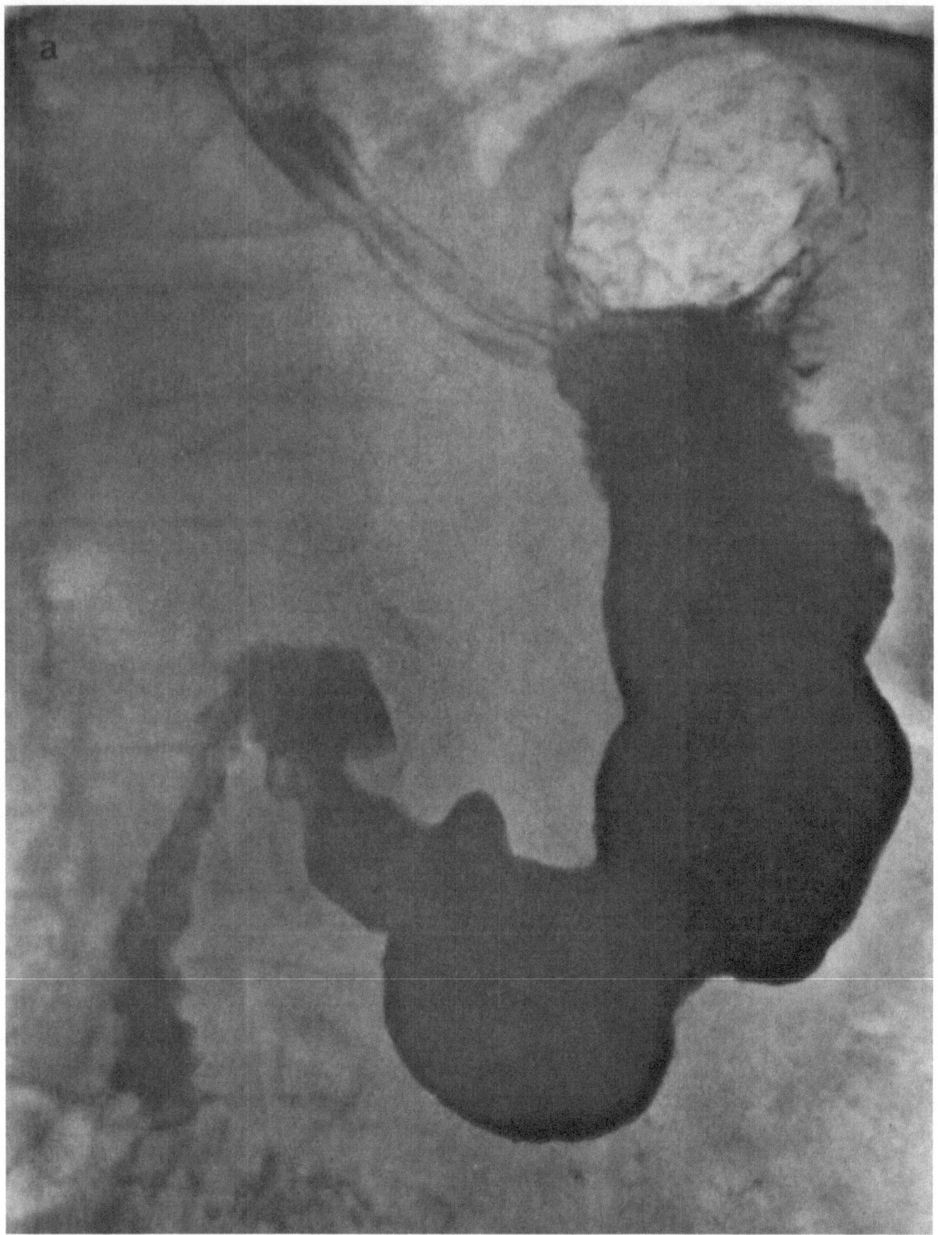

Abb. 15. Schleimhautcarcinom der Pars pylorica. Typ 3 der japanischen Klassifikation („excavated type"). Abb. 15 a. Nach Vollfüllung des Magens mit Kontrastmittel unregelmäßige Kontur auf seiten der kleinen Kurvatur des Canalis pyloricus, normal ablaufende Peristaltik. Abb. 15 b. Im Reliefbild Kontrastmittelansammlung in einer unregelmäßig gestalteten flachen Ulceration mit atypischen Faltenbildungen und Faltenabbruch am Rand. Bei der Gastroskopie wird an der kleinen Kurvatur distal vom Angulus eine flache Vertiefung mit unregelmäßigem wallartigem Rand beobachtet. Abb. 15 c. Resektionspräparat. Histologischer Befund: Unreifes Adenocarcinom. 59jähr. Mann. Robert Rössle-Klinik der Akademie der Wissenschaften der DDR. Röntgenaufnahme Dr. B. Mateev

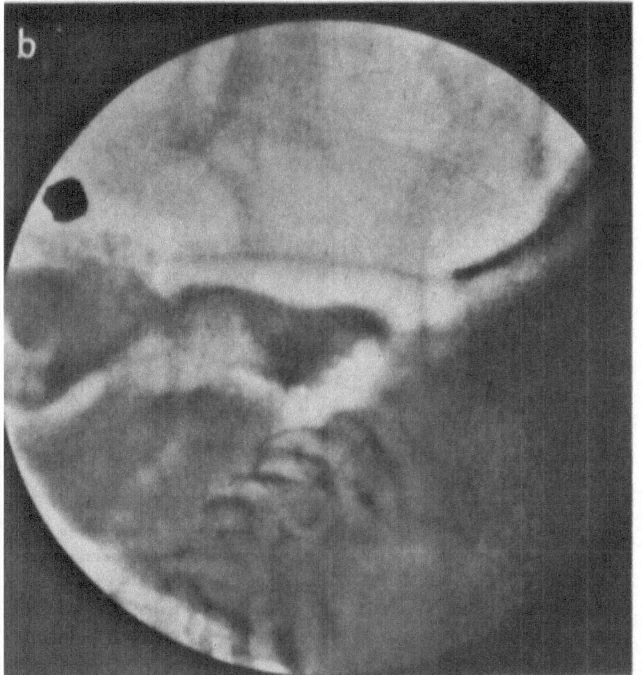

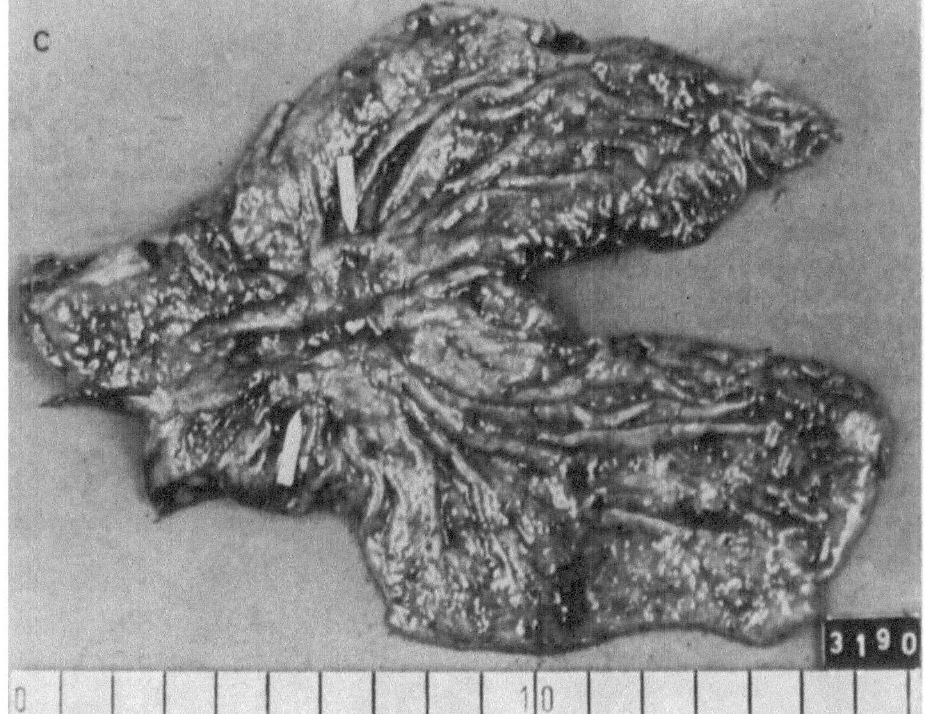

Abb. 15b und c

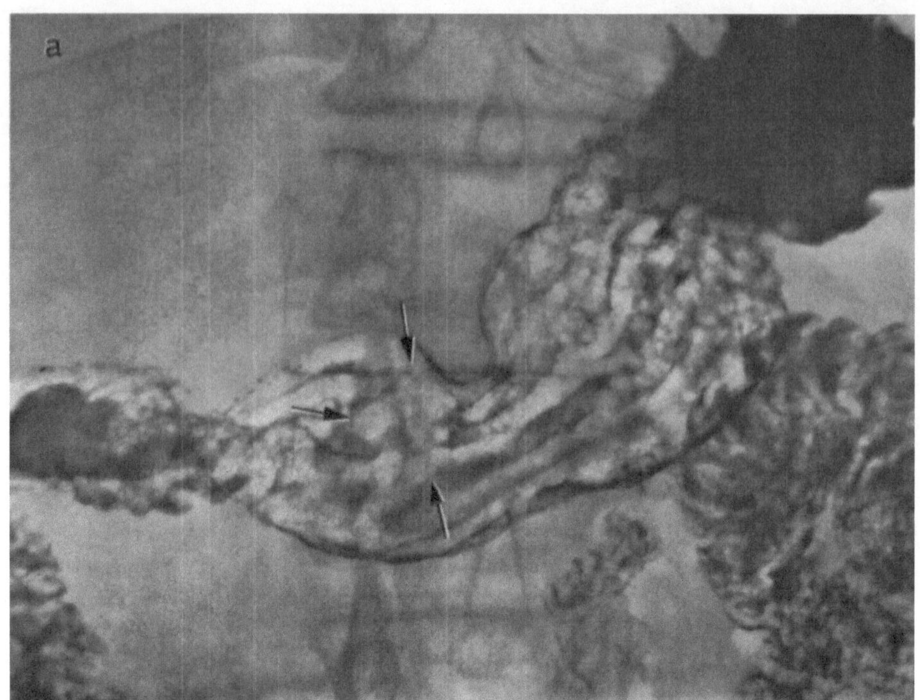

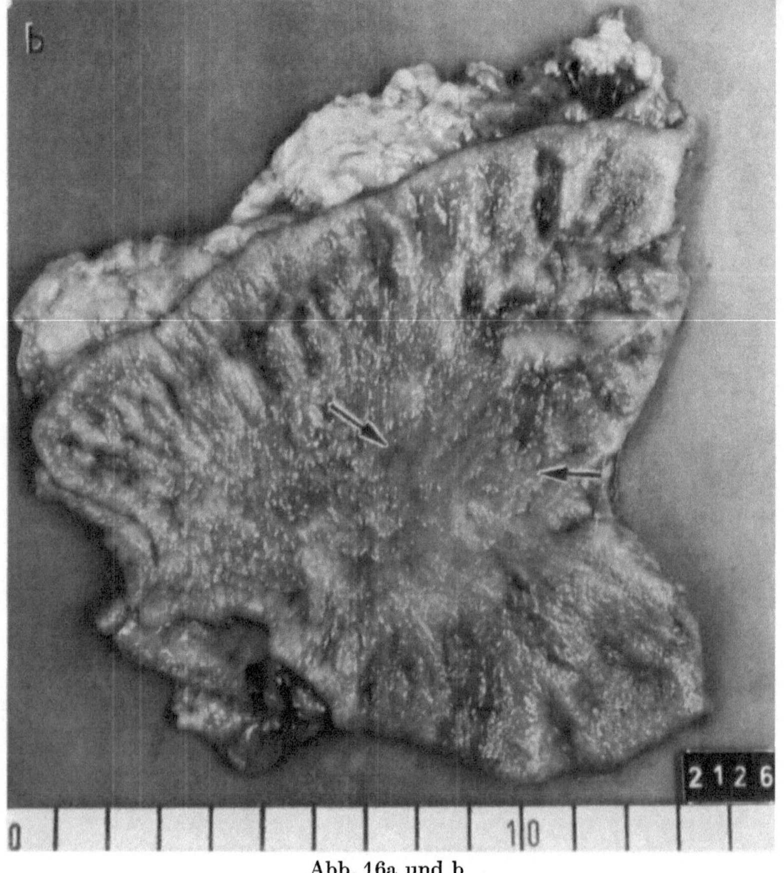

Abb. 16a und b

am Tumorrand Verdickungen, Verplumpungen, Kaliberschwankungen oder Abbrüche aufweisen und dem Zentrum des Tumors zustreben (Abb. 16). Ihr Nachweis gelingt am besten nach Aufblähung des Magens im Doppelkontrastbild, denn tumorbedingte Faltenbildungen bleiben auch nach Dehnung der Magenwand bestehen, während normale Falten weitgehend verstreichen (SHIRAKABE, 1966; ISHIKAWA, 1969). Mitunter führen erst verschieden starke Gasfüllungen und die dadurch bedingte unterschiedliche Aufweitung des Magens zu einer eindeutigen Darstellung kleiner Tumorareale. Bei Typ 2a) (elevated type) lassen sich im Tumorzentrum kleine kontrastmittelfreie Areale unterscheiden, die z. T. von ringartigen Strukturen umgeben und durch tumoröse Schleimhautprominenzen hervorgerufen werden. Oberflächliche Schleimhauterosionen bei Typ 2c) (depressed type) verleihen dem Tumorgebiet durch kleinste Kontrastmittelansammlungen ein pointillistisches Aussehen. Wird ein atypisches Schleimhautrelief in der Umgebung einer Ulceration nachgewiesen, so sollte an der Tumordiagnose auch dann nicht gezweifelt werden, wenn bei Kontrolluntersuchungen eine Verkleinerung des Ulcus sichtbar ist (NAKAJIMA u. YOSHIDA, 1969). Nach Erhebungen SHIRAKABES kommen in 10,7% der Fälle im Magen Zweitcarcinome vor. Diese sind in der Regel kleiner und entgehen deshalb meistens dem röntgenologischen Nachweis.

Die Veränderungen des Innenreliefs bei einer Reihe benigner Prozesse und Läsionen der Magenschleimhaut können den Röntgenbefunden von Frühcarcinomen ähneln. Hierzu gehören vor allem Erosionen bei Gastritis, Ulcusnarben, hyperplastische Schleimhautfalten und Polypen. Die Differentialdiagnose ist oft schwierig und erfordert in der Regel gezielte Zweituntersuchungen, die Gastroskopie, am besten mit gezielter Biopsie (AOYAMA, 1969; SHIRAKABE, 1966; TANAKA et al., 1969).

D. Ergebnisse der Röntgendiagnostik bei der Früherkennung des Magencarcinoms

Während in den europäischen Ländern Bemühungen um eine Früherkennung des Magencarcinoms praktisch ergebnislos blieben (HEINKEL, 1971) und bisher nur bei einer kleinen Patientenzahl ein Frühcarcinom entdeckt werden konnte (HEINKEL et al., 1970), beläuft sich die Zahl der in Japan diagnostizierten Frühcarcinome nach OSHIMA (1969) auf 20000 bis 30000, von denen mindestens 90% operabel waren. Dabei ist zu berücksichtigen, daß die Häufigkeit des Magencarcinoms in Japan 3- bis 4mal so hoch liegt wie in Europa und Nordamerika. Auf Grund von Erhebungen MURAKAMIS (1969) und NAKAHORIS (1969) sind in Japan etwa 60% der männlichen Carcinompatienten im Alter von 47 Jahren Träger eines Magencarcinoms.

Die japanischen Erfolge bei der Früherfassung des Magenkrebses stellten sich ein, nachdem die Röntgenuntersuchung des Magens methodisch verbessert und ihrer modifizierten Form ein neuer Stellenwert als Screening-Verfahren zugeordnet wurde. Entscheidend wirkten sich dabei folgende Maßnahmen aus:

Abb. 16. Schleimhautcarcinom der Pars pylorica. Typ 2 a der japanischen Klassifikation („elevated type"). Bei Reliefdarstellung Unterbrechung der Schleimhautfalten im Tumorgebiet. Die kontrastmittelfreien Areale werden teilweise von ringartigen Strukturen umgeben, bedingt durch flache tumoröse Schleimhautprominenzen (Abb. 16 a), normal ablaufende Peristaltik. Bei der Gastroskopie ist ein flach infiltrierter Schleimhautbezirk sichtbar. Das Resektionspräparat (Abb. 16 b) läßt den krebsig infiltrierten Magenwandbezirk mit warziger Oberfläche erkennen. 63jähr. Mann. Robert Rössle-Klinik der Akademie der Wissenschaften der DDR. Röntgenaufnahme Dr. B. MATEEV

1. Vorverlegung der Röntgenuntersuchung in die Zeit der klinischen Latenz des Magenkrebses;
2. Systematische Standardisierung der Untersuchungsprogramme;
3. Entwicklung zweckmäßiger Diagnostikgeräte für Reihenuntersuchungen;
4. Schaffung effektiver Organisationsformen der medizinischen Betreuung.

Das wesentliche Hindernis einer rechtzeitigen Erkennung des Tumors im symptomlosen bzw. symptomarmen Latenzstadium wurde seit 1953 durch die Einführung von Röntgenmassenuntersuchungen der Bevölkerung überwunden (Murakami, 1969). Unter der organisatorischen Leitung einer eigens zu diesem Zweck geschaffenen Medizinischen Gesellschaft für Früherkennung des Magencarcinoms erfolgten systematisch Reihenuntersuchungen der Bevölkerung (Aoyama, 1969; Ichikawa, 1969; Hayakawa u. Shirakabe, 1969; Kamata et al., 1969; Kurokawa, 1962; Kwashima, 1966; Matsuda, 1969; Matsuura, 1969; Murakami, 1969; Umayahara, 1969; Yamagata, 1969). In einigen Provinzen des Landes konnten dabei bis zu 80% der Bevölkerung jenseits des 40. Lebensjahres erfaßt werden.

Die Häufigkeit röntgenpathologischer Befunde bei Reihenuntersuchungen wurde von Ishikawa analysiert. Nach seinen Angaben wurden im Rahmen einer 1966 bei insgesamt 455078 Personen durchgeführten Röntgenreihenuntersuchung des Magens in 86207 Fällen pathologische Befunde am Magen oder Duodenum entdeckt. Gezielte Kontrolluntersuchungen in 39771 Fällen führten zur Erfassung von 432 Magencarcinomen, von denen 30% noch auf die Schleimhaut begrenzt waren. Die Einführung der Röntgenreihenuntersuchungen des Magens und die Konzentration der Diagnostik auf die Erfassung diskreter Befunde des Schleimhautcarcinoms führten zu methodischen Modifikationen der klassischen röntgenologischen Untersuchungstechnik des Magens und zur Entwicklung neuartiger Untersuchungsgeräte. Dabei wurde das großformatige Kasettenfolienfilmverfahren zu Gunsten des 70 × 70 mm oder 100 × 100 mm Filmformates weitgehend verlassen, wodurch trotz einer erhöhten Aufnahmezahl pro Patient ein beträchtlicher ökonomischer Nutzen zu verzeichnen ist. Die Geräte sind mit hochwertigen Bildverstärkerfernsehsystemen ausgerüstet. Als Bildaufzeichnungsverfahren dient in der Regel die Photographie des Bildverstärkerausgangsbildes. Die Durchleuchtungsgeräte sind so konstruiert, daß sie in Autobusse installiert werden können. Mit diesen fahrbaren Röntgeneinrichtungen gelingt eine lückenlose Erfassung der Bevölkerung auch in abgelegenen Provinzen (Umayahara, 1969). Gewöhnlich wird die Röntgenuntersuchung von Fachradiologen unter Anwendung der Fernsehdurchleuchtung mit Fernbedienung des Untersuchungsgerätes durchgeführt. Dabei besteht eine wesentliche Voraussetzung zur Erkennung des Schleimhautkrebses darin, daß die diagnostische Informationsgewinnung durch Exposition einer größeren Zahl von Aufnahmen in geeigneten Positionen verbessert wird. Dagegen entgehen bei alleiniger Anwendung der Durchleuchtung mehr als 50% kleiner Carcinome der Entdeckung, auch wenn moderne Verfahren der Bildverstärkerfernsehdurchleuchtung Anwendung finden. So konnte Shirakabe (1966) von 59 Schleimhautcarcinomen lediglich 24 im Durchleuchtungsbild erkennen, wobei der Krebs vom Typ 2c) bei einer Flächenausdehnung von weniger als 50 × 50 mm im Gegensatz zum Typ 2a) nur in den wenigsten Fällen sichtbar war. Ein negativer Durchleuchtungsbefund berechtigt deshalb grundsätzlich nicht zum Ausschluß eines Tumors.

Der Auswertemodus der Aufnahmeserien ähnelt weitgehend dem Vorgehen bei Röntgenreihenuntersuchungen der Thoraxorgane. Die Bilder werden von zwei unabhängig voneinander arbeitenden Ärzten befundet (Yamagata et al., 1969). Dieser ersten als Screening programmierten Stufe folgt eine zweite Diagnostikstufe, wenn bei der Erstuntersuchung tumorverdächtige Röntgenbefunde erhoben wurden. Die zweite Diagnostikstufe verbindet die Röntgenuntersuchung mit der Endoskopie (Gastroskopie unter Anwendung der Gastrokamera). An Hand einer synoptischen Auswertung der photographischen Aufnahmen vom Mageninnern (in der Regel 30 bis 40 Bilder pro Patient) und der Röntgenbilder erfolgt danach die diagnostische Entscheidung (SHIRAKABE, 1966; YAMAGATA et al., 1969).

Von amerikanischen und europäischen Autoren liegen bisher zur Frage von Röntgenreihenuntersuchungen der Bevölkerung nach japanischen Vorbildern lediglich zurückhaltende Stellungnahmen vor. Im Hinblick auf die im amerikanischen und europäischen Raum geringere Häufigkeit des Magenkrebses besteht beispielsweise nach Aussagen von FRIK (1965); AMBERG et al. (1959) sowie MORGAN (1955) ein Mißverhältnis zwischen Aufwand und Strahlenbelastung einerseits und der zu erwartenden Erfassungsquote andererseits. Bei bestimmten Krankheitsbildern, die als Präcancerose gelten (Anacidität, atrophische Gastritis, Polypen, Perniciosa) werden allerdings gezielte Röntgenreihen- und -kontrolluntersuchungen als gerechtfertigt angesehen (KETTUNEN, 1956).

E. Röntgenbefunde bei Carcinom des operierten Magens

Nach Magenresektion entgehen diskrete Tumorsymptome vielfach der Entdeckung, da am Magenstumpf oft keine Peristaltik abläuft und die dosierte Kompression unter Durchleuchtung wegen des Rippenbogens meist nicht ausgeführt werden kann. Außerdem können schon relativ kleine Kontrastmittelmengen den Magenstumpf vollfüllen und Rezidive oder primäre Stumpfcarcinome überdecken. Deshalb führt die Doppelkontrastmethode auch am Magenstumpf zu einer früheren Erkennung des Tumors, wenn dieser von den inneren Magenwandschichten ausgeht. Die Reliefveränderungen entsprechen denen bei Krebsen am nicht rezesierten Magen.

Entwickelt sich die Tumorinfiltration von den äußeren Magenwandschichten oder vom umgebenden Mesenterium aus, so bleibt das Schleimhautrelief erhalten. Dellenförmige Impressionen und Abdrängungen der Jejunumschlinge vom Magenrest können in diesen Fällen diagnostisch richtungweisend sein. Polypöse Schleimhautbefunde, Füllungsdefekte und starre asymmetrische Verformungen der Anastomose sind demgegenüber zuverlässige Zeichen eines Krebses. Nach Einwachsen eines Carcinoms in die abführende Dünndarmschlinge passiert das Kontrastmittel diesen Anastomosenschenkel nur noch in dünnem Strahl, während die zuführende Jejunumschlinge aufgeweitet wird. Die Anastomose selbst kann in ein unregelmäßig begrenztes starres Rohr umgewandelt, die Entleerungsrichtung mehr oder weniger stark verändert sein. Bei hochgradiger Stenosierung wird der Magenstumpf ausgeweitet und enthält vielfach Sekret- oder Nahrungsreste.

Besondere Schwierigkeiten können sich bei der Früherkennung eines Rezidivs innerhalb des Anastomosenbereiches ergeben. Hat der Operateur bei der Anastomosennaht größere Teile der großen Kurvatur eingestülpt, so lassen sich Wulstungen und Konturenunregelmäßigkeiten infolge nahtbedingter Bürzel- oder Granulombildungen nachweisen, die einen Tumor vortäuschen können. Um auch Rezidivcarcinome in ihrem Frühstadium nachweisen zu können, wird daher empfohlen, wenige Wochen nach der Resektion eine Kontrolluntersuchung zur Dokumentation der postoperativen Röntgenmorphologie und eine weitere spätestens nach 1 Jahr durchzuführen.

Für die von *Carcinomrezidiven* am Magenstumpf prinzipiell abzugrenzende Gruppe *primärer Stumpfcarcinome* ist zu berücksichtigen, daß als Kriterien der Differenzierung weniger die Röntgenmorphologie als vielmehr zeitliche Zusammenhänge ausschlaggebend sind. Die Diagnose eines primären Stumpfcarcinoms ist nach Foti nur dann berechtigt, wenn nach einer Magenresektion wegen eines Ulcus bis zum Auftreten des Krebses mindestens 5 Jahre vergangen sind. Die Lokalisation primärer Stumpfcarcinome betrifft häufig Fundus oder Korpusrest und nicht unbedingt die Anastomosenregion. Moldenhauer u. Kröger geben für Stumpfcarcinome eine durchschnittliche Häufigkeit von 2,1% der magenresezierten Ulcuskranken an. Unter den Magencarcinomen, die in einem kürzeren Zeitraum nach Magenresektion wegen Ulcus ventriculi auftreten, befinden sich auch Krebse, die röntgenologisch als benignes Ulcus fehlgedeutet worden waren (Bernhard et al., 1969).

F. Röntgenbefunde bei Magensarkom

Makroskopisch werden drei Sarkomtypen des Magens unterschieden:
Das endogastrisch wachsende;
Das exogastrisch wachsende und
Das vorwiegend infiltrativ wachsende Sarkom (Konjetzny, 1921, Kisseler u. Thurn, 1961; Vernejoul u. Jean, 1925).

Die umschrieben *endogastrisch wachsenden Sarkome* entwickeln sich breitbasig oder gestielt und wölben ihre Oberfläche in das Magenlumen vor (Abb. 17). In der Oberflächengestaltung können sie sowohl benignen Polypen als auch polypös wachsenden Carcinomen ähneln. Multiple, scharf begrenzte rundliche Füllungsdefekte und pathologische Faltenbildungen lassen sich vielfach nachweisen (Monetti et al., 1969). Sekundäre Tumorulcerationen sind an unregelmäßig begrenzten Nischenbildungen innerhalb der Füllungsdefekte zu erkennen (Gregl u. Trompke, 1965; Bloch, 1967). Guest (1961) beschrieb neben polypösen Tumoren auch völlig glatt begrenzte Geschwülste, sowie Knotenbildungen, Ulcerationen und ausgedehnte Läsionen, über die noch peristaltische Wellen laufen. Multiple kraterförmige Defekte mit zentralen Breidepots, die an Ringwallcarcinome erinnern, sprechen für ein Sarkom, wenn die Peristaltik noch teilweise erhalten ist und ähnliche Befunde auch im Duodenum nachweisbar sind (Highman u. Key, 1962). Die Unterscheidung zwischen Carcinom und Sarkom läßt sich an Hand der Röntgensymptomatik nur mutmaßlich treffen, während eine eindeutige Differenzierung der histologischen Untersuchung vorbehalten bleibt. Dementsprechend konnte unter 275 Fällen präoperativ nur in 13,2% die Verdachtsdiagnose eines Magensarkoms gestellt werden (Gregl u. Trompke, 1965).

Die umschriebenen *exogastrischen Formen des Magensarkoms* führen in den meisten Fällen zu unregelmäßigen Infiltraten der Mageninnenwand mit glatter (Abb. 18) oder grobwulstiger Oberfläche und Ulcerationen (Kisseler u. Thurn, 1961). Meist sind die Tumorgrenzen von den normalen Magenwandabschnitten abgesetzt. Bei ausschließlich exogastrischem Wachstum können Sarkome zu beträchtlichen Verlagerungen und Verziehungen des Magens führen. Differentialdiagnostisch sind solche Befunde vor allem von Pankreascysten, Nieren-, Milzund großen Ovarialtumoren abzugrenzen (Bücker, 1969). Gelegentlich treten dabei geradezu groteske röntgenmorphologische Befunde auf (Schlesinger, 1961).

Das *vorwiegend infiltrativ wachsende Magensarkom* führt häufig zu breiten plumpen und rigiden Faltenwulstungen, die sich über den ganzen Magen ausdehnen können. Die Eigenbeweglichkeit der Magenwände wird deutlich eingeschränkt, geht aber meist nicht vollständig verloren. Mit fortschreitendem Geschwulstwachstum können ausgedehnte flache Ulcera und Wandinfiltrate auftreten, die zu Füllungsdefekten führen.

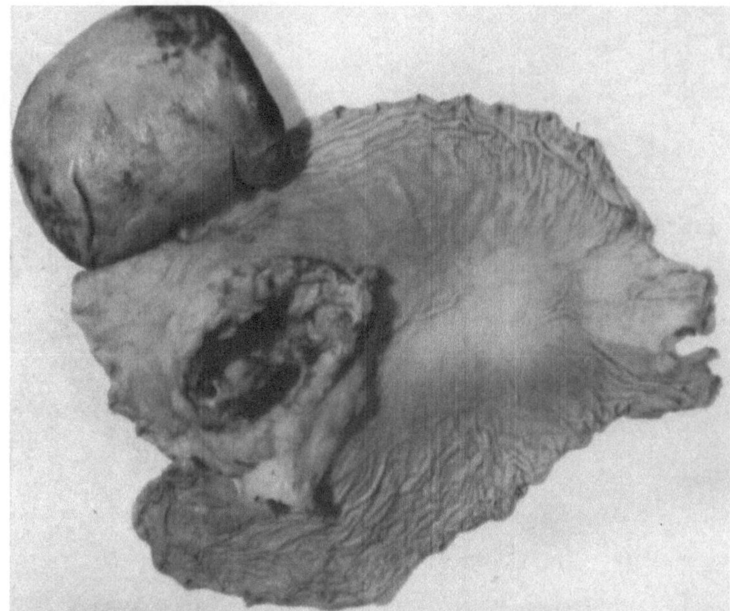

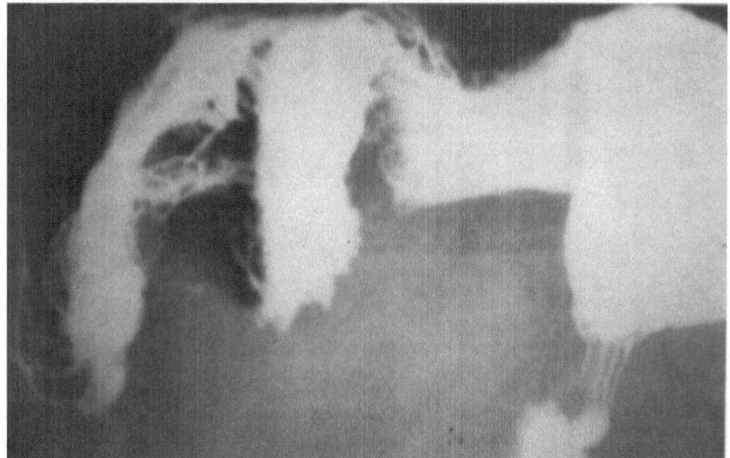

Abb. 17. Endogastrisch wachsendes Sarkom. Im cranialen Abschnitt der kleinen Kurvatur mannsfaustgroßer Tumor mit großer Zerfallshöhle. Totale Gastrektomie und Milzexstirpation. Histologischer Befund: Spindelzelliges Sarkom. 62jähr. Mann. Robert Rössle-Klinik der Akademie der Wissenschaften der DDR. Röntgenaufnahme Dr. B. Mateev

G. Röntgenbefunde bei seltenen malignen Erkrankungen des Magens

Unter den nichtcarcinomatösen malignen Magentumoren nimmt die *Lymphogranulomatose* eine Sonderstellung ein. Die Erkrankung manifestiert sich jedoch vorher an anderen Organen. Bloch (1967) fand unter 455 röntgenologisch untersuchten Patienten mit Lymphogranulomatose eine Beteiligung des Magens in 14 Fällen. Seine Beschreibung enthält folgende verschiedenartige Magenbefunde: solitär intramural gelegene Tumoren mit Ulcerationen, einfache Ulcera, infiltrierend wachsender Prozeß, der sich submukös entlang der Schleimhautfalten oder intramural in der Magengegend ausbreitet und multizentrische Läsionen. Für das Lymphogranulom wird ein grobfaltiges, krauses, hirnwindungsähnliches Falten-

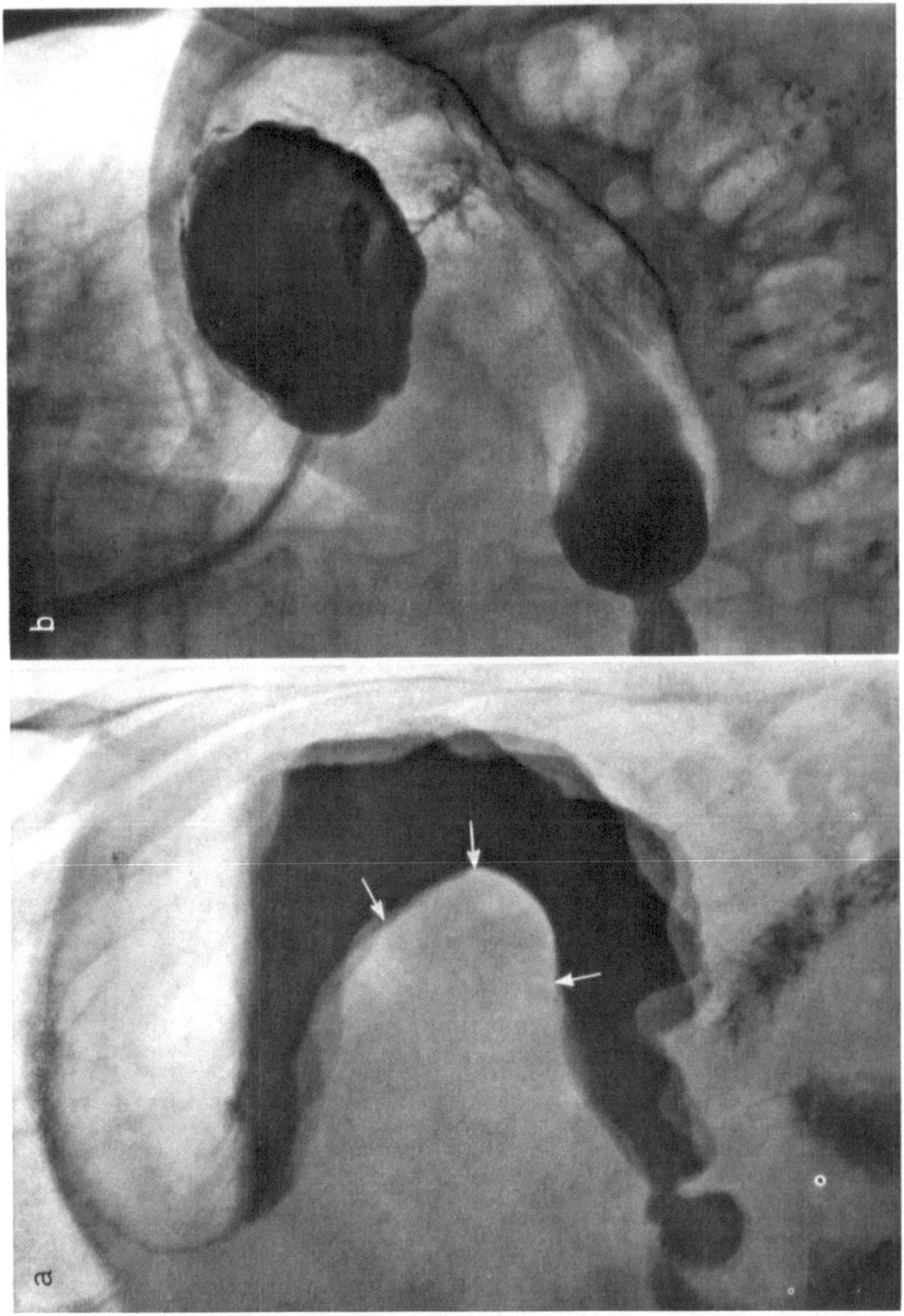

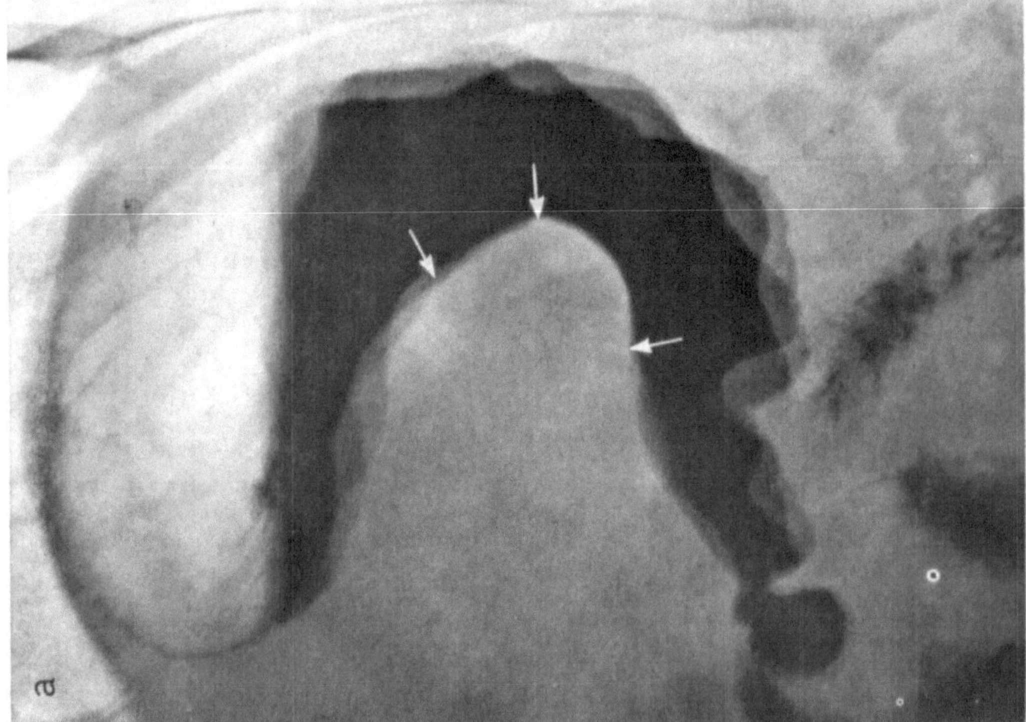

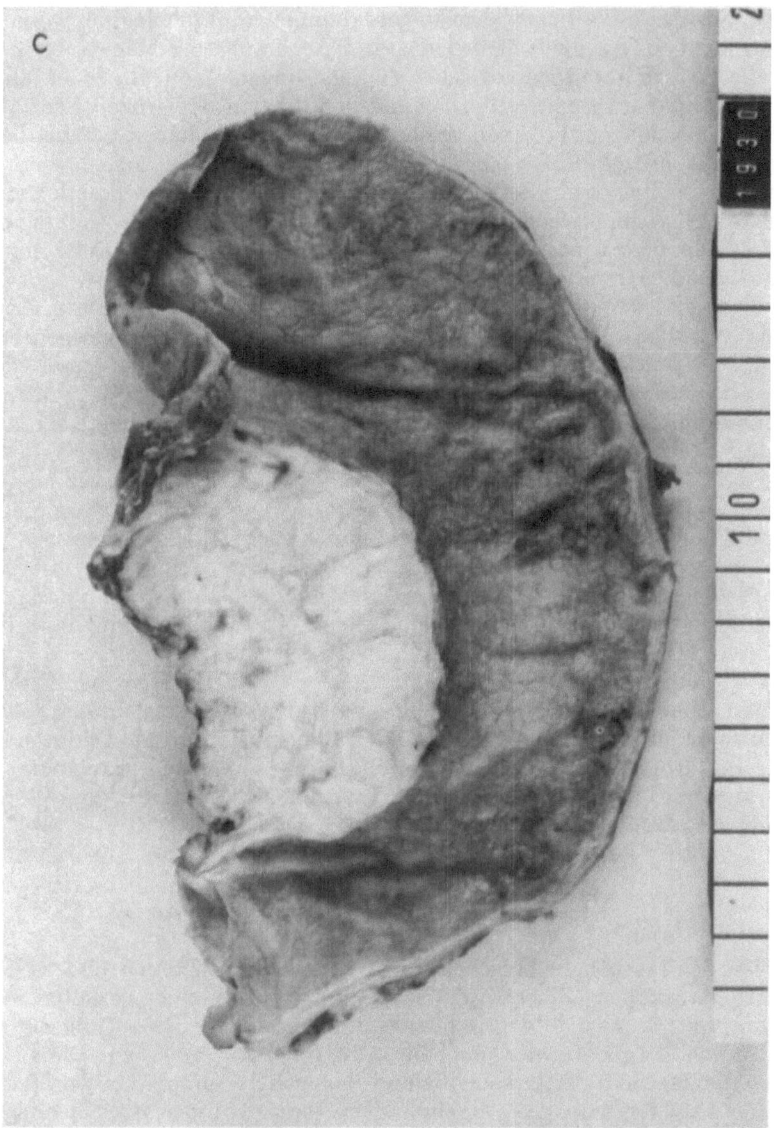

Abb. 18. Exogastrisch wachsendes Sarkom. Starre der gesamten kleinen Kurvatur (→).
Das Polygramm (Abb. 18 a) zeigt, daß in diesem Abschnitt die Peristaltik fehlt. Bei Doppel-
kontrastdarstellung erkennt man die langbogige Tumorwölbung (Abb. 18 b). Am Operations-
präparat nach Gastrektomie (Abb. 18 c) ist der große exogastrische Tumoranteil sichtbar.
Histologischer Befund: Reticulumzellsarkom mit wahrscheinlich primärer Lokalisation in der
Magenwand, Lymphknotenmetastasen an beiden Kurvaturen. 63jähr. Mann. Robert Rössle-
Klinik der Akademie der Wissenschaften der DDR. Röntgenaufnahme Dr. B. Mateev

relief als mehr oder weniger kennzeichnend angesehen. Lassen sich gleichzeitig
Faltenabbrüche, Faltendefekte und Stufenbildungen wie bei Carcinom nach-
weisen, ist die Diagnose einer Lymphogranulomatose in Betracht zu ziehen
(Teschendorf, 1964).

Leukämische Infiltrationen des Magens können röntgenologisch vom Magencarcinom nicht unterschieden werden. Bei *Plasmocytom* des Magens bestehen nur uncharakteristische röntgenologische Veränderungen. Von Ende et al. (1950) wurde ein primäres Plasmocytom beschrieben, das an der großen Kurvatur und Hinterwand des Magens zu einem ausgedehnten Füllungsdefekt geführt hatte.

Das *eosinophile Granulom* kann zu Wucherungen in der Magenwand führen, die röntgenmorphologisch ähnliche Bilder wie bei polypös wachsenden Tumoren hervorrufen. Kleinere Granulome bewirken nur umschriebene Füllungsdefekte, größere weisen zentral kraterförmige Ulcerationen auf. Im Gegensatz zum Carcinom kann das Duodenum mitbefallen sein.

Die Diagnose der aufgeführten Magenerkrankungen läßt sich auf Grund der Synopsis von klinischen und röntgenologischen Symptomen gelegentlich vermuten, jedoch nur histologisch sichern.

Fernmetastasen in der Magenwand sind selten und röntgenologisch von primären Magentumoren nicht zu unterscheiden. Häufiger greifen Geschwülste der Nachbarorgane auf den Magen über, z. B. Tumoren der Leber, des Pankreas, des Colon, seltener der Milz und der Lymphknoten. Ist der Tumor nicht in die Magenwand eingebrochen, so wird das Organ verdrängt. Die Differentialdiagnose gegenüber primären Tumoren ist im Hinblick auf das unterschiedliche therapeutische Vorgehen stets anzustreben. Unter 49 autoptisch gesicherten Fällen von *metastasierendem Melanom* fanden Potchen et al. (1964) in 20% Metastasen im Magen. Die Absiedelungen treten häufig multipel und gleichzeitig auch im Dünndarm in Form von Knoten, Plaques oder polypösen Gebilden auf, die der Organwand breitbasig oder gestielt aufsitzen (Pomerantz u. Margolin, 1962). Bei Kontrastmittelfüllung findet man erhabene und polypöse Tumoren, häufig mit zentralem Zerfall und von einem ausgeprägten Wall umgeben (sog. Bullaugensymptom). Dadurch können Befunde des Ringwallcarcinoms vorgetäuscht werden. Auch Carcinoide, eosinophile Granulome, Sarkome sowie andere pathologische Neubildungen des Magens rufen teilweise ähnliche Röntgenbilder hervor.

VI. Gastroskopie und Biopsie

Infolge der raschen technischen Entwicklung von flexiblen und steuerbaren Glasfasergastroskopen (Fiberskop) mit der Möglichkeit einer gezielten Materialgewinnung mittels Zangenbiopsie oder Cytologie hat die Bedeutung der Gastroskopie für die Diagnostik des Magenkrebses stark zugenommen. Die Leistungsfähigkeit der Methode ist gewachsen und hat sich besonders bei der Erkennung und Differentialdiagnose des Schleimhautkrebses, des noch oberflächlichen sog. „early cancer", bewährt. Zahlreiche Einzelpublikationen und eine Reihe vorzüglich illustrierter Atlanten demonstrieren die Vielfalt endoskopischer Befunde in hoher technischer Qualität. Dafür steht an dieser Stelle nicht genügend Raum zur Verfügung.

A. Indikationen

Die Gastroskopie ist angezeigt:

a) Bei allen röntgenologisch nicht eindeutig geklärten Magenbeschwerden;

b) Bei allen Magengeschwüren, auch den röntgenologisch als sicher gutartig imponierenden, zur Differentialdiagnose. Wenn die Untersuchungskapazität begrenzt ist und daher nicht alle Magengeschwüre sogleich endoskopisch untersucht werden können, sollte die Gastroskopie zumindest bei Therapieresistenz angeschlossen werden, d. h. wenn nach 3- bis 4wöchiger konservativer Behandlung keine eindeutige Verkleinerung der Ulcusnische auf der Röntgenaufnahme zu sehen ist. Zweckmäßiger ist es, die Kontrolle des Verlaufs eines Magengeschwürs grundsätzlich mit der Gastroskopie vorzunehmen;

c) Bei allen „Magenpolypen" zur Differentialdiagnose und Verlaufskontrolle;

d) Zur Ergänzung des Röntgenbefundes bei Magenkrebs, um die Ausdehnung der Infiltration besser zu beurteilen. Das ist jedoch in der Regel nicht notwendig, wenn auch im Einzelfalle nützliche zusätzliche Informationen gewonnen oder ein scheinbar eindeutiger Röntgenbefund korrigiert werden kann;

e) Bei neu aufgetretenen Beschwerden nach Magenoperation wegen Krebs, um ein Rezidiv möglichst rechtzeitig aufzufinden;

f) Zur Kontrolluntersuchung von gefährdeten Personen (Risikogruppen) (s. dazu „Früherkennung des Magenkrebses");

g) Als zweite Stufe beim Screening auf Magenkrebs nach vorangehender Röntgen- oder Gastrokamerauntersuchung (s. dazu ebenfalls „Früherkennung").

B. Leistungsfähigkeit

Trotz der reichen Literatur über die Methodik der Gastroskopie und die dabei erhobenen Befunde gibt es relativ wenig methodisch korrekte Untersuchungen zur exakten Einschätzung ihrer Leistungsfähigkeit insbesondere in Kombination mit und im Vergleich zu anderen Methoden, unter denen die Röntgenuntersuchung besonders interessiert, weil sie gewöhnlich vorangeht. Zur objektiven vergleichenden Beurteilung der Leistungsfähigkeit ist ein prospektiver geplanter Versuch notwendig, der unseres Wissens bisher nicht unternommen wurde.

Aus einer Reihe von retrospektiven Vergleichsuntersuchungen (SEPPÄLÄ, 1961; ÖYEN, 1966; HALTER et al., 1970; SCHRÖDER et al., 1966; CARNEVALI et al., 1964; LIGOURY et al., 1971) wählen wir als anscheinend repräsentativ die Daten von JUHL et al. (1971) über 400 Patienten mit Magenkrebs. Leider wurden nicht alle Methoden bei sämtlichen Kranken angewendet und es fehlt die für die Beurteilung wesentliche Information darüber, bei welchen Indikationen die Gastroskopie der Röntgenuntersuchung angeschlossen wurde.

383 Kranke wurden röntgenologisch untersucht und Krebs oder Krebsverdacht in mehr als 70 % festgestellt. Nur 123 wurden gastroskopiert und 93mal Krebs oder Krebsverdacht gefunden. Die Ausbeute wäre vielleicht noch höher gewesen, hätte man in der gesamten Berichtsperiode über moderne Fiberskope verfügt. In 11 Fällen wurde gastroskopisch ein Magenkrebs diagnostiziert, der vom Röntgenologen nicht vermutet worden war, und in 14 Fällen versagten beide Untersuchungen, während 15mal ein röntgenologisch festgestellter Krebs gastroskopisch nicht gesehen wurde (Tabelle 15).

Es handelt sich bei diesem Material um banale invasive Carcinome, nicht um Schleimhautkrebse. Man kann schließen, daß die Gastroskopie eine wesentliche Ergänzung der Röntgenuntersuchung darstellt und die Gefahr, eine bösartige Geschwulst zu übersehen, deutlich vermindert. JUHL et al. (1971) kommen auf Grund einer Berechnung der TMU, d. h. des *t*heoretischen *M*inimums der diagnostischen *U*nsicherheit, zum Schluß, daß dieses für die Röntgenuntersuchung allein 17 %, für die Gastroskopie allein 21 % und für die Kombination beider nur 10 % beträgt. Würden Cytologie und maximale Histaminstimulation zusätzlich angewandt, sinkt die TMU auf 5 %.

Die Resultate der Gastroskopie sind zweifellos durch die Einführung der gezielten Biopsie noch besser geworden. LIGUORY et al. (1971) geben 88 % positiver Biopsien bei 60 Patienten mit Magenkrebs an. KASUGAI (1968) gibt die Treffsicherheit für invasive Carcinome mit 86 %, für Schleimhautkrebse mit 89 % an.

Beim frühen Magenkrebs sind merkwürdigerweise die Ergebnisse nach neueren japanischen Berichten noch besser. So konnten Yamagata u. Masuda (1973) 86,5% von 178 Schleimhautcarcinomen endoskopisch richtig diagnostizieren. Die Treffsicherheit der Röntgenuntersuchung war mit 88,8% wenig höher, während die cytologische Diagnostik mit 90,4% zutreffender Befunde am besten abschnitt. Nicht ganz so hohe Erfolgsziffern teilt Kawai (1972) mit. Wir gehen an dieser Stelle nicht weiter darauf ein und verweisen auf das Kapitel „Früherkennung des Magenkrebses". Allgemein ist zu sagen, daß aus den Reihenuntersuchungen in Japan kaum Informationen darüber vorliegen, wie oft im weiteren Verlauf nach einer negativen Screening-Untersuchung ein Magencarcinom aufgetreten ist, in welchem Abstand von der Vorsichtsuntersuchung das geschah und wie oft retro-

Tabelle 15. Treffsicherheit der Röntgenuntersuchung und der Gastroskopie beim Magenkrebs nach Juhl et al. (1971)

Alle untersuchten Patienten (= 100%)	Röntgen absolut	%	Gastroskopie absolut	%	Cytologie absolut	%
	383	100	123	100	69	100
Diagnose						
Magenkrebs	221	58	78	63	33	48
Krebsverdacht	51	13	15	12	3	4
Ulcus ventriculi	40	10	9	7		
Pylorusstenose	47	12	—	—		
andere Diagnose	16	4,2	4	3		
normaler Befund	8	2,1	17	14	33	48

spektiv ein frühes Magencarcinom als erkennbar, aber übersehen einzustufen ist. Die Angaben über die Treffsicherheit beziehen sich stets auf die schließlich diagnostizierten Fälle.

C. Gastroskopische Befunde bei vorgeschrittenem Magenkrebs

Die gastroskopischen Befunde des Magencarcinoms sind von der makroskopischen Wuchsform bestimmt.

Beim *polypösen Magenkrebs* (Typ I nach der geläufigen Einteilung von Borrmann) sieht man eine scharf begrenzte, meist breitbasige, unregelmäßig geformte Vorwölbung mit höckriger Oberfläche, zuweilen blumenkohlartig gestaltet. Eine flache zentrale Delle kann vorhanden sein, Blutungen und Nekrosen sind häufig. Die Differentialdiagnose gegenüber anderen polypösen Läsionen gibt Tabelle 16 nach Oshima et al. (1972).

Das *schüsselförmig ulcerierende Ringwallcarcinom* (Borrmanns Typ II) weist einen aufgeworfenen Rand auf, der den zentralen Defekt vollkommen umgibt. Beim Typ III ist dieser Randwall unvollständig ausgebildet, und an anderen Stellen findet sich eine flache Infiltration. In beiden Fällen handelt es sich um ulceröse Magencarcinome. Hinweise für die Differentialdiagnose gegenüber einem gutartigen Ulcus gibt Tabelle 17. Zu beachten ist jedoch, daß oft ein ulcerös wachsendes Carcinom endoskopisch von einem Ulcus ventriculi nicht mit Bestimmtheit unterschieden werden kann. Nur die Biopsie aus dem Rand des Ulcus, möglichst an mehreren Stellen entnommen, verschafft hinreichende Gewißheit. Es sei auch erinnert, daß ein ulceröses Carcinom scheinbar völlig abheilen kann und sich unter dem endoskopischen Bild einer Ulcusnarbe verbirgt (Sakita et al., 1971).

Tabelle 16. Differentialdiagnose der vorgewölbten Veränderungen nach OSHIMA et al., Gastrokamera- und Röntgendiagnostik. Berlin: de Gruyter 1972

	Polyp	intramural wachsender Tumor	Frühcarcinom (Typ I)	fortgeschrittenes Carcinom (BORRMANN I)	Leiomyosarkom	extragastrale Impression
Beständigkeit	konstant	konstant	konstant	konstant	konstant	meist inkonstant
Größe	oft unter 2 cm	verschieden	meist über 2 cm	oft über 3 cm	meist über 3 cm, manchmal sehr groß	groß
Begrenzung	scharf	gewöhnlich unscharf	scharf	scharf	gewöhnlich unscharf	sehr unscharf
Ansteigen der Vorwölbung	steil	meist allmählich	steil, oft an der Basis eingekerbt	steil, oft an der Basis eingekerbt	meist allmählich	sehr allmählich
Stiel	häufig gestielt	nicht gestielt, ausgenommen Hämangiom	manchmal gestielt	nicht gestielt	gewöhnlich ungestielt	nicht gestielt
Oberfläche	häufig glatt und hyperämisch, manchmal uneben und lädiert	oft glatt, wie die umgebende Schleimhaut	manchmal uneben, weißliche Beläge, Blutungen	uneben, dicke weißliche Beläge, Blutungen, oft bunt	uneben, aber wie die umgebende Schleimhaut, machnmal Erosionen	glatt, wie die umgebende Schleimhaut
zentrale Delle	bei der flachen Form gelegentlich leicht vertieft	häufig vorhanden	manchmal vorhanden, aber flach	manchmal vorhanden, leicht vertieft	häufig, tief ausgestanzt	nicht vorhanden
Brückenfalten	fehlen	häufig	fehlen	fehlen	manchmal	kaum vorhanden
bevorzugte Lokalisation	oft im Antrum	Leiomyom im oberen Magenabschnitt, Neurinom und Fibrom im Korpus	mehr im Antrum	mehr im Antrum	oft im oberen Magenabschnitt	oft im Antrum, majorseitig

Beim *diffus infiltrierenden Typ IV* nach Borrmann steht die flache oder faltige Infiltration der Magenwand im Vordergrund. Die Oberfläche kann flach und fast eben sein, auch kleine polypöse Erhebungen kommen vor. Oberflächliche Nekrosen und Blutungen, unregelmäßige beetartige Höckerung, fleckige Rötung und Wandstarre sind charakteristisch. Der Magen läßt sich nicht entfalten, die Peristaltik ist aufgehoben. Röhrenförmige Stenose des Antrums zeigt ein fortgeschrittenes zirkuläres Wachstum an. Eine flache Infiltration wird häufiger an der kleinen Kurvatur, eine breitfaltige öfter an der großen Kurvatur angetroffen.

Für die Planung des operativen Vorgehens ist die Kenntnis von der *Ausdehnung der Infiltration* wichtig. Die Gastrosoopie kann hierzu beitragen, wenn sie natürlich auch nicht vermag, die Grenzen der mikroskopischen Invasion zu bestimmen.

Tabelle 17. Differentialdiagnostische Hinweise zur Unterscheidung von Ulcus ventriculi und ulcerösem Magencarcinom in Anlehnung an Gabrielson (1972)

	Ulcus ventriculi	Carcinom
Rand	scharf, regelmäßig	unscharf oder seltener scharf, unregelmäßig
	steil, glatt	knotig, unterminiert, nekrotisch
Grund	mit hellem Fibrin bedeckt, frische flache Granulation, Blutung aus dem Grund	schmutziggrau höckrig Blutung aus dem Rand
Umgebung	etwas gerötet, gut verformbar	knollig, starr, infiltriert
Schleimhautfalten	sternförmige Konvergenz bis zum Kraterrand	u. U. infiltriert, Faltenabbruch
Besondere Merkmale	Querverlaufende Falte an der großen Kurvatur (Sanduhrfalte)	Lokalisation zuweilen ungewöhnlich, z. B. große Kurvatur sehr großes flaches Ulcus

Verlust der Rundung des entfalteten Magens, fehlende Beweglichkeit und Aufhebung der Peristaltik sind Hinweiszeichen. Die Magenschleimhaut kann intakt, aber durch submuköse Infiltration etwas angehoben erscheinen.

D. Gastroskopische Befunde beim Schleimhautkrebs

Als Schleimhautcarcinom wird, unabhängig von der flächenhaften Ausdehnung, ein auf Mucosa und Submucosa begrenzter Krebs verstanden. Der Begriff ist identisch mit dem des „early cancer".

Von der japanischen Gesellschaft für gastroenterologische Endoskopie wurde eine inzwischen allgemein übernommene Klassifikation der makroskopisch endoskopischen Wuchsform vorgeschlagen, der wir auch folgen (Abb. 19).

Als *Typ I*, vorgewölbte („protruded") oder *polypöse Form*, wird eine Geschwulst bezeichnet, die mindestens 2- bis 3mal so hoch ist wie die umgebenden normalen Schleimhautfalten. Sie ist scharf begrenzt, an der Basis of eingekerbt, manchmal sogar gestielt, erhebt sich steil aus der Umgebung und weist zuweilen eine flache zentrale Delle auf. Die Oberfläche ist glatt oder körnig uneben, weiß belegt oder auch blutig. Zur Differentialdiagnose gegen andere polypöse Läsionen s. Tabelle 16.

Die *flache oder oberflächliche Form (Typ II)* kann leicht erhaben oder leicht vertieft sein oder liegt im Schleimhautniveau. Der erhabene („elevated") Typ II a unterscheidet sich vom Typ I durch geringe Höhe, ist breitbasig, sieht gewöhnlich blaß aus mit körniger Oberfläche. Die Gestalt ist unregelmäßiger als die des Typs I, eine zentrale Delle wird als häufig bezeichnet.

Die flache („flat") Infiltration des Typs II b bereitet der Erkennung besonders große Schwierigkeiten, weil es an deutlichen Formänderungen fehlt und nur Blässe und Glanzlosigkeit der Schleimhaut den Verdacht auf Infiltration wecken. Die Anwendung von Acridinorange kann die Diagnose erleichtern (KATO, 1970). Die leicht vertiefte („depressed") Form, der Typ II c, kommt unter den Schleimhautcarcinomen am häufigsten vor, z. B. 59 von 178 Fällen (33,1%) bei YAMAGATA u. MASUDA (1973). Als charakteristische Zeichen im Gastrokamerabild, die endoskopisch beobachtet werden können, gibt OSHIMA (1972) an:

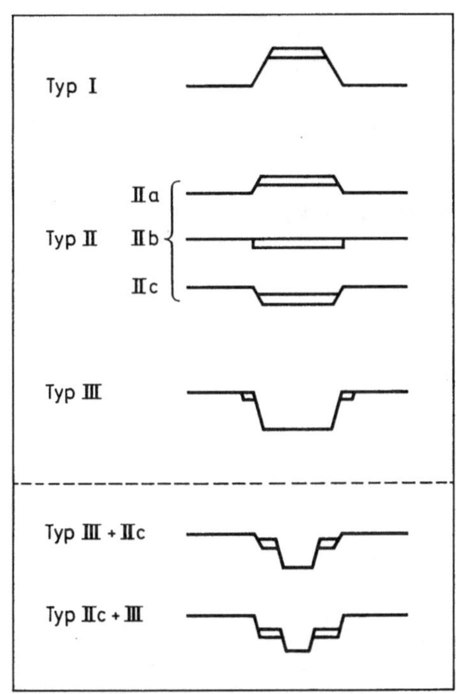

Abb. 19. Makroskopische Einteilung der Wuchsformen des Schleimhautcarcinoms der Japanischen Gesellschaft für Gastroenterologsche Endoskopie (aus WANKE, 1971)

Begrenzung der Vertiefung: Flache, stufenartig abfallende, unregelmäßig, aber scharf begrenzte Vertiefung.

Schleimhautfalten
a) Unterbrechung oder Verschmälerung der Schleimhautfalten an der Begrenzung;
b) Oft keulenförmige Verdickung der Falten kurz vor der Unterbrechung oder Verschmälerung;
c) Unterbrechungsstelle der Falten häufig fein und unregelmäßig gezähnt;
d) Schleimhautfalten liegen kurz vor der Vertiefung manchmal dicht beeinander.

Oberfläche der vertieften Partie
a) Unregelmäßige Unebenheiten;
b) Verfärbung, Glanzverlust;

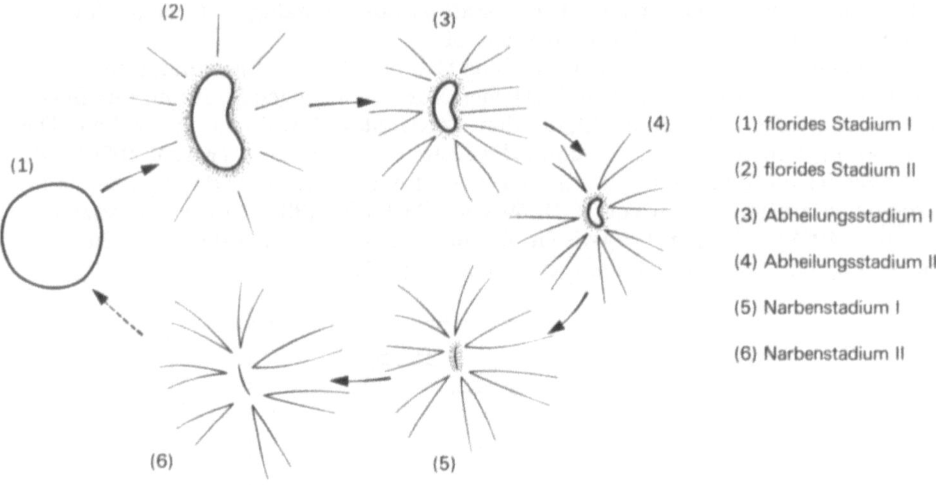

Abb. 20. Stadien der Abheilung eines peptischen Ulcus im Magen nach Ohmori u. Miwa (aus Oshima et al., Gastrokamera- und Röntgendiagnostik. Berlin: de Gruyter 1972)

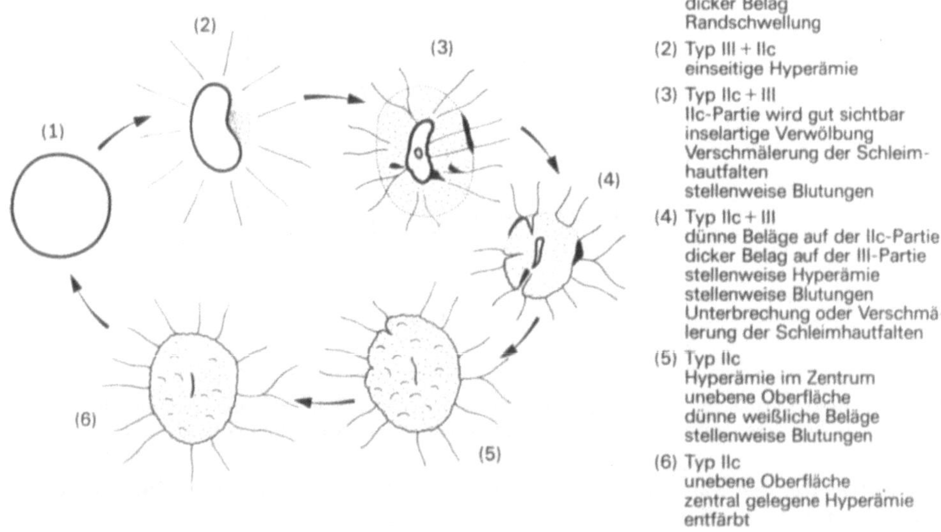

Abb. 21. Cyclischer Verlauf des Schleimhautcarcinoms des vertieften Typs nach Ohmori u. Miwa (aus H. Oshima et al., Gastrokamera- und Röntgendiagnostik. Berlin: de Gruyter 1972)

c) Ungleichmäßiger weißlicher Belag, dünn oder dick;

d) Teilweise Blutungen oder Hyperämie;

e) Insgesamt sehr bunt;

f) Manchmal inselartige Vorwölbungen innerhalb der vertieften Partie.

Häufig sind kombinierte Formen, z. B. Typ IIa + IIc, wobei sich entweder im Zentrum der erhabenen Form IIa eine flache Delle ausgebildet hat oder rings um den Herd die Schleimhaut durch submuköse Infiltration wallartig angehoben ist. Ähnliches Aussehen kommt also durch verschiedenartige Wachstumsvorgänge zustande.

Typ III ist eine *tiefer reichende Ulceration*, deren Rand von einem Schleimhautcarcinom gebildet wird. Anscheinend ist dieser Typ das Ergebnis einer peptischen Andauung eines Schleimhautcarcinoms, denn der Boden wird nicht von Krebsgewebe gebildet. Daher kann das Ulcus auch ausheilen, wie es von SAKITA et al. (1971) beschrieben wurde. Die Unterscheidung von einem benignen Ulcus ist nur durch Biopsie möglich. Nach experimentellen Untersuchungen könnte Toluidinblau für die Differentialdiagnose nützlich sein (YAMAKAWA et al., 1972).

Bei der Kontrolle von vertieften Schleimhautkrebsen ist ein cyclischer Verlauf zu beobachten, d. h. Übergang vom Typ III, der als benignes Ulcus imponiert, zum Typ III + IIc und weiter zum Typ IIc, der sich vom Heilungsverlauf des gutartigen Ulcus unterscheidet und so die Differentialdiagnose erleichtert (OHMORI u. MIWA, zitiert bei OSHIMA et al., 1972) (Abb. 20 u. 21).

Die Beschreibung der endoskopischen Befunde ist notwendig unvollkommen und vermag die Anschauung nicht zu ersetzen, deshalb sei auf die Atlanten von ASHIZAWA u. KIDOKORO (1971), DEMLING et al. (1972), KUROKAWA et al (1967), KURU (1966), OSHIMA et al. (1972) sowie KRENTZ (1974) verwiesen.

VII. Cytologische Untersuchung des Magensaftes

Da der Cytodiagnostik ein eigenes Kapitel gewidmet ist (S. 355), können wir uns unter Hinweis auf Monographien und Übersichten zur Methodik (BAMFORTH, 1966; BIAGI et al., 1965; BRANDBORG et al., 1969; GIBBS, 1968; HENNING u. WITTE, 1968; HENNING et al., 1964; SABURI et al., 1967; SHIDA et al., 1966; SCHADE, 1966, 1970; TAEBEL u. KIRSNER, 1967; VILARDELL, 1968; WENGER, u. PENFOLD, 1970; WITTE, 1968; YAMADA, 1964; YAMADA et al., 1964) hier auf die Wertung des Verfahrens für die Diagnose, Früherkennung und Differentialdiagnose des Magenkrebses beschränken.

Allgemein ist die Leistungsfähigkeit der Cytodiagnostik abhängig von der Sorgfalt der *Technik und der Erfahrung des Untersuchers*. Das beginnt bereits mit der Gewinnung und Bearbeitung des Magensaftes. Eine Umfrage in den USA ergab, daß in 71 Krankenhäusern, die die Cytodiagnostik des Magensaftes anwandten, nur eine durchschnittliche Treffsicherheit von 60 bis 70% erzielt und fast keine frühen Carcinome entdeckt wurden (ACKERMAN, 1967). WATERS (1969) erreichte ohne vorangegangene Erfahrung in 153 Fällen, davon 50 Magencarcinomen, eine Treffsicherheit von 97%. Das zeigt den Unterschied der Leistungsfähigkeit spezialisierter Laboratorien von weniger geschulten Untersuchern.

Die diagnostischen *Kriterien der Malignität* sind nicht normiert und unterliegen subjektiver Beurteilung. Eine mathematische Analyse ergab folgende Rangfolge der diagnostisch entscheidenden Merkmale: Cytolyse, Kernpyknose, Karyorrhexis, vergrößerte Kerne, grobgranuliertes Chromatin, große runde Zellen, vergrößerte Nucleoli, fein vacuolisiertes Cytoplasma, Mitosen und große Vacuolen im Cytoplasma (KALNINS et al., 1967).

Über die Treffsicherheit der Cytodiagnostik in Abhängigkeit von Art und Sitz der Geschwulst informieren die Tabellen 18 bis 20, die keiner weiteren Erklärung bedürfen.

Zur *Vorsichtsuntersuchung* auf Magenkrebs scheint sich die Cytodiagnostik nicht zu eignen. Zwar fand SCHADE (1960) etwa 40 frühe Carcinome bei Patienten mit chronischer Gastritis, aber nach den Erfahrungen von MACDONALD et al.

Tabelle 18. Vergleich der Leistungsfähigkeit von Cytologie und Röntgenuntersuchung in Abhängigkeit von der Wuchsform der Geschwulst nach VILARDELL (1968)

Wuchsform	Anzahl	Cytologie positiv (%)	Röntgenuntersuchung positiv (%)	
			bei der 1. Untersuchung	bei der Schlußdiagnose
Polypös	131	93,8	66,4	90,8
Infiltrativ	101	90,0	54,4	74,2
Ulcerös	59	76,2	23,8	59,3
Oberflächencarcinom	3	100,0	—	—
Gemischte Formen	15	100,0	50,0	67,0
Lymphom	7	43,0	30,0	71,0
Gesamt		88,6	53,0	77,1
Anzahl	316	280	168	244

Tabelle 19. Vergleich der Leistungsfähigkeit von Cytologie und Röntgenuntersuchung in Abhängigkeit vom Sitz der Geschwulst nach VILARDELL (1968)

Lokalisation	Anzahl	Cytologie positiv (%)	Röntgenuntersuchung positiv (%)	
			bei der 1. Untersuchung	bei der Schlußdiagnose
Kardia und Fundus	89	93,2	55,0	83,1
Korpus	65	87,6	47,6	69,2
Antrum	109	82,5	44,9	74,3
Diffus	38	92,1	84,2	89,4
Magenstumpf	41	100,0	50,0	66,6
Gesamt	315	88,6	53,1	77,1

Tabelle 20. Vergleich der cytodiagnostischen Ergebnisse bei üblicher Technik der Magenspülung (Methode A) und gezielter Spülung unter endoskopischer Sichtkontrolle (Methode B) nach KASUGAI (1968)

Methode	Anzahl	positiv	unbestimmt	negativ	richtige Diagnosen in %
A	136	110	9	17	80,9
B	375	363	9	6	96,8
Fortgeschrittene Carcinome*)					
A	69	61	4	4	88,4
B	69	66	3	0	95,7
Frühe Carcinome*)					
A	15	6	5	4	40,0
B	15	13	2	0	87,0

*) Nur Patienten, die mit beiden Methoden untersucht wurden.

(1964) und BOON et al. (1964) an etwa 500 bzw. 282 prophylaktisch untersuchten Personen wurde kein Magenkrebs entdeckt, der nicht auch durch Röntgenuntersuchung oder Gastroskopie hätte festgestellt werden können, insbesondere wurden keine frühen Carcinome gefunden.

Maligne Lymphome des Magens sind der Cytodiagnostik weniger zugänglich als Carcinome. Vermehrte und atypische Lymphocyten finden sich auch bei lymphoider Hyperplasie. Sie können mit kleinen runden Carcinomzellen verwechselt werden (PROLLER et al., 1970; BACH-NIELSEN, 1966).

Die Leistungsfähigkeit der Cytodiagnostik kann offenbar erheblich gesteigert werden durch die *gezielte Gewinnung des Zellmaterials* mit Hilfe der Endoskopie, wobei die verdächtige Läsion angespült oder mit einer Tupfsonde abgestrichen wird. Insbesondere gelingt auf diese Weise auch die diagnostische Sicherung des frühen Carcinoms (SHIDA et al., 1967; SHIDA u. TAKAMURA, 1968; FUKUDA et al., 1967; KASUGAI, 1968; YOSHI et al., 1970; Übersicht bei WITTE, 1970).

Im Vergleich zum *Tetracyclinfluorescenztest* (BERK, 1964; BERK et al., 1971; RUGTVEIT u. HOFF, 1964; SANDLOW u. NECHELES, 1964) ist die Cytodiagnostik überlegen (CUMMINS et al., 1964). Nach einer Sammelstatistik, die Ergebnisse von 20 Untersuchern zusammenfaßt, wurden mit dem Tetracyclinfluorescenztest in 74,01% (345 von 466) positive Ergebnisse bei malignen Tumoren erzielt. Bei gutartigen Ulcera betrug die Rate der falsch positiven 7,1% (100 von 1402) nach VILARDELL (1968). Die Häufigkeit falsch negativer Befunde der exfoliativen Cytologie maligner Geschwülste wird mit 0,6 bis 19% und die der falsch positiven mit 0,3 bis 5% angegeben (CARNEY, 1971) Die Cytologie verdient also nach der Treffsicherheit den Vorzug.

Die Cytodiagnostik ist zweifellos eine wertvolle ergänzende Untersuchungsmethode, die jedoch an Bedeutung — auch potentiell — hinter der Röntgendiagnostik und der Gastroskopie zurückbleibt. Zur Diagnose fortgeschrittener Carcinome kann man sie entbehren, für Screening-Untersuchungen scheint sie nicht geeignet, also ist ihr künftiger Platz vor allem in der Unterstützung der Frühdiagnose mit Hilfe des Fiberskops zu sehen.

VIII. Untersuchung des Magensaftes

Die Säuresekretion ist gewöhnlich herabgesetzt, wahrscheinlich als Zeichen der chronischen atrophischen Gastritis und seltener infolge einer ausgedehnten Infiltration oder Zerstörung der Schleimhaut durch den Tumor. Die diagnostische Bedeutung der Sekretionsanalyse ist gering. Anacidität ist lediglich ein Verdachtsmoment, das jedoch Krebs ebenso wenig beweist wie erhaltene Säuresekretion ihn ausschließt. Bei Tumoren der Kardia und des oberen Magendrittels ist die Säuresekretion häufiger erhalten (in ungefähr zwei Drittel der Fälle) als bei Geschwülsten der aboralen zwei Drittel des Magens (ungefähr ein Drittel) (FISCHERMANN et al., 1969, 1971).

In der Differentialdiagnose zwischen einem gutartigen Magengeschwür und einem Carcinomulcus ist der maximale Histamintest wenig brauchbar, allenfalls als Hinweiszeichen. Absolute Anacidität findet sich in einem Fünftel der carcinomatösen Ulcera, und 5% sezernieren mehr als 20 mÄq/h (BARON, 1970) (s. auch Tabelle 21). Histaminrefraktäre Anacidität schließt ein gutartiges Ulcus nicht mit völliger Sicherheit aus, ist allerdings extrem selten (ISENBERG et al., 1971).

Als Screening-Test zur Erfassung noch symptomloser Magenkrebse ist die Magensaftanalyse ungeeignet, weil man gerade die noch operablen, prognostisch günstigen Geschwülste bei jüngeren Menschen übersehen würde (GILBERTSEN u. KNATTERUD, 1967). Dagegen ist die Methode geeignet zur Identifizierung von Risikogruppen (s. „Früherkennung" S. 943).

Die Sekretion von intrinsic factor, das Serumpepsinogen und die Uropepsinexkretion sind regelmäßig, aber nicht ausnahmslos vermindert (FISCHERMANN et al., 1971; SHEARMAN et al., 1967). Da diese Bestimmungen ebenfalls nur die Atrophie der Magenschleimhaut anzeigen, leisten sie nicht mehr als der maximale Histamintest (Baron, 1970).

Eine Vermehrung der β-Glucuronidaseaktivität im Magensaft ist ein Hinweis auf ein Magencarcinom; niedrige Aktivität spricht allerdings nicht gegen die

Tabelle 21. Ergebnisse der Untersuchung des Magensaftes bei Magengeschwür und Magenkrebs nach Baron (1970)

Befund	Ulcus		Carcinom		Autor, Jahr
	N	%	N	%	
Anacidität					
pH > 7	236	0	109	0	Fischermann u. Køster, 1962
pH > 6	11	0	22	27	Shearman et al., 1967
MAO > 20 mäq/Std	236	32	109	5	Fischermann u. Køster, 1962
MAO > 20 mäq/Std	236	27	22	5	Shearman et al., 1967
Intrinsic factor niedriger					
als normal	236	0	22	78	Shearman et al., 1967,
	17	12	18	67	Rödbro, 1967; Rödbro et al., 1967
Protein (< 400 mg/100 ml)	16	69	32	6	Kim u. Plaut, 1965
β-Glucuronidaseaktivität					
(Einheiten pro mg Protein)	16	50	32	9	Kim u. Plaut, 1965
	50	0	33	24	Piper et al., 1966
	16	0	30	23	Russell u. Watts, 1968

N = Anzahl der Untersuchten
% = Anteil der positiven Befunde
MAO = maximal acid output im maximalen Histamintest

Tabelle 22. Enzymaktivität im Magensaft (Einheiten pro mg Protein) bei Kontrollen, Magengeschwür und Magenkrebs nach Piper (1968)

	Kontrollen		Ulcus		Carcinom	
	N	%	N	%	N	%
β-Glucuronidase						
> 3,3 E/mg	28	0	130	0	52	17
> 2,0 E/mg	28	0	130	3	52	40
> 1,25 E/mg	28	7	130	10	52	60
Lactatdehydrogenase (LDH)						
> 72 E/mg	16	0	54	4	19	63
> 55 E/mg	16	6	54	9	19	74
Glutamat-Oxalacetat-Transaminase (GOT)						
> 13 E/mg	26	4	109	1	50	14
> 9 E/mg	26	8	109	4	50	34

N = Anzahl der Untersuchten
% = Anteil der positiven Befunde

Krebsdiagnose (Kim u. Plaut, 1965; Piper et al., 1966; Piper, 1968; Russell u. Watts, 1968) (s. Tabelle 22).

Beim Magenkrebs ist eine erhöhte Exsudation von Protein in das Lumen als Ursache der Hypoalbuminämie von Jarnum u. Schwartz (1960) beschrieben worden. Proteinkonzentrationen unter 400 mg/100 ml Magensaft sprechen entschieden gegen ein Carcinom (Baron, 1970). Charakteristische Differenzen der Proteinelektrophorese zwischen normalem Magensaft und Magensaft von Ulcus-

und Carcinomkranken sind differentialdiagnostisch nicht brauchbar (PIPER et al., 1963; PIPER, 1968).

Die Milchsäurekonzentration im Magensaft ist oft erhöht. PIPER et al. (1970, 1971) fanden Werte über 100 µg/ml bei keiner von 70 gesunden Kontrollpersonen, bei 2 (1,5%) von 138 Patienten mit Magengeschwür und bei 22 von 39 Magencarcinomen (56%). Der relativ große Aufwand der Methode und die geringe Spezifität machen sie für die Routinediagnostik ungeeignet.

DISCHES Diphenylaminreaktion zeigt auf einfache Weise die Anwesenheit von verschiedenen organischen Verbindungen an, wobei im Magensaft anscheinend die Sialsäure den größten Anteil ausmacht. Die Reaktion fällt gewöhnlich positiv aus bei Carcinom, Polypen, atrophischer Gastritis und perniziöser Anämie. Vielleicht eignet sie sich zur Erkennung von Risikogruppen, also fakultativ präcancerösen Veränderungen (ĎURIS et al., 1970).

Der Schleimgehalt ist in etwa 61% der Kranken reduziert (LA DUE in McNEER u. PACK, 1967); die Relationen der Mucopolysaccharidfraktionen untereinander sind scheinbar verändert (SCHRAGER, 1963; PIPER, 1968).

Sichtbare Blutbeimengungen werden in etwa einem Drittel der Fälle angetroffen.

IX. Nuclearmedizinische Diagnostik

Nuclearmedizinische Untersuchungen dienen a) der Erkennung und Differentialdiagnostik des Carcinoms im Magen und b) der Beurteilung der Ausdehnung (s. S. 950).

Für die Erkennung und Abgrenzung des Krebses werden a) Radiophosphor ^{32}P, b) Radiojod ^{131}J und c) Radiotechnetium ^{99m}Tc benutzt. Keines dieser Verfahren hat bisher praktische Bedeutung erlangt, sondern sie wurden nur in klinischen Versuchen erprobt.

A. Radiophosphor

(ANDRYSEK u. BERNDT, 1965; ACKERMAN et al, 1960, 1962; NAKAYAMA, 1956; SHAHON et al., 1956; McFEE et al., 1966; NELSON et al., 1964; NELSON, 1967; STEIN et al., 1965).

NAKAYAMA berichtete 1956 über erste Versuche zur Magenkrebsdiagnostik mit ^{32}P, das sich in rasch proliferierenden Geschwülsten wegen der erhöhten Nucleinsäuresynthese anreichert. Von mehreren Untersuchern, insbesondere von NELSON (1967) wurde die Methode weiter entwickelt und erprobt. Mit Hilfe eines Gastroskops bringt der Untersucher ein Miniaturgeigerzählrohr an den verdächtigen Bezirk, nachdem das Nuclid intravenös injiziert wurde. Unter 26 malignen Neoplasmen war das Resultat 5mal falsch negativ; unter 14 Kranken mit gutartigem Ulcus waren dagegen 4 falsch positiv. Bei 13 Gesunden wurden 2 falsch positive Befunde gezählt. Die Treffsicherheit des Verfahrens ist unbefriedigend, weil es schwer ist, das Meßrohr in die korrekte Position zu bringen.

WANGENSTEEN (1960) beschrieb die in vivo-Autoradiographie nach ^{32}P-Injektion. Ein Ballon aus Condomgummi wird mit einer Fotoemulsion beschichtet und etwa 12 Std nach intravenöser Injektion von $Na_2H^{32}PO_4$ in den Magen eingebracht. Bezirke mit ^{32}P-Anreicherung stellen sich getreu als Fotografie dar, so daß Lage, Form und Ausdehnung gut beurteilt werden können. Die Ergebnisse sind diagnostisch brauchbar: 25 von 33 Carcinomen stellten sich dar, von denen nur 20 röntgenologisch diagnostiziert worden waren (McFEE et al., 1966). Unter 64 gutartigen Geschwüren waren 8 (12,4%) durch falsch positive Nuclidanreicherung ausgezeichnet. Leider ist die Methode etwas umständlich und nicht billig.

B. Radiojod

SCHIFF et al. (1947) hatten die Exkretion von Radiojod durch Speichel und Magensaft beobachtet, CLODE et al. (1961) beschrieben die selektive Anreicherung in malignen Magengeschwülsten. Radiojod wird durch die Hauptzellen ausgeschieden und reichert sich im gesunden Magen homogen an. Die physikalischen Eigenschaften des ^{131}J sind für die scintigraphische Aufzeichnung tief gelegener Organe nicht günstig (Übersicht bei FRIDRICH et al., 1970). OTTO et al. (1964) bezeichnen das Verfahren als nutzlos für die Krebsdiagnostik.

C. Radiotechnetium
(FRIDRICH et al., 1970; LOCHER et al., 1970)

Radiotechnetium ist ausgezeichnet durch fast monoenergetische Gammastrahlung, kurze Halbwertzeit und relativ einfache Herstellung. Es wird in den Belegzellen angereichert und gibt deshalb eine von oral pyloruswärts abnehmende, also inhomogene Darstellung des Magens im Scintigramm. Geschwülste verursachen Füllungsdefekte. Nur in 7 von 65 Krebsen war das Scintigramm falsch negativ und von 70 positiven Scintigrammen erwiesen sich 12 als falsch (LOCHER et al., 1970). Die Methode eignet sich offenbar für die Differentialdiagnose und für die exakte präoperative Bestimmung von Lage, Form und Größe des Tumors, wegen des unzureichenden Auflösungsvermögens aber noch nicht für die Früherkennung.

D. Kolloidales Radiogold

Radiogoldkolloid wird nach submuköser Injektion unter gastroskopischer Kontrolle durch die Lymphgefäße über die perigastrischen Lymphknoten abtransportiert und wurde deshalb zur Suche nach Lymphknotenmetastasen benutzt (SIELAFF, 1967). Der Nutzen der Methode kann noch nicht abschließend beurteilt werden.

Zusammenfassend läßt sich schließen, daß die besprochenen nuclearmedizinischen Untersuchungsmethoden für die klinische Diagnostik entbehrlich sind. Aussichtsreich für die künftige Entwicklung ist die Scintigraphie mit ^{99m}Tc-Pertechnetat.

X. Laboratoriumsbefunde

A. Blutbild

Das rote Blutbild beim Kranken mit Magenkrebs ist gekennzeichnet durch eine in der Regel milde normo- oder mikrocytäre Anämie (WINTROBE, 1967). Als Ursachen der Anämie werden angenommen: Eisenmangel durch Blutverluste (okkulte und manifeste Blutung) und Eisenabstrom in das reticulohistiocytäre System (RHS), Nährstoffmangel bei Resorptionsstörungen (sog. „Aufbrauchperniciosa"); Proteinmangel; Knochenmarkinsuffizienz mit normoleukoblastischem Blutbild infolge ausgedehnter Markmetastasierung; hämolytische Prozesse (Übersicht bei LEY, 1956; RENFER, 1954).

Massive Blutungen führen zu einer hypovolämischen akuten Blutungsanämie, lange Zeit andauernde und sich akkumulierende Blutverluste zur mikrocytären Eisenmangelanämie und Krebsentstehung bei perniziöser Anämie zu schwer erklärlichen Therapieversagern bzw. Rückfällen trotz adäquater Vitamin-B$_{12}$-Substitution. Ein niedriger Vitamin-B$_{12}$-Spiegel im Blut mit normalen Resorptions-

Tabelle 23. Blutbild in Beziehung zu Ausbreitungsstadium und Lokalisation des Magenkrebses nach BERNDT [1963 (1, 2)]

Stadium	Anzahl	Hb g-%	Ery. Mio.	HbE (μg)	Leuko. absolute	Eos. Zahl/μl	Stabk. (% von allen	Seg. Leukocyten)	Ly.	Mono.
I + II	80	11,9	3,80	31,3	8 213 (100)	193 (2,3)	285 (3,5)	5 381 (65,3)	1 964 (23,9)	340 (4,1)
III	100	12,1	3,88	31,2	8 823 (100)	206 (2,3)	349 (4,0)	5 940 (67,3)	1 865 (21,1)	396 (4,5)
IV	100	11,9	3,78	31,6	9 977 (100)	206 (2,1)	448 (4,5)	7 035 (70,5)	1 855 (18,6)	378 (3,8)
Signifikante Differenzen					×			×	×	
Sitz										
Antrum	100	12,0	3,84	31,3	8 560	(1,8)	(3,6)	(68,4)	(21,2)	(4,5)
Korpus	100	11,7	3,75	31,1	9 261	(2,6)	(3,35)	(69,0)	(19,5)	(5,1)
Kardia	80	12,5	3,94	31,8	9 643	(2,6)	(4,5)	(66,5)	(22,6)	(3,1)
Signifikante Differenzen	×					×	×		×	×

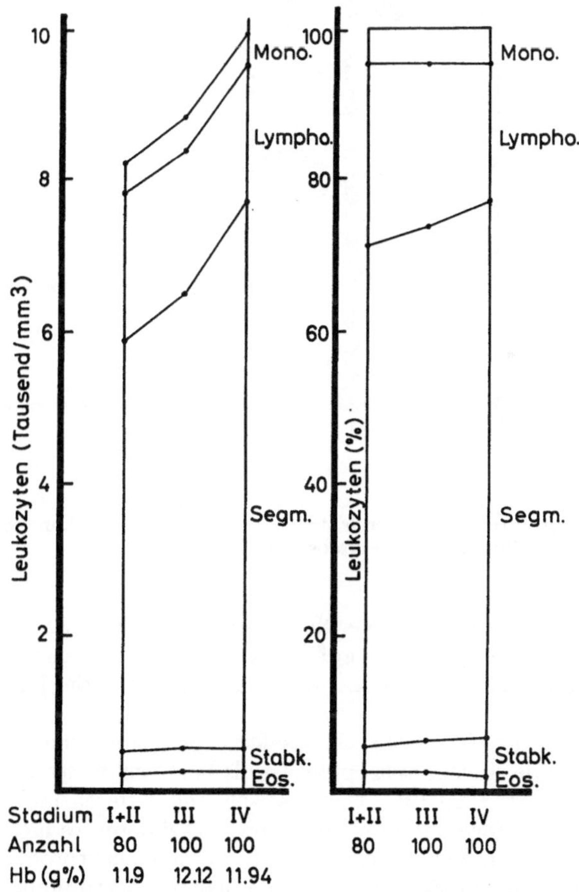

Abb. 22. Veränderung des weißen Blutbildes in Abhängigkeit vom Ausbreitungsstadium des Magenkrebses; links absolute Zahl, rechts prozentualer Anteil [nach BERNDT, 1963 (2)]

testen wird relativ oft gefunden und ist vielleicht ein Hinweis auf einen prä-
perniziösen Zustand (Shearman et al., 1966).

Die Veränderungen des Blutbildes, speziell der Leukocyten, hängen unter
anderem vom Ausbreitungsstadium ab [Berndt, 1963 (1, 2)]. Wie Tabelle 23
zeigt, ist das Verhalten der Erythrocyten nicht stadienabhängig, aber es tritt
eine absolute Zunahme der neutrophilen Granulocyten ein, besonders der segmen-
tierten, eine geringe Verminderung der absoluten Zahl der Lymphocyten und eine
deutliche relative Lymphopenie als Resultat der neutrophilen Granulocytose. Das

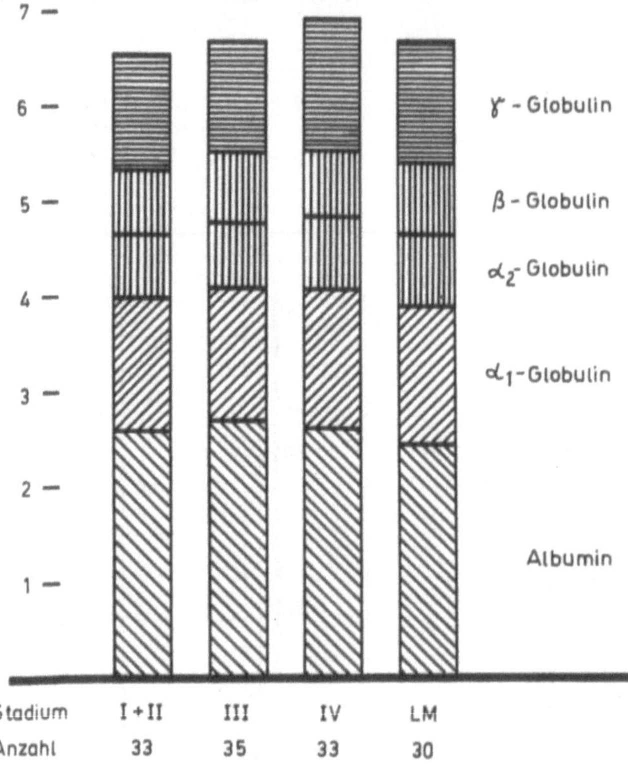

Abb. 23. Serumeiweißfraktionen (Papierelektrophorese, g-%) in Beziehung zum Ausbreitungsstadium des Magenkrebses. LM = Lebermetastasen

trifft übrigens für andere bösartige Neoplasmen ebenfalls zu und scheint eine
relativ gleichförmige Wirtsreaktion auf fortschreitenden Krebs zu sein.

Eine Eosinophilie von 10% und mehr kommt in 1 bis 2% der Fälle vor [Berndt,
1963 (1)].

Die Lokalisation der Geschwulst ist insofern von Bedeutung, als beim Korpuscarcinom eine Anämie stärker ausgeprägt ist als bei Geschwülsten der Kardia oder
des Antrums [Berndt 1963 (2)]. Diagnostisch und differentialdiagnostisch hilft
die Blutuntersuchung gewöhnlich nicht weiter, es sei denn, es lägen die charakteristischen, doch seltenen Veränderungen vor, wie leukoerythroblastische Anämie
als Hinweis auf Knochenmarkbefall. Dagegen hat die Bestimmung des Blutbildes
große praktische Bedeutung für die Beurteilung des Zustandes des Kranken und
für die präoperative Vorbereitung.

B. Serumprotein

Die Analyse der Serumproteine ergibt beim Magencarcinom recht oft eine Verminderung des Gesamtproteingehaltes, insbesondere der Albumine und eine relative Vermehrung insbesondere der α-Globuline. Eine systematische Untersuchung der Beziehungen zwischen Ausbreitungsstadium des Krebses und elektrophoretisch bestimmten Serumproteinfraktion (BERNDT, 1961) ergab: Verminderung des Anteils der Albumine, Anstieg der Globuline, speziell der α-1- und der α-2-Fraktion, keine signifikante Veränderung der β-Globuline, aber ein Anstieg der γ-Globuline. Patienten mit Lebermetastasen unterscheiden sich, im Gegensatz zu den Angaben von WUHRMANN u. MÄRKI (1963), nicht von denen mit anders lokalisierten Metastasen.

Die Analyse der Serumproteine hilft nicht zur Erkennung von Lebermetastasen. Die Vermehrung der α-1-Fraktion ist ein prognostisch ungünstiges Zeichen (SCHREIBER et al., 1964), was vielleicht nur die größere Ausdehnung der Ge-

Tabelle 24. Serumprotein. Veränderungen der Serumproteine in Abhängigkeit vom Ausbreitungsstadium des Magencarcinoms nach BERNDT (1961). Angaben in g/100 ml Serum

Stadium (Anzahl)		Gesamt-eiweiß	Albumin	Globulin	α-1-	α-2-	β-	γ-
					Globulinfraktion			
II	x	6,53	3,58	2,95	0,40	0,64	0,73	1,18
(33)	s	0,73	0,59	0,59	0,10	0,14	0,14	0,39
III	x	6,71	3,71	3,03	0,39	0,66	0,76	1,21
(35)	s	0,71	0,61	0,54	0,10	0,15	0,14	0,30
IV	x	6,90	3,63	3,26	0,44	0,76	0,72	1,35
(33)	s	0,62	0,77	0,67	0,16	0,22	0,16	0,37
LM	x	6,71	3,43	3,29	0,44	0,76	0,76	1,33
(30)	s	0,75	0,67	0,65	0,1	0,10	0,10	0,39

LM = Lebermetastasen
x   = Mittelwert
s   = Standardabweichung

schwulst reflektiert. Anhaltende α-Globulinvermehrung unter der cytostatischen Chemotherapie spricht für Mißerfolg der Behandlung, Normalisierung begleitet dagegen eine Tumorregression (SUGA u. TAMURA, 1972). Die Bestimmung der Serumproteine ist daher ein nützlicher Beitrag zur Prognostik und zur Verlaufsbeurteilung.

Die Hypalbuminämie ist nach Untersuchungen von JARNUM u. SCHWARTZ (1960) durch gastrointestinale Proteinexsudation zumindest mitverursacht. Je niedriger der Albumingehalt, um so schlechter ist die Prognose hinsichtlich Dauerheilung und postoperativer Komplikationen. Die Feststellung einer Hypalbuminämie vor der Operation zeigt die drohende Gefahr von Nahtinsuffizienz und Wundheilungsstörungen an. Versuche zur Korrektur mittels Plasma- oder Aminosäureinfusion haben leider gewöhnlich kaum Erfolg. Die Verknüpfung von selektivem Immunglobulindefizit der IgA-Klasse und Magenkrebs wurde von HERMANS (1967) und von FRASER u. RANKIN (1970) beschrieben. Das gab Anlaß zu spekulativen Überlegungen über die Beziehung zwischen Immunreaktivität, Cancerogenese und Tumor-Wirtbeziehungen.

XI. Die Früherkennung des Magenkrebses

Es besteht weitgehende Übereinstimmung darin, daß eine Früherkennung des Magenkrebses anzustreben ist, und es fehlt nicht an allgemein gehaltenen Anweisungen und Übersichten dazu (Hafter, 1971; Heinkel, 1971; Hoon, 1969). Nach Lage der Dinge kann von einer echten Früherkennung, d. h. der Erkennung in einem morphologischen Frühstadium ähnlich der Situation an der Cervix uteri, nur ausnahmsweise gesprochen werden. Viele Patienten haben ein schon weit fortgeschrittenes Magencarcinom, wenn die ersten Beschwerden auftreten, und es scheint unvernünftig anzunehmen, daß sich das grundsätzlich ändern kann. Gutmann (1956) spricht deshalb treffend auch nicht von einer Früherkennung, sondern von „diagnostic à la période utile", d. h. zu einem Zeitpunkt, da noch gute Aussichten auf Heilung bestehen.

In den mitteleuropäischen Ländern ist die Sterblichkeit an Magenkrebs stationär oder infolge einer sinkenden Morbidität gering rückläufig. Damit ist erwiesen, daß für die breite Praxis wirksame Fortschritte in der Früherkennung nicht erzielt wurden. Berichte über Einzelfälle von Frühcarcinomen oder technische Entwicklungen dürfen nicht darüber hinwegtäuschen, daß die durchschnittliche Situation unverändert trübe ist. In der DDR gibt das Krebskrankenregister, das 1953 seine Tätigkeit aufnahm, auch Auskunft über die Verteilung der klinischen Stadien zum Zeitpunkt der Diagnose. Wir können daraus entnehmen, daß kein meßbarer Fortschritt erzielt wurde.

Eine rechtzeitige Diagnose kann auf zwei grundsätzlich verschiedenen Wegen angestrebt werden, die gedanklich streng zu trennen sind, nämlich a) Verbesserung der Diagnostik bei Kranken, also Personen die durch ihre Beschwerden zum Arzt geführt werden, und b) Vorsorgeuntersuchungen an scheinbar Gesunden. Im ersten Falle handelt es sich um Diagnostik, d. h. Klärung von Beschwerden mit allen geeigneten Mitteln ohne ökonomische Rücksichten; im zweiten Falle handelt es sich um Screening, d. h. Trennung von Unverdächtigen und solchen, die weiterer Untersuchung bedürfen, unter Berücksichtigung ökonomischer Überlegungen. Es führt notwendig zu falschen Schlüssen und unrealistischen Forderungen, wollte man alle Mittel der entwickelten diagnostischen Technik zugleich als Screening-Verfahren benutzen.

A. Rechtzeitige Diagnostik von Magenbeschwerden

In klinischen Statistiken wird gewöhnlich mitgeteilt, daß die Kranken lange zögern, den Arzt aufzusuchen. Weniger als zwei Drittel der Kranken konsultierte innerhalb von 4 Wochen nach Auftreten der Beschwerden einen Arzt (940 Patienten der Robert Rössle-Klinik, 1949 bis 1964), etwa 2% warten sogar länger als 1 Jahr, fast 10% mindestens 6 Monate. Der Arzt stellte die richtige Diagnose oder entscheidende Verdachtsdiagnose innerhalb von 4 Wochen in etwa einem Drittel und in fast 20% erst nach mehr als 6 Monaten. Nur 53% der Kranken wurden innerhalb von 6 Monaten nach Beginn der Symptomatik operiert. Es liegt nahe zu folgern, daß diese Verschleppungszeit verkürzt und damit die Heilungsaussichten verbessert werden könnten, da ein Zusammenhang zwischen der Dauer der Vorgeschichte und den Überlebensraten besteht, wie folgende Zahlen demonstrieren:

Dauer der Vorgeschichte	Anzahl	5-Jahre-überlebensrate
0 bis unter 3 Monate	119	14,3%
3 bis unter 6 Monate	171	11,7%
6 bis unter 12 Monate	174	6,8%
12 und mehr Monate	105	6,7%

GUTMANN (1956) hat gezeigt, daß man mit der raschen und zielbewußten Diagnostik eine größere Zahl von sog. frühen, d. h. auf Mucosa und Submucosa beschränkten Magencarcinomen finden kann, macht aber leider keine statistischen Angaben dazu.

Die häufigsten *Fehler*, die zur Verzögerung der Diagnose des Magenkrebses führen, sind nach unserer Erfahrung:

a) Zu späte Überweisung zur Röntgenuntersuchung nach ergebnisloser symptomatischer Behandlung;.

b) Mängel bei der Röntgenuntersuchung;

c) Überbewertung eines negativen Röntgenbefundes bei persistierenden Beschwerden;

d) Zeitverlust durch probatorische Behandlung bei verdächtigem Röntgenbefund und verspätete Röntgenkontrolle anstatt energischer, unverzüglicher Spezialdiagnostik.

Alle anderen Versäumnisse treten demgegenüber weit zurück. Eine Änderung der Situation erfordert also vor allem eine verständige Mitarbeit des Allgemeinpraktikers oder Internisten, der den Kranken betreut. Erst wenn die Auffassung allgemein ist, daß alle Magenbeschwerden eine vollständige Diagnostik erfordern, daß dabei keine Zeit mit Behandlungsversuchen verloren gehen darf und unklare Befunde sogleich weitere Spezialuntersuchungen nach sich ziehen müssen, kann mit meßbaren Fortschritten gerechnet werden. Die Untersuchungsmethoden, welche heute zur Verfügung stehen, sind so weit entwickelt, daß fast alle Magencarcinome, die im lokalisierten Stadium zum Arzt kommen, erkannt werden könnten. Es wäre illusorisch anzunehmen, daß damit die Lage grundsätzlich gewandelt würde, denn sehr viele Magenkrebse verursachen eben Beschwerden erst, wenn sie weit fortgeschritten sind.

B. Früherkennung durch Vorsorgeuntersuchung

Die Einführung von Vorsorgeuntersuchungen ist nicht allein davon abhängig zu machen, daß eine Krankheit häufig und das geeignete Werkzeug vorhanden ist, sie zu erkennen. Folgende Fragen müssen zuvor geklärt werden:

1. Häufigkeit der Erkrankung in der gesamten Population und einzelnen Segmenten, vorzugsweise Risikogruppen, um die Vorsorgeuntersuchung auf Gefährdete zu konzentrieren und damit effektiv zu gestalten.

2. Natürlicher Verlauf der Erkrankung, d. h. was geschieht, wenn die Erkrankung unbeeinflußt (unerkannt und unbehandelt) bleibt?

3. Leistungsfähigkeit der Therapie, d. h. sind die Behandlungsergebnisse bei solchen, deren Krankheit durch Vorsorgeuntersuchung erkannt wird, besser als wenn man das Auftreten von Symptomen abwartet?

4. Gibt es geeignete Screening-Methoden, d. h. sind die Verfahren zumutbar, hinreichend empfindlich und spezifisch, ökonomisch und zuverlässig?

5. Wieviel positive Befunde sind bei der ersten Durchuntersuchung zu erwarten und welcher Aufwand ist für die anschließende diagnostische Klärung positiver, d. h. verdächtiger Screening-Ergebnisse nötig?

6. Sind genügend Ärzte und Mittel vorhanden, um die erkannten Verdachts- und Erkrankungsfälle diagnostisch und therapeutisch zu versorgen?

Der Wert der Vorsorgeuntersuchungen kann nicht allein daran gemessen werden, ob es gelingt, „frühe Fälle" zu finden. Sinn der Sache ist ja nicht die Auffindung von Frühfällen an sich, sondern die Verhütung oder Minderung der unerwünschten Folgen der Erkrankung, also ihrer Progression, ihrer Komplikationen, der Invalidität und Sterblichkeit. Die Problematik der Früherkennung des Krebses durch Vorsorgeuntersuchungen ist weit komplizierter, als gewöhnlich angenommen wird (Übersicht bei Berndt, 1971).

Was den Magenkrebs betrifft, so sind einige, aber durchaus nicht alle der gestellten Fragen beantwortet.

Die Häufigkeit ist gut bekannt. Die Definition von Risikogruppen ist möglich, wenn auch durchaus nicht befriedigend (Hitchcock u. Schreiner, 1961, s. auch Kapitel „Epidemiologie"). Der natürliche Verlauf ist nur vom manifesten, also fortgeschrittenen Magenkrebs bekannt. Wie sich das symptomlose oder symptomarme Schleimhautcarcinom verhält, wenn es nicht entdeckt und nicht behandelt wird, ist durchaus offen. Die durchschnittlich viel längere Anamnese im Vergleich zum banalen Krebs deutet darauf hin, daß es sich um eine Sonderform handelt, die auch ohne Eingreifen nicht oder spät zur Progression und Metastasierung übergeht. Die Leistungsfähigkeit der Therapie ist gut bekannt, ihre Ergebnisse hängen in erster Linie vom Ausbreitungsstadium ab.

Zum Screening auf Magenkrebs stehen mehrere Methoden zur Verfügung, von denen Röntgenuntersuchungen und Gastrokamera, Cytologie und Magensaftanalyse besprochen werden sollen, weil gewisse Aussagen über ihren Wert möglich sind.

1. Röntgenreihenuntersuchung

Aus Japan, wo wegen der hohen Incidenz des Magenkrebses seine Bekämpfung im großen Stil organisiert wurde, liegen zahlreiche Berichte über die Ergebnisse der vorsorglichen Röntgenreihenuntersuchung vor (Ariga, 1970, 1971; Ayabe et al., 1966; Azuma, 1964; Kasugai, 1970; Kawai, 1969; Koga u. Ayabe, 1972; Kurokawa, 1964 (s. auch „Röntgenbefunde"), von denen die Übersichten Arigas (1970, 1971) am wichtigsten sind, weil sie nationale Daten enthalten.

Aus Arigas und anderen Berichten geht hervor:

a) Die Röntgenreihenuntersuchung auf Magenkrebs und andere Krankheiten ist für den Patienten zumutbar. Die Kosten sind erträglich. Sie wurden mit 3 Dollar pro Untersuchung oder etwa 2000 Dollar pro gefundenem Krebs angegeben (Yamagata et al., 1970).

b) In etwa 80% kann auf Grund der Screening-Untersuchung eine definitive Diagnose gestellt werden, ungefähr 20% müssen einer eingehenderen Diagnostik zugeführt werden. Der Anteil der Magencarcinome, bezogen auf alle Untersuchten, beträgt etwa 1‰, denn 1969 wurden 1,5 Millionen Einwohner untersucht und 1512 Carcinome gefunden. Hätten alle Untersuchten mit verdächtigen Befunden an der gezielten Diagnostik teilgenommen, wären voraussichtlich 3931 Krebsfälle entdeckt worden oder 0,26%. Die Zahl der positiven Screening-Befunde, welche eingehende Diagnostik nach sich ziehen (die freilich nur in der Hälfte der Fälle wirklich erfolgt), ist also sehr hoch in Relation zur Ausbeute. Die gutartigen Erkrankungen (Polypen und Ulcera) sind viel zahlreicher als die Carcinome, würden aber allein eine Reihenuntersuchung nicht rechtfertigen.

c) Die Spezifität (Anteil der richtig negativen Befunde) ist nicht genau bekannt. Es ist aber aus den Berichten zu entnehmen, daß viele Carcinome übersehen werden. Yoshida et al. (1972) rechnen mit 6,5% übersehenen Befunden, bezogen auf die als normal beurteilten Personen. Unter 48 Magenkrebsen, die durch Vorsorgeuntersuchung entdeckt und zuvor mindestens zweimal mit negativem Ergebnis untersucht worden waren, fanden sich 12, die rückblickend schon auf früheren Aufnahmen zu erkennen waren, und 5, die auch retrospektiv nicht erkennbar waren (Hiraoka et al., 1972). Aono et al. (1972) berichteten über 18 übersehene Fälle, von denen 13 hätten erkannt werden können. Die vorliegenden Daten reichen zu einer quantitativen Beurteilung nicht aus, doch im Zusammenhang mit der Feststellung, daß auch bei Vorsorgeuntersuchungen in Japan mehr fortgeschrittene als frühe Fälle entdeckt werden, lassen sie den Schluß zu, daß Empfindlichkeit und Spezifität der Methode noch viele Wünsche offenlassen.

d) Letztlich entscheiden die Ergebnisse über den Wert des Vorgehens. ARIGA (1971) teilt folgende Resultate für ganz Japan mit:

Von 1965 bis 1969 wurden 1173 Patienten mit Magencarcinom auf Grund der Röntgenreihenuntersuchung erfaßt. Die Operabilität betrug 95,5%, aber nur 87,4% wurden operiert. In 94,2% der operierten Fälle war eine Resektion möglich. Unter den 898 Resektionen waren 370 oder 41,7% mit frühem Magenkrebs, also weniger als die Hälfte.

e) Entscheidend für die positive Beurteilung der Röntgenreihenuntersuchung ist die Senkung der Mortalität in der untersuchten Population. Nach NIKAIDO

Tabelle 25. Ergebnisse der Vorsorgeuntersuchung — Zunahme des Schleimhautcarcinoms nach japanischen Angaben

A. YAMAGATA u. MASUDA (1973)

Berichtsperiode	Alle (A)	Resektion (R)	Schleimhautcarcinom		
			absolut	% (A)	% (R)
1943—1967	2 215	1 471	201	9,1	13,7
1943—1947	354	153	3	0,8	2,0
1963—1967	495	425	128	25,9	30,1

B. TAKAGI (nach KAWASHIMA, 1972)

Berichtsperiode	Alle operierten Magencarcinome	m	sm	m + sm	%
1949—1954	944	8	14	22	2,3
1955—1959	1 257	25	39	64	5,9
1960—1964	1 245	61	76	137	11,0
1965—1968	943	117	101	218	23,0

m = Infiltration auf Mucosa begrenzt
sm = Infiltration auf Mucosa und Submucosa begrenzt

(1970) wurden in der Miyagi-Präfektur im Verlauf von 10 Jahren etwas mehr als 500000 Einwohner, zumeist wiederholt, untersucht. 0,19% der Untersuchten wiesen ein Carcinom auf, 1,27% ein Ulcus. Von den 794 operierten Carcinomen waren 182 (26,5%) Schleimhautcarcinome. Die Mortalität sank in der untersuchten Bevölkerung, etwa der Hälfte der Einwohner, um 50%, während sie bei den der Untersuchung ferngebliebenen Einwohnern konstant blieb.

Man kann also schließen: Die Röntgenreihenuntersuchung nach der in Japan praktizierten, inzwischen wiederholt verbesserten Methodik ist eine wirkungsvolle Maßnahme zur Früherfassung des Magenkrebses. Der Aufwand ist beträchtlich, insbesondere für die Nachuntersuchung verdächtiger, aber dann doch negativer Fälle; es werden überwiegend fortgeschrittene Krebse entdeckt und nicht wenige Tumoren übersehen.

In Mitteleuropa ist ein solches Vorgehen nicht zu empfehlen. Auch bei Begrenzung auf Altersklassen, die eine höhere Magenkrebsincidenz aufweisen, ist aus personellen und ökonomischen Gründen eine allgemeine Anwendung nicht möglich. Man bedenke, daß auch in Japan mit ungefähr 100 Millionen Einwohnern nur etwa 1,5 Millionen jährlich untersucht werden. Der zweckmäßige Abstand für Wiederholungsuntersuchungen ist nicht bekannt.

2. Gastrokamera

Ein unmittelbarer Vergleich mit der Röntgenreihenuntersuchung ist nicht statthaft, da die Gastrokamera fast nur als zweite Stufe in einem Screening-Programm eingesetzt wird. Nach YAMAGATA et al. (1970) werden etwa 15% aller oder 75% der anläßlich der Röntgenaufnahmen auffälligen Befunde mit der Gastrokamera nachuntersucht.

Mit modernen Typen benötigt die Untersuchung nicht mehr als 6 min, erlaubt eine perfekte fotografische Darstellung des gesamten Mageninneren und ergänzt sehr gut die indirekte Röntgenuntersuchung (TANNO et al., 1972).

Die Leistungsfähigkeit der Gastrokamera wurde besonders von OSHIMA hervorgehoben (OSHIMA, 1968, 1970; OSHIMA et al., 1972). Gastrokamera und Fiberskopie mit gezielter Biopsie sind keine Konkurrenten (OSHIMA et al., 1970). Beide Verfahren ergänzen einander, aber als Screening-Methode ist die Gastrokamera eindeutig vorzuziehen, weil der Aufwand viel geringer ist. Es ist gewiß leichter und billiger, viele Menschen mit Hilfe der Gastrokamera, evtl. durch Hilfskräfte, zu untersuchen, und die Filme von ausgebildeten Spezialisten auswerten zu lassen, als in jedem Falle sogleich eine Fiberskopie vorzunehmen. Anders ist die Situation naturgemäß bei Patienten, die sich mit Beschwerden präsentieren.

Die Gastrokamera scheint besonders geeignet zur Wiederholungsuntersuchung bei solchen Personen, die a) entweder bereits einmal röntgenologisch zur Vorsorge untersucht wurden oder b) zu Risikogruppen gehören.

3. Cytologie

Die Treffsicherheit der Cytologie empfiehlt sie als brauchbare Screening-Methode, doch fehlt es anscheinend überall an den ausgebildeten Untersuchern, die zur Massenwirksamkeit des Verfahrens notwendig sind.

4. Magensaftuntersuchung

Obwohl beim Schleimhautcarcinom eine Anacidität eher selten ist, kann die Magensaftuntersuchung zur Identifizierung von Risikogruppen dienen. Personen mit einer histaminrefraktären Anacidität haben eine auf das Dreifache gesteigerte Magenkrebsgefährdung (HITCHCOCK u. SCHREINER, 1961; s. auch GREGOR et al., 1966; KALMAN, 1963), allerdings weisen GILBERTSEN u. KNATTERUD (1967) zutreffend darauf hin, daß man auf diese Weise die frühen Carcinome bei jüngeren Menschen nicht finden kann.

Nach den Studien von SIURALA et al. (1968) scheinen negativer Ausfall einer sondenlosen Aciditätsprüfung und niedrige Uropepsinexkretion brauchbare Indicatoren einer atrophischen Gastritis und damit zur Identifizierung einer Risikogruppe geeignet zu sein. FIGUS et al. (1972) erzielten ermutigende Resultate mit der Bestimmung der Lactatdehydrogenaseaktivität im Magensaft als erster Sreening-Stufe.

C. Perspektiven

Abgesehen von grundsätzlich neuen Methoden — etwa immunologischen Verfahren — bietet sich heute für die Früherkennung des Magenkrebses in einer

Bevölkerung mit mittlerer Incidenz wie in Mitteleuropa folgendes Vorgehen an, das systematisch geprüft werden sollte:

1. Personen mit Magenbeschwerden werden mit den genannten Screening-Methoden sogleich untersucht, d. h. indirekte Röntgenuntersuchung und/oder Gastrokamera. Das würde die Zahl der eingehenden Röntgenuntersuchungen, von denen im Durchschnitt 50% einen normalen Befund zeigen, drastisch reduzieren und zugleich die Dauer der Vorgeschichte deutlich verkürzen.

2. Bei Personen unter 50 Jahren ist Magenkrebs zu selten, als daß systematische Untersuchungen sinnvoll erscheinen. Hier kommt es darauf an, bei auftretenden Beschwerden rasch und sachkundig zu untersuchen.

3. Angehörige von Risikogruppen (Patienten mit perniziöser Anämie, mit bekannter atrophischer Gastritis, mit Magenpolypen, nach Magenresektion wegen Magengeschwür) sollten regelmäßig untersucht werden. Dazu ist wahrscheinlich die Gastrokamera ebenso geeignet wie die Röntgenuntersuchung.

4. Es scheint gerechtfertigt, anläßlich anderer Untersuchungen nach einer atrophischen Gastritis zu fahnden, je nach den vorhandenen Möglichkeiten mit Hilfe der Magenbiopsie oder auch mittels indirekter Hinweise (Anacidität, Uropepsin), und Personen mit atrophischer Gastritis in regelmäßigen Abständen zu untersuchen.

Von allen diesen Maßnahmen kann man einen bescheidenen Beitrag zur rechtzeitigen Erkennung des Magenkrebses erhoffen, von keiner darf man einen durchschlagenden Erfolg erwarten.

XII. Beurteilung der Ausdehnung des Tumors

Ist die Diagnose eines Magenkrebses hinreichend klar, um einen operativen Eingriff zu rechtfertigen, so stellen sich sogleich zwei Fragen, nämlich

1. Ist der Eingriff nach der funktionellen Situation möglich?

2. Ist der Tumor noch operabel oder besteht bereits Inoperabilität wegen der lokalen Ausbreitung oder wegen Fernmetastasen?

Zur ersten Frage sei nur soviel gesagt, daß Kranke mit Magenkrebs meist im höheren Lebensalter sind — mindestens 60% sind über 60 Jahre alt —, so daß eine sorgfältige internistische Allgemeinuntersuchung vor einer Operation notwendig ist. Diese hat insbesondere solche Gesichtspunkte zu beachten, wie Thrombosegefahr; Leistungsfähigkeit und Adaptationsreserve von Herz; Kreislauf und Atmungsorganen; Nierenfunktion; sowie im Alter häufig akkumulierte Begleitkrankheiten, z. B. Diabetes. Dies sind keine spezifischen Probleme der Diagnostik des Magenkrebses, sie stellen sich vielmehr allgemein in der geriatrischen Chirurgie, wenn der Internist zu Rate gezogen wird, um bei der Beurteilung der Operabilität zu helfen und geeignete Schritte zur Operationsvorbereitung gemeinsam mit dem Anästhesisten zu erörtern. Deshalb kann auf eine eingehende Besprechung verzichtet werden mit dem nachdrücklichen Hinweis, daß ein lebensbedrohendes Leiden, wie es der Magenkrebs ist, den Versuch einer operativen Behandlung noch dann rechtfertigt, wenn andere chronische Leiden aus allgemeiner Kontraindikation nicht mehr chirurgisch angegangen werden.

Zur Bestimmung der Ausdehnung des Tumors stehen die in Tabelle 26 aufgeführten Methoden zur Verfügung. Die Übersicht soll nicht bedeuten, daß alle angegebenen Untersuchungsmethoden auch empfohlen werden. Neben der gründlichen klinischen Untersuchung ist die Anfertigung einer Röntgenaufnahme des Thorax selbstverständlich, die auch zur Beurteilung von Lungen (Emphysem?) und Herz (Größe und Konfiguration, Zeichen der Stauung?) gebraucht wird.

Tabelle 26. Verfahren zur Beurteilung der Ausbreitung des Tumors
(modifiziert nach Berndt, 1969)

Methode	Ergebnis und Interpretation
Klinische Untersuchung, evtl. ergänzt durch Probeexcision	Supraclaviculäre und subpectorale Lymphknotenmetastasen
Rectale Palpation	Peritonealmetastasen im Douglasschen Raum
Gynäkologische Untersuchung	Metastasen im Ovar (Krukenberg-Tumor)
Röntgenuntersuchung	
des Thorax	Lungenmetastasen
des Skelets	Knochenmetastasen
des Colons	Fixierung am Magen, Infiltration von Colon und/oder Mesocolon
der Milzvene	Lebermetastasen (unsicher)
der Nabelvene	Lebermetastasen
der Vena lumbalis	Retroperitoneale Infiltration und/oder Lymphknotenmetastasen dort
Laborbefunde	
Blutbild	Leukoerythroblastische Anämie bei Knochenmarkmetastasen
alkalische Phosphatase oder Leucinaminopeptidase	Lebermetastasen (unsicher und spät)
Scintigraphie der Leber	Lebermetastasen
Laparoskopie	Lokale Ausbreitung der Geschwulst auf Serosa und Nachbarorgane; Metastasen in Peritoneum, Leber und Ovar; auch zur Differentialdiagnose (Abgrenzung gegen extragastrale Geschwülste
Leberbiopsie	Lebermetastasen (Suche und histologische Sicherung, Abgrenzung gegen andere Lebererkrankungen)
Ultraschallhepatogramm	Lebermetastasen und ihre Differentialdiagnose (z. B. gegen Cysten)

In jedem Falle sollte präoperativ bzw. schon vor dem Entschluß zur Operation versucht werden, Lebermetastasen zu erkennen (Berndt, 1970). Dazu kommen folgende Methoden in Frage:

A. Laboratoriumsmethoden

Sehr verdächtig, jedoch selten ist ein Ikterus. Erhöhung der alkalischen Phosphatase im Serum auf 10 King-Armstrong-Einheiten und mehr ist verdächtig. Statt der alkalischen Phosphatase kann auch die Leucinaminopeptidase benutzt werden (Abb. 24). In den meisten Fällen ist jedoch die alkalische Phosphatase normal oder nur wenig erhöht, und als Ursache für eine Erhöhung kommen so viele andere Erkrankungen in Betracht, daß dieser Untersuchung nur ein orientierender Wert zukommt. Es hat nicht viel Sinn, ein ganzes Spektrum von enzymatischen Bestimmungen anzuschließen, wie u. a. von Schmidt u. Schmidt (1968) empfohlen wird, weil die Spezifität nicht ausreicht, um davon die Indikation abhängig zu machen.

B. Scintigraphie der Leber

Die Literatur zur nuklearmedizinischen Diagnostik von Lebermetastasen ist umfangreich, doch ermangeln die meisten Berichte einer strengen Methodenkritik und lassen daher keine Schlüsse über den Wert im Vergleich zu anderen Methoden zu. Einige methodisch korrekte Studien lassen erkennen, daß der Wert der Scintigraphie zunächst überschätzt wurde. Man muß mit ungefähr 15% falsch positiven und ebensoviel falsch negativen Befunden rechnen. Die Zuverlässigkeit wächst, werden Scintigraphie und Laboratoriumsuntersuchungen kombiniert und beide im Zusammenhang bewertet (CASTAGNA et al., 1972; FERRIER et al., 1969; LIEWENDAHL u. SCHAUMAN, 1972; STROHMEYER et al., 1969; BERNDT et al., 1970). Die positive Scintiphotographie mit ¹⁷Ga-Galliumcitrat wird vielleicht bessere Ergebnisse bringen (LOMAS et al., 1972; SUZUKI et al., 1971). Die Scintigraphie ist

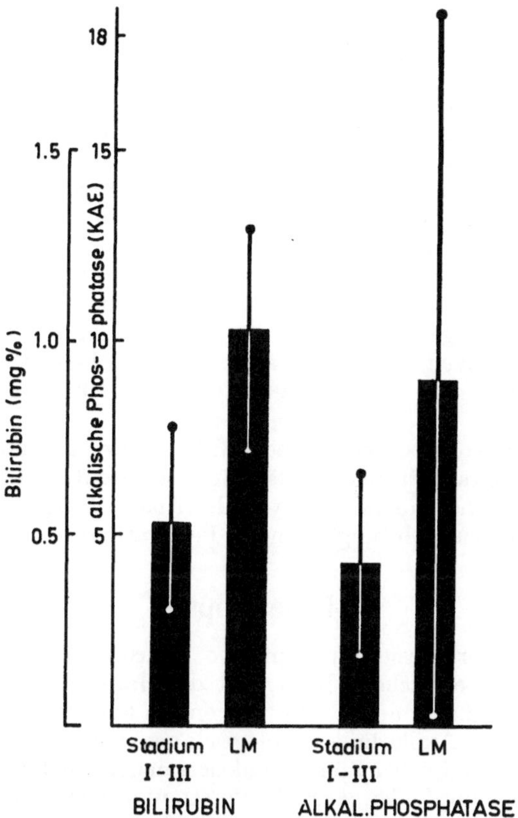

Abb. 24. Bilirubin (mg-%) und alkalische Phosphatase (KAE) bei Magenkrebs im Stadium I bis III (N = 91) und bei Lebermetastasen (N = 42)

geeignet, den Ort zu bestimmen, an dem eine Leberbiopsie die größten Aussichten auf Erfolg hat. Ihr Nachteil ist, daß keine Artdiagnose eines Defekts möglich ist, daß viele unspezifische Veränderungen ebenfalls zu Speicherungsdefekten führen (Cirrhose, chronische Hepatitis, Cysten der Leber u. a. m.) und daß sie an eine recht kostspielige Apparatur gebunden ist. Wo diese jedoch zur Verfügung steht, ist die Methode angezeigt, da der Kranke weder gefährdet noch belästigt wird.

Für die Bewertung der Scintigraphie ist entscheidend, daß man von ihrem Resultat die Indikation zum Eingriff nicht abhängig machen kann. Es ist daher kein Fehler, darauf zu verzichten.

C. Echographie der Leber

Die Ultraschallechographie hat den Vorzug, daß der Kranke weder gefährdet noch belastet wird, daß sie leicht wiederholt werden kann und auch über die Art der Veränderungen beschränkt Auskunft gibt, z. B. solide Geschwülste von Cysten unterscheiden läßt. Selbst mit einem sehr einfachen Gerät konnten gute Ergebnisse beim Screening auf Lebermetastasen erzielt werden (Berndt et al., 1970).

D. Laparoskopie

Die Laparoskopie verdient vor den besprochenen Methoden den Vorzug. Sie gestattet eine Beurteilung nicht nur der Leber, sondern auch der lokalen Ausbreitung des Tumors auf Serosa und Nachbarorgane, sowie der Metastasierung in Peritoneum und Ovar. Die positiven Befunde sind sehr zuverlässig, wenn natürlich auch Lebermetastasen nie mit Gewißheit ausgeschlossen werden können. Die Laparoskopie gestattet eine Artdiagnose und erleichtert die histologische Sicherung durch gezielte Leberbiopsie. Zugleich können Begleitkrankheiten festgestellt werden, z. B. Lebercirrhose.

Die Laparoskopie kann nicht als völlig ungefährlich bezeichnet werden, doch ist das Risiko im Verhältnis zum diagnostischen Gewinn minimal (Berezow et al., 1972). Dank der großzügigen Anwendung der Methode konnten wir vielen Kranken einen unnötigen operativen Eingriff ersparen, der ein höheres Risiko als die Laparoskopie mit sich gebracht hätte (Berndt u. Gütz, 1965; Wolff u. Berndt, 1965).

Die Laparoskopie sollte deshalb schon während der ambulanten Diagnostik bei allen Magenkrebskranken und -verdächtigen als Routine angewandt werden, ausgenommen es bestünde unabhängig von der Ausbreitung der Geschwulst eine Indikation zur Operation (Blutung, Stenose, Perforation).

E. Leberbiopsie

Der Wert der Leberbiopsie ohne optische Führung für die Erkennung von Lebermetastasen ist überraschend hoch; fast die Hälfte der später mit anderen Verfahren gefundenen Lebermetastasen (17 von 39) konnte durch eine Menghini-Biopsie in der vorderen Axillarlinie histologisch gesichert werden (Berndt et al., 1970). Die Ausbeute ist natürlich höher, punktiert man nach dem scintigraphischen Befunde, wie vielfach empfohlen (z. B. Konovalov u. Fadeiev, 1968), nach dem Tastbefund oder unter laparoskopischer Sicht. Conn (1972) wendet sich daher energisch gegen die Benutzung von unspezifischen Tests und tritt für die Leberbiopsie ein.

F. Röntgenuntersuchungen

Röntgenologische Zusatzverfahren haben einen beschränkten Platz in der Beurteilung der Ausbreitung des Krebses (Übersicht bei Berndt, 1970). Der Nutzen der Splenoportographie ist bescheiden. In nur 9 von 21 Fällen von Lebermetastasen gelang mit diesem Verfahren ihr Nachweis (Arner u. Fernström, 1965). Wirbatz et al. (1968) und Zajcev et al. (1966) empfehlen die Darstellung der portalen Leberzirkulation durch Rekanalisierung der Nabelvene und berichten über gute Ergebnisse. Das Verfahren eignet sich wegen des Aufwandes nur für ausgewählte Fälle.

Mit der direkten retrograden retroperitonealen Venographie nach Sondierung der linken Vena lumbalis gelang Düx et al. (1968) der Nachweis einer retroperitonealen Ausbreitung des Magenkrebses bzw. der dort oder im Mediastinum gelegenen Lymphknotenmetastasen. Diese sind anderen Verfahren nicht zugänglich.

G. Vergleichende Beurteilung

Eine methodisch korrekte vergleichende Bewertung mehrerer Methoden an 247 Patienten, von denen 201 sicher keine und 46 später gesicherte Lebermetastasen hatten, führte zu folgendem Ergebnis (BERNDT et al., 1970):

Methode	Sensibilität (%)	Spezifität (%)
Klinik und Labor[1]	72	76
Laparoskopie	76	99
Leberbiopsie (ungezielt)	43	100
Scintigraphie (Radiogold)	63	67
Echographie (A-Scan)	67	76

[1] Transaminasen, alkalische Phosphatase, Bilirubin, Elektrophorese

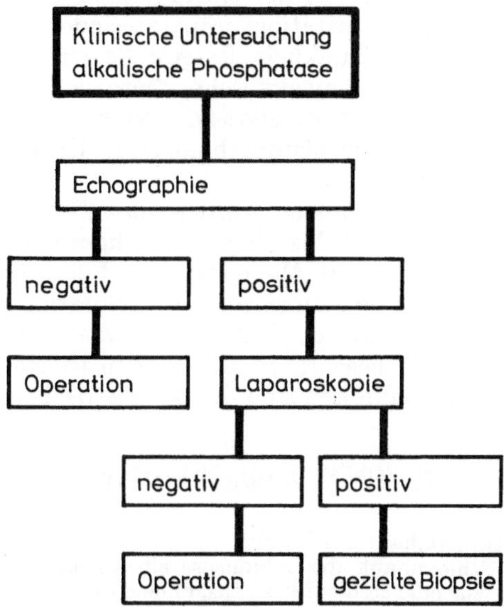

Abb. 25. Empfehlungen für den Untersuchungsgang für das Sreening auf Lebermetastasen

Als Schluß daraus wird folgender Untersuchungsgang empfohlen, der nicht zu einer Verzögerung des operativen Eingriffs führt und ambulant ausgeführt werden kann (Abb. 25).

H. Mediastinoskopie

Die Mediastinoskopie wurde erprobt, um bei kardianahen und lokal fortgeschrittenen Geschwülsten Lymphknoten im Mediastinum zu suchen (RYDBERG, 1968; FISCHERMAN et al., 1971). Bei 2 von 48 Patienten wurden Metastasen im Mediastinum gefunden, bei 2 weiteren solche hinter der Clavicula während der Präparation. Das Verfahren kann also nicht empfohlen werden.

XIII. Stadieneinteilung

In der klinischen Onkologie hat sich die Klassifikation der bösartigen Tumoren nach Stadien bewährt. International wird immer mehr die von der UICC, der Internationalen Union gegen den Krebs, empfohlene TNM-Klassifikation benutzt. Dabei bedeuten die Symbole: T = Tumor, also die anatomische Ausdehnung der Geschwulst; N = Lymphknoten, also den klinischen Befund der regionären Metastasierung; M = Fernmetastasen. Die allgemeinen Regeln der TNM-Klassifikation liegen in deutscher Übersetzung vor (TNM-Klassifikation — Allgemeine Regeln 1971).

Eine gemeinsame Empfehlung der UICC und des AJC (American Joint Committee on Cancer Staging and End Results Reporting) betrifft die chirurgisch pathologische Klassifikation der Ausdehnung des Tumors (Geneva 1972).

A. Regeln für die Klassifikation

Die Stadienklassifikation des Magencarcinoms beruht auf der anatomischen Ausbreitung der Erkrankung, die bei der chirurgischen Exploration der Bauchhöhle, bei der Untersuchung des Operationspräparates oder durch klinische Untersuchung bei fortgeschrittener Krankheit festgestellt wird. Alle Informationen werden berücksichtigt, die durch physikalische, röntgenologische und endoskopische Untersuchungen, durch Cytodiagnostik, durch Beobachtungen bei der chirurgischen Exploration und die histopathologische Untersuchung des Operationspräparates gewonnen werden.

In die Klassifikation eingeschlossen werden nur Fälle mit histologisch gesichertem Primärtumor oder mit histologisch nachgewiesenen Metastasen bei klinischer Diagnose eines primären Magentumors. Bei lokal fortgeschrittenen Fällen und Fernmetastasen ist eine chirurgische Exploration oder Excision nicht immer angebracht und auch nicht notwendig zur Stadieneinteilung. Zur Stadieneinteilung von auf den Magen beschränkten Tumoren ist eine Laparotomie notwendig. Die regionären Lymphknoten sind die perigastrischen.

B. TNM-Klassifikation

Primärtumor — T

T1 Tumor ist auf die Schleimhaut beschränkt,
T2 Tumor befällt die Schleimhaut, die Submucosa einschließlich der muscularis propria und breitet sich bis zur oder in die Serosa aus, ohne diese jedoch zu durchbrechen,
T3 Tumor durchbricht die Serosa mit oder ohne Befall von benachbarten Strukturen,
T4 Diffuse Tumorinfiltration der ganzen Dicke der Magenwand ohne erkennbare Grenzen (einschließlich der Linitis plastica),
TX Ausmaß der Magenwandpenetration ist unbekannt.

Regionäre Lymphknoten — N

N0 Keine Lymphknotenmetastasen,
N1 + Metastasen in den perigastrischen Lymphknoten in unmittelbarer Nähe des Tumors,
N2 + Metastasen in den perigastrischen Lymphknoten entfernt vom Tumor oder an beiden Kurvaturen des Magens,
NX Lymphknotenmetastasen nicht untersucht (z. B. keine Laparotomie vorgenommen).

Fernmetastasen — M

M0 Keine Fernmetastasen,
M1 Klinischer, röntgenologischer oder operativer Nachweis von Metastasen einschließlich der Lymphknoten außerhalb der regionären, aber ausschließlich direkter und kontinuierlicher Ausbreitung des Tumors.

C. Zusammenfassung zu Stadien

Stadium I	a	T1	N0	
	b	T2	N0	M0
	c	T3	N0	
II		T4	N0	
	Jedes T		N1	M0
III	Jedes T		N2	M0
IV	Jedes T		Jedes N	M1

Bisher wurden keine Berichte veröffentlicht, die dieser Regel entsprechen, aber mehrere Arbeiten, in denen die Klassifikation auf Grund der vom Operateur beurteilten Ausdehnung festgelegt wurde (BERNDT u. GUMMEL, 1967; BOECKL,

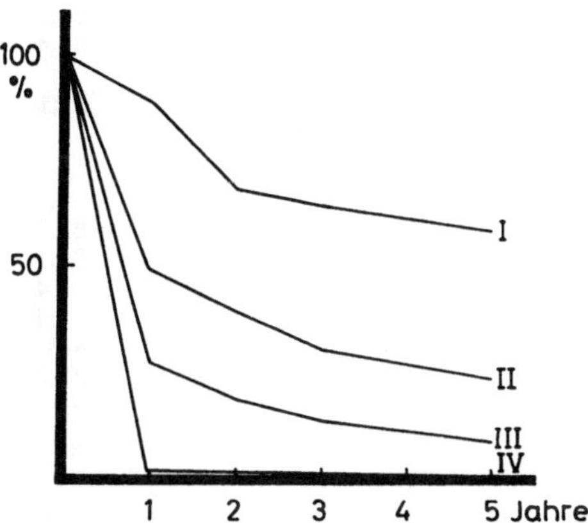

Abb. 26. Klinische Heilungsziffer in Abhängigkeit vom Ausbreitungsstadium. Stadium I = Tumor auf Mucosa und Submucosa beschränkt, keine Lymphknotenmetastasen; II = Tumor infiltriert die tieferen Wandschichten und/oder Metastasen in den Lymphknoten der ersten Station; III = Tumor durchbricht die Magenwand, Übergriff auf Nachbarorgane, fortgeschrittene lymphogene Metastasierung; IV = Fernmetastasen

1962; BÖSMÜLLER, 1968; KENNEDY, 1970). Dabei variieren die Kriterien und stimmen nicht exakt mit denen der UICC-Regeln überein. Dennoch erweist sich eine Stadieneinteilung als brauchbares Mittel zur Prognostik. Das geht aus Tabellen 27a u. b und Abb. 26 deutlich hervor.

FEINSTEIN (1968) hat gezeigt, daß die anatomische Stadieneinteilung gewisse Nachteile hat, die durch eine Gruppierung auf Grund klinischer Merkmale, d. h. auf Grund der Symptome, überwunden werden können. So ist die Bestimmung der anatomischen Ausdehnung einer Geschwulst immer unsicher, während die Symptome mit großer Genauigkeit beobachtet werden können. Bisher liegt unseres Wissens kein Versuch vor, dieses Prinzip, das sich beim Krebs der Lunge, des Rectums und der Brustdrüse bewährt hat, auf die Magentumoren anzuwenden, in erster Linie wohl, weil es an Daten über die prognostische Bedeutung klinischer Symptome fehlt. Solche Daten teilten SKROB et al. (1972) mit. Einen Auszug gibt Tabelle 28.

Vorschläge zur objektiven Konstruktion von Ausbreitungsstadien verdanken wir KUROHARA u. GEORGE (1970). Nachprüfungen stehen noch aus.

Tabelle 27 a. Magenkrebsstadien-Diagnose und Therapie. Angaben in %, absolute Zahlen in Klammern

Stadium	I	II	III	IV
Anzahl				
N	(27)	(146)	(396)	(322)
%	100	100	100	100
Geschlecht				
weiblich	59	62,2	59,3	64,0
männlich	41	37,8	40,7	36,0
Alter (Jahre)				
bis 39	—	2,1	1,0	2,8
40—49	7	5,4	3,5	6,8
50—59	15	19,9	23,2	22,1
60—69	55	44,5	42,8	44,7
70—79	22	28,1	27,0	21,7
über 80	—	—	2,5	1,9
Diagnoseverzögerung				
durch den Patienten < 1 Monat	80	62,1	64,4	60,2
durch den Arzt < 1 Monat	50	32,4	34,3	35,6
Verschleppungszeit vom ersten Symptom bis zur Operation < 6 Monate	60	52,1	54,2	52,4
Operation				
keine	4	2,1	3,3	15,9
Laparotomie	—	0,7	8,8	58,4
distale Magenresektion	81	62,3	31,4	7,4
Gastrektomie	11	30,1	43,7	2,8
Kardia-Fundusresektion	4	3,4	7,6	0,3
palliative Operation	—	1,4	5,1	15,2
(alle Resektionen)	(26)	(140)	(327)	(34)
erweiterte Resektionen	(2)	39,3	68,5	(25)
Grund der Inoperabilität	(1)	(6)	(69)	(287)
vom Patienten abgelehnt	(1)	—	1	0,1
lokale Tumorausdehnung	—	—	80	10,1
Fernmetastasen	—	—	—	86,7
allgemeine Kontraindikation	—	(3)	9	1,8
andere oder mehrere Gründe	—	(3)	10	1,3
Kliniksterblichkeit	(26)	(143)	(382)	(271)
< 21 Tage post operationem	(2)	24,5	27,5	22,9
> 21 Tage post operationem	—	2,1	7,9	13,3

Tabelle 28. Häufigkeit klinischer Symptome, in denen sich operable (236 Patienten) von inoperablen (477 Patienten) signifikant unterschieden nach Angaben von Skrob et al., 1972. Angaben in % der Gesamtzahl jeder Gruppe

	Operabel	Inoperabel
Anamnesedauer mehr als 1 Jahr	6,5	17,7
Magenkrankheiten in der Anamnese	46,5	32,0
Abmagerung	38,1	71,6
Wuchsform des Tumors		
polypös	12,9	6,1
ulcerös	38,5	17,1
infiltrativ und Mischform	48,6	76,8
Anämie (bis 70 % Hgb)	27	43,5
BSG mehr als 30 mm/Std	12,8	31,9
Leukocyten		
bis 8 000	73,4	58,0
mehr als 8 000	26,6	42,0
Rhesusfaktor positiv	75,5	86,0

Anmerkung: Ohne Einfluß auf die Operabilität waren Alter, Geschlecht, A-B-0-Blutgruppen, Salzsäuresekretion, histologischer Typ der Geschwulst, tastbarer Tumor.

Tabelle 27 b. Magenkrebsstadien-Morphologie. Angaben in %, absolute Zahlen in Klammern

Stadium	I	II	III	IV
Anzahl				
N	(27)	(146)	(396)	(322)
%	100	100	100	100
Lokalisation				
Kardia	4	9,6	20,2	20,8
Fornix	4	1,4	4,5	4,7
Korpus	44	25,3	27,6	24,6
Antrum	41	49,3	36,4	28,5
Pylorus	4	8,2	2,8	1,6
ganzer Magen	4	6,2	8,6	19,8
Wachstumstypen nach BORRMANN	(22)	(150)	(320)	(96)
I	(14)	15,4	6,6	15
II	(2)	27,7	29,0	29
III	(4)	33,9	36,0	25
IV	—	17,6	26,9	28
Ulcuscarcinom	2	5,4	1,5	3
Lokale Ausbreitung	(27)	(140)	(391)	(289)
Tumor auf Mucosa und Submucosa beschränkt	100	5,7	—	0,7
Tumor infiltriert Muscularis	—	94,3	1,0	3,8
Tumor durchbricht Serosa	—	—	28,9	22,2
Übergriff auf Nachbarorgane	—	—	70,1	73,3
Lymphknoten (LK)	(22)	(133)	(312)	(161)
histologischer Befund				
LK histologisch frei	(22)	54,9	34,3	6,8
nur 1. LK-Station befallen	—	45,1	46,7	19,9
auch 2. LK-Station befallen	—	—	19,0	21,2
LK- und Fernmetastasen	—	—	—	52,1
Histologie des Tumors	(25)	(140)	(353)	(201)
keine histologische Sicherung	—	(1)	(40)	(121)
Krebs ohne Typisierung	(2)	(5)	(3)	(6)
Adenocarcinom	52	58,6	61,8	59,0
schleimbildende Adenocarcinome	—	6,4	3,1	4,7
solides Carcinom	8	14,3	16,4	22,0
scirrhöses Carcinom	12	15,7	15,3	8,2
maligne Polypen	24	2,9	0,3	—
Sarkom	4	2,1	2,8	2,6
seltene Tumoren	—	—	0,3	1,5

Für den Vergleich von klinischen Erfahrungen, insbesondere in Berichten über Therapieresultate und in kooperativen klinischen Versuchen, sollte stets eine Stadienklassifikation vorgenommen werden, da nur so eine zuverlässige Vergleichbarkeit der Beobachtungen und der therapeutischen Leistungen möglich ist.

XIV. Schleimhautcarcinom

Als Schleimhautcarcinom wird das auf Mucosa und Submucosa begrenzte Carcinom verstanden. Die Definition ist von der Tiefe der Infiltration bestimmt, nicht von der flächenhaften Ausdehnung. Auch in der deutschsprachigen Literatur ist die Bezeichnung „early gastric cancer" sehr verbreitet, aber nicht zu empfehlen. Abgesehen davon, daß eine Übersetzung („Frühcarcinom", „frühes Magencarcinom") einfach und gut verständlich wäre, impliziert dieser Name, daß es sich um ein zeitlich frühes Entwicklungsstadium des Krebses handelt. Davon kann jedoch nicht die Rede sein, denn die Beschwerden bei einem solchen Schleimhautkrebs können jahrelang bestehen, aber wichtiger noch: Niemand kann heute mit Gewißheit sagen, ob es sich um ein relativ frühes Stadium des banalen Magenkrebses handelt oder um eine besondere, langsam wachsende Form. Der Name Oberflächencarcinom sollte vermieden werden, könnte das doch zu Verwechslungen mit dem oberflächlichen Typ II des Schleimhautcarcinoms der japanischen Klassifikation führen.

Das Schleimhautcarcinom ist seit mehr als 30 Jahren bekannt, als anläßlich des Internationalen Gastroenterologenkongresses in Paris von GUTMANN (Paris) und KONJETZNY (Hamburg) heute noch gültige Beschreibungen gegeben wurden. Nachdem in Japan dank der technischen Entwicklung leistungsfähiger Früherkennungsmethoden (s. Früherkennung des Magenkrebses) die Zahl der Beobachtungen rasch gestiegen ist und diese Verfahren sich auch in anderen Ländern ausgebreitet haben, scheint es, daß das Schleimhautcarcinom nicht selten ist.

Das Schleimhautcarcinom ist ein echtes infiltrierendes Carcinom, wenn auch die Infiltration in die Tiefe flach ist. Das Carcinoma in situ der Magenschleimhaut gehört nicht dazu. Es wird fast nur als Zufallsbefund in resezierten Mägen angetroffen, verursacht keine Symptome, ist röntgenologisch und endoskopisch nicht erkennbar, mag aber eine Vorstufe oder relativ häufige Begleiterscheinung des Schleimhautcarcinoms sein (Übersicht bei PAJKOVA, 1972).

A. Symptome

Gewöhnlich bestehen vor der richtigen Diagnose bereits über lange Zeit Beschwerden, worauf schon GUTMANN (1939, 1956) hingewiesen hat. YAMAGATA u. MASUDA (1973) geben die durchschnittliche Dauer der Vorgeschichte mit 12,5 Mo-

Tabelle 29. Symptome des Schleimhautcarcinoms, Angaben in %

	Autor (Jahr)			
	YAMAGATA u. MASUDA (1973)	NUMAGUCHI et al. (1972)	KUROKAWA (1967)	KOGA u. AYABE (1972)
Anzahl (100 %)	80	39	181	163
Schmerzen	54	39		41,1
typischer Ulcusschmerz		20	52,5	
Gewichtsverlust	15	10	65,7	0,6
Völle	8		51,9	18,4
Übelkeit, Erbrechen	9		42	8,0
Anorexie			35,4	6,7
Sodbrennen	10		29,3	9,1
Melaena			6,6	
Hämatemesis			2,8	
Beschwerdefrei		29		3,7

naten an, im Gegensatz zum fortgeschrittenen Magenkrebs (Durchschnitt 6,6 Monate). Dies spricht dafür, daß es sich nicht um verschiedene Stadien, sondern um andersartige Formen des Magenkrebses handelt. Die Vorgeschichte ist bei der exkavierten Form durchschnittlich länger als bei der polypösen. Dies findet sich übrigens auch beim banalen Krebs.

Die häufigsten Beschwerden zeigt Tabelle 29. Aus den Beschwerden kann die Diagnose nicht gestellt, allenfalls vermutet werden.

B. Diagnose

Die Diagnose wird anläßlich von Reihenuntersuchungen, bei denen auch beschwerdefreie Fälle gefunden werden, oder bei röntgenologischer und endoskopischer Untersuchung wegen uncharakteristischer dyspeptischer Symptome gestellt.

Die *Röntgensymptomatologie* ist im Abschnitt „Röntgenbefunde" beschrieben, auch sei auf die reichhaltige Literatur verwiesen (GUTMANN, 1951/52, 1971, 1967; ICHIKAWA et al., 1970; BRAGG et al., 1967; SHIRAKABE, 1971, 1972; SHIRAKABE et al., 1972 u. a.). Gute Geräte und Technik, Erfahrung und Kenntnis des Untersuchers vorausgesetzt, ist es möglich, das Schleimhautcarcinom heute zu erkennen, sobald es etwa 10 mm Durchmesser überschritten hat. Der Röntgenbefund ist zuverlässiger als die Hand des Chirurgen bei der Laparotomie. GUTMANN [1960 (1,2)] hat wiederholt darauf hingewiesen, daß eine Resektion auf Grund eines Röntgenbefundes notwendig ist, auch wenn der Operateur nichts sieht und fühlt.

Tabelle 30. Treffsicherheit der gezielten Magenbiopsie bei frühem und bei fortgeschrittenem Magencarcinom, nach Angaben von OSHIMA (1970) ergänzt

Autor (Jahr)	Schleimhautcarcinom		Fortgeschrittenes Magencarcinom	
	U	P	U	P
HAYASHI u. SAGIURA (1966)	17	16	83	72
SAKITA u. TAKASU (1966)	57	52	28	20
TAKAGI (1967)	66	52	72	51
SEKIGUCHI (1968)	53	50	39	32
TANEDA (1968)	20	17	55	36
KASUGAI (1968)	65	60	314	272
KAWAI et al. (1970)	54	35	43	27
FRÜHMORGEN et al. (1972)	15	15	51	44
Gesamt	347	297	684	552
Prozent positiver Biopsien	85,6		87,0	

U = untersucht
P = bioptisch positiv

Eine heute unentbehrliche Ergänzung und Erweiterung der Röntgenuntersuchung ist die *Endoskopie* (s. auch Abschnitt „Gastroskopie"). Besondere Schwierigkeiten bereitet dabei die Abgrenzung von adenomatösen Polypen und vom Ulcus pepticum (KAWAI, 1971). Die Zuverlässigkeit der endoskopischen Diagnostik ist recht groß und wird von KOBAYASHI et al. (1972) mit ungefähr 90% angegeben. Die Differentialdiagnose wird ausführlich von SAKITA et al. (1971) beschrieben. Reichhaltige Dokumentationen finden sich in den Atlanten von KUROKAWA et al. (1966), KURU et al. (1966), sowie ASHIZAWA u. KIDOKORO (1971).

Die *Gastrokamera* erweist sich nicht nur als ein brauchbares Mittel zum Screening auf Magenkrebs, sondern kann auch differentialdiagnostisch wertvolle Hilfe leisten, wie OKABE u. HIROKADO (1966) mit Hilfe einer Computeranalyse der Merkmale des versenkten Typs des Schleimhautcarcinoms zeigten.

Die wichtigste Ergänzung der Endoskopie ist zweifellos die *Biopsie* aus der Läsion oder auch die gezielte Anspülung zur cytologischen Untersuchung. Hierzu gibt es eine Reihe von Berichten (FRÜHMORGEN et al., 1972; KAWAI et al., 1970; KAWAI, 1972; KOBAYASHI, 1971; NAGY, 1972), für die als repräsentativ die Zusammenstellung von OSHIMA (1970) aus der japanischen Literatur wiedergegeben wird (Tabelle 30).

Differentialdiagnostisch sind je nach dem morphologischen Typ des Schleimhautcarcinoms gutartige Geschwülste, andere bösartige Tumoren und besonders oft das peptische Ulcus bzw. Ulcusnarben in Erwägung zu ziehen. Die Differentialdiagnose gelingt mit Einsatz moderner Methoden mit befriedigender Sicherheit. Diese wird angegeben durch die Sensibilität (Prozentsatz der richtig positiven Diagnosen) und die Spezifität (Prozentsatz richtig negativer Diagnosen). Diese geben Andersen u. Madsen (1970) an:

	Sensibilität (%)	Spezifität (%)
Röntgenuntersuchung	76	88
Gastroskopie	77	92
Gastrokamera	74	92
Cytologie	55	88
Achlorhydrie	37	94

Kasugai (1970) gibt die Treffsicherheit mit 97,9% für die Endoskopie, 96,0% für die Biopsie und 95,0% für die Cytologie an (s. auch Tabelle 31).

Tabelle 31. Treffsicherheit der diagnostischen Methoden beim Schleimhautkrebs des Magens (nach Yamagata u. Masuda, 1973)

Typ	Anzahl	Röntgen		Gastroskopie		Cytologie	
		N	%	N	%	N	%
I	24	18	75	13	54	20	83
I + II c	2	2	100	2	100	2	100
II a	9	7	78	7	78	7	78
II a + II c	5	5	100	5	100	5	100
II b	1	1	100	1	100	1	100
II c	59	55	93	54	92	57	97
II c + II a	15	15	100	15	100	14	93
II c + II a + III	5	5	100	4	80	5	100
II c + III	37	34	92	36	97	34	92
III	5	3	60	3	60	2	40
III + II c	15	15	100	14	93	13	87
III + II a	1	1	100	1	100	1	100
Gesamt	178	161	90,5	156	87,6	161	90,4

N = Anzahl der positiven oder verdächtigen Befunde.

C. Therapie

Das Schleimhautcarcinom des Magens wird wie ein banaler Krebs behandelt, d. h. radikal operiert. Die Ergebnisse sind sehr gut, wie einige chirurgische Berichte zeigen (Koga u. Ayabe, 1972; Kajitani, 1968; Yamagata u. Masuda, 1973). Nach Yamagata u. Masuda betrug die 5-Jahreüberlebensrate 91% (30 von 33), nach Kajitani (1968) ebenfalls 91% (82 von 91), nach Koga u. Ayabe (1972) 94% (30 von 32), wenn nur die Mucosa, und 93% (25 von 27), wenn auch die Submucosa infiltriert war. Nach einer Sammelstatistik über 363 Fälle betrug die 5-Jahreüberlebensrate 92,5% oder nach Ausschluß anderer Todesursachen sogar 96,6% (Hayashida zit. nach Kasugai, 1970). Rezidive sind selten, wurden aber vereinzelt beschrieben (Inokuchi et al., 1966).

XV. Magencarcinom und Ulcus ventriculi

(Zusammenhang und Differentialdiagnose)

A. Ulcuscarcinom

Als Ulcuscarcinom wird hier nur das in oder aus einem peptischen Geschwür entstandene Magencarcinom bezeichnet. Es war schon im epidemiologischen Abschnitt begründet worden, daß die Entstehung eines Krebses aus einem Geschwür quantitativ für die Genese des Magencarcinoms nur eine untergeordnete Rolle spielt. Trotzdem ist das Ulcuscarcinom wegen seiner Besonderheit in Entstehung, Morphologie und Verlauf bedeutungsvoll.

In neueren Arbeiten werden gewöhnlich strenge Maßstäbe an die Anerkennung eines Krebses als Ulcuscarcinom angelegt, die auf HAUSER (1926) zurückgehen. Das Ulcuscarcinom ist ein typisches Narbencarcinom (JUHASZ, 1968). Die überwiegend anerkannten Kriterien sind:

a) Typisches peptisches Geschwür mit einem Krebsherd am Rande des Geschwürs, kein Krebsgewebe im Geschwürsgrund;

b) Unterbrechung der Muscularis mucosae durch narbige Fibrose;

c) Annäherung oder Vereinigung von Muscularis propria und Muscularis mucosae am Rande des Geschwürs;

d) Obliterierende Endarteriitis der Gefäße im Grunde des Geschwürs.

Das Krebsgewebe findet sich als einzelner oder multipler Herd am Ulcusrand oder umgibt diesen vollständig. Letzteres soll in ungefähr der Hälfte der Fälle vorkommen (MAJIMA et al., 1965) und entspricht dem Typ III des Schleimhautcarcinoms der japanischen Klassifikation. Ob nun tatsächlich in dieser Situation das Ulcus primär ist oder ob es sich um eine peptische Ulceration in einem flachen Schleimhautcarcinom handelt, muß offenbleiben. Es wird jedoch verständlich, daß ein Ulcuscarcinom unter konservativer Therapie scheinbar abheilen kann, d. h. das peptische Ulcus heilt und die oberflächliche carcinomatöse Infiltration bleibt (SAKITA et al., 1971).

Die Häufigkeit des Ulcuscarcinoms wird heute gewöhnlich mit weniger oder wenig mehr als 10% aller Carcinome angegeben (THORGERSEN, 1941; HEDLY, 1944; BOMAN, 1950; MARSHALL, 1953; BROWN et al., 1961; BENBANASTE, 1965; CASTELFRANCHI et al., 1966; BECKER u. MAYLAND, 1966; THORGEIRSSON u. LEVIJ, 1967; ÖHMAN u. WETTERFORS, 1970; HARNETT, 1947; EKSTRÖM, 1952; RANSOM, 1953; OLSSON u. ENDRESEN, 1956; AAGARD, 1963; OOTA, 1963). MAJIMA et al. (1965) fanden 25 Fälle unter fast 2500 Magenresektionspräparaten von Krebs- und Ulcusoperationen; THUNOLD u. WETTELAND (1962) fanden 19 Fälle unter 1673 Operationspräparaten, von denen 947 wegen Krebs und 726 wegen gutartigen Geschwürs operiert waren. ÖHMAN et al. (1972) geben eine Prävalenz von 5,3% an (21 unter 463 operierten Magenkrebsen), während SCHWABE et al. (1972) den überraschend hohen Anteil von 16,8% aller 953 operierten Magencarcinome oder 14,6% von 1097 operierten Magengeschwüren mitteilen. Nach japanischen Autoren ist dort das Ulcuscarcinom sehr häufig — 55 bis 68% aller Carcinome —, doch wurden diese Angaben von SUGANO u. NAKAMURA (1968) korrigiert. Unter 144 Schleimhautcarcinomen waren 46 oder 32% aus einem Ulcus entstanden.

Das Alter entspricht dem bei anderen Formen des Magenkrebses, ebenso die Geschlechtsverteilung. Gewöhnlich wird eine langdauernde Ulcusanamnese angegeben, so bei 9 der 19 Patienten ÖHMANS eine Vorgeschichte von 10 und mehr Jahren.

Die Beschwerden entsprechen denen beim Magengeschwür, doch wird nicht selten ein Wechsel der Symptome oder eine fortschreitende Zunahme beschrieben.

Nach Schwabe et al. (1972) hatten 78 von 145 Kranken stark an Gewicht abgenommen, 42 litten unter Krankheitsgefühl und Leistungsabfall. Oft jedoch fehlen auf Krebs verdächtige Beschwerden.

Lokalisation und Größe des Geschwürs unterscheiden sich nicht vom unkomplizierten peptischen Ulcus. Bemerkenswert ist dabei, daß doch röntgenologisch sehr oft die maligne Entartung vermutet wird, z. B. in 12 von 19 Beobachtungen nach Thunold u. Wetteland (1962) und bei 71 von 138 nach Schwabe et al. (1972).

In der Regel besteht keine Anacidität (Schwabe et al., 1972; Thunold u. Wetteland, 1962).

Die Erkennung ist mit Hilfe der Gastrobiopsie unter endoskopischer Kontrolle heute leichter geworden. Statistische Angaben dazu fehlen; nach unserem Eindruck ist es jedoch nicht selten, daß ein scheinbar gutartiges und endoskopisch

Tabelle 32. Ulcuscarcinom des Magens und banales Magencarcinom — Vergleich der 5-Jahreüberlebensraten (%) nach Öhman et al. (1972)

Autor (Jahr)	Ulcuscarcinom	anderes Magencarcinom
Gesamt (100 %)	178	1 503
Allen u. Welch (1941)	40	20
Thorgersen (1941)	50	19
Landelius (1948)	41	21
Ekström (1952)	33	18
Ransom (1953)	35	28
Olsson u. Endresen (1956)	65	24
Runyeon u. Hoerr (1957)	46	10
Balslev u. Jørgensen (1958)	27	6
Ochsner (1964)	85	26
Öhman u. Wetterfors (1970)	63	19
Öhman et al. (1972)	43	18

als unverdächtig beurteiltes Geschwür sich auf Grund der gezielten Biopsie als Ulcuscarcinom erweist (Gütz, 1973).

Die Therapie folgt den Regeln der Krebschirurgie, wenn das Carcinom präoperativ erkannt wurde. Gar nicht selten handelt es sich aber um einen für den Kliniker überraschenden Befund des Pathologen nach Magenresektion wegen therapieresistentem Ulcus pepticum.

Oft ist nach der pathologischen Untersuchung das Carcinom bereits tiefer in die Magenwand infiltriert oder hat Metastasen in die regionären Lymphknoten gesetzt (Schwabe et al., 1972; Öhman et al., 1972).

Die Ergebnisse der Resektionsbehandlung sind im Durchschnitt besser als beim banalen Krebs, wie aus Tabelle 32 hervorgeht, die übereinstimmt mit der Sammelstatistik von Kukral (1968). Er fand für 385 Ulcuscarcinome eine 5-Jahreüberlebensrate von 41 % im Vergleich zu nur 15 % bei 2985 Magenkrebsen anderen Typs. Die Gründe dafür sind nicht in der biologischen Natur des Ulcuscarcinoms zu suchen, das sich im histologischen Differenzierungs- und Malignitätsgrad nicht von anderen Magencarcinomen unterscheidet (Öhman et al., 1972; Schwabe et al., 1972; Majima et al., 1965), vielmehr ist das Ulcuscarcinom zum Zeitpunkt der Behandlung, die ja oft genug wegen des scheinbar gutartigen Geschwürs vorgenommen wird, in der Regel kleiner und nicht so weit fortgeschritten wie die Mehrzahl der Krebse anderen Typs.

B. Das ulcusförmige (ulcerös wachsende) Magencarcinom
Klinische Bedeutung der Wuchsform nach BORRMANN

Im Gegensatz zum Ulcuscarcinom, das pathogenetisch definiert ist (Carcinoma *ex* ulcero), handelt es sich hierbei um primäre Carcinome, die einem peptischen Ulcus sehr ähnlich sehen, aber nicht aus einem solchen entstanden sind. Die Ab-

Tabelle 33. Klinische Bedeutung der makroskopischen Wuchsformen nach BORRMANN. Angaben in %

	Wachstumstyp nach BORRMANN			
	I	II	III	IV
Anzahl (100%)	73	161	193	139
Geschlecht männlich	59,0	64,6	59,5	58,5
Alter				
bis 49 Jahre	5,5	6,9	5,2	11,5
70 Jahre und älter	30,2	31,0	28,5	21,5
Diagnoseverzögerung				
durch den Patienten < 1 Monat	72,1	67,3	62,6	54,1
durch den Arzt < 1 Monat	41,8	32,1	36,9	33,1
Verschleppungszeit vom ersten Symptom bis zur Therapie < 6 Monate	51,5	58,2	58,7	48,5
Symptome				
keine	2,7	0,6	0,5	
Dyspepsie	56,2	56,8	57,2	58,0
Blutung	8,2	7,5	5,2	2,9
Kardiastenose	20,6	21,3	18,3	19,9
Pylorusstenose	4,1	6,3	5,2	7,4
Anacidität, histaminrefraktär (nicht bei allen untersucht)	33,0	25,4	29,8	26,9
Lokalisation				
Kardia	8,2	24,4	11,0	10,8
Korpus/Fornix	57,6	33,1	31,3	24,7
Antrum/Pylorus	28,7	37,5	50,4	44,2
ganzer Magen	5,5	5,0	7,3	20,3
Infiltration auf Mucosa und Submucosa beschränkt	30,1	1,8	3,0	1,4
Histologie				
differenziertes Adenocarcinom	88,1	82,3	66,0	41,7
undifferenziertes Carcinom	11,9	17,7	30,8	54,5
Sarkom			3,2	3,8
Operation				
partielle Resektion	50,6	44,8	57,5	32,3
totale Gastrektomie	27,4	34,1	36,8	46,8
andere und keine Operation	22,0	21,1	5,7	20,9
Überlebensrate				
nach 3 Jahren	29,8	22,3	19,2	10,2
nach 5 Jahren	17,8	20,2	14,1	2,9

grenzung ist nicht einfach und keinesfalls eindeutig. Wir verstehen an dieser Stelle unter dem Begriff des ulcerös wachsenden Magencarcinoms alle invasiven Krebse, die makroskopisch als Ulcus imponieren, unabhängig von der Klassifikation des Schleimhautkrebses. Unsere Einteilung bezieht sich also, wenn auch mit einer gewissen Einschränkung, auf die Klassifikation der makroskopischen Wuchsformen nach BORRMANN, die im deutschsprachigen Schrifttum (immer noch) vor-

herrscht. Man kann, wie wir das an anderer Stelle bereits getan haben, die Wuchsformen jedoch auf drei Haupttypen reduzieren (Berndt et al., 1969); also diese
nach dem vorherrschenden Typ als polypös, ulcerös oder infiltrativ klassifizieren.
Höhe, Größe und Umfang des Randwalls treten dabei in der Bewertung zurück.

Das wichtigste Problem für den Kliniker ist das der Differentialdiagnose
zwischen ulcerösem Carcinom und Ulcus pepticum, das an anderer Stelle besprochen wird. Hier wird die Eigenart der makroskopischen Wuchsformen —
polypös, ulcerös, infiltrativ — in ihrer klinischen Bedeutung dargelegt.

Dazu sei auf Tabelle 33 verwiesen, die einige Unterschiede in Vorgeschichte,
Diagnostik, Verlauf, Behandlung und Therapieergebnis nachweist.

Die Klassifikation nach Borrmanns Wuchsformen war nur bei 566 von
940 Magencarcinomen möglich, überwiegend denen, die operiert wurden. Man
kann also daraus nicht auf die Häufigkeit der einzelnen Wuchsformen schließen,
denn es scheint, daß unter den inoperablen Tumoren die Formen III und IV
gehäuft sind.

Es finden sich Unterschiede in der Altersverteilung. Typ IV tritt anscheinend
mehr bei jüngeren und weniger bei sehr alten Menschen auf. Die Dauer der Vorgeschichte vom Auftreten der ersten Beschwerden bis zur Arztkonsultation ist bei
den polypösen Geschwülsten kürzer und am längsten bei den diffus infiltrierenden.
Typische Ulcusbeschwerden waren in allen Gruppen selten: Typ I 18%, Typ II
und III je 5%, Typ IV 12%. Die Diagnose wird beim Typ I eher gestellt, wahrscheinlich wegen des in der Regel typischen Röntgenbefundes. Es zeigt sich, daß
die zutreffende Diagnose bei der ersten Röntgenuntersuchung gestellt wird: beim
Typ I in 75%, beim Typ II in 68%, beim Typ III in 57% und beim Typ IV in
70%.

Die gesamte Verschleppungszeit vom ersten Symptom bis zur Therapie ist bei
den ulcerösen Formen II und III ein wenig kürzer als bei polypösen und diffus
infiltrierenden Gewächsen. Anacidität nach Histamin (keine maximale Stimulation) wurde bei polypösen Tumoren am häufigsten gefunden. Sie sind öfter im
Korpus, die anderen häufiger im Antrum lokalisiert, und die diffus infiltrierenden
durchsetzen oft den ganzen Magen, so daß ihr Ursprung nicht mehr festzustellen
ist. Schleimhautcarcinome sind in diesem Material selten. Es wurden insgesamt
33 beobachtet, davon waren 11 carcinomatöse Polypen. Der Anteil undifferenzierter
solider und scirrhöser Carcinome nimmt von I nach IV regelmäßig zu. Die Chancen
auf Dauerheilung sind am geringsten beim diffus infiltrierenden Krebs.

Yaryura-Tobias (1968) verglich 184 ulceröse Carcinome mit 192 vorherrschend infiltrativen und kam zu folgendem Ergebnis: Die Häufigkeit der Symptome unterschied sich wenig zwischen beiden Gruppen. Schmerzen waren in
beiden Kollektiven das häufigste und wichtigste Symptom, das zur Arztkonsultation Anlaß gab. Beim ulcerösen Carcinom standen Ulcussymptome im Vordergrund, veranlaßten eine Ulcustherapie und verzögerten so die Erkennung des
Krebses. Im Vergleich zum ulcerösen Typ war der infiltrativ wachsende häufiger
nicht resektionsfähig, größer im Durchmesser, öfter im Korpus oder Antrum
lokalisiert und weiter fortgeschritten (lokale Infiltration und regionäre Lymphknotenmetastasen).

Wohl die zuverlässigste Informationsquelle, unverzerrt durch Selektion und
daher besonders vertrauenswürdig, ist der Bericht über „The Veterans Administration Cooperative Study on Gastric Ulcer" (1971). Dabei ging es um die Bewertung
der Therapieverfahren des peptischen Magenulcus, d. h. um die scheinbar einfache
Frage nach der Leistungsfähigkeit der konservativen Therapie und der Indikation
zur Operation. In einem Zeitraum von mehr als 7 Jahren beteiligten sich
16 Krankenhäuser, die mehr als 700 Patienten einbrachten.

Unter 638 auswertbaren Fällen von „Ulcus ventriculi" waren 25 oder 3,9 %
mit einem ulcerösen Carcinom. Die wesentlichen Ergebnisse der Studie, die um so
zuverlässiger erscheint, da sie nicht diesem Ziel gewidmet war, sind:

1. Es bestanden keine Beziehungen zu Alter oder Rasse.

2. Die Vorgeschichte der ulcerösen Carcinome ist durchschnittlich kürzer als
die der peptischen Geschwüre.

3. Wurde bei der ersten Röntgenuntersuchung ein Ulcus diagnostiziert, fand
sich ein Krebs nur in 3,3 %; war die Röntgendiagnose unsicher, betrug die Krebs-
häufigkeit 9,4 %.

4. War die Ulcusgröße geringer als 300 mm², handelte es sich in 2,2 % um
Krebs; war das Ulcus größer, lag in 10,7 % ein Carcinom vor.

5. Bestand gleichzeitig oder zuvor ein Ulcus duodeni, betrug die Krebshäufig-
keit 1,2 %, sonst 6,0 %.

6. 21 der 25 ulcerösen Carcinome wurden in den ersten 12 Wochen der konservativen Behandlung entdeckt und nur 4 später.

7. In diesen 4 Fällen trat eine scheinbare Heilung des „Ulcus" ein.

Wenn auch die Zahl der ulcerösen Carcinome in dieser Studie klein ist, so verdient sie doch wegen der exakten standardisierten Methodik besondere Beachtung.

C. Differentialdiagnose zwischen ulcerösem Carcinom und Ulcus ventriculi

(s. auch „Röntgenbefunde" S. 906)

Die Differentialdiagnose zwischen einem ulcerösen Carcinom und einem gutartigen peptischen Magengeschwür ist eine verantwortungsvolle und durchaus
nicht leichte Aufgabe (LAMPERT et al., 1950; GEAR et al., 1969; TUMEN, 1966;
GUTMANN, 1967). Das Alter gibt keinen verläßlichen Hinweis, denn ebenso wie
der Krebs tritt das Magengeschwür im höheren Lebensalter auf, und jugendliches
Alter schließt Krebs nicht aus. Eine langjährige Ulcusanamnese sagt nur, daß in
der Vergangenheit ein Geschwür bestanden hat, aber nichts darüber, ob sich
darin oder daneben ein Carcinom entwickelt hat. Auch primär ulcerös wachsende
Carcinome verursachen typische Ulcusschmerzen, die auf konventionelle Therapie
mit Diät, Bettruhe und Antacida positiv reagieren.

Die *Laboratoriumsuntersuchungen* helfen wenig. Besteht eine histaminrefraktäre Anacidität, so kann dies als Hinweis auf Krebs gewertet werden. Auch
konstant positiver Nachweis von okkultem Blut im Stuhl spricht für Krebs, ist
freilich kein Beweis.

Die *Röntgenuntersuchung* gilt als sehr zuverlässig, wenn die eindeutige Diagnose
eines gutartigen Geschwürs gestellt werden kann. Ist aber der Röntgenologe un-
entschieden, so handelt es sich recht oft um Krebs (STEIN et al., 1961). Tabelle 34
gibt eine Reihe von Röntgenzeichen zur differentialdiagnostischen Beurteilung;
eine gute Übersicht vermittelt auch WOLF (1971). Es ist weitgehend anerkannt,
daß die Lokalisation der Läsion differentialdiagnostisch wenig hilft, ausgenommen
bei Sitz im Fornix. Dort gelegene Ulcera sind fast ausnahmslos maligne (FRIK,
1966). Findet sich nebenbei auf dem Röntgenbild eine Kalkeinlagerung in der
Wand der Aorta abdominalis, so spricht das mehr für peptisches Ulcus als für
Carcinom (FOTOPOULOS et al., 1962). Gewöhnlich heilt ein Ulcus nicht folgenlos
ab und die narbigen Veränderungen können ein oberflächliches Carcinom vortäuschen (KELLER et al., 1970). GABRIELSON (1972) fand nur zwei Röntgensymptome, nämlich unregelmäßige Falten und Einziehung der dem Ulcus gegenüber liegenden Magenwand, differentialdiagnostisch brauchbar.

Nach einer Computeranalyse der klinischen und Röntgensymptome an 78 Patienten mit malignem und 100 Patienten mit gutartigem Magengeschwür, die Pak u. Berezov (1972) vornahmen, ist der Informationsgehalt des einzelnen Symptoms in der Regel nicht hoch. Man sollte deshalb stärker die Merkmalskombinationen berücksichtigen.

Röntgenologisch ist es also nicht immer möglich, eine sichere Unterscheidung zu treffen. In diesen Fällen kann die *Cytologie* weiterhelfen, die große Treffsicherheit auszeichnet, doch wird das Verfahren relativ wenig angewandt (Prolla u. Kirsner, 1972).

Tabelle 34. Röntgenologische Unterscheidungsmerkmale zwischen gutartigem Magengeschwür und carcinomatösem Ulcus nach D. Novak (1969) und S. W. Nelson (1969)

Merkmal	gutartiges Geschwür	carcinomatösos Ulcus
Novak et al.		
Krater		
versenkt	–	+
regelmäßig	+	–
bis bohnengroß	+	–
Lage zentral	+	–
Randkontur verwaschen	–	+
Randwall glatt	+	–
Faltenabbruch	–	+
Magenwandstarre im Ulcusbereich	–	+
Nelson		
Penetration	+	–
einstrahlende Falten	+	–
unterminierter Rand	+	–
Hamptons Zeichen (eine sehr feine Linie, die das Kontrastmittel im Krater vom Magenlumen trennt)	+	–
Blutgerinnsel am Boden des Ulcuskraters	+	–
bogenförmige Kontrastmittelansammlung (konvex nach außen, konkav zum Lumen begrenzt)	+	–
Carmans Meniscus (konkav nach außen, konvex zum Lumen begrenzt)	–	+
Kirklins Zeichen (Carmans Meniscus mit einem strahlentransparenten, zum Magenlumen konvex begrenzten, oft unscharfen Randwall)	–	+
intraluminal gelegener Krater mit unscharfem Randwall	–	+
noduläre Kontur des Bodens, des Walls oder der Umgebung des Ulcus	–	+

Die *Gastroskopie* gestattet nach Schindler u. Desneux (1953) fast immer eine zutreffende Einordnung. Ihnen gelang in 239 von 273 Fällen die richtige Diagnose. Das stimmt nicht mit unseren Erfahrungen überein, wonach 16 von 134 Ulcera bei 119 Patienten sich schließlich als maligne erwiesen, die zuvor für sicher gutartig gehalten wurden (Gütz et al., 1970). Mit Hilfe der endoskopischen *Biopsie*, die möglichst aus mehreren Stellen des Ulcusrandes entnommen werden soll, ist eine zuverlässigere Unterscheidung möglich, doch fehlt es hierzu noch an ausreichenden quantitativen Angaben (Kawai, 1972).

Von Gutmann (1967) wurde seit nun etwa 40 Jahren der *therapeutische Test* empfohlen. Er besteht darin, daß bei normaler Kost, ohne Rauchverbot, ohne Alkoholverbot, ohne Bettruhe, eine Reihe von Medikamenten angewandt wird, von denen der Autor eine Heilwirkung auf ein gutartiges Magengeschwür behauptet. Wenn nach einem Zeitraum von ungefähr $1^1/_2$ bis 2 Monaten keine deutliche Rückbildung der Ulcusnische im Röntgenbild zu sehen ist, besteht erheblicher Krebsverdacht oder es liegen Komplikationen des Ulcus vor, die die Operation rechtfertigen. Die Beschwerden des Kranken verdienen dabei wenig Beachtung, da sie sich auch beim malignen Ulcus bessern können, ja die Kombination von klinischer Besserung und mangelnder röntgenologischer Rückbildung ist geradezu charakteristisch für ein carcinomatöses Ulcus.

TUMEN (1967) tritt ebenfalls energisch für den therapeutischen Test ein, versteht darunter aber strenge Diät und Bettruhe. Er empfiehlt eine Röntgenkontrolle nach 2 Wochen und hält die Operation wegen des Verdachts auf Krebs oder Komplikationen für indiziert, wenn zu diesem Zeitpunkt keine deutliche Rückbildung der Nische nachzuweisen ist. Die Ergebnisse dieses Vorgehens sind

Tabelle 35. Ergebnisse des therapeutischen Tests beim röntgenologisch und endoskopisch als sicher gutartig beurteilten Magengeschwür an 119 Patienten mit 134 Ulcera nach GÜTZ et al. (1970)

Größe der Ulcusnische	verkleinert oder verschwunden		vergrößert oder stationär	
Schlußdiagnose	Ca	U	Ca	U
Anzahl der Ulcera	9	92	7	26
Anzahl der Patienten	8	81	6	24
Männlich	4	55	6	16
Mittleres Alter (Jahre)	59	57,4	62	59
Dauer der Erkrankung (Jahre)	8	5,3	5,4	9,9
Dauer der aktuellen Symptome (Monate)	3,7	3,9	3,9	3,2
Bperation (Anzahl)	8	16	6	10
Oeobachtungsdauer bei den nicht operierten Patienten Anzahl (Monate)				
beschwerdefrei, keine Röntgenkontrolle		41 (19,3)		6 (18,3)
Ulcus röntgenologisch abgeheilt		23 (13,9)		6 (13)
persistierendes oder rezidivierendes Ulcus		12 (20,9)		4 (12)

Ca = Schlußdiagnose Carcinom
U = Schlußdiagnose Ulcus pepticum

ausführlich von PAUSTIAN et al. (1960) beschrieben worden. Unter 258 Patienten mit einem Magengeschwür waren 80, die als wahrscheinlich bösartig klassifiziert wurden (in 16 Fällen war das Ulcus nach dem Operationsergebnis gutartig), und 26, die als komplizierte peptische Geschwüre operiert wurden (davon erwies sich eines als Krebs). Die 152 übrigen Kranken mit anscheinend gutartigen und unkomplizierten Ulcera wurden dem therapeutischen Test unterzogen. Bei 10 fand sich im weiteren Verlauf ein Carcinom als Ursache des Geschwürs, das in 6 Fällen auf Grund des Tests innerhalb von 2 Wochen erkannt wurde. Ähnlich positive Erfahrungen mit dem therapeutischen Test teilen DUHAMEL et al. (1963) mit.

Unsere Ergebnisse waren nicht ermutigend. 134 Ulcera bei 119 Kranken wurden ambulant über 4 Wochen behandelt und dann röntgenologisch und endoskopisch kontrolliert. Alle Geschwüre wurden auf Grund der ersten Untersuchung für gutartig gehalten. 101 Geschwüre bei 89 Patienten wurden eindeutig kleiner, 9 davon erwiesen sich im weiteren Verlauf als Krebs. 33 Geschwüre bei 30 Patienten blieben unverändert oder nahmen an Größe bzw. Tiefe zu, doch waren davon auch nur 7 bei 6 Patienten maligne (GÜTZ et al., 1970). Einzelheiten dazu siehe Tabelle 35.

Inzwischen ist gut bekannt, daß ein carcinomatöses Ulcus unter der Behandlung kleiner werden und scheinbar sogar abheilen kann (Sakita et al., 1971; Kirsh, 1971; Miwa et al., 1972).

Der therapeutische Test kann deshalb nicht uneingeschränkt empfohlen werden. Er ist von Wert in den Fällen, wo eine Operation ein großes Risiko bedeutet und deshalb nicht viel verloren ist, wenn die Vorbereitungszeit, z. B. zur Kompensation begleitender innerer Erkrankungen, zur Prüfung des Erfolges der konservativen Behandlung genutzt wird. Ferner wird man dann darauf zurückgreifen, wenn eine Gastroskopie mit Biopsie aus irgendwelchen Gründen nicht möglich ist.

Wenn ein therapeutischer Test versucht wird, sollte man sich einer Behandlungsform bedienen, von der gewiß ist, daß sie die Heilung eines gutartigen Geschwürs beschleunigt. Das gilt für die von Gutmann (1967) empfohlenen Medikamente nicht und ist nach dem heutigen Stand nur für Carbenoxolon-Na (Biogastron®) erwiesen.

XVI. Das Kardiacarcinom

Das Carcinom der Kardia und das kardianahe entstandene, auf die Kardia übergreifende Carcinom nimmt in mancher Hinsicht eine Sonderstellung ein. Anscheinend verhält es sich epidemiologisch etwas anders als die übrigen Krebslokalisationen im Magen, es bietet besondere Probleme in der Diagnostik, ist nicht immer leicht von einem Carcinom des unteren Oesophagus abzugrenzen und gibt immer wieder Anlaß zu Diskussionen über die Zweckmäßigkeit verschiedener operativer Eingriffe, etwa der Kardiaresektion im Vergleich zur Gastrektomie oder der Intubation gegenüber einer palliativen Resektion.

Der Anteil der Kardiacarcinome an der Gesamtzahl der Magentumoren wird sehr unterschiedlich angegeben. Das hängt von den Selektionsbedingungen ab (Ambulanz gegenüber Klinik, Spezialklinik gegenüber allgemeinem Krankenhaus u. a.). Wir sahen 169 Kardiacarcinome unter 940 stationär behandelten Magenkrebsen (18%). Einige Daten über Klinik und Morphologie sind in Tabelle 36 zusammengefaßt.

Die häufigsten *Symptome* sind (nach Nelson u. Dunlop, 1970):

Gewichtsverlust	113 =	89,5%
Dysphagie	106 =	84,2%
Kachexie	92 =	73,0%
Schmerzen	70 =	55,5%
Anorexie	61 =	48,2%
Erbrechen	58 =	46,0%
Tastbare Geschwulst	22 =	17,4%
Salivation	22 =	17,4%
Blutung	17 =	13,5%
Lebervergrößerung	5 =	4,0%
Lymphknotenmetastasen	4 =	3,0%
Ascites	2 =	1,6%

Reflux in den Oesophagus (ein Zeichen der Kardiainsuffizienz) ist selten. Insgesamt unterscheidet sich das klinische Bild nicht von dem des Speiseröhrenkrebses im unteren Drittel. Dysphagie ist gewöhnlich das Symptom, das den Patienten zum Arzt führt. Der Gewichtsverlust ist im Vergleich zu anderen Lokalisationen innerhalb des Magens rasch und stark und bald von Exsiccose gefolgt, wenn auch die Aufnahme flüssiger Nahrung behindert ist.

Trotz charakteristischer Symptome wird die Diagnose vom Arzt in der Regel nicht früher gestellt als bei anderen Magentumoren mit weniger typischen Be-

Tabelle 36. Besonderheiten des Magenkrebses in Abhängigkeit von der Lokalisation der Geschwulst. Nicht berücksichtigt wurden Geschwülste, die bereits den ganzen Magen befallen hatten (114 Fälle). Angaben in %

	A	B	C	D	E
Anzahl (100%)	169	36	251	337	32
Geschlecht männlich	73,2	72	63,0	51,8	63
Alter					
bis 49 Jahre	7,8	6	7,6	6,1	3
70 Jahre und älter	23,8	29	22,7	33,5	25
Diagnoseverzögerung					
durch den Patienten < 1 Monat	65,6	61	68,9	58,6	80
durch den Arzt < 1 Monat	27,3	36	32,9	41,3	40
Verschleppungszeit vom ersten Symptom bis zur Therapie < 6 Monate	47,0	56	53,7	58,5	50
Symptome					
keine			0,4	0,9	
Dyspepsie	27,4	39	63,2	60,4	44
Blutung	4,8	11	8,6	6,0	
Kardiastenose	55,3	33	12,0		
Pylorusstenose			2,4	8,4	31
Anacidität, histaminrefraktär (nicht bei allen untersucht)	13,4	5	28,2	39,8	2
Wuchsform nach Borrmann (nicht bei allen untersucht)					
I	7,4	16	22,3	8,3	7
II	48,2	21	28,0	24,6	14
III	25,9	47	29,1	37,7	39
IV	18,5	16	18,3	25,0	21
Ulcuscarcinom			2,3	4,4	18
Infiltration auf Mucosa und Submucosa beschränkt	1,3	3	8,0	5,1	3
Histologie					
differenziertes Adenocarcinom	75,0	66	61,2	65,5	72,4
undifferenziertes Carcinom	24,2	28	35,8	22,7	27,6
Sarkom	0,8	6	3,0	1,8	—
Operation					
partielle Resektion	17,2	22	21,5	56,2	66
totale Gastrektomie	28,0	33	37,9	11,6	12
andere oder keine Operation	54,8	45	40,6	32,2	22
Überlebensrate					
nach 3 Jahren	4,7	4	12,9	20,4	21
nach 5 Jahren	—	—	11,6	15,4	23
Stadium					
I	0,6	3,0	5,0	3,8	3,0
II	8,5	6,0	15,4	21,6	37,5
III	48,5	50,0	45,6	43,7	37,5
IV	40,6	41,0	32,8	27,8	16,0
ohne Angaben	1,8	—	1,2	3,6	6,0

A = Kardia
B = Fornix ventriculi
C = Korpus
D = Antrum
E = Pylorus

Tabelle 36 (Fortsetzung)

	Lokalisation				
	A	B	C	D	E
Anzahl (100 %)	169	36	251	337	32
Histologie ohne Angaben (Anzahl)	(44)	(4)	(52)	(62)	(3)
schleimbildendes Adenocarcinom	2,4	—	3,5	5,8	7,0
Adenocarcinom	72,6	66,0	57,7	59,7	66,0
solides Carcinom	17,8	25,0	20,1	15,2	7,0
scirrhöses Carcinom	4,0	3,0	11,0	16,0	17,0
Sarkom	0,8	6,0	3,0	1,8	—
Rest (andere)	2,4	—	5,7	1,5	3,0
Überlebensrate nach 5 Jahren					
Ausgangszahl	103	25	138	215	22
Überlebende (Anzahl)	—	—	16	33	5
in %	—	—	11,6	15,4	23,0

schwerden. Das liegt nicht so sehr an der Unkenntnis der Beschwerden und an falscher Deutung durch den Kliniker, wie an den *Schwierigkeiten der Röntgendiagnostik*, auf die Mateev u. Gummel (1967) hingewiesen haben, und am zu späten Einsatz der Endoskopie. Mateev u. Gummel (1967) empfehlen bei Verdacht auf tumoröse Veränderungen an oder unterhalb der Kardia sogleich die Kontrolluntersuchung mit Luftaufblähung des Magens anzuschließen, bei weiterer Unklarheit die Parietographie und evtl. dabei die Tomographie. So gelingt es in der Regel, innerhalb weniger Tage maligne Geschwülste von den zahlreichen tumorsimulierenden Veränderungen abzugrenzen. Zu diesen gehören: Kompression und Deformation von außen (Leber, Herz, Milz, Aortenaneurysmen (Lame, 1960), Schleimhautprolaps, Refluxoesophagitis, Plattenepithelcarcinom des Oesophagus (Talerman et al., 1968) und andere stenosierende Prozesse, Magenvaricen u. a.

Bei der *Gastroskopie* gelingt oft die Einführung des Instrumentes in den Magen durch die stenosierte Kardia nicht, obwohl die Schleimhaut glatt und unauffällig erscheint. In anderen Fällen ist zerklüftetes ulceriertes und nekrotisches Tumorgewebe im Mageneingang sichtbar oder durch die klaffende Öffnung gerade eben erkennbar.

Histaminrefraktäre Achylie ist seltener als bei anderen Lokalisationen (s. Tabelle 36).

Die *Therapie des Kardiacarcinoms* wird in vielen chirurgischen Berichten diskutiert [Chalnot et al., 1962; Grimes u. Visalli, 1964; Häring et al., 1968; Hartenbach, 1968 (1, 2); Imdahl u. Käufer, 1967; Johnson u. Clagett, 1970; Kock et al., 1969; Magill u. Simmons, 1967; Nakayama, 1960; Röding u. Morgensteen, 1966; Taubert u. Henkert, 1967; Van Lessen u. Hupe, 1970; Zängl u. Wrabetz, 1971]. Ohne hier auf Einzelheiten einzugehen, kann aus den Erfahrungen in der Literatur und in der eigenen Klinik (s. Tabelle 36) geschlossen werden, daß die Gastrektomie der Kardiaresektion hinsichtlich der Frühkomplikationen wie der Überlebensraten überlegen ist. Der Wert der Dauerintubation mit einer Endoprothese wird sehr verschieden beurteilt. Es scheint, daß die palliative Resektion Vorzüge hat. Sie stellt die Schluckfunktion wieder her, ist daher auch psychisch für den Kranken eine große Entlastung, und ist frei von der Gefahr der Aspiration und Druckulceration, die der Endoprothese anhaften.

XVII. Klinische Besonderheiten in Abhängigkeit von der Lokalisation

Auf das Kardiacarcinom waren wir ausführlich eingegangen, doch verdienen einige Besonderheiten anderer Lokalisationen ebenfalls Erwähnung (s. Tabelle 36). Der Anteil des männlichen Geschlechts ist auch beim Carcinom in der Fornix ventriculi höher, das insofern dem Kardiacarcinom nahesteht. Das Antrumcarcinom weist einen besonders hohen Anteil sehr alter Menschen auf. Die Diagnoseverzögerung durch den Kranken, d. h. die Zeit vom ersten Symptom bis zum Arztbesuch, ist beim Carcinom im Pyloruskanal kurz, wohl wegen der alarmierenden Stenosezeichen. Blutungssymptome, wie Hämatemesis und Melaena, ferner allgemeine Anämiezeichen (Blässe, Tachykardie, Kollapsneigung, Ohrensausen) sind bei Fornix- und Korpuscarcinomen häufiger als bei anderen Lokalisationen. Histaminrefraktäre Anacidität kennzeichnet besonders das Antrumcarcinom. Das schüsselförmige Carcinom vom Typ BORRMANN II ist unter den Kardiacarcinomen sehr häufig, die Formen III und IV (ulcerös infiltrativ und diffus infiltrativ) herrschen im Antrum vor. Das Ulcuscarcinom macht ein Fünftel der im Pylorus gelegenen Krebse aus. Das Schleimhautcarcinom ist unter allen Lokalisationen selten und tritt am häufigsten im Korpus auf, das durch den größten Anteil polypöser Wuchsformen ausgezeichnet ist. An Mageneingang und -ausgang scheinen sich bevorzugt differenzierte Adenocarcinome auszubilden. In Fornix und Korpus ist der Anteil der Sarkome am größten. Die Operabilität nimmt von Kardia zum Pylorus hin zu. Gewächse in Fornix und Korpus erfordern häufiger als die an Kardia und Antrumpylorus eine totale Gastrektomie. Die Resektionsquote ist am höchsten bei Lokalisation im Pylorus, am niedrigsten beim Kardiacarcinom. Die Überlebensraten stehen in direkter Beziehung zur Operabilität bzw. zur Resektionsrate.

XVIII. Klinische Bedeutung des histologischen Typs

In der Literatur wird allgemein betont, daß die Prognose auch vom histologischen Typ abhängt und daß Beziehungen zwischen dem makroskopischen Wachstumstyp und der histologischen Struktur bestehen. Im Abschnitt über die Epidemiologie war gesagt worden, daß das differenzierte Adenocarcinom auch durch Eigenarten der geographischen und Altersverteilung charakterisiert ist und anscheinend durch Umweltfaktoren begünstigt wird.

Eingehende Analysen zur klinischen Bedeutung der histologischen Struktur sind spärlich. Tabelle 37 gibt Daten aus der Robert Rössle-Klinik Berlin-Buch, gestützt auf die Beobachtungen an 940 Patienten, die in den Jahren von 1949 bis 1964 dort behandelt wurden. Bei 113 Patienten wurde die Diagnose entweder nicht histologisch gesichert oder doch der Typ des Gewächses nicht bestimmt.

Differenzierte Adenocarcinome sind mit 478 Fällen, das schleimbildende Adenocarcinom eingeschlossen, ungefähr doppelt so häufig wie die undifferenzierten soliden und scirrhösen Formen (zusammen 230 Fälle). Das Sarkom ist mit nur 19 Fällen (2,6%) vertreten. Das männliche Geschlecht ist unter den differenzierten Adenocarcinomen stärker vertreten, der Anteil junger Menschen ist geringer, der an sehr alten höher als bei den undifferenzierten Formen. Die Diagnoseverzögerung durch den Patienten ist bei den differenzierten Tumoren kürzer, die Diagnoseverzögerung durch den Arzt zeigt kein regelhaftes Verhalten.

Uncharakteristische dyspeptische Beschwerden sind am häufigsten beim scirrhösen Krebs und beim Sarkom. Stenosesymptome an Kardia und Pylorus

Tabelle 37. Klinische Bedeutung des histologischen Typs des Magenkrebses, Robert Rössle-Klinik 1949 bis 1964. Angaben in %

Anzahl (100%)	A 33	B 445	C 127	D 103	E 19
Geschlecht männlich	64	64,4	58,2	53,4	37
Alter					
bis 49 Jahre	3	5,2	11,1	15,5	16
70 Jahre und älter	39	28,9	18,8	20,4	21
Diagnoseverzögerung					
durch den Patienten < 1 Monat	64	64,9	58,9	55,4	68
durch den Arzt < 1 Monat	42	33,2	29,8	40,2	21
Verschleppungszeit vom ersten Symptom bis zur Therapie < 6 Monate	56	52,4	50,4	55,3	63
Symptome					
keine	—	0,5	0,8	1,0	
Dyspepsie	55	53,0	51,7	65,3	58
Blutung	3	5,9	7,8	4,1	5
Kardiastenose	21	21,1	15,8	13,3	26
Pylorusstenose	12	7,5	4,8	2,0	5
Anacidität, histaminrefraktär (nicht bei allen untersucht)	6	62,1	17,7	14,6	1
Lokalisation					
Kardia/Fornix	9	25,0	22,8	5,9	16
Korpus	21	25,6	31,5	21,6	32
Antrum/Pylorus	55	41,3	35,5	48,0	26
ganzer Magen	15	8,1	10,2	24,5	26
Wuchsform nach Borrmann					
I	19	13,0	6,2	1,2	—
II	29	33,8	24,6	7,1	—
III	33	34,4	39,6	29,7	55
IV	14	15,6	29,6	59,6	45
Ulcuscarcinom	5	3,2	—	2,4	—
Infiltration auf Mucosa und Submucosa beschränkt	10	4,0	3,1	2,9	5
Stadium					
I		2,9	1,6	2,0	5
II	27	18,6	15,8	21,4	16
III	33	49,6	47,6	53,4	53
IV	40	28,0	35,0	22,2	26
Operation					
partielle Resektion	30	41,2	32,3	40,8	37
totale Gastrektomie	21	30,4	31,5	34,1	42
andere oder keine Operationen	49	28,4	36,2	25,1	21
Überlebensrate					
nach 3 Jahren	10	16,4	11,2	13,1	7
nach 5 Jahren	4	12,8	9,4	7,2	0

A = schleimbildendes Adenocarcinom
B = differenziertes Adebocarcinom
C = undifferenziertes solides Carcinom
D = undifferenziertes scirrhöses Carcinom
E = Sarkom

finden sich bevorzugt bei den differenzierten Gewächsen, die häufiger an Mageneingang und -ausgang lokalisiert sind. Der Scirrhus hat am häufigsten bereits den ganzen Magen befallen.

Sehr deutlich tritt die Beziehung zwischen histologischer Struktur und makroskopischem Wachstumstyp nach BORRMANN hervor. Differenzierte Geschwülste gehören doppelt so oft zum polypösen Typ I, unreife wachsen sehr oft ulcerös infiltrativ oder diffus infiltrierend. Begrenzung der Infiltration in die Tiefe auf Mucosa und Submucosa ist bei allen histologischen Typen selten, weist aber doch eine deutliche Beziehung zum Grad der Differenzierung auf. Die Stadienverteilung, welche neben der Tiefe der Infiltration die Metastasierung in die regionären Lymphknoten und die Fernmetastasierung berücksichtigt, zeigt keine eindeutige Abhängigkeit vom histologischen Differenzierungsgrad. Das gilt auch für die operative Behandlung, die ja wesentlich vom Ausbreitungsstadium bestimmt wird. Die Überlebensraten nach 5 Jahren sind beim scirrhösen Carcinom mit 7,2% niedriger als beim differenzierten Adenocarcinom, obwohl die Resektionsraten in beiden Gruppen mit etwas mehr als 70% annähernd gleich sind. Trotz der kleinen Zahl ist die niedrige Überlebensrate des schleimbildenden Adenocarcinoms bemerkenswert. Von den Sarkomen wurde keines geheilt.

XIX. Multizentrisches Magencarcinom

Zum Zeitpunkt der Erkennung und Operation ist der Magenkrebs gewöhnlich so weit fortgeschritten, daß nicht leicht zu entscheiden ist, ob es sich um einen primär unizentrischen Tumor handelt oder aber um das Ergebnis des Zusammen-

Tabelle 38. Häufigkeit des primär multizentrischen Magenkrebses
(nach MOERTEL, 1966)

Autor/Jahr	Anzahl der Patienten	Multiple Magenkrebse Anzahl	%
ALBRECHT, 1952	1 206	10	0,83
BRINDLEY et al., 1943	1 184	23	1,94
BROWN u. MOOTS, 1954	500	5	1,00
COTA u. TANAKA, 1952	354	5	1,40
GORIAINOWA u. SCHABAD, 1930	334	2	0,60
MacDONALD, 1960	293	7	2,39
WARREN, 1945	243	0	0
MOORE u. MORTON, 1955	163	1	0,61
COLLINS u. GALL, 1952	117	4	3,42
MOERTEL, 1966	1 835	40	2,18

wachsens mehrerer primär voneinander unabhängiger Krebsherde. Da die Erkrankung auch nach zunächst scheinbar radikaler Operation meist rasch zum Tode führt, wird das Auftreten eines Magenkrebses im Magenstumpf nach Resektion wegen Carcinom meist als Rezidiv gedeutet.

Sorgfältige Beobachtungen weisen darauf hin, daß die multizentrische Entstehung des Magencarcinoms häufig ist (Übersicht bei MOERTEL, 1966) (Tabelle 38). Das ist nicht überraschend, wenn wir davon ausgehen, daß das Carcinom gewöhnlich auf dem Boden einer chronischen Gastritis entsteht, die diffus verbreitet ist. Die praktische Konsequenz kann wegen der schweren Spätfolgen nicht die Forderung nach der prophylaktischen totalen Gastrektomie bei jedem Magenkrebs sein, wohl aber ist die Mahnung von WIENDL u. PIEGER [1971 (1, 2)] berechtigt, den ganzen Magen sorgfältig endoskopisch zu untersuchen, ehe der Entschluß zur Operation und die Entscheidung über ihr Ausmaß getroffen wird.

XX. Das Carcinom nach Magenoperation

Das Carcinom nach Magenoperationen wegen gutartiger Erkrankungen, meist nach Magenresektion wegen eines Ulcus ventriculi, verdient aus mehreren Gründen besonderes Interesse, insbesondere wegen des vielfach erörterten *Kausalzusammenhanges mit der Magenoperation.*

Es wird in den letzten beiden Jahrzehnten häufiger als früher beschrieben, nicht nur als interessanter Einzelfall, sondern in Serien von z. B. 40 (Lecomte u. Hancy, 1969) oder gar mehr als 100 aus einer Klinik (Hilbe, 1971). Das ist leicht verständlich, weil die Zahl der alten Menschen, die in ihrer Vorgeschichte eine Magenresektion durchgemacht haben, heute viel höher ist als in früheren Jahrzehnten, zum einen weil die Magenresektion in großem Umfange als Routineoperation auch des kleinen Krankenhauses erst nach 1920 große Verbreitung erlangte, zum anderen wegen der allgemeinen Steigerung der Lebenserwartung, an der natürlich auch die Magenoperierten Anteil haben. Aus der Häufigkeit der Beobachtung wurde oft geschlossen, daß die Magenresektion die Krebsentstehung im Magenstumpf begünstigt. Die meisten dieser Untersuchungen und Meinungsäußerungen verdienen wenig Beachtung, weil die Methodik völlig unzulänglich ist. Um die Frage zu entscheiden, bedarf es der Information a) über die Häufigkeit des Auftretens des Magenkrebses in einer unausgelesenen, hinreichend großen Gruppe von operierten Patienten unter Berücksichtigung des Lebensalters bei der Operation und der Beobachtungsdauer bis zum Auftreten des Krebses, differenziert nach der Art des Grundleidens, der Anwesenheit einer chronischen Gastritis und der Art der Operation und b) im Vergleich dazu der Kenntnis über die Häufigkeit des Auftretens eines Magenkrebses in einer Kontrollpopulation gleicher Alters- und Geschlechtsstruktur, gleicher Beobachtungsdauer und, was gar zu leicht vergessen wird — gleicher Grundkrankheit (auch im Schweregrad). Diese exakten Bedingungen sind kaum zu erfüllen, doch genügt es näherungsweise, die Morbidität an Magenkrebs nach Alter und Geschlecht in der Grundgesamtheit, d. h. der Population, aus der die Magenkrebskranken entnommen sind, zu kennen. Auch diese Bedingung ist nur dort erfüllt, wo es Krebsregister gibt.

Einige einfache Beobachtungen sprechen gegen eine Häufung des Magenkrebses nach Magenoperation. Langzeitbeobachtungen an großen Zahlen von Ulcuskranken, die z. T. operiert wurden, z. T. nicht, geben keinen Hinweis auf ein gesteigertes Risiko dank der Operation (s. Kapitel „Epidemiologie" S. 883). Das Alter der Manifestation des Magenkrebses nach Magenoperation ist das gleiche wie bei Magenkrebskranken allgemein (Gerstenberg, 1965). Retrospektive Studien an Patienten mit Magenstumpfcarcinom, wie sie z. B. der Übersicht in Bartelheimer et al. (1969) zugrundeliegen, sind zur Entscheidung der Frage nicht geeignet.

Die Argumente für die Annahme, daß die Magenresektion die Krebsentstehung fördere, sind nicht überzeugend. Deshalb ist bis zum Beweis des Gegenteils die Auffassung vernünftig, daß kein ursächlicher Zusammenhang besteht.

Über die *Häufigkeit* des Carcinoms nach Magenoperationen informiert Tabelle 39.

Die Angaben sind so verschieden, daß daraus nur auf die Inhomogenität des Urmaterials geschlossen werden kann (unterschiedliches Alter und unterschiedliche Beobachtungsdauer, Selektionsbedingungen).

Die *Symptomatologie* des Magenstumpfcarcinoms ist gekennzeichnet durch Ernährungs- und Passagestörungen, Schmerzen und Blutung. Sie ist deshalb nicht immer leicht von unerwünschten Spätfolgen der Magenoperation zu unterscheiden. Als praktischer Hinweis kann gelten, daß neu aufgetretene Beschwerden nach

Tabelle 39. Häufigkeit des Carcinoms nach Magenoperationen
nach Daten bei GROSSE (1966) (Sammelstatistik)

Beobachtete Population	Anzahl	Magenkrebs Anzahl %	
Resektion wegen Ulcus			
Klinisches Material	10 662	130	1,22
Todesursachen	1 076	50	4,65
Sektionen	655	53	8,09
Gastroenterostomie (Sektion)	115	14	12,17
	Anzahl	Magenresektion Anzahl %	
Magencarcinom			
Klinisches Material	10 977	188	1,71
Sektionen	873	22	2,52

längerem beschwerdefreiem Intervall im Alter über 50 Jahre stets verdächtig auf ein Carcinom sind und zu eingehender Diagnostik auffordern.

Auch die *Röntgendiagnostik* wird durch operationsbedingte Veränderungen erschwert, um so mehr, wenn keine postoperativen Aufnahmen zum Vergleich vorliegen. Als Hinweise auf ein Magenstumpfcarcinom gelten die folgenden Röntgenzeichen (SCHULZ, 1966):

1. Veränderungen am Magenreliefbild
   Gestörte Autoplastik der Schleimhaut und
   Vergröberungen des Faltenreliefs
   Polypöse Aussparungen
   Faltenabbrüche
2. Veränderungen am prall gefüllten Magenstumpf
   Füllungsdefekte
   Wandstarre
   Ausweitung des Stumpfes
   Schrumpfung des Stumpfes
   Veränderung der Distanz zum Zwerchfell
   Pelotteneffekte
3. Spezielle Symptome an der Anastomose
   Spastische Enge
   Polypöse Schleimhautumbildung
   Füllungsdefekte
   Anastomosenverbreiterung
   Starre
   Kontinuierliche Entleerung
   Gestörte Entleerung
   Symptome der fixierten Anastomose
4. Symptome am Jejunum
   Überfüllte zuführende Schlinge
   Stenosierte abführende Schlinge
   Einwachsen in das Jejunum

Das Magenstumpfcarcinom ist gewöhnlich der *Gastroskopie* zugänglich. Diese ist — wie die Röntgenuntersuchung — indiziert, wenn nach einer bis dahin folgenlos überstandenen Magenoperation erneut Beschwerden auftreten, wie Dysphagie, Schmerzen postprandial, Blutung, Abmagerung, Diarrhoe, Erbrechen. Häufig ist eine Steatorrhoe beim Magenstumpfcarcinom wie beim Recidiv eines operierten Magenkrebses.

Die *Ergebnisse der Therapie*, die im übrigen in dem entsprechenden Abschnitt besprochen wird (s. S. 978), sind noch dürftiger als beim Magenkrebs allgemein. Eine Sammelstatistik nach Daten von CHEVREL u. CHEVREL (1970), HILBE (1971) und LECOMTE u. HANCY (1969), die Angaben von 20 Autoren umfaßt, ergibt:

Anzahl der Magenstumpfcarcinome	421 =	100,0 %
Resektion bzw. Gastrektomie	158 =	37,5 %
5-Jahreüberlebensrate		
von allen	11 =	2,61 %
der Resezierten	11 =	6,96 %

XXI. Besonderheiten des Magenkrebses in Abhängigkeit vom Alter

Magenkrebs ist vorzugsweise eine Erkrankung des höheren Lebensalters. Selbst in großen klinischen Statistiken über Geschwülste bei Kindern wird das Magencarcinom nicht genannt, allenfalls maligne Lymphome (Michael, 1964; Neoplasia

Tabelle 40. Magenkrebs und Alter (nach Berndt u. Gütz, 1965). Angaben in %

	Altersklasse				
	A	B	C	D	E
Alter (Jahre)	bis 49	50 bis 59	60 bis 64	65 bis 69	über 70
Anzahl (100%)	58	152	132	157	176
Blutgruppe					
A	31	50	45	46	51
0	35	30	37	38	28
B	28	15	14	13	15
AB	6	5	4	3	6
Verdauungskrankheiten in der Anamnese	60	53	53	47	45
Röntgendiagnose bei der ersten Untersuchung	53	63	73	64	76
Operation					
keine	16	8	10	8	13
Magenresektion	21	32	30	32	36
Gastrektomie	17	26	32	23	18
Laparotomie	32	25	19	28	23
andere	14	9	9	9	10
Borrmann-Typ					
I	18	10	21	15	12
II	11	31	19	25	31
III	26	41	36	37	42
IV	45	18	24	28	15
Stadium					
I	6	4	6	4	3
II	12	16	21	22	18
III	29	42	40	33	45
IV	53	38	33	41	34
Histologie					
Gallertcarcinom	—	2	7	5	10
differenziertes Adenocarcinom	31	52	54	51	59
solides Carcinom	28	24	19	20	13
scirrhöses Carcinom	33	18	13	20	14
andere Tumoren	8	4	7	4	4
Heilungsziffer nach 5 Jahren	10	8	10	8	8

in Childhood 1969; Marsden u. Steward, 1968). Ungefähr 4% aller bösartigen Magentumoren treten im Alter bis zu 40 Jahren auf. Klinische und morphologische Befunde unterscheiden sich bei den jüngeren Patienten (bis zu 49 Jahren) von den höheren Altersklassen (Berndt u. Gütz, 1965, 1972); wie Tabelle 40 zeigt.

Die Tabelle zeigt nur die wenigen Merkmale, für die Unterschiede gefunden wurden. Viele andere Daten wiesen keine nennenswerten Differenzen auf.

Für die statistisch gesicherten Unterschiede in der Blutgruppenverteilung gibt es keine ausreichende Erklärung. Krankheiten der Verdauungsorgane in der Vorgeschichte häufen sich bei alten Menschen, eine banale Beobachtung, die für alle

Krankheiten gelten muß. Um so merkwürdiger ist die Häufung von gastroentero-logischen Vorkrankheiten in der Gruppe A unserer Patienten. Die Röntgendia-gnose wird bei alten Menschen meist bereits bei der ersten Untersuchung gestellt, wohl ein Ausdruck der gesteigerten Aufmerksamkeit des Untersuchers. Die Blut-körperchensenkungsgeschwindigkeit ist im Alter gewöhnlich mehr beschleunigt, die Anämie stärker ausgeprägt. Die Operationsquote war im hohen Alter nicht niedriger als bei jüngeren Patienten, vielleicht ein Ausdruck der Selektion von Patienten vor der Aufnahme in die Klinik. Sehr stark steigt die postoperative Letalität mit dem Alter: von 7/49 in Gruppe A auf 51/153 in Gruppe E. Das beruht vor allem auf Komplikationen der Atmungsorgane (16% in Gruppe A gegenüber 24% in Gruppe E), des Herzens und Kreislaufs (8 bzw. 13%) und der Zunahme der Lungenembolie von 4 auf 11%.

Bei jungen Menschen ist die häufigste Wuchsform das diffus infiltrierende Carcinom vom Typ IV nach Borrmann, beim alten Menschen dagegen das schüsselförmige vom Typ II und das flach ulceröse vom Typ III. Das Ausbrei-tungsstadium ist beim jüngeren Patienten gewöhnlich weiter vorgeschritten, doch sind frühe Carcinome, die noch auf Mucosa und Submucosa begrenzt sind, in

Tabelle 41. Beziehung zwischen Alter und Lebenserwartung bei inkurablem Magenkrebs berechnet vom Zeitpunkt der Feststellung der Inoperabilität (nach Moertel, 1968)

Alter (Jahre)	Anzahl	Überlebenszeit (Monate)	
		Mittel	Medianwert
20—39	8	4,6	4,5
40—59	108	5,8	4,5
60—79	180	8,9	4,0
über 80	11	2,1	2,0

allen Altersklassen selten. In Übereinstimmung mit dem makroskopischen Wachs-tumstyp herrschen bei jüngeren Menschen undifferenzierte Tumortypen vor, im Alter werden differenzierte Adenocarcinome häufiger.

Trotz der hohen postoperativen Letalität des alten Menschen sind die Heilungs-ziffern, d. h. der Anteil der recidivfrei Überlebenden, in allen Altersgruppen gleich niedrig. Betrachten wir die Resultate im Zusammenhang, so sehen wir, daß sich die Altersklasse bis 49 Jahre von allen älteren deutlich unterscheidet, während zwischen den übrigen kaum Differenzen bestehen. Das Magencarcinom des jüngeren Menschen ist charakterisiert durch eine besondere Malignität, die zum Ausdruck kommt in dem weit fortgeschrittenen Ausbreitungsstadium, dem makro-skopischen und mikroskopischen Wachstumstyp. Diffus infiltrierende Tumoren sind röntgenologisch schwerer zu erkennen als exophytische Formen. Deshalb wird die Diagnose verzögert. Auffallend ist die Häufung von Verdauungskrankheiten in der Vorgeschichte und die abweichende Blutgruppenverteilung.

Unter Ärzten ist die Auffassung verbreitet, Krebs sei in hohem Alter „gut-artiger". Die Daten von Moertel (1968) an unbehandelten inkurablen Magen-krebsen bestätigen das (Tabelle 41). Die mittlere Überlebensdauer wächst mit dem Lebensalter, ausgenommen die Patienten im Alter über 80 Jahre, bei denen mehrere konkurrierende Todesursachen zusammentreffen.

Regionale Krebsstatistiken leiden nicht an dem Fehler der Selektion, der klinischen Berichten anhaftet. Auch in unserer Statistik fehlen die Patienten, welche bereits poliklinisch als inkurabel beurteilt und deshalb nicht in die Klinik aufgenommen wurden.

Berger (1965) hat das Schicksal aller im Jahre 1953 in der DDR gemeldeten bösartigen Magengeschwülste untersucht. Damals war die Geschwulstmeldepflicht gerade eingeführt worden und wurde sicher lückenhaft befolgt. Es fehlen wahrscheinlich Kranke, die wegen des fortgeschrittenen Leidens oder sehr hohen Alters nicht hinreichend untersucht wurden, um die Diagnose zu sichern. Damit wird aber das Grundsätzliche der Ergebnisse nicht verzerrt. Mit steigendem Lebensalter sinkt der Anteil der radikal operierten und steigt der Anteil der unbehandelten Patienten. Zugleich nimmt die Sterblichkeit innerhalb der ersten 3 Wochen nach der Operation von 16,7% auf 33,3% zu (Abb. 27). Die 5-Jahreüberlebensrate sinkt kontinuierlich von der jüngsten zur ältesten Altersgruppe (Abb. 28). Heute mag sich die Situation etwas gebessert haben, insbesondere ist sicher dank der

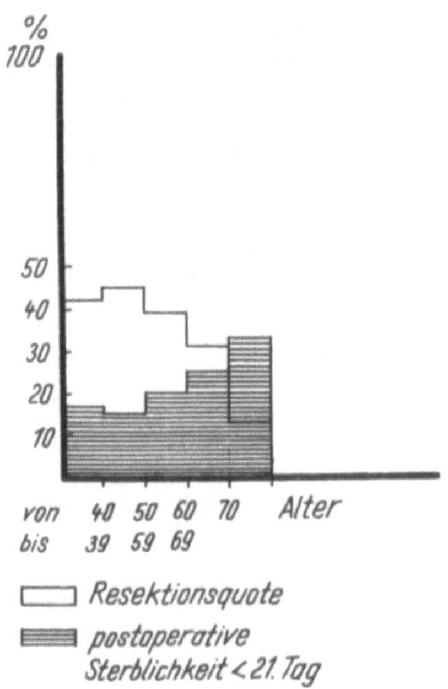

Abb. 27. Resektionsquote und postoperative Sterblichkeit beim Magenkrebs, DDR 1953 (nach Berger, 1965)

Fortschritte der allgemeinen Chirurgie und der Anästhesiologie die postoperative Letalität gesunken.

Tamura u. Curtis (1960) wiesen an Hand von 15 Fällen im Alter bis zu 36 Jahren ebenfalls auf die häufige und folgenschwere Verkennung der wahren Diagnose hin. Für die Diagnostik ist es wichtig, auch bei jungen Menschen mit unerklärten und hartnäckigen dyspeptischen Beschwerden oder ungeklärter Anämie an eine Geschwulst des Magens zu denken und entsprechend sorgfältig zu untersuchen.

XXII. Operative Therapie

Hier werden nur die Prinzipien der operativen Behandlung angegeben, während bezüglich der Methoden auf die chirurgische Literatur verwiesen sei (besonders Holle, 1968; Baumgartl et al., 1969; Häring u. Franke, 1970; Harkins u. Nyhus, 1969; McNeer u. Pack, 1967).

Wichtiger Grundsatz ist die Forderung, daß die Geschwulst weit im Gesunden mit en bloc-Entfernung der regionären Lymphknoten reseziert werden soll. Damit ist nichts über die Wahl einer bestimmten Operationsmethode ausgesagt oder, mit anderen Worten, es kann daraus nicht zwingend abgeleitet werden, die totale

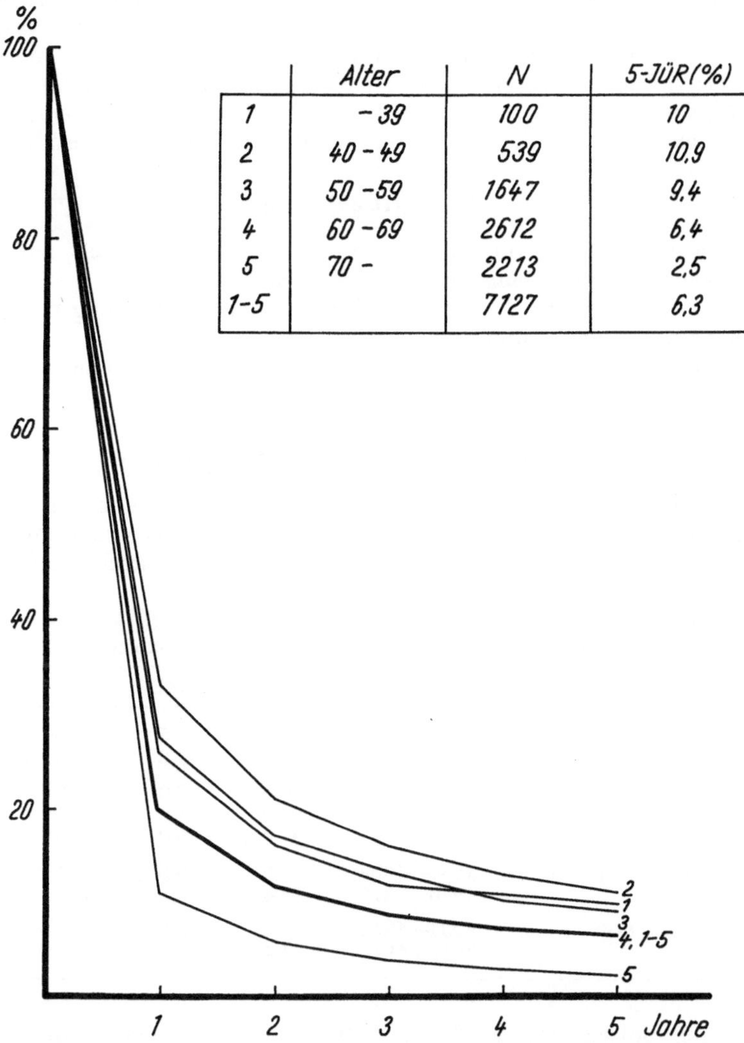

	Alter	N	5-JÜR (%)
1	− 39	100	10
2	40 − 49	539	10,9
3	50 − 59	1647	9,4
4	60 − 69	2612	6,4
5	70 −	2213	2,5
1−5		7127	6,3

Abb. 28. Klinische Heilungsziffer in Abhängigkeit vom Alter (BERGER, 1965)

Gastrektomie sei die Methode der Wahl. Es hat darüber früher lebhafte Auseinandersetzungen gegeben, da manche meinten, nur die Gastrektomie erfülle befriedigend die Forderung nach Radikalität des Eingriffs. Tatsächlich handelt es sich jedoch um ein Optimierungsproblem, wobei der Operateur zwischen dem vorrangigen Prinzip der Radikalität und dem nicht unwichtigen Risiko für den Patienten abzuwägen hat. Dabei ist sowohl das unmittelbare Risiko postoperativer Komplikationen zu beachten als auch die Häufigkeit von unerwünschten Spätfolgen der Operation und des Rezidivs. Die Wahl des Eingriffs hängt daher von der Lokalisation und Ausdehnung der Geschwulst ab, aber auch vom Allgemeinzustand des Patienten, insbesondere von der Comorbidität (begleitende Erkrankungen und funktionelle Auswirkung des Geschwulstleidens).

In jedem Falle aber sollte nur der Chirurg einen Magenkrebs operieren, der nach seiner Ausbildung und technischen Fertigkeit wie nach den Umständen (Assistenz, Anästhesie, Bluttransfusion u. ä.) in der Lage ist, wenn notwendig eine totale Gastrektomie mit Entfernung befallener Nachbarorgane (Speiseröhre, Pankreas, Milz usw.) auszuführen. Das Schicksal des Kranken hängt entscheidend vom ersten Eingriff ab, da die Aussichten der Behandlung eines Rezidivs gering sind.

A. Indikationen

Die Indikation zur Laparotomie ist immer gegeben bei Verdacht auf Magenkrebs oder nachgewiesenem Magenkrebs, ausgenommen:

a) Sicherer Nachweis der Inoperabilität wegen der Ausdehnung des Tumors oder wegen Fernmetastasen und

b) Wenn der Patient so krank ist, daß ihm nicht einmal eine explorative Laparotomie zugemutet werden kann.

B. Operabilität und Resektionsraten

Die Operabilität (Operationsrate = Anzahl der irgendwie operierten Patienten, einschließlich explorativer Laparotomie zur Gesamtzahl der Kranken mit Magenkrebs) ist in den letzten 4 Jahrzehnten gestiegen. Das liegt wahrscheinlich weniger

Tabelle 42. *Operabilität (OP), Resektionsraten (RES) und Kurabilität (KUR) (Anteil kurativer Resektionen) nach* Harkins u. Nyhus *(1969), Angaben in %*

Autor	Berichtsperiode	OP	RES	KUR
McNeer et al. (1958)	1931—1940	65,8	15,5	12,3
	1951—1955	90,8	74,3	41,6
Berkson et al. (1952)	1902—1916	60,0	22,0	5,0
	1940—1949	80,0	44,0	14,0
	1950—1959	90,0	55,0	15,0
Shahon et al. (1956)	1936—1939	57,3	48,6	39,1
	1946—1949	85,4	73,3	54,8
Ramsom (1953)	1934—1940	55,0	35,9	
	1941—1946	64,4	36,3	

an der früheren Entdeckung des Magenkrebses, sondern vielmehr an den Fortschritten der allgemeinen Chirurgie. Die Einführung der Antibiotica, die rasche Entwicklung der Anästhesiologie und die damit verbundene Verbesserung der präoperativen Vorbereitung wie der postoperativen Betreuung haben zu einer Ausweitung der Indikation zur Operation geführt (Tabelle 42) und erlauben dem Operateur ein aggressiveres Vorgehen. Diese allgemeine Folgerung ist sicher berechtigt, doch ist bei der vergleichenden Betrachtung von derartigen Zahlenangaben Vorsicht geboten. Diese beziehen sich ganz überwiegend auf die stationär behandelten Patienten, d. h. sie sind das Resultat eines mehrfachen Selektionsprozesses (Überweisung in die Klinik und ambulante Voruntersuchung dort). Es ist daraus nicht zu entnehmen, ob sich die Situation hinsichtlich der Operabilität und Resektionsrate für die Bevölkerung insgesamt ebenfalls positiv entwickelt hat. Steigende Operationsraten können sowohl ein Index aggressiverer Therapie als auch strengerer Selektion sein.

Der Anstieg der Resektionsraten hat mehrere Gründe neben den bereits erwähnten. McNEER et al. (1958) berichten, daß die Resektion immer häufiger als palliative Operation statt einer Gastrojejunostomie angewendet wurde. So waren im Zeitraum von 1931 bis 1940 98% aller Palliativoperationen Umgehungsanastomosen, in der Periode 1951 bis 1955 waren 74% aller palliativen Eingriffe Resektionen. GÜTGEMANN u. SCHREIBER (1964) zeigen, daß die Resektionsraten

Tabelle 43. Anstieg der Resektionsraten (RES) nach GÜTGEMANN u. SCHREIBER (1964) an der Chirurgischen Universitäts-Klinik Bonn

Berichtsperiode	1928—1948		1948—1957	
	Anzahl	RES	Anzahl	RES
Sitz des Carcinoms				
untere Magenhälfte	360	37,8	312	33,0
obere Magenhälfte			78	69,2
ganzer Magen			55	100
Überlebensrate nach 5 Jahren	13,2 %		21,2 %	

zugenommen haben, weil das hochsitzende Magen- und Kardiacarcinom der Resektion zugänglich wurde (Tabelle 43).

Damit stiegen zugleich die Überlebensraten. Hierzu trug die Senkung der postoperativen Letalität bei.

C. Operative Verfahren

Die am häufigsten angewandte Methode ist die *subtotale distale Magenresektion*, wobei der Magen dicht unterhalb der Kardia an der kleinen Kurvatur und ungefähr in Höhe des Milzhilus an der großen Kurvatur abgesetzt wird. Die Ausdehnung des Eingriffs wird dem Sitz und Typ der Geschwulst angepaßt und ist naturgemäß größer bei diffus infiltrierenden Formen, deren Begrenzung unscharf und vom Operateur schwer zu bestimmen ist. Dann empfiehlt sich die histologische Kontrolle der Schnittränder während der Operation. Die Wiederherstellung erfolgt gewöhnlich durch eine Gastroenterostomie, da eine Gastroduodenostomie technisch schwierig und daher mit Risiko belastet ist.

Das Duodenum soll in einer Distanz von möglichst 5 cm vom unteren Rand der Geschwulst durchtrennt werden. Häufiger als einst angenommen, dehnt sich die neoplastische Infiltration duodenalwärts aus. Das wird demonstriert durch die Häufigkeit von dort angesiedelten Rezidiven als Ausdruck nicht radikaler Resektion, die von McNEER et al. (1951) mit 14% angegeben wird.

Die prinzipielle *Gastrektomie* für alle bösartigen Magengeschwülste, die von mehreren Untersuchern propagiert wurde, wird heute überwiegend abgelehnt, da sie keine höheren Heilungsziffern erzielt, aber durch schwerwiegende funktionelle Auswirkungen und größeres Komplikationsrisiko ausgezeichnet ist (HÄRING u. FRANKE, 1970, RUSH et al., 1960; NAKAYAMA, 1955, 1956). Nach der überwiegend akzeptierten Auffassung ist die totale Gastrektomie angezeigt:

a) Als Ultima ratio-Gastrektomie, wenn ausgedehnte Geschwülste mit einer Teilresektion nicht mehr zu entfernen sind;

b) Als planmäßige Gastrektomie bei

Infiltration über die Korpusmitte hinaus (entweder von distal oder von der Kardia her):

diffus infiltrierenden Carcinomen, deren Grenze nicht sicher bestimmt werden kann;

lokal fortgeschrittener Lymphknotenmetastasierung, z. B. in die Lymphknoten an der Arteria coeliaca

Lymphknotenmetastasierung fern vom Ursprung des Krebses, z. B. in lienale Lymphknoten beim Antrumcarcinom;

c) Selten bei diffuser Polypose, wenn das Risiko der Krebsentstehung sehr hoch scheint (Häring u. Franke, 1970)

Die Ergebnisse einiger Autoren zeigt Tabelle 44.

Wegen der Größe des Eingriffs und seiner Folgen wird man die totale Gastrektomie nur ausnahmsweise als palliativen Eingriff vornehmen und dann auf um-

Tabelle 44. Totale Gastrektomie — Häufigkeit und Ergebnisse

Autor	Berichts-jahr	Berichtsperiode	Häufig-keit der Gastrek-tomie (%) an den Re-sektionen	Anzahl	OP-Letalität (%)	5-Jahre-über-lebende (%)
Winkelbauer	1956	1950—1956	73,8	156	19,8	21
Sauer u. Rosenauer	1959	1949—1957	16,4	54	12,0	18
Cornell et al.	1960	1953—1959	42,5	54	5,6	24
Burian et al.	1963	1946—1961	19,4	267	17,5	18
Gütgemann u. Schreiber	1964	1949—1957	25,9	55	32	20
Hartmann u. Gerhardt	1964	1951—1960	8,6	79	32,9	8
Gummel et al.	1967	1949—1962	42,8	144	33,6	7,6
Häring u. Franke	1970	1956—1968	23,1	200	30	8,6

fangreiche Rekonstruktionsmaßnahmen zur Herstellung guter funktioneller Bedingungen verzichten.

Die obere Teilresektion oder *Kardiaresektion* kann angewandt werden bei Krebs der Kardia, wenn dieser sich nicht zu weit, also nicht über Korpusmitte nach distal ausgebreitet hat. Nach den vorliegenden chirurgischen Erfahrungsberichten scheint es jedoch, daß auch in diesem Falle die totale Gastrektomie hinsichtlich Heilung und Funktion das bessere Verfahren ist, jedoch fehlt es an kontrollierten klinischen Versuchen dazu (Kock et al., 1969; Kock, 1972). Die Kardiaresektion ist naturgemäß mit einer Vagotomie verbunden und bedarf deshalb der Ergänzung durch eine Pylorusplastik. Sonst kommt es zu erheblichen Störungen der Magenentleerung, die in der frühen postoperativen Phase eine Nahtinsuffizienz und im späteren Verlauf eine Refluxoesophagitis begünstigt.

Bei allen Resektionen wird eine möglichst weitgehende *Entfernung der regionären Lymphknoten* angestrebt. Grundsätzlich stößt dieses Ziel auf die Schwierigkeit, daß infolge der Drehung des Vorderdarms während der Embryonalentwicklung die den Magen drainierenden Lymphknoten zum großen Teil retroperitoneal, nämlich suprapankreatisch und an Arteria coeliaca und Arteria mesenterica cranialis gelegen sind (Visalli u. Grimes, 1956; Coller et al., 1941). Appleby (1953) hat deshalb die Opferung des Truncus coeliacus empfohlen.

Ein wichtiger, wenn auch der Radikalität untergeordneter Gesichtspunkt ist die *Wiederherstellung der Kontinuität* des Verdauungskanals nach funktionellen

Überlegungen. Die Spätfolgen der Gastrektomie und auch der oberen Teilresektion sind viel eingreifender als die der unteren Teilresektion (BERNDT, 1962), deshalb wurde die Interposition eines Dünndarmsegments oder seltener auch eines Colonabschnittes zur Überbrückung des Defekts empfohlen. Die interponierte Dünndarmschlinge soll a) als mechanisches Reservoir funktionieren, b) die oesophagoduodenale Passage herstellen und die ernährungsphysiologisch unerwünschte Umgehung des Duodenums vermeiden und c) eine Refluxoesophagitis verhüten. In jedem Falle ist abzuwägen, ob funktionelle Gesichtspunkte die Vergrößerung des operativen Eingriffs und das höhere Operationsrisiko rechtfertigen. Man wird sich deshalb nur bei prognostisch als relativ günstig beurteilten Geschwülsten dazu entschließen (Übersicht bei LARGIADER u. SÄUBERLI, 1972).

Als *palliative Operationen* bei Stenose des Mageneingangs werden Ernährungsfisteln (Gastrostomie) angelegt, bei Stenose des Magenausgangs eine Gastrojejunostomie. Wenn es technisch möglich und dem Kranken zuzumuten ist, verdient die Resektion auch als palliativer Eingriff den Vorzug vor Ernährungsfisteln und Umgehungsanastomosen. Diese können jedoch zweckmäßig sein, um eine ausreichende Ernährung zu sichern, wenn eine Strahlentherapie versucht werden soll.

Die *operative Behandlung von Metastasen* des Magenkrebses hat geringe praktische Bedeutung. Es kommt gelegentlich vor, daß ein Magencarcinom sich zuerst durch Metastasen im Ovar manifestiert, die für einen primären Ovarialtumor angesehen und unter dieser Diagnose operiert werden. Auch die Operation von spät auftretenden Lungenmetastasen kann angezeigt sein, wenn andere Metastasen fehlen. Nach einer Sammelstatistik von SAEGESSER et al. (1971) hatten 10 oder 0,9% von 1135 operativ behandelten Patienten mit Lungenmetastasen Absiedlungen eines Magenkrebses. Davon überlebten 6 mindestens 1 Jahr und 1 mehr als 3 Jahre. Dauerheilungen sind bisher nicht bekannt geworden

Die Spätergebnisse sind in einem anderen Kapitel beschrieben. Bezüglich der präoperativen Vorbereitung und der postoperativen Betreuung muß auf die chirurgische und anästhesiologische Spezialliteratur verwiesen werden.

XIII. Strahlentherapie

Das Adenocarcinom des Magens gilt als strahlenresistent, so daß gewöhnlich der Versuch einer radiologischen Behandlung gar nicht erst begonnen wird. Einige Studien deuten darauf hin, daß die Situation zu pessimistisch beurteilt wird. Die Tabelle 45 zeigt die Überlebensraten nach Strahlentherapie inoperabler Magentumoren. Eine Verlängerung der Lebenserwartung im Vergleich zu unbehandelten Magenkrebsen darf als sehr wahrscheinlich angenommen werden (NORDMAN u. KAUPPINEN, 1972), wenn keine Fernmetastasen vorliegen.

Da die Mehrzahl der Kranken mit Magenkrebs in fortgeschrittenem Stadium in ärztliche Behandlung kommt und nur eine Minderzahl erfolgreich operiert werden kann, verdient die Strahlentherapie mehr Beachtung. Sie kommt in Frage bei lokal vorgeschrittenen Geschwülsten ohne Fernmetastasen und bei Rezidiven. Stenosen durch Anastomosenrezidiv können palliativ für mehrere Wochen bis Monate behoben werden.

Die Kombination der Strahlentherapie mit dem Antimetaboliten 5-Fluoruracil (5-FU) wurde in zwei kontrollierten klinischen Versuchen mit zufälliger Verteilung der Patienten auf die Behandlungsgruppen untersucht. In beiden Serien zeigte sich, daß die Zusatzbehandlung mit 5-FU die Überlebenszeit positiv beeinflußte. Die Toxicität ist allerdings ein limitierender Faktor.

Die Anwendung schneller Neutronen ist noch in der Phase klinischer Erprobung.

Die präoperative Bestrahlung führt in Abhängigkeit von der Tumordosis zu eindrucksvollen histologischen Veränderungen, doch liegen keine Ergebnisberichte vor (Hoshi, 1968). Die postoperative Strahlentherapie bringt anscheinend keine Vorteile (Sauerbrey u. Reinhold, 1963).

Tabelle 45. Überlebensrate nach Strahlentherapie inoperabler Magenkrebse

Autor/Jahr	Anzahl	Überlebende nach 1 Jahr	3 Jahren	5 Jahren
Sauerbrey u. Reinhold, 1963	139	45 (32 %)	12 (8,6 %)	8 (5,8 %)
Wieland u. Hymmen, 1970	106	24/100 (24 %)	9/82 (11 %)	5/72 (7 %)

Tabelle 46. Mittlere Überlebenszeit des inoperablen Magenkrebses unter Therapie mit Strahlentherapie (etwa 3500 bis 4000 rad Herddosis) in Kombination mit Placebo und 5-Fluoruracil (nach Childs et al., 1968 und Moertel et al., 1969)

Autor/Jahr	Mittlere Überlebenszeit (Monate) Placebo	5-FU
Childs et al., 1968	5,7	11,6
Moertel et al., 1969	5,9	13,0

Anmerkung: Es handelt sich z. T. um die gleichen Patienten einer fortgesetzten Studie.

XXIV. Chemotherapie

Die cytostatische Chemotherapie des Magencarcinoms befindet sich im Stadium der klinischen Erprobung. Die Ergebnisse der isolierten Anwendung *eines* Medikaments sind unbefriedigend (s. Tabelle 47).

Tabelle 47. Remissionsraten der Chemotherapie mit *einem* Mittel bei fortgeschrittenem Magencarcinom (nach Angaben von Livingston u. Carter, 1970 und Sellei et al., 1970)

Medikament	Anzahl der Patienten behandelt	gebessert	Prozentsatz der Remissionen
Mechloräthamin	20	6	30
Chlorambucil	18	3	17
5-Fluoruracil (5-FU)	261	70	27
Hydroxyurea	31	6	19
Mitomycin C	143	46	32
Proresid	10	3	30

Von den meisten Sachkennern wird 5-FU für das beste Mittel gehalten, aber dennoch zur regelmäßigen Anwendung nicht empfohlen, weil die Remissionen selten und kurzdauernd sind, aber die häufigen Nebenwirkungen den Patienten sehr belasten (Boesen u. Davis, 1969; Abasov u. Nadzharov, 1968). Das dem 5-FU verwandte 5-Fluordesoxyuridin bringt keine praktischen Vorteile (Moertel u. Reitemeier, 1969). Mitomycin C ist in der Wirksamkeit wie in der Toxicität dem 5-FU vergleichbar (Moertel et al., 1968).

Die Kombination mehrerer Cytostatika hat sich beim Magenkrebs, anders als bei den malignen Lymphomen, der Anwendung eines einzigen Mittels gegenüber nicht als vorteilhaft erwiesen (WILKEN u. THOMSON, 1966; REITEMEIER et al., 1970; PRICE u. GOLDIE, 1971; CARAYON et al., 1971; GAILANI et al., 1972).

Der klinische Nutzen des 5-FU wurde aber sicher unterschätzt, da es gerade bei den Antimetaboliten, welche nur in bestimmten Phasen des Zellteilungscyclus angreifen, sehr auf die Applikationsweise ankommt. Beim Magenkrebs zeigte sich eine beträchtlich bessere Relation von Erfolg zu toxischen Nebenwirkungen, wenn das Mittel nur einmal wöchentlich injiziert wurde (Dosis 15 mg/kg Körpergewicht als rasche intravenöse Injektion). Objektive Remissionen wurden bei 16 von 42 Patienten (38%) beobachtet (JACOBS et al., 1971). CLINE (1971) empfiehlt, zuerst einen Versuch mit 5-FU zu machen und bei Ausbleiben einer Regression eines der alkylierenden Mittel (z. B. Chlorambucil) anzuwenden und erst dann — bei weiterem Mißerfolg — das Methotrexat oder Mitomycin C einzusetzen. Größere Erfahrungen mit einer solchen Sequenztherapie stehen noch aus.

Die *Zusatztherapie* mit Cytostatika zur radikalen oder palliativen Entfernung des Tumors wurde erprobt, um die — auch bei scheinbar radikaler Operation — enttäuschenden Ergebnisse der chirurgischen Therapie zu verbessern. Diese „chemotherapeutische Rezidivprophylaxe" *scheint* die Sterblichkeit zu vermindern, wenn hohe Dosen Cyclophosphamid angewandt werden, die eine Leukopenie herbeiführen (KARRER, 1967). Positive Berichte über die Zusatzbehandlung mit Mitomycin C in hohen Dosen und unterstützt durch homologe Knochenmarktransplantation kamen aus Japan (HATTORI et al., 1964, 1966), wurden aber bisher von anderen nicht bestätigt. DRIESSENS (1969) beurteilt die Resultate der Zusatzbehandlung mit Nitromin®, Thiophosphoramid, Sarcolysin® und Cyclophosphamid nicht als überzeugend. Auch die sehr sorgfältigen Langzeitbeobachtungen der Kombination von radikaler und palliativer Resektion des Magenkrebses mit Thio-TEPA berechtigen nicht zur allgemeinen Empfehlung dieser Therapie (LONGMIRE et al., 1968; DIXON et al., 1971).

Die Zusatzbehandlung mit 5-Fluoruracil verzögert das Auftreten von Wiedererkrankungen des infiltrativ wachsenden Adenocarcinoms um 1 bis $1^1/_2$ Jahre (BLOKHINA et al., 1972).

XXV. Unspezifische palliative und symptomatische Therapie

Da die Heilung des Magenkrebses als Ausnahme, nicht als Regel anzusehen ist, haben die spezifischen, d. h. gegen den Tumor unmittelbar gerichteten operativen, radiologischen und chemotherapeutischen Maßnahmen überwiegend palliativen Charakter. Daneben spielt die unspezifische Behandlung eine wichtige, jedoch leider etwas vernachlässigte Rolle. In der Krebstherapie wird der Erfolg gewöhnlich an Heilungsziffern gemessen und kaum an der Verlängerung des Lebens unter erträglichen Bedingungen. Niemand geht bei der Betreuung von Kranken mit Herzinfarkt, Lebercirrhose oder chronischer Niereninsuffizienz davon aus, man könne diese Krankheiten heilen, sondern das Ziel der Bemühungen ist es, ihre Progression aufzuhalten, Komplikationen entgegenzuwirken, Beschwerden zu lindern und das Leben zu verlängern. In der Krebstherapie wird die Bedeutung dieser Ziele vielfach unterschätzt, daher werden inkurable Kranke zu oft und zu früh aufgegeben und die Betreuung des unheilbaren Kranken vom Spezialisten rasch an den Hausarzt abgegeben.

Unspezifische Behandlung vermag vielleicht das Leben nicht sehr zu verlängern, kann aber viel tun, es erträglich zu gestalten. Ein Nebenergebnis kontrollierter klinischer Versuche zur vergleichenden Beurteilung konkurrierender Behandlungsverfahren ist die bessere allgemeine Betreuung und Pflege für alle Kranken in einem derartigen Versuch. Auch wenn das geprüfte Verfahren sich nicht als überlegen erweist, werden Komplikationen und Begleitkrankheiten sorgfältiger beobachtet und behandelt. Die unmittelbare Todesursache des Krebskranken ist meist nicht die Geschwulst selbst, sondern bakterielle Infektionen und thromboembolische Komplikationen. Der unheilbare Krebskranke hat den gleichen Anspruch wie andere Kranke mit irreversiblen chronischen Leiden, daß Arzt und Pflegepersonal derartige Komplikationen verhüten und behandeln.

Schmerzen stehen beim Magenkrebs nicht im Vordergrund der Symptomatik und sind selten so heftig, daß sie Opiate erfordern. Heftige Schmerzen treten auf bei Infiltration der Nervenplexus durch retroperitoneale Ausbreitung der Geschwulst, bei Knochenmetastasen und den seltenen Hirnmetastasen. Symptomatische Strahlentherapie scheint die wirksamste Behandlung zu sein und sollte versucht werden, ehe man zu Opiaten greift. Bei anhaltenden unerträglichen Schmerzen ist es ratsam, einen Neurochirurgen zu konsultieren und eine Chordotomie in Erwägung zu ziehen.

Die *Anämie* hat meist mehrere Ursachen: Blutverluste, verringerte Erythropoese und vermehrte Hämolyse. Orale Eisentherapie richtet wenig aus; eine parenterale Eisenapplikation (z. B. Jectofer) ist anscheinend wirksamer. Kobaltbehandlung gilt heute als obsolet. Bluttransfusionen sind am besten geeignet, zumindest eine Progredienz der Anämie aufzuhalten. Normalisierung des Blutbildes gelingt gewöhnlich nicht oder doch nur für kurze Zeit, z. B. in der präoperativen Vorbereitung des ausgebluteten Kranken. Dem Magenkrebs geht zuweilen eine perniziöse Anämie voraus, die in üblicher Weise mit Vitamin B_{12} (Cyanocobalamin, Hydroxycobalamin) behandelt wird. Manchmal war sie vor der Entdeckung des Magenkrebses nicht bekannt und wird leicht übersehen, weil Eisenmangel und chronische Blutung das typische Bild verwischen. Es empfiehlt sich daher, auf empfindliche Zeichen der Perniciosa zu achten (Makrocytose, erhöhtes Erythrocytenvolumen, herabgesetzte Vibrationsempfindung an den Fußknöcheln).

Ascites infolge Peritonealcarcinose ist häufig. Punktionen sollten nur vorgenommen werden, wenn sie unvermeidlich sind, denn sie bedeuten einen erheblichen Eiweißverlust. Die intraperitoneale Instillation von Cytostatika (z. B. Trenimon®) oder radioaktivem Goldkolloid reduziert die Ascitesbildung, wenn eine miliare Carcinose vorliegt. Bei grobknotiger Carcinose sind sie meist unwirksam. Mit stark wirksamen Diureticis (z. B. Lasix) kann die Ascitesbildung zuweilen aufgehalten werden.

Ikterus kann seine Ursache haben in a) Lebermetastasen oder b) Kompression des Ductus choledochus durch Lymphknotenmetastasen, durch Metastasen im Pankreaskopf oder seltener durch den Primärtumor selbst. Lebermetastasen, die zu rascher Vergrößerung des Organs mit Verdrängungserscheinungen und zu Ikterus geführt haben, sind eine Indikation für die symptomatische Strahlentherapie. Cytostatika sind gewöhnlich wirkungslos. Auch ihre Infusion durch die Arteria hepatica oder die Vena umbilicalis gibt keine ermutigenden Resultate. Bei Kompression des Ductus choledochus kann eine Strahlenbehandlung vorübergehende Besserung herbeiführen. Die Anlage einer Umgehungsanastomose bedeutet gewöhnlich ein zu großes operatives Risiko und sollte nur erwogen werden, wenn isolierte Metastasen im Leberhilus vorliegen.

Exsiccose stellt sich insbesondere bei einer Stenose von Pylorus oder Antrum bald ein. Sie erfordert Überwachung des Wasser- und Elektrolythaushalts und entsprechende parenterale Substitution.

Gewöhnlich bildet sich beim inkurablen Krebs schließlich eine *Kachexie* heraus, auch wenn keine Stenose die Nahrungsaufnahme behindert. Ihre Pathogenese ist komplex und nicht völlig aufgeklärt. Fernwirkungen des Tumors spielen wahrscheinlich dabei eine gewisse Rolle. Parenterale Ernährung, Bluttransfusionen, sowie Anabolica (z. B. Deca-Durabolin) können den Prozeß aufhalten.

Sorgfältige Pflege ist ein wesentliches Element der Behandlung. Durch aktive und — wenn diese nicht möglich ist — passive körperliche Bewegung und geeignete Lagerung lassen sich Decubitalulcera gewöhnlich vermeiden. Besondere Aufmerksamkeit gilt der rechtzeitigen Erkennung von Thrombosen und von bakteriellen Infektionen der Atem- und Harnwege.

Während des ganzen Verlaufs der Erkrankung vom ersten Verdacht einer Krebserkrankung bis zum Ende des Leidens ist die *psychische Führung* des Kranken und seiner Angehörigen eine wichtige Aufgabe des Arztes und seiner Mitarbeiter.

Der Patient macht im Verlauf der Krankheit mehrere Phasen psychischer Reaktionen durch (MILTON, 1973). In der ersten stehen im Vordergrund: Angst vor der Krankheit und auch vor der Behandlung und ihren Folgen; Zweifel, ob ihm die Wahrheit gesagt wird; und der Verdacht, daß die Dinge schlechter stehen, als ihm mitgeteilt wird. In der zweiten Phase, wenn dem Patienten klar geworden ist, daß er an Krebs erkrankt ist, entwickeln sich Selbstbedauern und ein Ressentiment, daß dies gerade ihn treffen mußte. In der dritten Phase hat der Kranke erkannt, daß er unheilbar ist (dies muß natürlich nicht zutreffen) und leidet unter dem zunehmenden Gefühl der Isolierung, welches durch das Verhalten der Ärzte, des Pflegepersonals und der Angehörigen oft noch verstärkt wird.

Zu den Mechanismen der Selbstverteidigung gehört in erster Linie das Leugnen der Wirklichkeit. Es zeigt sich zuweilen in einem überraschend guten, ja scheinbar heiteren Stimmungszustand, der plötzlich von einer Phase der Depression, Indifferenz und Lethargie abgelöst werden kann.

Geht man davon aus, daß fast alle Magenkrebskranken früher oder später ihrer Krankheit erliegen, ja daß die Mehrzahl nicht einmal 1 Jahr überlebt, so scheint uns offensichtlich, daß man nicht gut daran tut, den Kranken zu belügen. Das heißt natürlich nicht, man müsse ihm sogleich und unverblümt sagen, wie die Lage und die Heilungsaussichten sind. Aber sicher verliert der Patient, dem vor der Operation gesagt wird, es handele sich um ein harmloses Leiden und er würde gewiß wieder ganz gesund, das Vertrauen zum Arzt, wenn sich nach kurzer Zeit herausstellt, daß es ihm nicht besser geht oder wenn bald ein Rezidiv eintritt.

Das Vertrauen des Patienten in die Aufrichtigkeit des Arztes wird auch gefährdet, wenn dieser in Abwesenheit des Kranken mit den Angehörigen spricht und ihnen etwas anderes sagt als dem Kranken.

Der Arzt sollte sich mit Verständnis und Aufrichtigkeit dem Problem nähern und sich genügend Zeit nehmen, mit dem Kranken alle seine Sorgen zu erörtern. Vielfach scheuen sich die Kranken, ihre Furcht zu äußern und bringen ihre Sorgen erst im wiederholten Gespräch zum Ausdruck. Es scheint uns besser, wenn der Arzt auf jede Einzelfrage sachlich eingeht, anstatt mit allgemeinen, oberflächlichen Worten darüber hinwegzugehen.

Der sterbende Patient ist besonders isoliert. Oft liegt er in einem Einzelzimmer und spürt, daß die Besuche der Ärzte und Schwestern seltener und kürzer werden, fast als empfänden sie ein Schuldgefühl; in der Tat bedeutet ein todkranker Patient einen Mißerfolg und löst das Gefühl des Versagens und der Ohnmacht aus. Auch die Familie fühlt sich am Krankenbett unbehaglich, weicht ernsthafter Diskussion der Lage aus, flüchtet zu oberflächlichem Trost und verkürzt ihre

Besuche, scheinbar um den Kranken zu schonen. Die Adaptation des Patienten an seine Situation wird dadurch nicht erleichtert.

Nie sollte der Kranke merken, daß er aufgegeben ist. Dieses wird oft zum ersten Mal für ihn spürbar, wenn er wegen eines Rezidivs oder einer Progression den Chirurgen wieder aufsucht, der ihn operiert hat, und dieser ihn ohne sachliche Aufklärung zum Hausarzt zurückschickt. Deshalb sollte der Kranke bis zum Ende sorgfältige Pflege erhalten, sollte eine symptomatische Behandlung angewandt werden, und vor allem braucht er die verständnisvolle Zuwendung und auch die Zeit des Arztes mindestens ebenso sehr wie ein anderer, der weniger schwer krank ist.

XXVI. Endergebnisse und Prognose

A. Endergebnisse

Die deprimierende Situation in der Erfassung und Behandlung des Magenkrebses wird nur aus der Betrachtung regionaler Statistiken erkennbar, denen der Fehler der Selektion klinischer Berichte nicht anhaftet. Eine Analyse aus mehreren regionalen Statistiken (Dänemark, Finnland, England und Wales, Frankreich, Norwegen, USA) findet sich bei Pedersen (1964). Allerdings sind die Daten über die Schicksalsverfolgung der Patienten sehr lückenhaft (nur 65 bis 80% wurden ausreichend kontrolliert), ausgenommen die aus Norwegen. In den Jahren 1953 bis 1956 wurden dort von den unter 60jährigen etwa 48%, von den älteren Patienten nur 29% chirurgisch behandelt. Die korrigierten (nach der durchschnittlichen Lebenserwartung bereinigten) Überlebensraten betrugen im gleichen Zeitraum nach 5 Jahren ungefähr 13% in der Altersklasse bis unter 60 Jahre und etwa 8% im höheren Alter. In England und Finnland waren die Überlebensraten noch niedriger. Von 5441 Kranken, die in den Jahren 1950 bis 1959 in der Region Birmingham registriert wurden, wurden 26,5% radikal, 15,9% palliativ und 36,5% nicht operativ behandelt, während in 21,1% eine explorative Operation vorgenommen wurde (Brookes et al., 1965). Die 5-Jahreüberlebensrate betrug 4,9%. Sie war höher bei den radikal operierten Patienten (15,6%) als in den anderen Gruppen (0,2 bis 1,4%). Die durchschnittliche Resektionsrate betrug in Connecticut in den Jahren 1935 bis 1954 40,9% von fast 5400 Kranken, die unbereinigte Überlebensrate nach 5 Jahren 6,7%. In der Periode von 1945 bis 1954 stieg die Überlebensrate gegenüber der Vorperiode (männlich 8,2 gegenüber 5,5%, weiblich 7,2 gegenüber 4,6%). Die Ergebnisse entsprechen dem Durchschnitt nordamerikanischer Behandlungszentren. Die Steigerung der Überlebensraten ist in erster Linie das Ergebnis der Senkung der postoperativen Letalität (Ederer et al., 1960). Berger (1965) berichtet über die Behandlungsergebnisse des Magenkrebses in der DDR im Jahre 1953. 7127 Neuerkrankungen wurden registriert, davon 38,5% histologisch gesichert. Die Operationsrate betrug 59,2%, die Resektionsquote 28,3%. Die postoperative Sterblichkeit in den ersten 3 Wochen nach der Radikaloperation betrug 23,5% und stieg stark mit dem Lebensalter. Es überlebten 1 Jahr 20%, 2 Jahre 12,0%, 3 Jahre 9,0%, 4 Jahre 7,4% und 5 Jahre 6,3%. Die 5-Jahreüberlebensrate der radikal Operierten war mit 18,6% bedeutend höher. Ähnliche Ergebnisse teilen Slungaard u. Weber-Laumann (1965) aus Norwegen mit, während in Kanada die Therapieresultate anscheinend etwas besser sind, nämlich 26,4% nach Resektion (Barclay, 1966). Die Ursache liegt wohl in der niedrigeren postoperativen Sterblichkeit (11,6% nach kurativer Resektion). Alle Bemühungen um die Früherfassung und die Verbesserung von

Diagnostik und Therapie müssen daran gemessen werden, ob sie die Mortalität an Magenkrebs in der Bevölkerung oder die Letalität der Erkrankten herabsetzen. Allein die Entdeckung einer höheren Anzahl früher Carcinome oder die Steigerung der Resektionsrate ist kein Beweis für die Effektivität der Maßnahmen.

B. Verlauf des unbehandelten Magenkrebses

Die Lebenserwartung des unbehandelten Magenkrebses ist niedrig. Nach Angaben bei EVERSON u. COLE (1966) fanden FORBER 12,2 Monate, HARNETT 9,8 Monate und NATHANSON u. WELCH 13 Monate als mittlere Lebensdauer vom klinischen Beginn an. Eine sorgfältige Analyse von TROMPKE et al. (1955) (dort auch erschöpfende Literaturübersicht) ergab Tabelle 48.

Tabelle 48. Lebensdauer des nicht resezierten Magencarcinoms in Monaten (nach TROMPKE et al., 1965) bei 295 Patienten

Behandlung	Dauer der/des			Postoperative
	Anamnese	Überlebens	Krankheit	Letalität (%)
Laparotomie	5,8	3,1	8,9	17,1
Fisteloperation	6,5	2,6	9,1	32,1
Gastroenterostomie	5,2	4,4	9,6	27,2
keine	5,9	3,1	9,0	23,6[1]
Gesamt	5,8	3,3	9,1	

[1] Sterblichkeit im Krankenhaus

Nach POLLARD u. HENLEY (1955) ist die Krankheitsdauer vom ersten Symptom bis zum Tode wesentlich länger, nämlich 12,6 Monate für unbehandelte und 16,7 Monate für laparotomierte Patienten. Das mag mit der Sorgfalt der Erhebung der Anamnese zusammenhängen. Nach MOERTEL (1968) ist die Überlebensdauer inkurabler Patienten mit scirrhösem Carcinom länger als die von polypösen und ulcerösen Formen. Lange Vorgeschichte und geringer histologischer Malignitätsgrad als Zeichen langsam wachsender Geschwülste gehen mit höherer Lebenserwartung einher.

Spontane Regression gesicherter Magencarcinome ist extrem selten. EVERSON u. COLE (1966) fanden nur 4 Fälle in der Literatur, sämtlich nach Gastroenterostomie.

Das unbehandelte Magencarcinom ist also eine immer tödliche Erkrankung. Die Lebensdauer vom manifesten Krankheitsbeginn bis zum Tode ist kurz, allerdings fehlen Informationen über die Beziehung zwischen Lebenserwartung und Ausbreitungsstadium unbehandelter Krebse, so daß der wahre Gewinn an Leben dank der Operation schwer beurteilt werden kann. Der Wert von Früherkennung und radikaler Operation wird erkennbar aus GUTMANNs (1970) Mitteilung, daß von 19 frühen Carcinomen aus den Jahren 1935 bis 1937 noch 17 nach mehr als 30 Jahren lebten.

C. Prognostische Faktoren

Die Prognose des Magenkrebses hängt in erster Linie davon ab, ob der Tumor radikal operiert werden kann, also von der Operabilität und mehr noch von der Möglichkeit der Resektion. Nach der großen Statistik des Memorial Hospital for Cancer in New York (McNEER u. PACK, 1967) ist die Resektionsrate niedrig bei Kranken unter 40 und über 80 Jahren, bei denen mit sehr kurzer Vorgeschichte (s. auch LEMPINEN, 1971) und mit tastbarem Tumor. Sie betrug 55% bei Ulcussymptomatik gegenüber 47% bei allgemeinen Anämiesymptomen ohne Lokalbeschwerden und 41% bei unbestimmten Verdauungsstörungen.

Die Prognose wird wesentlich bestimmt von den Gefahren der unmittelbaren postoperativen Periode. Eine hohe Letalität findet sich bei Greisen, bei komplizierenden Begleiterkrankungen, sehr ausgedehnten Eingriffen und bei proximaler Resektion im Vergleich zur distalen Resektion (z. B. Lempinen, 1971).

Daten über die prognostischen Faktoren finden sich in vielen chirurgischen Statistiken und den wenigen regionalen Analysen (Amgwerd, 1969; Appleby, 1960; Barber et al., 1963; Bengmark et al., 1971; Berglund u. Borgström, 1968; Boeckl, 1963; Bucalossi et al., 1963; Burain et al., 1963; Burkhardt, 1969; Cantrell, 1971; Fedjuschin, 1963; Ferguson et al., 1963; Franke u. Häring, 1964; Gilbertsen, 1969; Goldsmith u. Ghosh, 1970; Günczler et al., 1968; Gütgemann et al., 1963; Häring u. Franke, 1970; Healey u. Botsford, 1964; Hoerr, 1964; Hoerr et al., 1966; Holder u. Grimsehl, 1960; Huber, 1966; Hüttl u. Faller, 1968; Inberg et al., 1965; Katsura u. Kaneko, 1970; Koga, 1970; Koga et al., 1969; Kuzma u. Dixon, 1966; Lagrot et al., 1969; Lumpkin et al., 1964; Mine et al., 1970; Muto, 1962; Muto et al., 1968; Nadler u. Carrera, 1964; Nakayama et al., 1963; Öhman u. Wetterfors, 1970; Pöntinen, 1963; Pygott, 1964; Reifferscheid, 1969; ReMine u. Priestley, 1966; Scheinin et al., 1968; Schreiber, 1966; Schreiber et al., 1966; Schreiber u. Bartsch, 1965; Schwaiger u. van Lessen, 1966; Walters u. ReMine, 1964; Zacho u. Fischermann, 1966). Im Laufe der Zeit sind die durchschnittlichen Ergebnisse ebenso wie die einzelner Kliniken besser geworden (z. B. Pedersen, 1964; ReMine et al., 1964). Das hängt mit den Fortschritten der allgemeinen Chirurgie und Anästhesie zusammen, die die postoperative Letalität senkten. Darüber hinaus breiteten sich solche Operationsverfahren aus wie die Gastrektomie oder transthorakale Eingriffe, so daß zuvor wegen ihrer Ausdehnung oder ihrer Lokalisation als inoperabel geltende Tumoren der Resektion zugänglich wurden.

Befall der regionären Lymphknoten, Tumordurchmesser über 4 cm und Übergriff der Geschwulst auf Nachbarorgane, niedriger histologischer Malignitätsgrad, Lokalisation an Kardia, Pylorus oder großer Kurvatur, Anacidität sind prognostisch ungünstige Faktoren (eingehende Analyse bei ReMine et al., 1964). Die größte Bedeutung haben anscheinend Lymphknotenbefall und Metastasierung. Das unterstreicht die Notwendigkeit einer Klassifikation nach Ausbreitungsstadien (s. S. 954).

Die prognostischen Merkmale sind natürlich nicht unabhängig voneinander, da z. B. ausgedehnte Operationen nur bei lokal fortgeschrittenem Geschwulstwachstum notwendig sind, so daß nur eine detaillierte Analyse der direkten und indirekten Korrelationen zwischen den Merkmalen eine eindeutige Aussage zuläßt. Bemühungen in dieser Richtung stehen noch ganz am Beginn (Vlasow et al., 1971).

Einige Merkmale sind gut bekannt, dazu gehört die *Dauer der Vorgeschichte*. Mit Recht wird die Forderung nach Früherkennung betont, doch bedeutet eine kurze Anamnese durchaus nicht frühe oder auch nur rechtzeitige Diagnose. Vielmehr führen rasch wachsende oder nach ihrer Lokalisation ungünstige Tumoren (z. B. der Kardia) den Kranken rasch zum Arzt, während langsam wachsende und daher der Diagnostik schwer zugängliche kleine Carcinome eine lange Vorgeschichte aufweisen können. Im Register der Region Birmingham sank die 5-Jahreüberlebensrate von 28% bei einer Symptomendauer von mehr als 3 Jahren auf 11%, wenn die Vorgeschichte kürzer als 3 Monate war (Brookes et al., 1965). Die mittlere Anamnesedauer betrug bei den radikal operierten Patienten

Tabelle 49. Klinische Heilungsziffer (Anteil der frei von Tumorsymptomen Überlebenden in %) in Abhängigkeit von verschiedenen Faktoren (aus GUMMEL et al., 1967)

| | Jahre nach Therapiebeginn | | | | | | | |
| | 1 | | 2 | | 3 | | 5 | |
	a	b	a	b	a	b	a	b
Geschlecht								
männlich	575	22,9	510	16,2	449	12,4	364	8,8
weiblich	365	23,3	331	17,6	294	13,3	223	10,7
Alter (Jahre)								
bis 49	75	15,6	68	16	61	13	50	10
50—59	209	19,1	183	17,5	163	12,9	137	10,2
60—69	404	25,9	361	14,4	318	14,2	243	8,6
über 70	252	32,2	220	15,3	201	10,4	157	10,2
Verschleppungszeit (Monate)								
bis 2	199	23,7	177	18,6	153	14,4	119	14,3
3— 5	286	21,6	259	18,5	224	14,7	171	11,7
6—11	270	20,6	241	13,2	219	11,4	174	6,9
über 12	153	26,1	137	16,8	124	11,3	105	6,7
Operation								
keine Operation	87	2	83	—	75	—	58	—
Laparotomie	240	3,4	208	1,4	180	—	142	—
distale Resektion	271	47,6	247	38,2	223	29,1	187	24,1
Gastrektomie	232	30,1	202	18,3	181	13,8	144	7,6
Kardia-Fundus-resektion	38	18,4	34	18	29	7	18	—
palliative Operation	72	—	65	1,5	53	—	36	—
Lokalisation								
Kardia	168	9,0	142	6,3	128	4,7	103	—
Fornix	36	17	31	10	28	4	25	—
Korpus	251	27,3	217	19,4	194	12,9	138	11,6
Antrum	337	31,3	315	23,5	264	20,4	215	15,4
Pylorus	32	28	29	21	24	21	22	23
ganzer Magen	114	9,9	104	4,8	95	3	84	2,4
BORRMANN-Typ								
I	73	48	62	35	57	30	45	18
II	161	33,3	133	29,4	112	22,3	89	20
III	193	35,4	175	26,8	161	19,2	128	14,1
IV	139	24,1	118	11,8	98	10	68	3
Stadium								
I	27	89	25	68	25	64	19	58
II	146	49,3	140	38,6	131	29,7	106	22,6
III	396	26,5	337	18,1	291	12,7	230	8,3
IV	322	0,9	295	0,7	256	0,4	202	0,5
Histologischer Typ								
schleimbildendes Adenocarcinom	33	18	32	16	29	10	23	4
Adenocarcinom	445	29,6	402	21,4	353	16,4	282	12,8
solides Carcinom	127	20,6	114	15,8	98	11	74	9
scirrhöses Carcinom	103	28,7	87	15	84	19	69	7
Sarkom	19	37	18	33	15	7	11	—

a = Ausgangszahl
b = Heilungsziffer

4,3 Monate, bei den inoperablen dagegen nur 2,5 Monate. Diese Beobachtungen, die sich leicht mehren lassen, schränken die Forderung nach rascher Diagnostik und früher Behandlung natürlich nicht ein.

Die Prognose des operierten Magencarcinoms ist abhängig von der *makroskopischen und mikroskopischen Wuchsform.* Umschrieben und expansiv wachsende

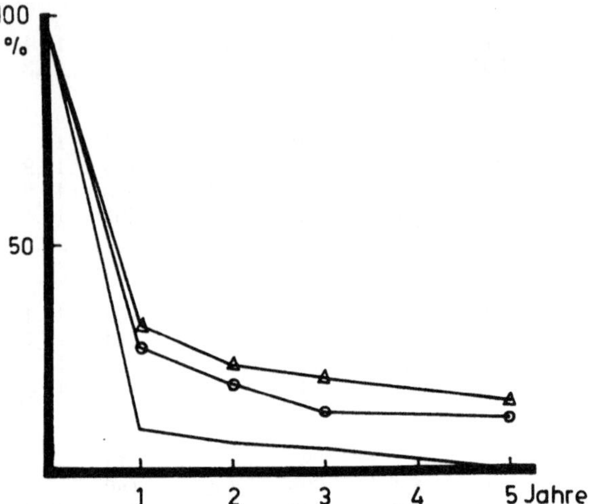

Abb. 29. Klinische Heilungsziffern in Abhängigkeit von dem Sitz des Tumors. ——— Kardia, — O— Korpus, —△— Antrum

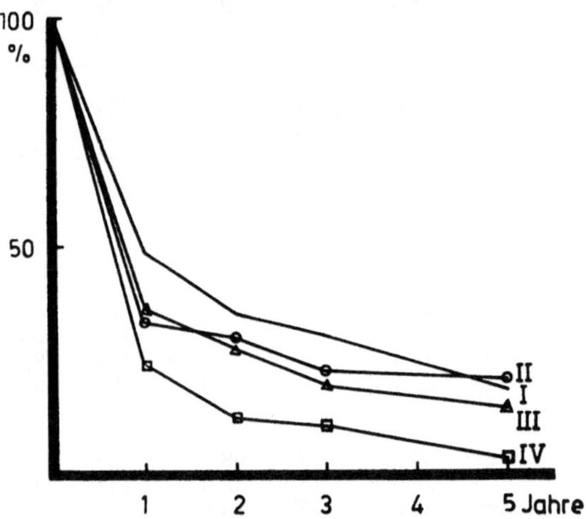

Abb. 30. Klinische Heilungsziffer in Abhängigkeit vom Wachstumstyp nach Borrmann. Typ I = polypöses Carcinom; II = polypös ulceröses Carcinom; III = ulcerös infiltrierendes Carcinom; IV = flach infiltrierendes Carcinom

Tumoren sind, gleiches Ausbreitungsstadium vorausgesetzt, prognostisch günstiger als diffus und infiltrativ wachsende. Scharfe Begrenzung des Tumorrandes ist ein günstiges Zeichen (Martin u. Kay, 1964). Differenzierte Adenocarcinome haben höhere Chancen auf Dauerheilung als undifferenzierte solide und scirrhöse Typen (Inberg et al., 1973), doch ist die anatomische Ausbreitung wichtiger als der histologische Typ (Hoerr et al., 1966).

Neuerdings werden entzündliche und reaktive Vorgänge als Ausdruck der „Abwehr" des Organismus stärker beachtet. Follikuläre Hyperplasie der regionären Lymphknoten und lymphocytäre Infiltration des Tumors gelten als Zeichen einer günstigen Abwehrreaktion des Wirts (BLACK et al., 1971), ebenso Fibrose und celluläre Stromareaktion (INOKUCHI et al., 1967; INBERG et al., 1973). LARMI u. SAXÉN (1963) unterscheiden die exsudative Form mit Nekrose im Tumor und peritumoraler entzündlicher Reaktion (günstige Prognose) vom produktiven Typ (Fibrose im infiltrierten Gebiet) mit ungünstiger Prognose.

Das wichtigste Merkmal für die Beurteilung der Prognose ist die Ausbreitung der Geschwulst, wobei die Metastasierung in die Lymphknoten wiederum größere Bedeutung hat als die lokale Infiltration des Carcinoms.

Die Abhängigkeit der Heilungsziffern von verschiedenen Faktoren in einer Spezialklinik zeigt Tabelle 49, die Abhängigkeit von der Lokalisation der Geschwulst Abb. 29 und vom Wachstumstyp nach BORRMANN die Abb. 30. Der Vergleich von verschiedenen Gruppen nach einer Resektion in Tabelle 50 soll über die für langes Überleben und für die postoperative Letalität nach Resektion verantwortlichen Faktoren unterrichten. Eine Sammelstatistik größerer operativer Serien demonstriert die Leistungsfähigkeit der radikalen Operation (Tabelle 51).

XXVII. Sarkom des Magens

Mesenchymale bösartige Geschwülste unterscheiden sich in Häufigkeit, Altersverteilung, im klinischen Verlauf und in den Heilungsaussichten von den epithelialen und verdienen nicht nur wegen der histologischen Struktur eine gesonderte Besprechung.

Ihre Pathologie wurde im Zusammenhang mit der Morphologie des Carcinoms an anderer Stelle abgehandelt (s. S. 891).

A. Häufigkeit

Die Häufigkeit der Sarkome ist nicht leicht zu bestimmen, und verschiedene Quellen geben sehr unterschiedliche Daten an. Das hängt von den Selektionsfaktoren ab. In den Obduktionsstatistiken fehlen die geheilten Geschwülste, in den klinischen oft die inoperablen, die nicht histologisch untersucht wurden. Als zuverlässig dürfen nur unausgewählte Ziffern aus einem territorialen Krebsregister gelten. Diese verdanken wir WILDNER u. KLEIN (1968). Sie fanden unter den in der DDR von 1956 bis 1960 gemeldeten 40481 bösartigen Geschwülsten des Magens 236 Sarkome oder 0,6% (Tabelle 52). Zu bedenken ist auch bei diesen Angaben, daß nicht bei allen Geschwülsten eine histologische Untersuchung vorgenommen wurde und die histologisch nicht geklärten gewöhnlich als Carcinom bezeichnet werden. Die Häufigkeit der Sarkome ist anscheinend in klinischen Statistiken meist höher (Tabelle 53). Nach SCHREIBER u. BARTSCH (1964) hat der Anteil der Sarkome unter den in der Bonner Chirurgischen Universitätsklinik behandelten bösartigen Magentumoren von 1,1% in den Jahren 1928 bis 1948 auf fast 5% im Jahre 1962 zugenommen, ohne daß ein Grund dafür angegeben werden könnte. Man darf vermuten, daß eine exaktere morphologische Klassifikation dazu beigetragen hat, weisen doch SALMELA u. TALLQUIST (1967) darauf hin, daß eine Kontrolle der Präparate sehr oft zu einer Revision der Diagnose führte.

Die wichtigsten Typen sind a) die vom lymphoreticulären Gewebe ausgehenden Lympho- und Reticulumsarkome, dazu das sehr seltene Plasmocytom und die Lymphogranulomatose, und b) die Leiomyosarkome. Sie werden deshalb auch

Tabelle 50. Vergleich von verschiedenen Gruppen nach Resektion des Carcinoms
(Angaben in %) (aus GUMMEL et al., 1967)

Anzahl N = 100 %	A 57	B 155	C 120
Geschlecht			
männlich	60	59,4	63,3
weiblich	40	40,6	36,7
Alter (Jahre)			
bis 39	—	1,9	3,3
40—49	9	1,3	5,0
50—59	26	19,4	25,0
60—69	37	47,1	41,7
70—79	28	28,4	24,2
über 80	—	1,9	0,8
Diagnoseverzögerung			
durch den Patienten < 1 Monat	76	64,2	60,9
durch den Arzt < 1 Monat	46	32,4	27,8
Verschleppungszeit < Monate (vom ersten Symptom bis zur Therapie)	66	60,0	55,1
Operationsmethode			
partielle Resektion	81	36,1	53,4
Gastrektomie	19	63,9	46,6
erweiterte Operation	35	74,7	62,7
Lokalisation			
Kardia	—	13,6	11,7
Fornix	2	5,2	0,8
Korpus	27	32,2	19,2
Antrum	59	33,5	48,3
Pylorus	9	2,6	10,0
ganzer Magen	4	12,9	10,0
BORRMANN-Typ			
I	16	6,6	8,4
II	39	28,7	19,6
III	37	39,0	37,4
IV	4	25,0	31,8
Ulcuscarcinom	4	0,7	2,8
Lokale Ausdehnung			
Tumor beschränkt auf Mucosa	25	3,2	0,8
Tumor infiltriert Muscularis	39	21,4	24,2
Tumor erreicht Serosa	20	22,1	20,8
Tumor durchbricht Serosa, Übergriff auf Nachbarorgane	16	53,3	54,2
Lymphknoten (LK)			
histologisch frei	72	33,4	24,8
Lymphknoten befallen	26	65,1	69,7
Lymphknoten- und Lebermetastasen	2	1,5	5,5
Stadium			
I	20	1,3	—
II	43	22,7	20,8
III	34	67,5	63,3
IV	2	7,1	13,4
Rezidiv nach Operation außerhalb	2	1,3	2,5
Histologie			
schleimbildendes Adenocarcinom	2	4,0	4,3
Adenocarcinom	67	58,9	52,1
solides Carcinom	13	16,5	19,6
scirrhöses Carcinom	9	15,2	21,4
maligner Polyp	8	0,7	0,9
Sarkom	—	3,3	1,7
seltene Tumoren	—	0,7	—

A = 57 Patienten, die frei von Tumorsymptomen 5 Jahre überlebten
B = 155 Patienten, die in der Klinik starben
C = 120 Patienten, die lebend entlassen wurden und im ersten Jahr nach der Operation verstarben

Tabelle 51. Operabilität, Resektionsquote, Klinikgesamtmortalität und 5-Jahresüberlebensziffern repräsentativer Statistiken des internationalen Schrifttums (Zusammenstellung H. HEYMANN, München) (aus HOLLE, 1968)

Autoren	Anzahl der Patienten	Zeitraum	Operabilitätsquoten (%)	Resektionsquoten (%)	Klinikmortalität (%)	5-Jahresüberlebensziffer (%)
GÜTGEMANN u. SCHREIBER (1964)	474	1928—1948	73,6	31,4	22,8	13,2
WINKELBAUER (1957)	400	1950—1957	89	59	16,5	21
SPATH u. CESNIK (1962)	947	1940—1946	86	42,1	20,5	—
UNGEHEUER (1960)	656	1949—1956	86	40	36	—
BERKSON et al. (1952)	1201	1902—1916	60	22	—	14,8
		1940—1949	80	44	8,0	
LAWTON et al. (1951)	1004	1931—1947	62,8	17	—	
BROWN u. KANE (1952)	406	1940—1945	68		9	4,7
MAIMON u. PALMER (1948)	466	1927—1944	83,5		16,3	7,1
WELCH u. ALLEN (1943)	457	1937—1941	77	53	11	7
HOLDER u. GRIMSEHL (1960)	1430	1943—1959	93,5	44,7	28,3	5,8
BEAL u. HILL (1956)	557	1932—1954	96	46,1		9,3
RANSOM (1947)	1264	1934—1940	55,5	35,9		
		1941—1946	64,4	36,3		
GUISS (1951)	2891	1930—1949	41	25,4	33,8	
SHANON et al. (1956)	1201	1936—1939	57,3	48,6	10,3	12,5
		1946—1949	85,4	73,3		
BURIAN et al. (1963)	1370	1946—1961	93	40		10
MARKUS u. LILL (1952)	689			47	17	13
FINSTERER (1952)	3020			62,6	19,1	11,5
BOEREMA (1954)				43,5—71		
DENCK u. HELMER (1958)	1924	1950—1957		43,2	27,6	8,5
TOMODA (1959)	159				4,4	35—40
HARTMANN u. GERHARDT (1964)	871	1951—1960	88	37	32,9	8
LORANGE (1948)	1675	1919—1946	42	12		3
SLUNGARD u. WEBER-LAUMANN (1965)	372	1953—1957	46	37		6,5
HOLLE (1966)	805	1953—1966		56,7	20,7	11,9
HEGEMANN u. SCHAUDIG (1966)	1165	1949—1964	91,4	51,1	1949—1957: 25 1958—1964: 13,2	10,1

[1] Unter *Heilungsziffer* versteht man die Überlebenszeit der Resezierten mit gesichertem Carcinom.

getrennt besprochen. Daneben gibt es schwer zu differenzierende Sarkome niedrigster Gewebsreife (Rundzellsarkom, Spindelzellsarkom usw.), differenzierte Sarkome höherer Gewebsreife (Fibrosarkom, Myxosarkom, Fibroliposarkom, Angiosarkom, neurogene Sarkome). Diese interessieren mehr den Morphologen als den Kliniker (Übersicht bei Wanke, 1971).

Die relative Häufigkeit der verschiedenen Formen des Sarkoms zeigt Tabelle 54. Zwischen 50 und 70% entfallen auf die lymphoreticulären Geschwülste. Wenn bei Palmer (1963) das Lymphosarkom und bei Wildner (1960) das Reticulumzellsarkom an der Spitze der Häufigkeitsskala steht, so zeigen sich darin nicht so sehr Unterschiede in der wahren Häufigkeit dieser Geschwülste, sondern solche

Tabelle 52. Häufigkeit des Magensarkoms in der DDR, 1956 bis 1960, nach Wildner u. Klein (1968)

Geschlecht	Alle malignen Neoplasmen	davon Sarkom absolut	%
Anzahl			
beide	40 481	236	0,58
männlich	23 507	129	0,55
weiblich	16 974	107	0,63
Incidenz auf 10 000 der Bevölkerung			
beide	230,9	1,36	
männlich	299,1	1,65	
weiblich	175,5	1,11	
Geschlechtsverhältnis (aus der Incidenz)	1,7:1	1,5:1	

Tabelle 53. Relative Häufigkeit des Magensarkoms nach Literaturangaben

Autor (Jahr)	Carcinom	Sarkom	Relation (%)
Lexer (1910)	179	1	0,5
Balfour (1930)	4 112	47	1,1
Farmer (1957)	238	4	2,1
Gütgemann u. Schreiber (1960)	1 003	17	1,6
Wildner u. Klein (1968)	40 245	236	0,6
Kriedemann u. Mateev (1971)	etwa 1 300	30	3

der histologischen Klassifikation (Diskussion bei Wanke, 1971). In der englischsprachigen Literatur wird sehr oft überhaupt nicht zwischen den Differenzierungsformen der lymphoreticulären Neoplasmen unterschieden, sondern überwiegend nur von malignen Lymphomen gesprochen.

Bemerkenswert ist der niedrige Anteil von Leiomyosarkomen in Wildners Material. Man kann dies schwerlich allein damit erklären, daß auch bei diesen Gewächsen die Abgrenzung schwierig und strittig ist, so daß manche von einem Untersucher als neurogenes Sarkom, von einem anderen als Leiomyosarkom bezeichnet werden. Es mag also sein, daß tatsächlich regionale Unterschiede in der Verteilung auf die verschiedenen histologischen Typen der Magensarkome bestehen.

Wie beim Carcinom findet sich auch beim Sarkom ein Überwiegen des männlichen Geschlechts, freilich nicht so stark. Das zeigen die Daten aus der DDR, die es gestatten, das Geschlechtsverhältnis aus der Incidenz zu berechnen, also zuverlässiger als aus den absoluten Zahlen der Erkrankten, welche von der Bevölkerungsstruktur beeinflußt werden.

Alle Untersucher stimmen darin überein, daß das durchschnittliche Erkrankungsalter niedriger ist als beim Carcinom, so daß der Häufigkeitsgipfel um etwa 10 Jahre vorverlegt ist. NEUBURGER errechnete aus 440 Beobachtungen ein Durch-

Tabelle 54. *Histologische Typen des Magensarkoms nach Literaturangaben. Bei* PALMER *(1963) handelt es sich um eine klinische Sammelstatistik, bei* WILDNER *(1960) und bei* SALMELA *u.* TALLQUIST *um unausgewählte Daten aus dem Krebsregister der DDR bzw. Finnlands*

Histologischer Typ	PALMER		WILDNER		SALMELA	
	N	%	N	%	N	%
Lymphosarkom	210	42,0	29	12,3	35	55
Reticulumzellsarkom	44	8,8	102	43,2		
Plasmocytom	4	0,8	32	14,2		
Angiosarkom	21	4,2	7	3,0		
Leiomyosarkom	100	20,0	10	4,2	20	31
Neurogene Sarkome	6	1,2	7	3,0		
Myosarkom			1	0,4		
Spindelzellsarkom	40	8,0	10	4,2		
Gemischtzelliges Sarkom	2	0,4	9	3,8		
Lymphogranulomatose					2	3
nicht klassifizierbar	15	3,0	17	7,2	7	11
Gesamt	455	100	232	100	64	100

N = absolute Zahl

schnittsalter von 45,9 Jahren. Sarkome kommen jedoch in allen Lebensaltern vor und sind auch bei Kindern beschrieben worden. Der jüngste Patient war 3,5 Jahre, der älteste 91 Jahre alt.

B. Allgemeines zur Diagnostik

Für alle Sarkomformen gelten einige gemeinsame Gesichtspunkte. Es gibt keine typische Symptomatik, die eine Unterscheidung vom Carcinom gestattet.

Deshalb wird in der Regel vor der Behandlung die exakte Artdiagnose nicht gestellt, meist aber ein bösartiger Tumor angenommen. Als relativ charakteristische Kombination von diagnostisch brauchbaren Merkmalen gelten: jugendliches Alter, tastbarer Tumor, wenig beeinträchtigtes Allgemeinbefinden bei epigastrischen Beschwerden und Anämie (NEUBURGER). Diese relativ kennzeichnende Symptomatik ist aber durchaus nicht die Regel, vielmehr ist in den meisten Fällen die Geschwulst nicht tastbar. Als allgemeine Folgerung ergibt sich deshalb nur, daß auch bei jüngeren Menschen, selbst Kindern mit Oberbauchbeschwerden und/oder Anämie die Möglichkeit eines bösartigen Tumors diagnostisch erwogen werden muß.

C. Malignes Lymphom — lymphoreticuläre Geschwülste

Der angelsächsischen Praxis folgend, betrachten wir zunächst die malignen Lymphome als einheitliche Gruppe von Gewächsen und weisen anschließend auf die Besonderheiten der verschiedenen Formen hin.

1. Symptome

Naqui et al. (1969) geben für 100 Patienten folgende Häufigkeit der Symptome an:

Epigastrische Schmerzen	90	Hepatomegalie	11
Gewichtsabnahme	90	Splenomegalie	3
Übelkeit, Erbrechen	60	Begleitendes Ulcus duodeni	3
Anorexie	30	Fieber	8
Anämie	30	Dysphagie	4
Gastrointestinale Blutung	17	Achlorhydrie	9
Tastbare Geschwulst	30		

Nur in 15 Fällen wurde präoperativ die Diagnose eines malignen Lymphoms des Magens gestellt, doch in 55% zutreffend eine maligne Geschwulst angenommen. McNeer u. Berg (1959) gaben als häufigstes Symptom ein typisches Ulcussyndrom an. Therapieresistenz oder Änderung der Symptome (Gewichtsverlust,

Tabelle 55. Differentialdiagnostische Hinweise zur Röntgensymptomatik
nach Kriedemann u. Mateev (1971)

A. Exogastrisch wachsende Sarkome

Röntgenzeichen	Sarkom	Carcinom	gutartiger Tumor	Ulcus
Wandinfiltration	klein umschrieben	kann umschrieben sein	keine	Ulcuswall
Magenlumen	frei	in das Lumen vorwachsend	frei	frei
Nekrose außerhalb der Magenkontur	häufig große unregelmäßig begrenzte Krater	selten	selten	überragt das Niveau nur wenig
Magenform	ausgewalzt oder trichterförmige Ausziehung	kann verändert sein	bei großen Tumoren wie bei Sarkomen	Einziehung der gegenüberliegenden Wand
Penetration in Nachbarorgane	sehr häufig	häufig	keine Verdrängung	nur bei größeren Ulcera

B. Endogastrisch wachsende Sarkome

Röntgenzeichen	Sarkom	Carcinom	gutartiger Tumor
Füllungsdefekt	scharf, glatt oder auch polycyclisch begrenzt	wie bei Sarkom	wie bei Sarkom
Nekrosen	zentral oder exzentrisch	wie bei Sarkom	klein, meist zentral gelegen

C. Diffus infiltrierende Form

Röntgenzeichen	Sarkom	Carcinom	Faltenhypertrophie
Vergröbertes Faltenrelief	ausgedehnte Schleimhautwulstungen	unregelmäßige Schleimhautfalten und Verdickung der Magenwand	auch häufig gesamter Magen befallen
Ulcusnischen	häufig mehrere kleine Ulcera	sehr selten mehrere kleine Nischen	meist einzelne Ulcusnischen
Magenausgangsstenose	selten	häufiger	selten

Anämie) führen nach oft langer Vorgeschichte zur Diagnose eines bösartigen Tumors. Voznjuk u. Kičerman (1972) fanden als häufigstes Symptom Fieber, nämlich bei 19 von 32 Patienten.

Die Röntgenbefunde wurden bereits beschrieben. Zur differentialdiagnostischen Abgrenzung gegenüber Carcinom, Ulcus und gutartigen Geschwülsten kann die Tabelle 55 nach Kriedemann u. Mateev (1971) nützlich sein. Eine zuverlässige Röntgendiagnose ist nicht möglich, allenfalls kann ein malignes Lymphom vermutet werden.

2. Gastroskopie

Bei der Gastroskopie läßt sich ebenfalls häufig eine eindeutige Diagnose nicht stellen. Naqvi et al. (1969) geben an, daß bei 10 von 20 untersuchten Patienten ein Carcinom diagnostiziert wurde, in 5 Fällen war die Biopsie positiv. Endoskopische Befunde sind (Rösch et al., 1971): Starre breite Falten, nekrotisierende, oft multiple Tumoren oder Infiltration mit Stenose. Manchmal sieht man mehrere flache Ulcera auf der Kuppe von Riesenfalten, aber das Bild kann auch mit einem gutartigen Ulcus völlig übereinstimmen (Demling et al., 1972). Ein prospektiver Versuch von Nelson (1968, 1970) zur endoskopischen Diagnose des Magensarkoms ergab enttäuschende Schlußfolgerungen. Nur das Reticulumzellsarkom zeichnet sich durch einen recht charakteristischen Befund aus, der in 7 von 15 Fällen gesehen wurde, nämlich ein Vulkan-ähnliches Gebilde, ein in das Lumen hineinragender Tumor mit tiefem zentralem Krater.

Aus dem endoskopischen Befund kann also in der Regel die Diagnose eines malignen Lymphoms nicht gestellt, sondern allenfalls vermutet werden. Deshalb kommt der Biopsie und Cytologie große Bedeutung zu Alle erfahrenen Untersucher stimmen überein, daß es in der Mehrzahl der Fälle gelingt, durch Biopsie aus der Geschwulst oder durch cytologische Untersuchung, möglichst mit Hilfe gezielter Materialgewinnung, die Diagnose eindeutig zu sichern (Nelson, 1970; Rösch et al., 1971; Kasugai et al., 1970).

Laboratoriumsuntersuchungen tragen zur Diagnose kaum bei. Die Blutkörperchensenkungsgeschwindigkeit ist oft stark beschleunigt. Die Serumproteine zeigen Veränderungen wie bei Carcinom (Voznjuk u. Kičerman, 1972; Wolf et al., 1971).

3. Besondere Formen

Magenbefall bei generalisierten malignen Lymphomen. Im Verlauf einer primär extragastrischen Systemerkrankung des lymphoreticulären Gewebes kommt es gelegentlich zum Befall des Magens. Literaturangaben zufolge ist das nicht häufig:

Autor/Jahr	Anzahl	davon Magenbefall
Keller u. Hering (1973)	318	2 %
Stern (1971)	539	4,8 %
Bush u. Ash (1969)	1555	2,6 %
Hilveg u. Novak (1971)	208	14 %

Bei diesen Angaben wird nicht immer streng zwischen lokalisierten Lymphomen des Magens mit oder ohne sekundäre Metastasierung und primär außerhalb des Magens gelegenen Lymphomen mit sekundärem Befall des Magens unterschieden. Es handelt sich um klinische, überwiegend röntgenologische Beobachtungen, die sich naturgemäß auf Patienten mit Oberbauchbeschwerden beziehen. Im Finalstadium ist nach Autopsiebefunden eine Infiltration des Magens viel häufiger, als hier angegeben.

Diagnostisch bestehen in der Regel keine Schwierigkeiten, wenn das Grundleiden bereits bekannt ist. Es geht allenfalls darum, Magenbeschwerden infolge der Geschwulst abzugrenzen gegen die häufigen gastrointestinalen Nebenwirkungen von Cytostatika.

Auch die *chronische lymphatische Leukämie* verdient Erwähnung, die ebenfalls den Magen befallen kann und in seltenen Fällen anläßlich von Magenbeschwerden entdeckt wird (Lebacq, 1969).

Morbus Brill-Symmers (großfollikuläres Lymphoblastom). Beteiligung des Magens soll in etwa 6% vorkommen (Gall u. Mallory, 1942). Isolierte Lokalisation im Magen und seinen Lymphknoten ist aus kasuistischen Mitteilungen bekannt (Heim, 1966; Eker u. Efskind, 1956; Fresen, 1956; Füredi et al., 1964; Meessen, 1954; Pellicane et al., 1955; Rosteck, 1958).

Plasmocytom. Fraser et al. (1966) sammelten 21 Fälle aus der Literatur, denen Line u. Lewis (1969) und Jocu (1968) weitere hinzufügten. Diese extramedullären Plasmocytome sind gewöhnlich im Antrum lokalisiert, häufiger an der großen als an der kleinen Kurvatur, verursachen über Monate bis Jahre andauernde Beschwerden, führen zu Pylorusstenose und Magenblutung und werden gewöhnlich vom Röntgenologen für ein Carcinom gehalten. Anacidität wurde in der Hälfte der Fälle angetroffen.

Beim Plasmocytom sind Laboratoriumsbefunde eine wesentliche Unterstützung der Diagnostik, denn Hyperglobulinämie kommt in mehr als 50%, ein positiver Knochenmarkbefund in 28% vor.

Liegt nicht schon eine durch Knochenmarkausstrich festzustellende, klinisch stumme Generalisierung vor, scheint die Prognose nicht schlecht zu sein. Von den 20 operierten Patienten aus der Sammelstatistik von Fraser et al. (1966) lebten 12 ohne Rezidiv zum Zeitpunkt des Berichts, davon hatten 2 die 5-Jahresgrenze überlebt.

Makroglobulinämie Waldenström. Die Makroglobulinämie kann sich in extrem seltenen Fällen unter dem Bilde eines Magentumors oder eines Ulcus manifestieren (Cattan et al., 1960; Mallarmé et al., 1967; Solignac et al., 1972; Laroche et al., 1972; Froget et al., 1972). Meist finden sich bei genauer Untersuchung bereits Zeichen der Generalisierung und charakteristische Veränderungen der Plasmaproteine.

Lymphogranulomatose. Im Verlaufe einer Lymphogranulomatose ist der Befall des Magens nicht ungewöhnlich, wird jedoch meist erst bei der Autopsie entdeckt. In der Literatur werden Ziffern von 9,8% (Levitan, 1966), 11,8% (Gall u. Mallory, 1942) und 13% (McNeer u. Berg, 1959) dafür angegeben. Sehr viel seltener ist die isolierte Lymphogranulomatose des Magens, die sich bei eingehender Untersuchung auch als erste klinische Manifestation einer bereits weiter fortgeschrittenen Erkrankung erweisen kann. Sie ist vorzugsweise aus kasuistischen Mitteilungen bekannt (Benkö, 1960; Gál u. Ormes, 1959; Köffken et al., 1973; Kiessling u. Wildner, 1968; Wendenburg u. Kelleter, 1970).

Im Krebskrankenregister der DDR fanden sich in den Jahren 1956 bis 1959 unter 1490 Fällen von Lymphogranulomatose 11 mit primärer oder isolierter Lokalisation im Magen (Kiessling u. Wildner, 1968), das sind ungefähr 0,8%.

Die *Häufigkeit der Symptome* wurde von Höffken et al. (1973) nach Literaturangaben zusammengestellt:

Epigastrische Schmerzen	82%	Tastbarer Tumor	29%
Gewichtsverlust	70%	Hämatemesis und/oder Meläna	19%
Gastrointestinale Blutung		Diarrhoe	12%
(okkult und manifest)	55%	Dysphagie	6%
Anorexie, Übelkeit, Erbrechen	33%		

Röntgenologisch finden sich mit fortschreitender Ausdehnung: Ulcus; solitärer intramuraler Tumor mit Ulceration; Infiltration der Schleimhautfalten oder der Magenwand; multizentrische Tumoren und Ulcera. So können gutartige Geschwülste, peptische Geschwüre, Lymphosarkom oder infiltrierendes Carcinom auf Grund des Röntgenbefundes angenommen werden. Multiple Ulcera in einem Bezirk verminderter Dehnbarkeit der Magenwand sind besonders verdächtig auf Lymphogranulomatose (BLOCH, 1967).

Insgesamt unterscheidet sich die Lymphogranulomatose des Magens wenig von anderen malignen Lymphomen. Man sollte präoperativ eine bioptische Klärung anstreben, um sicher zu sein, ob es sich um eine Lymphogranulomatose oder einen andersartigen Magentumor handelt. Ist eine Lymphogranulomatose erwiesen, empfiehlt sich eine eingehende weitere Untersuchung, insbesondere eine Lymphangiographie, um das Ausbreitungsstadium zu bestimmen. Für die Lymphogranulomatose gibt es heute durch klinische Erprobung bewährte vom Ausbreitungsstadium abhängige Therapieempfehlungen. Liegt bereits eine extragastrale Ausbreitung vor, so sollte dem Kranken die Operation erspart bleiben; um so wichtiger ist dann die Strahlen- und Chemotherapie (ROSENBERG, 1966; ROSENBERG et al., 1971; SCHMIDT, 1973).

4. Differentialdiagnose

Wie bereits erwähnt, ist die Abgrenzung der malignen Lymphome gegen andere bösartige Geschwülste nicht einfach. Wegen seiner größeren Häufigkeit steht das Magencarcinom im Vordergrund, das mit Sicherheit nur durch die endoskopische Biopsie präoperativ unterschieden werden kann. Ähnliches gilt für andere Typen des Sarkoms.

Einer besonderen Besprechung bedarf das *Pseudolymphom* oder die *lymphoide Hyperplasie*, eine reaktive Veränderung, die den malignen Lymphomen sehr ähnlich sehen kann. BERRY u. MATTHEWS (1967) vermuten, daß die angeblich relativ gute Prognose der malignen Lymphome des Magens nur auf der häufigen Mißdeutung des Pseudolymphoms als Lymphosarkom beruhe, mußten sie doch in 6 von 12 Fällen die Diagnose revidieren und zitieren 131 andere Beobachtungen von Lymphosarkomen des Magens, von denen sich 42 nachträglich als gutartige reaktive Hyperplasie erwiesen.

FARIS u. SALTZSTEIN (1963) beschrieben die kennzeichnenden histologischen Befunde der lymphatischen Hyperplasie des Magens so: Infiltration durch reife Lymphocyten und andere Entzündungszellen; Ausbildung von echten Keimfollikeln darin; regionäre Lymphknoten frei von Metastasen; Nachweis eines chronischen peptischen Ulcus. Die lymphatische Hyperplasie wurde von ihnen als Folge chronischer Entzündung beim Ulcus angesehen. WATSON u. O'BRIEN (1970) geben folgende Merkmale zur Unterscheidung von Pseudolymphomen und echten lymphocytären Neoplasmen an (Tabelle 56). VALDES-DAPENA et al. (1966) weisen zudem auf das Vorherrschen von Reticulumzellen als Zeichen der Bösartigkeit hin.

RÖSCH u. FUCHS (1972) unterscheiden zwischen der diffusen lymphatischen Hyperplasie und dem Pseudolymphom, doch scheint es sich hierbei nicht um pathogenetische, sondern nur in ihrer Wuchsform verschiedene reaktive Prozesse zu handeln.

Es scheint, daß es mehrere Typen der reaktiven lymphatischen Hyperplasie gibt, die vielleicht verschiedener Genese sind. Neben der lymphatischen Hyperplasie, die ein chronisches Ulcus begleitet, kommen auch oberflächliche lymphatische Schleimhautinfiltrationen vor, die makroskopisch einem Schleimhautcarcinom ähnlich sehen (Le Quintrec et al., 1970) und ohne Ulcus vorkommen.

Klinisch ist die Unterscheidung von malignen Lymphomen kaum möglich. Häufige Symptome sind: Übelkeit, epigastrische Schmerzen, Erbrechen, Gewichtsverlust und Magenblutung (Perez u. Dorfman, 1966). Anämie kommt in etwa der Hälfte der Fälle vor.

Die *Röntgenbefunde* imponieren als ulcerierter Tumor, Infiltration der Magenwand mit oder ohne Stenose, isolierte Ulcera oder Faltenverbreiterung (Perez u. Dorfman und kasuistische Mitteilungen: Eras u. Winawer, 1969; Kobayashi et al., 1970; Johnson u. Sowerbutts, 1968; Robbins et al., 1970; Gagnon u.

Tabelle 56. Histologische Differentialdiagnose von Pseudolymphom (lymphatische Hyperplasie, lymphofollikuläre Gastritis) und lymphocytären Neoplasmen nach Watson u. O'Brien (1970)

Pseudolymphom	lymphocytärer Tumor
I. Wesentliche diagnostische Merkmale	
1. Follikelbildung mit echten Keimzentren	Fehlen von Keimzentren
2. reife lymphocytäre Zellen	Anaplasie und Pleomorphismus der Zellen
3. Fehlen einer Lymphkotenbeteiligung	Befall der regionären Lymphknoten
II. Zusätzliche diagnostische Merkmale	
1. Noduläre Struktur	Rein lymphocytäre, nicht gemischte Infiltration
2. Gemischtes entzündliches Infiltrat	Wandinfiltration mit Durchsetzung der Serosa
3. Mitosen sind auf Keimzellen beschränkt	
4. Allgemeine Vermehrung von Narbengewebe und reaktiven Veränderungen	
III. Unterstützende diagnostische Merkmale	
1. Scharfe Begrenzung	Ausgedehntes Reticulum, das kleine Zellgruppen umgibt und voneinander trennt
2. Gewöhnlich überhängender Randwall	Gefäßinvasion
3. Schleimhautulceration fast immer vorhanden	Oft multiple Ulcera

Dreyfuss, 1967; Krejczy u. Kopacz, 1967; Buchholz u. Reid, 1972; Bodin et al., 1972; Stern, 1971).

Gastroskopisch werden die Veränderungen für bösartige Tumoren oder peptische Geschwüre gehalten.

Cytologisch soll der Befund von Plasmazellen auf die Diagnose einer reaktiven lymphatischen Hyperplasie hinweisen (Kobayashi et al., 1970).

Die Erkrankung wurde bisher nur anläßlich der histologischen Untersuchung von Operationspräparaten nach einem Eingriff unter der Diagnose Krebs oder Ulcus festgestellt. Die Prognose scheint gut zu sein.

Multiple lymphomatöse Polypen befallen den ganzen Verdauungskanal, darunter auch den Magen. Klinisch steht die Symptomatik seitens des Darmes im Vordergrund: Malabsorption und Durchfälle. Die meisten Kranken sterben innerhalb des ersten Jahres nach Krankheitsbeginn. Cytostatische Therapie ist einen Versuch wert (Davies et al., 1970; Cornes, 1961).

5. Therapie und Prognose

Für die malignen Lymphome des Magens fehlen erprobte Behandlungsregeln. Die meisten Patienten werden unter der Annahme eines Carcinoms oder eines Ulcus operiert, wobei — je nach Ausdehnung des Befundes — die partielle, meist subtotale Magenresektion oder die Gastrektomie angewandt wird. Die Mehrzahl der Autoren, so ist der Sammelstatistik von CHEVREL u. CHEVREL (1970) zu entnehmen, schließen eine Strahlenbehandlung an.

Tabelle 57. Maligne Lymphome des Magens — Überlebensraten nach Literaturangaben. Zum Vergleich werden Angaben über das Carcinom und das Leiomyosarkom eingefügt (in Klammern)

Autor (Jahr)		Typ/Therapie	Anzahl	5-Jahreüber- lebende absolut	%
REMINE (1970)		Totale Gastrektomie			
		(Carcinom)	(242)	(24)	(9,9)
		Sarkom	14	7	50
SALMELA u. TALLQUIST (1967)		Lymphosarkom	36	9	25
		(Leiomyosarkom)	(20)	(7)	(35)
TRIMBLE u. HARKINS*) (1960)		Lymphosarkom	9	4	44
		(Leiomyosarkom)	(8)	(5)	(68)
MARSHALL u. MEISSNER*) (1950)		Magenresektion	28	12	43
THORBJARNARSON et al.*) (1953)		maligne Lymphome	21	9	43
WOLF et al. (1971)		Reticulumsarkom	16	4	25
NAQVI et al. (1969)		maligne Lymphome	100	29	29
McNEER u. BERG*) (1959)		maligne Lymphome	20	7	35
SNODDY*) (1952)	S	maligne Lymphome	474	50	10,5
CHEVREL u. CHEVREL (1970)	S	*maligne Lymphome*	613	182	29,7
		davon			
		operiert	552 (90,2%)		
		reseziert	453 (74%)		
		postoperativ verstorben	67 (12%)		
		(Leiomyosarkom)	331	63	19
		davon			
		operiert	324 (98%)		
		reseziert	264 (79,7%)		
		postoperativ verstorben	26 (7%)		

*) Serie ist in der Sammelstatistik von CHEVREL und CHEVREL (1970) enthalten.
S = Sammelstatistik.

Eine Übersicht über die Ergebnisse der chirurgischen bzw. kombinierten Behandlung gibt Tabelle 57. Betrachtet man die nur oder fast ausschließlich operativ behandelten Fälle, so ergibt sich eine Überlebensrate von etwa 41% nach Resektion. Bei diesen handelt es sich aber um eine positive Selektion, da die postoperative Strahlenbehandlung sicher häufiger bei ausgedehnten und lokal metastasierten Neoplasmen angewandt wurde. Es mag sein, daß die globalen Behandlungsresultate zu günstig scheinen, da sich vielleicht in manchen der mitgeteilten Serien auch Pseudolymphome verbergen.

Die Auswertung der verstreuten Erfahrungen erlaubt etwa folgende Abgrenzung der Indikationen der Behandlungsverfahren:

a) Lokalisierte Geschwülste, die die Grenzen des Organs nicht überschritten haben, ohne Metastasen in den regionären Lymphknoten, sollen durch subtotale

Magenresektion — bei der häufigeren Lokalisation in der unteren Magenhälfte — oder durch Gastrektomie entfernt werden. Das operative Vorgehen entspricht dem beim Carcinom.

b) Wenn die Geschwulst die Serosa infiltriert, in Nachbarorgane eindringt und ausgedehnte regionäre Lymphknotenmetastasen gesetzt hat, aber technisch noch operabel ist, sollte sie möglichst vollständig oder weitgehend exstirpiert werden. Eine postoperative Bestrahlung schließt sich an.

c) Lokal inoperable Geschwülste werden nach Bestimmung ihrer Ausdehnung und Markierung mit Metallclips (zur exakten Einstellung des Bestrahlungsfeldes) radiologisch behandelt.

d) Eine primäre Strahlentherapie ist angezeigt, wenn die Diagnose durch Biopsie gesichert ist und Inoperabilität besteht, aber dem Kranken eine Strahlenbehandlung noch zugemutet werden kann.

e) Wenn die Geschwulst inoperabel ist und eine Strahlentherapie nicht möglich oder zumutbar ist, aber dem Kranken eine cytostatische Therapie zugemutet werden kann, ist ein Versuch gerechtfertigt. Dazu kommen Alkylantien und Vinca-Alkaloide in Betracht.

Voznjuk u. Kičerman (1972) empfehlen die Kombination von Radio- und Chemotherapie bei inoperablen Geschwülsten und auch als postoperative Zusatzbehandlung.

Die Behandlung der Lymphogranulomatose des Magens folgt den heute geltenden Empfehlungen: Strahlentherapie der lokalisierten Form und Polychemotherapie für generalisierte Stadien.

D. Leiomyosarkom

Die umfassendste Übersicht zu diesem Tumor, die Monographie von Skandalakis u. Gray (1962), berichtet über 260 Fälle aus der Literatur von 1938 bis 1959. Ihr Wert wird nur dadurch etwas gemindert, daß die histologische Differenzierung von Neoplasmen myogenen, neurogenen und fibrösen Ursprungs früher unsicher war. Darauf wurde im Zusammenhang mit den Leiomyoblastomen an anderer Stelle eingegangen. Neuere Serien umfassen wegen der relativen Seltenheit dieses Gewächses nur kleine Gruppen, so Phillips et al. (1970) 11 Fälle, Salmela (1968) 18 Fälle, Berg u. McNeer (1960) 24 Fälle und Garvie (1965) 9 Fälle.

Ein wichtiger neuer Gesichtspunkt ist die Unterscheidung zwischen dem banalen Leiomyom und dem Leiomyoblastom. Seitdem wurde auch über maligne Leiomyoblastome berichtet, die ungefähr 12% aller Leiomyoblastome ausmachen (Abramson, 1973; Lavin et al., 1972).

Nach Skandalakis u. Gray (1962) sind 29,6% (343 von 1158) der myogenen Gewächse des Magens bösartig (Sammelstatistik). Nach der gleichen Quelle beträgt der Anteil der Leiomyosarkome an allen malignen Neoplasmen des Magens ungefähr 0,5%. Die größte Altersgruppe ist die von 50 bis 59 Jahren (64 von 201 Patienten), dabei waren 3 jünger als 20 Jahre und 26 älter als 70 Jahre. Die Altersverteilung stimmt gut mit der von gutartigen myogenen Geschwülsten des Magens überein. Ungefähr 61% der Leiomyosarkome entfielen auf Patienten männlichen Geschlechts. Die Lokalisation, bezogen auf endogastrisches (I) und exogastrisches (II) Wachstum, wird wie folgt angegeben: I — 52, II — 47, I + II — 11 und intramural 15.

Die Häufigkeit der Symptome unter 160 Patienten mit Leiomyosarkomen ist in folgender Aufstellung angegeben:

Symptom	Anzahl der Patienten (Summe 160)
Blutung	89
Schmerzen	71
tastbare Geschwulst	66
Gewichtsverlust	61
Schwäche, Krankheitsgefühl	35
Blutung + Schmerzen	26
Blutung + tastbare Geschwulst	27
Schmerzen + tastbare Geschwulst	27
Blutung + Schmerzen + tastbare Geschwulst	6

Offenbar sind größere Gewächse häufiger tastbar, während kleinere öfter anläßlich einer Blutung erkannt werden. Es bestehen keine festen Beziehungen zwischen Wachstumstyp (endo- oder exogastrisch), Ulceration (auf Grund des röntgenologischen oder pathologischen Befundes) und Blutung (klinisch).

Pathologie. In ungefähr der Hälfte der Fälle beträgt der größte Durchmesser der Geschwulst 10 cm und mehr (von gutartigen Leiomyomen sind es nur etwa 12%). Sehr große Geschwülste sind fast ausschließlich Sarkome, sehr kleine fast stets gutartige Leiomyome. Etwas mehr als die Hälfte weist eine Ulceration auf.

Metastasen werden in fast 30% der Fälle gefunden, vorzugsweise in der Leber, auffallend selten in den regionären Lymphknoten. Ihre Häufigkeit nimmt mit der Größe der Geschwulst zu.

Die *Therapie* ist rein chirurgisch, wobei die allgemeinen Grundsätze der Krebschirurgie gelten. Einige Autoren wenden zusätzlich oder bei Inoperabilität auch allein die Strahlentherapie an. Ihr Wert läßt sich aus den vorliegenden Berichten nicht beurteilen. Nach Operation überleben, einer Sammelstatistik von CHEVREL u. CHEVREL (1970) zufolge, mindestens 66 von 323 operierten Patienten, von denen wiederum 265 reseziert wurden und 26 postoperativ starben, über 5 und mehr Jahre. Das heißt, von 240 erfolgreich resezierten Patienten überlebten mehr als 52% die 5-Jahregrenze. Auch bei weit fortgeschrittenem lokalem Wachstum und selbst, wenn bereits Metastasen nachzuweisen sind, scheint eine operative Entfernung der Geschwulst berechtigt. Die Prognose ist jedenfalls besser als beim Carcinom des Magens (SKANDALAKIS u. GRAY, 1962).

Literatur

Monographien, Lehr- und Handbücher

ACKERMAN, L. V., DEL REGATO, J. A. (Ed.): Cancer. Diagnosis, treatment and prognosis, 4th Ed. St. Louis: C. V. Mosby 1970

BARTELHEIMER, H., MAURER, H.-J., SCHREIBER, H. W.: Magenoperation und Magenoperierter. Berlin: W. de Gruyter 1969

BAUMGARTL, F., KREMER, K., SCHREIBER, H. W.: Spezielle Chirurgie für die Praxis. Band II, Teil 1: Verdauungssystem I. Stuttgart: Thieme 1969

BOCKUS, H. L.: Gastroenterology, Vol. I., 2nd Ed., Philadelphia-London: W. B. Saunders 1963

BOGOCH, A. (Ed.): Gastroenterology. New York: McGraw-Hill 1973

Cancer control problems in Europe. Neoplasma (Bratisl.) 21, 129—253 (1974)

CAREY, L. C., ALBERTINI, R. H.: Ellison's atlas of surgery of the stomach and duodenum. St. Louis: C. V. Mosby 1971

DEMLING, L.: Der kranke Magen. München-Berlin-Wien: Urban u. Schwarzenberg 1970

DEMLING, L. (Hrsg.): Klinische Gastroenterologie, Band I. Stuttgart: Thieme 1973

GÜLZOW, M., KOELSCH, K. A., KUNTZEN, H.: Gastroenterologie, 2. Aufl. Jena: VEB G. Fischer Verlag 1975

GÜTGEMANN, A., SCHREIBER, H. W.: Das Magen- und Kardia-Karzinom (Vorträge aus der praktischen Chirurgie, 69. Heft). Stuttgart: Ferdinand Enke Verlag 1964

Harkins, H. N., Nyhus, L. M.: Surgery of the stomach and duodenum, 2nd Ed. London: Churchill 1969
Holland, J. F., Frei, E. (Eds.): Cancer Medicine. Philadelphia: Lea & Febiger 1973
Holle, F.: Spezielle Magenchirurgie. Berlin-Heidelberg- New York: Springer 1968
Krentz, K.: Synopsis der Magenkrankheiten. Stuttgart: Thieme 1974
Lowe, W. C.: Neoplasms of the gastrointestinal tract. Bern-Stuttgart-Vienna: Hans Huber Verlag 1972
McNeer, G., Pack, G. T. (Eds): Neoplasms of the stomach. London: Pitman, Philadelphia: Lippincott 1967
Ming, Si-Chun: Tumors of the esophagus and stomach. Atlas of Tumor Pathology 2nd Ser. Fasc. 7. Bethesda: Armed Forces of Pathology 1973
Nealon, Th. F. (Ed.): Management of the patient with cancer. Philadelphia-London: W. B. Saunders 1965
ReMine, W. H., Priestley, J. T., Berkson, J.: Cancer of the stomach. Philadelphia-London: W. B. Saunders 1964
Rubin, Ph.: Cancer of the gastrointestinal tract. C. Gastric cancer diagnosis. Current concepts in cancer No. 43. J. Amer. med. Ass. **228**, 883—896 (1974)
Rubin, Ph.: Cancer of the gastrointestinal tract. D. Gastric cancer — treatment principles. Current concepts in cancer No. 44. J. Amer. med. Ass. **228**, 1283—1295 (1974)
Tanner, N. C.: Malignant tumours of the stomach. In: Raven, R. W.: Cancer, Vol. 4, Part VIII. London: Butterworth & Co. 1958
Wanke, M.: Magen. In: Spezielle pathologische Anatomie. (Doerr, W., Seifert, G., Uehlinger, E., Hrsg.), Band 2, Teil 1. Berlin-Heidelberg-New York: Springer 1971

I. Epidemiologie

Acheson, E. D., Doll, R.: Dietary factors in carcinoma of the stomach: A study of 100 cases and 200 controls. Gut **5**, 126—131 (1964)
Aird, J., Bentall, H. H., Roberts, J. A. P.: A relationship between cancer of stomach and the ABO blood groups. Brit. med. J. **1953 II** 799—801
Ashley, D. J. B.: Environmental factors in the aetiology of gastric cancer. Brit. J. prev. soc. Med. **23**, 187—189 (1969)
Ashley, D. J. B., Davies, H. D.: Gastric cancer in Wales. Gut **7**, 542—548 (1966)
Barclay, T. H. C.: The incidence of gastric cancer. Gastroenterology **29**, 497—506 (1955)
Berkson, J., Comfort, M. W., Butt, H. R.: Occurence of gastric cancer in persons with achlorhydria and with pernicious anemia. Proc. Mayo Clin. **31**, 583—596 (1956)
Berndt, H.: Chronische Gastritis und Frühdiagnose des Magenkrebses. Dtsch. Gesundh.-Wes. **18**, 1749—1759 (1963)
Berndt, H.: Über die Notwendigkeit der epidemiologischen Krebsforschung. Dtsch. Gesundh.-Wes. **19**, 985—991 (1964)
Berndt, H.: (1) Krebs und soziale Lage. In: Medizin und Soziologie. Materialien des 2. Internationalen Symposions 1.—3. 12. 1966 in Berlin. Humboldt-Universität zu Berlin 1967
Berndt, H.: (2) Beruf und Krebs mit besonderer Berücksichtigung des Magen- und Lungenkrebses. Z. ges. Hyg. **13**, 88—91 (1967)
Berndt, H.: Epidemiological approaches to the aetiology of chronic atrophic gastritis. Digestion **4**, 250—254 (1971)
Berndt, H.: Malignome des Magen-Darm-Traktes bei alternden Menschen. Z. Alternsforsch. **25**, 315—328 (1972)
Berndt, H., Gummel, H.: Das Magenkarzinom. Erkenntnisse über geographische Pathologie, Ätiologie und Epidemiologie sowie Schlußfolgerungen für die künftige Forschung. Dtsch. Gesundh.-Wes. **17**, 2107—2112, 2152—2160 (1962)
Berndt, H., Pietschker, H.: Magenkrebs und Blutgruppe. Dtsch. Gesundh.-Wes. **21**, 1864—1869 (1966)
Berndt, H. Wildnee, G. P.: Krebs und Geburtsmonat. Z. Krebsforsch. **68**. 303—320 (1966)
Berndt, H., Wildner, G. P.: Veränderungen der Krebsmorbidität in der DDR 1956—1966. In: Fortschritte der Krebsforschung in den sozialistischen Ländern. Ref. u. Vortr. des 2. Internationalen Berliner Krebssymposiums, November 1969 in Berlin-Buch, S. 221—244. Dresden: Steinkopff 1971
Berndt, H., Wildner, G. P., Klein, K.: Regional and social differences in cancer incidence of the digestive tract in the German Democratic Republic. Neoplasma (Bratisl.) **15**, 501—515 (1968)
Berndt, H., Wolff, G.: Aktuelle Probleme der Gastritis. Zbl. Chir. **92**, 1217—1222 Sonderheft 26 (1967)
Boles, R. S., Baum, W. S.: An apparent change of incidence in cancer of the stomach. Gastroenterology **28**, 367—377 (1955)

Boles, R. S., Ipsen, J., Ruedy, J.: A comparative study of the frequency of carcinoma of the stomach. Cancer (Philad.) 16, 1584—1588 (1963)

Boyd, J., Langman, M. J. S., Doll, R.: The epidemiology of gastrointestinal cancer with special reference to causation. Gut 5, 196—200 (1964)

Buckwalter, J.: Relationship between ABO blood groups and carcinoma of the alimentary tract. In: Burdette, W. J. (Ed.), Carcinoma of the alimentary tract. Etiology and pathogenesis. Salt Lake City: University of Utah Press 1965

Burbank, F.: Patterns in cancer mortality in the United States: 1950—1967. Nat. Cancer Inst. Monogr. 32 (1971)

Burdette, W. J. (Ed.): Carcinoma of the alimentary tract. Etiology and pathogenesis. Salt Lake City: University of Utah Press 1965

Callender, S. T., Denborough, M. A.: A family study of pernicious anaemia. Brit. J. Haemat. 3, 88—106 (1957)

Choi, N. W.: Ethnic distribution of cancer of the gastrointestinal tract in Manitoba. Amer. J. publ. Hlth 58, 2067—2081 (1968)

Choi, N. W., Entwistle, W., Michaluk, W., Nelson, N.: Gastric cancer in Icelanders in Manitoba. Israel J. med. Sci. 7, 1500—1508 (1971)

Clemmesen, J.: On the incidence of gastric carcinoma in Denmark and some other countries. Dan. med. Bull. 6, 137—176 (1961)

Cohart, E. M., Muller, C.: Socioeconomic distribution of cancer of the gastrointestinal tract in New Haven. Cancer (Philad.) 8, 379—388 (1955)

Correa, P., Cuello, C., Duque, E.: Carcinoma and intestinal metaplasia of the stomach in Colombian migrants. J. nat. Cancer Inst. 44, 297 (1970)

Cutler, S. J.: Trends in cancer of the digestive tract. Surgery 65, 740—752 (1969)

Davies, W. T., Kirkpatrick, J. R., Owen, G. M., Shields, R.: Alteration in rate of gastric emptying as an aetiological factor in carcinoma of the stomach. Brit. J. Surg. 55, 866—879 (1968)

Davies, W. T., Kirkpatrick, K. R., Owen, G. M., Shields, R.: Gastric emptying in atrophic gastritis and carcinoma of the stomach. Scand. J. Gastroent. 6, 297—301 (1971)

De Boer, W. G. R. M., Forsyth, A., Nairn, R. C.: Gastric antigens in health and disease. Behaviour in early development, senescence, metaplasia, and cancer. Brit. med. J. 1969 93—94

Demmler, K.: Todesursachen behandelter Perniziosapatienten. Med. Klin. 61, 575—577 (1966)

Denk, W., Hansluwka, H., Karrer, K.: Zur Epidemiologie des Carcinoms. III. Regionale Unterschiede in der Häufigkeit des Magenkrebses in Österreich. Z. Krebsforsch. 70, 13—30 (1967)

Deschner, E. E., Lipkin, M.: Patterns of nucleic acid and protein synthesis in normal human gastric mucosa and atrophic gastritis. J. nat. Cancer Inst. 48, 1567—1574 (1972)

Diehl, J. C., Tromp, S. W.: Probleme der geographischen und geologischen Häufigkeitsverteilung der Krebssterblichkeit (Ergebnisse einer Untersuchung in Holland). Ulm: Haug 1955

Doll, R.: Environmental factors in the aetiology of cancer of the stomach. Gastroenterologia (Basel) 86, 320—328 (1956)

Doll, R.: Worldwide distribution of gastrointestinal cancer. In: Symposium on tumors of the alimentary tract in Africans. Nat. Cancer Inst. Monogr. 25 (1967)

Doll, R.: The age distribution of cancer in man. In: Engel, A., Larsson, T. (Eds.), Cancer and aging. Thule International Symposia. Stockholm: Nordiska Bokhandelns Förlag 1968

Doll, R., Muir, C., Waterhouse, J. (Eds.): Cancer incidence in five continents. Vol. II. UICC. Berlin-Heidelberg-New York: Springer 1970

Dorn, H. F., Cutler, S. J.: Morbidity from cancer in the United States. Publ. Hlth Monogr. 57 (1958)

Dublin, L. J.: The mortality of race stocks in Pennsylvania and New York, 1910. Quart. Publ. Amer. Stat. Ass. 17, 13—44 (1920)

Dungal, N.: The special problems of stomach cancer in Iceland. J. Amer. med. Ass. 178, 789—798 (1961)

Dunham, L. J., Bailar, J. C.: World maps of cancer mortality rates and frequency ratios. J. nat. Cancer Inst. 41, 155—203 (1968)

Ferštudt, B. I.: Epidemiologie des Magenkarzinom in Moskau (russ.) Vestn. Akad. med. 9, 50 (1966)

Gibej, W., Scheamm, T.: Pflanzenstoffe als karzinogene und ko-karzinogene Substanzen. I. Karzinogene Substanzen bei Bakterien und Thallophyten (Rhodophyceae und Eumycetes). Arch. Geschwulstforsch. 32, 391—404 (1968)

Gilbertsen, V. A.: The reality of the apparent recent decline in stomach cancer mortality. Surg. Gynec. Obstet. 115, 768—769 (1962)

Glober, G. A., Cantrell, E. G., Doll, R., Peto, R.: Interaction between AB0 and rhesus blood groups, the site of origin of gastric cancers, and the age and sex of the patient. Gut 12, 570—573 (1971)

Goldstein, A., Warren, R.: Lack of relationship between gastric carcinoma and intake of beverages containing caffeine. Cancer (Philad.) 15, 1261—1263 (1962)

Goti, J. L.: Epidemiologia del cancer gastrico en Vizcaya. Rev. clin. esp. 106, 20—32 (1967)

Graham, S., Levin, M., Lilienfeld, A. M.: The socioeconomic distribution of cancer of various sites in Buffalo, N. Y., 1948—1952. Cancer (Philad.) 13, 180—191 (1960)

Graham, S., Lilienfeld, A. M., Tidings, J. E.: Dietary and purgation factors in the epidemiology of gastric cancer. Cancer (Philad.) 20, 2224—2234 (1967)

Graham, S., Schotz, W., Martiono, P.: Alimentary factors in the epidemiology of gastric cancer. Cancer (Philad.) 30, 927 (1972)

Gregor, O., Toman, R., Prušova, F.: Gastrointestinal cancer and nutrition. Gut 10, 1031—1034 (1969)

Gregor, O., Toman, R., Prušova, F., Drnková, V., Pastorová, J.: Geographical distribution of stomach cancer in Czechoslovakia. Gut 10, 150—154 (1969)

Gregor, O., Toman, R., Prušova, F.: Relation of gastrointestinal cancer mortality to cancer mortality in general. Scand. J. Gastroent. Suppl. 9, 79—85 (1971)

Griffith, G. W.: The sex ratio in gastric cancer and hypothetical considerations relative to aetiology. Brit. J. Cancer 22, 163—172 (1968)

Haenszel, W.: Variation in incidence of and mortality from stomach cancer with particular reference to the United States. J. nat. Cancer Inst. 21, 213—262 (1958)

Haenszel, W.: (1) Cancer mortality among the foreign-born in the United States. J. nat. Cancer Inst. 26, 37—132 (1961)

Haenszel, W.: (2) Incidence of and mortality from stomach cancer in the United States. Acta Un. int. Cancr. 17, 347—364 (1961)

Hakama, M.: Trends in stomach cancer incidence for male cohorts in Finland. Ann. Clin. Res. 4, 300—303 (1972)

Hebbel, R.: Chronic gastritis; its relation to gastric and duodenal ulcer and to gastric carcinoma. Amer. J. Path. 19, 43—71 (1943)

Hebbel, R.: The topography of chronic gastritis in cancer-bearing stomachs. J. nat. Cancer Inst. 10, 505—522 (1949)

Helmbold, W.: Über den Zusammenhang zwischen AB0-Blutgruppen und Krankheiten. Blut 5, 7—22 (1959)

Hems, G.: Susceptibility to stomach cancer. Brit. J. Cancer 22, 461—465 (1968)

Heyden, S.: Klinische Epidemiologie des Krebses. Stuttgart: Thieme 1972

Higginson, J.: Etiological factors in gastrointestinal cancer in man. J. nat. Cancer Inst. 37, 527—545 (1966)

Hirohata, T.: Mortality from gastric cancer and other causes after medical or surgical treatment for gastric ulcer. J. nat. Cancer Inst. 41, 895—908 (1968)

Hirohata, T., Kuratsune, M.: The geographical comparison of mortality from cancer of the stomach and ulcer of the stomach in Japan. Brit. J. Cancer 23, 465—479 (1969)

Hitchcock, C. R., MacLean, L. D., Sullivan, W. A.: The secretory and clinical aspects of achlorhydria and gastric atrophy as precursors of gastric cancer. J. nat. Cancer Inst. 18, 795—811 (1957)

Hörnecke, A., Berndt, H.: Familiäre Krebshäufung. Münch. med. Wschr. 106, 336—342 (1964)

Hörnecke, A., Berndt, H.: Die Familienanamnese des Krebskranken. Schweiz. med. Wschr. 95, 1161—1164 (1965)

Imai, T., Kubo, T., Watanabe, H.: Chronic gastritis in Japanese with reference to high incidence of gastric carcinoma. J. nat. Cancer Inst. 47, 179 (1971)

Jäger, M.: Die Häufigkeit des Magenkarzinoms im Sektionsgut des Heidelberger Pathologischen Institutes von 1904—1953. Diss., Heidelberg, Med. Fakultät, 1961

Jenner, A. W. F.: Perniziöse Anämie und Magenkarzinom. Acta med. scand. 102, 529—590 (1939)

Jones, F. A.: The epidemiology of gastric cancer with special reference to causation. World Congress of Gastroenterology, Tokyo 1966

Jørgensen, J.: The mortality among patients with pernicious anemia in Denmark and the incidence of gastric carcinoma among the same. Acta med. scand. 139, 472—481 (1951)

Kim, K. H., Chi, C. H., Lee, S. K., Lee, D., Kubo, T.: Histologic types of gastric carcinoma among Koreans. Cancer (Philad.) 29, 1261—1263 (1972)

Konjetzny, G. E.: Allgemeine Pathologie und spezielle pathologische Anatomie. In: Anschütz, W., Konjetzny, G. E.: Die Geschwülste des Magens. Stuttgart: Enke 1921

Kraus, A. S., Levin, M. L., Gerhardt, P. R.: A study of occupational associations with gastric cancer. Amer. J. publ. Hlth 47, 961—970 (1957)

KRENTZ, K.: Histomorphologische Untersuchungen der Magenschleimhaut aus tumornahen und -fernen Bereichen beim Magenkarzinom. Med. Klin. **66**, 920—924 (1971)

KUBO, T., IMAI, T.: Intestinal metaplasia of gastric mucosa in autopsy materials in Hiroshima and Yamaguchi Districts. Gann **62**, 49—53 (1971)

KUBO, T.: Histologic appearance of gastric carcinoma in high and low mortality countries: Comparison between Kyushu, Japan, and Minnesota, USA. Cancer (Philad.) **28**, 726—734 (1971)

LANCASTER, H. O.: The mortality in Australia from cancers of the alimentary system. Med. J. Aust. **41**, 744 (1954)

LAURÉN: The two histological main types of gastric carcinoma: diffuse and so-called intestinal type carcinoma. Acta path. microbiol. scand. **64**, 31—49 (1965)

LILIENFELD, A. M., PEDERSEN, E., DOWD, J. E.: Cancer epidemiology — methods of study. Baltimore: Johns Hopkins Press 1967

LOGAN, W. P. D.: Occupational mortality. Proc. roy. Soc. Med. **52**, 463—473 (1959)

LYNCH, H. T.: Hereditary factors in carcinoma. Berlin-Heidelberg-New York: Springer 1967

MACKLIN, M. T.: The role of heredity in gastric and intestinal cancer. Gastroenterology **29**, 507—514 (1955)

MACMAHON, B.: The ethnic distribution of cancer mortality in New York City 1955. Acta Un. int. Cancer **16**, 1716—1724 (1960)

MACMAHON, B., PUGH, TH. F.: Epidemiology — principles and methods. Boston: Little, Brown and Co. 1970

MAIMON, S. N., ZINNINGER, M. M.: Familial gastric cancer Gastroentorology **25**, 139—152 (1953)

MATOLO, N. M.: High incidence of gastric carcinoma in coal mining region: Cancer (Philad.) **29**, 733—737 (1972)

MCCONNELL, R. B.: The genetics of gastro-intestinal disorders. London- New York-Toronto: Oxford Univ. Press 1966

MERLISS, R. R.: Talc-treated rice and japanese stomach cancer. Science **173**, 1141—1142 (1971)

MIKAT, B.: Geographical distribution of malignant neoplasms of the digestiv organs in the Federal Republic of Germany in 1955. Acta Un. int. Cancer **17**, 397—400 (1961)

MORK, T.: On the geographical distribution of carcinoma of the stomach in Norway. Acta Un. int. Cancer **20**, 626—628 (1964)

MOSBECH, J.: Heredity in pernicious anaemia. A proband study of the heredity and the relationship to cancer of the stomach. Diss. Copenhagen. Med. F. 1953

MOSBECH, J., VIDEBARK, A.: Mortality from and risk of gastric carcinoma in patients with pernicious anaemia. Brit. med. J. **1950 II**, 390

MUÑOZ, N., CORREA, P., CUELLO, C., DUQUE, E.: Histologic types of gastric carcinoma in high- and low-risk areas. Int. J. Cancer **3**, 809—818 (1968)

MUÑOZ, N., ASVALL, J.: Time trends of intestinal and diffuse types of gastric cancer in Norway. Int. J. Cancer **8**, 144—157 (1971)

MUÑOZ, N., CONNELLY, R.: Time trends of intestinal and diffuse types of gastric cancer in the United States. Int. J. Cancer **8**, 158—164 (1971)

MUÑOZ, N., STEINITZ, R.: Comparative histology of gastric cancer in migrant groups in Israel. Israel J. Med. Sci. **7**, 1479—1487 (1971)

MURRAY, J. F. (Ed.): Tumors of the alimentary tract in Africans. Nat. Cancer Inst. Monogr. **25** (1966)

NEAL, J., RIGDON, R. H.: Stomach cancer and air pollution: An experimental study in a petrochemical area. Tex. Rep. Biol. Med. **27**, 787—793 (1969)

OSSKE, G.: Die endogene Bildung von kanzerogenen N-Nitrosoverbindungen. Mögliche Ursache menschlicher Geschwülste? Arch. Geschwulstforsch. **39**, 62—69 (1972)

PASTORE, J. O., KATO, H., BELSKY, J. L.: Serum pepsin and tubeless gastric analysis as predictors of stomach cancer. A 10-year follow-up study, Hiroshima. New Engl. J. Med. **286**, 279—284 (1972)

PAYNE, R. W.: Pernicious anaemia and gastric cancer in England and Wales. Brit. med. J. **1961 I**, 1807—1809

PEDERSEN, E.: Survival of patients with cancer of the stomach. In: End results of cancer therapy. Nat. Cancer Inst. Monogr. **15** (1964)

PERNU, J.: An epidemiological study on cancer of the digestiv organs and respiratory system. A study based on 7078 cases. Ann. Med. intern. Fenn. **49**, Suppl. 33 (1960)

PFLANZ, M.: Allgemeine Epidemiologie. Stuttgart: Thieme 1973

RENNAES, S., ØSTBERG, E. W.: Cancer ventriculi mortality in different population groups. Cancer mortality in various parts of Oslo, 1930—50. Brit. J. Cancer **9**, 7—20 (1955)

RINGERTZ, N.: Epidemiology of gastrointestinal cancers in Scandinavia. I. Report on Denmark, Finland, Norway, and Sweden. Nat. Cancer Inst. Monogr. **25**, 219—239 (1966)

RØNNOV-JESSEN, V., AHLGREN, P., QVIST, C. F.: Incidence of gastric cancer in medically treated patients with gastric ulcer. Acta med. scand. 178, 141—154 (1965)

SCHUBERT, K.: Statistik des Magenkarzinoms in Österreich. Krebsarzt 14, 390—397 (1959)

SEGI, M., FUJISAKU, S., KURIHARA, M.: Mortality for gastric and duodenal ulcer in countries and its geographical correlation to mortality for gastric and intestinal cancer. Schweiz. Z. allg. Path. 22, 777—784 (1959)

SEGI, M., KURIHARA, M.: Trends in cancer mortality for selected sites in 24 countries. 1950—1959. Sendai, Japan 1963

SEGI, M., KURIHARA, M., MATSUYAMA, T.: Cancer mortality for selected sites in 24 countries No. 5. (1964—1965). Sendai, Japan 1969

SHIVAS, E. E. (Ed.): Racial and geographical factors in tumor incidence. Pfizer Medical Monographs 2. Edinburgh: Edinburgh University Press 1967

SIGURJONSSON, J.: (1) Geographical variations in mortality from cancer in Iceland, with particular reference to stomach cancer. J. nat. Cancer Inst. 37, 337—346 (1966)

SIGURJONSSON, J.: (2) Trends in mortality from cancer, with special reference to gastric cancer in Iceland. J. nat. Cancer Inst. 36, 899—907 (1966)

SIGURJONSSON, J.: Occupational variations in mortality from gastric cancer in relation to dietary differences. Brit. J. Cancer 21, 651—656 (1967)

SIURALA, M., SEPPÄLÄ, K.: Atrophic gastritis as a possible precursor of gastric carcinoma and pernicious anemia. Acta med. scand. 166, 455—474 (1960)

SIURALA, M., VUORINEN, Y.: Follow-up studies of patients with superficial gastritis and patients with a normal gastric mucosa. Acta med. scand. 173, 45—52 (1963)

SIURALA, M., VARIS, K., WILJASALO, M.: Studies of patients with atrophic gastritis: A 10 to 15 year follow-up. Scand. J. Gastroent. 1, 40—48 (1966)

STEENBECK, L., WOLFF, G.: Histoautoradiographische Untersuchungen der menschlichen Magenschleimhaut bei chronischer Gastritis und Magenkarzinom. Arch. Geschwulstforsch. 38, 132—138 (1971)

STERUP, K., MOSBECH, J.: Sex ratio of gastric cancer related to site of the tumor. Scand. J. Gastroent. Suppl. 9, 87—89 (1971)

STOCKS, P.: Cancer of the stomach in the large towns of England and Wales, 1921—1939. Brit. J. Cancer 4, 147—157 (1950)

STOCKS, P.: A study of the age curve for cancer of the stomach in connection with a theory of the cancer producing mechanism. Brit. J. Cancer 7, 407—417 (1953)

STOCKS, P.: The association between social class and susceptibility to cancer. In: Cancer progress 1963, p. 231—241 (RAVEN, R. W., Ed.) London: Butterworths 1963

STOCKS, P., DAVIES, R. I.: (1) Epidemiological evidence from chemical and spectrographic analysis that soil is concerned in the causation of cancer. Brit. J. Cancer 14, 8—22 (1960)

STOCKS, P., DAVIES, R. I.: (2) Investigation of a localised high incidence of gastric cancer. Publ. Hlth 74, 408—412 (1960)

STOCKS, P., DAVIES, R. I.: Zinc and copper content of soils associated with incidence of cancer of the stomach and other organs. Brit. J. Cancer 18, 14—24 (1964)

STUKONIS, M., DOLL, R.: Gastric cancer in man and physical activity at work. Int. J. Cancer 4, 248—254 (1969)

TAKEDA, K.: Geographical pathology of cancer of the stomach in Japan. Acta Un. int. Cancr. 17, 316—323 (1961)

TERRIS, M., HALL, C. E.: Decline in mortality from gastric cancer in native-born and foreign-born residents of New York City. J. nat. Cancer Inst. 31, 155—162 (1963)

TROMP, S. W.: The geographical distribution of cancer of the stomach in the Netherlands (Period 1946—1952). Brit. J. Cancer 10, 265—281 (1956)

TROMP, S. W., DIEHL, J. C.: A statistical study of the possible relationship between cancer of the stomach and soil. Brit. J. Cancer 9, 349—357 (1955)

VERSCHUER, O., Frhr. VON: Genetik des Menschen. München: Urban u. Schwarzenberg 1959

VIDEBAEK, A., MOSBECH, J.: The aetiology of gastric carcinoma elucidated by a study of 302 pedigrees. Acta med. scand. 149, 137—159 (1954)

VOGEL, F., KRÜGER, J.: Statistische Beziehungen zwischen den ABO-Blutgruppen und Krankheiten mit Ausnahme der Infektionskrankheiten. Blut 16, 351—376 (1968)

WANKE, M.: Magen. In: Spezielle pathologische Anatomie, Bd. 2, Teil 1. (DOERR, W., SEIFERT, G., UEHLINGER, E., Hrsg.). Berlin-Heidelberg-New York: Springer 1971

WESTLUND, K., RIIS, J.: Mortality of peptic ulcer patients. Norvegian monographs on medical sciences. Oslo: Univ. Press 1963

WINKELSTEIN, W., KANTOR, S.: Stomach cancer. Positive association with suspended particulate air pollution. Arch. environm. Hlth 18, 544—547 (1969)

WOOLF, C. M.: A further study on the familial aspects of carcinoma of the stomach. Amer. J. hum. Genet. 8, 102—109 (1956)

Woolf, C. M.: The incidence of cancer in the spouses of stomach cancer patients. Cancer (Philad.) **14**, 199—200 (1961)

Wolff, G.: Chronische Gastritis und Magenkrebs. Arch. Geschwulstforsch. **31**, 184—199 (1968)

Wolff, G.: Chronische Gastritis. Leipzig: J. A. Barth 1974

Wolff, G., Läuter, J.: Die Ätiologie der chronischen Gastritis. Dtsch. Gesundh.-Wes. **26**, 809—814 (1971)

Wynder, E. L., Kmet, J., Dungal, N., Segi, M.: An epidemiological investigation of gastric cancer. Cancer (Philad.) **16**, 1461—1496 (1963)

Yamamoto, T.: Carcinoma of the stomach. Hum. Path. **2**, 535—537 (1971)

Yamamoto, T., Kato, H.: Two major histological types of gastric carcinoma among the fixed population of Hiroshima and Nagasaki. Gann **62**, 381—387 (1971)

Yamamoto, T., Kato, H., Ishida, K., Tahara, E., McGregor, D. H.: Gastric carcinoma in a fixed population: Hiroshima and Nagasaki. Gann **61**, 473—483 (1970)

Zacho, A., Cederquist, Ch., Nielsen, J., Larsen, V.: Duration of smoking and quantity of tobacco used by patients with gastric cancer. Acta med. scand. **193**, 45—48 (1973)

Zacho, A., Larsen, V., Christiansen, J.: Body weigt and cancer of the stomach. Acta chir. scand. **130**, 125—131 (1965)

Zacho, A., Nielsen, J., Larsen, V.: On the consumption of unburned tobacco in patients with cancer of the stomach. Acta chir. scand. **134**, 272—274 (1968)

Zacho, A., Nielsen, J., Larsen, V.: Smoking habits of patients with gastric cancer. Acta chir. scand. **137**, 455—458 (1971)

Zamcheck, N., Grable, E., Ley, A., Norman, L.: Occurrence of gastric cancer among patients with pernicious anemia at the Boston City Hospital. New Engl. J. Med. **252**, 1103—1110 (1955)

II. Pathologie

Ackerman, L. V., del Begato, J. A.: Cancer: diagnosis, treatment and prognosis. St. Louis: C. V. Mosby Co. 1962

Ahschütz, W., Konjetzny, G. E.: Die Geschwülste des Magens. Stuttgart: Enke 1921

Balfour, D. C., McCann, J. C.: Sarcoma of the stomach. Surg. Gynec. Obstet. **50**, 1948 (1930)

Becker, H.: Retothelsarkom des Magens. Beitr. klin. Chir. **179**, 141 (1950)

Berndt, H., Gütz, H. J., Wolff, G., Kuntzen, H.: Geschwülste des Magens. In: Gastroenterologie (Gülzow, M., Koelsch, K., Kuntzen, H., Hrsg.). Jena: VEB Gustav Fischer 1969

Borrmann, R.: Das Wachstum und die Verbreitungswege des Magenkarzinoms vom anatomischen und klinischen Standpunkt. Suppl. z. d. Mitteil. a. d. Grenzgeb. d. Med. u. Chir. 1901

Borrmann, R.: Geschwülste des Magens und Duodenums. In: Handbuch der speziellen pathologischen Anatomie und Histologie (Henke, F., Lubarsch, O., Hrsg.). Berlin: Springer 1926

Büchner, F.: Die Histologie der peptischen Veränderungen und ihre Beziehungen zum Magenkarzinom. Veröffentl. Kriegs- u. Konst. Path. 18. Jena: Gustav Fischer 1927

Calderon, R. J., Ceballos, J., McGraw, J. P.: Metastatic melanoma of the stomach. Amer. J. Roentgenol. **74**, 242 (1955)

Canney, R. L.: Neurogenic tumors of the stomach. Brit. J. Surg. **36**, 139 (1948)

Castleman, B.: Extension of gastric carcinoma into duodenum. Ann. Surg. **103**, 348 (1936)

Cioni, C., Fuchs, E.: Sopra un caso di due cancri primitivi dello stomacho ad origine indipendente. Reforma méd. **51** (1935)

Collins, W. T., Gall, E. A.: Gastric carcinoma; a multicentric lesion. Cancer (Philad.) **5**, 62 (1952)

Crousse, R., Dupont, A.: Die Eierstockmetastasen (Krukenbergtumore) des Krebses der Verdauungsorgane. Brux. méd. **15** (1935)

D'Anouy, R., Zoeller, R.: Sarcoma of the stomach; report of four cases and review of literature. Amer. J. Surg. **9**, 444 (1930)

Dockerty, M. B.: Pathologic aspects of carcinoma of the stomach. J. Miss. med. Ass. **49**, 652 (1952)

Eder, M., Wiebecke, B., Klein, H.-J.: Pathologisch-anatomische Aspekte der Krebsvorstufen des Gastrointestinaltrakts. Chirurg **41**, 97 (1970)

Eker, R., Efskind, J.: Rare types of malignant gastric tumors. I. Hemangioendotheliomas. Acta path. microbiol. scand. **38**, 14 (1956)

Evans, R. W.: Histological appearances of tumours. Edinburgh and London: E. & S. Livingstone 1956

Ewing, J.: The beginning of gastric carcinoma. Amer. J. Surg. **31**, 204 (1931)

Ewing, J.: Etiological indications of early gastric cancer. Rev. Gastroent. **7**, 305 (1940)

France, Ch. J., Brines, O. H.: Mesenchymal tumors of the stomach. Arch. Surg. **61**, 1019 (1950)

Gallo, G., Gibelli, G., Riquier, M.: Su di un caso di mixoma nello stomacho. Arch. ital. Pat. **1**, 877 (1957)

Giberson, R. G., Dockerty, M. D., Gray, H. K.: Leiomyosarcoma of the stomach. Surg. Gynec. Obstet. **98**, 186 (1954)

Golden, T., Stout, A. P.: Smooth muscle tumors of the gastrointestinal tract and retroperitoneal tissues. Surg. Gynec. Obstet. **73**, 784 (1943)

Gütgemann, A.: Zur Klinik, Indikation und Prognose des primären Magensarkoms. Med. Klin. **54**, 553 (1959)

Gütgemann, A., Schreiber, H. W.: Die Chirurgie des Magensarkoms. Stuttgart: Thieme 1960

Hopf, E. J.: Über das plasmozytäre Reticulosarkom des Magens. Zbl. Path. **96**, 540 (1957)

Hosch, P. H.: Rechtsseitige karzinomatöse Supraclaviculardrüsen beim Magenkarzinom. Mitt. Grenzgeb. Med. Chir. **18**, 489 (1908)

Jackson, A. S.: Primary Hodgkin's Disease. Amer. J. Surg. **94**, 546 (1957)

Jackson, H., Jr., Parker, F.: Hodgkin's disease and allied disorders. New York: Oxford University Press 1947

Järvi, O.: A review of the part played by gastro-intestinal heterotopias in neoplasmogenesis. Proc. Finn. Acad. Sci. and Letters **1961**, 151—188 (1962)

Järvi, O., Laurén, P.: On the role of heterotopias of the intestinal epithelium in the pathogenesis of gastric cancer. Acta path. microbiol. scand. **29**, 26 (1951)

Jasienski, G.: Sur l'origine des foyers multiples du cancer de l'estomac. Arch. franco-belg. Chir. **33** (1932)

Karpas, C. M., Payson, B. A., Rechtschaffen, J.: Intestinal metaplasia and multicentric carcinoma of the stomach. N. Y. St. J. Med. **71**, 1190 (1971)

Kaufmann, E.: Lehrbuch der speziellen pathologischen Anatomie, Bd. I. Berlin: Walter de Gruyter 1931

Kitain, H.: Zur Kenntnis der Häufigkeit und der Lokalisation von Krebsmetastasen mit besonderer Berücksichtigung ihres histologischen Baues. Virchows Arch. path. Anat. **238**, 289 (1922)

Kobayashi, S., Sugiura, H., Kasugai, T.: Reliability of endoscopic observation in diagnosis of early carcinoma of the stomach. Endoscopy **4**, 68 (1972)

Konjetzny, G. E.: Der Magenkrebs. Stuttgart: Enke 1938

Konjetzny, G. E.: Das Magensarkom. Ergebn. Chir. Orthop. **14**, 256 (1921)

Konjetzny, G. E.: The superficial cancer of the gastric mucosa. Amer. J. dig. Dis. **20**, 91 (1953)

Krompecher, E.: Zur Anatomie, Histologie und Pathogenese der gastrischen und gastrointestinalen Sklerostenose. Beitr. path. Anat. **49**, 384 (1910)

Krukenberg, F.: Über das Fibrosarcoma ovarii mucocellulare (carcinomatodes). Arch. Gynäk. **50**, 287 (1896)

Kuru, M.: Atlas of early carcinoma of the stomach. Tokyo: Nakayma-Shoten 1967

Laurén, P.: The two histological main types of gastric carcinoma: Diffuse and so-called intestinal-type carcinoma. Acta path. microbiol. scand. **64**, 31 (1965)

Lemon, R. G., Broders, A. C.: A clinical and pathological study of leiomyosarcoma, hemangioendothelioma and angiosarcoma and fibrosarcoma of the stomach. Surg. Gynec. Obstet. **74**, 671 (1942)

Lewin, E.: Gastric cancer. A clinical study with reference to total gastrectomy and microscopic grading. Acta chir. scand. Suppl **262**, (1960)

Lubarsch, O.: Einiges zur Sterblichkeits- und Leichenöffnungsstatistik. Med. Klin. **20**, 299 (1924)

Madding, G. F., Walters, W.: Lymphosarcoma of the stomach. Arch. Surg. **40**, 120 (1940)

Majima, S., Yamaguchi, I., Yoshida, K., Karube, K., Teshima, T.: Esophageal extension of carcinoma of the stomach. Tohoku J. exp. Med. **83**, 237 (1964)

Mallory, T. B.: Carcinoma in situ of the stomach and its bearing on the histogenesis of malignant ulcer. Arch. Path. **30**, 348 (1940)

Masson, P.: Tumeurs humaines, 2. ed. Paris: Maloine 1956

McNeer, G., Berg, J. W.: The clinical behavior and management of primary malignant lymphoma of the stomach. Surgery **46**, 829 (1959)

Meessen, H.: Großfollikuläres Reticulom (Brill-Symmers) des Magens. Zbl. allg. Path. path. Anat. **92**, 444 (1954)

Merkel, H.: Verdauungsorgane. In: Staemmler-Kaufmann, Lehrbuch der speziellen pathologischen Anatomie, Bd. I/2. Berlin: W. de Gruyter & Co 1956

Moertel, C. J.: Multiple primary malignant carcinoma. Berlin-Heidelberg-New York: Springer 1966

Moore, R. A.: A textbook of pathology, 2nd. ed. Philadelphia: W. B. Saunders Co. 1951

Morson, B. C.: Carcinoma arising from areas of intestinal metaplasia in the gastric mucosa. Brit. J. Cancer 9, 377 (1955); Gastroenterology 35, 181 (1956)

Mulhardt, G.: Über eine ungewöhnliche Geschwulst des Mageneinganges. Beitr. klin. Chir. 190, 336 (1955)

Mulligan, R. M., Rember, R. R.: Histogenesis and biologic behavior of gastric carcinoma. Arch. Path. 58, 1 (1954)

Nagayo, T.: Early phases of human gastric cancer. Morphological study. Gann 56, 101 (1965)

Nagayo, T.: Mode of origin of gastric mucosal cancer, with special reference to that of "superficial spreading type". In: Epidemiological, experimental, and clinical studies on gastric cancer. Proc. int. Conf. on Gastric cancer, Nagoya, Japan, 1966. (Kinosita, R., Nagayo, T., Tanaka, T., Eds). Tokyo: Maruzen 1968

Pack, G. T., Pierson, J. C.: Liposarcoma. Surgery 36, 687 (1954)

Palmer, E. D.: The sarcomas of the stomach; a review with reference to gross pathology and gastroscopic manifestations. Amer. J. dig. Dis. 17, 186 (1950)

Planteydt, H. T., Willighagen, R. G. J.: Enzyme histochemistry of the human stomach with special reference to intestinal metaplasia. J. Path. Bact. 80, 317 (1960)

Pommerantz, H., Margolin, H. B.: Metastasis of the gastrointestinal tract from malignant melanoma. Amer. J. Roentgenol. 88, 712 (1962)

Poscharissky, Th.: 500 Fälle von Magenkrebs. Z. Krebsforsch. 31, 263 (1930)

Potchen, E. J., Klung, Ch. L., Yatsuhashi, M.: X-ray diagnosis of gastric melanoma. New England J. Med. 271, 133 (1964)

Prinz, H.: Über die chronisch-lymphatische Gastritis (Konjetzny), ihre klinische Bedeutung und Beziehung zur Brill-Symmers'schen Krankheit. Bruns Beitr. klin. Chir. 183, 129 (1951)

Puccini, C., Stigliani, R.: L'acantoma dello stomacho e le questioni della differenziazione zellulare patologica e delle metaplasie. Arch. De Vecchi Anat. pat. 15, 213 (1950)

Ransom, H. K., Kay, E. B.: Abdominal neoplasms of neurogenic origin. Ann. Surg. 112, 700 (1940)

Ringertz, N.: The pathology of gastric cancer and its relationsship to gastritis, polyps and ulcer. Acta Un. int. Cancr. 17, 289 (1961)

Rösch, W., Fuchs, H. F.: Primär multiple Magenkarzinome. Fortschr. Med. 91, 175 (1973)

Rössle, R.: Über einen frühen Oberflächenkrebs der Magenschleimhaut. Zbl. allg. Path. path. Anat. 82, 165 (1944)

Saphir, O.: A text on systemic pathology. New York and London: Grune and Stratton 1959

Saphir, O.: Signet-ring cell carcinoma. Milit. Surg. 109, 360 (1951)

Saphir, O., Parker, M. L.: Linitis plastica type of carcinoma. Surg. Gynec. Obstet. 76, 206 (1943)

Sasano, N.: Intestinal and epidermoid metaplasia of gastric carcinoma. An electron and light microscopic study. In: Epidemiological, experimental, and clinical studies on gastric cancer. (Kinosita, R., Nagayo, T., Tanaka, T., Eds) Tokyo: Maruzen Co 1968

Schell, R. F., Maccolm, M. D., Dockerty, B., Comfort, M. W.: Carcinoma of the stomach associated with pernicious anemia. Surg. Gynec. Obstet. 98, 710 (1954)

Schenken, J. R., Burns, E.: Pathology, 3rd. Ed., Chapt. 26 (Anderson, W. A. D., Ed.). St. Louis: C. V. Mosby and Co. 1957

Schlagenhaufer, F.: Über das metastatische Ovarialkarzinom nach Krebs des Magens, Darmes und anderer Bauchorgane. Mschr. Geburtsh. Gynäk. 15, 485 (1902)

Smetana, H. F., Iverson, L., Swan, L. L.: Bronchogenic carcinoma; analysis of 100 autopsy cases. Milit. Surg. 111, 335 (1952)

Snoddy, W. T.: Primary lymphosarcoma of the stomach. Gastroenterology 20, 537 (1952)

Stout, A. P.: Superficial spreading type of carcinoma of the stomach. Arch. Surg. 44, 651 (1942)

Stout, A. P.: Pathology of carcinoma of the stomach. Arch. Surg. 56, 807 (1943)

Stout, A. P.: Tumors of the stomach. Atlas of tumor pathology, Sect. VI, Fasc. 21. Washington: Armed Forces Institute of Pathology 1953

Thorbjarnarson, B., Pearce, J. M., Beal, J. M.: Sarcoma of the stomach. Amer. J. Surg. 97, 36 (1959)

Walther, H. E.: Krebsmetastasen. Basel: B. Schwabe 1948

Warren, S., Lusenski, C. R.: Primary solitary lymphoid tumors of the gastro-intestinal tract. Ann. Surg. 115, 1 (1941)

Wattenberg, L. W.: Histochemical study of aminopeptidase in metaplasia and carcinoma of the stomach. Arch. Path. 67, 281 (1959)

West, J. P., Knox, G.: Neurogenic tumors of the stomach. Surgery 23, 450 (1948)

Wildner, G. P., Klein, K.: Die Sarkome des Verdauungssystems. Arch. Geschwulstforsch. 32, 358 (1968)

WILLIS, R. A.: The spread of tumors in the human body. London: Butterworth 1952
ZINNINGER, M. M., COLLINS, W. T.: Extension of carcinoma of the stomach into duodenum and esophagus. Ann. Surg. **130**, 557 (1949)

III. Experimentell erzeugter Magenkrebs

ARCHIPOV, G. N.: Induction of the rat glandular stomach tumours (russ.). Bull. exp. Biol. Med. 94—97 (1968)
ARCHIPOV, G. N.: Induction of cancer by 20-methylcholanthrene in different regions of the rat stomach. Cancer Res. **30**, 2739—2743 (1970)
ARCHIPOV, G. N.: Der Einfluß neurotischer Veränderungen auf den Funktionszustand des Magens und die Cancerogenese (russ.). Vop. Onkol. **17**, 51—56 (1971)
BRALOW, S. P.: Experimental gastric carcinogenesis. Digestion **5**, 290—310 (1972)
BÜCHELER, J., THOMAS, C.: Experimentell erzeugte Drüsenmagentumoren bei Meerschweinchen und Ratte. Beitr. path. Anat. **142**, 194—209 (1971)
BUTLER, W. H., BARNES, J. M.: Carcinoma of the glandular stomach in rats given diets containing aflatoxin. Nature (Lond.) **209**, 90 (1966)
DRUCKREY, H., IVANKOVIČ, S., BÜCHELER, J., PREUSSMANN, R., THOMAS, C.: Erzeugung von Magen- und Pankreas-Krebs beim Meerschweinchen durch Methylnitroso-harnstoff und -urethan. Z. Krebsforsch. **71**, 167—182 (1968)
Experimental carcinoma of the glandular stomach (Proceedings of the U.S.-Japan Symposium Experimental Carcinoma of the Glandular Stomach, Hakone, Japan, June 10—13, 1969). Tokyo: Gann Monogr. on Cancer Res. 1969, 256 S.
FEIT, J., ŠVEJDA, J., SOCHOROVÁ, M.: Experimental intestinal metaplasia of gastric mucosa of rats and its relationship to carcinoma. Neoplasma (Bratisl.) **10**, 285—290 (1967)
FUJIMURA, S., KOGURE, K., OXOSHI, S., SUGIMURA, T.: Production of tumors in glandular stomach of hamsters by N-Methyl-N'-nitro-N-nitrosoguanidine. Cancer Res. **30**, 1444—1448 (1970)
GIBEL, W., SCHRAMM, T.: Pflanzenstoffe als karzinogene und ko-karzinogene Substanzen. I. Karzinogene Substanzen bei Bakterien und Thallophyten (Rhodophyceae und Eumycetes). Arch. Geschwulstforsch. **32**, 391—404 (1968)
GRIEM, W., ENGELHARDT, K.: Geschwülste der Vormagenschleimhaut von Mäusen nach der Verfütterung von Benzpyren. Z. Krebsforsch. **71**, 109—112 (1968)
HIROSE, F.: Induction of gastric adenocarcinoma in mice by localized X-irradiation. Gann **60**, 253—260 (1969)
KANDELIS, V. A.: Experimentelles Magenschleimhautkarzinom beim Hund (russ.). Vestn. Akad. med. Nauk **21**, 55—58 (1966)
MORI. K., OHTA, A.: Carcinoma of the glandular stomach of mice by 4-hydroxyaminoquinoline 1-oxide. Gann **58**, 551—554 (1967)
MORRIS, H. P., NAGAYO, T., ODASHIMA, S.: U.S./Japan Seminar on experimental carcinoma of the glandular stomach. Cancer Res. **30**, 546—547 (1970)
NEAL, J., RIGDON, R. H.: Gastric tumors in mice fed benzo(A) pyrene: A quantitative study. Tex. Rep. Biol. Med. **25**, 553—557 (1967)
OETTLÉ, A. G.: Spontaneous carcinoma of the glandular stomach in Rattus (Mastomys) natalensis. an African rodent. Brit. J. Cancer **11**, 415—433 (1957)
OETTLÉ, A. G.: The multimammate mouse Rattus (Mastomys) natalensis; a species for the laboratory investigation of cancer of the glandular stomach. Acta Un. int. Cancr. **17**, 339—341 (1961)
SIMMERS, M. H., IBSEN, K. H., BERK, J. E.: Concerning the incidence of "spontaneous" stomach cancer in Praomys (Mastomys) natalensis. Cancer Res. **28**, 1573—1576 (1968)
SNELL, K. C., STEWART: H. L.: Malignant argyrophilic gastric carcinoids of Praomys (Mastomys) natalensis. Science **163**, 470 (1969)
STEWART, H. L., SNELL, K. C., MORRIS, H. P.: The combined effect of 3-methylcholanthrene and N,N'-2,7-fluorenylenebisacetamide on the induction of cancer of the glandular stomach of the rat. J. nat. Cancer Inst. **34**, 157—174 (1965)
SUGIMURA, T., FUJIMURA, S.: Tumour production in glandular stomach of rat by N-Methyl-N'-nitro-N-nitrosoguanidine. Nature (Lond.) **216**, 943—944 (1967)
TAKAHASHI, T., YANAGISAWA, T., MAJIMA, S.: Induction of carcinoma of glandular stomach in rats by local application of 7,12-dimethylbenz(a)anthracene. Gann **62**, 259—265 (1971)
WONG, R. L., GRANT, R.: The response to intramural gastric implantation of 7,12-dimethylbenz(a)anthracene with gelfoam in rats. With emphasis on the primary inflammatory and reparative phases. Lab. Invest. **14**, 2110—2121 (1966)
ZALDÍVAR, R.: Hyperplastic and infiltrating lesions of the stomach in Guinea pigs after intramural injection of 3-methylcholanthrene. Oncologia (Basel) **19**, 433—452 (1965)

IV. Symptomatologie des Magenkrebses

BANIHASCHEMI, A., KANZOW, U.: Seltene hämatologische Veränderungen bei kleinem Magenkarzinom. Med. Welt **1965**, 2480—2485

BLANKOFF, B., MANIL, LAUWENS, JANSSENS: Les tumeurs primitives occultes et leurs métastases. A propos d'une métastase humérale et fémorale de deux cancers de l'estomac et d'une métastase vertébrale d'un hépatome. Acta gastro-ent. belg. **27**, 262—282 (1964)

BOYLE, J. A., BUCHANAN, W. W.: Clinical rheumatology. Oxford-Edinburgh: Blackwell 1971

BRAIN, W. R., WALTON, J. N.: Brain's diseases of the nervous system. London: Oxford Univ. Press 1969

EADIE, D. G. A.: Presentation of carcinoma of the stomach as a left testicular tumour. Brit. J. Surg. **50**, 156—158 (1962)

GEHRMANN, G., HECK, J.: Mikroangiopathische hämolytische Anämie bei metastasierendem Magenkarzinom. Dtsch. med. Wschr. **96**, 1118—1121 (1971)

GOULON, M., GAJDOS, A., LOUGOVOY-VISCONTI, J., NOUAILHAT, F.: Porphyrie aiguë avec paralysies et carcinome de l'estomac. Rev. neurol. **121**, 423—432 (1969)

OTTENJANN, R., ELSTER, K.: Gastrinbildendes Antrumkarzinom? Fortschr. Med. **85**, 498 (1967)

RICHARDS, J. W., STALEY, C. T.: Acute perforation of gastric carcinoma during steroid therapy for dermatomyositis. Arch. Surg. **80**, 167—171 (1960)

ROMSLO, I., BJARK, P., SOLBERG, C. O.: Ectopic alkaline phosphatase production in metastasizing ventricular carcinoma. Scand. J. clin. Lab. Invest. **28**, 21—26 (1971)

SCHNYDER, U. W., SCHRÖTER, R.: Progressive Sklerodermie und Dermatomyositis. In: Klinik der rheumatischen Erkrankungen (SCHOEN, R., BÖNI, A., MIEHLKE, K., Hrsg.). Berlin-Heidelberg-New York: Springer 1970

WRIGHT, P. D., VENABLES, C. W., DAWBER, R. P. R.: Vitiligo and gastric carcinoma. Brit. med. J. **3**, 148 (1970)

ZACHO, A., NIELSEN, J., LARSEN, V., CEDERQVIST, C.: Intolerance of tobacco in patients with gastric cancer. Acta chir. scand. **137**, 277—278 (1971)

V. Röntgenbefunde

ALBOT, G., TOULET, J.: L'examen radiologique dans le cancer gastrique. Les signes et leur substratum histologique. Rev. Prat. (Paris) **1957**, 3525—3540

AMBERG, J. R., GIPSON, E. N., MARGULIS, A. R., RIGLER, L. G.: Yield of gastric carcinoma from radiologic screening. Gastroenterology **36**, 796—800 (1959)

AOYAMA, D.: Differential diagnosis of early gastric cancer. XII. International Congress of Radiology. Book of Abstracts, 24. Tokyo 1969

BERG, H. H.: Röntgenuntersuchungen am Innenrelief des Verdauungskanals. Leipzig: Thieme 1931

BERNHARD, A., KUSS, B., BARTSCH, W. M.: Das Karzinom im Restmagen. Med. Klin. **59**, 1413—1417 (1964)

BLOCH, C.: Roentgen feature of Hodgkin's disease of the stomach. Roentgenology **99**, 175—181 (1967)

BÖCK, G., RICHTER, K.: Zum Problem der diagnostischen Effektivität bei der Röntgenuntersuchung des Magens unter Anwendung eines standardisierten Basisprogramms. Dtsch. Gesundh.-Wes. **26**, 871 (1971)

BÜCKER, J.: Die Erkrankungen des Magens und des Zwölffingerdarms. In: Handbuch der Med. Radiologie, Bd. IX, Teil 1, S. 345 ff. Röntgendiagnostik des Digestionstraktes und des Abdomens. Berlin-Heidelberg-New York: Springer 1969

BÜRKLE, G., FROMMHOLD, W.: Tumorsimulierende Magenerkrankungen und ihre Differentialdiagnose. 1. Mitteilung. Zur Polyätiologie von Faltenwulstungen im Magenschleimhautrelief. Fortschr. Röntgenstr. **114**, 231 (1971)

CARMAN, R. D.: A new roentgen-ray sign of ulcerating gastric cancer. J. Amer. med. Ass. **77**, 990 (1921)

CHATTON, P., PELISSIER, M., FRANCHEBOIS, P., BELTRANDO, L., LEVÈRR, F.: Apropos des tumeurs du pôle suprérieur de l'estomac. J. Radiol. Electrol. **35**, 321—324 (1954)

DINKEL, L.: Zur Doppelkontrastuntersuchung des Magen-Darm-Kanals. Radiologe **6**, 345—353 (1966)

ENDE, N., DARON, P. B., RICHARDSON, L. K., RAIDER, L., ZISKIND, J.: Plasma cell tumor of the stomach with report of a case. Radiology **55**, 207 (1950)

FINBY, N., EISENBUD, M.: Carcinoma of the proximal third of the stomach. A critical study of roentgenographic observations in sixty-two cases. J. Amer. med. Ass. **154**, 1155—1160 (1954)

FOTI, M.: Die Röntgendiagnose des Carcinoms am operierten Magen mittels des Doppelkontrastverfahrens. Magy. Radiol. **17**, 73—78 (1965)

FRIK, W.: In: SCHINZ, H. R., BAENSCH, W. E., FROMMHOLD, W., GLAUNER, R., UEHLINGER, E., WELLAUER, J.: Lehrbuch der Röntgendiagnostik, 6. Aufl., Bd. V, Abdomen. Stuttgart: Thieme 1965

FRODL, F. K. O.: Ein metastasiertes Leiomyoblastom des Magens mit langer Überlebensdauer. Fortschr. Röntgenstr. 112, 112 (1970)

GREGL, A., TROMPKE, R.: Zur röntgenologischen Symptomatik des primären Magen-Sarkoms. Fortschr. Röntgenstr. 103, 53—60 (1965)

GUEST, J. L.: Lymphosarcoma of the stomach; a review and analysis of twentyone cases. Sth. med. J. (Bgham, Ala.) 54, 175—179 (1961)

GÜLZOW, A., ARENDT, R.: Praktische Gesichtspunkte zur Ätiologie, Pathogenese, Prognose und Differentialdiagnose des Ulcus ventriculi et duodeni. Internist. Prax. 7, 407—422 (1967)

GUTMANN, R. A.: Le diagnostic du cancer d'estomac à la période utile. Paris: Doin 1956

HAFTER, E.: Frühdiagnose des Magenkarzinoms. Med. Klin. 66, 537 (1971)

HARDER, J.: Verdrängende und imprimierende Veränderungen in der Röntgendiagnostik des Verdauungstraktes. Radiologe 3, 352—364 (1963)

HARPER, R. A. K., GREEN, B.: Malignant gastric ulcer. Clin. Radiol. 12, 95—108 (1961)

HAYAKAWA, H., SHIRAKABE, H.: X-ray diagnosis of multiple simultaneous early gastric cancers. XII. International Congress of Radiology, Book of Abstracts, 234. Tokyo 1969

HEBERER, G., LARENA, A., ZUMTOBEL, V.: Krebsrisikoerkrankungen und gutartige Geschwülste der Speiseröhre und des Magens. Chirurg 41, 107 (1970)

HEINKEL, K.: Frühdiagnostik des Magenkarzinoms. Med. Klin. 66, 541 (1971)

HIGHMAN, J. H., KEY, J. J.: Multiple ulceration of the stomach in reticulum cell sarcoma. Brit. J. Radiol. 35, 614—618 (1962)

HOEFFKEN, W.: Krankheiten des Magens und Duodenum. In: HAUBRICH, R.: Klinische Röntgendiagnostik innerer Krankheiten, Bd. 2, S. 152ff., 159ff. Berlin-Heidelberg-New York: Springer 1966

HORNYKIEWYTSCH, TH.: Zur Differentialdiagnostik des Ballonreifensymptoms. Fortschr. Röntgenstr. 79, 323—328 (1953)

ICHIKAWA, H.: Die radiologische Diagnostik in Japan. Röntgenpraxis XXII, 131 (1969)

ICHIKAWA, H., MATSUE, H., YAMADA, T.: Differential diagnosis of small polypoid lesion of the stomach. XII. International Congress of Radiology, Book of Abstracts, 235. Tokyo 1969

KAMATA, R., KURIHARA, R., HARA, M.: Fluorographic examination of stomach in a series of 240000 cases. XII. International Congress of Radiology, Book of Abstracts, 228, Tokyo 1969

KETTUNEN, K.: Carcinoma of the stomach. A roentgenological study based on 122 histologically verificed cases. Ann. Chir. Gynaec. Fenn. 45 Suppl. 9, 1—62 (1956)

KIRSH, J. E.: Benign and malignant gastric ulcers: Roentgen differentiation. An analysis of 142 cases proved histologically. Radiology 64, 357—365 (1955)

KISSELER, B., THURN, P.: Zur Röntgenologie des Magensarkoms. Fortschr. Röntgenstr. 94, 14—30 (1961)

KNY, W.: Über die Ausbreitung des Kardiakarzinoms. Bruns Beitr. klin. Chir. 197, 463—468 (1958)

KOGA, M., TAKESHITA, T., ISHIBASHI, T., KIYONARY, H., INAKURA, M., WITANABE, N.: Radiological evaluation of early gastric cancers. XII. International Congress of Radiology, Book of Abstracts, 238. Tokyo 1969

KONJETZNY, G. E.: Das Magensarkom. Ergebn. Chir. Orthop. 14, 256 (1921)

KONJETZNY, G. E.: Zur Frühdiagnose des Magenkrebses. 2. Internationaler Kongreß für Gastroenterologie, Paris 1937

KONJETZNY, G. E.: Der Magenkrebs. Stuttgart: Ferdinand Enke 1938

KUMAKURA, K.: X-ray diagnosis of carcinoma in the proximal third of the stomach. XII. International Congress of Radiology, Book of Abstracts, 239. Tokyo 1969

KUROKAWA, T.: Early detection of stomach cancer. Acta Un. int. Cancr. 18, 760—765 (1962)

KWASHIMA, SH.: Early gastric cancer in Japan. Scand. J. Gastroent. 1, 248—252 (1966)

LINSMAN, J. F.: Gastric ulcers simulating intramural, extramucosal tumors. Report of three cases. Amer. J. Roentgenol. 101, 421—424 (1967)

VAN DE LOO, W., RAMM, F.: Karzinom in einer Hiatushernie des Magens. Fortschr. Röntgenstr. 114, 711 (1971)

MASSA, J.: Le petit cancer de l'estomac. Paris: Masson et Cie. 1961

MATEEV, G., GUMMEL, H.: Die Röntgendiagnostik des subkardial liegenden Magenkarzinoms. Radiol. diagn. (Berl.) 8, 671 (1967)

MATSUDA, H.: Contribution of remote control X-ray television installation for the early detection of gastric cancer. XII. International Congress of Radiology, Book of Abstracts, 26. Tokyo 1969

MATSUURA, K.: X-ray diagnosis of protruding lesions of the stomach. XII. International Congress of Radiology, Book of Abstracts, 234. Tokyo 1969

MESSMER, G., AKOVBIANTZ, A., MEYER, H. J., PFENNINGER, E.: Zur Dignose und Therapie der Riesenfaltengastropathie. Dtsch. med. Wschr. 93, 2054—2060 (1968)

MOLDENHAUER, W., KRÖGER, W.: Das Magenstumpfkarzinom. Z. ges. inn. Med. 19, 804 (1964)

MONETTI, N., CAVARA, G., SGARZI, A.: I tumori primitivi linfo-reticolosarcomatosi dello stomaco. Considerazioni sul problema diagnostico. Riv. Radiol. 9, 43—64 (1969)

MORGAN, R. H.: The detection of gastric carcinoma by photofluorography. J. chron. Dis. 2, 461—463 (1955)

MURAKAMI, K.: The early detection of gastric cancer by mass survey. XII. International Congress of Radiology, Book of Abstracts, 27. Tokyo 1969

NAKAHORI, T.: Der heutige Stand der Röntgenindustrie in Japan. Röntgenpraxis 22, 125 (1969)

NAKAJIMA, T., YOSHIDA, S.: Disappearance of remarkable shrinkage of gastric ulcerations within the cancer lesions in early stage. XII. International Congress of Radiology, Book of Abstracts, 233. Tokyo 1969

OSHIMA, H.: 2. Kongr. Dtsch. Ges. gastroenterolog. Endoskopie, Homburg/Saar 1970

OTT, A.: Röntgenologische Studien zur Frage der Benignität und Malignität von Magengeschwüren. Klin. Med. (Wien) 12, 66—70 (1957)

PALMER, P. E. S.: Giant hypertrophic (tumor simulating) gastritis. J. Fac. Radiol. (Lond.) 9, 175—182 (1958)

PLENK, H. P., LIN, R. K.: Gastric ulcer and gastric carcinoma: A correlative study. Amer. Surg. 20, 348—354 (1954)

POMERANTZ, H., MARGOLIN, H. N.: Metastases to the gastrointestinal tract from malignant melanoma. Amer. J. Roentgenol. 88, 712—717 (1962)

POTCHEN, E. J., KHUNG, CH. L., YATSUHASHI, M.: X-ray diagnosis of gastric melanoma. New Engl. J. Med. 271, 133—136 (1964)

PRÉVOT, R., LASSRICH, M.: Röntgendiagnostik des Magen-Darm-Kanals. Stuttgart: Thieme 1959

REESE, D. F., HODGSON, J. R., DOCKERTY, M. B.: Giant hypertrophy of the gastric mucosa (Menetrier's disease). A correlation of the roentgenographic, pathologic, and clinical findings. Amer. J. Roentgenol. 88, 619—626 (1962)

RICHTER, K., BÖCK, G.: Grundlagen für eine methodische Standardisierung der Röntgenuntersuchung des Magens und Duodenums. Dtsch. Gesundh.-Wes. 24, 1363 (1969)

RICHTER, K., BÖCK, G.: Der diagnostische Irrtum bei Magenkarzinom aus der Sicht des Radiologen. Dtsch. Gesundh.-Wes. 24, 363 (1969)

RIMONDINI, C.: Considerazioni clinico-radiologiche sulle neoplasie del fornice gastrico. Radiol. med. (Torino) 41, 540—562 (1955)

SCHLESINGER, H.: Unterscheidet sich das Magensarkom klinisch vom Karzinom? Wien. klin. Wschr. 785 (1916)

SCHMIEDEN, V.: Die Differentialdiagnose zwischen Magengeschwür und Magenkrebs; die pathologische Anatomie dieser Erkrankungen in Beziehung zu ihrer Darstellung im Röntgenbild. Langenbecks Arch. klin. Chir. 96, 253 (1911)

SCHMITZER, G., ZISSU, J.: Röntgendiagnose bei im Fornix lokalisiertem Magenkrebs. Radiologia (Buc.) 1, 3—9 (1956)

SHIRAKABE, H.: Atlas of X-ray diagnosis of early gastric cancer. Tokyo: Igaku Shoin Ltd. 1966

SOKOLOW, J. N., ANTONOWITSCH, W. B.: Zur Röntgendiagnostik des Karzinoms des oberen Magenabschnitts. Fortschr. Röntgenstr. 95, 585 (1961)

STEIN, G. N., PAUSTIAN, F. F., FINKELSTEIN, A. K., GOLDMAN, M.: Accuracy of X-ray diagnosis of ulcerating gastric lesions. Amer. J. Gastroent. 36, 148—159 (1961)

STUDER, H., ROSSETTI, M.: Verzögerte Krebsdiagnose bei irreführenden Befunden am Mageneingang. Chir. Praxis 7, 183—189 (1963)

TAGER, J. L., NOVIKOV, V. G.: Roentgenoanatomical parallels in carcinoma of the superior portion of the stomach. Westn. Roentgenol. Radiol. 41, 3—9 (1966)

TESCHENDORF, W.: Lehrbuch der röntgenologischen Differentialdiagnostik. Bd. II. Erkrankungen der Bauchorgane. Stuttgart: Thieme 1964

TOTH, S., KELEMEN, J., SZATAL, J.: Methodische Probleme der Röntgenuntersuchung bei Magengeschwülsten der Fornixgegend. Fortschr. Röntgenstr. 97, 127—141 (1962)

UMAYAHARA, A.: Roentgen TV Car for mass survey examination of the stomach by miniature roentgenography. XII. International Congress of Radiology, Book of Abstracts, 227. Tokyo 1969

DE VERNEJOUL, R., JEAN, E.: Les reticulopathies gastriques. J. Chir. (Paris) 71, 935—950 (1955)

WOHL, G. T., SHORE, S.: Lesions of the cardiac end of the stomach simulating carcinoma. Amer. J. Roentgenol. **82**, 1048—1057 (1959)

YAMADA, T.: Early diagnosis of gastric cancer, especially on T1 category in TNM classification. XII. International Congress of Radiology, Book of Abstracts, 24. Tokyo 1969

YAMAGATA, S., MASUDA, H., GOMI, T., MOCHIZUKI, F., HISAMICHI, S., KITAGAWA, M.: Diagnosis of early stomach cancer. XII. International Congress of Radiology, Book of Abstracts, 289. Tokyo 1969

YAMAGATA, S., MOCHIZUKI, F., KITIGAWA, M., HISAMICHI, S.: Early diagnosis of stomach in the mass survey. XII. International Congress of Radiology, Book of Abstracts, 228. Tokyo 1969

ZIEGLER, P.-F., RICHTER, K.: Über den Beitrag der Röntgendiagnostik zur Früherkennung des Magenkarzinoms in Japan. Radiobiol. Radiother. (Berl.) **13**, 211 (1972)

VI. Gastroskopie

ASHIZAWA, S., KIDOKORO, T.: Endoscopic color atlas of gastric diseases. Stuttgart: Thieme 1971

BRÜHL, W., KRENTZ, K.: Lehrbuch und Atlas der Gastroskopie. Stuttgart: Thieme 1969

CARNEVALI, G., GENNARI, L., USLENGHI, C.: L'esame associato, radiologico ed endoscopico, nello studio dei tumori gastrici. Tumori **50**, 333—359 (1964)

CLEMENÇON, G.: Fibergastroscopy and extragastric lesions. Endoscopy **4**, 66—72 (1972)

DEMLING, L., OTTENJANN, R., ELSTER, K.: Endoskopie und Biopsie der Speiseröhre und des Magens. Ein Farbatlas. Stuttgart-New York: F. K. Schattauer 1972

GABRIELSSON, N.: Benign and malignant gastric ulcers. Evaluation of the differential diagnostics in roentgen examination and endoscopy. Endoscopy **4**, 73—83 (1972)

HALTER, F., GANDER, M., MILLER, G., GRETILLAT, P. A.: Aussagewert der Gastroskopie und Zytologie für die Diagnose des Magenkarzinoms. Schweiz. med. Wschr. **100**, 1220—1221 (1970)

JUHL, E., JØRGENSEN, T. G., NIELSEN, P. E.: The value of x-ray, gastroscopy, cytology and augmented histamine test in the diagnosis of cancer ventriculi. Acta chir. scand. **137**, 271—275 (1971)

KATO, A.: Gastroscopic diagnosis with acridine orange fluorescence. Gastroent. Endoscopy **12**, 351—359 (1970); Ref. Digestion **5**, 167 (1972)

KAWAI, K.: The significance of endoscopy for gastric diseases. Endoscopy **4**, 39—43 (1972)

KUROKAWA, T., KAJITANI, T., OOTO, K.: Carcinoma of the stomach in early phase. Tokio: Nakayama-Shoren 1967

KURU, M. (Hrsg.): Atlas of early carcinoma of the stomach. Tokio: Nakayama-Shoren 1966

LIGUORY, CL., CONTE-MARTI, M., CONTE, M.: La fibroscopie gastrique avec biopsie dirigée chez 60 malades atteints de cancer gastrique. Sem. Hôp. Paris **47**, 153—163 (1971)

MORRISSEY, J. F.: Gastrointestinal endoscopy. Gastroenterology **62**, 1241—1268 (1972)

MORRISSEY, J. F., TANAKA, Y., THORSEN, W. B.: Gastroscopy. A review of the English and Japanese literature. Gastroenterology **53**, 456—476 (1967)

NELSON, R. S.: Endoscopy in gastric cancer. Recent results in cancer research 32. Berlin-Heidelberg-New York: Springer 1970

OSHIMA, H., WITT, H., BÜRGER, H.: Gastrokamera- und Röntgendiagnostik. Berlin-New York: W. de Gruyter 1972

OTTENJANN, R., ELSTER, K., WITTE, S.: Gastroenterologische Endoskopie, Biopsie und Zytologie. Stuttgart: Thieme 1970

ØYEN, O.: Gastroscopy. Its value in the diagnosis of ulcer or tumor of the stomach. Acta chir. scand. **131**, 454—460 (1966)

SAKITA, T., OGURO, Y., TAKASU, S., FUKTONI, H., MIVA, T., YOSHIMORI, M.: Observations on the healings of ulcerations in early gastric cancer. Gastroenterology **60**, 835—844 (1971)

SCHRÖDER, H., ŠETKA, J., GÜTZ, H.-J.: Vergleich zwischen Röntgenuntersuchung und Gastroskopie mit dem Fibroskop am antrum ventriculi. Radiol. diagn. (Berl.) **7**, 695—701 (1966)

SEPPÄLÄ, K.: Exfoliative cytology in gastric malignancy. Acta med. scand. **169**, Suppl. 363, 1—83 (1961)

YAMAGATA, S., MASUDA, H.: Magenkarzinom. In: DEMLING, L. (Hrsg.), Klinische Gastroenterologie, Bd. I. Stuttgart: Thieme 1973

YAMAKAWA, T., HOFE, E. V., KAGAN, R., MORGENSTERN, L.: The use of tolonium in the diagnosis of malignant gastric lesions. Arch. Surg. **104**, 773—777 (1972)

VII. Cytologische Untersuchung des Magensaftes

ACKERMAN, N. B.: An evaluation of gastric cytology: Results of a nation-wide survey. J. chron. Dis. **20**, 621—626 (1967)

BACH-NIELSEN, P.: The value of gastric cytology in the diagnosis of mesenchymal tumors. Amer. J. dig. Dis. **11**, 938—942 (1966)

BAMFORTH, J.: Cytological diagnosis in medical practice. London: J. & A. Churchill 1966
BERK, J. E.: Declomycin-induced fluorescence test for gastric cancer. Curr. ther. Res. 6, 557—561 (1964)
BERK, J. E., IBSEN, K. H., BLAU, C.: Modified tetracycline fluorescence test for gastric cancer: Preliminary results. Scand. J. Gastroent. 6, 169—171 (1971)
BIAGI, G., BISSI, A., MANTOVANI, R.: Studio della citologia esfoliativa gastrica con l'ausilio delle membrane filtrante „Millipore". Quad. Sclavo Diagn. 1, 230—236 (1965)
BOON, T. H., SCHADE, R. O. K., MIDDLETON, G. C., REECE, M. F.: An attempt at presymptomatic diagnosis of gastric carcinoma in pernicious anaemia. Gut 5, 269—274 (1964)
BRANDBORG, L. L., TANKERSLEY, C. B., UYEDA, F.: "Low" versus "High" concentration chymotrypsin in gastric exfoliative cytology. Gastroenterology 57, 500—505 (1969)
CARNEY, J. A.: Gastric exfoliative cytology. Surg. Clin. N. Amer. 51, 979—991 (1971)
CUMMINS, A. J., GOMPERTZ, M. L., KIER, J. H.: An evaluation of the tetracycline-fluorescence test in the diagnosis of gastric cancer. Comparison with cytology. Ann. intern. Med. 61, 56—63 (1964)
FUKUDA, T., SHIDA, S., TAKITA, T., SAWADA, Y.: Cytologic diagnosis of early gastric cancer by the endoscope method with gastrofiberscope. Acta cytol. (Philad.) 11, 456—459 (1967)
GIBBS, D. D.: Exfoliative cytology of the stomach. London: Butterworths 1968.
GOLDENBERG, I. S., VIDONE, R. A.: Gastric cytology: A study of clinico-pathologic interrela tions. Ann. Surg. 176, 721—726 (1972)
HENNING, N., WITTE, S., BRESSEL, D.: The cytologic diagnosis of tumors of the upper gastrointestinal tract (esophagus, stomach, duodenum). Acta cytol. (Philad.) 2, 121—130 (1964)
HENNING, N., WITTE, S.: Atlas der gastroenterologischen Zytodiagnostik, 2. Aufl. Stuttgart: Thieme 1968.
KALNINS, Z. A., RHYNE, A. L., DIXON, F. R., GIRSH, S.: Analysis of cytologic findings in patients with gastric carcinoma. Acta cytol. (Philad.) 11, 312—318 (1967)
KASUGAI, T.: Evaluation of gastric lavage cytology under direct vision by the fibergastroscope employing Hanks' solution as a washing solution. Acta cytol. (Philad.) 12, 345—351 (1968)
LIAVAG, I., MARCUSSEN, J., SERCK-HANSSEN, A.: Direct vision brush cytology in the diagnosis of gastric disease. Acta chir. scand. 137, 682—688 (1971)
MacDONALD, W. C., BRANDBORG, L. L., TANIGUCHI, L., BEH, U. E., RUBIN, C. E.: Exfoliative cytological screening for gastric cancer. Cancer (Philad.) 17, 163—169 (1964)
MARTUZZI, M.: Cell alterations of the gastric mucosa in benign diseases and malignant tumors. Path. europ. 7, 263—271 (1972)
PROLLA, J. C., KOBAYASHI, S., KIRSNER, J. B.: Cytology of malignant lymphomas of the stomach. Acta cytol. (Philad.) 14, 291—296 (1970)
RUGTVEIT, A., HOPE, L.: Tetracycline induced fluorescence in gastric cancer and benign ulcers. Gastroenterology 47, 32—34 (1964)
SABURI, R., ANDO, T., KAKIHAHA, M., TABAYASHI, A., YAMADA, T.: A selective proteolytic lavage method for the cytodiagnosis of early gastric cancer. Acta cytol. (Philad.) 11, 473—476 (1967)
SANDLOW, L. J., NECHELES, H.: Tetracycline fluorescence in detecting malignancy. J. Amer. med. Ass. 189, 363—365 (1964)
SCHADE, R. O. K.: Gastric cytology. London: E. Arnold 1960
SCHADE, R. O. K.: Die zytologische Erfassung der Frühstadien des Magenkarzinoms. Möglichkeiten und Grenzen der Methode. Dtsch. med. Wschr. 91, 1651—1652 (1966)
SCHADE, R. O. K.: Gastric cytology. Proc. roy. Soc. Med. 63, 761—763 (1970)
SHIDA, S., KOIKE, I., KOTAKA, H.: The differential diagnosis of gastric tumors by roentgenological, gastroendoscopical and cytological examinations. In: Proc. 1st Congress Int. Soc. Endoscopy, p. 577—585. Tokyo 1966
SHIDA, S., SAWADA, Y., TAKAMURA, S., KONDO, T., TAKEMOTO, T., TSUNEOKA, K.: Cytological diagnosis of gastric cancer by gastroendoscopical method with fibergastroscope. Gastroent. Jap. 2, 101—107 (1967)
SHIDA, S., TAKAMURA, S.: Cytological diagnosis of early gastric cancer. In: Gann Monograph 3. Epidemiological, experimental, and clinical studies on gastric cancer. Proc. Int. Conf. on Gastric Cancer, Nagoya, Japan 1968
TAEBEL, D. W., KIRSNER, J. B.: Exfoliative cytology of the upper gastrointestinal tract. J. Amer. med. Ass. 199, 570—573 (1967)
TAKENAKA, M., TAHIDA, S., ABE, J., AYABE, M.: Operative cytology of cancer. Yonago Acta med. 16, 5—8 (1972)
VILARDELL, R.: Re-evaluation of cytologic methods in the diagnosis of malignant lesions of the stomach. In: Progress in gastroenterology, Vol. I. (GLASS, G. B. J., Ed.). New York-London: Grune and Stratton 1968
WATERS, E. D.: Initial experience of gastric cytology in a routine cytologic service. Acta cytol. (Philad.) 13, 637—644 (1969)

Wenger, J., Penfold, E.: An improved compressed air apparatus for exfoliative cytology of the stomach. Gastroenterology **59**, 358—363 (1970)

Witte, S.: Intravital fluorescent staining with acridine derivatives in cytodiagnosis of the upper gastrointestinal tract. Acta cytol. (Philad.) **12**, 15—17 (1968)

Witte, S.: Gastroscopic cytology. Endoscopy **2**, 88—93 (1970)

Yamada, T.: Basic study of the proteolytic enzyme lavage method in the gastric diagnosis, especially in the comparative analysis of the exfoliative tendency of malignant and benign gastric epithelial cells. Acta cytol. (Philad.) **8**, 19—26 (1964)

Yamada, T., Matsumoto, S., Sankawa, H., Seino, Y.: Clinical evaluation of proteolytic enzyme lavage method in the gastric cytodiagnosis, especially in the detection of early cancer of the stomach. Acta cytol. (Philad.) **8**, 27—33 (1964)

Yoshii, Y., Takahashi, J., Yamaoka, Y., Kasugai, T.: Significance of imprint smear in cytologic diagnosis of malignant tumors of the stomach. Acta cytol. (Philad.) **14**, 249—253 (1970)

VIII. Untersuchung des Magensaftes

Baron, J. H.: The clinical use of gastric function tests. Scand. J. Gastroent., Suppl. 6, **5**, 9—46 (1970)

Ďuris, I., Zaviacic, M., Holly, D., Ondreijička, M.: Diphenylamine reaction of gastric juice. Correlation of the reaction with histochemical and histoenzymological findings of gastric mucosa. Gastroent. Jap. **5**, 204—214 (1970)

Fischermann, K., Bech, I., Andersen, B.: Diagnostic value of the augmented histamine test in cancer of the upper part of the stomach. Scand. J. Gastroent. **4**, 517—519 (1969)

Fischermann, K., Hyltoft Petersen, P., Bröckner, J., Neesgard, I., Pederseh, H.: Gastric secretion in patients with carcinoma of the cardia. Scand. J. Gastroent. **6**, 267—272 (1971)

Fischermann, K., Køster, K. H.: The augmented histamine test in the differential diagnosis between ulcer and cancer of the stomach. Gut **3**, 211—218 (1962)

Gilbertsen, V. A., Knatterud, G. I.: Gastric analysis as a screening measure for cancer of the stomach. Cancer (Philad.) **20**, 127—133 (1967)

Isenberg, J. I., Spector, H., Hootkin, L. A., Pitcher, J. L.: An apparent exception to Schwarz's dictum, "No acid — no ulcer". New Engl. J. Med. **285**, 620 (1971)

Jarnum, S., Schwartz, M.: Hypoalbuminemia in gastric carcinoma. Gastroenterology **38**, 769—773 (1960)

Kim, Y. S., Plaut, A. G.: β-glucuronidase studies on gastric secretion from patients with gastric cancer. Ann. N. Y. Acad. Sci. **140**, 904—914 (1965)

LaDue, J. S.: The clinical diagnosis of gastric cancer. In: McNeer, G., Pack, G. T., Neoplasms of the stomach. Philadelphia: Lippincott 1967

Piper, D. W.: Organic constituents in human gastric juice with special reference to the secretory abnormalities in gastric carcinoma. In: Progress in gastroenterology, Vol. I. (Glass, G. B. J., Ed.). New York-London: Grune and Stratton 1968

Piper, D. W., Clarke, A. D., Whitecross, D., Croydon, M. J.: Lactic acid in gastric juice. Scand. J. Gastroent. **6**, 465—468 (1971)

Piper, D. W., Griffith, E. M., Irving, L. G., Fenton, B. H.: Value of β-glucoronidase activity in gastric juice in the diagnosis of gastric carcinoma. Gastroenterology **51**, 172—179 (1966)

Piper, D. W., Kemp, M. L., Fenton, B. H., Croydoh, M. J., Clarke, A. D.: Gastric juice lactic acidosis in the presence of gastric carcinoma. Gastroenterology **58**, 766—771 (1970)

Piper, D. W., Stiel, M. C., Builder, J. E.: The electrophoretic pattern of normal human gastric juice and of the gastric juice of patients with gastric ulcer and gastric cancer. Gut **4**, 236—242 (1963)

Rödbro, P: Gastric function in gastric carcinoma. Lancet **1967** I, 789—791

Rödbro, P., Christiansen, P. M., Schwartz, M.: Intrinsic factor secretion in stomach diseases. Lancet **1965** II, 1200—1203

Russel, R. I., Watts, C.: β-glucuronidase activity of gastric juice in gastric carcinoma. Gut **9**, 585—589 (1968)

Schrager, J.: The secretory pattern of gastric mucopolysaccharides in health, in patients with duodenal ulcer and in patients with gastric carcinoma. Acta Un. int. Cancr. **19**, 1197—1203 (1963)

Shearmah, D. J. C., Finlayson, N. D. C., Wilson, R.: Gastric function in patients with gastric carcinoma. Lancet **1967** I, 343—346

IX. Nuclearmedizinische Diagnostik

Ackerman. N. B., McFee, A. S., Wangensteen, O. H.: Refinements in technique of in vivo radioautography of stomach. Surgery **51**, 295—299 (1962)

ACKERMAN, N. B., SHAHON, D. B., McFEE, A. S., WANGENSTEEN, O. H.: Recognition of gastric cancer by in vivo radioautography. Ann. Surg. **152**, 602—614 (1960)

ANDRYSEK, O., BERNDT, H.: Gastroenterologische Isotopendiagnostik. Berlin: Verlag Volk u. Gesundheit 1965

CLODE, W. H., SOBRAL, J. M. V., BASTO, E. L., BAPTISTA, A. M.: Elective uptake of radioiodine by cancer of stomach. Surgery **50**, 725—727 (1960)

FRIDRICH, R., STALDER, G. A., LOCHER, J., HEINIS, P.: Zur Erweiterung der Magendiagnostik mit nuclearmedizinischen Verfahren. Dtsch. Wschr. **95**, 2261—2265 (1970)

LOCHER, J., FRIDRICH, R., ENGELHART, G.: Treffsicherheit und Stellung der Magenszintigraphie mit Technetium 99 m. Dtsch. med. Wschr. **95**, 547—551 (1970)

McFEE, A., ACKERMAN, N., WANGENSTEEN, O. H.: In vivo radioautography as an aid in the detection of gastric malignancy. Med. biol. Ill. **16**, 26—32 (1966)

NAKAYAMA, K.: Diagnostic significance of radioactive isotopes in early cancer of alimentary tract, especially esophagus and cardia. Sugery **39**, 736—759 (1956)

NELSON, R. S.: Radioactive phosphorus in the diagnosis of gastrointestinal cancer. Berlin-Heidelberg-New York: Springer 1967. (Recent Results in Cancer Reserarch, Vol. 10)

NELSON, R. S., DEWEY, W. C., ROSE, R. G.: The use of radioactive phosphorus P^{32} and a miniature Geiger tube to detect malignant neoplasia of the gastrointestinal tract. Gastroenterology **46**, 8—15 (1964)

OTTO, D. L., HORWITZ, N. H., KURTZMAN, R. S., LOFSTROM, J. E.: Radioactive I^{131} and P^{32} as aids in the diagnosis of lesions of the stomach. Amer. J. Roentgenol. **91**, 784—795 (1964)

SHAHON, D. B., AUST, J. B., ROOT, H. D.: Localization of P^{32} as diagnostic aid in gastrointestinal neoplasms. Surg. Forum **7**, 451—455 (1956)

SIELAFF, H. J.: Erweiterte radiologische Magendiagnostik mittels endoskopischer Biopsie und Isotopenanwendung. 47. Tagung der Deutschen Röntgengesellschaft Berlin 1966. Stuttgart: Thieme 1967

STEIN, G. N., TACHDJIAN, V. O., MAGID, N., BOUSHY, S. F.: Balloon radioautography in differentiation of benign and malignant gastric lesions. Arch. intern. Med. **115**, 326 (1965)

X. Laboratoriumsbefunde. A. Blutbild

BERNDT, H.: (1) Das Blutbild beim Krebs. Arch. Geschwulstforsch. **22**, 81—92 (1963)

BERNDT, H.: (2) Blutbild und Bluteiweißbild beim Krebs. Z. ges. inn. Med. **18**, 941—948 (1963)

LEY, A. B.: Mechanism of anemia in cancer. Med. Clin. N. Amer. 857—870 (1956)

RENFER, H. R.: Die Anämie beim Tumorkranken. Radiol. clin. (Basel) **23**, 349—354 (1954)

SHEARMAN, D. J. C., FINLAYSON, N. D. C., WILSON, R., SAMSON, R. R.: Carcinoma of the stomach and early pernicious anaemia. Lancet **1966 II**, 403—405

WINTROBE, M. M.: Clinical hematology, 6th Ed. Philadelphia: Lea & Febiger 1967

YAMAGUCHI, I., OKUGUCHI, S.: Blood pictures in stomach cancer, especially on their relation with cancer progress. Tohoku J. exp. Med. **73**, 22—26 (1960)

B. Serumprotein

BERNDT, H.: Über das Bluteiweißbild bei Bronchialcarcinom und Magencarcinom. Arch. Geschwulstforsch. **18**, 209—214 (1961)

FRASER, K. J., RANKIN, J. G.: Selective deficiency of IgA immunoglobulins associated with carcinoma of the stomach. Aust. Ann. Med. **19**, 1—3 (1970)

HERMANNS, P. E.: Nodular lymphoid hyperplasia of the small intestine and hypogammaglobulinemia: theoretical and practical considerations. Fed. Proc. **26**, 1606 (1967)

JARNUM, S., SCHWARTZ, M.: Hypoalbuminemia in gastric carcinoma. Gastroenterology **38**, 769—776 (1960)

SCHREIBER, H. W., BARTSCH, W. M., SIEDEK, M.: Serumeiweiß und Prognose beim Carcinom und Sarkom des Magens. Langenbecks Arch. klin Chir. **307**, 355—366 (1964)

SUGA, S., TAMURA, Z.: Analysis of serum protein changes in patients with advanced gastric cancer with special reference to γ-globulin fractions. Cancer Res. **32**, 426—429 (1972)

WUHRMANN, F., MÄRKI, H. H.: Dysproteinämien und Paraproteinämien. Basel-Stuttgart: Schwabe & Co. 1963

XI. Früherkennung des Magenkrebses

AONO, G., KODOKORO, T., TAKEZOYE, K., JOJINA, Y., HIROSE, J., OHARA, T., SOMA, S.: Some cases of gastric cancer overlooked by mass screening. Gastroent. Jap. **7**, 343 (1972)

ARIGA, K.: Statistique sur le cancer de l'estomac à la lumière de la campagne de dépistage faite au Japon. Ann. gastroent. hepat. **6**, 307—317 (1970)

ARIGA, K.: History of gastric mass survey and problems in statistical data collecting in Japan. Nihon Univ. J. Med. **13**, 169—185 (1971)

Ayabe, M., Takamatu, S., Kato, K., Andanti, H.: Diagnosis of early gastric cancer. Yonago Acta med. 10, 216—223 (1966)

Azuma, Y.: Beginning cancer of the stomach in Japan. Pacif. Med. Surg. 72, 324—326 (1964)

Berndt, H.: Grundsätzliche Probleme der Früherkennung des Krebses. Arch. Geschwulstforsch. 38, 287—309 (1971)

Carandang, N., Schuman, B. M., Priest, R. J.: The gastrocamera in the diagnosis of stomach disease. J. Amer. med. Ass. 204, 717—722 (1968)

Chuman, Y., Nakahara, N.: Current progress of gastric mass survey. Gastroent. Jap. 7, 241—242 (1972)

Figus, A. I., Simon, L.: Frühdiagnose des Magenkarzinoms. Dtsch. med. Wschr. 97, 306 (1972)

Figus, A. I., Simon, L.: The results of screening for gastric cancer by a new method. Jap. J. Clin. Oncol. 6, 9—26 (1972)

Gilbertsen, V. A., Knatterud, G. L.: Gastric analysis as a screening measure for cancer of the stomach. Cancer (Philad.) 20, 127—133 (1967)

Gregor, O., Hanik, L., Bednar, B.: Early diagnosis of gastric cancer. Proc. 3rd World Congr. Gastroenterology, Tokyo 1966, Vol. I, p. 522—524

Gutmann, R. A.: Le diagnostic du cancer d'estomac à la période utile. Paris: Doin 1956

Gutmann, R. A.: Fibroscopic et radiologic, frères enemis ou alliés? Nouv. Presse méd. 2, 1881—1883 (1973)

Hiraoka, T., Umeda, K., Aikawa, K.: Existence of rapid growth cancer and slow growth cancer. Gastroent. Jap. 7, 309 (1972)

Hitchcock, C. R., Scheiner, St. L.: Early diagnosis of gastric cancer. Surg. Gynec. Obstet. 113, 665—672 (1961)

Kajitani, T.: Results of surgical treatment of gastric carcinoma. Gann Monogr. 3, 245—251 (1968)

Kálmán, J.: Organisation der Frühdiagnose des Magenkrebses an einer Bezirkspoliklinik auf dem Lande. Radiobiol. Radiother. (Berl.) 4, 85—89 (1963)

Kasugai, T.: Prognosis in early gastric cancer. Gastroenterology 58, 429—430 (1970)

Kawai, K.: À propos du cancer précoce de l'estomac au Japon. Relation entre cancer précoce et cancer avancé. Actualités hépato-gastro-entérol. Hôtel-Dieu 5, B 307—314 (1969)

Kawashima, S.: A challenge to the detection of early gastric cancer in Japan. Gastroent. Jap. 7, 211—224 (1972)

Kobayashi, K., Sakita, T., Oguro, Y., Fukutomi, H., Miwa, T., Tani, N.: On the study about the gastrocamera type PA with finder (GT-PF). Gastroent. Jap. 7, 302 (1972)

Koga, S., Ayabe, M.: Klinische und pathologische Betrachtung von Magenkarzinomen im Frühstadium. Zbl. Chir. 97, 665—672 (1972)

Kurokawa, T.: Stomach cancer in Japan. Acta Un. int. Cancr. 20, 790—792 (1964)

Morrissey, J. F.: Gastrointestinal endoscopy. Gastroenterology 62, 1241—1268 (1972)

Nikaido, N.: Early diagnosis of stomach cancer by the mass-survey. 4th World Congr. Gastroenterology, Copenhagen 1970. Advance Abstracts 274

Oshima, H.: Der Wert der Gastrokamera für die Magenkarzinom-Diagnostik. Grundlagen der gastroenterologischen Endoskopie. Z. Gastroent. 1, 111—118 (1968)

Oshima, H.: Allgemeine Grundlagen der Diagnostik von Magen-Frühkarzinomen mit der Gastrokamera. Dtsch. med. Wschr. 94, 2440—2442 (1969)

Oshima, H. (Hrsg.): Gastrokamera-Untersuchung. Berlin-New York: W. de Gruyter 1971

Oshima, H., Ottenjann, R., Stadelmann, O., Elster, K., Seifert, E., Witte, S., Schäfer, P. K., Tschaikowski, K. L., Bisgaard Pedersen, A., Reisky, P.: Gastrokamera-Untersuchung und gezielte Magenbiopsie. Dtsch. med. Wschr. 95, 1178, 1371, 1460, 1499, 1659, 1852, 1896, 1942, 1992, 2254 (1970)

Oshima, H., Witt, H., Bürger, H.: Gastrokamera und Röntgendiagnostik. Ein Atlas der kombinierten Magenuntersuchung mit histologischer Dokumentation. Berlin-New York: W. de Gruyter 1972

Seifert, E.: Endogastrale Fotografie und/oder gezielte Biopsie? Leber-Magen-Darm 2, 245—249 (1972)

Siurala, M., Isokoski, M., Varis, K., Kekki, M.: Prevalence of gastritis in a rural population. Scand. J. Gastroent. 3, 211 (1968)

Stadelmann, O., Miederer, S. E., Löffler, A., Müller, R., Käufer, C., Elster, K.: So-called early gastric cancer and its detection. Endoscopy 5, 70—76 (1973)

Tanno, M., Fuchigami, A., Fuji, A.: Experience of PA type of gastrocamera for mass survey. Gastroent. Jap. 7, 308 (1972)

Thaler, H.: Die Frühdiagnose des Magenkarzinoms. Dtsch. med. Wschr. 97, 51—55 (1972)

Treichel, J., Heitzberg, H., Friedrich, E.: Standardisierte Röntgen-Untersuchungstechnik mit der 70-mm-Kamera. Akt. Gastroent. 1, 53—56 (1972)

YAMAGATA, S., MASUDA, H., OOSHIBA, S., GOMI, T., MOCHIZUKI, F., KITAGAWA, M., HISA-
MICHI, S.: Early detection of stomach cancer in the mass survey. 4th World Congr.
Gastroenterology, Copenhagen 1970, Advance Abstracts 359
YAMAGATA, S., MASUDA, H.: Magenkarzinom. In: DEMLING, L. (Hrsg.), Klinische Gastro-
enterologie, Band I. Stuttgart: Thieme 1973
YOKOMORI, H., MATSUMOTO, T., TORIKATA, T., KISHIGAMI, Y.: Gastric mass survey for
doctorless area. Gastroent. Jap. 7, 309 (1972)
YOSHIDA, S., NAKAJIMA, T.: Thorough examinations of the control group. Gastroent. Jap. 7,
306 (1972)

XII. Beurteilung der Ausdehnung des Tumors

ARNER, O., FERNSTRÖM, I.: The value of splenoportography in the diagnosis of malignant
metastases in the liver and in the assessment of the operability of malignant tumours of
the stomach and pancreas. Acta chir. scand. 129, 615—623 (1965)
BEREZOV, J. E., SOTNIKOV, V. N., LAPIN, M. D.: Möglichkeiten der Laparoskopie bei Magen-
krebs. Vop. Onkol. 18, 26—30 (1972)
BERNDT, H., GÜTZ, H.-J.: Laparoskopie bei Magenkrebs. Z. Gastroent. 3, 317—320 (1965)
BERNDT, H., GÜTZ, H.-J., WOLFF, G.: Geschwülste des Magens. In: Gastroenterologie,
S. 176—210 (GÜLZOW, M., KOELSCH, K. A., KUNTZEN, H., Hrsg.). Jena: VEB Fischer
Verlag 1969
BERNDT, H., GÜTZ, H.-J., ZIMMERMANN, H.-B.: Die Erkennung von Lebermetastasen. Dtsch.
Z. Verdau-. u. Stoffwechselkr. 30, 139—144 (1970)
BERNDT, H.: Die präoperative Suche nach Lebermetastasen. Arch. Geschwulstforsch. 35,
69—81 (1970)
CASTAGNA, J., BENFIELD, J. R., AYMADA, H., JOHNSON, D. E.: The reliability of liver scans
and function tests in detecting metastases. Surg. Gynec. Obstet. 134, 463—466 (1972)
CONN, H. O.: Rational use of liver biopsy in the diagnosis of hepatic cancer. Gastroenterology
62, 142—146 (1972)
DÜX, A., BÜCHELER, E., BARTSCH, W. M., SOBBE, A.: Die direkte lumbale Venographie bei
Magentumoren. Fortschr. Röntgenstr. 109, 1—15 (1968)
FERRIER, F. L., HATCHER, C. R., ACHORD, J. L., ABBOTT, O. A.: The value of liver scanning
for detection of metastatic cancer. Amer. Surg. 35, 112—120 (1969)
FISCHERMAN, K., FUNDING, J., HENRIKSEN, F. W., RAAHAVE, D.: Evaluation of distant
metastases by mediastinoscopy in carcinoma of the stomach. Scand. J. Gastroent. Suppl. 9,
91—94 (1971)
KONOVALOV, N. I., FADEIEV, N. P.: The combined use of scintigraphy and punch biopsy in
the diagnosis of metastases of gastric carcinoma. Med. Radiol. (Mosk.) 13, 41—46 (1968)
LIEWENDAHL, K., SCHAUMAN, K.-O.: Statistical evaluation of liver scanning in combination
with liver function tests. Acta med. scand. 192, 395—400 (1972)
LOMAS, F., DIBOS, P. E., WAGNER, Jr., H. N.: Increased specificity of liver scanning with the
use of ^{67}gallium citrate. New Engl. J. Med. 286, 1323—1329 (1972)
RYDBERG, B.: Mediastinoscopy in gastric carcinoma. Acta chir. scand. 134, 269—271 (1968)
SCHMIDT, E., SCHMIDT, F. W.: Enzymdiagnostik der Metastasen-Leber. Dtsch. med. Wschr.
93, 1198—1200 (1968)
STROHMEYER, G., JUNI, H., JOSEPH, K., GRAUL, E. H., MARTINI, G. A.: Nuclearmedizinische
Untersuchungen in der Gastroenterologie. Internist 10, 339—346 (1969)
SUZUKI, T., HONJO, I., HAMAMOTO, K., KOUSAKA, T., TORIZUKA, K.: Positive scintiphoto-
graphy of cancer of the liver with Ga^{67} citrate. Amer. J. Roentgenol. 113, 92—103 (1971)
WIRBATZ, W., MATEEV, B., BAUKE, G., KIESSLING, J., GEORGI, P., ALTENBRUNN, H.-J.,
RICHTER, W.: Die röntgenologische und szintigraphische Darstellung des Portalkreis-
laufes von der Vena umbilicalis aus. Arch. Geschwulstforsch. 32, 126—136 (1968)
WOLFF, G., BERNDT, H.: Beitrag der Laparoskopie und Leberbiopsie zur Beurteilung der
Operationsindikation von Karzinom-Patienten. Acta tertii conventus medicinae internae
hungarici, S. 882. Budapest 1965
ZAJCEV, G. P., JUZMIN, E. A., NIKOLSKIJ, A. D.: Transumbilikale Portohepatographie in der
Diagnostik von Lebermetastasen des Magenkrebses (russ.). Vop. Onkol. 12, 8—12 (1966)

XIII. Stadieneinteilung

BERNDT, H., GUMMEL, H.: Erfahrungen mit der Stadieneinteilung des Magenkrebses. Arch.
Geschwulstforsch. 30, 42—52 (1967)
BOECKL, O.: Zur Stadieneinteilung beim Magenkarzinom. Krebsarzt 17, 411—414 (1962)
BÖSMÜLLER, H.: Die Stadien des Magenkarzinoms und ihre chirurgische Behandlung. Krebs-
arzt 23, 166—186 (1968)
Die Klassifizierung der malignen Tumoren nach dem TNM-System. Berlin-Heidelberg-New
York: Springer 1970

FEINSTEIN, A. R.: Clinical judgment. Baltimore: Williams and Wilkins 1968
GUMMEL, H., WITTIG, G., BERNDT, H.: Therapieresultate und Prognose des Magenkrebses.
    Arch. Geschwulstforsch. **29**, 274—292 (1967)
KENNEDY, B. J.: TNM classification for stomach cancer. Cancer (Philad.) **26**, 971—983 (1970)
KUROHARA, S. S., GEORGE, F. W.: Objective procedure of constructing stages in cancer.
    Acta radiol. (Stockh.) **9**, 513—527 (1970)
SKROB, C. S., KORMAN, D. B., ISAEV, N. M., AGUREEV, A. I.: Klinisch-statistische Analyse
    operabler und inoperabler Magenkrebspatienten (russ.). Vop. Onkol. **18**, 16—21, Nr. 8
    (1972)
TNM-Klassifikation maligner Geschwülste. Genf 1968. UICC (Dtsch. Übers.). Berlin: Gesell-
    schaft für Geschwulstbekämpfung der DDR 1971
TNM-Klassifikation maligner Tumoren. Allgemeine Regeln. UICC. (Übersicht). Arch. Ge-
    schwulstforsch. **37**, 266—284; **38**, 62—75 (1971)
UICC/AJC: TNM classification of malignant tumours of breast, larynx, stomach, cervix uteri,
    corpus uteri. Geneva: UICC 1972.

XIV. Schleimhautcarcinom

ALBOT, G., TOULET, J.: Rapports entre les lésions histologiques et les signes radiologiques
    des cancers de la muqueuse gastrique. Arch. Mal. Appar. dig. **40**, 5—43 (1951)
ANDERSEN, D., MADSEN, P.: The results of various methods in the differentiation between
    benign and malignant gastric diseases. 4th World Congr. Gastroenterology, Copenhagen
    1970. Advance Abstracts, 501
ASHIZAWA, S., KIDOKORO, T.: Endoscopic color atlas of gastric diseases. Stuttgart: Thieme
    1971
AYABE, M., TAKAMUTU, S., KATO, K., ANDANTI, H.: Diagnosis of early gastric cancer. Yonago
    Acta med. **10**, 216—223 (1966)
BRAGG, D. G., SEAMAN, W. B., LATTES, R.: Roentgenologic and pathologic aspects of super-
    ficial spreading carcinoma of the stomach. Amer. J. Roentgenol. **101**, 437—446 (1967)
CRESPI, M., DI MATTEO, S.: The diagnosis of the carcinoma of the stomach in its early phase II.
    Arch. Mal. Appar. dig. **61**, 285—292 (1972)
FRÜHMORGEN, P., CLASSEN, M., HERMANEK, P., DEMLING, L.: Diagnostik des Magenfrüh-
    karzinoms mit Glasfiber-Endoskopen. Dtsch. med. Wschr. **97**, 1443—1447 (1972)
GUTMANN, R. A.: Le diagnostic du cancer d'estomac à la période utile. Paris: Doin 1956
GUTMANN, R. A.: Sur les cancers gastriques invisibles à l'opération. Un. méd. Prat. franç. **89**,
    1352—1361 (1960)
GUTMANN, R. A.: Le diagnostic du cancer d'estomac précoce et avancé. Paris: Doin 1967
GUTMANN, R. A.: On the early diagnosis of gastric cancer. Amer. J. Gastroent. **56**, 248 (1971)
GUTMANN, R. A., BERTRAND, I., PÉRIASTIANY, T. J.: Le cancer de l'estomac au début. Paris:
    Doin et Cie 1939
GUTMANN, R. A., DEBRAY, CH.: Sur deux cas de cancers gastriques invisibles à l'opération.
    Arch. Mal. Appar. dig. **49**, 535—550 (1960)
ICHIKAWA, H., YAMADA, T., HORIKOSHI, H., DOI, H., MATSUE, H., TOBAYASHI, K., SASA-
    GAWA, M., HIGA, A.: X-ray diagnosis of early gastric cancer. Jap. J. Clin. Oncol. 1, 1—18
    (1970)
INOKUCHI, K., INUTSUKA, S., FURUSAWA, M., SOEJIMA, K., IKEDA, T.: Development of super-
    ficial carcinoma of the stomach. Ann. Surg. **164**, 145—151 (1966)
KAJITANI, T.: Results of surgical treatment of gastric carcinoma. Gann Monogr. **3**, 245—251
    (1968)
KASUGAI, T.: Prognosis of early gastric cancer. Gastroenterology **58**, 429—430 (1970)
KAWAI, K.: Diagnosis of early gastric cancer. Endoscopy **3**, 23—27 (1971)
KAWAI, K.: The significance of endoscopy for gastric diseases. Endoscopy **4**, 39—43 (1972)
KAWAI, K., AKASAKA, Y., MISAKI, F., MURAKAMI, K., MASUDA, M.: Gastrofiberscopic biopsy
    on early gastric cancer. Endoscopy **2**, 82—87 (1970)
KAWAI, K., KOHLI, Y., MISAKI, F., MURAKAMI, Y.: Le développement du cancer de l'estomac.
    Ann. gastro-ent.-hepatol. **6**, 217—223 (1970)
KOBAYASHI, S.: Use of direct-vision biopsy in diagnosis of gastro-esophageal malignancy.
    Gastrointest. Endosc. **18**, 23—26 (1971)
KOBAYASHI, S., SUGIURA, H., KASUGAI, T.: Reliability of endoscopic observation in diagnosis
    of early carcinoma of the stomach. Endoscopy **4**, 61—65 (1972)
KOGA, S., AYABE, A.: Klinische und pathologische Betrachtung von Magenkarzinomen im
    Frühstadium. Zbl. Chir. **97**, 665—672 (1972)
KONJETZNY, G. E.: Der oberflächliche Schleimhautkrebs des Magens. Chirurg **12**, 192—202
    (1940)
KUROKAWA, T., KAJITANI, T., OOTA, K.: Carcinoma of the stomach in early phase. Tokyo:
    Nakayama-Shoten 1966

Kuru, M. (Ed.): Atlas of early carcinoma of the stomach. Tokyo: Nakayama-Shoten 1966
Liguory, Cl., Bodin, F., Contemarti, J., Conte, M.: 15 cases of superficial carcinoma of the stomach diagnosed by fibroscopy and immediate biopsy. Sem. Hôp. Paris 48, 157 (1972)
Mainzer, F., Amberg, J. R., Margulis, A. R.: Superficial carcinoma of the stomach. Radiology 93, 109—116 (1969)
Mason, M. K.: Surface carcinoma of stomach. Gut 6, 185—193 (1965)
Masuda, M., Kawai, K., Uematsu, T., Ida, K., Wakabayashi, T., Akasaka, Y., Kobayashi, Y., Mori, Y., Shimamoto, K., Kohli, Y., Misaki, F., Murakami, K.: Clinical considerations of early gastric cancer. J. Kyoto Pref. Univ. Med. 79, 363—374 (1970)
Miller, G.: Das Frühkarzinom des Magens. Z. Gastroent. 10, 157—162 (1972)
Miller, M. G.: The diagnosis of the carcinoma of the stomach in its early phase. I. Arch. Mal. Appar. dig. 61, 279—284 (1972)
Morrissey, J. F.: Gastrointestinal endoscopy. Gastroenterology 62, 1241—1268 (1972)
Nagy, G. S.: Direct vision gastric biopsy. Med. J. Aust. I, 403-407, (1972)
Nakamura, K., Sugano, H., Takagi, K., Fuchigami, A.: Histopathological study on early carcinoma of the stomach: Some considerations on the ulcer-cancer by analysis of 144 foci of the superficial spreading carcinomas. Gann. 58, 377—387 (1967)
Numaguchi, Y., Calonje, M. A., Oshiumi, Y., Hamada, T., Kamoi, I., Matsuura, K.: Early g·stric cancer. Sth. med. J. (Bgham, Ala.) 65, 1045—1050 (1972)
Okabe, H., Hirokado, K.: The computer analysis of gastrocamera signs of the depressed type of gastric surface cancer. Proc. 1st. Congr. Int. Soc. Endoscopy, Tokyo 1966, p. 354—362
Oshima, H.: Gastrokamera-Untersuchung und gezielte Magenbiopsie. Dtsch. med. Wschr. 95, 1178—1180 (1970)
Pajkova, L. V.: Oberflächenkarzinom des Magens (russ.). Vop. Onkol. 18, 4, 31—39 (1972)
Panel: Early diagnosis of stomach cancer. Recent adv. gastroenterology. Proc. 3rd World Congress of Gastroenterology, Vol. I., Tokyo 1966, p. 251—322
Prolla, J. C., Koxayashi, S., Kirsner, J. B.: Gastric cancer. Some recent improvements in diagnosis based upon the Japanese experience. Arch. intern. Med. 124, 238—246 (1969)
Sakita, T., Oguro, Y., Takasu, S., Fukutomi, H., Miva, T.: The development of endoscopic diagnosis of early carcinoma of the stomach. Jap. J. Clin. Oncol. 1, 113—128 (1971)
Sakita, T., Oguro, Y., Takasu, S., Fukutomi, H., Miwa, T., Yoshitoshi, M.: Observations on the healing of ulcerations in early gastric cancer. Gastroenterology 60, 835—844 (1971)
Shirakabe, H.: X-ray diagnosis of early gastric cancer. Gann Monogr. 11, 105—111 (1971)
Shirakabe, H.: (1) Röntgendiagnostik des Magenfrühkarzinoms. Leber-Magen-Darm 2, 129—133 (1972)
Shirakabe, H.: (2) Double contrast studies of the stomach. Stuttgart: Thieme 1972
Shirakabe, H., Ichikawa, H., Kumakura, K., Nishizawa, M., Higurashi, K., Hayakawa, H., Murakami, T.: Atlas of x-ray diagnosis of early gastric cancer. Tokyo: Igaku Shoin 1966
Stadelmann, O., Miederer, S. E., Löffler, A., Müller, R., Käufer, C., Elster, K.: So-called early gastric cancer and its detection. Endoscopy 5, 70—76 (1973)
Sugano, H., Nakamura, K.: Frequency of the ulcer cancer in early gastric cancer. Gann Monogr. 3, 133—137 (1968)
Takagi, K.: Diagnosis of early gastric cancer by fibergastroscopic biopsy. Proc. 1st Europ. Congr. Digest. Endoscopy, Prag 1968, p. 67—69
Ujiie, T., Takazawa, T., Ikeda, S., Mikuni, C., Ibayashi, J., Shimoda, A.: Intramural stomach injection under direct gastrofiberscope observation. Endoscopy 3, 73—84 (1971)
Yamagata, S., Masuda, H.: Magenkarzinom. In: Demling, L. (Hrsg.), Klinische Gastroenterologie. Band I. S. 237—249. Stuttgart: Thieme 1973

XV. Magencarcinom und Ulcus ventriculi (Zusammenhang und Differentialdiagnose)

A. Ulcuscarcinom

Aagaard, P.: Studies of gastric ulcer (with particular reference to its relation to duodenal ulcer and to malignant transformation). Acta chir. scand. Suppl. 318, (1963)
Allen, A. W., Welch, C. E.: Gastric ulcer; the significance of this diagnosis and its relationship to cancer. Ann. Surg. 114, 498—509 (1941)
Balslev Jørgensen, J.: The results of treatment of cancer of the stomach. Dan. med. Bull. 5, 37—40 (1958)
Becker, Th., Mayland, J.: Das Ulcuskarzinom des Magens. Zbl. Chir. 91, 68—75 (1966)
Benbanaste, M.: Sulla transformazione in cancro dell ulcera peptica (frequenza in rapporto alle ulcere e ai cancri primari dello stomaco). G. ital. Chir. 21, 779—792 (1965)

Boman, K.: Nagra synpunkter pa cancer ventriculi-problemet. Svenska Läk.-Tidn. **47**, 1593—1602 (1950)

Brown, P. M., Cain, J. C., Dockerty, M. B.: Clinically "benign" gastric ulcerations found to be malignant at operation. Surg. Gynec. Obstet. **112**, 82—88 (1961)

Castelfranchi, P. L., Ferreira-Santos, R., Brandao, H. J. S., Cenevita, R.: Ulcères gastriques cancérisés. Lyon chir. **62**, 198—203 (1966)

Ekström, T.: On the development of cancer in gastric ulcer and ulcer symptoms in gastric cancer. Acta chir. scand. **102**, 387—401 (1952)

Gütz, H.-J.: Persönliche Mitteilung 1973

Harnett, W. L.: A statistical study of 1405 cases of cancer of the stomach. Brit. J. Surg. **34**, 379—385 (1974)

Hauser, G.: Die krebsige Entartung des chronischen Magen- und Duodenalgeschwürs. In: Henke-Lubarsch (Hrsg.), Handbuch der speziellen pathologischen Anatomie und Histologie, Band 4. S. 389—429. Berlin: Springer 1926

Hedly, I.: Sammanställning av 400 fall av opererad cancer ventriculi. Nord. Med. **24**, 2192 (1944)

Juhász, J.: The role of vascular lesions in the malignant transformation of chronic peptic ulcer. Acta morph. Acad. Sci. hung. **16**, 41—52 (1968)

Kukral, J. C.: Gastric ulcer: an appraisal. Surgery **63**, 1024—1036 (1968)

Landelius, E.: Results of partial and total gastrectomy in cancer of the stomach. Acta chir. scand. **96**, 441—460 (1948)

Majima, S., Yamaguchi, I., Teshima, T., Karube, K., Masuda, H.: On malignant change of gastric ulcer. Tohoku J. exp. Med. **86**, 255—276 (1965)

Marshall, S. F.: The relation of gastric ulcer to carcinoma of the stomach. Ann. Surg. **137**, 891—903 (1953)

Ochsner, A.: Ulcerative lesions of the stomach. Sth. med. J. (Bgham, Ala.) **57**, 39—44 (1964)

Öhman, U., Wetterfors, J.: Carcinoma of the stomach (analysis of a clinical material and possible ways of improving the prognosis). Acta chir. scand. **136**, 219—226 (1970)

Öhman, U., Wetterfors, J., Moberg, A.: Ulcer-cancer of the stomach. Acta chir. scand. **138**, 391—395 (1972)

Olsson, O., Endresen, R.: Ulcer cancer of the stomach. Acta chir. scand. **111**, 16—21 (1956)

Oota, K.: Role of gastric ulcer in the causation of gastric cancer in Japan: a histopathological study of 3000 gastrectomy materials. Acta Un. int. Cancr. **19**, 1208—1209 (1963)

Ransom, H. K.: Cancer of the stomach. Surg. Gynec. Obstet. **96**, 275—287 (1953)

Runyeon, W. K., Hoerr, S. O.: The gastric ulcer problem: prognosis in masked malignancy. Gastroenterology **32**, 415—421 (1957)

Sakita, T. et al.: Observations on the healing of ulcerations in early gastric cancer. Gastroenterology **60**, 835 (1971)

Schwabe, G., Lindenschmidt, Th.-O., Selberg, W.: Klinisch-statistischer Beitrag zum Problem des Ulcuscarcinoms des Magens. Langenbecks Arch. Chir. **331**, 48—66 (1972)

Sugano, H., Nakamura, K.: Frequency of the ulcer cancer in early gastric cancer: Gann Monogr. **3**, 133—137 (1968)

Thorgersen, E.: 116 tilfelle av ventrikkelkancer behandlet med reseksjon. Norsk Mag. Laegevidensk. **102**, 2531—2540 (1941)

Thorgeirsson, Th., Levij, I. S.: Ulcer-carcinoma of the stomach in Israel (a study of 346 gastrectomy specimens). Trop. geogr. Med. **19**, 1—7 (1967)

Thunold, S., Wetteland, P.: Ulcer-carcinoma of the stomach in a 10-year-biopsy series (a follow-up study of 19 patients). Acta path. microbiol. scand. **56**, 155—165 (1962)

B. Ulceröses Magencarcinom

Berndt, H., Gütz, H.-J., Wolff, G.: Geschwülste des Magens. In: Gülzow, M., Koelsch, K. A., Kuntzen, H., Gastroenterologie, S. 176—210. Jena: VEB Fischer Verlag 1969

Kirsh, I. E.: Cancer. Part II: Radiological aspects of cancer after appearing healing. Gastroenterology **61**, 606—621 (1971)

The veterans administration cooperative study on gastric ulcer. Gastroenterology **61**, No. 4, Part 2 (1971)

Wenger, J., Brandborg, L. L., Spellman, F. A.: Cancer. Part I: Clinical aspects. Gastroenterology **61**, 598—605 (1971)

Yaryura-Tobias, J. A.: Comparative studies of infiltrative and ulcerative cancer of the stomach. Amer. J. dig. Dis. **13**, 1—7 (1968)

C. Differentialdiagnose zwischen ulcerösem Carcinom und Ulcus ventriculi

Duhamel, P. A., Block, M. A., Haubrich, W. S.: Are benign gastric ulcers really benign? Arch. Surg. **87**, 391 (1963)

FOTOPOULOS, J. P., CRAMPTON, A. R., BURKHEAD, H. C.: Calcification of the abdominal aorta as an aid in diagnosis of gastric carcinoma vs. benign ulcer. Radiology 79, 637—643 (1962)

FRIK, W.: Zur Differentialdiagnostik zwischen Magengeschwür und kleinem Magenkarzinom. Fortschr. Röntgenstr. 105, 322—330 (1966)

GABRIELSSON, N.: Benign and malignant gastric ulcers. Evaluation of the differential diagnostics in roentgen examination and endoscopy. Endoscopy 4, 73—83 (1972)

GEAR, M. W. L., TRUELOVE, S. C., WILLIAMS, D. G., MASSARELLA, G. R., BODDINGTON, M. M.: Gastric cancer simulating benign gastric ulcer. Brit. J. Surg. 56, 739—742 (1969)

GÜTZ, H.-J., BERNDT, H., WOLFF, G.: An evaluation of the therapeutic test for differentiation between benign and malignant gastric ulcer. 4th World Congress of Gastroenterology, Copenhagen 1970. Advance Abstracts 510

GUTMANN, R. A.: Le diagnostic du cancer d'estomac précoce et avancé. Paris: Doin 1967

KAWAI, K., NAKAJIMA, M., TORIIE, S., HASHIMOTO, Y.: Differentialdiagnose des Ulcus ventriculi. Leber-Magen-Darm 2, 250—255 (1972)

KELLER, R. J., WOLF, B. S., KHILNANI, M. T.: Roentgen features of healing and healed benign gastric ulcers. Radiology 97, 353—359 (1970)

KIRSH, I. E.: Cancer. Radiological aspects of cancer after apparent healing. Gastroenterology 61, 606 (1971)

LAMPERT, E. G., WAUGH, J. M., DOCKERTY, M. B.: The incidence of malignancy in gastric ulcers believed preoperatively to be benign. Surg. Gynec. Obstet. 91, 673—679 (1950)

MIWA, T., MUTOH, Y., HIROTA, T., SANO, R., SAKITA, T.: Healing of ulcers in early gastric cancers. Jap. J. Clin. Oncol. 6, 27—36 (1972)

NELSON, S. W.: The discovery of gastric ulcers and the differential diagnosis between benignancy and malignancy. Radiol. Clin. N. Amer. 7, 5—25 (1969)

NOVAK, D., WENDENBURG, H.-H., HAUG, P., BROSZIO, E. P.: Anwendung des Computers zur Analyse der Röntgenzeichen bei Magenulzera. Münch. med. Wschr. 111, 2465—2472 (1969)

PAK, D., BEREZOV, J. E.: Einschätzung des Informationsgehaltes klinischer und röntgenologischer Symptome von Magengeschwüren mit Hilfe der EDV (russ.). Klin. med. (Mosk.) 11, 53—59 (1972)

PAUSTIAN, F. F., STEIN, G. N., YOUNG, J. F., ROTH, J. L. A., BOCKUS, H. L.: The importance of the brief trial of rigid medical management in the diagnosis of benign versus malignant gastric ulcer. Gastroenterology 38, 155 (1960)

PROLLA, J. C., XAVIER, R. G., KIRSNER, J. B.: Exfoliative cytology in gastric ulcer. Its role in the differentiation of benign and malignant cancer. Gastroenterology 63, 33—37 (1972)

SCHINDLER, R., DESNEUX, J. J.: Gastroscopic diagnosis in 273 gastric ulcers. Gastroenterology 24, 328 (1953)

STEIN, G. N., PAUSTIAN, F. F., FINKELSTEIN, A., GOLDMAN, M.: Accuracy of x-ray diagnosis of ulcerating gastric lesion. Amer. J. Gastroent. 36, 148 (1961)

TUMEN, H. J.: Management of gastric ulcer. The gastroenterologist's viewpoint. In: INGELFINGER, F. J., RELMAN, A. S., FINLAND, M.: Controversy in internal medicine, p. 183—190. Philadelphia-London: W. B. Saunders 1966

WOLF, B. S.: Observations on roentgen features of benign and malignant gastric ulcers. Sem. Roentgen. 6, 140 (1971)

XVI. Cardiacarcinom

BURN, J. I.: Cancer of the stomach and oesophagus. Brit. J. Surg. 58, 798—800 (1971)

CHALNOT, P., GROSDIDIER, J., BESSOT, M.: Le cancer du pole supérieur de l'estomac. À propos de 110 oberservations. Ann. Chir. 16, 13—17 (1962)

FIERST, S. M.: Carcinoma of the cardia and fundus of the stomach. Amer. J. Gastroent. 57 403—409 (1972)

GIULI, R., ESTENNE, B., CLOT, P., FAURE, J. C., RICHARD, C. A., LORTAT-JACOB, J. L.: Results in 135 operations for carcinoma of the cardia. Value of total gastrectomy. Ann. Chir. 26, 15—18 (1972)

GRIMES, O. F., VISALLI, J. A.: The embryologic approach to the surgical management of carcinoma of the upper stomach. Surg. Clin. N. Amer. 44, 1227—1237 (1964)

HÄRING, R., KOTLORZ, H., XANTHAKOS, D.: Hat die Gastrektomie oder Kardiaresektion als „Ultima-ratio-Eingriff" beim fortgeschrittenen Magenkrebs noch ihre Berechtigung? Langenbecks Arch. klin. Chir. 320, 126—136 (1968)

HARTENBACH, W.: (1) Zur Operationstechnik des Kardiakarzinoms. Münch. med. Wschr. 110, 921—930 (1968)

HARTENBACH, W.: (2) Zur Diagnostik und zur prä- und postoperativen Therapie beim Kardiakarzinom. Münch. med. Wschr. 110, 1733—1739 (1968)

IMDAHL, H., KÄUFER, CH.: Kriterien für die Operabilität und Inoperabilität des Kardiakarzinoms. Münch. med. Wschr. 109, 632—635 (1967)

Johnson, C. L., Clagett, O. T.: Palliative esophagogastrostomy for inoperable carcinoma of the esophagogastric junction. J. thorac. cardiovasc. Surg. **60**, 269—274 (1970)

Kock, N. G.: Chirurgische Behandlung von Oesophagus- und Kardiakrebs. Chirurg **43**, 493—496 (1972)

Kock, N. G., Lewin, E., Pettersson, S.: Partial or total gastrectomy for adenocarcinoma of the cardia. Acta chir. scand. **135**, 340—344 (1969)

Lame, E. L.: The gastric cardia and fundus. Radiology **75**, 703—711 (1960)

Magill, T. G., Simmons, R. L.: Resection of cardio-esophageal carcinoma. Factors contributing to its mortality, palliation, and cure. Arch. Surg. **94**, 865—870 (1967)

Mateev, B., Gummel, H.: Die Röntgendiagnostik des subkardial liegenden Magenkarzinoms. Radiol. diagn. (Berl.) **8**, 671—682 (1967)

Nakayama, K.: Erfahrungen bei etwa 3000 Fällen von Oesophagus- und Kardiacarcinom. Langenbecks Arch. klin. Chir. **295**, 81—90 (1960)

Nelson, P. G., Dunlop, E.: Carcinoma of the cardia — a twenty-year study. Med. J. Aust. **1970**, 152—155

Röding, H., Morgenstern, R.: Erfahrungen mit der dauernden Pertubation des inoperablen Ösophagus-Kardiakarzinoms. Zbl. Chir. **91**, 1630—1633 (1966)

Talerman, A., Woo-Ming, M. O.: The origin of squamous cell carcinoma of the gastric cardia. Cancer (Philad.) **22**, 1226—1232 (1968)

Taubert, E., Henkert, K.: Erfahrungen mit der Behandlung von 81 Cardiacarcinomen. Chirurg. **38**, 6—11 (1967)

Van Lessen, H., Hupe, K.: Die Endoprothese beim inoperablen Kardia-Karzinom. Münch. med. Wschr. **112**, 557—562 (1970)

Zängl, A., Wrabetz, A.: Ergebnisse und Kritik der Intubationsverfahren bei inoperablen Karzinomen des Ösophagus-Kardiabereiches. Wien. klin. Wschr. **83**, 800—802 (1971)

IXX. Multizentrisches Magencarcinom

Moertel, Ch. G.: Multiple primary malignant neoplasms. Recent results in cancer research 7. Berlin-Heidelberg-New York: Springer 1966

Wiendl, H. J., Piger, A.: (1) Das multizentrische Magenkarzinom. Endoscopy **3**, 157—159 (1971)

Wiendl, H. J., Piger, A.: (2) Multizentrisches Frühkarzinom des Magens. Endoscopy **3**, 210—211 (1971)

XX. Das Carcinom nach Magenoperation

Bartelheimer, H., Maurer, H.-J., Schreiber, H. W., (Hrsg.): Magenoperation und Magenoperierter. Berlin: W. de Gruyter 1969

Chevrel, B., Chevrel, J. P.: Cancers de l'estomac. I. Tumeurs épithéliomateuses. Presse méd. **78**, 717—720 (1970)

Feldman, F., Seaman, W. B.: Primary gastric stump cancer. Amer. J. Roentgenol. **115**, 257—267 (1972)

Gerstenberg, E., Albrecht, A., Krentz, K., Voth, H.: Das Magenstumpfkarzinom: eine Spätkomplikation des operierten Magens? Dtsch. med. Wschr. **90**, 2185—2190 (1965)

Grosse, H.: Schützt Ulkusresektion vor Krebs? Mat. med. Nordmark **18**, 156—165 (1966)

Hilbe, G.: Zur Klinik des Magenstumpfkarzinoms. Acta chir. Austriacae **3**, 157—160 (1971)

Lecompte, P., Hancy, A.: Cancer du moignon après gastrectomie pour ulcus. Paris: Doin 1969

Saegesser, F., Jämes, D.: Cancer of the gastric stump after partial gastrectomy (Billroth II principle) for ulcer. Cancer (Philad.) **29**, 1150—1159 (1972)

Schulz, H.-G.: Zur Röntgendiagnostik des primären Magenstumpfkarzinoms. Fortschr. Röntgenstr. **104**, 399—407 (1966)

XXI. Besonderheiten des Magenkrebses in Abhängigkeit vom Alter

Berger, S.: Die Behandlungsergebnisse des Magenkrebses in der DDR im Jahre 1953. Med. Dissertation, Berlin: Humboldt-Univ. 1965

Berndt, H., Gütz, H.-J.: Krebs und Alter. Geront. clin. (Basel) **7**, 128—138 (1965)

Berndt, H., Gütz, H.-J.: Malignome des Magen-Darm-Traktes bei alternden Menschen. Z. Alternsforsch. **25**, 315—328 (1972)

Marsden, H. B., Steward, J. K.: Tumours in children. Recent results in cancer research 13. Berlin-Heidelberg-New York: Springer 1968

Michael, P.: Tumors of infancy and childhood. Philadelphia-Montreal: J. B. Lippincott 1964

Moertel, Ch. G.: The natural history of advanced gastric cancer. Surg. Gynec. Obstet. **126**, 1071—1078 (1968)

Neoplasia in Childhood. Proc. 12th Annual Clinical Conference on Cancer. Chicago: Year Book Med. Publ. 1969

TAMURA, P. Y., CURTISS, CH.: Carcinoma of the stomach in the young adult. Cancer (Philad.) **13**, 379—385 (1960)

XXII. Operative Therapie

APPLEBY, L. H.: The coeliac axis in the expansion of the operation for gastric carcinoma. Cancer (Philad.) **6**, 704 (1953)

BAUMGARTL, F., KREMER, K., SCHREIBER, H. W.: Spezielle Chirurgie für die Praxis. Bd. II, Teil 1: Verdauungssystem I. Stuttgart: Thieme 1969

BERKSON, J., WALTERS, W., GRAY, H. K., PRIESTLEY, J.: Mortality and survival in cancer of the stomach. A statistical summary of the experience of the Mayo Clinic. Mayo Clin. Proc. **27**, 137 (1952)

BERNDT, H.: Ernährungsstörungen nach Gastrektomie. Habilitationsschrift. Berlin: Medizinische Fakultät der Humboldt-Universität 1962

BURIAN, J., ZITTMANN, O., SIROKY, H.: Analyse des langjährigen Überlebens von 1370 wegen Magen- und Kardiakrebs operierten Kranken. Zbl. Chir. **88**, 638 (1963)

COLLER, F. A., KAY, E. B., MCINTYRE, R. S.: Regional lymphatic metastasis of carcinoma of the stomach. Arch. Surg. **43**, 748 (1941)

CORNELL, G. N., GILDER, H., MONTY, F., MCSHORRY, C. K., BEAL, J. M.: The use of jejunal interposition with total gastrectomy. Ann. Surg. **152**, 430 (1960)

GUMMEL, H., WITTIG, G., BERNDT, H.: Therapieresultate und Prognose des Magenkrebses. Arch. Geschwulstforsch. **29**, 274—292 (1967)

GÜTGEMANN, A., SCHREIBER, H. W.: Das Magen- und Kardia-Karzinom. Stuttgart: F. Enke Verlag 1964

HÄRING, R., FRANKE, H.: Gastrektomie und Kardiaresektion beim Magenkarzinom. Stuttgart: Thieme 1970

HARKINS, H. N., NYHUS, L. M.: Surgery of the stomach and duodenum, 2nd Ed. Boston: Little, Brown and Co. 1969

HARTMANN, G., GERHARDT, R.: Spätergebnisse nach Gastrektomie beim Magenkarzinom. Bruns Beitr. klin. Chir. **208**, 265 (1964)

HOLLE, F.: Spezielle Magenchirurgie. Berlin-Heidelberg-New York: Springer 1968

KOCK, N. G.: Chirurgische Behandlung von Ösophagus- und Kardiakrebs. Chirurg. **43**, 493—496 (1972)

KOCK, N. G., LEWIN, E., PETTERSON, S.: Partial or total gastrectomy for adenocarcinoma of the cardia. Acta chir. scand. **135**, 340—344 (1969)

LARGIADER, F., SÄUBERLI, H.: Die totale Gastrektomie. 1. Teil: Möglichkeiten der operativen Rekonstruktion nach Gastrektomie. Bruns Beitr. klin. Chir. **219**, 601—609 (1972)

MCNEER, G., LAWRENCE, W., ASHLEY, M. P., PACK, G. T.: End results in the treatment of gastric cancer. Surgery **43**, 879 (1958)

MCNEER, G., PACK, G. T.: Neoplasms of the stomach. London: Pitman, Philadelphia: J. B. Lippincott 1967

MCNEER, G., SUNDERLAND, D. A., MCINNES, G., VANDERBERG, H. J., LAWRENCE, W.: A more thorough operation of gastric cancer. Cancer (Philad.) **4**, 957 (1951)

NAKAYAMA, K.: Die Beurteilung verschiedener operativer Methoden für die totale Gastrektomie. Chirurg **26**, 266—(1955)

NAKAYAMA, K.: Evaluation of the various operative methods for total gastrectomy. Surgery **40**, 488 (1956)

RANSOM, H. K.: Cancer of the stomach. Surg. Gynec. Obstet. **96**, 275 (1953)

RUEFF, F. L., VON BARY, S., SILBERNAGEL, A.: Das Magenkarzinom. Münch. med. Wschr. **115**, 410—414 (1973)

RUSH, B. F., BROWN, M. W., RAVITCH, M. M.: Total gastrectomy — An evaluation of its use in the treatment of gastric cancer. Cancer (Philad.) **13**, 643 (1960)

SAEGESSER, F., BESSON, A., KAFAI, F.: Foyers ronds et métastases pulmonaires. In: Oncologie chirurgicale (SAEGESSER, F., PETTAVEL, J., Eds.). Paris: Masson 1971

SAUER, H., ROSENAUER, F.: Ergebnisse bei Totalexstirpation des Magens und Kardiaresektion in den Jahren 1948 bis 1957. Langenbecks Arch. klin. Chir. **290**, 39 (1958)

SHAHON, D. B., HOROWITZ, S., KELLY, W. D.: Cancer of the stomach. Surgery **39**, 204 (1956)

VISALLI, J. A., GRIMES, O. F.: An embryologic approach to the treatment of gastric cancer. Surg. Gynec. Obstet. **103**, 401 (1956)

WINKELBAUER, A.: Die Bedeutung der totalen Gastrektomie in der chirurgischen Therapie des Magenkrebses. Wien. med. Wschr. **106**, 831 (1956)

XXIII. Strahlentherapie

CHILDS, D. S., MOERTEL, CH. G., HOLBROOK, M. A., REITEMEIER, R. J., COLBY, M. Y.: Treatment of unresectable adenocarcinomas of the stomach with a combination of 5-fluorouracil and radiation. Amer. J. Roentgenol. **102**, 541—544 (1968)

Hoshi, H.: Histologic study on the effect of preoperative irradiation of gastric cancer. Tohoku J. exp. Med. 96, 293—311 (1968)

Moertel, Ch. G., Childs, D. S., Reitemeier, R. J., Colby, M. Y., Holbrook, M. A.: Combined 5-fluorouracil and supervoltage rediation therapy of locally unresectable gastrointestinal cancer. Lancet 1969 II, 865—867

Nordman, E., Kauppinen, C.: The value of megavolt therapy in carcinoma of the stomach. Strahlentherapie 144, 635—640 (1972)

Sauerbrey, R., Reinhold, H.: Zur Strahlentherapie des Magenkarzinoms. Strahlentherapie 121, 193—199 (1963)

Wieland, C., Hymmen, U.: Megavolttherapie maligner Neoplasien des Magens. Strahlentherapie 140, 20—26 (1970)

XXIV. Chemotherapie

Abasov, I. T., Nadzharov, A. G.: 5-Fluorouracil therapy for cancer of the stomach. Oncology 22, 159—165 (1968)

Blokhina, N. G., Garin, A. M., Moroz, L. V.: Treatment with 5-Fluorouracil in prophylaxis of relapses and metastases of stomach cancer. Neoplasma (Bratisl.) 19, 351—356 (1972)

Carayon, P., Feingold, J., Le Quintrec, Y., Flamant, R., Lambling, A., Dupuy, R.: Trial of antineoplastic agents in 119 cases of advanced carcinoma of the digestive tract. Arch. Mal. Appar. dig. 60, 413—434 (1971)

Cline, M. J.: Cancer chemotherapy. Philadelphia-London-Toronto: W. B. Saunders 1971

Dixon, W. J., Longmire, W. P., Holden, W. D.: Use of triethylenethiophosphoramide as an adjuvant to the surgical treatment of gastric and colorectal carcinoma. Ten-year follow-up. Ann. Surg. 173, 26—39 (1971)

Driessens, J.: La chimiothérapie des épithéliomas. In: Traitements médicaux des cancers et des leucémies. Paris: Masson 1969

Gailani, S., Holland, J. F., Falkson, G., Leone, L., Burningham, R., Larsen, V.: Comparison of treatment of metastatic gastrointestinal cancer with 5-Fluorouracil (5-FU) to a combination of 5-FU with cytosine arabinoside. Cancer (Philad.) 29, 1308—1313 (1972)

Hattori, T., Iro, I., Hirata, K.: Large-dose administration of mitomycin C during gastrectomy followed by homologous bone marrow transplantation. Gann 55, 211—224 (1964)

Hattori, T., Iro, I., Hirata, K., Iizuka, T., Abe, K.: Results of combined treatment in patients with cancer of the stomach: Palliative gastrectomy, large-dose mitomycin C, and bone marrow transplantation. Gann 57, 441—451 (1966)

Jacobs, E. M., Reeves, W. J., Wood, D. A., Pugh, R., Braunwald, J., Bateman, J. R.: Treatment of cancer with weekly intravenous 5-fluorouracil. Cancer (Philad.) 27, 1302—1305 (1971)

Karrer, K.: Kombinierte chirurgische und zytostatische Therapie des Magenkarzinoms. Münch. med. Wschr. 109, 1609—1613 (1967)

Livingston, R. B., Carter, St. K.: Single agents in cancer chemotherapy. New York-Washington-London: IFI-Plenum 1970

Longmire, W. P., Kuzma, J. W., Dixon, W. J.: The use of triethylenethiophosphoramide as an adjuvant to the surgical treatment of gastric carcinoma. Ann. Surg. 167, 293—310 (1968)

Moertel, Ch. G., Reitemeier, R. J.: Advanced gastrointestinal cancer — Clinical management and chemotherapy, New York-Evanston-London: Hoeber 1969

Moertel, Ch. G., Reitemeier, R. J., Hahn, R. G.: Mitomycin C therapy in advanced gastrointestinal cancer. J. Amer. med. Ass. 204, 1045—1048 (1968)

Price, L. A., Goldie, J. H.: Multiple drug therapy for disseminated malignant tumours. Brit. med. J. 1971 IV, 336—339

Reitemeier, R. J., Moertel, Ch. G., Hahn, R. G.: Combination chemotherapy in gastrointestinal cancer. Cancer Res. 30, 1425—1428 (1970)

Sellei, C., Eckhardt, S., Németh, L.: Chemotherapy of neoplastic diseases. Budapest: Akadémiai Kiadó 1970

Wilken, B. J., Thomson, J. W. W.: Chemotherapy in cancer of the stomach. Brit. J. Surg. 53, 904—906 (1966)

XXV. Unspezifische palliative u. symptomatische Therapie

Milton, G. W.: Thoughts in mind of a person with cancer. Brit. med. J. 1973 IV, 221—223

XXVI. Endergebnisse und Prognose

Amgwerd, R.: Erfahrungen mit der Lymphektomie beim Magenkrebs. Helv. chir. Acta 36, 9—13 (1969)

Appleby, L. H.: Removal of the celiac axis gastrectomy for carcinoma of the stomach in selected cases: A ten-year assessment. J. int. Coll. Surg. 34, 143—147 (1960)

BARBER, K. W., REMINE, W. H., PRIESTLEY, J. T., GAGE, R. P.: A critical evaluation of total gastrectomy. Arch. Surg. 87, 23—34 (1963)

BARCLAY, T. H. C.: The current status of cancer of the stomach in Saskatchewan, Canada. In: Progress in clinical cancer, Vol. II, p. 209—221 (ARIEL, M. I., Ed.). New York-London: Grune and Stratton 1966

BENGMARK, S., DOMELLÖF, L., OLSSON, A. M.: The role of splenectomy in stomach cancer operations. Digestion 4, 314—320 (1971)

BERGER, S.: Die Behandlungsergebnisse des Magenkrebses in der DDR im Jahre 1953. Diss. Berlin, Humboldt-Univ., Med. Fak., 1965

BERGLJUNG, L., BORGSTRÖM, S.: Carcinoma of the stomach. A comparative study of series from three hospitals serving areas of different types. Acta chir. scand. 134, 379—383 (1968)

BERNDT, H.: Spätfolgen der totalen Gastrektomie. Gastroenterologia (Basel) Suppl. ad Vol. 107, 19—22 (1967)

BLACK, M. M., FREEMAN, C., MORK, T., HARVEI, S., CUTLER, S. J.: Prognostic significance of microscopic structure of gastric carcinomas and their regional lymph nodes. Cancer (Philad.) 27, 703—711 (1971)

BOECKL, O.: Signifikante Faktoren für die Prognose des Magencarcinoms. Langenbecks Arch. klin. Chir. 302, 653—661 (1963)

BROOKES, V. S., WATERHOUSE, J. A. H., POWELL, D. J.: Carcinoma of the stomach. A 10-year survey of results and of factors affecting prognosis. Brit. med. J. 1965 I, 1577—1583

BUCALOSSI, P., VERONESI, U., LOMONACO, F.: Results of treatmant of 2000 consecutive cases of gastric carcinoma. Acta Un. int. Cancr. 19, 1502—1505 (1963)

BURIAN, J., BITTMANN, O., SIROKY, J.: Analyse des langjährigen Überlebens von 1370 wegen Magen- und Kardiakrebs operierten Kranken. Zbl. Chir. 88, 638—648 (1963)

BURKHARDT, K.: Spätergebnisse von radikal und palliativ operierten kardianahen Magencarcinomen. Langenbecks Arch. klin. Chir. 325, 472—475 (1969)

CANTRELL, E. G.: The importance of lymph-nodes in the assessment of gastric carcinoma at operation. Brit. J. Surg. 58, 384—386 (1971)

CHEVREL, B., CHEVREL, J. P.: Cancers de l'estomac. I. Tumeurs épithéliomateuses. Presse méd. 78, 717—720 (1970)

EDERER, F., CUTLER, S. J., EISENBERG, H., KEOGH, J. R.: Survival of patients with cancer of the stomach, Connecticut, 1935—1954. J. nat. Cancer Inst. 25, 1005—1021 (1960)

EVERSON, T. C., COLE, W. H.: Spontaneous regression of cancer. Philadelphia-London: W. B. Saunders 1966

FEDJUSCHIN, M. P.: Die Ursachen der Todesfälle nach Radikaloperationen des Magenkrebses (russ.). Vop. Onkol. 9, 102—110 (1963)

FERGUSON, L. K., NUSBAUM, M.: Survival after surgical treatment of carcinoma of the stomach. Ann. Surg. 158, 51—55 (1963)

FRANKE, H., HÄRING, R.: Ergebnisse der totalen Magenentfernung (Gastrektomie) beim Magencarcinom. Chirurg 35, 153—159 (1964)

GILBERTSEN, V. A.: Results of treatment of stomach cancer. An appraisal of efforts for more extensive surgery and a report of 1983 cases. Cancer (Philad.) 23, 1305—1308 (1969)

GOLDSMITH, H. S., GHOSH, B. C.: Carcinoma of the stomach. Amer. J. Surg. 120, 317—319 (1970)

GÜNCZLER, M., OSIKA, CH., SALZER, G.: Ergebnisse von Resektion und Nachbehandlung beim Magenkarzinom. Wien. klin. Wschr. 80, 105—106 (1968)

GÜTGEMANN, A., SCHREIBER, H. W., BERNHARD, A.: Die untere Magen-Teilresektion. Langenbecks Arch. klin. Chir. 303, 364—379 (1963)

GUMMEL, H., WITTIG, G., BERNDT, H.: Therapieresultate und Prognose des Magenkrebses. Arch. Geschwulstforsch. 29, 274—292 (1967)

GUTMANN, R. A.: Le pronostic lointain des cancers gastriques opérés. Presse méd. 78, 1049—1051 (1970)

HÄRING, R., FRANKE, H.: Gastrektomie und Kardiaresektion beim Magenkarzinom. Stuttgart: Thieme 1970

HEALEY, S. J., BOTSFORD, T. W.: Carcinoma of the stomach. Amer. J. Surg. 107, 837—843 (1964)

HOERR, S. O.: Malignant lesions of the stomach. An analysis of fifty-four five year survivors. Amer. J. Surg. 109, 14—20 (1964)

HOERR, S. O., HAZARD, J. B., BAILEY, D.: Prognosis in carcinoma of the stomach in relation to the microscopic type. Surg. Gynec. Obstet. 122, 485—494 (1966)

HOLDER, E., GRIMSEHL, H.: Die Chirurgie des Magenkrebses unter besonderer Berücksichtigung der erweiterten Eingriffe in den Jahren 1943—1959. Langenbecks Arch. klin. Chir. 294, 565—581 (1960)

HUBER, K.: Ergebnisse der Chirurgie des Magenkarzinoms im hohen Alter. Münch. med. Wschr. 108, 301—302 (1966)

HÜTTL, T., FALLER, J.: Vergleich der älteren und neueren Magenkrebsstatistik der Klinik. Acta chir. Acad. Sci. hung. 9, 359—371 (1968)

INBERG, M., LAUREN, P., VIIKARI, S.: Factors influencing survival after radical operation for gastric cancer. J. int. Coll. Surg. 44, 682—686 (1965)

INBERG, M. V., VUORI, J., VIIKARI, S. J.: Carcinoma of the stomach. Acta chir. scand. 138, 195—201 (1972)

INOKUCHI, K., INUTSUKA, S., FURUSAWA, M., SOEJIMA, K., IKEDA, T.: Stromal reaction around tumor and metastasis and prognosis after curative gastrectomy for carcinoma of the stomach. Cancer (Philad.) 20, 1924—1929 (1967)

KATSURA, S., KANEKO, Y.: The current status of operation for gastric carcinoma in Japan and some suggestions for improvement of operative results. Tohoku J. exp. Med. 102, 195—206 (1970)

KOGA, S.: Postoperative Fernresultate von Magenkrebs in seinem Frühstadium und sein Rezidiv. Chirurg 41, 553—560 (1970)

KOGA, S., MAEDA, K., ANDACHI, H., IWASAKI, T.: Über die Reoperation beim Magenkrebsrezidiv. Chirurg 40, 325—329 (1969)

KUZMA, J. W., DIXON, W. J.: Evaluation of recurrence in gastric adenocarcinoma patients. Cancer (Philad.) 19, 677—688 (1966)

LAGROT, F., MICHEAU, PH., COSTAGLIOLA, M., LAZORTHES, F.: Le curage ganglionnaire dans le cancer gastrique. Ann. Chir. 23, 371—374 (1969)

LARMI, T. K. I., SAXÉN, L.: "Host reactions" in gastric cancer. A preliminary study of 119 cases of gastrectomy. Acta chir. scand. 125, 144—146 (1963)

LEMPINEN, M.: Carcinoma of the stomach. Ann. Chir. Gynaec. Fenn. 60, 141—144 (1971)

LEMPINEN, M.: Carcinoma of the stomach. Ann. Chir. Gynaec. Fenn. 60, 145—150 (1971)

LUMPKIN, W. M., CROW, R. L., HERNANDEZ, C. M., COHN, I.: Carcinoma of the stomach: Review of 1,035 cases. Trans sth. surg. Ass. 75, 301—314 (1964)

MARTIN, C., KAY, S.: The prognosis of gastric carcinoma as related to its morphologic characteristics. Surg. Gynec. Obstet. 119, 319—322 (1964)

McNEER, G., PACK, G. T.: Neoplasms of the stomach. London: Pitman, Philadelphia: Lippincott 1967

MINE, M., MAJIMA, S., HARADA, M., ETANI, S.: End results of gastrectomy for gastric cancer: Effect of extensive lymph node dissection. Surgery 68, 753—758 (1970

MOERTEL, CH. G.: The natural history of advanced gastric cancer. Surg. Gynec. Obstet. 126, 1071—1074 (1968)

MUTO, M.: Treatment of gastric cancer. Acta Un. int. Cancr. 18, 729—735 (1962)

MUTO, M., MAKI, T., MAJIMA, S., YAMAGUCHI, I.: Improvement in the end-results of surgical treatment of gastric cancer. Surgery 63, 229—235 (1968)

NADLER, S. H., CABRERA, A.: Gastric carcinoma. Surgery 56, 334—339 (1964)

NAKAYAMA, K., YANAGISAWA, F., NABEYA, K., TAMIYA, T., KOBAYASHI, S., MAKINO, K.: Concentrated preoperative irradiation therapy. Arch. Surg. 87, 1003—1018 (1963)

ÖHMAN, U., WETTERFORS, J.: Carcinoma of the stomach. Analysis of a clinical material and possible ways of improving the prognosis. Acta chir. scand. 136, 219—226 (1970)

ÖHMAN, U., WETTERFORS, J., MOBERG, A.: Primary gastric cancer and its prognosis. Acta chir. scand. 138, 378—383 (1972)

PEDERSEN, E.: Survival of patients with cancer of the stomach. In: International symposium on end results of cancer therapy. Nat. Cancer Inst. Monogr. 15 (1964)

PÖNTINEN, P. J.: Results of treatment in gastric carcinoma. Ann. Chir. Gynaec. Fenn. 52, Suppl. 127, 1—30 (1963)

POLLARD, H. M., HENLEY, K. S.: The natural history of survival in carcinoma of the stomach treated and untreated. Gastroenterology 29, 526—535 (1955)

PYGOTT, F.: Long survival after carcinoma of the stomach. Gut 5, 118—125 (1964)

REIFFERSCHEID, M.: Die untere Magenteilresektion: Indikation und Ergebnisse. Langenbecks Arch. Chir. 325, 439—450 (1969)

ReMINE, W. H., PRIESTLEY, J. T.: Trends in prognosis and surgical treatment of cancer of the stomach. Ann. Surg. 163, 736—745 (1966)

ReMINE, W. H., PRIESTLEY, J. T., BERKSON, J.: Cancer of the stomach. Philadelphia-London: W. B. Saunders 1964

SCHEININ, T. M., INBERG, M. V., LINNA, M. I.: Resection for gastric carcinoma. Acta chir. scand. 134, 660—666 (1968)

SCHREIBER, H. W.: Radikalität und pathophysiologische Gesichtspunkte bei der Resektion des Magencarcinoms. Langenbecks Arch. klin. Chir. 314, 213—230 (1966)

SCHREIBER, H. W., BARTSCH, W. M.: Anamnesendauer und Prognose beim Magencarcinom. Chirurg 36, 117—120 (1965)

Schreiber, H. W., Bartsch, W. M., Hagen, B.: Zur diagnostischen und prognostischen Bedeutung des Verhaltens der Magensäure beim Magencarcinom. Langenbecks Arch. klin. Chir. **315**, 79—96 (1966)

Schwaiger, M., Van Lessen, H.: Grundsätzliches zur Therapie des Magenkarzinoms. Münch. med. Wschr. **108**, 297—300 (1966)

Slungaard, U., Weber-Laumann, A.: Prognosis of gastric carcinoma analysed in a Norwegian county. Acta chir. scand. **129**, 425—433 (1965)

Trompke, R., Gregl, A., Keser, M.: Zum natürlichen Verlauf des Magenkrebses. Bruns Beitr. klin. Chir. **211**, 19—36 (1965)

Vlasov, P. V., Gilev, J. M., Mirianašvili, M. L.: Methoden zum statistischen Studium des Magenkrebses (russ.). Vop. Onol. **17**, 39—47 (1971)

Walters, W., ReMine, W. H.: Recent developments in the surgical treatment of malignant disease of the stomach. Pacif. Med. Surg. **72**, 319—323 (1964)

Zacho, A., Fischermann, K.: The results of surgical treatment of cancer of the stomach. Surg. Gynec. Obstet. **123**, 73—79 (1966)

XXVII. Sarkom des Magens — Allgemeines

Alnor, P.: Klinik und Prognose des primären Magensarkoms. Bruns Beitr. klin. Chir. **183**, 179 (1951)

Balfour, D. C., McCann, J. C.: Sarcoma of the stomach. Surg. Gynec. Obstet. **50**, 1948 (1930)

Chevrel, B., Chevrel, J.-P.: Cancer de l'estomac. II. Tumeurs mésenchymateuses malignes. Presse méd. **78**, 1199—1203 (1970)

France, C. J., Brines, O. A.: Mesenchymal tumors of the stomach. Arch. Surg. **61**, 1019 (1950)

Gorman, G. C., Heard, J. C., Waldron, G. W.: Sarcoma of the stomach. Surg. Gynec. Obstet. **100**, 453 (1955)

Gütgemann, A., Schreiber, H. W.: Das Magensarkom. Bruns Beitr. klin. Chir. **198**, 332 (1959)

Gütgemann, A., Schreiber, H. W.: Zur Klinik, Indikation und Prognose des primären Magensarkoms. Med. Klin. **54**, 332 (1959)

Gütgemann, A., Schreiber, H. W.: Die Chirurgie des Magensarkoms. Stuttgart: Thieme 1960

Jordan, G. L., Bolton, B. F., Heard, J. G., Waldron, G. W.: Sarcomas of the stomach. Surg. Gynec. Obstet. **100**, 453 (1955)

Kriedemann, E., Mateev, B.: Zur röntgenologischen Symptomatologie des Magensarkoms in Abhängigkeit von der makroskopischen Wuchsform. Arch. Geschwulstforsch. **38**, 40—61 (1971)

Marshall, S. F., Meissner, W. A.: Sarcoma of the stomach. Ann. Surg. **131**, 824 (1950)

Neuburger, L.: Das primäre Magensarkom. Gastroenterologia (Basel) **87**, 299—325 (1960)

Palmer, E. D.: Clinical gastroenterology, 2nd ed. New York-Evanston-London: Hoeber Med. Div. 1963

ReMine, W. H.: Gastric sarcomas. Amer. J. Surg. **120**, 320—323 (1970)

Salmela, H., Tallqvist, G.: Mesenchymal tumours of the stomach. Acta path. microbiol. scand. **71**, 8—20 (1967)

Schipper, J. F. A.: Sarcoma ventriculi. J. belge Radiol. **45**, 297—306 (1962)

Schreiber, H. W., Bartsch, W. M.: Neue Gesichtspunkte zum Krankheitsbild des primären Magensarkoms. Chirurg **35**, 197 (1964)

Shackelford, R. T., Wood, S., Boitnott, J. K.: Primary sarcomas of the stomach. Amer. J. Surg. **101**, 292 (1951)

Trimble, R., Harkins, G. A.: Sarcoma of the stomach. Surg. Gynec. Obstet. **110**, 437—442 (1960)

Wanke, M.: Magen. In: Spezielle pathologische Anatomie, Bd. 2, Teil 1. Berlin-Heidelberg-New York: Springer 1971

Wildner, G. P., Klein, K.: Die Sarkome des Verdauungssystems. Arch. Geschwulstforsch. **32**, 358—379 (1968)

C. Maligne Lymphome — lymphoreticuläre Geschwülste

Allen, A. W., Donaldson, G., Sniffen, R. C., Goodale, Jr., F.: Primary malignant lymphoma of the gastrointestinal tract. Ann. Surg. **140**, 428 (1954)

Azzopardi, J. G., Menzies, T.: Primary malignant lymphoma of the alimentary tract. Brit. J. Surg. **47**, 358—366 (1960)

Becker, H.: Retothelsarkom des Magens. Bruns Beitr. klin. Chir. **179**, 141 (1950)

Benkö, G.: Lymphogranulomatose des Magens. Z. ges. inn. Med. **15**, 375—380 (1960)

Berry, G. R., Mathews, W. H.: Gastric lymphosarcoma and pseudolymphoma. Canad. med. Ass. J. **96**, 1312—1316 (1967)

Bloch, C.: Roentgen features of Hodgkin's disease of the stomach. Amer. J. Roentgenol. **99**, 175—181 (1967)

Bodin, F., Liguory, Cl., Fouet, P., Judes, J., Conte-Marti, J., Conte, M.: Primary lymphoid infiltration of the stomach. Sem. Hôp. Paris **48**, 167 (1972)

Buchholz, R. R., Reid, R. A.: Pseudolymphoma of the stomach. Surg. Clin. N. Amer. **52**, 485—491 (1972)

Burnett, H. W., Herbert, E. A.: Role of irradiation in the treatment of primary malignant lymphoma of the stomach. Radiology **67**, 723 (1956)

Burrows, L., Kark, A. E.: Lymphoma of gastrointestinal tract. Prognostic guides based on 162 cases. Ann. Surg. **170**, 221—231 (1969)

Bush, R. S., Ash, C. L.: Primary lymphomas of the gastrointestinal tract. Radiology **92**, 1349 (1969)

Cattan, R., Vesin, P., Bonnet, J. L., Hivet, M.: Macroglobulinémie de Waldenström et ulcère gastrique. Presse méd. **68**, 837 (1960)

Chodack, P., Hurwitz, A.: Lymphangiectasis of stomach simulating polypoid neoplasm. Arch. intern. Med. **113**, 225—229 (1964)

Corness, J. S.: Multiple lymphomatous polyposis of the gastrointestinal tract. Cancer (Philad.) **14**, 249—257 (1961)

Crile, G., Marzard, J. B., Allen, K. L.: Primary lymphoma of the stomach. Ann. Surg. **135**, 39 (1952)

Davies, S. W., Scarrow, G. D., MacAulay, M. B.: Multiple lymphomatous polyposis of the gastro-intestinal tract. Brit. J. Surg. **57**, 125—131 (1970)

Demling, L., Ottenjann, R., Elster, K.: Endoskopie und Biopsie der Speiseröhre und des Magens. Ein Farbatlas. Stuttgart-New York: F. K. Schattauer 1972

Eker, R., Efskind, J.: Rare types of malignant gastric tumors. Acta path. microbiol. scand. **39**, 1—7 (1956)

Ellis, H. A., Lannigan, R.: Primary lymphoid neoplasms of the stomach. Gut **4**, 145—152 (1963)

Eras, Ph., Winawer, S. J.: Benign lymphoid hyperplasia of the stomach simulating gastric malignancy. Amer. J. dig. Dis. **14**, 510—515 (1969)

Faris, T. D., Saltzstein, S. L.: Gastric lymphoid hyperplasia: A lesion confused with lymphosarcoma. Cancer (Philad.) **17**, 207—212 (1964)

Farmer, Ch., Hertzog, E.: Primary lymphosarcoma of the stomach. Amer. J. Surg. **94**, 551 (1957)

Fraser, R. W., Schuh, F. D., Mullen, E. E.: Gastric myeloma: Case report of extramedullary plasmacytoma. Amer. Surg. **32**, 71—77 (1966)

Fresen, O.: Über Örtlichkeit und Wertigkeit des Morbus Brill-Symmers. Zbl. allg. Path. path. Anat. **95**, 284—306 (1956)

Friedman, A. J.: Primary lymphosarcoma of the stomach: a clinical study of seventyfive cases. Amer. J. Med. **26**, 783 (1959)

Froget, J., Pergola, F., Cachin, M.: The gastric localisation of Waldenström's disease. Ann. gastro-ent. hépatol. **4**, 311—316 (1972)

Füredi, E., Mark, I., Groholy, E.: Die Beteiligung des Magendarmtraktes und der Leber an der Brill-Symmersschen Krankheit. Zbl. allg. Path. path. Anat. **106**, 66—72 (1964)

Gagnon, M., Dreyfuss, J.: Le pseudolymphome gastrique: probleme diagnostique et thera-peutique. Un. méd. Prat. franç. **96**, 1079—1082 (1967)

Gál, G., Ormes, J.: Hodgkinsche Krankheit des Magens. Zbl. Chir. **84**, 1820—1825 (1959)

Gall, E. A., Mallory, T. B.: Malignant lymphoma. A clinico-pathologic survey of 618 cases. Amer. J. Path. **18**, 381 (1942)

Guest, J. R., James, L.: Lymphosarcoma of the stomach. Sth. med. J. (Bgham, Ala.) **54**, 175 (1961)

Heim, R. R.: Über besondere Formen des Morbus Brill-Symmers (großfollikuläres Lympho-blastom) in der Magenschleimhaut. Gastroenterologia (Basel) **105**, 193—204 (1966)

Hillweg, D., Novak, D.: Röntgensymptomatik und Häufigkeit einer Magenmanifestation maligner Lymphome. Gastroenterologie **9**, 277—284 (1971)

Höffken, K., Hornung, G., Bruntsch, U., Becker, G., Schmidt, C. G.: Zur Therapie der Lymphogranulomatose des Magens. Dtsch. med. Wschr. **98**, 148—152 (1973)

Jacobs, D. S.: Primary gastric malignant lymphoma and pseudolymphoma. Amer. J. clin. Path. **40**, 379 (1963)

Jernstrom, P., Murray, G. C.: Synchronous double primary lymphosarcoma and adeno-carcinoma (collision tumor) of the stomach with cancer-to-cancer metastasis. Cancer (Philad.) **19**, 60—66 (1966)

Jocu, I.: Plasmocitom gastric ulcerat. Med. interna (Buc.) **20**, 747—756 (1968)

Johnson, A. G., Sowerbutts, J. G.: Pseudolymphoma of the stomach. Brit. J. Surg. **55**, 81—83 (1968)

Jones, T. E., Carmody, M. G.: Lymphosarcoma of the stomach. Ann. Surg. 101, 1136 (1935)

Kay, S.: Lymphoid tumors of the stomach. Surg. Gynec. Obstet. 118, 1059—1066 (1964)

Keller, H., Hering, K.: Retikuloblastomatosen des Magens. Fortschr. Röntgenstr. 118, 16—22 (1973)

Kiessling, J., Wildner, G. P.: Die primäre, sogenannte isolierte Lymphogranulomatose des Magens. Dtsch. Z. Verdau.- u. Stoffwechselkr. 28, 295—303 (1968)

Klayman, M. I., Krisner, J. B., Palmer, W. L.: Gastric malignant lymphoma: increasing accuracy in diagnosis. Gastroenterology 29, 536 (1955)

Kobayashi, S., Prolla, J. C., Kirsner, J. B.: Reactive lymphoreticular hyperplasia of the stomach. Arch. intern. Med. 125, 1030—1035 (1970)

Krejczy, K., Kopacz, A.: Rozrost limpfatyczny zoladka. Pol. Przegl. chir. 39, 1226—1227 (1967)

Laroche, C., Caquet, R., Gouffier, E.: Waldenström's macroglobulinemia with gastric and pleural involvement. Nouv. Presse méd. 1, 2049 (1972)

Lebacq, E.: Localisations gastriques de la leucémie lymphoide chronique. Sem. Hôp. Paris 45, 1170—1172 (1969)

Le Quintrec, Y., Potet, F., Laredo, J.-C., Alaoui Belghiti, A., Lambling, A.: Infiltrations lymphoides benignes de l'estomac (lymphomatose). Arch. Mal. Appar. dig. 59, 315—334 (1970)

Levitan, R.: Unrelated gastrointestinal disorders in patients with generalized Hodgkin's disease. Amer. J. dig. Dis. 11, 307 (1966)

Line, D. H., Lewis, R. H.: Gastric plasmacytoma. Gut 10, 230—233 (1969)

Loehr, W. J., Mujahed, Z., Zahn, F. D., Gray, G. F., Thorbjarnarson, B.: Primary lymphoma of the gastrointestinal tract: a review of 100 cases. Ann. Surg. 170, 232 (1967)

Madding, G. F., Walter, W.: Lymphosarcoma of the stomach. Arch. Surg. 40, 120 (1940)

Mallarmé, J., Debray, C., Hartmann, L., Robert, P. E., Marche, C., Piard, A., Chemaly, A.: Maladie de Waldenström à localisation gastrique et pulmonaire. Presse méd. 75, 701 (1967)

McNeer, G., Berg, J. W.: The clinical behavior and management of primary malignant lymphoma of the stomach. Surgery 46, 829—840 (1959)

Meesen, H.: Großfollikuläres Retikulom (Brill-Symmers) des Magens. Zbl. allg. Path. path. Anat. 92, 444 (1954)

Morrissey, J. F.: Gastrointestinal endoscopy. Gastroenterology 62, 1241—1268 (1972)

Naqvi, M. S., Burrows, L., Kark, A. E.: Lymphoma of the gastrointestinal tract: Prognostic guides based on 162 cases. Ann. Surg. 170, 221—231 (1969)

Nelson, R. S.: Endoscopy in gastric cancer. Recent results in cancer Research 32. Berlin-Heidelberg-New York: Springer 1970

Nelson, R. S., Lanza, F. L.: Endoscopy in the diagnosis of gastric lymphoma and sarcoma. Amer. J. Gastroent. 50, 37 (1968)

Pellicane, A. J., Rosenberg, N., Moolten, S. E.: Follicular lymphoblastoma of stomach with ulceration simulating gastric ulcer. Arch. Surg. 70, 424—427 (1955)

Perez, C. A., Dorfman, R. F.: Benign lymphoid hyperplasia of the stomach and duodenum. Radiology 87, 505—510 (1966)

Robbins, R., Pfale, A. R., Al-Saleem, T.: Pseudolymphomas. Amer. J. Roentgenol. 108, 149—153 (1970)

Rösch, W., Fuchs, H.: Diffuse lymphatische Hyperplasie, Lymphom und Pseudolymphom des Magen-Darm-Trakts. Dtsch. med. Wschr. 97, 878—881 (1972)

Rösch, W., Hartwich, G., Elster, K., Ottenjann, R.: Gastric lymphoma. Endoscopy 3, 28—33 (1971)

Rosenberg, S. A.: Report of the committee on staging of Hodgkin's disease. Cancer Res. 26, 1310 (1966)

Rosenberg, S. A., Boiron, M., De Vita, V. T., Johnson, R. E., Lee, B. J., Ultmann, J. E., Viamonte, M.: Report of the committee on Hodgkin's disease staging procedure. Cancer Res. 31, 1862 (1971)

Rosteck, K.: Über ein solitäres großfollikuläres Lymphoblastom des Magens. Zbl. Chir. 43, 2015—2016 (1958)

Schmidt, C. G.: Klinik und Chemotherapie der Lymphogranulomatose. Z. Krebsforsch 78, 140—161 (1972)

Simon, G.-Cl.: Une forme rare de lymphosarcome gastrique avec ulcérations multiples. Sem. Hôp. Paris 45, 2521—2524 (1969)

Snoddy, W. T.: Primary lymphosarcoma of the stomach. Gastroenterology 20, 537 (1952)

Solignac, H., Castany, J., Barthelemy, Y., Desmonts, Th., Liautier, N.: Macroglobulinémie de Waldenström. Localisation gastrique pseudotumorale révélatrice. Nouv. Presse méd. 1, 729—732 (1972)

Stern, R. D.: Über pseudoblastomatöse (pseudolymphomatöse) Veränderungen des Magens. Z. Krebsforsch. **76**, 257 (1971)

Stobbe, J. A., Dockerty, M. B., Bernatz, P. E.: Primary gastric lymphoma and its grades of malignancy. Amer. J. Surg. **112**, 10 (1966)

Taylor, E. S.: Primary lymphosarcoma of the stomach. Ann. Surg. **110**, 200 (1939)

Thorbjarnarson, B., Beal, J. M., Pearce, J. M.: Primary malignant lymphoid tumors of the stomach. Cancer (Philad.) **9**, 712 (1956)

Trompke, R., Gregl, A.: Lymphosarkom des Magens. Bruns Beitr. klin. Chir. **205**, 230 (1962)

Valdes-Dapena, A., Affolter, H., Vilardell, F.: The gradient of malignancy in lymphoid lesions of the stomach. Gastroenterology **50**, 382—389 (1966)

Voznjuk, E. I., Kičerman, A. P.: Über Diagnostik und Therapie des gastralen Lympho- und Retikulosarkoms (russ.). Vop. Onkol. **18**, 21—25 (1972)

Watson, R. J., O'Brien, M. T.: Gastric pseudolymphoma (lymphofollicular gastritis). Ann. Surg. **171**, 98—106 (1970)

Wendenberg, H.-H., Kelleter, H.: Die isolierte Lymphogranulomatose des Magens. Strahlentherapie **140**, 84—88 (1970)

Wildner, G. P., Umbreit, T.: Die Organverteilung der Neubildungen des lymphatischen und blutbildenden Gewebes und ihre Klassifikation im Internationalen Verzeichnis der Krankheiten, Verletzungen und Todesursachen. Arch. Geschwulstforsch. **21**, 50 (1963)

Wolf, M., Gummel, H., Marx, G.: Das primäre Retikulumzellsarkom des Magens. Dtsch. Gesundh.-Wes. **26**, 717—722 (1971)

Wolfert, C. C., Brady, L. W., Enterline, H. T., Blakemore, W. S.: Primary lymphosarcoma of the stomach. Surg. Gynec. Obstet. **109**, 755 (1969)

Yarnis, H., Colp, R.: Lymphosarcoma of the stomach. Gastroenterology **1**, 1022 (1943)

D. Leiomyosarkom

Abramson, J.: Leiomyoblastomas of the stomach. Surg. Gynec. Obstet. **136**, 118—125 (1973)

Berg, J., McNeer, G.: Leiomyosarcoma of the stomach. Cancer (Philad.) **13**, 25—31 (1960)

Chevrel, B., Chevrel, J.-P.: Cancer de l'estomac. II. Tumeurs mésenchymateuses malignes. Presse méd. **78**, 1199—1203 (1970)

Garvie, W. H. H.: Leiomyosarcoma of the stomach. Brit. J. Surg. **52**, 32—38 (1965)

LanDois, J., Muret, G.: A propos d'un cas de leiomyosarcome gastrique. J. Chir. (Paris) **99**, 291—296 (1970)

Lavin, P.: Gastric and extragastric leiomyoblastomas. Cancer (Philad.) **29**, 305—311 (1972)

Phillips, J. C., Lindsay, J. W., Kendall, J. A.: Gastric leiomyosarcoma — roentgenologic and clinical findings. Amer. J. dig. Dis. **15**, 239—246 (1970)

Salmela, H.: Smooth muscle tumours of the stomach. Acta chir. scand. **134**, 384—391 (1968)

Skandalakis, J. E., Gray, St. W.: Smooth muscle tumors of the alimentary tract. Springfield (Ill.): Ch. C. Thomas 1962

Walker, D., Gill, Th. J., Corson, J. M.: Leiomyosarcoma in a renal allograft recipient treated with immunosuppressive drugs. J. Amer. med. Ass. **215**, 2084—2086 (1971)

Zwicker, H., Düx, A.: Extragastral wachsendes Leiomyosarkom. Fortschr. Röntgenstr. **111**, 708—710 (1969)

Traumatische Verletzungen des Magens und Duodenum

H. BÜNTE, Münster

Mit 10 Abbildungen

I. Spezielle Anatomie und Physiologie des Magens

Form, Größe und Lage des Magens wechseln je nach Körperkonstitution, Füllungs- und Funktionszustand (Abb. 1).

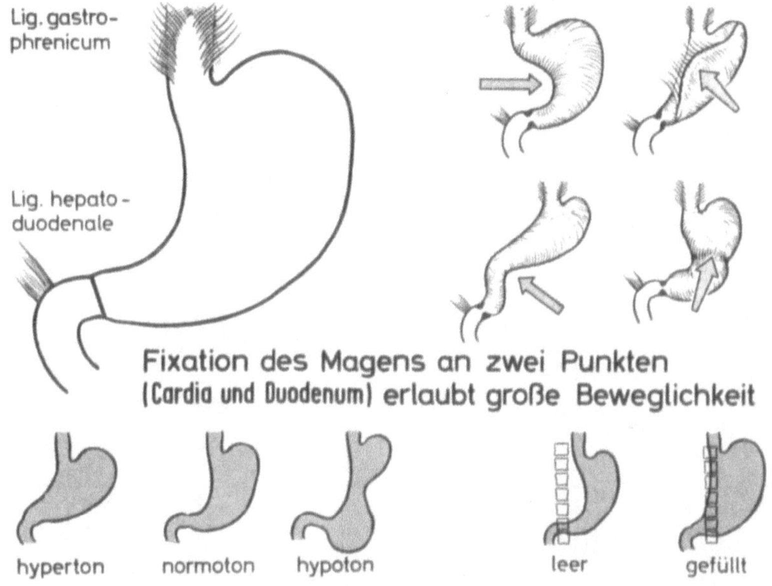

Abb. 1. Form- und Lagevarianten des Magens

Durch die Befestigung am Ligamentum gastrophrenicum und Ligamentum hepatoduodenale ist der größte Teil des Magens sehr beweglich und kann Gewalteinwirkungen ausweichen.

Durch stumpfe Traumen entstehen Verletzungen fast ausschließlich in den vor der Wirbelsäule gelegenen Abschnitten (Kardia, Antrum, Pars horizontalis des Duodenums) (Abb. 2).

Die Wirbelsäule dient dabei als Widerlager für Quetschverletzungen der Magenwand.

Spitze Traumen verletzen besonders den gefüllten unbeweglichen Magen immer am Ort der Gewalteinwirkung.

Drei Muskellagen bedecken den Magen, aber nur die mittlere Schicht überall. Die innere verstärkt Vorder- und Hinterwand, die äußere Schicht große und kleine Kurvatur. Daraus resultiert unterschiedliche Reißfestigkeit (Abb. 3).

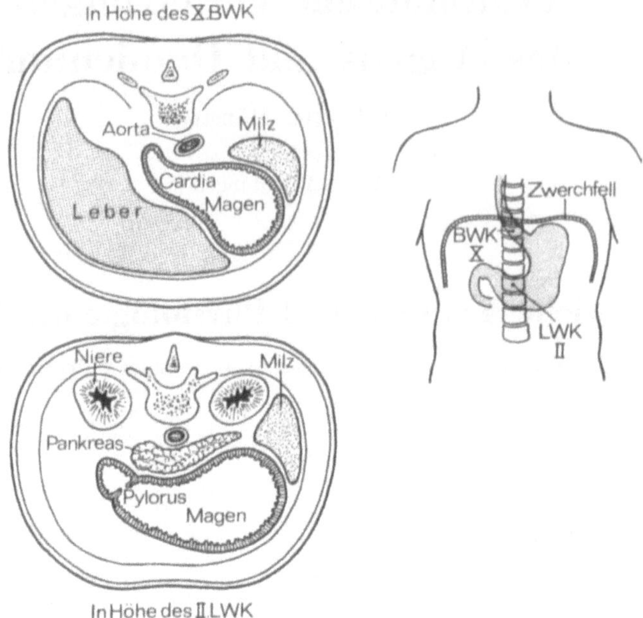

Abb. 2. Lagebeziehungen des Magens zur Wirbelsäule

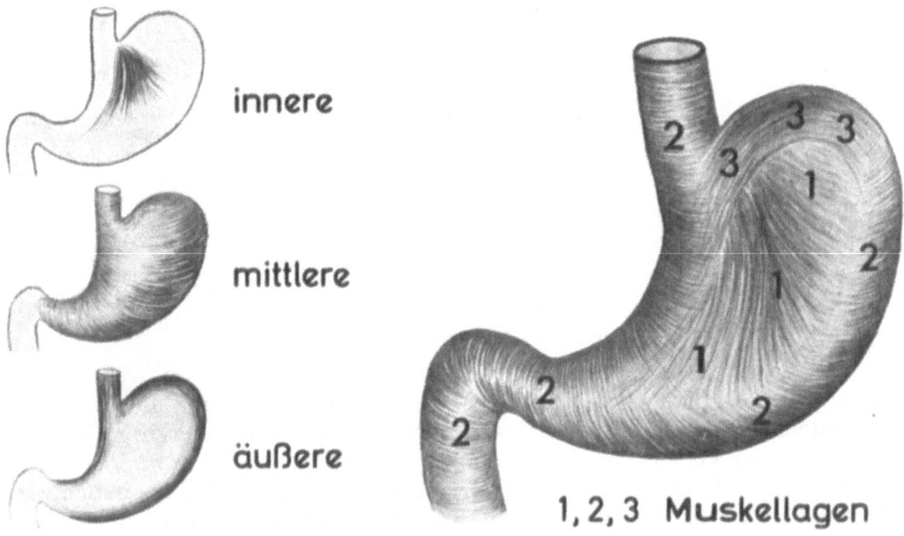

Abb. 3. Drei Muskellagen des Magens

Spontanrupturen durch Überdehnung des Magens treten vorzugsweise dort auf wo nur eine Muskellage besteht.

Der physiologische Innendruck des gefüllten Magens liegt zwischen 3 und 6 cm Wassersäule. Bei der Entleerung entstehen Drucke um 30 cm H_2O, bei Nüchternkontraktionen bis 50 cm H_2O (Abb. 4).

Diese Drucke gefährden die gesunde Magenwand niemals. Pathologische Steigerungen des Innendruckes können ein Vielfaches der physiologischen Drucke erreichen.

Die Gefahr einer Ruptur der gesunden Magenwand besteht, wenn die Innendrucke bei Kindern 55 bis 320 mmHg, bei Erwachsenen 120 bis 150 mmHg überschreiten (ELDERS et a., 1966).

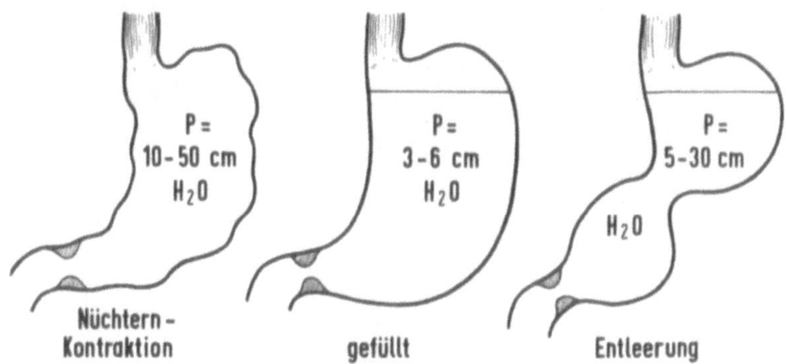

Abb. 4. Innendrucke des Magens

Die Ruptur kann sich auf Mucosa und Submucosa beschränken oder alle Wandschichten betreffen. In den Wandschichten können ausgedehnte Hämatome entstehen.

A. Instrumentelle Verletzungen des Magens

Instrumentelle Verletzungen des gesunden Magens sind selten. Perforationen mit dem Oesophagogastroskop ereignen sich überwiegend im Bereich des abdominalen Oesophagus oder unmittelbar im Bereich der Kardia (CRADDOCK et al., 1969) (Abb. 5).

Zu instrumentellen Verletzungen des Magens selbst kommt es fast nur bei herabgesetzter Wandelastizität, z. B. im Bereich eines Carcinoms oder eines tiefen Ulcus. Dann genügt eine geringfügige Berührung mit dem Instrument oder sogar schon das Einblasen von Luft, um den Magen zu perforieren. Durch blinde Saugbiopsien kommt es besonders dann zur Perforation, wenn bei der Biopsie tiefe Wandschichten excidiert werden (MAHLO, 1967).

Insbesondere vor Stenosen in Kaskaden und Divertikeln des Magens ist die blinde Saugbiopsie mit besonderen Gefahren verbunden.

Bei der Entfernung von Fremdkörpern aus dem Magen werden gelegentlich die kardianahen Abschnitte verletzt und perforiert (CRADDOCK et al., 1968; HORNTRICK et al., 1966). Sperrige Gegenstände lassen sich vielfach ohne die Gefahr der Verletzung des Magens und Oesophagus nicht entfernen und müssen dann durch Laparotomie beseitigt werden.

Instrumentelle Verletzungen und Schädigungen der Magenwand bei Laparotomien und Operationen im Bereich des Oberbauches können einige Tage nach der Laparotomie zur Magenruptur führen. Am häufigsten dann, wenn bei einer Milzexstirpation durch eine Ligatur der kurzen Magenvenen versehentlich Anteile der Magenwand mit eingeknüpft werden. Es kommt hier dann zu Nekrosen und zur Magenperforation, etwa 3 bis 5 Tage nach dem Eingriff (BRYK et al., 1967; BALLINGER et al., 1965; DAOUD et al., 1966; NORCROSS, 1944).

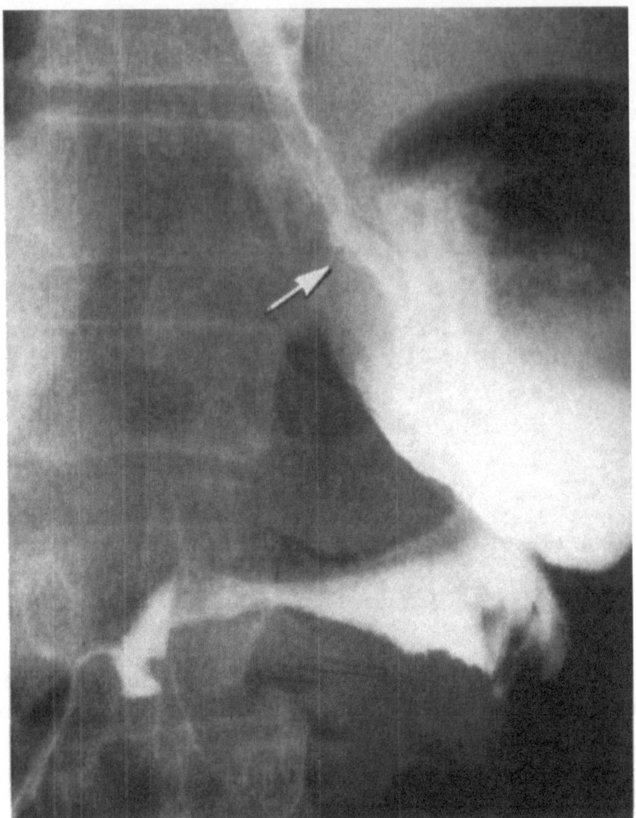

Abb. 5. Instrumentelle Perforation des abdominalen Oesophagus im Kardiabereich

B. Ruptur durch stumpfe und lokalisierte Bauchtraumen

Bei stumpfen Bauchtraumen sind Rupturen des Magens selten, weil die Magenwand dem Trauma meistens ausweichen kann und verhältnismäßig elastisch und dickwandig ist. Partielle Rupturen der Submucosa oder der Mucosa und Submucosa sind häufiger als ein komplettes Durchreißen.

Je lokalisierter die Bauchtraumen sind, desto häufiger wird es zu einer kompletten Ruptur kommen, etwa durch das Einbohren einer Fahrradlenkstange in den Oberbauch. Magen und Duodenum werden dann immer dort verletzt, wo die von außen einwirkende Gewalt ein Widerlager an der Wirbelsäule findet (vgl. Abb. 2).

Seltener sind echte Zerreißungen bei stumpfer Gewalteinwirkung auf den überfüllten Magen. Der leere Magen platzt dabei niemals, wenn die Magenwand gesund ist.

Verletzungen des Duodenums sind bei Kindern verhältnismäßig häufig. Die Pars horizontalis wird durch die einwirkende Gewalt, meistens die Lenkstange eines Fahrrades, über der Wirbelsäule gequetscht und rupturiert. Diese Verletzung liegt im retroperitonealen Raum und ist diagnostisch und therapeutisch schwer zugänglich (Abb. 6).

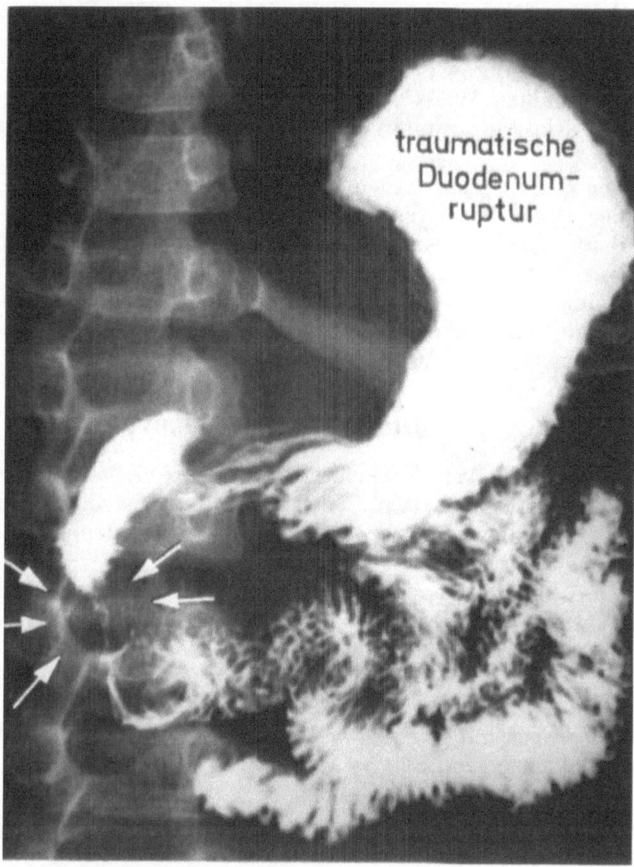

Abb. 6. Traumatische Ruptur des retroperitonealen Duodenalabschnittes durch Fahrradlenk-
stangenverletzung. Kontrastmittelaustritt und Stenosierung des Duodenums infolge entzündlicher Umgebungsreaktionen führen einige Zeit nach der Verletzung zur Diagnose

C. Ruptur durch Überdehnung der Magenwand

Bei Erwachsenen führt eine zu starke Überfüllung des Magens gelegentlich zu
einem partiellen Einreißen der Mucosa und Submucosa (Mallory-Weiss-Syndrom)
(s. dort). Sie ereignet sich vorwiegend im kardianahen Bereich des Magens und
führt zu meistens massiven Blutungen (FITZGERALD et al., 1960; ZIKRIKA et al.,
1965). Unmittelbare Ursache ist häufig massives Erbrechen nach dem Genuß
großer Mengen kohlensäurehaltiger, alkoholischer Getränke und der zusätzlichen
Einnahme von bicarbonathaltigen Antacida (MURDFIELD, 1926; LEMMON, 1941;
WEKSELMAN et al., 1963).

Die aktive maschinelle Beatmung chirurgischer Patienten während der Narkose
hat in den letzten Jahren gelegentlich zu einer Ruptur des Magens infolge übermäßigen Einblasens von Narkosegasen geführt. Ebenso werden Magenrupturen
durch das Einblasen von Sauerstoff bei der Sauerstoffinsufflationsbehandlung
berichtet (NOACK et al., 1966; BARICHELLO et al., 1968; WALSTADT et al., 1961).

Ebenso kann eine Überdehnung der Magenwand bei massiven Blutungen,
seltener dagegen beim Sekretrückstau durch einen mechanischen Ileus zur Über-

dehnung und Ruptur führen (Evans, 1968; Millar, 1957; Baglio et al., 1962).

Sofern keine krankhaften Wandveränderungen vorliegen, reißt die Magenwand in ihren muskelärmsten Bereich (vgl. Abb. 3).

Lediglich beim Mallory-Weiss-Syndrom wird, offensichtlich infolge der Retroperistaltik und der Sekretansammlung in den oberen Magenabschnitten, die Kardiaregion bevorzugt.

Nach externer Herzmassage haben Lundberg et al. (1967) und Bynum et al. (1963) bei 5% derjenigen Patienten, die später obduziert wurden, eine Ruptur des überfüllten und überdehnten Magens beobachtet. Demos et al. (1964), Kaplan et al. (1964), Valtonen et al. (1964) und Safar et al. berichten auch über Magenrupturen nach der Mund-zu-Mundbeatmung. Bei diesen Patienten wird die Diagnose der Magenperforation, da die Patienten ja meistens bewußtlos sind, spät oder überhaupt nicht gestellt und zählt deshalb zu den wichtigen Todesursachen hierbei.

D. Ruptur des Magens durch Gasexplosionen

Explosionen durch Verwendung von Thermokautern bei der Eröffnung gasgefüllter Darmabschnitte sind selten. Seitdem keine explosiven Narkosegase mehr verwendet werden, zählen derartige „Schlagwetterkatastrophen" bei Magenoperationen zu den Raritäten.

Ausnahmsweise können sich aber bei chronischen Entleerungsstörungen im Magen explosive Gase, die Methan, Kohlendioxyd, Stickstoff, Wasserstoff und Sauerstoff enthalten, durch Fäulnis und Zersetzung entwickeln (Barkman, 1965; Liebermann, 1944; Krasemann, 1966).

Die Gasexplosion führt zu ganz erheblichen Zerreißungen der Magenwand, meistens an der Vorderwand, vorzugsweise von dort, wo mit dem Thermokauter eingegangen wurde, ausgehend.

E. Ruptur des Magens in traumatischen Zwerchfellhernien

Traumatische Zwerchfellhernien sind nach stumpfen Bauch- und Thoraxtraumen keine Seltenheit. Sie werden aber oft erst nach Monaten und Jahren, vielfach dann, wenn es zu Komplikationen kommt, diagnostiziert.

Eine der typischen Komplikationen ist die Ruptur in den Thorax eingetretener Anteile des Magen-Darmkanals. Bei linksseitigen Zwerchfellrupturen treten bevorzugt Anteile des Magenfundus und Fornix in den Thorax ein (Beardsley et al., 1964; Csapo et al., 1969; Bosher et al., 1960; Hoffmann et al., 1954; Joynt, 1960; McCollum, 1955; Harrington, 1948).

Unmittelbar auslösende Ursachen sind die Überfüllung des Magens, Zweittraumen, die zu einer Incarceration der Eingeweide führen, ebenso wie der Genuß stark kohlensäurehaltiger Getränke, die zu einer ballonartigen Vergrößerung des incarcerierten Abschnittes führen können.

Die Besonderheit der klinischen Symptomatik besteht immer dann, wenn die Perforation nicht ins Abdomen, sondern in den Thorax stattfindet, im Fehlen peritonitischer Zeichen bei zunehmender Symptomatik der Pleuritis. Klinisch und röntgenologisch entstehen frühzeitig die Symptome des Pneumothorax mit septischen Temperaturen, Dyspnoe und septischen Schockzuständen.

F. Spontanruptur des Magens

Die Spontanruptur des Magens ist bei Erwachsenen außerordentlich selten. Bisher wurden in der Literatur nur etwa 50 Fälle beschrieben (Schwarz, 1966;

BAGLIO, 1962; MIRSKY, 1965; DAUM et al., 1966; EVANS, 1968; BURKET, 1949).
Hauptursache ist im Erwachsenenalter immer eine zu starke Überfüllung des
Magens mit Einnahme alkalischer Neutralisationspräparate und Freisetzung von
Kohlendioxyd, das Einblasen von Narkosegasen, Sauerstoff usw. (BYRNE et al.,
1961) (vgl. S. 1041).

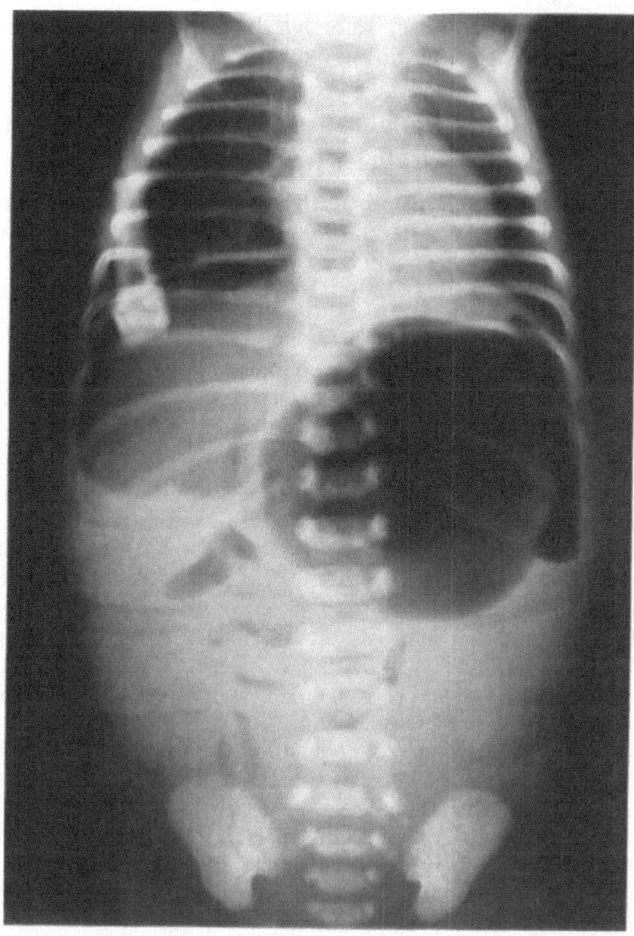

Abb. 7. Spontanperforation des Magens bei einem Frühgeborenen auf dem Boden einer Aplasie
der Muskulatur der Magenwand und Magenausgangsstenose. Daneben bestanden multiple
Mißbildungen

Zu einer Spontanruptur ohne nennenswerte Überdehnung des Magens kommt
es nur bei Wandschädigungen. Im Erwachsenenalter vorwiegend im Bereich narbiger Ulcusveränderungen oder von Carcinomen.

Häufiger sind Spontanrupturen bei Neugeborenen. Nach BUCH u. REICHMANN
(1968) ereignen sich etwa 54% bei Frühgeborenen. 23% dieser Kinder haben weitere Mißbildungen, ein Teil auch Mißbildungen der Magenwand (AMADEO, 1960;
HENKEL et al., 1965) (Abb. 7).

Teilursache kann eine Magenausgangsstenose mit Druckerhöhung im Magen
sein (NIZECH u. MOUTON). Seltener sind Magen- und Duodenalgeschwüre die
Ursache einer herabgesetzten Wandfestigkeit (HARTL, 1966; LAUBE, 1962).

Multiple Perforationen beweisen immer eine generalisierte Schädigung oder anlagemäßige Wandschwäche (v. Buch, 1968).

Hier kommen Durchblutungsstörungen, eine Dysgenesie der Magenwand, Schleimhautdystopien, teilweises Fehlen der Muskulatur in Frage (Hasse, 1968).

Derartige Mißbildungen können auch schon intrauterin zur Magenperforation führen (Töndury, 1962).

Selten einmal gelingt es durch sofortige Laparotomie nach der Geburt, ein solches Kind durchzubringen (Morger, 1968; Kaiser, 1964).

G. Symptomatik der traumatischen Verletzungen des Magens und Duodenums

Bei stumpfen Bauchtraumen und perforierenden Verletzungen des Abdomens werden die typischen Symptome der Verletzungen des Magens häufig durch begleitende Verletzungen anderer Oberbauchorgane und die Bauchwand verdeckt.

Der Perforation durch Überdehnung geht gelegentlich ein akuter Schockzustand, bedingt durch Dilatation der Wand des Magen-Darmkanals, voraus (Byrne et al., 1961; Fagge, 1873).

Verursacht wird dieser Schockzustand durch eine Kompression der unteren Hohlvene mit ganz akuter Herabsetzung des Blutrückstromes (Passi et al., 1969; Doppmann, 1966; Engler, 1967; Rubinson, 1967; Williams, 1965).

Die komplette Magenruptur mit Austritt des Mageninhaltes in die freie Bauchhöhle ist ein dramatisches, für den Patienten eindrucksvolles Ereignis. Sie führt innerhalb weniger Minuten zu dem Zustand des akuten Abdomens mit heftigen Schmerzen, rasch einsetzender diffuser Peritonitis, brettharter Bauchdeckenspannung, heftigem, teils galligem Erbrechen. Frühzeitig entwickeln sich Kreislaufsymptome. Einige Stunden später entsteht ein Volumenmangelschock durch die ausgedehnte Peritonitis. Die Darmperistaltik erlischt, es entsteht ein paralytischer Ileus. Ging der Perforation eine akute Dilatation mit Kompression der unteren Hohlvene voraus, so führt die Perforation zur Dekompression und einer vorübergehenden Besserung der Kreislaufsituation.

Die klinische Untersuchung, die fast immer zu einer Wahrscheinlichkeitsdiagnose führt, wird ergänzt durch den Röntgenbefund. Freie Perforationen sind bei Bauchübersichtsaufnahmen im Stehen durch die typischen Luftsicheln unter den Zwerchfellkuppen zu erkennen, wenn auch das Fehlen dieser Luftsicheln eine freie Perforation niemals sicher ausschließt. In rechter Seitenlage beim schockierten Patienten oder in Rückenlage stellt sich die freie Luft zwischen der Bauchwand und den darunter liegenden Organen dar.

Ein Schluck mit wäßrigem Gastrografin bringt häufig den Beweis. Vor endoskopischen Untersuchungen ist zu warnen, da durch das Einblasen von Luft noch mehr Mageninhalt in die freie Bauchhöhle transportiert wird und das Aufpumpen des Bauchraumes die Entwicklung des Schocks begünstigt.

Schwieriger ist die Diagnose der retroperitonealen Rupturen. Hier entwickeln sich Bauchsymptome sehr viel langsamer, häufig nur in Form des paralytischen Ileus. Äußere Verletzungsfolgen fehlen oft. Bei der Untersuchung sind Schmerzen nicht lokalisierbar. Nach einigen Stunden steigt die Pulsfrequenz, die Körpertemperatur und Leukocytenzahl an. Im Retroperitoneum entwickelt sich eine ausgedehnte Infektion mit septischen Temperaturen, einem toxischen Zustandsbild und zunehmender Darmparalyse. Die klinische Symptomatik ähnelt der der akuten Pankreatitis, unklare Oberbauchbeschwerden, die in den Rücken ausstrahlen, Druck- und Klopfschmerz in den Nierenlagern, Subikterus. Schließlich entwickelt sich ein hochfieberhaftes Zustandsbild und eine phlegmonöse Entzündung und

Schwellung in den abhängigen Partien des Rückens und der Flanken. Erst durch die chirurgische Behandlung dieser sekundären phlegmonösen Entzündungen wird vielfach die Diagnose der retroperitonealen Duodenumruptur gestellt.

Die Röntgendiagnostik ist irreführend und uncharakteristisch (vgl. Abb. 6). Deshalb muß im Zweifelsfalle die Diagnose durch eine frühzeitige Laparotomie gesichert oder ausgeschlossen werden.

H. Therapie der traumatischen Verletzungen des Magens und Duodenums

Die Therapie perforierender Verletzungen des Magens ist rein chirurgisch. Die Letalität steigt mit dem zeitlichen Abstand der Operation vom Zeitpunkt der Verletzung. Deshalb darf der Operationstermin niemals mehr als unvermeidbar verzögert werden. Nur lebensbedrohliche komitierende Erkrankungen rechtfertigen eine Verschiebung des Operationstermines um wenige Stunden.

Zur Operationsvorbereitung genügt im allgemeinen die Normalisierung der Kreislaufverhältnisse und die übliche Narkoseprämedikation. Bei zusätzlichen anderen Verletzungen oder Erkrankungen wird sich die Operationsvorbereitung entsprechend erweitern. Der Magensaft wird über eine Sonde abgeleitet. Sofortige antibiotische Behandlung ist angezeigt. Der Eingriff selbst wird in der Regel von einem Oberbauchmittelschnitt aus durchgeführt. Die Art der Operation hängt ab von der Lokalisation und der Ausdehnung der Verletzung, von Verletzungen der Nachbarorgane, vom Allgemeinzustand des Patienten und vor allem von dem Stadium und der Ausdehnung der Peritonitis.

In jedem Falle muß eine gründliche Inspektion des gesamten Abdomens durchgeführt werden, um alle Verletzungen, auch die retroperitoneal gelegenen, zu erkennen.

Bei älteren verschleppten Verletzungen versuchen wir mit einem kleinen Eingriff auszukommen, während bei frischen Verletzungen immer eine definitive Versorgung angestrebt wird (Abb. 8).

Bei Rupturen im überblähten Magen, Spontanrupturen oder den Folgen stumpfer Bauchtraumen müssen immer alle geschädigten Bereiche entfernt werden, um eine spätere Nahtinsuffizienz zu vermeiden. Verletzungen im Kardia- oder Pylorusbereich erzwingen vielfach eine Resektion, um eine Stenosierung des Wundgebietes zu umgehen. Bei allen anderen Verletzungen des Magens wird es vom Zustand des Patienten abhängen, ob man sich eher zu einer Resektion, in seltenen Ausnahmefällen zu einer totalen Gastrektomie entschließt, oder versucht, die geschädigten Wandabschnitte zu übernähen.

Bei den Verletzungen des Duodenums kommen die primäre Naht, die Teilresektion mit End-zu-Endanastomose oder das Aufsteppen einer Rouxschen Y-Schlinge in Frage. Stenosierungen müssen vermieden werden.

Nach der Versorgung der Wunden wird die Bauchhöhle sorgfältig mechanisch von Speiseresten gereinigt. Spülungen des Peritoneums sind nicht zu empfehlen. Das Wundgebiet wird über eine dicke weiche Magensonde von innen und durch weiche Plastikdrains nach außen drainiert.

Eine antibiotische Behandlung ist nur bei älteren Menschen, oder dann, wenn gleichzeitig Verletzungen des Dickdarms bestehen, erforderlich.

Ein besonderes technisches Problem ist die Versorgung der retroperitonealen Verletzungen des Duodenums. Die Hauptgefahren liegen darin, daß diese Verletzungen übersehen werden, daß bei der Versorgung eine Stenosierung des Duodenums oder eine Nahtinsuffizienz entsteht.

Häufig wird die Diagnose verzögert gestellt, so daß bei der Freilegung schon eine ausgedehnte Infektion vorliegt. Bei jeder Laparotomie wegen eines stumpfen Bauchtraumas muß das Duodenum inspiziert werden. Ein retroperitoneales Hämatom oder eine ödematöse Schwellung verstärken den Verdacht der retroperitonealen Ruptur.

Dann muß das Duodenum komplett freigelegt werden (FITZGERALD, 1960). Hierzu wird das Colon ascendens mobilisiert und nach oben gezogen (Abb. 9).

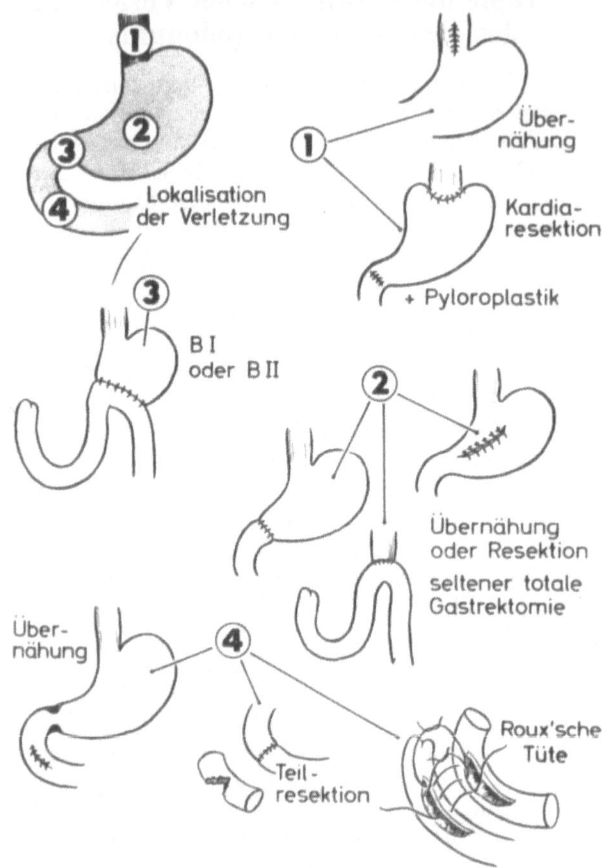

Abb. 8. Chirurgische Versorgung der traumatischen Verletzungen des Magens und Duodenums

Durch die Mobilisation des Duodenums nach KOCHER wird die Duodenalhinterwand freigelegt und inspiziert. Welche Form der chirurgischen Versorgung angewendet werden muß, hängt von der Ausdehnung der Verletzung und dem Zeitpunkt der Versorgung ab.

Ältere Verletzungen lassen sich sicherer versorgen, wenn man hierzu eine ausgeschaltete Dünndarmschlinge verwendet.

Bei angeborenen Mißbildungen und Spontanrupturen im Säuglingsalter richtet sich die Behandlung nach den pathologisch-anatomischen Verhältnissen.

Findet sich eine makroskopisch normale Magenwand, so verhalten wir uns wie bei Erwachsenen. Eine Magenresektion kommt beim Frühgeborenen so gut wie

niemals in Frage. Gelegentlich wird aber die Resektion größerer Anteile der Magenvorderwand unumgänglich.

Die postoperative Behandlung der Patienten richtet sich nach dem Verlauf.
Bei den allermeisten Patienten wird eine einwöchige Beobachtung genügen. Hierbei ist besonders auf die Entwicklung von entzündlichen Wundheilungsstörungen,
intraabdominalen Abscessen, einer Stenose im Versorgungsbereich oder der Entwicklung einer Nahtinsuffizienz und Fistelung zu achten. Diese postoperativen
Komplikationen erfordern eine baldige Relaparotomie und nochmalige Korrektur.

Die Prognose hängt, außer vom Zeitpunkt der Diagnose und Therapie, von allgemeinen Faktoren der Operabilität und den komitierenden Erkrankungen und
Verletzungen ab.

Die Letalität reicht von 71,8% (WOLFF, 1936) bei Verletzungen des Magens bis
zu 80% Sterblichkeit bei retroperitonealen Verletzungen des Duodenums. Je früh-

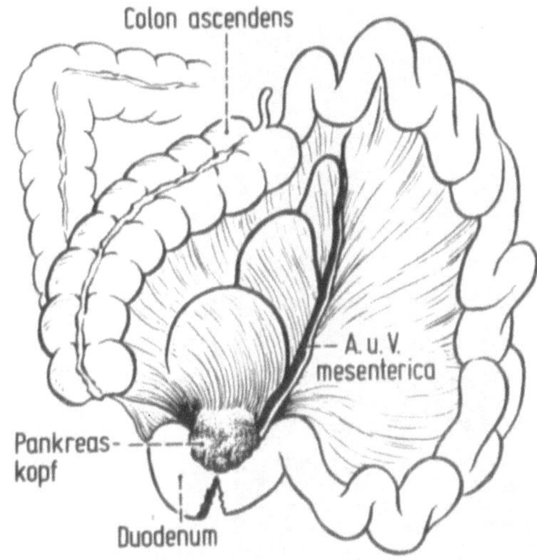

Abb. 9. Freilegen des retroperitonealen Duodenums

zeitiger die Verletzungen des Magens und Duodenums chirurgisch versorgt werden,
desto geringer ist die Letalität und die postoperativen Komplikationen. Die Versorgung innerhalb von wenigen Stunden senkt die Sterblichkeit unter 10%. Deshalb muß die Diagnose erzwungen werden, im Zweifelsfalle durch Probelaparotomie
gesichert oder ausgeschlossen werden.

II. Verätzung des Magens

Verätzungen des Magens sind bei Kindern nahezu ausnahmslos unfallbedingt
(REHBEIN, 1965). Bei Erwachsenen, meist jugendlichen Alters, überwiegen suici-
dale Absichten.

Säuren, Laugen, Phenole und andere ätzende Substanzen führen zu massiven,
nekrotisierenden Entzündungen des oberen intestinalen Kanals. Wegen der fehlenden Neutralisationsmöglichkeit führen im Bereich des Magens vor allem starke
Säuren zu einer erosiven Gastritis.

Der Umfang der Zerstörung hängt ab von der chemischen Struktur, der Konzentration und der Einwirkungszeit und kann zwischen geringfügiger Hyperämie und völliger Destruktion aller Wandschichten alle Stadien durchlaufen (Condon, 1970, zit. nach Harkins, 1970).

Bosch (1956) klassifiziert die ätzenden Substanzen in vier Kategorien:
1. Fixierungsmittel (z. B. Phenole, Formalin);
2. Destruktive Substanzen (z. B. Schwefelsäure, Salzsäure);
3. Verflüssigungsmittel (z. B. Laugen, Desinfektionsmittel);
4. Schwach ätzende Substanzen (Oxalsäure, Arsenik).

Die ersten Stunden nach der Verätzung sind charakterisiert durch die Nekrose der Wandschichten des Magens, Hyperämie, Blutung, evtl. Perforation.

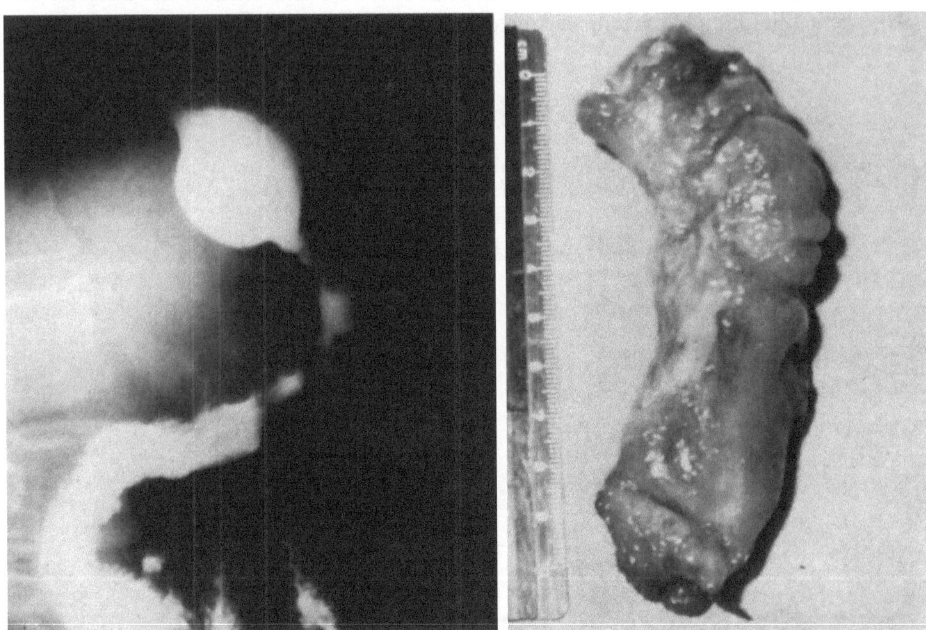

Abb. 10. Röntgenkontrastdarstellung des Magens nach Säureverätzung (Spätstadium)

Die Patienten haben starke Schmerzen, sind schockiert und sterben unbehandelt durch die zunehmende Zentralisation und Kreislaufinsuffizienz.

Der spätere Verlauf wird bestimmt durch die Reparations- und Vernarbungsvorgänge. Narbige Strikturen können zu Stenosen, vorwiegend im Kardia- und Pylorusbereich, aber auch des gesamten Magens führen (Abb. 10).

A. Therapie

Die Sofortbehandlung nach der Verätzung umfaßt das Einlegen einer weichen Magensonde, Entleerung und vorsichtige Neutralisation der ätzenden Substanz, soweit deren chemische Struktur bekannt ist. Der Patient erhält Schmerzmittel, aber keine stark wirkenden Opiate, damit eine Magenperforation sofort diagnostiziert werden kann.

Zur Normalisierung der Kreislaufverhältnisse werden Blut und Plasma übertragen.

Intravenöse Ernährung und hochdosierte antibiotische Therapie ergänzen die Behandlung über längere Zeit.

Zwingen akute Bauchsymptome zur frühzeitigen Laparotomie, so soll eine Magenresektion, wenn irgendeine palliative Maßnahme möglich ist, vermieden werden. Wird nämlich der Magen ganz oder teilweise reseziert, so ist mit großer Wahrscheinlichkeit eine Wundheilungsstörung im Bereich der Anastomose und eine Anastomoseninsuffizienz zu befürchten.

Deshalb bevorzugen wir die Übernähung der Perforationsöffnung und die Drainage durch die Bauchdecken und über die Magensonde. Bei der Operation wird eine Ernährungssonde entweder über eine Magenfistel oder als Nasensonde in das Duodenum gelegt.

Im weiteren Abstand von dem akuten Ereignis stehen operative Eingriffe zur Beseitigung der Stenosen und Strikturen zur Diskussion. Hochgradige Schrumpfung des gesamten Magens (vgl. Abb. 10) zwingen mitunter zur totalen Gastrektomie, Kardia- oder Pylorusstenosen zu Teilresektionen des Magens.

Bei Kindern versuchen wir möglichst große Anteile des Magens zu erhalten und beschränken uns soweit wie möglich auf mehrfache kleinere Narbenkorrekturen. Stenosen im Kardiabereich werden bougiert (vgl. Oesophagusverätzung).

Literatur

I. Spezielle Anatomie, Physiologie und Pathologie des Magens

AMADEO, J. H., ASHMORE, H. W., GONZALO, E. A.: Neonatal gastric perforation caused by congenital defects of the musculature. Surgery 47, 1013 (1960)

BAGLIO, C. M., FATTAL, G. A.: Spontaneous rupture of the stomach in the adult. Amer. J. dig. Dis. 7, 75 (1962)

BALLINGER, W. F., ERSLEV, A. J.: Splenectomy in current problems in surgery, p. 1—51. Chicago: Year Book Medical Publishers, Inc. 1965

BARICHELLO, A. W., PIMBLETT, F., DYCK, F. J., McFADDEN, D.: Rupture of the stomach following oxygen therapy by nasal catheter: Report of a case and review of the literature. Canad. med. Ass. J. 98, 855 (1968)

BOSHER, L. H., FISHMAN, L., WEBB, W. R., OLD, L.: Diseases of the chest. Brit. med. J. 37, 504 (1960)

BRYK, D., PETIGROW, N.: Postsplenectomy gastric perforation. Surgery 61, 239 (1967)

BUCH, K. G., REICHMANN, W.: Multiple Magenperforationen im Neugeborenenalter. Chirurg 39, 525 (1968)

BURKET, D. G.: Spontaneous rupture of the stomach: Report of a case. J. Amer. med. Ass. 139, 27 (1949)

BYNUM, W. R., CONNELL, R. M., HAWK, W. A.: Causes of death after external cardial massage: Analysis of observations on 50 consecutive autopsies. Cleveland Clin. Quart. 30, 147 (1963)

BYRNE, J., CAHILL, J. M.: Acute gastric dilatation. Amer. J. Surg. 101, 301 (1961)

CRADDOCK, D. R., LOGAN, A., MAYELL, M.: Traumatic rupture of the esophagus and stomach. Surg. Gynec. Obstet. May 1969

CSAPO, G., PATKAY, J.: Stomach rupture complicating traumatic diaphragmatic hernia. Brit. med. J. 1969 III, 313

DAOUD, F. S., FISHER, D. C., HOFNER, C. D.: Complications following splenectomy with special emphysis on drainage. Arch. Surg. 92, 32 (1966)

DAUM, R., HECKER, W. CH., RUTER, E.: Die spontane Magenperforation bei Neugeborenen und Säuglingen. Z. Kinderchir. 3, 481 (1966)

DEMOS, N. J., POTICHA, S. M.: Gastric rupture occuring during external cardiac resuscitation. Surgery 55, 364 (1964)

DOPPMANN, J., RUBINSON, R. M., ROCKOFF, R. M., VASKO, S. D., SHAPIRO, R., MORROW, A. G.: Mechanism of obstruction of the infradiaphragmatic portion of the inferior vena cava in the presence of increases intraabdominal pressure. Invest. Radiol. 1, 37 (1966)

ELDERS, M. J., HUGHES, E. R.: Rupture of the stomach: Clinical and experimental study. Lancet 86, 104 (1966)

ENGLER, H. S., KENNEDY, T. E., ELLISON, L. T., PURVIS, J. G., MORETZ, W. H.: Hemodynamics of experimental acute gastric dilatation. Amer. J. Surg. 113, 194 (1967)

EVANS, D. S.: Acute dilatation and spontaneous rupture of the stomach. Brit. J. Surg. 55, 940 (1968)

Fagge, H.: On acute dilatation of the stomach. Guy's Hosp. Rep. 18, 1 (1873)

Fitzgerald, B., Crawford, E. S., De Bakey, M. E.: Surgical considerations of non-penetrating abdominal injuries. Amer. J. Surg. 100, 22 (1960)

Hartl, H.: Magen- und Zwölffingerdarmgeschwür des Säuglingsalters als chirurgische Erkrankung. Z. Kinderchir. Suppl. 42, 24 (1966)

Harrington, S. W.: Stomach Rupture Complicating Traumatic Diaphragmatic Hernia Surgery, Gynecology and Obstetrics 86, 735 (1948)

Hasse, W., Grohme, S., Waldschmidt, J.: Beitrag zur Pathogenese der Magenperforation im Neugeborenenalter. Chirurg 39, 380 (1968)

Henkel, H.: Darmperforationen beim Neugeborenen. Chir. Prax. 9, 35 (1965)

Hoffmann, W., Levy, M. L., Sole, E., Lewitan, A.: Traumatic Diaphragmatic Hernia. Arch. Surg. 69, 125 (1954)

Horntrich, J., Poethke, M.: Über spitze Fremdkörper im Magen-Darm-Kanal. Zbl. Chir. 91, 826 (1966)

Joynt, G. H. C.: Stomach Rupture in Traumatic Diaphragmatic Hernia. Surgery 40, 696 (1956)

Kaiser, G. C., King, R. D.: Neonatal gastric perforation. Report of a surviving case. J. Indian med. Ass. 57, 220 (1964)

Kaplan, B. M., Knott, A. P., Jr.: Closed-chest cardiac massage for circulatory arrest. Arch. intern. Med. 114, 5 (1964)

Krasemann, P. H.: Intraoperative gastro-intestinale Explosionen. Münch. med. Wschr. 43, 2148 (1966)

Laube, W.: Das kindliche Magen-Zwölffingerdarmgeschwür in chirurgischer Sicht. Helv. chir. Acta 20, 590 (1962)

Lemmon, W. T., Paschal, G. W., Jr.: Rupture of the stomach following ingestion of sodium bicarbonate. Ann. Surg. 114, 997 (1941)

Lundberg, G. D., Mattei, J. R., Davis, Ch. J., Nelson, D. E.: Hemorrhage from gastroesophageal lacerations following closed-chest cardiac massage. J. Amer. med. Ass. 202, 123 (1967)

Mahlo, A.: „Nil nocere" bei Magen-Saugbiopsien. Münch. med. Wschr. 19, 1058 (1967)

Mallory, G. K., Weiss, S.: Hemorrhages from lacerations of cardiac orifice of stomach due to vomiting. Amer. J. med. Sci. 178, 506 (1929)

Millar, T. M., Bruce, J., Paterson, J. R. S.: Spontaneous rupture of the stomach. Brit. J. Surg. 44, 513 (1957)

Mirsky, S., Garlock, J. H.: Spontaneous rupture of the stomach. Ann. Surg. 161, 466 (1965)

Morger, R.: Über einen erfolgreich operierten Fall einer intrauterinen Magenperforation. Helv. chir. Acta 1/2, 34 (1968)

Murdfield, P.: Rupture of the stomach after ingestion of beer and sodium bicarbonate. Klin. Wschr. 5, 1613 (1926)

Noack, W., Methfessel, H. D., Rockstroh, H.: Überleben einer durch Sauerstoffinsufflation verursachten Magenruptur. Zbl. Chir. 30, 1086 (1966)

Norcross, J. W.: Splenectomy — its indications and complications. Surg. Clin. N. Amer. 22, 583 (1944)

Passi, R. B., Kraft, A. R., Vasko, J. S.: Pathophysiologic mechanism of shock in acute gastric dilatation. Surgery 65, 298 (1969)

Rubinson, R. M., Vasko, J. S., Doppmann, J. L., Morrow, A. G.: Inferior vena caval obstruction resulting from increased intraabdominal pressure. Arch. Surg. 94, 766 (1967)

Safar, P.: Ventilatory efficacy of mouth-to-mouth artifical respiration: Airway obstruction during manual and mouth-to-mouth artifical respiration. J. Amer. med. Ass. 167, 335 (1958)

Schwartz, A. M., Zimetbaum, M.: Spontaneous rupture of the stomach. J. Amer. med. Ass. 196, 180 (1966)

Stucke, K.: Traimatologie des Abdomen. In: Traumatologie in der chir. Praxis. Berlin-Heidelberg-New York: Springer 1965

Töndury, G.: Embryopathien. Berlin-Göttingen-Heidelberg: Springer 1962

Valtonen, E. J., Hakola, N.: Rupture of the normal stomach during mouth-to-mouth resuscitation. Acta chir. scand. 127, 427 (1964)

Walstadt, P. M., Conklin, W. S.: Rupture of the normal stomach after therapeutic oxygen administration. New Engl. J. Med. 264, 1201 (1961)

Wekselman, R. J., Skoryna, S. C., Webster, D. R.: Acute gastric dilatation. Gastroenterologia (Basel) 100, 7 (1963)

Williams, J. S.: Hemodynamic alterations in acute gastric dilatation in the dog. Surg. Forum 16, 335 (1965)

Zikria, B. A.: Mallory-Weiss-Syndrom and emetogenic (spontaneous) rupture of the esophagus. Ann. Surg. 162, 151 (1965)

II. Verätzung des Magens

Allen, E. R., Thoshinsky, M. J., Stallone, R. J., Hunt, T. K.: Corrosive injuries of the stomach. Arch. Surg. **100**, 409 (1970)

Bartone, N. F., Grieco, R. V., Herr, B. S., Jr.: Corrosive gastritis due to ingestion of formaldehyde without esophagal impairment. J. Amer. med. Ass. **203**, 50 (1968)

Bosch del Marco, L. M.: Constribucion al estudio de la gastritis corrosiva: Estudio clinico y experimental. An. Fac. Med. Montevideo **34** 891 (1949)

Citron, B. P., Pincus, I. J., Geokas, M. C.: Chemical trauma of the esophagus and stomach. Surg. Clin. N. Amer. **48**, 1303 (1968)

Condon, R. E., de Vito, R. V.: Other surgical diseases of the stomach and duodenum. In: Surgery of the stomach and duodenum, 2nd ed. British Standard Book Nr. 7000 0143 3. London: J. and A. Churchill Ltd.

Grybaski, W., Page, R., Rush, B. F., Jr.: Management of total gastric necrosis following lye ingestion: The use of colon to replace both esophagus and stomach. Ann. Surg. **161**, 469 (1965)

Harkins, H. N., Nyhus, L. M.: Surgery of the stomach and duodenum, 2nd ed. British Standard Book Nr. 7000 0143 3. London: J. and A. Churchill Ltd.

Jalundhwala, J., Shak, M., Raemschandra, C.: Corrosive stricture of the stomach. Amer. J. Surg. **114**, 461 (1967)

Rehbein, F., Reismann, B.: Speiseröhren- und Magenverätzungen bei Kindern. Langenbecks Arch. klin. Chir. **311**, 100 (1965)

Shaw, A., Garves, J., Miller, B.: Lye burn requiring total gastrectomy and colon substitution for esophagus and stomach in a two-year-old boy. Surgery **65**, 837 (1969)

VI. Magenbeschwerden ohne organischen Befund

Magenbeschwerden ohne organischen Befund

H. Fahrländer, Basel

A. Einleitung

Schmerzen und Beschwerden, die nicht durch eine pathologisch-anatomisch definierbare Läsion verursacht sind, werden im allgemeinen als funktionell bezeichnet. Im Magen-Darmbereich sind funktionelle Beschwerden meist mit Motilitätsstörungen vergesellschaftet, an deren Entstehung neben zentralnervösen, durch das vegetative Nervensystem dem Magen-Darmtrakt zugeleiteten Impulsen, auch die autonomen Plexus, die muskuläre syncytiale Leitung und gastrointestinale Polypeptidhormone beteiligt sind. Zweifellos spielt die aktuelle psychische Konstellation bei der Auslösung und bei der Perzeption funktioneller Magen-Darmbeschwerden eine bedeutende Rolle. Zu den, die Psyche beeinflussenden Momenten gehören nicht selten oligosymptomatische organische Krankheiten, maligne Tumoren, chronische Infekte, hormonale Störungen, die zu einem unbestimmten körperlichen und damit psychischen Mißbehagen führen, das sich dann somatisch als funktionelle Beschwerde fernab vom eigentlichen Krankheitsherd ausdrücken kann. Mit der Feststellung einer funktionellen Störung ist somit nur ein Symptom erfaßt, aber keine Diagnose gestellt. Diese ergibt sich erst aus der Festlegung der seelischen und/oder organischen Ursache, die der funktionellen Störung zugrunde liegt.

Das Wesen der funktionellen Beschwerden allgemein, der Magenbeschwerden als Thema der vorliegenden Abhandlung im Besonderen, kann nur erfaßt werden, wenn man die Entstehungsmechanismen des visceralen Schmerzes, seine Fortleitung und seine Beeinflussung durch periphere Schmerzimpulse kennt. Entsprechende experimentelle Untersuchungen sind nur am Menschen möglich, da differenzierte Schmerzerlebnisse nur durch Worte ausgedrückt werden können. Nur am Menschen läßt sich zudem überprüfen, in welcher Weise Schmerzempfindungen, die als solche ja erst in den höchsten zentralnervösen Zentren perzipiert werden, durch seelische Faktoren modifizierbar sind.

B. Die visceralen, die ausstrahlenden und die somatischen Schmerzen

Als erster hat Lenander (1901) in systematischen Untersuchungen an wachen, in Lokalanästhesie operierten Menschen festgestellt, daß die intestinalen Hohlorgane, der Magen, der Dünndarm sowie der Dickdarm gegenüber üblichen Schmerzreizen wie Brennen, Schneiden und Kneifen unempfindlich sind. Hurst (1911) zeigte dann, daß es sich nicht um eine völlige Anästhesie handelt, sondern daß durch Dehnung oder Zug an intestinalen Hohlorganen Schmerzen hervorgerufen werden. Die Unempfindlichkeit der Magenschleimhaut für übliche Schmerzreize wurde an Fistelpatienten von Carlson (1915) sowie von Wolf u. Wolff (1943, 1965) bestätigt.

Eine detaillierte histologische Studie der Innervationsverhältnisse des Magen-Darmtraktes unternahm Sheehan (1933). Diese Untersuchung bestätigte und erweiterte frühere Befunde. Sheehan fand drei Typen sensibler Fasern im Bauchraum:

1. Myelinhaltige Fasern, die in Pacini-Körperchen enden: Diese Fasern und ihre Endigungen liegen in der Tiefe des Mesenteriums nahe den Gefäßen sowie im Interstitium des Pankreas und in der Nähe der mesenterialen Lymphdrüsen. Sie reichen nie bis in den Peritonealüberzug des Magens und des Dünndarms und finden sich nicht im großen und im kleinen Netz.

2. Myelinhaltige Fasern mit freien Endigungen: Sie verlaufen ebenfalls mit den Gefäßen und teilen sich an deren Verzweigungen. Diese Fasern sind nicht sehr zahlreich. Ihre Endigungen reichen nur sehr selten bis an die intestinalen Hohlorgane heran. Morley schätzte auf Grund sorgfältiger Untersuchungen mit üblichen Schmerzreizen, daß die Endigungen im Mittel etwa 2,5 cm vom Darm entfernt im Mesenterium liegen. Auch diese Fasern fehlen im großen und im kleinen Netz. Beide Arten myelinhaltiger Fasern stammen aus sensiblen Anteilen von Spinalnerven.

3. Freiendigende, nicht myelinisierte Fasern, die bis in die Serosa der intestinalen Hohlorgane reichen und sich dort plexusartig verzweigen und offenbar Äste in die glatte Muskulatur und in die autonomen Plexus abgeben. Ihre Afferenzen führen über die sympathischen Plexus ins Ganglion coeliacum und von dort über die Nervi Splanchnici und den sympathischen Grenzstrang in die Hinterhörner des Rückenmarkes.

Nach Sheehan sollen keine Afferenzen aus dem Bauchraum durch den Vagus verlaufen. Dies steht im Gegensatz zu späteren Untersuchungen von Paintal (1954) an Menschen und von Iggo (1957) an der Katze. Danach sollen Dehnungsimpulse, nicht aber Schmerzimpulse, auch durch den Vagus geleitet werden können.

Das Ganglion coeliacum, in das die sensiblen sympathischen Afferenzen einmünden, ist unpaarig, wenn auch manchmal mehrfach angelegt und darum doppelseitig innerviert. In diese Gangliengruppe münden von beiden Seiten die Nervi Splanchnici majores, die aus den Grenzstrangganglien Th 5 oder Th 6 bis Th 10 entspringen, die Nervi Splanchnici minores, die von Th 11 und Th 12 herkommen sowie die inkonstanten Nervi Splanchnici imi aus L 1.

Daß die viscerale Schmerzleitung durch Fasern des Sympathicus erfolgt, wurde durch Untersuchungen von Ray u. Neill (1947) sowie von Bingham (1950) an Patienten mit einseitiger und doppelseitiger thorakolumbaler Sympathektomie bewiesen. Die einseitige Sympathektomie verlagerte Schmerzen, die durch Aufblähen der Speiseröhre, des Magens, des Duodenums, des Dünndarms und der Gallenwege hervorgerufen wurden, leicht auf die nicht operierte Seite, brachte sie aber nicht zum Verschwinden. Schmerzfreiheit wurde nur durch doppelseitige thorakolumbale Sympathektomie erreicht. Das Colon scheint nicht doppelseitig innerviert (White, 1943), da durch einseitige Sympathektomie die entsprechende Colonseite schmerzfrei wird. Die Afferenzen aus dem Sigma und aus dem Rectum münden im lumbosacralen Plexus und werden deshalb durch die thorakolumbale Sympathektomie nicht berührt. Die Impulse aus den intestinalen Hohlorganen treffen in den Hinterhörnern des Rückenmarkes auf Schaltneurone, denen auch Impulse aus den tiefen somatischen Strukturen, den Muskeln und Bändern sowie oberflächlich aus der Haut zuströmen. Aus dem Rückenmark gelangen die Schmerzimpulse über den Tractus spinothalamicus, der in seinem ganzen Verlauf Fasern an zahlreiche Relaisstationen abgibt, in die höchsten integrativen Zentren. Über ein absteigendes Hemmsystem werden Schmerzimpulse auf dem Niveau des Mittelhirns, des Hirnstamms und des Rückenmarkes gedämpft (Kaeser, 1970). Es ist vielleicht wichtig, darauf hinzuweisen, daß dem Hirn nur Impulse zugeleitet werden und daß diese Impulse oder Informationen erst in den höchsten koordinativen Zentren in eine Schmerzempfindung umgesetzt und entsprechend früherer Erfahrungen bewertet werden. Die Projektion der Schmerzempfindung in die Peripherie erfolgt immateriell, d. h. ohne Benutzung einer entsprechenden descendierenden Bahn, nach dem zentralnervösen Körperschema, wobei visceral ausgelöste Schmerzen in einem großen und unscharf begrenzten Bezirk projiziert werden, während oberflächliche, z. B. von der Haut ausgehende Schmerzimpulse haarscharf lokalisierbar sind. Eine sichere Erklärung für die Unterschiede in der immateriellen Projektion der Schmerzempfindung in die Peripherie fehlt offenbar. Gleich empfunden wie die visceralen werden auch die Schmerzen, die ihren Ursprung in den tiefen peripheren Strukturen, den Muskeln und Bändern nehmen. Da die in den intestinalen Hohlorganen entstehenden visceralen Schmerzen in der Peripherie empfunden werden, spricht man von einem fortgeleiteten Schmerz, einem referred pain.

Daß tatsächlich tiefe somatische Schmerzen, die von visceral ausgelösten nicht unterschieden werden können, auch durch Manipulationen in der Peripherie hervorgerufen werden, zeigten Untersuchungen von KELLGREN (1939) sowie LEWIS u. KELLGREN (1939), die später von HOCKADAY (1967) mit wenig Modifikationen bestätigt wurden. Durch Injektion von hypertonischen NaCl-Lösungen in die interspinalen Ligamente konnte die gleiche Art rasch entstehender tiefer Erstschmerzen und langsam entstehender oberflächlicher Zweitschmerzen erzeugt werden, wie sie nach Reizung visceraler Hohlorgane auftreten. Die Schmerzen waren einseitig, wenn die in die Mittellinie eingestochene Injektionsnadel leicht auf eine Seite gelenkt wurde, doppelseitig, wenn die Injektion genau in der Mittellinie erfolgte. Alle Segmente von C 5 bis S 1 wurden so untersucht und sehr genau die ausstrahlenden Schmerzen reproduziert, die bei coronaren Anfällen im linken Arm, bei Gallenkoliken im Oberbauch und im Rücken beidseits verspürt werden. Durch Versuche an decapitierten Katzen konnten LEWIS u. KELLGREN außerdem zeigen, daß die nach Reizung eines visceralen Organs entstehende muskuläre Abwehrspannung durch einen spinospinalen Reflex ohne Intervention des Großhirns zustandekommt. Das klinische Korrelat zu den eben genannten Injektionsversuchen sind die tiefen somatischen Schmerzen, die durch entzündliche Veränderungen oder Tumoren im Wirbelkörper hervorgerufen werden und ein viscerales Leiden vortäuschen können (KELLGREN, 1940; MOTLEY, 1948).

COHEN (1947) und nach ihm DORAN (1967) haben die von ihnen beschriebene Tatsache, daß viscerale Schmerzimpulse durch periphere Impulse verstärkt oder abgeschwächt werden können, mit der Konvergenzprojektionstheorie über die Integration und Fortleitung der Schmerzimpulse erklärt. Nach dieser Theorie sollen die Schaltneuronen in den Hinterhörnern des Rückenmarkes kontinuierliche Impulse aus den sympathischen Afferenzen, aus den tiefen somatischen Strukturen und aus der Haut und dem subcutanen Gewebe zugehen. Die Summe dieser Impulse reicht normalerweise nicht aus, um eine Konstante K, oberhalb derselben es zur Weiterleitung von Schmerzimpulsen kommt, zu überschreiten. Ist die Summe dieser Impulse oder auch nur eine Impulskomponente größer als K, so werden die Schmerzimpulse dem Bewußtsein übermittelt. Die Konvergenzprojektionstheorie ist ein Erklärungsversuch, dem andere gegenüberstehen. Sie sind Gegenstand intensiver Diskussionen (s. JANZEN, R., KEIDEL, W. D., HERZ, A., STEICHELE, K. (Edit.): Schmerz — Grundlagen, Pharmakologie, Therapie. Stuttgart: Thieme 1972). Die immaterielle Projektion der Schmerzempfindung in die Peripherie konnte COHEN an Patienten beweisen, die ihre coronaren Schmerzen mit Ausstrahlung in den linken Arm, auch nach Amputation dieses Armes, empfanden. Die Modifikation des visceralen Impulses durch zusätzliche periphere

Impulse konnte wiederum an Patienten mit coronaren Schmerzen dadurch bewiesen werden, daß diese Schmerzen nach einer Humerusfraktur oder einer experimentell gesetzten Hautentzündung im Bereich des Oberarms stärker empfunden wurden. Die Tatsache, daß viscerale Schmerzen durch lokale Anästhesierung entsprechender peripherer Strukturen gelegentlich behoben werden können, manchmal aber auch weiterbestehen, wird ihre vollständige Erklärung erst dann finden, wenn einmal die Integrations- und Kontrollmechanismen, denen die Schmerzimpulse im Rückenmark unterliegen, genau bekannt sind.

Interessant ist der in allgemeiner Form bereits von Libman (1934) beschriebene, von Doran zahlenmäßig belegte Befund, daß manche Patienten trotz adäquater visceraler Reizung *keine Schmerzen*, sondern nur deren Begleiterscheinungen wie Nausea, Kollapsgefühl, Schweißausbrüche, motorische Unruhe, eventuell Erbrechen und Diarrhoe empfinden. Schmerzfrei blieben 11 von 56 Patienten Dorans mit aufgeblähtem Katheter im Choledochus. Die Unfähigkeit zur Schmerzempfindung erklärt vielleicht die relative Häufigkeit schmerzloser Geschwüre, schmerzloser Steinverschlüsse der Gallenwege, schmerzloser Coronarthrombosen. Die viscerale Innervation solcher Patienten wurde anatomisch nie untersucht, wahrscheinlich ist die Schmerzempfindlichkeit aber nicht auf ein Fehlen lokaler, sympathischer Afferenzen zurückzuführen, sondern auf das zentrale absteigende schmerzdämpfende Hemmsystem. Für diese Annahme spricht der Befund von Libman, daß sich die Unempfindlichkeit auf sämtliche Schmerzreize bezieht.

C. Der rein psychogene, nicht mit Motilitätsstörungen vergesellschaftete abdominelle Schmerz

Der englische Psychiater Merskey (1968) definierte den Schmerz als „an unpleasant experience which we primarely associate with tissue damage or describe in terms of such damage or both". Nach Walters (1961) bestimmen nervöse Impulse als solche weder einen Schmerz noch einen visuellen Eindruck, noch einen Ton oder eine bestimmte Geschmacksqualität. Die Differenzierung der verschiedenen Qualitäten ist eine Frage der cerebralen Interpretation der Impulse. Daraus ergibt sich zwingend, wie außerordentlich stark das Gedächtnis, die seelische Grundstimmung, die momentane Affektlage, die Fähigkeit zur Verarbeitung psychischer Belastungen, kurz die ganze Persönlichkeitsstruktur, die Qualität und die Intensität des Schmerzerlebnisses beeinflussen müssen. Unter den von Merskey (1968), Stengel (1965) und Spear (1967) untersuchten Patienten mit langdauernden psychogenen Schmerzzuständen fanden sich gehäuft Ängstliche und Depressive. Weil der psychogene Schmerz genau gleich wie der Schmerz nach Gewebsläsion in die Peripherie projiziert wird, empfindet ihn der Patient auch genau gleich. Verständlicherweise werden deshalb psychogene Schmerzen ebenso „objektiv" und in der Qualität gleich wie äußerlich provozierte Schmerzen beschrieben. Bizarre, wortreiche Schilderungen seltsam lokalisierter Schmerzen sollen nach Angabe der oben erwähnten Psychiater bei psychogenen Schmerzen nicht häufiger vorkommen als bei organischen. Dagegen unterscheiden sich nach Spear psychogene Schmerzen von organischen oft durch drei Eigenschaften. Im Gegensatz zu den organischen Schmerzen treten die psychogenen erstens oft kontinuierlich über Tage, Wochen oder Monate auf; häufig lokalisieren sie sich zweitens in mehreren Körperabschnitten, wobei in 70 bis 80% der Fälle auch Kopfschmerzen vorhanden sind. Im Gegensatz zu organischen Schmerzen wecken drittens psychogene Schmerzen einen Schlafenden nie auf.

D. Experimentelle Untersuchungen zur Lokalisation visceral ausgelöster Schmerzen beim Menschen

Die von den intestinalen Hohlorganen ausgehenden Schmerzen können ohne gleichzeitige Reizung des Mesenteriums am besten durch Aufblasen von Ballonsonden untersucht werden. POLLAND (1931) und BLOOMFIELD (1931) haben dies erstmals an einem größeren Patientenkollektiv zur Untersuchung der Schmerzen, die von der Speiseröhre, vom Magen, vom Zwölffingerdarm und vom Dickdarm ausgehen, durchgeführt und die Ergebnisse auf Körperschemata festgehalten. Mit gleichem Ergebnis wurden diese Versuche später häufig wiederholt (BENTLEY u. SMITHWICK, 1940; RAY u. NEILL, 1947; CHAPMAN, 1949; BINGHAM et al., 1950; KRAMER u. HOLLANDER, 1955; BERNSTEIN, 1958; BENNETT u. ATKINSON, 1966).

Ähnliche Untersuchungen wurden am Dünndarm von MILLER u. ABBOTT (1936) und an den Gallenwegen von RAY u. NEILL (1947), CHAPMAN (1949) sowie DORAN (1967) vorgenommen. Es zeigt sich dabei, daß das Aufblähen eines Ballons in der unteren Speiseröhre zu Schmerzsensationen im Oberbauch, retrosternal und nicht selten im Gebiet des Larynx führte, regelmäßig traten dabei auch Rückenschmerzen auf. Das Aufblähen des Ballons im Magen, im Duodenum, im Jejunum und auch noch in der oberen Hälfte des Ileums führte jedesmal zu Oberbauchschmerzen, die zwischen dem Processus Xyphoideus und dem Nabel ungefähr in der Mittellinie lokalisiert waren. Schmerzen unterhalb des Nabels konnten durch Aufblähen des unteren Ileums und des Coecums hervorgerufen werden. In den Gallenwegen wurden die Schmerzen nach operativer Einlegung aufblasbarer T-Drains nach vorheriger Cholecystektomie untersucht. Die Schmerzen wurden am häufigsten in der Mitte des Oberbauchs, gelegentlich im rechten oder linken Oberbauch, häufig und manchmal ausschließlich im Rücken, im Bereich der Schulterblätter rechts, links oder beidseits verspürt.

Aus diesen experimentellen Untersuchungen geht klar hervor, daß Oberbauchschmerzen, von Patienten als „Magenschmerzen" geschildert, von der Speiseröhre, vom Magen, vom Duodenum, von großen Teilen des Dünndarms, von den Gallenwegen, vom Pankreas und anderen retroperitonealen Strukturen ausgehen können. Beim Ausdruck „Magenschmerzen" ist somit äußerste Vorsicht geboten, da bei negativem Untersuchungsbefund am Magen die Schmerzen recht häufig von organischen Erkrankungen der Nachbarorgane ausgehen.

Es gelang bisher niemals, experimentell beim Menschen die verschiedenen Schmerzqualitäten hervorzurufen, die spontan bei funktionellen Beschwerden und organischen Krankheiten der intestinalen Hohlorgane geäußert werden und die von hoher differentialdiagnostischer Bedeutung sind. Jeder Kliniker weiß, daß „stechende", „kribbelnde" Abdominalschmerzen das Gefühl des „Brennens" oder der „Entzündung" meistens kein organisches Substrat haben, während bei organischen Erkrankungen in der Regel die Qualitäten „drückend", „krampfartig" oder „bohrend" geäußert werden, die allerdings auch bei nicht organischen Affektionen vorkommen. Die Aussortierung dieser Qualitäten findet zweifellos in den übergeordneten Zentren statt. Welche Faktoren diese Aussortierung steuern, ist unbekannt.

Die cerebralen Strukturen, die Schmerzimpulse in Schmerzempfindungen umsetzen, projizieren somit visceral ausgelöste Schmerzen in somatische Strukturen, der viscerale Schmerz wird im Soma empfunden. Die Untersuchungen von KELLGREN sowie LEWIS u. KELLGREN zeigten überdies, daß visceral ausgelöste Schmerzimpulse via spinospinale Reflexbogen zur Abwehrspannung führen können, ohne daß somatisch innervierte Strukturen wie das Peritoneum parietale involviert sein müssen. Die Abwehrspannung kann somit Folge eines nur durch den Sympathicus geleiteten Schmerzimpulses sein. Man darf daher nicht aussagen, wie dies SMITH

(1961) und nach ihm Bircher (1968) taten, daß jede Abwehrspannung und jeder lateralisierte und präzis lokalisierte Schmerz auf die Miterkrankung einer somatisch innervierten Struktur zurückzuführen seien. Leider überschneidet sich gerade bei den Erkrankungen der Gallenwege das Gebiet des ausstrahlenden Referenz-schmerzes bei bloßer Motilitätsstörung mit den Gebieten, in deren Bereich bei rechtzeitiger Oberbauchperitonitis die durch somatisch sensible Bahnen geleiteten Schmerzimpulse projiziert werden. Das gleiche gilt für den Magen, wo sich das Gebiet des Referenzschmerzes mit den somatisch geleiteten Schmerzen über-schneidet. Diese somatischen Schmerzen entstehen, wenn ein Geschwür in das teilweise somatisch innervierte Pankreas penetriert oder wenn nach Geschwürs-perforation eine Entzündung des somatisch innervierten Peritoneum parietale entsteht.

E. Magenschmerzen und Magenmotilität

Bei ihrem Fistelpatienten Tom konnten Wolf u. Wolff (1943, 1965) fest-stellen, daß die Magenschleimhaut gegen taktile Reize unempfindlich ist, auch Temperaturen zwischen 18 und 40 °C riefen keine Sensationen hervor. Wurde mit einem Glasstab ein Druck von 30 g/cm^2 ausgeübt, so empfand der Patient ein Druckgefühl, eine Schmerzempfindung entstand erst bei einem lokalen Druck von etwa 100 g/cm^2. Wurde der lokale Druck rasch appliziert und war der Magen kontrahiert, so genügte schon ein Druck von 50 g/cm^2 zur Schmerzauslösung, bei langsamer Applikation und schlaffem Magen wurden bis zu 150 g/cm^2 ohne Schmerz toleriert. Wurde der Magen mit einem Ballon gedehnt, so gab Tom bei einem Druck von 15 mmHg ein Druckgefühl an, ein Schmerz trat erst bei 35 mmHg auf.

Spontane Hungerkontraktionen wurden bei einem Druck von 30 mmHg als schmerzhaft empfunden. Wurde die Magenschleimhaut durch kontinuierliche Berieselung mit HCl, Abstreifen der entstehenden Schleimschicht und nachfolgen-der Applikation von Senfpulver hyperämisch und ödematös gemacht, so genügten bedeutend geringere Druck- und Dehnungsreize zur Auslösung von Schmerzen. Diesen Befund konnte sich Wolf schwer erklären. Er vermutet wohl zurecht, daß die Receptoren durch den Druck des Ödems bereits gereizt waren, und daß deshalb eine kleinere zusätzliche mechanische Irritation zur Schmerzauslösung genügte. Es ist kaum anzunehmen, daß die experimentelle Beobachtung auf die chronische Gastritis des Menschen übertragen werden darf, da bei dieser die Ödembildung fehlt. Es besteht bisher kein Anhaltspunkt dafür, daß bei Gastritis Druck und Dehnungsreize stärker empfunden werden.

Im Gegensatz etwa zum Enddarm ist es methodisch recht schwierig, beim Menschen subjektiv empfundene Magenschmerzen mit der Magenmotilität zu korrelieren. Druckschwankungen, nicht aber propulsive Bewegungen, können im Antrum durch das Einführen von kleinen Ballons untersucht werden, die Propul-sion wird durch hintereinander geschaltete offen durchströmte Katheter, wenn möglich kombiniert mit röntgenkinomategraphischen Untersuchungen studiert. Übersichtliche Darstellungen dieser Methoden stammen von Smith (1957) und Code (1968).

Aus eingehenden Untersuchungen über die Genese von Ulcusschmerzen, die sich auf frühere Befunde Palmers stützen, leiteten Bonney u. Pickering (1948) die Überzeugung ab, daß der Ulcusschmerz nur durch den Kontakt der Salzsäure mit dem Ulcusgrund und nicht durch Motilitätsstörungen verursacht sei. Wahr-scheinlich war die Untersuchung der Motilität fehlerhaft, denn die späteren Unter-suchungen von Doret (1951), Ruffin (1953), Smith (1957), Texter (1959) sowie Garret (1966) zeigten klar, daß der Ulcusschmerz mit einer gesteigerten, vor allem propulsiven Peristaltik im Magen vergesellschaftet ist. Nicht der Kontakt der Salzsäure mit dem Ulcusgrund, sondern die gesteigerten Kontraktionswellen sind die unmittelbaren Ursachen des Schmerzes. Leider ist die Zahl dieser manometrischen Untersuchungen am Magen zu gering, um eine Aussage darüber zu erlauben, ob zwischen Höhe der Kontraktion und Auslösung des Schmerzes eine enge Korrelation besteht. Wahrscheinlich dürfen aber die Ergebnisse, die diesbezüglich am Enddarm gewonnen wurden, auf den Magen übertragen werden. Manometrische Untersuchungen der Motilität des Enddarms wie sie von CHAUDARY u. TRUELOVE (1961, 1962), WANGEL u. DELLER (1965), CONNELL (1965) und HOLDSTOCK (1969) vorgenommen wurden, zeigen, daß die subjektiven Schmerzempfindungen im Colon zwar häufig mit einer Hypermotilität vergesellschaftet sind, daß aber eine gesetzmäßige Abhängigkeit zwischen der Höhe der Ausschläge und der Intensität der Schmerzempfindung nicht besteht. Bei gleicher Kontraktionshöhe verspürt ein Individuum Schmerzen, ein anderes nicht. Untersucht man die Faktoren, die die individuelle Schmerzempfindlichkeit im Colon regulieren, so fällt u. a. eine familiäre Häufung solcher Beschwerden auf (KREITMANN, 1965; HILL u. BLENDIS, 1967), was möglicherweise auf genetische Faktoren, weit wahrscheinlicher aber auf die Identifikation zwischen Familienmitgliedern, vor allem zwischen Mutter und Kind, zurückzuführen ist. Ähnlich wie bei den rein psychogenen Schmerzen zeigt die Analyse der Persönlichkeit dieser Patienten die außerordentliche Häufigkeit depressiver Symptome mit Verstimmungszuständen, Müdigkeit, Konzentrationsschwäche usw. an, eine Tatsache, auf die besonders eindringlich DORFMAN (1967) hingewiesen hat. In der vergleichenden Untersuchung von HISLOP (1971) zeigte sich in der Gruppe der Patienten mit Abdominalbeschwerden gegenüber einer Kontrollgruppe eine signifikante Häufung von Depressionen, von Angst und Schuldgefühlen. Aus diesen gut dokumentierten Untersuchungen darf abgeleitet werden, daß es im wesentlichen die seelische Grundstimmung und die momentane Gemütslage sind, die die Perzeptionsschwelle für Motilitätsvorgänge im Magen-Darmtrakt bestimmen und daß es eine Angelegenheit der übergeordneten Zentren und nicht der Höhe der Kontraktionswellen ist, ob ein Druck, ein Brennen, ein Gefühl der Entzündung oder ein Schmerz gespürt wird. Die Untersuchungen zeigen auch, daß sich der Arzt bei Abdominalbeschwerden allgemein und bei Magenbeschwerden im besonderen nicht mit der Feststellung der fehlenden organischen Grundlage begnügen darf, sondern immer auch die Psyche seines Kranken berücksichtigen muß.

F. Hunger, Appetit, Sättigung, Nausea und Erbrechen in ihrer Beziehung zum Magen

Unter Hunger versteht man ein ungezieltes Verlangen nach Nahrungsaufnahme, während der Appetit wie auch sein Gegenteil, das Sättigungsgefühl, gezielt auf bestimmte Nahrungsmittel ausgerichtet ist. Die Komplexität der Regelmechanismen für Hunger, Appetit und Sättigung ergibt sich allein aus der Tatsache, daß Mensch und Tier in der Lage sind, das Körpergewicht über lange Zeit konstant zu halten. Dies bedingt ein genau eingestelltes Gleichgewicht zwischen Calorienaufnahme einerseits, der Calorienabgabe und dem Anlegen von Energiereserven andererseits.

Die Informationen aus der qualitativen und quantitativen Zusammensetzung der Nahrung müssen somit kurzfristig mit der Energieausgabe und langfristig mit den Energiereserven koordiniert sein. Die ursprünglich unter Laien und Ärzten weit verbreitete Ansicht, daß diese Regulation im wesentlichen Sache des Magen-Darmtraktes sei, mußte aufgegeben werden, nachdem ANAND u. BROBECK (1951) an Ratten hypothalamische, im Boden des dritten Ventrikels liegende Zentren für die Regulation von Appetit und Sättigung nachgewiesen hatten. Die Reizung des mehr medial gelegenen Sättigungszentrums führte zur Aphagie und die Zerstörung zur Hyperphagie. Die Reizung des lateral liegenden Freßzentrums enthemmte die Freßlust, die Zerstörung führte zur Kachexie und zum Tod durch Inanition.

Die Entdeckung dieser hypothalamischen Zentren hat zu zahlreichen tierexperimentellen, neurophysiologischen, biochemischen und pharmakologischen Arbeiten Anlaß gegeben, die von ANAND (1961, 1967), MORGANE (1969) und HOEBEL (1971) zusammengefaßt worden sind. Diese Arbeiten zeigen, daß Appetit und Sättigung durch psychische, visuelle, olfactorische und sonstige nervöse Impulse, durch die Aufnahme und die Verwertung von Kohlenhydraten, Aminosäuren und Fetten, durch Hormone und andere körpereigene Wirkstoffe gesteuert werden. Die Füllung und die Dehnung des Magens beeinflussen Appetit und Sättigungsgefühl nur kurzfristig. Die Dehnung des Magens oder die Füllung mit inertem Material führt beim Versuchstier nach JANOWITZ (1949) und SHARE (1952) zu einem vorübergehenden Sättigungsgefühl, was durch WOLF an Fistelpatienten Tom bestätigt wurde.

Durch die Ableitung elektrischer Aktivitäten aus dem Boden des dritten Ventrikels konnte SHARMA (1961) den stimulierenden Einfluß der Magendehnung auf das Sättigungszentrum direkt nachweisen. GREGORY (1947) beobachtete an sympathektomierten Hunden eine Zunahme der Freßlust; durch den Wegfall der Afferenzen wird die Dehnung des Magens dem Sättigungszentrum nicht mehr übermittelt.

Beim Menschen führen Druck und Schmerzgefühl im Oberbauch oft zu einer Beeinträchtigung des Appetites, unabhängig davon, ob diese Sensation vom Magen selbst oder von Nachbarorganen ausgehen und ob sie Folge einer organischen Erkrankung oder einer Motilitätsstörung sind. Der Hunger, der ungezielte Drang zur Nahrungsaufnahme, wird davon meist nicht berührt.

Beim *Erbrechen* handelt es sich um einen instinktiven Schutzmechanismus gegen schädliche Ingesta, der wie die meisten Instinkte pervertiert werden kann. Dem Erbrechen ist in diesem Handbuch ein eigenes Kapitel gewidmet, weshalb hier nur kurz zusammengefaßt wird. Aus den grundlegenden Arbeiten von HATCHER (1924) und BORISON u. WANG (1953) weiß man, daß der Brechmechanismus durch zwei Zentren geregelt wird, von denen das eine, der Chemoreceptor, im Boden des vierten Ventrikels liegt, während das übergeordnete integrative Brechzentrum in der Substantia reticularis der Medulla oblongata lokalisiert ist. Der Chemoreceptor gibt Impulse an das integrative Brechzentrum, in das auch die nervösen Impulse eingeschleust werden, die einerseits aus den übergeordneten Zentren, vor allem aus der Psyche, andererseits aus dem Magen-Darmtrakt stammen. An Menschen konnte WOLF zeigen, daß starke Dehnung des Magens zum Erbrechen führt. Thorakolumbale Sympathektomie verhindert diese Reaktion (HERRIN, 1945).

Bei der *Nausea*, der Übelkeit, handelt es sich um ein subjektives, nur mit Worten beschreibbares Gefühl, um eine Vorstufe des Erbrechens, von dem man nicht weiß, ob es bei Tieren vorkommt. Ein eigentliches Nauseazentrum existiert wahrscheinlich nicht; die gleichen Pharmaka und die gleichen nervösen und visceralen Impulse, die zum Erbrechen führen, verursachen auch Nausea. Alle Autoren, die experimentell mit Ballonsonden menschliche viscerale Schmerzsymptome studierten, vermerkten neben den Schmerzen das Auftreten von Nausea. Diese ist somit nicht Ausdruck einer speziellen Organerkrankung, etwa des Magens oder der Gallenwege, sondern unspezifische Folge einer visceralen Irritation. WOLF untersuchte bei Tom die Wirkung einer pharmakologisch provozierten Übelkeit auf den Magen und fand regelmäßig eine starke Erschlaffung, die mit einer Hypermotilität des Duodenums kontrastierte. Die letztere wurde auch von ABBOTT (1952) beobachtet. Ganz elektiv wird die Übelkeit durch psychische Spannungen, vor allem Angstzustände und depressive Verstimmungen hervorgerufen (WOLF, 1947; ALVAREZ, 1953). Sie kann dann stunden-, tage- oder wochenlang andauern, ohne daß es zum Erbrechen oder auch nur zur Appetitstörung kommt. Eine gewisse Unabhängigkeit der Nausea vom Erbrechen ist somit trotz wahrscheinlich gemeinsamer Zentren gegeben.

G. Das Luftschlucken oder die Aerophagie

Ohne organische Erkrankung kann es zu Druckgefühl, sogar zu Schmerzen kommen, wenn der Magen durch zu reichliche Nahrungsaufnahme belastet oder durch zu viel Gas gedehnt wird. WOLF hat gezeigt, daß die Perzeptionsschwelle für Druck vom Kontraktionszustand des Magens, evtl. vom Zustand der Schleimhaut und nach den allgemeinen Ausführungen über viscerale Schmerzen von der momentanen psychischen Situation abhängt. Nach der Konvergenzprojektionstheorie müssen auch periphere Impulse aus der Zone des referred pains die Perzeptionsschwelle des Magens für Druck und Dehnung beeinflussen. Während das Volumen der Nahrungszufuhr willentlich geregelt werden kann, gelangt die Atemluft durch unbewußte Mechanismen in den Magen. Man bezeichnet dieses Phänomen als Aerophagie, als Luftschlucken. Der Ausdruck ist nicht ganz zutreffend, da die Atemluft nicht nur durch Verschlucken sondern häufig auch durch Ansaugen in den Magen gelangt (MORRIS, 1947). Bei ungenügendem Abdecken des Speiseröhremundes gelangt bei der Inspiration Luft nicht nur in die Trachea, sondern auch in die Speiseröhre und wird dann durch die automatisch einsetzende Peristaltik in den Magen befördert. Strecken der Wirbelsäule und des Halses soll nach ROTH u. BOCKUS (1957) das Ansaugen von Luft in die Speiseröhre erleichtern. Die Luft im Magen kann durch Aufstoßen wieder entfernt werden, was allfällige Beschwerden häufig zum Verschwinden bringt. Diese jedem Menschen bekannte Erfahrung führt dazu, daß bei Druck im Oberbauch, gleichgültig welcher Ursache, unwillkürlich versucht wird, durch Aufstoßen von Luft den Druck zu beheben. Diese krampfhaften Versuche führen zu einem Circulus vitiosus, da nach MADDOCK (1949, 1952) radiologisch nachgewiesen werden kann, daß bei mehrfachem und vor allem beim krampfhaften Luftaufstoßen, beim Schluckauf, immer mehr Luft hinuntergeschluckt als heraufbefördert wird. Die Beobachtung MADDOCKS macht es auch verständlich, daß organische und funktionelle Oberbauchschmerzen durch krampfhaftes Luftaufstoßen verschlimmert werden können.

Trotz ihrer Häufigkeit und Lästigkeit wurden die Probleme der Aerophagie nur selten bearbeitet. Eine gute Übersicht stammt von ROTH u. BOCKUS (1957).

Neben den vor allem von BAUER (1958) in den Vordergrund gestellten psychischen Spannungen sind es schlechte Eßgewohnheiten, vor allem das hastige Verschlucken schlecht zerkleinerter Speisen, die zur Aerophagie führen. Eine weitere Ursache ist die Hypersalivation, wie sie beim Rauchen, beim Lutschen von Bonbons, beim Kauen von Kaugummi, gelegentlich auch als „waterbrash", bei gastroduodenalen Geschwüren oder bei Speiseröhrenkrebsen auftritt. Die verschluckten Luftmengen sind oft erstaunlich groß, bei Pyelographien maß MADDOCK innerhalb kurzer Zeit bis 1300 cm³, wobei sich nervöse Patienten besonders hervortaten. Auch NAEGELE (1964) bewies, daß besonders bei Pyelographie viel Luft verschluckt wird.

Viel zu wenig berücksichtigt, in der Übersicht von ROTH u. BOCKUS nicht einmal erwähnt, wird die Tatsache, daß die Aerophagie auch durch Erkrankungen der Atemwege verursacht werden kann. Am häufigsten und am einfachsten zu behandeln sind die Behinderungen der Nasenatmung, die notwendigerweise zur Mundatmung und damit häufig zum Luftschlucken während des Essens führen.

Alle zu angestrengter Inspiration führenden Bronchial- und Lungenerkrankungen begünstigen das Einsaugen von Luft in die Speiseröhre und ziehen daher häufig einen stark erhöhten Luftgehalt von Magen und Darm nach sich.

Besonders unangenehm wirkt sich das Luftschlucken bei Verlagerung des Magens, beim Volvulus oder beim Kaskadenmagen aus. Beide Anomalien können die Kardia so verlagern, daß die Magenblase bedeutend höher steht als die Einmündung der Speiseröhre. Dies verunmöglicht das Aufstoßen von Luft. Der krampfhafte Versuch es dennoch zu tun, verschlimmert den Zustand. Die von Nissen eingeführte Fundoplicatio saniert sehr effektiv Hiatusgleithernien und die begleitende Refluxoesophagitis; sie verhindert aber auch in hohem Maß das Aufstoßen verschluckter Luft. Die Nissensche Fundoplicatio führt daher häufig zu stark vermehrtem Luftgehalt im Bauchraum.

Tabelle 1. Ursachen der Aerophagie

I. Psychische Spannungen

II. Druck- und Völlegefühl im Oberbauch organischer und funktioneller Genese. Krampfhaftes Aufstoßen → vermehrtes Herunterschlucken von Luft

III. Erkrankungen der Atemwege:
   a) behinderte Nasenatmung → vermehrte Mundatmung,
   b) forcierte Inspiration bei Bronchial-Lungenleiden

IV. Schlechte Eßhygiene (rasches Essen, ungenügendes Kauen)

V. Hypersalivation (Rauchen, Lutschen von Bonbons, Kaugummi)

VI. Verlagerung oder operative Einengung der Kardia
   (Magenvolvulus, Kaskadenmagen, Operation wegen Hiatushernien)

Wird die in abnormer Menge verschluckte oder angesaugte Atemluft nicht aufgestoßen, so passiert sie den Pylorus. Wegen ihres hohen Stickstoffgehaltes ist sie nicht resorbierbar und muß deshalb den ganzen Dünn- und Dickdarm passieren, bevor sie ausgestoßen werden kann. Alle Mißempfindungen, die auf einem vermehrten Gasgehalt des Dünn- und Dickdarms beruhen, sind weitgehend Folge der Aerophagie.

Der mittlere Gasgehalt des Magen-Darmtraktes beträgt nach plethysmographischen sowie gasanalytischen Messungen (Bedell, 1956; Lewitt, 1968; Greenwald, 1969) 110 bis 120 cm^3. Er setzt sich zusammen aus verschluckter Atemluft, aus CO_2, das durch den Kontakt von HCl und $NaHCO_3$ im Duodenum freigesetzt wird und aus Gasen, die im unteren Ileum und im Colon durch die Einwirkung bakterieller Fermente auf den Dünn- und Dickdarminhalt entstehen. Der Anteil des CO_2 ist sehr gering, da es rasch resorbiert und durch die Lunge abgeatmet wird. Beträchtliche Gasmengen können bakteriell aus den unverdaulichen Oligosacchariden Stachyose und Raffinose entstehen, die in Leguminosen vorkommen (Calloway, 1969; Richards, 1968; Lewitt, 1970). Colikeime und Anaerobier, hauptsächlich Clostridien, können dabei neben CO_2 größere Mengen von Wasserstoff und Methan freisetzen. Wasserstoff wird im Dünndarm resorbiert und abgeatmet, während im Dickdarm kaum Wasserstoff resorbiert werden kann. Praktisch setzt sich somit der Gasgehalt des Magen-Darmtraktes aus Atemluft und aus den bakteriell entstandenen Darmgasen zusammen, wobei quantitativ die Atemluft im allgemeinen beträchtlich überwiegt. Im Dünndarm führt der vermehrte Gasgehalt wegen der Vermischung mit flüssigem Darminhalt bei normaler und vor allem bei emotiv gesteigerter Peristaltik zu lauten Plätschergeräuschen, die unangenehmerweise oft vor Publikum auftreten. Ein Großteil der Beschwerden, die durch Gasansammlungen in beiden Colonflexuren, vor allem in der höher liegenden linken Flexur, hervorgerufen werden, sind ebenfalls Folge der Aerophagie.

H. Der Reizmagen

Der Begriff „Reizmagen" ist nicht eindeutig definiert. Meist wird darunter ein Krankheitsbild mit Ulcusbeschwerden ohne Nachweis eines Geschwürs verstanden. Die wenigen Motilitätsstudien, die bei entsprechenden Patienten vorgenommen werden konnten (SMITH, 1957), zeigten eine ähnliche Steigerung der propulsiven Antrummotilität wie sie bei Ulcuskranken im Schmerzanfall gefunden wird.

Daß es psychogen am Magen zu einer sporadischen Motilitätssteigerung mit Schmerzen vom Ulcustyp kommen könnte, wäre ohne weiteres denkbar; weniger wahrscheinlich hingegen, daß solche Schmerzen über längere Zeit mit dem gleichen Tages- und Wochenrhythmus wie Ulcusschmerzen auftreten sollten, ohne daß ein Geschwür bestände. Sehr wahrscheinlich wird die Diagnose Reizmagen nur noch selten gestellt werden müssen, wenn alle Patienten mit Ulcusschmerzen und negativem Röntgenbefund systematisch gastroskopisch und duodenoskopisch untersucht werden. Früheren Kapiteln dieses Handbuches ist zu entnehmen, daß nicht alle Geschwüre des Magens und des Duodenums radiologisch erfaßt werden können, und daß die Sicherheit der Ulcusdialektik durch ergänzende endoskopische Untersuchungen erheblich zunimmt. Wenig bekannt ist noch, wie häufig Entzündungen des Duodenums zu ulcusähnlichen Beschwerden führen. BECK et al. (1965) fand bei Patienten mit Ulcusbeschwerden ohne Ulcusnachweis, also bei Patienten mit „Reizmagen", histologisch gesicherte schwere Duodenitiden. Im Zeitpunkt der Niederschrift dieses Abschnittes besteht aber noch keine Klarheit darüber, ob es sich dabei um Einzelbefunde handelte oder nicht. Die Antwort wird erst durch die systematische Duodenalbiopsie mit gleichzeitiger Duodenoskopie gegeben werden können (CLASSEN, 1971).

Wegen des Auftretens bei nüchternem Magen und des Verschwindens nach Nahrungsaufnahme könnte man auch die Hungerkontraktionen des Magens dem Symptomenkomplex des Reizmagens zuordnen. CARLSON (1912) und CANNON (1929) waren der Ansicht, daß die Hungerkontraktionen wesentlich an der Regelung von Hunger und Appetit beteiligt seien. Diese Ansicht wurde zwar verlassen, es bleibt aber die Tatsache, daß diese Kontraktionen recht lästig sein können. Sie sind wahrscheinlich hervorgerufen durch eine Hypoglykämie, die ihrerseits den Vagus reizt. Die meisten Menschen schätzen diese Kontraktionen richtig als Ausdruck des Hungers ein, Ängstliche dagegen werden durch ihr Auftreten erheblich beunruhigt. Die enge Korrelation der Hungerkontraktionen mit dem Zuckerstoffwechsel ergibt sich aus der Tatsache, daß sie beim Mensch und Tier nach Glucagoninjektion verschwinden (STUNKARD, 1955; MORRISON, 1958; PENICK, 1963). Nach MAYER (1960) werden Hungerkontraktionen auch durch Reizung im ventromedialen Teil des Hypothalamus hervorgerufen. Die entsprechende Region liegt in der unmittelbaren Nähe der Zentren, die Appetit, Sättigung, Erbrechen und Nausea sowie weitere vegetative Funktionen regulieren.

I. Nahrungsmittelintoleranz und Magen

Die Regel, daß Magenbeschwerden durch Motilitätsstörungen verursacht sind, gilt auch für die Mißempfindungen, die nach Einnahme einer Mahlzeit auftreten können. Schon BEAUMONT (1833) hat an seinem Fistelpatienten Alexis St.-Martin festgestellt, daß die verschiedenen Speisen unterschiedlich lang im Magen verweilen, was heute auf die regulierende Wirkung von Chemoreceptoren im Duodenum zurückgeführt wird. Der Begriff des Receptors muß dabei sehr allgemein verstanden werden, da solche anatomisch bisher nicht lokalisiert werden konnten. Duodenale Receptoren, die die Entleerung von Fett aus dem Magen regulieren, wurden von QUINLEY u. MESCHAN (1941), pH-Receptoren und Osmoreceptoren schon viel früher 1898 von MARBAIX und 1905 von CARNOT beschrieben [zit. nach HUNT u. KNOX (1968)]. Genaue Untersuchungen über die Beziehung der Magenentleerung zur Osmolarität und zum Säuregehalt des Mageninhaltes stammen von HUNT et al. (HUNT, 1959; HUNT u. PATHAK, 1960; HUNT u. KNOX, 1968, 1972).

Unter den Triglyceriden sind es hauptsächlich die ungesättigten Öle, die die Magenentleerung verlangsamen (ROBERTS, 1931; TIDWELL u. CAMERON, 1942). Noch stärker sprechen die Receptoren auf langkettige Fettsäuren an. Diese Fettsäurereceptoren sind weitaus empfindlicher und spezifischer eingestellt als die Osmo- und Säurereceptoren. Die Stimulation der duodenalen Chemo- und Osmoreceptoren hemmt in der Regel die Magenentleerung, die an sich durch die Dehnung nach Nahrungsaufnahme stimuliert wird (HUNT, 1954). Dieser Verzögerungseffekt wird auf die Wirkung einer humoral wirksamen Substanz zurückgeführt, die „Enterogastron" genannt wird. Nachdem durch JOHNSON (1966) und CHEY (1967) [s. JOHNSON (1971)] eine Verzögerung der Magenentleerung nach intravenöser Injektion von Secretin und Cholecystokinin-Pankreozymin nachgewiesen worden war, lag es nahe, anzunehmen, daß diese durch das enterochromaffine System des Dünndarms [APUD-System nach PEARSE (1970)] produzierten und von JORPES und seiner Gruppe 1968 synthetisierten Peptidhormone „Enterogastrone" seien. Die Frage der wirklichen Identität von „Enterogastron" und den genannten Polypeptidhormonen wurde sehr eingehend von GROSSMANN und seiner Gruppe untersucht [Übersicht JOHNSON (1971)]. Die Abklärung konzentrierte sich auf das Cholecystokinin, da alle Effekte einer Fettmahlzeit (Hemmung der Magenmotilität, Hemmung der Säuresekretion, Kontraktion der Gallenblase, Stimulation der Enzymproduktion im Pankreas) durch dieses Polypeptid hervorgerufen werden, nicht aber durch das Secretin. Dieses hemmt wohl die Motilität und die Sekretion im Magen, hat aber keinen Effekt auf die Contractilität der Gallenblase und die Enzymproduktion im Pankreas. Die eingehenden Untersuchungen GROSSMANNS zeigten, daß das durch eine Fettmahlzeit freigesetzte Enterogastron nicht mit Cholecystokinin identisch sein kann, da sich die beiden gegenüber der durch Histamin stimulierten Magensekretion unterschiedlich verhalten. Cholecystokinin hemmt diese im Unterschied zum Enterogastron nicht. Man nimmt deshalb an, daß im Enterogastron ein weiteres, bisher nicht vollständig gereinigtes und synthetisiertes Polypeptidhormon vorliegt. Eine weitgehende Isolierung und Strukturaufklärung ist BROWN (1970, 1971) gelungen. Immunologisch wurde Enterogastron im enterochromaffinen System des Magens und des Duodenums von GLASS (1973), im Duodenum und im Jejunum von POLAK et al. (1973) nachgewiesen.

Die hohe Empfindlichkeit der duodenalen Receptoren für Fettsäuren macht es verständlich, daß postprandiale Magenbeschwerden hauptsächlich nach Einnahme fettreicher Mahlzeiten auftreten. Die Verzögerung der Magenentleerung führt zur Magendehnung, diese zur Nausea. Daneben kommt es häufig zu Druck und Völlegefühl, seltener zu Schmerzen. Daß bei der Perzeption dieser Beschwerden die seelische Grundstimmung und die momentane Affektlage eine entscheidende Rolle spielen müssen, ergibt sich aus den vorausgehenden Abschnitten dieses Kapitels über Magenbeschwerden ohne organischen Befund. Nach der Konvergenzprojektionstheorie ist es auch verständlich, daß Magenbeschwerden nach fettreicher Mahlzeit bei organischen Oberbaucherkrankungen irgendwelcher Art, und bei vorbestehenden funktionellen Störungen gehäuft auftreten müssen. Ebenso ist damit erklärt, warum bei schmerzhaften Bauchwanderkrankungen durch Summation der Reize Fettintoleranz mit Nausea auftreten kann. In solchen Fällen wird die Reduktion des Fettgehaltes der Nahrung die Beschwerden zum Verschwinden bringen. Umgekehrt wird eine relativ fettreiche Nahrung alle Schmerzen günstig beeinflussen, die durch eine Hypermotilität des Magens verursacht sind. Neben der Motilitätshemmung wirkt sich bei gastroduodenalem Geschwür auch die sekretionshemmende Wirkung der Fettsäuren günstig aus, daneben auch die Tatsache, daß Antacida nach fettreichen Mahlzeiten länger im Magen verweilen und damit länger einwirken können als nach fettarmen Essen. Die Reduktion des Fettgehaltes der Nahrung ist also nur bei ganz bestimmten Motilitätsstörungen indiziert und sollte nur bei diesen und nicht generell bei Magenerkrankungen empfohlen werden.

Wie außerordentlich stark bei allen Nahrungsmittelintoleranzen subjektive Momente eine Rolle spielen, zeigten die Untersuchungen von KOCH u. DONALDSON (1964) sowie DONALDSON (1967). Diese Autoren erfragten die Häufigkeit von Nahrungsmittelintoleranzen bei 655 Probanden; 390 unter diesen litten an organischen Magen-Darm-, Leber- und Gallenblasenkrankheiten, 120 hatten funktionelle Beschwerden, 145 waren gesunde Vergleichspersonen. 87% dieser Probanden, gleichgültig ob krank oder gesund, hatten über irgendeine Intoleranz zu klagen. Faserreiche Gemüse, fette, fettgebackene und stark gewürzte Speisen sowie Zwiebeln standen dabei stark im Vordergrund.

Bezüglich der Celluloseintoleranz bestand zwischen Gesunden und Kranken kein Unterschied, sie fand sich bei etwa 30% aller Untersuchten. Fettreiche und stark gewürzte Speisen wurden von einem Drittel der organisch Kranken und der Funktionellen nicht ertragen, Gesunde tolerierten sie signifikant besser. Besonders wichtig ist der von KOCH u. DONALDSON erhobene Befund, daß zwischen der Art der organischen Erkrankung und der Art der Intoleranz keine Korrelation bestand. Die traditionelle Ansicht, daß Fett von Leber- und Gallenblasenkranken, Cellulose von Darmkranken nicht ertragen werden, bestätigte sich nicht, was praktisch alle traditionellen Diätvorschriften illusorisch macht. Nach Ansicht von KOCH u. DONALDSON ist die Nahrungsmittelintoleranz ein Persönlichkeitssymptom und kein Krankheitssymptom. Dies trifft auch für die Magenbeschwerden nach fettreicher Mahlzeit vollumfänglich zu; ist es doch die durch die Psyche gesteuerte Perzeption der verlangsamten Magenentleerung und nicht die Entleerungsstörung selbst, die die Mißempfindungen verursacht.

TAGGART (1960) konnte dies an fettintoleranten Patienten durch Verabreichung des inkriminierten Fettes in Obladen bestätigen. Das unbemerkt auf diese Weise eingenommene Fett wurde anstandslos ertragen.

Literatur

ABBOT, F. K., MACK, M., WOLF, S.: The relation of sustained contraction of the duodenum to nausea and vomiting. Gastroenterology **20**, 238 (1952)

ALVAREZ, W. C.: Nausea. Gastroenterology **25**, 88 (1953)

ANAND, B. K., BROBECK, I. R.: Localisation of a "feeding" center in the hypothalamus of the rat. Proc. Soc. exp. Biol. (N.Y.) **77**, 323 (1951)

ANAND, B. K.: Nervous regulation of food intake. Physiol. Rev. **41**, 677 (1961)

ANAND, B. K.: Central chemosensitive mechanisms related to feeding. Handbook of Physiology. Alimentary canal, Vol. II, 249 (1967)

BAUER, I.: Gas in the abdomen. The part played by the nervous system. Amer. J. Gastroent. **29**, 78 (1958)

BEAUMONT, W.: Experiments and observations on the gastric juice and the physiology of digestion 1833. Faksimile Ausgabe. New York: Dover publish. Inc. 1959

BECK, I. T., KAHN, D. S., LACERTE, M., GOLYMAR, I., CALLEGARINI, U., GEOKAS, M. C.: Chronic duodenitis: a clinical pathologic entity. Gut **6**, 376 (1965)

BEDELL, G. N., MARSHALL, R., DUBOIS, A. B.: Measurement of the volume of gas in the gastrointestinal tract. J. clin. Invest. **35**, 336 (1956)

Bennett, J. R., Atkinson, M.: The differentiation between oesophageal and cardial pain. Lancet **1966 II,** 1123

Bentley, F. H., Smithwick, R. H.: Visceral pain produced by balloon distension of the jejunum. Lancet **1940 II,** 389

Bernstein, L. M.: Esophagitis as a cause of upper abdominal pain. J. Amer. med. Ass. **168,** 27 (1958)

Bingham, I. K., Ingelfinger, F. I., Smithwick, R. H.: The effect of sympathectomy on abdominal pain in man. Gastroenterology **15,** 18 (1950)

Bircher, I.: Die diagnostische Bedeutung von Bauchschmerzen. Schweiz. med. Wschr. **98,** 1029 (1968)

Bloomfield, A. C., Polland, W. S.: Experimental referred pain from the gastrointestinal tract. Part II: Stomach, duodenum and colon. J. clin. Invest. **10,** 453 (1931)

Bonney, G. L. W., Pickering, G. W.: Observations on the mechanism of pain in ulcer of the stomach and duodenum. Part I: The nature of the pain. Clin. Sci. **6,** 63 (1948)

Borison, H. L., Wang, S. C.: Physiology and pharmacology of vomiting. Pharmacol. Rev. **5,** 193 (1953)

Brown, I. C., Mutt, K., Pederson, R. A.: Further purification of polypeptide demonstrating enterogastrone activity. J. Physiol. (Lond.) **209,** 57 (1970)

Brown, I. C., Dryburgh, J. R.: A gastric inhibitory polypeptide. II: The complete amino acid sequence. Canad. J. Biochem. **49,** 867 (1971)

Calloway, D. H., Burroughs, S. E.: Effect of dried beans and silicone on intestinal hydrogen and methane production in man. Gut **10,** 180 (1969)

Cannon, W. B.: Bodily changes in pain, hunger, fear and rage. New York: Appleton 1929

Carlson, A. I.: Contribution to the physiology of the stomach. I. The character of the movements of the empty stomach in man. Amer. J. Physiol. **31,** 151 (1912)

Carlson, A. I., Braafladt, L. H.: Contribution to the physiology of the stomach XVIII. The sensibility of gastric mucosa. Amer. J. Physiol. **36,** 153 (1915)

Chapman, W. P., Herrera, I., Jones, C. M.: A comparison of pain produced experimentally in lower oesophagus, common bile duct and upper small intestine, with pain experienced by patients with diseases of the biliary tract and pancreas. Surg. Gynec. Obstet. **89,** 573 (1949)

Chaudary, M. A., Truelove, S. C.: Human colonic motility: a comparative study of normal subjects, patients with ulcerative colon syndrome. III. Effect of emotions. Gastroenterology **40,** 27 (1961)

Chaudary, M. A., Truelove, S. C.: The irritable colon syndrome: a study of the clinical features predisposing causes and prognosis in 130 cases. Quart. J. Med. **31,** 307 (1962)

Classen, M.: Fiber endoscopy of the intestines. Gut **12,** 330 (1971)

Code, Ch. F., Carlson, H. C.: Motor activity of the stomach. Handbook of Physiology. Alimentary canal, Vol. IV, 1903 (1968)

Cohen, H.: Visceral pain. Lancet **1947 II,** 933

Connell, A. M., Avery Jones, F., Rowlands, E. M.: Motility of the pelvic colon. Part IV Abdominal pains associated with colonic hypermotility after meals. Gut **6,** 105 (1965)

Donaldson, R. M.: Diet and gastrointestinal disorders. Gastroenterology **52,** 897 (1967)

Doran, F. S. A.: The sites to which pain is referred from the common bile duct in man and its implications for the theory of referred pain. Brit. J. Surg. **54,** 599 (1967)

Doret, J. P.: Contribution à l'étude de la motricité normale et pathologique de l'estomac analysée par la gastrographie. Gastroenterologia (Basel) **77,** 231 (1951)

Dorfman, W.: Somatic components of depression. Psychosomaties **8,** 4 (1967)

Friedmann, M. H.: Peptic ulcer and functional dyspepsia in the armed forces. Gastroenterology **10,** 586 (1948)

Garret, J. M., Summerskill, W. H. J., Code, C. F.: Antral motility in patients with gastric ulcer. Amer. J. dig. Dis. **11,** 780 (1966)

Glass, G. B. K., Balanzo, J. T., Rosenthal, W. S.: Cellular localization of gastrone in the gastroduodenal mucosa by immunofluorescence. Amer. J. dig. Dis. **18,** 279 (1973)

Greenwald, A. J., Allen, T. H., Bancroft, R. W.: Abdominal gas volume at altitude and at ground level. J. appl. Physiol. **26,** 177 (1969)

Gregory, R. A.: The nervous pathways of intestinal reflexes associated with nausea and vomiting. J. Physiol. (Lond.) **106,** 95 (1947)

Hatcher, R. A.: Mechanism of vomiting. Physiol. Rev. **4,** 479 (1924)

Herrin, R. C., Meek, W. J.: Afferent nerves excited by intestinal distension. Amer. J. Physiol. **144,** 720 (1945)

Hill, O. W., Blendis, L.: Physical and psychological evaluation of non organic abdominal pain. Gut **8,** 221 (1967)

Hislop, J. G.: Psychological significance of the irritable colon syndrome. Gut **12,** 452 (1971)

HOCKADAY, J. M., WHITTY, C. W. M.: Pattern of referred pain in the normal subject. Brain **90**, 481 (1967)

HOEBEL, B. G.: Feeding: neural control of intake. Ann. Rev. Physiol. **33**, 533 (1971)

HOLDSTOCK, D. J., MISIEVICZ, J. J., WALLER, S. L.: Observations on the mechanism of abdominal pain. Gut **10**, 19 (1969)

HUNT, J. N., MACDONALD, J.: The influence of volume on gastric emptying. J. Physiol. (Lond.) **126**, 459 (1954)

HUNT, J. N.: Gastric emptying and secretion in man. Physiol. Rev. **39**, 491 (1959)

HUNT, J. N., PATHAK, J. O.: The osmotic effects of some simple molecules and ions on gastric emptying. J. Physiol. (Lond.) **154**, 254 (1960)

HUNT, J. N., KNOX, M. T.: Regulation of gastric emptying. Handbook of Physiology. Alimentary canal, Vol. IV, 1917 (1968)

HUNT, J. N., KNOX, M. T.: The slowing of gastric emptying by four strong and three weak acids. J. Physiol. (Lond.) **222**, 187 (1972)

HURST, A. F.: On the sensibility of the alimentary canal in health and disease. Lancet **1911 I**, 1051, 1119, 1187

IGGO, A.: Gastrointestinal tension receptors with unmyelinated afferent fiber in the vagus of the cat. Quart. J. exp. Physiol. **42**, 130 (1957)

JANOWITZ, H. O., GROSSMANN, M. J.: Some factors affecting the food intake of normal dogs and dogs with esophagostomy and gastrin fistula. Amer. J. Physiol. **159**, 143 (1949)

JANOWITZ, H. O.: Hunger and appetite. Amer. J. Med. **25**, 327 (1958)

JOHNSON, L. R., GROSSMANN, M. J.: Intestinal hormones and inhibition of gastrin secretion. Gastroenterology **60**, 120 (1971)

JORPES, J. E.: The isolation and chemistry of secretin and cholecystokinin. Gastroenterology **55**, 157 (1968)

KAESER, H.: Schmerzen und Schmerzkrankheiten. In: Klin. Pathophysiol. (SIEGENTHALER, W., Hrsg.). Stuttgart: Thieme 1970

KELLGREN, J. H.: On the distribution of pain from deep somatic structures with charts of segmental pain areas. Clin. Sci. **4**, 36 (1939)

KELLGREN, J. H.: Somatic simulating visceral pain. Clin. Sci. **4**, 303 (1940)

KOCH, J. P., DONALDSON, R. M.: A survey of food intolerances in hospitalized patients. New Engl. J. Med. **271**, 657 (1964)

KRAMER, PH., HOLLANDER, W.: Comparison of experimental esophageal pain with clinical pain of angina pectoris and esophageal disease. Gastroenterology **29**, 719 (1955)

KREITMAN, N., GAINSBURY, P., PEARCE, K., COSTAIN, W. R.: Hypochondriasis and depression in outpatients at a general hospital. Brit. J. Psychiat. **14**, 607 (1965)

LENANDER, K. G.: Über die Sensibilität der Bauchhöhle und über lokale und allgemeine Anästhesie bei Bruch- und Bauchoperationen. Zbl. Chir. **28**, 209 (1901)

LEWIS, T., KELLGREN, J. H.: Observations relating to referred pain, viscero-motor reflexes and other associated phenomenon. Clin. Sci. **4**, 47 (1939)

LEWITT, M. I., Ingelfinger, F. I.: Volume, composition and rate of accumulation of human intestinal gas. Gastroenterology **54**, 1296 (1968)

LEWITT, M. I., BOND, J. H.: Volume, composition and source of intestinal gas. Gastroenterology **59**, 921 (1970)

LIBMAN, E.: Observations on individual sensitiveness to pain with special reference to abdominal disorders. J. Amer. med. Ass. **102**, 335 (1934)

MADDOCK, U. G., BELL, J. L., TREMAINE, M. J.: Gastrointestinal gas, observations on belching during anaesthesia, operations and pyelography and rapid passage of gas. Ann. Surg. **130**, 512 (1949)

MADDOCK, W. G.: The importance of air in gastrointestinal distension. Surg. Clin. N. Amer. **32**, 71 (1952)

MAYER, J.: The hypothalamic control of gastric hunger contractions as a component of the regulation of food intake. Amer. J. clin. Nutr. **8**, 547 (1960)

MERSKEY, H.: Psychological aspects of pain. Postgrad. med. J. **44**, 297 (1968)

MILLER, T. G., ABBOTT, W. O., KARR, W. G.: Intubation studies of human small intestine. Miscellaneous observations. Amer. J. dig. Dis. **3**, 747 (1936)

MORGANE, P. J.: The function of the limbic and rhinic forebrain — limbic midbrain systems and the reticular formation in the regulation of food and water intake. Ann. N.Y. Acad. Sci. **157**, 866 (1969)

MORRIS, C. R., IVY, A. C., MADDOCK, W. G.: Mechanism of acute abdominal distension. Arch. Surg. **55**, 101 (1947)

MORRISON, S. O., LIN, H. J., ECKEL, H. E., VON ITALLIE, T. B., MAYER, J.: Gastric contraction in the rat. Amer. J. Physiol. **193**, 4 (1958)

MOTLEY, L.: Neurogenic pain simulating viszeral disease. Amer. J. Med. **4**, 539 (1948)

Nägele, E.: Wo kommen die Gasansammlungen im Darm her, die die Beurteilung der Uro-
  gramme so oft erschweren und wie können wir diese vermeiden? Radiologe 4, 61 (1964)
Paintal, A. S.: A study of gastric stretch receptors. Their role in the peripheral mechanism
  of satiation, hunger and thirst. J. Physiol. (Lond.) 126, 255 (1954)
Pearse, A. G. E., Couling, J., Weawers, B., Friesen, S.: The endocrine polypeptide cells
  of the human stomach, duodenum and jejunum. Gut 11, 649 (1970)
Penick, S. B., Smith, G. P., Wieneke, K., Hunkel, L. E.: An experimental evaluation of
  the relationship between hunger and gastric motility. Amer. J. Physiol. 205, 421 (1963)
Polak, J. M., Bloom, G. R., Kuzio, M., Brown, J. C., Pearse, A. G. E.: Cellular localization
  of gastric inhibitory polypeptide in the duodenum and jejunum. Gut 14, 284 (1973)
Polland, W. S., Bloomfield, A. L.: Experimental referred pains from the gastrointestinal
  tract. Part I. The oesophagus. J. clin. Invest. 10, 435 (1931)
Quinley, J. P., Meschan, I.: Inhibition of the pyloric sphincter region by the digestion
  products of fat. Amer. J. Physiol. 134, 803 (1941)
Ray, B. S., Neill, C. L.: Abdominal visceral sensation in man. Ann. Surg. 126, 709 (1947)
Richards, E. H., Steggerda, F. R., Murata, A.: Relationship of bean substrates and
  certain intestinal bacteria to gas production in the dog. Gastroenterology 55, 502 (1968)
Roberts, W. M.: Effects of oils on gastric secretion and motility. Quart. J. Med. 24, 133 (1931)
Roth, J. L. A., Bockus, H. L.: Aerophagia: Its etiology, syndromes and management. Med.
  Clin. N. Amer. 41, 1673 (1957)
Ruffin, J. M., Baylin, G. J., Legerton, C. W., Texter, C. E.: Mechanism of pain in peptic
  ulcer. Gastroenterology 23, 252 (1953)
Share, J., Martyniuk, E., Grossmann, M. J.: Effects of prolonged intragastric feeding on
  oral intake in dog. Amer. J. Physiol. 169, 229 (1952)
Sharma, K. N., Anand, B. K., Dua, S., Singh, B.: Role of stomach in regulation of activities
  of hypothalamic feeding centers. Amer. J. Physiol. 201, 593 (1961)
Sheehan, D.: The afferent nerve supply of the mesentery and its significance in the causation
  of abdominal pain. J. Anat. (Lond.) 67, 233 (1933)
Smith, H. W., Texter, E. C., Stickley, J. H., Baborka, C. J.: Intraluminal pressures from
  the upper gastrointestinal tract. II. Correlations with gastroduodenal motor activity in
  normal subjects and patients with ulcer distress. Gastroenterology 32, 1025 (1957)
Smith, L. A., Christensen, N. A., Hanson, N. O., Ralston, D. E., Achor, R. W., Berge,
  K. G., Morrow, G. W., Bulbulian, A. H.: Atlas of pain patterns. Springfield: Ch. C.
  Thomas Publ. 1961
Spear, F. G.: Pain in psychiatric patients. J. psychosom. Res. 11, 187 (1967)
Steggerda, F. R.: Gastrointestinal gas, following food consumption. Ann. N.Y. Acad. Sci.
  150, 57 (1968)
Stengel, E.: Pain and the psychiatrist. Brit. J. Psychol. 111, 795 (1965)
Stunkard, A. J., van Itallie, T. B., Reiss, B. B.: The mechanism of satiety: effects of
  glycagon on gastric hunger contractions in man. Proc. man. Proc. Soc. exp. Biol. (N.Y.) 84,
  258 (1955)
Taggart, D., Billington, B. P.: Fatty foods and dyspepsie. Lancet 1966 II, 464
Texter, E. C., Vantrappen, G. R., Lazar, H. F., Puletti, E. J., Baborka, C. J.: Further
  observations on the mechanism of ulcer pain. Ann. intern. Med. 51, 1275 (1959)
Tidwell, H. C., Cameron, E. S.: Relation between chemical structure of fats and their
  ability to produce gastric inhibition. Bull. Johns Hopk. Hosp. 70, 362 (1942)
Walters, A.: Psychogenic regional pain, alias hysterical pain. Brain 84, 1 (1961)
Wangel, A. G., Deller, D. J.: Intestinal motility in man. III. Mechanisms of constipation
  and diarrhoea with particular reference to the irritable colon syndrome. Gastroenterology
  48, 69 (1965)
White, J. C.: Sensory innervation of the viscera: studies on visceral afferent nerves in man
  based on nervosurgical procedures for the relief of intractable pain. Proc. Ass. Res. nerv.
  ment. Dis. 23, 373 (1943)
Wilson, W. P., Nashold, B. S.: Pain and emotion. Postgrad. med. J. 47, 183 (1970)
Wolf, S., Wolff, H. G.: Human gastric function: an experimental study of man and his
  stomach. New York: Oxford University press 1943
Wolf, S.: Observations on the occurrence of nausea among combat soldiers. Gastroenterology
  8, 15 (1947)
Wolf, S.: The stomach. New York: Oxford University press 1965

Sachverzeichnis

Abdomen, akutes bei Intussuszeption 427
—, — bei Magenvolvulus 408
—, — bei Ulcusperforation 742, 779
—, Leerdurchleuchtung 186
—, Luftsichel, subdiaphragmale 186
—, Nervenversorgung, sensible 156
—, Probepunktion bei Ulcusperforation 742
—, Übersichtsaufnahme 187
Abdominalschmerz s. Schmerz, Magen-
    schmerz
Abführmittel und Magencarcinomincidenz
    881
ABH-Blutgruppensubstanzen und Ulcus
    pepticum 677
Abmagerungskur bei Hiatushernie 402
Abrasivballon zur Gastrocytodiagnostik 357
Absaugpumpe zur Magensekretionsanalyse
    164
Absceß, subphrenischer 743
Abwehrspannung, abdominale 1059
Acetacolamid und Magensekretion 733
Acetaldehyd, Erbrechen durch 494
Acetylcholin und Gastrinliberation 84
— und Magenmotilität 109
—, Magenpotentialschwankungen, elektri-
    sche durch 101
— und Magensekretion 67, 78
—, Pharmakoradiographie mit 198
—, Wirkungsvergleich mit anderen Cholin-
    estern 141
N-acetyl-cystein zur Magenschleimunter-
    suchung 177
N-Acetylneuraminsäure und Carbenoxolon-
    Natrium 735
— und Corticosteroide 672
— und Magenschleim 71, 177
— und Magenschleimviscosität 467
— im Magensekret 59
— bei Ulcus pepticum 678
N-Acetylneuraminsäuresynthese, gastrale
    467
N-Acetyl-L-phenyl-L-3,5-dijodtyrosin als
    Pepsinsubstrat 176
Acetylsalicylsäure s. Aspirin
Achalasie, Auerbachscher Plexus bei 44
—, Erbrechen bei 495
—, postoperative 818
— nach Vagotomie 102
Achlorhydrie, Definition 163
— durch Eisenmangel 569
—, Magenerosionen bei 648
— bei Riesenfaltengastropathie 615
— und Ulcus 663, 722

Achlorhydrie bei Zollinger-Ellison-Syndrom
    453
Acidität, titrierbare 165
Acidometrie bei Hiatushernie 402
acid rebound durch Antacida 461
Acidum tartaricum zur Doppelkontrast-
    untersuchung 188
Acridinorangefluorochromierung 361
ACTH und Magendrüsen 29
— und Magenschleimhauthyperplasie 631
— und Magenschleimviscosität 80
— und Magensekretion 80, 463, 631
— und Stressulcus 665
ACTH-Therapie und Magensekretion 456
Actin 99
Actomyosin 99f.
acute gastric mucosal lesion 639
Adenoakantom, Magen- 889f.
Adenocancroid, Magen- 890
Adenom s. Magenadenom
Adenomatose, endokrine, multiple, heredi-
    täre 718
—, —, —, —, Gastrinom bei 459
—, —, —, — und M. Ménétrier 620
Adenomatose, pluriglanduläre und Ulcus
    pepticum 620
Adenopapillomatosis gastrica 598
Adenosin-3′,5′-monophosphat, cyclisches und
    Magensekretion 95ff.
—, —, Nicotinsäurewirkung auf 672f.
—, —, Theophyllinwirkung auf 672f.
Adenylcyclase 96, 672
ADH s. antidiuretisches Hormon
Adhäsionen, perigastrische, Magenimpression
    durch 206
Adrenalektomie und Magensaftvolumen 29
— und Magensekretion 81, 456
Adrenalin und Magenerosionen 676
— und Magenmotilität 111
—, Pharmakoradiographie mit 198
Adrenalinulcus 674, 676
Adynamie durch Carbenoxolon-Natrium 735
Aerophagie 1063f.
— bei Atemwegserkrankungen 1063
— bei Magenverlagerungen 1064
— bei Pyelographie 1063
—, Ursachen 1067
afferent loop syndrom s. Syndrom der zu-
    führenden Schlinge
Aflatoxin 894
AGML s. acute gastric mucosal lesion
AHR s. augmented histamine response
AJC 954

Akranil zur Fluorochromierung 360
Aktinomykose, Magen- 234
—, —-, Röntgendiagnostik 845
Aktionspotential, gastrales 474
β-Alanin und Magensekretion 78
Albarranhebel 329
Albumin, Magensaftkonzentration 59
Albuminmangel bei Magencarcinom 943
Albuminverlust, gastro-enteraler 617
Alcianblau, Affinität zu Schleimsubstanzen
     466f.
Aldosteron und Magensekretion 80f., 456
Aldosteronantagonisten und Carbenoxolon-
     Natrium 735f.
Alkalitestzeit 164
Alkalose durch Calciumcarbonat 138
—, hypochlorämische bei Pylorusstenose
     417, 424
—, Magenmotilität bei 478
—, metabolische, durch Erbrechen 499
—, — durch Natriumbicarbonat 138, 728
— bei Pylorusstenose 421
Alkohol, Erbrechen durch 499
— und Folsäuremangel 824
— und Gastrinliberation 147
— und Gastritis 534f., 554
— und Magencarcinomincidenz 881
— und Magenentleerung 109
— und Magenerosionen 639, 644f.
— und Magenmotilität 147
— und Magenschleimhautdurchblutung 662
— und Magensekretion 78, 147f., 463, 465, 725
—, Magensekretionsprüfung mit 161
— bei Ulcus pepticum 726
Alkoholabusus bei Magencarcinom 895
Alkohole und Magensekretion 78
Alkoholintoxikation, chronische und Pepsin-
     bildung 147
Alkoholprobetrunk 74
Alkylantien bei Magenlymphom 1004
Allantoin, Ulcustherapie, lokale 334
Allergie und Pylorushypertrophie 423
Allergische Diathese und Magensekretions-
     analyse, histaminstimulierte 165
Alpharezeptorenblocker und Magensekretion
     733
Alter und Magensekretionsanalyse,
     histaminstimulierte 165
Altersgastritis 556
Altersulcus 669, 694
—, Röntgendiagnostik 245
Aludrox s. Aluminiumhydroxydgel
Aluminiumhydroxyd, Nebenwirkungen 729
— bei Ulcus pepticum 729
Aluminiumhydroxydgel als Antacidum 138,
     139
Aluminiumhydroxyd-Hexito-Magnesium-
     hydroxyd als Antacidum 138
Aluminiumsucrosesulfat, Antipepsinwirkung
     734
Alupent s. Orciprenalin
Alveolarzellen, Cytologie 366
Amara und Magensekretion 465
Amberlite 618
AMCHA s. Tranexamsäure

Ametazol 165
amine and precursor uptake and decarboxy-
     lations cells s. APUD-Zellen
Aminoacridinfarbstoffe zur Fluorochromie-
     rung 360
Aminopeptidaseaktivität in Magencarcinom-
     zellen 367, 890
Aminopyrinclearance und Magenschleim-
     hautdurchblutung 112, 662
Aminosäuren und H-Ionenproduktion,
     gastrale 86
— und Magenentleerung 108
— und Magensekretion 77f.
Amitryptilin und Magenmotilität 480
— bei Stressulcus der Ratte 462
Ammoniakspiegel bei Blutung, gastrointesti-
     naler 514
Amöbenruhr und Blutung, intestinale 512
cAMP s. Adenosin-3′,5′-monophosphat,
     cyclisches
Amphibien, Magenschleimhaut bei 67
Ampulle, epiphrenale 402
Amylase bei Magenduplikaturen 386
Amyloidose, Magen-, Röntgendiagnostik 278
—, Magenerosionen bei 644
Amylopectinsulfat, Antipepsinwirkung 733f.
— und Magensekretion 462
Anabolika bei Magencarcinom 987
Anacidität bei Kaskadenmagen 389
— bei Magencarcinom 937, 969
— und Magencarcinomrisiko 884
— bei Magenpolypen 849
—, Salzsäuresubstitution bei 564
Analgetika und Magensekretion 463
Anämie, Eisenmangel-, nach Magenresektion
     882f.
—, —-, bei Magengeschwülsten, gutartigen
     848
— bei Fistel, gastrokolischer 811
— bei Gastritis, chronischer 569
— bei Hiatushernie 399, 509
— bei Magencarcinom 897, 940
— bei Magenneurilemmom 855
—- bei Magenschleimhautprolaps 429
—, makrocytäre, nach Magenresektion 824
—, megaloblastäre bei Pylorusstenose 417
—, megalocytäre nach Magenresektion 824
— bei M. Ménétrier 224
—, perniziöse und Blutgruppe A 875
—, —, Belegzellantikörper bei 28, 569
—, —, Corticosteroidtherapie bei 570
—, —, Erwachsenenform 450
—, — und Gastrinkonzentration im Serum
     73
—, — und Gastritis, atrophische 548
—, —, Gastrocytogramm bei 371
—, — und Hypergastrinämie 451
—, —, beim Imerslund-Syndrom 450
—, —, Intrinsic factor-Antikörper bei 569
—, —, juvenile Form 450
—, —, Lebenserwartung 875
—, — und Magencarcinom 875f.
—, — und Magencarcinom, multizentrisches
     891
—, —-, Magencarcinomrisiko bei 884

Anämie, perniziöse und Magenerosionen 648
—, — und Magenpolypen 833, 849
—, —, nach Magenresektion 824
—, —, Magenschleimhautbeschaffenheit bei 450
—, — und Magenschleimqualität 466
—, —, Pepsinogenbildung bei 71
—, — und Ulcus pepticum 663
—, Therapie bei Magencarcinom 986
— bei Ulcus ventriculi 503
Anamnese bei Blutung, gastrointestinaler 514
— bei Magencarcinom 895
— bei Pylorushypertrophie 423
Anastomosenstoma und Dumping-Syndrom 813
Anastomosenulcus 807 ff.
—, Blutungshäufigkeit 508
—, Gastrinproduktion bei 716
—, Magensekretionsanalyse bei 716
Anastomositis 807
—, polypoide 557
Ancylostoma duodenale 588
Ancylostomiasis und Duodenitis 588
Aneurysma, Aorten-, Magenimpression durch 206
—, arterielles, Blutung, gastrointestinale bei 511
Angina abdominalis, Erbrechen bei 498
— pectoris bei Hiatushernie 398
Angiographie bei Blutung, gastrointestinaler 197, 514
—, Magen- 197 ff., 256, 263, 856
Anorexia nervosa 494
Anorexie nach Gastrektomie 818
Antacida, Aktivität, antipeptische 727 f.
—, Dosierung 730
— bei Hiatushernie 402
— und Magensekretion 461
—, Halbwertszeit 727
—, Neutralisationskapazität 138
—, Pharmakologie 137 ff.
—, Pufferkapazität, intragastrale 164, 727
—, Stuhlbeschaffenheit bei 729
— bei Ulcus pepticum 727 ff.
— bei Ulcus pepticum jejuni 810
—, Verweildauer, intragastrale 730
—, Wirksamkeit 730
Antacidum, Eigenschaften 729 f.
Anti-Antigastrin 73
Antibiotika, Absorption durch Aluminiumhydroxyd 729
— und Blutung, gastrointestinale 513
— und Dünndarmschleimhautzellerneuerungsrate 580
—, Gastritis, akute durch 536 f.
— und Ulcus pepticum 673
Anticholinergika, Absorption durch Aluminiumhydroxyd 729
— und Belegzellmasse 633
— bei Hiatushernie 402
—, Kontraindikationen 731
— und Magensekretion 67, 461, 633
—, Pharmakologie 142
— und Stressulcus 665
— bei Ulcus pepticum 730 ff.

Anticoagulantien und Blutung, gastrointestinale 513
— und Duodenitis 589
— und Magenerosionen 646
— und Ulcus pepticum 673
Antidiuretisches Hormon und Magensekretion 81
Antiemetika 500 f.
Antifibrinolytika bei Ulcusblutung 519
Antigastrin SC 15396 462
Antigastrine 73, 732
Antihistaminika bei Erbrechen 500 f.
— bei Histaminapplikation 165 f., 733
Anti-intrinsic factor-Globulin 27
Antikörper, antigastrale und Magenerosionen 651
Antimalariamittel und Magensekretion 733
Antimonelektrode und Magensäuremessung 162 f.
Antipepsine 733 f.
Antiphlogistika und Magensekretion 145 f.
Antirheumatika und Gastritis 554
—, Ulcus, experimentelles durch 674
Antiulcuspräparate, nicht anticholinerge 732
Antrektomie 802
—, Körpergewicht nach 819
—, Sturzentleerung bei 807
— und Vagotomie, selektive 802
Antritis und Duodenitis 585
Antrum cardiacum 37, 396
— pyloricum 6
— ventriculi, Potentialdifferenz Mucosa/Serosa 86
Antrumcarcinom und Gastritis 568
—, Magenausgangsstenose durch 747
—, stenosierendes, Differentialdiagnose, röntgenologische 220
Antrumdrüsenhyperplasie 608
Antrumgastritis, atrophische 551
—, Expansion, pylorocardiale 532
—, isolierte 550
—, stenosierende, Erbrechen bei 497
Antrumpolyp, Magenausgangsstenose durch 747
Antrum-Pylorusdysfunktion 423
Antrumschleimhaut, H-Ionenrückresorption 661
Antrumteilresektion, Magenentleerung nach 481
Anvitoff s. Tranexamsäure
Aorta abdominalis, Aneurysma der 206
— —, Verkalkung und Altersulcus 245
Aortenbogen, doppelter, Erbrechen bei 495
Aortenruptur, Darmblutung bei 511
Aortographie 199
APDT s. N-acetyl-L-phenylalanyl-L-3,5-dijodtyrosin
Apfelsinenileus 496, 498
Aphthen und Magenerosionen 648
Apomorphin, Erbrechen durch 494
— und Magenmotilität 480
Appendicitis, Erbrechen bei 493
— und Ulcus pepticum 717
Appetit 1061 f.
— bei Magenkrankheiten 157, 897

APUD-System 1066
APUD-Zellen, gastrale 24 ff.
Arbeitsbelastung, physische und Magen-
 carcinomrisiko 881
Arbeitsfähigkeit nach Gastrektomie 818
Areae gastricae 15f., 61
— bei Magenschleimhauthyperplasie 599
—, Röntgendiagnostik 230 f.
Arsenik, Magenverätzung durch 1048
Arteria coeliaca, Verschluß, experimenteller
 38
— —, Angiographie 198
— gastroduodenalis 38
— gastroepiploica 38
Arterienligatur und Ulcus, experimentelles
 676
Arteriitis obliterans im Ulcus 684
Arteriographie s. Angiographie
Arteriosklerose und Altersulcus 681
Aryläthylamine 25
Arzneimittel und Blutung, gastrointestinale
 513
— und Magenerosionen 646
—, Ulcus, experimentelles durch 674
Asbest und Magencarcinomincidenz 881
Ascaridiasis, Duodenitis bei 589
Ascitestherapie bei Magencarcinom 986
aspect encastré 917
Aspirationspneumonie bei Hiatushernie 400
— bei Pylorusstenose 418
Aspirationssog bei Saugbiopsie 324
Aspirin s. a. Salicylate
— und Blutung, gastrointestinale 513
— und Blutungszeit 513
—, Magenerosionen durch 645 f.
— und Magenschleimhautdurchblutung
 662
—, Magenschleimhautreaktionen 645 f.
—, Magenschleimhautschädigung durch 463
— und Plättchenaggregation 513
— und Ulcus, experimentelles 675
Aspirinintoxikation, Gastroskopiebefund bei
 536
Asthma bronchiale und Magensekretionsanalyse, histaminstimulierte 165
Atebrin zur Fluorochromierung 360
— bei Giardiasis 588
Ateminsuffizienz, H-Ionenrückresorption,
 gastrale bei 661
Atemwegserkrankungen, Aerophagie bei
 1063 f.
— und Magencarcinom 895
Äthanol s. Alkohol
Ätheralkoholfixierung 361
Äthylendiamintetraessigsäure 358
Atombombenfolgen und Magencarcinomhäufigkeit 877
Atosil s. Promethacin
Atropin als Anticholinergikum 141 f.
— und Gastrinfreisetzung 75, 78 f.
— und Magenmotilität 479
— nach Magenresektion 820
— und Magensekretion 67 f., 75, 142, 461, 718
— bei lokaler gastraler Applikation 78
—, Pharmakoradiographie mit 198

Atropin, Resorptionshemmung durch Alu-
 miniumhydroxydgel 138
— bei Ulcus pepticum 731
—, Vagushemmung durch 169
Ätzsubstanzen 1048
Ätzulcus 246 f.
Auerbachscher Plexus 43 f.
Aufbrauchperniziosa 940
Aufstoßen 417, 487
Augenhintergrund nach Ulcusblutung 754
augmented histamine response 171
— — test 165
Aureomycin, Gastritis, akute durch 536 f.
— und Ulcus pepticum 673
Autoradiographie bei Magencarcinom 939
Azuresin 162

Bacillenruhr und Blutung, intestinale 512
Ballonreifensymptom 906
BAO s. basal acid output
Bariumbrei, Dichte 99
Bariumgranula, dünndarmlösliche 185
Bariumsulfat 184 f.
Barium-Wander 184
basal acid output bei Magensekretionsanalyse 170 f.
Basalsekretion, gastrale 76
—, — und cAMP 97
—, — und Anticholinergika 142
—, — und CCK-Wirkung 88
—, — und Gastrinwirkung 88
—, — bei Hyperparathyreoidismus 171
—, —, Magensekretionsanalyse 170 f
—, —, Messung 170
—, — unter Musikeinfluß 460
—, — und Secretin 115
—, — nach Vagotomie
—, — und Nicotin 146
—, — bei Zollinger-Ellison-Syndrom 170,
 452, 715 f.
Bauchdeckenspannung bei Ulcusperforation
 742
—, brettharte bei Magenruptur 1044
Bauchfellcarcinose bei Magencarcinom 888
Bauchtrauma und Magendilatation 477
— und Magenruptur 1040
— und Magenvolvulus 406
— und Stressulcus 665
Bauchtumoren, Magenvolvulus bei 406
Bauchwand, Facies epigastrica 8
Becherzellen, Cytologie 363
— bei Duodenitis 583
— der Dünndarmzotten 579
— der Magenschleimhaut 27
—, Metaplasie 548
Begleitgastritis bei Ulcus 529, 568
Belegzellantikörper und Belegzellregenera-
 tion unter Corticosteroidtherapie 457
— bei Eisenmangelanämie 570
— bei Gastritis, chronischer 553, 569 f.
— bei Gesunden 570
—, Vorkommen 450
Belegzellempfindlichkeit bei Ulcus duodeni
 464

Belegzellen s. a. Parietalzellen
—, Anatomie 21
—, Anzahl 594, 676f.
—, Cytologie 365
—, Dissoziation, funktionelle 450
—, Elektronenmikroskopie 4, 29
—, Histaminwirkung auf 29
—, Histogenese 4
— nach Hypophysektomie 29
—, Reaktionsbereitschaft zur Säurebildung nach Vagotomie 801
—, Regeneration unter Corticosteroiden 457
—, Säuresekretionsrate 170
—, Sekretionsleistung 161
— und Vagotomie 801
—, Verteilung 594
—, zweikernige 610
Belegzellhyperplasie, diffuse bei Adenomen, endokrinen 718
—, glanduläre 453
— bei Inselzelltumoren, gastrinproduzierenden 609f.
—, isolierte 609f.
Belegzellmasse, Gastrinwirkung auf 73
— und Magensäuresekretion 594
—, Reduktion, medikamentöse 633
— bei Ulcus duodeni 608
— bei Zollinger-Ellison-Syndrom 609
Belegzellschwund bei Gastritis 449
Belegzellstimulierbarkeit und Ulcus duodeni 464
Belegzellzahl nach Vagotomie, selektiver proximaler 677
Belladonnaalkaloide bei Pylorusstenose 419
Benzidin, Cancerogenität 504
Benzidinprobe 503
Benzpyren und Magencarcinom 894
Beri Beri, Achlorhydrie bei 455
Beruf und Magencarcinomrisiko 881
Bethanechol und Magensekretion 82
—, Pharmakologie 141
Beta-Receptorenblocker und Magensekretion 462
Betazol und Blutung, gastrointestinale 513
— und Intrinsic factor 72
— zur Magensekretionsanalyse 163, 165f.
Betazolhydrochlorid bei Magensekretionsanalyse 714
Bettruhe bei Ulcus pepticum 736
Beutelmagen 243
Bezoar 247ff., 844f.
—, Gastritis durch 554
—, Erbrechen durch 496
Bezoarbildung im operierten Magen 288
Bicarbonatsekretion, gastrale 660
Bienenstich, Magenerosionen nach 648
Bienenwachspräparation, Ulcus, experimentelles mit 663, 676
Bier und Magenmotorik 147
big big Gastrin 72, 166, 174
big Gastrin 72, 166, 174
Bildbandspeicherung 194
Bildverstärkertechnik bei Magenröntgen 194
Bilirubin, Serum-, bei Lebermetastasen 951
Billroth II-Magen, Nachresektion 797

Billroth I-Magen, Ulcus im 797f.
Billroth-Operation s. a. Magenresektion 802ff.
— und Intrinsic factor-Bildung 803
Billroth I-Operation, Anastomosenbildung bei 803
— —, Magenentleerung nach 481
— — und Magenstumpfcarcinom 798
— —, Röntgenaspekt 282f.
Billroth II-Operation, Anastomosenveränderungen 806
— —, Gastrojejunostomie bei 803
— —, Invagination des Jejunums nach 812
— — und Magencarcinom 787
— —, Röntgenaspekt 282f.
— —, Ulcus ventriculi nach 796f.
Bindegewebsschwäche, Hiatushernie bei 397
Biogastrone s. a. Carbenoxolon-Natrium
—, Ulcusbehandlung, lokale mit 334
Bio-gel 150 177
Biosorbin-MCT 748
2,2-Bipyridin 732
Bismutum carbonicum, Antipepsinwirkung 733
— subgallicum bei Erbrechen 500
— subnitricum 184, 729
blind loop syndrom s. Syndrom der blinden Schlinge
Blutdruck und Vasoactive Intestinal Polypeptide 95
Bluterbrechen s. Hämatemesis
Blutgerinnung und Gastritis 534
— und Salicylate 536, 670
— bei Ulcus pepticum 717
— bei Ulcus ventriculi 510
Blutgerinnungsstatus bei Gastroskopie 329
Blutgerinnungsstörungen, Blutungen, gastrointestinale bei 510
Blutgruppe und Magencarcinom 874f., 976
— und Magenerosionen, blutende 508
— und Ulcusblutung 508
— und Ulcus pepticum 677
Blutgruppenhäufigkeit bei Magencarcinom 876
Blutgruppensubstanzen im Magensaft 59
—, Wirkung auf Magen- und Duodenalschleimhaut 677
Blutsverwandte, Magencarcinomsterblichkeit bei 875
Bluttransfusion bei Blutung, gastrointestinaler 519
Blutung s. a. bei Organ
—, arterielle bei Ulcus duodeni 750
—, gastrointestinale, Blutammoniak bei 514
—, —, Diagnostik 514, 517
—, — bei Eingeweideverlagerungen 393
—, — bei Gastropathie, hypertrophischer, hypersekretorischer 632
—, — bei Hiatushernie 400
—, — bei Intussuszeption 427
—, — bei Kaskadenmagen 389
—, —, Laboruntersuchungen bei 514
—, — nach Magenbiopsie 510
—, — bei Magencarcinom 897

Blutung, gastrointestinale bei Magen-
　　divertikel　415
—. — bei Magenerosionen　651
—, —, bei Magenschleimhautprolaps　429
—, — bei Magenstumpfcarcinom　975
—, —, medikamentöse　513
—, — und Nierenfunktion　505
—, —, Notfallendoskopie bei　331, 515, 714
—, — Operationsindikation　520
—, —, Operationsletalität　520
—, — Pathophysiologie　504
—, —, postoperative　521
—, —, Prognose　520f.
—, — bei Riesenfaltengastropathie　619
—, — Sofortmaßnahmen　517
—, —, Statistik　505f.
—, —, Symptomatologie　504f.
—, —, Therapie　516ff.
—, — bei Thoraxmagen　405
—, —, Ursachen　506ff., 514, 652
—, intestinale　511ff.
Blutungsfieber　750
Blutungsquellen bei Ulcus duodeni　750
Blutungsursachen, gastrointestinale, post-
　　operative　521
Blutverlust bei Melaena　503
Blutvolumen, Abfall, postcoenaler　99
Blutzucker und Carbenoxolon-Natrium　738
— und Magenentleerung　108
— und Magenmotilität　478
— und Magenresektion　815
— und Magensekretion　81, 86
— und Pepsin-output　68
— und Vasoactive Intestinal Polypeptide　95
Bochdaleksche Hernie　392
— —, Röntgenaspekt　211
Bonamine s. Meclicin
Borborygmen bei Sanduhrmagen　748
Boosterung　173
Border-Zone　688
Bouverets Stenose　416
Boxerstellung　189
Brachyoesophagus bei Fehlanlage, kardio-
　　fundaler　404
— bei Thoraxmagen　405
Bradykininwirkung bei Dumping-Syndrom
　　815f.
Brandy und Magenentleerung　147
Brechakt　489f.
Brechreflex　487ff.
Brechzentrum　487f., 1062
—, Empfindlichkeit　490
Brocresin　646
Bromthaleintest bei Blutung, gastrointesti-
　　naler　514
Bronchialepithelien, Cytologie　366
Bronchiektasen und Ulcus pepticum　717
Bronchitis und Ulcus pepticum　717
Brunneriom und Duodenitis　586
—, Endoskopiebefund　345
Brunnersches Adenom bei Hyperchlorhydrie
　　586
Brunnersche Drüsen, Anatomie　579
— —, Hyperplasie, Röntgendiagnostik　296
— —, Polyp der　857

Brustkorbverformung und Hiatushernie　397
Bulbogastrone　60, 91f., 117
Bulboskopie s. a. Duodenoskopie　342f., 713
Bulbus duodeni, Adenocarcinom, Röntgen-
　　diagnostik　301f.
— —, Carcinoid, Röntgendiagnostik　301
— —, Choledochuseinmündung, atypische
　　296
— —, „doppelter"　217
— —, Entzündung, Röntgendiagnostik
　　297f.
— —, Entzündungen, spezifische, Röntgen-
　　diagnostik　303
— —, Erosionen, Röntgendiagnostik　298
— —, Fehlbildungen, Röntgendiagnostik
　　295f.
— —, Fibrom, Röntgendiagnostik　301
— —, Fremdkörper, Röntgendiagnostik　303
— —, Hämangiom, Röntgendiagnostik　301
— —, Impressionen　303ff.
— —, Lipom, Röntgendiagnostik　301
— —, Luftansammlung im　305
— —, Lymphosarkom, Röntgendiagnostik
　　301
— —, Magenpolyp, gestielter im　303
— — bei Magenschleimhautprolaps　226
— —, Metastasen, Röntgendiagnostik　303
— —, Myom, Röntgendiagnostik　301
— —, Narben, Röntgendiagnostik　298f.
— —, Neurofibrom, Röntgendiagnostik　301
— —, Pancreasgangmündung in den　296
— —, Pancreasgewebe, aberrierendes im　301
— —, Polypen, Röntgendiagnostik　301, 303
— —, Pseudotumoren, Röntgendiagnostik
　　301
— —, Röntgendiagnostik　295ff.
— — Tumoren, Röntgendiagnostik　301ff.
— —, Varizen, Röntgendiagnostik　296
— —, Zielaufnahmen des　191
Bulbusnarben　689, 704f.
Bulbusphthise　298
Bullaugensymptom　928
Buphenin, Pharmakologie　143f.
Burimamid　140f., 462, 733
Bursa omentalis　3, 9
Bürstenabrasion, gastroskopische　358
Bürstensaum, cytologischer Aspekt　365
Buscopan und Magenmotilität　479
—, Pharmakoradiographie mit　221
Butanol und Magensekretion　78
Butazolidin, s. Phenylbutazon

Caerulein, Aminosäurensequenz　94
— und Magenmotilität　479f.
—, Übersicht　93
Caesiumchloridgradient　177
Calcium und Magensekretion　70, 89, 98, 455
— und Serumgastrin　455
Calciumbicarbonat bei Ulcus pepticum
　　728ff.
Calciumcarbonat als Antacidum　138, 728ff.
—, Hypercalcämie durch　138, 728
—, Nebenwirkungen　729
— als Pepsinantagonist　138

Calciumresorption nach Magenoperation 825
Camus-Sonde 341
Canalis egestorius 14
— pyloricus 6
Cancerisation en situ de la muqueuse gastrique 337
Candida albicans, Magenveränderungen bei 234
Candida albicans-Infektion und Duodenitis 589
Cannon-Boehmscher Punkt 289
Carbachol, Pharmakologie 141
— und Ulcus, experimentelles 676
Carbamoylchlorid und Magenentleerung 102
Carbenoxolon-Natrium und N-Acetylneuraminsäure 467, 735
—, Glucosetoleranz bei 735
— und Magenschleimproduktion 467
—, Nebenwirkungen 735
—, Pharmakologie 139f.
— bei Ulcus pepticum 735ff.
—, Ulcusrecidivprophylaxe mit 736
Carboanhydrase und Magensaftbildung 61
Carboanhydrasehemmer bei Blutung, gastrointestinaler 519
— und Magensekretion 733
Carcinoid, Magen-, Röntgendiagnostik 257f.
Carcinoidsyndrom 257
Carcinom, intraepitheliales 890
—, präinvasives 890
Carcinoma „en nappe" 887
— ex ulcere 963
— in situ, gastrales 264, 849f., 890
— — bei Magenpolypen 832f., 849ff.
— in ulcere 719
Carcinomentstehung, multizentrische 891
Carcinomkaskadenmagen 388
Carcinommetastasen, gastrale 894
Carcinomwachstum, intramucöses 890
Carcinosis peritonei bei Magencarcinom 888
Cardiospasmus, Erbrechen bei 495
Carmans Meniscus 966
Carrageenin, Antipepsinwirkung 733
— und Magensekretion 462
Castlescher Intrinsic factor 28
CCK s. Cholecystokinin
CCl$_4$-Cirrhose, Ulcus, experimentelles durch 674
Cecekin 93
Celloidinlösung, alkoholische 361
Celluloseintoleranz 1067
Chalone 60, 84
Cheilitis nach Magenresektion 820
Chemoreceptoren, duodenale 1065f.
Chililösung, Magenschleimhautschädigung durch 466
Chinidin und Magensekretion 733
Chinin und Magensekretion 733
Chlorambucil bei Magencarcinom 984
Chloramin-T-Technik 173
Chlordiacepoxyd und Magenmotilität 480
—, Gastritistherapie mit 564
— und Magensekretion 463
Chlorguanid und Magensekretion 733
Chloridsekretion, gastrale 661

Chlorpromacin bei Erbrechen 500f.
— und Magensekretion 733
Cholangitis, Magenmotorik bei 478
Cholangio-Cholecystitis und Duodenitis 586f.
Cholecystitis und Gastritis 567
— und Ulcus pepticum 717
Cholecystokinin, Aminosäurensequenz 94
— und Magenmotilität 109, 474, 479
— und Oesophagussphinctertonus 109
—, Wirkung 117, 1066
Cholecystokinin-Pankreozymin und Magensekretion 87f.
—, Übersicht 92ff.
Choledochoduodenostomie, Vagotomie bei 784
Choledochus, Steinextraktion, endoskopische 343
Choledochusfistel bei Ulcuspenetration 784
Cholelithiasis, Magenmotorik bei 478
Cholesterinembolie, Ulcus, experimentelles durch 674, 676
Cholestyramin bei Ulcus ventriculi 737
Cholinergika und Magensekretion 67
— und Pepsinogensekretion 70
—, Pharmakologie 141f.
Cholinester, Pharmakologie 141
—, Wirkungsvergleich mit Acetylcholin 141
Chondroitinschwefelsäure und Pepsinbildung 71
Chondroitinsulfat, Antipepsinwirkung 733
Chordotomie bei Magencarcinom 986
Choristien 836
Choristom, Magen- 857
^{51}Cr-Albumin 618
Chrom und Magencarcinom 881
Chromographie bei Ulcus ventriculi 567
Chromoskopie 549f.
— bei Gastritis 532
Chymotrypsin zur Gastrocytodiagnostik 356
Chymusbeschaffenheit und Magenentleerung 107
Cincophen und Ulcus, experimentelles 675
^{38}Cl 617
cobblestone cap 296
Coelom, extraembryonales 3
Coffein und Magensekretion 144f., 464
—, Magensekretionsprüfung mit 161
—, Ulcus, experimentelles durch 675
— und Ulcus pepticum 672f.
Coffeinprobetrunk 74, 161, 673
Coherin 478
Colagetränke bei Ulcus pepticum 725
Colitis ulcerosa, Blutung, intestinale bei 512
— —, Blutverlust, täglicher 512
— — und Eiweißverlust, enteraler 617
Colon, Schmerzempfindlichkeit, individuelle 1061
Colonatresie, Erbrechen bei 496
Coloncarcinom, Melaena bei 512
Colondivertikel und Hiatushernie 399
Colondiverticulitis, Blutung bei 511
Colondivertikulose, Blutung bei 511
Colonkontrasteinlauf bei Fistel, gastrokolischer 811

Colonmeteorismus, Kaskadenmagen bei 212
Colonpolyp, Blutungshäufigkeit 511
Colon transversum, Magenimpression durch 204 f.
Colontumoren als Blutungsquelle 511
Coma diabeticum, Erbrechen bei 498
— —, Magendilatation bei 477
Coronarsklerose und Hiatushernie 399
— und Ulcus pepticum 717
Cor pulmonale und Ulcuskrankheit 669, 717
Corticosteroide und cAMP-Gehalt der Magenschleimhaut 97
— bei Anämie, perniziöser 570
— und Belegzellmasse 631
— und Blutung, gastrointestinale 513
— und Bulbus duodeni-Erosionen 589
— zur Gastritistherapie 564
—, Injektionsbehandlung, lokale bei Ulcus ventriculi 334
— und Magenerosionen 646
— und Magenschleimhauthyperplasie, glanduläre 631
—, Magenschleimhautwirkung 29, 145, 646
— und Magensekretion 80, 97, 456 f., 631, 646, 667
— bei Narkose 665
— nach Operationen 665
— und Stressulcus 665
— und Ulcus, experimentelles 456, 675
— und Ulcus pepticum 666 f., 672
Cronkhite-Canada-Syndrom 833, 850 f.
—, Endoskopiebefund 345, 349
— und Eiweißverlust, enteraler 617
Crosby-Kugler-Kapsel 341
Crosby-Kugler-Sonde 341
^{67}Cu-Caeruloplasmin 618
Curling-Ulcus 664 ff., 674
— und Magenerosionen 644
Curry und Magensekretion 465
Cushing-Ulcus 674
— und Magenerosionen 644
Curvatura major ventriculi, Anatomie 6
— — —, Zähnelung, Röntgendiagnostik 229
— minor ventriculi, Gefäßversorgung 40 f.
— — —, Topographie 5
Cuticularfädchen 365
Cyclocapron s. Tranexamsäure
Cyclophosphamid bei Magencarcinom 985
Cylinderzellcarcinom, Magen- 889
Cymogen cells s. Hauptzellen
Cymogengranula, Nachweis, cytologischer 360
Cyste, bronchogene, Magenverlagerung durch 387
Cysten, enterogene 385, 836
Cystinspeicherkrankheit, Erbrechen bei 491
Cytochrom-C-Verminderung, eisenmangelbedingte 569
Cytologie, Magen-, s. Gastrocytodiagnostik
Cytomegalie, Cytodiagnostik 366
Cytostatika, Applikation, lokale bei Magenfrühcarcinom 334
— und Dünndarmschleimhautzellerneuerungsrate 580

Cytostatika, Erbrechen durch 499
—, Gastritis durch 537
C-Zellen der Schilddrüse 26

Darmcarcinom, Mortalität und Eiweißkonsum 882
Darmdivertikulose und Eiweißverlust 617
Darmepithelien, Cytologie 365
Darmflora und Dünndarmschleimhautzellerneuerungsrate 580
— und Magenmotorik 478
Darmgase 1064
Darmmotilität und Schmerzempfindung 1061
Darmpassage nach Magenresektion 823
Darmperistaltik bei Erbrechen 490
Darmsterilisation und Dünndarmschleimhautzellerneuerung 580
Darmtuberkulose, Eiweißverlust, enteraler bei 617
Deca-Durabolin 987
Decentan 500
Dehnungsmeßstreifen zur Magendruckmessung 105
Dehnungsreceptoren, duodenale 474
—, gastrale 474
Dehydratation bei Pylorusstenose 419, 424
Dellengastritis 640, 649
Depepsin 733
Depotsecretin s. Secretin
Dermatomyositis, Magenbeteiligung 250
Desinfektionsmittel, Magenverätzung durch 1048
Desmosom 20
Desoxycholsäure, Magenschleimsolubilisierung mit 177
2-Desoxy-D-Glucose und Glucoseutilisation 72, 76
— und Magenmotilität 110 f.
— und Magensekretion 68, 460
—, Vagotomieprüfung mit 170
Detergentien und Magensekretion 463
Deuteroporphyrine 503
Dextrane, niedermolekulare und Ulcus pepticum 737
Dextransulfat-Dextransphosphat, Antipepsinwirkung 733
2 DG s. 2-Desoxy-D-Glucose
Diabetes mellitus, Anamnese bei Magencarcinom 895
— —, Belegzellantikörper bei 570
— —, Magenmotilität bei 478
— —, Magensäureproduktion bei 459
— — und Ulcus pepticum 669
Diät nach Gastrektomie 819
— bei Ulcus pepticum 723 ff.
Diagnostiksonde (radiopaque) 514
Diagnoxblau 884
Dialyse bei Pylorusstenose 420
Diamox bei Blutung, gastrointestinaler 519
Diaphragme muqueux antro-pylorique s. Septum, präpylorisches
Diarrhoe bei Dumping-Syndrom 794, 812
— bei Fistel, gastrokolischer 811
—, gastrogene 558 f., 817

Diarrhoe bei Gastropathia exsudativa 556
— bei Giardiasis 588
— bei Magencarcinom 897
— bei Magenpolypen 848
— bei Magenstumpfcarcinom 975
— durch Magnesiumsalze 729
—, postoperative 817f.
—, — durch Dünndarmkeime, pathogene 817
—, — und Magenmotilität 483
—, — und Pancreatitis 817
—, postprandiale 483
— bei Pylorusstenose 417
— bei Riesenfaltengastropathie 619
— bei Strongiloidosis 589
— nach Vagotomie 787, 817f.
Diatrizoate 901
Diazepam und Magensekretion 462
Dichtegradientenzentrifugation, Magenschleimanalyse mit 177
Digitalis und Blutung, gastrointestinale 513, 519
—, Erbrechen durch 499
—, Magenschleimhautveränderungen durch 537
— und Ulcus pepticum 673
Dilatol s. Buphenin
Dimagnesiumtrisilicathydrat 138
Dimenhydrinat 500
5-Dimethylallyl-5-acetyl-Barbitursäure und Magensekretion 76
Diphenylaminreaktion 939
Diphtherie, Gastritis bei 542
Disaccharidasemangel bei Giardiasis 588
Disches Diphenylaminreaktion 939
Disulfiram 494
Divertikel s. a. Organ
— und Hiatushernie 397
Divertikelganggrän 415
Divertikulitis, Colon-, Blutung bei 511
Divertikulose, Eiweißverlust bei 617
Dociton und Magensekretion 144
Dogmatil, Magenmotilität bei 142f.
Doppeldivertikel 413
Doppelkontrastmethode bei Magen-
  carcinom 267, 902
Doppelmagen 384f.
Doryl 102
Drogenulcus, experimentelles 675f.
Drüsenhalszellen, Magen- 67ff.
—, —, Histogenese 4
Drüsenzellcylinder 365
Dual Control-Mechanismus 688f.
Ductus choledochus s. a. Choledochus
— —, Bulbus duodeni-Impression durch 305
— —, Strahlentherapie bei tumoröser Kompression 986
— —, Ulcuspenetration in 784
— pleuroperitonealis 389
Dumping-Syndrom 812ff.
—, Allergie bei 815
— nach Gastrektomie 819
—, Häufigkeit 813
—, osmotische Vorgänge bei 814f.

Dumping-Syndrom, Pathogenese 814
—, Plasmavolumenabfall bei 814
—, Reoperation bei 794ff.
—, Röntgendiagnostik 289
—, Symptomatologie 812ff.
Dünndarmatresie, Erbrechen bei 495
Dünndarmbiopsie 340f.
— bei Divertikel 587
—, Indikation 341
Dünndarmblutung, Ursachen 511
Dünndarmcarcinom, Pylorusstenose durch 416
Dünndarmhormone und Magenmotilität 109
Dünndarminterposition bei Ulcus im Bill-
  roth-Magen 797
Dünndarmintussuszeption 427
Dünndarmkeimbesiedelung nach Magenresektion 820
Dünndarmmotilität bei Dumping-Syndrom 814
Dünndarmschleimhaut, Dicke 580
— bei Glutenenteropathie 589
—, Rundzellinfiltration 581
—, Schädigungen 589
— bei Sprue 589
—, Zellerneuerungsrate 580
—, Zellgehalt unter Darmsterilisierung 581
Dünndarmsekret, Reflux bei Gastro-
  enterostomie 803
Dünndarmstenose, Erbrechen bei 495
Dünndarmtumoren, Blutung bei 511
Dünndarmzotte, Anatomie 579
—, Variationsbreite, physiologische 580
Durchblutungsstörungen, Magencarcinom-
  incidenz bei 895
Durchflußcytophotometrie 374
Duodenalcarcinom, Endoskopiebefund 345
Duodenaldivertikel, Biopsie bei 587
—, Blutung bei 510
— und Duodenitis 587
—, Endoskopiebefund 344
—, Häufigkeit 587
— bei Magendivertikel 414
Duodenalmuskulatur, Peristaltik, Frequenz 101
Duodenalpolyp, Endoskopiebefund 345
Duodenumruptur, retroperitoneale 1045
Duodenalschleimhaut, Beurteilung,
  makroskopische 581f.
—, Epithelveränderungen bei erhöhter Säureexposition 586
—, H-Ionenrückresorption in 661
—, Magensäureschäden 585
—, Prolaps, retrograder 227
Duodenalstenose 383
Duodenaltumoren, Endoskopiebefund 345
Duodenitis 579ff.
— und Ancylostomiasis 588
—, atrophische 581
— und Cholangio-Cholecystitis 586f.
—, chronische unspezifische 580ff.
—, Cytologie 582f., 590
—, Definition 579
— und Divertikulitis 587

Duodenitis, Dünndarmschleimhautfunktion
    bei 585
—, Endoskopiebefund 343f., 581f.
— und Gastritis 584f.
— und Giardiasis 588
—, granulomatöse 589
—, hämorrhagische 589
—, Häufigkeit 584
— und Hepatitis 586
—, Histologie 580f., 590
— und Infektionskrankheiten 588f.
—, interstitielle 581
—, Klassifikation 580
— und Lambliasis 588
—, Lokalisation 581
— und Magenkrankheiten 584f.
— und Magensäureproduktion 585f.
— nach Magenresektion 587
— bei Mischinfektionen 589
—, noduläre Form 581
—, oberflächliche 581
— und Pancreatitis 587
— und Parasitosen 588
—, Pathogenese 584
— bei Pentagastrininfusion 585
—, phlegmonöse 589
—, Röntgenaspekt 582
—, Schweregrade 581
— und Sekretinliberation 585
— und Strongiloidosis 589
—, Symptomatologie 583
— und Ulcus duodeni 584
Duodenographie, hypotone, Komplikationen
    479
Duodenoskopie 341ff.
—, Befunde 343ff.
—, Indikation 343
— als Notfalluntersuchung 343
—, postbulbäre 342
—, Prämedikation 342, 329
—, Sonderformen 343f.
—, Technik 342f.
—, Wertigkeit 345f.
Duodenum, Anatomie 579
—, Atresie 295
—, —, Erbrechen bei 495
—, Biopsie 323ff.
— als Blutungsquelle 507f.
—, Dehnung und Magenmotilität 101
—, Desquamativkatarrh 587
—, Divertikel 295
—, Diverticulitis, Endoskopiebefund 344
—, Erosionen, blutende 509
—, Gastrinom 452
—, Kontraktionsrhythmus 101
—, Magenmotilität bei Alkalisierung 111
— und Magensekretionshemmung 85ff.
—, Membranen 295
— mobile, Ulcus duodeni, postbulbäres bei
    707
— und Morbus Crohn 589
—, Notfallendoskopie 343
—, pH und Magensekretion 85
— als pH-Schleuse 662
—, Potentialdifferenz Mucosa/Serosa 86

Duodenum, Receptoren im 1065f.
—, Röntgenzeichen bei Hepatitis 586
—, Stenose 295
—, Verletzungen 1037ff.
—, — bei Kindern 1040
—, —, Prognose 1047
—, —, Symptomatik 1044f.
—, —, Therapie 1045ff.
—, Zellkinetik 580
Duodenummuskulatur, elektrische Aktivität
    101
Duodenumruptur, retroperitoneale 1045
Dyeing Method 338
Dyschylie 663
Dyspepsie bei Magendivertikel 414
— bei Pylorushypertrophie 423
Dysphagie nach Gastrektomie 819
— bei Hiatushernie 398f.
— bei Invagination 427
— bei Kardiacarcinom 968
— bei Magencarcinom 897
— bei Magenintussuszeption 425
— bei Magenschleimhautprolaps 428
— bei Magenstumpfcarcinom 975
— bei Magenvolvulus 410
Dyspnoe bei Magenvolvulus 410
Dysregulation, vegetative, nach Magen-
    operationen 805
Dystrophie, agastrische 820
— nach Magenoperation 819
D-Zellenhyperplasie bei Pancreastumoren
    668
—, pankreatische 633
— und Zollinger-Ellison-Syndrom 451

Early gastric cancer s. Magenschleimhaut-
    carcinom, Magenfrühcarcinom
Ecksche Fistel und Magensekretion 669
Eder-Palmer-Gastroskop 652
EDTA 358
Eiklar und Magensekretion 78
Eimermagen, Röntgenaspekt 263
Eingeweide, Schmerzperzeption 156
—, spezifisches Gewicht 98
Eingeweideprolaps, traumatischer 391
Eingeweideverlagerung, diaphrenische
    391, 393f.
Eingeweide-Zwerchfell-Thoraxwandbrüche
    406
Einschlußfärbung 834
Einzelzellphotometrie 374
Eisen, Stuhl-, Normalwert 503
Eisenmangel, Achlorhydriehäufigkeit bei 569
— und Gastritis 569
— bei Hiatushernie 399
— bei Magencarcinom 940
—, Symptomatologie 822
Eisenmangelanämie nach Magenresektion
    822f.
Eisenresorption bei Achlorhydrie 569
— nach Magenresektion 823
— und Magensaftzusammensetzung 569
Eisenstaubexposition und Magencarcinom-
    risiko 881

Eisenverlust nach Magenresektion 823
Eiswasserspülung bei Magenblutung 539, 654
— bei Notfallendoskopie 331
— bei Ulcusblutung 750f.
Eiweißmangel nach Magenresektion 824
Eiweißverlust, gastro-enteraler 616ff.
Eiweißverlustsyndrom, enterales 617
Eiweißkonsum und Ulcusheilung 724
EKG-Veränderungen bei Hiatushernie 396
Elastodystrophie, hereditäre, Blutung, gastrointestinale bei 510, 515
Elektrocoagulation, gastroskopische 333
— mit Laserstrahlen 334
—, Ulcus, experimentelles durch 674
Elektrolyte und Magensekretion 89
— bei Pylorusstenose 417, 747
Emergency Endoscopy s. Notfallendoskopie
Emesis s. a. Erbrechen
— gravidarum 499
Emetica 494
Emetin 494, 499
Endarteritis obliterans und Ulcus 681, 684
Endokrinium und Gastritis 555ff.
— und Ulcus pepticum 666ff.
Endoprothese bei Kardiacarcinom 970
Endoradiosonde, pH-Messung, intragastrale mit 163f.
Endoskope, Details, technische 328f.
Endoskopie, gastroenterologische 323ff.
Enteritis bei Fistel, gastrokolischer 811
— necroticans des Duodenums 298
enterochromaffin cells 24ff.
enterochromaffinlike cells 24f.
Enterogastrone, fettinduziertes 87
— und Magenentleerung 1066
— und Magenmotilität 92, 104, 109f.
—, Übersicht 86f., 92
—, Vorkommen 1066
Enteroglucagon 117
Enteropathie, exsudative 617
—, — nach Magenresektion 820
Entodermrohr und Magenmorphogenese 3f.
Enzian und Magensekretion 465
Enzyme, proteolytische 175f.
Eosinophilie, bei Gastritis, eosinophiler 233
— bei Magencarcinom 942
—, bei Magengranulom, eosinophilem 255
— bei M. Ménétrier 224
epigastric dyscomfort 897
Epithelkörperchen und Magensekretion 459
— und Ulcus pepticum 667
Erblindung nach Ulcusblutung 754
Erbrechen 487ff., 1061f.
— bei Abdominalschmerz 493
—, acetonämisches 491
—, anfallsartiges 493
— bei Angina abdominalis 498
—, arzneimittelbedingtes 499
—, atonisches 490
— nach Bauchoperationen 497
—, biliäres 498
—, blutiges s. Hämatemesis
—, cerebrales 488, 499
— bei Darmobstruktion 496

Erbrechen, Darmperistaltik bei 490
—, Differentialdiagnostik 494ff.
— bei Dünndarmileus 496
—, eitriges 493
— bei Entzündungen, gastrointestinalen 498
—, epidemisches 499
—, fäkulentes 493
—, Folgen 499f.
—, galliges 492
—, — bei Magenruptur 1044
—, — bei Syndrom der afferenten Schlinge 816
— bei Gastritis 538
—, habituelles 490
— bei Infektionskrankheiten 499
— bei Intoxikationen 499
— bei Invagination 228, 425, 812
—, kaffeesatzartiges 492
— bei Kindern 490f.
—, Kreislaufveränderungen bei 489
— bei Magencarcinom 897
— durch Magendehnung 1062
— bei Magenduplikatur 385, 495
— bei Magenerkrankungen 158
— nach Magenoperation 492, 497
— bei Magenpassagehindernis 497
— bei Magenprolaps 393
—, Magenruptur durch 1041
—, Magensäure bei 490
— bei Magenschleimhautprolaps 429
— bei Magenstase 496
— bei Magenvolvulus 409
— bei M. Ménétrier 224
— bei Migräne 493, 496
— nach Nahrungsaufnahme 491ff.
— bei Natriummangel 499
—, Pathophysiologie 487ff.
—, psychogenes 491, 494
— bei Pylorushypertrophie 424
— bei Pylorusstenose 417, 421, 491, 497, 745
— bei Riesenfaltengastropathie 619
— bei Septum, präpylorischem 420
—, spastisches 490f.
— bei Stoffwechselkrankheiten 491, 498f.
— durch Sulfonamide 499
—, Therapie 500f.
— bei Ulcus pepticum 696
— — — — jejuni 810
—, Ursachen, abdominale 494ff.
—, willkürliches 494
Erbrochenes, Beschaffenheit 492f.
ERCP 343
Ernährung und Magencarcinom 881f.
— bei Magen-Darmblutung 520
Ernährungsstörungen nach Magenresektion 819ff.
Erosio Dieulafoy 654
Erosionen s. Magenerosionen
Ersatzmagen, Arbeitsfähigkeit bei 818
—, Röntgenaspekt 286
Essensgewohnheiten und Magencarcinom 881
Essigsäureulcus 674f., 679

Eßgeschwindigkeit und Magencarcinom-
    incidenz   881
Etagenspasmen, oesophageale   209
État mamelonné   623
Ethacrynsäure und Magen-Darmblutung
    513
— und Ulcus pepticum   673
Eugenol   65
Evagination   430
Excisionsgastroskop   323
Exfoliativcytologie   355
Exsikkose durch Erbrechen   499
— bei Pylorusstenose   417
Extraktion, endoskopische   332
Extrinsic factor   176
Exulceratio simplex Dieulafoy   335, 654

Facies gastrica   696
— hippocratica   158
Fadengranulom, Entfernung, endoskopische
    332
Fadenprobe   514
Fadenulcus   332, 716
Fading   166f.
Faltenrelief, gastrales, Röntgenaspekt   187
Faltenstern   704, 710
Farbstoffexkretion, renale und Magensäure-
    messung   162
Fäulnisdyspepsie nach Magenoperation   814
Fechterstellung   189
^{59}Fe-Dextran   618
Fehlanlage, kardiofundale   395, 404
Feldflaschenmagen   917
Fernsehkette, Magenröntgendiagnostik mit
    194
Fett und Dünndarmhormone   725
— und Dünndarmmotilität   820
— und Magenmotilität   101, 725
— und Magensekretion   86f., 1066
Fettabsorptionszeit und Magensekretion   87
Fettgewebsinseln in der Magenschleimhaut
    834
Fettinjektionen, Ulcus, experimentelles mit
    676
Fettintoleranz   1066f.
Fettsäuren und Magenmotilität   108
— und Magenschleimhautpotentialdifferenz
    646
— und Magensekretion   86, 110, 1066
Fettsäurereceptoren, duodenale   1065f.
Fettzufuhr und Ulcusheilung   724
Feulgenreaktion mit Akriflavinfärbung   374
Fibrae obliquae   473
Fibrinolyseaktivität bei Ulcus   519
Fibrohistiocytose   835
Fibrosarcoma mucocellulare carcinomatodes
    888
Fieber bei Magencarcinom   897, 899
— bei Magenteratom   857
Fische, Magenschleimhaut der   67
Fistel, gastrobronchiale nach Ulcus-
    perforation   741
—, gastrokolische, Erbrechen bei   496
—, —, primäre   784

Fistel, gastrokolische, Symptomatologie und
    Diagnostik   811
—, — bei Ulcus pepticum jejuni-Perforation
    811
—, gastrojejunokolische, im Billroth II-
    Magen   784
—, gastropulmonale bei Hiatushernie   400
Fisteloperation, Letalität bei Magencarcinom
    989
Fixierungsmittel, Magenverätzung durch
    1048
Flimmerepithelcarcinom, Magen-   889
5-Fluordesoxyuridin   984
Fluorescenzmethoden, Gastrocytodiagnostik
    mit   360f.
Fluorescinfärbung bei Gastritis, hämorrhagi-
    scher, erosiver   640
Fluorochromierung, intravitale   360, 374
5-Fluoruracil   983f.
Foetor ex ore bei Fistel, gastrokolischer   811
— — — bei Gastritis   538
— — — bei Magencarcinom   897
Folliculi lymphatici gastrici   15
Follikelhormon und Pylorusstenose, kongeni-
    tale   421
Folsäuremangel nach Magenresektion   824
Formalin, Magenverätzung durch   1048
—, Ulcus, experimentelles durch   674f.
Fornixcarcinom, Röntgendiagnostik   263f.
Fornixkaskade   205
Fornix ventriculi   6, 61
Foveolae gastricae   15, 17
Fremdkörper, gastrale   247ff.
—, — und Blutung, intestinale   512
—, —, Erbrechen durch   496
—, —, Gastritis, akute durch   538
—, —, Gastritis, chronische durch   554
—, —, Pylorusstenose durch   416
Fremdkörperextraktion, endoskopische
    331f., 347
—, — bei Kindern   332
Freßzentrum   1062
Freundsches Adjuvans   173
Fructose und Magensekretion   68
Frühcarcinom des Magens s. Magenfrüh-
    carcinom, Magen, Schleimhautcarcinom
5-FU s. 5-Fluoruracil
Fucomucine   59
Fucose und Magenschleim   177
Fundoplicatio bei Hiatushernie   403, 1064
—, Luftgehalt im Bauchraum nach   1064
—, Röntgenaspekt   210, 281, 285
Fundus ventriculi   6, 61

β-Galactosidase, Aktivität nach Cortison   29
Galaktose und Magensekretion   68
Gallenblase, Impression des Bulbus duodeni
    durch   304
—, Schmerzperzeption   156
Gallenblasencarcinom, Impression des Bulbus
    duodeni durch   304
—, Pylorusstenose durch   416
Gallenblasenerkrankungen, Magencarcinom-
    incidenz bei   895

Gallensalze und Magenentleerung 475
— und Magensekretion 463
Gallensäuren und Gastrinliberation 79
— und Magenentleerung 108
— und Magensekretion 79
—, Wirkung auf die Magenschleimhaut in Heidenhain-Taschen 79
Gallensteine und Hiatushernie 399
— bei kardiofundaler Fehlanlage 404
Gallensteinileus 496
Gallensteinpenetration, Pylorusstenose durch 416
Gallenwegserkrankungen, Blutung, intestinale bei 512
—, Pyloruskrämpfe bei 423
Gallereflux, duodenogastraler und Gastritis 557
—, — und Magenstumpfatrophie 821
—, — bei Ulcus ventriculi 79
Gallertcarcinom, Magen- 889
[67]Gallium, Magenszintigraphie mit 202
Ganglienzellen bei Pylorushypertrophie 422
— bei Pylorusstenose, kongenitaler 421
Ganglion coeliacum 1056
Ganglioneurom 835
Gardia intestinalis 366
Gärungsdyspepsie nach Magenoperation 814
Gasexplosion, Magenruptur durch 1042
Gasgehalt des Magen-Darm-Trakts 1064
Gastralgie 103
Gastrektomie 803f.
—, Arbeitsfähigkeit nach 818
—, Beschwerden nach 818
—, Dumping-Syndrom nach 819
—, Häufigkeit 982
—, Indikation bei Tumoren 981f.
— nach Longmire 281
— bei Magenpolypose 854
—, Operationsletalität 982
—, Operationsverfahren 280f.
—, Röntgenaspekt 281, 286
—, Steatorrhoe nach 820
— bei Ulcusblutung 753
gastric atrophy 544, 548f.
gastric freezing 666
— — und Ulcus 674
Gastric Inhibitory Polypeptide und Magenentleerung 108
— — — und Magenmotilität 474, 479
— — —, Übersicht 92
— — —, Wirkungssynopsis 117
Gastricsin 58, 175
Gastrin 72ff.
— und Acetylcholin 76, 84
—, Aminosäurensequenz 94
— bei Anämie, perniziöser 73, 174, 453
—, Antikörper 173
— -Arten 72ff.
— und Atropingabe 174
— und Belegzellproliferation 630f.
—, Bestimmungsmethoden 73
—, Bildungsorte 72
—, Bioassay 73, 174, 716
—, exogenes und Fundusdrüsenfunktion des Magens 84

Gastrin, exogenes, Magensekretion bei duodenaler Ansäuerung 85
—, —, Wirkung bei antraler Ansäuerung 87
— bei Gastritis, atrophischer 555
— und gastrooesophagealer Verschluß 396
—, Granula in Pylorusdrüsen 75
— bei Hyperparathyreoidismus 453
—, immunreaktives 174
—, intestinales 80
— und Intrinsic factor 72
— und Lebensalter 174
— und Magenmotilität 109f., 474
— und Magensaftzusammensetzung 66
— und Magenschleimhautdurchblutung 114
— und Magenschleimhauthyperplasie, glanduläre 630f.
— und Magensekretionsanalyse 166f.
— und Magensekretvolumen 66
— und Pepsinbildung 70
—, Physiologie 72ff.
—, Radioimmunoassay 73, 172ff., 716
—, Serum- s. Serumgastrin
— und Serumcalcium 174
—, Serumnormalwerte 73, 173f.
—, Standardkurve zur Bestimmung 173
—, Tachyphylaxie 166
—, Tagesrhythmik 174
—, Übersicht 90, 116f.
— bei Ulcus duodeni 174, 676, 716
— und Ulcus pepticum 677, 688
— und vagales System 75
— bei Zollinger-Ellison-Syndrom 174, 716
Gastrinantikörper und Magensekretion 453
Gastrinantiseren und Magensekretion beim Hund 462
Gastrinbestimmung, Methoden 174f.
Gastrinfreisetzung 78f., 84
— durch Alkohol 174
— bei Anämie, perniziöser 450
— bei Ansäuerung der Antrummucosa 78, 82f.
— durch Antacida 461
— und Atropin 75, 78f.
— durch Calciumcarbonat 138, 728
—, Faktoren 78ff.
—, Hemmung 78, 732
— und H-Ionenkonzentration im Antrum ventriculi 74, 76, 79
—, Mechanismen 83
— bei Nahrungszufuhr 464
— bei Scheinfütterung 76f.
—, Stimuli 79
— bei Ulcus ventriculi, gastrostatischem 418
—, vagale 460
— nach Vagotomie, selektiver 801
Gastrin II-Infusion und Magenmotilität 479
Gastrinom 451
— und Ulcus 452
— und Zollinger-Ellison-Syndrom 633
Gastrinsekretion und Nicotin 146
— bei Pylorusstenose 418
Gastrinulcus 674
Gastritis 529ff.
—, akute 532ff.

Gastritis, akute nach Alkoholgenuß 147
—, —, endogene 542f.
—, —, — durch Infektionskrankheiten 542f.
—, —, erosive, Definition 639
—, —, exogene 533ff.
—, —, —, Komplikationen 538
—, —, —, Symptomatik 538
—, —, —, Therapie 538ff.
—, —, Histologie 533
—, —, makroskopischer Befund 533
—, — bei Septicämie 543
—, —, Ursachen 533ff.
—, atrophische, Achlorhydrie bei 161
—, — durch Alkohol 535
—, — des Antrums 552
—, —, Aspirationssog bei Saugbiopsie 324
—, — bei Billroth II-Magen 685
—, —, Cytologie 370
—, — und Duodenitis 584f.
—, — Eiweißverlust, enteraler bei 617
—, —, Endoskopiebefund 623ff.
—, —, Entwicklungszeit 544
—, —, Epidemiologie 884
—, — und Glykoproteine, gastrale 467
—, —, Histologie 547ff.
—, — hyperplastische 597
—, — und Magencarcinom 568, 851, 884
—, — nach Magenoperation 806
—, — und Magenpolypen 851
—, — und Magenschleimqualität 466
—, — bei Nebennierenrindeninsuffizienz 456
—, —, Röntgendiagnostik 228ff.
—, Ausbreitung, pylorokardiale 550, 681, 685
—, Ausgangspunkte 550
—, Belegzellantikörper bei 28
—, Blutungsfrequenz bei 508
—, Blutungsmechanismen 509
—, chirurgische 568
—, chronische 543ff.
—, — und Alkoholgenuß 147f.
—, —, Altersabhängigkeit 553
—, —, Ätiologie 552ff.
—, — mit Atrophie, partieller 547
—, —, Autoaggression bei 552f.
—, — als Begleiterkrankung 567ff.
—, —, Belegzellantikörper bei 553, 569f.
—, —, Cholecystitis bei 567
—, —, Dehnungsschmerz bei 558
—, — und Eisenmangel 569
—, —, erosive 544
—, —, Immunmechanismen bei 570, 885
—, — lymphatische 893
—, — und Magencarcinom 529, 568
—, — bei Malignomen 568
—, —, als Präcancerose 544
—, —, Retentionscysten bei 835
—, —, Symptomatik 558ff.
—, —, Therapie 563f.
—, —, thermische Einflüsse auf 554
—, — und Ulcus duodeni 567f.
—, — und Ulcus ventriculi 567
—, — und Vitamin B_{12}-Resorption 564
— corrosiva 539ff.
— —, Ernährung bei 541

Gastritis corrosiva durch Laugenvergiftung 540
— — durch Säurevergiftung 540f.
— cystica 598, 835
—, Cytologie 368ff.
—, Diagnostik 530, 559ff.
—, eitrige 543
— emphysematosa 235
— und Endokrinium 555ff.
—, Endoskopiebefunde 334
—, eosinophile, Erbrechen bei 497
—, —, Pylorushypertrophie bei 233
—, —, Röntgendiagnostik 232f.
—, erosive als Blutungsursache 506
—, — und Gerinnungsstörungen 510
—, —, Röntgendiagnostik 231f.
—, — durch Verätzung 1047
—, experimentelle 557f.
— durch Gallensäurereflux 449
—, Gastrinspiegel bei 453
—, granulomatöse, Endoskopiebefund 334
—, —, Erbrechen bei 497
—, —, Röntgendiagnostik 233
—, hämorrhagische, Definition 639
—, — bei Hiatushernie 400
—, — bei Pylorusstenose 418
—, — durch Salicylate 670
—, hämorrhagisch-erosive 640
—, —, Blutung bei 508
—, — bei Unterernährung 464
— bei Hiatushernie 395, 399
—, hyperplastische 530
— bei Hyperthyreose 457
— hypertrophicans gigantea 598
—, hypertrophic bullous 598
—, hypertrophische 531, 544, 561, 597
—, — glanduläre 597, 608
—, — interstitielle 597
—, — und Polyposis ventriculi 833
—, — proliferative 597, 601
—, immunologische Form 449, 466, 885
—, lymphofollikuläre 1002
— und Magencarcinom 883f., 895
— und Magenerosionen 643
— und Magenpolypen 832
— nach Magenresektion 557
— und Magenschleimhautantikörper 457
—, Magenschleimhautdicke bei 549, 594
—, Magenschleimhautempfindlichkeit gegenüber Ulcusbildung bei 686
— und Magenschleimhauthyperplasie 832
— bei Magenschleimhautprolaps 428f.
—, Magenschleimhautveränderungen, postmortale bei 529
—, Magenstumpf- 805f.
— polyposa 598, 832, 837
—, postoperative 290
— purulenta 543
— und Pylorushypertrophie 423f.
—, Reflux- und Ulcus ventriculi 685
— nach Röntgenbestrahlung 552, 557
— durch Röntgentiefenbestrahlung 541
—, Saugbiopsie bei 531
—, Sonderformen 228ff., 564ff.
—, thermische Einflüsse 554

Gastritis, tumor simulating 598
— ulcerosa chronica 639
—, Umbau- s. Umbaugastritis
— und Ulcus pepticum 684ff.
—, umschriebene, marginale 233
—, unspezifische 228ff.
— varioliformis Moutier 640
Gastritisschweregrad und Magencarcinomhäufigkeit 885
Gastrocytodiagnostik, Abrasivmethoden
 356f.
—, Befunde, falsch positive 371f.
—, Cytochemie 367
— zur Differentialdiagnose zwischen Ulcus
 und Carcinom 966
—, Durchflußcytophotometrie 374
— bei early cancer 374
—, Entnahmetechnik, gezielte 357f.
—, —, ungezielte 355f.
—, Färbeverfahren 360ff.
—, Historisches 355
— bei Hyperplasie, lymphatischer reaktiver
 1002
—, Leistungsfähigkeit 375f.
— bei Lymphomen, malignen 936
— zur Magencarcinomfrüherkennung 948
— bei Magenschleimhautcarcinom 959
— bei Magentumoren 372ff.
—, Malignitätskriterien 935
—, Materialgewinnung 355ff.
—, Mikrophotometrie 374
—, Nativverfahren 359f.
— bei Pylorusstenose 358
—, Spülmethoden 355f.
—, Treffsicherheit, diagnostische 930, 935f.
—, Untersuchungsverfahren, mikroskopische
 359ff.
—, Vorbereitung des Kranken 358f.
—, Zellbefunde bei Benignität 362ff., 711
—, — bei Malignität 366ff.
—, Zellentnahme, endoskopisch gezielte 358
—, Zellmaterialverarbeitung 359
Gastrocytogramm 368ff.
Gastrodiagnost 163
Gastroduodenalschlinge, Rechtsdrehung,
 fehlerhafte 383
Gastroduodenoskopie bei Magenvolvulus 410
—, Wertigkeit 345
Gastroduodenostomie, laterolaterale nach
 Jaboulay 798
Gastroenteritis und Eiweißverlust 617
Gastroenteropathie, exsudative 224
Gastroenterostomie, Dünndarmsekretreflux
 bei 803
—, Jejunuminvagination nach 812
—, Letalität bei Magencarcinom 989
—, Magenschleimhauthyperplasie im
 Anastomosenbereich 615
—, Magenpassage nach 480
—, Reoperation nach 796
—, Röntgenaspekt 280ff.
Gastrografin 185, 197
Gastroileostomie, Röntgenaspekt 288
Gastrointestinale Hormone s. Hormone,
 gastrointestinale

Gastrointestinaltrakt, Aplasie, circumscripte
 383
Gastrojejunostomie bei Magenausgangs-
 stenose 983
—, Magencarcinom nach 798
— bei Pylorushypertrophie 425
— bei Pylorusstenose 420
Gastrokamera 324, 326f., 707f., 948
—, Historisches 323f.
—, Indikation 327
—, Instrumente 325f.
— bei Magenschleimhautcarcinom 959
— bei Reihenuntersuchungen 708
—, Technik 326
—, Wertigkeit 327f.
Gastrokamerauntersuchung, Prämedikation
 326
Gastrolithen 249
Gastromat 164
Gastrone 60, 65
Gastroparesis diabeticorum 245
Gastropathie, exsudative 561f., 565f.
—, — bei Magencarcinom 898
—, —, Therapie 566
— hypertrophica gigantea 845f.
Gastropathie, hypertrophische 833
—, —, hypersekretorische 449, 598, 608, 632f.
Gastropexie bei Hiatushernie 403
— bei Kaskadenmagen 389
— bei Magenvolvulus 409
—, Röntgenaspekt 210
Gastroskope 328f., 708f.
— mit Geradeausblickoptik 328f.
— mit Seitblickoptik 329
Gastroskopie 323ff., 328ff., 623f.
—, Befunde 334ff., 347
—, Elektrocoagulation blutender Läsionen
 333f.
— zur Fremdkörperextraktion 331f.
— bei Gastritis 561
—, Indikationen 330, 928f.
— bei Hiatushernie 401
—, Historisches 323f.
—, Instrumente 328f., 708f.
—, Inversion des Instrumentes 330, 347
— bei Kindern 332
— bei Magencarcinom 929f.
— bei Magenruptur 1045
—, Methodik 329
— als Notfalluntersuchung 331
— bei Oesophagusvaricen 331
— des operierten Magens 339f.
—, Prämedikation 329
— bei Pseudopylorus 340
— des Resektionsmagens 339
—, Sonderformen 331ff.
—, therapeutische 331ff.
— bei Ulcus pepticum 335f., 707ff.
—, Untersuchungsablauf 330
Gastrostomie bei Magencarcinom 983
Gastrotomie bei Magenpolypen 853
— bei Ulcusblutung 775f.
Gastrovac 164
Geburtsmonat und Magencarcinomhäufigkeit
 877

Gefäßverschluß, mesenterialer, Blutung bei
512
Gelatine und Magensekretion 78
Genußmittel und Magensekretion 464 ff.
Geradeausblickoptik 328 f.
Geräuchertes und Magencarcinomincidenz
881
Gerinnung s. Blutgerinnung
Geschlechtshormone und Magensekretion
457 f.
Getränke bei Ulcus pepticum 727
Getreidestaubexposition und Magencarcinomrisiko 881
Gewichtsverlust bei Fistel, gastrokolischer
811
— bei Magencarcinom 897, 958
— bei Magenerkrankungen 158, 897, 958
— bei M. Ménétrier 224
— bei Pylorusstenose 417
— bei Riesenfaltengastropathie 619
Gewürze und Gastritis 534
— und Magensekretion 465, 724
— und Ulcus pepticum 724
— und Ulcusheilung 724
giant folds gastritis 561
giant hypertrophic gastritis 598, 615, 632
giants ulcers des Bulbus duodeni 298
Giardiasis, Dünndarm- 588
GIP s. Gastric Inhibitory Polypeptide
Glandulae cardiacae s. Kardiadrüsen
— duodenales, Hyperplasie 296
— gastricae propriae 16 f.
— pyloricae s. Pylorusdrüsen
Glaselektrode zur Magensekretionsmessung
90, 162, 165
Glasfaseroptik 323, 707
Glaukom und Anticholinergika 731
α-Globulinvermehrung bei Magencarcinom
943
Glossitis nach Magenresektion 820
Glucagon, Aminosäurensequenz 93 f.
— und Magennüchternkontraktionen 1065
— und Magenmotilität 109, 479
— und Magensekretion 69 f., 88, 94, 117,
734
—, Übersicht 93 f.
Glucocorticosteroide s. Corticosteroide
Glucosetoleranzstörung durch Carbenoxolon-
Natrium 735
β-Glucuronidaseaktivität nach Cortison 29
— im Magensaft 938
Glutamat-Oxalacetat-Transaminase im
Magensaft 938
Gluten und Magensekretion 78
Glycin und Magensekretion 78
Glycopyrronium und Magensekretion 142
Glycyrrhetinsäure 138
— bei Ulcus pepticum 735 ff.
Glykoproteine im Magensaft 59
—, Magenschleim- 177
Glykopyrrolat und Belegzellmasse 633
— bei Ulcus pepticum 731 f.
Glykopyrronium bei Ulcus pepticum 732
goblets cells s. Becherzellen
Goldensches Phänomen 429

Goldkolloid, radioaktives bei Magencarcinom
986
Gordon-Test 565, 618
GOT im Magensaft 938
Granulocytose bei Magencarcinom 942
Granulom, eosinophiles s. Magengranulom,
eosinophiles
Gravidität, Erbrechen bei 499
—, Magenröntgen bei 195
— und Magenresektion 457 f.
—, Magenvolvulus bei 411
— und Ulcus pepticum 668
— bei Zwerchfellhernie 393
Guajacprobe 504
Guanethidin und Stressulcus 665
Gubaroffsche Schleimhautfalte 395
Gumma, Magen-, Röntgendiagnostik 234
G-Zellen 79
G-Zellhyperplasie bei Anämie, perniziöser
450
— bei Zollinger-Ellison-Syndrom 451, 633

Habitus, asthenischer bei Ulcusleiden 158
Hakenmagen 202
Hakenwurm 588
Haloperidol bei Erbrechen 500
Halter- und Smith-Methode zur Gastrinbestimmung 175
Hämangiom 830, 834, 842, 856
—, cavernöses, Blutung aus 255
Hämaskos bei Magenleiomyoblastom 855
Hämatemesis 503 ff.
— bei Duodenalblutung 507 f.
— bei Gastritis 538
— bei Intussuszeption, jejunogastraler 427
— bei Invagination, oesophagogastraler
427
— bei kardiofundaler Fehlanlage 404
— bei Magenblutung 507 f.
— bei Magencarcinoid 854
— bei Magenduplikatur 386
— bei Magenhernie 393
— bei Magenneurilemmom 855
— bei Magentumoren 848
— bei Nasen-Rachenraumblutung 507
— bei Oesophagusblutung 507
—, Pathophysiologie 503 f.
—, Provokation durch Kontrastmittel 197
— bei Riesenfaltengastropathie 619
— nach Salicylateinnahme 536
— bei Ulcus pepticum jejuni 811
—, Ursachen 505 ff.
Hämobilie, Blutung, intestinale bei 512
Hämoglobin, Synthesestörung nach Gastrektomie 824
— als Pepsinsubstrat 176
Hämophilie Blutung, gastrointestinale bei
510, 512
—, Magenwandhämatom bei 837
Hämorrhoiden als Blutungsquelle 512
Hamptonsche Linie 241, 243, 260, 697, 699,
966
Harnstoff, Magenschleimsolubilisierung mit
177

Harris-Hämatoxilin 362
Hartsche Tasche 298
Hartstrahltechnik 185
Hashimoto-Thyreoiditis und Gastritis 555
— und Magensekretion 457
Hauptdrüsen, Histogenese 4
Hauptzellen
—, Anatomie 17 ff.
—, Cytologie 365
—, Elektronenmikroskopie 20
—, Histaminwirkung auf 29
— und Pepsinogenbildung 67
—, Regeneration unter Corticosteroid-
therapie 457
—, Zellkinetik 596
Hauptzelleninvolution nach Hypophysek-
tomie 29
Hauterkrankungen, Magenbeteiligung bei 250
Headsche Zonen 156
Head-toe-Position 190
Heat-Clearance und Magenschleimhaut-
durchblutung 113
Heidelberger Kapsel 163 f.
Heidenhainsche Magentasche 74
— —, Säureproduktion nach Schein-
fütterung 83
Heilungsziffer, Definition 995
Hematest 504
Hemigastrektomie 802 ff.
— und Vagotomie, selektive 802
Henley-Soupaultsche Operation 796
Heparin, Antipepsinwirkung 733
— und Magensekretion 733
— und Pepsinbildung 71
— und Ulcusheilung 71
Heparinkonzentration bei Ulcus pepticum 717
Hepatitis und Duodenitis 586
— und Gastritis 535
Hernia abdominalis intercostalis 406
Hernie, congenitale und Magenvolvulus 408
—, aorto-hiatale 391
—, lumbocostale 391 f.
— mit Magenbeteiligung 207 ff.
—, Morgagnische 391
—, oesophagoaortale 392
—, oesophagogastrische, Oesophagusver-
schlußtypen bei 396
—, —, Symptomatologie 399
—, parahiatale 394
—, paraoesophageale 399
—, parasternale 391
—, subcostale 391
—, subcostosternale 391 f.
Herz, Magenimpression durch 204
Herzbeschwerden bei Hiatushernie 398
— bei Magenvolvulus 410
Herzfehler bei Magenduplikaturen 385
Herzfrequenz bei Erbrechen 489
Herzinsuffizienz und Magensekretionsanalyse, histaminstimulierte 165
Herzkrankheit, coronare und Ulcusincidenz
669
Herzmassage, Magenruptur durch 1042
Herzminutenvolumen und Vasoactive
Intestinal Polypeptide 95

Herzrhythmusstörung durch Carbenoxolon-
Natrium 735
— bei Dumping-Syndrom 813
— bei Magenvolvulus 409
— bei Zwerchfellrelaxation 390
Herzschmerz bei Eingeweideverlagerung
393
— bei Magenvolvulus 409
Hexamethoniumbromid 169
Hexocycliumsulfat und Gastrinfreisetzung
733
— und Magensekretion 461
— bei Ulcus pepticum 731 f.
Hiatus oesophageus 35 f.
— —, Röntgenuntersuchung des 191
Hiatushernie 394 ff.
—, Acidometrie bei 402
—, Altersverteilung 397
—, Ätiologie 397
—, axiale 394
—, — und Magenintussuszeption 425
—, —, Röntgendiagnostik 208 ff.
—, Begleitkrankheiten 399
—, Blutung bei 509
—, Definition 394
—, Diagnostik 400 f.
—, Einteilung 394
—, Endoskopiebefund 401 f.
—, Incarceration 400
—, gemischte 394
—, —, Röntgendiagnostik 208 f.
—, Geschlechtsverteilung 397
—, Häufigkeit 396
—, intrafetale 405
—, Klassifikation 207
—, Komplikationen 400
— und Magencarcinom 906
— nach Magenoperation 211, 805
—, Magenschleimhautprolaps bei 227, 428
—, Magenvolvulus bei 407
—, Manometrie bei 402
—, Mortalität 404
—, oesophagogastrische 394
—, Operationsindikation bei 403
—, Operationsverfahren bei 210
—, paraoesophageale 394
—, —, Röntgendiagnostik 208 ff.
—, Pathophysiologie 395 f.
—, Prognose 403 f.
— bei Pylorushypertrophie 423 f.
—, Rezidiv, postoperatives 403
—, Röntgendiagnostik 207 ff.
—, Strangulation 400
—, Symptomatologie 397 f.
—, Therapie, konservative 402
—, —, operative 210, 403
— nach Thoraxtrauma 397
—, Vorstadien 394
— bei Zwerchfellmißbildungen 394
Hiatusinsuffizienz 394
—, Röntgendiagnostik 208 ff.
Hiatuszwinge 395
H-Ionengradient, Mageninhalt/Plasma
660
H-Ionenkonzentration im Plasma 61

H-Ionenrückdiffusion, gastrale, nach Billroth II-Operation 685f.
—, —, bei Gallereflux 680
—, —, bei Gastritis 680, 685f.
—, —, beim Hund 680
—, — und Magenschleim 60
—, — und Ulcusgenese 661, 679f.
H-Ionenrückresorption, antrale 661
—, duodenale 661
—, gastrale bei Ateminsuffizienz 661
—, — bei Kreislaufversagen 661
Hirndruck, Erbrechen bei 488
Hirnoperation und Magenerosionen 644
Hirschowitzsche Theorie 64
Hirschsprungsche Krankheit, Erbrechen bei 496
Hisscher Winkel 395, 403
— —, Veränderung nach Magenoperationen 805
Histiocytom 368
Histiocytosis X 835
Histalog s. Betazol
Histamin und Adenylcyclaseaktivität 96
— und cAMP-Gehalt der Magenschleimhaut 97
— und Blutung, gastrointestinale 513
— und Intrinsic factor 72
— und Magenerosionen 643
— und Magenmotilität 111, 480
— und Magenschleimhaut 29
— und Magenschleimhautdurchblutung 115, 662
— und Magenschleimhauthyperplasie 631
— und Magenschleimsekretion 60
— und Magensekretion 75, 69, 81f.
— und Magensekretionsanalyse 165f., 733
— und Pepsinbildung 70
— und Pepsinogenkonzentration im Serum 71
— und Stressulcus 665
— und Ulcusgenese 663, 675f.
Histaminantagonisten und Magensekretion 462
Histamin-H_1-Receptorantagonisten und Magensekretion 462, 733
Histamin-H_2-Receptor-Antagonisten, Pharmakologie 140, 733
Histamin H_2-Receptorblocker und Magensekretion 75, 81, 462, 733
Histamindihydrochlorid, Magensekretionsprüfung mit 161
Histamingabe, Kontraindikationen 165
Histamin-Histidindecarboxylasesystem und Magenerosionen 646
Histaminliberatoren und Ulcus duodeni 675
Histaminphosphat 165
Histaminprobe nach Katsch und Kalk 161
Histaminreaktion, maximale 171
Histamintest nach Kay bei Anastomosenulcus 716
Histaminulcus 663, 674, 676
Histidindecarboxylase 665
Hochfrequenzschlinge bei Polypektomie 853
Hodgkin-Riesenzellen 369

Hofmeister-Defekt 285
Hollandersche Zweikomponententheorie 63f., 660f.
Hormon, intestinales, säurestimulierendes 119
Hormonbildung, ektopische bei Magencarcinom 898
Hormone, gastrointestinale und Magenmotilität 479
—, — und Magensekretion 95, 734
—, —, Synopsis 116ff.
—, —, Übersicht 90ff.
—, —, Ulcustherapie mit 734
— und Magencarcinomhäufigkeit 877
H_1-Receptorantagonisten und Magensekretion 462, 733
H_2-Receptorantagonisten und Magensekretion 75, 81, 140, 462, 733
^{3}H-Thymidin, Autoradiographie mit 595f., 832
^{3}H-Tymidin-Markierung bei Gastritis 563
Hunger 1061f.
—, Dünndarmschleimhautzellerneuerungsrate bei 580
— -Gastritis 464
— -Kontraktionen, gastrale 1065
— und Magensekretion 464
— -Ulcus 674
Huntsche Methodik 475
Hyaluronsäure 59
5-Hydroxytryptamin in argentaffinen Zellen 25
— und Dumping-Syndrom 815f.
5-Hydroxytryptophan und Ulcus pepticum 675
Hydroxyurea bei Magencarcinom 984
Hyla caerulea 93
L-Hyoscyamin bei Ulcus pepticum 731f.
Hyoscin-N-Butylbromid bei Ulcus pepticum 731f.
5-Hydroxyindolessigsäureausscheidung bei Dumping-Syndrom 816
Hyperacidität, reaktive nach Calciumcarbonat 138
Hyperadrenalismus, Pylorospasmus bei 423
Hyperaldosteronismus und Magensäuresekretion 455
Hypercalcämie durch Calciumcarbonat 138, 728
— und Magensekretion 455, 667
— bei Milchalkalisyndrom 726
— und Ulcus pepticum 667, 718f.
Hyperchlorhydrie und Magenblutung, medikamentöse 513
Hypercortisolismus und Magenerosionen 646
Hyperemesis gravidarum 499
Hypergastrinämie bei Hypoglykämie 459
—, Vorkommen 451
Hyperkaliämie und Magensäureproduktion 455
Hyperkapnie und Magensäurebildung 669
Hyperinsulinismus und Magensekretion 459
— bei Pankreasheterotopie 859
Hypermagnesiämie und Magensäuresekretion 455

Hypernatriämie und Magensäuresekretion
    455
Hyperoestrogenämie, Ulcus pepticum bei
    681
Hyperparathyreoidismus, Basalsekretion bei
    170
—, Erbrechen bei 498
— und Magensekretion 171, 459
—, Pentagastrinschnelltest bei 168
— und Ulcus pepticum 667, 718
— und Ulcus pepticum jejuni 807
Hyperplasie, Definition 593
Hyperplasie, lymphoide des Magens 1001
Hypersalivation und Aerophagie 1063
Hypersekretion, Röntgenaspekt der Magen-
    schleimhaut bei 230
Hypersiderinämie und Magensekretion 89
Hypertonie und Magensekretionsanalyse,
    histaminstimulierte 165
Hypertrophie, Definition 593
Hyperthyreose, Erbrechen bei 498
—, Magensekretion bei 457
Hyperventilation und Magenmotilität 478
— und Pepsinogensekretion 70
Hypocalcämie und Magensekretion 455
— bei Riesenfaltengastropathie 620
Hypochlorhydrie, Definition 163
—, Meßwerte mit Heidelberger Kapsel bei
    163
— bei Ulcus ventriculi 714f.
Hypoglykämie und Hungerkontraktionen
    1065
— nach Magenoperation 815
— bei Pankreasheterotopie 859
Hypokaliämie s. Kaliummangel
Hypoproteinämie, hyperkatabolische 617
Hypophyse und Magenschleimhaut 29
— und Magensekretion 455f.
— und Stressulcus 665
Hypophysenhinterlappenausschaltung und
    Magensekretion 456
Hypophyseninsuffizienz und Magensäure-
    produktion 29, 455
Hypoproteinämie bei Ménétrier-Syndrom
    616
Hyposekretion, Röntgenaspekt der Magen-
    schleimhaut bei 230
Hypothalamus und Stressulcus 665
— und Ulcus pepticum 666, 674
Hypothalamusstimulation, Belegzellhyper-
    plasie bei 632
—, Magensekretion bei 459
—, Ulcus, experimentelles durch 674
Hypotonie, posthämorrhagische 518
Hypothyreose und Gastritis 555
— und Hiatushernie 399
—, Magensekretion bei 457
Hypoxie und Magensäurebildung 669

Ikterus bei Magencarcinom 950
Ileitis terminalis, Blutung bei 512
Ileus, paralytischer bei Magenruptur 1044
—, — bei Ulcusperforation 741
Imerslund-Syndrom 450

Imido-Roche s. Histamindihydrochlorid
Immunglobulin A-Mangel und Magen-
    carcinom 943
Immunglobuline im Magensaft 59
Immunmechanismen und Magencarcinom
    885
Immunsuppressiva zur Gastritistherapie
    564
Incisura cardiaca ventriculi 37
Indomethacin und Blutung, gastrointestinale
    513
—, Gastritis durch 537
— und Magenschleimhautpermeabilität
    145f.
— und Magensekretion 464
— und Ulcus pepticum 671
Infektionskrankheiten und Duodenitis
    588f.
— und Gastritis 534, 542f.
—, Magenerosionen bei 644
Infrarotdurchblutungsmessung 643
Inkretorik und Ulcus pepticum 666ff.
Inselzelltumoren, gastrinproduzierende,
    Belegzellhyperplasie bei 609f.
— und Ulcus pepticum 668
Insulin und Blutung, gastrointestinale 513
— und Gastrinspiegel 459
— und Intrinsic factor 72
— und Magenmotilität 110, 478
— und Magenschleimhautdurchblutung
    115
— und Magensekretion 68, 70, 117
— und Magensekretionsanalyse 168f.
—, Pharmakoradiographie mit 198
— und Ulcus pepticum 673
—, Vagusstimulation durch 117
Insulinausschüttung nach Magenoperation
    815
Insulintest 168f., 171
Interferenzkontrastverfahren nach Nomarski
    360
Intestinalisation 548f.
Intubationsnarkose und Hiatushernien-
    blutung 509
Intrinsic factor, Bildungsorte 27f., 60
— —, Eigenschaften, biologische 60f., 176
— — bei Gastritis, atrophischer 450
— — bei Magencarcinom 937
— — und Magenpolypen 849
— — nach Magenresektion 803, 823
— — im Neugeborenen- und Kindesalter
    61, 450
— —, Produktion, nichtstimulierte 450
— —, Radioimmunoassay 176
— —, Sekretion 60f., 71f., 176
— —, Stimulantien für 72
Intrinsicfactor-Antikörper 450
Intrinsic factor-Mangel bei normaler Magen-
    schleimhaut 72
Intussusceptum, Definition 227
Intussuscipiens, Definition 227
Intussuszeption, Definition 425
— en bloc 427
—, jejunogastrale 426f.
—, oesophagogastrale 425f.

Intussuszeption, Pathogenese 425
—, Röntgenaspekt 227f.
Invagination, chronisch intermittierende 428
—, Definition 425
—, duodenogastrale 228
—, gastrale bei Neurofibrom 835
—, —, Röntgendiagnostik 227f.
—, gastroduodenale 228, 426f.
—, gastrogastrale 427
—, jejunogastrale 287f., 498
— bei Magenschleimhautprolaps 429
—, oesophagogastrale 228, 426f.
—, partielle 428, 831
—, Pathogenese 425
—, Röntgenaspekt 227f.
—, totale 428
Inversionsgastroskopie 330, 347
— bei Hiatushernie 401
— nach Magenoperation 339f.
Ionenaustauschchromatographie 177
Ipecacuanha, Erbrechen durch 489, 494
Irradiation gastritis 541
Isopropamide 731f.
Isotopenmahlzeit 107
IRA 400 618

Jejunitis, postoperative 811f.
Jejunum, Dehnung nach Billroth II-
    Operation 807
—, Invagination in den Magenstumpf 812
—, Schleimhautveränderungen nach
    Gastrektomie 825
131Jod zur Magencarcinomdiagnostik 940
— zur Magendurchblutungsmessung 112
—, Magenszintigraphie mit 201
131Jod-Albumin 618
125Jod-Gastrin 172f.
131Jod-Polyvinylpyrrolidon 618
junctional ulcers 688

42K zur Magendurchblutungsmessung 112
Kachexie bei Fistel, gastrokolischer 811
— bei Magencarcinom 987
Kaffee und Magencarcinomincidenz 881
— und Magenentleerung 108f.
— bei Ulcus pepticum 725f.
Kahnbauch bei Magenvolvulus 410
Kalium, Konzentrationsgefälle, intra-extra-
    celluläres 100
Kaliumbicarbonat, Titration, endogastrale
    mit 163
Kaliumchlorid und Ulcus pepticum 673
Kaliumgehalt der Muskelzelle 100
Kaliummangel bei Dumping-Syndrom 815
— und Erbrechen 496
—, Magendilatation bei 477
— bei Pylorusstenose 417f.
Kaliumsubstitution bei Magenausgangs-
    stenose 748
Kaliumverlust durch Carbenoxolon-Natrium
    140, 735
Kälteschaden und Stressulcus 666
Kamillentee bei Hiatushernie 402

Karbachol und Magensekretion 457
Kardiacarcinom s. a. Magencarcinom 968ff.
— bei Hiatushernie 400
—, Röntgendiagnostik 263f.
Kardiadrüsen, Anatomie 23f.
—, mucoide 552
Kardia-Fornixfehlanlage 404
Kardiafunktion 99
Kardiainsuffizienz 398
—, Hiatushernie bei 397
— bei Magencarcinom 898
— bei Mikrogastrie 384
Kardiaresektion bei Magencarcinom 982
— mit Oesophagoantrostomie 285
—, Röntgenaspekt 281, 285
Kardiasphincter, funktioneller 32
Kardiastenose, Endoskopiebefund 336f.
— bei Magencarcinom 898
Kardiaverlagerung und Refluxkrankheit
    396
Kardiofundale Fehlanlagen 395, 404
Kartoffeln und Magencarcinomrisiko 881
Kaposi-Sarkom, gastrales 272f.
Kaskade, gastrale 211ff.
—, — nach vorn 389
Kaskadenmagen 387ff.
— Ätiologie 211f., 388
— und Colonmeteorismus 212
—, Differentialdiagnose 388f.
—, Klinik und Therapie 389
— bei Phrenicusexhairese 213
—, Roemheldscher Symptomenkomplex bei
    389
—, Röntgenaspekt 211f.
— bei Zwerchfellrelaxation 390
Kassettenfolienfilmverfahren 922
Kataplasmen bei Ulcus pepticum 737
Katecholamine und Magenmotilität 109
— und Magenmuskelaktivität, elektrische
    101
—, Magenpotentialschwankungen durch
    101
Katopter 323
Kauintensität und Magencarcinomincidenz
    881
Keratohyalinsubstanz 890
Keimdrüsen und Ulcus pepticum 668
Kerckringsche Falten 579
Kinofluorographie 194
Kirklins Zeichen 966
Kissing ulcers 298, 689
Klarzelltumor nach Abrikosoff 854
Klimakterium und Ulcus pepticum 668
Knie-Ellenbogenlage bei Magenvolvulus
    409
Knoblauch und H-Ionenkonzentration, intra-
    gastrale 724
— und Magensekretion 465
Knopflochpylorus 419
Kobalt und Magencarcinom 881
Kohlenhydrate und Magenentleerung 108
Kohlenhydratzufuhr und Ulcusheilung 724
Kohlenwasserstoffe, cancerogene und Magen-
    carcinom 881
Kokos-Öl und Magenentleerung 108

Kollagenosen, Magenbeteiligung bei 250
—, Magenmotorik bei 479
Kollisionstumor 889
Kompressionssonde bei Oesophagusvarizen-
    blutung 517, 519
Kongorot, Chromoskopie mit 532
Kontrastmittel s. Röntgenkontrastmittel
Kontrastmittelsäule, stehende bei Magen-
    volvulus 213
Konvergenzprojektionstheorie 1057, 1063,
    1066
Korpusdrüsen, gastrale, Inaktivitätsatrophie
    821
—, —, Relation Haupt-/Belegzellen 593
Körpergewicht nach Magenresektion 819 f.
Körperposition und Hiatushernie 398, 402
— und Magenentleerung 106
— und Magenform 7
Kreislaufkollaps durch Histamin 165
Kreislaufstörungen bei Dumpingsyndrom
    812
Kreislaufversagen, H-Ionenrückresorption,
    gastrale bei 661
Krisen, gastrische 477
Krukenberg-Tumoren 888
Kugelfisch, japanischer 103

Lactalbumin und Magensekretion 78
Lactasemangel nach Magenresektion 815
Lactatdehydrogenase im Magensaft 938,
    948
Lactation und Magensekretion 457
Lactobezoar 249
Lactoseintoleranz bei Lactasemangel 726
Laimersche Membran 395
Lambliasis s. a. Giardiasis 588
Lamblien, Nachweis 366
Lamblienträger 588
Langmagen 203 f.
Laparoskopie bei Hiatushernie 400
— bei Leiomyoblastom 855
— bei Magencarcinommetastasen 952
Laparotomie nach Magenverätzung 1049
Laroxyl s. Amitryptilin
Larreysche Spalte 390
Laserstrahlen, Elektrocoagulation mit 334
Lasix zur Ascitestherapie 986
Laufbelastung, Ulcus, experimentelles durch
    674
Laugen, Magenverätzung durch 1048
Laugenvergiftung, Magenperforation bei
    540
—, Magenspülung bei 540
—, Therapie 540
Lauroylglycyrrhetinsäure-BX 24 736
Laurylsulfat und Gastrinliberation 79
Lebensalter und Ulcus pepticum 694
Leber, Echographie 952
—, Magenimpression durch 204 f.
—, Schmerzperzeption 156
Leberanomalie, Magenvolvulus bei 406
Leberbiopsie zur Lebermetastasensuche 952
Lebercirrhose, Blutung, gastritische bei
    508

Lebercirrhose und Gastritis, atrophische 535
— und Gastritis als Blutungsursache 508
— und Ulcus pepticum 717
—, Ulcusincidenz bei 669
— und Vasoactive Intestinal Polypeptide
    95
Lebererkrankungen und Gastritis 534
—, Magencarcinomincidenz 895
—, Ulcusincidenz bei 669, 717 f.
Leberextrakte und Magensekretion 80
Leberinsuffizienz, Erbrechen bei 498
Lebermetastasen, Diagnostik 953
— bei Magencarcinom 888
—, Strahlenbehandlung bei 986
Leberszintigraphie bei Magencarcinom 950
Leiomyoblastom 834, 854 f., 1004 f.
—, Wachstum, exogastrisches 855
Leiomyom 253 f., 350, 834, 893
Leiomyosarkom 406, 892 ff., 931, 996, 1003 f.
—, Cytologie 368
Leistenspitzenerosion 639
Lefax 342
Leucinaminopeptidase bei Magencarcinom
    950
Leukämie, Blutung, gastrointestinale bei
    510
—, Magenbeteiligung bei 277 f., 928, 1000
Leukocytose bei Ulcus pepticum 717
Librax 564
Librium s. Chlordiacepoxyd
Lieberkühnsche Drüsenschläuche 579
— Krypten 579
Lidocain und Gastrinfreisetzung 732
Ligamentum duodenocolicum 8
— gastrocolicum 6, 8
— gastrophrenicum 37
— hepatoduodenale 8
— hepatogastricum 8
— ventriculi 10
Linitis plastica 234, 261 f., 543, 888 f.
— —, Häufigkeit 887
Linitis plastica-Carcinom 889
Lipase, Magen- 58
Lokalanästhetika bei Erbrechen 500
— und Gastrinfreisetzung 732
— und Magensekretion 78
Lücke, lumbocostale und Magenhernie 391
—, oesophago-aortale 390
Lues, Magen-, s. Magen, Lues
Luft, freie, intraabdominale bei Magen-
    ruptur 1044
—, —, — bei Ulcusperforation 742 f.
Luftschlucken s. Aerophagie
Luftsichel, subdiaphragmale 186, 196, 242
Luftverschmutzung und Magencarcinom-
    risiko 881
Lungencarcinomatose bei Magencarcinom
    887
Lungenemphysem und Hiatushernie 397
Lungentuberkulose, Ulcusincidenz bei 718
Lupus erythematodes, Magenbeteiligung
    250
Lymphfollikel der Magenschleimhaut 15
Lymphfollikelhyperplasie, Bulbus duodeni
    297

Lymphknotentumoren, Magenimpression
durch 205f.
Lymphoblastom, großfollikuläres
des Magens 893, 1000
Lymphogranulomatose s. Magen, Lympho-
granulomatose
Lymphom s. Magen, Lymphom
Lymphosarkom, Magen- 269ff.
Lysolecithin und Magensekretion 463

Macula adhaerens 20
Magen, Abszeß, Röntgendiagnostik 234f.
—, Acidität, titrierbare 161, 165
—, Adenom s. Magenadenom
—, Adenomyom 253
—, Agenesie 383
—, Aktinomykose 234, 845
—, Aktionspotential, elektrisches 474
—, Amyloidose 278
—, Anastomose, Intussuszeption en bloc bei
426
—, Anastomosen, arterio-venöse 41
—, Anatomie 3ff., 9ff., 1037f.
—, Angelhakenform 7
—, Angiographie 197ff., 256, 263, 856
—, Angiosarkom 997
—, Arterien 38
—, Arterienligatur, Ulcus, experimentelles
durch 676
—, Arterienverkalkung, Röntgenaspekt
245
—, Arzneimittelschädigung 247
—, Atonie, postoperative 480f.
—, Atresie 383
—, Atrophie, blande, Röntgendiagnostik
229
—, Ausgangsstenose s. Magenausgangs-
stenose
—, basic electrical rhythm 474
—, Bezoar s. Bezoar
—, Bilokulation bei Volvulus 407f.
—, Biopsie s. Magenbiopsie, Magensaug-
biopsie
—, Blutgefäßversorgung 38ff.
—, Blutung s. Magenblutung
—, Blutverteilung, regionale 112
—, Candida albicans-Infektion 234
—, Carcinoid 256f., 836, 844, 854
—, —, Häufigkeit 256, 830
—, —, maligne Entartung und Metastasie-
rung 844
—, —, Röntgendiagnostik 257, 844
—, Carcinoma in situ 265, 890
—, Carcinom s. Magencarcinom
—, Chondrom 844
—, Choristien 836
—, Choristom 857
—, —, Röntgendiagnostik 845
—, control activity 474
—, Cystadenom 857
—, Cyste s. Magencyste
—, Cytologie s. Gastrocytodiagnostik
—, Dehnung und Sättigungszentrum 1062
—, Dehnungsrezeptoren 474

Magen, Dehnverschlußzone 37
— bei Dermatomyositis 250
—, Dermoid 836
—, Dilatation s. Magendilatation
—, Divertikel s. Magendivertikel
—, Duplikatur s. Magenduplikatur
— bei Eingeweideverlagerungen,
diaphrenischen 391
—, Eiswasserspülung zur Blutstillung 539
—, Ektopie 404
—, Embryologie 3f.
—, Endoskopie s. Gastroskopie
—, Endotheliom 830
—, Entzündung, spezifische, Röntgen-
diagnostik 233f.
—, Entwicklungsanomalien 383ff.
—, Erosionen s. Magenerosionen
—, Faltenrelief 594
—, — und Magensekretion 228, 230
—, —, Röntgendiagnostik 228
—, — bei Sarkom 272
—, Fibrae longitudinales 11
—, Fibrom 834
—, —, Häufigkeit 254, 830
—, —, Röntgendiagnostik 254, 842
—, Fibrolipom 842
—, Fibrosarkom 892
—, Fixierungen 8
—, Formänderungen 386ff.
—, Formvarianten 1037
—, Fremdkörper, Extraktion, endoskopische
331f., 347f.
—, —, Röntgendiagnostik 247ff.
—, —, Gastritis, akute durch 538
—, —, Gastritis, chronische durch 554
—, —, Pylorusstenose durch 416
—, Fremdkörpergranulom 255
—, —, Röntgenaspekt 286
—, Frühcarcinom s. Magenfrühcarcinom
—, „Frühkrebs" 890
—, Fundusschleimhaut, Anatomie 17ff.
—, Ganglioneurom 835
—, Gangrän bei Magenprolaps 393
—, Gastrinom 452
—, Gastrone 60, 65
—, Gefäßversorgung, arterielle 111f., 681
—, Glomustumor 834, 856f.
—, —, Häufigkeit 830
—, Granularzelltumor 835
—, Granuloblastom 835
—, Hämangioendotheliom 834, 893
—, Hämangiom 255, 856, 834
—, —, Häufigkeit 830
—, —, Röntgendiagnostik 842
—, Hämangiopericytom 830, 856
—, Hämangiosarkom 893
—, Hamartom 857
— bei Hauterkrankungen 250
—, Heidenhainsche Tasche 74
—, Hernien s. Magenhernien
—, Histogenese 4
—, Histiocytom 834
—, Hungerkontraktionen 103, 1065
—, Hyperplasie, lymphatische 1001f.
—, Impression, pathologische 205f., 276, 837

Magen, Impression, physiologische 204f.
—, Incarceration bei Hernien 393
—, —, Mortalität 394
—, Innervation, extrinsische 102f.
—, —, intrinsische 101f.
—, —, Repräsentanz, zentrale 102f.
—, —, Stimulation, elektrische 102
—, —, Transmittersubstanzen, neurale 102
—, Inselzelltumor in Pancreasheterotopie 858
—, Interposition 390
—, Intussuszeption s. Intussuszeption
—, Invagination s. Invagination
—, Kaskade s. Kaskadenmagen
—, „kleiner", Beschwerdebild 807
— bei Kollagenosen 250
—, „Kopfstand" bei Volvulus 407f.
—, Lageänderungen 386ff.
—, Lagevarianten 1037f.
—, Lamina propria mucosae 29f.
—, Längsmuskelschicht 11
—, Leiomyoblastom 834, 854f.
—, Leiomyom 253f., 350, 830, 834, 893
—, —, Differentialdiagnose zum Leiomyosarkom 893
—, —, Häufigkeit 830
—, —, Röntgendiagnostik 253f., 841f.
—, Leiomyosarkom 892ff., 996f., 1003ff.
—, —, Differentialdiagnose 931
—, —, Fünfjahresüberlebensrate 1003
—, —, Strukturvarianz, histologische 892
—, —, Symptomatologie 1005
—, —, Therapie 1005
— in Leistenhernie 406
— bei Leukämie, chronischer lymphatischer 1000
— bei Leukämie, Röntgenaspekt 277f., 928
—, Lipom 254, 834, 856
—, —, Häufigkeit 830
—, —, Röntgendiagnostik 254f., 842
—, Liposarkom 893
—, Lues 234
—, —, Erbrechen bei 497
—, —, Gastrocytogramm 371
—, —, Magenerosionen bei 644
—, —, Röntgendiagnostik 234, 845
— bei Lupus erythematodes 250
—, Lymphangioendotheliom 834
—, Lymphangiom 255, 834
—, —, Häufigkeit 830
—, —, Röntgendiagnostik 844
—, Lymphgefäße 42, 887
—, Lymphknoten, regionäre 42, 982
—, Lymphoblastoma folliculare 893, 1000
—, Lymphocytosarkom 892
—, Lymphogranulomatose 997, 1000f.
—, —, Cytologie 368
—, —, Häufigkeit 893
—, —, Röntgenaspekt 275f., 925f., 1001
—, —, Therapie 1004
—, Lymphom, malignes 997ff.
—, —, —, Differentialdiagnose 1001f.
—, —, —, Fünfjahresüberlebensrate 1003
—, —, —, Gastroskopiebefund 999
—, —, —, Prognose 1003f.

Magen, Lymphom, malignes, Röntgendiagnostik 844
—, —, —, Therapie 1003f.
—, Lymphosarkom 269ff., 892, 997, 1003
—, —, Fünfjahresüberlebensrate 1003
—, —, Magenerosionen bei 648
— bei Makroglobulinämie Waldenström 1000
—, Mechanoreceptoren 103
—, Melanosarkom 339
—, Membranpotential 474
—, Metastasen im 273f., 893f.
—, M. Crohn des 233, 648, 722
—, Morphogenese 3f.
—, Motilität s. Magenmotilität
—, Motorik s. Magenmotorik
—, Muskulatur s. Magenmuskulatur
—, Muskelfaserarchitektur und Ulcusheilung 691
—, Mykosen 234
—, Myoblastenmyom 835, 854
—, —, Häufigkeit 830
—, Myofibrom 834
—, Myom 413, 428
—, Myxofibrom 834
—, Myxom 830
—, Myxosarkom 893
—, Nachbarschaftsbeziehungen 8
— und Nahrungsmittelintoleranz 1065
— in Narbenhernien 405f.
—, Neoplasmen, lymphocytäre, histologische Differentialdiagnose 1002
—, Nerven, Anatomie 42ff.
—, —, Plexus gastrici 43
—, —, — myentericus 43
—, —, — subserosus 43
—, Nervenfasern, katecholaminhaltige 44
—, —, marklose 45
—, Nervensystem, inneres 43f.
—, —, intramurales 44
—, Nervenzellvorkommen 44
—, Neurilemmom 855f.
—, Neurinom 253f., 835, 841
—, —, malignes 835, 892f.
—, Neurofibrom 253, 835, 855f.
—, —, Röntgendiagnostik 253, 841
—, Neurofibrosarkom 893
—, Neurolemmom 835
—, Neurom, granuläres 835
—, —, Röntgendiagnostik 841
—, Neurosarkom 893
—, Nüchternsaft 161, 164
—, Nüchternsekretion, nächtliche 663, 715
—, Operation s. Magenoperation
—, operierter 801ff.
—, —, Anastomose, Endoskopiebefund 339f.
—, —, Anastomose, Röntgenaspekt 289
—, —, Endoskopiebefund 339f.
—, —, Röntgenmorphologie 279ff.
—, —. — bei Carcinomrecidiv 292ff., 923f.
—, —, Röntgenuntersuchung, allgemeine Regeln 294f.
—, —, Schleimhautprolaps bei 430
—, Osteochondrom 834

Magen, Osteochondrom, Häufigkeit 830
—, —, Röntgendiagnostik 844
—, Osteom 830, 844
—, Pancreasheterotopie 250, 255, 845, 857 ff.
—, —, Diagnostik 858 f.
—, —, Pylorusstenose durch 836, 858
—, —, Therapie 859
—, Papillom 830 f.
—, Paragangliom 835
—, Paries anterior et posterior 5
—, Pariser Nomina anatomica 5 ff.
—, Pars pylorica 13 f.
—, Passagebehinderung und Erbrechen 497
—, Pavlovsche Tasche 74
—, Perforation s. Magenperforation
—, Pericytom 834
—, Peristaltik s. Magenperistaltik
—, Phaeochromocytom 844
—, Phlegmone 234 f., 531, 543
—, Physiologie 57 ff.
—, Plasmocytom 893, 997, 1000
—, —, Röntgendiagnostik 278, 928
—, Plexus, arterielle 39
—, Plexus submucosus 44
—, Plica cardiaca 12
—, Pneumatosis cystica 236, 857
—, Polypen s. Magenpolypen
—, Polypektomie, endoskopische 332 f., 348,
853
—, Potentialdifferenz Mucosa/Serosa 62, 86
—, Potentialschwankungen 474
—, Prolaps s. Magenprolaps
—, Pseudodivertikel 413
—, Pseudolymphom 1001 f.
—, Pseudotumoren 844 f.
—, —, Röntgendiagnostik 250 ff.
— bei Pseudoxanthoma elasticum 250
— bei Recklinghausenscher Krankheit
254, 835, 855 f.
—, Regenerationspolypen 831
—, reitender 383, 388
—, Reservoirfunktion 99
—, resezierter s. a. Magenoperation, Magen,
operierter, Magenresektion 801 ff.
—, Retentionscyste 835
—, Reticulom 844
—, Reticulosarkom 892, 996 f., 1003
—, —, Cytologie 368
—, —, Fünfjahresüberlebensrate 1003
—, Retortenform bei Volvulus 407 f.
—, Rhabdomyom 835, 854
—, Riesenfalten s. a. Riesenfaltengastro-
pathie, Magenschleimhauthyperplasie, M.
Ménétrier
—, —, Endoskopiebefund 334 f., 349
—, — bei Lymphomen, malignen 335, 999
—, —, Röntgendiagnostik 224
—. Ringmuskelschicht 11 f.
—, Röntgenaspekt, normaler 202 ff.
—, Röntgendiagnostik 183 ff.
—, —, Aufnahmetypen 187
—, —, Belichtungstechnik 185
—, —, Doppelkontrastverfahren 187 f., 267
—, — mit dünner Kontrastmittelschicht
187

Magen, Röntgendiagnostik, Durchleuchtung
186
—, — bei Fehlbildungen, gastralen 204 ff.
—, — bei Lageanomalien, gastralen 204 ff.
—, —, Kompression bei 188 f.
—, —, Kontrastmittelzubereitung 184 f.
—, —, Leeraufnahme 187
—, —, Notfalluntersuchung 196 f.
—, —, Palpation bei 188 f.
—, —, Parietographie 199 f., 263
—, —, Patientenvorbereitung 184
—, —, Pharmakoradiographie 197 f.
—, —, Pneumogastrogramm 201
—, —, Polygraphie 187
—, —, Prallfüllung 187, 266 f.
—, —, Spraytechnik 201
—, —, Strahlenexposition des Patienten 195
—, —, — des Untersuchers 196
—, —, Strahlenschutz 195 f.
—, — mit Tantalstaub 201
—, —, technisch-apparative Möglichkeiten
194 f.
—, —, Untersuchungstaktik 189 ff.
—, Ruhepotential 474
—, Ruptur s. Magenruptur
—, Sanduhrform s. Sanduhrmagen
—, Sarkoidose 233, 276 f., 648, 722
—, Sarkom s. Magensarkom
—, Sättigungszentrum, Beeinflussung durch
Dehnung 1062
—, Saugbiopsie, blinde 323 ff.
—, —, — bei Gastritis 531
—, —, —, Indikationen 324 f.
—, —, —, Instrumente 324
—, —, — bei Magenerosionen 652 f.
—, —, —, Technik 324
—, —, —, Wertigkeit 325
—, Saugbiopsiedefekt, Heilungszeit 678
—, Schlingenbiopsie s. Schlingenbiopsie
—, Schwannom 835, 855
—, Scirrhus s. Magencarcinom, scirrhöses
—, Septum, membranöses 217, 495
— bei Situs inversus 383
— bei Sklerodermie 250
— bei Soorinfektion 234
—, Spasmen, Röntgenaspekt 220
—, — bei Ulcus 242
—, Spitzendivertikel 214, 412
—, Spontanruptur 1038
—, Stierhornform 7
—, Strangulation bei Magenvolvulus 410
—, Stratum circulare 11 f.
—, — longitudinale 11
—, Stumpfcarcinom s. Magenstumpf-
carcinom
—, Sturzentleerung 807, 813
—, —, Röntgendiagnostik 289
—, Submucosa 30 f.
—. —, Vascularisation 39 f.
— bei Systemerkrankungen, Röntgen-
diagnostik 275 ff.
—, Szintigraphie 201 f., 940
—, Teratom 836, 857
—, Topographie 7 ff.
—, Torsion, Röntgendiagnostik 212

Magen, Torsion bei Volvulus 407
—, Tuberkulose 233f.
—, —, Cytodiagnostik 371
—, —, Endoskopiebefund 334, 722
—, — und Magencarcinom 234
—, —, Magenerosionen bei 648
—, —, Röntgendiagnostik 233f., 845
—, Tunica muscularis 9, 11ff., 30
—, — serosa 9, 10f.
—, Übergangszone, gastrooesophageale,
    Topographie 37
—, —, kardiooesophageale, Befestigung 35
—, —, —, Innervation 36
—, —, —, Peritonealüberzug 37
—, Ulcuscarcinom s. Ulcuscarcinom
— bei Urticaria pigmentosa 250
—, Venen 41f.
—, Verätzung 1047f.
—, —, Pylorushypertrophie nach 423
—, —, Röntgendiagnostik 247f., 845, 1048
—, —, Therapie 1048f.
—, Vereisung 679, 737
—, Verletzung s. a. Magenperforation,
    Magenruptur
—, — 1037ff
—, — bei Fremdkörperentfernung 1039
—, —, instrumentelle 1039
—, —, Prognose 1047
—, —, Symptomatik 1044f.
—, —, Therapie 1045ff.
—, Wachstum, postfetales 4
—, Xanthelasma 860
—, Xanthofibrom 834, 860
—, Xanthogranulom 860
—, Xanthom 834, 860
— bei Zwerchfellrelaxation 390f.
Magenabsaugung bei Blutung, gastro-
    intestinaler 514
Magenadenom s. a. Magenpolyp
— 847ff.
—, Carcinomhäufigkeit bei 849f.
—, Größe und carcinomatöse Veränderungen
    849f.
—, gutartiges, Differentialdiagnose 852
—, Häufigkeit 847f.
—, Klinik 847f.
— in Pancreasheterotopie 858
—, papillomatöses, Röntgendiagnostik
    253
—, polpöses 831
—, —, Entartung, carcinomatöse 832
—, — und Magencarcinom 832
—, Prognose 854
—, solitäres 849f.
—, villöses 831f.
—, —, Röntgenaspekt 852
Magenadenome, multiple 849f.
—, —, polypöse 833
Magenanlage 3
—, Descensushemmung der 405
Magenausgangsstenose, Differentialdiagnose
    745ff.
— bei Magenlipom 834
—, Magenruptur bei 1043
— bei Ulcus ventriculi 691

Magenbeschwerden, Diagnostik, rechtzeitige
    944
—, funktionelle 1055ff.
— durch Motilitätsstörungen 1065
— ohne organischen Befund 1053ff.
—, postoperative 804ff.
—, —, durch Metallclips 806
—, —, durch Nahtmaterial 806f.
—, postprandiale 1066
— und Psyche 1061
Magenbiopsie 323ff.
—, blinde 323ff.
—, Blutung nach 510
—, „chemische" 62
—, bei Gastritis 531
—, Historisches 323f.
— bei Magencarcinom, scirrhösem 337
—, —, Treffsicherheit 959f.
— bei Magenerosionen 652f.
— —, Ergebnisse 643
— bei Magenfrühcarcinom, Treffsicherheit
    959f.
— bei Riesenfaltengastropathie 625
—, stufenweise 330
—, Trefferquote, diagnostische 711, 959f.
— bei ulcerösen Läsionen 336, 711
Magenblase 202
—, fehlende 186, 263, 404
Magenblutung s. a. Blutung, gastro-
    intestinale, Ulcusblutung
—, Ätiologie 507ff.
—, Eiswasserspülung bei 514
—, Elektrocoagulation blutender Läsionen
    333
— bei Exulceratio simplex Dieulafoy 335,
    654
— bei Fibrom, gestieltem 834
— bei Gastritis, akuter exogener 538
— — corrosiva 541
—, komplikative, Therapie 539
— bei Magenglomustumor 857
— bei Magenpolyp 253
—, Notfallgastroskopie bei 331, 651f., 750
—, Notfalluntersuchung, röntgenologische
    196f.
—, Operationsindikation 520
— bei Pseudoxanthoma elasticum 250
—, Röntgendiagnostik 242
— nach Salicylateinnahme 536
—, Ursachen 507ff.
Magenbürste von Ayre und Oren 357
Magencarcinom s. a. Magenfrühcarcinom,
    Magenschleimhautcarcinom, Kardia-
    carcinom, Pyloruscarcinom, Antrum-
    carcinom
— und „Abwehrlage" 993
—, adenoides 889
— und Aflatoxin 894
— und Alter 976ff.
—, Altersverteilung 872f., 884
—, — in Abhängigkeit vom Wachstumstyp
    964, 972
— und Anämie, perniziöse 875f.
—, Anamnese 895f., 965
—, Appetit bei 157

Magencarcinom, Ätiologie 871 ff.
—, Ausbreitung, Beurteilung 949 ff.
—, Ausbreitung per continuitatem 887
— und Beruf 881
—, Besonderheiten, klinische und histologischer Typ 971 f.
—, —, klinische, lokalisationsabhängige
971 f.
—, —, lokalisatorische 969 f., 972
—, Bestrahlung, präoperative bei 984
—, Biopsie bei 928 ff.
—, Blutbild bei 940 f.
— und Blutgruppe A 677
— und Blutgruppen 874 f., 976
Magencarcinom und Cancerogene 881
—, Chemotherapie 984 f.
—, Cytodiagnostik 366, 373 ff., 935 f.
—, —, Treffsicherheit 936
—, Diagnoseverzögerung bei 895, 945,
972
—, — in Abhängigkeit vom Wachstumstyp
963 f., 972
—, —, iatrogene bei 895 f., 972
—, Diagnostik der Tumorausdehnung 949 f.
—, Differentialdiagnose, röntgenologische
264 f.
—, — der „vorgewölbten Veränderungen"
931
—, diffuser Typ 884
—, diffuses 890
—, —, infiltrierendes, Röntgendiagnostik
261 f.
—, Diphenylaminreaktion bei 939
—, Duodenuminvasion bei 887
—, Eiweißexsudation, intragastrale 938
—, Eiweißverlust, enteraler bei 617
—, Endoskopiebefund 336 f., 350, 928 ff.
—, Epidemiologie 871 f.
— und Ernährung 881 f.
— bei ethnischen Gruppen 878 f.
—, experimentelles 894
—, Familienuntersuchungen bei 874
—, Fisteloperation, Letalität 989
—, Fünfjahresüberlebensrate 962
—, — und Anamnesedauer 896, 944
—, — und Lebensalter 978
—, —, postoperative 988
—, Fünfjahresüberlebensziffern 995
— und Gastritis 568, 883 f.
—, Gastroenterostomie-Letalität 989
—, Gastroskopie bei 336 ff., 928 ff.
—, — bei, Treffsicherheit 930
— und Geburtsmonat 877
—, genetische Faktoren 874
—, geographische Pathologie 877 ff., 921
—, Geschlecht und Anamnesedauer 896
—, Geschlechtsverteilung 872 f.
—, Geschlechtsverteilung in Relation zur
Lokalisation 872
—, Grundformen nach Gutmann 901
—, Häufigkeit 872 f., 886
—, —, familiäre 874
—, —, geographische 877 ff., 921
—, — nach Ulcusbehandlung 883
—, — und Umweltbedingungen 877

Magencarcinom, Häufigkeitsverhältnis zu
anderen Tumoren 873
—, Heilungsquote und Tumorausbreitung
955
—, — und Tumorlokalisation 978
—, Heilungsziffer in Abhängigkeit verschiedener Faktoren 991 f.
—, — und Operationsverfahren 991
— als Hernienfolge 400
— und Hiatushernie 906
— in Hiatushernien 210
—, Histologie 888 ff.
—, —, klinische Bedeutung 971 f.
—, Hormoneinflüsse 877
—, Immunpathogenese 885, 943
—, Immunglobulinmangel bei 943
—, Incidenz 872 f.
—, infiltrativ ulcerierendes, Röntgenaspekt
909 ff.
—, inkurables, Überlebensdauer bei 989
—, —, Überlebensrate und Alter 977
—, inoperables, Überlebensrate nach Strah-
len- und Cytostatikatherapie 984
—, intestinaler Typ 884, 889 f.
—, Invagination bei 428
—, Klassifikation nach Borrmann-Konjetzny
972, 976, 900, 969, 991
—, —, histologische 888 f.
—, — des „kleinen Magencarcinoms" 901
—, —, röntgenologische 258, 899 ff.
—, — des Schleimhautcarcinoms 901,
932 f.
—, „kleines", Röntgendiagnostik 264,
914 ff.
—, Komplikationen 901
—, Laboratoriumsbefunde 940 ff.
—, Laparotomie-Letalität 989
—, Lebensalter und Anamnesedauer 896
—, Letalität, altersabhängige 977
—, —, postoperative 989 f.
—, Lokalisation 262, 886
—, —, in Abhängigkeit vom Wachstumstyp
963
—, — und Anamnesedauer 896
—, — und Gastritisausdehnung 884
—, Lymphabfluß bei 887
— und Magenadenom, polypöses 832,
849 f.
— bei Magenduplikatur 386
— nach Magenoperation s. a. Magenstumpfcarcinom
— — 974 f.
— —, Röntgendiagnostik 292 ff.
—, Magenperforation bei 887
—, —, Röntgenuntersuchung 901
— Magenpolypen, Häufigkeit 849
— —, hyperplastischen 832
— und Magenruptur 1043
—, Magensaftenzymaktivität bei 938
—, Magenschleimgehalt bei 939
— bei Magenschleimhautfehlregeneration
885
— und Magenschleimhauthyperplasie 630
—, Magensekretionsanalyse bei 172, 937 f.
— bei Magentuberkulose 234

Magencarcinom, Metastasensuche 950 ff.
—, Metastasierung bei 888
—, Metastasierungswege 887 f
—, Milchsäurekonzentration, gastrale bei 939
—, Morbidität 878
—, Morbiditätsrückgang 877 f.
—, Mortalität 877 f., 944, 995
—, —, altersstandardisierte 879
—, — bei Auswanderern 878 f.
—, — unter Blutsverwandten 875
—, — in der DDR 873, 879
—, — und Eiweißkonsum 882
—, — nach der Menopause 877
—, —, postoperative 988
—, — bei Schwerarbeitern 881
—, — bei Sozialschichten 880
—, — Stadt/Land 878
—, — und Ulcusmortalität, Korrelation mit 883
—, — in den USA 880
—, —, Veränderungen, jährliche 882
—, multizentrisches 274, 973
—, Neuerkrankungsanzahl 873
—, nuklearmedizinische Diagnostik 939 ff.
—, Oesophagusinvasion bei 887
—, Operabilität 980, 995
—, Operabilitätsbeurteilung 949 ff.
—, Operation der Metastasen 983
—, Operationsanamnese wegen Ulcus bei 895
—, Operationsart und Anamnesedauer 896
—, Operationsverfahren in Abhängigkeit vom Wachstumstyp 963
— des operierten Magens 974 f.
—, — —, Röntgendiagnostik 292 ff.
—, Ovarialmetastasen bei 888
— in Pancreasheterotopie 858
—, Pathologie 886 ff.
—, perforiertes 779
—, Peritonitis carcinomatosa bei 887
—, polypöses, Differentialdiagnose 852
—, —, Gastroskopiebefund 930
—, —, Röntgenaspekt 258 f., 902 ff.
—, Prognose 989 ff.
—, psychische Führung bei 987 f.
— im Pylorusbereich, Röntgendiagnostik 265
—, Pylorushypertrophie bei 423
—, Pylorusstenose bei 416
—, Recidivhäufigkeit, postoperative 981
—, Recidivprophylaxe, chemotherapeutische 985
—, Resektionsquote 995
—, Röntgenbefunde, charakteristische 900
—, Röntgenbefunde, Klassifikation 258, 899 ff.
— und Röntgenbestrahlung 894
—, Röntgendiagnostik 257 ff., 900 ff.
—, —, Ballonreifensymptom 906
—, — bei Blutung 901
—, —, Doppelkontrastmethode 267, 904
—, —, Durchleuchtungsbild, Bewertung des 922
—, — bei Frühcarcinom 265 f., 257 ff.
—, — zur Früherkennung des 257, 921 f.

Magencarcinom, Röntgendiagnostik bei infiltrativ ulcerierendem Carcinom 909 f.
—, — bei „kleinem Magencarcinom" 266, 914 ff.
—, —, Meniskuszeichen 909
—, —, Nativschatten 904
—, —, Nischenkriterien, krebsverdächtige 909
—, — bei operiertem Magen 923
—, —, Parietographie bei 904
—, —, Pelotteneffekt-Differentialdiagnose 914
—, — bei Penetration 901
—, — bei Perforation 901
—, — bei polypösem Carcinom 902 ff.
—, —, Reliefbild 904
—, — bei Ringwallcarcinom 906 ff.
—, — beim Schleimhautcarcinom 914 ff.
—, — bei schüsselförmig ulcerierendem Carcinom 906 ff.
—, — bei scirrhösem Carcinom 914
—, — bei Stenose des Magens 901
—, —, Treffsicherheit 930, 936
—, —, „Tumorzapfen" 258
—, —, Ulcus-Differentialdiagnose 908
—, Röntgenreihenuntersuchung bei 922
—, scirrhöses 914, 971 f.
—, —, Endoskopiebefund 337
—, —, Heilungsziffer, klinische 991
—, — und Lebensalter 976
—, —, Magenerosionen bei 648
—, —, Mortalität 994
—, —, Pathologie 888 f.
—, —, Röntgenaspekt 261 f., 914, 917
—, —, Schlingenbiopsie bei 337
—, Serumproteine bei 943
—, Spontanregression 989
— und Strahlen, ionisierende 877
—, Strahlentherapie 983 f.
—, Symptomatologie 895 ff., 972
—, — in Abhängigkeit vom Wachstumstyp 963 f.
—, Synopsis ätiologischer Faktoren 886
—, Therapie s. Magencarcinomtherapie
— bei Tieren 894
—, TNM-Klassifikation 954
—, Treffsicherheit diagnostischer Methoden 936
—, Überlebensrate in Abhängigkeit vom Wachstumstyp 963
—, ulceröses s. a. Ulcuscarcinom
—, — 719 ff., 963 f.
—, —, Anamnese 965
—, —, Differentialdiagnose zum Ulcus ventriculi 932, 965 ff.
—, —, „Heilung", scheinbare 930, 965, 968
—, —, Test, therapeutischer bei 966
—, —, Ulcusgröße als Differentialdiagnostikum 965
— bei Ulcus duodeni 885
— und Ulcus ventriculi 883, 961 ff.
—, Ulcushäufigkeit bei 887
—, unbehandeltes, Verlauf 989
—, Verschleppungszeit, diagnostische 964
—, Vorsorgeuntersuchung 945, 947

Magencarcinom, Wachstum, multizentrisches
891
—, Wachstumstyp 886f.
—, — und Anamnesedauer 896
—, — und Lebensalter 977
—, —, klinische Bedeutung 963
—, Zweittumoren bei 921
— Zwillingsstudien bei 874
Magencarcinomfrüherkennung 943ff.
— durch Cytodiagnostik 373f., 948
— durch Gastrokamera 948
—, Perspektiven 948f.
— durch Röntgenreihenuntersuchung 946f.
— durch Vorsorgeuntersuchung 945, 947
Magencarcinomrecidiv nach Gastrektomie
819
Magencarcinomrisiko bei Anacidität 884, 948
— bei Anämie, perniziöser 884
— durch Pilze 883
— und Serumpepsinspiegel 884
Magencarcinomstadien, Diagnose bei 956
—, Heilung bei 955
—, morphologische Differenzierung bei 957
—, Symptomenhäufigkeit bei 956
Magencarcinomtherapie, Coloninterposition
bei 983
—, cytostatische 984f.
—, Dünndarminterposition bei 983
—, Ergebnisse 988
— und Lymphknotenentfernung, regionäre
982
—, Operabilität und Resektionsraten 980
—, operative 978ff.
—, Operationsindikationen 980
—, Operationsverfahren und Anamnesedauer
896
—, palliative 985ff.
—, Palliativoperationen 983
—, Resektionsraten, Häufigkeit 981
— mit Strahlen 983f.
— mit — und 5-Fluoruracil in Kombina-
tion 983
—, symptomatische 985ff.
Magencarcinomtypen, histologische,
Operationsverfahren bei 972
—, —, Überlebensrate bei 972
—, makroskopische, Anacidität bei 963
—, —, Diagnoseverzögerung bei 963
—, —, klinische Bedeutung 963
—, —, Histologie bei 963
—, —, Lokalisation, intragastrale bei 963
—, —, Operation bei 963
—, —, Überlebensrate bei 963
Magencyste 256, 835f., 857
—, Angiographie bei 256
—, enterogene 836
—, Häufigkeit 830
—, Röntgendiagnostik 216, 250, 256, 845
Magencytologie s. Gastrocytodiagnostik
355ff.
Magen-Darm-Kanal, Gasgehalt 1064
—, Innervation 1056f.
—, Motorik unter dem Einfluß gastrointesti-
naler Hormone 117
—, Nervenzellverteilung 44

Magen-Darm-Passage, röntgendiagnostische
183
Magendilatation bei Diabetes mellitus 477
— nach Duodenographie, hypotoner 479
—, postoperative 480f.
—, Ursachen 477, 480f.
Magendivertikel, Ätiologie 413
—, Blutung bei 510
—, congenitales 385
— der Cuvatura major 384f., 413
—, Definition 411
—, Differentialdiagnose 414
—, Diverticulitis bei 414
—, Einteilung 412
—, echtes 412
—, Entartung, maligne 415
—, Excision 416
—, falsches 412
—, funktionelles 412, 414
—, Größe 413f.
—, Häufigkeit 411
—. Klinik 414f.
—, Komplikationen 414f.
—, Lokalisation 413f.
—, —, atypische 214f.
— und Muskelhypertrophie, präpylorische
413
—, Myom im 413
— und Pancreasheterotopie 215
—, präpylorisches 413
—, Pylorusstenose durch 416
—, Röntgendiagnostik 214f.
—, Spontanperforation 415
—, Stieldrehung 415
—, subkardiales 214f.
—, Therapie 415f.
Magendruck, basaler 98
— und Erbrechen 489
—, Manometrie bei Hiatushernie 402
—, Meßmethoden 104ff.
—, physiologischer 1038f.
— nach Vagotomie 102
Magendrüsen s. a. Glandulae gastricae pro-
priae, Kardiadrüsen, Pylorusdrüsen
—, Anatomie 16ff.
—, Dilatation, cystische 602
—, DNA-Syntheseindex beim Hund 596
—, Lebensdauer 596
—, Regeneration 28
Magenduplikatur, Altersverteilung 385
—, Ätiologie 384
—, Definition 384
—, Differentialdiagnose 386
—, Häufigkeit 384
—, inkomplette 413f.
—, Komplikationen 385
—, Pancreasheterotopie in 384
—, pathologische Anatomie 384
—, Röntgendiagnostik 215
—, Symptomatologie 385
—, Therapie 386
Magendurchblutung 111f.
— bei Entblutungskollaps 643
—, Infrarotdurchblutungsmessung 643
— und Magensekretion 115

Magendurchblutung bei M. Addison 456
Magenemphysem, interstitielles 235
Magenentleerung s. a. Magenmotilität, Magen-
    motorik
— 473 ff.
—, aequikalorische 108
— nach Antrumteilresektion 481
— nach Billroth I-Operation 483
— und Druck, intragastraler 109
— bei Dumping-Syndrom 812 f.
— bei Gastritis, atrophischer 885
—, Geschwindigkeit 107 f.
— bei Magendivertikel 415
— und Magensekretion 474
— und Nahrungsmittelosmolarität 108,
    1065
—, Parasympathicomimetikawirkung auf 102
—, postoperative 480 ff.
— nach Pyloromyotomie 421
— und Receptoren, duodenale 108, 1065 f.
— und Säuregehalt des Mageninhaltes 1065
—, Steuerung 106 f., 474
— bei Ulcus 416
— nach Vagotomie 481 ff.
Magenentleerungstypen 476
Magenerkrankungen, Allgemeinuntersuchung
    bei 158 f.
—, Anamnese 155
—, Diagnostik 153 ff.
—, Sekretionsprüfung bei 161 ff.
Magenerosionen 639 ff.
—, akute 640
— und Alter 647
— und Antikörper, antigastrale 651
— und Aphthen 648
—, aphthöse 651
—, Ätiologie 644 ff.
— als Begleitkrankheit 648
—, Biopsie-Ergebnisse 643
—, blutende und Blutgruppe 508
— als Blutungsquelle 508, 647, 650
—, chronische 640
—, Definition 639
—, Diagnostik 650 f.
—, Differentialdiagnose 654
—, Endoskopiebefund 335, 349, 647, 650 f.
—, Erosionsnarben 643
—, experimentelle 646, 677
— und Gastritis 643
— bei Gastritis, eosinophiler 233
— — —, umschriebener, marginaler 233
—, Geschlechtunterschiede 647
—, Häufigkeit 231, 646 f.
—, Histologie 642, 653 f.
—, Historisches 639 f.
—, inkomplette 640, 650
—, Klassifikation 640
—, komplette 640
—, Lokalisation 647
—, Magenbiopsie bei 652 f.
— bei Magendivertikel 414
— und Magenfrühcarcinom 643
— und Magensäureproduktion 648, 654
—, makroskopischer Aspekt 640
—, Notfallendoskopie 651 f.

Magenerosionen, „Ochsenaugenerosion" 651
—, Pathogenese 643
—, pathologische Anatomie 640 ff.
—, postoperative 644
—, Prognose 655
—, punctiforme 650
—, reife (mature type) 640
—, Rezidivneigung 655
—, Rhythmus, jahreszeitlicher 647
—, Röntgendiagnostik 231 f., 647 ff.
— durch Salicylate 536
—, Satellitenerosionen 648
— bei Magenschleimhauthyperplasie 605
—, „Schießscheibenläsion" 651
—, Stadieneinteilung 642
—, Symptomatologie 647 f.
—, Therapie 654
— als Todesursache 647
— bei Tuberkulose 233
— und Ulcus 655
—, unreife (immature type) 640
—, varioliforme 650
—, Vorkommen 646 f.
Magenfistel, experimentelle 535
—, postoperative 290
—, bei Magencarcinom 896, 983
Magenformen, röntgenologische 202 f.
Magenfrühcarcinom s. a. Magenschleimhaut-
    carcinom
—, Begriffsbestimmung 265, 337, 957
—, Biopsie bei 711
—, Cytodiagnostik 374
—, Cytostatikabehandlung, lokale 334
—, Differentialdiagnose, röntgenologische
    268 ff.
—, „Dyeing Method" 338
—, Einteilung 265 f., 337 f., 891
—, Endoskopiebefund 338, 350
—, Fünfjahresüberlebensquote 337
—, Histologie 338
—, Lymphknotenmetastasen bei 891
— und Magenerosionen 643
—, Mischtypen 337 f.
—, Peristaltik bei 267
—, Röntgendiagnostik 256 ff., 264
—, Symptomatologie 722
—, Treffsicherheit der Biopsiehistologie 338
—, ulceriertes, Magenfaltenveränderungen
    bei 698, 721
—, Wachstumsformen 890 f.
Magenfunktion, postoperative Besonderhei-
    ten 289 f.
Magengeschwülste s. Magentumoren, Magen-
    Lymphome
Magengeschwür s. Ulcus ventriculi
Magengestalt 5 ff.
Magengranulom, eosinophiles 255, 835 f.,
    859 f.
—, — Häufigkeit 830
—, —, Klassifikation nach O'Neill 860
—, —, Röntgendiagnostik 250, 255, 844
—, —, Symptomatik 255
Magenhernie 391 ff.
—, Ätiologie 391
—, congenitale 391

Magenhernie, congenitale, Magenvolvulus
bei 407
—, Diagnostik 392
—, Häufigkeit 391
—, Komplikationen 393
—, Therapie 393
—, traumatische 391ff.
Mageninhalt, Röntgenkontrastmittelaussparungen durch 844
Magenkatarrh, akuter 229
Magenknie 11
Magenkorpus, Reflexe, lokale 77
Magenkrampf bei Intussuszeption, jejunogastraler 427
Magenkrebs s. u. Magencarcinom
Magenleersekretion 161
Magenlipase 58
Magenmotilität s. a. Magenmotorik
—, adrenerge Mechanismen 144
— und Alkohol 147
— bei Aspirin 645
— und Chymusbeschaffenheit 107f.
— und Coherin 478
— bei Darmdehnung 104
— und Darmflora 478
—, 2-Desoxy-D-Glucose-Wirkung 68, 110
—, Enterogastronewirkung 86
— und Fettsäuren 104
—, Frequenz, peristaltische 105f.
—, hormonelle Einwirkungen auf 109ff.
— bei Hungergefühl 103
— und Kaffee 108f.
— bei Kollagenosen 479
— bei Magencarcinom 259, 267
— und Magenschmerz 104, 1060f.
— und Magenvolvulus 406
—, Meßmethoden 104f.
—, Metoclopramidwirkung auf 142f.
—, Motilitätsindices 105
—, Nahrungsmitteleinfluß 106, 108
— und Nikotin 671
— nach Operationen 480ff.
—, Perzeptionsschwelle für 1061
— und Pharmaka 137ff., 479f.
—, Speciesunterschiede 104
—, Sulpiridwirkung auf 142f.
—, Temperatureinfluß 477
—, Typen 104ff., 473f.
—, Untersuchungsmethoden 473
— nach Vagotomie, Röntgendiagnostik 289
— — —, superselektiver 483
— und Zentralnervensystem 103
Magenmotilitätsstörungen, anatomische
Grundlagen 473f.
—, humorale Einflüsse 477f.
— bei Infektionskrankheiten 478f.
— und Magenbeschwerden 1065
— bei Magenneoplasien 476f.
— bei Myasthenia gravis 477
—, nervale 477
— nach Operationen 480ff.
—, Pathophysiologie 473ff.
— und Psyche 477
— bei Tabes dorsalis 477
— bei Ulcus duodeni 475

Magenmotilitätsstörungen bei Ulcus
ventriculi 474
—, Ursachen, lokale 474ff.
Magenmotorik s. a. Magenmotilität
— 98ff.
—, Pharmakologie 137ff.
— bei Ulcus ventriculi 242
Magenmuskulatur, Aktionspotential 100
—, Aktivität, elektrische 100f.
—, Anatomie 11ff.
—, Canalisschlinge 13
—, Corpus ventriculi 11
—, Eigenschaften 99f.
—, Embryologie 4
—, Fundus ventriculi 11
—, Intermediärzone 13
—, Kontraktionsrhythmus 101
—, Motilitätsregulation 103
—, Pars cardiaca 11, 14
—, — pylorica beim Hund 13
—, Peristaltik, Frequenz der 100f.
—, schräge 12
—, Sinusgebiet 13
—, Tonusregulation 103
— und Ulcuslokalisation 688
Magenoperation, Beschwerden nach 804ff.
—, Carcinom nach 974f.
—, kombinierte 802ff.
—, —, bei Ulcus pepticum 787
—, nichtresezierende Indikationen 790
—, —, Kontraindikationen 790
—, —, bei Ulcus pepticum 787ff.
—, Umwandlungsoperation nach 795
—, Verfahren 280f., 981ff., 1046
—, Verlaufskontrollen 804
—, Wiederholungseingriffe nach 794ff.
Magenperforation s. a. Magenruptur, Magenverletzungen
— durch Fremdkörper 249
—, intrauterine 1044
—, Luftsichel, subphrenische bei 186
— bei Magenduplikatur 386
—, spontane 1043
—, Symptomatik 1044f.
—, Therapie 1045ff.
—, Übernähung 280f., 1046
Magenperistaltik s. a. Magenmotilität, Magenmotorik
— 99, 474
— bei Amyloidose des Magens 279
— bei Diabetes mellitus 245
—, Frequenzmaximum 105
— bei Magencarcinom 259, 267, 476f.
— bei Ulcusblutung 750
— nach Vagotomie 102, 108, 289, 481ff.
Magenpolypen 831ff.
—, Abtragung, gastroskopische 332f., 384
—, adenomatöse 830f.
—, —, Röntgenaspekt 251f.
—, Anämie, perniziöse bei 849
—, Blutung 253
— der Brunnerschen Drüsen 857
—, carcinomatöse Entartung 832, 849ff.
—, — — und Polypengröße 832
—, Durchmesser 840

Magenpolypen, echte 832
— und Eiweißverlust, enteraler 617
—, entzündlich hyperplastische, Einteilung 859 f.
—, Epithelherde, maligne in 851 f.
—, Erbrechen bei 497
—, Gastroskopie und Biopsie bei 332 f., 852
—, Prolaps, gastroduodenaler 253
— in Hiatushernien 210
—, hyperplastische 831 f.
—, — und Magencarcinom 832
—, inflammatorisch fibrinoide 847, 859
— mit intestinalem Epithel 832
—, Invagination, gastroduodenale 426
—, —, gastrogastrale 427
—, Klinik 848 f.
—, lymphomatöse 1002
— und Magencarcinom bei Perniziosa 833
— und Magencarcinomincidenz 851 ff.
—, präpylorische, Mucosaprolaps bei 848
—, Prognose 854
—, Röntgendiagnostik 837 ff.
—, Therapie 332 f., 853 f.
—, Transformation, maligne 851 f.
—, Typen nach Nakamura 832
—, Ulceration 253
—, villöse 831 f.
Magenpolypose 831, 833
—, diffuse 850 f.
—, —, Gastrektomie bei 854
Magenprolaps 391 ff.
—, Ätiologie 391
—, Diagnostik 392
—, Häufigkeit 391
—, Komplikationen 393
—, Magenvolvulus bei 407 f.
—, Therapie 393 f.
—, traumatischer 393
Magenpunktion bei Volvulus 409
Magenreflexe 77, 103 f.
—, enterogastrische 104, 109, 119
—, extrinsische 103
—, intrinsische 103
—, lokale 102
Magenregionen 61
Magenresektion, Anastomose, Röntgenaspekt 289
—, Beschwerden nach 804 ff.
—, Calciumresorptionsstörung nach 825
— und Duodenitis 587
—, Eisenmangel nach 822
—, Eiweißmangel nach 820, 824 f.
—, Ernährungsstörungen nach 819 ff.
—, bei Fistel, gastrokolischer 784
—, Folsäuremangel nach 824
— mit Gastroduodenostomie, Komplikationen nach 793
—, Häufigkeit 804
— und Hypergastrinämie 451
—, Invagination nach 426
—, Keimbesiedelung, intestinale nach 820
—, konventionelle 786 f.
—, Lactasemangel der Dünndarmschleimhaut nach 815
— bei Magencarcinom 981

Magenresektion bei Magenduplikatur 386
—, Magenerosionen nach 647
—, Magenmotilität nach 481
— bei Magenschleimhautprolaps 430
—, Magenstumpfatrophie nach 821
—, Magenstumpfcarcinom nach 798
— bei Magenvolvulus 411
—, Malabsorption nach 825
— bei Pancreasheterotopie, gastraler 859
—, partielle, Röntgenaspekt 280, 282 ff.
—, — und Vagotomie 803
— bei Pylorushypertrophie 425
— bei Pylorusstenose 420
—, Resorptionsstörungen nach 820, 825
— und Schleimhauthyperplasie 605
—, Schleimhautveränderungen nach 546
—, Spätsyndrome nach 819 ff.
—, subtotale distale 981
— bei Ulcus pepticum 786 f.
— — —, Ergebnisse 790 f.
— — —, Indikationen 786
— bei Ulcusblutung 775 f.
— — —, Ergebnisse 777 f.
— bei Ulcusperforation 780
— mit Vagotomie bei Ulcus pepticum 787
— — — bei Ulcusperforation 780
—, Vitamin B_{12}-Mangel nach 823
—, Vitamin-D-Mangel nach 825
—, Zweidrittel-Resektion 803
Magenruptur s. a. Magen, Verletzungen, Magenperforation
— nach Bauchtrauma 1040
— durch Gasexplosion 1042
—, Gastroskopie bei 1044
— durch Herzmassage, externe 1042
—, komplette 1044
— bei Magenausgangsstenose 1043
— bei Magenprolaps 393
— durch Magenwandüberdehnung 1041 f.
— nach Milzexstirpation 1039
— durch Mund-zu-Mundbeatmung 1042
— durch Narkosegase 1041
— bei Pylorusstenose 418
—, Röntgendiagnostik bei 1044
—, retroperitoneale 1044 f.
—, spontane 1042 f.
—, — bei Neugeborenen 1043
—, Symptomatik 1044 f.
—, Therapie 1045 ff.
— in Zwerchfellhernien, traumatischen 1042
Magensack 12
Magensaft s. a. Magensäure, Magensekret, Magensekretion, Magenschleim
—, Absaugung bei Ulcusperforation 744
—, aggressive Faktoren 116
—, Albuminkonzentration 59
—, Alcianblaubindungsfähigkeit 466
—, Änderung der ionalen Zusammensetzung 63 ff.
—, Basalsekretion 61
—, Bestandteile 57 ff.
—, Bicarbonatkonzentration 660
—, Bildung 61 ff.
—, Blutbeimengung bei Carcinom 939
—, Blutgruppensubstanzen 59 f.

Magensaft, Chloridkonzentration 64, 661
—, Cytodiagnostik 355ff., 935
—, Daueraspiration, nächtliche 419
—, Diphenylaminreaktion 993
—, Eiweißkörper 58ff.
—, Elektrolyte des gastrinstimulierten Anteils 66
—, Elektrolytgehalt 57f.
—, Enzymaktivität 58, 938
—, — bei Carcinom 938
—, Fraktionen, proteolytisch aktive 58, 449
—, gastrinstimulierter Elektrolytgehalt 66
—, Injektion intravenöse, Gastritis durch 552, 558
—, β-Glucuronidaseaktivität 938
—, Glutamat-Oxalacetat-Transaminase-Aktivität 938
—, Glykoproteine 59
—, H-Ionenkonzentration 61
—, —, Variationsbreite 63
—, histaminstimulierter, Elektrolytgehalt 66
—, Intrinsic factor-Gehalt 176
—, Lactatdehydrogenaseaktivität 938
—, Menge pro Tag 57
—, Milchsäurekonzentration 939
—, Mucopolysaccharidgehalt 59
— beim Neugeborenen 61
—, Nichtparietalsekret, ionale Zusammensetzung 66f.
—, Nicht-Parietalzellenanteil 57
— und Nonsecretoren 59
—, Osmolarität 57
—, Parietalzellenanteil 57
—, Parietalzellsekretion 660
—, Proteinkonzentration bei Carcinom 938
—, Säurekonzentration, maximale 63
—, — und pH 162
—, Schleimsubstanzen 59f.
— und Secretin 115f.
—, Serumproteine im 59
—, Theorien zur wechselnden Zusammensetzung 63ff.
— bei Ulcuscarcinom 962
—, Volumina unter Nahrungsmitteln 78
—, Zusammensetzung 62f.
Magensaftinjektion, Gastritis durch 552, 558
Magensaftportionen 165
Magensaftreflux, Folgen 400
— bei Hiatushernie 398
Magensaftviskosität und Corticosteroide 672
Magensalzsäure s. Magensäure, Magensekret
Magensarkom, Ausbreitungsformen 270f.
—, Cytologie 339, 368
—, Diagnostik 997ff.
—, endogastrisch wachsendes 998
—, Endoskopiebefund 339
—, Entstehungsort 892
—, exogastrisch wachsendes 998
—, Fünfjahresüberlebensrate 1003
—, gemischtzelliges 892
—, Geschlechtsverhältnis 892, 996
—, Häufigkeit 993ff.
—, Histologie 892, 997
—, Incidenz 996

Magensarkom, Klassifizierung, histologische 996f.
—, neurogenes 855, 893
—, nicht-klassifizierbares 892
—, Pathologie 891ff.
—, Prognose 1003ff.
—, Röntgendiagnostik 269ff., 924
—, Therapie 1003ff.
—, Treffsicherheit, histologische 339
—, Wachstumstypen 892, 998
Magensäure s. a. Magensaft, Magensekret
—, „gebundene" 165
—, „freie" 165
—, Konzentration 161
—, Messung, qualitative 162ff.
— und Nahrungsmittel 78
—, Output beim Hund 62
—, pH-Messung, intragastrale 162f.
—, pH-Telemetrie, intragastrale 163f.
—, Sekretionsprüfung 161ff.
—, Titration, endogastrale 163
— und Zollinger-Ellison-Syndrom 663
Magensäureproduktion, Störungen 451ff.
Magensäurereduktion durch Vagotomie, selektive gastrale 789
Magensäuresekretion s.a.Magensekretion 57ff.
— und Gastritis, akute 534
Magenschlauch bei Magenvolvulus 409
Magenschleim 27, 59f.
—, Analyse, qualitative 466
—, Antigenität 466
— und Aspirin 645
— und Carbenoxolon-Natrium 139f.
—, cholinerge Stimulation 60
— und Corticosteroide 646, 672
— als defensiver Faktor 660, 662
—, Eiweißanteil 617
—, Fraktionen 177
— und H-Ionenrückdiffusion aus dem Magenlumen 60
—, Histaminwirkung auf 60
— bei Magencarcinom 939
— bei Riesenfaltengastropathie 615
—, Schutzfunktion 59, 140, 146
— bei Stressulcus 664f.
— bei Ulcus pepticum 466, 680
—, Untersuchungsmethoden 177f.
—, Zusammensetzung 177, 466f., 662
Magenschleimhaut, aggressive Faktoren gegen 663ff.
— und Alkohol 147f.
—, allergische Reaktionen 556
—, cAMP-Gehalt 97f.
— bei Anämie, perniziöser 450
—, Anatomie 14ff.
—, Antikörper 450, 457, 553, 559, 570, 651
—, Antiphlogistikawirkung auf 145f.
—, Antipepsin, spezifisches 660
—, „Antralisierung" der 680
—, Antrum-Corpusgrenze 549
—, Areae gastricae, Röntgenaspekt 230f.
—, argentaffine Zellen 25f.
—, argyrophile Zellen 25
—, Autoradiogramm 563
—, basalgekörnte Zellen 24f.

Magenschleimhaut, Becherzellen 27
—, Belegzellantikörper 28
—, Belegzellanzahl 676
—, Belegzellen, Anatomie 21
—, Borderzone 688
—, Chromographie bei Ulcus 567
—, Cl-Ionentransport 62
—, Corpus-Antrumgrenze, Markierung 15
—, Cylinderzellen, Cytologie 363
—, Deckepithelien, Cytologie 362
—, defensive Faktoren gegen 660ff.
—, Dicke 15f., 61, 560, 594f.
—, Dicke bei Gastritis 549
—, — bei M. Ménétrier 224
—, Drüsenhalszellen 67f.
—, Durchblutung und Säuresekretion 115
— bei Eiweißverlust, gastralem 616
—, Elektrolytdiffusion nach Alkoholgenuß 147
—, Elektrolytmessungen, intracelluläre 62
—, Empfindlichkeit gegenüber taktilen Reizen 1060
—, Enzyme 27f.
—, Epithel 15
—, Faltenrelief 594
—, — des kardio-oesophagealen Bereiches 35
—, —, Röntgendiagnostik 228
—, Fettgewebsinseln in der 834
—, Fleck, hämorrhagischer 640
—, Gastrinaktivität 72
— bei Gastritis, akuter 533
—, Glykoproteingehalt 467
—, Hauptzellen 17ff., 67
—, H-Ionenkonzentration 62f.
—, H-Ionenrückdiffusion 65, 646, 679f.
—, Histogenese 4
—, Hormoneinwirkung auf 29
—, Inaktivitätsatrophie, postoperative 557
—, Incarceration bei Magenschleimhautprolaps 429
—, Infiltration, lymphatische 565
—, Intermediärzone 549, 688
— bei Kachexie 464
—, Kardiadrüsen 15, 34
— des Kardiooesophageal-Bereiches 34f.
—, Leistenspitzenerosionen 642
—, Lymphfollikelreichtum 16, 551
— bei Mastocytose 250, 663
— in Meckelschem Divertikel 660
—, Methylenblau-Anfärbbarkeit
—, Mucosaresistenz 661f.
—, Nebenzellen 21ff.
—, Nicotinamidadenindinucleotid-Gehalt unter Alkoholeinfluß 147
—, Oesophagus-Kardia-Grenze 34
— und Pankreasenzyme 686
—, Plasmazellgehalt 30
—, Potentialdifferenz unter Aspirin 646
—, Proliferationszone bei Gastritis 562
—, Pseudohyperplasie, foveoläre 605, 643
— bei Pseudoxanthoma elasticum 250
—, Pylorusdrüsen 15
—, Radiosulfatinkorporation 664
—, Regeneration 28, 662
—, Relief, Röntgenaspekt 15

Magenschleimhaut, Resistenz 660, 662
—, Rezeptoren, pH-sensitive 84
—, Russelsche Körperchen 603
— bei Säugetieren 67
—, Schleimzellen 23f.
—, Schmerzempfindung 156, 1055ff., 1060
—, Schutzmechanismen 660ff.
—, Solitärknötchen der 16
—, Teleangiektasien 422
—, Venen des Kardiooesophagealbereiches 34f.
—, — bei Pfortaderhochdruck 35
— bei Vertebraten 67
— und Wachstumshormon 620
—, Zellkinetik 595f.
Magenschleimhautatrophie s. a. Gastritis, atrophische
— durch Eisenmangel 569
— durch Gallereflux, duodenogastralen 803
— nach Gastroenterostomie 803
—, Magenblutung bei 508
— nach Magenresektion 450, 803, 809
Magenschleimhautbarriere, Anatomie 661
Magenschleimhautcarcinom s. a. Magenfrühcarcinom
—, 957ff.
—, Cytodiagnostik 374
—, Definition 957
—, Fünfjahresüberlebensrate 960
—, Gastroskopiebefund 932
—, Klassifikation 932f.
—, Magenperistaltik bei 267
—, Recidiv 960
—, Röntgendiagnostik 264, 918, 959
—, Symptomatologie 958
—, Therapie 960
—, Treffsicherheit, diagnostische 959f.
—, Typen 901, 932ff.
—, Wuchsformen 933
Magenschleimhautdefekt, Heilungszeit 679
Magenschleimhautdurchblutung s. a. Magendurchblutung
— 111ff., 662
— und cAMP 97
—, Beeinflussung, experimentelle 115, 662, 676
— und H-Ionenproduktion 662
—, Hormonwirkung auf 115f.
— und Magensekretion 115, 662
—, Meßmethoden 112f.
Magenschleimhauterosionen s. Magenerosionen
Magenschleimhautgrenze, oesophageale 401
— und Ulcuslokalisation 688
Magenschleimhauthyperplasie s. a. Riesenfaltengastropathie, M. Ménétrier
—, Anatomie 593f.
—, Begriffsbestimmung 593
—, Diagnostik 620ff., 632
—, fokale 605, 627
—, Formen 596f., 607
—, foveoläre 335
—, —, als Blutungsquelle 509
—, — mit Cystenbildung 602
—, — fokale 605
—, — bei Drüsenkörperschwund 601f., 605

Magenschleimhauthyperplasie, foveoläre mit Hyperplasie, glandulärer 605f.
—, — bei intaktem Drüsenkörper 598
—, — Klassifikation 598f.
—, — pathologische Anatomie 598ff.
— im Gastroenterostoma 615
—, gemischte Form 605
—, glanduläre 335, 608ff.
—, —, Belegzellhyperplasie, isolierte bei 609f.
—, —, Diagnostik 632
—, —, flächenhafte Form 610f.
—, — bei Lactation der Ratte 457
—, — Pathogenese 630
—, — bei Schwangerschaft der Ratte 457
—, —, Therapie 633
—, —, tumorartige 615
—, —, bei Zollinger-Ellison-Syndrom 633
—, Historisches 597
— im Kardiabereich 615
—, Lokalisation 613ff.
—, lymphatische 335, 1001
—, Lymphknotenvergrößerungen bei 605
— und Magencarcinom 630
— im Oesophagus 615
—, Physiologie 593f.
—, polypöse bei Gastritis 832
—, Prognose 628ff.
—, Relation Haupt-/Belegzellen bei 608
—, Schlingenbiopsie bei 625f., 632
—, Synonyma 598
—, Syntropie mit Darmerkrankungen 615
—, Terminologie 597
—, Therapie 628, 633
—, tumorförmige 615
—, —, glanduläre durch Adenome, endokrine 718
— bei Ulcus duodeni 608
—, Zangenbiopsie bei 632
Magenschleimhauthypertrophie, Synonyma 598
—, umschriebene 837
Magenschleimhautpolyp s. Magenpolyp
Magenschleimhautprolaps 225f., 428ff.
—, gastroduodenaler 428
—, gastrojejunaler 430
—, gastrooesophagealer 428
— und Intussuszeption 425
— nach Magenoperation 286f.
—, Pylorushypertrophie bei 423
—, Pylorusstenose bei 416
— bei Riesenfaltengastropathie 619
—, Röntgendiagnostik 225ff.
— durch Tumoren 225
Magenschleimhautschädigung durch Arzneimittel s. a. Ulcus, medikamentöses, Ulcus, experimentelles, Drogenulcus
— durch Arzneimittel 646, 674
— durch Chililösung 466
— durch H-Ionenreflux s. a. H-Ionen-Rückdiffusion, H-Ionen-Rückresorption 661, 680, 685
—, lokale und Gastritis 534
— nach Röntgenbestrahlung 552
Magenschleimhautveränderungen, postoperative 818

Magenschleimproduktion, Störfaktoren 466f.
Magenschleimsekretion bei Erbrechen 490
— bei Hypothalamusstimulation 459
Magenschleimstoffe, immunologische Eigenschaften 466
Magenschleimviscosität 59, 466f.
— und N-Acetylneuraminsäure 467
—, ACTH-Wirkung auf 80
—, Corticosteroidwirkung auf 672
— bei Ulcus duodeni 662
Magenschmerz 155ff.
— bei Dissektion sympathischer Fasern 103
— bei Erkrankung der Nachbarorgane 1059
— und Magenmotilität 1060f.
— bei Ulcus ventriculi 103
Magenscirrhus s. Magencarcinom, scirrhöses
Magensekret s. a. Magensaft, Magensäure, Magenschleim
— 57ff.
—, Bestandteile 57ff.
—, Salzsäurekonzentration im 660
Magensekretion 57ff.
— und Acetylcholinfreisetzung durch chemische Stimuli 84
—, Acetylcholinwirkung 67
—, — bei lokaler Applikation 78
—, acid rebound durch Calciumcarbonat 138
—, ACTH-Wirkung auf 80, 456
— nach Adrenalektomie 81, 456
— und adrenerge Substanzen 143f.
— unter akustischen Reizen 461
—, Aldosteronwirkung auf 80f.
—, Alkalitestzeit 164
— und Alkohol 78, 147f. 725
— und cAMP 95ff.
— und Alpha-Receptorblockade 143f.
— und Anticholinergika 67
— und antidiuretisches Hormon (ADH) 81
— und Antiphlogistika 145
—, antisekretorische Substanzen 733
— bei Antrum-Ansäuerung 83f.
— bei Antrumdehnung 82
—, Äquivalenzdosen verschiedener Stimuli 81
—, Atropinwirkung auf 67f., 75, 142, 461, 718
—, — auf die Antrummucosa bei lokaler Applikation 78
—, BAO/PAO 715
— und Beta-Receptorblockade 143f.
—, Bethanecholwirkung auf 82
—, betazolstimulierte und Magenblutung 513
—, Biotelemetrie der 90
— und Bulbogastrone 92
—, bei Calciuminfusion 89
—, cephalische Phase 79
—, cerebrale Einflüsse 459f.
—, Corticosteroidwirkung auf 80,97
—, 2-Desoxy-D-Glucose-Wirkung auf 460
— bei Diabetes mellitus 459

Magensekretion, Dosis-Wirkungskurve verschiedener Stimuli 81
— bei Dünndarmausschaltung 88
— bei Dünndarmdehnung 80, 87, 89
— bei Duodenum-Ansäuerung 85
—, duodenale Hemmung 85 ff.
—, — — durch Cholecystokinin-Pankreozymin 87 f.
—, — — durch Fett 86 f.
—, — — durch hypertone Lösungen 88 f.
—, — —, durch Säure 85 f.
—, — —, durch Secretin 87 f.
— und Duodenitis 585 f.
— und Emotion 460 f.
—, enteraler Einfluß 88 f.
— und Enterogastrone 92
— bei Ernährung, parenteraler 86
— und Fettabsorptionszeit, enterale 87
— und Fettsäuregehalt, intestinaler 86
— und Gallensäuren 79
—, gastrale Phase 79
— und Gastric Inhibitory Polypeptide 92
— bei Gastrinom 452
—, gastrinstimulierte s. a. Gastrin
—, —, Bethanecholwirkung auf 82
—, —, bei Bulbus duodeni-Ansäuerung 85
—, — und Bulbogastrone 91 f.
—, — und Cholecystokinin-Pankreozymin 88
—, Gastrinwirkung auf 66 f., 72 f.
— und gastrointestinale Hormone 95, 116, 118, 734
— bei Gastropathie, hypertrophischer hypersekretorischer 632
—, Geschlechtunterschiede 457
— und Gewürze 465, 724
— und Glucocorticoide, permessiver Effekt 97
—, Hemmechanismen 119
—, Hemmsubstanzen, antrale 83 f.
—, Hemmung, reflektorische antrale 84
—, H-Ionen-Rückdiffusionstheorie 65
—, Hirschowitzsche Theorie 64
— und Histamin-H₂-Receptor-Antagonisten 81, 140 f., 462, 733
—, histaminstimulierte 81 f., 733
—, — und cAMP 97
—, —, bei Ansäuerung der Antrummucosa 82
—, — und Blutzuckerspiegel 81
—, — bei Bulbus duodeni-Ansäuerung 85
—, — und Enterogastrone 86, 109
—, — bei Fettgabe, intraduodenaler 87
—, — und Glucagon 94
—, — und Magenblutung 513
—, — Messung 165 f.
—, — und Methylxanthin 96
—, — und Secretin 87 f.
—, — nach Vagotomie 75, 81
— und Hormone, gastrointestinale 95, 116, 118, 734
— bei Hunger 464
— und Hypercalcämie 455, 667
— bei Hyperinsulinismus 459
— bei Hypersiderinämie 89
—, insulinstimulierte 68, 168 f.

Magensekretion bei Jejunumansäuerung 88
— bei Jejunum-Dehnung 80, 87, 89
— bei Lactation 457
— und Leberextrakte 80, 82
— und Lokalanaesthetika 78
— und Magendurchblutung 115
— und Magenentleerung 474
— bei Magenerosionen 648, 655
— und Magenfaltenrelief 230
— nach Magenresektion 803
— bei Magenschleimhautatrophie 450
— und Magenschleimhautdurchblutung 115
— bei Magnesiuminfusion 89
—, Makhlouf- und McManussche Selbstversuche 66, 70
—, maximale und Ulcuslokalisation 686
— und Menstrualcyclus 458
— und Methylxanthin 144 f.
—, nächtliche 663, 714
—, Nahrungsmittel-stimulierte 78 f.
— beim Neugeborenen 450
— und Nikotin 146
— bei Oesophagusansäuerung 84
— unter optischen Reizen 461
— und Osmoreceptoren 83
—, pentagastrinstimulierte 81
—, — und cAMP-output 97
—, — und Anticholinergika 142
—, — und Sekretin 88
—, Pharmakologie 137 ff.
—, pH-sensitive Hemmechanismen 86
—, postprandiale, nach Vagotomie 75
—, präoperative und Rezidivulcus, postoperatives 808
— und Prostaglandine 89 f.
— und Pufferkapazität der Nahrung 78
— und Reflexe, lokale 77 f.
— — —, vagovagale 77
—, Regulationsstörungen 449 ff.
— und Reserpin 145
—, Rosemannsche Theorie 64
—, Rückdiffusionstheorie 66
— bei Scheinfütterung 74
— bei Schwangerschaft 457 f.
— nach „shock avoidance“-Training bei Affen 664
— und Secretin 115 f.
—, Steuerung, hormonale und neurale 74
—, Stimulation, Speziesunterschiede 68
— bei Stimulation des Zentralnervensystems 103, 459
—, Stimulationsmethoden 164 ff.
—, Stimuli 68 ff., 164 ff.
—, stimulierte nach Hypophysektomie 455
—, — und Pepsin-Säure-Relation 449
—, Sulpiridwirkung 143
—, Teorellsche Theorie 65
— und Ulcuslokalisation 686
— bei Unterernährung 464
— nach Vagotomie 75, 663 f.
— bei Vagusreizung 76 f.
— und Vasopressin 113
— und Zentralnervensystem 459 ff.
— bei Zollinger-Ellison-Syndrom 161, 168, 172, 451, 714

Magensekretion, Zweikomponententheorie
    nach Pavlov-Hollander   57, 63f.
Magensekretionsanalyse   161 ff.
—, Applikationsmodus der Stimuli   171 f.
—, Basalsekretion bei   170f.
—, Bewertung   170 ff.
—, Coffeinprobetrunk   145
—, Farbstoffexkretion, renale   162
—·, fraktionierte   161 ff.
— bei Gastritis   530
—, H-Ionenkonzentrationsmessung   165
—·, histaminstimulierte   165, 733
—·, —, Kontraindikationen   165
—, — und Magenerosionen   646
—, — bei Phaeochromocytom   165
—, Indikation   172
—, Insulintest zur   168
— mit Kaliumbicarbonat-Titration, endo-
    gastraler   163
—, Lagerung des Patienten bei   164
— bei Magencarcinom   937f.
— zur Magencarcinomfrühdiagnostik   948
— bei Magenschleimhautprolaps   430
—, maximal acid output (MAO)   171
—, Methode nach Rune   74
—, Methodik   164f.
— mit Pentagastrin   166ff.
—, Pentagastrindosierung bei   172
—, Pentagastrin-Schnelltest zur   168
—, pH-Messung, intragastrale bei   162ff.
—, pH-Telemetrie bei   163
— bei Pylorushypertrophie   424
—, qualitative   162ff.
—, quantitative   164ff.
—, bei Sanduhrmagen   748
—, durch Stimulation, endogene   170
—, Stimulation, maximale bei   171
— bei Ulcus pepticum   714ff.
— bei Ulcus ventriculi   714f., 938
—, Wertigkeit   172
Magensekretionsstörungen   449ff.
—, Allgemeines   449f.
— durch Arzneimittel   461ff.
— durch Elektrolyte   455
— durch Genußmittel   464ff.
— durch Geschlechtshormone   457f.
— durch Histamin   454
— durch Hormone   455ff.
— durch Hormone, gastrointestinale   451ff.
— und Hyperinsulinismus   459
— bei Hyperparathyreoidismus   459
— und Hypophyse   455f.
— nach Hypophysektomie   455f.
— durch Nahrungsmittel   464ff.
— und Nebennierenfunktion   456f.
— durch neurale Einflüsse   459ff.
— durch Prostaglandine   454
— durch psychische Einflüsse   459ff.
— und Schilddrüsenfunktion   457
—, vitamin-bedingte   455
Magensonde zur Magensekretionsanalyse   164
— bei Ulcusblutung   750
Magenspülung vor Notfallendoskopie   516
— bei Pylorusstenose   419, 748
Magenstase, Erbrechen bei   496

Magenstraße   6, 12
Magenstumpf, Atrophie   821
—, Röntgenaspekt   289
Magenstumpfcarcinom   798, 821, 974f.
—, Häufigkeit   821
—, Röntgendiagnostik   293, 923f., 975
—, Zeitintervall zwischen Operation und
    Tumorentstehung   821
Magenstumpfgastritis   806f.
— und Magenstumpfcarcinom   806
Magentonus und Jahreszeiten   477
Magentrauma, stumpfes   1037ff.
Magentumoren, benigne   829ff.
—, —, Diagnostik   836f.
—, —, Häufigkeit   830f., 847f.
—, —, Klinik   848f.
—, —, Pathologie   831f.
—, —, Röntgendiagnostik   250ff., 837ff.
—, —, Therapie   853f.
— als Blutungsquelle   509
—, entzündliche, Röntgendiagnostik   255
—, Häufigkeit und Gastritisschweregrad
    885
—, lymphoreticuläre   997ff.
—, maligne   871ff.
—, —, Cytodiagnostik   372ff., 935ff.
—, —, Diagnostik   937ff., 997ff.
—, —, Epidemiologie   871ff.
—, —, experimentelle   894
—, —, Gastroskopiebefunde   336ff., 928ff.,
    999
—, —, genetische Faktoren   874f.
—, —, Geschlechtsverteilung   872f., 996
—, —, Häufigkeit   872f., 993ff.
—. —, Pathologie   886ff.
—, —, Prognose   988ff., 1003
—, —, Röntgenbefunde   257ff., 269ff.,
    899ff., 998
—, —, Stadieneinteilung   954ff.
—, —, Symptomatologie   895ff.
—, —, Therapie   978ff., 1003ff.
—, myogene, Malignitätsrate   1004f.
—, neurogene   855f.
—, Verkalkungen   260
Magenvaricen als Blutungsursache   506, 512
— bei Pfortaderhochdruck   222, 837
—, Röntgendiagnostik   222f.
—, Splenoportographie bei   199
Magenvolvulus   406ff.
—, akuter   408f.
—, — bei Pylorusstenose   418
—, Ätiologie   406
—, chronischer   409f.
—, Differentialdiagnose   409f.
—, divertikelbedingter   415
—, Drehachsen   407
—, Einteilung   406
— bei Hiatushernie   395
—, incarcerierter   411
—, infracolischer   406
—, intermittierender   409ff.
—, Intervalloperation bei   411
—, intrathoracaler, organoaxialer   391
—, Knie-Ellenbogenlage bei   409
— bei Magenhernie   391, 393

Magenvolvulus, mesenterioaxialer 213, 406, 408
—, Mortalität 409
— durch Omentum minus-Verkürzung 406
—, Operation im Intervall 411
—, organoaxialer 213, 406
—, partieller 406
—, posttraumatischer 214
—, primärer 406
—, Röntgendiagnostik 212 ff., 410
—, sekundärer 406
— bei Situs inversus 383
—, supracolischer 406
—, Therapie 409, 411
—, zwerchfellbedingter 211, 390, 407 f.
Magenwand, Allantoinapplikation 334
—, Anomalien 383 ff.
—, Arzneimittelapplikation, direkte 334
—, Dehnungsreceptoren 107
—, Durchblutungsstörung und Magenruptur 1044
—, Dysgenesie und Magenruptur 1044
— Entzündung, Röntgendiagnostik 228 ff.
—, Gasansammlung in der 235
—, Gefäßversorgung 38 ff.
—, Lokalbehandlung, gastroskopische 334
— bei Magencarcinom 261, 264
—, Muskellagen 11 ff., 1038
—, Relaxation, rezeptive 98
—, Tumor, intramulaler myoider 834
—, Überdehnung und Ruptur 1041 f.
Magenwandhämatom bei Hämophilie 837
Magenwandinfiltration, eosinophile 423
Magenwandphlegmone 234 f., 531, 543
— bei Magendivertikel 415
Magenzellbürstung, gastroskopische 358
Magnesium und Magensekretion 70, 89
Magnesiumcarbonat als Antacidum 138
Magnesiumhydroxyd als Antacidum 138
Magnesiumoxyd, Kontraindikationen 730
— bei Ulcus pepticum 728 f.
Magnesiumsalze bei Ulcus pepticum 728 f.
Magnesiumtrisilicat bei Ulcus pepticum 728 f.
Magnesiumvergiftung 728
Mahlo-Sonde 341
Mahlzeitenfrequenz bei Ulcus pepticum 726
Makhlouf-McManussche Selbstversuche 66, 70
Makroglobulinämie Waldenström, Magenbeteiligung bei 1000
Makromelaena 503
Makrophagen, Cytologie 366
Malabsorption bei Ancylostomiasis 588
— bei Cronkhite-Canada-Syndrom 851
— bei Giardiasis 588
— nach Magenresektion 820, 825
— für Vitamin B_{12}-intrinsic factor-Komplex 450
Mallory-Weiss-Syndrom 500, 805
—, Angiographie bei 199
—, Blutung bei 509
—, Endoskopiebefund 335
— bei Magenüberfüllung 1041 f.
Malposition cardio-tuberositaire 404
Mammacarcinom, Magenmetastasen bei 273 f.

Mangelernährung und Gastritis, chronische 556
— und Ulcus, experimentelles 674
— nach Magenresektion 819 f.
Mannitol 519
Mannose und Magensekretion 68
Mann-Williamson-Ulcus 674 f.
Manometrie, gastrale, s. a. Magendruck, Messung
—, — bei Hiatushernie 402
MAO s. maximal acid output
Margarine, Ulcusdiät mit 726
Marsupialisation bei Magenduplikatur 386
Masigel 138
Mastocytose, Magenschleimhaut- 250
— und Ulcus pepticum 663
Mastomys natalensis 894
Mastzelldegranulierung bei Magenerosionen 644
maximal acid output 171
May-Grünwald-Giemsa-Lösung 362
Mechanogramm, gastrales 473
Mechloräthamin 984
Meckelsches Divertikel, Blutungsbereitschaft 510
— —, Magenschleimhautdystopie im 510
— —, Ulcus pepticum des 660
Meclicin 500
Mediastinoskopie zur Magencarcinommetastasensuche 953
Medikamente s. Arzneimittel
Meerrettich und H-Ionenkonzentration, intragastrale 724
— und Magensekretion 465
Megacolon, Erbrechen bei 496
Megaduodenum, Mageninvagination bei 425
Megaoesophagus, Mageninvagination bei 425
Megaphen s. Chlorpromacin
Meißnerscher Plexus 44
Melaena 158, 503 ff.
— bei Dickdarmerkrankungen 511 f.
— bei Dünndarmerkrankungen 511 f.
— bei Duodenalblutung 507 f.
— bei Gastritis, akuter 538
— bei Magenblutung 507 f.
— bei Magencarcinoid 854
— bei Magencarcinom 509
— bei Magenduplikatur 386
— bei Magenhernie 393
— bei Magenschleimhautcarcinom 958
— bei Magentumoren, benignen 848
—, Nachweismethoden 504
— bei Nasen-Rachenraumblutung 507
— bei Neugeborenenulcus 693
— bei Oesophagusblutung 507
—, Pathophysiologie 503 f.
— nach Salicylateinnahme 536
— bei Ulcusblutung 749
—, Ursachen 158, 505 f., 510
Melanom, malignes, Bulbusmetastase 303
—, —, Cytologie 368
—, —, Magenmetastasen bei 273 f., 894
Melanose, periorale 253
Membrana phrenicooesophagealis 37 f., 395, 397

Membrana phrenicooesophagealis und
  Hiatushernie 38
Memspot-Technik 194
Ménétrier's disease 598
Meniscuszeichen 260, 909
Menopause und Ulcus duodeni 694
Menstrualcyclus, Magensekretion bei 458,
  668
Mercaptoäthanol 177
Mesaortitis luica, Darmblutung bei 511
Mesenterium ileocolicum commune, Einge-
  weideverlagerungen bei 391
— — —, Magenvolvulus bei 406
Mesogastrium 3f.
Metacholin 93, 141
Metaplasie, intestinale 890
—, — bei Gastritis, atrophischer 552
—, — und Magencarcinomincidenz 884
Meteorismus bei Magendivertikel 414
— nach Vagotomie 818
—, Volvulus bei 406
Methanol und Magensekretion 78
Methotrexat bei Magencarcinom 985
3-Methylcholanthren und Magencarcinom
  894
α-Methyldopa und Stressulcus 665
Methylenblaufärbung zur Magenfrühcarci-
  nomdiagnostik 338f.
N-Methyl-N-nitro-N-nitrosoguanidin und
  Magencarcinom 894
Methylxanthine, Wirkung am cAMP 673
— und Magensekretion 144f.
— und Phosphodiesterasehemmung 96,
  145
Metiamid 75, 140f., 462, 733
Metoclopramid bei Erbrechen 500f.
— und Magenmotilität 142f., 480
—, Pharmakologie 142f.
—, Pharmakoradiographie mit 190,198
Microtrast 185
Migräne, Erbrechen bei 493, 496
Mikroballonsonde 473
Mikrogastrie 383f.
Mikroglaselektrode, pH-Telemetrie, intra-
  gastrale mit 164
Mikromelaena bei Ulcus pepticum 717
Milch und Magenerosionen 648
Milchalkalisyndrom 726
— durch Calciumbicarbonat 728
— durch Natriumbicarbonat 728
Milchcasein und Magensekretion 78
Milchprodukte bei Ulcus pepticum 725
Milchsäurekonzentration, gastrale, bei
  Magencarcinom 939
Milchunverträglichkeit bei Dumping-Syn-
  drom 815
— nach Magenresektion 815
Milz, Magenimpression durch 204f.
— bei Mikrogastrie 384
—, Schmerzempfindung 156
Milzektopie 837
Milzexstirpation, Magenruptur nach 1039
Milzvenenthrombose und Magenfundus-
  varicenblutung 512
mini Gastrin 72

Miserere 493, 496
— bei Fistel, gastrokolischer 811
Mitomycin C 984f.
Möbelpolitur, Vergiftung mit 540
Morbus Addison und Magensäuresekretion
  666
— Brill-Symmers 893, 1000
— Boeck 233, 276f., 648, 722
— Crohn, Duodenumbefall 298, 589
— —, Magenbefall 233, 648, 722
— —, Magenerosionen bei 648
— Cushing und Magensekretion 666
— Hodgkin s. Magen, Lymphogranulomatose
— Ménétrier s. a. Riesenfaltengastropathie
  mit foveolärer Hyperplasie
— — 224, 349, 565, 593ff.
— —, Differentialdiagnose 224
— — bei Kindern 224
— —, Magenblutung bei 509
— —, Röntgendiagnostik 223f.
— —, Terminologie 597
— Osler, Blutung, gastrointestinale bei 510
— Waldenström 1000
— Werlhof, Blutung, gastrointestinale bei
  510
Morgagnische Hernie 387, 391f.
— Spalte 390
Morphinum hydrochloricum, Pharmako-
  radiographie mit 198
Motilin 94, 110
—, Aminosäurensequenz 110
—, Freisetzung durch duodenale Alkalisie-
  rung 111
— und Magenmotilität 118, 479
— und Pepsinbildung 94, 118
—, Wirkungssynopsis 119
Mucikarminfärbung 890
Mucoidcarcinom, gastrales 889
Mucopolysaccharide im Magensaft 59
— und Magenschleim 71, 177
—, saure 59
Mucosaknötchen, hyperplastische 836
Mucosaresistenz des Magens 661f.
Mucosavorfall s. Magenschleimhautprolaps
mucous neck cells s. Nebenzellen
Mucoviscidose und Ulcus 669
Müllerscher Versuch 390
Mund-zu-Mund-Beatmung, Magenruptur
  durch 1042
Mundhöhle, Blutung aus 507
Mundhöhlenaphthen und Magenerosionen 648
Mundwinkelrhagaden nach Magenresektion
  820
Musculus sphincter pylori 13
Muskelzellaktivität, Steuerung 479
Muskelzelle, glatte, Eigenschaften 99f.
Myasthenia gravis, Magenmotilität bei 477
— — und Ulcus pepticum 718
Myelose, funikuläre 824
Mykobezoar 496
Mykotoxine und Magencarcinom 894
Myoblastenmyom Abrikossow 835
Myofilamente 99
Myoglobinurie durch Carbenoxolon-Natrium
  140, 735

Myopathie, hypokaliämische durch Carbenoxolon-Natrium 735
Myosin 99

Nabelbruch, physiologischer 3
Nabelmetastasen bei Magencarcinom 888
NADH$_2$ 147
Nahrungsaufnahme und Erbrechen 491 ff.
Nahrungsbeschaffenheit und Magenentleerung 108
Nahrungsmittel und Magensekretion 78, 464 ff.
—, Nitratgehalt und Magencarcinom 883
—, Osmolarität und Magenentleerung 108
—, Pufferkapazität 464
—, — bei Ulcus duodeni 475 f.
Nahrungsmittelallergene und Magenerosionen 648
Nahrungsmittelintoleranz 1065 ff.
Nahrungstemperatur und Gastritis 554
Na$_2$H^{32}PO$_4$ 939
Nahtmaterial, Entfernung, endoskopische 340, 348
—, Gewebeverträglichkeit 806
NANA s. Acetylneuraminsäure
Nasen-Rachenraum als Blutungsquelle 507
Narbenbulbus 705, 713
—, Endoskopiebefund 344
Narbencarcinom 961
Narkosegase, Magenruptur durch 1041
Nasolabialfalten bei Ulcusleiden 158, 696
Natalratte 894
Natriumbicarbonat zur Doppelkontrastuntersuchung 188
—, Kontraindikationen 728
— bei Ulcus pepticum 728
Natriumglykocholat und Gastrinliberation 79
Natriumhydrogencarbonat als Antacidum 138
Natriumretention durch Carbenoxolon-Natrium 140, 735
Natriumtaurocholat und Gastrinliberation 79
Nausea 487, 491, 1061 ff.
Nebenmagen, congenitaler 384
Nebennierenrinde und Magensekretion 456 f., 463
— und Stressulcus 665
— und Ulcus pepticum 666
Nebenschilddrüse und Magensekretion 459
— und Ulcus pepticum 667, 718
Nebenzellen, gastrale 21 ff.
—, —, Cytologie 365
—, —, Zellkinetik 596
Necator americanus 588
Necturus maculosus 96
Neobar 184
Neomycin bei Blutung, gastrointestinaler 517
Neopylorus nach Magenoperation 289
Nephritis, salzverlierende, Erbrechen bei 499
Nephrocalcinose bei Pylorusstenose 418
Nephrose, toxische bei Pylorusstenose 418
Nervensystem, autonomes und Ulcus pepticum 677
Nervus phrenicus 36, 156

Nervus vagus, Magenäste 43 f.
Neurofibromatose Recklinghausen 254, 831, 835, 855 f.
Neurolemmom, Magen- 835
Neuropathie, diabetische, Magendilatation bei 477
Nicotin und Magensäureproduktion 465
— und Magensekretion 146
— und Pancreassekretion 146
—, Ulcus, experimentelles mit 675
— und Ulcusheilung 465
— und Ulcus pepticum 671 f., 726
Nicotinamidadenindinucleotid 147
Nicotinsäure und cAMP-Stoffwechsel 672 f.
Nierenfunktion bei Blutung, gastrointestinaler 505
— bei Pylorusstenose 418
Niereninsuffizienz, Erbrechen bei 498
— und Magnesiumsalze 728
— und Pepsinogenkonzentration im Blut 71
Nierenschädigung bei Pylorusstenose 418
Nierentumoren, Magenimpression durch 205 f.
Ninhydrin 176
Nische bei Ulcus duodeni 298
—, versenkte bei Ulcuscarcinom 260
Nitrate und Magencarcinom 883
Nitrofuracon und Blutung, gastrointestinale 513
— und Ulcus pepticum 673
Nitroglycerin bei Hiatushernie 402
Nitromin 985
p-Nitrophenylsulfit 176
Nitroseverbindungen und Magencarcinom 894
Nodi lymphatici coeliaci 42
— — superiores 42
Nonsecretoren, Magensekretion bei 59
— und Ulcus duodeni 677
Noradrenalin bei Laugenvergiftung 540
— und Magenerosionen 676
— und Magenmotilität 111
— und Magenschleimhautdurchblutung 662
—, Ulcus, experimentelles mit 675
Normochlorhydrie bei Ulcus ventriculi 714 f.
Notfallduodenoskopie 343
Notfallendoskopie bei Blutung, gastrointestinaler 331, 515, 713
—, Komplikationen 516
— bei Magenerosionsblutung 651 f.
— bei Ulcusblutung 331, 713, 750 f.
Notfallgastroskopie 331
Novesinelösung 329
Nüchternschmerz bei Ulcus pepticum 157, 695 f.
Nüchternsekret, gastrales bei Pylorusstenose 745
Nüchternsekretion, gastrale bei Ulcus pepticum 714
—, — bei Zollinger-Ellison-Syndrom 170, 716
—, nächtliche 663, 714
Nulldiät bei Ulcusblutung 753

Oberbauchbeschwerden bei Magenduplikatur 385

Oberbaucheinheit, Physiologie, Synopsis 116ff.
Oberflächengastritis des Antrums 550ff.
—, Cytologie 370
—, herdförmige 545
—, Histologie 546f.
—, Röntgendiagnostik 228ff.
—, Schleimhautdicke bei 560
Obst bei Ulcus pepticum 726
Obstipation durch Calciumbicarbonat 728
— und Hiatushernie 399
— bei Magencarcinom 897
— bei Pylorusstenose 417, 421
— bei Kaskadenmagen 389
— bei Ulcus pepticum 696
Ochsenaugenzeichen 273f.
Ödeme durch Carbenoxolon-Natrium 735
— bei Riesenfaltengastropathie 619
Oedmann-Katheter 199
Oesophagogastraler Verschluß 31f.
Oesophagoantrostomie 284
Oesophagoduodenostomie 284
Oesophagogastraler Übergang, Röntgendiagnostik 208f.
Oesophago-Gastro-Bulboskopie 329
Oesophago-Gastro-Duodenoskopie 343
Oesophagogastrostomie 284
Oesophagoskopie 323
— bei Hiatushernie 401
Oesophagus als Blutungsquelle 507
—, Duplikatur 384
—, Etagenspasmus 209
—, Fistel zur Scheinfütterung 74
—, Kräuselung 209
—, Längenentwicklung 405
—, Refluxkrankheit 398
—, — bei kardiofundaler Fehlanlage 404
—, Venenverlauf 35
—, Verschieblichkeit, vertikale 37
—, Verschlußmechanismen, oesophagogastrische 32ff., 395f.
Oesophagusansäuerung und Magensekretion 84
Oesophagusatresie, Erbrechen bei 495
Oesophagusbougierung 403
Oesophagusdivertikel bei kardiofundaler Fehlanlage 404
Oesophagusduplikatur, Erbrechen bei 495
Oesophaguserosionen nach Magenoperationen 805
Oesophagusintussuszeption 426
Oesophagusmembran, Erbrechen bei 495
Oesophagusringe, Röntgendiagnostik 208f.
Oesophagusschleimhaut, Fettinfiltration, submuköse 428
Oesophagusschleimhautprolaps 428
Oesophagussegment, terminales, als Druckbarriere 395
Oesophagussphincter, hormonelle Einflüsse 110
Oesophagussphincter und Prostaglandine 110
Oesophagusstenose, kongenitale, fibröse, Erbrechen bei 495
Oesophagusstriktur nach Gastrektomie 818
— bei Hiatushernie 400

Oesophagusvaricen und Gastroskopie 331
— bei kardiofundaler Fehlanlage 404
— bei Magenvolvulus 410
Oesophagusvaricenblutung, Operationsindikation 520
—, Prognose 521
Oesophagusverkürzung bei Refluxoesophagitis 395
Oesophagitis bei Hiatushernie 398, 400
— nach Magenoperation 805, 819
—, Mucosavorfall bei 227
Okkultest 504
Olivenöl und Magenentleerung 108
— und Magenmotilität 464
— und Magensekretion 78, 464
Omentum majus, Embryologie 3
Omentum minus, Verkürzung, congenitale 388
3-O-methyl-Glucose und Magensekretion 68
Open-tip-Sonde 473
Open-tip-Katheter zur Magendruckmessung 105
Operationstrauma und Stressulcus 664
Opiate, Erbrechen durch 499
Opossum 110
Orciprenalin und Magenschleimhautdurchblutung 115
Ortholidin 504
Ortho-Tolidin 504
Osmolarität der Nahrung und Magenentleerung 108
Osmoreceptoren, enterale und Magenentleerung 108, 474, 1065
—, — und Magensekretion 88
Osteomalacie durch Aluminiumhydroxyd 729
— nach Magenresektion 825
Osteoporose bei Fistel, gastrokolischer 811
Ostium cardiacum ventriculi 5
— pyloricum 6
Östrogene und Magensäurebildung 458
— und Ulcusheilung 458, 681, 668, 737
Oxalsäure, Magenverätzung durch 1048
Oxethacain und Gastrinfreisetzung 732
oxyntic cells s. Belegzellen
Oxyphencyclimin bei Ulcus pepticum 731f.
Oxyphenoniumbromid bei Ulcus pepticum 731f.

^{32}P zur Magencarcinomdiagnostik 939
pacesetter potential 474
Pacini-Körperchen 1056
Palmersches Zeichen 505
Panarteriitis nodosa und Ulcus 681
Pancreas annulare, Erbrechen bei 495
—, Bicarbonatsekretion und Nikotin 671
—, ektopes, Tumor, ulcerogener im 668
—, D-Zellhyperplasie und Ulcus pepticum 668
—, Inselzelladenom und Ulcus pepticum 718
—, Inselcellcarcinom und Ulcus pepticum 718
—, Inselzellhyperplasie und Ulcus pepticum 718

Pancreas in Magendoppelbildung 384
—, Magenimpression durch 205
Pancreasenzyme zur Gastritistherapie 564
—, Magenschleimhautschädigung durch 686
Pancreaserkrankungen und Blutung, gastrointestinale 512
— und Hiatushernien 399
Pancreasgefäßstiel, mesoduodenaler 3
Pancreasdystopie, Magencarcinom aus 889
Pancreasheterotopie 250, 255, 413, 857 f.
—, funktionell aktive 859
— in Magendivertikel 215, 413
—, Ulcus pepticum bei 859
Pancreasinseln, dystopische 836
Pancreaskopfcarcinom 345
— und Ulcus duodeni, postbulbäres 707
Pancreassekretreflux und Gastritis 557
Pancreassecretion unter Depotsecretin 463
— und gastrointestinale Hormone 117
— bei jejunaler Ansäuerung 88
—, secretinstimulierte und Nicotin 146
— und Ulcus ventriculi 715
Pankreastumor, gastrinproduzierender und Ulcus pepticum 668
—, Pylorusstenose durch 416
Pancreatitis und Duodenitis 587
—, Magenmotorik bei 478
—, Pylorusstenose durch 416
Panendoskope 328 f.
Paneth-Zellen 544, 548
Pangastritis 531, 544
Pantothensäuremangelulcus 673 ff.
PAO s. peak acid output
Papain zur Magenschleimuntersuchung 177
— zur Gastrocytodiagnostik 356
Papanicolaou-Färbung 361
—, Modifikationen 362
Papilla Vateri-Kanülierung mit retrograder Pancreas- und Gallengangdarstellung 343
Papillenoedem bei Ulcusblutung 754
Papillenstenose und Ulcus, postbulbäres 707
Papillom 831
Papillotomie, endoskopische 343
Pappenheim-Färbung 362
Paprika und Gastritis 554
— und Magensekretion 465
Paractol 342
Parasympathicomimetika und Magenentleerung 102
— und Magenmotilität 479
—, Schleimhautblutungen durch 677 f.
Parathormon und Ulcus pepticum 674
parietal cells s. Parietalzellen, Belegzellen
Parietalzelle, Elektrolytgehalt 62
—, Stimulation durch körpereigene Substanzen 75
—, Zellkinetik 596
Parietalzelldenervierung, selektive bei Ulcus duodeni 785
Parietalzellmasse 62
— bei Zollinger-Ellison-Syndrom 453
Parietalzellsekretion 660
Parietographie bei Magencarcinom 902
— bei Magencysten 256

Parietographie bei Magenwandveränderungen 199 f., 263
— bei Magenvarizen 223
— bei M. Ménétrier 224
Parkinsonismus und Ulcus pepticum 718
Paromomycin bei Blutung, gastrointestinaler 517
Pars cardiaca ventriculi 5
— praepylorica ventriculi 6
— pylorica ventriculi 6
Paspertin s. Metoclopramid
Pavlov-Hollandersche Zweikomponententheorie 63 f.
peak acid output bei Magenerosionen 654
— — — bei Magensekretionsanalyse 168, 171
Pellagra, Achlorhydrie bei 455
Penicillinallergie und Duodenitis 589
Pentagastrin und Anticholinergika 142
—-Antikörper 453
— und cAMP 97
— bei Gastritis 168
— und Magensekretion 81, 98
— bei Magensekretionsanalyse 166 f., 171, 714
— und Pylorushypertrophie, experimentelle 423
—, Schnelltests 168
—-Snuff zur Gastritistherapie 168
—-— zur Magensekretionsanalyse 167
—, sublinguale Applikation 168
— und Ulcus, experimentelles 676
Pepsin 175 f.
—, Arten 58, 449
—, Calciumcarbonat als Pepsinantagonist 138
—, Inhibition durch Carbenoxolon-Natrium 140
—-Inhibitoren 70 f., 462
Pepsinbildung bei Alkoholintoxikation 147
— unter Atropin 75
—, gastrinstimulierte 72
— unter Heparin 71
— und H_2-Receptor-Antagonisten 733
—, Modellvorstellungen 70
— und Motilin 94, 118
— und Secretin 68, 88
— bei Tieren 67
Pepsinsekretion bei Hyperthyreose 457
—, Stimuli 68 ff.
—, Störungen 451 ff.
— bei Ulcus duodeni 608
Pepsinogen 175 f.
—, Aktivierung 71
—, Bildungsort 17
—-Granula 68
—, Gruppen 58 f.
— beim Neugeborenen 4
—, Plasmakonzentration 71
—, Sekretion 67 f.
—, —, bei Magenschleimhautatrophie 450
—, Serumkonzentration bei Hauptzellschädigung 71
—, — nach Histamin 71
—, — bei Operationen 71
—, — nach Röntgenbestrahlung 71
—, Vorkommen 175

Pepsinogen-5 und Ulcusleiden 449
Pepsinogenbildung bei Anämie, perniciöser 71
— nach Hypophysektomie 29
—, Stimuli 70
— bei Ulcus duodeni 71
Perforation, intraluminäre 784
Peremesin s. Meclicin
Pericardcyste 390
Periduodenitis 587
Perigastritis adhaesiva diaphragmatica 387
—, antrale, Erbrechen bei 497
—, bei Ulcusperforation 742
Perioesophagitis bei Brachyoesophagus 405
Peristaltik s. Magenperistaltik
Periston, Volumenwirkung 518
Peritonealmesothel, Elektronenmikroskopie 10
Peritoneum, Schmerzperzeption 156
Peritonitis carcinomatosa bei Magencarcinom 887
—, Erbrechen bei 496
— bei Ulcusperforation 741f.
Perphenacin bei Erbrechen 500
Persönlichkeitsstruktur und Schmerz 1058
Pestizide und Magencarcinom 883
Petz-Granulom 286
Peutz-Jeghers-Syndrom 850
—, Blutung, gastrointestinale bei 510, 515
—, Endoskopiebefund 345
—, Magencarcinom bei 253
—, Mageninvagination bei 428
—, Magenpolypen bei 833
Pfeffer und Gastritis 554
— und Magensekretion 465
Pfefferminztee bei Ulcus pepticum 727
Pfortaderhochdruck, Magenerosionen bei 644
—, Magenvarizen bei 222
Phaeochromocytom, Magensekretionsanaly-
se, histaminstimulierte bei 165
Phänomen der dritten Niere 417
Pharmakoradiographie 197f.
— bei Pylorusstenose 745
— bei Sanduhrmagen 748
Phasenkontrastverfahren zur Gastrocyto-
diagnostik 360
Phenole, Magenverätzung durch 1048
Phenolreagens nach Folin und Ciocalteu 176
Phenolrot und Magensäuretitration 165
Phenothiacine bei Erbrechen 500f.
Phenoxybenzamin und Magensekretion 144, 733
Phentolamin und Magensekretion 144
Phenylbutazon und Blutung, gastrointesti-
nale 513
—, Gastritis, akute durch
— und Magenschleimhautschädigung 145
— und Magensekretion 733
— und Ulcus pepticum 671, 675
Phlebolith in Magentumoren 255
pH-Messung, intragastrale 162f.
—, —, bei Hiatushernie 402
Phosphatase, alkalische, in Tumorzellen 367
—, — bei Magencarcinom 950

Phosphatresorption, Beeinflussung durch
Aluminiumhydroxydgel 138
Phosphodiesterase 96
Phosphodiesterasehemmung und cAMP 145
^{32}Phosphor s. a. Radiophosphor
—, Magenszintigraphie mit 202
Phosphorylase 96
Photographie, intragastrale s. a. Gastro-
kamera 326
Phrenicusexhairese, Magenkaskade durch 213
pH-Telemetrie, intragastrale 163f.
Phthisis bulbi 705
Physostigmin, Pharmakoradiographie mit 198
Phytobezoar 249, 288
Pilocarpin, Pharmakoradiographie mit 198
Pilze, Nahrungsverunreinigung mit und
Magencarcinomrisiko 883
Pitressin und Magenerosionen 676
— und Magenschleimhautdurchblutung 662
— und Magensekretion 456, 666
— und Ulcus, experimentelles 676
Plasma, H-Ionenkonzentration 61
Plasmocytom s. Magen, Plasmocytom
Plättchenaggregation unter Aspirin 513
Plätschergeräusche, abdominelle 159
— bei Pylorusstenose 417
Plattenepithelcarcinom, Cytologie 368
— des Magens 890
Plattenepithelzellen, Cytologie 366
Pleuraschwarte, Hiatushernie bei 397
Plexus coeliacus 43
Plica cardiaca 12
— gastrica 14
Pneumatosis cystica gastrica und Magen-
cysten 857
— — — und Magenstenose 236
— — —, Röntgendiagnostik 236
— — — und Ulcus ventriculi 236
Pneumogastrogramm 201
Pneumonie bei Hiatushernie 400
— bei Pylorusstenose 418
Pneumoperitoneum bei Hiatushernie 400
— zur Herniendiagnostik 392
— bei Magenvolvulus 410
— bei Parietographie 199
— zur Röntgendiagnostik 263
Pneumothorax bei Magenruptur in Zwerch-
fellhernien 1042
— bei Zwerchfellücke 392
Poldin-Methylsulfat bei Ulcus pepticum 731f.
Polyadenomatose, endokrine hereditäre und
Ulcus pepticum 668
Polyadenome 831
Polyadénomes en nappe 597, 833
— polypeux 597, 833
Polycythämie, Blutung, gastrointestinale bei 510
— bei Ulcus duodeni 717
Polyneuropathie nach Magenoperation 820
Polyp s. Magenpolyp

Polypektomie, gastroskopische 332f., 348, 853
—, —, Komplikationen 333
—, —, Wundheilungszeit bei 679
Polypose, diffuse gastrointestinale beim Säugling 851
—, gastrointestinale, familiäre 253, 851
—, intestinale, Eiweißverlust bei 617
—, —, familiäre, Magenpolypen bei 833
Polyposis ventriculi 850ff.
— —, Häufigkeit 830
— — und Magencarcinom 891
Polysiloxan 342
Polyvinylpyrrolidon 518, 618
Porphyrie, Erbrechen bei 498
Portio duodenalis ventriculi 227
Pouvoir Secretagogue Urinaire 175
Polygraphie bei Magencysten 256
Prämedikation bei Duodenoskopie 342
— bei Gastrokamerauntersuchung 326
— bei Gastroskopie 329
— bei Magensaugbiopsie, blinder 324
— bei Notfallendoskopie 331
Praomys natalensis 894
Prismenzellen der Dünndarmzotte 579
Priscol und Magensekretion 144
Probanthine bei Ulcus pepticum 731f.
Probefrühstück nach Ewald und Boas 161
Probemahlzeit bei Magenröntgen 185
Procain und Magensekretion 78
Progesteron und Ulcustherapie 681
Promethacin bei Erbrechen 500
— und Gastrinfreisetzung 733
— und Magensekretion 461
Pronase 177
Propanol und Magensekretion 78
Propanthelin, Antipepsinwirkung 734
— bei Ulcus pepticum 731f.
Propanolol und Magensekretion 144
Prostaglandine 89f.
—, Einteilung 89
— und Magenmotilität 110, 480
— und Magensekretion 90
— und Oesophagussphincterdruck 110
—, therapeutische Anwendung 89f.
—, Typen 110
Prostansäure 89
Proteine, kontraktile der Muskelzelle 99
—, mageneigene 59
—, Pufferkapazität 464
Proteinkonsum und Magenkrebsmortalität 881
Proteinmangel, Dünndarmschleimhautzellerneuerungsrate bei 580
Protoporphyrine und Stuhlfarbe 503
Protozoen, Nachweis 366
Psammocarcinom, Magen- 889
Pseudo-Dumping-Syndrom 289
Pseudogastritis 529
Pseudolymphom 1001f.
Pseudopylorus 340, 350, 709
Pseudopyloruszellen 542
Pseudoxanthoma elasticum, Magenblutung bei 250
PSU-Test s. Pouvoir Secretagogue Urinaire

Psyche und Magenmotilität 477
Psychopharmaka und Magenmotilität 480
— und Magensekretion 462
Psyquil s. Triflupromazin
Pulsionsdivertikel, Magen- 412
Pupillenerweiterung bei Erbrechen 489
Purpura, allergische, Blutung, gastrointestinale bei 510
—, thrombocytopenische, Blutung, gastrointestinale bei 510
—, — und Magenschleimhautantikörper 457
pyloric tit 220
Pyloromyotomie 421, 425
Pyloroplastik, Magenentleerung nach 482f.
—, Magenmotilität nach 480
— bei Pylorushypertrophie 425
—, Röntgenaspekt 280, 282
— und Vagotomie 788f., 801
Pylorus, Anatomie 6
—, Atresie 383
—, Doppelbildung 384
—, Kontraktionszustand 106
Pylorusachalasie 416
Pyloruscarcinom, Röntgendiagnostik 263
Pylorusdivertikel, Röntgendiagnostik 215
Pylorusdruck 475
Pylorusdrüsen, Anatomie 24
—, G-Zellen 79
—, Gastringranula 75f.
—, Histogenese 4
Pylorusentfernung, Magenentleerung nach 480
Pyloruserkrankungen und Hiatushernien 397
Pylorusfunktion 99, 473
Pylorushypertrophie, Dysfunktion, neuromuskuläre bei 423
—, Einteilung 217
— des Erwachsenen 422ff.
— bei Gastritis, eosinophiler 233
—, Röntgendiagnostik 217ff., 265
Pyloruskanal, Druckwerte 106
—, Länge 218
—, Reflexe, lokale 77
Pyloruskrämpfe bei Gallenwegserkrankungen 423
Pylorusligatur, Magenerosionen bei 646
— und Magenschleimhauthyperplasie 630
— und Ulcus pepticum 675
Pylorusmuskulatur, Stärke 422
Pylorusschleimhaut, Verschieblichkeit 429
Pylorusstenose 416ff.
—, Ätiologie 416
—, Dekompensationszeichen 419
—, Diagnose 418, 745
—, Differentialdiagnose 745f.
—, Endoskopiebefund 419
—, Erbrechen bei 417, 421, 491, 497, 745
— mit Gallenfistel 416
—, Klinik 417, 745
—, komplette 782ff.
—, Komplikationen 417f.
—, kongenitale hypertrophische 420ff.
— bei Magencarcinom 898
— bei Magenduplikatur 385
— bei Magenfibrom, gestieltem 834

Pylorusstenose und Magenschleimhaut-
hyperplasie, glanduläre 630
—, Magenvolvulus bei 406
— durch Pancreasgewebe, dystopisches
836, 858
—, pathologische Anatomie 782
—, Prognose 420
—, Röntgendiagnostik 217ff., 418
—, Symptomatologie 745
—, Therapie 419f., 747f., 782f.
—, tumorbedingte 416, 917
— bei Ulcus pepticum 744ff.
—, Typ Haberer-Konjetzny 420
Pylorustasche 83
Pyracolidinderivate und Magensekretion 464
Pyracolonderivate und Magensekretion 464
Pyridoxin bei Erbrechen 501
Pyrosis nach Magenoperation 805

4-Qudrantenbiopsie 711
Quadricepsparese durch Carbenoxolon-
Natrium 735
Querriegelphänomen 304f.
Quinacrine zur Fluorochromierung 360

Radioactive Substanzen s. Radionuclide
Radiogold zur Magencarcinomdiagnostik 940
Radiojod zur Magencarcinomdiagnostik 940
Radionuclide, Magenuntersuchung mit 201
Radioimmunoassay zur Gastrinbestimmung
172ff.
— zur Intrinsic factor-Bestimmung 176
Radiophosphor zur Magencarcinomdiagno-
stik 939f.
Radiotechnetium zur Magencarcinomdiagno-
stik 940
Raffinose 1064
Radix Ipecacuanhae 499
Rauchen und Gastritis, chronische 554
— und Magensekretion 146
— und Ulcus pepticum 736
Rauhfuttergastritis 537
Rauwolfia serpentina 145
^{86}Rb zur Magendurchblutungsmessung 112
Reasec nach Magenresektion 820
α-Receptorenblockade und Magensekretion
143f.
β-Receptorenblockade und Magensekretion
143f.
Recessus costodiaphragmaticus 8
Recklinghausensche Neurofibromatose 254,
831, 835, 855f.
Rectumcarcinom und Melaena 512
Reibegeräusch über dem Magen bei Ulcus-
perforation 742
Reichmannsches Syndrom 417
Reifungsstörungen, sexuelle bei Magendupli-
katur 385
Reissche Färbung 362
Referenzschmerz 1060
referred pain 1057, 1063
Reflex, enterogastrisch-inhibitorischer 109
Reflexe des Corpus ventriculi und Magen-
sekretion 77

Reflexe des Pyloruskanals und Magensekretion 77
—, vago-vagale und Magensekretion 77
—, vagoviscerale bei Hiatushernie 396
—, viscero-viscerale und Magenvolvulus 406
Reflux, duodenogastraler bei Ulcus ventriculi 474
—, gastrooesophagealer bei Pylorusstenose
418
Refluxoesophagitis, Blutung bei 509
— bei Hiatushernie 395, 400
— bei kardiofundaler Fehlanlage 404
— nach Magenoperation 805
—, Oesophagusverkürzung bei 395
— bei Pylorusstenose 418
Regelsbergersche Trias 389
Regitin s. Phentolamin
Regurgitation 487
— bei Hiatushernie 398
— bei Invagination, oesophagogastrischer 427
— bei Magenvolvulus 410
— bei Pylorushypertrophie 424
Reinigungseinlauf bei Blutung, gastrointesti-
naler 517
Reizmagen 1065
Relaxatio diaphragmatis 388ff.
— —, Magenvolvulus bei 406f.
— —, Ursachen 389
Reptilien, Magenschleimhaut bei 67
Repulsionsinsuffizienz 390
Resektionsmagen, zu kleiner 807
—, Spätfolgen 801ff.
Reserpin und Blutung, gastrointestinale 513
— und Magensekretion 463f., 145
— und Pepsinogensekretion 70
— und Ulcus pepticum 671, 675
Restraintulcus 674
Reticulosarkom, Magen 892, 996f., 1003
—, Cytologie 368
Retinablutung bei Ulcusblutung 754
Retrogastralraum, Röntgeninspektion 190
Rezidivulcus nach Magenoperationen 808
Rhabdomyom 835, 854
Rheomacrodex bei Blutung, gastrointestina-
ler 517
— und Ulcus pepticum 737
Rieder-Kontrastmahlzeit 184
Riesenfalten, gastrale, Meßwerte 623
—, —, Endoskopiebefund 334f.
Riesenfaltengastritis 559ff., 565f., 615
Riesenfaltengastropathie mit foveolärer
Hyperplasie 611ff.
— — — —, Altersverteilung 618f.
— — — —, Ätiologie 620f.
— — — —, Biopsie bei 625
— — — —, Diagnostik 620
— — — —, Eiweißverlust bei 616f.
— — — —, Gastroskopie bei 623f.
— — — —, Geschlechtsverteilung 618f.
— — — —, Häufigkeit 618f.
— — — — beim Kind 629
— — — —, Lokalisation 613f.
— — — — und Magensäureproduktion 615f.
— — — —, makroskopisches Bild 613f.
— — — —, Pathophysiologie 615f.

Riesenfaltengastropathie mit foveolärer Hyperplasie als Präcancerose 629
— — — —, Prognose 628ff.
— — — —, Röntgenbefunde 620
— — — —, Schleimbildung bei 615
— — — —, Spontanremissionen bei 629
— — — —, Symptomatologie 619f.
— — — — —, Therapie 628ff.
— —, Röntgendiagnostik 845
Riesenfaltenhypertrophie 598
Riesenulcus des Bulbus duodeni 298, 687f.
— des Magens 686f.
—, Röntgenaspekt 238f., 245
Ringwallcarcinom 906ff.
—, Gastroskopiebefund 930f.
—, Röntgenaspekt 906
Roemheldscher Symptomenkomplex 389
Rohrzucker und Magensekretion 78
rolling hernia 394
Rollkur 564
Röntgenbestrahlung der Magenschleimhaut 552
— und Magencarcinom 894
— und Serumpepsinogenkonzentration 71
Röntgenbild, „seifenblasenartiges" 852
Röntgendiagnostik s. a. Organ
—, Bildverstärker mit Fernsehkette 194
—, Doppelkontrastverfahren bei Ulcus ventriculi, linearem 702
—, Kinematographie 194
—, Memospot-Technik 194
—, Reihenuntersuchung bei Magencarcinom 922
—, Strahlenschutz bei 195f.
Röntgendurchleuchtung des Magens 186
—, orientierende 189
Röntgengastritis 541
Röntgenkontrastmittel, Erbrechen durch 499
—, orale 183ff.
—, wasserlösliche 185f., 197
—, — bei Magenverätzung 247
Röntgenmorphologie der Magenoperationen 280ff.
Röntgenverordnung 183
Rosemannsche Theorie der Magensaftbildung 64
Ross-Moore-Sonde 341
Rotationsstörungen, mesenteriale bei Magenduplikaturen 385
Rouxsche Tüte 1046
Rouxsche Y-Anastomose 281, 1045
Roviraltasches Syndrom 418
Rubin-Sonde 341
Rugektomie s. a. Schlingenbiopsie
Rugektomie, gastroskopische 333
Rumination 487
Russelsche Körperchen 546

Saccharose 108
Safraninlösung, alkoholische 362
Saintsche Trias 399
Salicylate und Blutgerinnung 536, 670
—, Blutung, gastrointestinale durch 513

Salicylate, Gastritis, akute durch 535f.
—, Magenerosionen durch 645
—, Magenschleimhautschädigung durch 145f., 536, 645f.
— und Ulcus pepticum 670
—, Wirkung, hämatogene auf den Magen 536
Salicylat-Ulcus 463
Saluretica bei Blutung, gastrointestinaler 519
Salzmangelsyndrom 383
Salzsäure, hochkonzentrierte, Magenschleimhautschädigung durch 463
—, Magenverätzung durch 1048
— Substitution bei Anacidität 564
Salzwasser, Erbrechen durch 494
Sanduhrmagen, angeborener 383
—, Differentialdiagnose 748f.
—, funktioneller 749
— bei Magenlues 234, 845
— und Magenvolvulus 406
—, Röntgenaspekt 910
— bei Magentuberkulose 234
—, spastischer 748
—, Übersicht 748
— bei Ulcus ventriculi 243, 691
Sarcolysin 985
Sarkoidose, Magenbeteiligung, Röntgendiagnostik 233, 276f.
—, Magenerosionen bei 648
—, Ulcus ventriculi bei 722
Sarkom s. u. Organ
Sättigung 1061f.
Sättigungszentrum 1062
—, Beeinflussung durch Magendehnung 1062
Saugbiopsiesonde 323
Sauerstoffinsufflation, Magenruptur durch 1041
Säulenchromatographie 173
Säurearten und Magenentleerung 108
Säure-Basen-Haushalt und Magenmotilität 477f.
Säuren, aliphatische und Magensekretion 463
Säurereceptoren, duodenale 474
— und Magenentleerung 108
Säurevergiftung, Therapie 541
SCH 1000 479
Schädel-Hirntraumen und Magenerosionen 644
Schatzkischer Ring 208f.
Scheinfütterung und Magensekretion 74, 76f.
Schießscheibenzeichen 273f.
Schilddrüse, C-Zellen 26
Schilddrüsenfunktion und Magenmotilität 478
— und Magensekretion 457
— und Ulcus pepticum 667
Schistosomiasis, Duodenitis bei 589
Schleimsubstanzen s. Magenschleim
Schleimhautcarcinom s. Magenfrühcarcinom, Magenschleimhautcarcinom
Schleimhautprolaps s. a. Organ 255ff.
—, gastrooesophagealer 227

Schleimhautprolaps, jejunogastraler 430
—, oesophagogastraler 227
Schlingenbiopsie s. a. Rugektomie
—, endoskopische 333
— bei Magencarcinom, scirrhösem 337
— bei Magenschleimhauthyperplasie 325, 625f., 632
Schlingensyndrom 796
Schluckauf 487, 1063
Schluckstörung nach Magenoperationen 805
— und Auerbachscher Plexus 44
Schmerz s. a. Magenschmerz
—, Ausstrahlung 1055ff.
— bei Darmkontraktionen 156
— und Erbrechen, Differentialdiagnose 493
— bei Magenvolvulus 408f.
— und Erbrechen 489
— bei Fistel, gastrokolischer 811
— nach Gastrektomie 819
— bei Invagination des Jejunum 812
— bei Magencarcinom 986
— bei Magen-Darm-Dehnung 156
— bei Magendivertikel 414
— bei Magenerkrankungen 156ff.
— bei Magengeschwülsten, gutartigen 848
— nach Magenoperation 805
— bei Magenschleimhautcarcinom 958
— bei Magenstumpfcarcinom 975
—, psychogener 1058
—, retrosternaler bei Gastritis corrosiva 540
—, — bei Hiatushernie 398
—, — bei Invagination, oesophago-gastraler 427
—, — bei Magenintussuszeption 426
—, — bei Magenschleimhautprolaps 428
— nach Salicylateinnahme 536
—, somatischer 1055ff.
—, Übertragung, zentral-nervöse 156
— bei Ulcus pepticum 103, 695ff.
— bei Ulcus pepticum jejuni 810
— bei Ulcusperforation 741f.
—, visceraler 156, 1055f.
—, —, experimentelle Untersuchungen 1059
Schock bei gastrointestinaler Blutung 505
—, hypovolämischer und Stressulcus 665
— bei Magenprolaps 393
— bei Magenvolvulus 408
— und Ulcus, experimentelles 676
Schockbekämpfung bei Blutung, gastro-intestinaler 516
Schrittmacherzellen 100
Schrotkornaspekt 231
Schrotkornbulbus 296
Schrumpfmagen, diffuser 889
Schwangerschaft, Erbrechen bei 499
—, Magenröntgen bei 195
— und Magensekretion 457f.
—, Magenvolvulus bei 406
—, Ulcus pepticum bei 668
— bei Zwerchfellhernie 393
Schwannom, Magen- 835, 855

Schwefelsäure, Magenverätzung durch 1048
Scirrhus s. Magencarcinom, scirrhöses
Scopolamin bei Erbrechen 500f.
— und Magenmotilität 479
— und Magensekretion 142
Senkstaken-Blackmore-Sonde 519
Secretin und aggressive Faktoren des Magensaftes 116
— und Duodenalmotilität 109
— und Magenmotilität 104, 109, 479, 474
— und Magensäureproduktion 449
— und Magensäureproduktion, post-prandiale 88
— und Magenschleimhautdurchblutung 114
— und Magensekretion 68f., 87f., 734, 462
— und Pankreassekretion 463
— und Pepsinogenbildung 449
—, Pepsin-stimulierende Wirkung 68f.
—, Übersicht 90f., 117
— als Ulcustherapeuticum 116f., 734
Secretinfreisetzung durch duodenales Ansäuern 85
— bei Duodenitis 585
—, physiologische 85
Secretinmangel und Ulcus duodeni 715
Sedativa bei Blutung, gastrointestinaler 516
— bei Ulcus pepticum 737
Sehnervenatrophie nach Ulcusblutung 754
Seitblickoptik 328, 708f.
Seldinger-Methode 199
Senf und H-Ionenkonzentration, intra-gastrale 725
— und Magensekretion 465, 724
Sephadex G 150 zur Magenschleimanalyse 177
Sepsis, H-Ionenrückresorption, gastrale bei 661
Septum, präpylorisches 420f.
— transversum 3
Serosacysten, traumatische 386
Serotonin bei Dumping-Syndrom 816
— und Magenmotilität 111, 480
— und Ulcus pepticum 674f.
Serumgastrin s. a. Gastrin
— bei Anämie, perniciöser 73, 174, 453
— bei Calciumzufuhr 174, 455
— bei Gastritis 453
—, Glucagonwirkung auf 668
—, hereditärer Faktor auf 677
— bei Hyperinsulinismus 459
— bei Magenschleimhautantikörper-bildung 453
— nach Nahrungsaufnahme 453
—, Normalwerte 73, 173f.
—, Secretinwirkung auf 668
— bei Ulcus duodeni 677
— bei Ulcus ventriculi 677
Serumpepsin s. a. Pepsin
— und Magencarcinomrisiko 884
Serumpepsinogen bei Magencarcinom 937
Serumproteine bei Magencarcinom 943
— im Magensaft 59
Shay-Ratte 675
Shay-Ulcus 674

Shunt-Operation bei Oesophagusvaricen-
blutung, Mortalität 521
Shunt, portokavaler und Serumhistamin-
spiegel 669
Sialinsäure 59, 177
Sialofucomucine im Magensekret 59
Sialogastrone 60
Sialomucine 59, 467
Sideropenie nach Magenresektion 822 f.
— bei Magenschleimhautprolaps 429
Siegelringzellcarcinom, Magen- 889
Siegelringzellen, Cytologie 367
Silbernitrat, Ulcus, experimentelles durch
675
Silicatexposition und Magencarcinomrisiko
881
Singultus 487, 1063
Singultuszentrum 487
Sippy-Diät 725
Situs inversus 383
Sjögrensche Erkrankung und Gastritis 555
Sklerodermie, Magenbeteiligung bei 250
— und Magenmotilität 479
—, Magenröntgenaspekt 914
— und Ulcus pepticum 718
sliding hernia 394
Sludge-Phänomen 518
Snuff 167
Sodbrennen nach Gastrektomie 819
— bei Hiatushernie 398
—, lageabhängiges 805
— bei Magenschleimhautcarcinom 958
— bei Magenvolvulus 410
— nach Salicylateinnahme 536
— bei Ulcus pepticum 695 f.
Solcoseryl 334
Somatotropin und Magendrüsen 29, 455
Soor, Magenveränderungen bei 234
Spätsyndrom, postprandiales, Hypo-
glykämie bei 817
Speichel, Pufferkapazität 724
Sphincter, oesophagogastraler 35
Sphincter pylori 13
Spiegelbildung, intestinale 186
Spindelzellsarkom 892
Spironolactone und Carbenoxolon-Natrium
735 f.
Splanchnicusblockade 737
— bei Kaskadenmagen 389
Splanchnicusdurchschneidung und elek-
trische Aktivität des Magens 101
Splanchnicusresektion bei Kaskadenmagen
389
Splenoportographie bei Bulbus duodeni-
Varicen 296
— bei Magenvaricen 199, 223, 263
— zur Metastasensuche 952
Spray-Technik bei Magenröntgen 201
Sprue, Duodenumbefall 298
— und Eiweißverlust, enteraler 617
—, tropische, Gastrocytogramm 371
Sprühfixative 359, 361
Spülgastroskope 358
Stachyrose 1064
Staphylokokkentoxine, Gastritis durch 542

Stärkeelektrophorese 173
Statham-Element zur Magendruckmessung
104 f.
Staubinhalation und Magencarcinomrisiko
881
Stauungsgastritis 537, 555
Steatorrhoe und Folsäuremangel 824
— nach Gastrektomie 820
— bei Giardiasis 588
Steroidulcus durch Glucocorticoidtherapie
666 f., 672
—, Pathogenese 463
—, Röntgendiagnostik 245
— Symptomatik 667
STH und Magenschleimhaut 455
Stierhornmagen 203
Stilboestrol und Magensäurebildung 458
— und Ulcusheilung 458
Strahlen, ionisierende und Magencarcinom-
häufigkeit 877
Strahlenschutz 195 f.
Strangulationsdivertikel des Magens 412
Strangulationsileus, Erbrechen bei 496
Stress und Gastritis, akute 534
— und Magenerosionen 639, 644
— und Magenmotilität 477
Stressreaktionskette 665
Stressulcus 664 ff.
—, blutendes, Therapie 753
—, Entstehungsfaktoren 665 f.
—, experimentelles 664
—, Geschlechtsverhältnis 667
— und Histidindecarboxylase 646
—, Magenschleim bei 664 f.
—, Mortalität bei Blutung 520
—, Pathogenese 461, 665
—, postoperatives 665
— der Ratte 675
— und Sympathektomie 665
—, Verhältnis von Magen- zu Duodenal-
ulcus 667
Strongiloides stercoralis 589
Strongiloidosis und Duodenitis 589
Stufenbiopsien 330
Stuhl, acholischer bei Intussuszeption,
jejunogastraler 427
— bei Melaena 503
— bei Fistel, gastrokolischer 811
Stumpfcarcinom s. Magenstumpfcarcinom
Stumpfgastritis 806 f.
Sturzentleerung nach Magenoperation
807, 813
—, Röntgendiagnostik 289
Substantia reticularis 1062
Substanzen, ätzende, Klassifikation 1047 f.
Succinodehydrogenase und Magenschleim-
hauthistogenese 4
Succus liquiritiae bei Ulcus pepticum 735 ff.
Sulpirid und Magenmotilität 142 f.
— und Magensekretion 463
Supravitalfärbung mit Toluidinblau 360
surgical gastritis 529
Sympathektomie und Schmerz, visceraler
156
—, thorakolumbale 1056

Sympathicomimetika und Magenmotilität 144
—, Wirkungsminderung bei oraler Applikation 144
Sympathicotonus und Stressulcus 665
Sympathicus, viscerale Schmerzleitung 1056
Symptom des doppelten Bulbus 420
— der „wandernden Ulcusnische" 841
Symptomenkomplex gastrokardialer s. Roemheldscher Symptomenkomplex
Syndrom der afferenten Schlinge 816
— der blinden Schlinge 816f.
— der Kardiastenose bei Magencarcinom 898
„Syndrom der kleinen Symptome" 897
— der Pylorusstenose bei Magencarcinom 897
— der zuführenden Schlinge 816
— — —, Erbrechen bei 492, 497
— — —, Röntgenaspekt 289f.
— — — und Vitamin B$_{12}$ 824
Syndrome, paraneoplastische bei Magencarcinom 897, 899
— phrénico-pylorique 397
Syphilis s. Magen, Lues

Tabak und Magencarcinom 881
Tabakschnupfen und Magencarcinomincidenz 883
Tabes dorsalis, Magenmotilität bei 477
Tachyphylaxie bei Gastrininfusion 166
Talkum und Magencarcinomincidenz 881
Tantalstaub, Schleimhautdiagnostik, röntgenologische mit 201
Targesin bei Erbrechen 500
^{99m}Tc, Magenszintigraphie mit 201f.
—, Magencarcinomdiagnostik mit 940
TEAB s. Tetraäthylammoniumbromid
Teerstuhl s. Melaena
Teleangiektasie, hereditäre und Blutung, gastrointestinale 515
Telemetrie, pH-Messung, intragastrale mit 163f.
— der Magensekretion 90
Temperatur und Gastritis 554
— und Magenmotorik 477
— der Nahrungsmittel und Magencarcinomincidenz 881
Teorellsche Theorie 65, 67
Test, therapeutischer nach Gutmann 966ff.
Tetanie bei Pylorusstenose 417
Tetraäthylammoniumbromid, Pharmakoradiographie mit 198
Tetracycline, Resorptionshemmung durch Aluminiumhydroxydgel 138
Tetracyclinfluorescenztest 937
Tetracyclinmarkierung in der Gastrocytodiagnostik 361
Tetrodotoxin, Wirkung auf glatte Muskulatur 103
THAM s. Tris-(hydroxymethyl)-aminomethan

Theophyllin und cAMP-Stoffwechsel 672f.
— und Magensekretion 144f.
Thermoelemente zur gastralen Durchblutungsmessung 113f.
Thiacide und Blutung, gastrointestinale 513
— und Ulcus pepticum 673
Thioacethamid 732
Thiobarbitursäuremethode 177
Thionin, weinsteinsaures 834
Thiophosphoramid 985
Thio-TEPA 985
Thiry-Vella-Schlinge 80
Thoraxmagen 404f., 1042
—, angeborener 395
— mit Brachyoesophagus 405
—, Röntgenaspekt 211
— bei Magenvolvulus 408
Thoraxtrauma, Hiatushernie nach 397
Thyreoidektomie und Magensaftvolumen 29
Thyreoiditis, Belegzellantikörper bei 570
— Hashimoto und Gastritis 555
— — und Magensekretion 457
—, Magenschleimhautantikörper bei 457
—, Magensekretion bei 457
Thyreotoxikose, Belegzellantikörper bei 570
— und Magenmotilität 478
Tinctura belladonnae bei Ulcus pepticum 731
Titration, endogastrale 163
Titriplex III 358
TNM-Klassifikation 954
Tolazolin und Magensekretion 144
Tolbutamid und Ulcus pepticum 673
— bei Vagotomie 168
Toluidinblaufärbung, Gastrocytodiagnostik 360
Torushypertrophie 422
Tractus spinothalamicus, Schmerzleitung 1056
Traktionsdivertikel, gastrales 412
Tranexamsäure bei Blutung, gastrointestinaler 517
Tranquilizer bei Gastritis 539
— und Magensekretion 733
trapped air sign 207
Trasylol bei Ulcusblutung 519
Traubescher Raum 8
Trendelenburgsche Position 191
Trenimon bei Magencarcinom 986
Triamteren 735
Trichobezoar 249
Trichomonas hominis bei Magenausgangsstenose 366
Trichterbildung, kardiofundale 404
Triflupromacin zur Endoskopieuntersuchung 326, 329
— bei Erbrechen 500f.
Triggerzone, chemorezeptive 488
Triglyceride und Magenentleerung 108, 1065
Trigonum lumbocostale 390
Tris-(hydroxymethyl)-aminomethan 518
Tropomyosin 100

Truncus sympathicus, Magenäste 43
— vagalis 42f.
Trypsin zur Gastrocytodiagnostik 356
Tuberkulose des Duodenums 298
— des Magens 233f., 334, 371, 648, 722,
845
Tumorkranke, psychische Führung 987f.
Tumorzellen, cytologische Kennzeichen 366
Tunica mucosa ventriculi s. Magenschleimhaut
— muscularis mucosae ventriculi 30f.
— — oesophagi 32f.
Turner-Syndrom, Blutung, gastrointestinale
bei 510
Typhus und Blutung, intestinale 512

Übergewicht und Magencarcinomrisiko 881
Übernähung bei Ulcusperforation 780
Überträgerstoffe, adrenerge und Magenmotilität 479
Uhugesicht 399
UICC 954
Ulcera duodeni, multiple 689f.
— ventriculi, multiple 689, 710
Ulcus, Achlorhydrie bei 663, 722
—, arteriosklerotisches 662, 674
—, Benignitätsnachweis, röntgenologischer
236ff.
— im Billroth I-Magen 797f.
— im Billroth II-Magen, Häufigkeit 796f.
—, blutendes, Statistik 506
— callosum 683, 790
—, carcinomatöses, Differentialdiagnose
966
— —, Heilungstendenz, scheinbare 968
—, —, Malignitätskriterien, röntgenologische
909
—, —, 4-Quadrantenbiopsie bei 711
— duodeni s. a. Ulcus pepticum
— — bei ABH-Nonsekretorpersonen 677
— —, Anamnese bei Magencarcinom 895
— —, Belegzellstimulierbarkeit bei 464
— —, Blutung bei 748ff.
— — und Belegzellanzahl 677
— — und Blutgruppen 677
— —, Blutung s. Ulcusblutung
— —, Differentialdiagnose zum Zollinger-
Ellison-Syndrom 715
— — und Duodenitis 584
— —, Endoskopiebefunde 344f.
— —, —, falschnegative 344f.
— —, Epidemiologie 691
— —, Fundusschleimhaut bei 684
— — nach Gastrininfusion bei der Katze 676
— —, Gastrinspiegel bei 451, 677, 716
— — und Gastritis, chronische 567f.
— —, Geschlechtsverhältnis 458, 694
— —, Häufigkeit 691ff.
— —, Hauptzellmasse bei 71
— —, Heilungszeit 691
— — und Hiatushernie 399
— — und Hyperthyreose 457
— —, Jahreszeitengipfel 696
— — und Magencarcinoid 854

Ulcus duodeni, Magencarcinomhäufigkeit bei
885
— —, Magenmotorik bei 475
— —, Magensäureproduktion bei 664
— — und Magenschleimhauthyperplasie 608
— — und Magenschleimqualität 466
— —, Magensekretionsanalyse bei 172, 715
— — und Menopause 694
— —, Mortalität bei Blutung 520
— —, multiples Vorkommen 689f.
— —, Nahrungsunverträglichkeiten bei
157
— — bei Nonsecretoren 59
— —, Notfallendoskopie bei Blutung 343,
713
— —, Nüchternschmerz 157
— —, Operationsverfahren 785ff.
— —, Pepsinsekretion bei 71, 608
— — und Persönlichkeit 461
— —, postbulbäres 707
— —, Polycythämie bei 717
— — und Pufferkapazität der Nahrung
475f.
— —, Pylorusstenose bei 782
— —, Rassenunterschiede 694
— —, Röntgendiagnostik 298ff., 704ff.
— —, —, Treffsicherheit 299f.
— —, Schmerzlokalisation 159
— —, Secretinfreisetzung bei 91
— —, Secretin-Therapie bei 116f, 734.
— —, Stilboestroltherapie bei 458
— —, Symptomatologie, s. Ulcus pepticum,
Symptomatologie
— —, Taschenbildung im Bulbus duodeni
bei 691
— —, Therapie, chirurgische s. Ulcus
pepticum, Therapie, chirurgische
— —, —, konservative, s. Ulcus pepticum,
Therapie, konservative
— —, Treffsicherheit zwischen Röntgen-
und Endoskopiebefund 344
— —, Umbaugastritis bei 684
—, experimentelles 663, 673ff.
—, — durch Beeinflussung der Magenschleimhautdurchblutung 676
—, — durch Bienenwachspräparation 663
—, — durch Cincophen 675
—, — chirurgische Methoden 675
—, — durch Drogen 675f.
—, — durch Essigsäure 674f.
—, — durch Fesselungsversuche 646
—, — durch Magensafteinspritzung,
intramucöse 663
—, — durch Pantothensäuremangel 673f.
—, — durch Pylorusligatur 675
—, — durch Stress 675
—, hepatogenes 669, 717
— in Hiatushernien 210
— jejuni durch Hypergastrinämie 663
— bei Magenduplikatur 384
— und Magenerosionen 655
— bei Magenkaskade 212
— und Magensäuresekretion bei Zollinger-
Ellison-Syndrom 175
—, Magenschleimhautvorfall bei 227

Ulcus, malignes, Endoskopiebefund 336
—, —, Heilung, scheinbare 711 f.
— oesophagi bei Hiatushernie 400
— nach Operationen 664
— pepticum 659 ff.
— — bei Adenomatose, pluriglandulärer 620
— —, akutes, pathologische Anatomie 681 f.
— —, Allgemeinmaßnahmen bei 736 f.
— —, Allgemeinuntersuchung bei 696 f.
— —, Antacida bei 727 ff.
— —, Antrumschleimhaut, entzündete bei 684
— —, Appetit bei 157
— — durch Arteriolenverschluß, submukösen 681
— — bei Arthritis, rheumatoider 456
— —, Ätiologie 659 ff.
— —, arzneimittelbedingtes 669 ff.
— — Bedeutung, sozioökonomische 659
— —, Begriffsbestimmung 659
— —, Biopsie, gastroskopische bei 711
— —, Blutung s. Ulcusblutung
— —, Carcinomincidenz 720
— —, cardiovasculäres 669
— —, chronisches, pathologische Anatomie 682 ff.
— —, Cytologie 711 f.
— —, Diät bei 723 ff.
— —, Differentialdiagnose 718 ff.
— — und Endokrinium 666 ff., 718 f.
— —, Endoskopiebefund 335 f., 349, 707 ff.
— —, endoskopische Differentialdiagnose zwischen Malignität und Benignität 713
— —, Epidemiologie 691 ff.
— —, experimentelles 663, 673 ff.
— —, Fibrinschorf bei 684, 690
— —, Gallensalzreflux bei 661
— —, Gastrinbestimmung bei 716 f.
— — und Gastritis 684 ff.
— — nach Gastroenterostomie 808
— — und Gefäßmuster der kleinen Kurvatur 681
— — und Gefäßversorgung des Magens 681
— —, Geschlechtsverhältnis 694
— —, Größe 687 f.
— — durch HCl-Instillation, intragastrale 663
— —, Heilungsstadien nach Omori und Miwa 934
— —, Heilungsverlauf 690 f., 694
— —, — bei Jugendlichen 694
— —, Heilungszeit 691
— —, hepatogenes 669, 718
— —, hereditäre Faktoren 676 ff.
— — und Histamin 663
— — bei Hyperoestrogenaemie 681
— —, Hyperplasie, pseudofoveoläre bei 691
— — und Inkretorik 666 ff.
— — jejuni, Ätiologie 809
— — —, Beschwerden 810 f.
— — —, Blutung 811

Ulcus pepticum jejuni, Komplikationen 811
— — —, Perforation 811
— — —, postoperatives 807 ff.
— — —, Röntgendiagnostik 292
— — —, Ursachen 808
— — bei Kindern 693 f.
— — im Klimakterium 668
— —, Komplikationen 738 ff.
— —, Labordiagnostik 717
— —, Lokalisation, intragastrale 684, 688 ff.
— —, —, schleimhautabhängige 684
— — und Magencarcinom 887
— — bei Magenduplikatur 386
— —, und Magenfaltenrelief 241
— — und Magenschleimqualität 662, 680
— —, Magensekretionsanalyse bei 714 ff.
— — bei Mastocytose 663
— —, Morbidität 694
— — —, Mucosaresistenz bei 661 f.
— — und Myasthenia gravis 718
— —, Narbenbildung 691, 710
— — des Neugeborenen 693
— — und Oestrogene 681
— —, Operationsverfahren bei 786 ff.
— — und Pancreasheterotopie 859
— —, pathologische Anatomie 681 ff.
— —, Pathophysiologie 678 ff.
— —, Penetration s. Ulcuspenetration
— —, Perforation s. Ulcusperforation
— —, postoperatives 808
— —, Propanthelinwirkung auf 731 f.
— — und pulmonale Erkrankungen 669
— —, psychosomatische Faktoren bei 676 ff.
— —, durch Pylorusligatur 675
— —, Rassenunterschiede 694
— —, Röntgendiagnostik 697 ff.
— — und Schleimhautbarriere 660 f.
— — und Schleimhautdurchblutung 662
— — und Schleimhautfaktoren, aggressive 659 f., 663 f.
— — und —, defensive 659 ff.
— —, Schmerz in Abhängigkeit von Ulcuslokalisation und Nahrungsaufnahme bei 157
— — in der Schwangerschaft 668
— —, Stumpfneurome im Ulcusgrund 684
— —, subakutes 682
— —, Symptomatologie 695 f.
— —, Syntropie mit anderen Krankheiten 668 f., 717 ff.
— —, Therapie, chirurgische a. s. Vagotomie, Magenoperationen
— —, Therapie, chirurgische 773 ff.
— —, —, —, Ergebnisse 777, 780, 790 ff.
— —, —, —, Indikation, absolute 774 ff., 790
— —, —, —, Indikation, relative 785 ff., 790
— —, —, —, Operationsverfahren 775 f.
— —, —, —, Psychische Einflüsse 461
— —, —, —, bei Pylorusstenose 748, 782 ff.
— —, —, —, bei Ulcusblutung 774 ff.

Ulcus pepticum, Therapie, chirurgische bei
Ulcusperforation 778ff.
– –, –, –, bei Ulcusperforation in
Nachbarorgane 784
– –, –, –, Umwandlungsoperation BII/
BI 795
– –, –, –, Wiederholungseingriffe 794ff.
– –, –, konservative 723ff.
– –, –, –, Allgemeinmaßnahmen 736ff.
– –, –, – mit Aluminiumhydroxyd 729
– –, –, – mit Antacida 727ff.
– –, –, –, Antacidadosierung 730
– –, –, – mit Anticholinergika 142,
731f.
– –, –, – mit Antipepsinen 733
– –, –, – mit Calciumcarbonat 728f.
– –, –, – mit Carbenoxolon-Natrium
138, 734ff.
– –, –, – mit Diät 723ff.
– –, –, – mit Gastrininhibitoren 732f.
– –, –, – mit gastrointestinalen
Hormonen 734ff.
– –, –, – mit Histamin-H_2-Receptor-
Antagonisten 140f., 733
– –, –, – mit Magnesiumsalzen 729
– –, –, – mit Natriumbicarbonat 728
– –, –, – mit Secretin 116f., 734
– –, –, – mit Sulpirid 143
– – bei Thoraxmagen 405
– – und Zigarettenrauchen 146
– – bei Zollinger-Ellison-Syndrom 245,
718, 807, 810
– – bei Zwillingen 676, 678
–, praepylorisches, Röntgendiagnostik 238
– pylori und Pylorushypertrophie 423
– –, Röntgendiagnostik 238
– ad pylorum, Röntgendiagnostik 239
– bei Pylorushypertrophie 424
– und Pylorusstenose 416
–, radiogenes 246
– nach Rückenmarksdurchtrennung 664
– nach Vagotomie 798
– ventriculi s. a. Ulcus pepticum
– – bei Achlorhydrie 663, 722
– –, Achlorhydrie bei 663, 722
– – und Achylie, histaminrefraktäre 663
– – Allantoininjektion, lokale, gastroskopische 334
– – bei Anacidität 663, 722, 937
– – und Anämie 503
– – und –, perniziöse 663
– –, Angiographie bei 244
– – und Aspirin 670
– –, Benignitätskriterien, röntgenologische
243
– –, Betamethasoninjektion, lokale,
gastroskopische 334
– – durch Bezoar 249
– –, Biogastroneinjektion, lokale
gastroskopische 334
– –, Blutung s. Ulcusblutung
– – der Curvatura major, Röntgendiagnostik 237f.
– –, Cytologie 370
– – und Diabetes mellitus 245

Ulcus ventriculi, Differentialdiagnose zum
Magencarcinom, ulcerösem 965
– – durch Embolien 676
– – und Gallereflux 79
– –, Gastrinspiegel bei 677, 716
– – und Gastritis, chronische 567
– –, gastrostatisches 418
– – und Gerinnungsaktivität 510
– –, Größe, Röntgenaspekt 238
– –, – und Ulcusheilung 723
– – und Hämatemesis 503
– –, Heilungszeit 691, 723
– – in Hiatushernie 400
– –, Histotopographie 567
– – Injektionsbehandlung, lokale 334
– – bei Jugendlichen 694
– –, juxtacardiales, Röntgendiagnostik 237
– – bei Kindern 245
– – im Klimakterium 668
– –, Komplikationen 234, 738ff.
– –, –, Röntgendiagnostik 243
– –, lineares 701f.
– –, Lokalisation und Magensekretionstyp
567
– –, Lokalisation und Ulcusheilung 723
– – und Magencarcinom 883
– –, Magenmotorik bei 474f.
– – bei Magenprolaps 393
– – und Magenruptur 1043
– – und Magenschleim 60
– – und Magenschleimhautprolaps 429
– – und Magenschleimqualität 466
– – und Magenschmerz, Ursache 103
– –, Magensekretionsanalyse bei 714f.
– – bei Magenvolvulus 410
– – und Melaena 503
– –, Mortalität bei Blutung 520
– –, Narbenbildung, Röntgendiagnostik
243
– – Nicotinwirkung bei 465
– –, Operationsergebnisse 793
– –, Operationsverfahren 792f.
– –, Parietographie bei 244
– –, Penetration s. Ulcuspenetration
– –, Perforation s. Ulcusperforation
– – und Persönlichkeitsmuster 461
– – und Pneumatosis cystica 236
– –, postoperatives, Komplikationen 290f.
– –, –, Röntgendiagnostik 290f.
– – als Präcancerose 720
– –, Pseudokrater bei, Röntgendiagnostik
244
– –, Pylorushypertrophie bei 423
– –, Pylorusstenose bei 747, 782
– –, Reflux, duodenogastraler bei 474
– –, Röntgendiagnostik 236ff., 697ff.
– –, –, spezielle 240f., 243f.
– –, Röntgenreihenuntersuchung bei 709
– –, Säurerückdiffusion, gastrale bei 680
– –, Schmerzcharakteristik 157
– –, Schmerzlokalisation 159
– – und Sialinsäureproduktion 467
– –, Solcoserylinjektion, lokale, gastrosko-
pische 334
– –, Sonderformen, Röntgenaspekt 245f.

Ulcus ventriculi nach Strahlentherapie 246
— — und Stress 461
— —, Symptomatologie s. Ulcus pepticum,
  Symptomatologie
— —, Therapie, chirurgische s. Ulcus
  pepticum, Therapie, chirurgische
— —, —, konservative s. Ulcus pepticum,
  Therapie, konservative
— —, Treffsicherheit, gastroskopische 709
— —, —, röntgendiagnostische 709
— — und Ulcuscarcinom, Differential-
  diagnose 932
— —, Verlaufskontrolle, röntgenologische
  242 f.
— —, Vorkommen, multiples 689, 710
— nach Verbrennung 665
Ulcusanamnese bei Magencarcinom 895
Ulcusbelastung, familiäre 678
Ulcusbeschwerden, nächtliche und Anti-
  cholinergikatherapie 142
Ulcusblutung 748 ff.
—, Arterienumstechung bei 775 f.
—, Arteriographie bei 752
—, Ausmaß 752
— und Blutgruppe 508
—, Blutstillung, operative 775
—, Blutungsquelle 507 f.
—, Diagnostik 750
—, Häufigkeit 508, 774 f.
—, Klinik 750 ff.
—, Komplikationen nach 754
—, Magenresektion bei 775 f.
—, Mortalität in Abhängigkeit vom Lebens-
  alter 520
—, Notfallendoskopie bei 713, 750 f.
—, Notfalloperation bei 774 f.
—, Operationsindikation 752 f., 774 f.
—, Operationsverfahren 775 f.
—, Palliativoperation 775
—, Prognose 753
—, Radikaloperation bei 775 f.
—, recidivierende, postoperative 754
—, Röntgendiagnostik 242, 751 f.
—, Therapie 516 ff., 752 ff.
—, —, chirurgische 774 ff.
—, Therapievergleich 777
—, Übernähung bei 775 f.
—, Ulcusexcision bei 775 f.
Ulcuscarcinom 719 ff., 961 ff.
—, Häufigkeit 260, 883, 961
—, Heilung, scheinbare 961
—, Histologie 720
—, Fünfjahresüberlebensrate im Vergleich
  zum „banalen" Magencarcinom 962
—, Malignitätskriterien, röntgenologische
  909
— als Narbencarcinom 961
—, Röntgendiagnostik 260 ff.
— bei Ulcus ventriculi 719 f.
—, Therapieergebnisse 962
Ulcusculum 650
Ulcusexcision bei Ulcusblutung 775
— und Pyloroplastik bei Ulcusperforation
  780
— bei Ulcusperforation 780

Ulcusfinger, Röntgenaspekt 242
Ulcusgrund, Allantoinapplikation, lokale
  334
—, Röntgendiagnostik 240
Ulcusincidenz bei Corticosteroidtherapie
  667
— bei Leberkrankheiten 669
Ulcuskragen 241, 260
— bei Ulcus ventriculi 697 f.
Ulcuskrankheit, Syntropie mit anderen
  Erkrankungen 668 f.
Ulcuslokalisation, Röntgendiagnostik
  237 ff.
Ulcusmagen, operierter, Wiederholungsein-
  griffe 794 ff.
—, —, —, Indikationen 794
Ulcusmethoden, experimentelle 663, 673 ff.
Ulcusmodelle, experimentelle 673 ff.
Ulcusnische, carcinomatöse, Röntgenaspekt
  722
—, Röntgenaspekt 236 ff., 240, 697, 704
— bei Ulcus ventriculi, linearem 702
—, „wandernde" bei Magenneurom 841
Ulcusquote bei Verbrennung 666
Ulcuspenetration 290, 738 ff.
— in den Choledochus 784
—, Choledochusfistel bei 784
—, Symptomatologie 738 f.
Ulcusperforation 738 ff., 778 ff.
— bei Bezoar, Röntgendiagnostik 249
—, Diagnostik 742 f.
—, formes frustes 744
—, freie 740 ff.
—, gedeckte 738 ff.
—, Häufigkeit 738, 740, 778 f.
—, Klinik 741 ff.
—, Lokalisation der Perforationsstelle
  741
— durch Natriumhydrogencarbonat 138
—, Mortalität 743 f.
—, Operationsverfahren bei 780 f.
—, Palliativoperation bei 780
—, pathologische Anatomie 778
— in die Pleurahöhle 741
—, Probepunktion, abdominale bei 742
—, Prognose 778
—, Radikaloperation bei 780
—, Reoperationsfrequenz nach Ulcus-
  übernähung 781
—, Röntgendiagnostik bei 242, 742
—, Röntgen-Notfalluntersuchung bei 196 f.
—, Therapie, chirurgische 743 f., 778 ff.
—, Therapieergebnisse, chirurgische 780 f.
—, Therapie, konservative 744, 779
—, Therapieergebnisse, konservative 779
Ulcusrand, Röntgendiagnostik 240 f.
Ulcusrecidiv nach Magenresektion 791,
  796 f.
—, postoperatives 796 f.
— nach Vagotomie 791
Ulcusschmerz s. a. Schmerz, Magenschmerz
—, Charakteristika 695 f.
—, Genese 1060 f.
— bei M. Ménétrier 224
Ulcussyndrom bei Magencarcinom 897

Ulcustheorien 681
„Ulcus"-Tumor, Röntgenaspekt 290
Ulcusübernähung bei Ulcusperforation,
　　Reoperationsfrequenz 781
Ulcusverteilung, Borderzone 688
—, Intermediärzone 688
Ulcuswall bei Ulcus ventriculi 697f.
Ulcuszeichen, röntgenologische 236ff., 290
Ulcuszellen 360, 370, 711
Ultraschallechographie zur Leber-
　　metastasensuche 952
Ultraschallhepatogramm 950
Umbaugastritis 544
—, Cytologie 370
— und Magencarcinom 890
— und Magenschleimhautatrophie-
　　Entstehung 548
— als Praecancerose 544
— und Ulcus duodeni 684f.
Unibaryt 184
Unterernährung und Gastritis, chronische
　　556
upside — down stomach 408
Urecholin s. Bethanechol
Urethananaesthesie 174f.
Urogastrone und Magensekretion 462
Urokolin 358
Uropepsinexkretion bei Gastropathie,
　　hypertrophischer, hypersekretorischer
　　632
— und Pepsinsekretion 71
— bei Magencarcinom 937
— zur Magencarcinomfrühdiagnostik 948
— bei Ulcus pepticum 71
Urticaria pigmentosa, Magenbeteiligung bei
　　250

Vagotomie und Basalsekretion, basale 75f.
—, Belegzellzahl nach 677
—, experimentelle, Achalasie bei 102
—, Formen 788f.
— bei Gastropathia exsudativa 566
— bei Hiatushernie 403, 397
—, Insulintest bei 168f., 171
— und Magendruck 102
—, Magenentleerung nach 108, 481ff.
— und Magenmuskelaktivität, elektrische
　　101
— und Magenperistaltik 102
— und Magensekretion 75, 633f.
— und Pyloroplastik bei Pylorusstenose 784
— — — bei Ulcusblutung 776
— — — bei Ulcus pepticum 788
— bei Pylorusstenose 420
—, selektive, Indikationen 790
—, —, Magensäuredepression durch 785
—, —, Körpergewicht nach 819
—, —, Magenfunktion nach 801
—, —, Recidivulcera nach 802
—, —, proximale, Belegzellzahl nach 677
—, —, — und Magenresektion 803
—, Störungen nach 818
— und Stressulcus 665
—, superselektive 788

Vagotomie, superselektive, Antrummotilität
　　nach 483
—, — und Magenmotilität 483
—, Tolbutamidtest bei 168
—, trunculäre 787f.
—, —, Insulintest bei 169
—, — und Magenmotilität 481
— bei Ulcusblutung 753
— bei Ulcus pepticum 787ff.
— und Ulcusrezidiv 791, 798
Vagotomietest, medizinischer 169f.
Vagus, Dehnungsimpulsfortleitung 1056
—, Magenäste 43f.
—, Regenerationsfähigkeit 169
Vagusreizung und Magensekretion 68, 76f.
Vagusverletzung, Pylorusstenose durch 416
Vagusschock bei Hiatushernie 400
Valium 564
Valsalvascher Versuch bei Hiatushernien-
　　diagnostik 401
Valvula pylori 12
Vasa gastrica brevia 38
Vasoactive Intestinal Polypeptide, Übersicht
　　94f.
— — —, Wirkungssynopsis 117
Vasopressin und Arteria coeliaca-Durchblu-
　　tung 113
— bei Magenblutung 198
— und Magensäuresekretion 113
— und Magenschleimhautdurchblutung
　　113, 115
— bei Oesophagusvaricenblutung 517
Vegetative Labilität bei Pylorushypertrophie
　　424
Vena coronaris ventriculi-Ligatur, Ulcus,
　　experimentelles durch 674
Venae gastrica 41
— gastroepiploicae 41
— hepaticae-Ligatur, Ulcus, experimentelles
　　durch 674
Venographie, direkte retrograde, retroperito-
　　neale zur Metastasensuche 952
Ventriculus biloculatus 748
Veraguthsche Lidfalten bei Hiatushernie
　　399
Verätzungsstriktur des Magenausgangs 416
Verbrennung, Magenerosionen bei 644
—, Ulcus, experimentelles durch 674
Verbrauchskoagulopathie, Blutung, gastro-
　　intestinale bei 510
— bei Gastritis erosiva 510
Verdauung, Ablauf im oberen Gastrointesti-
　　naltrakt (Synopsis) 118f.
—, Basalperiode 76
Verdauungsorgane, Durchblutung und deren
　　Beeinflussung durch Vasoactive Intestinal
　　Polypeptide 95
Verdauungsphase, cephalohumorale 80
—, gastrale (antrale) 75, 77, 118
—, enterale 119
—, interdigestive 75f., 118
—, intestinale 79f.
—, psychische 74, 76, 118
Verdauungsphasen 74ff., 118f.
— und gastrointestinale Hormone 118f.

Verflüssigungsmittel, Magenverätzung durch 1048
Verkalkungen, intraabdominale 186
Verschluß, oesophagogastraler 31 f.
—, gastrooesophagealer nach Magenoperation 805
Verschlußikterus durch Eingeweideverlagerung 393
Verwirrtheit durch Erbrechen 499
Vestibulum gastrooesophageale 5
Vincaalkaloide bei Magenlymphomen 1004
VIP s. Vasoactive Intestinal Polypeptide
Virchowsche Drüse 159, 887
Visotrast 185
Vitamin B- bei Erbrechen 501
Vitamin-B-Komplex und Magensekretion 455
Vitamin B_{12} und Intrinsic factor 60 f., 176 f.
Vitamin B_{12}-Binder 61
Vitamin B_{12}-Intrinsic-factor-Komplex 60, 176
Vitamin-B_{12}-Mangel bei blind loop-Syndrom 824
— nach Magenresektion 823 f
— bei Pylorusstenose 417
Vitamin B_{12}-Resorption bei Gastritis 564
Vitamin C und Magenschleimhautresistenz 662
Vitamin-D und Magensekretion 455
Vitamine und Magensekretion 455
—, wasserlösliche, Resorptionsstörung nach Magenresektion 820
Vitaminmangel nach Magenoperation 820
Vivasorb 748
Vögel, Magenschleimhaut bei 67
Volumenersatz bei Blutung, gastrointestinaler 518
Volvulus des Magens s. Magenvolvulus
— neonatorum 495
Vomex A 500
Vomitus matutinus 491, 499
Vorsorgeuntersuchung bei Magencarcinom 945, 947

Wachstumshormon und Belegzellmasse 632
— und Magendrüsen 29
— und Magenschleimhauthyperplasie, glanduläre 631 f.
Wärmeleitsonde, Durchblutungsmessung, gastrale mit 113, 662
Wärmescheinleitfähigkeit und Magendurchblutung 113
Wasserhärte und Magencarcinomincidenz 881
Wasser-Siphontest 401
Wasserstoffionengradient, Mageninhalt/ Plasma 660
Watson-Kapsel 341
web 495
Weingenuß und Magenmotorik 147
Wermer-Syndrom s. Adenomatose, endokrine, multiple
Whipplesche Krankheit und Eiweißverlust, enteraler 617

Whisky und Magenentleerung 147
Willebrandsche Krankheit, Blutung, gastrointestinale bei 510
Wintererbrechen 499
Wirbelmißbildungen bei Magenduplikatur 384
Wirbelsäule, Magenimpression durch 205

Xanthelasma 860
Xanthoproteinbildung bei Salpetersäurevergiftung 541
Xylamid bei Ulcus pepticum 732

Y-Anastomose nach Roux 1045

Zahnausfall und Gastritisepidemiologie 884
— und Magencarcinomepidemiologie 884
Zellen, argentaffine 25, 836
—, enterochromaffine 25
—, gelbe 836
Zelltupfsonde 356
Zentralnervensystem und Magenmotilität 103
Zink und Magencarcinom 881
Zigarettenrauchen und Ulcus ventriculi 672
Zöliakographie 844
Zollinger-Ellison-Syndrom 715 f.
—, Achlorhydrie bei 453
—, Basalsekretion bei 170, 716
— und D-Zellhyperplasie des Pancreas 451
—, Duodenalmucosa bei 586
—, Gastrinkonzentration im Serum bei 73
— und Gastrinom 451
— und G-Zellenhyperplasie des Antrum ventriculi 451
—, Magenschleimhauthyperplasie, tumorförmige bei 610
—, Magensekretionsanalyse bei 172, 451
—, Magensekretion bei 161
— und Pankreastumoren, endokrin aktive 668
— und Parietalzellmasse 453
—, Pentagastrinschnelltest bei 168
— und Tumoren, endokrin aktive 718
— und Ulcus duodeni, postbulbäres 707
— und Ulcus pepticum 245 f., 718
— und Ulcus pepticum jejuni 807, 810
—, Urin, magensekretionsstimulierender Effekt des 175
—, Typen 451, 633
Zottentumoren, Magen-, Röntgendiagnostik 253
Zuckerarten und Magenentleerung 108
Zuckerulcus 673 f.
Zwangshaltung, Ulcus, experimentelles durch 674
Zweikomponententheorie nach Hollander 660 f.
Zweikomponententheorie nach Pavlov-Hollander 63 f.
Zwerchfell, Agenesie 390
—, Aplasie 390
—, Defekt 390
—, Divertikel 389

Zwerchfell, Entwicklungsgeschichte 389
—, Eventration 390
—, Defekte, angeborene 211, 393
—, —, Incarceration bei 393
—, Lücke, oesophago-aortale 390
—, Muskelplastik 391
—, Prolaps 390
—, Raffung, operative 391
—, Relaxation s. a. Relaxatio diaphragmatis
—, Riß 392
—, Röntgendurchleuchtung 186
—, Ruptur, zweizeitige 392
—, —, traumatische, Magenvolvulus bei 411
—, —, —, Thoraxmagen bei 1042
Zwerchfellhernie 390
— bei Magenduplikatur 385

Zwerchfellhernie nach Magenoperation 211
—, Magenvolvulus bei 211
—, Operationsindikation 393f.
—, Prädilektionsstellen 389
—, retrosternale 211
— und Schwangerschaft 393
—, Röntgenaspekt 211
—, subcostosternale 387
—, traumatische 211
—, —, Magenruptur in 1042
Zwerchfell-Magendistanz, Röntgenaspekt 263
Zwerchfellmißbildung und Hiatushernien 397
Zwölffingerdarmgeschwür s. Ulcus duodeni
Zwillinge und Ulcus pepticum 676, 678